# 有毒中药
## 现代研究与合理应用

Modern Research and Rational Utilization
of Toxic Chinese Materia Medica

### 第 2 版

主　　审　原思通　王昌恩
主　　编　杜贵友　林文翰　王福清
执行主编　张春颖　王　巍　斯建勇
副主编　方文贤　付建华　李向日　阴赪宏　梁爱华　薛　健
编　　委（以姓氏笔画为序）

| | | | |
|---|---|---|---|
| 王　巍 | 中国中医科学院西苑医院老年病研究所 | 吴崇明 | 天津中医药大学 |
| 王钧篪 | 中国医学科学院药用植物研究所 | 辛洁萍 | 北京中医药大学 |
| 王海丽 | 北京中医药大学 | 辛高杰 | 中国中医科学院西苑医院 |
| 王超一 | 北京大学药学院 | 张　旭 | 北京大学药学院 |
| 王景尚 | 首都医科大学附属北京妇产医院 | 张　恬 | 中国中医科学院中药资源中心 |
| 王福清 | 中国医药企业管理协会 | 张金铃 | 中国中医科学院针灸研究所 |
| 王慧娟 | 上海迈晋生物医药科技有限公司 | 张春颖 | 中国医药企业管理协会 |
| 方文贤 | 中国中医科学院中药研究所 | 陈丽华 | 中国医学科学院药用植物研究所 |
| 田婧卓 | 中国中医科学院中药研究所 | 陈淑敏 | 中国中医科学院西苑医院 |
| 付建华 | 中国中医科学院西苑医院 | 武晓丽 | 中国医学科学院药用植物研究所 |
| 刘　莎 | 重庆医科大学 | 林文翰 | 北京大学药学院 |
| 刘玉萍 | 香港大学专业进修管理学院 | 易　艳 | 中国中医科学院中药研究所 |
| 刘光宇 | 中国中医科学院西苑医院 | 赵　雍 | 中国中医科学院中药研究所 |
| 刘素彦 | 中国中医科学院中药研究所 | 侯少岩 | 中国医学科学院药用植物研究所 |
| 孙晓芳 | 北京中医药大学 | 贾飞凡 | 中国中医科学院西苑医院 |
| 阴赪宏 | 首都医科大学附属北京妇产医院 | 曹春雨 | 中国中医科学院中药研究所 |
| 杜贵友 | 中国中医科学院中药研究所 | 梁爱华 | 中国中医科学院中药研究所 |
| 李向日 | 北京中医药大学 | 斯建勇 | 中国医学科学院药用植物研究所 |
| 李军德 | 中国中医科学院中药资源中心 | 韩佳寅 | 中国中医科学院中药研究所 |
| 李春生 | 中国中医科学院西苑医院老年病研究所 | 薛　健 | 中国医学科学院药用植物研究所 |

人民卫生出版社
·北京·

**图书在版编目（CIP）数据**

有毒中药现代研究与合理应用 / 杜贵友，林文翰，王福清主编 . —2 版 . —北京：人民卫生出版社，2023.5

　ISBN 978-7-117-34204-9

Ⅰ.①有…　Ⅱ.①杜…②林…③王…　Ⅲ.①毒性 — 中药学 — 研究　Ⅳ.①R28

中国版本图书馆 CIP 数据核字（2022）第 241654 号

| 人卫智网 | www.ipmph.com | 医学教育、学术、考试、健康，购书智慧智能综合服务平台 |
| --- | --- | --- |
| 人卫官网 | www.pmph.com | 人卫官方资讯发布平台 |

**有毒中药现代研究与合理应用**
Youdu Zhongyao Xiandai Yanjiu yu Heli Yingyong
**第 2 版**

主　　编：杜贵友　林文翰　王福清
出版发行：人民卫生出版社（中继线 010-59780011）
地　　址：北京市朝阳区潘家园南里 19 号
邮　　编：100021
E - mail：pmph @ pmph.com
购书热线：010-59787592　010-59787584　010-65264830
印　　刷：人卫印务（北京）有限公司
经　　销：新华书店
开　　本：787×1092　1/16　　印张：55.5
字　　数：1351 千字
版　　次：2003 年 5 月第 1 版　　2023 年 5 月第 2 版
印　　次：2023 年 5 月第 1 次印刷
标准书号：ISBN 978-7-117-34204-9
定　　价：188.00 元

打击盗版举报电话：**010-59787491**　E-mail：**WQ @ pmph.com**
质量问题联系电话：**010-59787234**　E-mail：**zhiliang @ pmph.com**
数字融合服务电话：**4001118166**　　E-mail：**zengzhi @ pmph.com**

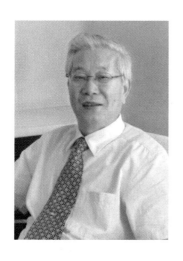

**杜贵友**，男，天津市人，生于 1942 年，研究员，博士生导师。1962 年毕业于天津医大附中(现天津第二南开中学)，1967 年毕业于河北医科大学医疗系，毕业后从事临床工作。1979 年于中国中医科学院中西医结合中药药理学专业学习，师从我国著名药理学家景厚德教授，1982 年获硕士学位。1988 年赴日本东京药科大学药理与毒理学教研室做高级访问学者，师从国际毒理学委员会第一副主席佐藤哲男教授。曾多次赴日本、美国、巴基斯坦及韩国等国家进行学术交流活动，曾任住院医师、副研究员、研究员；中国中医科学院 GLP 中心副主任、药理和毒理学科带头人；中国药学会第 20、21 届常务理事兼第 3、4 届老年药学专业委员会主任委员；国家药品监督管理局药品审评中心新药和保健食品审评专家；中华医学会医疗事故鉴定专家等职；《中国药学杂志》《中国中药杂志》《药物不良反应杂志》编委。研究生毕业至今主要从事心脑血管及抗衰老中药的药理和毒理学研究工作，先后在国内外杂志上发表研究论文 100 余篇，获国家专利 1 项；先后获得中国药学会、北京市和中国中医科学院多项科学技术进步奖；获得治疗血管性痴呆症中药"天智颗粒"新药证书 1 项。主持过国家中医药管理局科技重大项目"含马兜铃酸中药慢性间质性肾毒性研究"，首次在国内建立了广防己提取物及马兜铃酸Ⅰ致 SD 大鼠肾衰竭动物模型。培养博士、硕士 10 余名。主编《有毒中药现代研究与合理应用》；还参与多部抗衰老中药书籍的编纂工作。

# 序 一

二十一世纪生命科学将有长足的进步。晚近,生命科学为医学设置了两大主题,一是亚健康的干预,另一是现代难治病的防治。为适应临床医学的发展和提高治疗疑难重症的疗效,加强药物资源的开发利用十分重要。中医学是以生物学为基础,与理化数学交融,与人文哲学渗透的古代医学科学。中医多用复方治病,可以说中药的药效主要是通过方剂的疗效体现的,而方剂在辨证论治、理法方药中占有重要的位置。古人称"药者毒也,毒者厚也",运用方剂针对病证形成有制之师,最注重的是增效减毒,所谓通晓"七情和合"之理。

有毒中药是中药的重要组成部分。早在《神农本草经》中就大量记载了有毒中药的应用,该书将中药分为上、中、下品:"上药一百二十种,为君,主养命以应天。无毒,多服久服不伤人。欲轻身益气,不老延年者,本上经。中药一百二十种,为臣,主养性以应人。无毒、有毒,斟酌其宜。欲遏病,补虚赢者,本中经。下药一百二十五种,为佐使,主治病以应地。多毒,不可久服。欲除寒热邪气,破积聚愈疾者,本下经。"指出下经所列 125 种中药多为有毒中药,此类药物药性剧烈,用于除寒热邪气、破积聚而治疗疾病。并特别指出这些中药不可久服。对于有毒中药的应用,在临床上不为少见,而且往往由于应用得当,对于一些疑难重症能收到显著疗效。

当今对待中药的安全性有两种截然不同的认识,一是中药无毒,一是夸大中药的毒性,均不可取,有片面性,应及时纠正。如有些人在某些场合不适当地宣传"与现代医学不同,中医学并不专长治病,而是擅长于调整状态",以及片面强调"药食同源"和"中药毒性低微"等,致使人们对中药的认识处于混乱状态。加之国际上人们受返璞归真、回归自然思潮的影响,人们对中药的运用增加,于是出现了对中药不应有的滥用。如违反中医对中药应用的禁忌原则;盲目地自己选用或服用非中医师开的处方和推荐的所谓"偏方""单方""秘方";忽视中药的炮制过程;随意加大或延长中药的服用剂量和时间;不合理的中西药物合并应用以及对有毒中药的不合理应用;等等。因而导致了近年来中药中毒及不良反应病例报道逐渐增多的现象。这些问题提醒我们对中药尤其是中药中的有毒中药,一定要加大力度对其毒理作用及其临床应用进行深入的研究,以使人们能真正科学、正确地认识中药,尤其是有毒中药,从而合理地应用它们,达到运用中药治病而减少其不必要的毒副作用和不良反应的目的。

近年来,人们将有毒中药及含有毒中药的复方应用于临床,治疗一些难治的顽固性疑难病,常有独特疗效。所以,有毒中药近年来备受广大医药工作者的重视。对于有毒中药及其复方的物质基础、作用机制、临床应用等方面都进行了较多的研究,并收到了显著成果。诸多研究成果,对进一步科学合理地开发和利用有毒中药及其复方治疗疑难疾病,将具有长远和积极的指导意义。有鉴于此,中国中医科学院杜贵友教授和其他多位教授,组织了北京等地的医药科研、教学和医疗单位的有关专家和医药学者,对多年来有关有毒中药的研究成果进行了全面系统的总结及修订。《有毒中药现代研究与合理应用》一书的再版,将为医药学工作者提供有毒中药及其复方的全面系统的药学和临床研究资料,将给医务工作者科学有效地使用有毒中药及其复方以启迪和参考。爰为之序。

王永炎

2022 年 3 月于北京

# 序 二

《神农本草经》主要根据草本的毒性将其分为三类："上药一百二十种，为君，主养命以应天。无毒，多服久服不伤人……；中药一百二十种，为臣，主养性以应人。无毒、有毒，斟酌其宜……；下药一百二十五种，为佐使，主治病以应地。多毒，不可久服……"这些观点奠定了祖国医药对毒性的认识和药物安全观。

时代在进步，认识也在发展。对有毒中药和中药毒性的认识也在不断深入，但其核心离不开"用科学研究的成果来指导其合理应用"这个理念。2003年，《有毒中药现代研究与合理应用》一书便应运而生。

二十年来，国内外医药领域涉及有毒中药的研究又有了突飞猛进的进展，这是由于医药领域引进了一系列先进的思维与方法，例如基因组学、相关代谢酶、离子通道、毒物代谢动力学、毒物的作用靶点等，使我们对有毒中药的机制和本质有了更深入的认识。

近年来，在党的领导和关怀下，中医药得到了腾飞，并愈来愈走向世界。本书作者因势利导，组织了国内知名的机构和专家，群策群力，对第一版进行了较大幅度的修订，使本书以崭新的面貌呈现在读者面前。

药物和毒物，存在着复杂的辩证关系。俗话说："不会用是株毒草，用好了是付良药。"因此，掌握了"有毒中药"的客观规律，便能做到"弃弊择利"和"运筹帷幄"，从而更加科学合理地应用"有毒中药"。

"不忘初心"。本书的再版不仅弘扬了祖国优秀的传统医药文化，使它能更好地走向世界，而且也达到了更好地服务于人民健康的崇高目的！

欣慰之余，乐为之序。

中国工程院院士　肖培根
2023年3月于北京

　　「人類は紀元前から毒物に関して経験的に知識を持っていた。例えば紀元前400年頃、合理的医学術を世界に広めたヒポクラテス（Hipprocrates）は多くの毒薬について記述している。特に、治療の目的、または過剰投与による毒物の吸収を制御することを試験した。これは近代毒性学の原形である。ギリシャ人は処刑の方法一つとしてドクニソジンを使用し、ローマ人は毒を政治目的で暗殺に使った。実際,毒の分類を最初に考え出したのはネロ法廷におけるギリシャ人デオスコリデス Dioscorides である。その後、毒に関する学問を系統的に開拓したのは Parasersus（1493—1541）である。」彼、「すべての生体異物は毒であり、毒でないものは存在しない。毒物か薬物かを区別するのはその用量による。」"All substances are poisons；there is none which is not a poison.The right dose differentiates a poison from a remedy." と述べている。彼は医者であったが、同時に現代の毒理学、薬理学、治療学にも多くの功績を残している。彼はそれまでの非科學的で単に伝統的、宗教上の理由で使用されてきた薬物に関する考え方に反対して独自の概念を提唱した。すなわち、薬物と毒物 toxicon 的は基本に同じもの考え方である。その主張は、(1)毒物、薬物の効果、毒性を知るためには実験することが必要である、(2)薬物の治療効果と毒性は明確に区別されるものではない、(3) これらの性質は用量によって区別出来るものである、(4)種々の薬物の治療効果や毒性は、その特異性の程度確かめることが 重要である。

　　「近代毒性学の創始者としてはオルフイラ Olfila（1787—1853）を挙げることが出来る。彼はスペイン人医師で、後でパリ大学で毒性学を独立した科学として確立した。国王のルイ18世の侍医として高い地位を占めた。オルフイラは数千匹の犬を使って毒物の影響を実験した。同じ頃マジアンズー Magendie（1783—1855）は、原住民が用いてる"矢毒"に関心を持ち、エメチンとストリキニーネの作用に関して研究した。その研究は後に彼の弟子であるクロードベルナール Claud Bernard（1813—1878）に受け継がれた。また、同じ頃に、ルイスレーウエソ Louis Lewin（1854—1929）は、メチルアルコール、エチルアルコールの毒性や、阿片の慢性作用、植物性幻覚物質などの作用について研究した。これらの長い歴史の中で、毒性植物は薬として使用される様になったが、あくまでも毒性は残っており、使い方により治療薬にもなり毒にもなった。」

　　毒性中薬は毒性の高い成分を含むものが多いので、その使用には十分な注意が必要である。もしそれが急性毒性を示さなくとも、慢性的使用において何らかの毒性が現れないとは限らない。したがって、目的に応じて用量と投与期間を適切に決めることが、毒性中薬が薬物として有効か、毒物として危険かを決める要因となる。

　「日本では、漢方薬は一般に温和な薬理効果を示すことから、一部の人々は副作用が無いとの間違って伝えられている。広防己や関木通などの漢方薬に含まれるアリストロキア酸は腎臓に障害を与える疑いがあった。また、漢方薬と西洋薬の成分の相互作用も大変危険である。漢方薬であるビヤクシが、西洋薬の代謝に与える影響を調べた。その結果，ビヤクシの成分が西洋薬の代謝を阻害することにより血中濃度を大きく上昇させることがわかった。一方、漢方薬の使用は古代から現代に至るまで人間の生活に大きく関わってきた。日本における漢方薬の歴史を知るために、奈良の正倉院（しょうそういん）に保管されている薬物が調査された。それによると、かつて中国、韓国、シルクロードを經て日本に入ってきた薬物の名前が記されている。その中で最後の六十番目のものが古代毒物 「冶葛（やかつ）」である。また、七世紀には、中国の唐で編纂された法律書 「唐律疏義」の中に殺人目的で使用し死刑に該当する毒物として冶葛、烏頭、附子の名前が挙げられている。烏頭、附子は今日でも、殺人の目的に使用されることもある位危険な毒物である。「冶葛」は木の根であって、原植物はアルカロイドを含む毒草である。ある種の植物成分は使い方によっては発癌性を示すものもある。例えば、ソテツの有効成分であるサイカシソ Cycasin である。急性毒性として、神経障害が知られており、慢性毒性では肝臓、腎臓、腸管などに腫瘍を発生することがある。また、キク科 Senecio 属の植物 100 種類以上にヤネシオアルカロイドガ含まれており、肝臓障害や、肝癌、肺癌などの腫瘍形成が知られている。」

　一般に、薬物と毒物の有効性と毒性を考える場合、用量―反応（dose-response）または用量―効果（dose-effect）の概念が実用上極めて重要である。薬物の危険度の程度は、薬物への暴露時間と暴露量のかけ算で表される。すなわち、単回投与でもそれが高用量であれば何らかの急性毒性症状が現れる。逆に、低用量でも長期間の反復投与により慢性毒性が現れる。薬物の毒性が現れる場合にはその薬物が身体の特定の部位において毒性を示す程の高濃度が蓄積したときに現れる。ある薬物の場合は蓄積までに時間がかかる場合には症状が現れるまでに時間がかかることがある。したがって、有害反応が現れるか否かは、その薬物の化学的性質、物理的性質、暴露状態、個人の感受性などにより変動する。「副作用」の意味は使用目的以外のすべての作用のことをいう。つまり、薬理作用を示すのに必要な身体の部位以外の場所に薬物が大量に作用したときに目的以外の作用が現れる。これを副作用という。これに対して，毒性とは治療効果とは直接関係の無い作用であるが、場合によっては投与量が大量の場合は薬理作用が毒性に変わることもある。日本では、「諸刃（もろは）の剣（つるは）」という言語がある。普通の刀（剣）は片側にのみ刃がついているので普通に使うものを切るときは安全であるが、もし、刀の両側に鋭利な刃がついているものでは、使い方によっては自分をも切ることもあり非常に危険なことになる、ことを意味している。つまり、普段は安全に使っているものでも、使い方を間違うと非常に危険になることであり、毒性中薬もその使い方次第では薬物にもなり毒物にもなる。

　毒性中薬は現代中国の中で使用されている中薬の約 15% を占あており、種々の病気の治療に大きく貢献している。今回再訂して出版する「毒性中薬の現代研究と臨床応用」は、この領域の専門家により毒性中薬に関する科学的知識をすべて網羅しており、今後の中国における中医学の発展に大いに役立つことが期待される。藥はときには毒になり、毒は使い方によっては薬になることを強調したい。

元国際毒理学連合会副主席, 千葉大学名誉教授

佐藤哲男

2022 年 3 月於日本

人类在公元前就具备了有关毒物的知识,早在公元前 400 多年,希波克拉底向世界推广合理的医术,记录了很多毒药。特别是他通过实验来控制治疗的目的和超剂量给药所引起的毒物吸收,这就是近代毒理学的原形。希腊人曾使用毒人作为处决犯人的一种方法。罗马人也将毒物用于暗杀以达到某些政治目的。最早将毒物进行分类的是奈罗法庭的希腊人 Dioscorides。在他之后 Parasersus(1493—1541)系统地挖掘了有关 "毒" 的知识。他认为 "凡是体外异物都有毒,无毒的物是不存在的,如何区别是药物还是毒物取决于它的用量(All substance are poisons:there is none which is not a poison.The right dose differentiates a poison from a remedy)。" 他是一位医生,同时在现代毒理学、药理学和治疗学上有很多的贡献。他反对非科学地、单纯地以传统和宗教的观念使用药物的做法,独自提出了自己的概念。他认为:①必须进行实验才能了解毒物的毒性和药物的效果;②不能把药物的效果和毒性完全分割开来;③可以通过调节使用剂量来区分药物的效果和毒性;④确定有关各种药物的效果和毒性的特异性是很重要的。

近代毒理学的创始人应该推举 Olfila(1787—1853)。他是西班牙的一位医生,在巴黎大学把毒理学确定为一门独立的学科。他曾是国王路易十八的御医,有过很高的地位。Olfila 曾经使用过数千只犬做实验来研究毒物的作用。同时代的 Magendie(1783—1855),曾对土著居民使用的 "毒箭" 产生兴趣,研究了吐根碱和番木鳖碱的毒性作用。后来他的弟子 Claud Bernard(1813—1878)继续进行这方面的研究。同时代的 Louis Lewin(1854—1929)还研究了甲基乙醇和乙基乙醇的毒性作用、鸦片的慢性作用以及植物性致幻物质的作用。

在漫长的历史过程中,有毒植物渐渐地被用作药物。具有毒性的植物,因使用方法不同可以成为治疗药物,也可以成为毒物。有毒中药含有很多毒性很强的成分,毫无疑问在使用时应十分注意。即使没有急性毒性,也不能保证在长期使用时不出现慢性反应。有毒中药是作为药物发挥它的疗效呢,还是作为毒物给人体带来危险,其决定因素是根据用途正确选择用量和给药期间。

在日本有一种误传,认为中药的药理效果比较温和,所以中药没有毒副作用。在广防己和关木通等中草药里含有马兜铃酸,现在它被怀疑可引起肾衰竭。而且,中药和西药的相互作用也是危险的。

有报道,中药白芷对西药代谢的影响,发现白芷中的成分可以阻断西药的代谢,从而使西药的血药浓度增高。

古往今来,中药与人类的生活健康关系密切。通过查询保存在日本奈良的"正仓院"中的药物,可以了解日本的中药历史。"正仓院"里记载了从中国、韩国或经丝绸之路传入日本的药物的药名。排在最后,也是第 60 位的是古代的毒药"冶葛"。在 7 世纪的中国,也就是唐朝,有一部法律书籍叫《唐律疏议》,书中列举了用于死刑的几种毒物,如冶葛、乌头、附子。就是在今天,乌头和附子也是很危险的有毒药物。冶葛是树的根,原植物是含有生物碱的毒草。有的植物成分使用方法不同可以显示致癌性,例如苏铁的有效成分苏铁素(cycasin),可以引发急性毒性反应,导致神经障碍,也可以产生慢性毒性反应,导致肝脏、肾脏和肠道肿瘤的发生。在菊科的千里光属中有 100 种以上的植物含有千里光生物碱,这种成分可以引起肝功能损伤,形成肝癌或肺癌。

一般在考虑药物的有效和毒物的毒性时,剂量 - 反应(dose-response)或者是剂量 - 效应(dose-effect)的概念是极其重要的。药物的危险程度可由药物的暴露时间和暴露量的乘积来表示。也就是说,在单次给药时,如果是大剂量,那么就会出现急性症状。与此相反,在低剂量给药时,如果是长期反复给药,那么就会出现慢性反应。一种药物在身体的特定部位进行蓄积的话,其浓度达到可以产生毒性的高浓度时,就会出现这种药物引起的中毒症状。如果蓄积过程需要一段时间的话,那么到中毒症状产生也会有一段时间。毒性反应是否出现,是受这种药物的化学性质、物理性质、暴露的状态、个体的敏感性等诸因素所决定的。

所谓"副作用"是指针对于使用目的以外的所有作用而言的。药物会在身体的必要部位发挥药理作用,除此以外的部位出现的作用就是"副作用"了。毒性和治疗效果没有直接的关系。当给药量增大时,药理作用可以转变为毒性。

在日本有"双刃剑"这个词语。普通的刀(剑)只是单边开刃,切割时还比较安全,但是双边都开了锋利的刃以后,使用不当就会有伤到自己的危险。也就是说,一般情况下可以安全使用的东西,如果使用方法出现错误,就会成为很危险的东西。有毒中药根据使用方法不同,可以成为药物,也可以成为毒物。

在今天的中国,有毒中药约占中药总数的 15%,为各种疾病的治疗作出了很大的贡献。期望这次修订版的专著《有毒中药现代研究与合理应用》,能够全面地汇总在这个领域里进行研究的专家们的有关有毒中药的科学知识,为中国的现代中医药学的发展作出贡献。

最后再强调一次:"药"有时可以是"毒",而"毒"因使用方法不同也会变成"药"。

原国际毒理学联合会副主席,日本千叶大学名誉教授

佐藤哲男

(芮茗　翻译)

2022 年 3 月于日本

# 前　言

《有毒中药现代研究与合理应用》一书,自 2003 年第一版发行以来,已经过了 20 个年头。该书受到广大读者的喜爱,已成为中药工作者从事临床、科研、教学和新药开发的重要参考书,并被广泛引用,得到了较高的评价,为我国中医药事业的发展作出了一定贡献。

本书修订后分上、下两篇,其内容更新幅度为 90% 左右。2020 年版《中国药典》收载有毒中药之种类和数量较 2000 年版《中国药典》发生了很大变化。十几年来,国内外对有毒中药的研究取得了令人瞩目的研究成果——采用高通量基因测序、离子通道、功能宏基因组等方法研究有毒中药作用机制,使作用机制研究更进一步;有毒中药代谢酶研究、有毒中药毒代动力学研究等,使有毒中药的不良反应特点、作用机制和靶器官以及体内代谢等方面都有了更进一步的认识。特别是在含"马兜铃酸"中药及中成药导致"肾衰竭"和"马兜铃酸肝癌基因"突变、含"蒽醌类有毒中药"毒性以及"中药外来污染物"等引起国内外各方面议论和广泛关注的问题,都取得了很大的成果。所以本次修订对上版内容加以取舍与补充,注重先进性、科学性和系统性,希望通过修订可以对临床科学合理应用有毒中药起到指导作用。

参加编写的有中国中医科学院中药研究所、北京大学药学院、中国医学科学院药用植物研究所、中国中医科学院西苑医院、北京中医药大学、中国中医科学院中药资源中心、香港大学专业进修管理学院中医药学部、重庆医科大学中医药学院、中国医药企业管理协会、首都医科大学附属北京妇产医院等单位的 40 位知名专家教授和科研人员。他们在相关研究领域特色的基础上结合自身实践,对有毒中药近 15 年来的国内外研究文献资料进行总结归纳、整理和评价,修订成新版的《有毒中药现代研究与合理应用》一书。

本次修订,上篇将上版的 9 章内容扩展成 12 章;调整了上版章节顺序,全面地论述了有毒中药的概念及毒性分级;更新了有毒中药的国内外研究进展、海洋生物毒素类药物的应用、有毒中药外来污染物、有毒中药的炮制等内容。增加了有毒动物中药的概念和特点、含"马兜铃酸"中药的研究进展、含吡咯里西啶生物碱中草药、含蒽醌类中药的毒性研究进展等内容。删除了第八章"中药与药品非临床研究管理规范"内容。下篇依据 2020 年版《中国药典》和现代文献研究资料收载有毒中药共 93 种,将其分为有毒植物类中药、有毒动物类中药和有毒矿物类中药。对药味毒性分级按《中国药典》分"大毒"、"有毒"和"小毒"三类标注;并从基源、化学成分、炮制、药理、毒性成分、配伍和制剂、临床研究,以及中毒诊断及救治和毒性分级等方面作了全面系统深入的介绍。重新修订了书后附录和化学结构式。总之,修订版在有毒中药分级标准、品种、内容更新以及结构编排等方面,较上版都有较大幅度的提高。

　　为标明全书作者所承担的任务,我们均在相应编写内容末署名,前两位是编撰者,最后一位是审校者。

　　许多专家和教授由于各种原因未能参加修订版的工作,但他们为原版撰写了许多高质量稿件,为我们争得了荣誉,对此深表谢意!

　　本书在修订过程中,得到了中国工程院肖培根院士细致的指导和大力支持,同时,肖培根、王永炎院士以及原国际毒理学联合会副主席佐藤哲男教授为该书作序,对此,表示衷心感谢!

　　由于时间紧迫,收集和整理资料难免有挂一漏万、有失偏颇之处,敬祈各位同道不吝指教,以便再版更正。

杜贵友

**2023** 年 **3** 月于北京

# 目 录

## 上 篇

第一章 有毒中药的概念及毒性分级 ················································· 2

　一、有毒中药的概念 ·························································· 3

　二、有毒中药的分级 ·························································· 4

第二章 有毒中药研究现状 ······················································ 11

　第一节 国际研究现状 ······················································ 11

　第二节 国内研究现状 ······················································ 26

　第三节 有毒中药不良反应增多的原因 ········································ 36

　　一、不良反应报道 ························································ 36

　　二、有毒中药不良反应攀升的原因 ·········································· 42

　　三、中药不良反应的预防 ·················································· 49

第三章 有毒中药的炮制概论 ···················································· 51

　第一节 概述 ······························································ 51

　　一、有毒中药的炮制目的 ·················································· 51

　　二、有毒中药常用降低毒性的炮制方法 ······································ 52

　第二节 有毒中药饮片标准现状 ·············································· 54

　　一、国家标准 ···························································· 54

　　二、各省、自治区、直辖市的地方炮制标准 ···································· 54

　第三节 有毒中药炮制研究进展 ·············································· 55

　　一、中药炮制传统经验的继承 ·············································· 56

　　二、有毒中药炮制实验研究 ················································ 56

　第四节 有毒中药炮制的研究方法 ············································ 59

第四章 中药毒理学研究 ························································ 63

　第一节 急性毒性试验 ······················································ 63

第二节　长期毒理学试验 ·········································· 68
　一、基本内容和要求 ·············································· 68
　二、剂量设计 ···················································· 70
　三、剂量用体表面积和体重表示的换算 ···························· 71
　四、毒理学实验所遵循的原则 ······································ 72
第三节　特殊毒理学试验 ············································ 73
　一、关于生殖毒性试验 ············································ 74
　二、关于新药的动物致癌试验 ······································ 74
　三、致突变性试验 ················································ 75
第四节　体外毒理学试验方法 ········································ 77
　一、细胞毒性实验 ················································ 77
　二、肝切片毒性筛选实验 ·········································· 79
　三、器官灌流毒性筛选实验 ········································ 81
第五节　体内毒理学试验方法 ········································ 82
　一、盐虾毒性分析实验 ············································ 82
　二、斑马鱼毒性实验 ·············································· 82
第六节　有毒中药的安全性评价要求与方法 ···························· 85
　一、常用的有毒中药品种及主要毒性 ································ 85
　二、含有毒中药新药的安全性评价要求 ······························ 86
　三、含有毒中药新药的安全性评价方法 ······························ 87

第五章　有毒动物类中药的研究 ········································ 91
第一节　概述 ······················································ 91
　一、有毒动物类中药应用历史与发展 ································ 91
　二、有毒动物类中药的现代研究 ···································· 92
第二节　临床应用与不良反应 ········································ 93
　一、有毒动物类中药的临床应用 ···································· 93
　二、有毒动物类中药不良反应 ······································ 94
第三节　有毒动物类中药安全性研究 ·································· 95
　一、有毒动物类中药的安全性评价 ·································· 95
　二、有毒动物类中药有效组分或单体成分新药的安全性评价 ·········· 95
　三、有毒动物类中药注射剂的安全性研究 ···························· 96
第四节　存在问题与展望 ············································ 97
　一、存在问题 ···················································· 97
　二、发展展望 ···················································· 98

第六章　海洋生物毒素药物的研究进展及前景 ·························· 99
第一节　概述 ······················································ 99
　一、海洋毒素的化学生态作用及生物合成 ···························· 101
　二、海洋生物毒素的主要化学结构类型及其生源关系 ·················· 102

三、海洋毒素的主要分布 ································································· 112

四、海洋毒素的中毒及防治 ························································· 113

第二节　现代研究进展 ····································································· 115

第三节　研究方法 ············································································· 119

一、研究技术及方法的现代化 ······················································ 119

二、生物工程技术 ········································································ 120

三、海洋生物的活性筛选技术 ······················································ 120

四、海洋微生物技术 ····································································· 121

**第七章　有毒中药作用机制** ································································ 122

第一节　肠道菌群对中药及有毒中药的作用 ···································· 122

一、概述 ····················································································· 122

二、肠道菌群代谢药物的反应类型 ··············································· 123

三、肠道菌群代谢对中药功效的影响 ············································ 124

四、中药影响肠道菌群导致菌群特异性药理毒理反应 ···················· 125

五、肠道菌群对中药有效成分代谢的研究思路和方法 ···················· 125

第二节　中药不良反应机制 ······························································ 128

一、中药不良反应的类型 ····························································· 128

二、中药中毒机制 ········································································ 132

三、研究有毒中药中毒机制的思路与步骤 ······································ 135

四、脏器毒理 ·············································································· 135

五、免疫毒理与中药过敏反应 ······················································ 143

六、免疫毒理研究方法 ································································· 145

**第八章　中药外源有害污染物研究现状分析** ······································ 151

第一节　中药中外源有害污染物污染概况 ········································· 151

一、中药中重金属及有害元素污染概况 ········································· 151

二、中药中农药残留概况 ····························································· 153

三、中药中真菌毒素污染概况 ······················································ 154

四、中药中二氧化硫污染现状 ······················································ 155

第二节　中药中外源有害污染物检测方法和限量标准 ························ 155

一、中药中重金属及有害元素检测方法和限量标准 ························ 155

二、中药中农药残留检测方法和限量标准 ······································ 157

三、中药中真菌毒素检测方法和限量标准 ······································ 161

四、中药中二氧化硫检测方法和限量标准 ······································ 161

第三节　中药中有害污染物的减控措施 ············································ 161

一、中药中重金属及有害元素的减控措施 ······································ 161

二、中药中农药残留的减控措施 ··················································· 162

三、中药中真菌毒素的减控措施 ··················································· 162

四、中药中二氧化硫的减控措施 ··················································· 163

**第九章　含马兜铃酸中药复方的毒理研究** ⋯⋯⋯⋯⋯⋯⋯⋯⋯⋯ 164

　　一、马兜铃科植物的药用情况 ⋯⋯⋯⋯⋯⋯⋯⋯⋯⋯⋯⋯⋯⋯ 164

　　二、含马兜铃酸中草药的毒性 ⋯⋯⋯⋯⋯⋯⋯⋯⋯⋯⋯⋯⋯⋯ 164

　　三、含马兜铃酸中药的毒性机制 ⋯⋯⋯⋯⋯⋯⋯⋯⋯⋯⋯⋯⋯ 166

　　四、含马兜铃酸中药的马兜铃酸含量 ⋯⋯⋯⋯⋯⋯⋯⋯⋯⋯⋯ 167

**第十章　含蒽醌类中药的毒性研究进展** ⋯⋯⋯⋯⋯⋯⋯⋯⋯⋯⋯ 174

　　一、蒽醌类药物的毒性 ⋯⋯⋯⋯⋯⋯⋯⋯⋯⋯⋯⋯⋯⋯⋯⋯⋯ 174

　　二、减毒方法 ⋯⋯⋯⋯⋯⋯⋯⋯⋯⋯⋯⋯⋯⋯⋯⋯⋯⋯⋯⋯⋯ 180

**第十一章　中药有毒成分毒代动力学研究概况** ⋯⋯⋯⋯⋯⋯⋯⋯ 183

　　一、毒代动力学研究的目的和意义 ⋯⋯⋯⋯⋯⋯⋯⋯⋯⋯⋯⋯ 183

　　二、毒代动力学实验设计 ⋯⋯⋯⋯⋯⋯⋯⋯⋯⋯⋯⋯⋯⋯⋯⋯ 184

　　三、不同领域中的毒代动力学实验 ⋯⋯⋯⋯⋯⋯⋯⋯⋯⋯⋯⋯ 187

**第十二章　有毒中药的临床应用及其中毒的诊断治疗** ⋯⋯⋯⋯⋯ 189

　第一节　有毒中药的临床应用研究 ⋯⋯⋯⋯⋯⋯⋯⋯⋯⋯⋯⋯⋯ 189

　　一、有毒中药临床应用原则 ⋯⋯⋯⋯⋯⋯⋯⋯⋯⋯⋯⋯⋯⋯⋯ 189

　　二、有毒中药作用机制的研究 ⋯⋯⋯⋯⋯⋯⋯⋯⋯⋯⋯⋯⋯⋯ 191

　　三、有毒中药临床应用注意事项 ⋯⋯⋯⋯⋯⋯⋯⋯⋯⋯⋯⋯⋯ 193

　第二节　有毒中药中毒诊治研究的历史及现状 ⋯⋯⋯⋯⋯⋯⋯⋯ 198

　　一、有毒中药中毒诊治研究的历史及其成就 ⋯⋯⋯⋯⋯⋯⋯⋯ 198

　　二、有毒中药中毒诊治研究的现状 ⋯⋯⋯⋯⋯⋯⋯⋯⋯⋯⋯⋯ 204

　第三节　有毒中药中毒的诊断 ⋯⋯⋯⋯⋯⋯⋯⋯⋯⋯⋯⋯⋯⋯⋯ 206

　　一、常见有毒中药的毒性成分和中毒的临床表现 ⋯⋯⋯⋯⋯⋯ 206

　　二、有毒中药中毒途径 ⋯⋯⋯⋯⋯⋯⋯⋯⋯⋯⋯⋯⋯⋯⋯⋯⋯ 209

　　三、有毒中药在体内的分布、代谢、解毒与排泄 ⋯⋯⋯⋯⋯⋯ 209

　　四、有毒中药中毒原因 ⋯⋯⋯⋯⋯⋯⋯⋯⋯⋯⋯⋯⋯⋯⋯⋯⋯ 210

　第四节　有毒中药急性中毒的诊断和治疗原则 ⋯⋯⋯⋯⋯⋯⋯⋯ 211

　　一、有毒中药急性中毒的诊断 ⋯⋯⋯⋯⋯⋯⋯⋯⋯⋯⋯⋯⋯⋯ 211

　　二、有毒中药急性中毒的救治原则 ⋯⋯⋯⋯⋯⋯⋯⋯⋯⋯⋯⋯ 212

　第五节　有毒中药慢性中毒的诊断和治疗 ⋯⋯⋯⋯⋯⋯⋯⋯⋯⋯ 216

　　一、慢性矿物药中毒 ⋯⋯⋯⋯⋯⋯⋯⋯⋯⋯⋯⋯⋯⋯⋯⋯⋯⋯ 217

　　二、慢性有毒动植物药中毒 ⋯⋯⋯⋯⋯⋯⋯⋯⋯⋯⋯⋯⋯⋯⋯ 222

# 下　篇

**有毒植物类中药** ························· 232

01　丁公藤 ··························· 232

02　九里香 ··························· 235

03　干漆 ···························· 238

04　土荆皮 ··························· 242

05　大皂角 ··························· 245

06　大黄 ···························· 247

07　小叶莲 ··························· 257

08　山豆根 ··························· 260

09　山慈菇 ··························· 268

10　千金子 ··························· 273

11　川乌 ···························· 279

12　川楝子 ··························· 286

13　飞扬草 ··························· 293

14　马钱子 ··························· 296

15　天仙子 ··························· 307

16　天花粉 ··························· 312

17　天南星 ··························· 318

18　木鳖子 ··························· 324

19　火麻仁 ··························· 329

20　巴豆 ···························· 334

21　甘遂 ···························· 341

22　艾叶 ···························· 349

23　石菖蒲 ··························· 352

24　北豆根 ··························· 360

25　仙茅 ···························· 366

26　白头翁 ··························· 370

27　白附子 ··························· 376

28　白果 ···························· 380

29　白屈菜 ··························· 384

30　半边莲 ··························· 387

31　半夏 ···························· 390

32　地枫皮 ··························· 404

33　延胡索(元胡) ······················ 406

| | | |
|---|---|---|
| 34 | 华山参 | 412 |
| 35 | 防己 | 415 |
| 36 | 红大戟 | 424 |
| 37 | 芫花 | 427 |
| 38 | 苍耳子 | 432 |
| 39 | 两头尖 | 437 |
| 40 | 两面针 | 439 |
| 41 | 吴茱萸 | 444 |
| 42 | 何首乌 | 454 |
| 43 | 补骨脂 | 463 |
| 44 | 附子 | 469 |
| 45 | 苦木 | 479 |
| 46 | 苦杏仁 | 482 |
| 47 | 苦参 | 487 |
| 48 | 苦楝皮 | 498 |
| 49 | 郁李仁 | 507 |
| 50 | 虎杖 | 510 |
| 51 | 罗布麻叶 | 517 |
| 52 | 金铁锁 | 522 |
| 53 | 肿节风 | 524 |
| 54 | 京大戟 | 530 |
| 55 | 闹羊花 | 537 |
| 56 | 细辛 | 542 |
| 57 | 草乌 | 551 |
| 58 | 南鹤虱 | 560 |
| 59 | 威灵仙 | 562 |
| 60 | 鸦胆子 | 570 |
| 61 | 香加皮 | 579 |
| 62 | 重楼 | 583 |
| 63 | 急性子 | 591 |
| 64 | 洋金花 | 594 |
| 65 | 臭灵丹草 | 603 |
| 66 | 狼毒 | 606 |
| 67 | 常山 | 611 |
| 68 | 蛇床子 | 616 |
| 69 | 猪牙皂 | 626 |
| 70 | 麻黄 | 627 |
| 71 | 商陆 | 640 |
| 72 | 淫羊藿 | 649 |
| 73 | 绵马贯众 | 657 |

74　紫萁贯众 ································································· 661

75　蓖麻子 ··································································· 664

76　蒺藜 ····································································· 668

77　榼藤子 ··································································· 674

78　豨莶草 ··································································· 677

79　罂粟壳 ··································································· 683

80　鹤虱 ····································································· 687

81　翼首草 ··································································· 690

## 有毒动物类中药 ························································· 693

82　土鳖虫 ··································································· 693

83　水蛭 ····································································· 697

84　全蝎 ····································································· 704

85　金钱白花蛇 ····························································· 710

86　斑蝥 ····································································· 714

87　蜈蚣 ····································································· 719

88　蕲蛇 ····································································· 723

89　蟾酥 ····································································· 726

## 有毒矿物类中药 ························································· 734

90　白矾 ····································································· 734

91　朱砂 ····································································· 740

92　硫黄 ····································································· 746

93　雄黄 ····································································· 749

## 附录 ········································································· 756

附录一　2020 年版《中国药典》收录的含马兜铃酸植物的中成药 ········· 756

附录二　主要化学成分结构式 ············································· 760

## 索引 ········································································· 787

有毒中药基源名称索引 ····················································· 787

主要化学成分中文名称索引 ················································· 792

主要化学结构和英文名称索引 ··············································· 798

# 上篇

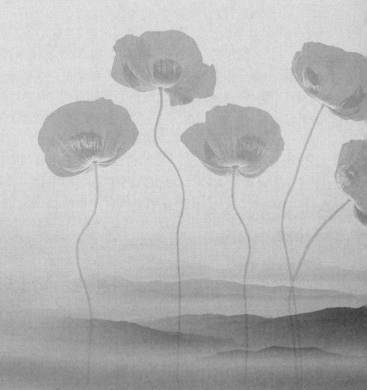

# 第一章 有毒中药的概念及毒性分级

有毒中药治病，最早见于《黄帝内经》，该书是我国第一部医书，由《素问》与《针经》（唐以后的传本改称《灵枢》）两部分组成，大约成书于战国时代。书中将有毒中药分为大毒、常毒、小毒。所谓"大毒治病，十去其六；常毒治病，十去其七；小毒治病，十去其八"，说明用毒药治病，当中病即止，有所制约。另外，对一些有毒中药的炮制也有所阐述，如对半夏的应用提出"洗"法，指出了具体的炮制要求，说明有毒中药与炮制学的发展密切相关。《神农本草经》成书于东汉末年（公元25—200年），它总结了远古时期直至汉代，劳动人民在实践过程中逐渐创造和积累的医药经验。它的内容广泛，系统而真实，书中收载了药材365种，详述性味功能和主治。书中包括植物药237种，动物药65种，矿物药43种，其他药20种，按其效用分为上、中、下三品。上品120种，能补养，无毒，可以长服久服；中品120种，能治病补虚，无毒或有小毒，斟酌使用；下品125种，专主大病，多有毒，不可多服、久服。下品记载的有毒中药数量约占全书的1/3，说明古代劳动人民对一些急重症往往用有毒中药进行治疗。历代名医在使用有毒中药时十分注意饮片性味与方剂配伍组方的规律，这一治则在历代使用的方剂中都有体现：汉代"医圣"张仲景的医药理论体系中体现更为突出，曾云："药以治病，因毒为能"。他的代表作《伤寒论》和《金匮要略》中的"大承气汤""大黄牡丹皮汤"治疗急腹症，"真武汤""四逆汤""附子汤"等治疗亡阳厥逆、阳虚体衰，"附桂八味丸""桂枝附子汤"主治寒证疼痛等症，就是有毒中药入方治疗急重症的代表。可见张仲景善用、巧用有毒中药。这些方剂几千年来被中医临床沿用至今，可见其具有重要的历史意义和实用价值。此外，汉代名医华佗所创造的"麻沸散"，是世界上最早的复方中药麻醉方，方中也含有毒中药。由此可见，用有毒中药治疗急重症是中医药的一大特色。

唐代著名"药圣"孙思邈除了用动物脏器治疗某些疾病外，还用一些有毒动物治疗某些疑难之症。据宋代《太平惠民和剂局方》之中收载的需炮制的药品有185种，可以推断大部分药味应为有毒中药。至明代，举世闻名的医药学家李时珍编撰的《本草纲目》中共收载药物1 892种，其中标明有毒的中药有312种，并按毒性大小区分为大毒、有毒、小毒和微毒四类。由于草部药物繁多且品种复杂，《本草纲目》将毒草类专门提出，集成一卷，载有47种。书中对于药物毒性的记载和描述，至今仍不失其科学价值，现代出版的许多书籍还按《本草纲目》将有毒中药分为四类。

传统中医对有毒中药的毒性分级也有一个认识的过程，古今文献分类法并不一致，除毒性反应外，往往还包括了中药的偏性。《神农本草经》将中药分为有毒和无毒两类，未作毒性程度上的具体分级；《本草纲目》把有毒中药分为大毒、有毒、小毒、微毒四级；《中国药典》

(1977—2020年历版)将其分为大毒、有毒、小毒三级。传统中医对"有毒中药"的分级大多依据历代医家医疗实践的经验和本草记载。一般是,凡使用小剂量即可发生毒性反应且症状发生快而重的,称大毒;使用较大剂量方出现毒副反应,且症状发生较慢、较轻的称有毒;使用大剂量或蓄积到一定程度才出现毒副反应,且反应程度较轻的,称小毒[1]。

2020年版《中国药典》一部收载中药品种2 711种,其中中药材及饮片616种。收载药材及饮片中有毒药材83种,与2015年版《中国药典》有毒中药总数相同,具体统计如下。

**1. 大毒药材及饮片10种**　　川乌,草乌,马钱子,马钱子粉,天仙子,巴豆,巴豆霜,红粉,闹羊花,斑蝥。较2015年版《中国药典》一部少收载了金钱白花蛇,苦楝皮,附子3个品种。

**2. 有毒药材及饮片42种**　　三颗针,干漆,土荆皮,山豆根,千金子,千金子霜,制川乌,天南星,制天南星,木鳖子,甘遂,仙茅,白附子,白果,白屈菜,半夏,朱砂,华山参,全蝎,芫花,苍耳子,两头尖,附子,苦楝皮,金钱白花蛇,京大戟,制草乌,牵牛子,轻粉,香加皮,洋金花,臭灵丹草,狼毒,常山,商陆,硫黄,雄黄,蓖麻子,蜈蚣,罂粟壳,蕲蛇,蟾酥。2020年版《中国药典》收载有毒药材及饮片品种较2015年版《中国药典》多收载苦楝皮、附子、金钱白花蛇3个品种。

**3. 小毒药材及饮片31种**　　丁公藤,九里香,土鳖虫,大皂角,川楝子,小叶莲,飞扬草,水蛭,艾叶,北豆根,地枫皮,红大戟,两面针,吴茱萸,苦木,苦杏仁,金铁锁,草乌叶,南鹤虱,鸦胆子,重楼,急性子,蛇床子,猪牙皂,绵马贯众,紫萁贯众,蒺藜,绵马贯众炭,榼藤子,鹤虱,翼首草。2020年版《中国药典》一部收载小毒药材及饮片31种与2015年版《中国药典》一部收载小毒品种数目相同。

# 一、有毒中药的概念

## (一) 古代对中药毒性的认识

### 1. 中药毒性的概念可归纳为三种观点

(1)有毒才是药:凡治病的药皆为毒药。如《黄帝内经》有"当今之世,必齐毒药"之说,直到明代仍有一些医家谓毒为药,如《类经》也有"是凡可辟邪安正者,均可称为毒药"之说。

(2)指药物的偏性:如《神农本草经》把药物分为上、中、下三品,就是根据药性的无毒、有毒来分类的。扁鹊学派传人金代医学家张子和也说:"凡药皆有毒也,非止大毒,小毒谓之毒"。

(3)指药物的毒副反应:如《神农本草经》载:"若用毒药疗病,先起如黍粟,病去即止,不去倍之,不去十之,取去为度""若有毒宜制,可用相畏相杀者"。张景岳《类经·脉象类》指出:"毒药,谓药之峻利者"。

可见,中药毒性含义存在广义和狭义两方面。广义的有毒药物指毒就是药,凡治病的药皆为毒药或指药物的偏性。狭义的有毒药物指容易出现毒副作用的中药,专门指那些药性强烈、对人体有毒性或副作用、安全剂量范围小或药量超过常量,即可对人体产生危害,甚至致人死亡的有毒中药。目前人们所说的毒性就是指药物的毒副作用,即指狭义的有毒中药。历代本草书籍在具体药物的性味项下标明剧毒、大毒、有毒、小毒、无毒等,就是指这些药物所具有大小不等的毒性或副作用。《中国药典》(一部)、《毒性药品管理品种》等规定的有毒中药,也是指这种狭义的有毒中药[2]。

2. **现代有毒中药的概念**　对有毒药物的认识:我国法医学家宋慈(公元 1274 年)以及瑞士的 Paracelsus(公元 1541 年)均指出"所有的东西都是毒物,没有一种不是毒物,即万物皆毒"。英国医师 Peter Mere Latham(1789—1875 年)有一句名言:毒品和药品往往是提供不同作用的同一物质。无论是中药,还是合成药,在这种剂量时是有治疗作用的药品,在那种剂量时就是致人死命的毒药。按照药理学的药物量与毒效的关系:药物由最小起效剂量,至半数有效剂量(median effective dose,$ED_{50}$),到最大效能,继续加大给药剂量至最小致死量,至半数致死量(median lethal dose,$LD_{50}$),半数有效量与半数致死量的比值 $LD_{50}/ED_{50}$ 称为治疗指数(therapeutic index),$ED_{99} \sim LD_1$ 之间的距离,为安全范围(margin of safety,$LD_1/ED_{99}$),治疗指数和安全范围是评价药物有效性及安全性极其重要的量化指标。由于大多数中药求不出 $ED_{50}$ 或 $LD_{50}$;因此计算不出 $ED_{99}$ 或 $LD_1$ 的数值;通常用最大耐受量或最大灌胃量(maximum tolerated dose,MTD)表示其"安全性"。另外,由于中药制剂与用药原则的特殊性,以上量化指标在动物实验中往往显现不出来,而适当的剂量和不同临床用途就可将药物和毒物区别开来,这就是说任何药物及所谓无毒药物超过限量或改变应用范围或用药途径都有可能变成毒物。

西药不良反应的药理学基础是药物作用选择性低,作用范围广。当某一作用被用为目的时,其他作用就成了不良反应的基础。中药作用更广泛,其选择性更低,如再不辨证施治应用,更有可能出现不良反应,那种认为中药无毒或毒性很低的观点是片面的。有毒中药属中药学范畴,有毒中药的概念是:对机体产生治疗效果目的以外各种不良反应的中药,可谓有毒中药。

## 二、有毒中药的分级

1. **传统分级**　中药毒性古今存在分级的差异性,中医对中药的毒性有一个认识的过程,古今文献对中药毒性的分级并不一致。《神农本草经》将中药分为上、中、下三品。上药一百二十种,为君,主养命以应天。无毒,多服久服不伤人。欲轻身益气,不老延年者,本上经。中药一百二十种,为臣,主养性以应人。无毒、有毒,斟酌其宜。欲遏病,补虚赢者,本中经。下药一百二十五种,为佐使,主治病以应地。多毒,不可久服。欲除寒热邪气,破积聚愈疾者,本下经。《黄帝内经》将方药分为大毒、常毒、小毒和无毒 4 类,提出"大毒治病,十去其六;常毒治病,十去其七;小毒治病,十去其八;无毒治病,十去其九"的用药原则。《本草纲目》所载 1 892 种中药中,其中有 312 种被标明大毒、有毒、小毒或微毒。现代文献著作也基本沿用上述分级方法,但详略有所不同。如 2020 年版《中国药典》使用三级划分法,将收录的 83 种有毒中药按大毒、有毒、小毒划分;《有毒中药大辞典》和《常用有毒中药的毒性分析与配伍宜忌》使用四级划分法,前者将有毒中药分为极毒、大毒、有毒和小毒,后者分为剧毒、大毒、有毒和小毒;《中药大辞典》也采用四级划分法,将中药毒性的大小分为剧毒、大毒、小毒和微毒。除了分级的差异外,不同的专著对有毒中药的界定、使用剂量也存在差异性。如对某些中药,此云有毒,彼云小毒,或此云有毒,彼谓大毒,使用剂量也存在不一致现象,这在一定程度上影响了其对临床的指导作用。

(1)根据传统经验分级。这是较为普遍的一类分级方法,多见于古代文献。此种分级方法,主要以临床观察到的药后反应程度为依据,并部分地被现代分级所借鉴。但除毒性反应外,往往还包括了中药的偏性。经验分级的不足之处在于缺乏定量数据,因而不够准确。

(2)根据已知的定量毒理学研究数据进行分级。现代医学主要以传统参数,即半数致死量或半数致死浓度(median lethal concentration,$LC_{50}$)为依据对药物的急性毒性进行评价和分级。现代中药毒性的研究也是以此为重点进行了大量研究,取得了不少可靠的数据。中药的毒性分级可以根据已知的传统参数为依据进行具体分级,即根据中药有效量与中毒量之间范围的大小分级。一般来说,有效量与中毒量之间的范围愈小,其毒性愈大,而有效量与中毒量之间的范围愈大其毒性就愈小。如生川乌、生草乌、马钱子、巴豆等,其有效量与中毒量非常接近,容易中毒,且中毒程度重,属大毒;而川楝子、吴茱萸等有效量与中毒量的距离较远,属小毒。

(3)根据药物中毒剂量及中毒的时间分级。通常,使用剂量很小即可引起中毒,且中毒症状发生得快的为"大毒";而使用剂量较大,中毒症状发生较慢的为"有毒";使用剂量超大,且蓄积到一定程度才引起中毒者为"小毒"。

**2. 现代中药毒性分级** 目前对有毒中药的界定、分级、剂量等还存在着差异性,但对有毒中药的毒性分级研究已经取得了很大成绩,以下介绍几种现代研究及分级方法。

(1)杨仓良[3]在《毒药本草》中指出,毒药的毒性分级可以现代药学的毒性分级为基础,将中药分为"大毒""有毒""小毒"三级较为适宜。具体划分方法为:

1)大毒:中毒后中毒症状十分严重,能引起重要脏器的严重损害,甚至造成死亡者;口服生药半数致死量<5g/kg 者;有效量与中毒量十分接近者;成人每次口服 3g 以内可引起中毒者;中毒后 10 分钟以内出现中毒反应者。

2)有毒:中毒后中毒症状比较严重,甚者能引起重要脏器的损害,用量较大时可造成死亡者;口服生药半数致死量 5~15g/kg 者;有效量与中毒量的距离较远者;成人每次口服 3~12g 可引起中毒者;口服中药后 10~30 分钟出现中毒反应者。

3)小毒:口服中药后出现一些毒副反应,一般不易造成重要脏器的损害,且不易引起死亡者;口服生药半数致死量 16~50g/kg 者;有效量与中毒量的距离很大;成人每次口服 13~30g 才出现毒副反应者;服中药后 30 分钟或蓄积到一定程度方出现毒副反应者。所以有小毒的中药半数致死量上限应当为 50g/kg,比世界卫生组织(World Health Organization,WHO)规定的实际无毒化合物半数致死量 15g/kg 还要严格。夏丽英主编的《现代中药毒理学》[4]和杨仓良编著的《毒药本草》[5]依照中药临床中毒症状的程度、$LD_{50}$ 的大小、有效量与中毒量的距离、剂量的大小、中毒潜伏期的长短等多项指标,对中药毒性进行分级,详见表 1-1,此分级方法长期被许多中医药专家采用。

(2)据毒性试验参数与临床情况分级。将动物实验所获得的定量数据和中毒后的临床表现结合起来,较为科学。吴克让[6]根据中药的 $LD_{50}$、成人可能中毒量和致死量、临床中毒倍数(中毒量/极量)、临床致死倍数(致死量/极量)等参数,试拟了中药毒性的四级分类标准,见表 1-2。一般按药物的半数致死量对药物的毒性进行分级,并认为实际无毒的标准是 $LD_{50} > 15g/kg$,人体口服的可能致死量为 $>30g/kg$。

表 1-1　中药毒性分类[4]

| 指标 | 大毒 | 中毒 | 小毒 |
|---|---|---|---|
| 中毒症状 | 十分严重 | 严重 | 一般毒副反应 |
| 脏器损害 | 重要脏器 | 重要脏器 | 少见脏器损害 |
| 用量较大时 | 死亡 | 死亡 | 不易死亡 |
| $LD_{50}$(灌胃小鼠)/(g/kg) | <5 | 5~15 | 16~50 |
| 有效量与中毒量距离 | 十分接近 | 较远 | 很远 |
| 成人一次口服中毒量 /g | <3 | 3~12 | 13~20 |
| 中毒潜伏期 | <10min | 10~30min | >30min 或积蓄 |

注:凡符合 3 项以上者可确定为该级。

表 1-2　吴氏中药毒性分级标准

| 毒性分级 | $LD_{50}$/(mg/kg) | 成人可能中毒量 /g | 成人可能致死量 /g | 临床中毒倍数 | 临床致死倍数 |
|---|---|---|---|---|---|
| 极毒 | <30 | — | <1 | <5 | <10 |
| 大毒 | 30~500 | | 1~30 | — | <10 |
| 有毒 | 500~50 000 | 30~200 | 30~300 | 10~20* | 20~30* |
| 小毒 | >50 000 | 200~500 | 500~1 000 | >30* | — |

注:"*" 代表以常用量代替极量估算;"—" 代表无数据。

　　需要指出的是,$LD_{50}$ 是以动物死亡为终点的指标,并不完全等同于临床有毒中药出现的毒性。另外,中药的急性毒性试验往往由不同的实验室测得,在进行强度毒性比较时,可比性受到一定影响。另外,各实验室所用有毒中药样品除了要标明产地外,还应对试验样品的质量进行控制,如对药材含量进行测定。

　　2005 年张智等[7]对 15 味有毒中药进行了 $LD_{50}$ 的实验研究,其结果与《中国药典》标记的毒性分级不完全一致,甚至相差很大,详见表 1-3。

表 1-3　15 味有毒中药小鼠半数致死量

| 药名 | 产地 | 科属 | 毒性程度* | $LD_{50}$/(g/kg)** | 《中国药典》规定用量 /(g/kg) | $LD_{50}$/ 人用量(倍)# |
|---|---|---|---|---|---|---|
| 半夏 | 四川 | 天南星科半夏属 | 有毒 | 397 | 0.15 | 22 648(3 970) |
| 蒺藜 | 河北 | 蒺藜科蒺藜属 | 小毒 | 234 | 0.15 | 1 560(1 872) |
| 贯众 | 东北 | 鳞毛蕨科鳞毛蕨属 | 小毒 | 171 | 0.15 | 1 140(1 368) |
| 关木通 | 东北 | 马兜铃科马兜铃属 | 有毒 | 115 | 0.1 | 1 150(1 533) |
| 香加皮 | 陕西 | 萝藦科杠柳属 | 有毒 | 87 | 0.1 | 870(1 160) |

续表

| 药名 | 产地 | 科属 | 毒性程度 [*] | $LD_{50}$/ $(g/kg)$ [**] | 《中国药典》规定用量/$(g/kg)$ | $LD_{50}$/人用量(倍)[#] |
|---|---|---|---|---|---|---|
| 蛇床子 | 河北 | 伞形科蛇床属 | 小毒 | 83 | 0.15 | 553(830) |
| 北豆根 | 东北 | 防己科蝙蝠葛属 | 小毒 | 53 | 0.15 | 353(530) |
| 山豆根 | 广西 | 豆科槐属 | 有毒 | 34 | 0.15 | 226(340) |
| 制川乌 | 四川 | 毛茛科乌头属 | 有毒 | 31 | 0.05 | 620(827) |
| 芫花 | 四川 | 瑞香科瑞香属 | 有毒 | 12 | 0.15 | 240(364) |
| 木鳖子 | 广西 | 葫芦科苦瓜属 | 有毒 | 11 | 0.02 | 550(629) |
| 闹羊花 | 江苏 | 杜鹃花科杜鹃属 | 大毒 | 2 | 0.025 | 80(114) |
| 马钱子 | 云南 | 马钱科马钱属 | 大毒 | 1 | 0.01 | 100(133) |
| 蟾酥 | 广西 | 蟾蜍科蟾蜍属 | 有毒 | 0.4 | 0.000 5 | 800(1 067) |
| 斑蝥 | 广西 | 芫青科绿芫菁属 | 大毒 | 0.1 | 0.001 | 100(222) |

注："[*]"毒性程度为 2000 年版《中国药典》标注;"[**]":本书作者对张智实验的 $LD_{50}$ 进行了有效数字取舍,"[#]"括号内人用量倍数是药典规定的上下限用量之和除以 2 所得。

从表 1-3 可以看出,按毒性从小到大排列,15 味中药中半夏毒性最低,$LD_{50}$ 为 397g/kg;斑蝥毒性最高,$LD_{50}$ 为 0.1g/kg。从 15 味有毒中药小鼠半数致死量与 2000 年版《中国药典》规定的临床用量的倍数,可以看出每味受试中药在《中国药典》规定剂量下的安全性,其中半夏的 $LD_{50}$ 是临床用量的 2 648 倍,倍数最高,安全性最高;闹羊花的 $LD_{50}$ 是临床用量的 93,倍数最低,安全性最低。毒性大小顺序:斑蝥>蟾酥>马钱子>闹羊花>木鳖子>芫花>制川乌>山豆根>北豆根>蛇床子>香加皮>关木通>贯众>蒺藜>半夏。斑蝥 $LD_{50}$ 最小,而半夏的 $LD_{50}$ 最大,斑蝥的毒性最大,而半夏的毒性最小,与岑靖屿[8]报告的结果基本相同(见表 1-4)。半夏、蒺藜、贯众、关木通、香加皮、蛇床子、北豆根的 $LD_{50}$ 毒性分级按《现代中药毒理学》和吴氏中药毒性分级标准划分均属无毒级别,与《中国药典》对毒性中药标注有"小毒""有毒"级别不符,与现代医学对药物毒性分级标准差异更大。因此,对有毒中药不能照搬化学药物的毒性标准进行分级。由于中药所含化学成分种类复杂,中药中所含的毒性成分并不能代表饮片;同时中药不同的提取方式其毒性也有差别,如有些毒性成分不溶于水或者在煎煮过程中毒性成分被破坏,则水煎剂无毒或者毒性小,但若在临床使用粉末入药,则毒性大小将会发生变化。现代实验结果也显示,急性毒性进行毒性分级结果与实际不一致。另外,孙文燕等人[9]认为由于该数据是以实验动物死亡为指标,与临床应用表现的毒性也有很大差别,因此其对于临床的实际指导意义不是太大。这种分级方法综合考虑了评价毒性的多个指标,因此被诸多学者认可和采用。多指标分级法的不足之处在于将成人一次服用中毒量定为指标之一,把临床与动物实验指标笼统地混在一起,实验结果和实际也不能完全符合。

表 1-4　10 种广西产有毒中药 $LD_{50}$ 实验结果

| 序号 | 药名 | 科属 | 毒性分级 | $LD_{50}/$ $(g\cdot kg)$ | 《中国药典》规定用量 /(g/kg)[*] | $LD_{50}/$ 人用量倍数[#] |
|---|---|---|---|---|---|---|
| 1 | 曼陀罗 | 茄科曼陀罗属 | 大毒 | 2 | 0.025 | 80(133) |
| 2 | 闹羊花 | 杜鹃花科杜鹃属 | 大毒 | 2 | 0.025 | 80(114) |
| 3 | 马钱子 | 马钱科马钱属 | 大毒 | 1 | 0.1 | 100(133) |
| 4 | 斑蝥 | 芫青科绿芫菁属 | 大毒 | 0.1 | 0.01 | 100(222) |
| 5 | 蟾酥 | 蟾蜍科蟾蜍属 | 大毒 | 0.4 | 0.000 5 | 800(1 067) |
| 6 | 木通 | 木通科木通属 | 有毒 | 112 | 0.1 | 1 120(1 493) |
| 7 | 山豆根 | 豆科槐属 | 有毒 | 34 | 0.15 | 226(340) |
| 8 | 木鳖子 | 葫芦科苦瓜属 | 有毒 | 11 | 0.02 | 550(629) |
| 9 | 半夏 | 天南星科半夏属 | 小毒 | 392 | 0.15 | 2 613(3 136) |
| 10 | 蛇床子 | 伞形科蛇床属 | 小毒 | 80 | 0.15 | 533(640) |

注:"*"毒性程度为 2000 年版《中国药典》标注;"#"括号内人用量倍数是药典规定的上下限用量之和除以 2 所得。

张智与岑靖屿的急性毒性试验临床推荐剂量是按《中国药典》不同年份出版的有毒中药推荐剂量上限计算的,而临床应用倍数计算应当按药典推荐剂量上下限之和值除以 2 进行计算。如斑蝥在《中国药典》中的临床推荐剂量为 0.03~0.06g/d,平均推荐剂量应当为 0.045g/d,根据他们实验所测 $LD_{50}$,并按照 0.1g/kg 临床推荐剂量计算 $LD_{50}$ 临床应用倍数为 100 倍,而按《中国药典》推荐上下限均数 0.045g/d 计算 $LD_{50}$ 临床应用倍数应为 133 倍。二人的实验结果显示,多数受试中药与《中国药典》收载的毒性程度基本相符,但按照《现代中药毒理学》和吴氏中药毒性分级标准对其分类分析只有半夏和木通属无毒级别中药,半夏 $LD_{50}$ 为 392g/kg,木通 $LD_{50}$ 为 112g/kg,这与 2000 年版《中国药典》标注有的"有小毒"或"有毒"又不相符。

娄鑫等[10]提出一种新的有毒中药毒性四级分级方法,他们查阅《有毒中药大辞典》《中药大辞典》《中华人民共和国药典》《神农本草经》《中华本草》等相关书籍,将有毒中药材归纳分类,①能导致毒性中药:有多家规范的中药毒性临床研究报道,有多种(规范的)毒性动物实验结论,有清晰的毒性机制研究;②有可能导致毒性中药:有散在的中药毒性临床研究,有较多(规范的)动物实验研究的中药毒性报道,有可能导致中药毒性的机制研究;③有导致毒性风险中药:有散在中药毒性临床报道,中药毒性动物研究;④有可能导致毒性风险中药:有导致中药毒性的体外实验研究,有含中药复方导致中药毒性的临床报道,有中药的成分或部位导致中药毒性的动物研究。但这四级分类有毒中药方法操作性有多大? 也未有量化指标,所以值得商榷。

总之,迄今为止,有毒中药的毒性分级并未有达到公认的统一标准,《中国药典》上的有毒中药的分级作为一种传统分级一直在保存和延续着,这是由于:①我们现在对古人为何这样进行毒性分级的依据并未完全认知;②我们现在还不能提出一个完善的分级标准去否定传统的中医药毒性分级。

【评述】有毒中药的概念是在中医药历史发展的过程中演变和形成的,是中药的一个重要组成部分。随着现代科学技术的发展,人们对于有毒中药又有了新的认识,但是对于有毒中药的研究和应用不应该脱离中医药理论体系。有毒中药的毒性和毒性分级是在中医药历史发展过程中逐渐形成的,因此对于有毒中药的毒性分级不能完全脱离中医药理论,应该在中医药理论的大背景下对有毒中药的毒性进行分级;另外,有毒中药毒性的评价应该建立在对有毒中药系统的毒性的研究基础上;同时要结合其药效作用即半数有效量以及$LD_{50}$,估计安全范围的大小,进行评价有毒中药的毒性分级。

1. **近代对中药毒性分级方法**

(1)半数致死量分级法:半数致死量是判定药物有无毒性及毒性大小的定量标准。中药毒性越大,$LD_{50}$越小。一般认为,大毒中药$LD_{50}<5g/kg$,有毒中药$LD_{50}$介于5~15g/kg,小毒中药$LD_{50}$介于16~50g/kg,无毒中药$LD_{50}>50g/kg$。但值得深思的问题是:$LD_{50}>50g/kg$属无毒中药,其无毒标准超过化合物,甚至于超过食品的安全范围,值得商榷。同科属有毒中药在不同实验室进行的急性毒性实验结果也有很大差异,如有文献报道[11],制川乌小鼠灌胃的$LD_{50}$为161g/kg,而张智等对小鼠灌胃的$LD_{50}$结果为31g/kg,相差4倍。另外,提出急性毒性试验观察时间一般为2周,观察指标包括临床症状、死亡情况、体重变化等,主要是含有对神经、血液、呼吸、循环等系统有影响的药物才容易表现出来,而其他不良反应在动物身上不能表现出来,如对肝、肾以及其他功能损害毒性作用会延迟很长时间。所以有毒中药采用单一的急性毒性试验进行评价是不太合理的。根据药理毒理学原理分析,药物的不良反应包括毒性反应(急性毒性反应和慢性毒性反应),是在剂量过大或蓄积过多时的危害性反应。急性毒性反应多损害循环、呼吸及神经功能,造成动物在短时间死亡。慢性毒性反应多损害肝脏、肾脏以及内分泌系统,这些反应在急性毒性试验中往往表现不出来,不能有效地评价有毒中药安全性。

(2)多指标分级法:主要是杨仓良、夏丽英编著的《毒药本草》和《现代中药毒理学》,以及吴克让提出的"中药毒性分级标准",依照临床中毒症状的程度、半数致死量的大小、有效量与中毒量的距离、剂量的多少、中毒潜伏期的长短等多项指标,对中药毒性进行分级。关建红等[6]对该分级作了毒性判断的定义,凡符合以上分级要求中3项以上的中药均可确定为该有毒级,都可以作为中药毒性的分级参考,但作为分级标准尚需要进一步研究细化。

2. **有毒中药的毒理学实验建议**

(1)实验样品力求统一:要用道地药材,还要对实验药材进行质量控制,并制定标准。日本对中药特别是复方实验样品的统一性问题解决的比较好,他们的大多数药理和毒理学实验均采用"津村顺天堂株式会社"生产的产品进行实验,这样可保证研究的可靠性与可重复性[12]。

(2)采用$LD_{50}$的实验方法:选定方法后要进行预实验,确定每味药物的动物最低死亡剂量($D_n$)和最高死亡剂量($D_m$)范围,设计组距及分组。

(3)实验数据处理中要注意"误差传递和有效数字"的概念[13],国内许多研究单位的科研工作者以及杂志投稿要求事项里不注意对这两个概念的要求,造成部分杂志发表的论文结果数据表达欠科学。

(4)$LD_{50}$折算人用量倍数时采用上下限剂量之和除以2进行计算较为合理,因为临床医师使用有毒中药时,多数情况不会用上限剂量。

随着医药卫生事业的发展,关于有毒中药的研究得到进一步深入,临床应用日益广泛,在临床疗效得到广泛认同的同时,也对有毒中药的标准控制提出了更严格的要求。加大有毒中药的基础研究是非常必要的,应该在借鉴古人丰富经验的基础上,运用现代科技手段,准确界定有毒中药的毒性,科学测定有效成分与毒性成分,采用定量数据来表示,逐步改变古人对有毒中药"大毒""有毒"及"小毒"的传统界定方式,确立严格准确的标准与规范,明确有效成分、毒性成分、用法用量,减少中毒事件,保证公众用药安全,提高有毒中药的治疗疗效,促进中药现代化发展[14]。

（杜贵友　方文贤　王 巍）

第一章 参考文献

# 第二章 有毒中药研究现状

## 第一节 国际研究现状

中医药是卫生保健事业的重要组成部分,其有效性和安全性是毋庸置疑的。随着医疗保健和人民生活水平的提高,以及对外交流的增多,中药及中成药走出了国门,踏入了世界医学之林,对人类健康作出了重要贡献。近来对中药、中成药受到世界各国的青睐,中药的疗效也得到了进一步的认可,但也出现了一些问题,主要是对中药毒性的认识存在偏差,过分相信中药无毒,导致使用缺乏警惕性和科学性,从而引起中药不良反应的发生。这是一个误区,这种误区违背了客观事实,不利于中医药事业的长远发展。应该正确面对事实,并认真分析和找出中药产生毒性的原因,从而避免盲目地轻视或夸大中药的毒性,以利于指导科学、合理地开发使用中药。

### (一) 马兜铃酸肾病

1. **马兜铃酸化学成分及含马兜铃酸植物科属** 马兜铃酸(aristolochic acid,AA)为硝基菲类有机酸类,主要由马兜铃酸 A、B、C、D、E 等及其衍生物组成。

含 AA 的中草药多达数十种,FDA 在 2000 年公布了含有马兜铃酸植物品种名单[1],包括马兜铃科马兜铃属(*Adrisrolochia*)、细辛属(*Asadrum*),木通科木通属(*Akebia*),毛茛科铁线莲属(*Clematis*),防己科千金藤属(*Stephania*)、蝙蝠葛属(*Menispernum*),菊科川木通属(*Vladimiria*)等的几十种植物。其中马兜铃属有马兜铃(果实)、关木通(藤茎)、广防己(根)、青木香(根)、天仙藤(地上部分)、朱砂莲(根)、寻骨风(地上部分),细辛属有细辛(全草)、杜衡(根),木通属有木通(藤茎),铁线莲属有川木通(藤茎)、威灵仙(根及根茎),风龙属有青风藤(藤茎),千金藤属有防己(根),川木香属有川木香(根),蝙蝠葛属有北豆根(根茎),云木香属有木香(根)。

2. **马兜铃酸(AA)中草药不良反应报道**

(1) 长期以来,含有马兜铃酸的中药材被广泛应用于消化系统、泌尿系统、呼吸系统、心血管系统的多种疾病的治疗。早在 20 世纪 80 年代,就有马兜铃酸毒性的报道。近些年,随着大量的临床报道和实验研究,马兜铃酸的肾毒性、致癌性和其他毒性作用陆续被发现,美国 FDA 也在 2000 年 5 月相继发布了 2 个有关含有马兜铃酸植物药和食品的通告,并附有相关药物的目录,其毒性作用引起国内外学者广泛关注。

国外首篇有关 AA 的文章是在 1953 年 Ganshirt H 在 *Die Pharmazie* 上发表的《AA 对

蚕豆细菌和细胞分裂作用的研究》。1993 年,Izumaotani 报告因长期服用中药引起获得性 Fanconi 综合征。1994 年,比利时披露了 2 年内 45 例妇女因服用一种由芬氟拉明、鼠李皮、颠茄提取物、乙酰唑胺和中药防己、厚朴等组成的复方减肥制剂,导致 45 人罹患慢性间质性肾炎,甚至肾衰竭的不幸事件。这直接导致了"中草药肾病"(Chinese herbs nephropathy, CHN)的提出,产生国际影响。经查,此事件是该药制造者误将广防己替代汉防己用于处方所致。

1999 年 7 月,英国又发生了 2 例因服中药"木通"治疗湿疹导致肾衰竭的事件。一例是一名 49 岁的白色人种妇女用中药木通治疗湿疹达 2 年之久,后因头痛和高血压去医院就诊,在做肾功能检查时发现她已患急性肾衰竭,于是立即进行肾透析,随后做了肾移植。另一例是 57 岁的白色人种妇女,亦用木通治疗湿疹达 6 年之久,在最后半年中出现了厌食、失眠、恶心和体重下降。经查,亦为晚期肾衰竭,立即进行肾透析,并等待肾移植。

1996 年 Wankowicz 报道在波兰发现 46 例服用中药后表现为快速进展性肾间质纤维化的老年女性患者。2000 年 6 月,《新英格兰医学杂志》发表了比利时 Libre 大学 Erasme 医院 Nortier 博士等历时 9 年的研究成果,文中揭示,39 名因服用广防己减肥丸而致晚期肾衰竭患者中有 18 人发生癌变,19 人的肾盂和输尿管有中、轻度发育异常。这种结果是他(她)们在平均 13 个月(约 400 天)中服用广防己粉末总量达 200g 后形成的,平均日剂量才 0.5g,仅为 2020 年版《中国药典》规定日剂量(4.5~9g)的 1/18~1/9。

马兜铃属植物导致肾毒性的事件在法国、西班牙、日本、英国和中国均有报道[2]。由于马兜铃酸肾病(aristolochic acid nephropathy,AAN)没有统一的诊断标准以及全球对 AAN 的低认知度,且当时缺乏 AAN 发病率和患病率的高质量流行病学资料。直到 1993 年首次报道了比利时妇女因服用含有广防己的减肥丸导致肾衰竭的事件,马兜铃酸肾损害才开始得到广泛重视。之后,在欧洲、美国、澳洲、中国[3-8]均有 AAN 病例报道。这些报告证明,含有 AA 的药物已经并仍被用于各种疾病的治疗,包括湿疹、痤疮、肝病、关节炎和慢性疼痛等。来自中国的调查报告显示:在之前被诊断为病因不明的慢性肾小管间质肾病患者中,有数千例被确诊为 AAN。仅在北京一家医院 1997—2006 年间确诊的 AAN 患者就有 30 例[9]。

此外,马兜铃属植物在非洲、南美洲和印度均有使用,这也是发生 AAN 的潜在风险。巴尔干肾病是在靠近多瑙河支流的波斯尼亚和黑塞哥维那、保加利亚、克罗地亚、罗马尼亚和塞尔维亚农村发现的慢性肾小管间质肾病。在某些最严重地区,巴尔干肾病是 70% 接受透析治疗患者的病因。自 1969 年 Ivic 提出 AA 可能是巴尔干肾病的病因以来,目前已确定巴尔干肾病是 AAN 的一种形式,它们有相同的病理表现[10-11]。目前唯一确定的与 AAN 发生、发展相关的危险因素是 AA 的累积剂量。比利时学者在多变量分析中得出的结果是:广防己的摄入量是与肾衰竭进展相关的唯一因素[12-14]。

(2)回顾性队列研究和病例对照研究也显示中位剂量的马兜铃酸与肾功能损害相关,并且在含不同马兜铃酸浓度的中草药制剂中均未证明有安全剂量的存在。大多数确诊为 AAN 的患者表现出异常迅速的肾衰竭至终末期肾病,AAN 发展为终末期肾病最快的报道是 1 个月。当然也有小样本量的报道表现为可逆的急性肾衰竭和 Fanconi 综合征[15],但这些报道均有一个共同点:这些患者均未长期持续暴露于马兜铃酸。巴尔干肾病的肾功能下降速度明显较慢,发展至慢性肾脏病(chronic kidney disease,CKD)5 期需 15~20 年,对于这一现象最可能的解释是巴尔干肾病的马兜铃酸暴露量低且持续时间较长[16-17]。这些观察结果均支持马兜铃酸的摄入量与肾功能损害相关。多数 AAN 患者表现为肾衰竭、贫血、轻度蛋白尿(通常<1.5g/d)。目前尚无尿或血清中的生物标志物被证明有 AAN 的诊断作用。虽然最近的许多研究报告指出,AAN 患者有多种尿蛋白水平升高[18-19],但这些研究结果是否仅仅代表非特异性肾小管损伤尚不清楚。检测依然是目前诊断 AAN 的最主要手段,AAN 最显著的表现是广泛的间质纤维化伴随肾小管的萎缩。

按化学成分分析,含马兜铃属植物在全世界有 200 余种,我国有 40 余种。虽然国际癌症研究中心已公布含有 AA 的植物名单,但由于各地命名缺乏一致性,因此确定摄入药物中是否含 AA 的"金标准"依然是植物化学成分分析。近年来,有学者认为检测加成物对于 AAN 的诊断有重要意义[20]。该项检测需要从新鲜(未固定)肾脏活检组织中提取 DNA。目前尚无明确的 AAN 诊断标准,而明确的 AAN 诊断标准对于未来 AAN 的研究意义重大[21]。或许在以后的 AAN 诊断标准中肾脏组织学、摄入的植物化学成分分析、肾脏 AA-DNA 加成物的检测将成为重要诊断条件。

AAN 的特点是快速进展的肾功能损害,即便停止使用含马兜铃酸的药物,其病情依然进展。目前尚缺乏高质量 AAN 临床治疗的随机对照试验,因此 AAN 治疗的证据多来自病案报道。

**(二) 中草药肝损伤**

**1. 引起肝损伤的中草药**　中草药在临床和生活中的应用历史悠久,因其具有或被认为具有特定功效,长期以来公众甚至不少医护人员认为中草药来自自然植物,没有或很少具有肝毒性,因此对草药的肝毒性多缺乏警惕。2014 年以来,随着国内外多部有关药物性肝损伤(drug-induced liver injury,DILI)[22-24]和草药相关肝损伤(herb-induced liver injury,HILI)的指南或共识陆续发布[25],HILI 才逐渐引起重视。各类调查研究显示,HILI 是临床上颇为常见的一类肝病,虽然各地报道的结果不一,但总体上呈逐渐增多趋势,严重者可导致急性肝衰竭(acute liver failure,ALF),甚至死亡[26]。近年来,围绕草药肝毒性问题的争论非常激烈。在临床和日常生活中,草药或草药成分可以多种形式存在,包括各种类型的传统中药(traditional Chinese medicine,TCM)、天然药物(natural medicine,NM)、保健食品(health product,HP)及膳食补充剂(dietary supplement,DS)等。欧美国家常将这类产品通称为草药和膳食补充剂(Herbs and dietary supplement,HDS)。文献中有时也称之为补充和替代医疗(complementary and alternative medicine,CAM)。在发生疑似 HILI 时,传统中药和天然药物的应用情况相对易于在问询中得知,而保健食品和膳食补充剂的应用则常常具有很大的隐蔽性,难以被问询出来,导致迟迟不能确定诊断。

2020 年版《中国药典》中,明确记载了 83 种有毒中药。引起肝损伤的常见中草药可以分为两类:一类是单一植物类产品或单味中草药,另一类是复合组分及相关制剂,是当前药源性肝损伤的主要病因。美国药物性肝损伤网络(drug induced liver injury network,DILIN)数据库资料显示,黑升麻、缬草、何首乌、石蚕、猫爪草、绿茶提取物及某些健美和减肥产品等可引起肝损伤。

**2. HILI 的发病率、构成比及相关争议**　草药相关肝损伤是指由中药、天然药物及其相关制剂引发的肝损伤。由于缺乏基于社会人口统计学的流行病学数据,HILI 在我国人群中的发病率并不明确。我国一项对 1994—2011 年有关药物性肝损伤文献的系统和荟萃分析显示,HILI 约占 DILI 病因构成的 18.6%[27]。中华医学会肝病学分会对我国 300 余家医院 2012—2014 年住院患者的大型回顾性流行病学调查显示,HILI 占常见引起肝损伤的药约占 DILI 病因构成比的 33%。南京中医药大学附属八一医院曾统计 2012 年 7 月—2013年 7 月 140 例因 DILI 住院患者的临床资料,显示其中 HILI 约占 62%[28]。2013 年冰岛一项基于全国人口的 HILI 发病率调查报告显示,DILI 的发病率约为 19/10 万,其中 HILI 占DILI 构成比的 16%,由此估计冰岛的 HILI 发病率约为 3/10 万[29]。2014 年由美国特拉华州专科医生实施的一项前瞻性研究结果显示,该州 DILI 发病率约为 2.7/10 万,HDS 占病因构成比的 43%,由此估计该州的 HILI 发病率约为 1/10 万[30]。美国 DILIN 前瞻性研究中,HILI 占 DILI 的 16%,从 2004—2005 年的 7% 升高至 2013—2014 年的 20%[31]。2018 年何婷婷等考察中草药及其制剂导致肝损伤(HILI)的临床特征。前瞻性分析 2015—2016 年解放军第三〇二医院 187 例 HILI 住院患者。前瞻性研究结果显示,137 例 HILI 患者为女性,中药开始应用至发生肝损伤的平均时间为 60 天,139 例(74.3%)临床分型为肝细胞损伤型[32]。

关于 HILI 在人群中的发病率和在 DILI 中所占的构成比呈增长趋势的原因,概括起来有:

(1)公众多认为草药来自自然植物,没有或很少具有肝毒性,加之社会上各种缺乏根据的草药养生广告蔓延,导致草药或含有草药的所谓保健食品随意使用。

(2)传统复方制剂中某种或某些草药的属地改变。

(3)环境污染,导致草药质量发生改变。

(4)草药炮制过程可能不当。

(5)未受过系统中医药理论教育和临床实践的医护人员,特别是大量的"民间中医"开具草药处方失当,剂量可能过大,疗程可能过长,配伍可能有误。

(6)医学界,特别是肝病学界对 HILI 的警惕性增高,报告的病例越来越多,而中药及各单味草药相关的 HILI 所占 DILI 的构成比实际上是低于通常文献所报道的构成比的[33]。另一方面,文献在统计化学药物或生物制品的肝毒性时多针对单种药物或某类药物,因此在解读 HILI 所占 DILI 构成比较高的数据时,应注意这种具体所指的差别。但即便如此,草药特别是常用草药相关的 HILI 仍应引起临床和公众的足够重视,以防给健康带来严重伤害。

**3. 中药药源性肝损伤及流行病学概况**

(1)中药药源性肝损伤:中药药源性肝损伤是指由中药本身和 / 或其代谢产物等所导致的肝脏损伤,属于药源性肝损伤的范畴,是临床常见的中药不良反应[34-35]。中药药源性肝损伤可分为固有型和特异质型两类。一般来说,固有型肝损伤与药物剂量、疗程等密切相关,个体差异不显著,具有可预测性;特异质型肝损伤与药物剂量、疗程等常无明显的相关性,与免疫、代谢、遗传等机体因素关联密切,个体差异较大,常常难以预测。

(2)中药药源性肝损伤流行病学:药源性肝损伤在普通人群中的发生率估计介于1/10 000~1/1 000 000[36-37]。目前国内外中药药源性肝损伤的确切发生率尚不清楚,现有数据主要通过统计中药药源性肝损伤在全部药源性肝损伤中的构成比来评判中药药源性肝损伤的形势和趋势,但不同国家和地区的统计数据差异较大[38-39]。来自美国药物性肝损伤网络研究数据显示,草药和膳食补充剂引起的肝损伤快速增加,其肝损伤构成比从 2005 年的

7% 陡升至 2012 年的 19%[40]。来自亚洲及太平洋地区的数据显示,中草药是引起药源性肝损伤最为主要的药物。我国较大样本的单一中心和多中心临床回顾性研究表明,中药药源性肝损伤在全部药源性肝损伤中的构成比约为 20%[41-42]。目前尚缺乏多中心、大样本的前瞻性药物流行病学调查资料。

为了科学客观地评判中药药源性肝损伤的总体形势和趋势,建议采取分层比较法统计药源性肝损伤的中西药构成比,即一级分类将导致肝损伤的药物分为中药、化学药和生物制品;二级分类将中药、化学药、生物制品分别按功效或适应证进行分类比较,如中药可分为清热解毒、活血化瘀等类别,相应地,化学药可分为抗生素、抗肿瘤药物等类别;三级分类将中药、化学药和生物制品的某一具体品种进行对比。有关中医方药类别的划分参见《中华人民共和国药典临床用药须知》[43]。

(3)中药药源性肝损伤的主要风险因素:中药药源性肝损伤的风险因素较为复杂,应从药物和机体及其相互作用等方面分析,特别是特异质型肝损伤应考虑免疫、代谢、遗传等机体因素的影响,以便更有针对性地获取肝损伤风险因素信息。中药药源性肝损伤评价时应排除药品质量不合格和用药差错等干扰因素。

1)肝损伤相关风险物质:中药药源性肝损伤相关风险物质既包括中药的原型成分,也包括体内生成的药物代谢产物。目前发现了多种导致肝损伤的中药原型成分和代谢成分[44],如雷公藤 Tripterygium wilfordii Hook.f. 中的雷公藤甲素等二萜类成分、菊三七 Gynura japonica (Thunb.) Juel 中的野百合碱等吡咯里西啶类生物碱[45]以及上述含 AA 成分的中草药等。如果处方含有潜在肝损伤中药或相关成分,建议评估用药的风险。

2)中药药源性肝损伤的相关风险信号收集:药源性肝损伤的风险信号是用于指示肝损伤或功能异常的指标,主要包括临床症状、体征、生化指标、肝脏组织病理表现、影像学改变和生物标志物等[46]。风险信号来源包括:文献检索、临床前安全性评价、上市前临床试验、上市后不良反应监测以及安全性相关的使用经验等。充分收集中药药源性肝损伤的风险信号,有助于实现中药药源性肝损伤风险的早发现、早防控。

3)中药药源性肝损伤的相关风险信号:药源性肝损伤临床表现轻重不一,部分患者可无明显的临床不适。常见的临床表现包括乏力、食欲减退、恶心、厌油、小便深黄或褐色、上腹部胀痛、肝区不适等,有时可伴发热、皮疹,病情严重者可有凝血功能障碍(如柏油样便),甚至昏迷等表现;病情轻者可无明显体征,病情严重者可出现皮肤及巩膜黄染、面色晦暗、肝掌、腹水征、腹壁静脉曲张等[47-48]。

(4)中药药源性肝损伤的主要生化指标

1)药源性肝损伤相关的主要指标:有反映肝细胞损伤的谷丙转氨酶(glutamic-pyruvic transaminase,GPT;临床上又称丙氨酸氨基转移酶,简称 ALT)和谷草转氨酶(glutamic-oxaloacetic transaminase,GOT;临床上又称天冬氨酸氨基转移酶,简称 AST),有反映胆管损伤的碱性磷酸酶(alkaline phosphatase,ALP)和 γ- 谷氨酰转移酶(γ-glutamyltransferase,GGT),有反映肝脏功能障碍的血清总胆红素(total bilirubin,TBil)、白蛋白、胆碱酯酶、凝血酶原时间(prothrombin time,PT)、凝血酶原活动度(prothrombin time activity,PTA)以及国际标准化比值(international normalized ratio,INR)等[49-50]。

2)肝组织病理表现:肝组织病理表现包括肝细胞变性坏死、炎细胞浸润、纤维组织增生、胆管损伤和血管病变等非特异性病理改变。菊三七、欧洲千里光 Senecio vulgaris L. 等引起的药源性肝损害表现出相对特异的肝组织病理特征,可导致肝窦阻塞综合征(hepatic sinusoidal obstruction syndrome,HSOS)/肝小静脉闭塞征(Hepatic venular occlusive disease,HVOD),典型病理表现为以肝小叶Ⅲ区为主的肝窦扩张、充血、血栓;肝细胞肿胀、坏死、肝板萎缩;肝内小静脉内膜下纤维增生,管壁增厚,管腔狭窄。

3)影像学变化:B超、计算机断层扫描(computed tomography,CT)或磁共振成像(magnetic resonance imaging,MRI)等影像学检查可作为药源性肝损伤风险信号收集的辅助手段。急性肝损伤患者肝脏B超多无明显改变或仅有轻度肿大,急性肝衰竭患者可出现肝脏体积缩小。慢性患者可有肝硬化、脾大与门静脉高压等影像学表现。CT/MRI对于菊三七等引起的HSOS/HVOD有较大诊断价值,可见肝大,增强的门脉期可见地图状改变,肝静脉显示不清、腹水等。肝脏瞬时弹性成像检查可反映肝脏硬度改变。

4)生物标志物:目前尚未有公认的可用于药源性肝损伤鉴别诊断的生物标志物,但特异性生物标志物的筛选和开发是药源性肝损伤临床评价值得期待和鼓励的[51-52]。研究较多且有一定价值的生物标志物有:细胞角蛋白18(cytokeratin 18,CK-18)、高迁移率族蛋白B1(high mobility group protein B1,HMGB1)、微小核糖核酸122(microRNA,122 miR-122)、谷氨酸脱氢酶(glutamate dehydrogenase,GLDH)、肾损伤分子1(human kim,KIM-1)以及集落刺激因子1(colony stimulating factor-1,CSF-1)等[53-54]。对乙酰氨基酚(pcetaminophen,APAP)-半胱氨酸加合物(aminothiopropionic acid adduct,APAP)对APAP引起的肝损伤具有特异性,可用于掺杂有APAP的中药复方制剂肝毒性成分的鉴别,但临床检测不便,目前仅限研究。

**4. 中草药肝毒性机制**

(1)生物碱的肝毒性:生物碱是存在于自然界(主要是植物)中的一类含氮碱性有机化合物,是多数中草药的重要有效成分之一。其具有复杂的环状结构和广泛的生理药理活性,有些生物碱可对生物机体产生毒性作用[55]。土三七和千里光等植物含有丰富的吡咯双烷类生物碱,可在体内特别是肝内形成吡咯-白加合物,通过尚未明了的机制导致肝窦、肝小静脉等小血管内皮损伤,造成肝窦阻塞综合征,或称肝小静脉闭塞症,临床常表现为肝大、腹水和黄疸等,预后较差,甚至危及生命。

(2)苷类化合物的肝毒性:苷类化合物是由糖或糖衍生物的端基碳原子与另一类非糖物质(称为苷元或配基)连接形成的化合物。这些非糖物质通常包括酚类、蒽醌类、黄酮类等,其可以通过不同的方式产生肝毒性。蒽醌类化合物是何首乌的主要毒性成分之一,其作用机制可能与药物本身及代谢产物的直接肝毒性和免疫性损伤等有关。茶多酚是绿茶提取物的主要成分之一,其活性成分主要是儿茶素,包括黄烷醇、黄酮醇和酚酸等,具有抗氧化、抗炎、预防癌症、调节糖脂代谢等多种效用。然而,有研究人员发现高剂量儿茶素具有肝毒性,其具体机制尚不明了,可能是由于氧化作用影响线粒体膜,降低抗氧化酶活性及肝脏中热休克蛋白的表达[56-57]。

(3)AA类化合物的肝毒性:有研究指出,包括中国台湾在内的亚洲国家和地区,AA类化合物的应用与肝癌密切相关[58]。AA类化合物主要存在于马兜铃和细辛属植物中,最常见的有马兜铃、关木通、广防己、青木香、天仙藤和细辛等,部分中药制剂如复方蛇胆川贝散、止咳化痰丸、九味羌活汤、复方风湿药酒等也含有AA类化合物。据目前研究发现,AA经体内代谢可形成AA内酰胺的氮离子,能与DNA碱基的环外氨基形成共价加合物,其中以脱氧腺苷加合物(deoxyadenosine adduct Ⅰ,dA-AA Ⅰ)和脱氧鸟苷加合物(deoxyguanosine adduct Ⅰ,dG-AA Ⅰ)最丰富,进而导致同类碱基置换(AT-TA)突变,通过干扰、阻断转录和 DNA 复制,导致细胞凋亡甚至癌变。2012 年世界卫生组织国际癌症研究机构已将 AA 列入 Ⅰ类致癌物质。我国香港地区已禁用含有 AA 的中药方剂。

(4)复方制剂肝毒性:多数患者服用的草药方剂并非是单味中草药,而是以几种甚至几十种草药混合而成的汤剂和复方制剂,这类情况下很难判断与肝损伤相关的具体草药成分。部分偏方、经验方、保健食品、中成药及专利配方等无法获得具体组成成分,并且还可能混有伪品、污染物、毒性元素、未知的草本植物,甚至违法添加某些现代西药成分。由于这些复合组分及制剂中的具体成分和剂量不明,化学成分和毒理机制不清楚,存在混伪品、有毒物质污染、加工炮制不规范及配伍不当等因素,均给确认中草药与肝损伤的因果关系带来困扰。HILI 的肝损伤模式具有多样性。与其他 DILI 相似的是,HILI 在临床和病理上几乎可模拟任何病因和病理类型的急性和慢性肝损伤。目前,临床上对于可疑 HILI 计算 R 值,采用[GPT>5 个正常值上限(upper limit normal,ULN)和 / 或 ALP>2ULN][59],可计算 R 值 =[GPT(ULN)/ALP(ULN)]或新 R 值 =[GPT(ULN)和 GOT(ULN)之较高者]/[ALP(ULN)][60]。据此在临床上将常见的 HILI 分为 3 种模式:肝细胞损伤型(R≥5)、胆汁淤积型(R≤2)和混合型(2<R<5),其中多数 HILI 患者以肝细胞损伤型模式为主。此外,还存在其他几种肝损伤模式:

1)肝血管损伤型。例如土三七引起的肝静脉闭塞症或肝窦静脉阻塞综合征。

2)胆管综合征(vanishing bile duct syndrome,VBDS)。例如,美国一项前瞻性研究中的 363 例 DILI 患者通过肝活检发现有 26 例罹患 VBDS,其中 3 例患者因服用膳食补充剂而发病。

3)HILI 相关其他肝脏疾病,包括中草药诱导的自身免疫性肝病、非酒精性脂肪性肝病、肝硬化和肝衰竭等。还需要注意的是,某些中草药与其他肝病之间的关系复杂,既可以治疗原有基础肝病,亦可能引起相关的肝损伤模式。

2017 年 10 月 18 日新加坡学者 Alvin W.T.Ng 在 *Science* 子期刊《科学转化医学》发布题为《马兜铃酸及其衍生物与台湾和亚洲其他地区肝癌相关》的学术论文[61]。该文采用流行病学临床回顾性调查以及高通量基因测序技术研究,收集亚洲特别是中国和东南亚的 1 400 多份肝癌标本进行基因测序。分析指出,含 AA 的草药可通过诱导特异性的"AA 突变指纹"诱发肝癌。分析发现,亚洲人群的肝癌和 AA 基因突变具有高度相关性。中国香港的 89 个肝癌样本中,47% 具有 AA 基因突变特征。中国台湾的 98 个肝癌病例样本中,78% 具有 AA 基因突变特征。其他国家和地区的数据分别是:越南 26 例中有 19%,北美洲 209 例中有 4.8%,欧洲 230 例中有 1.7%,韩国 231 例中有 13%,日本 477 例中有 2.7%,东南亚 9 个肝癌样本中 56% 具有 AA 基因突变特征,肝癌基因突变率也很高,见表 2-1。在此前后,AA 导致肝细胞发生癌变的研究陆续有报道。研究者采用全外显子组基因测序技术发现,AA 可以诱导暴露患者体细胞发生非常高的基因突变。具体而言,尿道上皮细胞癌细胞基因突变率达每百万个碱基对 150 个突变点,高于紫外线诱发黑色素细胞瘤的 111 个突变点,更显著高于众所周知的吸引诱发肺癌的 8 个突变点。同时发现,AA 诱发的基因突变还与其他癌症包括部分肝癌的发生相关[62-64]。

表 2-1　肝癌中肝细胞 AA 特殊基因突变标记

| 地理位置分布 | 肝癌细胞数 | 中位数（单碱基突变/Mb） | 具有AA突变标记的肝癌细胞数量 | | 肝癌细胞中具有AA突变标记的碱基突变数统计（本文新数据） | | 隐型单碱基突变数 | | 驱动程序中的隐型单碱基突变数加权统计 | | 驱动程序中携带AA标记的单碱基突变的肝癌细胞数量 | 与台湾肝癌碱基因突变-AA细胞比较P值（F检验） |
|---|---|---|---|---|---|---|---|---|---|---|---|---|
| | | | 肝细胞肝癌数量 | 肝癌细胞比例 | 单碱基突变/Mb 中位数 | 平均数 | 中位数 | 平均数 | 中位数 | 平均数 | | |
| 中国台湾 | 98 | 3.33 | 76 | 0.78 | 2.26 | 4.94 | 101.6 | 223.3 | 2.19 | 3.94 | 57 | — |
| | | | | | 以前的数据 | | | | | | | |
| 中国香港 | 89 | 1.94 | 42 | 0.47 | 0.29 | 1.07 | 5.8 | 32.6 | 0.06 | 0.50 | 9 | $2.0 \times 10^{-5}$ |
| 东南亚（含越南） | 9 | 5.74 | 5 | 0.56 | 2.92 | 3.07 | 62.3 | 43.1 | 0.08 | 0.97 | 2 | $0.22^{+}$ |
| 越南 | 26 | 3.10 | 5 | 0.19 | 3.42 | 3.71 | 125.4 | 126.8 | 1.61 | 2.36 | 5 | $7.3 \times 10^{-8}$ |
| 韩国 | 231 | 1.78 | 29 | 0.13 | 1.00 | 1.29 | 41.4 | 56.2 | 1.06 | 1.18 | 19 | $2.1 \times 10^{-8}$ |
| 日本 | 477 | 4.82 | 13 | 0.027 | 0.60 | 0.94 | 8.2 | 13.5 | 0.04 | 0.23 | 3 | $2.2 \times 10^{-8}$ |
| 北美洲 | 209 | 2.36 | 10 | 0.048 | 0.99 | 2.60 | 32.9 | 84.4 | 0.53 | 1.51 | 5 | $2.6 \times 10^{-8}$ |
| 欧洲 | 230 | 1.67 | 4 | 0.017 | 0.35 | 9.72 | 15.2 | 16.0 | 0.34 | 0.35 | 0 | $7.3 \times 10^{-8}$ |
| 梅奥诊所 | 89 | 2.94 | 19 | 0.21 | 1.30 | 2.27 | 39.2 | 77.0 | 0.89 | 1.46 | 11 | $6.0 \times 10^{-8}$ |
| 无地理位置资料 | 30 | 2.79 | 5 | 0.17 | 0.46 | 0.57 | 13.9 | 17.1 | 0.30 | 0.76 | 2 | $2.6 \times 10^{-8}$ |
| 非台湾总数 | 1 400± | | | | | | | | | | | |

注：文章作者将 AA 基因突变标记归于上述材料和方法中每种单碱基突变所占的比例，因为 AA 标记来源于 AA 突变标记在单碱基突变总和中所占的比例；"*" $P=7.3 \times 10^{-7}$，适用于包括越南在内的所有东南亚国家；"±" 包括 10 例额外美国癌基因组图谱中的肝细胞肝癌，1 例俄罗斯斯病例，5 例有 AA 突变的巴西肝癌病例；本表引自 Science 子期刊《科学与转化医学》"AA 及衍生生物与台湾和亚洲等地区肝癌相关"论文第 5 页；每个 Mb 单位 AA- 单碱基突变数统计加权处理结果；Mb：为 1 兆字节；"—" 无数据。

dA-AA Ⅰ会通过一种特定的方式诱发病变:*TP53* 是人体中一类重要的肿瘤抑制基因,而 dA-AA Ⅰ能够让 *TP53* 中的 A:T 碱基对转变成 T:A[65]。鉴于 AA 的这些危害,2000 年 WHO 发出 AA 草药致肾病警告,英、美、日等多个国家也均在 21 世纪初发布 AA 禁止令。2002 年,国际癌症研究机构将 AA 列为一级致癌物。

本研究是一项利用 AA 诱导基因突变痕记学分析进行的回顾性流行病学研究,目的是调查全球不同地区肝癌细胞中存在 AA 诱变的比例,最终反映出来的是含 AA 中药使用导致的肝癌在不同地区的分布情况。结果,正如大家所看到的,亚洲地区肝癌 AA 诱导基因突变的负荷远远高于欧美地区。

【评述】

1. 含 AA 中药引起肝肾损伤等问题近年来引起了高度关注,其发生不仅与中药(包括单味药和复方制剂)所含的化学成分和临床使用方法(剂量、疗程、配伍)有关,也与宿主因素和环境因素相关。随着对 AAN 和 HILI 相关认识的深入,临床医生、药物研发和生产企业、药监部门及公众可以据此采取适当的风险控制措施防范草药中毒。例如,我国对防范含 AA 药物风险采取了包括禁止使用 AA 含量高的关木通、广防己和青木香;调整细辛药用部位,由全草改为根和根茎;按处方药管理含 AA 药材的口服中成药品种;制定《含毒性药材及其他安全性问题中药品种的处理原则》等一系列控制措施。虽然各地区报道有关 AAN 和 HILI 在 DILI 构成比中呈现上升趋势,但并非否认中医药在临床上的疗效,而是引导临床医生和公众关注中药的安全性问题,辩证认识、合理对待中药的毒性,避免违背中医药理论和实践规范,超适应证、超剂量、超疗程随意应用各种偏方、经验方、专利配方和保健食品等。

2. 管理部门要有前瞻性地提出问题,提前预判,不能等国外对相关中药有了不良反应报告才引起重视。要多学科、跨部门和管理机构、生产企业乃至公众开展密切合作研究,以便改进管控政策,促使有害产品退出市场,确保公众健康。首先,公众应形成对中药有效性和安全性的正确认识,不可偏信广告、传言和游医;如果在服用中药期间发生肝肾损伤,应及时向有关部门报告。其次,临床医生应加强中医药理论学习,坚持在实践中体验、领会和验证中药培育、炮制及配伍过程与疗效和中药肝肾毒性的关系,根据现代药理和毒理学原理明确肝肾毒性反应是慢性迁延性的不良反应,较长时间服用中药要注意随时进行肝肾等功能检查,提前预判药物在人体内的反应状态,为中药的安全性提供第一手宝贵资料。另外,现行中药生产和使用的相关法律法规应适当修订,明确规定中成药药品说明书应提供详细的组方及其含量以及可能出现的不良反应,从而有利于临床医生和公众对中药制剂的安全性进行判断,以便在发生肝肾损伤后能够准确地对引起肝肾损伤的中药进行溯源分析。

3. 亟须开展 AAN 和 HILI 相关的前瞻性研究,并运用先进技术鉴定中药的化学成分和进行毒理学分析,通过各种先进的方法探讨 AAN 和 HILI 的发病机制和寻找特异性生物标志物,从而为 AAN 及 HILI 的预防和诊治提供具体而准确的依据和靶向指标。AAN 和 HILI 相关的流行病学调查需要统计学专家参与,并采用计算机技术进行统计学深入分析才能得出更科学的结果,国际上采用马兜铃酸诱导基因突变印记学与计算机结合进行含 AA 中药致肝癌回顾性流行病学研究,这是调查世界不同地区肝癌细胞中存在 AA 诱变发生比例有效的方法。

(三) 含吡咯里西啶类生物碱中草药现代研究

1. 王钧篪等对 2020 年版《中国药典》收载含有肝毒吡咯里西啶生物碱(pyrrolizidine

alkaloids，PAs）类药材及饮片进行了筛查，有 20 种药材含肝毒性 PAs 量超过欧盟规定的限量，其中 10 种药材经暴露风险评估具有一定风险[66-67]。

刘丽华等采用超高效液相 - 质谱联用与化学计量分析方法对番泻叶和茵陈所含 PAs 成分进行测定，涉及成方制剂达 23 种[68]，见表 2-2。所测番泻叶中含有 PAs 成分，主要为野百合碱及其 N- 氧化物、毛束草碱、欧天芥菜碱 N- 氧化物以及天芥菜碱 N- 氧化物这 5 种 PAs 化合物[69-70]。这些基础研究使中药标准的可控性、科学性和合理性进一步提升。值得注意的是，2020 年版《中国药典》较上版新增了许多项毒性成分检查，即增加了许多中药品种有毒成分的检测并规定了其限量，以降低可能的药物不良反应和用药风险，凸显了对中药安全性问题的重视。其中，"千里光"项下规定药材阿多尼弗林碱（adonifoline）含量不得超过 0.004%，这是因为该成分是一种有毒的 PAs 类生物碱[71-73]。PAs 是一类分布广泛的植物性毒素，大多具有肝毒性。该类成分可通过传统中药、茶剂、谷物、功能性食品或食物链的传递，如奶制品、蜂蜜、禽蛋或肉类等被人类摄食，导致中毒甚至死亡，这一问题已引起世界全球各国食品与药品监管及研究机构的高度关注。近些年来，我国学术界已在含 PAs 中草药的基源、化学成分、分析方法、毒理学以及流行病学等方面进行了研究，并初步了解 PAs 在许多中草药及其相关食品中的存在以及对人类健康的危害，还有学者呼吁采取相应的对策。目前，已有个别品种（如千里光）从资源、成分、毒理、药（毒）代动力学以及质量控制方法，进行了大量而细致的研究工作[74-77]。但是，大部分品种因缺乏详尽的研究，未能建立有效的控制方法，使 2020 年版《中国药典》仍然收载了一些含有 PAs 成分但缺少安全限量规定的品种，为临床应用留有隐患。为此，本文对有关品种进行了整理，对其用药风险进行了探讨，以期为后续安全性评价研究、标准制定等提供参考。

**2. PAs 与中药**

（1）PAs 的种类众多：据统计，植物来源的 PAs 类成分已至 660 种。PAs 分子结构上主要由千里光次碱（necine base）和千里光酸（necic acid）组成，两者形成酯类。根据千里光次碱的结构，PAs 的结构类型可达 21 种，其中 5 种为 1,2 位具有不饱和键的 PAs，即（+）- 倒千里光碱（retronecine）、奥索千里光裂碱（otonecine）、（+）- 天芥菜碱（heliotridine）、（+）- 野百合碱（crotanecine）和（-）- 倒甜菜碱（supinidine）。PAs 常见有两种类型，分别为 retronecine 型和 otonecine 型。值得注意的是，retronecine 型 PAs 常以 N- 氧化物的形式在植物中贮藏[77]。常见的酯类结构类型包括：无酯基取代类、7- 位或 9- 位单酯取代类、7,9- 二酯取代开环类、11 元大环双酯类、12 元大环双酯类、13 元大环双酯类等。研究表明，1,2- 位双键结构是 PAs 产生毒性的前提，同时有无酯基取代也很关键。同时满足两种条件的 PAs 往往具有较强的肝毒性，故又称肝毒吡咯里西啶生物碱（HPAs），如 retronecine 型的野百合碱（monocrotaline）和 otonecine 型的山冈囊吾碱（clivorine），经大量研究[78-80]表明，其均有明显的肝毒性，而且还可能具有肺毒性、遗传毒性、神经毒性和胚胎毒性等，这些毒性与 PAs 的结构和性质有关，且因动物种属、个体的差异而不同[78-80]。目前含有 PAs 的植物种类繁多，据报道，全世界约有 3% 的有花植物（约 6 000 种）含有 PAs，主要集中于菊科、豆科和紫草科中[81-82]。此外，PAs 还通过食物链在某些非哺乳类动物，如鳞翅目昆虫体内积累，并经过生物转化后发挥信息素及抵御天敌等作用[83]。同样，膜翅目的蜜蜂对 PAs 类成分的耐受性也较强（每只 50μg），因此许多含有 PAs 的植物对蜜蜂的拒食作用有限，导致 PAs 通过蜜蜂采食该类植物花粉和花蜜在蜂蜜中积蓄。需要指出的是，蜂蜜作为一个正品中药品种已在多版《中国药典》中收载。据 Roeder E[84] 的调查显示,在我国用于中药的药用植物中有 38 种含有 HPAs,而据我国学者的统计其数量可达 50 种,详细介绍可参阅相关的专著与综述[84-85]。

（2）HPAs 的代谢及肝毒性：大量的实验与临床观察发现 HPAs 的毒性多发生于肝脏,如大量暴露时可导致急性中毒,其典型特征为肝静脉闭塞症（hepatic venule occlusion syndrome,HVOD）或肝窦静脉阻塞综合征（hepatic sinus vein obstruction syndrom,HSOS）,而长期少量摄入 HPAs 会造成慢性毒性,出现肝巨细胞症和肝纤维化病理[86-88]。但从细胞水平的实验来看,多数 HPAs 原型的细胞毒活性并不大。由于肝脏集中了生物体最为丰富的药物代谢酶（如细胞色素 P450 酶类）,故推测 HPAs 主要经过代谢产生毒性。后来的研究证实了 HPAs 代谢致毒的假说,即目前大多数学者所认同的 HPAs 毒性是由其特殊的吡咯代谢物或称"代谢吡咯"（metabolic pyrroles）产生的。其特殊性在于与其他代谢产物相比具有不同的特点：其一,化学性质极为活泼,且反应具有可逆性,是毒性产生的根源,这一点可从化学方法合成的"化学吡咯"推知[89-90]；其二,由于代谢吡咯半衰期极短,迅速与水及细胞成分发生作用,所以极难从肝组织或血浆中直接检测,或者只能测得其次生毒性代谢物（secondary toxicmetabolites）[91]。

在大鼠体内实验中也发现,某些来源于肝微粒体代谢的次生代谢物谷胱甘肽（7-glutathione,GSH）与吡咯醇（dehydroretronecine,DHR）形成吡咯结合物（7-GSH-DHR）可在血浆中检出。这种特性或可解释为什么大多数 HPAs 的毒性靶器官首先在肝脏而非其他组织。正是因为极少的"代谢吡咯"或者仅仅那些活性较低的次生毒性代谢物能游离于肝外而成为可循环代谢物（circulating metabolites,CM）。"代谢吡咯"的产生主要取决于肝 P450 酶的代谢活化作用,其过程涉及一系列的电子传递反应,导致在 PAs 分子的双稠吡咯环上加一个氧原子,形成 C-3 或 C-8 位的羟基（如 retronecine 型 PAs）；因该氧化中间物极不稳定,极易脱水形成高亲电性的脱氢 PAs,即为吡咯代谢物（或初级毒性代谢物）；otonecine 型的 PAs 经脱甲基后以相似的途径脱氢化。

吡咯代谢物生成后即进入细胞质基质中,一部分与其中含巯基氨基酸、小分子肽类、蛋白质、酶以及 RNA 等一些重要生命物质或细胞亲核体发生反应,一部分则迅速降解,形成一系列的次生毒性代谢物,如组织结合吡咯（tissue-bound pyrroles,TBP）、谷胱甘肽吡咯结合物（如 7-GSH-DHR）、吡咯醇（dehydroretronecine,DHR）等。上述反应导致肝细胞"在解毒中又不断地中毒",其不可逆性最终造成肝细胞功能紊乱、坏死,直至组织损伤[90-93]。

肺脏是某些 HPAs（如野百合碱）致毒的另一个重要的靶器官,表现为肺动脉高压和肺静脉闭塞症,其原因亦与吡咯代谢物有关,但其产生的机制是否归于肺脏,还是与肝脏代谢有关,以及吡咯代谢物又如何从肝转运至肺部等尚不太清楚,仍有待于阐明[94-95]。进一步的研究还发现,如在长期暴露的情形下,HPAs 的吡咯代谢物还能进入细胞核与碱基以共价结合,从而破坏 DNA 的结构或形成 DNA 交联（cross-linking）和蛋白复合物（DNA-protein compounds,DPCs）,诱导基因的突变乃至癌变[95-96]。研究显示,这种与 DNA 交联的能力与 PAs 的结构有关。值得注意的是,一些 HPAs 可能不经代谢产生毒性,如 clivorine 在体内毒性可能存在直接和代谢致毒的双重机制,其中前者涉及了某种如线粒体介导的细胞凋亡通路或与氧化损伤机制有关[97]。

（3）2020 年版《中国药典》一部中含 HPAs 的药材及其成方制剂中（含蜂蜜）,有正式收录的具有一定风险的药材品种 8 种,此 8 种中药材制成的中成药有 220 种,但 2020 年版《中国药典》收录的成药种类 40 种,其余主要被收载于《卫生部药品标准》(129 种)、《国家中成药标准汇编》(44 种),少数被收录于《新药转正标准》[98],由表 2-2 可知,款冬花、紫草(软紫草)成方用药较为普遍,且这 2 种药材均含有 HPAs 类成分。款冬花归于止咳祛痰药,常与紫菀合用[99]。紫草多用于清热凉血、抗炎解毒,其成方用药亦较多。《中国药典》收载的药材及成方制剂的品种既有内服又有外用,几乎各占一半;此外,紫草(包括滇紫草)还用于婴幼儿药品中。其中,款冬花中千里光宁(senecionine)的含量可至 0.001%(g/g)[84]。如按《中国药典》规定的最低用量(5g)计算,一次服药后该成分的摄入量可达 50μg;如按治疗支气管哮喘的用量[99],每日的摄入量为 180μg,均远高于德国政府设定的安全限量(1μg)。同样,千里光也有类似的问题。《中国药典》规定了千里光中阿多尼弗林碱的限量为 0.004%,按此计算,即使药材用量为 15g(《中国药典》规定为 15~30g),该成分的每日摄入量可达 600μg。但是,根据世界卫生组织国际化学品安全规划署(International Programme on Chemical Safety,IPCS)的推算,PAs 产生 HVOD 的每日最低剂量为 15μg/kg,以上 PAs 的暴露水平可计算如下:以 60kg 的成人重量和千里光宁计,款冬花最高为 3μg/kg;以阿多尼弗林碱计算,千里光为 10μg/kg(15g用量),似均未超出 IPCS 推算的最小致毒剂量。然而,若大量或过量使用千里光(≥30g),则总 PAs 的暴露量很可能达到或超过 IPCS 的毒性限量。再则,以上药材中 PAs 的含(限)量是以《中国药典》的标准或文献的数值为参照,由于 PAs 的含量随药材的产地、采收期或贮藏时间的变化而不同,而且在中成药或复方中含 PAs 的药材经炮制、煎煮或与其他药材混合制剂后,其有毒 PAs 成分可能发生改变或含量发生变化,因此很难保证临床用药 HPAs 含量在安全限量之内。事实上,随产地不同而含有不同 PAs 的药材相当普遍。研究表明,陕西太白山产千里光不含有阿多尼弗林碱,而含有千里光宁、千里光菲灵和克氏千里光碱等 9 种 HPAs[100];一些含 PAs 的药材经煎煮后其所含 PAs 可大量富集,如大猪屎豆水提取物中野百合碱含量提高了近 5 倍[101]。另外,2020 年版一部《中国药典》新增含 PAs 的番泻叶和茵陈 2 个品种,涉及 29 个成方制剂,其中番泻叶只有一个荷丹片,其余均为含茵陈的成方制剂,详见表 2-2[68-69]。2020 年版《中国药典》中含有 HPAs 的中药品种中无相关成方制剂。

表 2-2　2020 年版《中国药典》一部中含 HPAs 的中药品种

| 品名 | 拉丁名 | 来源 | 主要 PAs 成分 | 成方制剂 | 参考文献 |
|---|---|---|---|---|---|
| 千里光 | Senecionis Scandentis Herba | 菊科千里光属千里光 Senecio scandens Buch.-Ham.Ex D.Don 的地上部分 | senecionine;seneci-phylline;adonifoline | 千柏鼻炎片;千百鼻炎胶囊;千喜片;千喜胶囊 | 69 |
| 款冬花[a] | Farfarae Flos | 菊科款冬属款冬 Tussilago farfara L. 的花蕾 | senecionine;senkirkine | 二母安嗽丸[c];川贝雪梨膏;止咳橘红口服液[c];止咳橘红丸[c];止咳化痰丸;咳喘顺片[c];润肺止咳丸[c];橘红丸[c];橘红颗粒[c];橘红胶囊[c];橘红颗粒;橘红片;小儿肺咳颗粒;桔梗冬花片 | 69 |

续表

| 品名 | 拉丁名 | 来源 | 主要 PAs 成分 | 成方制剂 | 参考文献 |
|---|---|---|---|---|---|
| 佩兰[a,g] | Eupatorii Herba | 菊科泽兰属佩兰 *Eupatorium fortunei* Turcz 的地上部分 | supinine；rinderine；7-acetylrinderine | 暑湿感冒颗粒；津力达颗粒 | 69 |
| 野马追[a] | Eupatorii Lindleyani Herba | 菊科泽兰属轮叶泽兰 *Eupatorium lindleyanum* DC. 的地上部分 | 同属多种植物含有 HPAs[d] | — | 69 |
| 紫草[a] | Arnebiae Radix | 紫草科软紫草属新疆紫草 *Arnebia euchroma*（Royle）Johnst 和内蒙紫草 *A.guttata* Bunge 的根 | $O^7$-angeloylretronecine；$O^9$-angeloylretronecine（新疆紫草） | 小儿肺热平胶囊；白蚀丸；白癜风胶囊；国公酒；复方青黛丸；消痤丸；消糜栓[e]；烫伤油[e]；康妇消炎栓[e]；紫花烧伤软膏[e]；紫草软膏[e]；外伤如意膏[e] | 69 |
| 蜂蜜 | Mel | 蜜蜂科昆虫中华蜜蜂 *Apis cerana* Fabricius 或意大利蜂 *Apis mellifera* Linnaeus 所酿的蜜 | 取决于蜜源植物[f] | 各种蜜丸剂等 | 69 |
| 返魂草[b] | Senecionis Cannabifolii Herba | 菊科千里光属宽叶返魂草 *Senecio cannabifolius* Less 和单叶返魂草 *Senecio cannabifolius* Less var.*integrifoliuscc*（Koidz.）Kitag 的地上部分 | senecicannabine（宽叶还魂草） | 澳泰乐颗粒 | 69 |
| 一点红[b] | Emiliae Herba | 菊科紫背草属一点红 *Emilia sonchifolia*（L.）DC. 全草 | doronine；senkirkine | 花红片；花红胶囊；花红颗粒 | 69 |
| 滇紫草[b] | Onosmae Radix | 紫草科滇紫草属滇紫草 *Onosma paniculatum* Bur.Et Franch 根部栓皮 | 同属多种植物含有 HPAs[d] | 小儿宝泰康颗粒 | 69 |
| 番泻叶 | Sennae Folium | 豆科山扁豆属狭叶番泻 *Cassia angustifolia* Vahl 或尖叶番泻 *Cassia acutifolia* Delile 干燥小叶 | monocrotalinetrichod esmineeuropine | 荷丹片 | 67,68 |

续表

| 品名 | 拉丁名 | 来源 | 主要 PAs 成分 | 成方制剂 | 参考文献 |
|------|--------|------|--------------|----------|----------|
| 茵陈 | Artemisiae Sco-pariae Herba | 菊科蒿属滨蒿 *Artemisia scoparia* Waldst.et Kit 或茵陈蒿 *A.capillaris* Thunb. 的地上部分 | intermedine；ly-coopsamine；seneci-phylline | 乙肝宁；护肝片；护肝丸；护肝胶囊；护肝颗粒；利肝隆颗粒；利胆片；利胆排石片；肝炎康复丸；茵山莲颗粒；茵芪肝复颗粒；茵栀黄口服液；茵栀黄软胶囊；茵栀黄泡腾片；茵栀黄胶囊；茵栀黄颗粒；茵胆平肝胶囊；茵陈提取物；复方益肝丸；胆石通胶囊；胆康胶囊；桑葛降脂丸；黄疸肝炎丸；清肝利胆口服液；清肝利胆胶囊；舒胆胶囊；当归拈痛丸；甘露消毒丸 | 67,68 |

注：表 2-2 摘自参考文献 70［汤俊，服部征雄.《中国药典》含 PAs 生物碱的中药品种与用药安全. 药学学报，2011，46（7）：762-772.］和参考文献 68［陈丽华，王钧篪，乔月，等. 基于 UPLC MS/MS 法同时测定番泻叶中 PAs 生物碱的含量. 中国现代中药，2019，21（7）：847-852.］，a：另有饮片；b：《中国药典》附录收载；c：与紫菀合用方；d：同属多种植物含有 HPAs，推测该种亦含有；e：外用；f：据调查，分布于欧美各国含 PAs 的蜜源植物包括有蓝蓟属（*Echium*）、琉璃苣属（*Borago*）、千光属（*Senecio*）、泽属（*Eupatoriun*）的植物等，我国尚不清楚；g：同属多种植物，如单叶佩兰 *E. japonicum* Thunb、华泽兰 *E. chinensis* L.、轮叶泽兰 *E. lindleyanum* DC 和大麻叶泽兰 *E.cannabinum* L. 作为其地方习用品，除轮叶泽兰（野马追）外，均有含 HPAs 的报道；"—"代表无数据。

除轮叶泽兰（野马追）外，均有含 HPAs 的报道。一些非处方类（OTC）中成药，如用于止咳化痰的某蜜炼川贝枇杷膏中可检出微量的千里光宁及克氏千里光碱等。就某蜜炼川贝枇杷膏而言，尽管 HPAs 的含量很低，如患者特别是婴幼儿长期摄食有关的中药（如款冬花、紫草等）及其制品，则 HPAs 的蓄积等用药风险依然存在。值得注意的是，4 种植物药（野马追、单叶返魂草、内蒙紫草和滇紫草）尚无 PAs 成分的报道，但其同属植物多含有 PAs 成分[102]，推测这些品种可能含有 PAs，但有待于验证。其次，蜂蜜中含有 PAs 与否与蜜蜂采食的蜜源植物密切相关。据文献统计，分布于欧美各国含 PAs 的蜜源植物包括紫草科蓝蓟属（*Echium*）、琉璃苣属（*Borago*）和聚合草属（*Symphytum*），菊科千里光属（*Senecio*）和泽兰属（*Eupatorium*）的植物。在我国，有关蜜源植物的调查研究很多，但对含 PAs 蜜源植物的调研却很少。偶见报道[103]称，泽兰属植物华泽兰 *Eupatorium chinense* L. 作为一种野生蜜源植物。对于国产蜜源植物的种类、所含 PAs 类型和蜂蜜中所含的 PAs 结构、含量以及毒性等研究，至今尚未见报道。在成方制剂中，蜂蜜常不作为主要药味，但往往作为炮制原料（如蜜款冬花、蜜百部、蜜麻黄等）或者辅料炼制后添加至各种丸剂（如十全大补丸、六味地黄丸、当归养血丸等）、片剂（如安胃片）、合剂（如孕康合剂、维血宁合剂）、口服液（如小儿清肺化痰口服液）和糖浆剂（如乐儿康糖浆、百咳静糖浆）中[104-106]。由于《中国药典》未明确规范蜜蜂采食的地点与蜜源植物的种类,又因含 PAs 的植物分布广泛(约占有花植物的 3%)[81],蜜蜂在野外放养时采食含 PAs 植物花粉或花蜜的可能性会很大,事实上也是如此;再则,蜜蜂对 PAs 的耐受性[106-107] 很好,被 PAs 污染的可能性和概率也会很高。据国外有关分析,一些蜂蜜产品的 PAs 含量高达 3.9μg/g[82]。食用这种蜂蜜而不超过德国政府规定的 PAs 每日限量(1μg),最多的食用量仅为 0.25g。对西方人来讲,实际的摄入量远在此数字之上[81]。在我国,蜂蜜既为中药又是一种营养型食品,其应用极为普遍。虽然没有人均消费的统计,《中国药典》规定的用量也在 15~30g 之间,如遇有高污染的蜂蜜样品,同样有发生肝毒的危险。HVOD 是 HPAs 在大量暴露时表现出的急性毒性特征,虽不适用于长期少量地摄取 HPAs 的情形,但后者却可能导致基因突变,进而诱发癌症,这一点已从体外肝微粒体实验以及啮齿类动物的特殊毒性实验中得到佐证[77,82,95]。

此外,菊三七与三七相似,具有良好的破血散瘀、止血、消肿的功效,现代中药学将两者同列为化瘀止血药。作者在研究中发现,将菊三七的水提取物以一定剂量给予 SD 大鼠后可引起血清 GPT 水平的显著升高和肝组织结合 PAs 物的大量产生;进一步采用 LC-ESI-MS 技术对菊三七水提取物的 PAs 类成分进行分析,结果表明该提取物含有 2 种主要 HPAs 成分(即千里光宁和千里光菲灵),与文献报道[108-109]相符,经初步测定,水提物中千里光宁含量高达约 9.8mg/g。菊三七的临床用量为 6~10g,水煎服,以此推算,仅千里光宁单一成分的每日最大摄入量可达 30mg(经实验,水提取物得率为 30%),换算为剂量则为 500μg/kg(成人体重以 60kg 计);估算产生 HVOD 的每日最低摄入量 15μg/kg 为参照,即使在正常用量下,该草药引发 HVOD 的可能性也很大。事实上,菊三七的临床中毒事件时有发生,如有患者服药后轻则出现 HVOD[89,109-110],重则死亡[111],这些毒性与所含 HPAs 不无关系。但也有报道[105,112-113]认为,PAs 类成分是菊三七止血的有效成分,其作用在于改变血小板超微结构,诱导和激活血小板的凝血因子,从而达到止血作用。显然,对菊三七而言,PAs 既是有效成分又为毒性成分,故其临床应用的风险极大。

**【评述】**

1. 针对 PAs 建立的标准既要科学、合理、可控性强,又能保障用药安全有效,关键在于对相关中药的基源、化学、药理、毒理以及药(毒)代动力学等全面系统的了解。为了避免产生类似于"AA 肾病"的事件,同时为了能防患于未然,建议有关药品监督管理部门予以重视,建立相应的法规和监控体系,收集并制定所有可能含有 PAs 中药品种的名录,控制含 PAs 药材的采集、流通和使用,加强《中国药典》收载品种的 GAP 种植以及制剂的 GMP 生产,控制并减少 PAs,特别是 HPAs 在药品或食物链中的传递和积累。同时,对 2020 年版《中国药典》法定品种中含或可能含有 PAs 的种类开展基础研究,运用化学、生物学及药(毒)理学的理论与方法从基源、药效或毒效物质基础、分析、致毒与解毒等多方面开展研究,制定出科学合理的或因品种不同和产品等级(药材、中成药或复方制剂)不同而不一的限量标准及检测方法,并能运用于相关中药的常规检验、毒性成分分析及不良反应监测中。此外,结合中医药学七情配伍、炮制减毒、辨证论治的特点全面分析含 PAs 中药的利弊,综合评估这些品种对人类健康可能带来的危害和风险,并制定积极客观的应对措施。

2. 本文作者对 2020 年版《中国药典》收载的中药材及其相关成药品种中 PAs 筛查及 PAs 含量测定已经完成,将陆续发表,敬请读者关注。

(杜贵友 斯建勇 王钧篪)

# 第二节　国内研究现状

## （一）含生物碱有毒中药研究

**1. 含乌头生物碱类中药品种**　此类中药很多,如含乌头碱的川乌、草乌、附子、天雄、雪上一枝蒿等,含雷公藤碱的雷公藤和昆明山海棠,含士的宁的马钱子,含莨菪碱的曼陀罗、洋金花,含苦楝碱的苦楝子,含麻黄碱的麻黄,含秋水仙碱的光慈菇和山慈菇等。

**2. 生物碱类毒性成分的毒性作用**　川乌、草乌、附子、关白附等,所含的乌头碱可使中枢神经和周围神经先兴奋后抑制,直至麻痹,最终导致心律失常。雷公藤、昆明山海棠等所含的雷公藤碱,可引起视丘、中脑、延髓、脊髓的病理改变,使肝脏、肾脏、心脏出血与坏死。马钱子含的士的宁对中枢神经有极强的兴奋作用,中毒量则会抑制呼吸中枢。洋金花所含莨菪碱、东莨菪碱的毒性主要累及神经系统,对周围神经的作用为阻断 M 胆碱能系统,有对抗乙酰胆碱所致的毒蕈碱样作用,有抑制或麻痹迷走神经等副交感神经作用。麻黄所含的麻黄碱对大脑皮质及皮质下各中枢有兴奋作用,大剂量时可以引起心脏的抑制。光慈菇和山慈菇等所含的秋水仙碱能在体内氧化成二秋水仙碱,可对消化道、泌尿系统产生严重的刺激症状,抑制神经系统,使中枢麻痹,使触觉不敏感,增加中枢抑制药的敏感性,降低体温,抑制呼吸中枢,引起呼吸活动障碍,增强拟交感神经药物的缩血管反应和对血管中枢的兴奋作用,引起高血压。以下重点介绍乌头属植物,其具有很高的药用价值。

（1）乌头属（*Aconitum*）植物:乌头属于毛茛科（Ranunculaceae）,全世界约有 350 种,广泛分布于北半球温带地区。中国有 200 多种,主要分布于西南地区[114-115],其中从 84 种国产乌头属植物中已分离出 421 种双酯型生物碱[116]。中药材川乌、草乌、甘青乌头、附子、关白附、雪上一枝蒿的原植物等都为该属植物,其中川乌、草乌、附子均为临床常用药物。乌头类中药多功强效捷,尤其是在危重病症的抢救和慢性顽病痼疾、疑难病症治疗中显示出独特疗效,从古至今一直为临床广泛应用。但是,由于其含有毒性强烈的二萜类双酯型生物碱,此类中药往往毒性大,未经炮制或炮制不当服用均可出现中毒,重者甚至会导致死亡[117]。因此,乌头类中药是目前临床应用广泛,且具有代表性的一类有毒中药。乌头生品中主要的毒性成分和有效成分均为二萜类生物碱。

（2）乌头碱化学成分:双酯型生物碱是一类结构复杂而又颇具分类学价值的特征性化合物,目前报道的天然产物双酯型生物碱已逾 900 个,根据其骨架碳原子数目及其结构类型上的差异,可以分为 4 大类:$C_{20}$-二萜生物碱、$C_{19}$-二萜生物碱、$C_{18}$-二萜生物碱和双二萜生物碱。其中 $C_{19}$-二萜生物碱中的乌头碱型生物碱是目前研究最多的一类生物碱,也是最具毒性的植物成分之一[118]。按照取代基的不同,乌头碱型生物碱又可分为双酯型二萜生物碱、单酯型二萜生物碱和醇胺型二萜生物碱[119],三者的毒性大小顺序:双酯型>单酯型>醇胺型。药材中较重要、含量较高且研究报道最多的 3 种 $C_{19}$-二萜生物碱为乌头碱（aconitine）、新乌头碱（mesaconitine）、次乌头碱（hypaconitine）,其都属于双酯型二萜生物碱。3 种双酯型二萜生物碱均有剧毒,是乌头类中药的主要毒效成分,其中乌头碱毒性最强。小鼠灌胃给药,三者 $LD_{50}$ 分别为 1.0~1.8mg/kg、1.9mg/kg、5.8mg/kg[120]。双酯型二萜生物碱性质不稳定,遇水、加热易被水解或分解,其 C-8 位上的乙酰基水解或分解,失去一分子乙酸,得到相应的苯甲酰单酯型生物原碱,即苯甲酰乌头原碱(benzoylaconine)、苯甲酰新乌头原碱(benzoylmesaconine)、苯甲酰次乌头原碱(benzoylhypaconine),其毒性为双酯型二萜生物碱的 1/500~1/200。再进一步水解,使 C-14 位上的苯甲酰基水解或分解,失去一分子苯甲酸,得到亲水性氨基醇类乌头原碱,即乌头原碱(aconine)、新乌头原碱(mesaconine)、次乌头原碱(hypaconine),其毒性仅为双酯型二萜生物碱的 1/1 000~1/2 000。因此,乌头类中药在炮制过程中加水、加热处理都能促进双酯型二萜生物碱水解,使其结构发生变化,起到减毒的效果。

(3)急性毒性实验研究:乌头类中药生品毒性较大,误服或过量服用极易导致中毒。所含有主要成分乌头碱、次乌头碱与新乌头碱毒性极大,但同时也是其有效成分。根据乌头碱、新乌头碱和次乌头碱不同给药途径的小鼠 $LD_{50}$ 测定结果,三者急性毒性大小为乌头碱≈新乌头碱>次乌头碱。乌头经炮制加工或煎煮过程,水解后形成的苯甲酰乌头原碱、苯甲酰新乌头原碱、苯甲酰次乌头原碱急性毒性大大降低。部分二萜类生物碱对小鼠的急性毒性实验结果[117,121-122]见表 2-3。

表 2-3　部分二萜类生物碱的急性毒性实验结果[121]

| 生物碱 | $LD_{50}/(mg/kg)$ | | | |
| --- | --- | --- | --- | --- |
| | 灌胃给药 | 皮下注射 | 腹腔注射 | 静脉注射 |
| 乌头碱 | 1~2 | 0.3~0.3 | 0.2~0.3 | 0.1~0.1 |
| 新乌头碱 | 2 | 0.2~0.4 | 0.2~0.3 | 0.07~0.1 |
| 次乌头碱 | 6 | 1.2~1.9 | 0.5~1 | 0.5 |
| 苯甲酰乌头原碱 | 1 500 | — | 70 | 10~23 |
| 苯甲酰新乌头原碱 | 810 | 230 | 240 | 21 |
| 苯甲酰次乌头原碱 | 830 | 130 | 120 | 23 |
| 3-乙酰乌头碱 | 2~3 | 0.6~1.0 | 0.7 | 0.5 |
| 结乌头根碱 | — | — | — | 0.4 |
| 北草乌碱 | — | — | — | 0.4 |
| 高乌甲素 | — | — | — | 6~12 |
| 刺乌头原碱 | — | — | — | 142~144 |
| 滇乌头碱 | — | 0.3 | 0.6 | — |
| 乌头原碱 | — | — | — | 117 |

注:"—"代表无数据。

乌头类药材以雪上一枝蒿毒性最剧烈,是川乌、草乌毒性的几十倍。草乌的毒性大于川乌,附子为川乌的子根加工品,其毒性小于川乌。草乌、川乌和附子 $LD_{50}$[123]分别为 292mg/kg、3 300mg/kg、11 301mg/kg。乌头类药材经炮制后急性毒性显著降低,可供内服。刘帅等[124]进行了草乌及其炮制品的急性毒性实验研究,结果表明,生草乌 $LD_{50}$ 为 701mg/kg,按《中国药典》方法炮制后毒性减小,无法测出 $LD_{50}$,其粉末和水煎液最大给药量分别为 20g/kg、64g/kg。

各组小鼠灌胃后 5 分钟均开始出现不同程度的出汗、腹泻、口吐白沫、运动不协调、呼吸急促或呼吸困难、痉挛、僵直、大小便失禁、抽搐等中毒症状,直至死亡。解剖死亡小鼠可见肺部有不同程度水肿、胃胀、部分肠管充盈、心肌肥大、肝脏发黑。附子药用有 3 种规格,分别为盐附子、黑顺片和白附片。柴玉爽等[125]从毒效角度出发,比较了附子 3 种饮片毒性大小,结果表明,白附片和黑顺片毒性较小,其最大灌胃剂量均为 21g/kg,盐附子毒性较大,$LD_{50}$ 为 11g/kg;临床安全指数由大到小依次为黑顺片 > 白附片 > 盐附子。

(4) 配伍减毒研究:张少华等[126]以川乌与防己配伍(乌防)前后的水煎液分别灌胃小鼠,其中乌防 1:1 组和乌防 1:2 组 $LD_{50}$ 明显大于川乌单煎组,表明防己与川乌配伍能降低川乌的毒性。川乌与白芍配伍后,不同比例水煎液 $LD_{50}$ 均大于川乌单煎液,表明川乌与白芍配伍能降低川乌的毒性[127]。通过比较附子和附子配伍不同比例甘草的 $LD_{50}$ 和半数中毒量($TD_{50}$),结果表明,当附子甘草配伍比例为 1:1 和 1:3 时,附子 $LD_{50}$ 和 $TD_{50}$ 增大[128]。附子配伍不同比例防风、黄芪后,附子的 $LD_{50}$ 和 $TD_{50}$ 也得到不同程度的提高,且减毒作用与药物的配伍比例有关[129]。以上结果说明相杀、相畏配伍是我国古代先贤在应用有毒中药过程中实践的总结,具有一定的科学性。

### (二) 含马兜铃酸中药研究

毛茛科铁线莲属,防己科千金藤属、蝙蝠葛属,菊科川木通属含马兜铃酸中药早在 20 世纪 80 年代,就有马兜铃酸毒性的报道[130]。近年来,随着大量的临床报道和实验研究的不断深入,马兜铃酸的肾毒性、致癌性和其他毒性作用陆续被发现,美国食品药品管理局也在 2000 年 5 月相继发布了两个有关含有马兜铃酸植物药物和食品的通告,并附有相关药物的目录,其毒性作用引起国内外学者的广泛关注。

1. **化学结构**　马兜铃酸是 3,4-次甲二氧基 -10-硝基 -1-菲酸类化合物[131],该类化合物结构十分相近,其碳骨架相同,仅在羟基、甲氧基和硝基位置与数量上有不同,马兜铃酸及其各种衍生物的生理活性和毒性作用与这些结构上的变化有着密切的关系。如 AA-Ⅰ、AA-Ⅰa 和 AA-Ⅱ在结构上仅第 8 位碳上取代基不同,郭永超等[132]考察了这三种化合物对肾小管上皮细胞的毒性,结果表明,在细胞形态学改变上,AA-Ⅰa、AA-Ⅰ和 AA-Ⅱ对体外肾小管上皮细胞的贴壁生长的影响依次减弱,流式细胞术结果表明 4μg/ml AA-Ⅰ、AA-Ⅱ均可引起细胞凋亡,而 AA-Ⅰa 却检测不到凋亡。有文献报道马兜铃酸的毒性与硝基、甲氧基和羟基有关,如出现硝基被还原、去甲基化和羟基的增加等变化均会降低马兜铃酸的毒性。因此,通过对马兜铃酸结构的分析,可以更好地了解其毒性的作用机制和体内代谢过程[133]。

2. **急性毒性研究**　临床上多因患者单次或在较短的时间内服用大量含马兜铃酸的药物而出现急性肾毒性,最终导致急性肾衰竭[134]。研究表明,雌、雄大鼠灌胃马兜铃酸的 $LD_{50}$ 分别为 184mg/kg 和 203mg/kg;静脉注射的 $LD_{50}$ 分别为 74mg/kg 和 83mg/kg。雌、雄小鼠灌胃 AA 的 $LD_{50}$ 分别为 106mg/kg 和 56mg/kg;静脉注射的 $LD_{50}$ 分别为 70mg/kg 和 38mg/kg[135]。马兜铃酸的急性毒性除急性肾衰竭的症状外,往往同时伴有大剂量药物对消化道或造血系统的一些中毒症状,如恶心、呕吐、肝功能损害甚至贫血和血小板减少等。刘金渊等[136]报告了 1 例因大量服用关木通水煎剂而至急性肾衰竭死亡的病例。李峰等[137]统计了 30 年国内部分文献报道的 13 例木通中毒致急性肾衰竭的资料,发现口服木通煎剂 120~200g,1 小时后即可出现头昏、厌食、呕吐、腰痛、全身乏困等急性肾衰竭的症状,病情发展快且恢复缓慢。

3. **马兜铃酸肾病** 临床上根据损伤表现以及肾脏病理改变的不同,可将马兜铃酸肾病分为三种类型:急性马兜铃酸肾病、慢性马兜铃酸肾病以及肾小管功能障碍型马兜铃酸肾病[138-140]。

(1)急性马兜铃酸肾病:多由在较短的时间内,大量服用含有马兜铃酸的药物所致,临床表现主要为少尿或非少尿性急性肾衰竭,同时伴有其他症状,如消化道、血液系统中毒症状,肝功能损害及神经系统异常等。病理表现为急性肾小管坏死、部分肾小管仅残留裸露基底膜、肾间质水肿、小动脉内皮细胞肿胀。

(2)慢性马兜铃酸肾病:多由持续或间断小剂量服用含马兜铃酸药物所致,有肾性糖尿及轻度蛋白尿、低比重尿及低渗透压尿,肾功能呈进行性损害,并常伴贫血、高血压等症状。主要病理表现为寡细胞性慢性肾间质纤维化,可见肾间质呈多灶型或大片状纤维化,肾小管萎缩或消失,肾小球基底膜呈缺血性皱缩。

(3)肾小管功能障碍型马兜铃酸肾病:通常在间断小量服用含马兜铃酸药物后数月出现症状,主要表现为肾小管性酸中毒和/或范科尼综合征,同时伴浓缩功能障碍,而血清肌酐及尿素氮基本正常,病理改变主要为肾小管变性及萎缩,部分崩解脱落。电镜下可见肾小管刷状缘部分脱落,上皮细胞线粒体肿胀,部分细胞器崩解及脱落,肾小球基本正常。

4. **含马兜铃酸的广防己肾脏损害实验研究** 采用常规的急性毒性实验方法和用不同剂量的广防己醇提物(*Aristolochia fangchi* Y C Wu ex L D Chou et M Hwang Extract,RAFE,经测定含 AA-Ⅰ 89%)以及 AA 给大鼠间断灌胃 26 周。于给药第 4、8、13、17、22 和 26 周留取外周血、尿和肾组织标本,检测相关肾功能和组织学变化。结果如下:

(1)RAFE 的 $LD_{50}$ 测定:采用 Bliss 法进行急性毒性测定,并计算出 AA-Ⅰ 和 RAFE 的 $LD_{50}$ 以及 $LD_{50}$ 的 95% 可信限。RAFE 雌性小鼠 $LD_{50}$ 为 37g/kg,折合 AA-Ⅰ 为 52mg/kg,$LD_{50}$ 95% 可信限为 32~43g/kg;RAFE 雄性小鼠 $LD_{50}$ 为 19g/kg,折合 AA-Ⅰ 为 28mg/kg;$LD_{50}$ 95% 可信限为 17~23g/kg。以上结果不难看出 RAFE 对小鼠 $LD_{50}$ 存在明显的性别差异,性别间 $LD_{50}$ 测定值相差 1 倍,提示雄性小鼠较雌性敏感,但死亡时间延长,一般在给药第 3 天以后开始死亡,其原因值得进一步探讨[141]。

(2)RAFE 的慢性毒性实验:取 SD 大鼠,按禁食体重随机分为对照组(给蒸馏水)、RAFE 小剂量组(25.0mg/kg,临床等效剂量)、中剂量组(120mg/kg,相当于文献用 AA 5mg/kg,腹腔注射致大鼠慢性肾小管 - 间质损伤量)、大剂量组(200mg/kg)和总酸组(AA 10mg/kg),共五组,间断灌胃给药 22 周,结果详见表 2-4[142]。

表 2-4 **RAFE 分组、给药剂量及临床倍数**

| 组别 | RAFE/(mg/kg) | 相当于 AA-Ⅰ/(mg/kg) | 生药/(g/kg) | 人用量倍数 |
|---|---|---|---|---|
| 对照组 | — | — | — | — |
| 小剂量组 | 25.0 | 1.0 | 0.75 | 6.3 |
| 中剂量组 | 120.0 | 4.7* | 3.3 | 29.6 |
| 大剂量组 | 200.0 | 7.9 | 5.7 | 49.4 |
| 总酸组 | 10.0 | 8.0 | 5.7 | 50.2 |

注:"*"为文献鼠慢性肾小管 - 间质损害剂量;"—"表示生理盐水。

RAFE 给药期间对大鼠血、尿中生化指标的影响。

1）实验中各组大鼠的血尿素氮（blood urea nitrogen，BUN）：小、中剂量组及 AA 组于给药第 4、8 周未见明显增加，RAFE 大剂量组和 AA 组在给药第 13 周血、尿 BUN 可见明显增加，分别与对照组比较，均有显著性差异。于给药第 13、22 周，小、中、大剂量组及 AA 组血中 BUN 水平显著增加，分别与对照组比较，均有显著性差异。

2）RAFE 血中 SCr/BW（体重）比值：于给药期间各剂量组未见明显增加。

3）尿中 $N$- 乙酰 -$\beta$-D- 葡糖苷酶（$N$-acetyl-$\beta$-d-glucosidase，NAG）含量：大、中、小剂量组及 AA 组于给药第 13 周尿中 NAG 显著增加，分别与对照组比较，均有显著性差异。结果见表 2-5 和表 2-6。RAFE 大剂量组和 AA 给药第 22 周和恢复期 4 周 24 小时尿蛋白增加，分别与对照组比较，均有显著性差异。

表 2-5　RAFE 对大鼠血中 BUN 含量的影响（$\bar{x} \pm s$）

| 时间 / 周 | 对照组 | 小剂量组 | 中剂量组 | 大剂量组 | 总酸组（AA） |
|---|---|---|---|---|---|
| 0 | $17.9 \pm 2.8$ | $17.2 \pm 2.8$ | $17.3 \pm 2.0$ | $17.0 \pm 2.5$ | $16.4 \pm 2.7$ |
| 4 | $17.2 \pm 1.6$ | $19.0 \pm 1.2$ | $18.6 \pm 2.9$ | $17.1 \pm 1.7$ | $17.4 \pm 2.5$ |
| 8 | $13.4 \pm 4.4$ | $14.6 \pm 2.7$ | $13.7 \pm 3.4$ | $16.8 \pm 5.8$ | $16.0 \pm 4.5$ |
| 13 | $12.2 \pm 2.1$ | $15.9 \pm 2.5^{**}$ | $17.6 \pm 3.1^{**}$ | $18.2 \pm 5.1^{**}$ | $14.0 \pm 1.8^{*}$ |
| 17 | $18.9 \pm 3.4$ | $17.5 \pm 3.6$ | $18.6 \pm 3.4$ | $21.1 \pm 5.0$ | $23.3 \pm 4.1^{*}$ |
| 22 | $11.6 \pm 1.6$ | $14.3 \pm 3.2^{*}$ | $14.8 \pm 3.5^{**}$ | $22.2 \pm 13.2^{*}$ | $23.2 \pm 16.3^{*}$ |
| 4（恢复期） | $21.6 \pm 10.3$ | $17.3 \pm 2.0$ | $14.5 \pm 2.8$ | $19.6 \pm 3.2$ | $17.5 \pm 3.5$ |

注：与对照组比较 $^{*}P<0.05$；$^{**}P<0.01$；各组给药剂量见表 2-4。

表 2-6　RAFE 对大鼠尿中 NAG 含量的影响（$\bar{x} \pm s$）

| 时间 / 周 | 对照组 /（U/L） | 小剂量组 /（U/L） | 中剂量组 /（U/L） | 大剂量组 /（U/L） | 总酸组 /（U/L） |
|---|---|---|---|---|---|
| 4 | $27.0 \pm 11.3$ | $36.0 \pm 8.1$ | $28.1 \pm 3.7$ | $41.2 \pm 7.3^{*}$ | $30.2 \pm 13.8$ |
| 8 | $30.5 \pm 8.6$ | $26.6 \pm 14.9$ | $33.1 \pm 12.6$ | $27.6 \pm 15.0$ | $20.4 \pm 6.3^{**}$ |
| 13 | $16.9 \pm 5.5$ | $22.2 \pm 10.0^{*}$ | $23.6 \pm 12.6^{*}$ | $23.5 \pm 10.0^{**}$ | $29.7 \pm 6.2$ |

注：与对照组比较 $^{*}P<0.05$；$^{**}P<0.01$；各组给药剂量见表 2-4。

RAFE 小、中、大剂量灌胃给药 13 周以上可致大鼠慢性肾小管 - 间质纤维化，其肾功能和肾组织形态表现与 AA 所致肾损相似[139,140-143]。根据 SD 大鼠实验观察的结果，给大鼠灌胃 RAFE 8 周可见部分大鼠肾功能损害，22 周可发现肾皮、髓质以及肾间质纤维化和慢性肾衰竭，动物体重下降。与郑法雷教授等腹腔注射 AA（每日 5mg/kg）16 周后所形成的寡细胞浸润的局灶性间质纤维化的肾脏病理变化类似，与临床观察结果也相似。本实验结果表明首次用含 AA 中药提取物建立了与临床 AAN 病理相近的动物模型。

（三）中药"十八反"理论相关研究

**1. 中药十八反配伍禁忌的历史沿革**　中药十八反属于七情配伍之一，"七情"的提出最早见于《神农本草经》。五代时韩宝昇在《蜀本草》中对《神农本草经》的配伍关系做了统计,指出:"相反者十八种",为十八反说的最初版本。金元时期,张从正将相反药概括为"十八反歌","本草明言十八反,半蒌贝蔹芨攻乌,藻戟遂芫俱战草,诸参辛芍叛藜芦"该歌诀广为流传至今。十八反一方面是历代医家用药配伍的禁忌,从古本草到近代的药典、各大院校的教材等均注明不能同用;另一方面医家在临床实践中,却发现部分相反中药使用后并无明显毒副作用,甚至有相辅相成作用。因此,中药十八反作为配伍禁忌的合理性一直成为争议的焦点,中药十八反配伍禁忌的实质日益受到广泛的关注。明清本草和医案中都可以找到"十八反"的相关记载和论述。同时明清医家对中药的毒性认识也更为深刻,在明清的著作中,可以看到大量的解毒方法。需要说明的是,在"十八反"理论中,乌头类药物如川乌、草乌、附子、天雄、大戟、甘遂、芫花、藜芦均有大毒,明清医家对这些药物的使用都很慎重。如在叶天士《临证指南医案》中,川乌使用不超过 10 次,但少数也有川乌、草乌配伍半夏的医案。此外,明清时期,附子也被少数医家加入了"十八反"的行列,其原因可能与它的毒性有关。附子作为常用药,在明清时期争议较大,主要是由于它的毒性作用,普通患者畏惧服用,这种情况在清代的很多医案中都可以看到,如郑素圃的《素圃医案》[144],吴楚的《吴氏医验录全集》。但大多数医家仍然认为,附子经过炮制处理,毒性已大为减弱。针对"十八反"的应用,在明清时期基本上有"两相交仇""王道霸道""相反相激"理论。由于"两相交仇"理论在明清以前就已形成,本文就不做专门论述[145]。

2. "十八反"反药的中成药及文献 2015 年版《中国药典》一部中含"不宜同用"反药药对成方制剂的收载情况,以及新增品种、剂型等特点,可为临床安全用药提供参考。2015 年版《中国药典》一部中与十八反、十九畏相关的药材和饮片;搜集含十八反、十九畏药对的成方制剂,并与 2010 年版《中国药典》品种、剂型等进行对比,2015 年版《中国药典》一部收录药材饮片中与十八反相关的有 39 个品种,与十九畏相关的有 18 个品种。收录成方制剂 1 502 个品种,比 2010 年版《中国药典》增加 440 个品种;含反药配伍的成方制剂 16 个品种,比 2010 年版《中国药典》增加 5 个品种,其中含十八反药对的为 8 个品种,含十九畏药对的为 9 个品种;同时含有十八反与十九畏药对的为 1 个品种。以药对丁香 - 郁金、川乌 / 草乌 - 白及 / 白蔹(外用)、肉桂 - 赤石脂使用次数为多[146]。

3. "十八反"中成药理化测定 针对"十八反"药物组成,对其所含成分开展各种理化测定并采用许多新的分析手段进行十八反物质基础研究,如孟宪生等[147]采用高效液相 / 四极杆 - 飞行时间质谱(ultra performance liquid chromatography/Q-time of flight,UPLC/Q-TOF-MS,Q-TOF-MS BPI)流程检测细辛、藜芦配伍使用前后所含化学成分的变化,利用分别绘制细辛单煎液、藜芦单煎液和细辛与藜芦配伍混煎液的 BPI 离子流指纹图谱,对图谱中分子离子峰进行分析,通过 loadings 确定差异分子离子,比较相同分子、离子峰单煎、配伍混煎前后量的变化。分别确定配伍混煎后细辛中化合物从 54.8% 升至 344.3%;藜芦中化合物从 80.6% 升至 132.6%。细辛和藜芦合煎后细辛中化合物变化较大,而合煎后藜芦中化合物变化相对较小,认为从药理作用的物质基础来看,细辛反藜芦是具有一定道理的,但其详细原因仍需进一步研究。另外,针对"十八反"研究对 15 个含"十八反"药对的中成药采用气相色谱法(gas chromatography,GC)测定重介质、高效液相色谱法(high performance liquid chromatography,HPLC)定量分析标志性有效成分、显微鉴别法及薄层色谱法(thin-layer chromatography,TLC)定性分析药物组成、紫外分光光度法(ultraviolet spectrophotometry,UV)测定多糖及生物碱等物质含量、原子吸收法（atomic absorption spectrophotometry，AAS）或原子吸收法同原子荧光分析法（atomic fluorescence spectrometry，AFS）进行微量元素测定、薄膜过滤法进行微生物限度检验的理化实验研究[148-174]，详情见表2-7。开展理化测定研究的目的在于对药物组成进行分析鉴定，用有效成分或标志物来鉴别真伪、甄别质量，以定量重金属和微生物数量来进行安全界定，并对分析鉴定方法进行探讨，最终达到完善质量标准、控制药物质量的目的。目前含"十八反"药对的中成药还有大部分未能进行理化测定，还有很大空间可以开展此项工作。已开展的鉴定中，忽略了对有毒成分的监测。

表 2-7 "十八反"反药组合中成药理化测定

| 检测方法 | 中成药名称 | 检测成分 |
| --- | --- | --- |
| GC | 风茄平喘膏 | 樟脑、龙脑、桂皮醛[148] |
| | 特制狗皮膏 | 薄荷脑、冰片、水杨酸甲酯[149] |
| | 安阳精制膏 | 薄荷脑、冰片、水杨酸甲酯[150] |
| | 少林风湿跌打膏 | 薄荷脑、冰片、水杨酸甲酯[151] |
| | 双虎肿痛宁 | 乙醇[152] |
| HPLC | 消核片 | 贝母素甲、贝母素乙、盐酸巴马汀、丹参素[153-154] |
| | 周氏回生丸 | 没食子酸[155] |
| | 内消瘰疬丸 | 夏枯草迷迭香酸、玄参哈巴俄苷[156] |
| | 内消瘰疬片 | 柚皮苷[157] |
| | 关节解痛膏 | 二氢辣椒素、欧前胡素、异欧前胡素[158] |
| | 蛇胆追风丸 | 芍药苷、阿魏酸、蛇床子素[159-160] |
| | 宫瘤宁片 | 野黄芩苷[161] |
| | 少林风湿跌打膏 | 大黄素、大黄酚[162] |
| | 筋痛消酊 | 大黄素、大黄酚[163] |
| TLC | 周氏回生丸 | 丁香、木香、檀香、麝香、甘草、山慈菇[155] |
| | 消核片 | 芥子、白花蛇舌草、漏芦、夏枯草、半枝莲[153] |
| | 少林风湿跌打膏 | 生川乌、生草乌[164] |
| | 内消瘰疬丸 | 薄荷、连翘[156] |
| | 蛇胆追风丸 | 蛇胆、川芎、当归、独活、防风、白芍[165] |
| | 风茄平喘膏 | 洋金花、麻黄[166] |
| UV | 宫瘤宁片 | 总多糖[167] |
| | 双虎肿痛宁喷雾剂 | 酯型生物碱[168] |
| | 参茸黑锡丸 | Zn、Cd、Hg、Pb[169] |
| ASS | 内消瘰疬丸 | 铅、砷、汞[170] |
| ASS+AFS | 鸿茅药酒 | 阿魏酸[171] |
| TLC+HPLC | 消核片 | 浙贝母、金果榄[172] |
| 显微鉴别法 | 周氏回生丸 | 五倍子、雄黄、朱砂[173] |
| 薄膜过滤法 | 伤湿解痛膏 | 金黄色葡萄球菌、铜绿假单胞菌[174] |

**4. 作用机制和动物实验**　陈丹曼等[175]研究发现蛇胆追风丸能降低肝气郁结、寒凝型血瘀证模型大鼠的全血黏度、全血还原黏度、红细胞聚集指数及刚性指数,通过影响红细胞聚集对血液流变学指标有显著改善作用。李鹏[176]通过研究发现宫瘤宁胶囊能够显著改善大鼠血液流变学,且能抗二甲苯致小鼠耳肿胀,抑制小鼠棉球肉芽肿,增加小鼠免疫器官重量,具有明显的活血、抗炎及增强免疫的作用。动物药理实验研究的文献数量较少,反映出对此类药物的基础性研究重视度不足,即便本类中成药多为经验用药组方,已在临床使用较长时间,其机制和安全性仍不确定,临床用药必然存在剂量、用药方法及使用注意缺乏科学依据的问题,特别是处方中有"十八反"反药组合的口服中成药,更应加强对不良反应、毒理学的研究。

**5. 临床疗效评价研究**　对含"十八反"的中成药的临床疗效评价研究开展得相对较多,涉及13个中成药,有单用疗效评价和联用疗效评价。单用如对阳和解凝膏及消核片治疗乳腺增生的临床观察[177-178],对宫瘤宁胶囊治疗子宫肌瘤的疗效和机制研究[179],对内消瘰疬片治疗甲状腺囊肿的临床观察[180],对正骨膏治疗新鲜骨折的疗效分析[181]。联用包括:①与西药联用,如对参茸固本还少丸联合他莫昔芬治疗特发性少精及弱精症的疗效观察[182];②与其他中成药联用,如对通络骨质宁膏联合虎力散胶囊治疗膝关节骨性关节炎的疗效观察[183];③与激素联用,如对宫瘤宁配伍米非司酮治疗子宫肌瘤的疗效观察[184];④与化疗治疗联用,如对内消瘰疬片联合化疗治疗颈淋巴结核的疗效观察[185];⑤与针灸治疗联用,如对阳和解凝膏联合针灸治疗坐骨神经痛及肩周炎的疗效观察[186];⑥与中药注射剂联用,如对灯盏细辛注射液联合金黄散加铁箍散治疗血栓性浅静脉炎的疗效分析[187]。疗效观察不仅包含中成药用于一般治疗的病症,也有应用范围和方法的拓展,如特制狗皮膏穴位贴敷促进支气管肺炎啰音吸收[188],内消瘰疬丸联合其他药治疗乳腺癌[189],伤湿解痛膏用于治疗婴儿腹泻等[190]。因文献数量较多,方法近似,仅例举说明,不一一赘述。以上研究多聚焦于验证药物的疗效,并与采用其他方法治疗、安慰性治疗等对照组进行比对,研究对象均显示效果良好,但阐明作用机制的临床试验研究开展得较少,还应深入进行治疗前后病理、生化、细胞乃至分子生物学指标的检测对比,明确药物作用原理。且在临床研究中,大多样本量偏小,试验规范性不够,随机双盲试验不多见,可能和药物的应用范围覆盖不广有一定关系。在临床观察中,因中医辨证的个体化、动态化,很难进行标准统一的证型选择,甄选患者、观察疗效时,还应更多地以证型作为依据,病证结合进行研究。

**6. 不良反应报道**　在含"十八反"的中成药当中,消核片肝损伤临床病例报道和相关研究较多见,经统计肝损害主要表现为消化道症状,皮肤、巩膜黄染以及肝功能异常,多为可逆性肝损害,但也有肝衰竭死亡案例[191],张力等[192]分析原因之一可能与方中甘草和海藻属于"十八反"配伍禁忌有关,但未见深入研究的报道。此外,对少林风湿跌打膏贴敷后出现不良反应有1例报道,疑似与方中含生川乌、生草乌,经皮肤吸收毒性成分乌头碱有关[193]。组方中具有争议性"十八反"反药组合的内服中成药,在不良反应方面的报道数量却不多,这对"十八反"配伍禁忌的本质研究具有提示性作用,应考虑在复方中"十八反"并非绝对禁忌,还应深入研究反药配合的不良反应是否受到了其他药物的制约,遗憾的是,笔者未见有关本类中成药中反药配伍禁忌的研究,应作为下一步研究的重点。

**7. 十八反、十九畏配伍禁忌两种不同观点**　金锐等人[194]提出应当按中成药处方点评的标准与尺度探索十八反、十九畏配伍与禁忌。分别列举了"中成药处方点评是否应坚持十八反、十九畏配伍禁忌理论"的正面支持和反面质疑观点。其中,正方论据主要从收载以上配伍禁忌《中国药典》的权威性、相反配伍在七情中的重要地位、配伍增毒机制的现代科学阐释,以及中成药不良反应的高发现状四个方面展开。而反方论据主要包括传统配伍禁忌理论的数字迷信和哲学演绎特征、相反配伍被曲解的"非毒"原义、临床选药用药向来的"非绝对禁区"主张,以及现代中成药基源、剂量、炮制、制剂等特殊性内容四部分。综上,建议开展对于十八反、十九畏争议的去粗取精,重视含毒性饮片中成药的安全用药,结合分类管理,尝试给出十八反、十九畏配伍禁忌点评的标准与尺度。

(1)正面支持观点:《中国药典》明确提示上述配伍禁忌作为我国药品领域的法典和保证药品质量和临床疗效的最高规定,《中国药典》一部中明确规定了十八反、十九畏的相关配伍禁忌内容:例如在川乌、制川乌、草乌和制草乌的【注意】项下标示"不宜与半夏、瓜蒌、瓜蒌子、瓜蒌皮、天花粉、川贝母、浙贝母、平贝母、伊贝母、湖北贝母、白蔹、白及同用";在甘草和炙甘草的【注意】项下标示"不宜与海藻、京大戟、红大戟、甘遂、芫花同用";在人参的【注意】项下标示"不宜与藜芦、五灵脂同用";在细辛的【注意】项下标示"不宜与藜芦同用";在硫黄的【注意】项下标示"不宜与芒硝、玄明粉同用";在巴豆和巴豆霜的【注意】项下标示"不宜与牵牛子合用"等[195]。内容中的措辞为"不宜"而不是"不能",在现阶段未明确哪些情况能、哪些情况不能的条件下,还是应避免使用。同时,处方或医嘱点评的药师很多时候不能直接了解患者信息,也难以全面掌握患者病情,从谨慎用药的角度看,应避免传统配伍禁忌的药物联合使用。另外,从权威地位和法律地位来看,《中国药典》作为我国药品领域科学性、先进性、规范性和权威性的代表,理应给出最符合科学事实和现实情况的建议。既然《中国药典》标明"不宜"联用,说明在联用和不联用的对比权衡上,还是以不联用为基本主张,以不宜联用为可获取最大安全用药效益的基本建议,理应得到临床医师和药师的遵循。同时,从法律法规的角度看,如果发生医疗纠纷,《中国药典》是首要的法律证据和参照资料[196]。所以,《中国药典》明确标注和提示的内容是要严肃考虑的。正因为如此,即使在中成药的配伍联用中,如果存在反药同用的行为,也应该将其视为配伍禁忌,属于不合理用药。

(2)反面质疑观点:传统配伍禁忌理论因循守旧,且混有数字迷信和哲学演绎的成分,尽管十八反、十九畏已经成为中药配伍使用的指导原则并纳入历版教材,但追根溯源,上述配伍禁忌理论的形成发展过程中或多或少地存在数字迷信和哲学演绎的成分。其一,根据文献学的研究成果,敦煌出土的《本草经集注》(以下简称《集注》)残卷记载了198味药物的七情,其中即载有与当今几乎无异的相反药内容,只是数目不是18种而是16种[197],也有19种之说[198]。而"十八反"这个词最早记载于五代后蜀韩保升《蜀本草》中转引前世本草对《神农本草经》中配伍关系统计的一段话,即"三百六十五种,有单行者七十一种,相须者十二种,相使者九十种,相畏者七十八种,相恶者六十种,相反者十八种,相杀者三十六种"[199]。后世医家张从正据此制作了"十八反歌诀",才使得十八反内容得以广泛流传[200]。但随着历代医家经验的积累和药物种类的增加,符合"相反"认识的药物实际上又不止18种[201],据统计已有80余种,例如明清时期的《本草纲目》《本草蒙筌》《景岳全书》等专著,均列举了大量不在"十八反"歌诀之内的反药药对,例如河魨反防风、川芎反藜芦等。但是,为符合"十八反"之数,后世本草往往会进行较为随意的删减。所以,十八反理论具有明显"遵经泥古"的机械性,表现出一些因循守旧和数字迷信的痕迹,实际上"早就没有固定的数量含义,乃是中药配伍禁忌的代词而已"。客观认识十八反、十九畏理论的"粗"和"精",并选择性采纳综合前面的各种观点可知,十八反、十九畏是历史上最重要的配伍禁忌理论,发源早、传承久,历代均以其为处方遣药的重要参考。无论是否配伍反药,均应重视毒性饮片和含毒性饮片的中成药的合理使用。

越来越多的研究认为,十八反、十九畏配伍禁忌理论最大的问题和缺陷在于难以厘清反药配伍使用后出现的不良反应,究竟是毒性饮片自身的问题,还是配伍的原因。实际上,从学术研究和机制探索的角度看,阐明毒性作用是不是与相反药配伍后血药浓度、组织代谢、受体环境等变化有相关性是十分重要的;但从临床角度看,无论是否配伍,患者使用毒性饮片或含毒性饮片的中成药时,都需要适应证、机体状态、用法用量、煎煮方式、宜忌事项等方面的匹配与明确,病情和症状的改善程度需要密切监测,出现不良反应后的解救措施也需要提前告知,以保证安全性和有效性。

【评述】从 20 世纪 50 年代至 80 年代对十八反个别组对的研究,到 20 世纪 80 年代至 90 年代对十八反全部组对的系统研究,十八反研究已积累了较多的科研经验,获得了许多重要信息,为今后更深层次的研究奠定了基础,而且应在总结前人实验结果的基础上,把研究引向深入。分析近 70 余篇的实验结果,可以得到这样的结论:十八反并不是一个整体,各组对有自己的专属药性,没有一个组对的相反药性或药理、毒理作用可作为全部十八反的代表;方剂是中医临床的主要用药方式,应加强十八反组对在方剂中作用的研究;加强十八反物质基础方面的研究,厘清物质基础与疗效和毒效的关系;设定规范的实验条件(如药材、动物、制剂、给药途径、病理与生理条件等),全面系统地研究十八反,厘清十八反配伍禁忌未被认知的条件。今后的研究应突出中医药特色,推动中药方剂配伍理论的发展,由于十八反的概念很有可能是通过对患者临床症状的观察逐渐形成的,它应与临床实践紧密结合。因此,实验研究设计、研究方法及结果分析也必须反映临床实际,才能探索出十八反产生的病理、生理背景,探索十八反产生毒效、疗效的不同病理条件。近年来,对影响毒效反应条件的研究,已渐成为探索的焦点。在此基础上,不仅可从毒性、毒理角度认识十八反的实际意义,也有可能从毒性、毒理的引伸和疗效方面来探讨其临床意义,化害为益。十八反属"七情"范畴,极具中医药特色,是可能产生剧烈生物效应的配伍,对其进行深入的药理研究,必将对中药十八反的临床应用、治疗效果的提高提供可靠的理论依据。可利用多学科及现代高科技手段研究十八反,采用多学科、多途径、多指标、多靶点等手段配合,大胆引用现代高科技方法,借鉴复方配伍的研究经验进行实验研究。如用酶抑制活性探讨配伍关系;用酶联免疫吸附试验(enzyme-linked immunosorbent assay,ELISA)测定药物在体内的吸收浓度;用高效液相色谱法结合质谱定性,使血浆样品直接进入高效液相色谱中定性、定量,分析血液中药物成分或化合物的变化。运用新的计算机数据分析方法,搞清配伍前后已知成分的变化,搞清物质基础变化与毒效和疗效的关系。预计在不久的将来,中药十八反必将得到科学的阐述,其作用机制和物质基础的"黑匣子"也将被揭开,从而为中药临床合理用药提供科学依据。但也应看到,中医药的临床经验不一定都能通过动物实验证明,因为人与动物的表现存在一定的差异。

(杜贵友　赵雍　张春颖)

# 第三节　有毒中药不良反应增多的原因

## 一、不良反应报道

(1)近 20 年国内中药不良反应报道情况:2019 年,赵培等[202]报告 2011—2017 年宁夏银川市中医医院发生药物不良反应共 374 例,其中中药不良反应 153 例。七年间该院中药不良反应例数占总不良反应例数的 41%,包括中成药不良反应 141 例、中药饮片不良反应 12 例,其中中药注射剂是引发中药不良反应的主要剂型。其原因主要有:①中药注射剂使用数量较大;②与中药注射剂自身性质有关,如原药材品质的不稳定性、不同厂家制备工艺差异性等;③临床使用中药注射剂中存在未辨证论治、盲目联合使用、超剂量使用、溶媒选择不当等诸多因素。同时,由于中药注射剂说明书的个别描述不全面、不准确,导致了超适应证用药。赵文等[203]统计了银川市中医医院 2000—2008 年间该院发生药物不良反应的情况(表 2-8),其中 2000—2005 年间的不良反应发生率较高,2004 年和 2006 年报道例数较少,2007 年和 2008 年均维持在 10% 左右。2005 年以前各年度的报道中,除 2004 年较低外,其余年度均高达 100 多例。综合分析可知,2005 年以前,由于穿琥宁注射液、双黄连注射液、清开灵注射液等中药注射剂大量使用,导致不良反应发生率较高。2006 年后开始重视中药注射剂的不良反应问题,特别是对清开灵注射液造成的事故高度关注,所以 2006 年比例有所下降,但2007 年和 2008 年比例均维持在 10% 左右,说明该问题仍然很严重。赵培的统计结果显示,2011—2017 年间,只有 2017 年不良反应发率为 20%,其他年份平均为 10% 左右(表 2-8)。

表 2-8　按年度统计中药不良反应

| 年度 | 例数 | 占总数的<br>百分比 /% | 年度 | 例数 | 占总数的<br>百分比 /% |
|---|---|---|---|---|---|
| 2000 | 137 | 15 | 2011 | 20 | 13 |
| 2001 | 170 | 18 | 2012 | 21 | 14 |
| 2002 | 106 | 11 | 2013 | 18 | 12 |
| 2003 | 173 | 19 | 2014 | 25 | 16 |
| 2004 | 38 | 4 | 2015 | 19 | 12 |
| 2005 | 108 | 12 | 2016 | 20 | 13 |
| 2006 | 12 | 1 | 2017 | 31 | 20 |
| 2007 | 104 | 11 | 合计** | 154 | 100 |
| 2008 | 85 | 9 | | | |
| 合计* | 933 | 100 | | | |

注:"*"见参考文献 203 [赵文,陆军,蔺涛.我国 2000~2008 年中药不良反应文献综合分析.中国药房,2009,20(6):461-463.];"**"见参考文献 202 [赵培,李文静,宫凯敏.宁夏某医院 2011-2017 年中药不良反应报告分析.宁夏医科大学学报,2019,41(5):513-516.]。

(2)杂志报道中药制剂不良反应：赵文等还对 100 种杂志刊登的 933 例中药制剂所致不良反应进行分析。其中共涉及中药制剂 156 种，给药途径 5 种，其中静脉给药方式不良反应发生率最高，达 78%。不良反应中以全身性反应发生率最高，达 58%。按发表杂志统计（表 2-9），这 100 种杂志均对中药不良反应有不同篇幅的报道，可见随着对该问题的报道力度不断加大，中药不良反应的情况比 2000 年以前有了明显的改善。中药不良反应已经受到人们越来越多的重视。排序前 10 种的杂志报道例数所占比例超过总例数一半以上，远远超过其余 90 种杂志报道例数的总和。

表 2-9 按发表杂志统计中药不良反应

| 排名 | 杂志名称 | 例数 | 占总数的百分比 /% |
|---|---|---|---|
| 1 | 药物不良反应杂志 | 110 | 12 |
| 2 | 辽宁药物与临床 | 75 | 8 |
| 3 | 中草药 | 69 | 7 |
| 4 | 中医药管理杂志 | 67 | 7 |
| 5 | 海峡药学 | 56 | 6 |
| 6 | 中华临床医学杂志 | 54 | 6 |
| 7 | 浙江医学 | 46 | 5 |
| 8 | 儿科药学杂志 | 44 | 5 |
| 9 | 西南国防医药 | 35 | 4 |
| 10 | 新疆中医药 | 34 | 4 |
| 合计 | | 590 | 64 |

（3）董立等[204]对《中国中药杂志》报道的 271 例中药不良反应（adverse drug reactions，ADR）病例进行统计汇总分析，其中共涉及文献报道 ≥10 例的中药不良反应 2 816 例，这种ADR 亦称为药害（drug misadventure）。共 34 种中药引起 ADR 反应 2 816 例，ADR ≥10 例的中药排序见表 2-10、表 2-11。

表 2-10 ADR ≥ 10 例中药及顺序

| 序号 | 药名 | 例数 |
|---|---|---|
| 1 | 洋金花 | 737 |
| 2 | 乌头类 | 444 |
| 3 | 雷公藤 | 330 |
| 4 | 红花油 | 170 |
| 5 | 双黄连（针） | 146 |
| 6 | 壮骨关节丸 | 115 |
| 7 | 山豆根 | 113 |
| 8 | 斑蝥 | 107 |

续表

| 序号 | 药名 | 例数 |
|------|------|------|
| 9 | 砒霜 | 102 |
| 10 | 莽草子 | 55 |
| 11 | 黄药子(黄独) | 46 |
| 12 | 蜂蜜(污染) | 41 |
| 13 | 鱼胆 | 35 |
| 14 | 钩吻 | 34 |
| 15 | 苍耳子 | 31 |
| 16 | 柴胡(针) | 29 |
| 17 | 六神丸 | 27 |
| 18 | 葛根素 | 27 |
| 19 | 板蓝根(针) | 22 |
| 20 | 穿心莲(针) | 21 |
| 21 | 竹黄 | 21 |
| 22 | 紫金龙 | 19 |
| 23 | 丹参(针) | 16 |
| 24 | 牛黄解毒片 | 15 |
| 25 | 疳积散 | 14 |
| 26 | 复方青黛丸 | 13 |
| 27 | 蛇胆川贝液 | 13 |
| 28 | 鸦胆子 | 12 |
| 29 | 瓜蒂 | 11 |
| 30 | 三七 | 10 |
| 31 | 藜芦 | 10 |
| 32 | 人参 | 10 |
| 33 | 菟丝子 | 10 |
| 34 | 天仙子 | 10 |

表 2-11 中药 ADR 致死比例及顺序

| 序号 | 药名 | 例数 |
|------|------|------|
| 1 | 瓜蒂 | 36%(4/11) |
| 2 | 蜂蜜(污染) | 20%(8/41) |
| 3 | 雷公藤 | 17%(57/330) |
| 4 | 斑蝥 | 15%(16/104) |

续表

| 序号 | 药名 | 例数 |
|---|---|---|
| 5 | 穿心莲 | 14%（3/21） |
| 6 | 鱼胆 | 11%（4/35） |
| 7 | 砒霜 | 1%（1/102） |
| 8 | 芥草籽 | 5%（3/55） |
| 9 | 紫金龙 | 5%（1/19） |
| 10 | 黄药子（黄独） | 4%（2/46） |
| 11 | 六神丸 | 4%（1/27） |
| 12 | 红花油（内服） | 5.8%（1/17） |
| 13 | 乌头类 | 3%（15/444） |
| 14 | 钩吻 | 3%（1/34） |
| 15 | 山豆根 | 2%（2/113） |
| 16 | 双黄连（针） | 1%（2/146） |

　　过敏性休克对机体的危害为最大，有时能危及生命。临床上使用易致过敏的药物时应注意详细询问患者的药物过敏史和既往史，并做好皮试，同时应严密观察皮试阴性患者的使用情况。如有 1 例病例[200]在使用蝮蛇抗栓酶之前按说明书要求做了皮试，皮试结果为阴性，但在用药过程中，首次静滴至 100ml 时，患者出现舌体麻木、肿大，考虑为蝮蛇抗栓酶过敏，立即停药"。故建议医生和患者在使用容易过敏的药物时，应严格按说明书要求做皮试，同时也要提高警惕，注意观察各种症状和体征，一旦发生不良反应，及时救治，以免严重过敏反应的发生。同时，从表 2-12 还可看出，中药还可能导致各种组织系统的不良反应，如消化系统、神经系统、血液系统、心血管系统、泌尿系统等。消化系统不良反应占第二位，这主要是国内中药给药途径主要是静脉给药和口服，而口服途径易出现消化系统不良反应。而寒战、发热反应可能与药物中含热原有关，也可能是药物自身引起的类似热原的反应。

表 2-12　ADR 类型分布

| ADR 类型 | 例数 | 百分率 |
|---|---|---|
| 变态反应 | 179 | 66.1% |
| 　一般过敏反应 | 81 | 29.9% |
| 　药疹（包括重症） | 25 | 9.2% |
| 　药物热 | 25 | 9.2% |
| 　过敏性休克 | 20 | 7.4% |
| 　皮肤反应 | 17 | 6.3% |
| 　荨麻疹 | 8 | 3.0% |
| 　水肿 | 2 | 0.7% |
| 　剥脱性皮炎 | 1 | 0.4% |

续表

| ADR 类型 | 例数 | 百分率 |
|---|---|---|
| 消化系统反应 | 29 | 10.7% |
| 神经系统反应 | 16 | 5.9% |
| 血液系统反应 | 9 | 3.3% |
| 心血管系统反应 | 8 | 3.0% |
| 泌尿系统反应 | 8 | 3.0% |
| 呼吸系统反应 | 6 | 2.2% |
| 生殖系统反应 | 2 | 0.7% |
| 寒战、发热反应 | 7 | 2.6% |
| 其他反应 | 7 | 2.6% |

近年来,随着中药药理和中药剂型改革研究的深入,中药及其制剂的使用范围越来越广泛,而其引起的不良反应也越来越受到人们的关注,中药 ADR 以鱼腥草注射液和双黄连注射液等中药注射剂引起的为最多,其原因可能与中药制剂内在质量标准不完善、提取过程中有效单体纯度不够、存在有害杂质有关,而原药材引起的中药不良反应例数居剂型分布的第二位,其原因可能与中药原材料经过煎、炒等炮制,理化性质发生改变等因素有关。

(4)2015 年朱峰等[205]对解放军药品不良反应监测中心 2009—2013 年收集的来自全军 123 所医院,共计 5 188 例中药相关药品不良反应病例报告进行回顾性分析评价,占同期全部 158 所军队网点医院上报的 67 826 例 ADR 报告数据的 7.7%。参照国家不良反应监测中心分类评价方法,利用 Excel 对患者性别、年龄、家族过敏史、既往 ADR 史、ADR 发生时间、ADR 的转归及关联性评价、ADR 累及系统和器官等数据进行汇总与分析。5 188 例来自全军 123 所 ADR 监测网点医院的不良反应报告,各年龄段患者病例数及构成比见表 2-13。其中男性 2 633 例(51%),女性 2 541 例(49%),14 例性别不详(0.3%)。患者有既往 ADR 史 484 例,占 9%;有家族 ADR 史 51 例,占 1.0%[206]。

表 2-13　各年龄段患者病例数及构成比

| 年龄/岁 | 例数 | 男性 | 女性 | 构成比/% |
|---|---|---|---|---|
| 0~10 | 181 | 108 | 71 | 3.5 |
| 11~20 | 190 | 118 | 71 | 3.7 |
| 21~30 | 465 | 221 | 243 | 9.0 |
| 31~40 | 566 | 265 | 297 | 10.9 |
| 41~50 | 882 | 396 | 486 | 17.0 |
| 51~60 | 1 094 | 519 | 573 | 21.1 |
| >60 | 1 788 | 997 | 787 | 34.5 |
| 不详 | 22 | 9 | 13 | 0.4 |

注:作者对表格格式及有效数字稍有修改(以下同)。

5 188 例 ADR 报告发生时间变动较大,多数集中在用药 30 分钟内,其构成比为 43%。非注射剂 ADR 共 1 445 例,详见表 2-14。

表 2-14　ADR 发生时间分布

| ADR 发生时间 | 例数 | 构成比 /% |
|---|---|---|
| <5min | 432(37) | 8.3 |
| 6~30min | 1 817(188) | 35.0 |
| 31~60min | 639(153) | 12.3 |
| 1~24h | 978(457) | 18.9 |
| 1~7d | 594(228) | 11.5 |
| >7d | 304(191) | 5.9 |
| 不详 | 424(191) | 8.2 |
| 合计 | 5 188(1 445) | 100.0 |

注:例数列括号内数据为非注射剂型 ADR 例数。

ADR 累及系统 / 器官 14 项,共发生 6 368 例(部分 ADR 同时累及多个系统 / 器官),ADR 累及系统 / 器官及主要临床表现见表 2-15。

表 2-15　ADR 累及系统 / 器官及主要临床表现

| 累及系统或器官 | 例数 | 构成比 /% | 主要表现 | 频次 | 构成比 /% |
|---|---|---|---|---|---|
| 皮肤及附件 | 1 894 | 29.7 | 皮疹、瘙痒、荨麻疹、斑丘疹、血管性水肿 | 2 449 | 31.2 |
| 全身性损害 | 1 033 | 16.2 | 发热、过敏样反应等 | 1 397 | 17.8 |
| 胃肠损害 | 1 021 | 16.0 | 恶心、呕吐、腹痛、胃肠反应 | 1 353 | 17.2 |
| 心血管损害 | 616 | 9.7 | 心绞痛、心悸、心律失常、血压升高或下降、静脉炎等 | 656 | 8.4 |
| 神经系统损害 | 575 | 9.0 | 头晕、头痛、眩晕、震颤、感觉异常等 | 645 | 8.2 |
| 呼吸系统损害 | 551 | 8.7 | 胸闷、咳嗽、呼吸困难、哮喘、呼吸暂停等 | 640 | 8.1 |
| 用药部位损害 | 171 | 2.7 | 注射部位疼痛、瘙痒、皮疹等 | 191 | 2.4 |
| 肝胆功能损害 | 129 | 2.0 | 肝功能异常、肝酶升高、黄疸等 | 132 | 1.7 |
| 泌尿生殖损害 | 118 | 1.9 | 面部水肿、血尿、尿急、排尿困难、尿路感染等 | 121 | 1.5 |
| 肌肉骨骼损害 | 90 | 1.4 | 肌肉疼痛、关节痛、骨痛、肌肉痉挛、上肢不适等 | 97 | 1.2 |
| 视听损害 | 56 | 0.9 | 眼睑水肿、视物模糊、结膜炎、结膜充血、耳鸣等 | 58 | 0.7 |
| 精神紊乱 | 49 | 0.8 | 失眠、嗜睡、厌食、哭闹、冷漠躁动等 | 53 | 0.7 |
| 血液损害 | 32 | 0.5 | 鼻出血、血小板减少、血红蛋白减少、贫血等 | 32 | 0.4 |
| 其他 | 33 | 0.5 | 牙龈炎、口腔异味、口腔溃疡、鼻周红肿、腮腺肿大等 | 35 | 0.4 |
| 合计 | 6 368 | 100 | | 7 283 | 100 |

研究显示,中药注射剂的 ADR 表现多样,涉及多个系统和器官,排名前三位的分别为皮肤及附件损害(30%)、全身性损害(16%)及胃肠系统损害(16%),这与朱玲琦等[208]报道结果基本一致。需要注意的是,皮肤及附件损害构成比虽然较高,但此类不良反应多较轻,易治愈或者自愈。全身性损害及肝胆泌尿系统等损害所占比例虽较少,但不易被及时发现,且多属于较严重的 ADR 事件,对患者的伤害大,需重点关注。

## 二、有毒中药不良反应攀升的原因

近年来,国内外由于中医药的客观疗效和毒副作用较低等事实,人们对其信任度不断提高,使用中药治病的人越来越多。加之我国现有的法规尚未明确规定什么人有中药处方权,社会监督亦待完善。所以,除了正规的中医师和系统学习过中医的西医师使用中药以外,一些并未学过中医的人员,甚至非医务人员或者"江湖医生"亦在根据道听途说、一知半解的所谓"祖传秘方""单方""偏方",用中药为人治病。因此,中药中毒病例攀升实为滥用中药的一个必然恶果。其原因主要如下:

### (一)中药品种复杂

中药品种繁多,经历代本草不断增加至今已逾万余种,这些药材来源复杂,其中同名异物或异物同名的也不少。因此,品种混乱的现象较为普遍。不少药材的基源有数种甚至几十种,如白头翁有 16 种,石斛有 20 多种植物来源,不同基源的药材其所含的化学成分有差异,所出现的生物活性及毒性也就不同。

中药因品种混乱而引起的不良反应已不少见。如传统药材山豆根,在我国南、北两地因药用习惯不同,品种也不同。北方习用防己科植物蝙蝠葛的根(北豆根),南方习用豆科植物柔枝槐的根(又称广豆根)。广豆根的毒性明显大于北豆根。20 世纪 70 年代北方某地区因发生流行性感冒而误将南方调入的广豆根当做北豆根入药,配制成感冒片、感冒汤,结果发生 200 多人集体中毒。又如黑龙江地区有人曾将当地产的大叶柴胡代替柴胡配成丸、散剂服用,结果造成中毒和死亡事故。大叶柴胡有毒,急性中毒时,会导致痉挛及中枢兴奋等。故同属植物中也不能随便替代,以免中毒。再如有人因腰腿痛自服大量木通煎剂,其中 5 例服 60~65g,1 例服 120g,结果均因急性肾衰竭而死亡。究其原因可能与同名异物有关。

中药品种复杂是历史原因造成的,一种中药常有多种来源。中药品种来源较多,复杂难辨,存在"异物同名"和"同名异物"的现状。例如,山豆根有广豆根和北豆根之分,前者可能产生呕吐的不良反应,后者具有清热解毒之功效,未见不良反应。

同一种有毒中药还有近缘品种,其毒力大小也不尽相同,从生物学的观点来看,毒药近缘品种,其毒性、毒理近似,其物质基础是具有相似的化学成分。如川乌、附子 *Aconitum carmichaelii* Debx.、北草乌 *A.kusnezoffii* Reichb.、雪上一支蒿 *A.brachypodum* Diels.、铁棒锤 *A.pendulum* Busch.、金牛七(太白乌头)*A.taipeicum* Hand.-Mazz. 等的块根均主含二萜生物碱,其中双酯型的乌头碱、新乌头碱、海帕乌头碱、木斯乌头碱等呈现强烈的毒性,使用不当就易出现毒性反应。另外,由于品种的历史演变与剂型变迁导致使用同名异物而致不良反应。例如日本"木通事件",因产地与品种不同,有木通、关木通、川木通、淮木通、毛木通、大木通、小木通等之分。历代本草记载系木通科植物木通、三叶木通及其变种白木通,且皆言无毒,经现代化学和药理研究也证明无毒,但现已少用。2000 年以前历版《中国药典》收载马兜铃科植物东北马兜铃的藤茎为关木通,毛茛科植物小木通的藤茎为川木通,各地还有以木香马兜铃、大叶马兜铃、淮通马兜铃、绣球藤等多种植物作木通使用者,可见古代所用木通与当今使用的木通,品种已有演变,国内及日本所出现的木通肾毒性反应与此有关。此外,受历史条件与科学水平的限制,一些本草医籍对某些药物的毒性及主治、剂量用法等记载有误,后人承谬袭误,也是造成某些中药不良反应的原因之一。在中成药质量不稳定的前提下,改变给药途径是成药制剂发生毒副作用及过敏反应的重要原因之一。中药过去除了外用之外,以口服给药为主,这种给药途径虽然起效相对缓慢、作用相对较弱,但是比较安全。随着人们生活节奏的加快和中成药的迅速发展,静脉注射、肌内注射和皮下注射制剂在中药新药研制中已经出现并有一定的发展,这对提高中药疗效、缩短起效时间、加速中药的现代化无疑是一个很大的进步。但是,由于相当一部分中药的有效物质部位只要求达到 50% 以上,而其余部分并未完全弄清楚是何种物质,而且对药物各组分的各种性质、体内代谢过程、量效关系、产品质量、稳定性和贮存条件等研究工作滞后,因此在临床使用注射剂时常有不良反应发生。例如"双黄连"本是一个很好的中药新药,由金银花、黄芩和连翘组成,对多种细菌及病毒感染的疾病均有确切的疗效。双黄连的各种口服制剂和外用制剂一般均较安全,很少见有毒副反应的报道。而双黄连的注射剂(包括注射液与粉针剂),注射给药后已有不少病例发生头晕、过敏性休克及过敏性肺炎等毒副反应。究其原因,除了个别患者属过敏体质之外,多与制剂质量不能适应注射剂的要求有直接关系。

中药有丸、散、膏、汤等多种剂型,其特性各不相同。一般认为,汤剂溶解度高,有效成分和毒性成分在汤剂中浓度也高,服后机体吸收较快,丸剂则与之相反,所以有毒中药的剂型以丸散为宜,可减缓其毒性。实际上也不尽然,这是因为不同的毒性成分有不同的理化特性,不同的药物也就各有其相宜的剂型。诚如《神农本草经》序例中所言:"药性有宜丸者、宜散者、宜水煎煮、宜酒渍者、宜膏煎者,亦有一物兼宜者,亦有不可入汤酒者。并随药性,不得违越。"如乌头类药物含剧毒成分双酯类生物碱,3~4mg 即可致死,若经加热煎煮则易被水解,变成低毒的乌头次碱或无毒的乌头原碱,其毒性仅分别为乌头碱的 1/200 和 1/2 000,且仍然具有祛风湿、镇痛作用,其强心成分也不因加热而受影响,所以入汤剂较入丸散毒性小且有效。生半夏,其毒性表现为"戟人咽""令人吐",对黏膜有强烈的刺激作用。现代研究表明,半夏中有毒成分为 3,4- 二羟基苯甲醛和 2,5- 二羟基苯甲酸,不溶或难溶于水,加热蒸煮易被消除,而止吐和镇咳有效成分能溶于水,且不为煮沸破坏,故半夏入汤剂可降低毒性。宋代陈承在《本草别说》中曾记载:细辛"若单用末不可过半钱匕,多则气闷塞,不通者死"。因此,历来就有"辛不过钱"之说。其实细辛的用量与剂型等有关,细辛入煎剂时其挥发油中所含的有毒成分黄樟醚被蒸出,毒性迅速降低,故入汤剂可酌情加量,但不能妄用大剂量,而入丸散必须慎重。

### (二) 炮制不当或未经炮制

中药通过炮制可以降低毒性、减少副作用,还可以改变药性、提高疗效,所以有"生熟异治"之说。但是,近年来忽视炮制工作,造成中药饮片质量下降的情况比较严重,这也是产生不良反应的重要原因之一。中药经过炮制处理后,药性和临床疗效会发生很大的变化。这种变化的机制过去主要注意炮制前后化学成分的含量变化和药理活性的变化。近年来,学者们认为,只有搞清楚中药炮制过程中化学成分的变化及其机制,才能进一步了解炮制的目的和改进炮制工艺和制定质量标准。中药在加工炮制过程中,化学成分的变化是比较复杂的。川乌、草乌、附子等因含乌头碱类双酯型生物碱,对心脏有较强毒性,其炮制的目的在于减毒。减毒的作用机制主要是双酯型生物碱在炮制过程中使其结构中的苯甲酰基被水解而脱落,然后进一步水解脱去乙酰基而成乌头胺,与此同时也伴随脱氧作用,生成塔拉乌头胺而使毒性降低。此外,川乌、草乌、附子在炮制过程中,乌头碱类生物碱8位上的乙酰基在较缓和的加热条件下被一些脂肪酰基置换,生成毒性较小的脂类生物碱而解毒。因此,含乌头类的方剂,先煎、久煎以破坏其毒性成分是很科学的。若与其他药同煎,煎煮时间短,则毒性成分不能被有效地破坏,用之易引起中毒甚至死亡。

中医组方遣药用的是中药饮片。虽然《中国药典》和中药及中药炮制品规范均有炮制的具体规定和要求,但是个别地方目前仍存在"有法不依,该制不制,生熟不分,生药配方"等现象。在一部分人的心目中存在着"外国没有炮制技术不是照样使用中药(实际是"天然药")吗?"的观念,有的医生甚至不知道自己组方遣药用的是中药饮片,错误地认为中药汤剂和中成药的原料是"生药"。如果遇到调剂人员也不分生熟饮片,患者不发生毒副反应只能视为万幸。总之,轻易将前人在长期医疗实践中积累的炮制经验视为"糟粕"而丢弃,必然要付出血的代价——中药的毒副反应。以上说明中药炮制的重要意义,它是我们控制中药质量的一种行之有效的方法,若不遵循炮制技术或不科学地处理中药,则会产生种种不良反应。

### (三) 科研和科普工作滞后

众所周知,国际上提出某某中药或中成药内含有有毒物质,或者在临床使用中出现了不良反应报告后,我们才呼吁有关部门立项研究。其中最为突出的例子:1978年新加坡政府卫生部决定禁用黄连,认为新生儿服用黄连会加重新生儿黄疸,而10年后才由中国国家自然科学基金委员会立项研究,至1994年和2001年才分别完成研究并报告结果。基础研究及临床回顾性调查均证明新生儿服用黄连未见任何不良反应。其实在我们提出报告之前,新加坡一些学者早已否定了他们以前的认识。另外,关于有毒中药的科普宣传做得很不够。因此,许多地区和人们对有关知识了解得很少,也是造成使用中药出现不良反应病例增多的原因之一。

### (四) 中西药合用不当

中西医结合治疗疾病在临床应用已经越来越普遍,中药与西药配合使用可以相互取长补短,发挥各自的治疗优势,这有助于提高疾病治疗效果、减少复发。然而随着中西药各种剂型的不断出现和使用范围的逐渐扩展,盲目和不合理的中西药配伍往往会导致疾病治疗效果下降、不良反应和毒副反应增多,甚至危及生命,从而对临床用药的安全性和有效性提出了严峻挑战。因此,熟悉和了解中西药合理配伍对临床医生具有重要意义。现将2016年罗通明等[207]报道的有关中西药合用的配伍禁忌和不良反应总结如下:

#### 1. 中药和抗生素配伍合用禁忌及注意事项

(1)合用形成难溶性物质:①龙骨、珍珠、牡蛎、海螵蛸等含多种钙质,石膏、赤石脂、滑石等含镁、铝、铁离子,与四环素合用,易形成螯合物而降低疗效。②含有鞣质的中药,如五倍子、诃子、虎杖、石榴皮、地榆、枣树皮、四季青、大黄等与灰黄霉素、制霉菌素、林可霉素、红霉素等同服时,可结合成鞣酸盐沉淀,不易被吸收。③穿琥宁与庆大霉素、阿米卡星、环丙沙星、氧氟沙星等配伍有沉淀生成。主要是穿琥宁在酸性条件下不稳定,与酸性较强的氨基糖苷类、喹诺酮类合用易发生沉淀,不易被吸收。④丹参注射液不宜与喹诺酮类注射液合用。

丹参注射液是由丹参和降香制成的复方中药注射液,主要成分为水溶性的丹参素、原儿茶酚酸及降香挥发油。丹参素、原儿茶酚酸等具有弱酸性,能在碱中溶解,在酸中则析出沉淀。丹参注射液中加入喹诺酮类注射液可使丹参注射液的 pH 降低,使其脂溶性丹参酮及水溶性原儿茶酚酸和儿茶酚衍生物等沉淀析出,故在丹参注射液中加入环丙沙星等同类药物可出现浑浊和小片状沉淀物;丹参注射液和洛美沙星注射液混合可产生大量黄白色沉淀。⑤盐酸川芎嗪注射液与头孢匹胺混合时会产生沉淀。

(2)阻碍抗生素的吸收,降低疗效:①生姜、龙胆、萝芙木等能促进胃酸分泌,红霉素破坏增加。②颠茄类中药抑制胃肠蠕动,延缓胃排空,红霉素在胃中停留时间延长,破坏增加。③中药泻剂巴豆、牵牛子等可加速红霉素通过肠道,影响其吸收。④延胡索、栀子、甘草等能抑制胃酸分泌,影响四环素的吸收。⑤五味子、山楂、乌梅可酸化尿液,使碱性的四环素、红霉素疗效降低。⑥茵陈对氯霉素的抗菌作用有拮抗作用,可降低氯霉素的疗效。⑦中药硼砂呈碱性,与氨基糖苷类抗生素,如链霉素、卡那霉素、庆大霉素、新霉素、妥布霉素同时服用时,可增加毒副反应;与弱酸性呋喃妥因、青霉素、头孢氨苄同用时,可减少这些药物的再吸收,降低血药浓度。⑧血余炭、艾叶炭、煅瓦楞子有强大吸附力,可减少抗生素在胃肠道的吸收。⑨神曲、麦芽含有多种消化酶,某些抗生素使其活性受到抑制,减弱其消食健胃功能。

(3)合用增加毒性:①含水合型鞣质的诃子、五倍子、地榆等不宜与对肝脏有一定毒性的红霉素、利福平、氯丙嗪等西药联用,因联用后会加重肝脏的毒性,导致药源性肝病的发生。②四季青、黄药子可损害肝脏,与四环素合用,毒性作用增加。③山楂、五味子、乌梅、蒲公英、山萸肉等富含大剂量有机酸的中药或其制剂,与磺胺类抗生素合用时,能对抗碳酸氢钠的碱化作用,磺胺类药在碱性尿液时溶解度大,排出速率快,相反尿液酸化后,则易使磺胺药的溶解度降低,增加磺胺药的不良反应,在尿液中析出结晶,引起结晶尿或血尿。④柴胡注射液与复方氨基比林巴比妥注射液(由氨基比林、安替比林、巴比妥组成)、庆大霉素合用,会引起过敏性休克反应。⑤含川乌、草乌、附子的中成药,如小活络丹、三七片、元胡止痛片、盐酸小檗碱等与氨基糖苷类抗生素合用,可增加其对听神经的毒性。⑥雷公藤片与氯霉素均会抑制骨髓造血,二者合用使再生障碍性贫血的发生率提高。

**2. 中药所含化学成分与某些西药配伍禁忌及产生的不良反应**

(1)形成难溶性物质:①牛黄解毒丸、牛黄上清丸、防风通圣丸、胃舒宁、龙牡壮骨颗粒、清胃黄连丸、女金丹、朱砂安神丸、追风丸等中成药,含有铁、镁、钙、铅、铝等金属离子,同四环素合用时可生成难溶性螯合物,影响四环素的吸收,从而降低疗效。含上述金属离子的中成药也会降低异烟肼的抗结核疗效。②丹参含有丹参酮,与抗酸药如氢氧化铝、胃舒平等同服时,会与铝、镁等金属离子在胃肠道中结合,产生不易被吸收的金属络合物,被排泄而降低疗效。③含鞣质中药如地榆、虎杖、石榴皮等,含鞣酸,能与铁产生沉淀而不易被人体吸收,使硫酸亚铁失去疗效。④碱性中药如硼砂、海螵蛸、瓦楞子及其制剂痧气散、行军散等,不宜与铁剂同服,因碱能降低胃的酸度,影响铁的吸收,硼砂又能与铁作用产生沉淀,也会影响铁吸收,部分碱性中药还能加重铁剂引起的便秘。⑤含槲皮素的槲寄生、罗布麻、满山红等中药不宜与铁剂同服,因硫酸亚铁的铁离子可与槲皮素形成络合物,降低铁剂疗效。⑥含朱砂(硫化汞)的中成药,如朱砂安神丸、安宫牛黄丸、六神丸、仁丹、七珍丸、七厘散、紫雪丹、磁朱丸、冠心苏合丸等,不宜与还原性药物如溴化钠、溴化钾、碘化钾、碘化钠、硫酸亚铁、亚硝酸盐等同用,否则会产生溴化汞、碘化汞之类有毒汞盐沉淀,引起赤痢样大便,导致药源性肠炎。⑦含雄黄的中成药,如牛黄解毒丸、牛黄清心丸、安宫牛黄丸、六神丸、喉症片等,若与含硫酸盐、硝酸盐的西药如硫酸镁、硫酸亚铁、硫酸胍生片合用,会把雄黄主成分硫化砷氧化为砷的氧化物,即砒霜的主要成分。⑧中药酊剂、药酒不宜与水合氯醛合用,两者合用可产生有毒的醇合三氯乙醛,毒性极强,严重可危及生命。⑨复方丹参注射液与低分子右旋糖酐注射液混合,因低分子右旋糖酐本身是一种强有力的抗原,易与丹参等形成络合物,两者共同作用易导致过敏性休克或严重的过敏症。

(2)酸碱中和,降低疗效:①含中药煅龙骨、煅牡蛎、硼砂等碱性强的中成药,不宜与酸性西药如阿司匹林、对氨基水杨酸钠、胃蛋白酶合剂等合用,会降低疗效。②含有大量有机酸的中药及其制剂,如乌梅、女贞子、山茱萸、蒲公英和山楂丸、山楂糖浆、脉安颗粒、保和丸、二至丸、六味地黄丸、肾气丸等,不宜与碱性的氨茶碱、复方氢氧化铝、碳酸氢钠等西药合用,如果合用则会发生中和反应,降低中西药的疗效。③羚羊感冒片与复方阿司匹林片合用时,羚羊感冒片是碱性中成药,复方阿司匹林片系酸性药,两者合用后疗效降低。

(3)药理作用的叠加,产生毒副反应:①含乌头、草乌、附子、马钱子等生物碱成分的中成药,如附子理中丸、祛风活络丸、小活络丸、风湿丸或四逆汤等与阿托品、士的宁、吗啡因、氨茶碱等生物碱类西药同用时,很可能增强毒性,导致药物中毒。②含夹竹桃、罗布麻等含强心苷类成分的中成药,如六神丸、救心丹、复方罗布麻片等,以及含钙较高的石膏、牡蛎、珍珠等中成药不宜与洋地黄、地高辛等强心苷类药合用,因钙离子为应激性离子,能增强心肌收缩力,与强心苷有协同作用,从而增加强心苷的作用和毒性,同时胃肠外补钙时也可诱发强心苷中毒。③复方丹参片、复方丹参滴丸、藻酸双酯钠片,都具有活血化瘀、降低血脂、扩张血管、改善微循环的作用,当联用时,对于血小板减少有出血倾向的患者,极易诱发内脏自发性出血。④消渴丸是由黄芪、生地黄、天花粉、格列本脲组成,若与格列本脲片同服,一日3次服用,会导致格列本脲片超剂量,易导致低血糖休克。⑤六味地黄丸中含有山茱萸,内含有机酸,与利福平同服,能增加利福平在肾脏的吸收,从而加重对肾功能的损害。⑥中药桃仁、苦杏仁、白果、枇杷仁等含氰苷的中药及制剂若同麻醉镇静止咳等西药合用,会引起严重的呼吸中枢抑制,甚至引起呼吸衰竭。

(4)生物效应的拮抗:①含川芎的中成药制剂,如川芎茶调丸、艾附暖宫丸、当归调经丸、四物益母丸、女金丹等与苯丙胺合用,川芎的镇静作用与苯丙胺的兴奋作用拮抗,降低疗效。②含大黄泻下作用的麻仁丸等与新霉素、土霉素等西药同服,会因肠道细菌被抗生素抑制,影响了大黄的致泻作用。③鹿胎膏、鹿茸精等含鹿茸的中成药,与胰岛素、格列本脲片等西药降糖药合用,由于鹿茸含糖皮质激素样物质,会使血糖上升,抵消降血糖药的部分降糖作用。④蜜炼川贝枇杷膏中含有大量蜂蜜,与感冒清片合用时,感冒清片中的退热成分与蜂蜜能形成复合物,会减少药物的吸收速度,使退热作用减弱。⑤中成药炎得平主要成分是穿心莲,其抗感染作用是通过促进白细胞吞噬功能而实现的,而螺旋霉素能抑制穿心莲的促进白细胞吞噬功能,合用时会抑制穿心莲的疗效。

(5)酶促作用降低药效:①虎骨木瓜酒、国公酒、骨刺消痛液等药酒含有乙醇,如果与苯妥英钠、安乃近、胰岛素、格列本脲等药物合用,因乙醇是一种药酶诱导剂,能增强肝药酶活性,使上述西药在体内代谢加快,半衰期缩短,从而显著降低疗效。②藿香正气水与苯妥英钠片合用时,藿香正气水中含有乙醇,乙醇是一种药酶诱导剂,它能增加肝细胞线粒体 P450(CYP450)的活性,加速苯妥英钠等药物在体内的代谢,使其半衰期缩短,临床疗效降低。

③大山楂丸与麦迪霉素片合用时,大山楂丸中的神曲、麦芽中含有多种消化酶,麦迪霉素可使之失活。同时中药神曲、麦芽中的消化酶也能明显降低麦迪霉素的抗菌疗效。④含碘的昆布丸若与异烟肼合用,会使异烟肼失去药效,因为昆布内(包括海带)含有丰富的碘,在胃内酸性条件下,碘与异烟肼发生氧化还原反应,使其失去抗结核杆菌的作用。⑤丹参或含丹参成分的复方制剂(如丹参片、复方丹参滴丸等)与阿托品合用会降低丹参的药效,阿托品为拮抗 M 胆碱受体的抗胆碱药,可拮抗窦房结 M 受体,拮抗迷走神经对心脏的抑制作用,使心率加快,两者合用时丹参中具有的降血压效应可被阿托品所拮抗,从而降低丹参的药效,不宜合用。

(6)酶抑作用增加毒副反应:大活络丹、九分散、半夏露颗粒等含麻黄的中成药,若与呋喃唑酮、帕吉林、异卡波肼、苯乙肼、异烟肼等单胺氧化酶抑制剂西药合用,因单胺氧化酶抑制剂口服后可抑制单胺氧化酶的活性,使去甲肾上腺素、多巴胺、5-羟色胺等单胺类神经介质不被酶破坏而贮存于神经末梢中;麻黄中的麻黄碱可促使被贮存于神经末梢中的去甲肾上腺素等大量释放,双重作用使肾上腺素、多巴胺等大量蓄积而引起头疼、恶心、腹痛、腹凉、心率失常,严重者可引起高血压危象或脑出血。

(7)诱发药源性疾病和不良反应:①含甘草、鹿茸的中成药同阿司匹林合用,阿司匹林对胃黏膜有刺激,而甘草、鹿茸含糖皮质激素,可使胃酸分泌增多,又能减少胃黏液分泌,降低胃肠抵抗力,从而诱发加重胃、十二指肠溃疡。②含乌梅类中成药,如乌梅丸、玉泉丸、固肠丸等不能与抗凝剂同用,因其会增加抗凝作用,可能导致出血性不良反应。③甘草及其制剂不宜与依他尼酸、氢氯噻嗪类利尿药合用,因为合用能使血清钾离子浓度降低,有可能增加引起低血钾的危险。④含强心苷成分的中药制剂不宜与胰岛素同用,会造成低血钾,使心肌对强心苷的敏感性增高,诱发中毒。⑤曼陀罗、洋金花、天仙子、华山参、颠茄合剂等与强心苷配伍,生物碱有松弛平滑肌、减慢胃肠蠕动的作用,可使机体对强心苷药物的吸收和蓄积增加,加之心衰患者对强心苷的作用敏感易引起中毒反应。⑥解热镇痛药与朱砂、巴豆等合用,可致消化道出血及穿孔。⑦抗癫痫药与苍耳子、雷公藤合用可加重肝脏损害。⑧血塞通注射液不宜与异丙肾上腺素同用,因前者为三七制剂,含有肾上腺皮质激素样物质,可使心肌对异丙肾上腺素的敏感性增加,两者同用会增加其对心脏的毒性。⑨三七总皂苷和洛美沙星、尼美舒利联合应用会导致肝脏损害,三七总皂苷有扩张血管的作用,能延缓二者的排泄,加重蓄积。⑩含强心苷成分的中药制剂,如复方罗布麻片、六神丸、罗布麻降压片、心宝丸、蟾酥丸等不宜与噻嗪类利尿剂同用,易引起低钾血症、低镁血症、高钙血症,增加强心苷的毒性。

综上所述,中西药联合使用是一个比较复杂的课题,目前对中西药之间的配伍问题,无论从理论性、药效学或临床角度,都尚待深入研究,只有了解组方中各种药物化学成分的性质及药理作用,遵循中西药的各自特性,有原则、有根据的联合使用,才能进行最合理的配伍,避免药物不良反应,减少药源性疾病,从而达到提高疗效、安全用药的目的。

### (五) 药不对证

中医治病,最讲究"辨证施治,对症下药",即用药要因人、因病、因证、因地、因时而异,对症下药,随证加减,这是中医中药治病的精髓。各种中药既有适应证,又有禁忌证。例如表虚自汗、阴虚盗汗者禁用解表发汗药;疮疡日久、淋病、失血患者虽有表证也应慎用解表药;脾胃气虚、食少便溏者慎用清热药,以防苦寒化燥伤阴;年老体虚、脾胃虚弱者慎用泻下药,妇女胎前产后及经期均应忌用泻下药;阴虚血燥及气虚者慎用芳香化湿药;津少阴亏、肾虚遗精遗尿者慎用利水渗湿药;实热证、阴虚火旺、津血亏虚者忌用温里药等。即使是甘草这样补中益气、清热解毒、祛痰止咳、缓急止痛、调和诸药之品,亦有湿盛胀满及浮肿者不宜用,以及反大戟、芫花、甘遂、海藻等禁忌证和注意事项。久服大剂量生甘草,可生湿助满,引起水肿、钠潴留、血压升高、呕吐等不良反应。人参大补元气,补脾益肺,生津安神,适用于气虚脉微、喘促懒言、自汗等气虚证。不仅实证、热证而正气不虚者忌用人参,而且还有反藜芦、畏五灵脂等注意事项。另外,有以临床报告为例提出所谓"人参滥用综合征"的调查报告。其实所谓"人参滥用综合征"[210]就是在使用人参时不知道辨证施治造成某些人出现的一些不良反应。针对"人参滥用综合征"的提法,瑞士某公司邀请瑞士、美国、法国和意大利的有关学者用了 5 年时间对人参 *Panax ginseng* C.A.Mey 所制成的标准化人参浸膏 $G_{115}$(standardiged Ginseng extract $G_{115}$)进行急性毒性、慢性毒性、致畸、致癌实验,以及对心血管系统和有关内分泌系统进行了较全面的研究。美国和韩国学者对高丽人参制成的红参进行了安全性观察。他们的研究结果表明,人参的急性毒性、慢性毒性、致突变、致畸和致癌实验均未见异常;在人体试验中对心血管和内分泌系统也未见不良反应,证明长期服用人参是安全的,同时也说明临床应用与动物实验存在差异。

### (六) 用法不当

随意加大剂量。各种药物治疗疾病都有一定的剂量范围,剂量过小,血药浓度低,产生不了治疗作用;剂量过大,生理活性强烈,超出机体的承受极限,必然发生毒副反应。目前中药虽然不像化学药物那样具有精确的起效量、极量和中毒剂量,但是国家药典和中药学中对各种中药的成人每日常用量均有明确规定。不适当地随意加大剂量常会产生毒副反应。如关木通常用量为 3~6g,有人用至 18g;制川乌常用量为 1.5~3g,有人用至 40g;制马钱子常用量为 0.3~0.6g,有人用至 2g;雄黄常用量为 0.05~0.1g,有人用至 1g 等。如此超剂量服用有毒药物,岂能安全?

### (七) 盲目使用"偏方""单方"或"秘方"

中医确有"单方或偏方治大病"的许多成功病例,均系在掌握药性、了解病情、严格用法用量的基础上取得良好效果的。一般来说,单方或偏方均有较强的针对性,如果药不对证,滥用误用,则更易产生毒副反应。近年来,随着中医药事业的发展,一些并未认真学习掌握中医药知识的人甚至"江湖医生"亦在滥用"单方""秘方"或"验方"为人治病。由于对方中药物的性质及用法用量等并不了解,又缺乏起码的医学知识,成为中药中毒病例攀升的一个重要原因。如甘草在我国已有数千年的药用历史,在复方中的出现率极高,但几乎从不单用,亦不会产生毒副作用,而在西方发达国家却因单独使用甘草酸引起假性醛固酮增多症而被禁用和限用。这些截然不同的情况,往往与中医的合理组方,发挥复方的综合作用有直接关系。对有毒中药应一分为二地看待:毒性既是中药性能的特征,又是产生不良反应的基础,我们绝不能将两者对立起来看。

### (八) 药材与饮片的使用

在众多中药中,有一部分中药是存在一定毒性的,在临床使用过程中,若使用不当会对患者造成一些不良反应以及毒副作用。有毒中药饮片在临床应用过程中占有着不可或缺的地位,但随着中药炮制技术不断发展应用,通过炮制能够降低有毒中药的毒性,并保证其药效。有毒中药饮片在炮制过程中应按照中药炮制的相关规范进行操作,否则将会对中药饮片的质量产生影响,不仅达不到降低不良反应和毒副作用的目的,而且还可能对其药效产生影响。中药饮片的质量管理将直接影响到患者的用药安全问题。然而,中药的产地、来源、加工方式等各有不同,这就造成了中药饮片真假难辨,常有假冒伪劣或者掺假贩卖的情况。除此以外,其他各种因素也会对中药饮片的质量造成一定的影响,包括环境因素、意外事故、使用方式、特殊人群等。众多因素掺杂在一起,可能就会导致中药饮片质量下降[209]。有关有毒中药的炮制及标准和管理等,可见本书的第三章第二节。

## 三、中药不良反应的预防

中药不良反应虽然表现形式多种,但大部分中药所致的不良反应是可以预防和避免的。现针对如何预防和避免不良反应的发生,提出如下几点意见:

**1. 提高对中药不良反应的认识,积极开展中药不良反应的监测**　中药能有效防治疾病、改善体质,已为人所共识。但其所引起的不良反应却往往被忽视,加之有关媒介的不实宣传,对中药不良反应存在着片面的理解和错误的认识,如中医药治疗属"自然疗法""安全""药食同源"等,前面已谈及,不再赘述。因此,应重视中药不良反应的存在,重视对不良反应的正确宣传,积极开展中药不良反应监测。对临床治疗用药中所发现的不良反应,要认真分析研究、及时报道,并提出防治措施,是十分必要的。国内应设立中药不良反应的监测机构,建立和执行中药不良反应的报告制度,完善行政管理体系,颁布有关政策、法规和技术要求,这是减少不良反应发生的重要举措。

**2. 加强管理,制定法规**　加强药品质量的监督管理,制定有关中药材和中药制剂安全性的国家标准,如重金属、农药残留量、真菌毒素以及各种有害物质(化学成分)的限量标准。杜绝伪劣变质品种的使用,以减少不良反应的发生。2000 年,美国南加州大学药学院教授、美国 Lotus Herbs 公司总裁陈·约翰博士撰文谈及中药广防己和关木通的肾毒性时指出,当前刻不容缓的是正确地鉴别这些药材,确保安全、有效地使用它们[210]。常用的方法是根据中药的物理特点进行外观检查,但不能做到百分之百的准确和可靠。来自不同科、属多种植物的中药材只靠外观鉴别是远远不够的。现代的高效液相色谱、薄层色谱等技术虽可定性、定量地确定各种药材的化学特征,但它们只适合逐批抽样检测,仍不能保证全部制剂的安全使用。因此,建立更严格的质量控制手段,确保中药制剂安全、有效地使用不仅是药材制造商们的职业道德和法律责任,也是所有执业医生和诊所的职责。尤其值得指出的是,比利时事件中,受害者使用的竟是"标准制剂",英国事件中受害者使用的也是为患者特制的草药茶。陈博士认为比利时事件是由于中药名称的混乱导致误用替代品所致,英国事件是疏忽了对中草药安全性进行验证所致。他说,今后在美国,随着更有效的质量控制手段的建立和GMP 的实施,分析化验单将随着汉防己、川木通等一大批草药进行周转。化验单将提供该草药的安全性、纯度、重金属含量、染菌量等。

**3. 正确诊断,合理用药**　中医治病的特点是辨证施治,对症下药,因此使用中药一定要以中医药基本理论为指导,对患者的疾病要作出正确的诊断,才能合理地对症下药。在用药过程中要注意观察患者的体质,了解药物反应史,严格掌握中药的用量、用法等。

**4. 应以优质的中药饮片、制剂提供给临床**　中药炮制是中药的特色,中药通过炮制可降低毒性、减少副作用,优质的中药饮片可减少不良反应的发生,同时还可提高疗效。建议国家有关部门在国内建立大型的中药饮片集团,所有中药饮片统一发放,以保证优质中药饮片应用于临床。

5. **加强中药毒理学的研究**　随着中药的广泛应用,其所出现的不良反应已日益受到重视,但对其产生不良反应的原因,发生不良反应的机制和化学成分是什么,目前国内研究得还不够。加强对中药安全性和不良反应的深入系统研究,尤其是中药多种成分、多种单味药配伍的相互影响,如化学成分变化、药效和毒理的变化等是非常必要和重要的。在此再次强调研究中药中毒的物质基础、作用机制、临床表现、解毒措施和防治办法等是非常必要的,这将大力推动中药毒理学科的发展,从而逐步建立一些中药安全性评价中心,重点开展有关工作,也是摆在我们面前的重要任务。

(杜贵友　王福清　张春颖)

第二章 参考文献

# 第三章 有毒中药的炮制概论

## 第一节 概 述

中药的商品形式分为中药材、中药饮片和中成药[1]。中药材是来源于植物、动物和矿物的药用部位经过初步产地加工形成的原药材[2];中药饮片是将中药材经过中药炮制技术制备形成的临床处方用药[3];中成药是按照制剂的要求采用中药饮片作为原料通过制剂技术制成的成方制剂[4]。中药材不可直接应用于临床,必须在中药炮制理论指导下,经过炮制制备成中药饮片后才能在临床上组方配伍,这是中医临床用药的特点,是中医药学的一大特色,也是中药区别于天然药物的显著标志之一。

现代医学的"毒性"是指物质对机体产生有害作用的力度。必须指出的是,传统的中药毒性,与现代中药毒性概念中所谓引起功能障碍、病理变化及死亡的内涵并不完全相同[5]。我国现存最早的药物学专著《神农本草经》共记载药物 365 种,根据药物有无毒性分为上、中、下三品,把能够攻病愈疾的药物称为有毒,可久服补虚的药物看作无毒,并提出下品多毒。目前尚缺乏统一明确的有无毒性及毒性分类标准,一般是按中医理论和临床经验对该饮片性能的概括。自 1977 年版《中国药典》[6]开始,根据历代本草的记载将中药饮片分为大毒、有毒和小毒,这种分级方法沿用至今,作为临床用药的警示性参考。2020 年版《中国药典》[7]共收载 83 种毒性药材,根据中药毒性的强弱,分为大毒(10 种)、有毒(42 种)和小毒(31 种)3 个不同等级,详见表 3-1。现代实验药理学中毒性分级主要以有毒中药的煎剂给予动物后测定的半数致死量($LD_{50}$)为依据[8]。因此,如果现在仍然把传统中药毒性与现代医学毒性概念等同看待,无疑是扩大了对传统有毒中药概念的误解。

### 一、有毒中药的炮制目的

中药炮制的主要目的就是减轻不良反应和降低毒性。有些药物临床疗效显著,但因毒性而限制了使用,如乌头、附子、半夏、大戟、芫花、巴豆、甘遂、斑蝥等[9]。这类药材历代医家都强调炮制减毒后方可入药用。中药炮制减毒的方法种类繁多,采用的炮制技术可以通过除去毒性部位、降低毒性成分含量、破坏毒性成分结构,或将高毒的成分转化为低毒的成分等方式,达到炮制解毒的目的。

表 3-1  2020 年版《中国药典》有毒中药

| 毒性分类 | 品名 |
| --- | --- |
| 大毒<br>(10 种) | 川乌、马钱子、马钱子粉、天仙子、巴豆、巴豆霜、红粉、闹羊花、草乌、斑蝥 |
| 有毒<br>(42 种) | 三颗针、干漆、土荆皮、山豆根、千金子、千金子霜、制川乌、天南星、制天南星、木鳖子、甘遂、仙茅、白附子、白果、白屈菜、半夏、朱砂、华山参、全蝎、芫花、苍耳子、两头尖、附子、苦楝皮、金钱白花蛇、京大戟、制草乌、牵牛子、轻粉、香加皮、洋金花、臭灵丹草、狼毒、常山、商陆、硫黄、雄黄、蓖麻子、蜈蚣、罂粟壳、蕲蛇、蟾酥 |
| 小毒<br>(31 种) | 丁公藤、九里香、土鳖虫、大皂角、川楝子、小叶莲、飞扬草、艾叶、水蛭、北豆根、地枫皮、红大戟、两面针、吴茱萸、苦木、苦杏仁、金铁锁、草乌叶、南鹤虱、鸦胆子、重楼、急性子、蛇床子、猪牙皂、绵马贯众、绵马贯众炭、紫萁贯众、蒺藜、榼藤子、鹤虱、翼首草 |

## 二、有毒中药常用降低毒性的炮制方法

### (一)净制降低毒性

**1. 去除有毒部位**  净制法或提净法就是将药材中的非药用毒性部位去掉,以保证用药安全。如蕲蛇去头足、斑蝥去头足翅等。

**2. 水漂洗降低毒性**  当药材在清水中浸泡较长时间后,其中的毒性成分就会在水中溶解,通过不停搅动和多次换水就能够使毒性成分流失,从而降低毒性,对于在水中溶解度高的毒性成分有很高的适用性[10]。如中药乌头生品,其毒性成分乌头碱在水中溶解度较小,但其水解产物乌头次碱和乌头原碱较易溶于水中,通过水漂后就能够使生物碱部分流失,以降低药物毒性[11]。

### (二)炮炙降低毒性

**1. 加热炮制减毒**  加热炮制包括湿热与干热两种加热方式,主要方法是炒、煨、砂烫、煅制和蒸煮等,通过加热可使毒性成分被破坏、减少或转化,进而减毒增效[12]。干热就是在容器中加热拌炒毒性药材,或添加适量固体辅料加热,通过不断翻动和高温达到破坏或分解药材毒性成分的目的。如砂炒马钱子能够减少马钱子碱及士的宁的含量,马钱子用砂烫法,在 240℃环境下烫炒[13],待其表面鼓起,内部略呈棕黄色时,即能达到减毒的目的。斑蝥、青娘子等芫青科昆虫类中药,含有斑蝥素等毒性成分,可以通过米炒法达到炮制减毒效果[14]。煅制法是通过高温加热,使药物中的金属成分发生游离,去掉游离成分后降低毒性[15]。湿热炮制即将清水或液体辅料与毒性中药混合后共炒、煮,进而降低或消除毒性。郁李仁、苦杏仁等含氰苷类毒性成分的药材,可以通过炒、蒸、焯等方法,灭活 β- 葡糖苷酶,从而抑制苦杏仁苷水解产生过量的氢氰酸[16]。

**2. 辅料炮制减毒**  将醋、甘草、白矾、麦麸、生姜、黑豆、蜂蜜、豆腐和面粉等作为辅料与药材一同炮制,能够有效减少毒性成分。如甘草[17]对药物中毒、食物中毒、体内代谢物中毒及细菌毒素都有一定的解毒作用,如能解苦楝皮、丁公藤、山豆根的毒,其解毒机制一般认为与甘草皂苷在体内代谢有关。甘草皂苷水解后生成甘草次酸和葡糖醛酸,后者与有羟基或

羧基的毒物生成体内不易吸收的产物,分解物从尿中排出;甘草皂苷还具有肾上腺皮质激素样作用,能增强肝脏的解毒作用。草乌、远志、吴茱萸、半夏等药物用甘草炮制,能够缓和药物烈性,降低毒性。白矾是一种凝聚剂,对于半夏、生南星和白附子等含生物碱的中药材有很强的减毒作用,白矾溶液浸泡使毒针晶上带有的凝集素蛋白溶解并降解,破坏了毒蛋白的结构,使致炎效应显著降低,同时白矾溶液中的 $Al^{3+}$ 与毒针晶中草酸钙的草酸根形成络合物,促使草酸钙被破坏而溶解,毒针晶的结构被破坏,双重作用导致天南星科有毒中药的毒性显著下降[18]。豆腐中含有蛋白质,能够和生物碱、金属及鞣酸等物质结合形成沉淀,减少中药毒性成分,豆腐蒸煮后还会产生多孔的凝固蛋白,吸附作用更强,硫黄、藤黄等药物常用豆腐炮制降低毒性[19]。醋则是一种稀酸,狼毒、京大戟和甘遂等大戟科有毒中药均属于峻下逐水药,药物中含有二萜类毒性成分,通过醋制,使毒性成分与乙酸发生反应,进而将毒性成分转变为其他物质,降低毒性[20]。

　　**3. 其他方法炮制减毒**　对于含有毒有害金属元素类的中药,水飞法具有较好的解毒效果。其原理在于利用部分金属与水不相溶的特性,通过分离法去除毒性,将研细的粉末通过反复搅拌形成混悬液后,经静置、沉淀、晾晒、研散等步骤净化药物降低毒性。如雄黄[21]中的主要剧毒成分 $As_2O_3$ 和游离砷,可少量溶于水,而其主要的有效成分硫化砷类化合物不溶于水,利用水飞法将雄黄制成极细粉的过程,就能够逐渐去除溶于水的毒性成分,而不会对有效成分有较大影响,用水量越大,毒性成分含量就会越低。

　　一些毒性种子类中药材富含油脂,可以通过制霜的方法将大部分油脂除去,从而将油脂含量控制在安全范围内。如巴豆含 40%~60% 的油脂,多为毒性蛋白成分,会引起腹泻和呕吐,甚至患者可能因大量失水而死亡,制霜法可将巴豆的油脂含量控制在 18%~20% 的范围内,降低毒性蛋白的毒性,确保了用药的安全性。含毒蛋白类毒性成分的中药,可以利用毒蛋白类物质在高温下会凝固、变性的原理解毒[22]。

　　有毒中药是中医临床组方用药的重要组成部分,但其毒性也给临床安全用药带来一定风险。因此,一直以来,不少国际学者及少数国内学者对中药毒性的认识存在偏颇。中药不仅能够通过“君、臣、佐、使”等配伍制约药物偏性,还能够通过中药炮制达到增强疗效、减少毒副作用等目的。随着对有毒中药的毒性产生机制及炮制解毒机制研究的不断深入,有毒中药的炮制工艺逐渐规范,并形成了以《中国药典》为核心,国家级和省、自治区、直辖市级炮制规范为辅助的有毒中药炮制技术规范和饮片质量标准。因此在评估中药药效及毒性时,不仅要利用先进的研究思路和科学技术,更要结合中医药理论特色,建立高标准的中药毒理学研究规范,提高中医药研究结果的科学性与重复性,为中药更加安全、有效的临床应用以及中医药走向世界提供理论支撑。

　　中药炮制技术是我国传统医药学中一门独特的制药技术,具有我国独有的自主知识产权。目前,中药炮制的工艺参数、主要炮制技术难点等属于保密内容,不得随意泄露和公开。保护和利用好我国的中药饮片炮制技术,不但可以保证饮片的临床疗效,还可以确保我国特有的中药饮片产业快速发展,形成医药壁垒,提高国际市场竞争能力,对于促进我国国民经济的发展起着重要作用。

# 第二节 有毒中药饮片标准现状

《中华人民共和国药品管理法》(2019 年修订)是目前药品生产、使用、检查的基本法律。其中,第四十四条明确规定:"中药饮片应当按照国家药品标准炮制;国家药品标准没有规定的,应当按照省、自治区、直辖市人民政府药品监督管理部门制定的炮制规范炮制。省、自治区、直辖市人民政府药品监督管理部门制定的炮制规范应当报国务院药品监督管理部门备案。"这就是目前进行中药炮制饮片生产企业以及相关从事中药炮制工作的人员和单位所必须遵循的法规。

## 一、国家标准

《中华人民共和国药典》(简称《中国药典》)自 1963 年版一部便开始收载中药及中药炮制品,正文中规定了饮片生产的工艺流程、成品性状、用法、用量等;附录设有"中药炮制通则"专篇,规定了各种炮制方法的含义、具有共性的操作方法及质量要求,是国家级药物炮制的质量标准[6]。2010 年版《中国药典》首次明确炮制后的中药饮片是中医临床处方配伍的处方药物,是中成药制剂的原料药物。同时,2010 年版《中国药典》将饮片收载的品种增加到 328 种[23]。2020 年版《中国药典》增加了部分饮片标准检测项目和要求,说明中药炮制技术和方法以及相关的炮制品必须遵循国家的法定标准。在 1953 年出版的我国第一部《中国药典》[6]中收载的植物药、动物药和矿物药中,仅有 3 种毒性药物,即汞(水银)、番木鳖及半夏;2020 年版《中国药典》一部[7]收载品种 2 711 种,其中新增品种 117 种,修订品种 452 种,616 种中药材及饮片中,标注有毒性的中药材已达 83 种,根据其毒性和使用注意事项进行归类与分析的结果为大毒 10 种,有毒 42 种,小毒 31 种。

## 二、各省、自治区、直辖市的地方炮制标准

1994 年,国家中医药管理局颁发了关于《中药饮片质量标准通则(试行)》的通知,规定了饮片的净度、片型及粉碎粒度、水分标准,以及饮片色泽要求等,属于省部级行业质量标准。

《全国中药炮制规范》由原卫生部药政局委托中国中医研究院牵头组织有关单位及人员编写而成,于 1988 年出版,为部级中药饮片炮制标准(暂行)。该书主要精选全国各省、自治区、直辖市现行实用的炮制品及其炮制工艺,收载常用中药 554 种,并具有相应的质量要求。《全国中药炮制规范》中每一炮制品力求统一工艺,收载的炮制品种既体现了全国的统一制法,又照顾到了地方特色。附录中还收录了"中药炮制通则""全国中药炮制法概况表""中药炮制方法分类表"等。

由于中药炮制具有较多的传统经验,在历史传承的过程中,有些炮制工艺失传,有些被保留下来。全国各地域之间也因中药的品种、用法不一,形成了具有地域特色的炮制技术,

这些炮制技术和工艺不便于全国统一,为保留地方特色,尊重地域用药经验和更好地传承炮制技术,各省(区、市)先后都制定了适合本地区中药饮片生产和炮制的地方规范,如《上海市中药饮片炮制规范》《四川省中药饮片炮制规范》《江苏省中药饮片炮制规范》等,被称之为地方标准。按照我国《中华人民共和国药品管理法》的规定,各省(区、市)的地方炮制规范必须报国务院药品监督管理部门备案。

关于有毒中药的炮制,不同地区采取了不同的炮制方法和工艺,形成了具有地域特色的炮制品规格,比如马钱子在《中国药典》中有生马钱子和制马钱子两种饮片规格,而在《河南省中药饮片炮制规范》中,还收载了油炙马钱子、绿豆煮马钱子两种规格。马钱子的主要炮制目的就是降低毒性。聂彦彦等[24]研究发现,马钱子的不同炮制方法各有优缺点,其临床应用也各有特点。又如姜半夏,《中国药典》中规定炮制方法为"取净半夏,大小分开,用水浸泡至内无干心时,取出;另取生姜切片煎汤,加白矾与半夏共煮透,取出,晾干,或晾至半干,干燥;或切薄片,干燥。每100kg净半夏,用生姜25kg、白矾12.5kg。"而在《北京市中药饮片炮制规范》中,姜半夏的炮制方法为"取净半夏,大小分开,浸漂,每日换水2~3次,至起白沫时(约7天),换水后加白矾(每100kg净半夏,加白矾4kg)溶化,泡3天后,弃去矾水,再换水泡7天,每日轻轻搅拌换水2次,再加入串碎白矾4kg溶化。加姜水(取鲜姜片8kg,加水煎煮二次,第一次2小时,第二次1小时,煎液合并,晾凉)至半夏中,矾姜水再泡7天后,用水洗净,切开口尝无麻辣感,取出置不锈钢锅内,加入剩余的白矾和鲜姜,先用武火后用文火煮约3小时,至内外无白心为度,加入少量水,取出,晾至七成干时,再闷3天,阴干。每100kg净半夏,用白矾12.5kg、鲜姜10kg。"毒性中药的炮制方法各地不同,有不同的标准,在临床上的用法用量也不尽相同,因此毒性中药饮片有其地方特色,各地医生在使用时应充分参考当地特点,在跨地区行医使用毒性饮片时应充分注意,以保证临床的安全有效。

# 第三节　有毒中药炮制研究进展

中药炮制是建立在辨证论治基础上的中药加工技术。炮制所得制品称之为饮片。饮片入药是中医用药的特点之一。前人通过炮制前后对比和临床应用的经验总结,建立的中药炮制学,更偏重于历代医家炮制用药的实验总结。有毒中药的炮制具有特殊意义和重要性,其研究只能来源于实验,从逻辑和实验设计的角度看,它的内涵与现代科学的兼容性更大,更能反映药物本身的因果规律;同时它与现代科学的碰撞更强。众所周知,评价一门学科是否成熟的首要指标是其实验手段,那么如何运用和植入现代技术,挖掘和开发中药炮制所蕴藏的实验信息,并以此为指导,来整合中药实验研究体系,进而为中医药的深入研究提供研究引擎呢? 显然中药炮制的研究首当其冲。

中华人民共和国成立以来,由于制度的优势,国家集中了中药生产、教学、科研、医疗等行业的同志对老药工的炮制经验进行了整理研究,使全国各地的炮制经验已基本上得到汇集。同时对炮制的历史沿革也做了大量的文献整理研究工作,对近150种常用中药进行了实验研究,这些均为中药炮制的整理提高提供了一定的依据。对有毒中药的研究从中药炮制传统经验的研究到实验研究也做了大量工作,但今后研究的取向和具体的研究途径与内容尚有待探讨。

# 一、中药炮制传统经验的继承

## (一) 中药炮制传统经验的研究

中华人民共和国成立以来,在调查、总结老药工炮制经验方面做了大量工作,陆续整理出版了各省(区、市)的"中药饮片炮制规范"和《中药炮制经验集成》,使现代使用的炮制经验基本得到了汇总。之后又相继出版了《中药饮片炮制述要》《中药炮制学》《中药炮制与临床应用》《新编中药炮制法》等,为中药炮制的生产、教学、科研、临床提供了重要的参考。

## (二) 中药炮制历史文献研究

研究中药炮制只从现代炮制经验出发远远不够,还必须搞清炮制的历史沿革。因为古代炮制经验多是以师带徒、口传心授的方式继承下来的,各地遵循的方法不同,造成各地各法或一药多法的状况。只有搞清某一炮制的历史源流,某法炮制是何时创始的? 炮制的原始意图是什么? 历代炮制方法有哪些变化? 现代遵循的是哪个时代、哪种方法等,才能运用现代科学知识和手段进行实验设计与研究。中国中医研究院(现中国中医科学院)中药研究所等单位协作,对汉代至清代 167 部古代中医药书籍中有关炮制内容进行摘录,集辑成《历代中药炮制资料辑要》一书,为炮制的起源、原始意图和演变过程提供了部分历史资料,但尚未进行系统综合分析。王孝涛又在此基础上编辑出版了《历代中药炮制法汇典》古代和现代两册。古代部分对汉代至清代 167 部炮制文献进行了系统整理; 现代部分以搜集中医药典籍和全国各地中药现代炮制规范的资料为基础,增添了 1985 年以前有关现代科研技术资料等内容,全书共收载常用中药 552 种,该书为教学、科研、临床及生产提供了丰富的文献资料。1988 年出版的《全国中药炮制规范》,主要精选全国各省(市、自治区)现行实用的炮制品及其炮制工艺,收载常用中药 554 种,并具有相应的质量要求。"十二五"期间,修订出版《全国中药炮制规范》第 2 版,收载的饮片品种增加到 800 余种。近年来有关杂志发表了不少关于炮制历史沿革的研究文章,对炮制研究的设计提供了一定的参考。但有的文章论述的内容及引用的历史资料不够严谨,甚至存在错误,因此,继续搜集和整理中药炮制文献史料,对现有文献资料做进一步补充和完善是很必要的。

# 二、有毒中药炮制实验研究

## (一) 炮制原理的研究

有毒中药炮制原理的研究就是探讨中药炮制能减毒、缓性和增效的机制。它有助于了解中药炮制前后理化性质和药理作用的相关变化及联系,指导炮制方法的改进,促进饮片质量标准的合理化,确保临床用药安全有效。这方面已有的研究多集中于传统认为"生熟异治"的品种,也就是炮制前后药效作用发生较大变化的品种,如炭药等。对于有毒中药炮制减毒的研究已取得了一些进展,不少研究成果对阐明中药炮制的科学内涵和临床用药理论的确有重要的意义。

有毒中药炮制原理可归为以下几点:

**1. 改变有毒的化学成分**　如乌头类中药材中双酯型生物碱毒性很大,现代研究表明,乌头碱的主要毒性为神经系统反应,使神经先兴奋后抑制,并直接作用于心脏,产生异常兴奋可致心律失常[24-25],经炮制后,双酯型生物碱被破坏,黑顺片和白附片单酯型生物碱含量略有升高,制川乌的单酯型生物碱的含量降低[26]。

**2. 降低毒性成分的含量**　如斑蝥中主要含有斑蝥素,其既是有毒成分又是有效成分。斑蝥素有较强的生理活性,如抗肿瘤、抑制细胞增殖的作用,其作用机制与卵巢癌细胞Smad3、TGF-β1、c-JUN 的表达有密切关系[27];但同时斑蝥素具有一定的毒性,实验结果表明:给小鼠不同剂量斑蝥素后,其中毒反应随剂量升高而增大,且主要作用于心脏[28]。斑蝥素在84℃开始升华,其升华点为110℃。斑蝥传统炮制多以米炒为主,米炒时的锅温适合斑蝥素的升华,又不至于温度太高使斑蝥焦化。当斑蝥与米同炒时,由于斑蝥均匀受热,使斑蝥素部分升华,不被米吸附,从而降低含量,同时米可指示炮制的程度。

**3. 减毒的同时增强疗效**　如苦杏仁有小毒,主要在于苦杏仁苷分解所产生的氢氰酸的缘故。因较大量的氢氰酸对延髓各生命中枢先兴奋后麻痹,并抑制酶的活性,阻碍新陈代谢,引起组织窒息而中毒。苦杏仁经焯制后,灭活酶的活性,使苦杏仁苷在胃酸的作用下缓缓释放出氢氰酸而奏止咳平喘功效,不致中毒。苦杏仁经焯制后进行炒制,可促使 L- 苦杏仁苷向 D- 苦杏仁苷转化,增加 D- 苦杏仁苷的含量,起到增强疗效的作用[29]。

**4. 药物代谢组学的变化阐明炮制减毒机制**　如在生半夏、姜半夏对胚胎组织来源的人绒毛膜肿瘤细胞(BeWo 细胞)的毒性研究中,代谢物中共鉴定出甘氨酸、氨基丙二酸、脯氨酸、葡萄糖、半乳糖、硬脂酸、肌醇等 9 种差异性代谢物,其中脯氨酸作为一种功能性氨基酸,在胎盘、胚胎和胎儿发育中发挥重要作用,生半夏、姜半夏干预后所引起的脯氨酸、甘氨酸和肌醇含量的降低说明两者干预对胎盘和胎儿代谢的不利影响,生半夏组样本中含量的进一步降低甚至与姜半夏组样本在多个时间点出现显著差异,说明生半夏所引起的不利影响较姜半夏更为严重[30]。

但迄今为止,能彻底搞清炮制原理的中药还为数不多,这方面研究涉及的很多科学问题尚未解决。例如中药真正药用的物质基础及与此相关的实验药理学动物模型、药效指标群和毒理学指标的选用及定义均属研究的初级阶段。特别是由于生命科学本身还很不成熟,即便是化学实体药物,其在体内的作用机制很多也都不清楚。在此情况下,试想仅简单地用那些传统学科(化学、药理及毒理)的手段解析和证明炮制原理,显然成功概率不大。因此,有毒中药炮制原理的研究尚需在现代科技发展的同时,提高祖国医学和现代医学的概念和语言交流的兼容度,使其之间认识的差异得以回归。切勿根据一两篇实验报道,就轻易否定前人几千年来实践总结的炮制理论和技术,对炮制原理的科学性作出简单的评价。

**(二) 炮制加工工艺的研究**

受历史条件的限制,目前全国各地的中药炮制方法、技术条件、质控指标、辅料规格及用量等都有待进一步统一。近年来对中药的炮制工艺研究报道较多,部分研究成果已被现代化生产推广应用。例如,2020 年版《中国药典》一部规定雄黄的炮制方法为水飞法,该方法费时费水,成本较高,绝大多数企业采取了干研或水洗的方法代替水飞法,通过对雄黄的 3 种炮制品的四硫化四砷含量进行测定,结果表明水飞品＞水洗品＞干研品,说明水飞法炮制雄黄可以除杂,具有一定的科学依据[31]。马钱子具有大毒,多以外用为主,内服必须经过炮制,炮制方法主要有油炸、砂烫、烘烤、甘草制等,炮制后马钱子碱和士的宁被大量破坏,生成毒性较小的异马钱子碱和异士的宁。近年来对于马钱子炮制方法的研究表明,马钱子经甘草制后马钱子碱和士的宁含量有明显下降,其他方法含量有所下降,但是下降并不明显。奶制马钱子(10kg 马钱子,8L 牛奶)为维吾尔族的传统炮制方法,其用量大大超过中医临床砂烫法炮制的马钱子的使用剂量,实验研究表明,马钱子经奶制后能显著降低马钱子碱和士的宁含量[32]。

但是,由于不少工艺研究缺乏能系统代表中药功能的成分和药理指标群,更缺乏两者之间关联的深入研究,故中药炮制工艺研究的深度和广度受到很大的限制。就我国当前的有毒中药饮片炮制行业来看,因为药物辅料没有统一的炮制标准,质量低下的辅料会对饮片质量产生影响。例如炮制常用辅料有酒、盐、醋等,而酒有白酒、黄酒,酒应透明、无沉淀、无杂质,具有酒特有的芳香气味,不应有发酵、酸败或异味出现;含乙醇量应符合标示浓度,其余各项指标均应符合使用酒标准。有些商家有用工业酒精代替食用酒的现象。盐必须用食用盐,应为白色,无可见的外来杂物,无苦味、涩味,无异臭,氯化钠含量 ≥96%。有些不良商家可能有使用工业用盐替代食用盐的现象[33]。需醋制的药物,醋的种类也会对炮制品的质量有一定影响,如不同种类醋对醋制草乌中的双酯型生物碱的含量影响:生草乌>食用乙酸制草乌>工业乙酸制草乌>陈醋制草乌≈龙门米醋制草乌>玫瑰醋制草乌>药典法制草乌;单酯型生物碱的含量:药典法制草乌>食用乙酸制草乌>龙门米醋制草乌≈工业乙酸制草乌>陈醋制草乌≈玫瑰醋制草乌>生草乌,说明食用醋比工业乙酸的减毒效果更佳[34]。另外,对于有毒中药的炮制程度,2020 年版《中国药典》中全蝎的加工程度以“煮至全身僵硬”为度,清半夏和法半夏的炮制程度以“口尝微有麻舌”为度[7],其主要以人体的主观感觉为判断标准,缺乏客观的评价标准,造成炮制品质量不稳定。

### (三) 有毒中药饮片质量标准的研究

同炮制工艺的选用、加工的过程质量控制一样,有毒中药饮片质量标准是中药质控的重要内容。传统草药或植物药品国际上一般也是从原药材、原料药、加工辅料和加工的过程进行质量监控,加之通过最终成品实际药用成分和其他卫生标准进行质量控制。目前,《中国药典》已经明确“饮片”是中医临床使用的处方药品,因此近年来有关部门已注意到饮片质量标准的研究工作。《中国药典》已逐步增订饮片质量标准的品种和项目。2020 年版《中国药典》通过对有毒中药饮片的水分、灰分、浸出物和其有毒成分限量等指标进行控制以保证饮片质量。如规定常山中水分不得过 10.0%,总灰分不得过 4.0%;全蝎中每 1 000g 含黄曲霉毒素 $B_1$ 不得过 5μg,黄曲霉毒素 $G_2$、黄曲霉毒素 $G_1$、黄曲霉毒素 $B_2$ 和黄曲霉毒素 $B_1$ 的总量不得过 10μg,稀乙醇浸出物不得少于 18.0%;草乌中杂质(残茎)不得过 5%,水分不得过 12.0%,总灰分不得过 6.0%,乌头碱($C_{34}H_{47}NO_{11}$)、次乌头碱($C_{33}H_{45}NO_{10}$)和新乌头碱($C_{33}H_{45}NO_{11}$)的总量应为 0.15%~0.75%;制草乌中水分不得过 12.0%,乌头碱、次乌头碱和新乌头碱的总量不得过 0.040%,苯甲酰乌头原碱($C_{32}H_{45}NO_{10}$)、苯甲酰次乌头原碱($C_{31}H_{43}NO_9$)及苯甲酰新乌头原碱($C_{31}H_{43}NO_{10}$)的总量应为 0.020%~0.070%[7]。

因炮制方法和工艺不统一,尚有很多饮片品种缺少基础性研究指标和含量等指标控制,需要通过基础研究确定毒性成分,并不断积累数据,确定限度。另外,现行的中药质量标准尚难以较全面地反映出中药所具有的多组分、多疗效的特性和成分与疗效的关系。可建立有毒中药指纹/特征图谱,并结合生物活性和毒性评价手段[35],综合地、直观地反映有毒饮片的质量,建立科学、合理、可行的有毒中药饮片质量评价体系。

综上所述,中药炮制研究已取得了初步的成果。目前各地使用的炮制经验基本得到了汇集,炮制历史文献资料亦基本得到整理,这些均为中药炮制研究的选题、设计奠定了基础,同时对部分中药炮制的作用原理所做的初步研究,也为炮制工艺改良、饮片质量标准制定提供了一些依据。但从总体上看,这些研究多数是单独地对某化学成分、药理指标进行的研究,缺乏能整体反映药效的化学成分群与药效指标群之间多对多的定量相关实验和临床研究,研究结果的代表性、实验证据在药用意义上的科学性和充分性以及研究途径的效率均有待提高。多年的研究实践提示我们,炮制本身的研究取向还有待研究和定位。可喜的是目前人们对上述问题已逐渐达成共识。国际上,特别是由于含马兜铃酸的中药造成的肾衰竭事件出现后,所涉及的中药材品种及相关的中药原料药的质量问题已引起重视,欧洲药品管理局(European Medicines Agency,EMA)中的顺势疗法药品工作组(Homeopathic Medicinal Products Working Group,HMPWG)已研究制定了草药制剂的生产质量管理规范(Good Manufacturing Practices,GMP),对草药的存储及生产环境、初始材料的规格、处理方式及质量控制方面均做出相关规定。通过加强有毒中药炮制管理工作,严格按照《国家中药饮片炮制规范》中的相关流程执行炮制工序。同时相关部门应当根据有毒中药炮制过程中出现的问题积极对法规进行更新,药品监督管理部门定期对有毒中药炮制成品的质量进行检查。同时还应当针对中药炮制中用到的辅料进行规定,或积极开发高分子有效成分的辅料,得到安全有效的中药饮片。就医院而言,应当改变对于药事管理的认识,管理者应当充分认识到药事管理对于提高用药治疗的关键意义,从而提高管理水平[33]。

## 第四节　有毒中药炮制的研究方法

中药炮制作为一门药物加工技术,就其所涵盖的内容及与中药药效之间的关系来讲,它不同于任何传统医药(包括传统和现代的植物药制剂)的加工技术。通过有效成分的提纯浓缩,达到某一疗效的放大或促进药物吸收和提高用药便宜度等是中药制剂学的任务,因此中药制剂学强调从技术的角度开发、提高中药应用。而炮制的主要目的是降低或消除药物的毒副作用,改变或缓解药物性能,或增强药物的作用趋向等。所以中药炮制的实验研究应更偏重于炮制与饮片的药性研究。因此,客观要求中药炮制的研究无论从选题还是课题的切入以及相应的实验设计都应围绕这方面特性深入。

选择科研课题,即确定科研的主攻方向和具体目标,是科研的起点和关键。特别在中药炮制科研的人力、财力有限的今天,只有坚持实用性、可行性、科学性的选题原则,方能集中突破。且不应该由于选题不当使得研究结果既不能证真又不能否伪,造成人财物的浪费。

实用性:对中药炮制研究的选题来说,建议优先选择毒性较大且使用频度较高的中药开展研究。只有了解了这些药物炮制前后理化性质和药理毒理作用之间的变化,以及这些变化的药用意义,才能正确地指导和促进炮制方法的改进,制定饮片质量标准,确保用药安全有效和质量可控。研究结果才能起到以点带面的作用。

可行性：除从研究目标和手段的角度考虑,所谓可行性在有毒中药炮制研究中具体地讲,重点应强调研究途径和内容的可行。例如中药炮制研究应该首选传统认为炮制前后作用差异较大的药材和药理作用与中医功效接近的品种,使得不同制品毒性及药效的差异在实验药理中能够测定和体现,在此基础上研究其炮制工艺和质量控制的成功可能性大,才会得到有意义的结果。而忽视了这方面的考虑,在科研实施中,拿不到有药效意义的实验依据,即便研究内容和研究层面再高,指标再灵敏、可靠和前卫,但从药物研究的科学性看,显然是不足的。再例如,当一些中药如果其药用物质基础是多组分时,一味试图将其解析清楚,就现存的技术和效率显然不可行。这是因为这些研究涉及的现代实验药理学对中医病证的表述,动物模型的建立和能整体表述药用物质基础的数据获得和识别,以及体内外物质基础与药效之间的相关分析的定量方法和手段等问题,均尚待其他相关学科的发展来解决。因此,独立地从某一学科研究药用物质基础显然会制约所要研究的实质。但应当指出的是科研难度大绝不等价于研究的不可行,现代技术尚无法解决的研究也不应看作是中药炮制研究的难度和前沿面临的问题。

科学性：科学是人们认识客观规律的一种方法,它有它的理论和实验工具。它本身是一个开放系统,无论何时,它都要迎接来自任何事实的挑战。就方法学讲,它是通过对现有认识的总结和分析提出某一假设,并通过获得人们当时认同的事实,以此为依据对其假设给予否定,即通过否定伪命题的方法,逐步达到逼真的过程。因此科学和用科学的方法获得的结果是两个不同的概念。科学的方法可以作为评价认识的标准,但用科学的方法获得结果只能作为认识问题的参照。这种结果的参照价值是随时间而变的。例如在信息革命时代一张光盘的价值可以远远大于一台在电子工业时期被认为是真东西的精密电子仪器。在中药炮制研究中科学性主要反映在以何为标准的问题。那些试图以西药研究的结果作为评估中药研究标准,或试图以某些现代研究手段去证明传统炮制理论和方法的正确性作为其研究的起点,其本身就是违背了科学的内涵。

在掌握选题原则的同时,研究者还应紧密跟踪相关研究的文献,了解相关研究技术的进展,结合实际工作积累的经历和知识,确立研究的切入点。具体的课题无论从当前炮制研究存在的问题切入,从中药已知的特种成分入手,还是从中药配伍理论和中药效用或毒副作用的差异入手,研究课题的切入展开后,基础研究要能反映有毒中药毒性成分和药用成分与消减其毒副作用或增强药效之间的关系。应用研究在无充分证据情况下,要尊重古人长期的临床实践中积累总结出来的认识,在此基础上,用更科学的理化指标探索改良传统炮制工艺和饮片质控标准。这应是课题切入的选择原则。长期以来,已经形成了一种认识,即只有在理论上搞清炮制原理,才能从应用角度搞好饮片的加工和制品的质量控制。这种认识不无道理,但多年的研究经历提示我们,中药质控研究的途径未必唯一。例如,是否可以以临床疗效为基准(包括通过以中医病证所涵盖的症候群在实验药理中的指标群的合理搭构和表达,实验检测药效),运用现代统计的数值分析(如多变量分析、人工神经网络)和化学计量学的技术,分析药效与能整体反映药物物质基础的理化数据(如化学指纹图谱)之间的相关关联,筛选出能定量表述药用物质基础的多元数据,以此监控工艺和饮片质量变化。如此,既能去除非药用成分(如药材品种等因素造成)引起的化学指纹图谱变异过大,又能提高质量控制的特异性。笔者认为这应是一种科学而又务实的研究途径。

**1. 有毒中药炮制研究实验设计应注意的问题**

(1)以中医临床疗效为设计的出发点：要以"证"研究药效。要考虑用什么指标群来衡量中药效用或毒副作用才能反映中医药效的本质。例如附子具有回阳救逆、补火助阳、逐风寒湿邪等功效。其中附子多糖是其有效成分，据研究报道，附子多糖有显著的抗过氧化损伤、提高免疫力、抑瘤的作用[36-37]。附子中双酯型生物碱类成分尽管具有一定的药效但毒性大[25-26]，炮制时需要限制炮制品中双酯型生物碱的含量来防止中毒。

(2)注意药用物质基础的多元性：在药用物质基础的表述方面要注意仅用单一化学成分是不够完善的。例如苦杏仁 2020 年版《中国药典》中以苦杏仁苷为指标，苦杏仁主要有镇咳、平喘，润肠通便的作用，其活性成分苦杏仁苷内服后，在体内 β- 葡糖苷酶作用下分解为氢氰酸和苯甲酸，氢氰酸对呼吸中枢有一定的抑制作用，使呼吸运动趋于安静从而达到镇咳平喘的作用。而苦杏仁中所含的脂肪油是苦杏仁发挥润肠通便作用的主要成分，经炮制后润肠作用增强[38]。因此，仅以苦杏仁苷作为评价苦杏仁的质量标准是不全面的。

(3)结合中药配伍理论研究中药炮制：方剂是调整体内系统平衡的优化治疗系统，也是中医临床用药的一大特点。药物通过配伍组方可起到增效、减毒、缓和药性或产生新药效等作用。单味中药的研究结果往往与该药在方药中的研究结果不一致。如半夏畏生姜，用以制其毒。用生姜炮制半夏，可以减缓半夏的毒性同时增强了降逆止呕的作用。研究表明，生半夏经过生姜炮制后肌苷、鸟苷、腺苷、琥珀酸的含量降低，这四种成分为祛痰作用的活性成分；姜半夏经生姜、白矾制后，生姜(引入 6- 姜辣素)增强姜半夏止呕作用，减弱化痰、止咳作用[39]。

(4)重复性和重现性：重复性和重现性是评价生命科学研究结果可靠性的重要指标之一。重复性是指实验结果在本实验室的差异；而重现性是指实验结果在其他实验室的重现程度。在估计它们时，要尽量排除炮制的火候、时间、饮片大小厚薄、样品液的提取条件、实验操作技术等可控因素的变异，以提高实验结果的重复性和重现性。

**2. 目前有毒中药炮制研究实验设计存在的主要问题和解决方案**

(1)指标成分：对疗效成分不清楚的中药，用药物的某化学成分作为内标(chemical marker)，通过其含量的变化反映药物物质基础变化，以此监控药物加工过程中制品及成品的质量变化，是传统药物质量控制的一大飞跃，在中药质量控制发展中，起了重要作用。但作为实验研究或生产监控的指标，还应考虑其代表性(饮片和制品应更加慎重)，即具体选用指标成分的实验依据是什么。目前美国食品药品管理局、欧洲药品管理局在传统或植物药的前期研究和开发过程中，对疗效成分尚不清楚的传统医药，允许用指标成分作为质量控制的指标，但同时均强调要给出其具体选用指标成分的依据(包括文献和实验依据)，并非任意一种药物的化学成分均可作为指标成分。目前在有毒中药炮制实验研究或饮片质量研究中，对选用指标成分的实验基础研究重视不够，将指标成分同化学成分两者在概念上混淆的现象还很普遍。因此，造成一些研究结果的药用科学性不大。目前，国家有关部门及业内人士注意到这一问题，开始强调选用能够整体反映药物物质基础的理化指标，如化学指纹图谱等数据。但在强调整体性的同时，还应考虑到特异性，即在结合提供化学指纹图谱的同时，研究图谱的峰与峰之间的相关分析(相关谱分析等)，选出与其他成分相关较大的一种或几种有针对性的成分，进而作为代表药物或药用物质基础的指标成分。笔者认为这是提升饮片质控科学性的有效途径。

（2）生物等效性：生物等效性（bioequivalence）是由制剂学中生物利用度的等价性研究衍生到体内动力学等效性（药动学参数的一致性）的实验研究分析。由于这种研究的设计及分析可以给出等效性的直接实验证据，目前，已在西方药物开发中的临床的药效等效和毒理学的无毒性研究中得到应用，等效性的问题反映在有毒中药的实验研究中具体分为两类问题：①当用药效评估有毒中药的工艺或饮片质量时，新工艺与对照工艺组的药效比较未见有显著差异时，能否或在什么条件下，可从药效或毒性角度支持两种工艺等价？②当用毒性实验评估工艺和饮片质量时，新工艺与对照工艺或阴性组的毒性比较未见有显著差异时，能否或在什么条件下可支持两种工艺等价或无毒？显然在疗效成分或有毒成分尚不清楚，而没有真正的指标成分作为参照时，回答上述两个问题，是评估药物工艺基本而又关键的问题。一般来讲，就目前所采用的药效及毒性实验设计和实验指标，若无具体检验功效（test power）的估计，其无差异的结果是无意义的，通常是属于那些不能证明真伪的结果。而即便具体检验功效的估计值大于90%，其结果也只能作为等效的间接实验证据。而科学实验研究和现代的药物开发的本身要求研究者自己举证，即拿出实验的直接证据（假设新工艺的药效低于对照工艺，或假设新工艺的毒性大于对照工艺和阴性对照，通过实验拿出否定其假设的证据）。考虑到就目前的工艺药效实验研究，要想直接拿到某一工艺药效大于对照工艺的直接证据是很难的。因此从药效的等效性或与阴性对照组的毒性等效比较出发，是评价工艺通常采用的途径，所以等效性在有毒中药的炮制研究中具有普遍的实际意义。反观以往的一些相关研究，那些基于其他因素考虑（如减少加工时间及用料等），对工艺进行改进，并最终用实验药效或毒性的药理作用的无统计差异（$P>0.05$）证明饮片的药效和毒性与对照等效，均未提供具体检验功效，更无生物等效性分析的数据。因此，这种改进后工艺的药效是否依然，毒性是否缓解显然是值得怀疑的。由于生物等效性的研究恰恰可以通过相关的比较，拿出是否等效的直接实验证据，在有毒中药的炮制和中药毒性研究中，它是保证科研价值的一个重要环节，它将成为有毒中药实验研究的主要内容。

（辛洁萍　王海丽　李向日）

第三章 参考文献

# 第四章　中药毒理学研究

## 第一节　急性毒性试验

中药毒理研究内容包括急性毒性、长期毒性、特殊毒性、局部毒性和一般药理学研究,见表 4-1。

**表 4-1　有毒中药安全评价内容[1]**

| |
| --- |
| 全身性用药小鼠或 / 和大鼠及犬的急性毒性试验 |
| 全身性用药大鼠或 / 和犬及猴的长期毒性试验 |
| 皮肤用药的急性毒性试验 |
| 皮肤用药的长期毒性试验 |
| 皮肤用药的刺激性试验 |
| 皮肤用药的过敏试验 |
| 口服用药的刺激性试验 |
| 滴鼻剂和吸入剂的急性毒性试验 |
| 滴鼻剂和吸入剂的刺激性试验 |
| 直肠、阴道用药的急性毒性试验 |
| 直肠、阴道用药的刺激性试验 |
| 直肠、阴道用药的长期毒性试验 |
| 遗传毒性试验 |
| 生殖毒性试验 |
| 致癌试验 |
| 药物依赖性试验 |
| 抗生育药的毒性试验 |
| 细胞毒类抗肿瘤药理试验 |
| 制剂的安全性试验(异常毒性试验、过敏试验、热原试验、卫生学检查、溶血试验和降压物质检查等) |

1. **急性毒性试验的目的和意义**　急性毒性试验是指动物一日内单次或多次(中药或毒性极低的西药等在 24 小时内分 2~3 次给药)给药后在 7 天或 14 天(如抗炎药、抗疟药或其他死亡时间拖得较长的药物)中,连续观察动物所产生的毒性反应及死亡情况。毒性试验的观察应从定性和定量两方面进行。所谓定性观察就是观察服药后动物有哪些中毒表现、毒性反应出现和消失的速度如何、涉及哪些组织和器官、最主要的可能毒性靶器官是哪个、损伤的性质及可逆程度如何、中毒死亡过程有哪些特征、可能的死亡原因是什么等。所谓定量观察就是观察药物毒性反应与剂量的关系,主要指标有近似致死剂量(approximate lethal dose,ALD)、$LD_{50}$ 和致死剂量(lethal dose,LD),以 $LD_{50}$ 为主要定量指标(小动物),大动物可用 ALD。了解药物单次或短时间内多次给药后,动物所产生的毒性反应及其严重程度,急性毒性试验的目的是为临床安全用药及监测提供一定的参考。

(1)了解新药急性毒性的强度:任何物质达到一定剂量都可能致死。在前面章节里已经谈及无毒不成药。虽然没有人认为仅根据 $LD_{50}$ 就可决定毒性大小、分级标准,指标不应是单纯一个 $LD_{50}$ 或 $LC_{50}$,还应考虑不同有毒中药中毒死亡的起始时间、最长致死时间和平均致死时间,但这些往往被人们所忽略。一般来说,毒性大而快的死亡快,毒性小而慢的则死亡慢,对临床用药也有一定的参考价值。急性毒性还应由中毒或发病及可治愈情况等综合指标作评价。根据中药特点,我国中药的毒性分级标准部分参照夏丽英的《现代中药毒理学》和杨仓良编著的《毒药本草》,依照中药临床中毒症状的程度、$LD_{50}$ 的大小、有效量与中毒量的距离、剂量的大小、中毒潜伏期的长短等多项指标,对中药毒性进行分级,见第一章的表 1-1,被许多中医药专家采用。

(2)计算新药相对毒性参数:对有毒中药来讲,$LD_{50}$ 越小,毒性越大,对人产生危害的可能性就越大。对药物来说,用相对毒性参数来衡量更有实际意义。相对毒性参数有治疗指数和安全范围等。相对毒性参数越大,则产生毒性所需的剂量与产生疗效所需剂量的比值越大,当然安全范围就越大。尽管称为安全系数或可靠安全系数,但仍被称为不满意的安全界量系数,这是因为具有同一 $LD_{50}$ 或 $ED_{50}$ 的量效曲线,其斜率可能相差很大,有时一个药的基本有效量(median effective dose 50,$ED_{50}$)或肯定有效量(median effective dose 99,$ED_{99}$)也可能在致死剂量的范围内,这样便不能满意地保证安全。究竟安全系数多大才认为安全性较大,这要对具体药物进行具体分析,而且要根据动物、病情、药物等情况来综合考虑,所以急性毒性试验不只是求出 $LD_{50}$,还应观察动物的整体反应情况。

(3)为临床毒副反应的监测提供参考依据:通过动物急性毒性反应可以了解中毒症状、起始时间、持续时间和消失时间等,对死亡的对抗试验也可为临床急救措施提供依据,上述对临床观察患者用药后毒副反应的产生有很大帮助。如乌头类对动物的急性毒性产生的心律紊乱反应,临床应用时患者产生心律失常就是提示要减量或慎用,同样临床需采取相应的抢救措施,保证患者安全治疗。可见,详细观察记录动物的急性中毒症状,不仅有助于对临床可能产生的毒副反应监测提供参考,也为寻找毒性靶器官提供参考方向。尽管详细观察记录了动物的毒性反应,但也只是供作参考,因为对药物反应的种属差异决定了预测价值的局限性。毒理学家对动物毒性反应的种属差异印象深刻,不仅在质反应方面,在量反应方面也很明显。经验认为,一个有毒中药的毒性在实验动物中表现出明显的种属特异性时,对人的毒性如何也很难作出判断;反之,如果药物的毒性反应在实验动物中种属差异很小,特别是以体表面积为单位来计算时,种属之间的差别就更小,如一些抗癌中药成分,临床也证明人的中毒剂量与实验动物很接近。又如青蒿素类在各种已观察的动物中均可引起明显的骨髓造血抑制,特别是红系造血抑制,临床也证明人也会产生同样的毒性反应。

有人认为,当不同种属动物对同一种有毒中药的毒性反应接近时,可以设想人的反应可能也在近似的范围之内。当表现出明显的种属差异时,选择首次临床人用量应特别小心。上述看法有一定道理,但万万不能当成规律,药物千变万化,作用环节各不相同,对具体药物只能具体分析,遵循安全第一、循序渐进的原则,从最小剂量进行人体试验,逐渐增量才是可取的。

(4)为长期毒性、蓄积毒性、特殊毒性及药效等试验选择剂量提供依据:按药政管理法规规定,长期毒性试验的最高剂量必须既能使毒性充分表现出来,又能使大多数动物存活,中剂量应当出现毒性反应,低剂量则要求不出现毒性反应。要选择好剂量是很不容易的,即使通过预试,也不是轻而易举的事。在中药长期毒性试验中,最高剂量做出毒性反应的例子并不多,原因是很多中药确实毒副作用小,另外,长期以来在人们认识上有"误区",认为中药长期毒性试验能做出毒性来不利于报批,所以很多有关的毒性信息反映不出来,值得警惕。长期毒性剂量设计有多种方法,其中有 2 种是根据急性毒性试验的结果来设计的,一种是$LD_{50}$法,另一种是最大耐受量(maximum tolerated dose,MTD)法,剂量设计详见长期毒性的剂量设计部分(见第四章第二节)。蓄积性毒性剂量设计是用 1/10 $LD_{50}$,然后按等比级数 1.5倍逐渐递增进行的。生殖毒性试验高剂量的选择原则,即母鼠的 MTD(可以产生轻度毒性反应),可从急性毒性中找出。致突变试验中的啮齿类动物微核试验高剂量是 1/2 $LD_{50}$;果蝇伴性隐性致死试验的高、低剂量分别为 1/2 $LD_{50}$ 和 1/4 $LD_{50}$;啮齿类动物的显性致死试验中,高剂量应导致毒性症状;精原细胞染色体畸变试验中,高剂量应为 1/2 $LD_{50}$。动物短期致癌试验中,高剂量应是 MTD。此外,主要药效学剂量限度、一般药理学和药代动力学剂量设计也要参考急性毒性的 $LD_{50}$。

2. **急性毒性试验的技术要求**　中药急性毒性试验的内容和方法已有很多书介绍过,现就有毒中药急性毒性试验的技术要求提出几点意见,供参考。有毒中药急性毒性试验除了遵循实验设计的三大原则外,还必须注意以下几方面的问题:

(1)药物浓度、给药容量、给药途径:有毒中药急性毒性试验一般以不等浓度等容量给药,特殊情况下可以等浓度不同容量,剂量应以折合生药量(g/kg)表示,这里应注意单位浸膏(或干粉)所含的生药量,然后用千克体重所给的浸膏或干粉量 × 单位浸膏(或干粉)所含的生药量来折合生药量(g/kg)。原则上必须和临床给药途径相同。特殊情况下做不到,则应作说明。如肛门栓剂小鼠急性毒性试验,因药学原因及生理条件无法进行时,则要交代清楚,以最大浓度、最大允许量单次给予或用别的途径给予。灌胃一般宜空腹 12~16 小时,日本为 4~6 小时,也有学者认为禁食 1 小时以上,按惯例以空腹 12~16 小时居多。禁食时间对测定 $LD_{50}$ 影响很大,有研究表明,给大鼠灌胃 NaCl 的 $LD_{50}$,禁食时为 3.8g/kg,不禁食为6.4g/kg,相差近 1 倍。中药或复方制剂所采用的助溶剂为水溶性或采用 0.2%~0.5% 羧甲基纤维素(carboxymethyl cellulose,CMC)混悬液进行灌胃给药,很难制成真溶液,因此限制了给药量,特别是腹腔注射问题较多,很多人将中药或复方的水提物不作任何处理直接腹腔注射测定 $LD_{50}$,这种做法很不科学,腹腔注射的制剂应与静脉注射制剂要求相似,急性毒性试验不同动物给药途径及常用容量和最大容量,详见表 4-2。

表 4-2  急性毒性试验不同动物给药途径及常用容量和最大容量　　　　　　　单位:ml

| 给药途径 | 小鼠 | 大鼠 | 豚鼠 | 家兔 | 犬 |
|---|---|---|---|---|---|
| 灌胃 | 0.1~0.5 | 0.5~2.0 | 0.5~2.5 | 2.2~4.0 | 5.0~10.0 |
| 腹腔注射 | 0.1~0.5 | 0.5~1.5 | 1.0~2.5 | 2.2~4.0 | 0.5~1.5 |
| 肌内注射 | 0.05~0.1 | 0.1~0.25 | 0.1~0.25 | 0.2~0.4 | 0.2~0.5 |
| 静脉注射 | 0.1~0.25 | 0.5~1.0 | 0.5~2.5 | 1.2~4.0 | 3.5~5.0 |
| 皮下注射 | 0.05~0.25 | 0.25~0.5 | 0.25~1.0 | 0.4~1.2 | 0.3~1.0 |

注:小鼠体重为 10g,大鼠体重为 100g,豚鼠体重为 100g,家兔体重为 1.0kg,犬体重为 10.0kg;前数为常用量,后数为最大容量。

(2)中毒症状要详细记录:对中毒症状要作详细记录,这在许多有关急性毒性试验内容的书及试验者中往往被忽略。试验中尤其是对中毒和死亡发生时间、中毒症状、持续时间和恢复时间应作详细记录,如果注射以后不及时进行观察,到第 2 天,甚至更长时间才观察,此时也许动物已全死亡。试验者要有一定的伦理意识,重视每一个生命个体在试验中提供的毒性信息及对人类科学试验所作的贡献。试验资料仅提供一个 $LD_{50}$ 是不够的,它只是一个定量的指标,还应有定性指标及可逆性与否等,一个完整的急性毒性试验报告应既有 $LD_{50}$,还应有定性指标的报告。

(3)严格控制实验室环境条件:试验最好在 GLP 条件下进行。若不具备 GLP 条件,应在实验观察室适应 2~3 天,室温(20 ± 3)℃,相对湿度 30%~70%,人工照明 12 小时,通风应良好,笼具应清洁,饲料及用水应新鲜,否则均会对实验结果有影响。如苯丙胺在 15.5℃时测定的 $LD_{50}$ 为 197mg/kg,在 27℃时为 90mg/kg,相差约 1 倍;去氧麻黄碱在 15.5℃时测定的 $LD_{50}$ 为 111mg/kg,在 27℃时为 33mg/kg,相差 3 倍以上。中药及中药复方急性毒性试验条件控制的研究报告不多,今后应加强。群居小鼠和独居小鼠对 $LD_{50}$ 测定也有影响,尤其是兴奋药,在狭小空间群居造成温度升高引起的相互刺激使毒性增加明显。动物房氨浓度应控制在 20ppm 以下,或药理毒理人员进去不感到刺鼻,无异常感。若氨浓度 >200ppm,药理毒理人员无法进去,则肯定易诱发动物生病,长期毒性试验时则更明显。所以鼠笼若以木屑垫底,木屑应消毒,最好每天更换,最长不超过 3 天,饮水每天更换。每天上下午通风(抽气)至少半小时。

(4)剂量选择:剂量设计是否合理是实验成功与否的关键,一般先"撒大网",即用少量的动物(雌雄各 2 只)求出不死和全死的剂量或 10% 死亡及 90% 死亡的剂量(雌雄各 5 只),然后根据有毒中药的毒性大小决定组距,一般分 4~6 组。大动物则用 6 条犬左右,用 50% 剂量递增,且间隔一个剂量用药,尤其是对毒性大而猛烈的有毒中药则更容易处理。

(5)试验周期:给药后至少观察 2 周或更长。时间太短结果往往不可靠。进行急性毒性试验时仅观察 24 小时,这样短的时间内往往看不到神经系统的毒性,有些有毒中药从得出的 $LD_{50}$ 看也认为毒性不太大,但在做临床试验时,往往容易出危险。

(6)最大给药量(MTD):有些有毒中药毒性较低,测不出 $LD_{50}$,则可测其最大给药量。

采用拟推荐临床试验的给药途径,以动物能耐受的最大浓度、最大容量,1 次或 1 日内连续给药 2~3 次(间隔 6~8 小时)。如用小鼠测试,动物数不得少于 20 只,雌雄各半,连续观察 14 天,对神经系统有毒性的中药可连续观察 14 天,详细记录动物的反应。动物体重变化是主要客观指标,给药前、后应定期测量并记录,所得结果应列表进行统计分析。为此,试验时应设空白对照组,与给药组进行对比分析。还应计算总给药量(g/kg,按生药量折算),并推算出相当于临床日用量的倍数,综合评价受试药物毒性大小。

**3. 急性毒性试验中的 LD$_{50}$ 计算方法及意义** 急性毒性试验中的 LD$_{50}$ 计算方法有白仑法(又称累计法)、米勒和滕特尔二氏法[又称目测法、概率法(对数概率单位绘图法,1944 年)]、寇氏法(又称克贝尔法)、点斜法(孙瑞元改良寇氏法,又称综合计算法)、改良寇氏法(顾汉颐改进寇氏法)、韦尔法(又称概率单位法)、Bliss 法、Bliss-Finney 法(改进 Bliss 法,又称概率单位加权回归法)、序贯法(又称上、下法或阶梯法)、李其飞尔德和维尔可松法(即图解法,1947 年)、何尔恩法(改良维尔法即简化概率单位法)、简单回归法、加权近似法、移动平均法[Thompson(1947)及 Weil(1952)法]。

其中比较常用的有 Bliss-Finney 法、点斜法、改良寇氏法、何尔恩法,前两种方法较准确。现在因计算机已经普及,Bliss-Finney 法是目前首推使用的 LD$_{50}$ 计算方法。其实,测定 LD$_{50}$ 准确与否关键在于动物选择、药物称量配制、给药的熟练程度及预试验,至于用何种方法计算,不是根本问题。每一种计算方法在各种药理学试验方法中都有介绍,这里不再一一赘述。

随着对动物毒性试验认识的不断深化,经验日益丰富,以及西方国家动物保护主义者要求减少实验动物的痛苦及消耗的压力不断加强,再加上中药新药开发研究消耗资金的不断上升,制药工业界和毒理学界对药政管理法关于 LD$_{50}$ 的测定问题提出不同看法。如 1981 年,国际毒理学界以 LD$_{50}$ 和急性毒性试验为专题而召开的学术讨论至少有两次,主要倾向是反对把经典的 LD$_{50}$ 测定列为一切新药安全评价的常规,反对把 LD$_{50}$ 视为药物的生物学常数。1995 年在东京召开的国际 GLP 协调会议就提出不测 LD$_{50}$ 也可以,主张以尽可能少的动物获得尽可能多的急性毒性信息。理由如下:

(1)消耗大量的动物:测定一个药物一种给药途径,一次实验需消耗 100 只左右(含预试)。Rowan 1983 年报告,英国在 1977 年中,仅测定 LD$_{50}$ 所用的动物数为 23 万只,占毒性试验动物总消耗量的 23%,占全部实验动物总消耗量的 4.26%。他估计全世界每年单用于测定 LD$_{50}$ 的动物达 500 万~1 000 万只。我国若按 100 个研究单位计算,每年将消耗 40 万~50 万只小鼠。

(2)仅能获得有限信息:由于经典 LD$_{50}$ 测定耗用动物多,无法对每只动物做详细观察。实际上药物单次剂量急性中毒,动物多死于中枢神经系统及心血管系统功能障碍,并不能很好地显示出各自的毒性作用特征。再者,急速死亡,各种器质性变化尚未来得及发展,不能显示出靶器官的病变。如卤代甲烷对小鼠的急性毒性试验,碘代甲烷(CH$_3$I)对肝脏毒性很大,比 CCl$_4$ 和 CBr$_4$ 均大,但动物死于麻醉和急性循环衰竭,而肝损害却表现不出来。相反,毒性较小,致死较慢的 CCl$_4$ 和 CBr$_4$ 对肝脏毒性表现明显。

(3)测得的 LD$_{50}$ 并不精确:由于许多因素影响测定 LD$_{50}$,所以实际上 LD$_{50}$ 并不很精确,甚至有的药物因不同国家、不同实验室测定的结果波动很大,后虽经统一实验条件,波动有所缩小,但仍有较大差别。可见,用经典法测 LD$_{50}$ 不够精确,仅供参考。中药的 LD$_{50}$ 测定问题也不少,如制剂本身及种类对测定 $LD_{50}$ 影响很大,由于很多中药或方剂中含有大量的蒽醌类等物质,对肠胃道刺激性很大,动物往往因给药量大死于肠胀气,而其他毒性靶器官损伤很难观察到。

# 第二节　长期毒理学试验

长期毒性试验,就是反复多次给药于动物,观察药物对动物的毒性反应,一般是指连续给药 14 天以上。过去将长期毒性试验分别称为亚急性毒性试验、亚慢性毒性试验、慢性毒性试验和终生毒性试验,现各国都改称为长期毒性试验或重复给药的毒性试验。

长期毒性试验可以观察连续反复给药时,实验动物出现的毒性反应、剂量 - 毒性效应的关系、主要靶器官(如近年来开展的含马兜铃酸中药的长期毒性试验研究)毒性反应的性质和程度、毒性反应的可逆性等;动物的耐受量、无毒反应剂量、毒性反应剂量及安全范围;还可了解毒性产生时间、达峰时间、持续时间及可能反复产生毒性反应的时间、有无迟发性毒性反应、有无蓄积毒性或耐受性等。这充分说明了长期毒性试验在临床前安全性评价和有毒中药研究中的重要地位,也是研究周期最长、困难最大、耗资最高、重复量大的试验,它对于有毒中药毒性作用靶器官、反应的性质和程度、毒性反应的可逆性以及作用机制等起着举足轻重的作用。

## 一、基本内容和要求

各国对新药临床前长期毒性试验的要求虽然有差别,个别国家差别甚至较大,但大多数国家的基本要求和内容是近似或相同的,过多过繁的要求未必实用或合理,但过少过简则达不到长期毒性试验的目的。下面主要根据我国新药临床前毒理学指导原则的要求,参照国外大多数国家的规定及我们的实际经验作综合介绍。

1. **动物**　啮齿类动物首选大鼠,非啮齿类动物选用犬(首选 Beagle 犬,也可用杂种犬),必要时可用猴或其他大动物。动物应写明供应单位及邮政编码、动物品系及动物生产合格证号(杂种犬例外)。大鼠要求 6~8 周龄,每次试验时体重差异不超过平均体重的 20%。试验周期 3 个月以上,则可选 5~6 周龄大鼠。Beagle 犬一般用 4~12 月龄,杂种犬龄＜5 年。性别要求各半。

2. **饲养管理**　饲料应写明供应单位,若自配的应提供配方及成分含量的检测报告。动物室内温度、湿度、光照和通风条件应写清楚。笼养大鼠每笼不宜超过 5 只,雌雄分开,有条件时单宠饲养,试验前至少适应观察 1 周。食量每天记录,体重每周称一次。犬单笼饲养,定量喂食,Beagle 犬试验前至少驯养 1~2 周,标准饲料喂养。杂种犬要预先检疫、驱虫,试验前至少驯养 1 个月。

3. **受试药**　应写明药名、批号、来源、规格、纯度、理化特性、保存条件及配制方法。对所用的溶媒或其他赋形剂也应注明规格、来源、纯度、批号。受试药应符合临床试用质量标准,应和药效、一般药理、急性毒性、药代动力学研究用药有相同的质量标准。

**4. 给药途径**　一般要求与临床给药途径相同。灌服时可直接灌服,也可将药混入饲料或饮水中,但必须保证受试药分布均匀。在配制饲料或溶于饮水中后药仍应稳定,并要保证计量准确。临床静脉注射(大鼠)时可用小鼠代替,肌内注射或皮下注射时可变换注射部位,特殊情况另作说明。

**5. 剂量及分组**　一般设 3 个剂量组,剂量以 mg(ml、IU)/kg(m²) 表示。一般以不等浓度等容量给药。

(1)低剂量组:目的是寻找动物安全剂量范围,为临床剂量设计提供参考。它应高于整体动物最佳有效剂量或预计每天人用量,此剂量下应不出现毒性反应。

(2)中剂量组:应使动物产生轻微的或中等程度的毒性反应。

(3)高剂量组:目的是为寻找毒性靶器官、毒性反应症状及抢救措施提供依据,也为临床毒副反应监测提供参考。高剂量应使动物产生明显的或严重的毒性反应,或个别动物死亡。

(4)另设空白对照组:给予溶媒或其他赋形剂,若所用溶媒或赋形剂有毒性时则增加正常对照组,每组大鼠雌雄各 10 只,3 个月以上应增加到雌雄各 20 只;用大动物时每组雌雄各 3 只,大剂量组宜各 4 只。

**6. 给药周期**　临床给药 1~3 天,则动物给药周期为 14 天,1 周则为 1 个月,4 周则为 3 个月,1 个月以上需 6~9 个月。3 个月或 3 个月以上可采取每周 6 天给药,周日休息。每天给药时间应相同。

**7. 检测指标**

(1)一般观察:外观体征和行为活动(包括神态萎靡、蜷缩不动或过度兴奋、躁动惊跳、肌肉麻痹或震颤、步态异常等)、皮毛贴身或稀疏竖散、食量、体重及粪便性状、颜色变化。大动物应增加瞳孔、肛温、腹泻、呕吐、流涎、尿、皮肤黏膜(充血、发绀、苍白)、眼、鼻、外阴部的异常分泌物等。群养时应将出现中毒反应的动物取出单笼饲养,发现死亡或濒死动物应及时尸检,一般宜 1 小时内进行。

(2)血液学指标:红细胞或网织红细胞计数、血红蛋白(hemoglobin,Hb)、白细胞总数及分类、血小板计数、凝血时间。这里 Hb 和红细胞压积(hematokrit,HCT)比红细胞(red blood cell,RBC)要稳定可靠,尤其是贫血及血液学障碍时更明显,如促红细胞生成素(Erythropoietin,EPO)实验时就发现此现象。

(3)血液生化指标:谷丙转氨酶(glutamic-pyruvic transaminase,GPT)、谷草转氨酶(glutamic-oxaloacetic transaminase,GOT)、碱性磷酸酶(alkaline phosphatase,ALP)、尿素氮(blood urea nitrogen,BUN)、总蛋白(total protein,TP)、白蛋白(total protein,Alb)、血糖(blood glucose,Glu)、总胆红素(total bilirubin,TBill)、肌酐(creatinine,Cr)、总胆固醇 total cholesterol,TCh)。

(4)尿液检查:对大动物要做尿液检查。

(5)病理检查器官①系统尸检:应全面细致,为组织学检查提供依据;②脏器系数:心、肝、脾、肺、肾、肾上腺、甲状腺、胸腺、睾丸、子宫、脑和前列腺;③组织学检查:对照组和高剂量组及尸检异常时要详细检查,其他剂量组在高剂量组有异常时才进行检查,检查器官有心、肝、脾、肺、肾、脑、肾上腺、胰腺、胃、十二指肠、回肠、结肠、垂体、前列腺、脊髓、胸骨(骨和骨髓)、淋巴结、膀胱、甲状腺、胸腺、睾丸(连及附睾)、子宫(连及卵巢)和视神经;④心电图导联:大动物长期毒性试验时必须做这一项。

8. **恢复期观察**　最后一次给受试物后 24 小时每组活杀 1/2~2/3 动物检测各项指标,留下 1/3~1/2 动物继续观察 2~4 周,再活杀检查,了解毒性反应的可逆程度和可能出现的迟发性毒性反应。在此期间,除不给受试物外,其他观察内容与给受试物期间相同。引起不可逆损伤者要慎重考虑临床试验问题。

9. **检测指标的时间**　大鼠 3 个月以内,一般在最后一次给药后 24 小时和恢复期结束各进行一次。必要时中间可进行一次;大鼠 3 个月以上,可在试验中间活杀少量动物(高剂量组和对照组)检测指标。犬的长期毒性试验时则应测正常值 2 次,即未给药时测 2 次,给药后 1.1~1.5 个月测 1 次,停药测 1 次,恢复期结束测 1 次。

10. **资料整理**

(1)首页写明试验指导者,课题负责人,病理学检查、血液生化指标测定、血液学指标测定及给药观察等负责人的姓名、职称,实验开始及结束日期,实验承担单位,研究室负责人和资料保存单位等。

(2)第二页书写试验摘要。

(3)第三页开始写正文、引言、材料与方法、结果。用设计合理的统计图、表清楚地显示给受试物前、给受试物期间及停给受试物后各项检测指标的测定值(平均数 ± 标准差),以便了解受试物的剂量 - 毒性关系,有变化的指标应进行统计处理。

(4)应客观地描述尸检及组织病理学检查结果,对各种异常现象可用半定量的方式表述,以便揭示其与剂量和时间的关系。

# 二、剂量设计

毒理学研究是保证临床用药安全的关键,长期毒性试验是最主要的内容,且难度最大、费时、费力、耗资而复杂,其成功与否的关键是剂量设计。

剂量设计的方法有多种,下面就常见的几种方法作一介绍。

1. **药效学有效剂量法**　根据药效学(大鼠的药效学)剂量选择,原则上低剂量应略高于主要药效学研究的有效剂量,此剂量下动物应不出现毒性反应,中剂量应高于药效学大剂量。

2. **半数致死量法**($LD_{50}$ 法)　根据药物急性毒性的 $LD_{50}$ 决定 3 个剂量。一般大鼠 3 个月长期毒性试验中高、中、低剂量可分别采用 1/10、1/50 和 1/100 左右的 $LD_{50}$;犬可用大鼠试验用的一半左右的剂量。此法比较粗略,差异大,一般只作预试的参考。当急性毒性和长期毒性试验用的是同一种动物,则参考价值可大些;反之,$LD_{50}$ 是小鼠的结果,则对大鼠和犬来讲,因种属差异而造成的误差和风险将更大。一般小鼠的 $LD_{50}$ 比大鼠和犬的要大,但也有例外,如钙离子拮抗剂和某些有毒中药就可能出现小鼠 $LD_{50}$ 比大鼠小。

3. **药代动力学法**(MCD 法)　根据药代动力学的结果,参照最大有效安全浓度(effective safe concentration,MCD),如大鼠 3 个月长期毒性试验时,低、中、高 3 个剂量可分别采用对大鼠的 1.0 MCD、3.0~6.6 MCD 和 10~20 MCD,犬一般可采用大鼠一半左右剂量。此法有参考价值,但也要注意动物的异同性,尤其是用小鼠的药代动力学结果时更应慎重。此外,有不少药代动力学和长期毒性是同期进行的,甚至是事后补做的,故国内实际用此法的不多。

4. **最大耐受量法**(MTD 法)　用大鼠急性毒性的最大给药剂量,即 1 个最大耐受量

（MTD）、1/3 MTD 和 1/10 MTD 分别为大鼠长期毒性试验的 3 个剂量,对犬和猴可考虑用大鼠剂量的一半左右,或测出单次给药犬或猴的 MTD,方法同大鼠。此法对大部分动物有参考价值,但少数蓄积性大的则不合适。

5. **拟用临床剂量法（ACD 法）**　根据同类型药物或国外资料或拟推荐临床剂量,一般 3 个月长期毒性试验时,大鼠可采用 50~100 倍、25~50 倍、10~20 倍临床剂量,犬可分别采用 30~50 倍、15~25 倍、5~10 倍,猴也可用略低于犬的剂量进行,此法参考价值较大,也较常用。

6. **等效剂量法**　根据人和动物的等效剂量比值,再按一定倍数扩大。此法参考价值较大,尤其是对抗肿瘤、镇痛有毒中药和外用药等更有意义。

上述几种方法是前人在一定条件下对某些药物的毒性研究中总结的经验,有参考价值,尤其是药效学有效剂量法、MCD 法、MTD 法和 ACD 法,受到毒理学界的重视。但必须认识到有毒中药千差万别,对具体药物进行认真而细心的预试,才是摸准剂量的关键。

## 三、剂量用体表面积和体重表示的换算

体表面积的计算公式通常有经验公式和通用公式 2 种,2 种公式计算结果对有些动物是一致的,对有些动物是不一致的,现介绍如下。

1. **经验公式计算法**　见表 4-3,此表从左与表上对应项目计算[2]。

**表 4-3　人和动物间体表面积折算的等效剂量比值**

| 试验动物种类 | 小鼠(20g) | 大鼠(200g) | 豚鼠(400g) | 家兔(1.5kg) | 猫(2.0kg) | 猴(4.0kg) | 犬(12kg) | 人(70kg) |
|---|---|---|---|---|---|---|---|---|
| 小鼠(20g) | 1.0 | 7.0 | 12.25 | 27.8 | 29.7 | 64.1 | 124.2 | 387.9 |
| 大鼠(200g) | 0.14 | 1.0 | 1.74 | 3.9 | 4.2 | 9.2 | 17.8 | 56.0 |
| 豚鼠(400g) | 0.08 | 0.57 | 1.0 | 2.25 | 2.4 | 5.2 | 10.2 | 31.5 |
| 家兔(1.5kg) | 0.04 | 0.25 | 0.44 | 1.0 | 1.08 | 2.4 | 4.5 | 14.2 |
| 猫(2.0kg) | 0.03 | 0.23 | 0.41 | 0.92 | 1.0 | 2.2 | 4.1 | 13.0 |
| 猴(4.0kg) | 0.016 | 0.11 | 0.19 | 0.42 | 0.45 | 1.0 | 1.9 | 6.1 |
| 犬(12kg) | 0.008 | 0.06 | 0.10 | 0.22 | 0.23 | 0.52 | 1.0 | 3.1 |
| 人(70kg) | 0.002 6 | 0.018 | 0.031 | 0.07 | 0.078 | 0.16 | 0.32 | 1.0 |

举例:由大鼠换算成犬的剂量。12kg 犬与大鼠相交处为 17.8(倍),如某药大鼠剂量为 250mg/kg,200g 大鼠给药 250mg/kg × 0.2kg=50mg。

$$50 \times 17.8 \div 12 = 74\text{mg/kg}$$

大鼠约为犬用量的 3.4 倍(等效剂量)。

2. **通用公式计算法**

$$\lg S = 0.876\ 2 + 0.698 \lg W \qquad \text{式(4-1)}$$

式中,$S$ 为体表面积(cm²);$W$ 为体重(g)。

这个公式适用于所有动物,人也用此公式计算,就有可比性,没有人为误差,各国也多数采用这一公式。同样以体重为横坐标,体表面积为纵坐标,按两个公式分别作图,就可以比

较其差异。同一体重时采用经验公式计算,小鼠、犬和猴的体表面积要比通用公式大,而大鼠则几乎没有差异。考虑大多数及上述实际情况,建议统一采用通用公式,减少人为误差。

在实际工作中还发现有都不用上述 2 种公式来计算的,而是按体表面积剂量表示,如将小鼠、大鼠和犬的体质量剂量分别扩大 3 倍、6 倍和 20 倍,就分别成为小鼠、大鼠和犬的体表面积剂量。经过通用公式的数学推导及计算可知 21.5 倍、6.6 倍和 3.3 倍,与上述做法基本吻合,但各种动物随体重增长,其体表面积在增加,其体重与体表面积的比率也在不断增加。以大鼠为例,如果实验开始时其体重为 120g,则体重与体表面积的比率约为 5.5,而到 3 个月停药时,大鼠体重可增至 400g 左右,此时的比率就增加到 8.2,如果从开始到停药均用每千克给药量的 6 倍作为每平方米体表面积的给药量显然是不合适的。对犬也是如此。给药时间越长,动物体重变化越大,不合理性也越大。

总之,在以体表面积给药时,在长期毒性试验中可以通用公式计算体表面积。体表面积随体重增加而增加,这是一个动态过程,按实际面积给药,这样的研究资料才是可靠的,并有可比性和相当的参考价值。

## 四、毒理学实验所遵循的原则

实验设计要遵循三大原则:重复、随机、对照。在进行实验设计之前要做文献及立题依据的工作,这一工作非常重要。前人、他人的工作情况,借鉴的实验方法,对自己的实验方法及思路都有重要的意义,有毒中药的实验同样也遵循重复、随机、对照原则。

1. **重复**　毒理学实验应当能稳定地重复出来,要求实验本身具有足够例数的重复实验数据,减少实验的干扰因素,可能控制的因素设法控制一致。

(1)动物:记录动物的品系、体重、年龄、性别、饲料、饲养环境等。国内外目前已有许多研究机构建立了 CLP 实验室。GLP 实验室要求恒温、恒湿、光照自动化控制,有很好的通风、消毒设备,进去后要更换衣服。

(2)药物:记录药物批号、纯度、剂量、容量、注射速度、酸碱度、温度等,中药研究剂型工艺要稳定,原料药的产地品种要固定。

(3)仪器:要了解仪器灵敏度、精细度、零点漂移、使用电压方面的情况,这些对试验结果有效数字的报告以及熟练操作等具有重要意义。

(4)人的因素:对仪器掌握的熟练程度,基础专业知识的掌握程度,对较长时间麻醉动物的实验研究,麻醉药的选择、用量、给药途径,判断麻醉深浅程度等,均会对结果产生影响。一般毒性试验前,先用小批量的动物做预试后再做正式试验。

2. **随机**　随机就是按随机遇原则进行分组,其目的是使一切干扰因素分配到各组时只受机遇抽样误差的影响,而减少主观因素的影响。一般先将主控因素(体重、性别、模型形成的程度)分属,然后再在每一档中随机取出等量动物分配到各组,使较难控制的因素(如诱发程度、饥饱程度、疲劳程度、雌性周期)得到随机化的安排。

3. **对照**

(1)意义

1)取得研究指标数据的差异。

2)消除非被试因素对结果的影响。

3）其他作用：①找出综合因素的主要依据；②验证方法的可靠性；③修正实验数据；④找出实验的最佳条件；⑤分析实验中错误的原因。

用溶媒或辅料代替药液同量注射者称为阴性对照，用已知的典型药物代替者称为阳性对照。阴性对照和阳性对照可以随时了解实验条件是否有变化，有利于判断和对比所试药物的作用，有利于对比统计；阳性对照可检查模型形成的情况，也可以与被试药比较。对照组所用动物数与实验组相同或是实验组动物的总和。

（2）种类：无处理对照（正常对照、非正常对照 - 模型、处理前后对照）。

# 第三节　特殊毒理学试验

中药中许多提取成分随着药效的增加其毒性也随着加大，因此，有些药物要进行特殊毒理试验。其试验内容可包括致突变作用、致癌作用和生殖毒性等，即所谓"三致"作用。其实，特殊毒理学的研究范围尚可包含致敏和依赖性等内容。遗传毒理学是近 20 年才逐渐发展起来的一门较为年轻的新兴学科，与具有较长历史经验和知识积累的一般毒理学相比较，更显得需要进一步发展完善和提高。对于中药在特殊毒性试验中获得的结果，无论是否定的或是肯定的结果，都应进行科学和冷静地全面分析，尽量避免作出盲目性与武断的结论。有关致突变、致癌和生殖毒性试验的方法本节不做详细介绍，本节只介绍相关特殊毒理的各国研究内容及方法学进展。

在 20 世纪 60 年代发生引人注目的药物悲剧"反应停"事件以前，国外对新药临床前毒理学评价一般仅要求提供新药的急性、亚急性或慢性毒性试验资料。此后，美国于 1962 年首先制定了药物致畸胎试验的特别条例，各国也相继加强了要求与管理。药物特殊毒性评价，尤其是遗传毒性试验，不像一般毒性试验被人们较早地认识与接受。这主要是由于受某些学科的发展与技术进步所限。随着 50 年代以来人们对 DNA 结构、DNA 复制、基因密码、蛋白质合成机制以及 DNA 修复过程等的基础和实验研究所取得的进展，为遗传毒理学和致突变物的检测等提供了可靠的理论和技术基础。60 年代以来，检测诱变剂或致癌剂的短期试验方法相继建立，特别是 1975 年 Ames 创立的细菌诱变试验问世，使得对大量化学物质及一些有毒中药成分进行诱变性检测成为可能。研究结果显示，大量的致癌剂及一些抗癌中药成分具有诱变性，或者说许多诱变剂具有致癌性。突变性与致癌性之间有良好的相关性。继之而来的一些研究显示，某些药物本身就是诱变剂或致癌剂。例如某些抗肿瘤药、抗生素、抗癫痫药、抗精神病药、解热镇痛药和抗寄生虫药等。海恩酮和己烯雌酚以及雷公藤、细辛挥发油、黄樟醚、半夏、板蓝根、喜树、花椒等均可引起染色体畸变就是具体例证。这些事实使得药物毒理学专家及有关管理部门大为警觉。70 年代后期，世卫组织（World Health Organization，WHO）、欧洲经济共同体（Commission of the European Communities，EEC）及经济合作与发展组织（Organization for Economic Co-operation and Development，OECD）等制订了新药管理法或试验指南，其中不仅包括一般毒性试验，更把特殊毒性试验列入临床前安全评价内容。由于新药的研制与开发具有周期长、耗资大、成功率低等特点，各国对新药临床前毒理评价的要求（包括试验项目与时机等）都有所侧重或差异。而且随着时间的推移、经验的积累、认识的深化及毒理学自身的发展等,各国都在不断修改和完善新药安全性评价的要求。就遗传毒性试验而言,中国和主要工业化国家都有较为明确和具体的要求。各国对新药遗传毒性试验项目的要求是很相近的。当然,从学术观点看,无论从试验战略、项目要求到试验程序等都存在着多种观点与建议。但各国都必须在此基础上,权衡利弊和考虑诸多因素形成本国的规定或指南。

值得指出的是,美国食品药品管理局(Food And Drug Administration,FDA)对新药的致突变性试验并未提出明确的要求,但不能简单地理解为 FDA 不需要对新药进行致突变性试验。相反,由于没有像其他各国一样规定明确的试验项目,反而增加了某些不确定因素。

## 一、关于生殖毒性试验

通常包括生育力与早期胚胎发育毒性试验(Ⅰ段)、胚胎-胎仔发育毒性试验(Ⅱ段)、围生期毒性试验(Ⅲ段),视情况还可设计子代的多代观察。Kirkland(1993)对美国、日本、加拿大和欧共体的新药生殖毒性试验要求进行表格化比较[4]。在各国的要求中存在着不少差异,如给药的时机、期限以及对母体的剖检和子代的观察等,各国都希望能有一个统一协调的指南来规范试验要求,以节省经费和避免由各国的差异而带来的重复(适应对方的规定)。有人认为,生殖毒性试验的基本原理与原则并不存在大的分歧,协调各国的要求恐怕首要的是商业利益上的考虑。虽然各国在某些方面,如动物种类、数量等方面存在一些差异,但试验原则是大体相近的。然而,在对待进行生殖毒性研究的新药类型上,不同类型各有所侧重。例如美国早在 20 世纪 60 年代就发布了生殖毒性试验指南,并强调儿童用药必须进行此项试验,非全身吸收用药或老人专用药则不必做此项试验。日本则认为原则上所有新药均应进行三段生殖毒性试验,必要时还有附加要求。例如,测定药物在母体、胎儿器官组织和血中浓度或乳汁中的代谢等,显示日本的要求是更为严格的。加拿大则指明对老年用药不需生殖毒性试验。

## 二、关于新药的动物致癌试验

欧、美和日本各国的指南中均有相应的要求。然而,由于众所周知的原因,即对传统的动物致癌试验人力和物力的投入巨大,故对新药的致癌试验都极为谨慎,各国对需进行致癌试验新药都提出了相应的前提条件。这些前提条件各国虽有所差异,但归纳起来下列各因素是进行致癌试验时必须充分考虑和权衡的:化学药及有毒中药在化学性质上与已知致癌剂有关,其代谢物与已知致癌剂相似;在重复给药或长期毒性试验中具有细胞毒性作用,包括影响细胞有丝分裂或某些脏器、组织细胞异常显著活跃;需长期使用的药物(无论连续或间断使用 6 个月以上者);致突变试验为阳性结果的新药;能产生某些特殊的生物活性物质等。上述各项考虑的是进行致癌试验的新药自身毒理或药理特点。

事实上各国对致癌试验也有一些附加的考虑。例如,加拿大的指南就提出,对用于晚期癌症患者的抗肿瘤药物不必做致癌试验。日本亦认为对于仅局限于某些靶器官的疾病,且该新药对此种疾病有高度疗效者亦不拘泥于上述考虑,也可不做致癌试验。

关于动物致癌试验的具体要求,各国的指南中均有相应的规定。从要求的主要内容显示,各国指南中的要求基本一致或相近,不存在原则性的差别。例如,对动物种属的要求,各国通常首选大、小鼠或仓鼠,其理由是这些动物容易繁殖及饲养,选择这些动物进行试验的理由是显而易见的。仅加拿大提出有时可采用犬、灵长类或其他动物。对动物数量及性别(大、小鼠)均建议每一组用不同性别动物各 50 只。其他诸如对照组的设置(含赋形剂或溶媒对照)、实验期限的要求、给药途径和剂量水平的设计等虽有一定差异,但原则上大多是一致或相近的。

给药途径应与人体拟用途径一致或尽可能一致。动物管理按 GLP 要求,实验因素以外的动物损失小于 10%,对动物饲料也有明确要求。值得指出的是,我们在看到各国对新药特殊毒性试验要求在总体上的一致性或相似性的同时,也不应忽视各国之间在指导思想和具体试验要求上的差异。这些差异往往导致本国的新药进入另一国家市场受阻或不得不花费人力物力重新试验以适合该国要求,此时这些差异就显得特别重要和有意义。尤其是我国中药面临走向国际市场的新形势,了解各国对新药研究特殊毒理学试验的内容和要求就显得尤为重要。

## 三、致突变性试验

遗传毒理学试验长期使用细菌回复突变试验(recovery mutation test of bacteria)、小鼠睾丸染色体畸变试验(chromosome aberration test in mouse testis)、小鼠精原细胞或精母细胞染色体畸变(chromosome aberration test of mouse spermatocyte or spermatocyte)、哺乳类细胞培养染色体畸变(mammalian cell culture chromosomal malformation)试验以及整体动物的微核试验等。细菌回复突变试验常用的为鼠伤寒沙门菌营养缺陷型回复突变试验,通常简称为Ames 试验;哺乳类细胞培养染色体畸变试验用细胞遗传方法检测药物是否影响细胞遗传结构 DNA 或改变信息的实现过程,从而判定药物的遗传毒性;整体动物(啮齿动物)的微核试验是药物致突变试验中唯一的一项体内试验,它是细胞培养染色体畸变试验的一项补充和验证。因此,微核试验虽然技术上并不复杂,但它在评价药物的致突变时,与体外试验的细菌诱变和细胞染色体畸变试验组合成为一套较为科学合理而完整的评价系统。

1. **细菌回复突变试验** 通常简称为 Ames 试验,它是 1975 年由 Ames 本人完整地提出用微生物检测致突变物的方法,是目前检测基因突变最常用的方法之一。试验用菌株为鼠伤寒沙门菌不同组氨酸缺陷型突变株,根据致突变物能灵敏而特异地使组氨酸缺陷型突变株回变成野生型的特点,故在缺乏组氨酸的培养基上,只有少数自发回变菌落生长。而能诱发细菌回变的致突变物可使细菌生长增多,从而可判断被试物是否具有致突变性。但是,试验用的培养基中,并非真正完全不含组氨酸,它仍含有少量组氨酸。这样,营养缺陷型的细菌才能繁殖数代成为菌苔,同时使诱变物所产生的 DNA 损伤在复制过程中转变为突变,突变又表现为功能基因产物,只有这样的回变细菌才能进一步生长成菌落。回复突变是某些特定基因座的突变,通常用带不同基因的一套菌株进行试验。Ames(1975)最初推荐的一套菌株为 TA100、TA98、TA1535、TA1537 和 TA1538。但实践表明,上述菌株对某些结构类型的化学物如醛类、过氧化氢及交联剂等难以检出。故于其后(1983)又推出另一套菌株,即TA97、TA98、TA100 和 TA102 四株菌作为一套标准测试菌株,我国规定使用的菌株与此相同。

目前有关细菌回复突变试验研究进展主要是在适合 GLP 的规范化研究上。适合 GLP的试验与为研究而实施的试验相比,明显的不同在于它是在指南的基础上,根据标准操作规程（standard practice instructions，SOP）规定，从操作程序计划到最后完成报告书等都要实施管理。适合 GLP 的试验实施上最主要考虑的是关于 SOP，SOP 重点是对设施管理、试验实施（试验操作、记录、结果判定等）的计划、最终报告书、质量保证的监督检查、培训等。试验因为遵循指南和 GLP 原则，所以能得到可信度高的资料。该试验经常出现的问题是：中药提取物样品处理不当；除了设阳性物对照组外，应当考虑增设溶剂对照。另外，灭菌也很重要，温度低了，样品芽孢杆菌不能杀灭，故容易出现假阳性结果，剂量设计最高剂量为 5mg，组距为等比或等差。

2. **哺乳类细胞培养染色体畸变试验**　检测药物是否影响细胞遗传结构 DNA 或改变信息的实现过程，从而判定药物的遗传毒性，是比较成熟和可靠的方法之一。可用于染色体分析的细胞包括人类和动物细胞等。可分别用体细胞或生殖细胞进行。前者可用骨髓细胞、外周血淋巴细胞和动物某些器官组织细胞来代表体细胞。后者以雄性动物的精原细胞和初级精母细胞作为生殖细胞的代表。

上述不同类型细胞各有其特点，在研究工作中能为我们提供适应研究目的所需的材料。然而，在新药的染色体畸变试验中，要求用哺乳动物培养细胞做染色体畸变试验，并建议首选中国仓鼠肺细胞（Chinese hamster lung cells，CHL）。这当然不是说其他类型的细胞不能用于药物的遗传毒理研究。显而易见的原因是，以细胞株的单层细胞培养物进行遗传学分析有其优点。首先，在细胞分裂周期时间、染色体数目和克隆形成率等参数上一致；其次，细胞株可以冷冻长期保存，使用时可以复苏并传代，甚为方便。

可用于体外细胞培养染色体畸变分析的细胞系株有多种，但最常用的有中国仓鼠卵巢细胞系（Chinese hamster ovary cell line，CHOCL）、中国仓鼠肺成纤维细胞系（Chinese hamster lung fibroblast cell line V79，V79 和 CHL）和人胚肺二倍体成纤维细胞等。从世界各国情况看，CHL 与 V79 细胞使用频率最高，这些细胞株具有世代时间短（一个世代为 12~14 小时）、染色体数目较少（2$n$=22 或 25）和核型稳定等特点，均不失为研究工作中的良好材料。另外，1997 年人用药品注册技术要求国际协调会（International Conference on Harmonization of Technical Requirements for Registration of Pharmaceuticals for Human Use，ICH）提出了用哺乳类动物细胞的基因突变试验（gene mutation test in mammalian cells，GMC）小鼠淋巴瘤基因突变试验（lymphoma gene mutation test in mice，LMM）代替染色体畸变试验，并得到认可。MLA 是 1978 年由 Clive 和 Moore 等开发的以小鼠淋巴瘤 L5178Y 胸苷激酶基因（$tk$）为目的基因的突变试验。该试验法与以往的基因突变检测法不同，它的最大特征是不仅可以检出点突变等小的 DNA 变异，还能检出染色体水平的较大 DNA 缺失以及染色体之间重组引起的变异。为此，在理论上可以覆盖此前的 Ames 试验检测的诱变剂（mutagen）和染色体畸变试验检测的断裂剂（clastogen），即作为广谱（wide-spectrum）的基因突变检测法而受到重视。另外，这里可以检测的所有突变还对应于人的肿瘤组织观察的肿瘤基因和肿瘤抑制基因的突变，为细胞癌变过程基因变化的模型。MLA 法已经在美国和欧盟作为染色体畸变试验的代替法得以应用，目前在我国和日本还开展得不多。为使我国在中药的遗传毒理学评价方面与国际接轨，有必要在国内尽快推广 $tk$ 基因突变试验方法。

3. **整体动物的微核试验**　目前体内遗传毒性试验最为常用的是啮齿类动物微核试验。与其他的体内试验系统相比，由于该试验的方法较简便，积累了较多数据，并且基本上建立了标准的操作规程，因此确立了其作为常规试验方法的地位。最初，微核试验使用的是骨髓材料,而最近的研究显示,使用末梢血也可以进行相同的评价[3],因而遗传毒理学的评价变得愈加简便。

通常,微核试验是通过观察幼红细胞来检测骨髓嗜多染红细胞产生的染色体的变化,因此使得骨髓以外器官为靶器官的物质的检测受到限制。例如,有名的致肝癌化合物(diethylnitrosamine)在微核试验中便是阴性。近年虽开发了使用肝脏和皮肤等器官的微核试验方法,但还处于未普及阶段。在这一背景下,国际上相继开发了具有能够检测所有脏器之优点的新方法——转基因小鼠基因突变检测系统。该方法是将大肠埃希菌 *lacI*、*lacZ* 等基因连接于噬菌体等载体上,导入小鼠体内,通过噬菌体包装从所有脏器回收靶基因,再使用大肠埃希菌进行突变检测。最近由于方法的改进,评价变得更为简单,因此逐步得到了普及。随着数据的积累,其适用性也在得到确认,今后可以期待其作为微核试验的补充方法得到进一步的应用。为此,与微核试验一样,须建立标准的试验操作规程,目前国际上在IWGTP(International Working Group for Technical Protocol)等组织正在进行协调。

近年随着分子生物学的进步,遗传毒理学领域新技术方法的研究和开发也非常活跃。过去,在管理体制下基于已经建立的方法及其试验结果进行遗传毒性的判断。但是,随着人的基因多样性研究的不断深入,今后会更进一步发展。

# 第四节　体外毒理学试验方法

## 一、细胞毒性实验

细胞毒性是由细胞或者化学物质引起的单纯的细胞杀伤事件,不依赖于凋亡或坏死的细胞死亡机制。有时需要进行特定物质细胞毒性的检测,比如药物筛选。

细胞毒性检测主要是根据细胞膜通透性发生改变来进行的检测,常用以下几种方法:细胞增殖度法、MTT 比色法、XTT 法、CCK-8 法、荧光素发光法,具体检测原理是利用线粒体内部酶的活性,可以将特定的四唑盐类进行转化,然后通过酶标仪进行检测。

1. **细胞增殖度法**　细胞增殖度法是我国自 20 世纪 80 年代就开始运用的细胞毒性试验方法,已广泛应用于目前医疗器械的生物安全性评价中。该方法主要是将细胞接触样品浸提液后,对存活细胞的数量进行测定,用细胞增殖率来推断样品对细胞的毒性作用。

(1)实验方法:参照文献进行细胞增殖度法,每支细胞培养瓶分别加入一定浓度的细胞悬液,置 37℃、5% $CO_2$ 培养 24 小时后弃去原培养液。培养瓶加入不同浓度的实验样品溶液,置 37℃、5% $CO_2$ 培养箱中继续培养 7 天。细胞形态学观察和计数:在更换细胞培养液的当天,以及于第 2、4、7 天进行细胞形态观察和细胞计数。根据各组细胞浓度按下式计算细胞相对增殖率(relative growth rate,RGR)[5]:

$$RGR=(供试品组细胞浓度平均值 ÷ 对照组细胞浓度平均值)×100\% \qquad 式(4-2)$$

(2)优缺点:该方法存在对细胞和耗材的消耗较多、实验操作误差较大、试验周期长、耗时多等缺点[6-7]。

2. **MTT 比色法**　自 1983 年 Mosmann 建立 MTT 比色法以来,由于其简单、经济、无放射性污染等特点,MTT 比色法已经成为细胞生物学领域测定细胞生长及增殖情况的常用方法。MTT 比色法的原理:活细胞的琥珀酸脱氢酶能使外源性黄绿色的 MTT 还原降解形成不溶于水的蓝紫色的结晶物质甲䐀(formazan)并沉积在细胞中,而死细胞无此功能,用二甲基亚砜(dimethyl sulfoxide,DMSO)溶解细胞中的甲䐀结晶成溶液,用酶标仪在 490nm 波长处测定其吸光度。在一定细胞数范围内,MTT 结晶形成的数量值与细胞数成正比。根据测得的吸光度,来判断活性细胞数量,吸光度越大,表明细胞活性越强。

(1)实验方法:首先将配制好的细胞悬液接种于 96 孔细胞培养板(每孔 100μl)上,置37℃培养 24 小时后,弃去原培养液。加入含有不同浓度样品溶液的新鲜培养液进行交换,每孔 100μl,置 37℃培养 48 小时后观察细胞形态。弃去培养基,每孔加入含有 MTT 的培养基,继续培养 4 小时后吸除原液,加入 DMSO,置振荡器上振荡 10 分钟。用酶标仪在 490nm处测定其吸光度,计算细胞的 RGR[8-9]。

(2)优缺点:与增殖度法相比,MTT 比色法由于实际检测所需的细胞量相对较少,试验步骤相对简便,误差小,检测周期短,因此具有一定的优越性,值得推荐作为细胞毒性检测方法[5]。另外,中药提取物含大量的黄酮类化合物容易干扰比色结果,所以要注意增设对照组,并进行重复试验。

由于 MTT 经还原所产生的甲䐀产物不溶于水,需被溶解后才能检测,这不仅使工作量增加,也会对实验结果的准确性产生影响,而且溶解甲䐀的有机溶剂对实验者的健康也有损害[10]。为了克服 MTT 比色法检测的不足之处,近些年又陆续出现了一些新的检测方法,如MTS 法、WST-1 法、XXT 法、Cell Counting Kit(CCK-8)法等,其中 CCK-8 法是应用得相对比较广泛的方法之一[11]。

3. **CCK-8 法**　是用于测定细胞增殖或毒性实验中活细胞数目的一种高灵敏度、无放射性的比色检测法。CCK-8 法应用非常广泛,如药物筛选、细胞增殖测定、细胞毒性测定、肿瘤药敏试验以及生物因子的活性检测等。可直接进行测定,实验误差比较小。

CCK-8 法的原理:该试剂中含有 WST-8,其在电子载体 1- 甲氧基 -5- 甲基吩嗪硫酸二甲酯(1-Methoxy PMS)的作用下被活细胞线粒体中的脱氢酶还原为具有高度水溶性、能溶解于组织培养基中的橙黄色甲䐀染料,用酶标仪在 450nm 波长处测定其 OD 值。

(1)实验方法:将配制好的细胞悬液接种于 96 孔细胞培养板(每孔 100μl)上,置 37℃培养 24 小时后,弃去原培养液。加入含有不同浓度样品溶液的新鲜培养液进行交换,每孔 100μl,置 37℃培养 48 小时后观察细胞形态。弃去培养基,每孔加入含 CCK-8 试剂培养基,培养 1~4 小时,用酶标仪测定各孔在 450nm 的 OD 值。利用公式计算细胞存活率:cell viability(%)=(OD$_{样品}$−OD$_{空白}$)÷(OD$_{对照}$−OD$_{空白}$)×100%,并利用改良寇氏法计算 IC$_{50}$[10]。

(2)CCK-8 法的影响因素及确定最佳实验条件[12]

1)实验细胞贴壁率影响细胞增殖检测(CCK-8 法)结果,最佳细胞贴壁率应控制在50%~80% 之间。

2)加入 CCK-8 试剂后,孵育时间影响细胞增殖检测(CCK-8 法)结果,加入 CCK-8 后最佳孵育时间应控制在 1~4 小时之间。

3)其他实验条件:① CCK-8 的加入量为培养基的 10%,由于加入的 CCK-8 量比较少,有可能会因试剂沾在孔壁上而带来误差,所以在加完试剂后应轻轻敲击孔板以帮助混匀;

②当在培养箱内培养时,孔板最外一圈的最容易挥发,一般情况下,最外圈的孔只加培养基,不作测定孔用。

(3)优缺点:目前已有报道认为 CCK-8 法是相对 MTT 比色法更为简便、快捷且应用成熟的细胞增殖毒性检测的方法,如侯春梅等[13]在悬浮细胞的增殖检测实验中发现 CCK-8 法重复性好、灵敏度高,明显优于 MTT 比色法;检测氟尿嘧啶和奥沙利铂在 WiDr、SW620 和 HT-29 等 3 种癌细胞株中的抗增殖研究中也发现 CCK-8 法是更灵敏的检测方法[14]。

1)从实验的条件、操作及试剂的毒性等方面将两种方法进行比较,CCK-8 法相对 MTT 比色法有下面这些优势[10]:

a. CCK-8 法中生成的是水溶性的甲䐶,可以直接检测;而 MTT 比色法中生成的是不溶于水的甲䐶结晶,需要在加入 MTT 溶液孵育后吸弃培养液,再加入 DMSO 来溶解甲䐶,继而进行检测。这不仅使操作变得烦琐,也会因吸弃培养液时导致甲䐶损失或甲䐶溶解程度不完全等原因对实验结果的准确性产生影响,而且溶解甲䐶的 DMSO 也有一定毒性,对实验者健康会有危害。

b. 加入 CCK-8 试剂孵育时间是 1~4 小时,通常经过实际实验摸索,0.5~1 小时就可以产生较稳定的橙黄色甲䐶,即可进行检测。而加入 MTT 溶液孵育的时间一般需要 4 小时,相比 CCK-8 法而言更费时。

c. CCK-8 试剂本身毒性小,对细胞的毒性也相当低,细胞在 CCK-8 法检测后还可以用于其他细胞增殖的检测实验,如结晶紫检测法、中性红检测法或 DNA 荧光检测法等。而 MTT 溶液毒性较大且有致癌性,对实验者的健康有危害,操作时要格外小心,并且 MTT 比色法检测对细胞是有损伤的,细胞在检测后不能再用于其他实验。

CCK-8 法检测的精密度和准确度较 MTT 比色法更高,而且 CCK-8 法操作更为简便和快速,对实验者和环境危害低。因而,CCK-8 法值得在细胞增殖和药物毒性检测等实验中推广应用。

2)缺点是 CCK-8 试剂价格较为昂贵,且试剂颜色为淡红色,与含有酚红的培养液颜色极其相似,加入试剂之后不会立即显色,因此很容易造成漏加或者多加,并且 CCK-8 试剂加入量很少,如果不小心沾到壁上,很可能会导致结果的可重复性不是很好[15]。

**4. 荧光素发光法**　荧光素发光法原理:腺苷酸激酶(adenylate kinase,AK)存在于所有真核和原核细胞的胞浆中,AK 具有激活 ADP 生成 ATP 的作用。当细胞受损后,细胞膜发生破损,AK 会释放到培养液上清液中。该试剂盒利用荧光素酶和荧光素在 ATP 作用下可以发光,通过化学发光仪可以定量检测细胞生存能力。

(1)实验方法:实验时,取对数期生长的细胞在 6 孔板中培养 24 小时,弃去培养液,加入含有样品的培养基,培养 24 小时后,将细胞在含荧光素 PBS 中洗涤。随后,在室温下避光孵育,荧光素可透过细胞膜并积蓄在活细胞内,用来进行活细胞染色。使用荧光倒置显微镜拍照。荧光素在激发和发射波长测定荧光吸光度[16]。

(2)特点:简单、快速;板式检测,可进行高通量。

## 二、肝切片毒性筛选实验

精密肝切片技术介于器官与细胞水平之间,肝切片包含肝组织内所有类型细胞,保存了完好的细胞基质和细胞间的相互作用,代谢能力比较接近整体器官,在阐明药物与毒物代谢转化、预测药物毒性及比较不同种属间药物作用差异等方面发挥着重要作用[17]。

实验方法[18]如下。

**1. 肝切片的制备**　将大鼠断头处死。在无菌条件下取出肝脏,置于预先以氧饱和的冰Kerbs-Henseelti(HK)缓冲液中,持续通氧(95% O$_2$,5% CO$_2$)[15]。于肝右叶中间部位切取一块约 20mm × 15mm × 4mm 的肝组织。将肝组织块置于 6 孔板中,用 2% 琼脂糖包埋。用生物胶将包埋的肝组织块固定于振荡切片机的切片台上,将切片台置于含 HK 缓冲液的切片机标本槽中。调整刀片角度 18° 左右,将刀的前进速度调至最低,振幅调至最大,切片厚度200~400μm,进行肝切片,并用循环泵将缓冲液温度保持在 2~4℃。选取完整的肝切片,用6mm 打孔器打成大小一致的圆形肝片,用于培养。

**2. 肝切片活性的检测**

(1)MTT 还原能力:将肝切片置于 12 孔板中,1 片 / 孔,每孔中加 1g/L MTT 1.0ml,37℃振荡孵育 1 小时,弃上清液,每片肝切片再加 1.0ml DMSO,37℃振荡溶解 1 小时,上清液于570nm 处测吸光度,肝切片称重,计算吸光度除以肝切片质量,将 0 小时的数值记为 100%,其余时间点的数值除以 0 小时的数值,作为各个时间点的 MTT 还原能力的变化百分率。

(2)生化指标:肝切片用生理盐水制成 2% 的肝组织匀浆液,参照试剂盒说明书,BCA法测定蛋白含量,全自动生化分析仪连续监测法测定不同培养时间点上清液及组织匀浆液中 GPT、GOT、LDH、GGT 酶活浓度,计算每微克蛋白中 GPT、GOT、LDH、GGT 的漏出率。

$$酶活浓度的漏出率 = [ 培养上清液中酶活浓度 /(培养上清液中酶活浓度 +$$
$$肝组织匀浆液中酶活浓度) × 100\% ] / [ 肝组织匀浆液中蛋白含量(mg/L) ×$$
$$测定蛋白含量时的加样量 ] \qquad 式(4\text{-}3)$$

(3)影响因素

1)培养液对肝切片活力的影响:曾报道肝切片在 BPM 培养液中,通过动态培养,其存活时间长达 96 小时[17]。也有实验研究发现,不同种类的培养液对精密肝切片活力的影响较大,BPM 培养液中肝切片的活性明显高于 DMEM 及 2 种 Waymouth's 培养液,分析原因可能是肝切片需要的营养成分较复杂,仅靠血清供给不足以满足肝细胞的生长要求。而且随着培养时间的延长,肝细胞浆内糖原含量减少,细胞可能处于缺氧状态[18]。

2)肝切片厚度对肝切片活力的影响:肝切片厚度一般在 200~300μm 存活时间较长。有研究发现,较薄的肝切片(200μm)MTT 还原能力明显高于 300μm、400μm 厚度的肝切片[18]。

3)培养液的 pH 对肝切片活力的影响:培养液的 pH 对肝切片活力亦会产生一定影响,随着培养时间的延长,肝切片在弱酸性环境中较耐受,培养 24 小时,与弱碱性培养液中的肝切片活力比较有显著性差异。

4)不同的培养温度对肝切片活力影响不大。

**【评价】**与体内试验相比,精密肝切片培养表现出简单、快速、经济的特点,可以作为一种新的快速敏感的技术手段用于药物肝毒性早期预警的实验研究。精密肝切片培养的主要缺点之一是新鲜的肝切片存活时间相对较短,一般都在 6 小时之内,但中药一般作用缓慢而持久,短时间培养可能较难检测出变化,目前国外有报道通过改良培养基使肝切片的存活时间长达 96 小时[19]。

## 三、器官灌流毒性筛选实验

以肝脏灌流为例,肝脏灌流技术在现代药理毒理学研究中已广泛应用。利用灌流方法可以提供在体和离体肝脏所必需的营养成分和生理环境。与肝组织匀浆、肝组织切片、肝细胞分离、肝细胞膜以及肝细胞酶提取等研究方法相比,肝脏灌流方法的特点是肝脏的组织结构和门脉系统、肝血窦及 Dise 间隙等参与物质转运的结构均不受影响。该技术可用于药物毒性、药物相互作用、胆汁排泄和转运等研究。

### 1. 实验方法

(1)实验动物:牛、猪、豚鼠、犬、蛙、小鼠、兔子和大鼠均可选用。进行在位的肝脏灌流宜选用大鼠,因为大鼠缺乏胆囊,可以连续地收集胆汁;另外大鼠肝脏大小适中,不需高的灌流速度即可维持灌流;价格经济。

(2)在位肝脏灌流手术程序:手术是进行肝脏灌流的关键。①用戊巴比妥钠腹腔注射麻醉大鼠,剂量为 50mg/kg。②仰位固定麻醉大鼠。③下腹部做一切口,向两侧延至膈肌水平,呈"V"形,上翻皮瓣暴露腹腔脏器。④结扎幽门静脉和腹腔动脉。⑤做胆管插管,收集胆汁。⑥游离肝脏系膜缘,切勿损伤肝,在肝肾之间水平的下腔静脉上系一松结。⑦作门静脉插管,立即接通蠕动泵,开始灌流。使肝缺血的时间尽量缩短,一般要求在 5 秒内完成。插管时勿损伤门静脉;排完气泡。如灌流成功,整个肝脏应呈均匀的棕黄色。灌流速度为 10ml/min。⑧一旦开始灌流,即刻在上述松结下切开下腔静脉,让灌流液流出。⑨打开胸腔,切开右心耳,插入导管至下腔静脉内,达肝静脉水平,结扎固定。该导管用于收集流出液,作结果分析用。⑩将下腔静脉上的松结系紧结扎。

(3)灌流方式:按灌流液循环方式可分为单次灌流和循环灌流两种。按灌流方向可分为正常灌流和逆向灌流两种。正常灌流由门静脉流入肝脏,从肝静脉出肝,在下腔静脉处收集流出液。逆向灌流则从肝静脉入肝,由门静脉或肝动脉出肝。两种方法中以前者常用。

### 2. 肝脏灌流在药物研究中的应用

(1)在药物代谢和毒性研究中的应用:可以帮助揭示药物在肝脏代谢的Ⅰ相和Ⅰ相代谢物以及相互关系,也用于研究药物的相互作用。如 *dl-* 普萘洛尔作用后会使利多卡因的肝脏清除减少。用逆向灌流方法可研究肝脏药物代谢酶的分布状况。如使非那西丁转变为醋氨酚和醋氨酚硫化物的氧位脱乙基酶和硫化酶在肝脏中分布不同,氧位脱乙基酶位于肝小叶中央区,而硫化酶主要在门脉周围区。

(2)用于肝脏中间代谢及药物影响的研究:如氨基比林、水杨酸盐、苯乙双胍及乙醇可抑制糖异生;四氯化碳降低尿素的生成;戊巴比妥可增加灌流液中谷胱甘肽的生成量。

(3)动力学研究:肝脏灌流条件及分析均易控制,适用于肝脏代谢和血流动力学的研究。肝脏灌流流量和代谢物生成有一定的关系:肝脏对底物的摄取高时,肝脏清除作用与流量成正比,但流量不影响摄取的大小。肝脏摄取小时,肝脏清除不受流量的影响。另外,药物清除或代谢物清除与血浆蛋白结合作用有关,一般游离部分愈多则清除愈多。但灌流研究表明,高清除物的清除则不受血浆蛋白结合的影响,只有低清除物的清除易受影响。

(4)胆汁排泄及转运研究:通过肝灌流对胆汁排泄及转运研究表明,肝脏胆汁分泌压力不依赖于分泌入胆汁中的胆盐,是胆汁的非依赖部分。牛磺胆酸盐在肝脏中与白蛋白有相似的分布区。而且,胆酸盐和牛磺胆酸盐相互竞争抑制依赖 $Na^+$ 摄入肝脏的机制。此外,胆红素入肝量的增加可使胆汁排泄率、肝脏浓缩作用和胆汁流量成比例地增加。

除了肝脏灌流外,心、肺、肠和肾脏灌流也可借助于同样的方式进行。

# 第五节　体内毒理学试验方法

## 一、盐虾毒性分析实验

天然药物可能存在的细胞毒性也能通过盐虾(*Artemia Salina*)毒性分析实验检测。因为盐虾对各种化学物质的毒性具有高度敏感性,盐虾毒性分析实验已经成为一项方便的基础毒性实验。在许多事例中盐虾的毒性反应与哺乳动物细胞毒性一致。实验方法[20-21]如下:

(1)材料:试验样品、盐虾蛋、海盐(38g/L,pH 7.4)、带孔孵化板、吸引盐虾幼虫的照明灯等。

(2)盐虾的孵化:盐虾蛋应低温(4℃)保存。在此温度下,盐虾蛋能保持多年的活力。孵化板(22cm×32cm 矩形盘)充满一半经过滤的盐溶液。盐虾蛋(25mg)撒在此溶液中。孵化板在 28℃孵育 48 小时。

(3)盐虾的细胞毒性试验:①经过 2 天孵化,盐虾蛋成熟为幼虫,用移液管吸取幼虫,每瓶 10 只幼虫,加入含有药物的 5ml 海水。②培养箱下 25~27℃孵育 24 小时。③孵育 24 小时后记录存活盐虾的数目。④采用 Finney 计算机程序分析数据,计算 $LD_{50}$ 和 95% 置信区间。⑤孵化开始后盐虾可存活 48~72 小时,72 小时后开始死亡。

【评价】盐虾隶属节肢动物门甲壳纲卤虫属,是水产养殖中常用的生物活性饵料。卤虫休眠卵可低温长期保存,卵的孵化和幼虫生长发育速度较快,是理想的生物实验材料,其无节幼体被作为无脊椎动物代表进行标准生态毒性测试[22]。盐虾毒性实验通常作为一种指导提取物分离筛选的工具之一,值得应用推广,是一种快速、便宜、综合性的生物检验方法,并逐步发展为具有生物活性天然药物的显示、分离和检测方法[20]。

## 二、斑马鱼毒性实验

传统的新药临床前体内安全性评价一般采用啮齿类动物作为实验对象,该方法虽然具有结果可靠、综合全面等优点,但是其成本较高,并且不适合于高通量的药物筛选与毒性机制的研究。因此急需一种既具有细胞实验的高通量性和经济性,又具有体内实验的可靠性和全面性等优势的模式动物。由于目前斑马鱼已经广泛用于药物毒性研究,本文在此将不再描述具体实验方法,而是仅就斑马鱼模型在一般毒性、发育毒性、神经毒性、器官毒性和生殖毒性等评价中的应用进行了归纳综述,阐述该模型在毒性研究的优势,旨在将斑马鱼模型与药物早期安全性评价相结合,以提高新药研发的效率和安全性,降低新药研发成本,从而更好地推动该模型的应用。

1. **斑马鱼的生物学特点及其在药物早期安全性评价中的优势** 在生命科学领域,斑马鱼作为一种常用的模式动物,可以弥补体外细胞实验和体内动物实验的各种不足。斑马鱼与人类基因具有高达87%的同源性[23-24],其信号转导通路、生理结构与功能等均与哺乳动物高度相似[25],这意味着用斑马鱼开展药物实验所得到的结果在多数情况下也适用于人体。同时,斑马鱼实验是一个整体动物实验,它能准确反映待测药物在体内的吸收、分布、代谢及排泄等动态生理过程。所以,利用斑马鱼进行药物早期安全性评价时,其结果比体外细胞实验更可靠。

斑马鱼是一种小型的热带鱼类,对生存的水环境要求不高,培养水的pH在6.8~7.8之间,水温25~31℃。斑马鱼饲养成本低,体外受精,体外发育,胚胎透明且发育快速,胚胎在24小时内即可发育成形。体外受精约120hpf(受精后小时 hours post fertilization,hpf)后,各个组织和器官,例如脑、心脏、肝脏、肾脏、胰脏、肌肉和神经系统等均可发育完全[26]。斑马鱼的以上特点均显示,与其他模式动物相比,利用斑马鱼进行体内药物安全性评价,具有以下优势:药物用量少、给药方便、便于观察和操作、药物筛选周期缩短、实验成本低以及可实现高通量筛选,同时还方便对药物的毒性机制进行研究。斑马鱼幼鱼是目前为止唯一适合微孔板高内涵、高通量和全自动化分析的脊椎动物模型。除此之外,在以动物模型为研究对象进行药物安全性评价时,研究人员需要充分考虑动物保护条例等问题,但人们通常不将受精120hpf前的斑马鱼胚胎看成是动物个体[27],因此从这一角度看,在药物早期安全性评价实验中,斑马鱼与啮齿类模式动物相比,也具有明显优势。

2. **斑马鱼模型在一般毒性评价中的应用** 一般毒性评价包括急性毒性评价和长期毒性评价两部分。早在1984年,经济合作与发展组织(Organization for Economic Co-operation and Development,OECD)的指导手册就已经将斑马鱼列为实验的标准鱼类,并应用于化合物的急性毒性检测。药物的一般毒性评价可以在斑马鱼的不同发育阶段分别进行。将待测药物分别定量、定时作用于斑马鱼的胚胎、幼鱼和成鱼期,随后可以在显微镜下直接观察卵黄囊水肿情况、卵凝结情况、色素形成、尾巴部延展和体节形成等,且可统计孵化率、致畸率、死亡率和$LD_{50}$等数据,同时还可以记录斑马鱼主要畸形特征[28-29]。根据已有数据显示,利用斑马鱼胚胎检测非致畸化合物的成功率可达75%,检测致畸化合物的成功率更是高达100%[30]。

3. **斑马鱼模型在发育毒性评价中的应用** 斑马鱼胚胎透明,体外发育,最早即是作为模式生物应用于发育遗传学领域。在毒理学研究中发现巴比妥酸和二乙巴比妥酸等均会影响斑马鱼的正常发育[31]。在斑马鱼的整个发育过程中,其很多器官和系统,例如心血管、肝脏、脑、肾脏和软骨等的形成过程均对药物的介入非常敏感,并且极易产生畸形。斑马鱼在心血管有严重畸形的情况下还可以存活并继续发育较长时间,所以是评价药物发育毒性的有效模型之一。利用斑马鱼对药物发育毒性进行评价时,在加药处理斑马鱼胚胎后,结合活体染料、抗体、荧光示踪等方法,研究者可以直接观察原肠期的血液循环、心跳、脑区形成、体轴形成和细胞运动等胚胎发育事件。

4. **斑马鱼模型在神经毒性评价中的应用** 斑马鱼的神经传导系统非常敏感[32],其大脑整体构造和血脑屏障的结构与功能均与哺乳动物相似[33]。在胚胎发育早期,斑马鱼的血脑屏障即开始起作用[34]。研究发现,许多在人体中具有神经毒性的化合物在斑马鱼身上同样起作用。例如维 A 酸可导致神经元氧化和凋亡；乙醇可引起视神经和运动神经缺陷；新霉素可导致神经元凋亡；戊四唑会导致斑马鱼痉挛，电图变化、行为变化和分子水平改变均与啮齿类动物痉挛模型相似[35]。

传统的利用哺乳动物来评价神经毒性的方法包括行为学分析、神经组织病理学分析和生物化学分析等，这些方法均费时费力。斑马鱼的神经系统在短时间内即可发育成熟，例如斑马鱼胚胎发育至 24hpf 时，原代的神经元就开始分化，48hpf 时脑室形成，随后到 6dpf 斑马鱼的整个神经系统已经形成。所以利用斑马鱼可以对药物的神经毒性进行快速、有效的评价。研究药物神经毒性时，斑马鱼胚胎加药处理后，利用微分干涉相差显微镜或特殊染色方法可以直接在体内观察特定神经元和神经突的改变[36]。由于斑马鱼具有学习、睡眠和药物成瘾等神经性行为[37]，所以可以通过行为学分析对斑马鱼神经元的功能进行研究。斑马鱼胚胎或是幼鱼的行为学分析可以在多孔板中进行[38]，便于观察和操作。

**5. 斑马鱼模型在器官毒性评价中的应用**　斑马鱼的各内脏器官在基因水平上与人类具有 87% 的同源性，各个器官在解剖和分子水平上也已经证实与哺乳动物具有一定相似性[39]。因此斑马鱼是一种非常理想的药物器官毒性评价模型[40]。

(1)心脏毒性评价：心脏是斑马鱼第一个发育并发挥重要功能的器官。心肌收缩、心率和外观形态等均是心脏功能的重要参数指标。由于斑马鱼胚胎和幼鱼透明，因此研究人员均可以在活体斑马鱼上对以上各指标进行实时观察研究。借助微电极，研究人员还可以同时记录斑马鱼的复合动作电位[41]。统计斑马鱼心跳频率时，可以将活体胚胎或是幼鱼麻醉，然后通过人工计数或是录像记录等方法来进行[42]。受精后 5 天的斑马鱼胚胎可以通过非侵入的方式进行心电图检测，从而了解其心肌是否缺血，心室是否肥厚[43]。

许多研究已表明，在人体中可影响心脏功能的药物大多也可对斑马鱼心脏造成相似影响[44-45]。例如特非那定和氯米帕明等药物，可以引起斑马鱼心脏收缩性降低，心跳过缓，循环减缓等。研究表明，药物导致的心脏 QT 间期延长是由于 hERG 钾离子通道阻断所造成的，在斑马鱼中也存在着类似的 zERG 基因[46]；而且几乎所有已知的可造成心脏 QT 间期延长的药物均能造成斑马鱼心律失常和心动过缓[47]。

(2)肾脏毒性评价：尽管斑马鱼的前肾结构较为简单，但是加药处理后，其在肾脏损伤的表型方面与哺乳动物非常类似。例如斑马鱼心脏静脉窦注射庆大霉素后，会引发严重的形态异常和肾脏系统功能异常，具体表现为心包和颅内水肿、肾小球滤过率降低等[48]；当利用顺铂或是嘌呤霉素等肾毒性药物处理斑马鱼幼鱼时，同样也会造成肾脏损伤[49]。

(3)肝脏毒性评价：肝脏是斑马鱼最大的腺体，48hpf 肝脏形态基本形成，72hpf 肝脏的形态和功能全部发育完全[50]。而且在斑马鱼肝脏中，存在多种与哺乳动物同源的脂质代谢酶，包括 HMG-CoA 合成酶、HMG-CoA 裂解酶等[51]；加之斑马鱼与哺乳动物对外源化学物质的防御机制类似，均为酶的诱导和氧化应激，作用机制也类似[52]。同时斑马鱼中含有 94 种细胞色素 P 基因，其中 18 种基因与哺乳动物同源[53]，所以利用斑马鱼评价待测药品肝脏毒性时，同样可以使用上述传统的肝脏毒性检测指标。研究表明，甲丙氨酯具有哺乳动物肝脏毒性，将该化合物作用于斑马鱼，其产生的毒性效应与哺乳动物类似[54]。在 6 种已知的具有哺乳动物肝脏毒性和 2 种不具有肝脏毒性的药物研究中发现，斑马鱼对药物肝脏毒性检测的准确率高达 100%[54]。

除了上述脏器组织的毒性研究外，斑马鱼还常常用于胃肠组织[22]、听觉[55-56]、视觉[57]

等组织器官功能的毒性评价。

**6. 斑马鱼模型在生殖毒性评价中的应用** 与啮齿类动物不同,斑马鱼发育较快,受精72 小时完成孵化,孵化 3 个月内可达到性成熟,成年斑马鱼的繁殖周期一般只有 7 天左右,并且雌性斑马鱼一次产卵可多达 200 个[26]。因此,利用斑马鱼对药物的生殖毒性进行评价既经济又快速。同时,性腺指数是一个常用的评价斑马鱼性腺功能的生物指标,性腺指数下降表示斑马鱼的垂体、下丘脑或是性腺活性降低。对于性成熟的雌性和雄性斑马鱼而言,产卵量和精子活力及密度分别是评价其生殖能力的常用指标。研究表明,17β-雌二醇和铅等均能抑制成年雌性斑马鱼的产卵量,且具有明显剂量依赖效应;邻苯二甲酸二丁酯和壬基酚等会导致斑马鱼精子数量减少、激活率降低、精子寿命及剧烈活动时间缩短[58]。卵黄生成期的雌性斑马鱼可分泌雌激素,进而诱导卵黄蛋白原的产生[59],而雄性斑马鱼在雌激素或是类雌激素的诱导下,也可以合成卵黄蛋白原[58]。将待测药品作用于斑马鱼,然后检测雄鱼、幼鱼及非卵黄生成期雌性斑马鱼体内卵黄蛋白原水平的改变,可以作为评价药物生殖毒性的一个灵敏而可靠的方法。许多药物除了直接对亲代斑马鱼的生殖系统造成损伤外,还有可能影响其子代的正常生长发育。因此利用斑马鱼对药物的生殖毒性进行评价时,通常还需对子代胚胎的孵化率、畸形率等进行分析。

综上所述,利用斑马鱼模型对新药进行早期安全性评价,其明显优势是可以提高药物早期毒性预测的可靠性和灵敏度、缩短新药研发周期、降低新药研发成本、提高新药研发的成功率。但该模型也存在着一些不足,由于给药方式主要是将药物溶解于培养水中,药物通过渗透的方式进入斑马鱼体内,因此药物的理化性质尤其是在水中的溶解性与分子量对结果影响较大,存在着假阳性和假阴性的现象,一些脂溶性强和分子量大的药物目前尚不适合采用该模型进行快速评价。

# 第六节 有毒中药的安全性评价要求与方法

中药有毒、无毒是药性的重要组成部分。广义上,中药的"毒"是中药最基本的性能之一,是一种偏性,以偏纠偏是药物治疗疾病的基本原则,用之得当可发挥治疗作用,用之不当则会对机体产生不良反应。《周礼·天官·冢宰》记载:"医师掌医之政令,聚毒药以共医事。"《类经·卷十四》指出:"凡可辟邪安正者,皆可称之为毒药。"狭义上,中药的"毒"是指其在治病过程中,引起机体某些系统或脏器功能上或结构上的异常,即与现代医学上的药物毒副作用类似。如《诸病源候论》载:"凡药物云有毒及大毒者,皆能变乱,于人为害,亦能杀人。"后世本草书籍在其药物性味下标明"有毒""大毒""小毒"等则多指药物毒副作用大小。

## 一、常用的有毒中药品种及主要毒性

2020 年版《中国药典》共收载有毒中药 83 种,分为大毒、有毒、小毒,其中大毒中药及饮片 10 种,有毒中药及饮片 42 种,小毒中药及饮片 31 种。其中川乌、草乌、马钱子、马钱子粉、斑蝥均规定要炮制后使用;巴豆、红粉为外用。由于有些中药毒性较大,容易引起中毒,为了加强医疗用毒性药品的管理,防止中毒或死亡事故的发生,我国国务院于 1988 年 12 月 27 日颁布了《医疗用毒性药品管理办法》(国务院令第 23 号)[57-59],将 28 种有毒中药纳入《医疗用毒性药品管理办法》管理名单,名单中包括:砒石(红砒、白砒)、砒霜、水银、生马钱子、生川乌、生草乌、生白附子、生附子、生半夏、生南星、生巴豆、斑蝥、青娘虫、红娘虫、生甘遂、生狼毒、生藤黄、生千金子、生天仙子、闹羊花、雪上一枝蒿、红升丹、白降丹、蟾酥、洋金花、红粉、轻粉、雄黄,使这些毒性大的中药材(或饮片)的生产、经营和使用受到严格管理。

常用有毒中药的毒性可涉及多个系统。引起毒性的主要成分有生物碱类、苷类、萜类、内酯类、重金属等。例如乌头、附子、草乌、雪上一枝蒿所含的乌头碱类生物碱具有心脏毒性;洋地黄所含的强心苷具有心脏毒性;马钱子所含的马钱子碱和士的宁具有明显的神经毒性;洋金花所含的莨菪碱具有心脏和神经毒性;雷公藤、昆明山海棠所含的萜类成分具有肝脏、肾脏以及生殖等毒性;苍耳子、巴豆、鸦胆子所含的毒蛋白类成分,可引起肝脏毒性;苦杏仁所含的苦杏仁苷具有呼吸系统毒性等。

## 二、含有毒中药新药的安全性评价要求[60-63]

有毒中药由于含有不同的毒性成分,具有不同程度的毒性,在进行含有毒中药的新药研发时,应开展更为全面的安全性评价,以降低其风险。随着新药研发数量的增加,含有毒中药的新药研制品种也相应增加,例如雷公藤、乌头、附子、马钱子等毒性较强的中药,常用于治疗自身免疫性疾病、风湿、骨科、外科难治性疾病。近年来,除了《中国药典》中明确记载有毒的中药品种外,有些传统记载无毒的中药在长期用药或用药不合理的情况下不良反应也时有发生。目前从管理上对含毒性药材的中药新药的安全性评价提出了更严格的要求,要求开展更多的安全性研究,以及建立一套更为符合有毒中药特点的安全性评价体系。

### (一) 含有毒中药新药的安全性评价

根据国家药品监督管理局《中药注册分类及申报资料要求》(2020),对于中药创新药(注册分类 1),应尽可能获取更多的安全性信息,以便于对其安全性风险进行评价。《药物单次给药毒性研究技术指导原则》(2014)和《药物重复给药毒性试验技术指导原则》(2014)要求结合中药复方特点而设计需开展的试验。含有毒中药或含有十八反、十九畏等配伍禁忌的复方,需采用两种动物(啮齿类和非啮齿类)进行急性毒性试验和长期毒性试验。在常规毒性试验基础上,可针对有毒中药的潜在毒性特点而增加研究内容或评价指标,例如,增加更敏感、更有针对性的肝、肾毒性及神经毒性等检测指标。当含有毒中药新药拟用于育龄人群并可能对生殖系统产生影响(如用于避孕、保胎、促精子生成;治疗不孕症、性功能障碍等;有细胞毒作用等药物),应进行生殖毒性和遗传毒性研究。处方中含有孕妇禁用或慎用的药材,且功能主治为妊娠期和哺乳期妇女用药的口服制剂,应进行生殖毒性研究。新药材及其制剂(注册分类 1.3),应进行全面的毒理学研究,包括安全药理学试验、单次给药毒性试验、重复给药毒性试验、遗传毒性试验、生殖毒性试验等。

### (二) 有毒中药的有效组分或单体成分制剂的安全性评价

基于有毒中药的有效组分或单体成分开发新药时,需要进行更全面的安全性评价。有毒中药的毒性成分往往也是药效成分,其安全性评价的关键之一是评估毒效关系,需要对毒性剂量与药效剂量的关系、毒性靶点与药效靶点的关系、毒性作用机制与药效作用机制的异同、毒性成分代谢和体内转化对毒性和药效的影响等进行深入研究。搞清楚上述问题,可以对目标有效组分的纯化、组分配比优化、剂量设置以及后续的制剂工艺研究等提供良好的基础。

中药中含的毒性物质多种多样,主要有生物碱类、苷类、毒蛋白类、萜类、重金属类。有的表现为强烈的刺激作用,如甘遂、巴豆所含的大戟二萜醇酯类以及斑蝥所含的斑蝥素;有的毒性成分可引起肝毒性,如川楝子所含的川楝素;有的可引起肾毒性,如朱砂、雄黄的重金属成分和雷公藤的萜类成分;有的可能影响中枢神经系统,如马钱子所含的士的宁;有的具有心脏毒性,如附子、川乌、草乌含有的乌头碱类。无论是组分还是单体,搞清楚有毒成分的毒效剂量关系,确定制剂中毒性成分的限量标准是非常重要的。另外,由于某些有毒成分同系物中不同成分的毒性强弱有较大差异,例如单酯型乌头碱和双酯型乌头碱毒性不同,因此,研究适宜的炮制方法和工艺,使得制剂中的毒性较高的成分转变为毒性较低的成分,并确定相关成分适宜的比例关系也是必要的。

急性毒性和长期毒性试验需要分别采用两种动物进行,包括采用啮齿类和非啮齿类动物进行试验,还需开展安全药理学和遗传毒性试验,必要时进行生殖毒性试验。若在长期毒性试验中,发现有细胞毒作用,或可促进某些脏器组织的异常生长,或致突变试验结果为阳性,还需提供致癌试验资料及文献资料。

### (三) 含有毒中药制剂改剂型和改变给药途径品种的安全性评价

根据国家药品监督管理局《中药注册分类及申报资料要求》(2020),中药改良型新药(注册分类 2)包括改变已上市中药给药途径的制剂(2.1 类)和改变已上市中药剂型的制剂(2.2 类),根据变更情况进行相应的毒理学研究,应设置原剂型 / 原给药途径 / 原工艺进行对比。

## 三、含有毒中药新药的安全性评价方法

中药新药无论是否含有有毒中药,均应该按照基本的毒理学相关指导原则进行安全性评价,完成其所涵盖的基本观测指标。除了基本内容之外,还需要根据含有的有毒中药品种可能具有的潜在毒性,设计额外的观测指标或增设其他试验,以充分评估其安全性。

### (一) 含有心血管毒性的中药

目前已知附子、乌头、草乌、香加皮、蟾酥等可引起心脏毒性,导致心慌、心律失常等,雷公藤长期用药可导致心脏慢性毒性,甚至可导致心力衰竭。由这些中药制备的制剂应该进行心血管毒性的评价。心血管毒性可采用整体动物以及体外培养的心肌细胞、血管内皮细胞等进行实验。就整体动物实验而言,可以在急性毒性试验、长期毒性试验或安全药理学实验室常规检测指标基础上,增加可反映心血管毒性的指标,也可专门安排实验进行评价。可检测用药后心电图、超声心动图、心率,检测心脏收缩功能(如心室内压、左心室射血分数等);生化指标可增加检测心肌酶谱、心肌肌钙蛋白(cardiac troponin,cTn)、脑钠肽(B-type natriuretic peptide,BNP);显微形态学检查可观察心肌组织形态学改变,必要时可进行特殊染色,观察有无心肌纤维化变化。体外实验方法可进行 hERG 钾通道实验,评价 hERG 毒性;也可以选择检测其他离子通道功能、线粒体损伤等的实验来评价。对于血管内皮的损害作用可采用超声检测、正电子发射断层成像(positron emission tomography,PET)等非侵入性方

法检测血管功能,但这些仪器很昂贵,并且操作较烦琐。另外可采用生化方法检测药物对血小板、凝血因子等影响。血管内皮细胞可合成并分泌多种生物活性因子,故检测外周血液中内皮细胞释放的活性物质水平,如一氧化氮(NO)和内皮素 -1(endothelin-1,ET-1)可间接评价内皮功能。其他生物学指标包括血管性血友病因子(von Willebrand factor,vWF)、可溶性血栓调节蛋白(soluble thrombomodulin,sTM)、可溶性 E- 选择素、可溶性细胞间黏附因子 -1(soluble intercellular adhesion molecule-1,sICAM-1)和可溶性血管细胞黏附分子 -1(soluble vascular cell adhesion molecule-1,sVCAM-1)、内皮细胞(endothelial cell,EC)、内皮祖细胞(endothelial progenitor cells,EPCs)等均可作为选择性指标。

### (二) 含有潜在神经毒性的中药

有些中药所含的生物碱或其他有机成分如阿托品、天仙子胺、藏红花碱等具有神经系统毒性,如马钱子、乌头、附子、草乌、洋金花、曼陀罗、天仙子等可能导致神经系统毒性,故含有这些中药时,可设计专门针对神经系统毒性的实验来进一步评价其潜在的神经系统毒性。可增加神经病理学指标(如大体形态变化,脑重量改变,神经元或神经胶质的组织学改变包括神经元改变、轴突病变、髓鞘病变等)、神经生理检测(如脑电图、肌电图等)、神经递质以及酶或受体检测(如应用生物化学方法检测特异性的神经递质、酶、受体)等进行评价。

### (三) 含有潜在呼吸毒性的中药

苦杏仁、桃仁、白果等可能导致呼吸系统毒性,引起呼吸抑制。有些中药如马钱子、藜芦、苦杏仁、乌头、附子、细辛等具有一定的呼吸系统毒性。呼吸系统毒性可以检测肺通气功能,如呼吸频率、潮气量、气流速率等,观察有无呼吸兴奋或抑制;进行肺组织、支气管等组织形态学检查,观察有无炎症、渗出、纤维组织增生以及细胞损伤等病变;还可以进行超微结构观察,了解药物是否造成亚细胞器如线粒体、内质网、高尔基体、细胞核等损伤;进行肺和气道洗出物检查,可以分析细胞脱落,分泌的酶、蛋白质以及炎性因子含量等;对肺、支气管组织进行免疫化学染色,可检测相关的细胞因子或其他活性分子表达等。为了进一步研究药物呼吸道毒性机制,还可以采用肺灌流、器官灌流、体外细胞培养等实验,例如采用支气管上皮细胞、肺上皮细胞等检测药物对细胞的毒性损伤以及对功能的影响等。

### (四) 含有潜在免疫毒性或皮肤刺激的中药

有些中药成分如雷公藤多苷、青藤碱等可能影响免疫功能,需要评价免疫毒性。免疫毒性的评价可以与长期毒性试验合并进行,观察药物对免疫器官、免疫细胞(如淋巴细胞、粒细胞、巨噬细胞、NK 细胞)等的影响,检测对体液免疫、细胞免疫反应的增强或抑制作用。可以在动物组织病理学检查中,检查胸腺、脾脏等淋巴器官的重量及组织学变化,淋巴组织及骨髓的细胞量或质的变化。选用豚鼠超敏反应实验、大鼠被动皮肤过敏试验(passive cutaneous anaphylaxis,PCA)等,检测药物是否可能诱导过敏反应。必要时,可选用免疫缺陷鼠,如裸鼠、重症联合免疫缺陷(severe combined immunodeficiency disease,SCID)小鼠或基因敲除或敲入小鼠等进行进一步的免疫毒性机制研究。对免疫细胞的影响,可采用 T 细胞、B 细胞、巨噬细胞、NK 细胞等数量和功能检测,包括淋巴细胞亚群分类、淋巴细胞增殖实验、细胞毒实验、抗体生成及细胞因子产生能力等实验。也可采用祖细胞如粒 - 单系祖细胞(colony forming unit-granulocyte and macrophage,CFU-GM)、早期红系祖细胞(burst forming unit-erythroid,BFU-E)、晚期红系祖细胞(erythroid colony forming units,CFU-E)、巨核系祖细胞(colony forming unit-megakaryocyte,CFU-Meg)等进行体外培养进行相关的功能检测。

含有潜在皮肤刺激或皮肤过敏的中药如白果、半夏、白附子、商陆、甘遂等,可能导致皮肤刺激或过敏,需增加家兔或小鼠刺激性试验,用肉眼观察及镜检组织切片,测试刺激性,即炎症的发展和恢复情况。

### (五) 含有潜在肝脏毒性的中药

黄药子、川楝子、雷公藤、苍耳子、朱砂、雄黄等可能引起肝脏毒性。对于有潜在肝脏毒性组分的中药,如含吡咯里西啶类生物碱成分的中药以及雷公藤、何首乌等中药,在常规安全性评价(尤其是长期毒性试验)的基础上,应专门针对肝脏毒性增加更加敏感和可靠的检测指标。常规的观测指标包括:在动物剖检时观察动物的肝脏颜色、质地、外形和弹性以及有无增生性结节以及称量肝脏重量;在血液生化学检查中检测血清胆红素、谷丙转氨酶(glutamic-pyruvic transaminase,GPT)、谷草转氨酶(glutamic-oxaloacetic transaminase,GOT)、乳酸脱氢酶(lactic dehydrogenase,LDH)、碱性磷酸酶(alkaline phosphatase,ALP)、γ- 谷氨酰胺转移酶(γ-glutamine transferase,GGT)、胆固醇、甘油三酯、血浆白蛋白等;病理学观察肝脏组织形态学有无毒性病变。除了以上常规检查指标之外,还可增加一些新的肝脏毒性生物标记物的检测,例如血液谷氨酸脱氢酶(glutamate dehydrogenase,GLDH)、谷胱甘肽 -S- 转移酶 α(glutathione-S-transferase alpha,GST-α)、精氨酸酶、苹果酸脱氢酶等。为了探讨肝毒性机制,还可进一步进行胆汁排泄功能实验、肝脏代谢酶活性分析、肝脏线粒体功能分析、肝细胞转运体分析等。

### (六) 含有潜在肾脏毒性的中药

雷公藤、使君子、益母草、苦楝皮、雄黄、朱砂等可能引起肾脏毒性。对于具有潜在肾脏毒性的中药,如含马兜铃酸成分的中药、含重金属的中药,以及雷公藤、补骨脂等中药,在常规安全性评价基础上,应专门针对肾脏毒性进一步评价。常规的观测指标包括肾脏大体观察以及称量肾脏重量;在血液生化学检查中检测血清尿素氮、肌酐等肾功能指标;尿液定性和定量检测;血液细胞常规检测;病理学观察肾脏组织形态学有无毒性病变。除了以上常规检查指标之外,还可增加一些新的肾脏毒性生物标记物的检测,例如尿液肾脏损伤因子1(kidney injury molecule 1,Kim-1)、半胱氨酸蛋白酶抑制剂 C(cysteine protease inhibitor C,Cys C)、中性粒细胞明胶酶相关脂质运载蛋白(neutropil gelatinase-associated lipocalin,NGAL)、N-乙酰 -β- 氨基葡糖苷酶(N-acetyl-β-D-glocosaminidase,NAG)等检测。以上新的肾脏毒性生物标记物可辅助提高肾脏毒性早期发现。在肾脏病理检查方面,除了常规病理染色检查外,可以增加 Masson 三色染色,以评价肾脏纤维化病变。另外,为了探讨肾脏毒性机制,还可进一步进行肾小球滤过率(glomerular filtration rate,GFR)、肾血流量(renal plasma flow,RPF)测定、对氨基马尿酸(para aminohippuric acid,PHA)排泄等实验,以及肾脏线粒体损伤分析、肾脏转运体功能分析等。

### (七) 含有可能致突变或致癌成分的中药

含马兜铃酸的中药以及甘遂、商陆等报道有潜在致癌或致突变作用,含有这些中药的制剂可酌情增加致癌试验或致突变试验。致癌试验是检验受试物及其代谢物是否会诱发癌或肿瘤的试验,可分为长期致癌试验和短期快速筛检试验。长期致癌试验至少需要一年半时间,结果可靠,但所需时间长,费用高,可先选用短期快速筛检试验。

### (八) 含有妊娠危害或潜在胚胎毒性的中药

可能造成流产的中药,如活血化瘀类中药、峻泻类中药等。含有潜在致畸作用的中药,如千里光属中药。含重金属的朱砂、雄黄或含雷公藤的中药需增加啮齿类动物生殖毒性试验,包括生育力与早期胚胎发育毒性试验(Ⅰ段)、胚胎-胎仔发育毒性试验(Ⅱ段)、围生期毒性试验(Ⅲ段)。另外,也可选择进行体外全胚胎培养试验进行药物致畸性筛选。

### (九) 含重金属的中药

中药中常含的重金属为汞和砷,其中主要是朱砂和雄黄,这两种中药用途广泛,在许多中药复方中都有应用。我国和国际上对中药重金属的含量及药物用量都有严格规定,所以含重金属的中药品种在研发时应对其中的重金属进行严格检测和控制,另外,在进行急性毒性、长期毒性、毒代动力学、安全药理学试验的基础上,还应在长期毒性试验中增加血液和主要脏器组织的重金属元素含量测定,以了解重金属在血液和脏器中的分布以及蓄积情况,及其与毒性的相关性。此外,根据其毒性靶器官的特点,增加相关的研究内容和指标,如果含有可能导致神经系统毒性的中药,需要增加与神经系统有关的指标如行为学检测、神经递质等指标;如果含有可能导致呼吸系统毒性的中药,需要增加气道阻力、血氧饱和度、血气分析等指标。

(杜贵友 赵 雍 王 巍 梁爱华 易 艳)

第四章 参考文献

# 第五章　有毒动物类中药的研究

## 第一节　概　　述

　　动物类中药是我国传统中药的重要组成部分,具有活性强、疗效佳、显效快、应用广、潜力大等特点,在我国有悠久的应用历史。历代本草均记载有动物药材的应用,2020年版《中国药典》一部收载的动物类中药有51味[1],其中来源为昆虫类13味:九香虫、五倍子、蜂房、蜂蜜、桑螵蛸、蝉蜕、虫白蜡、斑蝥、冬虫夏草、蜂蜡、僵蚕、蜂胶、土鳖虫;哺乳类12味:牛黄、血余炭、猪胆粉、鹿角胶、鹿角霜、麝香、羚羊角、阿胶、鹿茸、水牛角浓缩粉、水牛角、鹿角;爬行类8味:龟甲、龟甲胶、鳖甲、蕲蛇、金钱白花蛇、乌梢蛇、蛇蜕、蛤蚧;软体类7味:石决明、牡蛎、瓦楞子、海螵蛸、珍珠、珍珠母、蛤壳;两栖类2味:哈蟆油、蟾酥;节肢类2味:蜈蚣、全蝎;环节类2味:水蛭、地龙;鱼类2味:海龙、海马;鸟类1味:鸡内金。其他2味:人工牛黄、体外培育牛黄。其中大毒品种1个(斑蝥),有毒品种5个(蕲蛇、全蝎、蜈蚣、蟾酥、金钱白花蛇),小毒品种2个(水蛭、土鳖虫)。

　　有毒动物类中药往往含有活性较高的成分,如斑蝥含有的斑蝥素、水蛭含有的水蛭素、蜈蚣和全蝎含有的多肽类以及各类动物毒素等均具有很强的生物活性,具有很高的应用价值。但目前对有毒动物类中药的基础研究较为薄弱,对其资源、药理、安全性等方向的研究均存在滞后性,因此有必要对其进行系统性研究,为临床安全用药提供基础[2-8]。

## 一、有毒动物类中药应用历史与发展

### (一) 应用历史

　　动物药材是中国医药宝库的重要组成部分,春秋战国时期《山海经》中就有记述:"其中何罗之鱼,一首而十身,其音如吠犬,食之已痈""有鸟焉,其状如鹊,青身白喙,白目白尾,名曰青耕,可以御疫,其鸣自叫"。《神农本草经》收载动物药材67味,《本草经集注》收载动物药材113味,《新修本草》收载动物药材128味,《本草纲目》收载动物药材461味,《本草纲目拾遗》收载动物药材近160味,《中国动物药志》收载动物药材1 546味,《中华本草》收载动物药材1 047味,《动物本草》收载动物药材1 731味。但是目前常用动物药材仅一百余种,2020年版《中国药典》正文收载动物药材51味,各代中医药著作中均有蛇类等有毒动物入药的记载。

### (二) 发展历史

有关有毒药用动物研究,伴随自然科学特别是动物学及其分支科学发展以及国外生药学引入中国而开始。大约在 1931 年,建霞根据日本人木村重 1929—1930 年间在长江一带考察中国动物的资料,写下了本草中的鳞类、介类、禽类等文章,包含部分有毒动物。以后(1941 年)美国人 Read BE 根据《本草纲目》初步考证了昆虫类药材。中国一些生药学家,从20 世纪 30 年代起出版了一些生药学书籍,如赵燏黄、叶三多、李承祜、徐国钧、楼之岑等所著的《生药学》,均已记载了一定数量的有毒药用动物。这些著作都为中国学者进一步研究有毒动物药材打下了良好的基础,为其发展起到了推动作用。

## 二、有毒动物类中药的现代研究

现代针对有毒动物类中药的研究多为活性成分研究开发。由于有毒动物类中药化学成分复杂,大多为大分子化合物,分离、分析难度较药用植物大,与植物活性成分的研究相比远远落后。然而,由于其生物活性强、临床疗效高、含量丰富等特点又激励人们去探索有毒动物类中药的药效物质基础和开发利用。斑蝥为我国首先发现具有抗肿瘤作用的药物,其抗癌的主要有效成分被认定为斑蝥素。斑蝥素的抗肿瘤机制作用主要是抑制癌细胞的蛋白质合成,降低肿瘤激素水平,从而影响肿瘤细胞的核酸代谢。去甲斑蝥素为斑蝥素的衍生物,是我国首先合成的新型抗肿瘤药物,可明显减轻对泌尿系统的刺激作用,并增强抗癌效果,主要用于治疗肝癌、食管癌及胃癌等。

针对有毒动物类中药的活性成分研究主要以以下几个方向为主。

### (一) 蛋白质及其水解产物

蛋白质作为有毒药用动物中的主要成分,在疾病的治疗中有其独特的功用。

1. **多肽** 动物多肽毒素的主要来源是蝎毒、蛇毒、蟾蜍毒、蜘蛛毒和蜂毒等。蜂毒是具有高度生物学活性和药理学活性的复杂混合物,主要以肽类为主,有蜂毒肽(melittin)、活性酶、生物胺、蜂毒肥大细胞脱粒肽等 10 余种活性肽。其中蜂毒肽占蜂毒干重的 50%,是蜂毒的主要成分,是由 26 个氨基酸组成的小分子肽,具有不对称的线性结构。兼性结构由第 1位至第 20 位的疏水基团和第 21 至第 26 位的亲水基团组成,具有高度的药理作用和生物学活性,可以通过多途径影响细胞的信号转导系统,并可诱导细胞凋亡,具有抗菌、抗病毒、抗炎等方面的作用,近年来发现还有抗肿瘤及抗人类免疫缺陷病毒(human immunodeficiency virus, HIV)作用。芋螺毒素是一种海洋软体动物芋螺分泌的一类用于自卫和捕食的小肽神经性毒素,具有高度特异性生物活性的芋螺毒素一直广泛应用于研制特异性诊断试剂以及开发疗效特异的新药之中,并作为分子模型用于相关新药的设计。海绵动物、软体动物、昆虫及两栖动物皮肤中的抗生肽也用于抗细菌和病毒。还有细胞生长因子、神经生长因子、表皮生长因子等都已应用于临床。

2. **酶** 蛇毒含有大量的酶,如碱性磷酸单酯酶、酸性磷酸单酯酶、磷酸二酯酶、透明质酸酶、核糖核酸酶、脱氧核糖核酸酶、蛋白水解酶等,其中类凝血酶研究应用较为广泛。蛇毒类凝血酶(thrombin-like enzyme, TLE)是蛇毒中与血浆凝血酶性质相似的一类酶的总称,通常具有精氨酸酯酶活性。TLE 的重要特征是可水解纤维蛋白原为纤维蛋白,但不能激活体内各种凝血因子。因此它在体外可使血浆或纤维蛋白溶液直接凝固,而在体内因纤维蛋白原水平显著下降,同时生成的纤维蛋白凝块结构松散,导致血浆纤维蛋白原浓度降低,易被纤溶系统清除,故表现出抗凝作用。迄今已发现 40 余种蛇毒中含有类凝血酶,TLE 在蝰亚科蛇毒中分布最广,含量最丰富。大部分蛇毒类凝血酶的相对分子量在 30~50kD 范围内,由一条肽链组成,具有多个二硫键,不含游离巯基(flavoxbin 例外)。它们绝大多数为糖蛋白,糖含量最高可达 36%。蛇毒类凝血酶作为药物用于治疗血栓性疾病已有 30 多年的历史,在临床上除用于脑梗死、血栓闭塞性脉管炎、股动脉栓塞、肺栓塞等血管栓塞性疾病以及预防术后血栓再发等治疗外,对肾病、红斑狼疮、病毒性肝炎及雷诺病等有一定疗效。

### (二) 生物碱

有毒药用动物所含生物碱有吡咯烷类、吡啶类、吲哚类等多种类型。如全蝎中的肉毒碱,为氨基酸衍生物,能防治室性心律不齐;河鲀卵巢中的河鲀毒素,属胍类衍生物,毒性极强,阻断触突传导作用比可卡因强 16 万倍,并有松弛肌肉痉挛、减轻晚期癌痛的作用;蟾蜍中的吲哚类生物碱,包括 5-羟色胺、蟾蜍色胺、蟾蜍季胺、蟾蜍噻宁、脱氢蟾蜍色胺等;箭毒蛙所含的哌啶类生物碱能麻痹骨骼肌。

### (三) 甾类化合物

这类成分在有毒药用动物中广泛分布,化学结构变化多样,生物活性广泛,如蟾毒等。蟾毒是蟾毒配基衍生物的统称,其中蟾蜍灵、脂蟾毒配基有强心作用。

### (四) 萜类成分

萜类在有毒动物中的分布广泛,结构奇特。斑蝥素为芫青科昆虫分泌的单萜类防御物质,具抗癌、抗病毒、抗真菌的作用。

# 第二节　临床应用与不良反应

## 一、有毒动物类中药的临床应用

### (一) 攻毒祛邪、散结消癥,用于癥瘕积聚

有毒动物类中药虽然有一定毒性,但具有较强的生物活性,对某些疾病如肿瘤有独特疗效。如斑蝥在《神农本草经》中列为下品,2020 年版《中国药典》记载其有大毒,具有破血逐瘀、散结消癥、攻毒蚀疮等功效,用于癥瘕、经闭、顽癣、瘰疬、赘疣、痈疽不溃、恶疮死肌等。斑蝥主要含有斑蝥素及斑蝥素衍生物(如去甲斑蝥素、斑蝥酸钠等)、脂肪酸(以油酸、硬脂酸、亚油酸为主)、环 -(R-脯氨酸 -R-亮氨酸)、环 -(S-脯氨酸 -R-亮氨酸)、环 -(D-脯氨酸 -L-酪氨酸)、吲哚 -3-醛、吲哚乙酸、戊内酰胺、4-hydroxyphthalid 等成分[9-10]。现代研究表明,斑蝥素为抗癌有效成分,对白血病、结肠癌、肝癌、膀胱癌、乳腺癌等多种肿瘤有抗癌作用[11]。在临床上采用斑蝥与其他中药组成的复方用于治疗多种肿瘤[12]。斑蝥有发疱、刺激毛发生长作用,临床上采用斑蝥酊剂治疗斑秃,显示有较好的疗效,不良反应轻微[13]。另外,全蝎含有蝎毒、核苷类等活性成分;蜈蚣含有糖肽类、类组胺物质等活性成分;蟾酥含有毒配基类活性成分。这些品种均具有攻毒散结、抗肿瘤的功效。含有上述动物类中药的复方在临

床上被用于治疗各种肿瘤,包括乳腺癌、肺癌、胃癌、宫颈癌、直肠癌、食管癌、恶性淋巴瘤、白血病等,并可有效缓解癌性疼痛[14-19]。金龙胶囊由鲜壁虎、鲜金钱白花蛇、鲜蕲蛇三味鲜动物类中药组方而成,其功能为破瘀散结,解郁通络,用于原发性肝癌血瘀郁结证,症见右胁下积块、胸胁疼痛、神疲乏力、腹胀、纳差等[20]。目前,金龙胶囊除治疗肝癌外,在治疗大肠癌、肺癌、胃癌方面也有应用报道。

### (二) 平肝潜阳、息风止痉,用于痉挛惊风

全蝎具有息风镇痉、通络止痛的功效,用于肝风内动、痉挛抽搐、小儿惊风、中风口㖞、半身不遂、破伤风、偏正头痛等。现代研究表明,其具有抗癫痫、抗凝、抗血栓、镇痛等作用[21]。很多用于小儿发热惊厥的药物含有毒动物类中药,例如2020年版《中国药典》收录的中成药七珍丸以炒僵蚕、全蝎、人工麝香三味动物类中药为主要药物,配以朱砂、雄黄、胆南星、天竺黄、巴豆霜、寒食曲等中药,具有定惊豁痰,消积通便的功效,用于治疗小儿急惊风。身热,昏睡,气粗,烦躁,痰涎壅盛,停乳停食,大便秘结。又如小儿至宝丸含有四味[炒僵蚕、蝉蜕、全蝎、牛黄(人工)]动物类中药,小儿惊风散含有两味(全蝎、炒僵蚕)动物类中药,小儿解热丸含有五味[全蝎、炒僵蚕、蜈蚣、麝香(人工)、牛黄(人工)]动物类中药。

### (三) 止咳平喘,抗炎、抗过敏

动物类中药在过敏性疾病尤其在哮喘的治疗上有独到疗效,地龙、僵蚕、蝉蜕、全蝎、壁虎等均有祛风通络、止哮平喘的功效,可宣散肺热,疏风,化痰,止痉,平喘。煅牡蛎、海螵蛸等具有益气补肾、固本抑痰、减少哮喘复发的作用[22]。

## 二、有毒动物类中药不良反应

有毒动物类中药的化学成分很复杂,除了普遍含有蛋白质、氨基酸、脂肪酸、核酸等大分子物质外,还含有其特有的高生物活性成分,如蟾酥含有蟾蜍甾二烯类、蟾毒色胺类、固醇类等成分,全蝎含有蝎毒类成分,斑蝥含有斑蝥素及其衍生物等。有些成分不仅可产生药效作用,也会产生毒性。因此有毒动物类中药在临床用药时应严格控制适应证、用药剂量和用药时间。常见的不良反应主要有:

### (一) 全身中毒反应

斑蝥含有的斑蝥素、全蝎含有的蝎毒素、蟾酥含有的蟾毒配基类、蜈蚣含有的组胺样物质和溶血蛋白等均具有较强的毒性作用。当其被超剂量服用时,有可能造成不同程度的全身中毒反应,如发热、腹痛、恶心、呕吐、头痛、头晕等。严重时可导致抽搐、意识模糊、呼吸和循环系统障碍,甚至休克、死亡[23-28]。有些有毒动物类中药外用也有引起严重中毒或死亡的报道[28-30]。

### (二) 过敏和刺激反应

有毒动物类中药部分品种可能发生皮疹、皮肤/黏膜红斑、水肿、瘙痒等。严重者可能发生剥脱性皮炎、呼吸困难、血压下降、休克等[28-36]。斑蝥和蟾酥均对皮肤、黏膜有较强的刺激作用。斑蝥可引起皮肤、黏膜显著的发泡反应[23,28];蟾酥也可引起皮肤、黏膜红肿等刺激反应[28]。另外,有些动物类中药对消化系统的刺激可引起恶心、呕吐、腹泻等。

### (三) 肝肾毒性

有些有毒的动物类中药可引起肝、肾损伤。蟾酥、蜈蚣等均有引起肝脏损伤的报

道[28,37-38],可引起黄疸,血液 GPT、GOT 增高等。斑蝥、蜈蚣、全蝎过量可损伤肾脏,致少尿、蛋白尿、肾衰竭等[23,28,39]。

### (四) 心脏毒性和呼吸系统毒性

蟾酥含有的蟾毒配基类成分与强心苷类的作用类似,安全窗较窄,过量时可引起心脏毒性,导致心率加快、心律失常、传导阻滞等,甚至可引起心脏停搏[28]。蜈蚣、斑蝥过量可引起气促、呼吸困难、喉头水肿、窒息、呼吸抑制等呼吸系统症状[23,40]。有的动物类中药还可引起烦躁、意识不清、嗜睡、抽搐、痉挛等神经系统反应[23,40]。

### (五) 妊娠宜忌

有的动物类中药不宜妊娠期使用。2020 年版《中国药典》将斑蝥、全蝎、蜈蚣、土鳖虫、水蛭列为孕妇禁用药,而蟾酥为孕妇慎用药。

# 第三节　有毒动物类中药安全性研究

药物安全性与使用者的健康和生命息息相关。安全、有效和质量可控是所有药物必备的三个基本要素,其中安全性首先应该得到保障。

有毒动物类中药的安全性研究基础比较薄弱,绝大多数品种没有开展过系统的安全性研究,只有极少数品种进行过急性毒性或者亚急性毒性研究。总的来说,有毒动物类中药的临床应用尚缺乏足够的安全性信息。

## 一、有毒动物类中药的安全性评价

为了加强医疗用毒性药品的管理,防止中毒或死亡事故的发生,我国国务院于 1988 年12 月 27 日颁布了《医疗用毒性药品管理办法》(国务院令第 23 号)[41],将 28 种有毒中药纳入《医疗用毒性药品管理办法》管理名单,其中 4 个为动物类品种,包括斑蝥、青娘虫、红娘虫、蟾酥。这些毒性大的动物类中药材(或饮片)的生产、经营和使用必须受到严格管理。这份名单与《中国药典》的规定有些出入。在 2020 年版《中国药典》中,蟾酥被收录为有毒品种,而不是大毒品种,然而在其管理上仍需按照《医疗用毒性药品管理办法》管理。

在新药研究中,对含毒性药材的中药新药的安全性评价往往提出了更严格的要求,要求做更多的安全性研究项目,提供更全面的安全性评价资料。然而,关于动物类中药,以往开展的安全性评价研究很少,目前在方法学和评价技术上尚未针对动物类中药的特点予以完善,这也是将来本领域的重要任务之一。

## 二、有毒动物类中药有效组分或单体成分新药的安全性评价

如果利用有毒动物类中药的有效组分制备新药,由于在精制过程中改变了中药传统的提取方法,以及药物中各成分的组成和比例与传统中药相比发生了很大的变化,并且这些变化对安全性的影响不可知,因此需要进行更多的安全性实验,以提供更全面的安全性信息。

以有毒动物类中药组分制备的新药其安全评价内容一般应包括单次给药(需开展两种动物的急性毒性试验)、反复给药的毒性试验(需进行啮齿类和非啮齿类两种动物长期毒性试验)、遗传毒性试验(组合试验),生殖毒性试验(三个阶段)以及安全药理研究等。另外,还应该研究有效组分之间的相互作用及其对毒性的影响。对于局部或黏膜用药、注射剂,应进行过敏、刺激、光毒或溶血试验等。遗传毒性试验结果为阳性者,应增加致癌试验。采用有毒动物类中药组分制备的新药,药代动力学和毒代动力学试验可以作为选项,开展药代/毒代研究对于阐释毒理学研究结果和设计合理的临床用药方案具有帮助。除了常规的安全性评价项目之外,应根据组分中药的特点,设计一些针对性的安全性评价实验或检测指标。

有毒动物类中药中常常含有高活性的成分,例如斑蝥中的斑蝥素及其衍生物具有抗肿瘤作用;水蛭含有的水蛭素具有抗凝血酶作用;蕲蛇中含有抗凝血肽具有抗凝血作用等。利用动物类中药单体成分有可能研发具有较高疗效的新药,或者可利用从动物中得到的单体作为先导化合物来研制新药。具有生物活性的单体可制备成适宜剂型,如口服制剂、黏膜给药制剂、注射剂、皮肤给药制剂等。根据我国《药品注册管理办法》附件《中药注册分类及申报资料要求》[42],中药新药的安全性评价内容包括:药效学、次要药效学、安全药理学、药效学药物相互作用、药代动力学、单次给药毒性试验、重复给药毒性试验、遗传毒性试验、致癌性试验、生殖毒性试验、制剂安全性试验(刺激性、溶血性、过敏性试验等)等。

## 三、有毒动物类中药注射剂的安全性研究

有毒动物类中药注射剂的有效成分和毒性成分研究难度也很大,不容易确定清楚所有的毒性成分,使得制定完善的毒性物质控制方法和标准的难度很大。由于中药注射剂是不良反应风险较高的剂型,我国对中药注射剂的研制提出了比其他剂型更高的技术要求,并且随着时代的推进技术要求不断提高和完善[43]。1993年4月,我国卫生部颁布了《中药注射剂研制指导原则》,规定了中药注射剂的处方、制备工艺、药理毒理评价等相关的基本技术要求,使中药注射剂的研制工作向着规范化化发展。然而该指导原则在综合评价注射剂的制剂、药效和安全性等方面还存在局限性。随后国家药品监督管理局(State Drug Administration,SDA)组织专家在上述指导原则基础上进行了修订,于1999年11月颁布了《中药注射剂研究的技术要求》,规定以净药材为组分配制的注射剂,所测定成分的总含量应不低于总固体量的20%(静脉用不少于25%);以有效部位为组分配制的注射剂,所测定有效部位的含量应不少于总固体量的70%(静脉用不少于80%)。这些规定提高了中药注射剂的质量标准和安全性要求。SDA于2000年4月又补充出台了《关于加强中药注册管理有关事宜的通知》,规定中药注射剂应固定药材产地,建立药材和制剂的指纹图谱标准。同年8月颁发了《中药注射剂指纹图谱研究的技术要求(暂行)》[44],要求中药注射剂在固定中药材品种、产地和采收期的前提下,制定中药材、有效部位或中间体、注射剂的指纹图谱,以保证质量稳定、可控。2007年12月,国家食品药品监督管理局(State Food and Drug Administration,SFDA)颁布了《中药、天然药物注射剂基本技术要求》[45],对中药注射剂提出了更高的要求,即所谓的"689原则",要求对注射剂总固体中所含成分进行系统的化学研究;有效成分制成的注射剂,其单一成分的含量应不少于90%;多成分制成的注射剂,总固体中结构明确成分的含量应不少于60%,所测成分应大于总固体量的80%。另外对原料、

中间体、制剂均提出了指纹图谱要求。要求处方中含有毒性成分的要测定其含量,规定其含量的上下限。该技术要求不仅提高了中药注射剂研发的门槛,也为安全性再评价提供了重要依据。除了对中药注射剂研发提出了更严的技术标准外,SFDA 还于 2009 年 1 月下达了《关于开展中药注射剂安全性再评价工作的通知》[46],在全国启动了中药注射剂安全性再评价工作,并于 2010 年 9 月下发了《关于印发中药注射剂安全性再评价生产工艺评价等 7 个技术指导原则的通知》,对已上市的中药注射剂品种启动再评价工作。由于中药注射剂研发技术要求越来越高,研发难度非常大,以及对中药注射剂的审评要求极为严苛,近年来批准上市的新研发的中药注射剂品种极为罕见。然而对已上市品种的安全性再评价研究成为目前的重要任务。

我国已经上市的含有毒动物类中药的注射剂品种有多个,包括华蟾素注射液、艾迪注射液、蟾酥注射液等,其中不乏临床常用品种。

# 第四节　存在问题与展望

## 一、存在问题

### (一) 药材资源紧缺

有毒动物类药材有较高的医疗价值,为广大人民群众所喜用,但因重视不够,缺乏计划不加节制地肆意捕杀导致了野生资源的急剧减少,再加上耕地面积的增加与环境恶化导致的野生药用动物的栖息地面积不断缩减,使得许多野生药用动物蕴藏量急剧减少,甚至濒临灭绝。1987 年 10 月 30 日,国务院颁布了《野生药材资源保护管理条例》,将我国重点保护的野生药材分为三级。根据《国家重点保护野生药材物种名录》,其中银环蛇、五步蛇、中华大蟾蜍、黑眶蟾蜍等均为二级保护品种。虽然我国有毒动物类药材应用广泛,但少有人工养殖,仅有蜈蚣、蕲蛇、中华蟾蜍等极少数品种有人工养殖,但存在繁殖率较低,养殖成本较高等问题。

### (二) 基础研究薄弱

有毒动物类中药的物质基础很复杂,虽然近年来对动物类中药的化学成分的研究有了较大的进展,但是相对于植物药来说其化学研究基础仍然是相对薄弱的。有很多有毒动物类中药的有效成分、毒性成分尚不清楚,有效成分与有毒成分的关系也未阐明。甚至有些常用的有毒动物类中药如全蝎、蜈蚣由于有效物质与毒性物质不清楚,在 2020 年版《中国药典》中仍然没有含量测定。由于物质基础不清楚,加之又没有开展系统的安全性评价,因此,这些有毒动物类中药的量 - 效 - 毒关系不清楚,目前其临床使用的剂量的科学依据也是不充分的。另外,由于有毒动物类中药的来源比较复杂,很多是动物的某个部位或其加工品。例如,蟾酥为蟾蜍科动物中华大蟾蜍 *Bufo bufo gargarizans* Cantor 或黑眶蟾蜍 *Bufo melanostictus* Schneider 的干燥分泌物,是一种有毒的动物类中药。由于蟾酥产地、采集季节、加工方式以及炮制方法等不同,蟾酥内在化学物质的组成以及主要成分含量差异很大。

虽然目前蟾蜍已经有了养殖生产，但是由于蟾蜍的养殖存在死亡率高的瓶颈问题尚未得到很好的克服，因此蟾酥原料的采集仍然依赖野生资源。以上因素均会影响蟾酥内在成分的稳定性，从而导致其毒性因药材原料来源的不同而有差异。然而，目前对各种动物类中药的毒性影响因素的研究尚未受到重视，迄今这一方面的研究非常欠缺。

（三）缺乏相关标准

目前药典记载的有毒动物类中药用法、用量基本上还是沿用历代医家经验，而缺乏科学研究数据支撑。在含有毒类动物中药的中成药方面，目前有很多是"地标升国标"的中成药老品种，包括药典收载的中成药品种，以往的药学研究不充分，缺乏全面、系统的非临床安全性评价研究资料，也缺乏用药人群适宜性以及联合用药安全性研究，针对一些特殊人群如老年人、儿童、孕妇以及一些严重疾患的用药安全性以及多种中药联合、中药与西药联合用药的安全性研究很少，因此很多品种在临床使用中缺乏必要的安全性信息参考。另外，不少中成药老品种的适应证过于宽泛，特色不明确，容易造成不合理用药。

## 二、发展展望

"以毒攻毒"是中药治病的特色之一，自古以来，有毒动物类中药就被广泛用于临床，以治疗一些疑难症和急重症。但由于基础研究薄弱、有效和毒性物质不清楚、质量标准不完善以及有毒动物药新药研发难度大等原因，企业对有毒动物药的研发缺乏积极性，影响了该类中药的合理利用与开发。不可否认的是，在长期临床实践中，中医药已经积累了许多弥足珍贵的减毒理论和方法，例如炮制减毒/配伍减毒在古今生产中广泛应用。历代有不少基于"以毒攻毒"理论建议的治疗方法以及创制的特效名方在临床上发挥着独特的作用。这些宝贵的理论和实践经验为有毒动物类中药的进一步应用与研发奠定了坚实的基础。有必要进一步挖掘、继承并发展有毒动物药的减毒理论和技术，结合生物学特性、养殖方式、加工方法等，系统解析化学物质基础（包括有效成分、毒性成分）、药效作用特点，阐明毒性及其机制，保障临床安全用药，促进有毒动物药的利用与开发。

（梁爱华　张　恬　李军德）

第五章 参考文献

# 第六章　海洋生物毒素药物的研究进展及前景

## 第一节　概　　述

海洋是孕育生命的摇篮,占地表总面积的 71%,水体占生物圈体积的 95%,是地球上生物资源最丰富且生态环境最复杂的系统,全球 87% 的物种蕴藏于海洋之中。在动物界 33 个门类中,海洋生境的就有 32 个,其中 15 个为海洋特有[1]。海洋几乎包罗了所有门类的代表性生物,且种间变异甚大。海洋生物资源极其丰富,生活着 500 万 ~5 000 万种海洋生物和 10 亿多种微生物,记载有 140 万种[2-3]。海洋生态环境的复杂性和特殊性(如高盐、高压、寡营养、低温、低光照等)以及庞大生物链之间的密切相关性,赋予了海洋生物不同于陆生生物的生存策略和代谢机制,致使海洋生物能够产生结构奇特、新颖且活性特异、强效的先导化合物,为新药研发提供了丰富的模式结构和药物前体。海洋生物已成为国际上公认的最具有新药研发潜力的巨大资源宝库。随着陆地可开发资源的日益匮乏,海洋已成为 21 世纪以来人类可持续利用的重要自然资源。迄今,全球已发现了 3 万余个海洋来源天然产物,国际上成功开发上市的海洋药物有 13 种,分别是抗生素药物头孢菌素 C,抗结核药物利福霉素,抗癌药物阿糖胞苷、曲贝替定(ET-743,抗组织肉瘤)、甲磺酸艾日布林(抗转移性乳腺癌)、SGN-35(抗霍奇金淋巴瘤)和 NPI-0052(抗多发性骨髓瘤孤儿药),抗病毒药物阿糖腺苷和鼻喷剂 l- 卡拉胶,镇痛药齐考诺肽(芋螺毒素),降脂药 lavoza、伐塞帕及 epanova(降甘油三酯)。我国在近四十年的“向海要药”研究和发展中,自主开发了多种海洋寡糖(多糖)药物,如藻酸双酯钠 PPS、海力特、甘糖酯、甘露醇等。

在海洋生物活性天然产物研究中,海洋生物毒素是生物活性物质中研究进展最为迅速的领域,已发展成为一门独立学科——海洋生物毒素学(marine biotoxicology)。海洋生物毒素属海洋天然有机产物,是一类具有独特化学结构的活性物质。海洋毒素的化学结构及其构效关系研究是寻找和发现新药先导化合物的重要研究基础,其独特的生物作用机制对基础生命科学研究发展具有重大作用。海洋中蕴藏着大量极有价值的生物活性物质和生物毒素。全世界有毒海洋生物达数千种,甚至更多。我国的海洋生物毒素资源非常丰富,现已查明的有一千多种。人类对海洋有毒生物及其毒素(毒物)的系统科学研究约始于 20 世纪初,目前其研究范围逐渐从原来的天然有机化学、毒理及药理学、生源学、生态学、分子生物学、免疫学、基因工程等领域逐渐扩展到医学诊断、神经生物学、赤潮检测、药物开发、食品卫生和安全、军事战剂等应用性领域[4-12]。

海洋毒素的普遍特点是毒素在生物体中含量低,生物活性高,往往具有独特的医疗功能[13-19]。例如,极微量的河鲀毒素具有镇痛功能,而且止痛时间长且无成瘾性,在麻醉剂中加入微量河鲀毒素,可扩大使用范围。另外,它对心血管病、气喘、百日咳、胃痉挛等也有明显疗效。海蛇毒素具有抑癌和镇痛作用,可制成各种单价和多价抗蛇毒血清,治疗毒蛇咬伤,还可提取多种活性酶。从海葵、鱼和水母中提取的毒素均有抑癌和抗人类免疫缺陷病毒的作用。目前国际市场上,海洋生物毒素价格昂贵,如河鲀毒素每克价值17万美元,约为黄金价格的1万倍。

我国人民对有毒海洋生物的了解和利用也颇具悠久历史,早在春秋战国时期,《诗经》中就有若干有毒海洋生物的记载,《山海经》中的“其中多鮨鮨之鱼,食之杀人”之记载,可能是最早期的有毒海洋生物文献。历代医学巨著中亦多有有毒海洋生物中毒、防治和药用记载。《本草纲目》相当详尽地载有90余种海洋生物中毒、解救和药用方法,这些宝贵的祖国遗产对有关领域的现代研究和开发仍具有重要价值[20-28]。

在中国广阔的海域里,生存有大量的有毒海洋动物,能产生大量极有价值的海洋生物毒素和生物活性物质。有些毒素已成为合成新化合物的导向底物、药物的来源和开展生命科学研究的重要工具。许多毒素可作为神经和心血管系统疾病、癌症、受体病、遗传和免疫性疾病等疑难杂症的有效治疗药物,并可作为抗菌、抗病毒药及农业杀虫剂等,如FDA批准的芋螺毒素药物 - 齐考诺肽(Prialt)是一种止痛效果比鸦片强1 000倍的止痛药,却不具有鸦片的上瘾副作用。同时,这类毒素相对来说分子量较低,较容易用转基因的方法通过基因工程大批量工业化生产[29-36]。所以,研究不同动物的蛋白毒素,分离合成毒素的不同作用的蛋白基因,通过基因工程,大量生产高效抗癌、抗病毒药物,生产用于神经系统、心血管系统疾病治疗的特效药物,很有希望成为21世纪一项新兴的产业。

藻类、海绵、腔肠动物等较低等的海洋生物往往是许多重要海洋生物毒素的初级制造者。如蓝藻泡沫节球藻 *Nodularia spunigena* 中含环五肽节球藻素(nodularin),是一种肝脏毒素;铜绿微囊藻 *Nicrocystis aeruginasa* 中含多种环肽肝毒素微藻素(microcystins)。此外,从微藻中还发现含有肝脏毒性的生物碱毒素、石房蛤毒素及其类似毒素、鱼腥藻毒素 A(anatoxin A)、海兔毒素(aplysiatoxin)、溴海兔毒素(bromoaplysiatoxin)、脱溴海兔毒素(debromoaplysiatoxin)、二溴海兔毒素(dibromoapysitatoxin)、颤藻毒素 A(oscillatoxin A)、溴颤藻毒素 A(bromooscillatoxin A)和二溴海兔毒素 A(dibromoapysitatoxin A),多种大环内酯(macrolide)化合物如双歧藻素(scytophycins)等[37-45]。从胶须藻 *Rivularia firma* 中分离出的双吲哚化合物(+)-7′ 甲氧基 -2,3,5,5′- 四溴 -3,4′- 二 -1*H*- 吲哚,在卡拉胶致大鼠足跖水肿实验和中枢神经系统实验中均有显著活性,很有希望将其开发成为临床上有用的新药。据报道,绿藻、褐藻和红藻类中的毒素成分具有不同程度的抗细菌、抗真菌和抗病毒作用。

早期海洋生物毒素研究的主要内容集中于化学及药理方面,但是海洋生物毒素是海洋生物的一种内源性生命物质,其存在必定与海洋生物的进化发展、生命过程、生态关系等有内在相互的联系。基于此种认识,目前除对立体化学、生物合成、构象分析、构效关系、分子作用机制等化学与药理深入研究以外,与海洋生物毒素相关的生源学、分子生物学及生态学等方面的深层次研究也正在积极开展,这对海洋毒素学的深入发展必将有重要作用。

对海洋毒素研究的兴趣源自海洋生物中毒防治和从海洋生物性物质中筛选新药物。20世纪60年代以来海洋毒素的近代科学研究在这两个方面都取得重要成就,目前对引起严重海洋生物中毒公害的主要有毒物质已基本确证[46-52]。对海洋生物活性物质的广泛研究和筛选,已发现了上千种具有重要生理及药理活性的化合物,其中不仅包括了陆生生物中存在的生物化学结构类型,也发现了一些未见于陆生生物中的新颖化学结构类型,其中高活性及高选择性的主要代表物质即为海洋生物毒素。

近年来毒素的新衍生物及新结构类型的毒素增加迅速,海洋生物毒素已成为一类数量可观的具有广泛化学结构谱系和药理作用机制类型的重要生物源化学物质。

## 一、海洋毒素的化学生态作用及生物合成

海洋生物产生生物毒素的目的是应对生态环境胁迫,捕食和抗捕食和生存空间竞争等。

### (一) 化学防御机制

生物抗捕食性(antipredation)是保持生物物种分布平衡的一种重要因素,化学防御是抗捕食性的主要机制之一,生物毒素作为被捕食者的化学防御物质而存在。海洋中捕食者与被捕食者种群之间的相互作用十分密切,因此作为化学防御物质的海洋毒素的存在也相当普遍。例如藻类可对甲壳动物、海胆及鱼类等有选择性的产生各种有毒物质,温带褐藻中有对泥螺、海胆的致毒物质,底栖无脊椎动物如海绵和珊瑚等、被囊动物中含有对软体动物和鱼类有毒的化学物质等。

研究结果表明,绝大部分甚至可能是全部海洋生物毒素(不包括肽类毒素)都是由藻类和无脊椎动物等低等海洋生物合成的。这些生物在生态关系中恰好是下位生物,化学防御机制在它们的抗捕食性中起主要作用,能产生多种结构的系列毒素。

### (二) 食物链的转载

许多在食物链中作为转载者的生物物种也常含有丰富的生物毒素,它们通过食物链从其下位生物物种中摄取毒素,并可以作为自身化学防御物质以应付其上位的捕食者生物物种。转载者生物物种经过长期进化形成对生物毒素特殊的抵抗机制,例如河鲀可能具有对河鲀毒素的特殊封闭功能,西加鱼可能对西加鱼毒素等具有特殊的抗体,转载者还具有富集毒素的能力以及生物转化作用,修饰毒素分子成为毒性更强或具有其他特性的化合物。软体动物和草食鱼类是最常见的转载者生物物种。

### (三) 肽类毒素的捕食

捕食者生物也可利用毒素猎取被捕食者,此类毒素大多是捕食者生物释放毒液中的肽类毒素。芋螺毒素即系这一类有代表性的物质,α-、μ-、ω-芋螺毒素以不同的作用机制阻断神经传递功能,非常巧妙的协同作用使受害生物完全麻痹,ω-芋螺毒素可阻断神经末梢钙离子通道,抑制乙酰胆碱释放,α-芋螺毒素与突触后乙酰胆碱受体结合,阻止产生肌肉作用电位的去极化作用发生,μ-芋螺毒素再阻断钠离子通道,使神经肌肉完全麻痹。

### (四) 生物合成

目前我们对海洋毒素的生源学许多问题还缺乏了解,在生物合成方面也只初步阐明了石房蛤毒素(saxitoxin, STX)、河鲀毒素(tetrodotoxin, TTX)和短裸甲藻毒素等几种海洋毒素的合成途径,但对参与合成的酶系和控制机制仍一无所知。

TTX 和 STX 等胍胺类毒素都是以精氨酸为起始化合物与其他分子缩合而成的,TTX可能是精氨酸与异戊烯单元的缩合产物,而 STX 则系精氨酸的 α-碳原子与乙酸缩合后发

生脱羧基反应而生成其骨架,再由 S- 腺苷甲硫氨酸引入 C1 基团构成其 C13 支键。

短裸甲藻毒素中梯形聚醚结构的生物合成途径与一般的聚醚合成途径不同,常规反应难以形成其特殊的立体构型,但可由二羧酸、乙酸和丙酸相互缩合而成。二羧酸中的一个羧基发生克莱森缩合反应,另一端羧基上的 α- 碳原子再与其他羧基缩合,最后脱去羟基成环,这种反应形式很特殊。

## 二、海洋生物毒素的主要化学结构类型及其生源关系

海洋生物毒素的化学结构类型十分特异,且各类毒素的化学结构差异极大,在众多海洋生物毒素的家族中最引人注意的毒素有三大类,即生物碱类毒素、聚醚类毒素和肽类毒素。

### (一) 生物碱类毒素

该类毒素结构中往往含有胍型氮基团及复杂的碳骨架环系结构,以胍胺类毒素为主[53]。目前发现的胍胺类毒素主要有河鲀毒素和石房蛤毒素及其类似物。TTX 和 STX 在海洋有毒生物的中毒事件中最为常见,致死率极高,它们是最早研究的含胍胺基结构海洋毒素。

**1. 河鲀毒素**　河鲀毒素又名河豚毒素,是一种非蛋白质的神经毒素,可选择性地结合并阻断电压门控钠通道,1909 年由日本科学家田原良纯(Yoshizumi Tahara)博士首次从鲀鱼的卵巢中发现[54],1955 年由日本科学家平田义正(Hirata Yoshimasa)教授成功获得纯品 TTX[55]。最初对 TTX 的关注源于食用河鲀(俗称河豚鱼)所引起的大量食物中毒现象。早期该毒素的发现主要集中在鲀鱼类的皮肤、内脏、卵巢及肝脏中,后期发现该毒素存在于各种海洋动物体内或体表、沉积物、藻类及微生物中[56-69],甚至在陆地动物及淡水沉积物中也发现了该类毒素[57-58,70-75],这使得人们相信河鲀毒素的分布比较广泛[76-77]。因此,尽管 TTX 是世界上研究最多的生物毒素之一,但它的起源仍然存在不确定性,且 TTX 进入食物链的途径和机制尚不清楚[76,78]。

TTX 是一种结构复杂的笼型原酸酯类生物碱,1964 年测定了 TTX 的结构,它的分子量为 319.3,分子式为 $C_{11}H_{17}N_3O_8$,其结构通常以 "两性离子" 形式存在,在溶液中存在 TTX、半缩醛型 TTX 和内酯型 TTX 三种结构的动态平衡[58,79](图 6-1)。

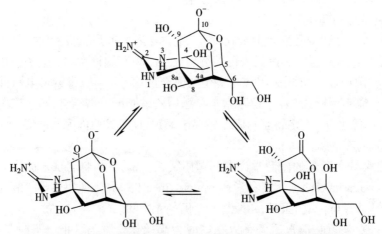

**图 6-1　TTX(上)、半缩醛型 TTX(左)和内酯型 TTX(右)结构的动态平衡**

1972 年 TTX 全合成成功[80]。目前天然存在的 TTX 类似物近 30 种(图 6-2),这些同系物可能与 TTX 的代谢或生物合成有关,结构上为 C4、C6 及 C8 位的取代基发生改变或笼型框架发生还原及重排产物。实验证实,TTX 同系物的毒性随着取代基及笼型框架的改变而发生变化,部分同系物的毒性较低,甚至无毒,而 11-oxoTTX 的毒性极强,是 TTX 的 4~5 倍。

4-*epi*TTX: $R_1$=OH, $R_2$=H, $R_3$=OH, $R_4$=CH$_2$OH, $R_5$=OH
6-*epi*TTX: $R_1$=H, $R_2$=OH, $R_3$=CH$_2$OH, $R_4$=OH, $R_5$=OH
11-deoxy-TTX: $R_1$=H, $R_2$=OH, $R_3$=OH, $R_4$=CH$_3$, $R_5$=OH
6, 11-dideoxy-TTX: $R_1$=H, $R_2$=OH, $R_3$=H, $R_4$=CH$_3$, $R_5$=OH
8, 11-dideoxy-TTX: $R_1$=H, $R_2$=OH, $R_3$=OH, $R_4$=CH$_3$, $R_5$=H
11-oxoTTX: $R_1$=H, $R_2$=OH, $R_3$=OH, $R_4$=CH(OH)$_2$, $R_5$=OH
11-norTTX-6, 6-diol: $R_1$=H, $R_2$=OH, $R_3$=OH, $R_4$=OH, $R_5$=OH
11-norTTX-6(*R*)-ol: $R_1$=H, $R_2$=OH, $R_3$=OH, $R_4$=OH, $R_5$=OH
11-norTTX-6(*S*)-ol: $R_1$=H, $R_2$=OH, $R_3$=OH, $R_4$=H, $R_5$=OH
chiriquitoxin: $R_1$=H, $R_2$=OH, $R_3$=OH, $R_4$= CH(OH)CH(NH$_3^+$)COO$^-$, $R_5$=OH
TTX-8-*O*-hemisuccinate: $R_1$=H, $R_2$=OH, $R_3$=OH, $R_4$= CH$_2$OH, $R_5$=OOC(CH$_2$)$_2$COO$^-$
TTX-11-carboxylic acid: $R_1$=H, $R_2$=OH, $R_3$=OH, $R_4$= COO$^-$, $R_5$=OH

anhydroTTX

4-cysTTX

4, 9-anhydroTTX:$R_1$=OH, $R_2$=CH$_2$OH
6-*epi*-4, 9-anhydroTTX:$R_1$=CH$_2$OH, $R_2$=OH

4, 9-anhydro-5, 6, 11-trideoxyTTX:$R_1$=H, $R_2$=OH
4, 9-anhydro-8-*epi*-5, 6, 11-trideoxyTTX:$R_1$=OH, $R_2$=H

4, 4a-anhydro-5, 6, 11-trideoxyTTX:$R_1$=$R_3$=H, $R_2$=OH
1-hydroxy-4, 4a-anhydro-8-*epi*-5, 6, 11-trideoxyTTX:$R_1$=$R_3$=OH, $R_2$=H

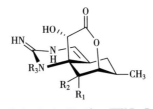

tetradonic acid

5-deoxy TTX:$R_1$=$R_5$=$R_7$=OH, $R_2$=CH$_2$OH, $R_3$=$R_4$=$R_6$=$R_8$=H
5, 6, 11-trideoxy TTX:$R_1$=$R_3$=$R_4$=$R_6$=$R_8$=H, $R_2$=CH$_3$, $R_5$=$R_7$=OH
8-*epi*-5, 6, 11-trideoxy TTX:$R_1$=$R_3$=$R_4$=$R_5$=$R_8$=H, $R_2$=CH$_3$, $R_6$=$R_7$=OH
1-hydroxy-8-*epi*-5, 6, 11-trideoxyTTX:$R_1$=$R_3$=$R_6$=$R_8$=H, $R_2$=CH$_3$, $R_4$=$R_5$=$R_7$=OH
4-*epi*-5, 6, 11-trideoxyTTX:$R_1$=$R_3$=$R_4$=$R_6$=$R_8$=H, $R_2$=CH$_3$, $R_5$=$R_7$=OH

1-hydroxy-5, 11-dideoxy TTX

**图 6-2 TTX 同系物结构**

**2. 石房蛤毒素**　石房蛤毒素(saxitoxin,STX)也是一种非蛋白质的神经毒素,属于麻痹性贝类毒素(paralytic shellfish poison,PSP),与河鲀毒素毒性相似,可选择性地结合并阻断电压门控钠通道。STX 于 1957 年在美国阿拉斯加的石房蛤内发现[81-82],此后在其生物来源、生物合成以及与作用靶位的结合方式、作用机制和构效关系等方面亦有深入的研究报道。研究表明,这类毒素真正来源是有毒藻类,特别是甲藻,是由海洋真核双鞭毛虫和淡水原核蓝细菌产生的强效神经毒性生物碱[81]。这些藻类毒素通过食物链蓄积于滤食性贝类及蟹类等水产品体内,人们误食这种有毒水产品导致中毒。另有研究表明,与甲藻共生的部分细菌也能够产生 STX[83-84]。

STX 是一种含有四氢嘌呤的三环胍胺类生物碱,并含有两个胍基团,如图 6-3A,结构于 1975 年确定[85],分子式为 $C_{10}H_{17}N_7O_4$,其消旋体的全合成于 1977 年首次完成。目前从不同来源生物(如蓝细菌、甲藻、河鲀、螳螂蟹和青蛙等)中发现了约 57 个天然类似物,WIESE M 等[86]将这些类似物进行了详细的概述。以 STX 为基本骨架,根据侧链上 $R_4$ 取代基的不同,将大部分结构简单分为几类(图 6-3B):①氨基甲酸酯类(carbamate toxins,C)毒素,其 $R_4$ 取代基与 STX 相同,除了 STX 外,包括新石房蛤毒素(neoSTX)、膝沟藻毒素(gonyautoxins,GTX);② N- 磺酰氨甲酰基类(N-sulphocarbamoyl toxins,G),其 $R_4$ 取代基发生了磺酰化,包括 B1-2 和 C1-4;③脱氨甲酰基类(decarbamoyl toxins,dC),其 $R_4$ 取代基脱去了氨甲酰基,包括 dcSTX、dcGTX 1-4;④脱氧脱氨甲酰基类毒素(deoxydecarbamoyl toxins,LW),其 $R_4$ 取代基脱去氨甲酰基后发生脱氧,包括 doSTX,doGTX2、3;⑤其他类,其 R4 取代基脱去氨基,发生其他基团的酯化产物,包括 LWTX1-3、5 和 6,GC1-6、1a-6a、1b-6b 和 STX-uk。此外,还有部分类似物尚未确定结构[86-87]。

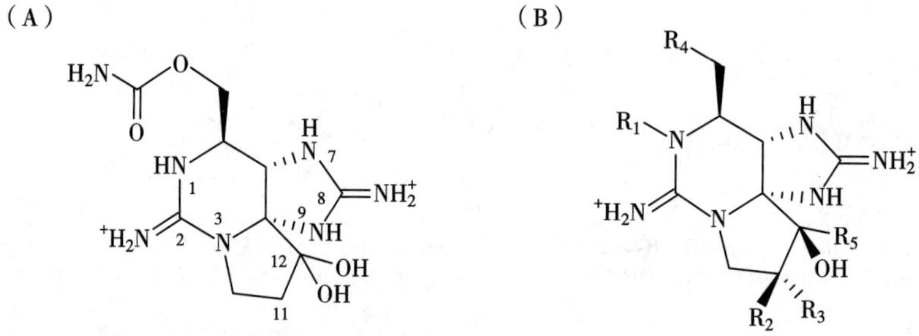

图 6-3　STX(A)结构及 STX 同系物(B)结构通式

除了河鲀毒素和石房蛤毒素以外,生物碱类毒素还包括沙蚕毒素(nereistoxin,NTX)、蜂海绵毒素(halitoxin)、骏河毒素(surugatoxin)及鲍鱼毒素(pyropheophorbide A)等。

**(二)聚醚类毒素**

聚醚类毒素是近年来研究进展最突出的一类海洋毒素,这类毒素往往具有化学结构独特、分子量大、生物活性强并具有广泛药理作用等特点。其中包括多种毒性极高的毒素,如岩沙海葵毒素、西加毒素、刺尾鱼毒素等。该类毒素对神经系统、消化系统、心脑血管系统等具有较高的选择性作用,有望在研制新型心血管药物和抗肿瘤药物等方面发挥重要作用。

目前已发现的聚醚类毒素按其化学结构特征可归纳为三类:脂链聚醚毒素、大环内酯聚醚毒素、梯形稠聚醚毒素。

**1. 脂链聚醚毒素**　脂链聚醚毒素中结构比较简单的是一类 C38 脂肪酸线性聚醚化合物,如大田软海绵酸(okadaic acid,OA)和若干种骨架结构相同的衍生物(图 6-4)。OA 最初是在 1981 年从大田软海绵中分离获得并因此而得名[88],后期研究报道证实,OA 由微藻产生,海绵通过滤食微藻使毒素得以在体内富集[89],通过食物链富集在贝类等可食用性水产品体内从而引起人类发生腹泻性中毒(diarrhetic shellfish poison,DSP)。

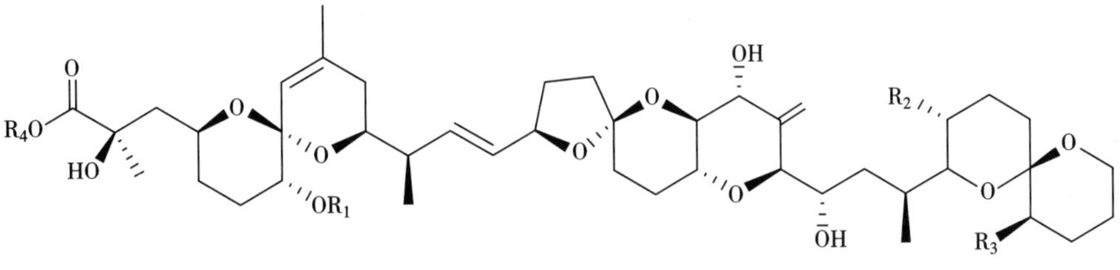

OA：$R_1=R_3=R_4=H$，$R_2=Me$
DTX-1：$R_1=R_4=H$，$R_2=R_3=Me$
DTX-2：$R_1=R_2=R_4=H$，$R_3=Me$
DTX-3：$R_1=acyl$，$R_2=R_3=Me$，$R_4=H$
DTX-4：$R_1=R_3=H$，$R_2=R_4=Me$

**图 6-4　大田软海绵酸及其衍生物结构**

岩沙海葵毒素(palytoxin,PTX)和大田软海绵酸同为最早开展研究的聚醚毒素,最初发现于剧毒岩海葵 *Palythoa toxica* 和疣状岩沙海葵 *Palythoa tuberculosa*,1971 年开始进行化学结构研究,1981 年报道了分子量为 2678.6 及分子式为 $C_{129}H_{223}N_3O_{54}$,1982 年发表了其立体结构,同时阐明了 6 个类似物的化学结构,证明此类毒素是一些不饱和脂肪链和若干环醚单元构成的含有 64 个不对称手性中心的复杂有机分子。后期研究表明,PTX 及其类似物也在海洋甲藻、六放珊瑚(zoanthids,即 *Palythoa*)和蓝细菌中被发现。目前发现的 PTX 类似物至少有 11 种(图 6-5)。PTX 至今仍是已知结构非肽类天然生物毒素中毒性最强和结构最复杂的化学物质之一,而且其毒理机制也非常特殊,具有广泛的高生物活性和神经毒性、细胞毒性、冠状动脉收缩作用、致癌作用和对细胞膜的作用等。许多实验研究表明,PTX 及其类似物通过改变可兴奋和非兴奋组织中的离子平衡发挥其生物活性及毒性[7,90]。目前,PTX 已成为最强的冠脉收缩剂,作用强度比血管紧张素 Ⅱ 强 100 倍。除此之外,PTX 不仅具有显著的抗肿瘤活性,还是一种新型的溶细胞素。

另一重要海洋毒素刺尾鱼毒素(maitotxin,MTX),其化学结构为多羟基聚醚类,于 1993 年从太平洋中南部岗比群岛的有毒甲藻 *Gambierdiscus toxicu* 中分离得到[91-92]。刺尾鱼毒素是迄今为止已知的分子最大和毒性最大($LD_{50}=50ng/kg$,小鼠腹腔注射)的非肽海洋毒素之一,合成方面研究较多。目前发现的刺尾鱼毒素及其类似物共 4 种:MTX、MTX2、MTX3、MTX4。MTX 与西加毒素同为西加毒鱼中的主要致毒物质。

**2. 大环内酯聚醚毒素**　大环内酯聚醚毒素是在陆生生物及海洋生物中不多见的一类生物活性物质,常见有抗菌、抗癌或细胞毒性等重要药理作用。从海洋生物中分离得到的一些含有醚环结构的大环聚醚内酯化合物,如 prorocentrolide 和 prorocentrolide B 是分别从不同微藻中分离得到的含有氮原子的大环内酯聚醚化合物。自海洋生物得到的其他大环内酯聚醚化合物也多具有细胞毒性,主要源自甲藻、海绵、苔藓虫等,如屋甲藻素(gonidomin)、原甲藻素(prorocentrolide)、软海绵素(halichondrin)和苔藓虫素(bryostain)。

maitotxin

刺尾鱼毒素

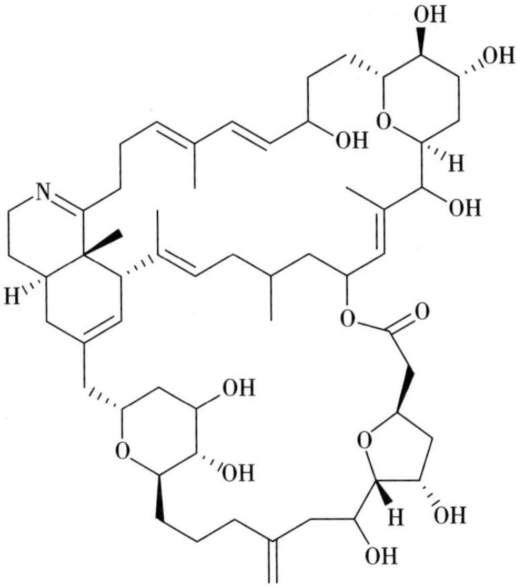

prorocentrolide

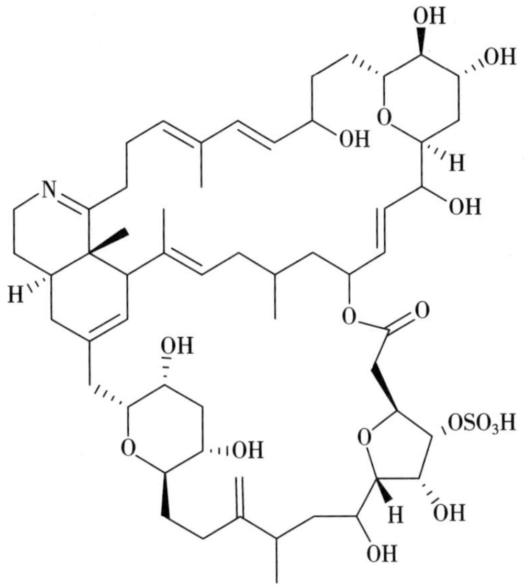

prorocentrolide B

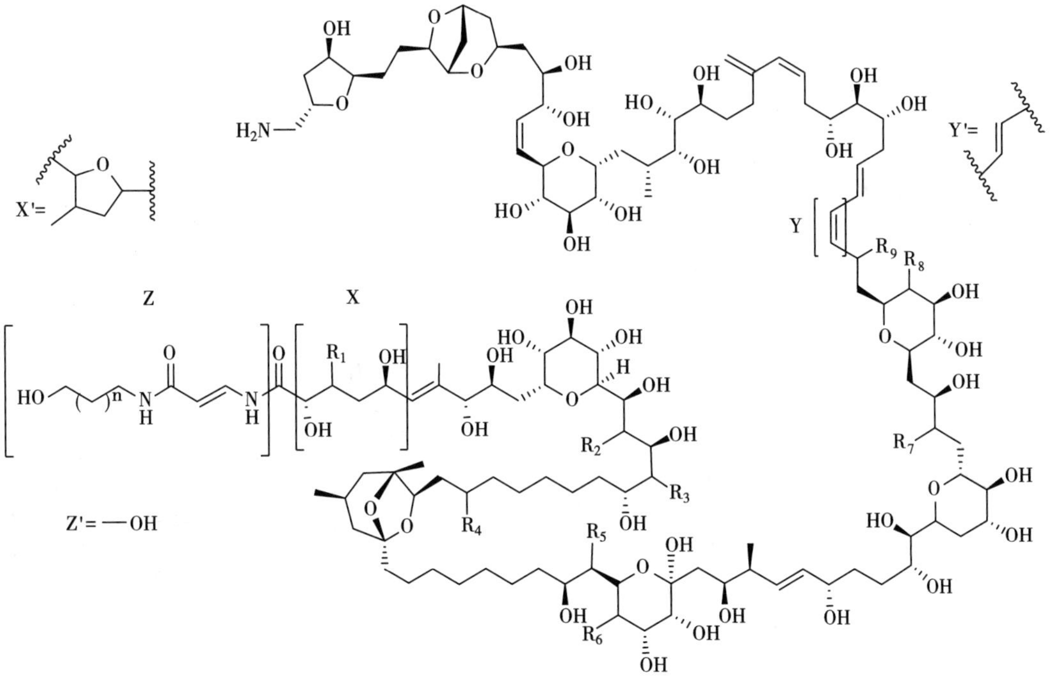

palytoxin: n=1, $R_1$=CH$_3$, $R_2$=OH, $R_3$=OH, $R_4$=CH$_3$, $R_5$=H, $R_6$=OH, $R_7$=OH, $R_8$=OH, $R_9$=OH
homopalytoxin: n=2, $R_1$=CH$_3$, $R_2$=OH, $R_3$=OH, $R_4$=CH$_3$, $R_5$=H, $R_6$=OH, $R_7$=OH, $R_8$=OH, $R_9$=OH
bishomopalytoxin: n=3, $R_1$=CH$_3$, $R_2$=OH, $R_3$=OH, $R_4$=CH$_3$, $R_5$=H, $R_6$=OH, $R_7$=OH, $R_8$=OH, $R_9$=OH
neopalytoxin: n=1, $R_1$=CH$_3$, $R_2$=OH, $R_3$=OH, $R_4$=CH$_3$, $R_5$=H, $R_6$=OH, $R_7$=OH, $R_8$=OH, $R_9$=OH, X'
deoxypalytoxin: n=1, $R_1$=CH$_3$, $R_2$=OH, $R_3$=OH, $R_4$=CH$_3$, $R_5$=H, $R_6$=OH, $R_7$=OH, $R_8$=OH, $R_9$=H
isopalytoxin: n=1, $R_1$=CH$_3$, $R_2$=OH, $R_3$=OH, $R_4$=CH$_3$, $R_5$=H, $R_6$=OH, $R_7$=OH, $R_8$=OH, $R_9$=OH, Y'
ostreosin D: n=1, $R_1$=H, $R_2$=OH, $R_3$=H, $R_4$=H, $R_5$=H, $R_6$=H, $R_7$=OH, $R_8$=OH, $R_9$=OH
ovatoxin A: n=1, $R_1$=CH$_3$, $R_2$=H, $R_3$=OH, $R_4$=CH$_3$, $R_5$=H, $R_6$=H, $R_7$=H, $R_8$=OH, $R_9$=OH
ovatoxin-a IK$_2$: n=1, $R_1$=CH$_3$, $R_2$=H, $R_3$=OH, $R_4$=CH$_3$, $R_5$=H, $R_6$=H, $R_7$=H, $R_8$=H, $R_9$=OH
42-Hydroxy-palytoxin: n=1, $R_1$=CH$_3$, $R_2$=OH, $R_3$=OH, $R_4$=CH$_3$, $R_5$=OH, $R_6$=OH, $R_7$=OH, $R_8$=OH, $R_9$=OH
palytoxin carboxylic acid: $R_1$=CH$_3$, $R_2$=OH, $R_3$=OH, $R_4$=CH$_3$, $R_5$=H, $R_6$=OH, $R_7$=OH, $R_8$=OH, $R_9$=OH, Z'

**图 6-5 岩沙海葵毒素及其类似物结构**

3. **梯形稠聚醚毒素**　梯形稠聚醚毒素化学结构极为特殊,其分子骨架由一系列含氧5~9元醚环邻接稠合构成,形成一种陡坡式的梯形线状分子。此类型的已知毒素主要是短裸甲藻毒素、虾夷扇贝毒素和西加毒素。这些毒素化学结构的主要差异在于其分子骨架的醚环数目及种类。

(1)短裸甲藻毒素(brevetoxin,BTX):BTX是由双鞭甲藻产生的一类脂溶性聚醚类赤潮藻毒素[93-94],由于其具有热稳定性,可富集到贝类等生物体内,并可导致食用者产生支气管收缩、麻痹、昏迷等神经性中毒症状。由于部分中毒症状与麻痹性贝类毒(paralytic shellfish poison,PSP)的中毒症状很难区分,使得贝类毒素分类模糊不清,根据毒素的基本结构与化学性质,BTX于2004年被重新称之为神经性贝类毒素(neurotoxic shellfish poison,NSP)[95]。BTX结构上一般是由10到11个环状结构组成的大环聚醚,根据骨架不同可分为不同类型,如BTX A(PbTx-2)型和BTX B(PbTx-B)型[96]。

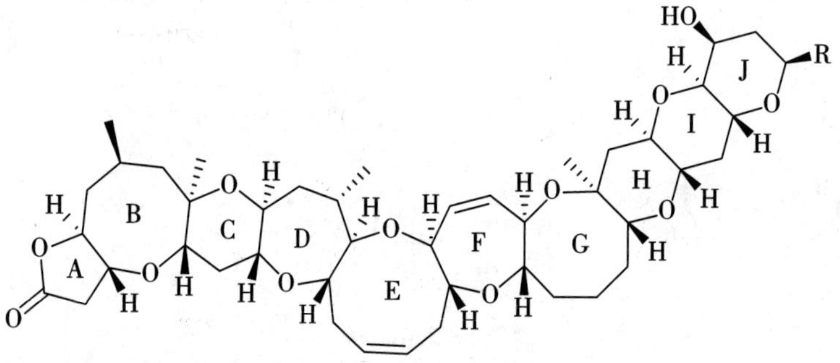

brevetoxin A backbone,R=
PbTx-1,　CH₂C(＝CH₂)CHO
PbTx-7,　CH₂C(＝CH₂)CH₂OH
PbTx-10,　CH₂CH(CH₃)CH₂OH

brevetoxin A backbone

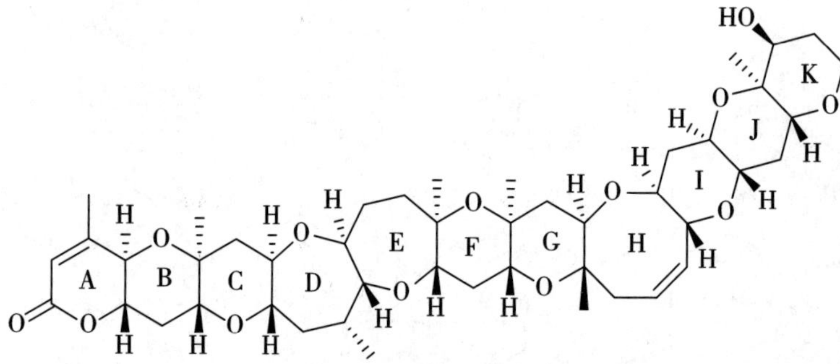

brevetoxin B backbone,R=
PbTx-2,　CH₂C(＝CH₂)CHO
PbTx-3,　CH₂C(＝CH₂)CH₂OH
PbTx-5,　[PbTx-2],C-37 OAc
PbTx-6,　[PbTx-2],H-ringepoxide
PbTx-8*,　CH₂COCH₂Cl
PbTx-9,　CH₂CH(CH₃)CH₂OH

brevetoxin B backbone

(2)虾夷扇贝毒素(yessotoxins,YTXs):YTXs是一类由甲藻产生,可在滤食性生物体内积累的亲脂性聚醚类毒素,首次分离是在1986年从虾夷扇贝消化腺中获得,后期在多种有毒藻类中发现该毒素的存在。目前从贝类及甲藻中分离获得的YTXs同系物有100多种,有40余种同系物结构得以确定。该类毒素能对动物的心脏、肝脏、神经系统造成损伤[97]。

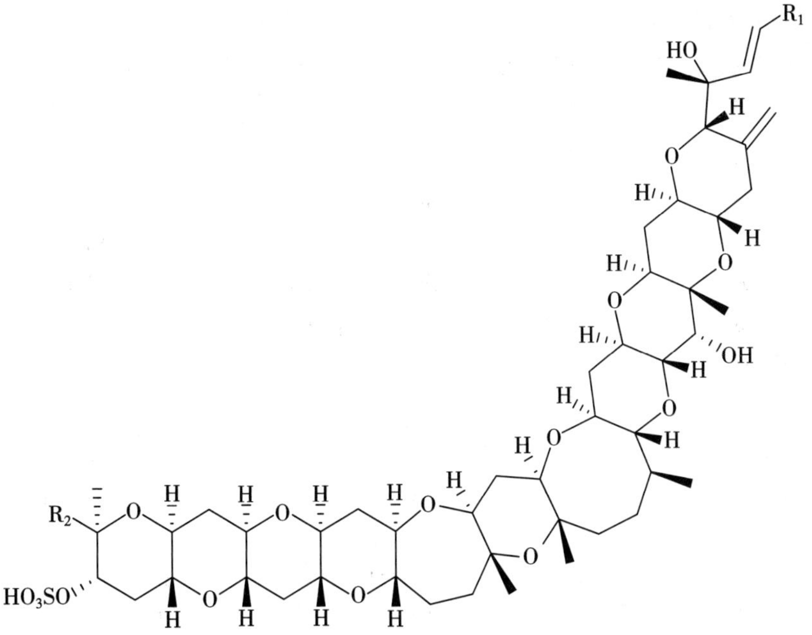

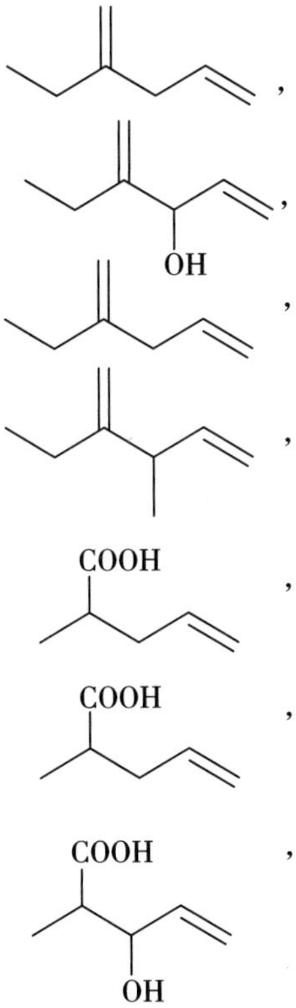

YTX: R₁= ⟨structure⟩ , R₂=—CH₂CH₂OSO₃H

45-hydroxy-YTX: R₁= ⟨structure⟩ , R₂=—CH₂CH₂OSO₃H

Homo-YTX: R₁= ⟨structure⟩ , R₂=—CH₂CH₂CH₂OSO₃H

45-hydroxyhomo-YTX: R₁= ⟨structure⟩ , R₂=—CH₂CH₂CH₂OSO₃H

caboxy-YTX: R₁= ⟨structure⟩ , R₂=—CH₂CH₂OSO₃H

caboxy-homo-YTX: R₁= ⟨structure⟩ , R₂=—CH₂CH₂CH₂OSO₃H

45-hydroxy-carboxy-YTX: R₁= ⟨structure⟩ , R₂=—CH₂CH₂OSO₃H

（3）西加毒素（ciguatoxin，CTX）：CTX 是梯形稠聚醚毒素中结构最复杂、毒性最强的一类化合物，由于含量甚微，化学研究困难极大，最后利用 FAB 质谱和低温核磁等多种新技术才确定了其化学结构。从鳝鱼中分离得到了数种 CTX 类型化合物 CTX1、CTX2、CTX3。CTX3 是末端醚环 M 上 C54 失去羟基的类似物，而 CTX2 则证实是 CTX3 的 M 环构型与

CTX1 不同的非对映异构体,从岗比毒甲藻中也分离得到了多种 CTX 类似物,推测系在岗比毒甲藻中生成若干前体化合物,进入鱼体后经氧化反应发生生物转化生成细微结构上略有区别的 CTX 类化合物。按照不同海域来源西加毒素可分为太平洋西加毒素(Pacific-CTXs,P-CTXs)、印度洋西加毒素(Indian-CTXs,I-CTXs)和加勒比海西加毒素(Caribbean-CTXs,C-CTXs)三类。目前,太平洋西加毒素和加勒比海西加毒素主要成分的化学结构已非常清楚,但印度洋西加毒素的化学结构尚未明确,原因是印度洋西加毒素在最后纯化过程中化学结构非常不稳定。至今共发现西加毒素及其类似物四十余种。

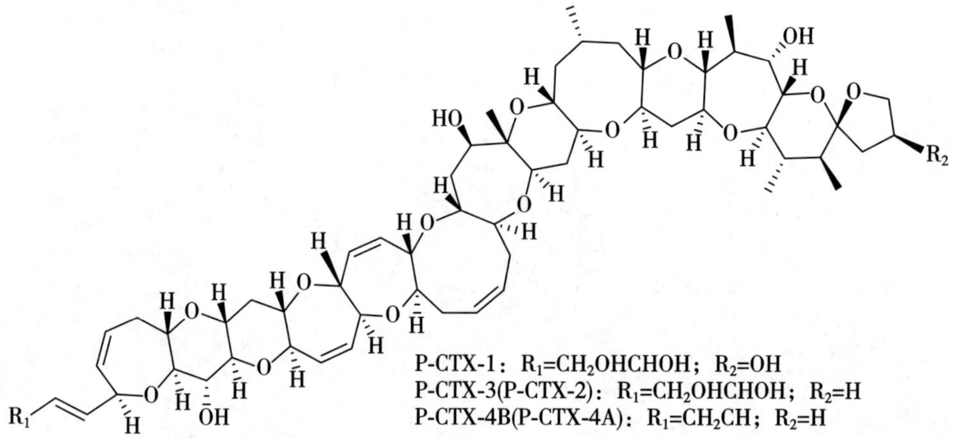

P-CTX-1：$R_1=CH_2OHCHOH$；$R_2=OH$
P-CTX-3(P-CTX-2)：$R_1=CH_2OHCHOH$；$R_2=H$
P-CTX-4B(P-CTX-4A)：$R_1=CH_2CH$；$R_2=H$

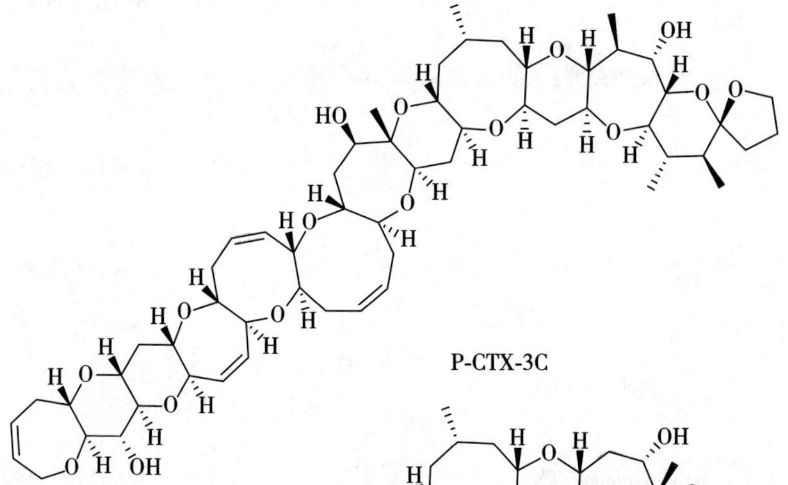

P-CTX-3C

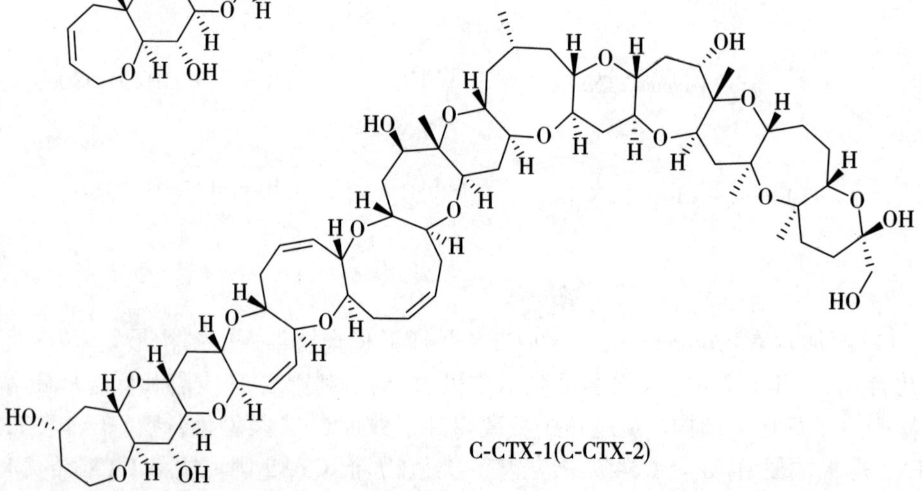

C-CTX-1(C-CTX-2)

### (三) 肽类毒素

肽类毒素可概指有毒肽及蛋白质,是最常见的生物来源有毒物质。人们久已熟知,某些细菌及有毒蛇、蝎、蜂等陆生动物和少量大戟科及豆科陆生植物含有肽类毒素。海洋生物中存在更多种类的肽类毒素,是研究肽类毒素的重要新生物源。

海洋肽类毒素中,研究颇多的有芋螺、海葵以及海蛇的神经毒素和微囊藻毒素,特别是芋螺毒素,在国际上被誉为"海洋药物宝库"。

**1. 芋螺毒素(conotoxin, CNTX)**　芋螺毒素是自海洋腹足纲软体动物芋螺(conus)毒液中得到的一类含半胱氨酸的具有生物活性的神经肽类毒素,对不同生物种有良好选择性和具有多种神经系统作用的肽类毒素。由于具有多样化的三维结构而被认为是微小蛋白质,结构上一般为含有 7~46 个氨基酸残基的小肽,富含二硫键,前导肽高度保守而成熟肽具有多样性,是迄今发现的最小核酸编码的动物神经毒素肽[98]。芋螺物种多样性极高,确定物种的芋螺超过 760 种[99],我国已发现的芋螺超过 130 种[100],主要分布在南海、北部湾和台湾海域。每种芋螺的毒液中含有的芋螺毒素达千余种,且不同种芋螺所含的芋螺毒素也各不相同。据估计芋螺能够产生 100 多万种的天然多肽,但迄今为止已发现的芋螺肽数量小于 0.1%[101]。根据芋螺毒素高度保守的前体蛋白信号肽序列及二硫键骨架,目前发现的芋螺毒素分为 A、$B_1$、$B_2$、$B_3$、C、D、E、F、G、H、$I_1$、$I_2$、$I_3$、J、K、L、M、N、$O_1$、$O_2$、$O_3$、P、S、T、V、Y 等 26 个超家族,在每个超家族中,再依据其对生物体作用靶位以及药理活性的不同又可将其分为 α、μ、ω、κ、δ、ψ、σ、ρ、γ、加压素、惊厥剂和睡眠肽等不同的亚型[9,102]。在这些超家族中,A、O、M 等超家族芋螺毒素研究较多。

许多芋螺,特别是毒性最大的地纹芋螺,对人类最致命的影响是膈肌肌肉麻痹进而导致呼吸停止。芋螺毒素的作用机制在于其能够影响体内的许多离子通道和神经递质受体。根据对离子通道的高特异性和亲和性,芋螺毒素也可分为钙通道靶向芋螺毒素(Ca- 芋螺毒素)、钠通道靶向芋螺毒素(Na- 芋螺毒素)和钾通道靶向芋螺毒素(K- 芋螺毒素)。另外,CNTX 也可作为烟碱乙酰胆碱受体、去甲肾上腺素转运蛋白、*N*- 甲基 -D- 天冬氨酸受体和神经降压素受体的选择性抑制剂和调节剂。由于种类多,活性强,选择性高,已跃居动物毒素研究的首位,成为当今神经科学研究和新药研发的热点[103]。

**2. 海葵毒素**　从海葵中还分离出 60 余种细胞溶素类毒素。研究最多的海葵细胞溶素是分离自刺海葵 *Stichodcyla helianthus* 的刺海葵素(heliatliysin),其分子量为 17 000,结构特征系 N 末端有一个长的 β 折叠疏水段和 5 个短的 β 折叠疏水性,其中 60%~70% 氨基酸间构成氢键,因此形成特殊的跨膜蛋白结构,恰能跨越细胞膜的磷脂双层构造;C 末端为强极性区段,位于膜外,在膜上构造成孔道。此种构造能通过孔的跨膜蛋白仅见于细菌和海葵中,有建议将此类特殊的肽类物质称为海藻孔道肽(actinoporin)。另外,从等指海葵 *Actinia equina* 中分离的由 147 个氨基残基组成的有毒多肽,被命名为等指海葵毒素(equinatoxin),具有抗肿瘤和溶血作用。

**3. 海蛇毒素(lacticotoxin)**　海蛇毒素是肽类毒素的重要来源。海蛇属于剧毒蛇类,为适应海洋环境,需要利用毒液麻痹鱼类等便于捕食,一般其毒液成分较陆生蛇类简单,但毒性较强,其有毒成分包括神经毒素、心脏毒素和肌肉毒素等,但主要成分是神经性肽类毒素。与陆地蛇毒类似,海蛇毒素也是多种蛋白质的混合物。海蛇神经毒素虽然也存在多种类型,但含量最高、作用最强的主要是一些短链神经毒素,称为 α- 神经毒素。目前已测定序列的

α-神经毒素约有20余种,分子量均在6 800左右,由60~62个或70个氨基酸残基构成,含有4个或5个二硫键,形成具有3个功能环的立体构型,活性部位位于中间环B上,其作用均系与乙酰胆碱受体不可逆结合。

**4. 微囊藻毒素(microcystin)** 一些蓝藻生成的小分子有毒环肽也已引起广泛注意,这些5~7个氨基酸组成的毒肽可破坏肝脏,导致死亡,此类化合物主要代表物是微囊藻毒素。

**(四) 共生关系与毒素生物来源**

共生(symbiosis)是指两个不同种生物之间存在的相互关系。由于海洋环境的特殊,这种关系似乎更为普遍、广泛和深刻。共生关系(symbiotic relationships)具有广谱性,从随机或临时组合,到形成对一方或双方成员都有利的较专一的固定搭配,直至最后寄生。有毒海洋生物中主要有3类非寄生共生关系即藻类与动物间的共生关系、动物间共生关系、微生物与动物间的共生关系。

毒素生源学主要是研究有毒海洋生物及其生物毒素的产生、代谢、毒化、积蓄、扩散及致毒的内在相互关系的一门科学。随着海洋生物毒素学的迅速发展,与其密切相关的生源学日益引起人们的兴趣和高度重视。

由于海洋生态系统在特殊的海洋环境中经长期进化和演变过程,形成了海洋生态系统不同于陆地生态系统的许多固有的特性,从而造成了海洋生态毒素的生态来源复杂性、种类多样化、化学结构独特性以及作用机制特殊性等,这对认识和了解海洋毒素及其特性具有重要意义。

## 三、海洋毒素的主要分布

海洋毒素在海洋生物中分布很广。有毒海洋生物多栖息于热带和亚热带海域。20世纪60年代以来我国曾对有毒及药用海洋生物进行过多次大范围的区域性调查与实验研究,发表了若干系统性的专著和论文。发现各类有毒海洋生物如海藻、海绵、海葵、软体动物、鱼类等在我国广有分布,种类已达1 000余种,主要分布物群包括有毒无脊椎动物(腔肠动物、软体动物和棘皮动物),有毒脊椎动物(有毒鱼类,海蛇等,其毒液的主要有毒成分为蛋白质毒素)、有毒藻类(如简裸甲藻、菱形裸甲藻、多甲藻、原甲藻、尖刺菱形藻、褐胞藻等)。腹足纲中的有毒海洋生物包括骨螺科、芋螺科、峨螺科、海兔科及鲍科中的一些种类,它们多系含有某些胺类神经毒素或肽类毒素,用以麻痹捕食动物,也可致人中毒,有些种类含有光敏性毒性成分。属于这些类别的有毒软体动物在我国分布广泛,近年来对芋螺类研究很多。芋螺为常见的肉食性软体动物,大多种类有毒,一些种类可麻醉其他软体动物,另一些种类则可毒杀鱼类及鼠类等,对人亦可致死。目前已从芋螺中分离出数十种具高选择性的肽类神经毒素,α-芋螺毒素专一性作用于乙酰胆碱受体,μ-芋螺毒素作用类似河鲀毒素,可阻断钠通道传递,ω-芋螺毒素则可阻断神经末梢电压敏感钙通道,因此芋螺的研究受到很大注意。我国现有毒芋螺科生物130余种,主要分布于台湾和广东以南沿海,多数见于海南岛南部至西沙群岛和南沙群岛海域[100,104],重要种类有地纹芋螺 *Conus Geographus*、织锦芋螺 *Conus textile*、加勒底芋螺 *Conus chaldacus*、象牙芋螺 *Conus miliariss* 等。

贝类毒素是海洋毒素中危害较大者之一,其毒性随季节性和区域性起伏甚大。目前已发现的贝类毒素大致包括麻痹性贝类毒素(paralytic shellfish poisoning,PSP)、神经性贝类毒素(neurotoxic shellfish poisoning,NSP)、腹泻性贝类毒素(diarrhetic shellfish poisoning,

DSP)、记忆缺损性贝类毒素（amnesic shellfish poisoning, ASP）、氮杂螺环酸贝类毒素（azaspiracids, AZA）以及环亚胺类毒素（cyclic imines, CI）。已证实贝类本身不产生毒素，其毒素来源主要是由于摄食了有毒藻类或与有毒藻类发生共生，从而导致毒素在体内蓄积，最终形成贝类毒素。常见的贝类主要有石房蛤、贻贝、牡蛎、海菊蛤、织纹螺、马蹄螺、夜光蝾螺、银口蝾螺等，如报道从细长裂江珧 *Pinna attenuate* 中得到水溶性神经毒素。

棘皮动物有毒种类集中于海星纲（Asteroidea）、海胆纲（Echinoidea）和海参纲（Holothuridea）中，海星、海胆的棘刺具有毒液，蜇刺后会引起中毒，其内脏和生殖腺也含有毒物质。海参类生物则含有毒皂苷，可由于食入或接触引起中毒。

我国海洋迄今已记录鱼类约 3 048 种，分属 288 个科，约占全球海洋鱼类总数的 23%，是世界海洋鱼类种类最丰富的国家之一[105-106]。据统计，全世界至少有 1 200 种有毒鱼类，大部分都来自于海洋，我国有毒鱼类约有 277 种，包括毒鱼类约 152 种，刺毒鱼类约 111 种，皮肤黏液毒鱼类约 14 种[28]。这些鱼类中最常见的重要毒鱼首属河鲀，中国是世界上河鲀资源最丰富的国家，产量约占世界的 70%，广泛分布于我国沿海，每年 3~6 月尚可由海中上溯江河产卵，亦能见于长江、辽河、珠江、太湖等江湖之中。河鲀含有剧毒素河鲀毒素，食用中毒危险甚大。

西加毒鱼是著名的有毒海洋鱼类，而实际系指可引起"西加中毒症"的科属各异的 400 多种鱼类，这些鱼类广泛分布于热带和亚热带海域，其毒性随地域、时间、个体变化起伏很大，现已查明是由于其体内含有一些由藻类生成的聚醚类毒素所致。这些鱼类在我国分布的约有 50 余种，主要分布于广东、海南、台湾等南部海域。另一类可通过食入中毒的海洋鱼类是引起组胺中毒的一些鱼类，它们生活于海洋水表层，游泳迅速，多为重要的食用经济鱼类，在我国沿海，尤其是东海、南海分布广泛，最常见的致毒种类是鲭科的鲐鱼 *Pneumatophorus japonicus*，鲣科的鲔鱼 *Eutynnus yaits*、扁舵鲣 *Auxis thazard*，其他种类还有竹荚鱼 *Trachurus japonicus*、颌圆 *Decapterus maruadsi*、秋刀鱼 *Cololabis saira* 等。

有毒海洋爬行动物以海蛇为代表，我国海蛇资源丰富，已报道有 9 属 15 种，均有毒，有些海蛇毒性比陆地蛇中眼镜蛇还高数十倍。海蛇广泛分布于北起辽宁、南至台湾、海南的近海水域，但以南部海域台湾、海南、广东、福建等地最多，青环海蛇 *Hydrophis cyanocinctus* 和长吻海蛇 *Pelamis platurus* 分布最广，海南多见的则为青灰海蛇 *Hydrophis carerulesceus* 和环纹海蛇 *Hydrophis fasciatus*。

## 四、海洋毒素的中毒及防治

### (一) 海洋毒素的中毒

海洋生物中毒在我国仍然是一个危害人民健康和海洋生产的重大问题。每年中毒事件可达数十起，有时一起事件受害者可数以百计。据估计，每年海洋生物中毒受害可达到 400~500 人，最常见的海洋生物中毒和公害有赤潮、河鲀中毒、贝类中毒以及水母、海蜇和毒鱼蜇刺致毒等。

有毒赤潮生物可产生石房蛤毒素等麻痹性贝类毒素、扇贝毒素（pecdtenotoxin）等腹泻性贝类毒素或短裸甲藻毒素等神经性贝类毒素，这些毒素易积存于贝类等水产生物中，使食入者致病甚至死亡[107-113]。

PSP 中毒是目前世界范围内分布最广、危害最大的一类赤潮生物毒素，是最重要的贝类中毒。初期中毒症状为口唇刺痛和麻痹,并扩散至面部、脖子、肢端,伴有头痛、晕眩、呕吐、腹痛、腹泻等,严重者会停止呼吸、窒息死亡,危险期为 12~14 小时[87]。

DSP 中毒的主要症状是腹痛、腹泻、恶心、呕吐,可持续三四天,一般不致命。

NSP 中毒的主要表现为人类食用蓄积短裸甲藻的贝类后在 30 分钟到 3 小时出现胃肠紊乱和神经麻痹,主要表现为肌肉关节无力、冷热感觉颠倒、说话吞吐困难等。在赤潮区吸入含有短裸甲藻毒素的气雾也会引起气喘、咳嗽等中毒现象。

另一类食用贝类中毒是日光性皮炎贝类中毒,可致裸露皮肤红肿、溃疡,并引起全身发热、乏力等。常见可致日光性皮炎的生物为泥螺和鲍类。

河鲀中毒是我国最普遍多见、发生地域最广和死亡率最高的海洋生物中毒问题,正如《本草纲目》所载:"河豚有大毒,味虽珍美,修治失法,食之杀人"。我国沿海及长江中下游、辽河、太湖、洞庭湖等附近均多见河鲀中毒。

食用海洋鱼类中毒常见种类有:食用组胺鱼类中毒、食用西加毒鱼中毒以及食用鱼类内脏(肝、胆)中毒,最多见的致毒鱼类为鲐鱼,鲔鱼及扁舵鲣中毒也有发生。西加毒鱼中毒在我国厦门、海南等南方地区已偶有中毒报道。我国民间有服用鱼肝、胆治病的传统,但也经常发生中毒,一般多呕吐腹泻,严重者可致死亡,而且死亡率颇高。鱼肝中毒多数由于食用鲨鱼鱼肝引起。

海洋生物蜇刺致毒在我国发生频繁,主要致人中毒的此类海洋生物为海蜇类、海葵和毒腺鱼类[114-115]。每年均有数以千计的人受害,大部分中毒者皮肤红肿、红斑,严重者亦可导致呼吸困难以至死亡。近年来报道过数起海蜇严重致人中毒的事例。海蛇咬伤亦是沿海常见事件之一,海蛇毒性很大,死亡率较高,鱼汛期间海蛇群集于近岸地域,常致伤人。鲨类属于节肢动物,已有食用鲨类中毒的一些事件报道,发现中国鲨中毒主要引起过敏性皮炎及呕吐等症状,而南方鲨及圆尾鲨则具有较强毒性,出现全身无力、肌肉麻痹等神经性中毒症状,且中毒后极易死亡。中毒事件在浙江、福建、广西均有发生。

(二) 临床特点

海洋致毒动物有两种方式使人中毒,一是刺、蜇和咬伤引起的中毒,如海蜇、海胆等与人体接触时,毒腺就分泌毒液,经刺沟或刺管进入人体,造成刺或蜇伤中毒。据估计,全世界每年的受害者约有 4 万~5 万人。另一类是摄食有毒动物如西加鱼、河鲀、有毒贝类等造成的食物中毒,称食毒中毒。这类致毒动物称为被动致毒动物,据估计每年全世界因海洋天然毒物引起的中毒人数约有 2 万,死亡率约为 1%。

人类被有毒的海洋动物刺、蜇和咬伤或食用有毒动物引起中毒在临床表现出各种中毒症状,常因动物的种类、注毒或食毒量及患者个体差异等因素的影响而表现不一。但在临床上只要掌握致毒动物损伤的共性及其特点,结合其他检验,就不难作出正确的诊断以及提出相对合理的救治措施。主要表现为①局部症状:如被海蜇蜇伤时,局部皮肤可出现鞭痕状的红斑、丘疹并有痒感。但被海蛇咬伤时,除局部发现有伤痕和瞬间刺痛外,伤口只有麻木感,周围没有急性炎症反应。②全身症状:如河鲀中毒时,最初表现为口渴、唇舌和手等神经末梢部位发麻,以后发展到四肢麻木和全身软瘫等。岩沙海葵中毒立即出现中毒症状。③过敏反应:如食用保鲜不好的鲭鱼类时全身发痒、荨麻疹、面部潮红、眼结膜充血、唇部水肿等,严重者则出现呼吸困难、窒息、休克和死亡。④典型症状和并发症:如呼吸衰竭、休克、急性肾衰竭、中毒性心肌炎、急性中毒性肝病、神经系统症状等。

### (三) 临床防治

在临床上,发现中毒患者时,一般先询问病史,如患者的职业、蜇伤的情况、食毒的情况、中毒的症状,并进行体征检查、全身检查等,再进行实验室检查。然后清除毒物(包括皮肤和黏膜用解毒溶液冲洗),伤口冲洗,消化道催吐、洗胃和导泻以排出毒物,减少吸收。

应用解毒剂促使毒物沉淀或破坏,如拮抗性解毒剂阿托品、新斯的明、盐酸士的宁;促进体内毒物的排泄,如利尿、透析等。严重中毒的患者往往在短期内会出现危重症状或并发症,必须及时采取对症治疗,这是急性中毒处理的一个重要环节。

# 第二节　现代研究进展

海洋生物毒素的化学结构新颖并呈现多样性,化学结构类型远远超过陆生动物毒素,部分结构在陆生动物中极为罕见或为海洋生物毒素所特有。海洋生物毒素特异性地作用于神经和肌肉可兴奋细胞膜上的关键靶位,即神经受体或离子通道,从而影响与受体或通道有关的一系列细胞调控活动,具有广泛的神经系统活性、心血管系统活性和细胞活性。来自海洋生物的毒素多数对受体作用有高选择性和高亲和性。部分海洋生物肽类毒素分子小,结构稳定,易于化学合成。研究海洋生物毒素具有重要的理论研究价值和应用研究价值。目前已发现多种海洋生物毒素有显著的抗肿瘤、抗病毒、抗心律失常、镇痛、麻醉、降压等活性。一方面可为神经生理学研究鉴定受体及细胞调控分子机制提供丰富的工具药,如特异作用于 $Na^+$ 通道的高生物活性物质大部分来自海洋生物毒素,包括河鲀毒素、石房蛤毒素、西加毒素、芋螺毒素及海葵毒素等;另一方面对攻克人类面临的重大疑难疾病具有重要意义,将海洋生物毒素直接开发为天然药物,或作为先导化合物用于新药设计。

海洋生物毒素研究的重要进展之一是发现了毒性极大的聚醚类毒素(polyethers)和肽类毒素。聚醚类毒素是一类化学结构独特、毒性强烈并具有广泛药理作用的天然毒素,这类毒素大多数由微型藻产生。聚醚类结构是海洋天然产物特有的一类化学结构,其毒理和药理作用均十分特殊,对神经系统、消化系统、心血管系统及细胞膜发挥较高的选择作用。海洋肽类毒素主要来自海洋动物,除海蛇外,其余主要来自于进化程序较低的动物,如海绵、水母、海兔、海葵及芋螺等。研究涉及生物化学、毒理学、药理学、神经生理学等多个领域。海洋肽类毒素种类繁多,由于分子小,结构特殊并具有丰富的药理学活性,最引人注意。

目前,有些海洋毒素已经直接开发成药物或者作为先导化合物用于新药的研发或处于临床研究中,对攻克人类面临的重大疑难疾病具有重要意义,如芋螺毒素和海兔毒素等已成功开发为上市的海洋药物。

**1. 芋螺毒素与齐考诺肽药物**　芋螺毒素具有结构稳定、分子量小、高活性、高选择性及易于合成等突出优点,并能特异性地作用于神经递质的不同受体亚型以及钙、钠、钾等多种离子通道。由于对受体高亲和性和高度专一性,芋螺毒素也成为了神经生物学中发现鉴定新受体、研究受体构效关系及调控细胞活动分子机制的重要分子探针。在药用研究中芋螺毒素显示出诱人的应用前景,或直接开发用作天然药物,或作为筛选高效低毒新药的先导化合物。

齐考诺肽(ziconotide),商品名为 Prialt®,是来源于太平洋幻芋螺 *Conus magus* 毒液中

具有亲水性的 ω- 芋螺毒素的等价合成肽类化合物,1987 年通过固相合成获得。其结构中含有 25 个氨基酸、3 个二硫键,它的氨基酸序列为 CKGKGAKCSRLMYDCCTGSCRSGKC-NH2 (disulfide bridge:Cys1-Cys16;Cys8-Cys20;Cys15-Cys25)。ziconotide 被开发成镇痛药物,于 2004 年 2 月 28 日被美国 FDA 批准上市用于治疗慢性疼痛[116],2005 年 2 月 22 日被欧盟 EMA 批准上市,用于常规治疗不耐受或难以治疗的慢性严重性连续鞘内病变患者的疼痛[117]。此外,目前有超过 10 种的芋螺毒素,包括 Xen2174(MrIA)[118]、CGX-1007(conantokin G)[119]、CGX-1051(κ-PVIIA)[120]、ACV1(Vc1.1)[121] 和 CGX-1160(contulakin-G)[122] 已进入临床前或临床研究阶段,显示出了芋螺毒素药物发展的良好前景[101]。

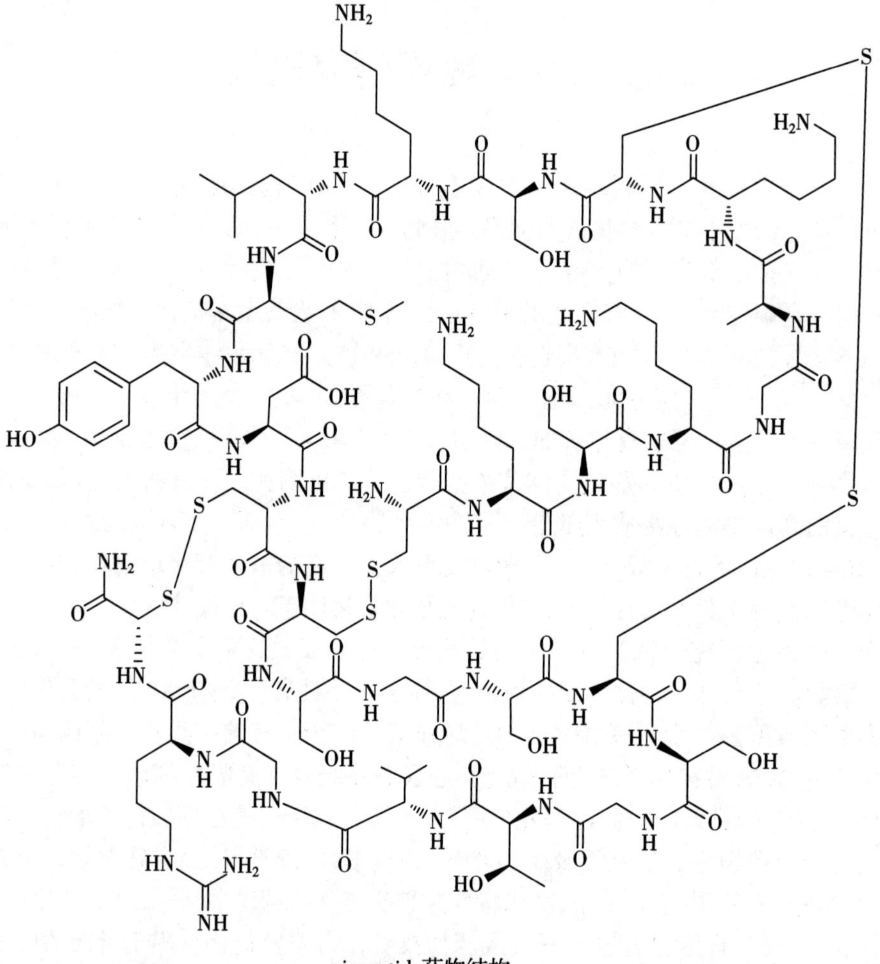

ziconotide药物结构

**2. 海兔毒素与泊仁妥西凡多汀(brentuximab vedotin,SGN-35)药物** 海兔毒素 10 (dolastatin 10)是来源于海洋无壳软体动物海兔 *Dolabella auricularia* 的多肽分子(五肽),具有很强的抗肿瘤活性,能抑制细胞微管聚集。药理研究表明,其对 P388 白血病细胞的 $IC_{50}$ 为 0.046ng/ml,是迄今发现活性最强的天然产物之一,除抗肿瘤活性外,还具有强烈的抗真菌活性。但由于海兔毒素 10 对正常细胞具有毒副作用而终止于 II 期临床研究,后期科学家通过合成发现其衍生物 tasidotin 具有较好的稳定性、水溶性及生物利用度,且毒副作用较小,目前正在进行对其他癌症和联合用药的研究[123-124]。

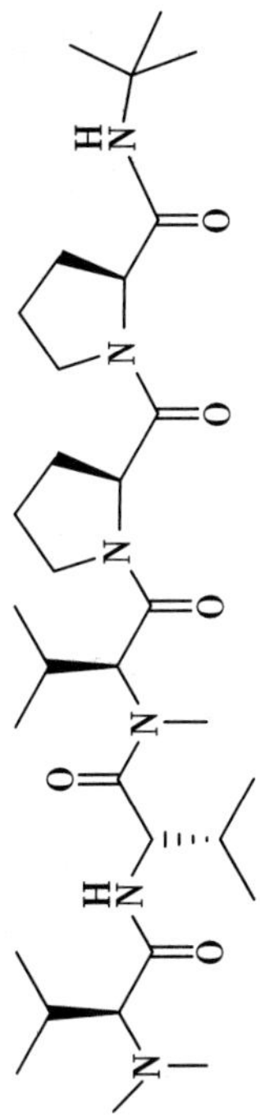

tasidotin

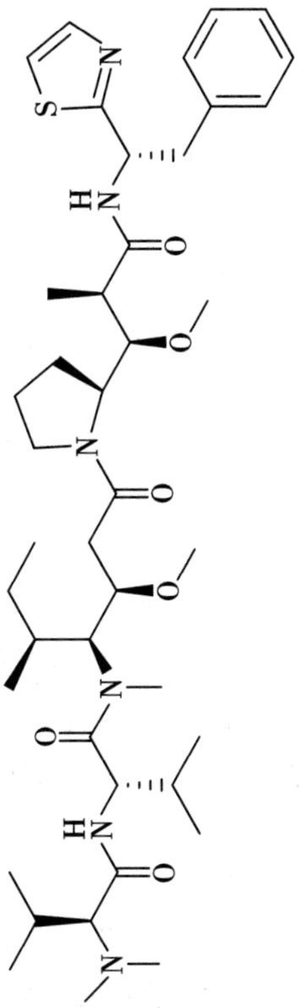

dolastatin 10

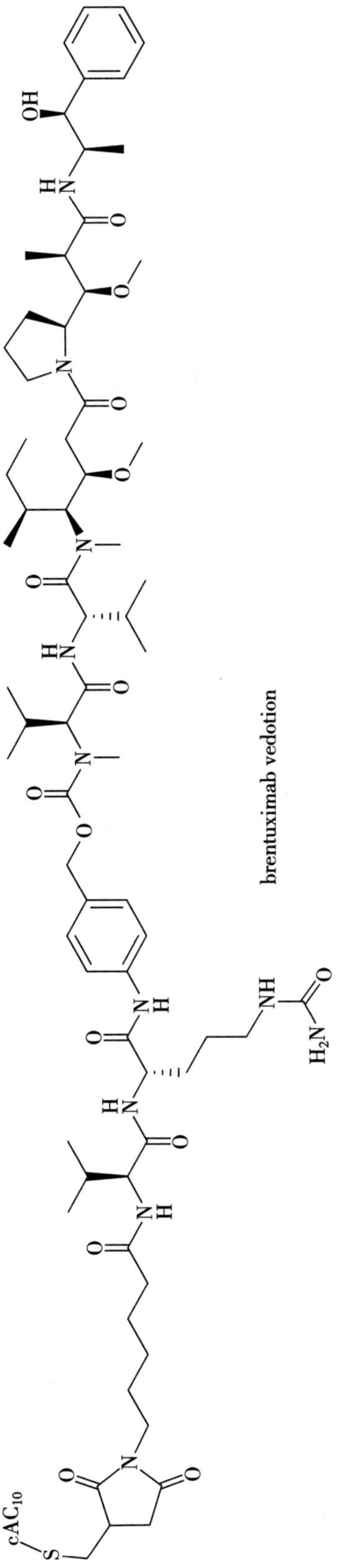

brentuximab vedotion

泊仁妥西凡多汀,商品名为 Adcetris®,是人工合成的海兔毒素 10 衍生物 monomethyl auristatin E(MMAE)开发而来的抗体 - 药物偶合物,由 cAC10(CD30 抗体)、连接体和细胞毒试剂 MMAE 三部分组成,是开发出的最为成功的一个抗体偶联药物。该药物的连接体为缬氨酸 - 瓜氨酸(vc),使用对氨基苄氧羰基(p-aminobenzylcarbonyl, PABC)作为间隔体,键合于 MMAE 与连接体之间,便于连接体和毒性试剂水解并能使水解部位和细胞毒试剂的活性部位远离,最终形成 vc-PABC-MMAE 结构,最后通过马来酰亚胺己酰基(mc)将它们与单克隆抗体中的半胱氨酸连接[5]。MMAE 的药理作用与 dolastatin 10 相似,通过抑制微管蛋白的聚合,使表达 CD30 的淋巴瘤细胞在 $G_2$-M 阶段增长停滞,从而使细胞凋亡,具有高效、溶解度高、稳定性好等优点。Adcetris® 于 2011 年 8 月 1 日被美国 FDA 批准上市,用于治疗霍奇金淋巴瘤(Hodgkin's lymphoma, HL)和一种被称为系统性间变性大细胞淋巴瘤(systemic anaplastic large cell lymphoma, sALCL)的罕见的淋巴瘤,这也是自 1977 年第 1 个被 FDA 批准用于治疗 HL 和第 1 个专门适用于治疗 sALCL 的新药。

3. **海葵毒素与 dalazatide 药物**　海葵触手中含有丰富的肽类神经毒素和细胞毒,大都是一些小于 5kD 的小分子多肽,对离子通道有很强的选择性作用,能影响神经系统和心肌系统。PTX 能作用于心肌细胞膜的 $Na^+$、$K^+$-ATP 酶,增加细胞膜对 $Na^+$、$Ca^{2+}$ 的摄入量及 $K^+$ 的外流量,将钠泵变成离子通道小孔,进而引发一系列药理学和毒理学作用,如导致平滑肌、心肌及骨骼肌收缩,是目前最强的冠状动脉收缩剂。例如从海葵 *Stichodactyla helianthus* 中分离得到的 ShK 毒素结构上由 35 个多肽残基组成,富含二硫键,是一种有效的 Kv1.3 通道阻滞剂,可用于治疗 T 细胞介导的自身免疫性疾病,例如多发性硬化和类风湿性关节炎[125]。Kv1.3 通道被认为在人效应记忆 T 细胞的激活(增殖和细胞因子产生)中至关重要,此外,Kv1.3 受体阻滞剂也被认为是治疗肥胖的靶点。ShK 毒素也被认为在治疗肥胖和胰岛素抗性中具有潜在用途[126-127]。ShK 虽然对 Kv1.3 通道具有非常高的亲和力(Ki~10pM),但对 Kv1.1,Kv1.4 和 Kv1.6 也显示出很高的亲和力[128-129]。因此,为了使这种多肽毒素进入临床试验,需要开发出更具选择性的类似物,最终研制了其结构类似物 ShK-186。

ShK-186 现被称为 dalazatide 药物,是 ShK 毒素的结构类似物。ShK-186 实验数据显示,对 Kv1.3 的选择性比对 Kv1.1、Kv1.4 和 Kv1.6 提高了 100 倍[130],大大提高了对 Kv1.3 的选择性。该药已经成功完成了 I 期临床试验,目前正在进行 II 期临床试验,用于治疗自身免疫性疾病[131]。

4. **刺尾鱼毒素**　MTX 是电压依赖性 $Ca^{2+}$ 通道的新型激动剂,增加可兴奋细胞膜对 $Ca^{2+}$ 的通透性,引起所谓"钙离子超负荷"效应,触发神经递质释放,导致骨骼肌、平滑肌和心肌钙依赖性收缩,是研究钙通道药理作用特异性的重要工具药。研究表明,MTX 在体内及体外对某些肿瘤细胞有明显抑制作用,毒性极为强烈,小鼠腹腔注射的 $LD_{50}$ 为 0.13μg/kg,比 PTX 高 9 倍,是毒性最强的细菌毒素肉毒毒素的 1/25。

5. **河鲀毒素**　河鲀毒素 TTX 最初用于治疗麻风患者的神经痛,是一种较强的镇痛剂,作用较缓且持久,曾代替吗啡、哌替啶等治疗神经痛,且无成瘾性,它比常用麻醉药强万倍以上。作为"分子探针",TTX 和 STX 等因其能高选择性和高亲和性地阻断神经兴奋膜上 $Na^+$ 通道而成为鉴定、分离和研究 $Na^+$ 通道的重要工具药。

6. **其他**　从可食用的棘皮动物刺参 *Stichopus japonicus* 分离得皂苷毒素,对多种真菌有显著的抑制作用,此后,北川从刺参中分离到 holotoxin A、B,现在已用于治疗脚气和白癣菌感染,这是来源于海洋生物的少数几个药品之一。古海蛇抗毒素血清有广泛使用价值,临床上可用治疗蛇咬伤。中医用海蛇酒驱风活血,止痛,常用于风湿痹痛、腰腿疼痛等。海蛇含酶比陆地蛇含量少,现大连蛇岛的蝮蛇毒已制成精氨酸酯酶(去纤维凝血样酶),也有商品蝮蛇去栓酶注射液,治疗血管栓塞性疾病及缺血性脑血管病,已取得良好效果。

海洋毒素是经上亿年的自然筛选进化发展而成的,形成了一类具有独特化学结构的化合物。肽类毒素是天然毒素中毒性最强的毒素,这些毒素能给我们提供药物合成和筛选的导向,其中包括改造毒素的基因,使其成为获得新的性质或"目标"的毒素。同时,若能通过转基因工程,对一些特效毒素蛋白类药物进行大规模生产,将会对晚期癌症患者的疼痛缓解、心血管病治疗、癌症治疗、细菌和病毒(如 HIV)病治疗作出重大贡献。

综合看来,海洋毒素学对于经济发展和人类健康都有重要意义,我国在这一方面的工作起步较晚,但我国海洋生物资源丰富,也有一些特殊的潜力和优势,应当加速这一新领域的研究开发。

# 第三节　研　究　方　法

## 一、研究技术及方法的现代化

海洋生物毒素研究工作难度很大,海洋生物的多样性和毒素的微量存在以及海洋的特殊环境使生物样品采集、保存、物种鉴别和毒素成分分离纯化成为极为复杂、耗时和困难的工作。毒素结构的特殊性及复杂的立体化学特征也常为结构测定工作带来巨大困难,早期对河鲀毒素、石房蛤毒素的研究耗时 20~30 年,但近代技术进步已使此种情况发生了重要变化。

### (一) 样品获取技术

近年样品获取及处理技术已有重大改观,如深水采集技术的发展,利用潜水采集装置可以采集水下几千米甚至达万米的深水区域生物样品。一些国家建立的海上生物实验室可以现场及时处理和保藏生物样品,以及加工处理和初步筛选。另一重要发展是利用生物培养技术获得样品,利用藻类和细胞培养方法获取生物活性成分已成为有效和经济地获取批量样品的重要新途径。

### (二) 分离纯化及分析检测技术

分离纯化常是研究海洋生物毒素的关键步骤,但分离纯化没有通用规范技术方法,需要依赖于实验、经验和技巧,在溶剂提取、吸附及色谱等基本技术基础上选择好适应样品性质的最佳条件。但是在反相色谱、亲和色谱等近代高效液相色谱技术与荧光检测、免疫化学检测等微量检测方法的相互配合下,可以成功地分离纯化极微量存在的一些海洋生物毒素。对蛋白毒素、多肽毒素等常采用盐析法、超滤法、凝胶过滤法、等电子沉淀法、离子交换色谱法、亲和色谱法、吸附色谱法(高效液相色谱包括反相高效液相色谱、疏水作用色谱、分子排阻色谱、离子交换色谱、膜蛋白色谱、高效置换色谱、灌注色谱)、逆流分溶法、酶解法、电泳法(毛细管区带电泳、毛细管等电聚焦电泳、毛细管凝胶电泳、胶束电动毛细管色谱)等提取方法。

### (三) 化学结构测定技术

近代化学结构测定技术有很大发展,已使测定毒素分子结构和立体构型的工作较易进行,特别是二维核磁共振技术的发展大大减少了样品用量,对海洋生物毒素结构研究的作用及应用日益增加,X射线衍射法在研究海洋生物毒素结构中仍然普遍应用。较具体的结构测定方法包括质谱分析 [ 连续快速原子轰击质谱(FAB-MS)、电喷雾电离质谱(ESI-MS)、基质辅助激光解析电离飞行时间质谱(MALDI-TOF-MS) 等 ]、核磁共振法(DEPT、COSY、NOESY、ROESY、HMQC、HMBC、TOCSY 等)。此外,氨基酸组成分析、氨基酸序列分析、场解析质谱、IR、UV-DAD、CD、生物鉴定法、放射性核素标记法、免疫学方法等在海洋毒素化学结构解析中也起到了重要作用。

## 二、生物工程技术

由于海洋生物资源量的有限性以及海洋活性物质含量的低微,直接从海洋资源进行产业化开发受到一定限制。海洋药物基因工程,是指利用分离自海洋的有价值的药物基因或以产业化的海洋生物作为表达受体进行遗传操作,从而大量获得高产值的目标药物。根据基因和表达受体的不同,主要有三方面:①自陆地的药物基因转入海洋生物中表达;②将海洋药物基因转入陆地微生物、植物或动物中表达;③将海洋药物基因转入海水养殖生物中表达。其中研究较深入的有海葵多肽毒素(AP-A、AP-B 和 AP-C),它们具有显著的强心作用,可增加心肌收缩力,并有降血脂、抗血凝、降低血液黏稠度、抑制血栓形成以及改善心肌梗死等作用,AP-A 和 AP-B 均为含 49 个氨基酸残基的多肽,有增强心肌收缩作用,活性远强于毒毛旋花苷,是治疗心力衰竭极有潜力的药物,且 AP-B 的强心作用较 AP-A 高十几倍。但海葵中的多肽毒素含量极低微,远不能满足临床前及临床试验用量的要求,而人工合成AP-B 的基因与 *E. coli* T4 噬菌体基因 -9 构建成融合基因,在 *E. coli* 中表达了融合蛋白,经过纯化、蛋白酶切等技术,获得高表达的 AP-B,其结构理化特性及生物活性与天然品相同。

## 三、海洋生物的活性筛选技术

以生物筛选为引导,从海洋生物中寻找活性成分已成为筛选海洋药物的常规方法。现在许多化学研究室亦具备一些简单的生物筛选模型如 brine shrimp 模型、细胞毒模型等,加速了活性成分的筛选。以药物作用靶点如酶和受体作为筛选模型,使海洋药物筛选有了更高的特异性。此外,以基因作为靶点的筛选模型也大量出现,这种模型可提供药物作用机制等信息。计算机辅助筛选利用计算化学、分子图形学等进行受体、酶或其他药物作用靶点的结构模拟,配体 - 受体复合物的结构模拟等方法将成为海洋药物研究的重要方法之一。高通量药物筛选(high throughput screening,HTS)亦为从大量海洋生物种属中寻找活性物质提供了快捷方法。

近年来,世界各国高度重视生物技术的研究,发展十分迅速。我国生物技术产品的研究开发和国外相比差距较小。据大量文献报道,国内外海洋药物学家研究了许多海洋生物和它的次级代谢产物,发现了 5 000 余种化学结构新颖独特、生物活性多种多样的天然产物,为新药研究与开发提供了有价值的先导化合物。运用海洋生物工程技术,把海洋生物中含量极微、活性极强的物质或探索出的自然界从未有过的化合物作为新药研究、开发的来源,也是早出快出特效药物的重要途径。21 世纪是生物工程药物兴起的时期,但从总体情况来看,运用海洋生物工程技术的人数尚不多,应当重视这一国际前沿科技的发展动态[50,132-134],加速我国海洋生物工程制药业的步伐,争取和国际同步发展,不断取得国际领先水平的海洋生物工程药物新成果,推动我国海洋药物科学事业的发展。

## 四、海洋微生物技术

虽然海洋生物提供了大量有新药开发潜力的特殊天然产物,多数活性成分由于含量的低微和生物的不定域性,一旦新药应用于临床,除了一些丰富海生资源能满足临床需求外,多数受资源采集的限制。故国际许多大药业已投巨资于海洋真菌与细菌的实验室及工业化大规模培养,以优化培养基条件达到高产定向培养生物活性成分。研究依据是海洋动植物中 80% 以上的活性成分被证明源于海洋微生物。海洋生物毒素生源学研究证明,绝大多数生物毒素源于低级海洋生物,如藻类。因此,应用生物培养、DNA 重组、基因工程等技术可大量获得海洋生物活性物质。目前,Scripps 研究所已收集 3 800 多种微生物,从中提取出了 35 000 多种提取物,并对培养条件进行优化,高产率地培养出一批生物活性成分。已发现的微生物约 150 多万种,其中 72 000 种存在于陆地,而海洋微生物只研究了 1 500 种,故仍有大量的海洋真菌和细菌等待深入开发。显然,海洋微生物是获得生物活性物质的新来源,更是海洋药物工业化可持续性发展的新途径。现已证实许多海洋毒素如河豚毒素、海葵毒素(AP-A、AP-B)、石房蛤毒素、neosurugatoxin 和 discodermide 等的真正来源是海洋微生物。目前已从海洋微生物如细菌、放线菌、真菌中分离出大量抗生素、抗病毒、抗肿瘤、酶抑制剂。如天神酶素(istamycins)系由海泥的链霉菌 *S. tenjimariensis* 中分得,该抗生素具有强烈的抑制革兰氏阳性菌和革兰氏阴性菌的活性。

海洋毒素活性成分的合成、半合成、化学修饰、生物转化和生物工程是海洋药物产业化持续性发展的另一重要途径。对肽类毒素的研究方法与研究其他来源的肽类物质基本相同,但在采集和处理生物样品中常会遇到更为复杂的问题,新的化学分离技术和生物技术已广泛用于肽类化合物的研究,对肽类化合物的高级分子结构、结构功能关系、分子生物等方面的研究已成为必要的基本研究内容。

(林文翰　王超一　张　旭)

第六章 参考文献

# 第七章 有毒中药作用机制

## 第一节 肠道菌群对中药及有毒中药的作用

### 一、概述

人体肠道内栖息着大量的微生物,统称为肠道菌群,这是一个复杂且极其重要的微生态系统。据研究,人体肠道微生物的总数约为 40 万亿个,与人的体细胞数量相当,蕴含的基因数量约有 330 万个,是人体基因的 100 倍以上。一名健康成年人的胃肠道内有 100~1 000 种细菌,主要属于厚壁菌门(50%~75%)、拟杆菌门(10%~50%)、放线菌门(1%~10%)和变形菌门(常约少于 1%)。在正常情况下,肠道菌群处于动态平衡状态,与肠道一起构成了人体多道生理屏障,包括生物屏障、化学屏障、机械屏障、免疫屏障,维持宿主的生理健康。同时,肠道菌群还参与多种生理功能,包括食物消化、物质和能量代谢、肠细胞发育、免疫系统的成熟和驯化、维生素合成、神经系统调控等。大量研究证明,肠道菌群的紊乱与多种疾病的发生发展密切相关,例如肥胖、2 型糖尿病、消化系统疾病、非酒精性脂肪肝、神经系统和精神性疾病、过敏和多种癌症等。目前,肠道菌群的功能以及与多种人类疾病的关系研究已成为热点领域,肠道菌群已逐渐成为疾病治疗和药物作用的重要研究对象[1-2]。

传统中草药的使用,绝大多数以方剂的形式,通过口服吸收而发挥作用。虽然某些中草药有效成分的口服生物利用度不高,但是服用该中药方剂却表现出良好的疗效,这与肠道菌群的作用密不可分。中药的有效成分在被吸收到达靶器官之前,不可避免地会与肠道菌群接触,发生复杂的相互作用。一方面,某些成分经相应细菌代谢转化成为更容易吸收或者活性更高的产物后,被吸收入血进而发挥药理功能;较小部分的成分则以原型物直接被吸收,在肝脏解毒后经胆汁排泄,与肠道菌群接触发生结合、裂解等代谢转化后再次被吸收。另一方面,进入肠道的药物也可以影响肠道菌群种类、数量、比例,进一步影响肠道屏障功能,介导药物的治疗作用或毒性反应[3]。

人体肠道菌群包含近千种细菌,不同种类的细菌具有不同的药物代谢酶,参与不同类型的药物代谢,从而可能对药物的功效或毒性产生深刻的影响。同时,肠道菌群的组成和比例具有极大的个体差异,导致不同的个体对同种药物可能执行不同的代谢转化,生成不同活性的代谢产物,最终造成个体化的药物响应。因此,深入研究中药与肠道菌群的相互作用,剖析肠道菌群对中药活性成分的代谢方式和代谢产物,分析中药对肠道菌群结构的改变,对于阐释中药及有毒中药的作用机制具有极其重要的意义。

## 二、肠道菌群代谢药物的反应类型

一个健康成人的肠道内寄居着 100~1 000 种细菌,蕴含着超过 300 万种基因。如此大量且功能多样的肠道菌群在理论上具有极其广泛的药物代谢潜力。与肝、肾、肺等人体自身器官对药物的代谢反应相比,还原反应是肠道菌群代谢药物的突出特征,此外还包括水解反应、脱功能团(如脱羧基、脱羟基、脱烷基、脱卤素和脱氨基等)和其他裂解反应[4]。在这方面的研究中,日本富山医科药科大学和汉药研究所的小桥恭一、难波恒雄、赤尾光昭和服部征雄等著名学者,从 20 世纪 80 年代起对中药有效成分的肠道菌群代谢过程做了系统和大量的工作,对中药有效成分的体内过程和作用机制的研究作出了很大的贡献。我国学者梁克军和韩国柱等也对中药有效成分经肠道菌群代谢转化作用进行了研究和总结,其他国家如韩国、美国等学者也对这一领域有所研究,中药有效成分的肠道菌群代谢处置的研究已经被许多国家学者所重视,并成为一个受国际关注的重要课题。

1. **还原反应**　还原反应在人体内难以发生,主要由肠道菌群完成,作用于酮基、醛基、硝基、偶氮基团等基团。经典的药物还原反应是偶氮抗菌前药磺胺的代谢。柳氮磺吡啶、奥沙拉秦、伊普柳氮和巴柳氮等偶氮化合物在 *Clostridia* 和 *Eubacteria* 等肠道菌属的作用下还原释放出氨基水杨酸,从而发挥抗炎功效。肠道细菌的硝酸还原酶能够将苯二氮䓬类药物如硝西泮、氯硝西泮和溴西泮所含的硝基还原成氨基,从而改变药物的活性甚至导致毒性。此外,药物中的腙键(如抗炎药艾曲波帕)、亚砜(如促尿酸排泄药磺吡酮)、苯异噁唑环(如抗惊厥药唑尼沙胺)也容易被肠道菌群还原裂解。新近研究发现,含有硝酸还原酶的肠道细菌能够将小檗碱还原成更好吸收的二氢小檗碱,从而提高其生物利用度[5-6]。

2. **水解反应**　水解是肠道菌群代谢药物的重要途径,主要作用于含有酯键、酰胺键和糖苷键的药物及前药。为了提高药物的成药性,特别是溶解性,许多药物以磷酸酯或硫酸酯的形式服用,这些前药在肠道内会被肠道菌群水解而释放活性成分。肠道菌群酯水解的药物较多,例如通便药匹可硫酸钠通常以二硫酸酯的形式服用,肠道细菌对其水解的程度决定了其通便功效[5]。

肠道细菌能够将酰胺类药物,如氯霉素、青霉素类、头孢菌素类等药物水解生成酸和胺,从而改变其活性甚至导致毒性。索立夫定(sorivudine)是一种抗病毒药物,用于治疗水痘带状疱疹病毒和单纯疱疹病毒 1 型感染。多种肠道拟杆菌属菌种(*B. vulgatus*、*B. thetaiotaomicron*、*B. fragilis*、*B. uniformis* 和 *B. eggerthii*)的磷解酶能够将其代谢成(*E*)-5-(2-溴乙烯基)尿嘧啶(BVU)。如果该药物与 5-氟尿嘧啶(5-FU)或者前药如替加氟(tegafur)共同服用,会使 5-FU 的血药浓度异常增加,导致毒性甚至诱发死亡。使用抗生素的混合物能够降低 BVU 产生,从而降低药物的毒性。另外,抗癌药伊立替康通常以无活性的葡糖醛酸苷形式服用,肠道菌群的 β-葡糖苷酸酶将其水解产生具有强烈致腹泻活性的代谢产物 SN-38,导致 40% 的患者由于严重腹泻而被迫降低用药量甚至放弃使用该药物[5,7-9]。

许多中药有效成分在自然界中以糖苷的形式存在,这类化合物在肠道内难以吸收,生物利用度低,它们以原型物显示药理活性的可能性较小。经过肠道菌群的水解生成相应的苷元后,活性成分的生物利用度提高,从而发挥较强的药理作用。中药中含有的糖苷类成分主要有香豆素、黄酮、皂苷、蒽醌类等。黄芩苷是黄芩中的主要黄酮类成分,大肠埃希菌在体外能够将其水解为黄芩素,随后吸收进入血液发挥药理作用。类似地,芹菜苷、葛根素、大豆苷等成分也会被肠道菌群水解产生相应的苷元[10-12]。

**3. 脱功能团和氧化反应** 肠道菌群能够对药物成分进行广泛的生物转化,包括去甲基、脱烷基、脱羧基、脱羟基、脱卤素、脱氨基、脱酰基和氧化等。具体的实例包括:肠道细菌能够导致去氧麻黄碱去甲基;促使福他替尼发生 *O*- 脱烷基;氟胞嘧啶脱氨基;左旋多巴脱羟基和脱羧基;非那西丁脱酰基;将左旋咪唑氧化成多种具有抗肿瘤活性的代谢产物[5,9]。

## 三、肠道菌群代谢对中药功效的影响

通过对药物成分进行广泛的代谢,肠道菌群可能对药物功效产生深刻的影响。总体来讲,肠道菌群对药物的代谢可能对中药功效产生多种后果。首先,改变药物成分的极性,提高生物利用度,使中药活性成分的摄入量超过其显效阈值,从而在体内发挥功效。其次,将中药成分转化成为药效(或毒性)更强(或更弱)的代谢产物,从而调节中药的功效或毒性。再次,肠道菌群还能够与宿主的代谢系统协同作用,通过影响药物成分的肠循环利用,延长或缩短药物成分的半衰期,从而强化或削弱药物的药理毒理响应。

**1. 提高中药有效成分的生物利用度** 传统中药大多以水煎剂形式服用,其中存在大量的极性成分,生物利用度较差,肠道菌群能够将这些高极性成分转化成低极性或者脂溶性更高的产物,提高其生物利用度和药理功效。

中药中存在大量的糖苷类化合物,例如三萜苷和黄酮苷。由于氢键多、极性大和分子柔性问题,糖苷类化合物的肠道吸收较差。肠道菌群催化这类化学成分去糖基化,将其生物转化为相应的苷元,从而增加其生物利用度和药理功效。大部分肠道菌,例如拟杆菌门和厚壁菌门的细菌均编码大量的糖苷水解酶基因,能够对糖苷类化合物进行特异性的糖苷水解[13]。

小檗碱是中药黄连中的重要活性成分,具有杀菌、降糖、降脂和改善心律失常等药理活性。然而,小檗碱的口服生物利用度非常低,在体内难以达到有效浓度。新近研究发现,肠道菌群的硝酸还原酶能够将小檗碱还原成生物利用度更高的二氢小檗碱,从而有效提高其在体内的药物浓度。类似地,鞣花单宁广泛存在于多种草药中并具有良好的抗氧化、抗炎和防癌作用。然而,鞣花单宁的分子量大、化学极性强,导致口服生物利用率极低。肠道微生物群能够将其转化为鞣花酸,并进一步转化为容易吸收且生物活性良好的终产物尿石素,从而促进其发挥药理功效[6,13]。

**2. 改变中药成分的功效** 肠道微生物能够通过其自身强大的代谢能力,对中药成分进行广泛而多样的生物转化,这种多样的生物转化不仅改变中药成分的组成和比例,也与中药的药效和毒性息息相关。

人参皂苷是人参中的主要活性成分之一,研究表明,肠道菌群能够将人参皂苷 Rb$_1$ 转化为人参皂苷 Rd、人参皂苷 F$_2$、化合物 K 和原人参二醇,其中化合物 K 具有更强的护肝作用。芦荟苷是中药芦荟中大量存在的成分,有致泻作用但致泻性较弱,肠道中的厌氧菌能够将其代谢成为芦荟大黄素,从而显著增强其泻下作用。类似地,肠道菌群能够将甘草酸代谢成活性更高的甘草次酸,芍药苷经肠道菌混合液共同培养后可产生多种活性更强的代谢产物。

肠道菌群的代谢作用也可伴随毒副反应,轻者腹痛腹泻,重者造成脏器损伤甚至休克。例如,苦杏仁苷是苦杏仁中最主要的毒性成分,但其本身并无毒性,直接静脉注射也无毒性反应,只有被肠道菌群(主要为拟杆菌门)代谢产生氰化物之后才会阻断氧化呼吸过程中电子的传递,致使组织细胞因缺氧而窒息。苏铁苷是苏铁种子中含有的一种具有致癌作用的成分。研究表明,苏铁苷致癌作用的产生与肠道菌群的代谢有密切关系。大鼠口服苏铁苷会产生肝、肾和肠道肿瘤,但是非口服给药及给予无菌大鼠苏铁苷后则无肝毒性和致癌性。进一步研究显示,苏铁苷经肠道菌群作用后的代谢产物苏铁素可能是其肝毒性和致癌性的主要物质基础[5,13-18]。

3. **影响药物成分的体内蓄积** 胆汁排泄对于因为极性太强而不能在肠内重吸收的有机阴离子和阳离子是重要的消除机制。从胆汁排泄进入小肠的药物中,葡糖苷酸结合物可被肠道微生物的 $\beta$-葡糖苷酸酶水解并释放出原型药物,然后被重吸收,这就是肝肠循环。已知吗替麦考酚酯、己烯雌酚、吲哚美辛、氯霉素、红霉素、吗啡等能形成肝肠循环。吗替麦考酚酯是霉酚酸的酯类衍生物,具有独特的免疫抑制作用和较高的安全性。吗替麦考酚酯经肝代谢,绝大部分代谢产物随胆汁排入小肠,在肠道细菌作用下重新转化为吗替麦考酚酯,经门静脉入血形成肝肠循环,10~12 小时出现第二次血药浓度高峰,$t_{1/2}$ 为 16~17 小时,从而导致胃肠道毒性。经抗生素处理后,这些胃肠道毒性消失,所以其毒性与肠道菌群有关[17]。

## 四、中药影响肠道菌群导致菌群特异性药理毒理反应

中药成分与肠道菌群之间的相互作用除了细菌对中药成分的代谢反应之外,中药成分也可能显著影响肠道菌群的结构。肠道菌群,特别是肠道共生菌,不仅与肠道一起构成了人体多道生理屏障,同时还参与能量代谢、组织和器官发育、免疫系统的成熟和驯化、神经系统调控等多种生理功能,并可以合成短链脂肪酸、维生素等多种对人体健康有益的化学物质,对于维持人体健康和防治多种疾病具有至关重要的意义。因此,药物通过改变肠道菌群的组成、数量和比例,可产生多种菌群特异性的药理毒理反应。

研究显示,多种中药成分,包括小檗碱、赤芝提取物和葛根汤能够显著改变肠道菌群的结构,并且这种调节可能是其发挥药理功效的重要作用机制。除了产生药效以外,药物(特别是抗生素/抗菌药)可以显著降低有益菌的丰度,提高有害菌的数量,进而导致肠道菌群紊乱,肠道屏障功能弱化,从而产生一系列毒副反应,例如腹泻和肠炎。抗生素/抗菌药的不正确使用可能会导致艰难梭菌感染,内毒素和炎症因子增加,细菌易位引起内毒素血症和脏器衰竭,甚至威胁生命。另外,长期服用药物导致的肠道菌群紊乱,在药物引起的慢性炎症和肝脏损害方面扮演了十分重要的角色。

## 五、肠道菌群对中药有效成分代谢的研究思路和方法

1. **肠道菌群影响药物功效或代谢的研究思路** 为了考察肠道菌群是否对药物的功效

或代谢具有显著影响,可以通过改变药物的给药途径,使用无菌动物或利用抗生素建立伪无菌动物,或者粪菌移植等多种思路进行研究。

改变药物的给药途径,将口服给药变成非口服给药(例如注射给药),可以避免药物与肠道菌群接触。通过比较口服与非口服途径下药物的功效或代谢是否存在差异,可以推断肠道菌群对该药物功效或代谢是否存在影响。但是,采用这种研究思路需要注意给药剂量。由于许多中药有效成分的口服生物利用度很低,因此注射给药的剂量不可能与口服剂量一样,需要参考该药物成分的最大血药浓度确定注射给药剂量。

利用抗生素(一种或多种抗生素组合)杀灭肠道微生物可以制造伪无菌动物或者伪悉生动物。通过比较有抗生素处理和无抗生素处理条件下药物的功效或代谢是否存在差异,可以推断肠道菌群对药物功效或代谢的重要性。此方法是无菌动物或悉生动物的替代手段,可以在较低实验成本下对肠道菌群的影响进行初步研究。

严格检验肠道菌群是否影响药物功效或代谢的方法涉及使用无菌动物和悉生动物。无菌动物是指用现有的检测技术不能从动物体(包括体表和体内)检出微生物的实验动物。悉生动物是指带有一种或多种已知微生物的实验动物。通常是根据应用目的,向无菌动物植入一种或几种正常的肠道菌群,用于考察肠道菌群对药物功效或代谢的影响。甘草酸、芍药苷、番泻苷、人参皂苷、柴胡皂苷等中药有效成分经肠道菌群的代谢研究都采用了此项技术。

为了最终确认肠道菌群自身是否能够显著影响药物的功效或代谢,有时需要使用粪菌移植方法。对无菌动物或伪无菌动物移植经过药物处理的肠道菌群,考察该菌群是否能够发挥与药物相似的药理毒理功效,从而可以证明经药物调节过的肠道菌群就是该药物发挥药理毒理功效的作用基础。肠道菌群对于赤芝减肥功效的关键意义就是通过粪菌移植方法进行确认的。

**2. 肠道菌群对中药有效成分代谢的研究思路**　探究肠道菌群对中药有效成分的代谢过程的研究思路主要有以下几种。

(1)药物经口服途径和非口服途径给药:对肠道内容物或是粪便中的成分进行比较。

(2)药物口服给予动物:经过不同时间后,对动物肠道内容物和粪便中代谢产物进行分析。同时收集血样,对原形化合物和代谢产物进行定性定量分析,明确中药有效成分的体内过程,进行药代动力学研究。

(3)使用无菌、悉生和普通动物对代谢产物进行研究,进一步明确有效成分经肠道菌群作用后的代谢产物。

(4)药物直接与肠道菌群或是特定菌株在体外共同培养,采用化学分离等方法对代谢产物进行定性分析;如果代谢产物为新化合物,则需要对代谢产物进行富集和精制,利用波谱方法进行结构鉴定。

(5)从粪便中分离出能够对药物进行代谢转化的特定菌株,并对其代谢酶进行分离和纯化。此方法需要较高的肠道细菌培养技术和平台。

(6)通过生物信息学分析和基因克隆,将肠道菌群的特定药物代谢酶克隆到常用的工具细菌中,制成工程细菌,进一步将中药成分与工程细菌进行体外共孵育,考察肠道菌群特定代谢酶对中药有效成分的代谢情况,并比较不同菌种来源的代谢酶转化中药成分的能力差异。此方法是纯菌株体外共培养的替代手段,可以在较低实验成本下对肠道菌群代谢中药成分的能力进行研究。

### 3. 肠道菌群对中药有效成分代谢的主要研究方法

(1)分光光度法：主要包括比色法、紫外分光光度法、荧光分光光度法和原子吸收分光光度法。

(2)免疫分析法：免疫分析法是以特异性抗原-抗体反应为基础的分析方法。1959年Yallow和Berson首次将放射性核素示踪技术的高灵敏度与免疫学的高特异性抗原抗体识别相结合，创建了放射免疫分析法。在此之后，又不断地发展了多种替代免疫分析法，具有高特异性、高灵敏度的特点，特别适用于测定复杂体系中的微量组分。主要包括放射免疫法（radioimmunoassay，RIA）、荧光免疫法（fluorescence immunoassay，FIA）、酶联免疫吸附试验（enzyme-linked immunosorbent assay，ELISA）和克隆酶供体免疫分析法（clonal enzyme donor immunoassay，CEDIA）。

(3)色谱法：色谱法是分析化学领域中发展最快、应用最广的分析方法之一。这是因为现代色谱法有分离与分析两种功能，能排除组分间的相互干扰，逐个将组分进行定性和定量分析。目前，色谱法是对药物进行分析的最常用方法，随着仪器和计算机软件的飞速发展，各种色谱法也在不断地改进，越来越适用于各行各业对多样、复杂成分的分析，由于有操作简便、精密度和灵敏度高等优点，在将来的一段时间里，还将继续发挥重要的作用。主要包括薄层色谱法（thin layer chromatography，TLC）、气相色谱法（gas chromatography，GC）、高效液相色谱法（high performance liquid chromatography，HPLC）和高效毛细管电泳色谱法（high performance capillary electrophoresis chromatography，HPCE）。

高效毛细管电泳色谱法是在毛细管电泳法基础上发展起来的最新色谱分析方法，它兼有高压电泳的高速、高分辨率及高效液相的高效率等优点，广泛用于离子型生物大分子，如氨基酸、蛋白质等的分析。目前也有报道使用HPCE对小分子药物进行分析。但是在药物代谢方面，由于HPCE的进样量很少，而在生物样品中化合物的含量本身就很低，所以直接用HPCE对生物制品进行分析的报道不多见，而主要是用于对代谢产物中手性对映体进行分离和鉴定[19]。

(4)光谱法：主要用于对新的代谢产物的结构鉴定。

(5)联用技术：自20世纪60年代出现第一台气相-质谱联用仪（gas chromatography-mass spectroscopy，GC/MS）以来，相继出现了许多联用设备，常见的有气相-傅里叶变换红外光谱联用仪（gas chromatography-Fourier transform infrared spectroscopy，GC/FTIR）、高效液相色谱-紫外吸收光谱联用仪（High-performance liquid chromatography-ultraviolet，HPLC/UV）、HPLC/MS、HPLC/FTIR、毛细管区带电泳-质谱联用仪（capillary zone electrophoresis-mass spectroscopy，CZE/MS）、超临界流体色谱-质谱联用仪（supercritical fluid chromatography-mass spectroscopy，SFC/MS）、HPLC-核磁共振波谱联用仪（high-performance liquid chromatography-nuclear magnetic resonance，HPLC/NMR）等。色谱-波谱联用技术已成为复杂样品分析不可缺少的手段，是今后中药复杂成分分析和药物代谢分析方面一个主要的趋势。

药物与肠道菌群的相互作用是一把双刃剑。使用得当，可以发挥药物的最大功能，避免通过肠道菌群代谢引起的毒副反应；反之，不仅会降低药效，还有可能引起脏器的损伤甚至出现休克。基于肠道菌群对药物药效/毒性的重要影响，阐明肠道菌群介导的药物药效/毒性机制具有重要意义。

# 第二节　中药不良反应机制

有毒中药是中医药重要组成部分,在我国沿用已有上千年的历史,至今仍被《中国药典》收载,列为临床常用中药。使用有毒中药治病,可通过对中药材炮制成饮片入方,达到用药安全有效的目的。同时应当注意到,有毒中药运用得当,对治疗一些难顽之症常能获得奇效,这是中医在用药方面的一大鲜明特点,也是常用有毒中药在毒理学研究中与西药和其他药物的重要区别之一。所以,加强有毒中药机制研究是突出中医药特色的重要课题之一。实际上,中药的毒性有别于西药。中药与西药的最大区别就是中药的成分非常复杂,且绝大多数情况下以"辨证论治"的原则复方入药,其药味较多,各种有效或有毒成分之间相互作用,所含成分现在还很难分析清楚;进入人体后又在机体或肠道菌群的作用下发生许多变化。因此,有毒中药的作用机制、毒性的表现不能简单地从某一个或几个已知成分的含量来判断。例如,含有毒重金属的药物(汞、砷等)在中药处方中应用较广泛,如果用重金属总含量为标准来评判中药的毒性,许多具有独特疗效的有效方剂将被禁止使用。但是重金属的存在状态不同,其毒性的差异非常大。中药的毒性与其含有的重金属总含量不一定成正比。因此,有毒中药作用机制研究的难度更大,尽管难度大,也有进一步深入研究的必要。

## 一、中药不良反应的类型

1. **副作用**　副作用是指药物在治疗剂量下出现与治疗目的无关的作用,对患者可能带来不适或痛楚,一般都较轻微,多是可以恢复的功能变化,产生副作用的药理学基础是药物作用选择性低、作用范围广[20]。如麻黄有发汗、平喘、利水、升高血压、中枢兴奋等作用,对支气管哮喘患者,平喘为其治疗作用,其他作用便成了副作用,相反,对低血压患者,升高血压是其治疗作用,其他又成了副作用。在利用麻黄止咳平喘的功效治疗哮喘或喘息型支气管炎时,用药过程中患者可能会出现失眠,这是由于麻黄中所含的有效成分麻黄碱,一方面能解除支气管平滑肌痉挛改善哮喘症状,而另一方面麻黄碱兴奋中枢所引起的失眠就成为副作用。常山有截疟、涌吐痰饮之功效,当治疗疟疾时,截疟为其治疗作用,涌吐则成其副作用。中药的副作用可表现在多个方面,这是由于其成分复杂,药理作用多样造成的,因此其副作用是存在的,尤其是单味药的应用更为突出,而中药通过组方或剂量的调整后,副作用可明显减轻。

2. **中药的毒性作用**　大多数中药毒性较低,有毒中药相对毒性较大,其毒性作用性质各不相同,但其严重程度是随剂量的增加或用药时间的延长而加强的。毒性反应主要是对中枢神经、血液、呼吸、循环等系统以及肝、肾功能造成损害(功能性或器质性损害)。毒性作用是指用药剂量过大或用药时间过长所引起的机体生理生化功能和结构的病理变化。毒性反应可因剂量过大而立即发生,称为急性毒性;也可因长期用药体内药物蓄积过多而逐渐发生,称为慢性毒性。药物依赖性及致畸胎、致癌、致突变等反应属于中药的特殊毒性反应。毒性反应一般比较严重,应该尽量避免。

(1)急性毒性反应：药的急性毒性，古人已有所认识，《神农本草经》记载有些中药多服伤人，即认识到用药剂量过大或误用等均可引起中毒。据现代临床观察，因各种原因引起的中药急性中毒发生率日益增多，致死病例也不鲜见。临床表现在以下各方面：

1)心血管系统：主要表现为心悸胸闷、发绀、心动过速、心动过缓、心律失常、传导阻滞、血压升高或下降、循环衰竭死亡等。可见上述反应的中药有川乌、草乌、附子、乌头、雪上一枝蒿、万年青、夹竹桃、北五加皮、罗布麻叶、莨菪、洋金花、华山参、垂盆草、黄丹、铅粉、山豆根、蟾蜍、麻黄等；中成药有乌头碱药酒、喉症丸、牛黄清脑片、六神丸、穿心莲片、牛黄解毒丸等。

2)呼吸系统：主要表现为气紧、咳嗽、咯血、哮喘、呼吸困难、急性肺水肿、呼吸肌麻痹或呼吸衰竭等。可见上述反应的中药有苦杏仁、桃仁、白果、川芎、草乌、肉桂、商陆、雄黄、全蝎等；常见中成药有柴胡汤、复方甘草片、消咳喘等。

3)神经系统：主要表现为唇舌和肢体发麻、眩晕、头痛、烦躁不安、牙关紧闭、抽搐、惊厥、意识模糊、昏迷、瞳孔缩小或散大，甚至死亡等。可见上述反应的中药有马钱子、乌头、川乌、草乌、附子、丹参、蟾蜍、雪上一枝蒿、雷公藤、北豆根、广豆根、苦参、天仙子、麻黄、细辛、厚朴、朱砂、艾叶、马桑、天南星、火麻仁等；常见中成药有舒筋活络丹、龙虎丸、强力补等。

4)消化系统：主要表现为恶心、呕吐、食饮不振、腹胀、腹痛、腹泻、便秘、消化道出血、黄疸、肝大、肝功能损害、中毒性肝炎，甚至死亡。可见上述反应的中药有瓜蒂、苦杏仁、川乌、草乌、附子、蜈蚣粉、雷公藤、广豆根、北豆根、艾叶、斑蝥、木通、益母草、沉香粉、山慈菇等；中成药有复方宣乌片、安络丸、牵正散等。

5)泌尿系统：主要表现为腰痛、水肿、尿频、尿少，甚至尿闭、尿毒症、急性肾衰竭，甚至死亡。可见上述反应的中药有含马兜铃酸中药，如关木通、马兜铃、青木香等；另外还有雷公藤、蜈蚣粉、甘草、千年健、鱼胆、斑蝥、苦楝皮等；中成药有速效伤风胶囊、复方斑蝥散、中华跌打丸、云南白药等。

6)造血系统：主要表现为白细胞减少、粒细胞缺乏、溶血性贫血、再生障碍性贫血、紫癜，甚至死亡等。可见上述反应的中药有洋金花、芫花、斑蝥、狼毒等；中成药有十滴水、雷公藤片等。

此外，从中药中提取的有效成分或采用注射给药所引起的毒性反应更为多见，且较严重。如青蒿中所含的青蒿素灌胃给药，可引起动物的肝、脑损害；钩藤所含的钩藤总碱灌胃给药，可引起肾脏损害；独活中所含的花椒毒素口服或腹腔注射，可引起肝损害和肾上腺出血；青黛所含的靛玉红灌胃给药，可引起肝毒性和胃肠道损害；虎杖等所含的白藜芦醇苷腹腔注射可引起肝毒性和骨髓抑制；蓖麻中所含的蓖麻毒蛋白腹腔注射可引起卵巢和睾丸出血坏死，并可引起下丘脑、垂体、肾上腺、胰腺等出血坏死和退行性变化；棉籽及棉酚可致生精上皮变性、坏死和精子变异；秦艽中所含的秦艽碱甲腹腔注射可致肾损害；延胡索中所含的延胡索乙素灌服或龙葵中所含的澳洲茄碱灌胃给药均可引起肾脏的损害等。

(2)慢性毒性反应：有毒中药经长期服用或重复多次用药所出现的不良反应，称为慢性毒性或长期毒性。古人在这方面也有所记载，如《名医别录》载有葶苈、射干、芫花"久服令人虚"、淫羊藿"久服令人无子"、矾石"久服伤人骨"；《证类本草》载有胡葱"久服伤神损性，令人多忘，损目明，尤发痼疾"；《食疗本草》中也记载有葫(大蒜)"久服损眼伤肝"；此外《神农本草经》还有"下药多毒，不可久服"的告诫。现代医学临床也确实发现有些中药饮片或中成药反复应用或长期服用对机体也可产生慢性毒性,其表现涉及面广,如牛黄抱龙丸反复应用可致腹泻;大活络丹连服数日可致上消化道出血;活络丹加制附子煎服,每日1次,12天后,会出现心悸胸闷,心电图显示频发室性期前收缩;黄花夹竹桃等含有强心苷类中药长期应用可导致洋地黄样心脏中毒;云南白药连续服用可致血小板减少、皮肤出现瘀斑瘀点、牙龈出血或鼻出血;雷公藤、昆明山海棠等长时间服用,除对肝、肾功能有损害外,对生殖系统也有明显的损伤作用;黄药子煎剂、小柴胡汤等长期服用可致肝损害,且有致死病例;含甘草制剂长期服用可致低钾血症、高血压和水肿等,有人称此为甘草性假醛固酮增多症;用朱砂包衣做成的中成药长期服用,可致汞中毒,表现为失眠、多梦、记忆力减退、蛋白尿和肾脏损害。以上说明,中药饮片、中成药长期服用亦可引起慢性中毒,这种慢性中毒正如金元医家张子和所说"凡药有毒也,非止大毒,小毒,虽甘草、苦参,不可不谓之毒,久服必有偏性,气增而久,天之由也"。

(3)中药的依赖性:由于反复用药、长期用药,患者产生精神依赖,一旦停药则出现戒断症状(兴奋、失眠、出汗、呕吐、震颤,甚至虚脱、意识丧失等),若给予适量药物,症状立即消失,这种现象称为依赖性。有个别中药饮片和中成药长期使用亦可产生依赖性(或成瘾),如有报道称21例患者因习惯性便秘,长期服用番泻叶(5~9g,开水泡服),有的患者用药长达11年之久,停服则出现戒断症状,表现为焦虑不安、失眠、瞳孔散大、厌食、体温升高、呼吸加快、血压升高、体重减轻等,其戒断症状类似吗啡依赖性的前驱症状,但程度较轻,此戒断症状可用其他药物如润肠丸等缓解或消除。另有报道1例患者因患慢性扁桃体炎口服牛黄解毒片[21],每天4片,咽痛减轻,为使病症治愈,自购药物,长期服用,当连续服用1年后自行停药,即出现咽痛加剧,口周、鼻翼疱疹,全身不适,兴奋失眠,食欲下降,上腹烧灼感,大便秘结等症。当再服牛黄解毒片后,上述症状迅速缓解,只好继续服药,至今30年中,试图停药多次,均出现戒断症状而被迫继续服药。此外,风油精长期服用亦可出现精神依赖。因此对这些能产生依赖性的中药饮片、中成药应严加控制管理。

(4)致畸、致癌、致突变:有些有毒中药长期应用亦可产生致畸、致癌、致突变的作用。①致畸:如雷公藤为免疫抑制中药,广泛用于类风湿关节炎、慢性肾炎和红斑狼疮等自身免疫性疾病的治疗,但长期接触,可使人体外周淋巴细胞染色体畸变。动物实验也证实,雷公藤的剂量超过0.025mg/kg[22]时,可致小鼠染色体畸变,其乙酸乙酯提取物能明显增加小鼠骨髓细胞微核率,又能诱发小鼠骨髓细胞染色体畸变,雷公藤内醋醇也可使小鼠微核出现率增加,使小鼠染色体畸变。②致癌:由于对物质化学结构与活性间关系的研究日益深入,现已弄清某些致癌物的基本结构。直接致癌物,即不需任何代谢活化的,有环氧化物、内酯、硫芥、氮芥及酰化剂等。间接致癌物,即需要通过代谢活化的,有卤代脂肪烃、烯烃、芳烃、芳胺、亚硝胺、黄曲霉毒素、吡咯生物碱等。有些中药的成分中含有以上某种致癌物,有些虽然本身没有,但在加工、消化、吸收过程中可间接分解而成,或因各种途径而被致癌物污染,因此均可对机体产生致癌作用。吡咯啶是由一个三价氮原子形成稠合的二个吡咯啶环,又称双稠吡咯啶。它普遍存在于千里光属植物中,亦称千里光生物碱。该类生物碱已分离出100多种,除千里光属外,尚广泛分布于野百合属、天芥菜属、毛束草属与多种植物中,其他如蝴蝶兰属、蟹甲草属、山榄属、菊芹属等某些植物中也发现此类生物碱的存在[23]。有些是常用中药,如千里光,药用其全草,主要含此类生物碱,还有瓜叶菊、农吉利、猪屎豆、野葛等。其致癌作用主要是引起肝脏肿瘤、少数肺肿瘤以及恶性纤维间质肿瘤等。③致突变：细辛挥发油有致突变作用，黄樟醚、半夏、板蓝根、喜树、花椒等均可引起染色体突变。马兜铃、朱砂莲、关木通、青木香、淮通中含有马兜铃酸，为亚硝基芳族化合物，本身具有致突变活性。有些药物本身或在使用不当的情况下，可引起诱发突变，产生遗传毒性。遗传毒性是评价药物安全性的重要依据之一。中药的遗传毒性研究中，已证明一些中药活性成分具有遗传毒性：含萜类内酯的中药，如含雷公藤内酯的昆明山海棠，含二萜内酯的狼毒、大戟，青蒿素水溶性衍生物青蒿琥酯；含苷类的红花、熟地黄；含香豆素类的茵陈蒿、羌活；含黄酮等成分的内蒙古黄芪、槐花；含生物碱的中药如白曼陀罗、汉防己。中药常以复方的形式使用，对于具有遗传毒性的单味中药，在复方中的毒性可能减弱或增强。在中药复方制剂中，目前仅发现昆明山海棠胶囊具有低中度的遗传毒性，可能与昆明山海棠中所含的雷公藤内酯有关。虽然目前所发现的具有遗传毒性的中药为数不多，但人们不应忽略长期使用中药后可能会产生的遗传毒性。中药毒性试验尤其是在遗传毒性研究中，因使用的实验动物和实验条件的不同，更易出现不同甚至相反的实验结果。

**3. 中药的过敏反应**　过敏反应是由于机体受到某些中药饮片或中成药成分刺激后，体内产生了抗体，当该药再次进入机体时，发生抗原抗体的结合反应，造成组织损伤或生理功能紊乱。中药饮片、中成药过敏反应发生率与日俱增，有报道能引起过敏反应的中药饮片、中成药已达 460 种[24]，其表现有轻有重，轻者表现为皮疹、荨麻疹、斑丘疹、红斑等，重者表现为剥脱性皮炎、过敏性休克等，致死者亦不鲜见。能引起过敏反应的中药饮片有 160 种左右，如荆芥、防风、桂枝、柴胡、羌活、辛夷、葛花、牛蒡子、蝉蜕、白芷、蒲公英、生地黄、青黛、山豆根、夏枯草、地肤子、鱼腥草、金银花、大青叶、板蓝根、穿心莲、苦参、黄芩、黄连、两面针、三颗针、黄柏、四季青、白蒺藜、青蒿、大黄、番泻叶、商陆、青果、马鞭草、紫珠草、毛冬青、川乌、草乌、附子、田七、木通、胖大海、追风草、没药、枸杞、延胡索、刺五加、天花粉、金钱草、鸦胆子、白芥子、冬虫夏草、竹黄、红花、远志、芍药、沉香、乳香、丹参、三七粉、白芍、斑蝥、莲子、瓦楞子、牡蛎、熟地黄、黄丹、铅粉、桃仁、川续断、红参、陈皮、水蛭、藜芦、藤黄、桃仁、僵蚕、蜈蚣、全蝎、菖蒲、生黄芪、狼毒、红矾、天麻、甘草、人参、蚕蛹、桑寄生、补骨脂、菟丝子、夜交藤、玉蝴蝶、金樱子、山药、天麻、龙骨、桑根、银杏、酸枣仁、阿胶、鳖甲、炮甲、皂刺、茯苓、半夏、白英、冰片、雄黄、洋金花、黄药子、莽草子、红娘子、金果榄、土贝母、雷公藤、昆明山海棠、白花丹、假桐子、马桑果、羚羊角粉、土鳖虫、罂粟壳、土茯苓、大腹皮、地棉草、七叶一枝花、雪上一枝蒿、丁香、臭梧桐叶、鹅不食草、北五加皮、马尾金钱草、三品一条枪、含砷石膏、马兜铃、马钱子、冬葵子、天仙子、地瓜子、何首乌、威灵仙、苍耳子、华山参、吕宋果、博落回、海金沙、梅花、野芋头、朱砂、砂仁、旋覆花、蓖麻仁、天花粉、穿山甲、密陀僧、红茴香、八角枫等；能引起过敏反应的中成药有 60 种，如六神丸、七厘散、川芎茶调散、大黄苏打片、鹿茸精、云南白药、喉症丸、靛玉红、首乌片、风油精、桔梗片、磁朱丸、三黄片、附子理中丸、舒筋活络丸、牛黄解毒丸、消咳喘、急支糖浆、天王补心丹、冰硼散、蛇胆川贝液、藿香正气水、冠心苏合丸、杞菊地黄丸、三七伤药片、四季青片、鼻炎宁颗粒、紫金龙、六应丸、跌打丸、白果酊、木瓜丸、痔疮宁、云香精、沉香化滞丸、天麻密环菌片、安神补心丸、牛黄解毒片、云芝肝泰、蛇胆陈皮粉、蒲地兰消炎片、活血壮筋丹、黄荆油胶丸，以及板蓝根注射液、大青叶注射液、鱼腥草注射液、丹参注射液、柴胡注射液、丁公藤注射液、茵栀黄注射液、鹿茸精注射液、当归注射液、穿心莲注射液、当归寄生注射液、双黄连注射液、清开灵注射液、苦黄注射液、参麦注射液、黄芪注射液、天花粉注射液和复方地龙注射液等 10 多种注射剂。

## 二、中药中毒机制

1. **概述** 探讨中药毒性物质(包括中药)对机体作用的机制是毒理学的重要理论基础,也称机制毒理学。它涉及许多基础学科,如生理学、生物化学、中药药理学、免疫学、病理学、中药化学和分子生物学等多方面的知识。中毒机制是目前毒理学研究的热点之一,更是中药中毒机制研究的热门话题。这是因为研究毒性作用机制对阐明有毒中药的中毒作用部位、毒性作用过程乃至探讨早期中毒诊断指标、中毒防治和发展新的检测技术等都具有重大的理论意义和实际价值。例如中药中毒是由于与体内生物大分子共价结合而引起,给予这些生物大分子的前体,就会有治疗效果。对含对乙酰氨基酚复方中药中毒患者用乙酰半胱氨酸治疗,效果非常显著。现在该治疗原则已推广于具有类似机制的其他中毒。

总的来说,中药的毒性反应可从两个方面研究其中毒机制:第一方面是确定生物大分子靶点,即要回答何种生物大分子是中药毒性物质的靶点;第二方面是分离出活性代谢产物。目前将活性代谢产物分为以下三类:第一类是亲电子反应物,按亲电子反应物与谷胱甘肽(glutathione,GSH)结合情况又可分为两类,一类易与 GSH 结合,使体内 GSH 浓度明显下降,当降低到一定水平时即出现毒性,另一类不易与 GSH 结合;第二类为自由基;第三类是活性氧,包括超氧化阴离子自由基、单线态氧、羟自由基和过氧化氢等。在毒理学史上,对砷、氟乙酸、四氯化碳和有机磷农药等中毒机制的研究具有重要的历史意义。这些研究成果也促使毒理学家考虑是否存在普遍的、共同的中毒机制,它应能说明中药毒性物质毒性作用的启动作用,应能说明多种中药毒性物质的中毒,甚至化学致癌的部分机制,应能说明随后发生的病理生理过程。但迄今为止还没有一种中毒机制学说完全符合上述三点要求。从分子水平提出的三种中毒机制理论,由于较接近上述要求,因而受到普遍重视与广泛研究,也有人提出脂质过氧化及自由基生成是中毒主要生物化学基础,在中毒过程中起主要作用。

2. **从不同层次解释中毒机制**

(1)从脏器水平解释中毒机制:许多有毒中药能特异性地损伤某一脏器,这种现象称为器官特异性或亲和性。所以能产生毒性效应均与其化学物质基础有关,不同的化学成分可在不同的组织或器官上表现出不同的反应。器官毒性尤以急性毒性最为突出,临床报道屡见不鲜,死亡病例亦不少见。近年来乌头类药物中毒已达 2 963 例以上[25],死亡 41 例,占有毒中药的 1.5%,其主要毒性成分乌头碱,中毒剂量一般为 1~2mg,致死量为 2~4mg,4~6mg 可使人速死。乌头碱导致死亡的直接原因是呼吸及循环功能衰竭。含乌头碱成分的中药饮片、中成药有川乌、草乌、附子、毛茛、铁棒锤、雪上一支蒿、落地金钱、搜山虎、天雄、大活络丹、小活络丹、壮筋丸、舒筋活血丸等。

(2)中药中的化学成分在体内的分布和蓄积:如朱砂中的甲基汞可通过血脑屏障,从而对神经系统产生毒性作用;百草枯总是大量蓄积在肺脏,并活化为自由基,诱发活性氧,造成肺脏损害;中药某些化学成分与器官的敏感性有关。同时,也与中药的化学成分生物转化有关,如 AA 经过代谢转化为马兜铃酰胺,对肾小管上皮及间质产生损害,就成了对肾脏的毒性物质。

(3)与效应器上的受体结合:天仙子、曼陀罗、闹羊花、颠茄、华山参、虎茄、山莨菪等引起的中毒,是由于含阿托品类生物碱。此类生物碱能阻断神经节后胆碱能神经支配的效应器上的 M 胆碱受体而呈现广泛的药理作用。这类中药中毒,多因循环和呼吸衰竭而死亡,死亡率较高。阿托品的最小致死量为 2~10mg。本类药物中毒时可用拟胆碱药如毛果芸香碱和抗胆碱酯酶药如新斯的明等拮抗;中毒早期可用高铁血红蛋白形成剂解救,如可用亚硝酸盐 - 硫代硫酸钠法,还可用 4- 二甲基氨基苯酚(4-dimethylaminophenol,4-DMAP)疗法等。

(4)从细胞水平解释中毒机制

1)细胞内酶系或某些化学组分的差异:即使同一脏器的同一类型细胞对同一种外源性有毒中药成分的反应也有很大差别。例如动物在中毒前,先用苯巴比妥(phenobarbital,PB)处理(PB 是多种药物代谢酶和解毒酶系的诱导剂),它与某些有毒中药成分结合可致肝小叶中心性坏死更为严重,但对周边区坏死无明显影响。这主要是因为肝小叶不同区的肝实质细胞,酶系活性与化学组分有较大差异;如以细胞色素 P450 为代表的混合功能氧化酶系,以中央静脉附近的肝细胞含量最高;PB 前处理后中央区肝细胞的 P450 含量可增加 3~5 倍,而对周边区则无显著影响;GSH 含量则以周边区为最高,中央区为最低。因此,对肝脏的病理损害区域表现不同。砒霜、雄黄、雌黄、三品一条枪和枯痔散等含有砷化物,砒霜为剧毒,含三氧化二砷,雄黄含硫化砷,砷可由呼吸道、消化道进入体内。砷为细胞原浆毒,抑制机体酶系,损害神经细胞和胃肠道黏膜。成人中毒量为 10~50mg,致死量为 0.1~0.2g。朱砂、轻粉、白降丹和三仙丹、红升丹等主要为含汞化合物;黄丹和红丹为含铅化合物。砷、汞、铅都能与体内含巯基的酶结合,使之失活,阻止细胞的氧化呼吸和正常代谢,导致细胞损伤,中毒者多死于肾衰竭。砷、汞中毒时可用二巯丙磺钠等解救,铅中毒可用依地酸钙钠解救。细胞色素 P450 主要存在于肝细胞微粒体上,而在肝肾等器官细胞内微粒体上还存在药物代谢和解毒过程中起重要作用的酶——羧酸酯酶(carboxylesterase,CE),它可水解脂肪族和芳香族酯类,并被一些药物诱导和抑制,没食子酸丙酯是赤芍中的活性成分,体外实验证实其抗血小板聚集作用与阿司匹林近似,但在体内几乎失去抗血小板聚集活性[26-29],究其原因是 CE 可以将没食子酸丙酯水解成没食子酸和正丙醇,进而将没食子酸和正丙醇水解成水和二氧化碳排出体外。

2)细胞间隙交流抑制:细胞间隙是细胞间进行交流的一种方式,目前只了解它是由蛋白质构成。许多促癌剂,如巴豆油所含毒性蛋白等都能抑制细胞间交流,从而影响细胞生长与发育的调控作用,使肿瘤启动细胞能表达为肿瘤表达型。

3)从亚细胞水平解释中毒机制:随着电镜技术的发展和普及,观察细胞器损伤已成为研究中毒机制的重要手段。如 $CCl_4$ 中毒后半小时就可出现微粒体受损,十几小时才观察到肝细胞线粒体的损伤,表现为线粒体肿胀、氧化磷酸化解偶联。苍耳子、相思子、蓖麻子和望江南等引起的中毒,是因其皆含有毒性蛋白之故。这些植物蛋白均为细胞毒,能抑制细胞内蛋白质等生物大分子而杀死细胞,中毒症状也相似,中毒者最终死于呼吸衰竭。山慈菇、光慈菇、芫花、野百合、秋水仙等引起的中毒与其含秋水仙碱有关。秋水仙碱是典型的细胞有丝分裂毒素,能使细胞分裂在中期停止,但选择性低,对骨髓有抑制作用,可引起白细胞缺乏和血小板减少等药源性血液病,过量可引起急性中毒,严重者常因休克、呼吸麻痹而死亡;其最小致死量为 6mg。

(5)从分子水平解释中毒机制:从分子水平解释中毒机制有一定的优点,它为解释不同中药化学物质的中毒机制提供某些共同规律,而从其他水平来解释,几乎各有各的"中毒机制"；它着眼于解释毒物的启动作用，而其他水平只是解释现象；它为研究解毒药物提供了有效的方法。首先，可对相对中毒机制的毒物进行比较，设想其可能的中毒机制。其次，可根据所在实验室条件，先用简单易行的方法进行探讨，如怀疑中毒机制为脂质过氧化，则可先检测丙二醛，或用抗氧化剂间接证明脂质过氧化的存在，然后再继续深入研究。近年来分子生物学技术应用于毒理学研究，如体外基因毒物检测实验、转基因动物用于致癌物质作用机制的研究等，从而推进了从分子水平研究中毒机制。千里光、猪屎豆、农吉利、天芥菜等引起的中毒与其所含的吡咯里西啶类生物碱有关。该类生物碱有肝毒性。由于从分子水平研究中毒机制的历史较短，因此还存在很多问题，需要进一步研究解决。

另外，和某些酶结合产生毒性：苦杏仁、桃仁、枇杷仁、李子仁、白果、亚麻子、大枫子、瓜蒂、木薯等引起中毒是由于药物中含有氰苷及氢氰酸等。氰苷水解生成氢氰酸和氰离子，氰离子有剧毒，可迅速与细胞线粒体中呼吸链上的氧化型 P450 的三价铁结合，形成氰化高铁型细胞色素氧化酶，阻断电子传递，从而使细胞线粒体不能得到充足的氧，生物氧化作用不能正常进行，造成"细胞内窒息"。由于中枢神经系统对缺氧最为敏感，故中毒时脑细胞先受损，导致呼吸中枢麻痹是氢氰酸主要的死亡原因。氢氰酸的致死量为 50mg/kg，吸入的空气中含氢氰酸 300ppm 也可致死。

下面简要介绍几种中毒机制学说：

1）共价结合学说：共价结合是指中药有毒物质与/或其活性代谢产物和机体重要的大分子进行共价结合，改变生物大分子的化学结构与生物学功能，从而引起一系列病理生理变化。根据生物大分子的种类，共价结合有以下几种：外源性有毒中药成分或其活性代谢产物与核酸、蛋白质、酶、脂质的共价结合，致死合成与致死掺入等。如砷、汞、铅都能与体内含巯基的酶形成共价结合，使之失活，阻止细胞的氧化呼吸和正常代谢，导致细胞损伤，中毒者多死于肾衰竭。

2）自由基及其脂质过氧化学说：自由基是具有奇数电子的分子，主要由于化合物的共价键发生均裂而产生。其共同特点是顺磁性、化学反应性极高，因而半衰期极短，一般仅能以微秒计算。高效抗疟药青蒿素的水溶性衍生物青蒿琥酯，是含过氧基团的倍半萜内酯类全新结构抗疟药。青蒿琥酯 48mg/kg 和 96mg/kg 分别相当于临床剂量的 20 和 40 倍，给药 6、12、24 小时后引起骨髓嗜多染红细胞（polychromatic erythrocytes，PCE）微核频率增高，PCE/NCE（normoblast，正常红细胞）比率下降（计算时注意：PCE+NCE=RBC），研究结果提示，高剂量青蒿琥酯（artesunate）不仅可引起大鼠骨髓红系造血抑制，而且可能引起遗传毒性。青蒿琥酯的遗传毒性可能与其含有过氧桥结构，进入体内后迅速释放自由基，引起骨髓细胞膜的脂质过氧化和核膜损伤，进而损伤核染色质有关。

3）细胞内钙稳态失调学说：万年青、夹竹桃、福寿草、香五加、蟾酥等引起的中毒是由于其所含强心苷所致。乌头类中药心脏毒性的最典型表现是心律失常。乌头碱与钠通道 $\alpha$ 亚基的位点 2 呈高亲和性结合，延长其开放状态，使 $Na^+$ 进入细胞质，通过 $Na^+$-$Ca^{2+}$ 交换系统增加细胞内钙，也可以直接激活内质网兰尼碱受体（RyR2）影响细胞内 $Ca^{2+}$ 稳态，乌头碱也可通过阻断迷走神经、抗胆碱能作用、促进脂质过氧化等引起心律失常[30-32]。过量强心苷可刺激窦房结或心肌细胞，导致心肌传导阻滞、心律失常；并能抑制心肌细胞膜上的 $Na^+$，$K^+$-ATP 酶的活性，促使心肌细胞大量失钾，提高心肌的兴奋性和自律性；抑制脑细胞对氧的利用；刺激延髓呕吐中枢，引起胃肠功能紊乱；能促使 $Ca^{2+}$ 内流，导致心肌细胞内 $Ca^{2+}$ 稳态失调,引起心肌细胞滞后去极化,诱发异位节律,导致心律失常,常见房室传导阻滞、室性心动过缓或心室颤动等。中毒时根据中毒程度采用补钾、利多卡因、维拉帕米、阿托品及洋地黄抗体等解救。

## 三、研究有毒中药中毒机制的思路与步骤

有毒中药中毒机制是毒理学研究的一部分。常规毒性试验为预测和分析靶器官提供依据,有毒作用物质分布有时与靶器官密切相关。因此,外源性有毒物质的代谢是研究中毒机制的理论基础。研究有毒中药中毒机制应依次考虑下列问题:

**1. 要确定有毒中药的毒性是其本身还是其代谢产物引起的**

(1)比较不同种属动物 $LD_{50}$ 或 $LC_{50}$ 差别情况:差别大说明代谢产物引起中毒的可能性大,如马兜铃酸的 $LD_{50}$ 在不同种属动物体内的差别很大,经研究证明其代谢产物马兜铃酰胺Ⅰ和Ⅱ对肾小管的毒性最强。

(2)用肝微粒体混合功能氧化酶系(microsomal mixed functional oxidase system,MFOS)诱导剂或抑制剂观察毒性变化情况:如诱导后毒性显著增加者为代谢产物中毒的可能性大;如用抑制剂后,毒性增大者,为外源性有毒中药引起的可能性较大。

**2. 毒性与代谢产物之间是否有平行关系**　观察与哪一种代谢产物有平行关系;观察毒性与代谢产物的浓度和时相过程之间的依赖性;用各种酶诱导剂和/或抑制剂处理后观察上述变化;观察毒性与代谢产物之间相关的器官与细胞特性;用某些化学物质处理的动物,使组织 GSH 浓度下降,再观察对毒性和代谢产物浓度的影响。

**3. 了解有毒中药毒性物质的生物转化点与毒性作用的关系**　如有毒物质的代谢产物半衰期长,相对稳定,则能从生物转化器官扩散至其他脏器,而对靶器官发挥作用,如有的毒物在肝脏内代谢,而在肾脏表现毒性。

## 四、脏器毒理

### (一) 肝脏

肝脏是有毒中药化学物质生物转化的主要场所,凡由消化道摄入机体的有毒中药活性物质都首先经过肝脏再进入全身循环,所以肝脏是机体对中药毒性物质进行防御的主要器官。中药有毒活性物质在机体的排泄过程中,通过肝脏胆汁的分泌和排泄也起到重要作用。有些中药毒性物质对机体具有损害作用,肝脏往往首当其冲。因此肝脏毒理在系统毒理学中占有重要地位。

**1. 有毒中药活性物质可能引起的肝损害类型**　对肝脏具有一定损害作用的有毒中药活性物质称为肝脏有毒中药。肝脏损害不仅取决于有毒物质本身的性质,还与机体或肝脏所接触的剂量或浓度以及接触持续时间的长短等有关。

(1)肝坏死:肝坏死是指肝细胞的死亡,坏死可以是局灶性或弥漫性的。许多有毒中药的有毒物质可致肝坏死,常见的有鞣酸等。五倍子、诃子、石榴皮等引起的中毒与其含水解型的鞣质有关。鞣酸有直接肝毒性,长期大量应用可导致肝小叶中心坏死、脂肪肝、肝硬化等。中毒性肝坏死通常出现血清转氨酶活力增高,而且与坏死严重程度平行,多伴有中性粒

细胞浸润。关于肝坏死的机制,目前尚未完全阐明。多数有毒中药毒性物质经混合功能氧化酶催化代谢后,可产生不同的代谢产物。由此对肝脏坏死的机制提出了 3 种不同的学说:①自由基形成学说。以四氯化碳为例,自由基由混合功能氧化酶催化形成后,可能通过以下三个方面对肝细胞造成损害:引起光气形成;引起脂质过氧化而造成肝细胞坏死;脂质过氧化过程可能形成一种破坏细胞内钙离子稳态的物质,从而导致细胞死亡。②共价结合学说。许多有毒化学物质经混合功能氧化酶催化可以形成亲电子物质,与细胞的大分子发生共价结合,并引起细胞坏死。这一机制的基础是关于溴苯和对乙酰氨基酚在啮齿动物引起肝坏死的研究结果。③活性氧类形成学说。该学说的理论基础是细胞色素 P450 在催化过程中,第二个电子被引入时,可通过超氧化物阴离子歧化作用产生过氧化氢。苯类等芳基卤化物引起肝脂质过氧化,可能与活性氧和 GSH 储备减少的联合作用有关。活性氧与 GSH 结合,以致细胞内 GSH 大量被消耗,使细胞对活性氧的防御能力降低,并造成损害作用。

(2)脂肪变:肝脏中脂质含量超过肝重量的 5%,或在肝脏组织学切片中有大量可以着色的脂肪滴出现,称为肝脂肪变性。这种发生脂肪变的肝脏称为脂肪肝。一些能引起脂肪肝的有毒物质为秋水仙碱、罂粟碱、鞣质及激素类物质。肝内脂质蓄积虽是这些毒物的共同点,但其机制各异。主要机制如下:脂蛋白的蛋白部分的合成受到抑制,如四氯化碳和乙硫氨酸等;甘油三酯与脂蛋白的结合受到抑制,如四氯化碳;肝细胞丢失钾,导致极低密度脂蛋白通过细胞膜转运障碍,如乙硫氨酸;线粒体对脂质的氧化作用受损,如乙醇;极低密度脂蛋白的重要部分,即磷脂的合成受抑制,加之胆碱缺乏。细胞内 GSH 为解毒的主要物质,是体内自由基清除剂,细胞内 GSH 大量被消耗,使肝细胞对活性氧的防御能力降低,清除肝内丙二醛和脂质过氧化物能力下降,使肝细胞膜不饱和脂肪氧化成脂过氧化增加,造成肝脏脂肪变。

(3)肝硬化:肝硬化是指由于弥散性肝细胞受损而出现纤维状或颗粒状硬结的进行性病变,往往是肝细胞急性坏死和脂肪变性发展的结果。乙醇引起的肝硬化最为常见。其机制尚不清楚,可能与肝内血流不足、直接毒性作用或某些营养素缺乏引起的继发性病变(如甲硫氨酸、肌氨酸缺乏等)有关。含马兜铃酸类中药除了对肾脏有毒性外,也可引起肝细胞损害而出现肝硬化甚至发生肝癌病变。

(4)胆汁淤积性损害:这种病变较少见,往往多由药物引起。常见引起胆汁淤积性损害的有毒中药活性物质有秋水仙碱、罂粟碱等。外源性有毒中药活性物质对胆红素正常代谢过程的干扰或阻断是胆汁淤积性损害的机制。其中胆汁排泄减少可能是胆汁淤积的主要机制。胆汁淤积的不同原因有胆小管膜的功能受损,如 $\alpha$- 萘基异氰酸酯和牛磺胆酸;胆小管内的沉淀,如牛磺胆酸等;与胆盐无关的胆小管胆汁流动受损,如雌激素类。

(5)类病毒性肝炎:能引起与病毒性肝炎相似表现的一些药物,其损害具有以下特征。这种肝损害在动物中不出现;对人的作用似与剂量无关;潜伏期特异;毒性仅出现在少数敏感的个体;组织学变化不相同;多数患者有发热、皮疹和嗜酸性粒细胞增多。

(6)致癌作用:对肝脏具有致癌作用的有毒物质主要有黄曲霉毒素和其他某些真菌毒素、吡咯生物碱类和含马兜铃酸类中药。

**2. 肝脏毒理研究方法** 总的来说,有利用整体动物的整体实验法和在体外进行的体外实验法。两类方法各有特点,应结合实验目的和条件适当采用。

(1)整体动物实验:一般应用大鼠最多,其次为小鼠、兔、豚鼠等,必要时也可采用犬和猴。

常用观察方法或指标如下：①组织学观察指标和方法。包括大体解剖检查与称重、组织形态学检查和组织化学检查几个方面。②生物化学指标和代谢过程观察。包括脂质、GSH含量、丙二醛等测定，观察肝脏生物合成尿素、甘油三酯、胆固醇、血浆白蛋白、凝血因子等。③肝脏排泄功能试验。如 BSP 和 ICG 排泄试验等。④血清酶学测定。根据血清酶的特异性和对肝脏不同部位损害的敏感性，可分为 4 类。第一类有碱性磷酸酶、5- 核苷酸酶、γ- 谷氨酸转移酶等，这些酶的特点是对阻塞性黄疸和肝内胆汁淤积较为敏感；第二类包括谷草转氨酶、谷丙转氨酶、乳酸脱氢酶、谷氨酸脱氢酶、苹果酸脱氧酶、精氨酸酶等，本类酶对肝实质细胞损害特别敏感，但特异性较差；第三类酶为肌酸磷酸激酶，对其他器官特异性较强；第四类酶为胆碱酯酶，肝急性坏死和慢性损害时活力下降。

(2) 体外实验法

1) 肝匀浆：肝匀浆是体外实验中最古老的方法。在毒理学领域，肝匀浆可用于毒物代谢、蛋白合成与机制等研究。匀浆器一般用玻璃或聚四氟乙烯制成，杆与管壁之间的空隙最好在 0.25~0.5mm 之间，要求驱动匀浆杆的电动机的转速可达 2 000r/min，一般维持在 1 000r/min。介质液与其他条件根据实验目的而定。

2) 肝脏灌流法：肝脏灌流是介于整体实验与肝薄片培养实验之间的体外实验。灌流肝脏制备在研究中间代谢方面的优点较多，既能保持具有完整细胞的调节系统，提供一个与完整动物相似的环境，又能保留着离体系统的优点。既能严格控制底物和激素的浓度，又能排除来自其他器官组织的干扰。缺点是结果重复性较差、统计处理困难等。肝脏灌流系统可分为再循环型(密闭型)和非再循环型(开放型)。再循环型用于再循环和再氧化的灌流液体积较小，与活体的情况酷似。尽管开放型灌流系统需要大量灌流液，但在一过性流经肝脏的情况下，有时某些外源性物质代谢改变过于微小，在流出液中不易测出其含量，但总的来说，此型利多弊少。灌流分为原位灌流和离体灌流。也可将受试中药化学物质对整体动物先进行处理后再灌流，或将受试物加入灌流液中。实验动物主要采用大鼠。有人认为，如条件控制得好，离体肝脏可灌流长达 8~12 小时。但是，葡萄糖和脂质合成仅在 2 小时内呈线性关系，要使肝脏维持正常活动，灌流时间一般不宜超过 3~5 小时。灌流过程中，容易获得流出液的样本作代谢产物测定。也可通过结扎、部分切除、采集肝组织而不影响继续灌流。另一种方法是用冷冻钳法将处于特定代谢状态的肝脏在液氮中进行急冷，然后用组织抽提物进行各种酶类的测定。此时，组织中的毒物(药物)代谢物、蛋白质和氨基酸、酮体、糖酵解中间产物等均易被检出。如附有胆道插管，则胆汁内容物也可连续被采样和检测。先让动物染毒一段时间，然后作离体肝脏灌流，有助于了解受损肝脏的代谢改变。据报道，用四氯化碳预处理的大鼠作离体肝脏灌流时，灌流液中的转氨酶活性比正常离体肝脏高 4 倍，而葡萄糖不增加，胆汁流量与 BSP 廓清试验均呈异常。以氟乙酸钠预中毒的大鼠作肝脏灌流时发现，该毒物能抑制混合功能氧化酶作用达 50%，但不影响离体微粒体对硝基茴香醚的 O- 脱甲基作用；糖分解和糖原分解也降低 50%~90%。灌流前 3 小时注射氟乙酸钠的大鼠，在其"冰冻钳"(frozen pliers)组织中可见枸橼酸含量增高 5 倍，说明枸橼酸循环受到抑制。总之，肝脏灌流对于阐明毒物的中间代谢过程和中毒机制都很有价值。

3) 游离肝细胞法：采用胶原蛋白酶将肝细胞分离，并混悬于一定液体中，故也称肝细胞混悬液或悬浮肝细胞。此项技术近年来发展较快，在体外实验中应用也较多。一般多采用大鼠肝细胞,小鼠、兔和犬也可。本法的优点是,代谢活化功能近似整体,可同时进行代谢与毒性的研究,操作简易;缺点是孵育条件与整体实验差别甚大,孵育时间不能超过 4 小时。

4) 原代培养肝细胞和多代培养肝细胞株:通过分离制备的新鲜肝细胞不直接进行实验,而是将其在一定条件下培养数日,再进行实验,即原代培养肝细胞实验法。如将此种细胞经多次传代,长期培养,即为多代培养肝细胞株。原代培养细胞可在大鼠、兔、地鼠和猴中进行,但其使用范围不如游离肝细胞广泛。

5) 肝细胞细胞器:为达到一定的实验目的,往往在整体动物体内实验和肝细胞体外实验的基础上,就某一问题对肝细胞的某一细胞器进行研究和观察。如在经超离心法制备的肝细胞的胞膜、线粒体、细胞核和核膜、溶酶体以及内质网(微粒体)等细胞器上,利用生物化学方法测定其某些功能,或借助电子显微镜观察其结构完整性。

### (二) 肾脏

肾脏的主要功能是排泄废物、维持体内渗透压和酸碱度等内环境的相对稳定,此外还有内分泌功能。尿液是排出多数毒物的主要途径,因此肾是毒物作用的主要靶器官之一。有毒中药化学物质对肾脏可造成直接或间接的损害,从而影响上述功能。如某些毒物急性中毒时发生的中毒性休克,可间接造成肾衰竭。

**1. 肾脏易受外源性中药有害物质损害的原因**

(1) 肾的血流十分丰富:在体内循环的任何药物或毒物都会很快并且以较高的量到达肾脏。

(2) 经肾小球滤过的物质在肾小管中被浓缩,因此某种外源性有毒中药物质在血浆中的浓度是无毒的,随着在尿液中浓缩之后,在肾脏中就可能变成有毒物质,从而引起肾损害。

(3) 某些原来可溶性的药物或毒物,随着 pH 的改变,可在变酸的小管中沉淀并阻塞正常尿流,磺胺类结晶在肾小管内的沉淀过程就是典型的例子。

(4) 多数物质经肾脏内的代谢毒性下降,但有些物质在肾脏代谢后活化使毒性反而增加,如某些低分子的脂肪族氯代烃。

(5) 肾脏可作为许多中药毒性物质的贮存器官,特别是一些砷汞制剂及含有重金属复方可以以不同形式贮存于肾脏,如汞、砷和铅等。

**2. 肾中毒性损害的类型**　由于外源性有毒中药活性物质对肾单位的作用部位及其毒性作用机制不同,中毒性肾损害可有不同类型。常见的有以下几种:

(1) 急性肾衰竭:表现为接触毒物后 72 小时内出现少尿或无尿、氮质血症、肾小管坏死。主要见于汞、砷、砷化氢、四氯化碳等中毒。

(2) 肾病综合征:主要表现为大量蛋白尿、低蛋白血症、高胆固醇血症及全身水肿。见于含马兜铃酸类中药广防己、关木通和重金属制剂等中毒。

(3) 肾小管综合征:主要表现为高氨基酸尿、葡萄糖尿、高磷酸盐尿和代谢性酸中毒。见于铅、汞及含马兜铃酸类中药中毒。

(4) 肺出血 - 肾炎综合征:表现为肺泡出血性炎症和肾小球肾炎。病情进展迅速,可在数月内死于肾衰竭。某些含马兜铃酸类中药及烃类化合物如汽油可引起此种综合征。

(5) 慢性间质性肾炎:患者缺乏肾炎症状,尿蛋白不多,可出现尿浓缩功能障碍、尿比重偏低、高血压和贫血。见于慢性含马兜铃酸类中药中毒。

**3. 肾脏毒性作用机制**　现代肾脏毒理学尚属新的毒理学分支,对于某些概念性的问题

及中毒机制方面的研究还不够充分,现就某些毒物引起肾损害的机制归纳如下:

(1)对细胞的直接作用:是指某些肾毒物,特别是重金属毒物对细胞膜、某些细胞器或某些酶等的直接作用。如 GANTE C E 等[33]研究了氯化汞对肾脏超微结构毒性作用的时相,发现给大鼠低剂量(1mg/kg)氯化汞,24 小时内产生肾皮质内带近端小管及髓袢降支粗段细胞坏死。而早在汞作用之后 8 小时就出现其他形态学改变,如刷状缘缺失、核糖小体(HnRNP proteins)消散、滑面内质网形成凝块,随后出现空泡、浆膜破裂和线粒体改变,说明最早的改变是刷状缘。MCDOWELL E M 等[34]观察中等剂量的氯化汞对动物肾小管功能障碍的时相,发现给氯化汞 15 分钟时,尿中刷状缘酶的排泄增加,但数小时内可恢复正常。染毒 3 小时后小管细胞膜有轻微形态学改变,24 小时肾小管细胞坏死,但近曲小管变化轻微。

(2)与 GSH 的结合作用:目前认为 GSH 在中毒性肾损害的中毒机制中所起的作用有两个方面:一是认为 GSH 可以与某些中药活性物质在肝、肾组织中结合,从而对细胞内其他含巯基的物质起到保护作用,当 GSH 耗竭时才出现毒性效应;另一种说法是某些中药毒性物质与 GSH 结合后被活化而生成具有肾脏毒性的 GSHS 结合物,引起线粒体功能丧失而导致细胞毒性和细胞死亡。

(3)共价结合:一些肾脏毒物能与组织蛋白相互作用,推测这些反应是共价结合并致使肾组织发生坏死。如四氯化碳对肾的损害是由于它能与肾脏蛋白产生共价结合所致。

(4)免疫性因素:免疫机制在汞和其他有毒中药活性物质的肾脏毒性中起重要作用。如给大鼠重复皮下注射氯化汞可引起膜性肾小球肾炎。其机制可能是氯化汞与蛋白结合或改变某一组织结构使其成为抗原,而引起自身免疫复合物性肾炎。

(5)金属硫蛋白的作用:某些金属进入体内后诱导金属硫蛋白(metallothionein,MT)生成增多,这实际上是机体的一种保护作用。如小剂量镉预处理动物,增加了以后镉急性中毒的 $LD_{50}$,随着预处理镉剂量的增加,机体的耐受性逐渐增强。但如果投以镉的剂量过大(或低浓度长期染毒),超过肾脏排泄镉的临界浓度时,肾脏中的 MT 不能将镉全部结合成 Cd-MT,这时将有游离镉存在而表现出肾脏毒性。

**4. 肾脏毒理研究方法** 理想的检测中毒性肾脏损害的方法应敏感、有特异性又简单易行。而实际上没有单一的方法能完全满足上述要求。研究中毒性肾脏损害所选择的肾功能实验方法主要取决于研究目的及实验室条件。

(1)整体肾功能试验:尿化验分析。包括尿蛋白、尿糖、尿氨基酸、尿 pH、尿钠钾排泄与尿酶等测定及尿沉渣细胞镜检,特别是对含马兜铃酸中药早期肾小管损害的诊断,微球蛋白、视黄醇结合蛋白及中性肽链内切酶的检查尤为重要。

①尿浓缩功能及血液成分试验:将动物禁水一定时间(12~24 小时)后,测定尿量及尿比重,但较粗略,测定尿渗透压较精确;血液成分化验,主要是尿素氮和肌酐的测定。②肾脏清除功能和肾穿刺试验:包括肾小球滤过率测定、肾血流量测定和肾小管功能试验。肾脏穿刺技术,用于确定毒物的作用部位以及在单个肾单位中的转运过程。③肾脏病理形态学检查:是检查中毒性肾脏损害不可缺少的内容,不仅可以了解损害部位、严重程度,还可以与肾功能的检查结合起来探讨损害的机制。

(2)体外试验:①肾皮质薄片技术。用于研究肾脏对有机酸、有机碱和氨基酸等的转运功能,还可研究肾组织对葡萄糖合成的功能,近年来应用广泛。②离体小管灌流。主要用于分析精确的转运机制,实验动物选用兔比较适宜。由于此法技术复杂,目前在毒理学中应用较少。

### (三) 神经系统毒理

神经系统毒理是 1970 年后兴起并得到迅速发展的毒理学分支之一,它是研究毒物(包括药物过量)对神经系统作用后所引起的功能性或器质性损害、损害类型和特点、损害作用机制、中毒临床表现以及为防治提供实验依据的一门学科。神经系统是机体的重要中枢,它有独特的血脑和血神经屏障作保护。然而它对各种毒物易感,这是因为:神经元具有很高的代谢率而且进行厌氧代谢的能力很低;由于神经元具有电兴奋性,因而它较易丧失细胞膜的完整性;神经元具有很长的轴突,细胞体需在构造和代谢上供给它的轴突。

#### 1. 神经性毒物的作用特点

(1)神经系统的功能最复杂,反应最迅速,和其他器官系统的联系最广泛。因此毒物作用于神经系统后,临床上较早出现功能改变,表现为各种症状和体征,如大脑综合功能紊乱可发生精神活动和行为异常。

(2)中枢神经系统具有较高的新陈代谢率,如正常成人每 100g 脑组织每分钟需供血量 50ml,耗氧 3.5ml,消耗葡萄糖 5.5mg,以维持能量代谢的需要。因此中枢神经系统不仅受到毒物直接损害而发生功能和形态的改变,而且也受缺血、缺氧和低血糖的影响而间接受到损害。

(3)神经系统中存在着神经介质体系,为维持神经系统正常生理活动所必需的物质基础。某些神经性毒物的作用靶目标即为神经介质体系。

(4)神经细胞和肝、肾、皮肤、小肠上皮细胞不同,再生能力甚差。一般认为成人的神经元不进行细胞分裂,已经受毒性物质损害而死亡的神经元的功能不能由其他神经元所替代。中枢神经系统中受有毒活性物质损害的轴突再生效果很差,周围神经系统中轴突再生也十分缓慢,且再生后功能也不完全。

(5)神经纤维末梢对某些毒物反应较敏感,受损后修复过程十分缓慢。

(6)完整的神经系统功能有赖于协调作用和来自全身的感觉冲动,因此评价神经性毒物的毒性作用,必须全面地系统地应用行为科学、电生理学、神经生物化学(包括分子生物学)、神经组织形态学、神经病学的方法加以研究,才能作出该毒物是否损害神经系统、毒性作用剂量阈、作用靶组织或靶细胞、作用机制等恰如其分的结论。

#### 2. 神经系统病变分型

Norton(1980 年)将神经性毒物所造成的神经系统病变归纳为 6 种类型:①第一型,又称灰质型。因毒物中毒引起的单纯性缺氧,或导致缺血性缺氧,或导致细胞中毒性缺氧都可以使灰质的神经元和星形细胞发生不同程度的变性直到坏死。常见毒物有一氧化碳、二氧化碳、氮、氢氰酸、二硝基酚等。②第二型,又称白质型。毒物选择性地作用于中枢和周围神经系统中形成髓鞘的少突胶质细胞和施万细胞,引起中枢神经系统白质中长突髓鞘和周围神经髓鞘病变。常见毒物有铅、镉、一氧化碳、叠氮化物等。③第三型,又称周围神经病型。毒物对周围神经中的运动神经损害可以先侵犯施万细胞(Schwann cell)发生脱髓鞘变,而后波及轴突引起退变,也可能直接侵犯核周体、轴突或神经肌肉接头,最常见的是慢性乙醇中毒。④第四型,也称周围神经病型,和第三型的区别特点是,有毒中药活性物质原发性损害细胞体,使神经细胞合成组织蛋白过程受阻和轴浆输送功能受阻,轴突和树突得不到来自细胞体的组织蛋白更新,遂致变性和坏死。甲基汞、长春碱、长春新碱、秋水仙碱等致此类型病变。⑤第五型，又称神经肌肉接头受损型。特点为毒作用点是神经肌肉接头，阻断突触传导神经冲动而致肌肉麻痹。常见毒物有肉毒杆菌毒素、河鲀毒素、石房蛤毒素、筒箭毒碱等。⑥第六型，又称特定部位受损型。有毒物质选择性损害神经系统的特定部位或核团，如大剂量谷氨酸盐和葡萄糖专门损害下丘脑腹侧核团，一氧化碳和叠氮化物损害脑盖部，无机汞损害小脑浦肯野细胞，而甲基汞则损害小脑颗粒细胞。

**3. 神经毒理研究方法**

(1)建立模拟人体神经系统病变的动物模型：利用参比药物，建立模拟人体神经系统病变的动物模型，并与已知的或未知的神经性毒物做比较研究，对于阐明有毒中药中毒机制，寻找防治药物具有十分重要的意义。例如帕金森病是常见的老年病，也是多种中药毒性物质引起的较常见的神经系统病变。利用参比药 6-羟基多巴(6-hydroxydopa, 6-OHDA)注入动物纹状体内，使该处多巴胺(dopamine, DA)含量明显减少，动物出现帕金森病的症状，锰中毒也可出现类似帕金森病的症状，其机制也与纹状体内 DA 的减少有关。动物注射毒扁豆碱，或腹腔注射槟榔碱等同样可以造成动物帕金森病模型，脑内乙酰胆碱(acetyl choline, ACh)作用增强也可阐明帕金森病发病机制，从而更全面地阐明脑内 ACh 和纹状体内 DA 平衡失调是造成帕金森病的原因，提出了用左旋多巴(levodopa, LDP)、甲基多巴(methyldopa, MDA)、苯海索或阿托品治疗帕金森病。在建立动物模型时必须选择作用机制与人相似的敏感动物。

(2)形态学方法：观察中毒后神经系统病理形态或组织化学改变是神经毒理学最常用的方法。首先是肉眼观察，其次是在光学显微镜下观察基本病变，确定靶点后再做电镜检查。特殊情况下做神经系统组织化学检查。

(3)电生理方法

1)脑电图：用以反映皮质内锥体细胞的电活动。有毒物质引起的脑水肿、血脑屏障损伤、脑血管器质性损害、脑细胞损害、癫痫大发作以及较明显的神经衰弱综合征均可引起脑细胞膜生物电活动的不稳定而引起脑电图的改变，根据脑电图谱的改变可以判断病变情况和程度。实验动物用埋藏电极方法进行病变部位的定位。

2)诱发电位：常用声、光或刺激躯体观察中枢神经系统或单根神经或一束神经纤维的电位变化。诱发电位的变化可以反映毒性物质对中枢神经系统的影响，也能检查周围神经近侧段、神经根和神经通路的病变。将电极探针插入肌肉，在静止和肌肉收缩时，记录和检查肌肉的电活动(肌电图)，通过测定动作电位的时限和电压变化、最大运动神经传导速度、远端运动潜伏期、感觉神经传导速度、慢运动神经纤维传导速度，以了解毒物对周围神经损害程度。

3)用电生理技术结合神经生理和神经药理方法：如游离大脑皮质、去大脑和去中脑动物、毁坏中枢某些核团、切断神经通路、脑室灌流、微电极、神经节灌流、坐骨神经腓肠肌标本等，都可以用来分析毒物对神经系统功能性损害，并进行定性定位和探讨作用机制。

4)行为活动的方法：是研究毒物在小剂量或低浓度下对神经系统功能和引起行为活动改变的最敏感的方法，在临床毒理学中是发现神经性毒物亚临床中毒较敏感的方法。动物实验常采用经典式条件反射或应答性行为和机器性条件反射或操作性行为，如大鼠压杆、鸽啄食装置，联上微电子计算机程序控制行为可以自动描记和定量记录。对人则采用成套神经生理学和心理学测试方法,过去多用韦克斯勒成人智力量表测定智力商和韦克斯勒记忆量表测定记忆商,现在多数人主张用美国《精神疾病诊断和统计手册》第 4 版智力诊断标准(*Design Standards Manual-IV-R*,*DSM-IV-R*)和智能判断标准(intelligent judgment criterion,CDR)评价记忆商。

5) 神经化学的方法:神经化学为 20 世纪 50 年代开始出现至今仍在沿用的历史名词,但其内容 40 多年来已大大发展。包括使用化学的、生物化学的、生物物理的、免疫化学的和分子生物学的手段和各种仪器设备,如荧光分光光度计、双光束双波长分光光度计、气相色谱仪、高效液相色谱仪、微电泳仪、酶化学法、酶动力学法、放射自显影法、放射性核素示踪法、配体结合法、受体动力学法、放射免疫法、微透析技术等,研究神经系统各部位如神经通路、重要核团、神经元的细胞体和突起、膜、亚细胞器、离子通道、胞浆、突触、受体和神经肌肉接头作用后发生的一系列化学变化。如神经元的化学构成,神经系统的糖、脂质、蛋白质和核酸代谢,能量代谢,水和电解质代谢,膜的变构,神经介质和有关的酶系,第二信使 cAMP 与 cGMP 含量变化,神经肽和内分泌的变化,为进一步深入了解中毒机制和病理生化过程,提供有效的手段和方法。

6) 组织细胞培养的方法:从动物体分离得到的神经组织和细胞,在体外的条件下,保持组织细胞存活、生长、发育分化能力,供神经科学和神经毒理学研究所进行的操作和措施,称神经组织细胞培养。神经组织细胞培养方法有以下 6 种:

a. 胚胎培养:最常用的动物胚胎有 6~8 天胎龄的鸡胚、10~15 天胎龄的大鼠或小鼠胚胎。此法的优点是胎儿代谢正常,可分离出母体的代谢产物;正常或接近正常发育,细胞和组织间能相互作用;可以从很早胎龄开始培养,培养中任何阶段都可进行毒性实验,以获得不同发育阶段和整个发育阶段神经系统改变。缺点是很难显示细胞和分子水平毒性;器官和组织存在混合型;生化改变复演性差。

b. 器官培养和器官移植:可以取全脑、脊髓、小脑、脑干、海马、背根神经节、交感神经节或坐骨神经进行培养。此法的优点是能维持神经元和神经元、神经元和神经胶质细胞以及神经胶质细胞之间的相互关系;可以从成年动物、新生动物或老年动物取材,取材前动物可以进行毒物处理。缺点是深层细胞不易获得充分的氧和营养物的供应,不易排出代谢物,造成代谢物蓄积和易致死亡;一般条件下器官只能生存数日;细胞与细胞间相互联系和相互作用十分复杂,很难在器官培养中得到显示。

c. 组织块培养:取神经系统切成约 0.1~1.0mm³ 的小块,置于培养皿内或置于悬滴盖片中加血浆进行培养,经 1~2 天后,神经细胞周围生出突起,而后因突起增多呈放射状。神经组织块在培养条件下可存活数周。优点是大部分组织块保持完整细胞结构;组织块铺平后可作形态分析;光镜下可鉴定髓鞘;可在细胞外记录"器官型"的电活动。缺点是缺乏存活情况下的形态学研究。

d. 凝集细胞培养:为原代细胞培养,生长的细胞凝集成团。优点是胶质增生受限;细胞立体结构得到部分复原;生化参数的复演性比组织块培养好;凝集细胞成熟程度较分散细胞完全。缺点是控制胎龄和产生分化变异十分困难;不能完全复原到正常细胞所具有的特征;测定电生理反应很困难。

e. 分散细胞培养:先将神经组织用机械方法切碎,然后用胰蛋白酶或胶原酶分散成单个细胞,装培养瓶或平皿中培养。优点是生化研究复演性好;在相差显微镜或诺马尔斯基微分干扰显微镜下能得到很好显示；能保持某些神经组织化学特性；可进行微电极插入单个细胞记录电活动；可分析单个突触；可在单个细胞上进行电生理、生物化学和形态学鉴定。缺点是细胞是平面的而不是立体的结构；几乎或完全没有髓鞘；绝大多数已失去正常细胞结构；某些细胞型不能存活。

f. 细胞株培养：通常取自成神经细胞瘤、神经鞘瘤、神经胶质瘤或杂交细胞株进行培养。目的在于进行免疫学研究，在毒理学研究中应用价值不大。

## 五、免疫毒理与中药过敏反应

免疫毒理学是毒理学与免疫学间的边缘学科，也是毒理学的一个新分支，该学科主要是研究有毒中药活性物质及物理因素对人和实验动物免疫系统产生的不良影响及其机制。过去对有毒中药进行安全评价，常常根据一般毒理学方面的检查，包括动物生长率或功能低下、重要器官（靶器官）的重量及功能的变化、血液学方面的变化，有时还包括行为和神经方面的变化。但有时在长期小剂量接触某种有毒中药后，虽不足以引起以上各方面的变化，但却能表现出对免疫系统的作用，如 1ppm 的甲基汞、5ppm 的五氯苯酚、10ppm 的多氯联苯就能引起小鼠免疫功能的变化，所以研究有毒中药活性物质，特别是中药注射剂对免疫反应的影响，一方面可对它们的毒性作出全面的评价，另外还可以从对免疫功能的检查中寻求外源有毒物质对机体损害的早期指标。

免疫应答是宿主的一个重要防护与调节机制。由于免疫系统受损，就能大大增加传染病的发生率，因此会间接影响动物的生命。本来很多外源性物质都是一些小分子的物质，是半抗原，并不能引起免疫应答，但当器官损伤以后，它和损伤的组织成分相结合就可能产生抗原性，引起免疫病理性损伤。对免疫功能检测有助于对中药毒性物质所造成损害的临床表现及病理过程有进一步的了解。免疫毒理学的研究还有助于我们了解毒物损害的生物学机制。免疫应答具有高度的选择性和特异性，并且由多种免疫细胞和细胞因子参与完成。现在已经可以利用体外培养各种免疫细胞的方法，在培养液里加入各种化学物质，将有助于了解这些中药毒性物质作用的部位，并提供有关中药毒性物质与生物效应之间作用性质方面的资料。

### （一）毒性物质对免疫功能影响的表现

1. **使免疫功能受到抑制或产生免疫缺陷**　很多化学物质可对免疫功能包括体液免疫和细胞免疫功能产生抑制作用。例如铅能损伤体液免疫和细胞免疫，给小鼠腹腔注射硝酸铅 30 天后，可降低其对伤寒沙门菌的抵抗力而使死亡率明显增加。此外，铅还能降低宿主对病毒（EBV）、李斯特菌的抵抗力。许多金属对免疫功能产生抑制作用。如给大鼠一次静脉注射醋酸铅可以增加大鼠对革兰氏阴性菌敏感性约 100 000 倍，给大鼠静脉注射 60μg/kg 的醋酸镉，然后静脉注射大肠埃希菌，其敏感性增加约 1 000 倍。

2. **产生变态反应**　机体受抗原刺激后，产生异常的体液或细胞免疫反应导致生理功能紊乱或组织损伤，变态反应性化学物质引起的过敏反应有以下几个特点：①反应表现不同于该物质的一般毒性反应，组织病变不同于该物质的中毒性变化，而是变态反应性炎症；②初次接触某种化学物质后，经过 1~2 周再接触同一物质，反应即可出现；③不完全遵循毒理学的剂量 - 反应的规律，很小的剂量进入体内即可致敏，再接触小剂量即可出现症状。依过

敏反应出现的快慢、抗体是否存在,把变态反应分为以下 4 型:

(1)第 I 型、速发型或反应型: I 型变态反应是 IgE 介导的变态反应。当某些过敏体质的机体,初次接触过敏原后,可产生 IgE 抗体,凭借 IgE Fc 段,抗体结合于肥大细胞或嗜碱性粒细胞表面,使机体产生致敏状态,可维持半年至数年,当致敏的机体再次接触过敏原时,过敏原即与细胞表面的 IgE 结合,使细胞脱颗粒,并释放多种药理活性物质(或称化学介质),引起以毛细血管扩张、通透性增加、腺体分泌增多及平滑肌收缩为特点的病理变化。如果这种作用发生在支气管则会产生支气管哮喘,作用于皮肤会可出现红肿、荨麻疹等,作用于胃肠道则会出现呕吐、腹痛、腹泻等症状。引起 I 型变态反应的过敏原很多,除常见的花粉、真菌、动物皮片、灰尘和食物外,还有各种中药针剂中的杂质;另外还包括吸入的甲醛、镍盐等金属化合物。吸入烟草、棉尘、谷尘、木尘等植物性有机粉尘也可引起支气管哮喘或哮喘性支气管炎。

(2)第 II 型、细胞毒型或溶细胞型: II 型变态反应是抗体(IgG 或 IgM)引起带抗原的组织细胞损伤或功能障碍。IgG 或 IgM 抗体与机体细胞(靶细胞)表面的抗原结合,通过活化补体、巨噬细胞吞噬或 K 细胞的抗体依赖细胞毒作用引起细胞的破坏死亡。常见的靶细胞有红细胞、粒细胞、血小板、肾小球毛细血管内皮细胞、肝细胞、皮肤细胞、平滑肌细胞以及一些内分泌细胞等。长期接触铅的工人及慢性苯中毒患者和苯接触工人,可发生溶血性贫血、白细胞减少症或血小板减少性紫癜,即为 II 型变态反应。

(3)第 III 型、免疫复合物型: III 型变态反应是由于抗原抗体复合物(免疫复合物)在组织中沉积而引起的炎症反应,炎症反应涉及补体的活化和中性粒细胞的浸润,释放出许多水解酶,并造成组织损伤。这类变态反应较常见于感染、药物治疗等引起的免疫复合物病。如细菌感染引起的亚急性细菌性心内膜炎,青霉素、磺胺引起的"血清病"。一些毒物,如汞、铅、砷等物质可改变肾细胞或蛋白质,引起免疫反应,造成过敏性肾病综合征。

(4)第 IV 型、迟发型或细胞免疫型: IV 型变态反应是由免疫的 TD 或 TK 细胞与特异抗原反应而引起的组织损伤。表面具有特异性受体的致敏淋巴细胞再次与抗原相遇,引起细胞增殖,其中 TD 细胞可释放淋巴因子,吸引和激活非特异性的巨噬细胞。由于细胞的增殖和浸润,可诱发迟发型变态反应。许多物质可引起迟发型变态反应,表现为接触性皮炎与湿疹,这类职业性皮肤病约占整个职业性皮炎的 60%。引起这类皮肤病的化学物质有砷、汞、松节油、滑润油、硝基苯及苯胺染料、甲醛、鞣酸、环氧树脂、酚醛树脂等。

(二)对免疫功能影响的机制

毒物对免疫功能的影响,可通过直接作用和间接作用机制导致。直接作用表现在某些化学物质的细胞毒性作用,它们可以直接作用于免疫器官和免疫细胞。有毒物质可直接作用于淋巴细胞,通过对淋巴细胞膜上的表面抗原或各种受体的作用造成细胞死亡。它还可以改变细胞内的结构,从而对细胞的活化、增殖、分化及正常的免疫反应进行干扰。如 $O_3$ 可使淋巴细胞膜上的不饱和脂肪酸氧化,使膜受损;金属离子可与淋巴细胞的巯基结合,抑制 ATP 酶而产生对淋巴细胞的毒性作用。总之,淋巴细胞对许多化学物质的作用是较敏感的,因此免疫毒性作用常常表现在其他毒性之前。

间接作用主要是对内分泌的作用,当然营养缺乏也是一个原因。营养不良常常会增加机体对感染的易感性及降低免疫力。儿童缺乏蛋白质及大鼠营养缺乏时血清中肾上腺皮质激素升高,而皮质激素升高可抑制体液免疫;维生素 B 及矿物质缺乏可造成细胞免疫功能降低以及对传染病的抵抗力减弱。腺垂体激素、肾上腺素等对淋巴细胞及巨噬细胞的吞噬功能及炎症反应都起一定的作用,如肾上腺素对某些淋巴细胞的亚类有毒性作用,促性腺激素、雌激素及雄激素可以抑制免疫功能。胸腺素在胸腺细胞成熟中起一定的作用,它能促使即将成熟的胸腺淋巴细胞进一步成熟,成为有活性的 T 淋巴细胞。胸腺素的缺乏可影响 T 细胞的发育成熟,进而影响细胞免疫。

### (三) 中药过敏反应

机体受到某些中药成分刺激后,体内产生了抗体,当该药再次进入机体时,发生抗原抗体的结合反应,造成组织损伤或生理功能紊乱,引起机体过敏反应,严重者可产生过敏性休克,甚至死亡。过敏反应亦称为变态反应。能诱发过敏反应的抗原物质很多,如蛋白质、多肽和多糖等大分子物质都具有完全抗原性,称全抗原;许多小分子药物或其代谢产物作为半抗原,在体内与蛋白质结合成为全抗原。目前认为凡结构中具有生化活性基团的化学物质都可以是半抗原。中药成分复杂,品种繁多,其中不少具抗原性,如动物药中的蛋白质、植物药中的多糖以及小分子物质、黄柏等药中的小檗碱、金银花中的绿原酸、茶叶中的茶碱、颠茄中的莨菪碱等,均可诱发不同类型的过敏反应。其中以中药注射剂所致的过敏反应发生率最高,并以过敏性休克最严重,死亡率高。产生过敏性反应的原因是由于抗原首次进入具有特异质的机体后,在体内产生 IgE 类抗体。IgE 具有亲细胞性,其分子中的 Fc 端极易与嗜碱性粒细胞和肥大细胞膜上的 Fc 受体结合,使细胞致敏。当这些细胞再次接触相同的抗原时,抗原与细胞上两个邻近的 IgE 分子的 Fc 端桥联,使细胞活化脱颗粒,释放多种过敏介质如组胺,血小板激活因子,白细胞三烯 $C_4$、$D_4$、$E_4$(亦称慢反应物质),前列腺素 $D_2$ 等,这些物质即可在数秒钟至数小时内出现剧烈的局部反应或全身反应。临床表现为荨麻疹、血管神经性水肿、过敏性休克等症状。此种变态反应谓速发型变态反应。

中药注射剂较多地发生过敏反应的原因总结起来有如下两点:其一,中药注射剂成分复杂,其中某些含有生物活性基团的化学物质具半抗原性质,从而诱发过敏反应;其二,由于中药注射剂的质量标准并不完备,加上药材的产地、采收季节不同,有效成分及杂质差异大,质量难以控制,或者在制剂中加入添加剂等,使得在应用中易出现过敏反应。从上看出,中药中只要含有生物活性基团的化学成分都有致敏的可能性。这就是为什么中药过敏反应屡有发生,而且每年都有新品种引起过敏反应报道的主要原因。

## 六、免疫毒理研究方法

### (一) 鉴定有毒中药毒性物质对免疫功能的影响

必须建立一些灵敏、快速、特异的免疫学方法。具体要求如下:实验方法应建立在可靠的细胞免疫和体液免疫技术的基础上;实验方法应标准化、灵敏和可重复;实验系统力求简单、自动化,尽可能得到更多的资料。由于免疫系统的复杂性,参与免疫应答的器官不是单一的,参与免疫反应的细胞也是多样的,因此想要确定一个中药毒性物质对免疫功能的影响,绝不是用一个实验就能说明的,需要进行一组实验。1979 年美国国家环境科学院(National Institute of Environmental Health Science,NIEHS)提出了一个确定免疫功能变化的筛选方案。由于这个方案包括的内容很广,测试项目太多,因此他们又提出了一个最低的筛选方案。由于免疫系统的复杂性,参与免疫反应应答的细胞因子多种多样,免疫功能就会受到影响。因此要想确定外源性化学物质对免疫功能的作用,绝不是用一个实验就能说明问题的,可采用确定免疫功能变化的筛选方案(见表7-1)[35]。

表 7-1　确定啮齿类动物经化学物质染毒后最低检测项目

| 项目 | 内容 |
| --- | --- |
| 病理毒性 | 血液学指标(白细胞计数)及分类脏器重量(体重、脾、胸、腺、肝、肾、脑) |
| 宿主抵抗力 | 对植入同系基因肿瘤细胞的易感性(TD10-20) |
| 迟发性皮肤过敏反应 | 给予胸腺依赖抗原后的放射测定 |
| 淋巴细胞功能 | 有丝分裂原(PHA、ConA、LPS)刺激淋巴母细胞化的作用 |
| 体液免疫 | 免疫球蛋白量(IgG、IgM、IgA)对羊红细胞的抗体空斑反应 |

注:植物血凝素(phytohemaglutinin,PHA);伴刀豆蛋白(concanavalin A,ConA);细菌脂多糖(lipopolysaccharides,LPS)。

1. **一般病理毒性检查**　常规的病理毒性检查对于评价环境化学物质对免疫功能的影响是十分有用的。如果免疫系统受到影响,形态学上发生变化,免疫功能就会受到影响。因此,为了判断化学物质对免疫功能的作用,首先可对免疫器官进行大体解剖观察,胸腺和脾脏的重量是很有用的指标。除此之外应该对骨髓、淋巴结、脾脏、胸腺进行组织学检查,这样可知是免疫系统哪个成分受到了影响。通过一般的病理毒性检查,以确定进一步所需进行的免疫功能检查,如果发现胸腺重量下降、胸腺发生萎缩,就应着重检查细胞免疫功能;如果发现免疫球蛋白发生变化就应着重检查体液免疫功能。

2. **淋巴细胞增殖功能测定**　淋巴细胞增殖实验是一个比较简单、重复性好,用来检测 T 细胞和 B 细胞功能活性的方法。沈建忠[36]发现植物血凝素和淋巴细胞在一起进行体外培养,数日后可看到明显肥大型的母细胞,出现分裂旺盛的现象,这就是 PHA 刺激的淋巴细胞转化现象。体外刺激淋巴细胞转化的因子有特异和非特异两种。

3. **细胞免疫功能测定**　有许多方法可用来测定细胞免疫功能,这些方法包括体内法(迟发型变态反应,移植物抗宿主反应,皮肤移植的排斥反应)和体外法(淋巴细胞增殖,T 细胞毒性及淋巴因子的产生)。尽管体外法经常被采用,但是体内测迟发型变态反应方法应用的更为广泛。因为在一般情况下机体的细胞免疫与迟发型变态反应相平行,所以测定有无迟发型变态反应可知细胞免疫功能有无损害。

4. **体液免疫功能评价**　有许多方法可以用来评价体液免疫功能。①用抗体滴度法测定,如免疫扩散、补体结合、血清中和、血凝、被动血凝、放射免疫分析、酶免疫吸附等分析方法、血清免疫球蛋白定量法包括单向扩散、血清电泳、免疫电泳法。②抗体的合成方法,如抗体形成细胞(plague-forming cell,PFC)及 B 细胞受体(Fc 及补体受体)等方法。③对体液免疫功能可进行初次免疫测定和二次免疫测定,也可用胸腺依赖抗原和不依赖胸腺抗原方法进行测定。④测定血清抗体的滴度目前建立了两种较为灵敏的方法,包括放射免疫分析法(radiimmunoassay,RIA)和酶免疫吸附测定法(enzyme linked immunosorbent assay,ELISA)。⑤用 ELISA 法可测抗原、半抗原或抗体,其特点是敏感性、重复性好,可进行大规模的筛选,在检测时只需小量的血样,因此可在一个动物身上进行动态观察。

NIEHS 确定免疫改变的检测项目还有很多,此处不再一一赘述。

**(二) 脏器重量、细胞学、组织病理和免疫组化检查**

**1. 脏器重量及细胞学检查** 实验动物接触有毒物质后,对免疫系统的毒性表现为淋巴器官重量或组织学的变化、淋巴组织和骨髓的细胞在质和量上的变化、外周血白细胞数量的改变。因此在任何免疫毒性的评价中检测胸腺、脾脏、淋巴结的重量是很重要的。对淋巴器官和骨髓细胞学的检查也是很有力的手段。淋巴器官的常规组织病理学检查在评价中药毒性物质的免疫毒性是十分有用的,因为脾脏和淋巴结的结构可以分为依赖胸腺区和不依赖胸腺区,通过组织病理学检查就能获得有毒物质对 T、B 淋巴细胞影响的启示。通过一般的病理毒性检查,如果发现胸腺重量下降、胸腺萎缩,就应着重检查细胞免疫功能。有人观察到已烯雌酚等染毒动物胸腺重量与细胞免疫功能状况呈现很好的正相关。

**2. 免疫组织化学** 免疫组织化学(immunohistochemistry),简称免疫组化,在生物医学研究中具有十分重要的作用,并且涉及许多研究领域。根据组织和细胞内化学成分的不同而建立的特殊染色法,以在大体及组织学水平上找到特征性形态表现,谓之组织化学法。而将细胞中具备抗原性的成分制备出相应的抗体,利用抗原抗体特异性结合的特点,通过化学反应,使标记于抗体上的显示剂(通常为酶、金属离子、同位素)显示一种颜色,借助电子、荧光或普通光学显微镜观察其颜色变化,从而在抗原结合部位确定组织细胞某种成分的方法,即免疫组织化学法。从免疫组化技术的原理中我们可以看到,它不仅特异性强、敏感性高,而且定位准确、形态与功能相结合。目前免疫组化法主要针对细胞中各种蛋白质、肽类、酶类、激素类、糖类和脂质类抗原进行检查。

但是,免疫组织化学技术也有其局限性,例如,组织细胞内的待测物质要有抗原性,而且需要有一定浓度方可检出;检出的免疫反应阳性蛋白不能被确定是细胞新合成的蛋白还是通过细胞间运输而来的蛋白。因此,在实验设计中应充分考虑这些特点。如果实验需要证明已知蛋白为何种细胞合成,需采用分子原位杂交技术解决[37-39]。为引导初学者在实验设计中合理巧妙地运用免疫组织化学技术,将其应用的基本原则简述如下:

(1)确定细胞类型和形态:组织细胞内有些蛋白具有组织特异性,如胶质原纤维酸性蛋白(gial fibrillary acidic protein,GFAP)只存在于星形胶质细胞内,神经丝蛋白(neurofilament,NF)只存在于神经细胞内。通常把这些具有组织特异性的蛋白称为标记性蛋白。通过标记性蛋白的特异性抗体可确定细胞种类。有些细胞(如表皮内朗格汉斯细胞和黑色素细胞等)在光镜下不易辨认,通过对胞质内的特定蛋白实施免疫组化染色,便能清楚显示此类细胞外形轮廓。这种作用在神经科学研究和肿瘤临床病理中显得尤为重要。

(2)辨认细胞产物的来源:利用某些细胞产物为抗原,制备相应的抗体,对组织细胞实施免疫组织化学染色,以确定细胞产物的来源。如内分泌细胞产生的各种激素,大多数可用免疫组化染色技术辨认,据此可研究细胞的分泌功能及对内分泌肿瘤做功能分类,检测分泌异位激素的肿瘤等,了解细胞分化程度。

(3)确定细胞的分化程度:不同的同一类细胞多表达不同的标志性蛋白,根据对这些不同蛋白的鉴定可确定细胞的分化程度。例如,神经上皮细胞的标志性蛋白是巢蛋白(nestin),当其分化为放射状胶质细胞时表达波形蛋白(vimentin)。在神经元发生期分化为成神经细胞时则表达Ⅲβ神经微管蛋白(tubulin microtubulin,TUM),成神经细胞分化为成熟的神经元时表达神经丝蛋白(neurofilament,NF)。

(4)追踪神经纤维束和它的投射区:用于此目的的免疫组织化学方法常与轴浆运输示踪法相结合来研究神经元之间的联系。轴浆运输示踪法是利用某些物质可被神经末梢摄取,经轴质逆行运输到胞体的特点,用组织化学方法显示出神经元的轮廓。常用示踪剂有辣根过氧化物酶和荧光金等。例如,为观察周围神经系统或中枢神经系统某核团神经纤维投射,先将示踪剂注射到动物神经纤维末梢部位,使动物存活一段时间,在预期神经纤维投射部位取材,先通过组织化学方法使示踪剂定位,再实施免疫组织化学方法确定其性质。

(5)在临床病理中的应用:如鉴定病变性质、发现微小病灶、探讨肿瘤起源或分化表型、确定肿瘤分期、指导治疗和预后、辅助疾病诊断和分类、寻找感染病因等[34]。凡是组织细胞内具有抗原性的物质,如肽类、激素、神经递质、细胞因子、受体、表面抗原等均可用免疫组织化学方法显示,因而目前在基础与临床科研中被广泛应用。最近几年,分子生物学研究异常活跃,但最终还要归到形态上来。用免疫组织化学方法对所研究的大分子进行定位,进而深入研究其功能。

### (三) 体液免疫功能

检测中药有毒物质引起的体液免疫改变,空斑形成细胞(PFC)测定是一种灵敏且最常用的方法。体外 PFC 检查法的原理是在体外创造一种条件,将抗原免疫鼠脾制成脾细胞悬液,在半固体凝胶介质中与羊红细胞(sheep red blood cell,SRBC)混合,在平皿或玻片上制成薄层,37℃孵育 1.5~2 小时后加入补体,由于靠近分泌特异性抗体的靶细胞(淋巴细胞)周围的 SRBC 被抗体致敏,因而激活了补体,形成溶血空斑。

### (四) 细胞免疫功能

细胞免疫功能主要是由 T 细胞完成的,细胞免疫在迟发型变态反应、移植排斥、肿瘤免疫等起主要作用。体外法等一些方法可用来测定细胞免疫功能。体外法原理是:当致敏的 T 细胞再次接触相应的抗原后,就能引起局部的致敏淋巴细胞释放出多种淋巴因子,导致发生以单核细胞浸润为主的炎症,表现为皮肤的红肿硬结,这种反应一般在抗原注射后 24~48 小时可以见到。对人测试迟发型变态反应可采用皮试法,皮试法中所用的抗原有特异性病原微生物性抗原,也称回忆抗原,如结核菌素(tuberculin,OT) 等,还有非特异性抗原,如 H 硝基氯苯及 PHA 等,用硬结的纵横直径平均值判断结果。对实验动物的迟发型变态反应,可以用各种放射免疫分析法定量测定,它比皮试法灵敏得多。常用的抗原有钥孔碱血蓝蛋白(Keyhole limpet hemocyanin,KLH)、纯化蛋白衍生物(purified protein derivative,PPD)、牛血清白蛋白(bovine serum albumin,BSA)、结核疫苗(tuberculosis vaccine)、羊红细胞(sheep red blood cell,SRBC)等。对小鼠一般用 KLH,致敏剂量为 100μg,大鼠一般用 PPD,常用剂量为 20μg。

### (五) 淋巴细胞增殖反应

淋巴细胞增殖实验是一个比较简单、重复性好、用来测定 T 细胞和 B 细胞功能活性的方法。在进行体外淋巴细胞培养时,常用的培养液有 199、RPMI-1640(Roswell Park Memorial Institute-1640),在进行鼠或人淋巴细胞培养时用 RPMI-1640 效果较好。在培养液中需要加入一定量同种或异种动物血清,常用为小牛血清。体外刺激淋巴细胞转化的因子有特异和非特异两种。非特异的刺激物有植物提取物、细菌产物、抗体、各种化学物质等。最常用的有植物血凝素、刀豆蛋白,它们主要刺激 T 细胞;美洲商陆、脂多糖主要刺激 B 细胞。

检测方法有形态学方法和放射性核素方法。形态学方法比较简单,不需特殊仪器,可在光学显微镜下进行观察,由于判断母细胞是按形态学的标准,所以客观性较差。液体闪烁测定法能客观地反映淋巴细胞转化情况,但需要有放射性核素标记的胸腺嘧啶核苷和测 $^3$H 的液体闪烁仪。

### (六) 巨噬细胞功能

巨噬细胞在免疫反应中起很重要的作用,它不仅有非特异吞噬功能,还参与细胞免疫和体液免疫。巨噬细胞有吞噬作用、胞内杀伤、抗原摄取和处理、产生干扰素及对感染细胞或恶变细胞的溶解作用等多种功能。可以通过测定体内对颗粒状异物清除率、体外对颗粒的吞噬作用、胞内杀灭细菌的能力、对肿瘤细胞生长抑制的能力及某些酶的测定来评价巨噬细胞功能。

### (七) 宿主抵抗力

机体接触化学物质后,可改变其对细菌、病毒、寄生虫及可移植肿瘤和自发肿瘤的抵抗力。一般来说,B 细胞缺损的机体对细菌敏感性升高,T 细胞缺损的机体对病毒、寄生虫、肿瘤敏感性升高。检测宿主抵抗力是在整体动物身上进行的实验,它可将体内外各项免疫功能测定结果之间以及它们与整体间相互联系做全面的解释。

对病原体的抵抗实验是用啮齿类动物进行感染实验,根据它们对传染源抵抗力的不同来评定化学物质的免疫毒性。实验中选用传染源时需考虑以下几个方面:它对人类或其他动物的危险性;动物是否易感;产生的病变是否有重复性;机体防御机制中是否需要 B、T 及巨噬细胞参与;感染过程中是否有易于观察和判断的指标;动物感染的途径和感染后发病机制应与人类疾病相似;传染源的接种量不宜过多,以免压抑宿主的免疫系统。要满足以上全部的条件是很困难的,但应力求做到,以便用所得的资料说明人类的情况。

1. **病毒易感性测定**　动物对病毒感染抵抗力的改变是评定化学物质是否有免疫毒性最适宜的方法,因为病毒感染可能是人类最常见的病因之一。病毒感染的结果取决于这种病毒的毒力、靶器官的易感性和宿主的免疫功能。最常用的病毒有脑心肌炎病毒(encephalomyocarditis virus,EMC)、单纯疱疹病毒(herpes simplex virus,HSV)和甲型流感病毒(influenza A virus,FLU)等。

2. **细菌易感性测定**　常用细菌有李斯特菌和铜绿假单胞菌。细菌在胰蛋白酶肉汤内 37℃ 培养过夜后,在分光光度计上比浊定量(540ml),然后从标准曲线查知细菌数。给正常对照和实验组分别静脉注射一定量的细菌后,逐日观察发病和死亡情况,共 14 天。

3. **对寄生虫抵抗力的测定**　通常应用两种寄生虫——毛线虫和疟原虫。人和小鼠都通过抗体和淋巴细胞的协同作用抵御毛线虫感染。无胸腺小鼠对毛线虫的驱除能力低弱。

4. **肿瘤细胞攻击实验**　本实验是应用纯系小鼠观察机体对同系基因的肿瘤细胞的抵抗力。攻击所用的肿瘤量是使 10%~20% 正常动物发生肿瘤($TD_{10-20}$)。观察指标有肿瘤发生率、死亡率、发生肿瘤的平均潜伏期、肿瘤大小、结节数目以及平均死亡时间等。

上述方法只能鉴定有毒物质对免疫功能是否产生影响,如果有必要进一步研究免疫功能变化的机制,进一步评价免疫系统各种细胞成分和功能的变化,测定细胞与细胞之间的反应还需要建立其他一些方法。

以上仅介绍了部分中药的中毒成分和中毒机制,而许多中药中毒的机制还不清楚,有待深入研究。中医药学是生命科学,具有自身完整的理论体系和长期积累的丰富用药经验,对保证临床用药的安全有效具有不可忽视的作用。只有认真系统地学习中医药理论,继承其宝贵的用药经验,并不断总结和发展使之完善,才能保证用药的安全有效。

(吴崇明　斯建勇　杜贵友　张春颖　付建华)

第七章 参考文献

# 第八章 中药外源有害污染物研究现状分析

中药质量是中药药效的基础,随着人们认识水平的不断提高,对中药质量的理解从原始的外观形状、颜色、大小等指标过渡到近代的利用显微观察鉴别、成分含量等指标。目前,人们逐渐认识到除了中药的有效成分达标以外,外源有害物质也会严重影响中药的疗效甚至造成严重的后果,因此国际上将其含量作为植物药质量的一个重要指标,中药中外源有害污染物的含量逐渐成为中药界关注的焦点,我国中药在出口的过程中也不断遭遇"绿色壁垒",被退货甚至索赔,严重影响了中药的声誉[1]。这个问题逐渐被国家管理部门所重视,多次在科技计划中立项对中药有害污染物进行研究。

本书在第一版中论述重金属及农药残留问题的基础上增加了真菌毒素及二氧化硫残留问题的内容,在对这些污染物近10年研究成果进行梳理基础上,从污染现状、检测方法和限量标准及减控措施等角度对内容进行了全面更新。

## 第一节 中药中外源有害污染物污染概况

### 一、中药中重金属及有害元素污染概况

#### (一) 重金属及有害元素种类和危害

重金属是指密度在 5 以上的金属,如金(Au)、银(Ag)、汞(Hg)、铜(Cu)、铅(Pb)、镉(Cd)、铬(Cr)等。2020 年版《中国药典》四部[2]关注的中药材中重金属及有害元素主要包括铅、镉、砷、汞、铜等。砷属于非金属元素,但根据其化学性质及毒性,一般将其列在有毒重金属元素中[3]。重金属进入人体往往要经过一段时间的积累才显示出毒性,并可经食物链生物浓缩,具有很大的潜在危害性[4]。如 Pb 对儿童的生长发育影响极大,严重影响儿童的智力发育和行为,血铅每升高 100μg/L,智商(IQ)平均下降 2~7 分[5];Hg 通过食物链的传递而在人体蓄积,蓄积于体内最多的部位为骨髓、肾、肝、脑、肺、心等,对人体的神经系统、肾、肝等可产生不可逆的损害,且对组织有腐蚀作用,与蛋白质结合,形成疏松的蛋白化合物[6]。

（二）中药中重金属及有害元素污染途径

**1. 种植环境对药用植物污染**　土壤、水源、大气等环境因子是药用植物生长的环境条件，一般来说，土壤中重金属含量直接影响中药材中重金属是否含量超标。如颜慧等[7]发现不同产地丹参中 Cu 的积累与其种植土壤本底值显著相关，说明丹参中 Cu 的含量与种植环境关系密切。工业上的"三废"是土壤重金属污染的主要来源之一[8]，一方面是工业生产会排放出大量含有重金属的有害气体，这些废气排放到空气中后，药用植物叶面通过主动或被动吸收将废气中的有害重金属吸入，从而导致污染；另一方面是含有重金属的废水、固体废弃物通过灌溉耕地，造成土壤重金属污染，从而造成中药材的间接污染。

**2. 药用植物自身特性对重金属及有害元素的吸收和富集**　由于药用植物在生长和遗传特性等方面的不同，造成了在生理生化及代谢方面的差异，从而导致了不同种类的药用植物对重金属的吸收、富集过程具有显著的差异性。崔乐怡等[9]研究发现，臭牡丹的根对 Cd 有较强的富集能力，故易出现超标现象。

**3. 农药及化肥也可导致药用植物中重金属增加**　为了防治病虫害，农户常需要对药用植物喷洒农药，而有些农药中含有 Hg、Cu、Pb、As 等重金属，喷洒这类农药后，农药中的重金属会通过药用植物的根、茎、叶、花及果等进入植物内并不断积累，从而造成重金属在药用植物中含量增高甚至超标。化肥中也含有某些重金属，如过磷酸钙中 Cd、Pb 等重金属含量较高[10]，其不合理使用会明显增加土壤中重金属的含量，使中药材中重金属含量超标[11]。

**4. 中药材加工、炮制的过程中使用的含重金属的容器或辅料也可能会引入重金属**　张寒等[12]研究发现，经盐炙的杜仲中重金属含量增加；曾秋初等[13]对粉碎前后的中药材、中药饮片、中成药及药用辅料中的 Cd 含量进行检测，发现使用不锈钢材质的机器对中药进行加工和处理会导致重金属 Cd 的污染，从而影响中药的产品质量。

（三）中药中重金属及有害元素污染现状

不同产地的中药材重金属及有害元素含量不同，而不同类型的中药材对重金属及有害元素的富集能力也不同，所以各类重金属及有害元素的污染情况也有差异。钟源等[14]对 8 种中药材的重金属情况分析发现，黄芪、白芍的主要污染物是 Hg，甘草的主要污染物是 Cd，块根类药材的主要污染是 Hg、Cd；褚卓栋等[15]通过对云南地区的 26 种中药材中的重金属含量进行检测，发现 Cd 污染最为严重，其次是 Cu、As、Pb。由于植物类的中药材涉及用药部位、品种以及产地等多种因素的影响，故其重金属及有害元素的含量差异也很大。赵蓉[16]研究发现，中药材重金属超标情况因药材品种不同而不同。如金银花、枸杞、黄芪、山楂等中药材均存在 5 种重金属全部超标的情况，而白芍药材主要为 Cu、Hg、Pb 超标。

目前动物类中药材的品种不多，但是临床中应用较多，在实际的中药材行业中占有重要的地位。环境污染等是造成动物类中药材重金属严重超标的直接因素。如李学德等[17]对不同类别的中药材中重金属含量进行统计，发现动物类中药材中 Cd、Cu 含量较高。但目前的相关研究缺乏系统性，每篇报道的药材产地、品种、检测的人员方法都不同，所以结论难免有局限性。

矿物类中药材重金属污染的途径较多，药材产地的环境、开采和加工的过程、储存和运输的条件等对矿物类中药材中的重金属及有害元素的含量以及重金属及有害元素成分之间的比例都有着直接的影响[18]。

## 二、中药中农药残留概况

### (一) 中药中常用农药种类和危害

农药残留(pesticide residue)是指残存于人类食物、牲畜饲料和饮用水中的农药原体、代谢物、降解物和其他转化物的总称[19]。中药材生产中曾经或目前较为常用的农药品种主要有有机氯类、有机磷类、拟除虫菊酯类和氨基甲酸酯类等。

有机氯类农药是一类高效、广谱的杀虫剂,曾广泛应用于中药材的病虫害防治[20],自20世纪40年代开始使用DDT、六六六两种有机氯类杀虫药,因其防治面广,药效优于当时的其他农药而被广泛用于防治作物、森林和牲畜及卫生害虫[21];氨基甲酸酯类农药于20世纪30年代兴起,一般无特殊气味,在酸性环境下稳定,遇碱分解,并有致癌性[22];有机磷类农药是中药材中广泛使用的一类农用杀虫剂,如乐果、敌敌畏及对硫磷等,1943年有机磷类农药正式投入市场,迄今为止有机磷类农药已超过300个品种,高毒有机磷农药在我国的大量应用,严重危害了人畜安全,影响了中药材质量安全,因其对乙酰胆碱酯酶有抑制作用,易产生急性中毒,严重时可危及生命[23],目前一些高毒品种已被禁用,也由于有机磷类农药化学结构中多含有酯键,易分解,不稳定,因此在中药材中的残留时间通常较短;拟除虫菊酯类农药是生物活性优异、环境相容性较好的一大类杀虫剂[24],20世纪60年代后期,拟除虫菊酯类农药得以大力发展,由于其杀虫谱广、效果好、低残留、无蓄积作用等优点,被广泛应用。近年研究证明其具有拟雌激素活性,可干扰人的内分泌,因此应特别加强对该类农药残留量的检测[25]。

农药虽具有杀死病菌、害虫、杂草、鼠等有害生物和促进植物生长发育的功能,但又具有毒品特性,所以残余农药也可能对人畜、环境造成危害[26]。农药从呼吸道、皮肤、消化道等不同途径进入人体,直接危及人体的神经系统和肝脏、肾脏等重要组织器官。农药进入人体后会引起急性或慢性中毒。一旦引起中毒,轻则出现头晕、头痛、腹痛、恶心、呕吐、食欲减退、视力模糊、多汗等症状,重度中毒者还会出现胸部有挤压感、肌肉颤抖等,严重的可出现脉搏、呼吸加快及昏迷,甚至死亡[27]。如经呼吸道吸入或口服有机磷类农药会在10分钟到2小时内发病,具体症状表现为恶心、呕吐、头晕等,严重的会导致器官衰竭[28]。

### (二) 中药中农药污染途径

中药材从种植到成药过程中多个环节可受农药污染,主要有以下四个方面:

1. 中药材在种植过程中为了防治病、虫、草害或调节植物生长而使用农药。为保产增收,降低种植成本,种植户常选择高毒、价格低廉的农药,尤其是在病虫及草害严重时期,大量使用被植物吸收造成污染[29],这主要是滥用农药造成。

2. 种植环境对中药的间接污染。土壤、水源、大气等环境因子是中药材生长的重要环境条件,持久性农药在环境中不易被降解,而长期残留于环境中,如有机氯类农药六六六、DDT在20世纪70年代就被禁用并停止了生产,但六六六的降解时间为20年,DDT的降解时间为30年[30]。药用植物通过根、叶等器官的吸收将其吸收入体内,并在植物细胞中蓄积,故时至今日,一些药材样品中仍有六六六、DDT等有机氯类农药检出,个别严重超标[31]。

3. 中药材在采收、加工、贮藏及运输过程中引入污染。例如采收时期不当,一些药材产区,在施用农药后不久(农药使用安全间隔期未过)就开始采收[32];用农药、化肥的包装作药材的包装；运输农药、化肥的车辆未彻底清洁就运输药材；为防止生虫变质，用农药对库存药材进行熏蒸，如氯化苦为一种杀虫剂，熏蒸后如果残留于药材中，即有致癌的可能[33]；药材炮制过程中辅料、加工机械设备、晾晒场所等也可能交叉污染[34]等等。

4. 由食物链引入的污染，主要存在于药用植物通过食物链造成的农药蓄积[35]。由于环境的污染，食物链也被污染和破坏，药用植物可能因食物链的蓄积作用而被污染，例如地龙以土壤有机质为食[36]，土壤中残留的农药可被蓄积体内，当人们把该地龙作为药材时，就可能威胁人类健康。

### （三）中药中农药污染现状

我国是中药材生产大国，且很多中药材出口海外，如枸杞、人参等，因此有关中药材中农药残留安全问题越来越受到关注。中药中农药污染有以下特点[1]：

1. 中药中农药残留污染具有普遍性，几乎在所有药材样品中都有检出[37]。

2. 种植药材中农药残留量较高，而野生药材中仅有痕量检出。这是因为耕作区土壤中农药残留量高或种植时施用农药。

3. 中成药中农药残留量一般较低。

4. 同一地区的同种药材、同一药材的不同部位农药残留量也有较大的差异。这是因为不同的药用部位，其吸收农药特点有异，且种植人员会根据药用部位及病虫害种类的不同施用针对性的农药，因此农药残留在不同的药用部位有不同的分布特点。

## 三、中药中真菌毒素污染概况

### （一）中药中真菌毒素种类和危害

真菌毒素是真菌在食品或饲料里生长所产生的代谢产物[38]。这些代谢产物易引起人和动物病理变化和生理变态，目前约有 400 种真菌毒素已被确认会对人类健康造成多种危害，包括肝肾毒性、神经毒性、致癌致突变性[39]。污染中药材的真菌毒素常见黄曲霉毒素（aflatoxin，AFT）、玉米赤霉烯酮（zearalenone，ZEN）、赭曲毒素（ochratoxin，OTA）、伏马毒（菌）素（fumonisin，FB）等。黄曲霉毒素已被分离出来的毒素类型包括 $B_1$、$B_2$、$G_1$、$G_2$、$M_1$、$M_2$ 等十几种，其中毒性最大的为黄曲霉毒素 $B_1$（aflatoxins $b_1$，$AFB_1$）。1993 年国际癌症研究机构将黄曲霉毒素 $B_1$ 列为一类致癌物，其毒性比砒霜大 68 倍，仅次于肉毒素（botulinum toxin，BTX），是目前已知真菌中毒性最强的[40]。

### （二）中药中真菌毒素污染现状

真菌广泛存在于空气、土壤中，药用植物在田间生长、采集后不及时干燥，贮存不当或在制备和加工过程中处理不善，均可污染各种真菌，并产生真菌毒素。进而影响中药材质量、安全及合格率[41]。中药霉变已成为影响中药质量与使用安全的主要问题之一。

尤其是种子和果实类中药、发酵类中药及含以易污染黄曲霉毒素的中药材为处方成分的中成药，都易污染黄曲霉毒素[38,42]。王文丽[43]对所收集的 15 种药材饮片共计 45 份样本表面的真菌进行分离鉴定，发现 43 份样本有真菌毒素检出，这些药材饮片主要有根茎类中药党参、太子参、黄芪、三七；果实和种子类中药枸杞、苦杏仁等。李闽真等[44]对福州市售地产中药材真菌污染情况进行分析，发现根茎类中药如泽泻、麦冬，果实和种子类中药如莲子、桂圆肉等，叶类中药如枇杷叶等均有真菌检出。由此可知，几乎所有中药均有可能污染真菌毒素。

## 四、中药中二氧化硫污染现状

关于硫黄熏蒸中药材的记载最早记录于 1900 年《温县志》中保管及储藏光山药[45]，《新编中药志》[46]、《中药材手册》[47]等书籍中均有关于作为一种加工工艺硫黄熏制中药材的记载。但是现代研究表明，人体内存在亚硫酸氧化酶，可将亚硫酸盐氧化，过量摄入亚硫酸盐会影响人体对钙的吸收，破坏 B 族维生素，对肝脏等器官造成伤害。

硫黄熏蒸是中药材传统的防虫、防蛀、防霉及防腐的方法，20 世纪以来被广泛用于中药材加工贮藏[48]，20 世纪后半叶出现滥用的趋势。2000 年以来国家药品监管部门开始重视硫黄熏蒸药材的安全问题，自 2020 年版《中国药典》[2]开始取消所有药材加工中硫黄熏制方法，但研究人员在中药材种植基地考察中发现，在实际加工生产中，依然存在硫黄熏蒸药材的现象。硫熏法主要应用于不易干燥或易腐败变质的中药材加工过程中，可促进水分的蒸发、加速药材干燥。武喜红等[49]对市售中药材及饮片中二氧化硫残留量进行测定，结果显示黄芪、覆盆子中二氧化硫残留量超过 400mg/kg，白豆蔻中二氧化硫残留量超过 150mg/kg。

中药中二氧化硫的引入主要有 3 个途径：

1. 药用植物自身的代谢产生。
2. 药用植物在种植生长过程中从外界环境如大气、土壤、水中吸收二氧化硫。
3. 中药在加工过程中进行硫熏，是中药中二氧化硫的主要来源[50]。

# 第二节　中药中外源有害污染物检测方法和限量标准

## 一、中药中重金属及有害元素检测方法和限量标准

### （一）国内外标准中收录的重金属及有害元素检测方法

国内外标准中收录的重金属及有害元素检测方法见表 8-1。

**表 8-1　国内外标准中收录的重金属及有害元素检测方法**

| 国家 /地区 | 标准 | 检测元素种类 | 前处理 | 检测方法 |
|---|---|---|---|---|
| 中国 | 2020 年版《中国药典》[2] | 中药材中铅、镉、汞、铜、无机砷、总砷元素形态及价态 | 微波消解、干法消解、湿法消解 | ICP-MS、HPLC-ICP-MS、ICP-OES、AAS、比色法、砷斑法 |
| | 《香港中药材标准》[51]第七册 | 总砷、铅、镉、汞 | 微波消解 | ICP-MS |

续表

| 国家/地区 | 标准 | 检测元素种类 | 前处理 | 检测方法 |
|---|---|---|---|---|
| 美国 | 2016年《美国药典》[52] USP39 | 无机砷、铅、镉、总汞、甲基汞 | 微波消解、溶剂萃取、高压密闭消解 | ICP-OES、ICP-MS、HPLC-AAS、砷斑法、ICP-OES |
| 欧洲 | 《欧洲药典》[53] EP 8.0 | 铅、镉、砷、汞 | 微波消解 | AAS、ICP-OES、ICP-MS |
| 日本 | 《日本药局方》[55] 17版 | 无机砷、总重金属、汞 | 湿法消解、干法消解（灰化法） | 比色法、砷斑法 |

备注：ICP-MS（inductively coupled plasma mass spectrometry）；HPLC（high-performance liquid chromatography）、ICP-OES（inductively coupled plasma-optical emission spectromete）、AAS（atomic absorption spectrometry）

### （二）重金属及有害元素限量标准

重金属及有害元素是影响中药安全性的主要原因之一，目前，世界各国及有关组织正不断积极修订药用植物及食品中重金属及有害元素的限量标准。但由于各个国家的发展水平参差不齐，而且在地理环境、文化等方面亦有差别，造成各国药用植物中的检测方法不尽相同。我国对中药材中重金属及有害元素的限量规定如表 8-2 所示。

表 8-2 2020 年版《中国药典》[2]重金属限量（mg/kg）

| 药材品种 | 总重金属限量 |
|---|---|
| 冰片（合成龙脑） | 5 |
| 石膏、煅石膏、芒硝、西瓜霜 | 10 |
| 白矾、玄明粉 | 20 |
| 地龙、龟甲胶、鹿角胶 | 30 |
| 滑石粉 | 40 |

| 药材品种 | 砷盐限量 |
|---|---|
| 石膏、冰片（合成龙脑）、鹿角胶、滑石粉 | 2 |
| 芒硝、西瓜霜 | 10 |
| 玄明粉 | 20 |

| 药材品种 | 重金属及有害元素限量 | | | | |
|---|---|---|---|---|---|
| | 铅 | 镉 | 砷 | 汞 | 铜 |
| 人参、三七、山茱萸、山楂、丹参、甘草、白芍、白芷、西洋参、当归、金银花、栀子、枸杞子、桃仁、黄芪、黄精、葛根、酸枣仁 | 5 | 1 | 2 | 0.2 | 20 |
| 牡蛎、阿胶、珍珠、蛤壳 | 5 | 0.3 | 2 | 0.2 | 20 |
| 冬虫夏草 | 5 | 1 | – | 0.2 | 20 |
| 昆布、海藻 | 5 | 4 | – | 0.1 | 20 |
| 海螵蛸 | 5 | 5 | 10 | 0.2 | 20 |
| 蜂胶 | 8 | – | – | – | – |
| 水蛭 | 10 | 1 | 5 | 1 | – |

注："–"代表此项未规定

## 二、中药中农药残留检测方法和限量标准

### （一）国内外植物药农药残留检测方法

农药残留检测方法见表 8-3。

**表 8-3　农药残留检测方法**

| 国家 | 标准中对农药残留检测规定 | 前处理方法 | 检测方法 |
|---|---|---|---|
| 中国 | 2020 年版《中国药典》[2]收录农药检测 | 超声、涡旋及 QuEChERS 提取方法；乙腈、乙酸乙酯、环己烷 - 乙酸乙酯（1∶1）等溶剂作为提取溶剂；凝胶渗透色谱法 - 固相萃取法、基质固相分散净化等净化方法 | GC-ECD、GC-MS/MS、LC-MS/MS 等 |
| 美国 | 《美国药典》[52]39 版,106 种农药 | 无具体提取及净化方法 | 无 |
| 英国 | 《英国药典》[54]2016 年版,106 种农药 | 无具体提取及净化方法 | 无 |
| 欧洲 | 《欧洲药典》8.0 版,106 种农药 | 无具体提取及净化方法 | 无 |
| 日本 | 《日本药局方》[55]17 版,8 种有机氯类农药 | 超声提取方法,乙酸乙酯作为提取溶剂；正己烷液液分配,硫酸磺化净化 | GC-ECD |
| 韩国 | 《韩国药典》[56]第 10 版,有机氯、含氮农药 50 种,14 种农药的单残留检测 | 丙酮高速匀浆提取法；固相萃取法净化,二氯甲烷作为萃取溶剂 | GC-ECD、GC-NPD、GC-MS |

### （二）中药材农药限量标准

《中国药典》和《美国药典》中农药残留限量标准分别见表 8-4、表 8-5。

**表 8-4　2020 年版《中国药典》[2]农药残留限量**

| 编号 | 33 种农药 | 53 个残留物（所有植物类药材及饮片） | 定量限 /（mg/kg） |
|---|---|---|---|
| 1 | 甲胺磷 | 甲胺磷 | 0.05 |
| 2 | 甲基对硫磷 | 甲基对硫磷 | 0.02 |
| 3 | 对硫磷 | 对硫磷 | 0.02 |
| 4 | 久效磷 | 久效磷 | 0.03 |
| 5 | 磷胺 | 磷胺 | 0.05 |
| 6 | 六六六 | α- 六六六、β- 六六六、γ- 六六六、δ- 六六六之和, 以六六六表示 | 0.1 |
| 7 | 滴滴涕 | 4,4′- 滴滴涕；2,4′- 滴滴涕；4,4′- 滴滴伊；4,4′- 滴滴滴之和；以滴滴涕表示 | 0.1 |
| 8 | 杀虫脒 | 杀虫脒 | 0.02 |

续表

| 编号 | 33种农药 | 53个残留物（所有植物类药材及饮片） | 定量限/(mg/kg) |
|---|---|---|---|
| 9 | 除草醚 | 除草醚 | 0.05 |
| 10 | 艾氏剂 | 艾氏剂 | 0.05 |
| 11 | 狄氏剂 | 狄氏剂 | 0.05 |
| 12 | 苯线磷 | 苯线磷及其氧类似物（砜、亚砜）之和，以苯线磷表示 | 0.02 |
| 13 | 地虫硫磷 | 地虫硫磷 | 0.02 |
| 14 | 硫线磷 | 硫线磷 | 0.02 |
| 15 | 蝇毒磷 | 蝇毒磷 | 0.05 |
| 16 | 治螟磷 | 治螟磷 | 0.02 |
| 17 | 特丁硫磷 | 特丁硫磷及其氧类似物（砜亚砜）之和，以特丁硫磷表示 | 0.02 |
| 18 | 氯磺隆 | 氯磺隆 | 0.05 |
| 19 | 胺苯磺隆 | 胺苯磺隆 | 0.05 |
| 20 | 甲磺隆 | 甲磺隆 | 0.05 |
| 21 | 甲拌磷 | 甲拌磷及其氧类似物（砜、亚砜）之和，以甲拌磷表示 | 0.02 |
| 22 | 甲基异柳磷 | 甲基异柳磷 | 0.02 |
| 23 | 内吸磷 | $o$-异构体与$s$-异构体之和，以内吸磷表示 | 0.02 |
| 24 | 克百威 | 克百威与3-羟基克百威之和，以克百威表示 | 0.05 |
| 25 | 涕灭威 | 涕灭威及其氧类似物（砜、亚砜）之和，以涕灭威表示 | 0.1 |
| 26 | 灭线磷 | 灭线磷 | 0.02 |
| 27 | 氯唑磷 | 氯唑磷 | 0.01 |
| 28 | 水胺硫磷 | 水胺硫磷 | 0.05 |
| 29 | 硫丹 | $\alpha$-硫丹和$\beta$-硫丹与硫丹硫酸酯之和，以硫丹表示 | 0.05 |
| 30 | 氟虫腈 | 氟虫腈、氟甲腈、氟虫腈砜与氟虫腈亚砜之和，以氟虫腈表示 | 0.02 |
| 31 | 三氯杀螨醇 | $o,p'$-异构体与$p,p'$-异构体之和，以三氯杀螨醇表示 | 0.2 |
| 32 | 硫环磷 | 硫环磷 | 0.03 |
| 33 | 甲基硫环磷 | 甲基硫环磷 | 0.03 |

| 药材品种 | 其他农药限量/(mg/kg) | | | |
|---|---|---|---|---|
| | 五氯硝基苯 | 六氯苯 | 七氯（七氯、环氧七氯之和） | 氯丹（顺式氯丹、反式氯丹、氧化氯丹之和） |
| 人参、西洋参 | 0.1 | 0.1 | 0.05 | 0.1 |
| 红参 | 0.1 | – | 0.05 | 0.1 |
| 甘草、黄芪 | 0.1 | – | – | – |

注："–"代表未规定

表 8-5《美国药典》[57]USP40 农药残留限量　　　　　　　　单位：mg/kg

| 序号 | 农药名称 | 限量 |
|---|---|---|
| 1 | 乙酰甲胺磷（acephate） | 0.1 |
| 2 | 甲草胺（alachlor） | 0.05 |
| 3 | 艾试剂和狄氏剂（aldrin and dieldrin） | 0.05 |
| 4 | 乙基谷硫磷（益棉磷）（azinphos-ethyl） | 0.1 |
| 5 | 甲基谷硫磷（保棉磷）（azinphos-methyl） | 1 |
| 6 | 无机溴化物（以溴离子计）[bromide,inorganic（calculated as bromine ion）] | 50 |
| 7 | 乙基溴硫磷（bromophos-ethyl） | 0.05 |
| 8 | 甲基溴硫磷（bromophos-methyl） | 0.05 |
| 9 | 溴螨酯（bromopropylate） | 3 |
| 10 | 氯丹（顺式、反式和氧化氯丹的总和）[chlordane（sum of *cis-*,*trans-*,and oxychlordane）] | 0.05 |
| 11 | 毒虫畏（chlorfenvinphos） | 0.5 |
| 12 | 毒死蜱（chlorpyrifos） | 0.2 |
| 13 | 甲基毒死蜱（chlorpyrifos-methyl） | 0.1 |
| 14 | 氯酞酸二甲酯（chlorthal-dimethyl） | 0.01 |
| 15 | 氟氯氰菊酯（总和）[cyfluthrin（sum of）] | 0.1 |
| 16 | 氯氟氰菊酯（λ）[cyhalothrin（lambda）] | 1 |
| 17 | 氯氰菊酯及异构体（总和）[cypermethrin and isomers（sum of）] | 1 |
| 18 | 滴滴涕（总和）DDT（sum of $o,p'$-DDE、$p,p'$-DDE、$o,p'$-DDT、$o,p'$-TDE and $p,p'$-TDE） | 1 |
| 19 | 溴氰菊酯（deltamethyrin） | 0.5 |
| 20 | 二嗪磷（diazinon） | 0.5 |
| 21 | 苯氟磺胺（dichlofluanid） | 0.1 |
| 22 | 敌敌畏（dichlorvos） | 1 |
| 23 | 三氯杀螨醇（dicofol） | 0.5 |
| 24 | 乐果和氧化乐果（总和）[dimethoate and omethoate（sum of）] | 0.1 |
| 25 | 二硫代氨基甲酸酯（以 CS2 计）[dithiocarbamates（expressed as CS2）] | 2 |
| 26 | 硫丹（异构体和硫丹硫酸盐总和）[endosulfan（sum of isomers and endosulfan sulphate）] | 3 |
| 27 | 异狄氏剂（endrin） | 0.05 |
| 28 | 乙硫磷（ethion） | 2 |
| 29 | 乙嘧硫磷（etrimfos） | 0.05 |
| 30 | 皮蝇磷（与氧皮蝇磷总和）[fenchlorphos（sum of dimethyl）] | 0.1 |
| 31 | 杀螟硫磷（fenitrothion） | 0.5 |
| 32 | 甲氰菊酯（fenpropathrin） | 0.03 |

续表

| 序号 | 农药名称 | 限量 |
|---|---|---|
| 33 | 丰索磷(丰索磷、氧丰索磷、氧丰索磷砜和丰索磷砜 4 种成分总和)[fensulfothion(sum of fensulfothion,fensulfothion-oxon,ensulfothion-oxonsulfon,and fensulfothion-sulfon)] | 0.05 |
| 34 | 倍硫磷(倍硫磷、氧倍硫磷、氧倍硫磷砜、氧倍硫磷亚砜、倍硫磷砜和倍硫磷亚砜 6 种成分总和)[fenthion(sum of fenthion,fenthion-oxon,fenthion-oxon-sulfoxide,fenthion-sulfone,fenthion-sulfone,and fenthion-sulfoxide)] | 0.05 |
| 35 | 氰戊菊酯(fenvalerate) | 1.5 |
| 36 | 氟氰戊菊酯(flucythrinate) | 0.05 |
| 37 | 氟胺氰菊酯(tau-fluvalinate) | 0.05 |
| 38 | 地虫硫磷(fenvalerate) | 0.05 |
| 39 | 七氯(七氯、顺式和反式环氧七氯等 3 种成分的总和)[heptachlor(sum of heptachlor,cis-heptachlor epoxide,and trans-heptachlor epoxide)] | 0.05 |
| 40 | 六氯苯(hexachlorobenzene) | 0.1 |
| 41 | 六六六($\alpha$-,$\beta$-,$\delta$-,$\varepsilon$- 六六六总和)[hexachlorocyclohexane(sum of siomers $\alpha$-,$\beta$-,$\delta$-,$\varepsilon$-)] | 0.3 |
| 42 | 林丹($\gamma$- 六六六)[lindane($\gamma$-hexachlorocyclohexane)] | 0.6 |
| 43 | 马拉硫磷和马拉氧硫磷(总和)[malathion and malaoxon(sum of)] | 1 |
| 44 | 灭蚜磷(灭蚜威)(mecarbam) | 0.05 |
| 45 | 虫螨畏(methacrifos) | 0.05 |
| 46 | 甲胺磷(methamidophos) | 0.05 |
| 47 | 杀扑磷(methidathion) | 0.2 |
| 48 | 甲氧滴滴涕(methoxychlor) | 0.05 |
| 49 | 灭蚁灵(mirex) | 0.01 |
| 50 | 久效磷(monocrotophos) | 0.1 |
| 51 | 对硫磷和乙基对氧磷(总和)[paraoxon and paraoxon-ethyl(sum of)] | 0.5 |
| 52 | 甲基对硫磷和甲基对氧磷(总和)[parathion-methyl and methyl paraoxon(sum of)] | 0.2 |
| 53 | 二甲戊乐灵(penoxaline) | 0.1 |
| 54 | 五氯甲氧基苯(pentachloroanisole) | 0.01 |
| 55 | 氯菊酯和异构体(总和)[permethrin and isomers(sum of)] | 1 |
| 56 | 伏杀硫磷(phosalone) | 0.1 |
| 57 | 亚胺硫磷(phosemet) | 0.05 |
| 58 | 胡椒基丁醚(piperomyl butoxide) | 3 |
| 59 | 嘧啶磷(pirimiphos-ethyl) | 0.05 |
| 60 | 甲基嘧啶磷(甲基嘧啶磷和 N- 去乙基甲基嘧啶磷的总和)[pirimiphos-methyl(sum of pirimiphos-methyl and N-desethyl-pirimiphos-methyl)] | 4 |
| 61 | 腐霉利(procymidone) | 0.1 |
| 62 | 丙溴磷(profenofos) | 0.1 |

续表

| 序号 | 农药名称 | 限量 |
|---|---|---|
| 63 | 丙硫磷(prothiofos) | 0.05 |
| 64 | 除虫菊素(瓜叶菊Ⅰ、瓜叶菊Ⅱ、茉莉菊Ⅰ、茉莉菊Ⅱ、除虫菊Ⅰ和除虫菊Ⅱ之和)〔pyreyhrum (sum of cinerins Ⅰ,cinerins Ⅱ,jasmolin Ⅰ,jasmolin Ⅱ,pyrethrum Ⅰ and pyrethrum Ⅱ)〕 | 3 |
| 65 | 喹硫磷(quinalphos) | 0.05 |
| 66 | 五氯硝基苯(五氯硝基苯、五氯苯胺和甲基五氯苯硫醚的总和)〔pentachloronitrobenzene (sum of pentachloronitrobenzene,pentachloroaniline,and methylpentachlorophenyl sulfide)〕 | 1 |
| 67 | 八氯二丙醚(S421) | 0.02 |
| 68 | 四氯硝基苯(tecnazene) | 0.05 |
| 69 | 三氯杀螨砜(tetradifon) | 0.3 |
| 70 | 乙烯菌核利(vinclozolin) | 0.4 |

## 三、中药中真菌毒素检测方法和限量标准

2020 年版《中国药典》[2]检测中药材中黄曲霉毒素(B₁、B₂、G₁、G₂)用免疫亲和柱净化,HPLC(high-performance liquid chromatography) 或 HPLC-MS(high-performance liquid chromatography mass spectrometer)测定。黄曲霉毒素 $B_1 \leqslant 5\mu g/kg$,$G_2$、$G_1$、$B_2$、$B_1$ 总量 $\leqslant 10\mu g/kg$。规定限量的药材有九香虫、土鳖虫、大枣、马钱子、水蛭、地龙、肉豆蔻、延胡索(元胡)、全蝎、决明子、麦芽、远志、陈皮、使君子、柏子仁、胖大海、莲子、桃仁、蜈蚣、蜂房、槟榔、酸枣仁、僵蚕、薏苡仁共计 24 味中药材及饮片。

## 四、中药中二氧化硫检测方法和限量标准

2020 年版《中国药典》[2]中药材二氧化硫检测方法有酸碱滴定法、离子色谱法(ion chromatography,IC)、气相色谱法(gas chromatography-thermal conductivity detector,GC-TCD)。限定山药、天冬、天花粉、天麻、牛膝、白及、白术、白芍、党参、粉葛 10 种残留量不得超过 400mg/kg;其他中药材中二氧化硫残留量不得超过 150mg/kg。

# 第三节　中药中有害污染物的减控措施

## 一、中药中重金属及有害元素的减控措施

根据重金属污染的原因,中药材重金属及有害元素的主要减控措施有[58]:

1. 对中药材种植基地的环境进行评价,避免在土壤、水质、大气等外界环境较差的地区建立中药材种植基地,选择无污染或污染较小的地区,避开工业"三废"等污染严重的地方。

2. 建议改良中药材种植基地的土壤环境,进行农田整治和水源整治。

3. 建议使用有机肥,尽量避免使用化学肥料,筛选重金属及有害元素低的肥料使用。

4. 中药材贮藏及运输过程中,按照中药材自身特点及相关规定要求贮藏和运输,尽量减少贮藏和运输程序,降低人为因素对其造成的污染。

5. 中药生产过程要有严格的防控流程,防止过程污染、辅料引入、从接触物上迁移引入。

## 二、中药中农药残留的减控措施

农药残留是目前影响中药材产品质量安全的主要因素之一,要想逐步控制,应从以下几方面着手。

1. **逐步完善标准体系**　2020 年版《中国药典》[2]目前规定了所有植物性药材及饮片的农药残留限量,建议对人工种植面积及流通量大,种植过程中病虫草害严重的药材品种进行梳理和调研,对有风险的药材品种及农药品种尽快研究制定出更多的农药残留限量标准,使生产企业主动控制,监管部门有法可依。

2. **科学合理施用农药**[59]　中药材中的农药残留主要来自农药的不合理使用,故首先应合理选择农药品种,尽量选用高效、低毒、低残留的农药;施用农药时,应采用其最小剂量并严格按照《农药管理条例》[60]中的要求进行;其次应合理选择施药时期(如需熟知虫害的虫龄阶段、病虫为害的生育期等),严格控制药材采收期;此外,应合理地进行农药混配使用,合理混用对防治病虫害能起到事半功倍的效果。

## 三、中药中真菌毒素的减控措施

基于对中药中真菌毒素污染原因的探究不难发现,中药材在整个生长、炮制等过程中均有可能污染真菌毒素,故笔者结合实际情况及相关资料总结出真菌毒素的减控措施。

1. 气候条件是影响真菌感染的重要因素,应采取必要的措施来控制真菌感染的发生[61]。例如,加强对害虫的控制可以防止害虫破坏药用植株,预防因此造成的真菌感染。

2. 真菌的生长需要水分[62],因此对药材进行干燥处理是控制真菌生长繁殖的最好方法。

3. 密封[63]。药材经严密封闭后,使其与外界的光线、空气以及害虫、细菌等隔绝。适用于含糖类、淀粉类的植物类药材以及动物类药材,这种方法可使药材少受或不受各种自然因素的影响,从而可保持原有的品质,避免虫蛀霉变等损失。

4. 低温冷藏。近年来,有条件的单位采用建立阴凉库或用冰箱、冰库储存部分中药材,防虫效果好,又可保持原药质量。但冷柜中湿度较大,往往易受潮,药材取出后要及时晾晒[64]。由于冷藏储存费用高,此法主要用于贵重药材、特别容易虫蛀的药材以及无其他较好办法保管的中药,如人参、三七、灵芝、鹿茸、海马、全蝎等。

## 四、中药中二氧化硫的减控措施

加强产地中药材管理,禁止使用硫熏的方法炮制药材;通过加强中药饮片的管理,完善企业考核体系来控制,加大中药材及饮片二氧化硫的日常监测来提高药材中二氧化硫合格率[64]。

（薛 健　武晓丽　侯少岩）

第八章 参考文献

# 第九章 含马兜铃酸中药复方的毒理研究

## 一、马兜铃科植物的药用情况

马兜铃科植物在全球多个国家和地区作为药用植物广泛使用,马兜铃属(*Aristolochia*)和细辛属(*Asarum*)最常用。马兜铃属很多品种都有药用。*A. indica* L.(亚洲)、*A. serpentaria* L.(北美)、*A. debilis* Sieb & Zucch.(中国)、*A. acuminata* Lam(印度)、*A. trilobata* L.(中/南美,加勒比地区)、*A. clematitis* L.(欧洲)以及 *A. bracteolata* Lam.(非洲)等均被作为传统药物用于各种用途[1]。其中,*A. indica* L. 在印度被用作蛇毒解毒药[2];*A. acuminata* Lam 被用于缓解关节痛和发热[3];在巴西 *A. triangularis*、*A. esperanzae*、*A. ridicula*、*A. brasiliensis*、*A. arcuate* 和 *A. gigantea* 等在民间被用于止泻、镇痛、消炎和抗癌等;*A. bracteolata* Lam 被用于外伤、痢疾以及癌症等[4-5]。细辛属植物 *A. europaeum* L 在欧洲被用于顺势酊剂;*A. canadense* L 在美国和加拿大的土著民众中均有应用[6-7]。

我国常用的马兜铃属植物有马兜铃 *A. debilis* Sieb. et Zucc.,其果实、地上部分以及根分别被称为马兜铃、天仙藤、青木香,均在我国古代入药使用。马兜铃始载于大约公元 5 世纪的《雷公炮炙论》[8];青木香始载于葛洪的《肘后备急方》(公元 317—420 年);天仙藤早在宋代《妇人大全良方》中就有记载(天仙藤散)。马兜铃与天仙藤被收载于 2015 年版《中国药典》,但未收载于 2020 年版《中国药典》。另外,曾经使用过的马兜铃属品种青木香、关木通、广防己由于马兜铃酸含量较高已被禁用。在我国,细辛自古就是一味常用中药[9],在《神农本草经》中就有记载,其药用历史至少有两千多年。2020 年版《中国药典》收载的细辛为北细辛 *A. heterotropoides* Fr. Schmidt var. *mandshuricum*(Maxim.)Kitag.、汉城细辛 *A. sieboldii* Miq. var. *seoulense* Nakai 或华细辛 *A. sieboldii* Miq. 的干燥根和根茎,用于治疗风寒感冒、头痛、鼻渊、风湿痹痛等[10]。

## 二、含马兜铃酸中草药的毒性

### (一)急性肾脏毒性

20 世纪 60 年代,发现马兜铃酸具有抗肿瘤和增强白细胞吞噬功能等作用,曾被作为抗肿瘤注射剂开发,1988 年进行 I 期临床试验时发现其会引起急性肾脏毒性而终止开发[11]。动物实验发现[12],AA 或含 AA 的中药提取物可导致小鼠急性中毒死亡。例如,小鼠一次性灌胃给予关木通,或广防己,或关木通、广防己的马兜铃总酸,于给药后 3 天开始小鼠陆续死亡,死亡数量与剂量正相关。经过大体解剖和病理检查发现,动物是死于急性肾脏毒性。肉眼可见肾脏肿大、苍白或呈现花斑状。显微镜下可见肾小管上皮细胞严重变性、广泛坏死,近曲和远曲小管上皮脱落,肾小管内存在大量细胞碎片及颗粒管型、蛋白管型,肾间质炎性细胞浸润。肝脏、心脏、肺脏、脑等未见明显异常。

### (二) 慢性进行性肾间质纤维化

国内最早于1964年曾经有关木通导致急性肾衰竭的个案报道。1991—1992年,比利时某临床诊所暴发了105例以进行性肾间质纤维化、肾衰竭为特征的病例,主要为服用减肥药"苗条丸"的妇女,其中43例需接受透析或肾移植。经调查发现,"苗条丸"配方中原本应该用防己科的防己 *Stephania tetranda*,却被错误使用了马兜铃科中药"广防己"*Aristolochia fangchi*[12-15]。这些肾病被称为"马兜铃酸肾病(aristolochic acid nephropathy,AAN)"。随后,在中国、美国、欧洲、日本、韩国、澳大利亚等地区也陆续报道了因服用含AA中药而引发的AAN病例[16-26]。

动物试验发现,关木通、广防己小剂量长期给药可导致动物慢性肾间质纤维化。梁琦等[27]报道了广防己的慢性肾毒性。马兜铃总酸10mg/kg长期灌胃给药造成的肾间质纤维化病变与关木通提取物所致者类似[28]。青木香水提物制成的颗粒剂按照9g/kg(生药)的剂量给大鼠灌胃给药,4个月后可见尿血表现,BUN显著增高,病理检查可见肾小管坏死等病变[29]。

### (三) 巴尔干肾病

巴尔干肾病(Balkan endemic nephropathy,BEN)是多瑙河支流巴尔干地区村庄流行的慢性肾脏疾病,其发生常伴有泌尿道上皮癌[29]。由于该疾病的临床症状和组织病理学检查结果与AAN十分类似,因此有科学家认为该疾病的发生与无意识地长期摄入含AAs的食物有关[30-31]。近年来在巴尔干肾病患者肾脏和泌尿道上皮组织样品中检出了AAs特异性加合物,进一步证实了巴尔干肾病是由AAs引起的[32]。

### (四) 致癌性

动物实验和临床研究均显示AAs或含AA中药可导致泌尿系肿瘤,但是否可引起其他部位的肿瘤尚需进一步研究。含AA中药的致肿瘤作用与剂量和用药时间有关。大鼠口饲AAs 10mg/kg连续3个月并停药6个月后,前胃、肾盂和膀胱均可观察到恶性肿瘤。而以剂量1mg/kg给药3个月并停药至9个月,或以0.1mg/kg连续给药12个月并停药至16个月,仅个别动物前胃有恶性肿瘤,而肾脏和膀胱未见恶性肿瘤发生[33]。另一项研究显示,动物给予AAs 5mg/kg 3周后停药观察至第48周时可见前胃乳头状瘤;至56周时,可见胃鳞癌、肾腺瘤、肺癌、子宫血管瘤和恶性淋巴瘤[34]。在动物研究中未观察到肝脏、脑等其他脏器肿瘤[33-34]。然而在人类,与含马兜铃酸中药有关的肿瘤只观察到泌尿系肿瘤。比利时减肥药所致的AAN患者中,有部分人在随后的几年内发展为肾盂和输尿管肿瘤。最初在4例AAN患者切除的肾和输尿管标本上发现有上皮细胞非典型增生,但尚未形成肿瘤[35]。随后在一例服用含AA中药同时还服用镇痛药数年的肾病患者被确诊后1年左右发现了肾盂和输尿管移行细胞癌[36]。在另外10例AAN患者切除的肾脏和输尿管组织中,发现4例肾盂、输尿管上部和膀胱移行细胞癌,并伴有*P53*过表达[37]。另一项研究报道了39例AAN患者有18例后来出现尿路上皮癌,其中1例伴有膀胱癌[13]。对AAN患者进行了15年的膀胱镜随访,17例中的12例出现了膀胱癌[38]。AAs所致的肿瘤主要是上尿路癌症,主要位于肾盂和输尿管上部。在西方国家,发生于上尿路的尿路上皮癌非常少见(仅占 3%),但台湾地区有 30% 的尿路上皮癌见于上尿路(30%),推测可能与服用含 AAs 的草药有关[39]。有研究者认为,摄入广防己累积剂量大于 200g 会导致尿路上皮癌的风险增高[12]。

## 三、含马兜铃酸中药的毒性机制

### (一) 马兜铃酸代谢动力学

含马兜铃酸中药不同品种中所含的马兜铃酸种类有所不同,主要有 AA-Ⅰ、AA-Ⅱ、AA-Ⅲ、AA-Ⅳ等类型。在药代动力学研究方面,主要针对 AA-Ⅰ的药代动力学研究报道较多。大鼠静脉注射 AA-Ⅰ后,AA-Ⅰ在大鼠体内呈二室开放模型,AA-Ⅰ给药后在体内分布迅速,代谢消除较快,具有非线性动力学性质,可能导致药物在体内蓄积,对肾脏和其他脏器产生毒性。肾脏是 AA 代谢产物的主要排泄器官,这种特点可能与其容易导致肾损害有关[40]。大鼠经口给予关木通水煎液 10g/kg(生药)后,AA-Ⅰ迅速吸收入血,30 分钟达高峰,持续至给药后 1.5 小时,随后血药浓度逐渐降低,24 小时后仍存有微量。给予 $I^{125}$ 标记的 AA-Ⅰ后 10 天,有 68.9% 的 AA-Ⅰ以蛋白结合形式存在。服药后 AA-Ⅰ迅速分布至全身,5 分钟时即已达到分布比值的高峰,24~48 小时处于最低水平;而后 AA-Ⅰ在肝、肾的分布比值又不断增高,肝脏在第 4 天达峰,而后再次下降;在肾脏则继续升高,至观察结束(第 40 天)最为突出,明显高于其他脏器。AA-Ⅰ的这种分布特征可以解释 AA-Ⅰ在肾脏分布及其蓄积并导致肾脏毒性的代谢机制[41]。灌胃给予关木通及其复方制剂龙胆泻肝丸(水丸)后 AA-Ⅰ在大鼠体内的药动学特征显示,龙胆泻肝丸给药后 AA-Ⅰ的血药浓度曲线下面积(AUC)和最大血药浓度($C_{max}$)均明显低于关木通给药后的 AA-Ⅰ相应参数,提示制剂中的其他成分对 AA-Ⅰ的吸收可能有抑制作用,有可能中药配伍后可阻碍 AA-Ⅰ的胃肠道吸收[42]。

含 AA 中药中的 AA 类成分如 AA-Ⅰ、AA-Ⅱ等是导致肾损害和肿瘤的主要成分。AAs 的毒性作用与其在体内的代谢特性有密切的关系。大鼠经口给予 AA-Ⅰ、AA-Ⅱ后,大部分转化为马兜铃内酰胺-Ⅰ、Ⅱ(AL-Ⅰ、AL-Ⅱ),并可经过尿、粪排出[43]。临床上发现,AAN 患者在停药 1 年之内其血浆中仍能测到 AL 成分;国外学者在长期停用可疑药物并进行肾移植的患者中发现肾和膀胱组织能测到 AA-DNA 加合物[44]。这些加合物容易在组织中长时间存留,并可能导致进行性的肾脏损害。

### (二) AA-DNA 加合物的形成及其致突变

AA-Ⅰ和 AA-Ⅱ均可经体内酶代谢形成活性的环内酰胺离子,获得很强的亲电子能力,与 DNA 碱基的环外氨基结合,生成共价加合物,如 7-(deoxyadenosin-N6-yl)-aristolactam Ⅰ(dA-AA Ⅰ)、7-(deoxyguanosin-N2-yl)-aristolactam Ⅰ(dG-AA Ⅰ)、7-(deoxyadenosin-N6-yl)-aristolactam Ⅱ(dA-AA Ⅱ)等。在 AAN 患者的肾脏和尿路组织中均可检测到上述加合物[12,45-48],而皮肤和肌肉中未检测到[40]。这种 AA-DNA 加合物在 AAs 停药后仍然可在体内肾脏组织中持续存在 20 年之久,并可引起基因突变。AAs 所致的泌尿道肿瘤与其导致基因突变有关。在 AAN 患者的肾脏和尿路上皮癌组织中可检测到以 A:T 到 T:A 颠换突变为主的基因突变[49-51],可能与 AAs 对腺嘌呤碱基的选择性亲和所形成 dA-AA Ⅰ加合物有关[52]。目前有人认为 A:T 到 T:A 颠换突变可能是 AAs 的特征性突变,并称其为"AAs 突变指纹",认为可作为服用过含 AA 中药的另一个指标。除了泌尿系肿瘤组织中存在上述突变以外,台湾和新加坡学者发现中国台湾和香港地区的肝癌样本也显示出很高比例的 A∶T 到 T∶A 颠换突变(台湾地区78%,香港地区46%),因而认为中国的肝癌患者主要是与服用含 AA 中药有关[53]。然而,本研究所检测的肿瘤样本超过90%均呈乙肝病毒阳性,学术界已经证明乙肝病毒是导致肝癌的主要致病原因。另外,该论文中并没有说明患者是否曾经服用过含 AA 的中药,也没有检测肝癌组织样本中是否存在 AAs 及其 DNA 加合物。因此,该论文推测肝癌与 AAs 有关是缺乏直接证据的。

### (三) 马兜铃酸的特异性阴离子转运体

由于 AAs 的毒性选择性作用于近曲小管上皮细胞,同时其具有阴离子特性可以与白蛋白结合,因此很多报道认为肾小管上的阴离子转运体(organic anion transporter,OAT)与 AAs 累积产生毒性有关。根据已有实验结果显示,AA-Ⅰ与人和小鼠的 OAT1 和 OAT3 有高亲和力,而对人 OAT4 显示弱亲和力[54]。

### (四) 马兜铃酸导致细胞周期调控紊乱

AAN 大鼠存在泌尿道上皮不同程度的增生,且呈剂量依赖性。AAN 大鼠膀胱组织的细胞周期素 D1/ 细胞周期蛋白依赖性激酶4(cyclinD1/cdk4)和 / 或细胞周期素 E/ 细胞周期蛋白依赖性激酶2(cyclin E/cdk2)的活性增加,从而促进了 Rb 的磷酸化导致 Rb/E2F 复合体表达下调,加速了细胞周期的进程,此结果提示细胞周期素 / 周期激酶复合物也参与了 AAN 引发肿瘤的机制[55]。

## 四、含马兜铃酸中药的马兜铃酸含量

目前含马兜铃酸中药中马兜铃酸类成分的测定方法主要包括紫外分光光度法、薄层色谱法(TLC)、高效液相色谱法(HPLC)、反相高效液相色潜法(RP-HPLC)、超高效液相色谱 - 紫外(UPLC-UV)或串联质谱(UPLC-QQQ-MS)法等。从现有报道结果来看,马兜铃科马兜铃属植物中 AA-Ⅰ的含量远高于其他科属植物中含量,如关木通、广防己、马兜铃、青木香、朱砂莲、寻骨风和淮通中 AA-Ⅰ的含量平均为1 566μg/g,而杜衡和山慈菇中的 AA-Ⅰ含量平均为18μg/g,相差87倍,而木通和防己中未检出。赵桦等[56]和张萍[57]分别用 HPLC 和紫外分光光度法对马兜铃科马蹄香属马蹄香中 AA-Ⅰ含量进行检测,结果显示马蹄香根及根茎中含量为2 785μg/g,叶中含量很少。张亚洲等[58]对马兜铃科马兜铃属广西马兜铃(别名天钻)的 AA-Ⅰ的含量进行了检测,结果表明 AA-Ⅰ的含量为174~2 064μg/g。

不同来源的细辛及其不同用药部位中 AA-Ⅰ差别较大。2020年版《中国药典》对细辛的定义为"本品为马兜铃科植物北细辛 *Asarum heterotropoides* Fr. Schmidt var. *mandshuricum* (Maxim.) Kitag.、汉城细辛 *Asarum sieboldii* Miq. var. *seoulense* Nakai 或华细辛 *Asarum sieboldii* Miq. 的干燥根和根茎"[10],前二种习称"辽细辛"。细辛不同部位的 AA-Ⅰ含量有差异。北细辛地上部分(叶及茎)AA-Ⅰ含量为5.953~71.187μg/g,地下部分(根及根茎)含量为0.476~8.14μg/g,前后平均值相差约9倍。华细辛的地上部分与地下部分的含量差异倍数与北细辛类似。此外,毛细辛和铜钱细辛的 AA-Ⅰ含量地上部分(20.36μg/g、73.16μg/g)和地下部分(3.95μg/g、3.14μg/g)的比值分别为5倍和23倍[59]。此外,陈婧等[60]用 HPLC 法对辽细辛不同药用部位的 AA-Ⅳa 的含量进行了检测,叶中含量为4.474~7.245μg/g,茎中含量为27.14~37.81μg/g,根中含量为35.26~56.85μg/g。部分中药材中马兜铃酸的含量详见表9-1。

表 9-1 中药材中马兜铃酸的含量

| 药品名称 | 拉丁名 | 检测对象 | 检测部位 | 产地 | 检测方法 | 含量 /(μg/g) |
|---|---|---|---|---|---|---|
| 北细辛 | Asarum heterotropoides Fr. Schmidt var. mandshuricum (Maxim.) Kitag. | 马兜铃酸 - I | 根、药材[注] | 辽宁 | UPLC-QQQ-MS、RP-HPLC | 1.28~3.13, 20.26~23.75 |
| | | | 根和根茎(地下部分) | 陕西、安徽 | HPLC | 0.87~8.14 |
| | | | 茎和叶(地上部分) | | | 7.96~16.61 |
| | | | 根和根茎(地下部分) | 辽宁、吉林 | UPLC-UV | 0.476~5.003 |
| | | | 茎和叶(地上部分) | | | 5.953~71.187 |
| | | | 全草 | 四川 | RP-HPLC | 未检出 |
| 北细辛挥发油 | Asarum heterotropoides Fr. Schmidt var. mandshuricum (Maxim.) Kitag. | 马兜铃酸 - I | 药材[注] | 河北 | HPLC | 未检出 |
| 北细辛 | Asarum heterotropoides Fr. Schmidt var. mandshuricum (Maxim.) Kitag. | 马兜铃酸 - IVa | 根和根茎(地下部分) | 辽宁 | HPLC | 31.54~44.37 |
| | | | 茎和叶(地上部分) | | | 6.232 |
| 华细辛 | Asarum sieboldii Miq. | 马兜铃酸 - I | 根和根茎(地下部分) | 陕西 | HPLC | 2.72~3.11 |
| | | | 茎和叶(地上部分) | | | 27.35 |
| | | | 全草 | 陕西 | HPLC | 74.1 |
| | | | 根、药材[注] | 陕西 | UPLC-QQQ-MS、RP-HPLC | 7.72,26.74~28.44 |
| | | | 药材[注] | 甘肃 | HPLC | 30.12 |
| 汉城细辛 | Asarum sieboldii Miq. var. seoulense Nakai | 马兜铃酸 - I | 药材[注] | 辽宁 | HPLC、RP-HPLC | 1.63~9.08, 12.25~12.54 |
| | | | 根和根茎(地下部分) | 辽宁 | UPLC-QQQ-MS | 1.13~2.29 |
| 毛细辛 | Asarum himalaicum Hook. F. et Thoms | 马兜铃酸 - I | 根和根茎(地下部分) | 陕西 | HPLC | 3.62~4.28 |
| | | | 茎和叶(地上部分) | | | 20.36 |

续表

| 药品名称 | 拉丁名 | 检测对象 | 检测部位 | 产地 | 检测方法 | 含量/(μg/g) |
|---|---|---|---|---|---|---|
| 铜线细辛 | Asarum debile Franch. | 马兜铃酸-I | 根和根茎(地下部分) | 陕西 | HPLC | 1.95~4.34 |
| | | | 茎和叶(地上部分) | | | 73.16 |
| 马兜铃 | Aristolochia contorta Bge. Or Aristolochia debilis Sieb. et Zucc. | 马兜铃酸-I | 果实 | 江西,四川 | UPLC-QQQ-MS | 474.88~554.93 |
| | | 马兜铃总酸 | 种子 | 黑龙江,云南,北京等地 | 紫外分光光度法 | 3 570~5 970 |
| | | | 果皮 | | | 1 700~2 580 |
| 天仙藤 | Aristolochia debilis Sieb. et Zucc. | 马兜铃酸-I | 地上部分 | 四川 | HPLC | 8 |
| 朱砂莲 | Aristolochia cinnabarina C. Y. Cheng et J. L. Wu | 马兜铃酸-I | 块根 | 四川,新疆 | UPLC-QQQ-MS | 852.30~1 197.14 |
| | | | | | HPLC | 2 060~2 410 |
| | | | | | RP-HPLC | 2 940~4 560 |
| 马蹄香 | Saruma henryi Oliv. | 马兜铃酸-I | 根和根茎(地下部分) | 陕西 | HPLC | 1 650~1 980 |
| | | | 茎和叶(地上部分) | | | 0~230 |
| | | | 根和根茎(地下部分) | | 紫外分光光度法 | 1 500~6 000 |
| | | | 茎和叶(地上部分) | | | 800 |
| 杜衡 | Asarum forbesii Maxim. | 马兜铃酸-I | 全草 | 浙江,安徽,甘肃,陕西,北京 | HPLC | 4~40 |
| | | | 根和根茎(地下部分) | 辽宁 | HPLC | 20 |
| | | | 茎和叶(地上部分) | | | 10 |
| 寻骨风 | Aristolochia mollissima Hance | 马兜铃酸-I | 全草 | 河南等地 | RP-HPLC | 520~700 |
| | | | 全草 | 广西 | HPLC | 495 |
| 山慈菇 | Asarum sagittarioides C. F. Liang | 马兜铃酸-I | 全草 | 广西 | HPLC | 10~70 |

续表

| 药品名称 | 拉丁名 | 检测对象 | 检测部位 | 产地 | 检测方法 | 含量/(μg/g) |
|---|---|---|---|---|---|---|
| 淮通 | *Aristolochia moupinensis* Franch. | 马兜铃酸-I | 藤茎 | 四川 | HPLC、RP-HPLC | 540~940 |
| 瑶药天钻 | *Aristolochia kwangsiensis* Chun et How ex C. F. Liang | 马兜铃酸-I | 块根 | 云南,广西 | HPLC | 174~2 064 |
| 青木香 | *Aristolochia debilis* Sieb. et Zucc. | 马兜铃酸-I | 根 | 广州 | UPLC-QQQ-MS | 355.86~619.53 |
| 广防己 | *Aristolochia fangchi* Y. C. Wu ex L. D. Chou et S. M. Hwang | 马兜铃酸-I | 根 | 河北,湖北 | HPLC | 1 273 |
| 防己 | *Stephania tetrandra* S. Moore | 马兜铃酸-I | 根 | 广州,湖北,浙江 | UPLC-QQQ-MS | 未检出 |
| 关木通 | *Caulis Aristolochiae* Manshuriensis | 马兜铃酸-I | 藤茎 | 吉林 | HPLC<br>RP-HPLC<br>UPLC-QQQ-MS | 760<br>490<br>308.31~347.10 |
| 木通 | *Akebia quinata* (Thunb.) Decne. | 马兜铃酸-I | 藤茎 | 江西,四川 | UPLC-QQQ-MS | 未检出 |
| 白木通 | *Akebia trifoliata* (Thunb.) Koidz subsp. *australis* (Diels) T Shimizu | 马兜铃酸-I | 藤茎或叶子 | 北京,重庆,云南 | UPLC-QQQ-MS | 未检出 |
| 三叶木通 | *Akebia trifoliata* (Thunb.) Koidz | 马兜铃酸-I | 藤茎或叶子 | 重庆,武汉 | UPLC-QQQ-MS | 未检出 |
| 绣球藤 | *Clematis montana* Buch.-Ham. Ex DC. | 马兜铃酸-I | 藤茎或叶子 | 陕西,广西 | UPLC-QQQ-MS | 未检出 |

（注）:2020 年版《中国药典》中规定细辛（包括北细辛、汉城细辛和华细辛）的药用部位为根茎。

从表 9-2 中所列的中成药的马兜铃酸含量分析结果来看,绝大多数含马兜铃科药材的中成药制剂未检出 AA-Ⅰ,说明经过提取加工以及配伍后的中成药相对是比较安全的。但是丸剂品种,尤其是含有青木香和关木通的品种如冠心苏合丸、甘露消毒饮、龙胆泻肝丸、纯阳正气丸、川芎茶调丸、青宁丸等可检出 AA-Ⅰ,并且含量较高。其原因一方面是青木香、关木通药材中的 AA 含量较高,另一方面是这些丸剂中使用的是青木香或关木通药粉直接入药,药材未经过提取,因此药材中的 AA 被完整地转移到制剂中,因而使得制剂中的 AA-Ⅰ含量较高。少数含关木通或青木香的中成药制剂虽然是采用提取工艺制备,但其 AA-Ⅰ含量仍然较高,如排石颗粒。该结果也说明药监局禁用青木香、关木通是完全必要的。含细辛的中成药只有少数品种部分可检测出 AA-Ⅰ,且可检出的含量很低。

表 9-2 总结的含细辛中成药 24 种,其中有 6 种被检测出 AA-Ⅰ,含量均在 4.9μg/g 以下,其余未检出。含关木通、青木香的中成药中 AA-Ⅰ含量明显高于其他中成药。当将青木香换成土木香或木香,关木通换成木通后,AA 的含量大大降低,有的未被检出。蒋晔等[61]采用 RP-HPLC 法测定两种冠心苏合丸中 AA-Ⅰ的含量,结果显示含有青木香的样品中 AA-Ⅰ含量为 106~115μg/g,而换成土木香后未检出 AA-Ⅰ。沈美琼等[62]采用 HPLC 法检测含有关木通的龙胆泻肝丸中 AA-Ⅰ含量,结果为 101~253μg/g,而刘萤等[63]用超高效液相色谱 - 电喷雾三重四极杆质谱法测定含有木通的龙胆泻肝丸中 AA-Ⅰ和 AA-Ⅱ的含量,结果显示这两种成分均未被检出。

表 9-2　中成药中马兜铃酸的含量

| 中成药名称 | 检测对象 | 含量范围 /(μg/g) | 检测方法 | 含有马兜铃酸的药 |
| --- | --- | --- | --- | --- |
| 冠心苏合丸 | AA-Ⅰ | 69.1~115 | RP-HPLC | 青木香 |
|  |  | 未检出 |  | 土木香 |
| 冠心苏合制剂 | AA-Ⅰ | 148~516 | HPLC | 青木香 |
| 养阴降压颗粒 | AA-Ⅰ | 1 129~1 458 | HPLC | 青木香 |
| 藏药二十五味珊瑚丸 | AA-Ⅰ | 未检出 | HPLC、RP-HPLC | 木香 |
| 小青龙合剂 | AA-Ⅰ | 未检出 | UPLC-MS/MS | 细辛 |
| 消肿止痛酊 | AA-Ⅰ | 0.7~4.9 | LC-MS/MS、SPE-HPLC | 细辛 |
| 细辛配方颗粒 | AA-Ⅰ | 未检出 | LC-MS/MS | 细辛 |
| 新生颗粒 | AA-Ⅰ | 未检出 | HPLC | 细辛 |
| 辛芩胶囊、颗粒 | AA-Ⅰ | 未检出 | HPLC、SPE-HPLC | 细辛 |
| 养血清脑颗粒 | AA-Ⅰ | 未检出 | HPLC、LC-MS | 细辛 |
| 通天口服液 | AA-Ⅰ | 未检出 | HPLC | 细辛 |
| 感特灵胶囊 | AA-Ⅰ | 未检出 | HPLC | 细辛 |
| 寒湿痹颗粒 | AA-Ⅰ | 未检出 | HPLC | 细辛 |
| 万通筋骨片 | AA-Ⅰ | 2.403~4.779 | RP-HPLC | 细辛 |

续表

| 中成药名称 | 检测对象 | 含量范围 /(μg/g) | 检测方法 | 含有马兜铃酸的药 |
|---|---|---|---|---|
| 麻黄止嗽丸 | AA-I | 0.07~0.21 | SPE-HPLC | 细辛 |
| 复方止咳散 | AA-I | 未检出 | TLC | 细辛 |
| 复方南星止痛膏 | AA-I | 未检出 | UPLC | 细辛 |
| 鼻炎灵片 | AA-I | 未检出 | HPLC | 细辛 |
| 风湿安泰片 | AA-I | 未检出 | RP-HPLC | 细辛 |
| 固本祛风颗粒 | AA-I | 未检出 | HPLC | 细辛 |
| 九味羌活丸 | AA-I | 0~0.42, 1.92 | SPE-HPLC、RP-HPLC | 细辛 |
| 健骨舒筋片 | AA-I | 未检出 | HPLC | 细辛 |
| 辛苍鼻炎胶囊 | AA-I | 未检出 | HPLC | 细辛 |
| 清脑止痛胶囊 | AA-I | 未检出 | HPLC | 细辛 |
| 跳骨片 | AA-I | 未检出 | RP-HPLC | 细辛 |
| 石辛含片 | AA-I | 0~0.36 | HPLC | 细辛 |
| 辛麻止咳颗粒 | AA-I | 未检出 | HPLC | 细辛 |
| 乳没镇痛胶囊 | AA-I | 未检出 | HPLC | 细辛全草 |
| 甘露消毒丸 | AA-I | 60~210 | RP-HPLC | 关木通 |
| 龙胆泻肝丸 | AA-I | 101~253 | HPLC | 关木通 |
| | AA-I 和 AA-II | 未检出 | UHPLC-MS/MS | 木通 |
| 川芎茶调丸 | AA-I | 140 | HPLC | 关木通 |
| 青宁丸 | AA-I | 100 | HPLC | 关木通 |
| 纯阳正气丸 | AA-I | 280 | HPLC | 关木通 |
| 消风止痒颗粒 | AA-I | 未检出 | LC-MS | 木通 |
| 大黄清胃丸 | AA-I | 0~0.08 | SPE-HPLC | 木通 |
| 排石颗粒 | AA-I | 0~0.58 | SPE-HPLC | 木通 |
| 益肾蠲痹丸 | AA-I | 未检出 | HPLC | 寻骨风 |
| 寻骨风配方颗粒 | AA-I | 6.35 和 112 | LC-MS/MS | 寻骨风 |
| 京制咳嗽痰喘丸 | AA-I 和 AA-II | 未检出 | UHPLC-MS/MS | 马兜铃 |

注:UHPLC-MS/MS 为超高效液相色谱 - 电喷雾三重四极杆质谱法;LC-MS 为液相色谱 - 质谱分析法;LC-MS/MS 为液相色谱 - 质谱联用法;SPE-HPLC 为固相萃取 - 高效液相色谱法。

【展望】

1. 评估含马兜铃酸中药的临床获益与风险,明确其临床价值和安全性。目前有证据显示含 AA 中药可导致肾脏毒性及泌尿道肿瘤,因此对其用药风险要特别重视,含马兜铃科药材的中成药需要有警示标识,并谨慎使用。由于有些中成药老品种的基础药学研究和安全性评价不充分,其用药风险并不十分清楚,有必要对这些中药进行全面系统的安全性评价,客观评价其临床获益和风险,明确其临床价值和安全性。

2. 明确现用的马兜铃科中药材、饮片和相关中成药的安全剂量和用药时间。瑞士著名医生、毒理学之父——帕拉塞尔苏斯(Paracelsus)早在 500 多年前就提出,世界上没有无毒的药物,关键在于剂量是否合适。剂量合适可治病,剂量过小无效,剂量过大可中毒。比利时诊所服用"苗条丸"的 1 800 多位妇女中有 105 人(占 5.8%)产生了肾脏毒性和部分发展成泌尿系肿瘤,其原因除了个体体质差异外,主要是摄入的 AAs 剂量和用药时间的不同。利用现有的临床以及动物研究资料尚难以评估含 AA 中药的安全剂量和用药时间。有必要进一步研究含 AA 中药的剂量 - 时间 - 毒性关系,以找出其安全剂量和用药时间,为其临床安全用药提供基础。

3. 有必要明确现有含马兜铃酸中药的马兜铃酸含量范围,制定限量标准。国家食品药品监督管理总局于 2017 年 10 月 30 日公布了《可能含有马兜铃酸的马兜铃科药材名单》(24 种)和《含马兜铃属药材的已上市中成药品种名单》(47 种)。有必要对现用的马兜铃科中药材、饮片及其相关的中成药进行全面的 AAs 含量分析,明确其含量范围,并结合毒理学系统研究,评估风险,并制定可保障安全性的 AAs 限量标准。同时,搞清楚产地、采收季节、加工炮制、储藏时间、提取工艺等对 AAs 含量的影响,完善质量控制方法,降低用药风险。另外,中药炮制和配伍是中医的用药特色,中医自古以来就很重视中药的炮制和配伍,以降低中药的毒副作用。有必要研究含 AA 中药炮制减毒以及配伍减毒方法,为相关药物的生产和临床使用提供基础。

(1) 加强含马兜铃酸中药炮制减毒研究:有些有毒中药可以通过炮制降低部分毒性成分的含量,使得毒性降低。曾有研究报道了蜜炙对马兜铃中 AA 类成分含量的影响,发现蜜炙后 5 个主要的 AA 类成分含量均有不同程度的下降。采用醋制法可降低关木通中的 AA-Ⅰ含量[64]。蜜炙、甘草汁炙、碱水炙均可降低朱砂莲的 AA-Ⅰ含量,从而产生减毒作用[65]。青木香粗粉经过猪肝匀浆温孵体系处理(仿生炮制)后,可使其 AA-Ⅰ含量显著下降,去除率可达 92.1%[66]。

(2) 应采用合理的提取工艺和合适的入药形式用药:含 AA 中药若以粉末形式入药的话,由于所含的 AA 全部被转移到中成药中,从而使得更多 AA 被摄入。因此,从理论上来说,如果在相同的剂量下,原粉入药比水煎液更容易中毒。另外,由于 AA 微溶于水,可溶于乙醇、三氯甲烷、冰醋酸等溶剂,因此,含 AA 中药如果采用有机溶剂提取,则在提取物中可能存在更多的 AA,因而更容易导致中毒。因此,需结合系统的毒理学研究来确定含 AA 中药合理的制备。

(梁爱华　韩佳寅　田婧卓)

第九章 参考文献

# 第十章　含蒽醌类中药的毒性研究进展

蒽醌类化合物(anthraquinones)主要分布于茜草科、鼠李科、豆科、蓼科、紫草科、马鞭草科、玄参科及百合科等植物中，是常用中药大黄、何首乌、虎杖、决明子、芦荟、番泻叶、巴戟天等的主要活性成分。其药理作用有泻下、利尿、止血、抗菌、抗病毒、抗癌、调血脂、保肝利胆、通便、健胃、抗氧化、益智、调节免疫、营养毛发等。在临床应用广泛，但是因其有一定的毒性作用，故存在一些安全问题，国内外已经有不少不良反应的病例报道。

植物药中蒽醌衍生物多为羟基蒽醌和它们的苷。主要有大黄素(emodin)、大黄酸(rhein)、大黄素甲醚(physcion)、大黄酚(chrysophanol)、大黄酚蒽酮(chrysophanic acid anthrone)和羟基蒽醌衍生物，及食用大黄苷(rhaponticin)、2,3,5,4′-四羟基乙烯-2-*O*-β-D葡萄糖苷及芦荟大黄素等。结合蒽醌分子量小于500，且溶于水和有机溶剂，游离蒽醌分子量约300，易溶于有机溶剂而不溶于水。从天然产物中提取的含蒽醌类化合物主要是中草药的粗提物，其总蒽醌含量不超过20%。鉴于蒽醌类化合物表现出的毒性，国内外对含蒽醌中药毒理作用进行了一些基础和临床研究。

## 一、蒽醌类药物的毒性

### (一)肠毒性

肠毒性是蒽醌类泻药的主要毒性。通常用于泻下的蒽醌类中药有番泻叶、大黄、虎杖、生首乌、决明子、芦荟等单味药。天然的蒽醌糖苷的形式，不能被胃酸破坏，在小肠中被吸收后，在肝脏中水解为糖及蒽醌类衍生物，再经血液从大肠分泌入肠腔中，或直接由小肠转运到大肠。蒽醌苷在大肠中被水解，刺激大肠神经，从而加强蠕动，亦可抑制 $Na^+,K^+$-ATP 酶，减少大肠对水及 $Na^+$ 的重吸收，从而产生泻下作用[1]。

目前，大多数学者认为便秘和长期口服蒽醌类泻药是诱发大肠黑变病(melanosis coli, MC)的最主要病因。

1. **蒽醌类中药致肠毒性**　随着肠镜普及率增加，便秘发病率的上升，MC 的发病率在国内呈明显上升趋势。MC 是大肠黏膜表面有褐色素沉着，显微镜下可表现为黏膜下层巨噬细胞胞浆中含褐色质颗粒，是一种非炎症性的、代谢性、良性、可逆性疾病。含蒽醌类药物可提高巨噬细胞的活性，损害黏膜上皮细胞(尤其是隐窝部位)，细胞核固缩，细胞变性坏死，部分脱落的上皮细胞形成脱落小体陷入黏膜固有层，被巨噬细胞吞噬，形成黑变病。该病可损伤结肠肠壁神经丛、肌肉、血管和淋巴细胞，长期服用蒽醌类中药如番泻叶、大黄、虎杖、生首乌、决明子、芦荟等会导致电解质紊乱并造成结肠袋(肠蠕动不可缺少的组织结构)逐渐消失,进而影响大肠的蠕动,造成继发性便秘。一些临床报告显示,MC 患者大肠癌和大肠腺瘤性息肉的发生率高,少数患者还可出现假性肠狭窄,而被误行剖腹手术。以大黄、芦荟为例,其所含蒽醌苷类在大肠中经肠道菌群作用,释放出游离蒽醌类成分,发挥刺激性泻下作用。当用量过大,用药时间过长,患者常有恶心、呕吐及里急后重、出血性胃炎等消化系统反应,并伴有剧烈的腹痛和显著盆腔充血,严重时可引起肾炎(致少尿、蛋白尿),孕妇服用则容易引起流产。故孕妇以及脾胃虚寒者不宜服用大黄、芦荟,更不能大量或长期服用。必须指出的是 MC 是一种可逆性疾病,随着泻药的停用,大肠的色素沉着斑可减弱乃至完全消失。

BENAVIDES S H 等[2]提出 MC 程度与蒽醌类泻药的使用量呈正相关。BADIALI D 等[3]研究发现,MC 在服用非蒽醌类泻药患者中发生率为 26.6%,而在长期服用蒽醌类泻药患者中的发生率高达 73.4%。同时,蒽醌类化合物致结肠黑变病也在动物模型中得到证实,CHEN J 等[4]给予豚鼠 0、3g/kg、6g/kg、12g/kg、24g/kg 大黄生药粉末 60 天发现对照组的结肠膜呈粉红色,而给药组结肠黑变病的严重程度随着给药量的增加而增加。

**2. 蒽醌类中药致肠毒性的机制**　目前认为 MC 主要发病机制是线粒体途径的细胞凋亡,BYERS R J 等[5]提出 MC 与结肠上皮细胞凋亡数量呈正相关。CHEN J 等[4]在上述实验中发现蒽醌通过破坏肠黏膜屏障,促进促炎症因子如肿瘤坏死因子 α(TNF-α)的释放来诱导结肠上皮细胞凋亡,最终导致色素沉积并发生 MC。

VAN GORKOM B A 等[6]通过免疫组化的方法对服用番泻叶等蒽醌类泻药而引起 MC 的患者进行观察,发现其上皮组织野生型 *P53* 和 *P21* 大量表达,重度 MC 患者表达量最高。*P53* 是人体抑癌基因,作为细胞信号转导系统中的负信号,调控细胞周期,长期服用蒽醌类泻药,其代谢产物对大肠黏膜的损伤促使 *P53* 过度表达,诱导上皮细胞的凋亡,产生凋亡小体,被巨噬细胞吞噬,经巨噬细胞的溶酶体将其转化为脂褐素或其他色素,这些含有大量色素的巨噬细胞在黏膜固有层内不断积聚,最终形成典型的 MC[7]。而 *P21* 是参与这一过程的介质,协助 *P53* 诱导上皮细胞凋亡。

MC 与大肠肿瘤有密切关系,资料表明在发生 MC 的患者中,大肠腺瘤和大肠癌的检出率均显著高于同期受检的非 MC 者,同样该结论在动物模型中也得到证实,MORI H 等[8]报道大鼠喂养蒽醌类药物可导致原发性肝癌和结肠腺瘤性息肉。徐光辉等[9]前瞻性地研究了 MC 与大肠癌相关癌基因(*APC*、*Bcl-2*、*K-ras*、*Ki-67*)和环加氧酶 2(Cox-2)表达的相关性和结肠癌、癌前病变之间的比较。正常黏膜组、结肠黑变病组、溃疡性结肠炎组、大肠息肉组、大肠癌组的抑癌基因 *APC* 的表达是逐渐降低的,而 *Bcl-2*、*K-ras*、*Ki-67*、Cox-2 在以上 5 组中是逐渐升高的,说明 MC 是从正常黏膜过渡到大肠癌的一个中间过程。故对 MC 的早期防治与肠镜监测,防止其并发症的发生有着重要的意义。

**(二) 肝毒性**

肝脏是人体的解毒器官,毒素被肠壁吸收,在肝脏中进行解毒。所有的食毒、体毒、药毒、酒精毒都要靠肝脏来分解,所谓的肝毒也就是指肝脏在分解这些有毒物质时自身有损害。

药物是肝损害的重要病因之一。药物引起肝病的机制因药而异,非常复杂,大多数情况下尚不清楚。有些药物具有直接的毒性作用,由其引起的肝脏损害一般与药物剂量有关;另一些药物仅偶尔在敏感的个体引起肝损伤,而且与剂量无关,可称为特异体质反应。药物性肝损伤的临床特点和病变程度可有较大区别,通常分为急性和慢性两种。急性药物性肝损伤包括急性肝炎型、肝内胆汁淤积型、急性脂肪肝型和混合型等。中药致药物性肝损伤的报道日益增多,其中不少是含蒽醌类的中药。

1. **蒽醌类中药致药物性肝损伤** 练祥等[10]分析了何首乌及其制剂致药物性肝损伤52例患者的临床资料,从服药到发病最短5天,最长4个月,大多在2周。全部患者停用何首乌及其制剂,采用护肝治疗后痊愈出院。常乙玲[11]报道了从医院和中国知网共检出的204例肝损伤病例,发现导致肝损伤与性别、年龄、家族史关系不大,大多数患者是超剂量服用,201例经保肝治疗后好转出院,1例转归不明,2例死亡,认为何首乌致肝损伤可能与其所含的蒽醌类化合物和鞣质有关。盛家琦[12]曾报道何首乌致家族性急性肝损伤,认为与遗传性肝脏代谢酶缺陷有关。

潘雪梅等[13]检索国内外近十年有关制何首乌致肝损伤的相关文献报道,结果表明制何首乌的肝毒性客观存在,生熟混用、炮制不充分可能是引发肝损伤的主要因素,并发现体内代谢、细胞凋亡的某个特定通路层面的问题是肝损伤的可能机制。

胡锡琴等[14]将不同剂量(4个剂量组,以临床成人用药每日剂量12g计,分别为临床用药的20、50、100、200倍)的制首乌通过灌胃给予大鼠,观察不同剂量的制首乌对大鼠的肝脏损伤程度的差异。灌胃3个月后,两个大剂量组大鼠出现肝脏炎性损伤,表现为肝细胞肿胀、Kupffer细胞增生活跃、少量炎症细胞浸润、血窦充血、肝脏损伤生化指标谷草转氨酶(glutamic-oxaloacetic transaminase,GOT)升高($P<0.05$)、脂质氧化终产物丙二醛(malondialdehyde,MDA)升高($P<0.05$),停药1个月后均恢复正常。说明制何首乌对大鼠肝脏有一定的毒副作用,但属可逆性损伤。

WANG J等[15]研究了大黄蒽醌提取物在治疗大鼠慢性肾衰竭(chronic renal failure,CRF)时所表现出的肝毒性,将120只SD大鼠分为6组,正常对照组、正常低剂量组(3g/kg)、正常高剂量组(20g/kg)、CRF对照组、CRF低剂量组(3g/kg)、CRF高剂量组(20g/kg)。正常对照组和CRF对照组均未见肝脏损伤,而正常给药组和CRF给药组谷丙转氨酶和谷草转氨酶均增加,其病理切片也均可见肝脏损伤。2001年美国"国家毒理学规划"研究表明,经口连续给药14周以上(大黄素:小鼠29mg/kg,大鼠22mg/kg;蒽醌:小鼠250mg/kg,大鼠135mg/kg),可致肝脏肥大、肾小管透明小滴生成、肾矿化和膀胱细胞浆改变等[16]。李奇等[17]比较了生何首乌醇提物、水提物,制何首乌醇提物、水提物对大鼠产生的肝毒性的差异,发现肝毒性可能主要集中在醇提物中,因为醇提物比水提物含有较多的极性较弱的蒽醌类成分,提示对服用何首乌药酒者应该保持一定的警惕性。

2. **蒽醌类中药致药物性肝损伤的机制探讨** 杨敏等[18]通过观察何首乌中蒽醌类成分对$HepG_2$细胞的细胞毒作用,并通过精密肝切片技术对细胞毒成分进行验证,探讨何首乌致肝毒性的物质基础。运用MTT法检测何首乌中游离蒽醌、结合蒽醌及萘类共11个单体成分对$HepG_2$细胞的毒性。细胞试验结果显示,只有大黄酸、大黄素、大黄素甲醚-8-$O$-$\beta$-D-葡萄糖苷和大黄素甲醚-8-$O$-(6'-$O$-乙酰基)-$\beta$-D-葡萄糖苷显示一定的细胞毒作用,而其他7个化合物的毒性很小。肝切片试验结果显示,大黄酸、大黄素及大黄素甲醚-8-$O$-$\beta$-D-葡萄糖苷只有在高浓度($\geqslant 400\mu mol/L$)时才可能对肝组织产生一定的损害作用。

卫培峰等[19]报道制何首乌6.67g/(kg·d),灌胃3个月,可诱发大鼠肝细胞凋亡,使血清

肿瘤坏死因子 -α(TNF-α)含量明显增高,提示制何首乌导致的肝损伤可能是由 TNF-α 作为刺激肝细胞凋亡的正性触发因子诱导肝细胞凋亡而发生的。李春等[20]通过测定何首乌中多种真菌毒素的含量,探讨其致肝毒性原因。采用高效液相色谱 - 串联质谱法检测何首乌中黄曲霉毒素 $B_1$、$B_2$、$G_1$、$G_2$,赭曲霉毒素 A、B,T-2 毒素,HT-2 毒素,伏马毒素 $B_1$、$B_2$,玉米赤霉烯酮和脱氧雪腐镰刀菌烯醇共 12 种真菌毒素的含量。结果显示 41 批样品中 15 批检出了真菌毒素,涉及毒素类型有 AFB$_1$(黄曲霉毒素 $B_1$)、AFG$_2$(黄曲霉毒素 $G_2$)、FB$_1$(伏马毒素 $B_1$)、OTB(赭曲霉毒素 B)、T-2(T-2 毒素)、HT-2(HT-2 毒素)、FB$_2$(伏马毒素 $B_2$)和 OTA(赭曲霉毒素 A)共 8 种,毒素含量在 0.51~1 643.2μg/kg。其中一批制何首乌中检测到 AFB$_1$,达到 6.8μg/kg,超出了 2015 年版《中国药典》中的限量标准(5μg/kg)。AFB$_1$ 具有明确的肝毒性。因此推测何首乌在产地加工、储存运输过程中产生少量霉变样品是其导致肝损伤的重要因素之一。

采用肝细胞毒价检测方法评价何首乌不同炮制品的毒性,优选炮制工艺。以同一批生何首乌为原料,分别采用高压清蒸、高压黑豆汁蒸、常压清蒸法炮制何首乌,以正常人肝细胞(L02)为模型,细胞毒价为指标,评价不同蒸制方法、蒸制时间的何首乌炮制品肝细胞毒性,并对部分炮制品进行 UPLC-MS 分析。结果显示,肝细胞毒价检测方法能有效评价何首乌不同炮制品的毒性,不同炮制方法均可减轻何首乌的毒性,高压清蒸 3 小时减毒效果较佳,不同炮制方法对何首乌化学成分的影响不同,3 种方法炮制品与生品比较,没食子酸、二苯乙烯苷、大黄素 8-O-β 葡萄糖苷、大黄素均有明显降低,其中二苯乙烯苷含量与其毒价变化趋势基本一致。由此可知,何首乌经炮制可减毒,炮制方法、时间对何首乌成分及肝毒性均有影响,且高压清蒸 3 小时减毒效果较佳,建议进一步加强何首乌炮制减毒控制标准研究[21]。

李晓菲等[22]应用内毒素特异质模型,比较何首乌炮制前后对大鼠肝脏损伤作用的差异。结果在正常 SD 大鼠上,生何首乌及制何首乌单次给药 8.64g/kg 以下,未见有明显肝损伤作用。在内毒素特异质模型上,生何首乌 1.08g/kg 剂量(相当于生首乌 6g/d 临床剂量的 2 倍等效剂量)可造成实验大鼠肝功能损伤,制何首乌 8.64g/kg 剂量(相当于制何首乌 12g/d 临床剂量的 8 倍等效剂量)对实验大鼠肝功能造成损伤。炮制后何首乌中二苯乙烯苷的量下降明显。在内毒素特异质模型上,生何首乌在接近临床等效剂量的情况下即可表现出肝损伤作用,而制何首乌表现出肝损伤的剂量扩大 4 倍,提示炮制可降低何首乌的特异质肝毒性。

### (三)肾毒性

肾毒性是药物引起的肾脏毒性反应。可对肾脏产生直接毒性作用或通过过敏反应造成肾脏损伤。肾毒性临床表现轻重不一,最早症状可为蛋白尿和管型尿,继而可发生氮质血症、肾功能减退,严重时可出现急性肾衰竭和尿毒症等。肾毒性可为一过性,也可为永久性损伤。大黄素及其蒽醌类化合物的肾毒性屡有报道。

**1. 蒽醌类中药致药物性肾毒性** 大黄是临床上用来治疗慢性肾衰竭最广泛的中药。大黄素可以抑制人肾成纤维细胞、肾小球系膜细胞和肾小管上皮细胞的增殖,通过这些作用延缓慢性肾衰竭的进展[23]。但是又有研究表明,大黄总蒽醌对 SD 大鼠毒性反应的靶器官可能主要在肾脏,特别是肾近曲小管。王青秀等[24]观察大黄中大黄素、大黄酸等游离蒽醌对人近曲小管上皮细胞(HK-2)的细胞毒性作用及其毒性作用机制。发现大黄素、大黄酸和大黄素甲醚等能够抑制 HK-2 细胞的增殖,使细胞乳酸脱氢酶(lactic dehydrogenase,LDH)

漏出率增加、细胞空泡化、线粒体膜电位降低、细胞出现明显的凋亡等,表明大黄素、大黄酸和大黄素甲醚确实具有潜在的肾脏毒性,能够导致肾近曲小管的损伤。MENGS U 等[25]连续 13 周给大鼠喂养 0、100、300、750、1 500mg/kg 番泻叶,发现 750、1 500mg/kg 组肾脏重量增加,发生弥漫性肿大,300g/kg 和 750mg/kg 组一部分肾脏颜色加深,1 500mg/kg 组大部分肾脏颜色变深。高建波等[26]连续 26 周灌胃给予 Wistar 大鼠 2.5、5、10g/kg 大黄,结果发现高剂量组动物肾小管上皮细胞肿胀,结果提示长期服用大剂量大黄可能具有一定的肾毒性。王清秀等[27]研究发现大黄重复给药 6 个月产生毒性反应的剂量为 10g/(kg·d),大黄重复给药的无明显毒性反应的剂量为 2.5g/(kg·d),对 SD 大鼠的毒性反应主要靶器官为肾脏,毒性部位为肾小管上皮细胞,肝脏也可能是其主要毒性靶器官之一,此毒性损害是可恢复的。Ames 试验结果表明大黄素具有弱致突变性,是间接遗传毒性物质,可能具有一定的促癌作用。由于大黄素是大黄中含量最高的蒽醌单体,因此大黄素可能是大黄主要的毒性作用物质之一。大黄中几种主要成分体外毒性比较试验发现,大黄素等对 HK-2 细胞增殖抑制的 $IC_{50}$ 值分别为:大黄酸 82.97μmol/L,大黄素甲醚 76.02μmol/L,大黄素 130.65μmol/L,其毒性大小顺序为:大黄素甲醚>大黄酸>大黄素>芦荟大黄素>大黄酚;对于 $HepG_2$ 细胞的 $IC_{50}$ 值分别为:大黄酸 67.71μmol/L,大黄素 125.30μmol/L,毒性大小顺序为:大黄酸>大黄素>芦荟大黄素>大黄酚和大黄素甲醚。

李贺芝等[28]观察在常规剂量下使用何首乌不同炮制品的水煎液、醇提液、配方颗粒对大鼠肾脏的损伤情况及对肾细胞凋亡和相关蛋白表达的影响。SD 大鼠雌雄各半,分别按照体重随机分为 7 组:正常对照组、生何首乌水提组、制何首乌水提组、生何首乌醇提组、制何首乌醇提组、生何首乌配方颗粒组、制何首乌配方颗粒组。除正常对照组给予蒸馏水灌胃外,其余各组给予相应药液灌胃[生药 6g/(kg·d)],连续给药 30 天后检测血清尿素氮(BUN)、肌酐(Crea)、尿酸(UA)、$β_2$- 微球蛋白($β_2$-MG)的含量变化,并观察肾脏病理组织形态变化、细胞凋亡情况。结果显示各给药组血清 BUN 含量均较正常对照组显著降低($P<0.05$,$P<0.01$);制何首乌醇提组 $β_2$- 微球蛋白含量显著升高($P<0.05$)。TUNEL 染色结果表明,各给药组平均光密度值相对于正常对照组均有显著升高($P<0.01$),生何首乌醇提组 Bax 蛋白表达水平升高最明显($P<0.05$,$P<0.01$)。表明何首乌以生药 6g/kg 的剂量长期给药对肾脏有一定的损伤,其损伤程度为醇提物>配方颗粒>水提物。

**2. 蒽醌类中药致肾毒性的机制** 张腾等[29]观察长期应用大黄和总蒽醌对大鼠肾脏细胞凋亡因子 Bcl-2、Bax 蛋白及 mRNA 表达水平的影响及可逆性研究。发现给药 60 天大黄组与总蒽醌组大鼠肾脏 Bcl-2 蛋白及 mRNA 表达水平均显著低于正常对照组($P<0.05$);总蒽醌组 Bax 蛋白及 mRNA 表达水平显著高于正常对照组($P<0.05$);大黄组与总蒽醌组 Bcl-2/Bax 蛋白及 mRNA 的比值均低于正常对照组($P<0.01$)。表明连续灌胃 60 天大黄或总蒽醌均可通过上调 Bax、下调 Bcl-2 的表达,对大鼠肾脏产生一定的损害作用,且该损害作用是可逆的。推测总蒽醌可能为大黄的主要毒效部位。任历等[30]以 MTT 法检测细胞毒性,细胞病变效应(cytopathic effect,CPE)观察细胞形态学改变,流式细胞仪检测细胞周期、凋亡率。探讨大黄总蒽醌对人肾小管上皮细胞毒性作用及相关机制。结果表明,大黄总蒽醌对 HK-2 细胞增殖有直接的抑制作用,呈一定的量效关系,并会使细胞形态发生相应改变。大黄总蒽醌能抑制 HK-2 细胞 S 期向 $G_2/M$ 期的转化,引起细胞凋亡,尤其在较低剂量(3.75mg/L)下就可以引起晚期凋亡 / 坏死,当药物浓度在 30mg/L 以下时,其抑制细胞增殖作

用和对细胞周期的阻滞作用相对较弱,在 30mg/L 增加到 60mg/L 时的过程中,抑制细胞增殖和细胞周期的阻滞作用增加明显,甚至出现了明显的晚期凋亡/坏死,高浓度时凋亡率大于 50%。证明大黄总蒽醌对 HK-2 细胞具有一定的毒性作用,其毒性作用可能与影响细胞周期和凋亡相关。严明等[31]考察了大黄总蒽醌对比格犬的肾毒性,使用总蒽醌中的活性成分大黄素和 MDCK 肾小管细胞进行了对大黄总蒽醌特定作用靶点的体外作用机制的研究。结果表明,大黄总蒽醌口服 13 周,比格犬产生肾脏毒性,组织切片显示肾小管上皮细胞肿胀变性。细胞周期蛋白 D1 发生了较高的差异表达。总之,大黄总蒽醌和大黄素在相当高剂量会对比格犬和 MDCK 细胞产生确切的毒性作用。细胞周期蛋白 D1 可能通过抑制细胞增殖介导了大黄总蒽醌的肾脏毒性。王青秀等[23]也提及大黄毒性作用机制不仅存在直接的细胞毒性作用,而且涉及细胞凋亡和线粒体膜电位途径。

王青秀等[24]的研究推测大黄素可能是通过改变脂类代谢,导致脂类成分的改变,破坏细胞膜性结构,致使肾小管上皮细胞受损而造成重吸收障碍。尿液中的氨基酸、葡萄糖、三甲胺 $N$-氧化物(trimethylamine $N$-oxide,TMAO)以及肌酐可以作为大黄素的主要生物标志物研究。大黄素作用靶器官主要是肾脏,尤其是肾近曲小管上皮细胞,肝脏也可能是其毒性靶器官之一,大黄素是主要的毒性成分,损伤机制可能为大黄素通过 MAPK/ERK 信号转导通路抑制 ERK 磷酸化,肾脏脂类成分的改变,致使肾小管上皮细胞线粒体外膜受到损伤,细胞色素 C 从线粒体释放,进而引发细胞凋亡,导致肾小管重吸收障碍,从而形成氨基酸尿和葡萄糖尿,这种毒性作用是可逆的。大黄的临床应用十分广泛,正常情况下使用大黄是安全的,但长期、大剂量使用会出现毒性反应,因此在临床上长期用药不要超过 0.4g/(kg·d),肾损伤患者应用时需要调整剂量,长期应用时要注意监测其肝肾功能。其他含蒽醌类药物如芦荟、决明子和虎杖等可能也有类似的毒性毒理机制,因此,应该建立质量标准,控制毒性成分的含量,加强对此类药物的不良反应监测[27]。

### (四) 生殖毒性

生殖毒性是指外来物质对雌性和雄性生殖系统,包括排卵、生精,从生殖细胞分化到整个细胞发育,也包括对胚胎细胞发育所致的损害,引起生化功能和结构的变化,影响繁殖能力,甚至累及后代。蒽醌类中药对生殖系统的影响也有报道。

**1. 蒽醌类中药致生殖毒性**　杨守业等[32]报道生大黄的泻下作用甚至可引发小鼠死亡,而对于受孕大鼠来说,腹泻必然导致全身的状况不佳,因而受孕率降低,流产率及死胎率升高。饶晓黎等[33]从形态学的视角观察认为生大黄对妊娠个体子宫内膜形态结构有损害作用,子宫内膜受大黄的影响改变了早期胚胎发育的良好环境,这是引起早期胚胎流产的原因之一。

周宇红等[34]将相当于生药量 0、5、15、25、35、45g/kg 的决明子掺入饲料中喂养 Wistar 大鼠 13 周后,发现 25、35、45g/kg 组分别有 10%、10%、33.3% 动物睾丸曲细精管萎缩,无生精细胞,而对照组无上述病理改变。卢宁等[35]给予 8 周龄 Wistar 大鼠大黄水提取物 1.0、2.0g/kg,各剂量组再分为给药 30、40、50、60 天组,结果显示 2.0g/kg,40、50、60 天组 Bax 表达显著高于正常组,而 Bcl-2 表达显著低于正常组,说明长期使用大黄对雌性大鼠子宫具有一定的毒性,并且有明显的时间和剂量依赖关系。

万慧杰等[36]给予雌性大鼠大黄水提取物 1.0、2.0g/kg,各剂量组再分为给药 30、40、50、60 天组。结果显示大黄水提物 1.0g/kg 60 天组和 2.0g/kg 40、50、60 天组 Bcl-2 表达显著低于正常对照组，Bax 表达显著高于正常对照组；给药 50、60 天，1.0g/kg 和 2.0g/kg 剂量组相同给药时间比较，Bcl-2、Bax 表达差异具有统计学意义。相同给药剂量不同给药时间组比较：1.0g/kg 30 天与 60 天组 Bcl-2、Bax 表达差异具有统计学意义，2.0g/kg 30 天与 50、60 天组，40 天与 50、60 天组比较 Bcl-2、Bax 表达差异具有统计学意义，其他各组 Bcl-2、Bax 表达差异无统计学意义。表明长期应用大黄可不同程度地下调卵巢中 Bcl-2 表达，上调 Bax 表达，其影响程度与给药剂量及时间呈正相关，推测长期应用大黄可能会通过 Bcl-2/Bax 途径诱导卵巢颗粒细胞凋亡，进而影响卵巢功能。郭建恩等[37]发现长期应用大黄也会对未成年雄性大鼠生殖系统产生毒性，且毒性反应程度呈明显的剂量依赖关系。

何秋霞等[38]以斑马鱼胚胎为模型，研究芦荟大黄素对胚胎发育和行为学的影响。结果显示，1.0μg/ml 及以上浓度的芦荟大黄素对斑马鱼胚胎有致死作用，随着浓度的增加和作用时间延长而增强。芦荟大黄素对斑马鱼胚胎的孵化过程有阻滞作用，1.0μg/ml 及以上浓度的芦荟大黄素使斑马鱼胚胎出现了卵黄延伸异常、发育迟缓和身体弯曲等畸形现象，但是对斑马鱼仔鱼的运动行为学无明显影响。提示，临床应用芦荟大黄素治疗如孕妇这类特殊患者时，应充分考虑药物的剂量和用药时间。

2. **蒽醌类中药致生殖毒性的机制**　胡晓丞等[39]研究发现大黄水提物 0.5g/kg、1g/kg、2g/kg 连续灌胃 30 天，对昆明小鼠睾丸有明显毒性，机制在于其促进睾丸间质细胞凋亡，影响睾酮合成，减少精子形成，对机体生殖毒性的作用有剂量依赖性。

CHANG M H 等[40]从细胞和分子水平研究大黄素的生殖毒性，小鼠囊胚分别用 25μmol/L、50μmol/L、75μmol/L 大黄素在 37℃培养 24 小时，TUNEL 染色法表明 25μmol/L 凋亡细胞数比对照组多 5 倍，75μmol/L 比对照组多 11 倍。维生素 A 及其生理代谢产物维 A 酸（retinoic acid，RA）在胚胎的正常发育中有很重要的作用，RA 可能通过与维 A 酸受体（retinoic acid receptors，RAR）的相互作用来激活发育调控基因，从而影响哺乳动物早期胚胎发育。笔者研究了大黄素对囊胚中 RARα、RARβ、RARγ 表达的影响，结果显示 RARα、RARγ 在各组中表达无明显差异，而 RARβ 的表达随大黄素浓度增加而增加，故推测大黄素通过影响 RARβ 的表达来影响胚胎的发育。笔者还研究了三种 caspase 抑制剂对经大黄素处理的囊胚的作用，发现 caspase-9 抑制剂和 caspase-3 抑制剂可有效抑制大黄素引起的细胞凋亡，而 caspase-8 抑制剂并无此作用，故推测大黄素诱导的细胞凋亡是通过内源性凋亡途径发生的。

## 二、减毒方法

### (一) 炮制

李晓菲等[22]应用内毒素特异质模型，比较何首乌炮制前后对大鼠肝脏损伤作用的差异。在内毒素特异质模型上，生何首乌在接近临床等效剂量的情况下即可表现出肝损伤作用，而制何首乌表现出肝损伤的剂量扩大 4 倍，提示炮制可降低何首乌的特异质肝毒性。邹志远等[41]采用不同中药炮制方式炮制生大黄，应用鼠伤寒沙门菌体外回复突变试验（Ames）和彗星实验（comet assay）对生大黄及不同炮制方式炮制后的大黄的遗传毒性进行研究。结果显示，生大黄 Ames 试验中 TA97、TA102 菌株无论代谢活化或非代谢活化皆为阳性；而除醋蒸样品在非代谢活化条件下呈阳性外，各菌株的清蒸和醋蒸大黄 Ames 试验均为阴性，但清炒和醋炒大黄仍为阳性。彗星试验结果显示,生大黄在 1.25mg/ml、2.5mg/ml、5.0mg/ml 浓度下,其尾长、尾部 DNA 含量与阴性对照组相比差异有统计学意义($P<0.01$),且其毒性呈剂量 - 效应关系,大黄各剂量组清蒸和醋蒸与阴性对照组比较差异无统计学意义,达到了降低毒性的效果。而清炒和醋炒的样品仍具有遗传毒性。结果表明生大黄具有一定的遗传毒性,清蒸和醋蒸两种炮制方式可以有效降低大黄的遗传毒性,而清炒、醋炒减毒效果不明显。

王伽伯等[42]采用典型相关分析方法探讨大黄炮制减毒和化学成分改变间的相关性。通过亚急性毒性试验比较大黄不同炮制品肝肾毒性的差异。蒽醌、鞣质类成分含量采用 UV-Vis 显色法和高效液相色谱法测定。生大黄最大给药量(76g/kg)给小鼠连续灌胃 14 天,可见肝肾损伤作用,而不同炮制品的毒性相对较小,表明炮制具有减毒作用。化学成分与肝肾功能生化指标的典型相关分析结果表明,大黄中所含各大类成分与肝肾毒性的相关性顺序为总结合蒽醌>总鞣质>总游离蒽醌;游离态蒽醌肝肾毒性顺序为芦荟大黄素>大黄素甲醚>大黄酸>大黄素>大黄酚;结合态蒽醌肝肾毒性顺序为结合芦荟大黄素>结合大黄素甲醚>结合大黄酚>结合大黄素>结合大黄酸。实验结果提示炮制可降低大黄肝肾毒性,其机制与结合蒽醌和鞣质类成分的下降有关,其中游离和结合态的芦荟大黄素及大黄素甲醚与毒性相关性最强。肝肾生化功能指标中,血清谷丙转氨酶(GPT)和肌酐(Crea)反映肝肾毒性较敏感,提示可作为临床安全性监测指标。

通过炮制减毒的方法使其毒性成分含量降低或化学结构改变,其毒性作用会明显减弱甚或消失。

### (二) 配伍组方

秦云等[43]研究大黄分别与甘草、黄芩、赤芍、当归、黄连、木香、栀子配伍前后蒽醌类成分的含量变化。方法是:以大黄素、大黄酸、芦荟大黄素、大黄酚、大黄素甲醚为指标,采用 HPLC 法测定大黄配伍前后游离和结合蒽醌类成分的含量。结果显示,配伍后游离蒽醌和结合蒽醌的总量有不同程度的降低,其中以与黄连配伍降低幅度最大;且大黄经配伍用药后,各蒽醌类成分含量均发生规律性变化。该研究表明大黄经配伍用药后,蒽醌含量降低,对降低其毒副作用有一定的作用,为大黄临床合理运用提供一定的依据。

梁晓东等[44]测定还脑益聪方及配伍前后何首乌肝毒性成分(二苯乙烯苷、大黄素和大黄素甲醚)含量,从化学成分角度评价复方肝毒性物质的变化。结果显示,红参、石菖蒲、川芎分别与制何首乌配伍后,二苯乙烯苷的含量降低 34.2%、34.0%、27.1%,还脑益聪方降低 59.4%;大黄素含量降低 36.77%、42.04%、36.24%,还脑益聪方降低 80.93%,大黄素甲醚的含量降低 39.44%、44.96%、39.57%,还脑益聪方降低 86.90%。研究表明,还脑益聪方及拆方后,制何首乌肝毒性成分二苯乙烯苷、大黄素和大黄素甲醚含量显著降低,证实整方配伍组方合理,降低了肝毒性,安全性较高。

"相畏""相杀"都是在复方中应用毒性中药配伍减毒的根本依据,使用配伍减毒可以提高应用中药的有效性和安全性。

### (三) 辨证施治,掌握用药剂量

在中医药理论指导下,科学地、正确地、合理地应用中药,不断提高临床医生用药水平,可以减少和防止药物的不良反应。

### （四）加强中药质量管理

熟悉中药药理特性；采用道地药材，防潮、防霉变；深入研究，科学炮制，控制剂量，规范使用，加强监督，并进行有毒中药的科普宣传。积极采取措施预防中药所致的对人体的药物性损伤。

（王　巍　曹春雨　张春颖）

第十章 参考文献

# 第十一章　中药有毒成分毒代动力学研究概况

毒代动力学[1]（toxicokinetics，TK）是采用毒性剂量研究药物在动物体内的吸收、分布、代谢和排泄（ADME）的过程及其随时间的动态变化规律，阐明药物或其代谢产物在体内的部位、数量和毒性作用间的关系。TK 是非临床实验设计的组成部分，为避免重复实验，TK 通常与毒理学实验相伴进行，因此又被称为"相伴毒代动力学"。

与药代动力学（pharmacokinetic，PK）研究机体（动物或人）对治疗剂量下的药物的处置情况不同，TK 关注的则是毒理学实验条件下，机体（动物）对药物的暴露情况。所获得的毒代动力学参数是为解释毒理学效应服务的，在理解毒性研究结果和与临床资料做比较以评价对人的安全性的基础上，重点解释毒性实验的结果，提高安全性评价资料的价值。

在毒理学实验中，机体对药物的处置被置于极限的位置，也就是出现明显甚至是强烈毒性反应的剂量。所以很难认为在这样的一种情况下，机体对于药物的 ADME 会和药代动力学一样，两者在信息上具有互补性。药效剂量下药物体内动力学行为通常呈线性，而毒性剂量下动力学容易呈非线性，由于代谢饱和和器官的损伤，其体内分布和代谢行为可能发生改变，因此 TK 的研究从技术层面上来讲是不同于 PK 的。

## 一、毒代动力学研究的目的和意义

毒代动力学并不单指药物领域，也可以指非药物，包括农药、有机化合物、食品添加剂、有毒金属等的研究。

### （一）毒代动力学的研究目的

TK 通过研究化合物在动物造成的全身暴露和其与毒性研究剂量和时间的关系，了解毒性研究中造成的暴露量与毒理学结果之间的关系，这些资料有助于提供后续非临床毒性研究的信息，并评价这些结果与临床安全性之间的关系。

### （二）毒代动力学的研究意义

TK 通过研究毒性实验条件下药物所达到的全身暴露与毒性发现的内在联系，比较毒性实验与药理实验的异同以解释毒性实验数据的价值，为临床前毒性研究的实验设计提供依据，从而发现药物的毒性特点和毒性靶器官，并确定安全剂量范围，以保证人用药的合理性和安全性。

TK 已成为非临床和临床试验间的桥梁，其研究重点是解释毒性实验结果，而不是为描述受试物的基本药代动力学参数特征，与非临床药代动力学、药物代谢、重复给药毒性实验等一起成为新药安全性评价的标准组合。毒代动力学已成为药物安全性评价的一个重要组成部分。

## 二、毒代动力学实验设计

毒代动力学通常伴随着毒理学的研究一起进行。在开展毒代动力学研究时应遵循以下原则:必须在符合 GLP 要求的实验室开展毒代动力学研究;所用的分析方法可靠,实验设计合理且结合毒理学和药动学研究结果对毒代动力学研究结果进行综合分析和评价。

### (一) 检测方法

毒代动力学研究同样要建立专属性强的分析方法。对于被检测物来说,分析方法要有足够的精密度和准确度,检测限应满足毒代动力学研究时预期的浓度范围。通常 TK 研究会选择血浆、胆汁、尿液、粪便或组织匀浆作为基质,分析物和基质(生物体液或组织)分析方法的选择应排除样本中内源性物质可能引起的干扰。

如果化合物是消旋体或其他对映异构体的混合物,对所选的分析物(消旋体或对映异构体)应进行附加说明。非临床研究中检测的分析物和基质,理论上应与临床研究一致。如果在非临床和临床研究中应用了不同的分析方法,应进行合理的认证。

当一种原型药物代谢成数种活性代谢物,且明显影响组织或靶组织反应时,应主要测定代谢物的浓度。

【实例 11-1】马兜铃酸 - Ⅰ(aristolochic acid-Ⅰ,AA-Ⅰ)在大鼠体内的毒代动力学及组织分布研究[2]。

(1)实验动物:Wistar 大鼠。

(2)给药剂量及分组:大鼠随机分为 3 个剂量组,单次灌胃给予广防己提取物(内含 AA-Ⅰ 80.2%):大剂量组(125mg/kg)、中剂量组(63mg/kg)、小剂量组(15mg/kg)。

(3)样本采集时间

1)TK 实验:灌胃给药后 15、30 分钟和 1、2、4、6、8、12、24、72 小时,大鼠眶后静脉丛采血 0.5ml。

2)胆汁排泄实验:大鼠麻醉后行总胆管插管术,十二指肠给药,收集胆汁的时段为给药前 30 分钟,给药后 0~1、1~3、3~5、5~7、7~9、9~11、11~13、13~24 小时。

3)尿液及粪便排泄实验:大鼠给药后置于代谢笼中,连续 3 天,每天收集大鼠所排出的尿液和粪便。

4)组织分布实验:灌胃给药后的第 4、8 天,各组分别处死 5 只大鼠,取心、肝、脾、肺、左肾、胃、脑、睾丸。

(4)目标检测物及检测方法:马兜铃酸 - Ⅰ、马兜铃内酰胺 - Ⅰ(aristololactam-Ⅰ,AL-Ⅰ)采用高效液相色谱法(HPLC)。

(5)毒理学检查项目:血浆 GPT、GOT、Crea、BUN 检测,肝、肾组织病理学检查。

(6)数据统计方法:采用 3P97 程序计算。

(7)实验结果

1)灌胃给药的中大剂量组毒代动力学参数说明,AA-Ⅰ在大鼠体内的代谢符合血管外给药的二室开放模型。大鼠灌胃给药吸收较为迅速,给药后 15 分钟大鼠血浆中即可检测到

AA-Ⅰ。同期收集的胆汁中不但检测到 AA-Ⅰ，还可检测到 AA-Ⅰ的代谢 AL-Ⅰ，且同时段 AL-Ⅰ的浓度比 AA-Ⅰ高。

2）组织分布的实验说明，AA-Ⅰ及其 AL-Ⅰ在大鼠体内的分布较广，蓄积的浓度具有时间和组织的差异。相同组织中 AA-Ⅰ的浓度随着时间减少，而 AL-Ⅰ的浓度随时间升高，且 AL-Ⅰ的浓度远远高于 AA-Ⅰ，说明 AA-Ⅰ主要以代谢物 AL-Ⅰ的形式蓄积。此外，在脑组织和睾丸组织中，都可检测检测到 AA-Ⅰ和 AL-Ⅰ。睾丸中可检测到这两种物质，提示可能会有遗传毒性。

3）大鼠肾组织病理学显示，肾小管有不同程度的萎缩、坏死和结构消失。

（8）结论：毒理学和毒代动力学的研究显示大鼠肾损害的程度与肾组织中 AL-Ⅰ浓度的相关性较好，代谢物 AL-Ⅰ对大鼠肾脏造成的损害可能较 AA-Ⅰ的直接损害更大。

## （二）实验动物

毒代动力学的实验对象是动物，而不同种属的动物存在种属特异性，因此，可以将细胞实验加入 TK 中，如 YUAN J[3]等采用高效液相 - 二极管阵列 - 荧光检测法（HPLC-DAD-FLD）检测 AA-Ⅰ对人肝细胞 L02 的细胞毒性。此外，还要考虑到肝药酶对药物的影响。

相伴毒代动力学的概念肯定了在毒理学研究的同时进行 TK 的研究。一般在啮齿类动物的毒理研究中增设卫星组。若主研究采用的是大动物（猩猩、猴或犬），卫星组则可以采用啮齿类小动物。也可在特殊卫星组研究的所有动物或有代表性的部分动物上进行。

暴露的测定通常应包括两种性别的动物，除非有特殊的理由。适宜的采样时间点以满足药物或其代谢物血液中曲线下面积（AUC）的计算要求，通常采样时间要达到 3 个半衰期以上，因此需要考虑到采样过多对动物的影响。

【实例 11-2】甘草酸对马钱子碱毒代动力学影响及解毒机制探讨[4]。

（1）实验动物：昆明种小鼠 144 只。

（2）给药剂量及分组：A 组（腹腔注射生理盐水），B 组（腹腔注射 40mg/kg 甘草酸溶液），C 组（腹腔注射 5mg/kg 维拉帕米溶液）。各组连续给药 7 天，第 8 天，各组腹腔注射 30mg/kg 马钱子碱溶液。

（3）样本采集时间：于注射马钱子碱溶液后的第 5、15、30、60、120、240、420、600 分钟摘眼球取血 1ml。另取小鼠，同法操作，药后 2 小时，快速取出小鼠脑组织置于液氮保存。

（4）目标检测物及检测方法：马钱子碱采用 UPLC-MS/MS 法。

（5）毒理学检查项目：一般状况观察（给药后动物的生存状态）、血常规、GPT、GOT、Crea、BUN、脑组织形态学检查。

（6）数据统计分析：毒代动力学数据用 Excel 计算得出，$C_{max}$、$T_{max}$ 为实测值。其他数据均采用 SPSS13.0 统计软件进行。

（7）实验结果

1）B 组马钱子碱平均 AUC 比对照组增加 13%，C 组与空白对照组无明显差异。对脑组织中马钱子碱浓度的检测发现，C 组脑内 AUC 较对照组增加了 30.7%（$P<0.05$）。

2）持续给予甘草酸不能加速小鼠血浆中马钱子碱的消除，却能加速马钱子碱在脑组织内的清除。

（8）结论：甘草酸对小鼠血浆和脑组织中的马钱子碱的浓度影响不同，甘草酸不能加速血浆中马钱子碱的消除，但却可以加速马钱子碱在脑组织中的消除；P-gp 的抑制剂维拉帕米不影响马钱子碱在血浆中的消除,但可增加马钱子碱在脑组织内的浓度,脑／血浓度比值曲线下面积增加,可见维拉帕米阻止了药物从脑部排出。

### (三) 给药剂量

毒代动力学的剂量设置中,至少有一个是毒性剂量。在进行动物毒性研究时,为使动物毒性研究的不同剂量能达到相应的暴露,应考虑人体治疗剂量(预期的或已采用的)的整体暴露和剂量依赖性,考虑受试物的药效学(定性或定量的)可能存在的种属差异性。应确定达到何种暴露程度来进行毒代动力学监测或特征的研究,应警惕引起非线性且剂量相关的动力学改变。毒代动力学资料信息可用于种属间的毒性比较,这优于简单以剂量／体重(或体表面积)进行的比较。

1. **低剂量** 低剂量最好是无毒性反应的剂量。任何毒性研究中的动物暴露,在理论上应等同于或刚刚超过患者拟用的(或已知的)最高剂量,但这种理想状态并非总是可以达到。低剂量通常依毒理学的考虑而定,但应测定全身暴露量。

2. **中剂量** 根据毒性研究目的,中等剂量的暴露通常是低剂量暴露的合适倍数和高剂量暴露的合适分数。

3. **高剂量** 在毒性研究中,高剂量通常依毒理学的要求而定,但所用剂量应达到可评价的暴露。当毒代动力学数据表明化合物的吸收限制了母体化合物和／或代谢物暴露时,且无其他剂量限制因素存在时,该化合物能达到最大暴露的最低剂量将被认为是可采用的最高剂量。

当选择的剂量引起非线性动力学时,应特别注意其与毒性研究中毒理学发现的关联性。但是,非线性动力学并非必然导致毒性研究中的剂量限制或毒理学发现的无效。此种情况下,毒代动力学研究将非常有助于评价剂量与暴露间的相关性。

【**实例 11-3**】雷公藤甲素在比格犬体内毒代动力学研究[5]。

(1)实验动物:25 只比格犬随机分为 5 组,雌雄均有。

(2)给药剂量及分组:A 组(高剂量 0.1mg/kg),B 组(中剂量 0.08mg/kg),C 组(低剂量 0.05mg/kg),D 组(静脉给药 0.08mg/kg),E 组(空白对照组,含 5% 乙醇的生理盐水)。A、B、C 及 E 组采用灌胃给药,D 组为静脉给药,五组连续给药 14 天。

(3)样本采集时间

1)A、B、C、D 组的动物分别于给药第 1、7 和 14 天犬前肢静脉采血 2.5ml。

2)A、B、C 组的动物于给药前 0 时及药后 5、10、15、30、45 分钟,1、1.5、2、4、6、8、10 和 12 小时,犬前肢静脉采血 2.5ml。

3)D 组于给药 0 时及给药后 2、7、15、30 分钟,1、2、3、4、6、8、10 和 12 小时犬前肢静脉采血 2.5ml。

(4)目标检测物及检测方法:雷公藤甲素采用 LC/MS 法检测。

(5)毒理学检查项目:一般状况观察、血常规、血浆 GPT、GOT、Crea、BUN、组织形态学检查。

(6)数据统计分析:毒代动力学数据分析采用 DAS(Drug and Statistics)软件分析;其他数据均采用 SPSS10.0 统计软件进行。

(7)实验结果

1)A、B、C 组动物连续给药 14 天,比较第 1 天和 14 天的参数,三个剂量组的 AUC 及

$C_{max}$ 均有不同程度的增加。

2）D 组动物静脉注射 14 天后，AUC 增加约 2 倍，且 CL 显著下降。

3）毒理学观察发现，剂量越大，毒性越强，高剂量组动物出现呕吐、稀便、神情呆滞、四肢无力、匍匐不前，甚至死亡。GPT、GOT 较对照组升高，有显著性差异。

（8）结论：雷公藤甲素静脉注射比灌胃给药的安全性高；雷公藤甲素多剂量给药后，在犬体内毒性呈明显的剂量相关性，且毒理反应主要集中在胃肠道和肝脏；在 0.05~0.1mg/kg 随给药次数的增加，呈蓄积趋势，可能与肝脏的代谢功能受损相关。

### （四）给药方式

由于剂量过大，某些在药理剂量下的给药方式并不适合，因此有可能会改变给药方式。

对某一药品，有时会被改变临床给药途径，例如一种口服剂型开发的产品后来被作为静脉给药途径开发。在此情况下，必须确定改变临床给药途径是否会明显缩小安全范围。

改变给药途径时应该比较现有的和拟定改变的给药途径下母体化合物和 / 或其相关代谢物（AUC 和 / 或 $C_{max}$）的全身暴露。如果新途径导致 AUC 和 / 或 $C_{max}$ 的增加或代谢途径的改变，则应考虑继续进行动物毒理学和动力学研究以保证安全性。如果推荐的新途径与现有途径相比，进入体内的药物无显著增加或改变，则附加的非临床毒性研究可侧重于局部毒性实验。

## 三、不同领域中的毒代动力学实验

毒理学有不同的研究内容，毒代动力学与之相呼应，也包含不同的研究内容。

### （一）毒代动力学与急性毒性实验

由于单次给药所获得的数据有限，因此，此项研究通常是在毒理学研究的早期阶段进行，即预实验阶段进行。可在此次研究中采集血浆、胆汁、脏器样本，贮存以待后期分析，但首先必须保证分析物在样本基质中的稳定性，提供相应的资料。在完成毒理学研究之后，进行附加的 TK 研究，单剂量动力学研究结果有助于制剂的选择和给药期后暴露速率和持续时间的预测，这有利于后期研究中选择适宜的剂量水平。

### （二）毒代动力学与长期毒性实验

长期多次的重复给药试验是 TK 的研究重点。实验设计的方案应当参考急性毒性实验的结果。当早期毒性研究出现难以解释的毒性问题时，可能需要延长、缩短或改变对特定化合物的毒性监测和特征研究。通过整个实验前后 $C_{ss}$ 和 AUC 变化的研究，可获得全身暴露情况、性别和种属差异、剂量相关性、是否有潜在的蓄积倾向和肝药酶的诱导或抑制作用等信息，并对毒性实验的结果进行解释。

### （三）毒代动力学与生殖毒性实验

生殖毒性实验包括对动物生育力的影响，对雌性动物孕期和哺乳期的影响以及对胎儿和新生动物的影响。

生殖毒性中毒性剂量的选择通常由母体决定。雌性动物的卫星组实验也可用于获取毒代动力学资料。胎盘屏障及胎儿会代谢部分毒物，另外从乳汁分泌的毒物量小，当实验未出现药效反应或毒性反应时，可能怀疑是否采用了足够的全身暴露量。此时，TK 原理有助于确定生殖过程中不同阶段不同剂量达到的暴露。

#### （四）毒代动力学与致癌实验

以最大耐受量（maximal tolerable dose，MTD）或治疗剂量的 100 倍作为致癌实验的高剂量。在各种剂量水平和致癌实验的不同阶段对药物和 / 或代谢产物的暴露水平进行测量，并结合致癌实验的结果进行评价。单次给药的实验结果对本次实验有指导意义。尤其应注意在早期毒性研究中未观察的动物种属、品系以及首次采用的给药途径和方法等情况。致癌实验应根据受试动物和人可能达到的全身暴露（终点指标）来确定最高剂量，最长研究时间不超过 6 个月。

#### （五）毒代动力学与组织分布实验

TK 研究中，药物的组织分布是重要的一个方面，当在单剂量结果出现或提示药物或代谢物在器官或组织积蓄时，或血液中药物或代谢物的稳态水平显著高于单剂量给药研究所预测的浓度时，都应该收集动物组织器官，进行药物组织分布的检测。若毒物对脏器有损伤，研究组织分布与组织病理学的关系尤为重要。

【结语】几十年来，毒代动力学在化工、环保、军事等方面有长足发展。然而，近十年来，随着中药在世界范围内的广泛使用，中药的安全性受到广泛的关注，这也促进了中药毒代动力学的发展。中药的毒性成分、中毒机制、中西药合用的不良反应等，大量的基础研究为中药的安全性提供了有力的保证。

而今，各种先进的技术和研究方法被应用于中药毒代动力学的研究中，极大推动了毒代动力学的发展。如丁国华[6]等采用原子荧光光谱法检测大鼠灌胃朱砂后血浆中汞的含量。对于实验对象，我们有了更多的选择，如马天成等[7]采用大鼠微粒体体外孵育技术研究狼毒大戟中 4 种二萜类成分的代谢；谢海棠等[8]应用体外培养 Caco-2 细胞第对人参皂苷 $Rg_3$ 的摄取及代谢；XUE X 等[9]采用敲除细胞色素还原酶的小鼠来研究雷公藤甲素的毒代动力学，发现肝药酶 CYP3A 介导的代谢消除是雷公藤甲素重要的解毒途径。

与化学药物相比，中药的复杂性和多元性给其毒代动力学研究带来许多的困难。然而，随着 DNA 标记鉴定技术、计算机联用色谱、代谢组等新技术的不断涌现，中药毒代动力学研究势必会有更大的发展，为中药的安全性评价作出巨大的贡献。

（刘　莎　杜贵友　张春颖）

第十一章 参考文献

# 第十二章　有毒中药的临床应用及其中毒的诊断治疗

## 第一节　有毒中药的临床应用研究

有毒中药在临床的应用,已有悠久的历史,而且取得令人注目的疗效。至今,临床对有毒中药的应用仍不乏案例,且有令人满意的临床疗效。但因其毕竟有一定毒性,使用不当,仍会出现一定的不良反应,给人造成不必要的伤害。因此,对有毒中药临床应用时应注意的临床应用原则、作用机制及应用注意事项等,历代及现在均有一定的研究并取得一定的成果。分述如下。

### 一、有毒中药临床应用原则

有毒中药临床应用时,为了达到治疗效果而又减少或不出现毒副作用及不良反应,必须根据中医药理论并注意以下应用原则。

#### (一)辨证应用原则

对于有毒中药的选择应用,《神农本草经》特别提出,一定要辨证选用,对症用药。明确指出要适宜其用。"疗寒以热药,疗治热以寒药;饮食不消,以吐下药;鬼疰蛊毒,以毒药……各随其所宜。"清·朱庆甲[1]在《中医入门》谈"药不可误"时引《伤寒论》曰:"桂枝下咽,阳盛则毙;承气入胃,阴盛则亡"。李士材曰:"虚者补之,实者泻之,寒者温之,热者清之,虽庸医亦不大谬。如实有羸状,误补益疾;虚有盛候,反泻含冤;阴症似阳,清之必毙;阳症似阴,温之转伤。"并加按语指出:"误补有助桀为虐之诮,误攻有投石下井之讥,误温有闭火添薪之非,误寒有雪上加霜之失,误表有开门揖盗之喻,误塞有关门捉贼之评。误涩之剂,更宜慎之。"历代医药经典均明确指出并一再强调,对有毒中药的临床应用必须遵循辨证论治的原则,否则会贻误患者。

#### (二)急救应用原则

对于有毒中药的运用,古人特别强调了要慎重选用,非不得已最好不加选用。如李时珍在《本草纲目》中即强调了"乌附毒药,非危病不用"的原则。宋·东轩居士[2]在《卫济宝书·痈疽五发篇》中也提到"猛烈之疾,以猛烈之药,此所谓以毒攻毒也"。近年来,含砷类中药在肿瘤的治疗上已呈现出了其极大的药用价值,展现了有毒中药在此领域中广阔的应用前景,十分令人鼓舞。砒霜用来治疗急性早幼粒细胞白血病取得了较好的疗效。如近年国内学者将雄黄用于治疗血液病,也取得了可喜的进展[3]。又如附子,其性刚烈迅捷,走而不守,通上达下,行表彻里,补火助阳,温通诸经,为治疗阳虚诸证和寒凝痛证的要药,尤能救治亡阳重证,往往拯救生命于垂危之际。现代研究也发现参附汤可用于多种休克的治疗,也可用于心力衰竭、心律失常、冠心病、脑血栓等多种危重疾病救治。可见,临床遇到危急重症时,可以适当选用适宜的有毒中药进行急救,以期挽救患者生命。

### (三) 中病即止原则

有毒药物治病,是利用药物的强烈药性作用使人体失调而发生病变的组织器官发生病理生理变化,返回正常的、协调的生理功能状态,从而治愈疾病。但因其作用较峻利、猛烈,如果作用过度,也可能引起组织器官的其他病变,甚至可能引发危及生命的变化,故称为毒药。为引起人们使用这些药物时对其作用强度的重视,《素问·五常政大论》[4]也告诫人们一定要在使用毒药攻病时"无使过之,伤其正也。不尽,行复如法"。通过观察临床反应情况及时调整剂量或停止用药,"大积大聚,其可犯也,衰其大半而止,过者死",病去即止,不可过剂。现代研究仍然不能从根本上认识清楚其作用机制,但有毒中药的毒性有时对病症的治疗作用明显,但病症消除后,其毒性就可能给人体的正常功能带来危害,过量会伤害人体,甚至危及脏器的形体和功能,不得不引起重视。临床应用有毒中药时,应注意中病即止的原则。

### (四) 配伍与炮制原则

**1. 配伍原则**　在《神农本草经·序例》[5]中对药物之间的配伍理论是这样论述和规定的:"凡此七情,合和视之,当用相须相使者良,勿用相恶相反者,若有毒宜制,可用相畏相杀者,不尔,勿合用也。"临床配伍组方时,如选用有毒中药,要记得"有毒宜制"原则。

**2. 炮制原则**　中药饮片,是指药材按照一定规格要求经过炮制后,可直接用于临床配方制剂和进行中成药生产的合格的药材加工品。饮片的质量对药物的功用、临床效应以及毒副作用的产生都有着直接的影响,而有毒中药的饮片质量则对上述影响更为重要。众所周知,很多有毒中药都是要按照医生处方要求,进行严格的炮制加工后,才能进行配方制剂而应用于患者。研究表明,生附子毒性剧烈,经炮制加工为制附子后毒性大减,且附子配甘草,通过合理煎煮后,可以降低药液中酯型生物碱含量,从而可降低毒性[6]。所以有毒中药临床应用时,一定要选用炮制合格的中药饮片。

### (五) 不宜大剂、久服原则

对于有毒中药的应用,更应注意剂量和使用时间的选择。在国内甚至国外的所谓中药不良反应和毒性反应报道中,最常见的是超规定剂量和超时间使用中药引起的病例,还有的是应用剂型和给药方法超常。单次使用有毒中药,其剂量应在规定范围内,不宜超量,以免引起中毒和不良反应。另外,有些有毒中药的有毒成分在体内的完全代谢、解毒和排泄需要一定的时间,如长时间使用,就可能出现蓄积中毒。总之,中药的应用(包括有毒中药和含有毒中药复方制剂的应用),都是有其剂量大小、使用时间长短和剂型给药方法(包括给药途径)的严格控制要求的。否则,就会产生各种各样的不良反应。

## 二、有毒中药作用机制的研究

有毒中药有独特的临床疗效,为了探究其有效的物质基础和作用机制以及如何进行临床应用才能减毒增效及其原理,有不少研究均取得了一定成果,简要介绍如下。

(一) 有毒中药有效成分及作用机制的研究

有毒中药临床应用得当,对于一些疑难顽固之症常常能获得治疗奇效,这也是中医在用药方面的一大鲜明特色,而且有毒中药临床应用的效果正在为人们所认识和接受。

1. **含砷类有毒中药有效成分及作用机制的研究** 如砒石、砒霜、雄黄、雌黄等,都曾在哮喘、溃疡病、皮肤病、白血病、糖尿病、风湿病、梅毒和寄生虫病治疗方面发挥了其独特的功效。2020 年版《中国药典》中就收载含雄黄的制剂有 37 种之多。据《中药成药学》一书中统计,在现代较常用的 498 种成药配方中,含雄黄的就有 49 种之多,含砷类有毒中药被广泛用于解表剂、祛风湿止痛剂、凉开及温开类开窍药、治风解痉药、止咳化痰药、温里药和祛暑药等。对有毒中药作用机制的认识,古人提出"以毒攻毒"的观点,是在人们使用有毒中药的临床反应中观察分析而上升为理论认识的。有的研究结果已能从各个角度对药物的作用有了比较深入的了解和认识,能从某些方面说明一些问题。如对砒霜治疗白血病的研究中表明,砷化合物能与组织(蛋白质)中的巯基(—SH)结合,使含巯基酶失去活性,因而抑制了白血病细胞过多的增殖。此外,砷还可通过干扰线粒体的能量代谢,抑制肿瘤细胞的增殖甚或致其死亡。实验提示其对白血病细胞有直接的细胞毒作用,确系以毒攻毒的效果。实验还发现砷制剂对早幼粒细胞白血病有诱导其细胞成熟分化的作用。而且还呈现剂量依赖性双重效应,即高浓度三氧化二砷可诱导细胞凋亡,低浓度三氧化二砷长时间(10~14 天)可诱导细胞部分分化。在临床应用氧化砷治疗全反式维 A 酸(all-trans-retinoic acid,ATRA)难治或复发病例有显效的基础上,体外研究结果表明低剂量三氧化二砷可诱导耐药的细胞株MR-2 细胞凋亡。说明三氧化二砷是以一种不依赖于维 A 酸调节途径的方式发挥其药理作用的。临床治疗研究还提示氧化砷可能通过降解 PML-RARα 融合蛋白而诱导细胞凋亡。

2. **有毒中药雷公藤的有效成分及作用机制研究** 雷公藤含有多种药理活性成分,治疗免疫性皮肤病有一定的疗效[7],但也存在潜在的肝肾毒性作用。其主要成分雷公藤甲素的主要药理作用为抗炎及免疫调节,可通过抑制由磷钼酸(phosphomolybdic acid,PMA)、TNF-α、IL-1β 刺激引起的 IL-6、IL-8 表达,还能抑制由 PMA 诱导的基因表达,抑制 TNF-α、IL-1β 等炎症因子的合成及释放来拮抗小神经胶质细胞的炎症反应。研究发现其主要作用于淋巴细胞和树突细胞,对于淋巴细胞,雷公藤甲素可以有效抑制淋巴细胞的增殖,选择性作用于活化的 T 淋巴细胞,对于静止期的淋巴细胞作用不明显,但同时可诱导淋巴细胞的凋亡,尤其是外周 T 淋巴细胞的凋亡。雷公藤甲素可使得活化的 T 细胞($CD_4^+$、$CD_8^+$)凋亡,这种凋亡作用的强弱与药物使用剂量的大小呈正相关。研究表明雷公藤甲素可以激活caspase 来诱导外周 T 细胞的凋亡,即通过多种途径完成凋亡功能。而对树突细胞,主要表现为抑制树突细胞诱导的中性粒细胞的化学趋向性,抑制其向淋巴组织及器官的迁移过程,抑制树突细胞引导下的 $CD_4^+$ 细胞的活化及增殖。

雷公藤甲素具有抗炎、抗过敏、抑制免疫、抗生育、抗肿瘤等多种生物活性,已广泛用于治疗自身免疫性皮肤病,如系统性红斑狼疮、皮肌炎、硬皮病等。研究还发现雷公藤提取物雷公藤红素能抑制人外周血单核细胞中由脂多糖诱导的 TNF-α、IL-1β、IL-6、IL-8 等的生成,也可抑制血清溶血素的水平,抑制程度呈剂量相关依赖。而在巨噬细胞中,能抑制由脂多糖诱导的 TNF-α、IC-6、NO、γGE-2 的生成以及 NF-κB 的转录激活,被认为有多种药理作用,包括抗炎、免疫调节、抗肿瘤等。在抗炎方面,可通过升高 caspase-8 浓度来诱导淋巴细胞,进而用于接触性皮炎的治疗,亦可通过诱导角质形成细胞凋亡,来治疗银屑病。由于能激活 ROS-ERK,p83-Nγf$_2$-ARE 信号通路,进而诱导人类角质形成细胞 Hacat 中的血红素加氧酶 -1 mRNA 的表达,同时在细胞核内与相应 DNA 绑定后抑制 NF-κB 的转录激活,从而发挥其抗炎及免疫调节两大主要药理作用。

临床上用雷公藤治疗免疫相关疾病也取得了满意疗效,但也发现有时会产生一些不良反应,主要表现在消化系统(食欲减退、恶心、呕吐、腹痛、腹泻等)、泌尿生殖系统(精子减少、月经量减少、闭经等)、血液系统(红细胞减少、血小板下降、继发性粒细胞缺乏症)及其他全身反应(骨质疏松、面部红斑、色素沉着)等。应引起临床重视。

### (二) 临床应用有毒中药的炮制、剂量、用药时间及配伍等问题的研究

有毒中药临床应用时,剂量、药物的炮制过程和配伍应用,对有毒中药毒性影响有不容忽视的作用。所以在研究有毒中药的作用机制时必须注意这些条件对其毒性作用的影响。

**1. 含砷制剂的临床应用研究** 如砷制剂治疗白血病有很好疗效,并在国内外引起了广泛关注。但同时在引进砷制剂治疗白血病时,有报道称其可引起个别严重心律失常,其中尖端扭转型室性心动过速的报道较多。因此认为砷制剂治疗的毒性较大,临床应用需进行心电监护并给予抗心律失常药物治疗。巩固治疗的患者应间断应用,以免短时间心脏等器官内砷积聚过多造成严重危害。所以在有毒中药临床应用时,必须注意剂量、用药时间、药物配伍以及对患者现阶段疾病所处情况的辨证分析。

**2. 有毒中药炮制品的临床研究** 如乌头类有毒中药(附子、川乌、草乌),在临床应用时,都要经过严格的炮制过程处理后,才能更好地发挥其药效而不使其表达出其毒性损害来。经研究表明,乌头类有毒中药的主要毒性化学成分为双酯型生物碱(如乌头碱、新乌头碱和次乌头碱,脂溶性成分,毒性最大)、单酯型生物碱(如乌头次碱,亲水性成分,毒性较小,为双酯型生物碱的 1/2 000)与胺基醇型生物碱(如乌头原碱,强亲水性成分,毒性甚微,仅是双酯型生物碱的 1/4 000~1/2 000)[8]。在加热炮制过程中,乌头碱失去一分子醋酸变成毒性较小的乌头次碱,若继续水解再失去一个分子的苯甲酸成毒性更小的乌头原碱。三者的含量在炮制过程中会有所变化,毒性降低,但镇痛作用无明显变化。静脉给药乌头碱的小鼠 LD$_{50}$ 为 0.12mg/kg,静脉给药乌头次碱的 LD$_{50}$ 为 0.47mg/kg,而静脉给药乌头原碱的 LD$_{50}$ 则为 120mg/kg,毒性相差 1 000 倍。同样,砂烫马钱子也可降低其毒性成分士的宁的含量;米炒斑蝥可降低斑蝥素的含量;水飞雄黄可降低其三氧化二砷的含量;醋制芫花可降低其芫花酯甲的含量;巴豆、千金子制霜后可降低其脂肪油的含量[9]。

**3. 有毒中药临床配伍应用的研究** 临床有毒中药的配伍应用,对减轻其毒性作用也有非常重要的意义。如附子的主要活性成分是乌头碱类,具有强心、升压及抗炎、镇痛等作用,但易引起心律失常,甚至心脏停搏。甘草所含的甘草黄酮为解附子毒的有效成分,能拮抗乌头碱引发的心律失常。甘草与附子同煮时,甘草黄酮的煎出率为 80.3%,明显高于甘草单煎液的含量(仅为 52.9%),提示临床用附子时与甘草同煎,会更有利于解毒成分甘草黄酮的溶出[6]。甘草对四逆汤中 3 种毒性生物碱(乌头碱、中乌头碱、次乌头碱)含量均有显著影响,

乌头碱含量随甘草剂量增加而减少,两者呈高度负相关,说明甘草在四逆汤中对附子解毒确有举足轻重的作用。

综上所述,对有毒中药的药理作用及机制研究,必须在中医药理论指导下去研究,才能更好地指导临床对有毒中药更准确有效而减毒地应用。

## 三、有毒中药临床应用注意事项

有毒中药临床应用时,除要详细了解和掌握其性味归经、功能效应外,还应当明确其临床应用注意事项。现提出以下 7 项注意事项,以供临床参考。

### (一) 注意有毒中药药材的来源及质量

中药药材的来源与中药的产地、品种有密切的关系。中药药材的质量,除和上述因素有关外,还与药材的采收和产地加工以及储存、运输等有关。有毒中药的临床应用则更要注意这些问题。

1. **道地药材**　道地药材是指包含有特定的产地,特定的植物品种,合理的栽培、加工、储藏、经营等一系列符合中医药学理论,且经过医学实践证明质量优良的药材品种。有人提出道地药材是指历史悠久、品质优良、栽培(养殖)加工合理、产量宏丰、疗效显著、具有明显的地域特色,且质量优于其他产地的中药材。也有人认为"唐宋以来,人们将具有地区特色、质量优良、疗效显著的药材称为'道地药材'。"

在中医药临床实践中,被历代中医药学家所认定的品质优良、药效肯定的,具有特定产地、特定植物品种的野生和 / 或栽培的优质药材即是医家习用的道地药材。

近年,我国关于中药道地药材的综合研究,加深了对中药道地药材的认识,并明确提出要提高和保持其质量稳定的生产。周长征等[10]提出了要保证道地药材的有效安全和质量稳定所必须严格遵守的种植栽培要求,认为首先要保证该中药品种的种质优良性,其次要确定其适宜的生产环境(包括地理环境条件、气温、日照、湿度、土壤等),最后还要有系统而标准化的田间管理和采收加工规程。如中药道地药材细辛的系统研究,即从各个方面说明了这个问题。细辛,古有"细辛不过钱"的说法,即说明细辛有一定的毒性。现代一般认为这是指单服细辛而言,而且指不是用煎剂的服法。从现代的临床报道和应用来看,临床处方中也有使用较大剂量(超过药典常用剂量 3g)的。有人考证华细辛为历史上最早的细辛道地药材,而辽细辛为新兴细辛品种,是在用药发展过程中形成的道地药材。而在分析两者有效成分挥发油的含量时,发现辽细辛的挥发油含量较华细辛高,而挥发油中有致癌活性的黄樟醚的含量又较华细辛为低,且辽细辛的急性毒性也较华细辛小。道地药材的这种品种上的变化,与中药药性的毒性大小是有一定相关关系的,所以在道地药材的选用上就更为重要。"细辛不过钱"与"可使用较大剂量",除与使用方法、配伍各异有关外,是否与所用药材品种不同有关,尚需进一步证实。

2. **中药材的采收、产地加工与储藏、运输**　中药材的采收、产地加工对保证中药的质量也有举足轻重的作用。本草类中药材的生长年限与采收月份和时辰对药材的内在质量都有一定的影响,产地加工对药材的品质更有一定的保证作用。这些已有专门的研究报道和讨论。在药材的储存与运输过程中,还可能由于包装材料、装卸过程以及储藏条件等的污染,以及储藏时间过长而导致药材质量的变性与变质。在选用药材时,这些都是应当给予重视的问题。

### (二) 注意有毒中药饮片的炮制工艺和质量控制

道地药材和中药材的采收、产地加工与储藏、运输对有毒中药的饮片质量的保证十分重要。此外,众所周知,很多有毒中药都是要按照医生处方要求,进行严格的炮制加工后,才能进行配方制剂而应用于患者。

研究表明,有些有毒中药的生品和炮制品的药理与毒性有很大差别。如附子,有人对其生用与炮制用的药理作用进行了比较研究[11],实验测定了它们对小鼠的 $LD_{50}$ 和最大耐受量,结果生附子、白附片、微波炮附子、香港炮附子的 $LD_{50}$ 分别为 $(9.16 \pm 0.84)$ g/kg、$(10.16 \pm 0.74)$ g/kg、$(52.84 \pm 3.59)$ g/kg、$(15.84 \pm 1.48)$ g/kg;白附片、微波炮附子、香港炮附子最大耐受量分别为 40g/kg、200g/kg、40g/kg。而各不同炮制品对离体蟾蜍心脏的影响、对垂体后叶素所致心肌缺血的保护作用、耐缺氧作用、镇痛作用、抗炎作用以及对小鼠胸腺和性腺重量的影响等的比较研究表明:生附子毒性最大,而强心作用和耐缺氧作用最强;白附片毒性仍较大,强心作用、耐缺氧作用和镇痛作用都较好;炮附子毒性大减,具有较缓的强心、抗心肌缺血作用和耐缺氧能力,然而炮附子的抗炎、镇痛作用增强,对胸腺和性腺的重量也都有较大的影响。以上实验结果说明,临床在选用有毒中药时,只有严格按照患者的病情,合理选用适宜的炮制品,才有可能增强其药效作用并减少其不良反应和毒性作用,从而达到既治病而又不发生毒副反应的目的。

从临床毒副反应的报道来看,由于未进行合理炮制及采用合理的制剂方法(包括煎煮时间)而引起不良反应发生者,占有不小比例。如有人统计,1996 年国内的医药学期刊报道的中药不良反应个案(不包括综述)中,乌头类中药计 157 例,其中因未经炮制而用生乌头致不良反应者 57 例,占 36.31%。统计资料还显示,在使用乌头过程中由于没有先煎、久煎而致中毒者也时有发生,这是因为乌头先煎久煎(煎煮时间为 3~4 小时),会使其中的乌头碱分解成毒性降低 1/1 000~1/100 的乌头次碱和乌头原碱,从而减少乌头的毒性。用乌头类药泡酒而致中毒者 69 例,占乌头类中毒病例的 43.95%。分析其原因,因用乌头泡酒而引起中毒者,可能是由于乌头碱易溶于乙醇,且未经水解,毒性很强的乌头碱浓积于酒中,因而极易造成中毒所致[12]。原思通教授[9]在《"对中药中毒病例攀升"问题的思考》一文中指出,中药炮制不仅可以减毒,还可以改变药性,提高疗效,所以有"生熟异治"之说。但是,近年来忽视炮制工作,造成中药饮片质量下降的情况比较严重。虽然《中国药典》和各省、市、自治区《中药饮片炮制规范》均有炮制的具体规定和要求,但是许多地方有法不依、该制不制、生熟不分、生药配方等情况比较突出。因此,原教授在文章中谆谆告诫人们,如果"轻易将前人在长期医疗实践中积累的炮制经验视为'糟粕'而丢弃,必然要付出血的代价——中药的毒副反应"。为了减少和避免发生中药不良反应,在医疗用药时,一定要遵循中医药理论,特别是要注意中药炮制品及其质量的控制以及中药合理的煎煮方法,对于有毒中药的应用,就更应引起注意。这样才可以在使用有毒中药时不致发生中毒或副作用。

### (三) 注意有毒中药的剂量选择、使用方法及服药时间的控制

**1. 避免超量使用** 有不少人在学习和研究中医用药时,看到中医对药物剂量要求严格,认为中医用药之秘在于剂量,不同的剂量会带来不同的临床疗效,中医对不同人体、不同疾病的同一药物的使用剂量是有严格区别的。其中不仅要考虑药物因不同剂量对人体的药效作用不同,也考虑到不同剂量对人体可能引起不同的毒性和不良反应。对于有毒

中药的应用,则更应注意剂量的选择。在国内甚至国外的所谓中药不良反应和毒性反应报道中,有的是超剂量,有的是使用时间超常,有的是应用剂型和给药方法超常,最常见的是中药超规定剂量使用。总之,中药的应用(包括有毒中药的应用),都是有其剂量大小、使用时间长短和剂型给药方法(包括给药途径)的严格控制要求的。否则,就会产生各种各样的不良反应。如有人指出,川乌的中毒剂量为5~15g,《中国药典》规定的制川乌使用剂量是1.5~3g。在1996年国内医药学期刊关于中药不良反应报道中,对157例使用乌头而发生的不良反应的病例报告进行分析,结果发现其平均使用剂量是22.94g,是《中国药典》规定的制川乌使用剂量的15.29或7.65倍,甚至超过了乌头的中毒剂量,这样应用,不可能不引起不良反应[12]。关木通的常用量为3~6g,而出现中毒反应的病例则用至18g;人参的常用量为3~9g,而出现中毒反应的病例已用至40g;雄黄的常用量为0.05~0.1g,而导致中毒反应的病例却用至1g[9]。对于炮制品也是如此,如制川乌的常用量为1.5~3g,而出现中毒反应的病例已用至30g。制马钱子的常用量为0.3~0.6g,而出现中毒反应的病例用量达2g。斑蝥在《中国药典》规定用量为0.03~0.06g,而出现不良反应的24例(年龄3~14岁)口服量却为0.1~0.2g,6例剂量为1~2g。上述发生不良反应的所有病例用量为规定剂量的1.6~66.7倍,均严重超量应用[12]。即使是使用含有毒中药的中成药也要注意不能超量使用。如云南白药临床用量为每次服用0.25~0.5g,每日3~4次,每日用量超过2~4g时可引起中毒[13]。

2. **注意选择合适的剂型及外用原则**　服用方法或给药方法不当,也会引起有毒中药中毒事件。如钩吻为极强的神经毒药物,主要抑制延髓呼吸中枢,亦可引起心肌麻痹,死亡率高。该药为外用中药,切忌内服。韦爱昌等[14]报道56例钩吻中毒的患者中全部经口服中毒,其中误服钩吻煎液中毒50例,自服钩吻嫩叶中毒6例。有毒中药斑蝥在《中国药典》中规定,外用不宜大面积使用,而发生中毒病例者则是因外搽而致红斑弥漫成片,出现大片水疱,水疱破后呈糜烂面[12]。

3. **避免长期服用引起蓄积中毒**　还有超时间长期服用而引起中药中毒的报道,如苍耳子有毒成分为毒蛋白、氢醌、苍术苷及一种含葡萄糖和鼠李糖的具有苷类性质的物质。长期大量口服苍耳子可致胸闷心悸、心慌气短、头晕乏力、四肢麻木、口唇发麻、感觉迟钝等神经中毒,心肌及肝功能损害症状,外敷可致接触性皮炎[12]。张学梅等[15]报道苍耳子慢性中毒多因初服时未出现明显不良反应,而长期服用,结果导致蓄积中毒,引起心肌及肝功能损害。陈方焘等[16]报道12例口服铅丹中毒病例,总剂量达18~87g,用药时间平均为24天。还有11例小儿因患"疳积"而服用乡村医生自制的"疳积散",由于该药中含有铅丹、朱砂而致肝脏损害和溶血性贫血,都是大剂量或长期使用而致中毒[12]。

(四) 临床组方选药注意方剂配伍原则

1. **七情配伍原则**　中医临床治疗疾病时,在辨证论治、组方选药过程中,非常注意药物的相互作用、相互影响。因为中医药理论根据临床实践和经验所得,提出有"方成无药"的观点。即方剂组成之后,就是一个治疗疾病的整体药物,对患者疾病的影响是一个整体过程。也就是说方剂中各味药物在这个方剂中已不再是它个体的药物药性和药物作用了,而是在方剂中结合其他药物而共同发挥药物作用,针对某一患者起到方剂的整体作用,使患者的疾病得到各个环节的治疗,共同达到治愈疾病的功效。药物之间的配伍,使药物之间的药性、功能、毒性等都发生了一定的变化,有些可能是复杂的变化。如有些配伍能增强或减低疗效,有些能抑制或清除毒性和烈性,有些能产生有害的毒副作用。这在中药理论中总结上升为"七情"理论,即药物之间配伍的理论。在《神农本草经·序例》中对药物之间的配伍理论是这样论述和规定的:"有单行者,有相须者,有相使者,有相畏者,有相恶者,有相反者,有相杀者,凡此七情,合和视之,当用相须相使者良,勿用相恶相反者,若有毒宜制,可用相畏相杀者,不尔,勿合用也。"

2. 注意十八反、十九畏用药禁忌　在中医配伍用药时特别重视"十八反"与"十九畏"所指明的药物配伍禁忌。但国内外许多学者也曾对此做过大量研究,所得结果和认识也有不同者。从历代中医药文献记载和当代临床经验中也不难找出运用相反相畏配伍治疗疑难重症的实例。说明在某些特定的条件下,"十八反"与"十九畏"中的药物也可以配伍应用。尽管古往今来违反禁忌而获得良好疗效的验案及成方制剂不计其数,如祛痰方以人参配藜芦主祛膈上之痰,芫花饮以芫花配甘草,青州白丸子以生川乌配生半夏,半夏甘遂汤以甘草配甘遂,感应丸中巴豆与牵牛同用,散肿溃坚汤、海藻玉壶汤等均合用甘草和海藻,十香返魂丹中丁香、郁金同用等。细辛配五味子不仅可增强疗效,还可减少不良反应。权衡利弊,用有毒中药挽救孕妇生命,取得治病不伤母体且保住胎儿的例子在临床中也不胜枚举。但在《中国药典》中仍规定了这些药物的配伍"一般情况不宜使用"和"不宜同用"。所以在组方时,对选用犯禁忌的配伍选药一定要慎之又慎。

3. 注意配伍制毒、减毒,减少不良反应　有毒药物的配伍,就更要注意药物之间的配伍关系。如四逆汤的实验研究表明,单味的附子虽有一定的强心升压作用,但作用较全方差,且易导致异位心律失常。单味甘草有升压效应,并可使脉压增大,但无强心作用。而全方的抗休克作用均优于各单味药,表现为作用增强,维持时间持久,并能减慢窦性心律,无异位心律失常作用。所以中药方剂的配伍组成,使方剂的药理作用更完善,它不只是各组成方剂药物作用的简单相加和作用的相互减弱,而是有其更深的配伍意义,随着科学实践的不断发展,中药配伍之间的意义,都会得到科学揭示。根据临床实际和实验研究结果,李桓[17]提出,临床应用雷公藤通过与有不同功效的药物配伍,可制约其毒烈偏颇之性。实验研究表明,雷公藤与甘草配伍减毒增效的机制,可能为甘草的主要成分甘草酸铵通过与雷公藤甲素络合降低了雷公藤甲素的最大血药浓度,同时通过缓慢释放雷公藤甲素方式,延长了雷公藤甲素的作用时间,达到降低毒性增加疗效的目的[18]。雷公藤与甘草按不同配比给大鼠灌胃4周,雷公藤:甘草为60:0毒性最大,60:9为最低毒性剂量[19]。胡祖光[20]以何首乌、蛇床子、甘草组成复方给大鼠灌胃1周,发现该复方对雷公藤乙酸乙酯提取物所致大鼠胸腺、睾丸萎缩有对抗作用,还可改善大鼠肝功能,并减轻生殖毒性。白芍总苷可减轻雷公藤多苷片造成的肝毒性,并能改善雷公藤多苷片对模型小鼠肾功能及肾脏病理改变[21]。万晶[22]采用当归注射液关元穴注射与单剂量雷公藤多苷口服灌胃联合应用,可显著降低雷公藤多苷单独给药所致小鼠食欲减退、腹泻、体重下降及动情周期紊乱。另外,根据临床症状表现进行辨证选药,分别选用清热利湿药、清热解毒药、活血化瘀药、补肝益肾药、舒肝和胃药、滋阴化瘀药等用以制毒,既能减轻雷公藤毒性,又可减轻患者症状。

(五) 临床选用有毒中药应密切观察用药后临床反应及进行必要的临床检测

有毒中药因为药物中含有有毒(也可能又是有效)的化学成分,能对人的组织器官或其功能产生损害和不利影响。因此,在临床上应用有毒中药(或含有毒中药成药或制剂)的药物时,应注意了解该药物的性能作用特性及可能产生的药物毒性作用和不良反应,在临床进行仔细观察,注意发现药物毒性作用和不良反应的临床早期症状,并尽可能根据药物毒性特点,定期或定时检查其有关器官功能及相关血象。

### (六) 临床选用有毒中药组方注意辨证制宜原则

中医治病用药,常常是根据中医理论进行辨证论治,在确定治则治法后,就要选方遣药。药物配伍成方,就是一个整体,也就是古人所说的"方成无药"。就是说在选药配伍入方的时候,必须是从治疗疾病的整体出发,要照顾到方方面面,而且在治疗过程中也要随时结合病情进行方药的加减化裁,使得用药体贴妥当。如要注意患者的体质、兼病、新病、宿病及暂时的对症用药等。

**1. 注意根据体质用药**　即辨证用药配方的整体观和患者用药的个体原则。《灵枢·通天》中指出要"视人之五态乃治之"。五态就是指人体质的阴阳强弱。这在《医门棒喝·人身阴阳体用论》中有比较详细的分析:"如形瘦色苍中气不足而脉多弦,目有精彩,饮食不多,却能任劳,此阳旺阴虚之质也……体丰肌厚,脉盛皮粗,食啖倍多,此阴阳俱盛之质……体丰色白,皮嫩肌松,脉大而软,食啖虽多,每生痰涎,此阴盛阳虚之质……形瘦脉弱,食饮不多,此阴阳两弱之质。"书中还论述了各种体质患者的辨证用药要点并明确指出:"治病之要,首当察人体质之阴阳强弱,而后方能调之使安。"还告诫人们"有阳旺阴弱之人而损伤阳气者,宜先扶阳,而后滋阴;阴盛阳虚之人,而有伤阴者,宜先滋阴,而后助阳。斯当随时审查,不可拘执。"对于体质情况不同,用药治法当有不同对待的论述,在《医学源流论·病同人异论》中谈得更为详尽:"天下有同此一病,同治此则效,治彼则不效,且不惟无效,而反有大害者,何也? 则以病同而人异也。夫七情,六淫之感不殊,而受感之人各殊,或气体有强弱,质性有阴阳,生长有南北,性情有刚柔,筋骨有坚脆,肢体有劳逸,年力有老少,奉养有膏粱藜藿之殊,心境有忧劳和乐之别,更加天时有寒暖之不同,受病有深浅之各异,一概施治,则病情虽中,而于人之气体,迥乎相反,则利害亦相反矣。故医者必细审其人之种种不同,而后轻重、缓急、大小、先后之法,因之而定。《内经》言之极详,即针灸及外科之治法尽然,故凡治病者,皆当如是审察也。"所以,在临床要选用有毒中药进行治疗时,必须要明确了解该药的性味功效,结合患者临床症状的寒热虚实表现,根据中医药理论进行。在临证组方选药,更应进行分析细判,以使得所选配伍药物能对该有毒中药制毒增效。

**2. 注意兼夹证用药**　特别在选用有毒中药时,在临床实践中,常常会发现患者有兼夹证候,此时在选方用药时也应区别对待,治之有方,用之有药。特别注意选药对兼夹证的影响,以免不良反应的发生。

**3. 注意新增病症用药**　有时在疾病治疗过程中,会新出现一些病症,这时的治疗用药,对新增病症是不宜用还是宜用,则也有其所应遵循的规律。是增加新药于原用药物中,还是停用原药,先治新的病症,则应按中医药理论和临床经验进行权衡。

**4. 注意有宿疾用药**　选用有毒中药治疗要分析对宿疾有无妨害。在治疗疾病过程中,对于有宿疾者,也应在用药时给予考虑,酌情照顾。并注意观察病情变化,及时调整用药。

### (七) 选用含有毒中药的中成药(中药制剂)注意事项

含有毒中药的中药制剂用于临床,是中医临证用药的常用方案,比较方便和能及时用药,且能取得较快与较好的效果,因此常被临床医生所选用。但因其含有有毒中药成分,常常因为用药剂量的大小、使用药物的时间以及临床给药途径等选择不适当,而发生中毒和不良反应事件,故应引起足够的重视。分述如下。

1. **对证选用有毒中药时应注意中成药(制剂)含有毒中药的剂量** 即应注意中成药中所含有毒中药的比例、所占有毒成分的分量,以便于计算每次服用量和最高日用量,以免引起毒性反应和不良反应。因为临床有不少因超量应用此类药物而发生的不良事件的报道。如用云南白药止血,10小时内服用11g,大大超出每日不许超过2~4g的极量标准,而致中毒死亡事故;用止痛丹1瓶(共60粒,误为一次量)1小时后,引起心脑缺氧综合征;用小活络丹2丸,半小时后致严重心律失常等,不一而足。所有这些足以引起我们的严重警惕[23]。

2. **注意应用含有毒中药的中成药(制剂)时间的控制** 有毒中药的毒性成分,在体内解毒分解和排出,有时需要较长时间,长时间用药,可能引起蓄积中毒。所以一定要控制服用时间的长短,以免蓄积中毒。这在临床也有不少报道,如服用腰痛宁胶囊14天,引起肝损害;服用克银丸2个月,引起药物性肝炎;用首乌片治少白头,每次6片,每日3次,服用1个月致黄疸性肝炎,愈后又服1个月,再发肝损伤。所以,对含有毒中药中成药的应用,一定要控制服用时程[23]。

3. **注意合理选择含有毒中药中成药(制剂)的临床给药途径** 中药的临床给药途径,因药物制剂不同而异。一般为口服、外用、肌内注射或静脉注射给药等。有报道用偏方(含汞)点燃后经鼻吸入治疗鼻窦炎,每日1次,每次吸入半小时,连续吸入3天,共吸入纯汞16g,致中毒不治而亡;又有含六神丸10粒,致过敏急性咽喉炎;又有治婴儿“鹅口疮”外用“冰硼散”,每天2次,每次0.5g,7天后,婴儿夜啼、烦躁,每天3~4次西红柿样便,继用3天,婴儿逐渐不吃不哭、呼吸快、咳嗽、吐白沫,抢救无效死亡[23]。关于中药制剂所致不良反应报道近年也不在少数,经分析归纳发现,静脉滴注给药后出现不良反应的患者比例高于静脉注射与口服给药途径,皮肤相关症状多,涉及有消化、神经、呼吸、心血管等系统;老年患者(≥60岁)出现比率高于其他年龄段。提示临床用药时,应综合患者的临床症状、体质状况、过敏情况等信息,选择适合药物和给药途径,并要熟知药物的适应证和禁忌证[24-27]。

# 第二节　有毒中药中毒诊治研究的历史及现状

有毒中药是中医药的重要组成部分。所谓“毒”,在中医药学中一般系指药性之偏。即明代张景岳所言:“凡可辟邪安正者,均可称为毒药。”以药性之偏来矫正人体气血阴阳之偏,是药物治病的原理。但是,在中药全部品种中,约有15%的药物,其性刚烈,中毒剂量与治疗剂量相差不远,使用稍有不慎,就会造成损伤脏腑、伤及气血的严重后果,甚至致人死亡。这些药物,习惯上称为有毒中药。不过这种“有毒”的含义,系指药物引起机体功能或组织损害的能力,和前面所说的“药性之偏”颇有不同。本文所述有毒中药系指后者。

关于毒物的含义,有的国家曾规定,一次性经口投入5g/kg以下剂量,或在一昼夜内皮肤接触的剂量在1g/kg以下,能使50%以上的大鼠死亡者,这些物质均应认为是毒物[28]。

## 一、有毒中药中毒诊治研究的历史及其成就

中国传统医学对有毒中药的研究约有3 000年以上的历史,关于有毒中药中毒的诊断

和治疗,也与医学对有毒中药中毒的认识同时起步。其历史大体可分为三个阶段。

**(一) 西晋以前的有毒中药中毒诊治的研究(?—公元265年)**

我国在这一时期经历了原始社会、奴隶社会和封建社会的初级阶段。生产力有了一定发展,科学技术水平较低,对有毒中药中毒的诊治研究处于萌芽状态。据西汉成书的《淮南子·修务训》记载:"古者,民茹草饮水,采花草树木之实,食蠃蚌之肉,时多病症毒伤之害。于是神农乃始教民播种五谷,相土地,宜燥湿肥……高下,尝百草之滋味,水泉之甘苦,令民知所避就。当此之时,一日(又作:百)而遇七十毒。"这段文字,后世认为是对中药起源的描述,但它已经与"毒"字联系在一起。又如《周礼·天官·冢宰》指出,在周代,"医师掌医之政令,聚毒药以共(供)医事"。毒药,泛指治病的药物。在西周、东周、战国、秦至西汉,随着人们对药物的探索,随着齐威王、齐宣王、燕昭王、秦始皇等钟情于寻找吃了不会死的"灵药",不少有毒的金石药物被当作"多服久服不伤人"的"上品"被引进,造成了许多社会悲剧。《史记·扁鹊仓公列传》中淳于意《诊籍》曾有如下记述,"齐王侍医遂病,自炼五石服之。臣意往过之,遂谓意曰:不肖有病,幸诊遂也。臣意即诊之,告曰:公病中热。论曰:中热不溲者,不可服五石。石之为药精悍,公服之不得数溲,亟勿服。色,将发痈。(侍医)遂曰:扁鹊曰,阴石以治阴病,阳石以治阳病。夫药石者,有阴阳水火之齐(剂),故中热,即为阴石柔齐(剂)治之;中寒,即为阳石刚齐(剂)治之。臣意曰:公所论远矣。扁鹊虽言若是,然必审诊,起度量,立规矩,称权衡,合色脉、表里,有余不足,顺逆之法。参其人动静与息相应,乃可以论。论曰:阳疾处内,阴形应外者,不加悍药及镵石。夫悍药入中,则邪气辟矣,而宛气愈深。诊法曰:二阴应外,一阳接内者,不可以刚药。刚药入则动阳,阴病益衰,阳病益著,邪气流行,为重困于俞,忿发为疽。意告之后,百余日,果为疽,发乳上,入缺盆,死。"文中所谓"五石",系指五石散,由石钟乳、硫黄、白石脂、赤石脂、紫石英组成,是一种能对脏腑功能产生严重损害的矿物药组方。自战国后期开始,有人称其服之可以却病延寿,受此药之害者甚多。齐王侍医服后,临床表现为"不得数溲",痈疽"发乳上,入缺盆",是肾脏功能衰竭、免疫功能丧失所致,因此难于保住性命。《扁鹊仓公列传》的这段文字记述的是西汉文帝时期的事(公元前179—155年),说明当时对矿物药中毒的诊断曾达到一定水平[29]。

由于西汉以前宫廷内掌管医药的御医各秉承不同禁方流派,带着"所奉药囊",出入宫禁而不受约束。特别是对剧毒药品缺乏管理措施,以致在西汉宣帝朝出现女医淳于衍用附子毒死许皇后案。《前汉书·外戚传》记载,"霍光夫人显欲贵其小女,道无从。明年,许皇后当娠病。女医淳于衍者,霍氏所爱,尝入宫侍皇后疾。衍夫赏为掖庭户卫,谓衍可过辞霍夫人行,为我求安池监。衍如言报显,显因生心,辟左右,字谓衍:少夫(淳于衍之字)幸报我以事,我亦欲报少夫可乎? 衍曰:夫人所言,何等不可者。显曰:将军素爱小女成君,欲奇贵之,愿以累少夫。衍曰:何谓邪? 显曰:妇人免乳大故,十死一生。今皇后当免身,可因投毒药去也,成君即得为皇后矣。如蒙力,富贵与少夫共之。衍曰:药杂治,当先尝。安可? 显曰:在少夫为之耳。将军领天下,谁敢言者,缓急相护,但恐少君无意耳。衍良久曰:愿尽力。即捣附子赍入长定宫。皇后免身后,衍取附子并合大医大丸以饮皇后。有顷曰:我头岑岑也,药中得无有毒? 对曰:无有。遂加烦闷,崩。衍出过见显,相劳问,亦未敢重谢衍。后人有上书告诸医侍疾无状者,皆收系,诏狱劾不道。显恐事急,即以状具语(霍)光。因曰:即失计为之,无令吏急衍。光惊鄂,默然不应。其后奏上,署衍勿论。"此案在霍光死后被揭发出来,历史教训非常深刻。故自东汉建立,医药开始分家,医官中增设了方丞、药丞、尝药监等职,对有毒药物的监管和研究就明显地加强了[30]。

20世纪70年代末出土,并被推定抄成不晚于秦汉之际,即公元前3世纪的《五十二病方》中,没有关于药物中毒诊治的记载。成书于秦汉之际的另一本典籍《神农本草经》,收录动植物药和矿物药365种,其中有毒中药占60余种。该书佚文中曾说:"药物有大毒,不可以入口鼻耳目者,即杀人。一曰钩吻,二曰鸱,三曰阴命,四曰内童,五曰鸩羽,六曰高希。药种有五物,一曰狼毒,占斯解之。二曰巴豆,藿汁解之。三曰黎,卢汤……解之。四曰天雄、乌头,大豆解之。五曰班茅,戎盐解之。毒菜害小儿,乳汁解,先食饮二升。"这段关于有毒药物及其救治的文字,说明在秦汉时代对中药中毒的诊治研究,已具备了雏形[31]。

东汉末年医学大家张仲景编著、西晋王叔和整理的《金匮要略方论》,对有毒中药附子、乌头高剂量使用时的毒性反应有了较详细的描述。如炮附子治疗湿痹,用量一枚半,加白术煎服,服后"其人如冒状";乌头治疗寒疝,用量五枚,加蜜和桂枝汤煎服,"其知者如醉状",并伴有呕吐。张氏认为这是药物"中病"的表现,提醒医者"勿怪"。张氏还在该书《禽兽虫鱼禁忌并治第二十四》《果实菜谷禁忌并治第二十五》两篇中,记载了动、植物食品中毒的诊治方法,还指出:"钩吻与芹菜相似,误食之杀人""矾石生入腹,破人心肝""商陆以水服,杀人""葶苈子傅头疮,药成入脑,杀人""水银入耳,及六畜等,皆死""苦练(楝)无子者,杀人"。救治方法,凡对毒药性质了解不清楚的,"宜煮甘草荠苨汁饮之"。他还认为,"凡煮药饮汁,以解毒者,虽云救急,不可热饮。诸毒病得热更甚,宜冷饮之"。说明当时对有毒中药中毒诊治经验的积累,较前又前进一步[32]。

三国、西晋时期,由于战乱、灾荒频仍,中药中毒诊治研究无突出发展。

### (二)东晋至明代有毒中药中毒诊治研究(317—1644年)

东晋时代道教理论家、医学家、炼丹术家葛洪(284—364年)[33]所著《肘后备急方》的问世,象征着有毒中药中毒诊治的研究开始走向成熟。该书卷七《治卒服药过剂烦闷方第六十七》,为诊治服药过量引起胸中烦闷欲死、呕吐或下痢不止的解救专篇,载有饮生葛根汁、兰汁,吞鸡子黄等治疗方法。《治卒中诸药毒救解方第六十八》,为对有毒中药中毒的诊治专篇,列有毒中药17种,中毒解救方剂44首(包括金代杨用道补录方剂6首)。在《食中诸毒方第六十九》中,也有蜀椒、钩吻、莨菪等有毒中药中毒的诊治方法。尤其值得一提的是:该卷提出用银鉴定毒物,是以实验方法辨毒的早期记述。书中指出:"岭南俚人……即急取一片白银含之,一宿银变色,即是(毒)药也。银青是蓝药,银黄是菌药。"其后,隋代巢元方《诸病源候论》卷二十六,又对此方加以发挥。由于银具有辨别毒物的作用,使其在膳食餐具方面的用途大增,特别在宫廷中的不少餐具都喜欢用银具。如清乾隆二十一年(1756年)10月所立《御膳房金银玉器底档》所载爱新觉罗·弘历御用餐具72种,以银制作者达41种,占56.94%。《肘后备急方》卷七推荐的解毒手段,涵盖了现代医学对中毒处理的三大原则:①催吐。如"初得俚人毒药"解毒方,常山四两、切,白盐四钱。以水一斗,渍一宿,煮取二升,且分再服。服了,少时即吐。以铜器贮取。若青色以杖举五尺不断者,即药未尽,二日后更进一剂。葛氏列举效验说,服此方"前后得瘥,凡九人"。②导泻。如"服石过剂者"用大黄三两,芒硝二两,生地黄五升。煮取三升,分三服,得下,便愈。③解毒。如中狼毒以蓝汁解之;中狼葵毒,以葵根汁解之;中藜芦毒,以雄黄、葱汁并可解之;中踯躅毒,以栀子汁解之;中巴豆毒,黄连、小豆、藿汁、大豆汁并可解之;中雄黄毒,二毒(可用)桑汁煮桑根汁,并解之;中矾石毒,以大豆汁解之;中芫花毒,以防风、甘草、桂并解之;中半夏毒,以生姜汁、干姜并解之;中附子毒、乌头毒,大豆汁、远志汁并可解之;中杏仁毒,以蓝子汁解之;等等。由上述可知,《肘后备急方》卷七奠定了中国传统医学对有毒中药中毒的诊治基础。

东晋以后,有毒中药中毒诊治的研究,在动植物药领域成绩较多,方向明确。在金石药物的领域,限于科学发展水平,仍走了不少弯路。对有毒药物的使用较晋以前慎重。兹分述如下:

**1. 有毒动植物药中毒诊治的研究** 唐代孙思邈[34]《备急千金要方》卷二十四《解毒杂治方》,为食物和药物中毒救治的专篇。本篇在晋·葛洪《肘后备急方》对中毒治疗的基础上,通过实践又加以发展。该卷《解百药毒第二》论曰:"甘草解百药毒,此实如汤沃雪,有同神妙。有人中乌头、巴豆毒,甘草入腹即定。中藜芦毒,葱汤下咽便愈。中野葛毒,土浆饮讫即止。如此之事,其验如反掌,要使人皆知之……大豆汁解百药毒,余每试之,大悬绝不及甘草,又能加之为甘豆汤,其验尤奇。"孙氏列出治动植物药中毒疗法有:人参汁毒用防己,防葵毒用葵根汁,桔梗毒用白粥,甘遂毒用大豆汁,大戟毒用菖蒲汁,踯躅毒用栀子汁,鸡子毒用醇醋,马刀毒用清水,野芋毒用土浆、人粪汁,杏仁毒用蓝子汁,百药毒用甘草、荠、大小豆汁、蓝叶根实汁,芫花毒用防己、防风、甘草、桂汁,野葛毒用鸡子清、葛根汁、甘草汁、鸭头、热血、猪膏,藜芦毒用雄黄温汤煮葱汁,乌头、天雄、附子毒用大豆汁、远志、防风、枣肉、饴糖,射罔毒用蓝汁、大小豆汁、竹沥、大麻子汁、藕汁、荠汁、六畜血、贝齿屑、蚯蚓屎,半夏毒用生姜汁及煮干姜汁,莨菪毒用荠、甘草、犀角、蟹汁、升麻,狼毒毒用杏仁、蓝汁、白蔹、盐汁、木占斯,巴豆毒用煮黄连汁、大豆汁、菖蒲汁、生藿汁、煮寒水石汁,蜀椒毒用葵子汁、蒜汁、桂汁、豉汁、人尿、冷水、土浆、鸡毛烧吸烟及调水服,斑蝥、元青毒用猪膏、大豆汁、戎盐、蓝汁、巴豆、盐汤煮猪膏。服药过剂闷乱者,用水和胡粉、水和葛粉、地浆、荷汁、粳米沈、豉汁、干姜、黄连、饴糖、蓝汁、吞鸡子黄等,共计23条。还列解动植物药中毒救治为主的方剂13首。孙氏在《千金翼方》卷二十杂病下《药毒第三》中,补充解毒方11首,其中用甘草、粱米、蜜三味药配成的"一切诸毒方"在两本书中均加以记载,推测该方对一般动植物药中毒有解毒作用[36]。唐代中叶,医学家王焘在《外台秘要》中,将孙氏治疗药物中毒之法,于卷三十一总结为《服药过剂及中毒方一十一首》加以著录。唐宋之间,日本人丹波康赖[35]的《医心方》卷一,在《服药中毒方第五》中,对孙氏解毒之法也加以整理和引用,足见上述方法流传甚广。

宋代名著如王怀隐《太平圣惠方》卷三十九,在《解诸药毒诸方》的论述中,催吐、导泻、中和毒素的指导思想更加明确。其中首列的"解诸毒药伤人方",即为催吐导泻之方。方中用"云南根半两,商陆五两切晒干炒令黄,肉桂一两去皱皮,甘草一两生用,猪芽皂荚三两去皮、涂酥炙令焦黄去子。上件药,捣筛为散,每服五钱。以水一大盏,煎至五分,温温服之,以吐泻为度。令吐在盆中,要得看验,只得吃粥将息为妙。"其后19方,则均以中和毒素为要义。所用药物如生犀角屑、生玳瑁、甘草、荠、蓝叶并花、麝香、黑豆、白矾、鸡子、葛粉等,均有较强的解毒作用。表明宋代对动植物药中毒的解救水平较前又有所提高。宋代《圣济总录·杂门》进一步从中毒分类、病因、解毒急救等方面作了全面归纳,列出解毒方药百余首,是对中毒诊治的进一步全面整理。

明代周定王朱橚《普济方·诸毒门》记载解毒方剂较多,如"解毒丸,治大人小儿,一切诸毒",方含管仲、茯苓、黄药子、葛根、生地黄、甘草、大豆、滑石、薄荷、缩砂仁、阴地蕨、川芎、马鬃、人参、绿豆粉、寒水石、紫河车、茵陈、益智、马勃、草龙胆、山豆根、川百药子、白僵蚕、雄黄、白矾、大黄、青黛、生蜜;"神仙解毒丸,专治一切诸毒",方含青靛花、大黄、山豆根、自然铜、黄药子、白药、贯众、楮实子、山栀子、山茨菇、宣连、朴消、滑石、芭蕉自然汁、铅光石;"神仙解毒万病丸,解一切药毒,恶草、菇子、菌蕈、金石毒,吃自死马肉、河豚发毒,时行疫气,山岚瘴疟……方含文蛤、红牙大戟、续随子、麝香"。正统成化年间(公元 15 世纪)太医院判方贤所撰《奇效良方》卷六十九诸毒门,首揭"诸毒通治方",用文蛤(五倍子)五两取有黄色者捣碎洗净,山慈菇二斤,续随子去苗研细,以纸裹压去油、研一两,红叶大戟一两半净洗,麝香三钱研。上各为细末和匀,以糯米粥为剂。每料分做 40 粒。遇毒可磨研一粒服之,"一时久,吐"。提示这张方子也是以催吐、导泻作为指导思想,希图使疗效超过前代的方剂。明代江瓘所撰《名医类案》,列《中毒》专篇,收集前代药物等中毒救治医案 36 则,示人以范例,推动了中毒救治研究的发展。

**2. 矿物药中毒诊治的研究**　服食矿物药以求"长生"之风,最早见于秦汉之际。生活在这一时代的马王堆一号墓出土女尸——西汉初长沙国丞相轪侯利苍的妻子辛追,经化验分析发现,她的肝、肾、肌、骨中,含汞、铅量超过正常人的几十倍至数百倍,肠道中还有大量含汞物质残留。辛追只活了五十多岁。据推测,其死因可能与长期服食"金丹",导致汞、铅中毒有关[36]。

《神农本草经》由于受当时服石成仙之风的影响,无端地将一些毒性很大的金石药物列为"上品",贴上"无毒,多服久服不伤人"的标签,给当时和后代造成很大流弊。

三国时代,魏尚书何晏等,在社会上大肆宣传服五石散(又名寒石散)的"好处"。认为可使"心加开朗,体力转强,有助于肥泽不老。服后身体烦热,须穿宽袍大袖,寒衣、寒饮、寒卧、极寒益善"。何晏死后,服者弥繁,于时不辍。晋代针灸学家皇甫谧服食此方,致成风痹,终身残疾。他在《服食节度论》中述河东一位"处三公之尊"的裴秀彦,服此方失度,以"冷水洗之,用水数百石,寒益甚"。由于解救不得法,遂"命绝于水中,良可悼也"。又谈到一位叫赵公烈的,中表亲戚之间,因服此方竟断送了六条性命。其后,北魏道武帝、魏明元帝、唐宪宗、唐敬宗、唐武宗、唐宣宗、明光宗皆因服食金石药物而丧生。有人认为,自汉代以来,服矿物药生病和毙命者不下数十百万人。

由于服金石之类的矿物药招灾患病,甚至死亡,从晋代开始,就引起医学界的极大关注。葛洪《肘后备急方》卷七《治卒中诸药毒解救方第六十八》,记载有:"中雄黄毒,以防己汁解之""中矾石毒,以大豆汁解之""食金已死者,取鸡屎半升,水淋得一升,饮之,日三服"。隋代的医学家巢元方,在其所著《诸病源候论》卷六中,专列《解散病诸候(凡二十六论)》,进行讨论。唐·孙思邈指出,"余自识性以来,亲见朝野仕人,遭者不一。所以宁食野葛,不服五石,明其大大猛毒不可不慎也。有识者遇此方,即须焚之,勿久留也。"他还在《千金翼方》中列"服石丸散违失节度发病由状"45 条,提出解救办法,并指出解救石药毒用鸭屎,铁粉毒用磁石,礜石毒用大豆汁、白鹅膏,金银毒用鸡子汁、煮葱白汁、鸭血。并一再告诫人们,金石药"宜慎用之,未可轻也"。王焘《外台秘要》列服石发动"热气上冲"等 14 组证候,制订"解散论并法"49 条,以补救时弊。甚至唐代某些炼丹者本人,也怀疑丹药是否能够却病延寿。如唐宣宗大中九年(公元 855 年),阴真人在其所著《解玄录》中谓:"点化药多用诸矾石、硝(硝石)、硇(硇砂)之类,共成结毒。金砂入五内有不死之兆,甚错矣。世人岂不知以前服者未有不死之人?"

宋元时代,人们对金石药物毒性的认识进一步深化。产生了废金石、兴草木的论文篇章。如北宋尚书左仆射司马光,就曾立论反对金石延寿之谬说[37]。著名学者沈括指出"神仙羽化之方……亦不可不戒也"。寇宗奭强调"水银烧成丹砂,医人不晓,研为药衣,或入药中,岂不违误,可不慎哉?"南宋张杲著《医说》,列举服金石药物发生脑疽死亡的病例,直截了当地说,这是"服丹之过",并指出"五石散不可服"。还引《灵苑》云"方书仍多伪杂,如《神农本草经》最为旧书,其间差殊尤多,人不可以不知也。"宋代还有一位司仪郎蒲处贯(或称蒲虔贯,生卒年代无考),自幼多病,留心养生,研究既久,对服金石药物"延年"之说深恶痛绝,于是撰著《保生要录》一卷,"伏深战慄"地献给皇帝,劝说皇帝从衣食、饮食、养神气、调肢体等方面调养。至于金石之药,则有"可服不可服"之理。他假设了五个问题提出来,并自己予以解答,说明金石药物用于大虚积冷之人,"不妨暂服,疾愈而止"。指出"夫金石之药,其性剽悍而无津液。人之盛壮,服且无益,若及其衰弱,毒则发焉。"蒲氏说,壮年则气盛而滑利,盛则能制石,滑则能行石,"故不发也"。及其衰弱,则荣卫气涩不能行石,弱则不能制石,"石无所制,而行者留积,故为人大患也"。"欲益而损,何固驻之有哉?"蒲氏以充足的理由,驳斥了服金石药物"成仙"的种种谬论,使人们对矿物药的毒害有了进一步的认识,对后世产生了深远的影响。

明代医药学家李时珍总结了16世纪以前我国动植物药和矿物药治病健身的经验教训,对服食矿物药"延寿"之术深恶痛绝。他在《本草纲目》中指出,金石延寿之说"盖自秦皇汉武时方士流传而来。岂知血肉之躯,水谷为赖,可能堪此金石重坠之物久在肠胃乎?求生而丧生,可谓愚也矣。"并列举例证,说明金"性本刚,服之伤损肌肉";铅"性带阴毒,不可多服,恐伤人心胃";白石英"只可暂用,不宜久服";丹砂服食,有患"脑疽""发鬓疽"死亡者;水银(汞)治病之功,"不可掩也",但能入骨钻筋,绝阳蚀脑,故"不可服食耳";雄黄为治疮杀毒之要药,而方士乃炼制服饵,神异其说,"被其毒害者多矣"。李时珍大声疾呼:"六朝以下贪生者服食,致成废笃,而丧厥躯,不知若干人矣。方士固不足道,本草岂可妄言哉?!"

明代末期,由于医学的进步和科学的初步发展,矿物药服食中毒逐渐为人们所了解,服食金石药物求长生之术得以收敛,对其中毒救治方法的研究,也开始重视起来,但救治方法仍然比较欠缺。

**3. 有毒药物服用剂量的研究**　有毒药物服用剂量的研究,宋代太医助教许洪编《指南总论》言之较详。许氏在《论服饵法》中说:"凡服毒药治病,先起如黍粟,病去而止,不去倍之,不去十之,取去为度。今药中单行一、两种有毒之药,只如巴豆、甘遂之辈,不可令至尽剂尔。如经所说,一味一毒服一丸如细麻,二味一毒服二丸如大麻,三味一毒服三丸如胡豆,四味一毒服四丸如小豆,五味一毒服五丸如大豆,六味一毒服六丸如梧桐子。以数为丸而毒中又有轻重,只如野狼毒、钩吻,岂同附子、芫花之辈耶!凡此之类,皆须量用也。"由此可知,服用有毒药物应从小量开始,视毒性之大小,细心观察和投药,以药物能够去病而不伤人为度。

**(三) 清朝至现代有毒中药诊治的研究(1644年至今)**

清代初建,皇帝皆以习武强身为本,既不相信炼丹成仙之说,也未把解救药物中毒作为一件重要事看待。如康熙皇帝爱新觉罗·玄烨1689年南巡江宁,有人献炼丹养身秘书一册,康熙帝对身旁诸医说:"凡炼丹修养长生及师巫自谓前知者,皆妄诞不足信,但可欺愚民而已。通经明理者,断不为其所惑也。宋司马光所论甚当,朕有取焉。此等事朕素不信,其掷还之。"又如乾隆七年出版的《御纂医宗金鉴》,仅在卷二十四《订正仲景全书金匮要略注下之三》中,谈到中毒解救,所载方药亦未超出前人水平。只是在清代民间医生,如清初的汪昂《医方集解》,清道光年间鲍相璈[38]《验方新编》中,记载中毒解救方药较多。《验方新编》卷十二,对有毒动植物药如鸦片、断肠草、黄藤草、水莨菪等 18 种,矿物药如砒霜、盐卤、碱水、朱砂等 8 种,均有解救方法,表明有毒中药救治水平有一定提高。

辛亥革命至中华人民共和国成立以前(1911—1949 年),由于战乱、灾荒频繁,国内对有毒中药中毒的诊治研究无大的进展。

中华人民共和国成立以后,据不完全统计,近 50 年有毒中药、中成药中毒的病例报告和研究论文已达 2 000 篇以上,报道中毒人数达万人之多。20 世纪 60 年代,国际上毒理学发展迅速,国内关于有毒中药中毒的报道开始出现。自 20 世纪 70 年代开始,相关著作不断涌现,如北京市卫生防疫站等编《常见食物中毒的防治》,青岛医学院编《急性中毒》,北京医学院编《金属中毒》,徐厚恩、张铣主编《卫生毒理学基础》,庄国康等编《中药中毒与解救》,朱亚峰编《中药中成药解毒手册》,高渌纹编《有毒中药临床精要》等,代表着有毒中药中毒诊治研究步伐的加快。

2003 年杜贵友等编的《有毒中药现代研究与合理应用》一书共 140 余万字,分上、下两篇。上篇总论论述了有毒中药的研究进展及应用前景,有毒中药的概念、分类、炮制、实验设计、作用机制,海洋生物毒素药物,有毒中药临床前安全性评价研究(GLP),中药中重金属、农药残留状况及有毒中药的合理应用等。下篇各论收载有毒中药 98 种,对每种药物从基源、化学成分、炮制、药理、毒性成分、配伍、复方和制剂、临床应用研究,以及中毒诊断及救治等方面做了全面、系统、深入的介绍。书后附有有毒中药的中文药名、拉丁学名、化学成分英文名、化学结构式索引;化学结构式是在参考国内、外多种参考文献基础上进行编写的,内容具有一定的权威性和准确性。本书集科学性、先进性和实用性为一体,全面反映国、内外对有毒中药的研究成果,对中、西医药基础研究人员和临床医师都有较高的参考价值。

2014 年杨军宣等编的《常用有毒中药现代研究与应用》在《中华人民共和国药典》2010年版收载的常用有毒中药品种 83 种的基础上,参考其他专著及临床实际情况,共收载常用有毒中药 130 余种。每味有毒中药从来源、化学成分、炮制方法、药理研究、中毒成分及毒理研究、功能主治、用药剂量、用药方法、使用注意、临床应用、中毒与救治、典型案例等方面,全面系统地介绍了常用有毒中药的最新现代研究成果。

## 二、有毒中药中毒诊治研究的现状

为加强医疗用毒性药品的管理,防止中毒或死亡事故的发生,根据《中华人民共和国药品管理法》的规定制定了《医疗用毒性药品管理办法》,经 1988 年 11 月 15 日国务院第二十五次常务会议通过,由国务院于 1988 年 12 月 27 日发布并实施。办法正文有十四条。办法附件中规定的毒性中药品种如下:砒石(红砒、白砒)、砒霜、水银、生马钱子、生川乌、生草乌、生白附子、生附子、生半夏、生南星、生巴豆、斑蝥、青娘虫、红娘虫、生甘遂、生狼毒、生藤黄、生千金子、生天仙子、闹羊花、雪上一枝蒿、红升丹、白降丹、蟾酥、洋金花、红粉、轻粉和雄黄。

关于有毒中药中毒研究现状,笔者收集了 1984—2000 年间急、慢性有毒中药中毒报道文献 965 篇,综合分析如下:植物药中毒文献 645 篇,占全部文献的 67%。报道中毒的药物依次是:乌头碱(124篇),乌头(39篇),马钱子(39篇),川乌(33篇),雷公藤(32篇),附子(23篇),草乌(22篇),山豆根(20篇),曼陀罗(20篇),棉酚(14篇),雪上一枝蒿(13篇),苦杏仁(11篇),洋金花(9篇),商陆(8篇),钩吻(8篇),木通(8篇),红参(7篇),罂粟壳(7篇),马桑果(6篇),巴豆(6篇),苍耳子(5篇),夹竹桃叶(5篇),甜瓜蒂(5篇),毒蕈(5篇),华山参(4篇),红茴香(4篇),天仙子(4篇),藜芦(4篇),细辛(4篇),红花油(4篇),变质甘蔗(3篇),变质银耳(3篇),发芽马铃薯(3篇),生南星(3篇),生半夏(3篇),苦楝子(3篇),闹羊花(3篇),田七(3篇)。其他(2篇及以下)尚有:臭梧桐叶、土栾儿、七叶一枝花、八角枫、冬葵子、贝母、地瓜子(豆薯子)、狼毒、狼毒花、独活、黄药子、桑椹、红茴香根、卜芥、棘豆草、土三七、槐定碱、洋槐花、番泻叶、马尾千金草、苦参子(鸦胆子)、白曼陀罗、紫金龙、颠茄碱、青蒿素、小葫芦、蘑菇、麻枫果树、肉桂、茵陈、黄连、黑藜芦、蓖麻子、小桐子树木、桐油、白屈菜、大菟丝子、制半夏、葵树子、核桃青皮、莨菪、使君子仁、海金沙、天麻、白英、葛花、漏芦、常山、木姜子、铁棒锤、骨碎补、生地黄、阿片、生白附子、关白附、石榴树皮、益母草、马兜铃、胡芦巴、北五加皮、金樱根、莽草果实、泽漆、吕宋果、槌果、藤果、防己、牵牛子、皂荚、万年青根、羊蹄躅根、白花丹、旋覆花、博落回、甘遂、青风藤、穿心莲、夹竹桃花、夹竹桃根、云南八角莲、相思子、山慈菇、芫花根皮、独角莲、海洋微藻、火麻仁、威灵仙、冰凉花、望江南子、单面针、艾叶、辣蓼草、枫球子、野烟叶、茶碱、龟贝竹、苦参、伊犁野生贝母、龙胆草、桃仁、麻黄碱、生麻黄、何首乌、桃儿七、栀子、大黄、秋水仙碱、风茄子、芦荟根、了哥王等。从上述不难看出,有毒中药数量多,中毒涉及面极广,应引起医务工作者高度重视。

关于我国有毒中药发生中毒或不良反应的病例数,李继福等[39]援引《中国医学论坛报》的统计:"50年代发生中药不良反应26例,60年代发生147例,70年代发生398例,80年代发生1 227例。90年代则更有大幅度上升趋势。有人统计了1993年和1994年两年刊载的380篇文章中,发生不良反应者达1 133例,其后果是严重的,甚至导致死亡的案例亦不乏报道。"这些数据虽然不是最新资料,但也从一个侧面证明,深入研究有毒中药中毒的诊治手段,是解决人民疾苦的一项任重而道远的工作。

查阅2001年1月至2008年12月万方数据库中1 159篇有毒中药文献(包括中文期刊1 154篇,学位论文466篇,会议论文399篇),发现有毒中药报道按篇数排序依次是①植物药:乌头类(附子95篇,川乌30篇,草乌25篇,川草乌50篇,乌头提取物18篇)218篇,半夏(生、制半夏92篇,掌叶半夏4篇,水半夏6篇)102篇,马钱子(含士的宁)57篇,天南星45篇,雷公藤及其提取物40篇,细辛26篇,甘遂24篇,狼毒23篇,木通、禹白附各18篇,苍耳子17篇,京大戟16篇,吴茱萸15篇,藜芦、芫花各14篇,山豆根13篇,香加皮(北五加皮)12篇,洋金花11篇,巴豆、商陆各10篇,黄药子9篇,杏仁、曼陀罗各8篇,藤黄、川楝子、黄连、了哥王各6篇,何首乌、鸦胆子、胡蔓藤及其提取物、大黄、千金子(续随子)、北豆根各5篇,闹羊花、木鳖子、马兜铃及其提取物、蛇床子各4篇,鬼臼(桃儿七)3篇,仙茅、大叶柴胡、重楼(七叶一枝花)、威灵仙、蒺藜、格木、高乌头、莽草及其提取物、补骨脂、南蛇藤、多被银莲花、麻黄、贯众、木防己、桃仁、独活、土槿皮、泽泻、豨莶草、牵牛子、丽江山慈菇、雪上一枝蒿各2篇,关白附、羊踯躅、六轴子、卜芥、牛扁、博落回、红茴香、夹竹桃、白屈菜、艾叶、石楠叶、华山参、两面针、大风子、瓜蒂、火麻仁、罗布麻、青风藤、秦艽、五加皮、木瓜、胡桃青皮、肉桂、红蓼、苦豆子、厚朴、罂粟壳、白花蛇舌草、龙葵、白芍、骆驼蓬、血水草、扁脉杓兰、独角莲、山慈菇、红豆杉、半枝莲、木荷、茶药、太白七药(羊角七、金牛七、铁牛七、麻布七、龙骨七、窝儿七、桃儿七)、土贝母、穿心莲内酯、榜阿那保—铁棒锤、远志、海洋产亚历山大藻、茉莉根、百部、苦参、灵丹草、决明子、常山、头顶一颗珠、两头尖、肺形草、菊三七、灯盏花素、泽漆、功劳木、毛茛、秋水仙碱、土木香、青风藤、鲜卑花、海芋、番荔枝、紫金龙、羟基红花黄色素、辣蓼、金钱松皮、肉桂、薯蓣皂苷、干漆、肉豆蔻、白花丹、毒鼠子、丁公藤、尖尾芋、小油桐提取物、美丽马醉木二萜各 1 篇;②动物药:蟾酥及蟾蜍 29 篇,全蝎及其提取物 24 篇,斑蝥及其提取物 12 篇,蜈蚣及其提取物 12 篇,水蛭 5 篇,蕲蛇 4 篇,金钱白花蛇和露蜂房各 3篇,壁虎 2 篇,地龙、土鳖虫、蜘蛛多肽、蜂毒素、动物毒素样肽物质、鱼胆、海蜇、䗪虫、蛇蜕、蛴螬、九香虫各 1 篇;③矿物药:朱砂 31 篇,雄黄 30 篇,砒及含砷药物 14 篇,铅粉及含铅药物 1 篇,含汞药物 5 篇,雌黄、火硝、硫黄、白矾各 1 篇;④中药复方:四逆汤 5 篇,真武汤 3篇,附子汤、甘草附子汤、附子理中丸、朱砂安神丸、六神丸、牛黄消炎片、牛黄解毒丸、蟾酥丸、犀黄丸、小金丹、长春七滴丸、甘遂半夏汤、红升丹、五五丹、九一丹、祛腐丹、复方青黄散、凉茶、三乌胶各 1 篇;⑤有毒中药中毒报道:急性中毒 6 篇,慢性中毒 12 篇。

以上说明,关于有毒中药的研究,进入 21 世纪以来较前更加深入和广泛,同时,随着有毒中药知识的普及,急慢性有毒中药中毒事件显著减少。

# 第三节　有毒中药中毒的诊断

某些物质进入人体后,通过生物化学或生物物理的作用,损害人体器官和组织,并引起功能性或器质性病变,我们称这种现象为中毒。能引起中毒的外来物质称为毒物。具有一定毒性或含有毒性成分的中药称为有毒中药。若临床应用不当,则容易导致中毒,甚则危及生命。随着对有毒中药认识的提高,临床应用越来越广泛,但随着临床疗效的提高,出现临床不良反应的概率也越来越高,如前所述,有毒中药临床中毒的报道也逐渐增多。为了减少有毒中药中毒的临床危害,必须加强对有毒中药中毒的诊断水平和救治能力的研究,以提高有毒中药中毒的救治水平。现将常见有毒中药的毒性成分和中毒的临床表现,有毒中药中毒途径,有毒中药在体内的分布、代谢、解毒与排泄,有毒中药中毒原因及有毒中药急慢性中毒的诊断分述如下。

## 一、常见有毒中药的毒性成分和中毒的临床表现

如前所述,有毒中药中毒多与其中所含有毒化学成分关系密切,中毒的临床表现也多由此引起。现将各类有毒中药按其所含有毒化学成分及由该成分引起中毒的机制和临床表现简述如下[28,40-41]。

### (一) 常见植物类有毒中药

**1. 含乌头碱类的有毒中药**　如川乌、草乌、附子、关白附、天雄、毛茛、雪上一枝蒿等均含有乌头碱。乌头碱的毒性剧烈,服用乌头碱 1~2mg 即可中毒,致死量为 2~4mg,4~6mg 可使人速死。其毒理是对迷走神经有强烈的兴奋作用,对中枢神经先兴奋后麻痹,中毒致死的主要原因为严重心律失常及呼吸中枢麻痹。中毒后临床表现可有舌、唇发麻,手足、肢体麻

木,恶心呕吐,心慌心悸,吞咽困难,胸闷,流涎,面色苍白,汗出身冷,烦躁不安或间有抽搐,血压下降等,最终可因呼吸麻痹及心脏衰竭而死亡。

**2. 含莨菪碱类的有毒中药**　有曼陀罗、天仙子、闹羊花、颠茄、虎茄、洋金花、雪莲花(山莨菪)、华山参、热参等,所含毒性成分为莨菪碱、阿托品、东莨菪碱等,过量可致中毒,最小致死量以阿托品计为2~10mg。中毒表现为副交感神经抑制及中枢神经兴奋的症状,如颜面潮红、口干咽燥、声音嘶哑、头痛发热、语言不清、步态不稳、幻觉幻听、谵妄惊厥,甚至昏迷、呼吸急促、心跳过速、瞳孔散大、尿潴留等。最后多因呼吸和循环衰竭而死亡,死亡率较高。

**3. 含秋水仙碱类的有毒中药**　如山慈菇、光慈菇、金针菇、萱花(俗称黄花菜或萱草)、野百合等,均含有秋水仙碱。秋水仙碱的毒性剧烈,最小致死量为6mg,秋水仙碱对人体中枢神经、循环系统、造血系统、胃肠道及肾脏均可造成严重损害。早期临床表现为恶心呕吐、腹痛腹泻、水样血便、血尿或少尿等,长期服用可引起粒细胞减少或再生障碍性贫血,服用量大时可因呼吸麻痹而死亡。

**4. 含氰苷类的有毒中药**　有苦杏仁、白果、桃仁、亚麻仁、大枫子、枇杷仁、李子仁、樱桃核等中药,以上均可水解产生氰离子和氢氰酸,其中氢氰酸有剧毒,致死量为50mg。含氰苷类中药中毒的机制是当它遇水时经本身含的酶作用分解为糖及氢氰酸等物质,当氢氰酸被吸收后,氰离子即与线粒体中的细胞色素氧化酶的铁相结合,破坏细胞氧化酶的作用,使细胞呼吸不能正常进行,机体陷于窒息状态。临床主要表现为组织缺氧的症状,如头痛、头昏,恶心、呕吐、腹痛、腹泻、心悸、发绀、厥冷、抽搐、呼吸困难、血压下降等,严重者可因细胞窒息及呼吸麻痹而死亡。

**5. 含强心苷类的有毒中药**　如夹竹桃、万年青、福寿草、铃兰毒箭木、羊角拗、北五加皮、洋地黄叶、罗布麻等中药中均含有强心苷类,强心苷小剂量时有强心作用,大剂量可致人体中毒。其毒理作用为直接刺激胃肠道,损害心肌及神经系统,中毒症状有恶心、呕吐、流涎、腹泻、头痛、眩晕、惊厥、昏迷、心律失常、少尿等。

**6. 含毒蛋白类的有毒中药**　有蓖麻子、苍耳子、巴豆、相思豆、苦楝子、苦楝皮等,它们除分别含有蓖麻碱、苍耳苷、巴豆油等有毒成分外均含有毒蛋白,其毒性极大。毒理是损害心、肝、肾等脏器,并能溶解红细胞,致局部组织坏死。儿童食入蓖麻子2~6粒,成人食入20粒即可致死(非洲蓖麻子2粒可使成人致死),成人内服蓖麻毒蛋白7mg、蓖麻碱16mg即可中毒致死。苦楝子的毒性大于根皮,有报道称有因食用吃了苦楝子的猪的肉而间接引起中毒性肝炎者。中毒的临床表现为恶心、呕吐、腹痛、腹泻、便血、无尿、黄疸、冷汗、惊厥、血压下降、抽搐、昏迷,中毒严重者死于心力衰竭和急性肾衰竭。

**7. 含其他毒性成分的有毒中药**　如雷公藤、钩吻、马钱子。雷公藤的根、茎、叶、花均有毒性,含毒性成分为雷公藤碱等五种生物碱。雷公藤对人、犬、猪的毒性很强,但对羊、兔、猫、鱼都无毒性,故可用羊血解毒。雷公藤中毒可致胃肠道、心、肝、肾、血液系统、中枢神经等多脏器系统受损害。中毒的临床表现为呕吐、腹痛、腹泻、便血、头痛、头昏、四肢麻木、肝区痛、少尿、心悸、血压下降,最终因心、肝、肾等多脏器衰竭而死亡。钩吻为马钱科植物胡蔓藤,含多种生物碱,其中钩吻碱子为主要成分,钩吻碱寅具有最强的毒理作用。钩吻碱具有强烈的神经毒性,它易由消化道吸收,除直接刺激胃肠道外,主要侵犯中枢神经和自主神经系统。中毒后临床表现为恶心、呕吐、流涎、泄泻、眩晕、复视、吞咽困难、言语不清、瞳孔散大,甚则昏迷、痉挛、呼吸麻痹死亡。马钱子(又名番木鳖),有毒成分为士的宁,即马钱子碱,最小致死量为 3~10mg。马钱子中毒量为 2~5g。成人口服士的宁 15~100mg（平均 50mg），幼儿口服 5mg 即可致死。中毒机制为中枢神经系统兴奋。首先兴奋脊髓的反射机制，其次为兴奋延髓中的呼吸中枢及血管运动中枢等。中毒的临床表现为全身不安、躁动、呼吸快、肌肉抽搐至痉挛强直、惊厥、呼吸肌痉挛引起窒息、发绀，或心力衰竭致死。

（二）常见矿物类有毒中药

1. **含汞化物毒性成分的有毒中药**　朱砂、轻粉、三仙丹、红升丹、白降丹（即水火丹，降药）等均含汞化物毒性成分。汞化物中毒机制是进入体内的汞离子与酶蛋白的巯基结合，使酶失去活性，阻碍了细胞的呼吸和正常代谢。金属汞及其化合物小剂量久服在体内易产生蓄积，最小致死量为 70mg。中毒的临床表现为口腔溃烂、吞咽困难、头痛、心悸、四肢挛急、剧烈腹痛、便血、少尿、呼吸困难、休克。常因肠黏膜坏死、急性肾衰竭、循环衰竭而死亡。

2. **含砷化物毒性成分的有毒中药**　砒霜、毒砂（砷黄铁矿）、雄黄和雌黄及其人工制品、含砷石膏、太乙神精丹、枯痔散、三品一条枪等均含有砷化物毒性成分。尤其是砒霜（红砒、白砒），即三氧化二砷为剧毒品，一般成人中毒量为 10mg，致死量为 0.06~0.2g，砷化氢的致死量为 0.1~0.15g。但对砷化物特别敏感者内服三氧化二砷 1mg 即发生中毒，20mg 即危及生命。砷为巯基毒物，与体内酶蛋白的巯基亲和力很强，特别是与丙酮酸氧化酶的巯基结合，使酶失去活性，阻碍细胞的氧化、呼吸及正常代谢，甚至导致细胞死亡。急性中毒时临床表现为头痛、头昏、流涎、呕吐、腹痛、腹泻、米泔样水血便、皮下斑疹、休克、昏迷、"七窍出血"、肝肾衰竭、呼吸中枢麻痹。如服用时间长可蓄积致慢性中毒。

（三）常见动物类有毒中药

1. **河鲀**　河鲀的主要含毒成分为河鲀毒素和河鲀酸，河鲀毒素为一种神经毒，其毒性极强烈，据报道，0.5mg 河鲀毒素可以使成人死亡。中毒机制除胃肠道的局部刺激外，还能使神经细胞及肌肉细胞兴奋和传导被抑制，使神经末梢及神经中枢迅速发生麻痹。一般在食后 0.5~3 小时发病，表现为恶心，呕吐，腹中不适，面色苍白，唇、舌、四肢麻木，渐至四肢瘫痪，语言障碍，听力下降，大汗淋漓，血压下降，呼吸表浅，瞳孔散大，全身青紫色，心电图可表现传导阻滞等。重症河鲀中毒患者可因呼吸、循环衰竭死亡。一般认为，超过 8 小时未死亡者，恢复可能性极大，因此应该重视中毒后 8 小时内的急救。

2. **草鱼、青鱼、鲩鱼、鲤鱼、鲢鱼等多种鱼胆**[42-43]　食用鱼胆可使人中毒，并且多种鱼胆均有中毒的病例报道。鱼胆的毒性成分十分复杂，许多研究发现，鱼胆中含有水溶性鲤醇硫酸钠、氢氰酸和组胺等，它们抑制细胞色素氧化酶，影响细胞呼吸链，导致细胞呼吸停止。中毒后损害的主要靶器官是肾，其次为胃肠、肝、心、脑、神经等器官组织。一般在食入 0.5~12 小时内发病，首先表现为恶心、呕吐、腹泻等胃肠道症状，以后相继出现肝大、肝功能异常、黄疸（1~3 天内）、少尿或尿闭（1~6 天内）、心悸、心律失常、抽搐、嗜睡、昏迷、呼吸困难、心力衰竭、肾衰竭、中毒性肝病、脑病等多脏器功能损害，甚至会出现衰竭的症状。而急性肾衰竭是鱼胆中毒的主要致死原因。

3. **斑蝥**　含毒成分为斑蝥素，即斑蝥酸酐。口服斑蝥 0.6g 可出现中毒症状，1.5~3g 可致死。斑蝥素的致死量为 30mg。斑蝥素是一种刺激性很强的药物，对组织和黏膜有很强的腐蚀作用。斑蝥中毒的临床表现为强烈的局部刺激症状，口服 10 分钟至 2 小时出现口腔、咽喉烧灼感、麻木，口腔溃疡，流涎，恶心，呕吐，腹痛，腹泻，便血。严重中毒时会出现谵语、痉挛、血压下降、大汗、少尿、血尿等，可因急性肾衰竭或全身衰竭而死亡。外用多在 2 小时后出现中毒症状,有报道外用斑蝥 15.6g 出现局部红肿、起大水泡、溃疡、疼痛,4 小时后死亡。

4. **蟾蜍** 在蟾蜍的组织器官中,如耳下腺、皮肤、皮脂腺、头部、肌肉、肝脏、胆、卵巢、卵子、腮腺、残存肢爪以及蟾蜍蝌蚪等均含有毒性成分,并均有中毒报道。有炒吃活蟾蜍 1 只及顿服 1 只蟾蜍焙干粉末致死的病例。蟾酥为蟾蜍耳后腺及皮肤腺所分泌的白色浆液经收集加工干燥而成。主要毒性成分为蟾酥毒素(强心苷),蟾酥毒素可分解为各种蟾酥配基,其基本结构与强心苷苷元相似,故具有洋地黄样强心作用,其中毒机制为兴奋迷走神经及末梢,且直接作用于心肌,产生心律失常等症状。中毒症状有心悸、气短、脉缓无力不规则,重者面色苍白、口唇发绀、四肢厥冷、血压下降、休克、昏迷、抽搐,甚至死亡。口服蟾酥毒素可以刺激胃肠道,中毒早期有恶心、呕吐、腹痛、腹泻、水样便等症状。中成药六神丸过量中毒时有报道,与内含蟾酥有关。鲜蟾蜍皮外敷时,除发生全身中毒症状外,尚可引起荨麻疹样皮疹、剥脱性皮炎等致敏性中毒现象。

## 二、有毒中药中毒途径

有毒中药中毒途径一般为胃肠道、皮肤、黏膜、呼吸道,现中药制剂有注射剂(针剂)制剂,临床应用时,有可能通过肌内注射、静脉注射等给药途径引起中毒[44]。

1. **胃肠道** 凡经口服进入机体的有毒中药均经过胃肠道吸收而致中毒,这也是有毒中药中毒的主要途径。

2. **皮肤** 许多有毒中药所含的有毒成分具有脂溶性兼有适当的水溶性的特性,故能透入皮肤,经皮肤吸收中毒。如曼陀罗、附子、斑蝥、巴豆、白矾、轻粉、蟾蜍皮、蟾酥等有毒中药通过外用接触皮肤而致中毒。

3. **黏膜** 有毒中药经眼、口腔、肛门、阴道的黏膜吸收引起中毒,且毒物吸收快,症状发生早。如胆汁、蟾蜍头部浆汁、黄芫花注射液溅入眼会引起眼睛损伤,甚至失明;有报道把闹羊花放入口中玩耍而发生中毒者;有用枯痔散(含白矾、雄黄、硼砂、倭雄黄、白砒)引起急性砷中毒者;还有用雄黄、升汞、杏仁放入阴道后穹窿部治疗阴道瘙痒而引起中毒死亡者。

4. **呼吸道** 呼吸道肺泡上皮表面积很大,可以吸收气体(挥发性药物)和粉尘等有毒中药。如斑蝥、砒霜、生半夏、生南星的粉末,巴豆蒸气,均可以经过口鼻吸入肺部,并迅速进入血液循环(不经过肝脏)致中毒,其吸收速度比由胃肠进入血液循环快 20 倍。

5. **破损的皮肤、皮下、静脉或肌肉** 有毒中药的注射液制剂经破损的皮肤、皮下、静脉或肌内注射等途径可致有毒中药中毒。有报道静脉滴注小檗碱后引起急性循环、呼吸骤停死亡者。近年有关中药制剂毒副作用及不良反应的病例也频有报道。

## 三、有毒中药在体内的分布、代谢、解毒与排泄[45]

1. **分布** 有毒中药经由给药部位吸收入血液后,首先在血浆内呈物理溶解状态与红细胞或血浆中某些成分相结合,再由血液循环以不同的浓度送到全身各脏器组织中,以肝脏为主,其次为肾、胃肠、心、脑、肺、脾、胰腺、肾上腺及各组织的网状内皮细胞。毒物的分布及其在组织内的蓄积与中毒程度密切相关。

2. **代谢、解毒**　分布在各组织器官的毒物通过分解、氧化、还原、结合等一系列生物化学和物理化学变化,使多数毒物变为脂溶性较低或水溶性较高的物质,以便于排出,或变为低毒或无毒物质,从而达到解毒的目的。其中肝脏的解毒功能最强,因为肝脏内有各种酶,而且血液供给丰富,故肝脏是毒物代谢、解毒的主要器官。其次是肾脏、消化道和皮肤等。肺也是一个重要的毒物代谢器官。也有少数毒物可以在体内变为毒性更高的代谢产物,如秋水仙碱进入体内氧化为氧化秋水仙碱,毒性更强了,但经体内进一步解毒,最终会代谢为无毒物质。

3. **排泄**　多数有毒中药进入机体后经过代谢(少数以原型)排出体外,毒物排出的主要脏器是肾脏,一切非挥发性或挥发性低的毒物绝大部分经过肾小球滤过及肾小管主动排泌,因此毒物经肾脏排泄的速度取决于毒物通过肾小球滤过、肾小管分泌和肾小管重吸收三种方式转运的速度。消化道也是排泄毒物的重要途径,如胆汁即是某些毒物排出的主要途径,小肠及大肠的黏膜也可以排出部分毒物。气体和易挥发的毒物由呼吸道吸收后大部分再经过呼吸道、肺排出。另外,皮肤、汗腺、唾液腺、乳腺和泪腺均可以排出部分毒物。

## 四、有毒中药中毒原因

有毒中药的发掘及运用已有几千年的历史,为中华民族的繁衍昌盛作出了一定的贡献,但有毒中药大多具有峻猛毒烈之性、功捷效强之能,临床如运用得当,可以治疗顽疾痼症;如运用失当,可以出现中毒现象,甚则危及生命。有关资料分析,有毒中药中毒原因可概括如下[44-51]。

1. **中药治疗没有遵循辨证论治和中病即止的原则,剂量过大或服法不当**　有许多药性峻猛的有毒中药治疗量与中毒剂量很接近,如草乌、斑蝥、蟾酥、砒石、马钱子等,如处方量过大易出现中毒。据报道,风湿病者一次服用生乌头210g,药后很快昏迷而死亡。笔者曾遇到1例服斑蝥9~10g中毒死亡患者。还有些患者对中药的毒副作用认识不足,认为中药无毒,随意加大药物剂量或胡乱服药,或苦于病痛,恨病吃药,不遵医嘱,擅自加大药量,结果发生服药中毒死亡。例如一风湿性关节炎患者,因治病心切,将6~9次服完的雪上一枝蒿药酒50ml(含生药2g)一次服完,服后咽部感闭塞,15分钟后出现抽搐,30分钟后死亡。某患者因牙痛服山豆根60g,半小时后神志不清、四肢抽搐、昏迷,终因呼吸衰竭而死亡。又一类风湿性关节炎患者,煎服雷公藤根50g,连服15天,因效差又煎服雷公藤根100g,次日出现中毒症状致急性肾衰竭、中毒性心肌炎、休克而死亡。也有人服蟾酥300mg、皂荚200g、木通50~60g而致中毒死亡的。又如木通药典剂量为3~6g,在此剂量罕见肾毒性的报道;而国内报道引起急性肾衰竭的剂量范围较大,在10~120g,多数为30g以上,甚至为50~120g。

2. **炮制不符合标准,药物的制造工艺粗糙**　有学者分析52例附子中毒原因,炮制不规范,或根本不经炮制是其中毒的主要原因。中药炮制学是中药学的一个重要分支学科,经研究证实,乌头类中药经过正确的炮制后服用,与不经炮制服用相比,其毒性相差近1 000倍,而其镇痛作用却无明显变化。

3. **配伍不当**　合理的配伍能减少毒性中药的毒副作用,不合理配伍也会导致中毒现象。如附子、半夏常与生姜、甘草配伍能减少其毒性。也有报道称附子与麻黄或酒配伍能增强附子的毒性而发生中毒现象,若去掉麻黄或停服白酒,而附子用量不变就不发生中毒现象。

4. **误用、误食** 临床因药形相像,常误用异品。如将广防己、汉中防己作为汉防己使用,将关木通、广木通误为川木通(毛茛科小木通)。某医院药房错把天仙子(莨菪子)作菟丝子用,同一天内共发生 4 例类似中毒事件。有医务室误将曼陀罗叶当大青叶煎汤预防感冒造成 50 人中毒的事件。有把马桑子当作山芝麻做糖果,也有小儿无知把炒苍耳子 60g 当零食一次吃完而中毒,笔者曾见到吃白果而中毒者。有报道称一人错将钩吻煮稀饭吃中毒,经喝羊血被救,而另一人对此怀疑,故意吃此稀饭而中毒,又拒绝服用羊血解救而中毒身亡。

5. **久服蓄积** 有些中药如关木通、广防己、雷公藤及某些矿物药等,均有一定的蓄积性,长期服用,用药时间过长,甚至达数年之久,可致蓄积中毒。如广安门医院肾内科病房收治了一例因"上火"而长期服中药"龙胆泻肝丸"导致慢性肾间质损害,最终进入慢性肾功能不全尿毒症期的患者(中国中医研究院报 2000 年 12 月 15 日第 3 版)。也有连续服用黑锡丹(含铅)65 天共达 140g 而致中毒的报道。"是药三分毒""中病即止",是几千年来临床教训的总结。

6. **体质因素(个体差异)** 人体对有毒中药的反应,常因个体的体质差异而有极大的不同。年老、年幼、体质虚弱、过敏体质的人均易发生中毒。因此在应用过程中一定要注意适当的剂量及疗程,并密切监测各种有毒中药的毒副作用发生,一旦出现及早停药并采取适当的对症治疗措施。

# 第四节　有毒中药急性中毒的诊断和治疗原则

## 一、有毒中药急性中毒的诊断

为了及时有效地抢救急性中毒患者,使患者尽快地转危为安,首先必须尽快地做出正确的诊断,早期诊断决定着预后的好坏。诊断内容应包括致毒药物的品种、受损器官、病变性质及严重程度等。临床诊断应注意从以下三方面进行[52-53]。

(一) 病史

对于急性中毒患者,详细询问病史对诊断帮助极大。一般本人或陪来人员均能提供初步的中毒药物品种,在询问病史时应注意询问致毒药物的剂量、时间、中毒途径以及引起中毒的中药的药源、入药途径、服法、剂型和炮制方法,中毒后出现的症状,中毒后经过哪些处理,如催吐、洗胃、所用解毒药物等。同时还应询问既往健康状况、过敏史,尤其注意有无肝肾疾患等,有助于与当前状况进行鉴别,对中毒的严重程度及估计预后均有帮助。

(二) 临床表现

熟悉有毒中药中毒的临床表现有助于急性中毒的诊断和判断。对于突然出现的呕吐、腹痛、发绀、昏迷、惊厥、抽搐、呼吸困难、休克等异常生命体征而不能用基础疾病解释时应考虑急性中毒的可能。特别是遇到因吃了某种药物后,在短时间内出现(或不同于原发病的)的症状,且很急,病情迅速恶变加剧,应考虑到"中毒"。要分析症状特点、出现时间和顺序是否符合某种有毒药物中毒。并进一步根据患者的主要症状,迅速进行重点而必要的体格检查,如血压、瞳孔、心肺检查等,同时立即给予紧急治疗处理。待病情允许时,再进行系统仔细的补充检查和必要的病史询问。

（三）实验室检查

1. **毒物检验** 尽量收集可疑药物或含毒药物的标本(包括呕吐物、第一次洗胃液、尿、便、血样)及其他可疑品送检,检查毒物或其代谢产物,阳性结果可提供诊断依据。如果毒物确诊有困难,在抢救的同时,可采集与有毒的植物、动物或矿物药同样的标本送有关单位鉴定。

2. **一般检验** 血、尿、便常规,血糖,血电解质,肝、肾功能,血氧分析,心电图,X线检查等,以了解各脏器功能及并发症情况。

一般有毒中药急性中毒时,通过病史、体检及实验室检查等三方面综合分析后都可以明确诊断。但是毒物种类很多,不可能对它们都很了解,不懂的立即查询。但是千万不可因等待毒物的诊断、追问中毒史及非重点的检查而延误抢救。抢救是第一位的,在给氧、静脉输液、维持呼吸循环的同时,尽快进行排毒解毒治疗。

## 二、有毒中药急性中毒的救治原则[54-59]

进行诊断的同时,应该争分夺秒,奋力抢救。因为有毒中药急性中毒种类繁多,其毒性成分又十分复杂,在人体内变化多端,病情复杂,且发展迅速,经过凶险,稍延误治疗就可造成机体严重损害,甚至死亡。即使就诊时病情不重,一旦诊断明确,应想尽一切办法及时全力地解救,切勿犹豫不决,否则后果不堪设想。

（一）立即中止接触毒物

吸入或接触中毒时,应立即抬离中毒现场,转移到空气新鲜的地方(由气体引起的中药中毒报道不多);脱去污染的衣服,清洗接触毒物的皮肤或黏膜。同时冬季注意保暖,夏季注意防暑。

（二）清除未吸收的毒物

有毒中药大多从口入,主要在小肠吸收,胃内吸收较少,又因中药成分复杂,分子结构大等原因致吸收速度较为缓慢,4~6小时尚未完全吸收,因此应尽早清除胃肠中未吸收的毒药。方法如下:

1. **药用炭吸附** 成人50~100g加入2~4倍的水(300~500ml)于洗胃前服入。1g药用炭约可吸附0.1~1g毒物,儿童按1~2g/kg(对腐蚀性重金属、乙醇和乙醇酰基、氰化物、脂肪或脂肪族的碳化氢及非水溶性物质不吸附)。

2. **催吐** 适于神志清楚而能合作且无生命危险者。

(1)口服洗胃法:让其饮水200~400ml(一般不超过500ml,如过量易将毒物冲入肠中),然后用压舌板刺激咽后壁或舌根部引起呕吐。如此反复进行,直至吐出的液体变清为止。

(2)药物催吐:首选吐根糖浆15~30ml,加水200ml,一般15~30分钟后即发生呕吐。

3. **洗胃** 时机越早越好,一般中毒后4~6小时内有效。但如果毒物量大、毒性强、饱餐后服毒,服用鱼胆、安眠药、镇静药、抗胆碱药、麻醉剂或昏迷病人均可使胃排空时间延长,因此,即使服毒药后超过6小时也应该洗胃。但昏迷病人要注意保护好呼吸道,防止误吸与窒息。口服大量腐蚀性毒物,如斑蝥、轻粉等含汞化合物、强酸、强碱等仅可服牛奶、蛋清、氢氧化铝凝胶(不适于强碱)等黏膜保护剂,能减轻腐蚀性毒物的作用,保护和润滑黏膜;禁忌催吐或洗胃,防止消化道穿孔或大出血。

(1)洗胃方法

1)口服洗胃法:见上。

2)胃管洗胃(包括电动洗胃机洗胃):选粗胃管从口或鼻腔插入 50cm 左右,尽量抽出胃内容物(留作毒物分析),然后取左侧卧位及头低位,用温水或 1:3 000 高锰酸钾溶液或中药解毒洗胃液洗胃,每次灌洗量为 300~400ml,昏迷者可减至 100~300ml,胃内容物要尽量抽净,直至洗出的胃液清亮无异味为止。一般成人洗胃量 5~10L。洗胃液温度在 37℃合适。洗胃过程中万一病人发生惊厥或窒息,应立即停止操作。洗胃后再自服或从胃管灌入适量解毒剂及泻剂。

3)胃造瘘洗胃:适合于口服毒物量大的危重患者,胃内容物粗大、洗胃管反复堵塞、经插管洗胃失败者,或喉头水肿、会厌痉挛不能置入洗胃管者,昏迷病人或有其他经口或鼻插管禁忌证又必须洗胃者,并且无出血疾患及其他胃造瘘禁忌证者。

(2)常用的洗胃液

1)盐水或温开水:适用于一切原因不明的中草药中毒。

2)1:2 000~1:5 000 高锰酸钾溶液:为氧化剂,可以破坏生物碱及有机物。

3)碘酊:15 滴左右溶于 500ml 开水中,可沉淀生物碱。

4)5%~10% 硫代硫酸钠溶液:适用于氰化物或氰苷类中毒(如苦杏仁、木薯等),使之形成无毒的硫氰化合物。

5)0.2%~0.5% 药用炭:为吸附剂,除氰化物外,可用于大部分中草药中毒(或炭末一汤匙加 100ml 水中)。

6)绿豆、甘草汤。

4. **导泻**　目的是清除进入肠道的毒物,口服或由胃管注入盐类泻药以增加肠内渗透压,机械性刺激肠蠕动而引起排便,加速毒物排泄,减少毒物在肠内吸收。常用药物:

(1)大黄粉 10~20g,用温水化开后,由胃管灌入。

(2)甘露醇溶液。

(3)硫酸钠(或硫酸镁)20~40g 加水 100~200ml(或 25%~50% 溶液 30~50ml)。

(4)当归 90g,大黄、明矾各 30g,甘草 15g,水煎服。

(5)大黄粉 6g,玄明粉 9g,用开水冲服。

(6)大黄、防风、甘草各 30g,煎服。

(7)大承气汤:大黄 10g,芒硝 10g,厚朴 6g,枳实 6g,水煎服。

(8)单方:芒硝 20g,甘草 30g。将甘草煎汁一大碗,冲入芒硝溶化后服,适用于各种药物中毒。

注意:①镁离子被吸收后对中枢神经系统及呼吸均有抑制作用,肠管如有损伤或出血不宜用硫酸镁,以防镁离子被大量吸收。当中枢神经抑制药物中毒、腐蚀性药物中毒、肾功能不全或磷化锌中毒时均禁用硫酸镁,可用芒硝(硫酸钠)。②若毒物已引起严重腹泻时不必再导泻。

5. **灌肠**　当毒物已服食数小时而导泻未发生作用时,尤其对抑制肠蠕动的毒物(巴比妥类、吗啡、重金属)所致中毒患者灌肠更为必要。用 1% 微温皂水(或 1% 盐水或清水)500~1 000ml 高位连续清洗,或在灌肠液内加药用炭促进毒物吸附后排出。

6. **清除体表毒物** 皮肤可吸收外敷有毒中药过量而致中毒,如斑蝥、鱼胆汁等,可用温清水清洗皮肤、毛发、指甲缝。眼睛内溅入毒物用大量清水或生理盐水冲洗,特别是腐蚀性毒物更需反复冲洗,不少于 15 分钟,一般不用化学拮抗剂。伤口中的毒物用生理盐水或高锰酸钾溶液清洗,必要时局部消毒清创处理。

### (三) 排除已吸收的毒物

1. **吸氧、高压氧疗法** 用于气态有毒中药中毒。

2. **利尿解毒** 大多数毒物由肾脏排泄,因此迅速利尿是加速毒物排出的重要措施。

(1)快速补液:对于无脑水肿、无肺水肿,且肾功能良好的急性中毒患者,首先积极快速补液是促进毒物随尿排出的最简单措施。补液速度 200~400ml/h,日总量可达 5~10L。

(2)利尿剂:呋塞米 40~60mg 静脉注入或 20% 甘露醇 250ml 静脉滴入。注意水、电解质、血容量不足的纠正。

3. **血液净化疗法** 血液净化是急性中毒的重要治疗措施之一。

(1)血液透析:血液透析是根据膜平衡的原理,使患者的血液与透析液分别在透析膜(半透膜)两侧流动,利用弥散、渗透和超滤的原理将血液中的毒物透出。一般对小分子(分子量350)、水溶性、不与蛋白结合、在体内分布较均匀的毒物效果好。如砷、汞、铅、甲醇、四氯化碳、硼酸、甲喹酮、海洛因、氯氮、甲丙氨酯、先锋霉素、磺胺、异烟肼、阿司匹林、蛇毒、鱼胆、雷公藤等中毒。

该法适用于摄入毒物剂量大,血药浓度高,已达致死量,临床症状重,常规治疗无效,并发急性肾功能不全、脑水肿、肺水肿、高钾血症等严重并发症者,尤其对危重的安眠药中毒及重度鱼胆中毒患者,血液透析是重要的抢救措施之一。故应尽早采用此法救治,一般在中毒后 8~16 小时以内进行,疗效较佳。腹膜、结肠透析在特定条件下均可采用。

(2)血液灌流:是将血液在体外直接流经药用炭、树脂、氧化淀粉等吸附剂,以达到净化血液的目的。本法对分子量大、脂溶性、在体内与蛋白结合的物质、能被药用炭或树脂吸收的毒物效果好,如地高辛、有机磷、甲氨蝶呤及中、短效巴比妥类与安定等苯二氮䓬类镇静安眠药。

(3)血浆交换(置换):利用血细胞分离剂,换出患者血浆的 60%~70% 并代以新鲜血浆,以达到血液净化的目的。仅用于与血浆蛋白结合牢固,又不能以血液透析及血液灌流清除的毒物。

(4)换血疗法:对常规抢救无效的重度中毒者可采用换血疗法,该法在广大基层单位可实施,且疗效也比较好。血压正常时先放血后输血,低血压时先输血后放血。由一侧静脉放血 400ml 左右,同时或紧接于另一侧静脉输入同型血(最好为新鲜血),数量相等或稍高于放出血量,可间歇一定时间(4~6 小时)后如此反复进行,以达到排除血内毒物的目的。输入人体全血量(约为体重的 1/13,单位为升),实际换血量为 63.3%;若为一半则换血量为39.4%。理论上需换全身血量的 0.5~3 倍,输血量应超过放血量。此法代价较高。注意严格消毒,防止污染,防止输血反应。

4. **应用特效解毒药** 急性中毒治疗的特异性治疗是整个治疗的基础,有可能决定着中毒患者病情的发生和发展。在进行排毒的同时,应积极设法采用有效拮抗剂和特效解毒剂。

(1)含铅、铁中药中毒时,用依地酸二钠钙有特效。

(2)急性含砷、汞等矿物类有毒中药中毒时,用二巯丙醇(dimercapto propanol,BAL)有显效。

(3)含氰苷类中药中毒时(如杏仁),用亚甲蓝、硫代硫酸钠、亚硝酸异戊酯有效。

(4)毒蛇咬伤后用抗蛇毒血清治疗有特效。

(5)半夏、天南星中毒时,用生姜、白矾有效。

(6)马钱子中毒时,用甘草、黄芩等解毒。

(7)苦杏仁等中毒时,用甘草50g、绿豆100g(粉碎)煎服,有特效解毒作用。

(8)苍耳子、蓖麻子、曼陀罗等中毒时,用北防风25~50g煎服。防风还可以解砒霜毒。

(9)天仙子、洋金花中毒时,可用毛果芸香碱、新斯的明对抗。

**5. 对症支持治疗**　许多有毒中药成分复杂,中毒机制不很清楚,并无有效的拮抗剂和解毒剂,主要靠及早排毒和积极的对症支持治疗,可达到保护重要脏器,使其恢复功能,帮助危重患者渡过险关的目的。

(1)早期急症处理:无论什么类型的有毒中药中毒,一经诊断就应分秒必争,积极抢救。首先必须维持住呼吸及循环。包括呼吸道通畅和氧供应,尽快建立静脉输液通道,纠正低血压和心律紊乱,维持水、电解质及酸碱平衡,使患者的基本生命指征趋于稳定状态。有条件应在重症监护室进行抢救,持续监测关键生理、生化参数的变化,判断治疗结果。良好的监护及维持身体重要功能可明显降低中毒死亡率。

(2)对症支持治疗

1)惊厥、抽搐:吸氧,用镇静药安定10~20mg或异戊巴比妥0.2~0.5g或氯硝西泮1~2mg等缓慢静脉注射,也可用苯巴比妥钠0.1~0.2g肌内注射,或2%水合氯醛50ml或副醛5~10ml保留灌肠。适当制动,保持安静,避免各种刺激。

2)腹痛腹泻严重且持久时,可用654-2 10mg或阿托品0.5mg皮下或肌内注射,呕吐不止也可用甲氧氯普胺10mg肌内注射。蒙脱石散口服,静脉补液、补充血容量及电解质,纠正酸碱平衡失调。

3)呼吸困难者给予氧气吸入,保持呼吸道通畅,应用呼吸兴奋药,对于深昏迷伴呼吸困难者尽早行气管插管,使用呼吸机辅助给氧,或高压氧治疗。中毒性肺水肿,可用大剂量糖皮质激素,一般不用吗啡治疗,洋地黄类强心药应慎用。

4)昏迷:用苏醒药纳洛酮、二甲弗林、醒脑静等对症或试验治疗。

5)脑水肿:用脱水剂20%甘露醇125~250ml快速静脉滴注,4~12小时一次,可辅以呋塞米、地塞米松等。注意在脱水治疗的过程中正确掌握维持出入量的平衡及电解质、酸碱平衡。

6)低血压:首先静脉输液,补充血容量,如生理盐水、葡萄糖盐水、706代血浆等。对于心肌抑制引起的低血压,补充血容量无效时,应给予多巴胺、多巴酚丁胺静脉滴注。对严重休克者,可行血液动力学监测,以防输液过度引起肺水肿。

7)急性肾功能衰竭:很多有毒中药中毒后,可出现肾脏损害,甚至出现急性肾功能衰竭,早期应用肾上腺皮质激素可以预防和减轻肾小管上皮和肾间质水肿,如地塞米松5~10mg,

每日 1 次,可连用 5~9 天。少尿期早期使用大剂量利尿剂呋塞米,首次可予 100~200mg 缓慢静脉推注,并限制水、钠及蛋白摄入量。尽量早期进行预防性透析,可以明显改善症状,降低死亡率,有利于肾功能恢复。

8)其他:用抗生素预防和控制感染,治疗中毒性心肌病及各种心律失常,治疗中毒性肝病,预防暴发性肝衰竭发生,治疗消化道出血、多脏器功能衰竭等,并加强护理及营养能量供应。为了更好地解毒、利尿、滋养心肌、保护肝脏,加速组织代谢,促进毒物排出,早期建立静脉通路,可使用综合性药物支持治疗,如 10% 葡萄糖、地塞米松 5mg、维生素 C 1~2g、ATP 20mg、辅酶 A 50~100U、肌苷 100mg、胰岛素 6~8U、维生素 $B_6$ 100mg、氯化钾 1g、葡醛内酯 0.5g 等药物治疗,但是应该注意尿量及钾的用量。

总之,早期预防和识别急性有毒中药中毒的各种并发症,并及早正确地治疗这些并发症,在维持呼吸和循环的基础上,保护好机体各重要脏器的功能,帮助危重患者渡过各种险关,降低病死率,提高患者的生存质量。

对症支持治疗是急性中毒治疗贯彻始终的主线,有效拮抗剂和特效解毒剂是急性中毒治疗的基础,但必须尽早、及时、准确的使用,并严格掌握适应证和用法用量。

# 第五节　有毒中药慢性中毒的诊断和治疗

凡在较长时期内(1 周以上)经常地反复使用某些有毒中药所发生的刺激、腐蚀机体或干扰破坏正常生理功能,导致损害健康,甚至危及生命的现象,称为慢性中药中毒。

传统医药学对慢性中药中毒的认识,有一个漫长的历史过程。早在秦皇汉武时代,由于盲目追求长生不老和科学发展水平低下,也由于方士和士大夫阶级的误导,在社会上出现了服用金石药物延年之风,这股风到明末才基本刹住[36]。关于动、植物药的慢性中毒问题,自古代至中华人民共和国成立前,我国医书报道甚少,真正引起医学界警觉的是 20 世纪 90 年代以后。经检索,1984—2000 年,动植物有毒中药中毒报道 754 篇,慢性中毒为 16 篇,其中 90 年代以前仅 1 篇,慢性中毒占全部动植物药中毒比例的 2.1%。若加上矿物药慢性中毒 13 篇,共见到有毒中药慢性中毒报道 29 篇,远较急性中毒报道为少。2001 年 1 月至 2018 年 12 月,有毒中药慢性中毒报道 12 篇,较前 17 年又有所下降。

20 世纪 80 年代以来报道的有毒中药慢性中毒的患者,一般都有较长期服药或外用、吸入等药物接触史和较典型的临床表现,理化检查均可发现内脏及组织器官损害,部分患者还能够直接检测到药物在体液中含量过高的证据,诊断不是很困难。治疗方法要求立即与有毒中药脱离接触,包括停止外用或吸入药物,消化道内有药物存在时应给予洗胃和导泻;治疗的重点在于体内解毒、抗毒或帮助毒物排出,保护已受损害的内脏功能并使之复健,防止有毒中药在体内扰乱阴阳气血,造成机体更大的损害。但由于种种原因,如患者机体受损害程度不同,抗毒能力不同,以及接受有毒中药剂量、疗程时间不同等,疗效尚难以尽如人意。兹将常见引起慢性中毒的有毒中药发病原因、机制、诊治方法在下文中分述。

# 一、慢性矿物药中毒

临床上最常见的慢性矿物药中毒,是含汞、砷、铅类中药中毒。

## (一) 含汞类中药中毒[28,40,60-61]

**1. 中药种类**　含汞类中药有朱砂(丹砂)、轻粉(水银粉)、银朱(灵砂)、三仙丹、红升丹、白降丹、九一散,以及朱砂拌用的单味药茯神、麦冬,用朱砂作包衣的安宫牛黄丸(每丸含朱砂 0.27g)、朱砂安神丸、天王补心丹。方中含有朱砂的中成药,如更衣丸、磁朱丸、保赤散、益元散、紫雪丹、龟龄集、珍珠八宝散、生肌八宝散、拔脓净、九圣散、桃花散等,若长期内服或外用,也会造成祸害。

**2. 中毒原因和机制**　含汞制剂分内服、外用两类。朱砂甘凉,为硫化汞的同分异构体,纯者相当于 HgS,理论上含 Hg 86.2%、S 13.8%,但常有杂质硫黄等。功效安神定惊,明目解毒,主治惊悸、心烦、失眠、癫狂、眩晕、目昏、疮疡、肿瘤、疥癣等病症,内服研末 0.3~0.9g,或入丸散,也可外涂"悦泽人面"。外用药轻粉又称腻粉,化学名称为甘汞,由水银、食盐、白矾以烧炼方法制成,主要成分为氯化亚汞,性味辛冷,功效逐痰行水通便,除风解毒杀虫,主治水肿臌胀、毒疮、鼻上酒渣、风痒疥癣等病症。三仙丹,又称小升丹,由火硝、水银、白矾烧炼而成,是外用药红升丹、白降丹的基础,但药力稍逊。红升丹,由三仙丹加雄黄、朱砂、皂矾升炼而成,主要成分为氧化汞,功效提脓去腐,用于溃疡早期,脓栓未落,死肌腐肉未脱者。白降丹,由三仙丹加雄黄、硼砂、食盐、皂矾降炼而成,主要成分为氯化高汞(升汞),功效腐蚀破头,攻溃拔核,用于溃疡疮口太小,腐脓难去,以及疣痣瘰疬等病症。

朱砂单服或放在丸散中少量久服,汞制剂在外科或皮肤科较长时间使用,均可引起蓄积中毒。汞化合物经消化系统、皮肤黏膜或呼吸系统吸收,入血后释放出汞离子,汞离子与酶蛋白的巯基结合,使酶失去活性,阻碍了细胞的呼吸和正常代谢,损害各脏器功能。高浓度时可穿过血脑屏障,直接损害中枢神经系统,蓄积于中脑和小脑神经细胞的核周体内,使各肌群之间的协调性破坏,引起汞毒性震颤。内脏损害的病理改变以肾小球、近曲小管和肝细胞浊肿、肝小叶坏死为著,尚可见到心肌变性和其他脏器的实质性改变。汞在体内的半衰期为 65~70 天,排泄缓慢,长期超量使用,可出现蓄积性中毒[62]。汞的排出途径主要是肾脏(约 70%)、消化道(约 20%)、唾液腺、乳腺、毛发和月经(少量),所以慢性肾损害常较突出。

**3. 临床中毒表现**　慢性汞中毒一般经过数月甚至 1~2 年才会发现症状。主要表现为神经衰弱综合征、汞毒性口炎、汞毒性肾病和汞毒性脑病(肌肉震颤),也可出现皮炎。

(1)神经衰弱综合征:记忆力减退、失眠、烦躁、忧郁、易兴奋、多汗等。有的患者可出现视力模糊、月经不调、流产、早产。

(2)汞毒性口炎:起初齿龈有少量出血,后感酸痛、红肿、压痛、似海绵状。口颊黏膜呈棕红色,偶在发炎的齿龈上见到硫化汞的暗蓝色线,称为汞线。口舌黏膜肿胀及溃疡,唾液增加,但仍感口干。唾液腺(颌下腺)、颈部淋巴结可肿胀疼痛。

(3)汞毒性肾病:食欲减退,胃肠功能紊乱,水肿,血压不稳,排尿异常,如少尿、尿闭。

(4)汞毒性脑病:有明显精神症状,手足及全身可见粗大的肌肉震颤,或见共济失调。

**4. 实验室检查**

(1)尿汞定量:高于正常值上限。尿汞正常值上限,蛋白沉淀法为 0.01mg/L,双硫腙法为

0.05mg/L,原子吸收分光光度法为 0.005mg/L。

(2)周围血象:可见到点彩细胞、中毒颗粒、网织细胞增加,白细胞减少,淋巴细胞增多。

(3)尿常规检查:可见到蛋白、管型、红细胞等。

**5. 治疗**

(1)一般疗法:根据病情给予对症治疗,适当使用镇静剂、安眠药。给予维生素 B₁ 100mg/d,维生素 C 600~1 000mg/d,并给予维生素 A 及维生素 B₂ 等。钙剂能减低细胞的通透性,减低组织对汞的吸收,可用 10% 葡萄糖酸钙或 5% 氯化钙 10~20ml,25% 葡萄糖稀释 1 倍缓慢静脉注射,每日 1 次,共注射 10~20 次。皮肤损伤,可用 3%~5% 硫代硫酸钠溶液湿敷;眼部损害,可用 2% 硼酸水冲洗。口腔炎可给 2%~3% 碳酸氢钠或过氧化氢、硼酸水漱口,溃疡可用锡类散外涂,注意保持口腔卫生。

(2)驱汞疗法:二巯丁二酸钠,每次 1g,以注射用水 10~20ml 稀释后静脉注射。每日 1 次,一疗程 5~7 日,可间断用 2~3 疗程,有肾损害者慎用。硫代硫酸钠,每次 0.5~1g,加入 0.9% 氯化钠注射液或注射用水稀释成 5%~10% 溶液,静脉注射。每日 1 次,10~15 日为一疗程。青霉胺(penicillamine)口服,每次 0.25g,每日 4 次,连用 5~7 日为一疗程。谷胱甘肽,每次 50~100mg,加维生素 C 溶液 2ml,肌内或静脉注射用。每日 1~2 次,连用 10~15 日为一疗程。

(3)中药疗法:以解毒活血利尿为原则。方剂可用:土茯苓 30g,金银花 30g,甘草 9g,水煎服;或甘草 15g,防风 15g,水煎服。每日 1 剂,连服 1 个月为一疗程。

清代鲍相敖[38]《验方新编》卷十二谓,朱砂毒,蓝靛、韭汁饮之即解。轻粉毒,用土茯苓一两(30g),苡米、银花、防风、木通、白鲜皮各一钱(3g),木瓜一钱五分(5g),皂荚子四分(1g)。气虚加顶上人参一钱(3g),血虚加当归七分(2g),煎服。日服三次,忌食茶并牛、羊、鸡、鸭、鱼肉、烧酒、面食、辣椒及一切发物,并谨戒房事半年。服至十日,渐次痊愈。

**(二)含砷类中药中毒**[28,40,60-61]

**1. 中药种类**　砒石、砒霜、雄黄、雌黄、礜石,以及中成药安宫牛黄丸、牛黄至宝丸、局方至宝散、小儿回春丸、紫金锭、行军散、痧气散、红灵散、牛黄醒消丸、醒消丸、七味新消丸、黎同丸、外科二味拔毒散、三品一条枪、六神丸、小儿七珍丸、牙痛一粒丸、解暑片、牛黄解毒片、纯阳正气丸、银屑丸、砒枣散、冷哮丸、梅花点舌丹、青黄散、复方青黛片[63]等含有雄黄或砒霜的药物。

**2. 中毒原因和机制**　含砷制剂分内服、外用两类,其中毒主要是通过这两条途径。砒石又称信石,主要成分是三氧化二砷(As₂O₃),由砒石升华而得的精制品即是砒霜。砒石味辛、酸,性大热,有大毒,具有劫痰截疟、蚀肉杀虫之功效,主治肺气喘急、疟疾、休息痢、痔疮、瘰疬、疮癣、走马牙疳、溃疡腐肉不脱等症,近代用于治疗皮肤癌、慢性支气管炎,入中成药使用。雄黄,味辛性温,有毒,主要成分是二硫化二砷(As₂S₂)。功效解毒杀虫,燥湿止痒,祛腐敛疮,截疟,具有广谱抗细菌、抗真菌作用,主治痈疽肿毒、疥癣湿疮、缠腰火丹、狐臭、白癜风、疟疾、胁下痃癖、伏暑泄痢、头风眩晕、惊痫、虫蛇咬伤等病症。雌黄,辛平偏温有毒,主要成分是三硫化二砷(As₂S₃),功效温中搜肝解毒,祛邪杀虫,主治反胃吐食、冷痰劳嗽、心腹痛、血气虫积、癫痫等病症。礜石,味辛,大热,有毒,主要成分是砷黄铁矿,含砷 46%、铁 34.3%、硫 19.7%,以及少量钴、锑、铜。功效消冷积,祛寒湿,蚀恶肉,杀虫,主治寒热鼠瘘、死肌风痹、积聚痼冷腹痛、鼻中息肉、皮肤瘙痒等病症。砒霜成人中毒量为 5~10mg,致死量

60~200mg；个别敏感者 1mg 即可中毒，20mg 即可致死。雄黄虽较砒霜毒性小，内服量不得超过 0.05~0.1g，入丸散用。雌黄、礜石可仿雄黄剂量用法使用。

砷剂内服吸入或外用后，通过消化道、呼吸道和皮肤进入体内，在体内吸收甚快，但排泄较慢，一般服后 2~8 小时开始排泄。若口服 1 次，需 3~4 天才能排完，尿砷 70 天才能降至正常水平，故很容易引起蓄积中毒。砷在体内的代谢过程是：由血液分布于肝、脾、肾等实质器官，进而分布至肌肉、骨骼、皮肤中，体表以毛发、指(趾)甲含量较多。肾脏与肠道是其主要排泄途径，汗腺、乳腺和肺也有微量排出，并可通过胎盘使胎儿受到损害。

砷是一种原浆毒，对体内酶蛋白的巯基具有巨大亲和力。特别是与丙酮酸氧化酶的巯基结合，使酶失去活性，影响细胞的氧化、呼吸和正常代谢，甚至导致细胞死亡。砷可抑制磷酸酯酶，损害细胞的染色体，使细胞的有丝分裂发生障碍。影响 6- 磷酸脱氢酶、乳酸脱氢酶、细胞色素氧化酶的活性，使细胞的呼吸及氧化过程减低。此外，砷酸和亚砷酸在许多生化过程中能取代磷酸，但其生成产物不如磷酸结合稳定，极易水解，使氧化磷酸化过程脱偶联，氧化增速，不能形成高能磷酸键而干扰细胞的能量代谢。代谢障碍首先损害神经细胞，引起中毒性神经衰弱综合征、脑膜炎、脊髓炎、多发性神经炎等。砷中毒还可麻痹血管舒缩中枢及毛细血管，使血管扩张、渗出，以致腹腔脏器充血，血压迅速下降。后期可使小动脉损害，出现组织营养改变，并可引起肝、肾、脾及心肌实质性器官的脂肪变性和坏死。砷还可造成局部组织及皮肤的损害，产生皮疹和皮炎。砷尚可影响骨髓造血功能，改变血液中细胞成分，抑制白细胞产生，造成红细胞形态改变。

**3. 临床中毒表现**　皮肤接触砷制剂数周，或内服小量砷剂数月，体内砷积累量达 225mg 时，可出现慢性砷中毒的临床症状，表现为神经系统损害和多皮肤黏膜病变。

(1)多发性神经炎：表现为肢体对称性感觉异常，如麻木、刺痛、灼痛等。继之肢体无力，呈弛缓性瘫痪，行走困难，肌肉萎缩，也可见到因膈肌麻痹而致呼吸困难者。神经痛可非常剧烈，以致患者常卷曲而卧，并可有大小关节挛缩的后遗症。体检可见腹壁反射、提睾反射减弱，肱二头肌反射、膝反射消失。

(2)多皮肤黏膜病变：皮肤瘙痒、干燥粗糙，毛发脱落，手心、脚底皮肤加厚，口角、眼睑、手指、脚趾、腋窝、阴囊等处可发生皮疹，如丘疹、疱疹、脓疱、湿疹、痤疮样皮疹等，也可发生难愈合的溃疡，少数可致剥脱性皮炎。皮肤可呈青铜色色素沉着，脱发，指甲失去原有光泽及平整状态，脆薄易损，指甲上可出现 1~2mm 宽的白色横纹。砷中毒黏膜刺激症状有：结膜炎、角膜混浊、鼻咽干燥、鼻炎、咽喉炎、鼻出血、鼻中隔穿孔，以及口腔炎、牙龈炎、胃炎、结肠炎等。

除上述之外，还可发生中毒性肝炎、中毒性心肌炎、性欲缺乏或勃起功能障碍、营养不良、再生障碍性贫血、血卟啉病等。

**4. 实验室检查**

(1)尿砷检验：定性呈阳性，定量在正常值上限 0.65mg/L 以上(各地有不同)。发砷、指甲含砷量增高。发砷定量在正常值上限 3mg/100g 以上。

(2)血常规：慢性中毒可出现白细胞减少，或血红蛋白下降。

(3)尿常规：尿胆原阳性，潜血试验强阳性，尿中出现蛋白、管型、红细胞碎片等。

(4)肝、肾功能异常。

**5. 治疗**

(1)一般疗法：多发性神经炎可每日肌内注射维生素 $B_1$ 100mg，维生素 $B_{12}$ 500~1 000μg，

山莨菪碱 -2 10mg。口服烟酸、地巴唑等药物。还可给予针刺、按摩、理疗,以促进神经肌肉功能的恢复。眼部病损可外用 0.5% 可的松眼药水滴眼,慢性干燥性或萎缩性鼻炎可酌情给予鱼肝油滴鼻剂或薄荷滴鼻剂对症处理。

(2)特效疗法:应用络合剂 5% 二巯丙磺钠 2.5~5ml,肌内注射,3~5 天为一疗程;或 10% 硫代硫酸钠注射液 10ml,静脉注射,每日 1 次,可促进砷排泄。砷中毒性皮炎,可外用 5% 二巯丙醇油膏和可的松软膏,交替涂敷。

(3)中药疗法:古人云"防风解砒毒"。若服小量砒剂致慢性中毒,可用防风 30g 研末,冷水调服,每日 1 剂,连服 5~15 剂。重者也可用防风 30g,大青叶 30g,绿豆 60g,甘草 30g,煎汤服。

砷毒性多发性神经炎,可采用活血通络为主治疗。方用:鬼针草 15g,忍冬藤 60g,延胡索 15g,紫丹参 15g,虎杖 15g,土大黄 15g,水煎每日 1 剂。待症状改善后,再采用扶正祛毒法,方用党参、黄芪、淮山药、青黛、白芷、益母草各 10g,经水煎浓缩后,加入 65% 蔗糖配成 25% 糖浆,成人每日 60ml,分两次服,有助于排砷。

### (三) 含铅类中药中毒[28,40,60-61,64]

1. **中药种类**　单味药有青铅(黑锡)、密陀僧、官粉(胡粉)、黄丹、铅霜(铅白霜),中成药黑锡丹、宣明补真丹、一扫光以及外用膏药等。

2. **中毒原因和机制**　长期内服或外用含铅药物,即可引起中毒。青铅就是金属铅,又称金公,性味甘寒有毒,功效镇心安神,纳气归肾,坠痰杀虫,主治反胃呕吐、上气喘急、噎膈、消渴、风痛等病症。密陀僧为一氧化铅与金属铅的混合物,官粉为较纯的碱式碳酸铅,黄丹为四氧化三铅,铅霜为醋酸铅。明代李时珍《本草纲目》记载:"铅变化为胡粉、黄丹、密陀僧、铅白霜,其功皆与铅同。但胡粉入气分,黄丹入血分,密陀僧镇坠下行,铅白霜专治上焦胸膈,此为异耳。"尤其值得提出的是,黄丹"煎膏用,止痛生肌"。故传统制中药膏药用之甚多,易从皮肤进入机体伤人,更应引起注意。铅为多亲和性毒物,进入消化道的铅约 5%~15% 被吸收,经门静脉到达肝脏,除部分随胆汁排出外,进入血液循环的铅形成可溶性二盐基磷酸铅、甘油磷酸铅或铅蛋白复合物等,迅速被肝、肾、脾、肺、脑等组织吸收,其中以肝、肾浓度最高。几周后 95% 的铅被转移到骨骼,沉积为不溶性的三盐基磷酸铅,抑制血红蛋白合成酶和相关卟啉代谢酶,虽不表现出毒性,但易致贫血。若血中酸度增加(酸碱平衡紊乱、感染、饮酒),则贮藏于骨中的不溶性铅即变为可溶性化合物进入血液,重新分布到各重要器官。当血铅浓度超过 0.7~1.3mg/L,就会阻碍代谢过程,导致一系列病理变化。如引起肝、肾小血管痉挛,造成肝肾血流减少,局部缺血和肝细胞损害。皮肤血管收缩出现面色苍白,称为"铅容"。肠道平滑肌痉挛引起腹部绞痛,肌肉内磷酸肌酸合成受阻而出现肌麻痹。铅中毒早期即出现神经系统功能紊乱,可能是铅离子干扰了脑细胞的能量代谢,使大脑皮质兴奋和抑制过程紊乱。慢性铅中毒还可引发脑水肿及脊髓前角细胞变性、周围神经炎、肌肉萎缩,齿龈及大肠黏膜有硫化铅所组成的铅线。铅中毒特别易影响到血红蛋白合成的中间产物卟啉代谢发生紊乱,使 $\delta$- 氨基 -$\gamma$- 酮戊酸脱氢酶($\delta$-amino-$\gamma$-ketovalonate dehydrogenase,$\delta$-ALAD)形成原卟啉;又可抑制铁络合酶,阻碍原卟啉与二价铁结合,使血红蛋白合成受阻,血中粪卟啉升高并从尿中排出。铅还可抑制红细胞膜腺苷三磷酸酶的活性,使红细胞内钾离子逸出,致细胞膜崩溃而溶血。铅与红细胞表面的磷酸盐结合,形成不溶性磷酸盐,使红细胞脆性增加。严重铅中毒使毛细血管壁抵抗力减低,血管痉挛和动脉硬化。

### 3. 临床中毒表现

(1)铅性面容:面部呈土黄色或灰白色。

(2)神经系统:早期出现神经衰弱综合征,如头晕、失眠、乏力、食欲减退、肌肉关节痛等。病情进一步发展,出现多发性神经炎、铅麻痹(伸肌麻痹),有典型的腕垂、踝垂症。重度患者可出现中毒性脑病,表现为精神及神经系统功能紊乱,如失眠、精神抑郁、感觉迟钝、幻觉、谵妄、轻瘫、震颤、惊厥,甚至昏迷。

(3)消化系统:口中金属味、齿龈铅线、腹部经常绞痛、食欲减退、腹胀、大便秘结[64]。铅线为铅中毒的特征之一,它是体内吸收的铅与齿缝中残留的食物或溃疡组织腐败而产生的硫化铅所致。形成黑色微粒,沉积于口腔黏膜内或舌面,约为 1mm 宽的带形,或不规则斑块。在沿尖牙及第一臼齿的齿龈边缘,可以出现蓝灰色微点。

(4)造血系统:出现轻度和中度低血红蛋白性、正常红细胞型贫血,或小细胞型贫血。其他尚有间质性肾炎、尿毒症、肝大、黄疸、月经失调、流产或早产。铅中毒患者在停止摄铅1~2 年内,可因患病、酸中毒、饮酒、饥饿、低钙等情况而诱发急性发作,临床上呈潜伏期与急性期交替,遗患无穷。

### 4. 实验室检查

(1)血铅测定:血铅是指血液中铅元素的含量,血液铅含量的正常值为 0~99μg/L(国际血铅诊断标准:等于或大于 100μg/L,为铅中毒),如果超过,就提示发生了铅中毒,它会引起机体的神经系统、血液系统、消化系统的一系列异常表现,影响人体的正常机能。世界发达国家儿童血铅<60μg/L 为相对安全。

(2)周围血象红细胞形态变化:表现为点彩红细胞、网织红细胞、碱性红细胞增多。点彩红细胞超过 300 个 / 百万红细胞或 10~15 个 /50 个视野,网织红细胞超过 1.42%,碱性红细胞超过 0.8%。

(3)尿铅测定:正常尿铅量上限值为 0.08mg/L。为排除肾功能差异的影响,在测定尿铅的同时,应测定尿中肌酐量。

(4)尿中 $\delta$- 氨基乙酰丙酸($\delta$-aminolevulinic acid,$\delta$-ALA)阳性,或血中 $\delta$- 氨基乙酰丙酸脱氢酶($\delta$-ALAD)活性降低。

(5)尿内粪卟啉增多。正常尿内粪卟啉呈阴性,而铅中毒时则呈阳性。

(6)脑脊液常规:压力增加,糖量正常,蛋白量增多,细胞数可正常或增加,大多为淋巴细胞。

(7)X 线检查:长端骨骺有密度增加的厚带,在 X 线上呈白带。骨小梁有不同程度的增加,少量的骨小梁特别明显,与小梁间隙形成鲜明的对比,如蛇皮状。腹部平片也可看到不透光的物质存在。

### 5. 治疗

(1)一般疗法:可口服牛奶、蛋清,以保护胃黏膜。口服 B 族维生素和维生素 C,以减少铅对神经系统的毒副作用,并防止出血。

(2)驱铅疗法:待急性症状缓解后方可进行。

1)依地酸钙钠($CaNa_2$-EDTA):其为首选药物。它可与铅结合成稳定可溶络合物,从尿排出。成人每日 1~2g,小儿每日 25~50mg/kg,溶于 5% 葡萄糖 500ml 中,静脉滴注。或溶于

25% 葡萄糖 40ml 中,缓慢静脉注射。连续治疗 3~4 天为一疗程。用药后尿铅量较用药前增加 14~30 倍,直至尿铅恢复正常为止。慢性中毒也可改用口服疗法,每日口服 3~4g,每日 3-4 次,每次 1g。5 天为一疗程。可使尿铅排出量增加 2~10 倍,但疗效较注射剂缓慢。

2)二乙烯三胺五乙酸三钠钙($CaNa_3$-DTPA):商品名为促排灵,药理作用与 $CaNa_2$-EDTA 相同,但排铅效果较强。用法①静滴:每日 0.5~4g,溶于等渗盐水或葡萄糖液中,剂量可由小到大,每周 2~3 次,间歇应用效果较好。②肌内注射:每次 0.25~0.5g,一日 2 次,3 日为一疗程。每日 0.5~1.0g,溶于生理盐水 500ml 中静脉滴注。用药 3 天,停药 4 天,用 3~4 个疗程。二乙三胺五醋酸锌三钠盐($DTPA$-$ZnNa_3$),商品名为新促排灵,结构中用锌盐代替钙盐,以降低毒性。用法(成人剂量):静脉注射或滴注,初始剂量每次 1g,缓慢静脉注射 3~4 分钟,或溶于 100~200ml 5% 葡萄糖注射液、复方氯化钠注射液或 0.9% 氯化钠注射液中静脉滴注 30 分钟以上,维持剂量,每次 1 g,每日 1 次,5 天为一疗程。

3)二巯丁二钠:每天 1g,临用前加生理盐水 20ml,缓慢静脉注射。用 3 天,停 4 天,为一疗程。首次用量加倍。

4)5% 二巯丙磺钠注射液:2~3ml,肌内注射。以后每 4~6 小时 1~2ml。2 日后改为每次 2.5ml,1~2 次 /d。疗程 1 周。

5)青霉胺片:口服,每次 0.2~0.3g,每日 3~4 次。同时服用维生素 $B_6$ 20mg,3 次 /d。疗程 4 周。青霉素过敏者禁用。

6)钙剂:可促进血液循环中的铅沉淀于骨内,降低血铅浓度,缓解急性症状。可用 10% 葡萄糖酸钙 10ml,加入 25% 葡萄糖注射液 20ml,缓慢静脉注射,每日 2~4 次,持续 2~3 天。此对铅中毒性脑病、铅性腹部绞痛均有效。也可口服钙片。

7)促排铅辅助剂:可每日给碳酸氢钠 20~40g,碘化钠 2~3g,或枸橼酸钠亦有效。

8)减少排铅副作用药物:用微量金属合剂。成分:硫酸铜 0.2g,高锰酸钾 0.6g,枸橼酸亚铁 30g,硫酸锌 1.0g,氯化钴 0.1g,糖浆适量。加水至 1 000ml。每次口服 10ml,每日 3 次。

(3)对症治疗:铅中毒引起的腹绞痛给予阿托品皮下注射,铅中毒性脑病可给予脱水剂、利尿剂和脑代谢保护剂,胃肠出血可给予止血药,中毒性肝病和肾病可采用保护肝肾药物。

(4)中医药疗法

1)解毒:清·鲍相敖《验方新编》卷十二记载:"妇人因打胎而服铅粉(即官粉),生子痴呆,身体多发疮毒,用活鸭血乘热服之。"又方:"白砂糖三四两,冷水调服。或用萝卜捶汁饮之。"

2)治疗腹痛腹冷:腹痛可针刺中脘、天枢、足三里、三阴交等穴,必要时配合热敷。腹冷的治疗,明·李时珍《本草纲目》引朱震亨云:"一妇人,因多子,于月内服铅丹二两,四肢冰冷强直,食不入口。时正仲冬,急服理中汤加附子数帖而安。"

3)治疗便秘:用麻油 30ml,蜂蜜 60ml,混合内服,一日 2 次。

4)减轻排铅西药副作用:可选用补气血、健脾胃、益肝肾药物,如补中益气汤、六味地黄汤加减。

## 二、慢性有毒动植物药中毒

### (一)含马兜铃酸成分的中药[65-67]

1. **中药种类** 包括单味药马兜铃、青木香、木防己(广防己)、汉中防己(异叶马兜铃根)、关木通、广木通、细辛、威灵仙、追风藤,以及含有关木通成分的复方制剂,如龙胆泻肝丸、导赤丸、八正散、妇科分清丸等。这些以利尿、祛风湿、止咳为主的单味药及复方,有可能引起"中草药肾病"(或称为"中草药肾损害")。

1993—1995 年,荷兰学者共报道 45 例因服含"防己 Stephania tetrandra"的减肥药引起慢性间质性肾炎甚至肾衰竭的病例,直接导致"中草药肾病"的提出。所谓中草药肾病,是指临床使用中草药治疗疾病过程中出现的意料不到的肾功能和结构的损害。2000 年 5 月 31 日,美国食品药品管理局(FDA)提醒人们注意植物成分的肾毒性,并停止了对一部分含马兜铃酸成分的中药单味药和复方的市面销售。在我国自 20 世纪 60 年代至 90 年代末,有木通致急慢性肾衰竭的报道 14 例[65-66],尤宜引起我们注意。

**2. 中毒原因和机制**　戴希文等[67]指出含马兜铃酸成分的中药出现肾毒性的原因主要是:

(1)中药治疗没有遵循辨证论治和中病即止的原则,用药时间过长,甚至达数年之久。

(2)药物误用:如将广防己、汉中防己作为汉防己使用,将关木通、广木通误为川木通(毛茛科小木通)。

(3)剂量不合理:如木通药典剂量为 3~6g,在此剂量罕见肾毒性的报道。国内报道引起急性肾衰竭的剂量范围较大,在 10~120g,多数为 30g 以上,甚至为 50~120g。

(4)对于药物肾损害危险因素缺少了解,如腹泻、减肥、原发性肾脏疾病等。

(5)药物的制造工艺粗糙。

马兜铃酸(AA)引起肾毒性的主要成分有 AA-Ⅰ、AA-Ⅱ。AA-Ⅰ的主要代谢产物可以通过过氧化物酶和细胞色素 P450 激活,在肾组织中形成 DNA 加成物;AA 还可以致细胞周期调控蛋白 p53 基因突变和 p53 基因过度表达,从而参与肾小管 - 间质的急慢性病变。上述变化通过尚未明了的机制,导致肾小管上皮细胞的变性、坏死和凋亡,并促使肾间质成纤维细胞增生和活性增加,形成慢性进展性肾小管 - 间质损害。在病理上可观察到肾小管 - 间质损害的病变、弥漫性肾间质纤维化、肾小球病变较轻、小管萎缩或缺失等。

**3. 中毒的临床表现和实验室检查**

(1)贫血、高血压和肾功能损害:患者表现为上腹不适、恶心呕吐、食欲减退、全身乏力、尿量减少[65]。发生与肾功能损害不相平行的贫血,80% 患者有轻度血压增高[67]。

(2)尿常规:多正常或轻度异常,如低比重尿、尿糖异常、无菌性白细胞尿。

(3)小管性蛋白尿:和其他小管性疾病一样,中药肾损害存在低分子的小管性蛋白尿,如视黄醇结合蛋白(retinol binding protein,RBP)、白蛋白、$\alpha_1$- 微球蛋白($\alpha_1$-microglobulin,$\alpha_1$-M)、$\beta_2$- 微球蛋白($\beta_2$-microglobulin,$\beta_2$-M)升高。相对于其他原因小管性蛋白尿,本病的特点为 RBP 升高发生率最高。Nortier 报道中性肽链内切酶(NEP)在中草药肾损害时分泌显著减少,可作为中草药肾损害的监察指标[67]。

**4. 治疗和预后**　目前国内外对含马兜铃酸成分中药引起的肾损害尚无特效治疗方法。除停药,按一般急慢性肾功能不全处理外,可考虑使用冬虫夏草、新清宁片、糖皮质激素或钙通道阻滞剂等。这些药物的治疗效果,现在尚无完整的临床资料。

**(二) 其他常见有毒动植物中药**

**1. 含乌头碱类的有毒中药**[68]

(1)附子:为毛茛科植物乌头的干燥子根的加工品。具有回阳救逆、补火助阳、逐风寒湿邪之功效,用于亡阳虚脱,肢冷脉微,阳痿,宫冷,心腹冷痛,虚寒吐泻,阴寒水肿,阳虚外感,寒湿痹痛。主要毒性成分为乌头碱类。一般中毒量为 0.2mg,致死量为 2~4mg。

中毒症状:轻者口舌烧灼感、麻木、疼痛,渐至四肢及全身,恶心呕吐,头晕目眩,心慌气急,烦躁不安,流涎。重者气促胸憋,冷汗淋漓,四肢发冷,发绀,肢体痉挛抽搐,小便失禁,呼吸困难。

解救措施:用 1∶2 000 高锰酸钾溶液洗胃,洗后从胃管中灌入硫酸钠 20g 导泻。用阿托品 0.5~2mg,每 10 分钟至 4 小时肌内注射 1 次,若用药后未见症状改善可改用利多卡因 50~100mg 静脉注射,每 5~10 分钟 1 次。呼吸困难者可吸氧或酌用呼吸兴奋剂。配合服用中药生白蜜 120g,加凉开水搅匀,徐徐咽下;或绿豆汤代茶频服;生姜、生甘草各 15g,银花 18g,水煎服;绿豆汤 200g,甘草 100g,水煎服;西洋参 10g,茯苓 12g,白薇 10g,甘草 10g,橘络 6g,竹叶 6g,栀子 6g,石斛 20g,犀角粉 0.5g(冲),水煎分 2 次口服,间隔 6 小时。

(2)川乌为毛茛科植物乌头的干燥母根,草乌为毛茛科植物北乌头的干燥块根。其功效为祛风除湿,温经止痛,用于风寒湿痹,关节疼痛,寒疝作痛,麻醉止痛。主要毒性成分为乌头碱,一般中毒量为 0.2mg,致死量为 3~5mg。

中毒症状:先有唇舌发麻、恶心、手足发麻,继之运动不灵、呕吐、心悸、面白、胸闷、烦躁、痛觉减退、心跳慢而弱、血压下降、呼吸缓慢、吞咽困难、呼吸中枢抑制,间有抽搐、急性心源性脑缺血综合征,可能突然死亡。

解救措施:同附子。

**2. 含莨菪类的有毒中药**[68]

(1)天仙子:来源于茄科植物莨菪的干燥成熟种子。功效是解痉止痛,安神定喘,用于胃痉挛疼痛,喘咳,癫狂。用量为 0.06~0.6g。主要毒性成分为阿托品类生物碱。

中毒症状:高热、呼吸加快、烦躁不安、谵妄、幻觉、惊厥等,严重时可出现昏迷和呼吸麻痹。

解救措施:洗胃排出毒物,注射新斯的明、毒扁豆碱或毛果芸香碱等。中枢兴奋明显时,可适当用安定或短效巴比妥类,但不可过量,以免与阿托品类药物的中枢抑制作用产生协同作用。中药用绿豆甘草汤配西瓜大量服用。

(2)洋金花:来源于茄科植物白花曼陀罗的干燥花。功效是平喘止咳,镇痛,解痉,用于哮喘咳嗽,脘腹冷痛,风湿痹痛,小儿慢惊,外科麻醉。用量为 0.3~0.6g,宜入丸散;亦可作卷烟分次燃吸,1 天量不超过 1.5g。外用适量。主要毒性成分为莨菪碱。

中毒症状:首先感到头晕,眼皮重,不说话,站立不稳。继而嗜睡,睡中可见兴奋现象,如睁眼、抓空、挥手、摸头等无意识动作,少数有谵语;亦可见口干,皮肤潮红,心率、呼吸增快,瞳孔散大,视物模糊等。

解救措施:清水或 1∶2 000~1∶5 000 高锰酸钾溶液洗胃,硫酸镁 30g 导泻,小儿按每岁 1g 口服。5%~10% 葡萄糖静脉注射促进毒物排泄。如无尿可静脉注射 20% 甘露醇 250ml 或呋塞米 40~80mg。中药用甘草 30g、绿豆 60g、煎汤频服;或绿豆 120g、金银花 60g、连翘 30g、甘草 15g,水煎服。

**3. 含氰苷类的有毒中药**

(1)苦杏仁:来源于蔷薇科植物山杏、西伯利亚杏、东北杏或杏的干燥成熟种子。苦微温,有小毒。功效是降气止咳平喘,润肠通便。用于咳嗽气喘,胸满痰多,肠燥便秘。用量为 5~10g,生品入煎剂后下。内服不宜过量,以免中毒[69]。氰苷是由氰醇衍生物的羟基和糖缩合形成的糖苷,不仅是该类有毒中药的有毒成分,也是有效成分。苦杏仁苷为氰苷类化合物的代表,也是苦杏仁、桃仁、郁李仁的有效成分。苦杏仁苷主要通过体内酶解生成氢氰酸(hydrocyanic acid,HCN)而产生药理活性。人体口服氰化物的致死量为 0.5~3.5mg/kg。人每日服用苦杏仁苷的最大限量为 104.30mg[70-71]。在所有的氰化物中,氰化氢的毒性最大,其次为能在空气或组织中释放出的氰化氢气体(HCN)或氰离子($CN^-$)的氰化物。$CN^-$ 对金属离子具有超强的络合能力,细胞色素氧化酶对其最为敏感。氰化物经不同途径进入人体后,释放出的 $CN^-$ 迅速地与线粒体电子传递链的末端氧化酶即细胞色素 C 氧化酶的三价铁结合,从而抑制细胞色素 C 氧化酶的活性,阻断呼吸链使组织缺氧。由于有氧代谢被抑制,无氧呼吸成为主导,可产生乳酸等大量酸性物质,最终导致代谢性酸中毒,从而引起一系列神经系统症状[72]。

中毒症状:口服大量氰化物,或短时间内吸入高浓度的氰化氢气体,可在数秒内突然昏迷,造成"闪击样"中毒,一般急性中毒可分为前驱期、呼吸困难期、痉挛期和麻痹期 4 个时期,主要表现为组织缺氧的症状,如头晕、头痛、恶心、呕吐、耳鸣、胸闷、腹痛、腹泻、心悸、发绀、厥冷、抽搐、呼吸困难、血压下降等非特异性反应,严重时可导致口唇发紫、呼吸困难、抽搐、昏迷甚至呼吸衰竭而死亡。长期低剂量的氰化物暴露还可导致帕金森样综合征、意识错乱和智力衰退等神经系统损伤症[72]。

解救措施[72]:氰化物急性中毒发生迅速,临床治疗主要采取的方式包括解毒剂的应用、氧疗和对症支持治疗。急性氰化物中毒患者最主要的症状是缺氧,因此保持呼吸道通畅、尽早提高氧分压是抢救成功的关键。为此可通过鼻导管或者面罩给氧,对严重的患者可以行气管插管或用呼吸机进行辅助呼吸。还可给予高压氧以减轻中枢神经系统症状,同时减少后遗症和改善预后。重度中毒患者可应用糖皮质激素,防止脑水肿和其他损伤,有条件者应尽快进行高压氧治疗,并积极给予特效解毒剂及对症支持治疗。具体方法可参考本书桃仁项下。

用于氰化物中毒的解毒剂可分为 5 类:高铁血红蛋白形成剂、硫供体、羰基化合物、含钴化合物和一氧化氮。

1)高铁血红蛋白形成剂:其是最传统的氰化物解毒药物,临床上常用的有亚硝酸异戊酯(amyl nitrite,AN)、亚硝酸钠(sodium nitrite,SN)、4- 二甲氨基苯酚(4-dimethylaminophenol,4-DMAP)和对氨基苯丙酮(para aminophenyl acetone,PAPP)。该类药物的主要作用机制是将血红蛋白(Hb)氧化成高铁血红蛋白(methemoglobin,MetHb),从而与细胞色素氧化酶竞争结合 $CN^-$,最终形成稳定性较高的氰化高铁血红蛋白,使得细胞色素氧化酶的活性恢复、线粒体电子传递链发挥其功能。

2)硫供体:硫供体的作用是提供硫原子,其解毒机理为在体内硫氰酸酶的催化下,硫原子与体内游离(或与高铁血红蛋白结合)的 $CN^-$ 生成毒性较低的硫氰酸盐($SCN^-$),随尿排出体外。已知可用于对抗氰化物中毒的各种硫供体如下:

a. 硫代硫酸钠(sodium thiosulfate,TS)作为氰化物解毒剂已有百年历史。硝酸钠 - 硫代硫酸钠(sodium nitrate-sodium thiosulfate,SN-TS)组合的静脉注射疗法,一直沿用至今。该组合的作用机制主要是 SN 与 Hb 反应生成 MetHb,随后与氰化物反应生成氰化高铁血红蛋白,最后 TS 置换出 $CN^-$ 生成 $SCN^-$ 从尿液中排出。SN 和 TS 是目前美国治疗氰化物中毒的主要制剂。

b. 3- 巯基丙酮酸(3-mercaptopyruvate,3-MP)前体是一种新型的硫供体。由于 3-MP 在血液中的稳定性较差,容易发生分解,静脉注射限制了它的抗氰效应,因此通常使用 3- 巯基丙酮酸的前体药物以提高其在血液中的稳定性。其作用机制是 3-MP 前体物在体内分解产生的 3-MP 在 3- 巯基丙酮酸硫基转移酶(3-MPST)的催化下与 $CN^-$ 生成 $SCN^-$ 和丙酮酸。口服给药十分便利,生物利用度高,而且在中毒 1 小时前给药可预防氰化物中毒的发生。

c. 大蒜素:Ashani 等报道大蒜和它的主要成分大蒜素有助于氰化物急性中毒的治疗。这主要是由于大蒜素能自然分解成各种有机硫分子,而后与 $CN^-$ 反应生成 $SCN^-$ 排出体外。

d. 其他的硫供体:机体内源性的半胱氨酸、蛋氨酸和谷胱甘肽等也可作为硫供体解毒氰化物。

3)羰基化合物:氰化物是可与羰基反应的亲核试剂,与醛或酮反应生成氰醇后经尿液排出体外。α- 酮戊二酸(α-ketoglutarate,A-KG)是一种含羰基的化合物。

4)含钴化合物:主要解毒机制是其可与 $CN^-$ 结合生成无毒的氰钴胺,经尿液排出,目前研究较多的是羟钴胺素和钴咻醇酰胺。

5)一氧化氮:长期以来,亚硝酸盐能在体内形成 MetHb,这是亚硝酸盐用作氰化物解毒剂的理论基础。然而,近年来发现亚硝酸盐进入机体后能够产生一氧化氮(NO)气体,即便是在缺氧的条件下也能产生。NO 可以由精氨酸通过一氧化氮合成酶(nitric oxide synthetase,NOS)内源性地产生,但是在氰化物中毒时,由于组织中毒性缺氧和乳酸性酸中毒使得 NOS 的活性降低,所以机体有必要补充外源性的 NO 气体。

此外,氰化物中毒治疗的辅助剂如下:如鼠尾草酸(carnosic acid,CA)是草本植物迷迭香的提取物质,具有抗氧化、延缓衰老等作用,可以用作氰化物中毒治疗时中枢神经系统毒性保护的辅助剂。褪黑素是一种多功能且普遍存在的抗氧化分子,是主要在松果体中合成的一种激素,低毒并能有效地减少氧化损伤,可在防止氰化物造成的神经系统损伤中发挥一定的作用。

(2)桃仁[69,71-73]:来源于蔷薇科植物桃或山桃的干燥成熟种子。性味苦、甘、平。功效为活血祛瘀,润肠通便,止咳平喘。用于经闭痛经,癥瘕痞块,肺痈、肠痈,跌扑损伤,肠燥便秘,咳嗽气喘。用量为 5~10g。孕妇慎用。

桃仁的毒性与其有效成分苦杏仁苷有密切关系。其中毒机制与苦杏仁相同。苦杏仁苷在苦杏仁酶等的分解作用下产生的氢氰酸有剧毒。其机理主要是 $CN^-$ 进入生物体内后,迅速与细胞线粒体内的细胞色素氧化酶的 $Fe^{3+}$ 结合,并阻碍其被细胞色素还原为 $Fe^{2+}$ 的还原型细胞色素氧化酶,从而阻碍细胞色素氧化作用,抑制细胞呼吸,导致细胞内窒息,组织缺氧。氢氰酸还可损害延脑呼吸中枢和血管运动中枢,导致组织缺氧,中枢神经系统受损,出现中毒症状和体征。

中毒症状:与苦杏仁中毒相似。

解救措施:

1)如在食后 4 小时内出现中毒症状,则用 1:2 000~1:5 000 的高锰酸钾液及大量清水或 3% 过氧化氢充分洗胃催吐,然后服硫代硫酸钠 2g,也可用 10% 硫代硫酸钠溶液洗胃,并留置 100ml 在胃中,使其与胃肠道的氢氰酸结合成无毒的硫氰酸化合物,亦可 15 分钟口服 1 匙硫酸亚铁液。

2)联合使用亚硝酸钠和硫代硫酸钠:具体用法方法如下。①迅速取亚硝酸异戊酯 1~2 支,折断,让病人从口鼻吸入,时间约 15~30 秒,2 分钟后再照前法吸入一次,如此可根据情况重复数次,但总量不可超过 5~6 支。②与此同时,尽快用 3% 亚硝酸钠溶液 10~20ml,静脉缓注(每分钟约 2~3ml),一旦发现血压下降,应立即停药,必要时用升压药及输氧、输血。③亚硝酸钠注射完后,随即用同一针管注入 50% 硫代硫酸钠 25~50ml,必要时在半小时后重复注射半量或全量(小儿可按 0.25~0.5g/kg)。如无亚硝酸钠,可用亚甲蓝按 10mg/kg 剂量加入 5% 葡萄糖液 40ml 中静脉注射,再接着注射硫代硫酸钠,但疗效不如亚硝酸钠。

3)对症治疗:必要时给予呼吸兴奋剂、强心剂、镇静剂及升压药物等,重症病人给予细胞色素 C,根据循环、呼吸情况给予其他处理,如吸氧、人工呼吸等。

4)中药治疗:

a. 杏树根 60~90g,煎汤内服,每 4 小时 1 次。

b. 生萝卜或白菜 1~1.5kg,捣烂取汁,加红糖或白糖适量,调匀频服。

c. 蕹菜根 0.5kg 捣烂,开水冲服。

d. 桂枝、乌药、赤芍各 9g,红花、桃仁各 15g,朱砂 1.5g(冲服),水煎,早晚分服。

e. 甘草、黑大枣各 120g,水煎服。

f. 绿豆 60g,水煎,加砂糖内服。

### 4. 强心苷类的有毒中药

万年青[68,74]:来源于百合科万年青属植物的根。性味甘、苦、寒,有毒,其根茎、叶、种子都含有强心苷万年青苷甲、乙、丙、丁,其功效为强心利尿、清热解毒、止血等。5g 左右煎汤内服(鲜者 6~10g)。外用捣汁涂或煎水熏洗,也可用汁塞鼻。但本品易中毒,即使不超量有时也会引起中毒,如 1 例病人仅服 4g 万年青叶煎液即发生完全性房室性传导阻滞,抢救无效于 2 天内死亡。万年青苷具有洋地黄毒苷样作用,但毒性较大,动物实验发现其对心脏作用较洋地黄强 3 倍,对迷走神经的刺激作用较洋地黄大 50%,对心肌可能有直接抑制作用,亦有蓄积作用,大量使用时比洋地黄更易引起中毒,而小量使用时,功效不如洋地黄显著。

中毒症状:超量内服约 1 小时后出现恶心呕吐、头痛头晕、流涎厌食、眼花、疲倦等症状,较重时出现腹痛腹泻、心前区压迫感、四肢麻木、肢端厥冷、皮肤苍白、视物模糊、心跳缓慢、血压下降;严重者烦躁、抽搐、昏迷、瞳孔散大,可能产生各种心律失常,如室性期前收缩、房室传导阻滞、房性或室性心动过速、房室分离、心房纤颤,或窦性心动过缓、窦房传导阻滞和结性心律等。由于极度虚弱、出现谵妄、心脏呈现完全性房室传导阻滞,甚至死亡[68]。

解救措施[68]:

1)可作钾盐治疗性诊断,以 10% 氯化钾溶液 15~25ml,加入 5% 葡萄糖液 500ml 中,在密切观察心脏的情况下,于 2 小时内静脉滴注完毕。如心律失常有所改善,提示为含强心苷类药物中毒。

2)人参 9g,麦冬 9g,五味子 6g,水煎 2 次,合在一起,分 2 次服完。或甘草 15g,绿豆 30g,水煎分 2 次服完。或浓茶加适量白糖,频频饮服。

### 5. 含其他毒性成分的有毒中药[68]

(1)狼毒:来源于大戟科植物月腺大戟或狼毒大戟的干燥根。具有逐水祛痰,破积杀虫之功,用于水肿腹胀,痰食虫积,心腹疼痛,咳嗽气喘,疥癣,痔瘘,淋巴结、皮肤、骨、附睾等结核。内服 0.9~1.5g,煎汤,或入丸散;外用磨汁敷或研末调敷。主要毒性成分是黄酮类化合物。

中毒症状：初有口麻、咽痒感，继之咽喉灼热，然后出现恶心、呕吐、上腹部阵发性绞痛，同时伴头晕、头痛、嗜睡、周身乏力、四肢发软。

解救措施：吸氧、洗胃、输液；用青霉素、地塞米松、维生素 C 对症或支持治疗。

（2）甘遂：来源于大戟科植物甘遂的干燥块根。功效是泻水逐饮，用于水肿胀满，胸腹积水，痰饮积聚，气逆喘咳，二便不利。用量为 0.5~1.5g，炮制后多入丸散。主要毒性成分为多氧二萜化合物。

中毒症状：口服中毒表现为恶心、呕吐、剧烈腹泻、腹痛、头晕、肌无力、心悸、呼吸困难、发绀、血压下降、体温下降、脱水等。严重者可因呼吸衰竭而死亡。

解救措施：用温开水漱口和反复洗胃。内服硫酸镁、鞣酸、10% 氢氧化铝凝胶等保护胃黏膜。腹痛剧烈者，可给予阿托品。呼吸衰竭者，应给予呼吸兴奋剂。中药用生绿豆 30g、生大豆 15g、黄柏 9g、黄连 6g，水煎服；或大青叶 30g、黑豆 15g，水煎服。腹泻不止者，用人参 9g、葛根 15g、黄连 6g，水煎服。

（3）巴豆：来源于大戟科植物巴豆的干燥成熟果实。具有峻下积滞，逐水消肿，豁痰利咽功效，用于寒积便秘、乳食停滞、下腹水肿、二便不通、喉风喉痹。外用蚀疮，用于恶疮疥癣、疣痣。每次 0.1~0.3g，炮制后入丸散。外用适量，研末涂患处，或捣烂以纱布包擦患处。主要毒性成分为巴豆油。

中毒症状：皮肤或黏膜接触巴豆或蒸煮巴豆的蒸气后，常出现皮肤灼热、瘙痒、红斑或丘疹，甚则皮肤水肿、水疱、脓疱，常伴有流泪、怕光、视物不清、眼结膜炎、鼻黏膜炎、口腔炎、咽炎以及全身乏力、疼痛、恶心、耳鸣。口服巴豆中毒，常出现发热、呕吐、腹痛腹泻、水泻或黏液血便，严重者可死于脱水。

解救措施：接触巴豆中毒后，可用炉甘石洗剂或粉涂于患处。有渗出液时用生理盐水、3% 硼酸溶液、1∶8 000 高锰酸钾溶液冷敷或药浴。口服中毒后，立即洗胃，口服牛奶、蛋清或活性炭，静脉补液和使用呼吸兴奋剂等。中药解毒可用黄连、黄柏煎汤冷服。

（4）马钱子：来源于马钱科植物马钱的干燥成熟种子。功效有通络止痛，散结消肿，用于风湿顽痹，麻木瘫痪，跌扑损伤，痈疽肿痛，小儿麻痹后遗症，类风湿性关节炎，肿瘤。用量为 0.3~0.6g，炮制后入丸散，主要毒性成分为士的宁。成人服用 5~10mg 即可中毒，一次用 30mg 即可死。

中毒症状：头晕，烦躁不安，精神轻度失常（好奇、醉酒感、惊恐等），呼吸急促，咀嚼肌及颈部肌肉强硬，吞咽困难，瞳孔缩小。继而角弓反张，牙关紧闭，四肢挺直，呈苦笑状。神志大多清醒，惊厥反复发作，严重惊厥反复发作 5、6 次以上者，常因延髓麻痹、心脏和呼吸均被抑制而死于呼吸麻痹、窒息或心力衰竭。

解救措施：立刻将病人置于暗室，保持安静，避免光照、声音等外来刺激，减少诱发惊厥的因素。尽快使用中枢抑制剂防止惊厥发作，如仍不能控制，可用乙醚作轻度麻醉。如出现呼吸抑制，可采用呼吸机，必要时用气管插管。惊厥控制以后，可用温盐汤灌服催吐，玄明粉加甘草导泻；用 1∶1 000 高锰酸钾洗胃，口服牛奶、蛋清以减少吸收。切忌服用酸性饮料及阿片类药物。

（5）闹羊花：来源于杜鹃花科植物羊踯躅的干燥花。功效是祛风除湿，散瘀定痛，用于风湿痹痛，跌打损伤，皮肤顽癣。用量为 0.6~1.5g，浸酒或入丸散。外用适量，煎水洗或鲜品捣服。主要毒性成分为八厘麻毒素、梗木毒素。

中毒症状：恶心、呕吐、腹泻、腹痛、心缓、血压下降、动作失调、呼吸困难、心律不齐、昏迷，严重者可因呼吸衰竭而死。

解救措施：催吐、高锰酸钾洗胃及硫酸镁导泻；口服蛋清、活性炭吸附残留毒物；补液、吸氧，并给予兴奋剂。中药用栀子30g水煎服可解毒。

**6. 有毒性的动物药**[68]

(1)斑蝥：为芫青科昆虫南方大斑蝥或黄黑小斑蝥的干燥体。具有破血消癥、攻毒蚀疮、引赤发疱的功效，用于癥瘕肿块，积年顽癣，瘰疬，赘疣，痈疽不溃，恶疮死肌。用量为0.03~0.06g，炮制后多入丸散。外用适量，研末或浸酒醋，或制油膏涂敷患处，不宜大面积用。主要毒性成分为斑蝥素。

中毒症状：斑蝥的中毒症状较多。主要表现如下。

1)消化系统损害：口干口麻，起水疱，咽喉、食管及胃有灼痛感，吞咽困难，恶心呕吐，流涎，腹痛腹泻，便血。

2)泌尿系统损害：腰痛，尿频，尿道有烧灼感，排尿困难，尿内可见红细胞、蛋白，或出现尿少、尿闭及急性肾衰竭。

3)神经系统损害：头痛、头晕，口唇及四肢麻木，多汗，瞳孔散大，视物不清，抽搐。

4)循环系统损害：血压增高、心律不齐、周围循环衰竭，并可出现阴道出血、阴茎勃起及疼痛等。

5)外用产生的损害：皮肤接触斑蝥后可产生红斑、水疱等；大面积接触后，也可引起肾炎、膀胱炎等。

6)误入眼内，可致眼睛红肿、流泪、剧烈灼痛，引起结膜炎、角膜溃疡、虹膜炎等。

解救措施：口服中毒者立即用炭混悬液洗胃，口服蛋清或10%氢氧化铝凝胶等，有保护胃黏膜、减少毒物吸收的作用。因斑蝥素为脂溶性物质，治疗时忌服牛奶等脂肪类食物。可服硫酸镁导泻，清除残留毒物。中药用黑豆500g煮汁冷饮，或用黄豆秆灰15g冷开水冲服。生绿豆30g(或板蓝根30g)、生甘草9g、生黄连3g，水煎服。绿茶30g煎汤放冷，频服。

(2)蟾酥：来源于蟾蜍科动物中华大蟾蜍或黑眶蟾蜍的干燥分泌物。功效是解毒，止痛，开窍醒神，用于痈疽疔疮，咽喉肿痛，中暑神昏，腹痛吐泻。用量为0.015~0.03g。多入丸散用，外用适量。主要毒性成分为华蟾蜍毒素。

中毒症状：

1)循环系统症状轻者心悸、心律慢或窦性心动过速等；重者可出现窦房传导阻滞、房室分离、心房颤动和室性心动过速等。

2)消化系统症状：上腹部闷胀不适、流涎、恶心、呕吐。有时可见腹痛、腹泻，严重者可致脱水。

3)神经系统症状：头痛、头晕、嗜睡、出汗、口唇及四肢麻木、膝反射迟钝或消失，但患者多神志清楚；严重者因急性心源性脑缺血综合征而发生惊厥。

4)呼吸系统症状：中毒晚期可有呼吸变浅、变慢、不规则，口唇青紫，终至呼吸衰竭。

5)其他症状：重度中毒患者于食后迅速出现烦躁不安、抽搐、昏迷、面色苍白、四肢厥冷、体温不升、出汗、脉搏细弱，甚至循环衰竭而致死。

6)鲜蟾皮外敷时，除可产生全身中毒症状外，尚可引起荨麻疹样皮疹。

7)蟾酥误入眼中,可引起眼睛红肿、剧痛、羞明、流泪,甚至失明。

解救措施:催吐、洗胃、导泻,以减少毒物的吸收,补液以促进毒物的排泄;心律失常者,肌内注射或静脉注射阿托品 1~2mg。每隔 0.5~2 小时 1 次。出现心源性脑缺血综合征时,以异丙基肾上腺素 1mg 加入葡萄糖溶液 250ml 中缓慢静滴,并根据心率调整滴速。中药用鲜芦根 120g 捣汁内服可解蟾酥毒。

(李春生　王　巍　陈淑敏)

第十二章 参考文献

下篇

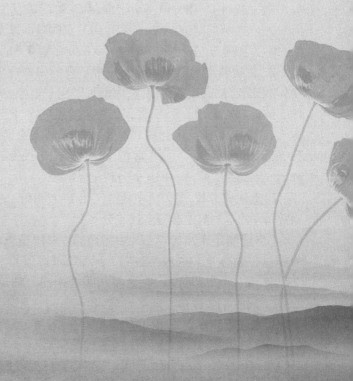

# 01　丁　公　藤

【基源】本品为旋花科植物丁公藤 *Erycibe obtusifolia* Benth. 或光叶丁公藤 *Erycibe schmidtii* Craib 的干燥藤茎。

【化学成分】丁公藤主要含有香豆素类、绿原酸类和生物碱类等成分。

1. **香豆素类**　香豆素类化合物是丁公藤的主要有效成分。叶惠珍等[1]研究发现丁公藤乙素、丁公藤内酯、东莨菪苷是抗风湿有效成分；刘健等[2]从丁公藤的藤茎中分离出 7,7′-二羟基 -6,6′- 二甲氧基 -3,3′- 双香豆素、7,7′- 二羟基 -6,6′- 二甲氧基 -8,8′- 双香豆素、7-*O*-［4′-*O*-(3″,4″- 二羟基桂皮酰基)-*β*-D- 吡喃葡萄糖基］-6- 甲氧基香豆素、黄花菜木脂素 A、黄花菜木脂素 B、东莨菪素等香豆素类化合物。

2. **绿原酸类**　丁公藤中含有 3-*O*-4″- 羟基 -3″,5″- 二甲氧基苯甲酰基绿原酸甲酯、4-*O*-4″- 羟基 -3″,5″- 二甲氧基苯甲酰基绿原酸甲酯、灰毡毛忍冬素 G、灰毡毛忍冬 F、绿原酸、绿原酸甲酯、4-*O*- 咖啡酰基奎宁酸、4-*O*- 咖啡酰基奎宁酸甲酯、4,5-*O*- 双咖啡酰基奎宁酸、4,5-*O*- 双咖啡酰基奎宁酸甲酯、3,5-*O*- 双咖啡酰基奎宁酸、3,5-*O*- 双咖啡酰基奎宁酸甲酯、3,4-*O*- 双咖啡酰基奎宁酸、3,4-*O*- 双咖啡酰基奎宁酸甲酯等绿原酸类成分[2-4]。

3. **生物碱类**　姚天荣等[5]发现丁公藤中含有丁公藤甲素，它是一个新的强效 M 胆碱受体激动剂，具有缩瞳作用，临床上可以用于治疗青光眼[6-7]。宋蔚等[3]对光叶丁公藤茎藤的乙醇提取物进行了分离，得到 1 种水溶性生物碱丁公藤丙素。

4. **酯化糖苷类化合物**　刘照振等[8]从丁公藤中分离出 11 个酯化糖苷类化合物，包括 *β*-D- 葡萄糖 - 丁香树脂醇苷、(+)-syringaresinol-4-*O*-*β*-D-apiofuranosyl-(1 → 6)-*β*-D-glucopyranoside 等，其中 10 个为新化合物。

除上述成分外，丁公藤中还分离出 *β*- 谷甾醇、胡萝卜苷、长链脂肪醇、咖啡酸、*N*- 反式 - 对羟基苯乙基阿魏酰胺等多种成分[2-4]。

【含量测定】2020 年版《中国药典》采用高效液相色谱法测定东莨菪内酯的含量作为质量控制标准。色谱条件：以十八烷基硅烷键合硅胶为填充剂；以甲醇 - 水 - 冰醋酸 (32∶68∶0.16) 为流动相；检测波长为 298nm。理论板数按东莨菪内酯峰计算应不低于 2 000。规定丁公藤按干燥品计算，含东莨菪内酯不得少于 0.050%[9]。目前丁公藤化学成分的研究多集中在东莨菪内酯、东莨菪苷、东莨菪素、绿原酸等含量的测定上，采用的方法多为高效液相色谱法[10-12],也有报道采用高效毛细管电泳 - 电导法[13]、溶液荧光法和薄层荧光扫描法[14]。此外,还有研究报道采用原子吸收光谱法对丁公藤中 Cd、Pb 和 Cu 等 3 种重金属含量进行了测定[15]。

**【炮制研究】** 对丁公藤的炮制研究较少,2020 年版《中国药典》中丁公藤饮片的炮制方法为:除去杂质,洗净,润透,切片,干燥[9]。

**【药理研究】**

**1. 抗炎镇痛** 已有的研究多集中于东莨菪素和东莨菪苷:东莨菪素通过抑制滑液血管生成在体内发挥抗关节炎活性[16];在体外实验中,东莨菪素在大于 30μmol/L 时对 FGF-2 和 VEGF 诱导的人脐静脉内皮细胞形成、增殖和转移显示明显抑制作用[17]。东莨菪苷在佐剂关节炎老鼠模型上也显示有抗类风湿关节炎活性,在剂量为 100mg/kg 时,对滑膜组织中的新血管具有显著抑制作用。此外,东莨菪苷能够抑制滑膜中 IL-6、VEGF 和 FGF-2 的表达[18-19]。

周岳[4]通过体外抗炎实验发现,从丁公藤中分离的化合物咖啡酸和 N- 反式对羟基苯乙基阿魏酰胺对小鼠腹腔巨噬细胞释放 NO 显示出一定的抑制活性,且 N- 反式对羟基苯乙基阿魏酰胺显示出一定的抗 T 细胞增殖活性。

用稀释的丁公藤注射液涂布于离体的牛蛙坐骨神经,能有效地阻滞神经冲动的传导[20]。丁公藤提取物在剂量为 5g/kg 时几乎无毒,它们在二甲苯诱导的耳肿胀和 40% 甲醛水溶液诱导的炎症实验中显示了明显的抗炎活性,在角叉菜胶诱导的空气袋炎症实验中,丁公藤提取物明显地抑制了 $PGE_2$ 的合成[21]。

**2. 缩瞳和降眼压** 从丁公藤茎提取的丁公藤甲素是缩瞳的有效成分[22],具有明显的 M 胆碱样作用。

丁公藤碱(erycibele alkaloid)是我国特有的应用于临床的抗青光眼中草药。家兔实验发现,丁公藤碱的缩瞳作用强于毛果芸香碱和乙酰奎宁等拟胆碱药。其主要通过 $M_3$ 受体介导,其信号转导机制与环核苷酸系统相偶联,从而对家兔产生缩瞳、降眼压的作用,随着药物浓度的升高其作用也加强[23]。黄文勇[24]等通过对人眼睫状肌细胞内 $Ca^{2+}$ 运动的研究证明:由于 $M_3$ 受体的介导,丁公藤碱发挥 M 胆碱作用,继而细胞内 $Ca^{2+}$ 浓度升高,从而发挥缩瞳和降眼压的作用。

**3. 增强免疫功能** 雾化的丁公藤注射液能明显提高大鼠的呼吸道 T 淋巴细胞数量和肺泡巨噬细胞吞噬功能,使大鼠血液中 T 淋巴细胞和脾脏特异性抗体形成细胞比率显著升高,所以吸入雾化的丁公藤注射液不仅能够兴奋呼吸道局部免疫,而且能够兴奋全身性免疫功能[25]。

**4. 对心血管的作用** 丁公藤甲素具有改善心血管功能的作用,其减慢心率和降压作用呈剂量依赖性[22]。丁公藤甲素可能通过减缓心率,降低氧耗,增强心肌能力,加强酸性代谢产物的充分氧化以及钠泵作用改善心功能[26]。

**【毒理研究】** 丁公藤中毒症状表现为副交感神经亢进、中枢性震颤、心律失常等[22]。丁公藤毒性成分具有消除慢,半衰期长,与血浆蛋白结合率低,在体内容易蓄积等特点,提示临床制订给药方案时应该注意其特点,避免造成蓄积中毒[23]。

**【配伍研究】** 随着中西药配伍使用越来越普遍,中西药之间的配伍禁忌也受到高度关注,有些中西药联用会出现相反的效果,如胍乙啶与中药酒剂丁公藤药酒两者合用可引起严重低血压[27]。

**【复方及制剂】** 冯了性风湿跌打药酒：丁公藤 2 500g、桂枝 75g、麻黄 93.8g、羌活 7.5g、当归 7.5g、川芎 7.5g、白芷 7.5g、补骨脂 7.5g、乳香 7.5g、猪牙皂 7.5g、陈皮 33.1g、苍术 7.5g、厚朴 7.5g、香附 7.5g、木香 7.5g、枳壳 50g、白术 7.5g、山药 7.5g、黄精 20g、菟丝子 7.5g、小茴香 7.5g、苦杏仁 7.5g、泽泻 7.5g、五灵脂 7.5g、蚕沙 16.2g、牡丹皮 7.5g、没药 7.5g。本品为棕黄色至红棕色的液体；气香，味微苦、甘。祛风除湿，活血止痛。用于风寒湿痹，手足麻木，腰腿酸痛；跌扑损伤，瘀滞肿痛。口服，一次 10~15ml，一日 2~3 次。外用，擦于患处；若有肿痛黑瘀，用生姜捣碎炒热，加入药酒适量，擦患处。

**【临床研究】**

**1. 应用研究**　目前临床上丁公藤主要用于治疗风湿性关节炎、坐骨神经痛、青少年近视眼、颈椎病、痛风、肾绞痛等疾病，常用剂型为注射剂和滴眼液，常与西药结合治疗。

(1)治疗风湿性关节炎：马俊凌等[28]采用中西医结合治疗风湿性关节炎 78 例。中药：制川乌 9g，丁公藤 15g，清风藤 12g，豨莶草 40g，当归 12g，黄芪 15g，海桐皮 12g，威灵仙 10g，秦艽 15g，桑寄生 15g，羌活 15g，独活 15g。每日 1 剂，水煎服。西药：青霉素 80 万 U，2 次 / 日，肌内注射，共 15 日；吲哚美辛 50mg，3 次 / 日，口服；泼尼松 10mg，3 次 / 日，口服。结果：治愈 52 例，显效 14 例，有效 10 例，无效 2 例，总有效率为 97.4%。

(2)治疗坐骨神经痛：黎柳松[29]采用中西医结合治疗坐骨神经痛 50 例。丁公藤注射液 4ml，肌内注射，每日 2 次；麦迪霉素片每次 0.3g，口服，一日 3 次；布洛芬胶囊每次 0.3g，口服，一日 2 次；复方氯唑沙宗片每次 2 片，口服，一日 3 次；大活络丹每次 1 丸，口服，一日 2 次。中药外敷：制川乌、制草乌各 20g，威灵仙 50g，细辛 15g，宽筋藤 50g，鸡血藤 50g，白芷 100g，透骨草 20g，炮穿山甲 15g，蕲蛇 10g，肉桂 15g，乳香 15g，没药 15g，桃仁 15g，红花 10g，黄芪 10g，当归 10g。结果：显效 35 例，有效 13 例，无效 2 例，总有效率为 96%。

(3)防治青少年近视眼：王建平[30]用水提醇沉法提取丁公藤中的有效成分，制成滴眼液，每次 2~3 滴，每日 3 次。结果：丁公藤滴眼液防治青少年近视眼总有效率为 81.7%。

(4)治疗颈椎病：黎柳松[31]采用中西医结合治疗颈椎病 45 例。中成药：大活络丸每次 1 丸，口服，每日 3 次；丁公藤注射液 4ml，肌内注射，一日 2 次。西药：地塞米松磷酸钠注射液 5mg，肌内注射，一日 1 次；麦迪霉素片 0.2g，口服，一日 3 次；维生素 B$_{12}$ 片 50μg，口服，一日 3 次；吲哚美辛片 25mg，口服，一日 3 次；西咪替丁片 0.4g，口服，一日 3 次。结果：治愈 20 例，显效 10 例，好转 12 例，无效 3 例，总有效率为 93.3%。

(5)治疗痛风：吴富成[32]采用三藤饮治疗痛风 21 例。基本方为丁公藤、当归、威灵仙、川牛膝、萆薢各 15g，鸡血藤、青风藤各 30g，炮山甲、炮附子(先煎)、桂枝、桃仁、苍术各 10g，生黄芪、生薏苡仁各 20g，生甘草 6g。结果：显效 8 例，有效 10 例，无效 3 例，总有效率为 85.7%。

(6)治疗肾绞痛：郭福丽[33]使用丁公藤注射液治疗肾绞痛 2 例，对缓解症状有明显止痛效果。

**2. 用法用量**　丁公藤为小毒中药品种，2020 年版《中国药典》规定丁公藤的用量为 3~6g，用于配制酒剂，内服或外搽。

**【中毒表现及救治】**

**1. 中毒表现**　有报道丁公藤注射液可致过敏性休克：给予丁公藤注射液 2ml 肌内注

射,3~5 分钟,患者出现咽部痒、眼睛痒、心悸,大汗淋漓伴皮肤潮红,全身皮肤可见散在针尖帽样大小的皮疹,口唇发绀,气促明显。

2. **救治**　停药,给予低分子右旋糖酐 500ml 静脉滴注扩容,肾上腺素 1mg 皮下注射,多巴胺 60mg、间羟胺 38mg + 5% 葡萄糖氯化钠注射液 500ml 静脉滴注。氯苯那敏 10mg 肌内注射,吸氧以及心电监测等[34]。

(王钧篪　斯建勇　杜贵友)

# 02　九　里　香

【**基源**】本品为芸香科植物九里香 *Murraya exotica* L. 和千里香 *Murraya paniculata*(L.) Jack 的干燥叶和带叶嫩枝[1]。

【**化学成分**】叶含香豆素类,九里香甲素(isomexoticin)、九里香乙素(murpanidin)、九里香丙素(murpanicin)、奥斯索(oschol)、月橘香豆素(oumurrayin)、九里香香豆素(paniculatin)、脱水新九里香素(phebalosin)、九里香素(murrangatin)、九里香酮(murrayone)、九里香醛(murralongin)、异橙皮内酯(isomeramzin)、橙皮内酯水合物(meranzin hydrate)、7- 甲氧基 -8-(2′- 甲酰基 -2′- 甲基丙基) 香豆素、5,7- 二甲氧基 -8-(2′- 酮基 -3′- 甲基丁基) 香豆素和海南九里香内酯(hainanmurpanin);黄酮类,月橘素(exoticin, 即 3,3′,4′,5,5′,6,7,8- 八甲氧基黄酮)、3,3′,4′,5,5′,6,7- 七甲氧基黄酮、木槿素七甲醚(hibiscetin heptamethyl ether)、版纳九里香素(bannamurpanisin)、3′,4′,5,5′,7- 五甲氧基黄酮;以及挥发油,内含 1- 荜澄茄烯(1-cadinene)、邻氨基苯甲酸甲酯(methyl anthranilate)、甜没药烯(bisabolene)、*β*- 丁香烯(*β*-caryophyllene)、香叶醇(geraniol)、1,3- 蒈烯(carene)、丁香酚(eugenol)、香草醇(citronellol)、水杨酸甲酯(methyl salicylate)、硫 - 愈疮木薁(*S*-gueriazulene)和 1 个倍半萜烯醇。

茎皮含香豆素,九里香素(mexoticin)、月橘香豆素;黄酮,3,3′,4′,5,5′,6,7- 七甲氧基黄酮;生物碱,3- 甲酰吲哚(3-formylindole)、小叶九里香碱(exozoline)、九里香碱(murrayazoline)和马汉九里香碱等[2]。

九里香花瓣含东莨菪苷(scopolin)、东莨菪素(scopoletin)。果实含 7- 去甲氧基月橘素、半 -*α*- 胡萝卜酮(semi-*α*-carotenone)、半 -*β*- 胡萝卜酮及 *β*- 胡萝卜酮[3]。

尚从根部分得一个双吲哚生物碱,命名为月橘烯碱(yrehchukene)[4]。

王淑如等[5]从九里香 *Murraya paniculata*(L.) Jack 的皮中分离了 9 种抗生育的有效物质,经测定均为蛋白多糖或多糖。九里香蛋白多糖中总糖含量为 52.1%(其中葡糖醛酸含量为 10.9%),蛋白质含量为 20.0%。九里香蛋白多糖去蛋白后,即得九里香多糖,总糖含量为 88.2%(其中葡糖醛酸含量为 20.0%),平均分子量约为 $1.7 \times 10^{-5}$Da。组成单糖的摩尔比为葡萄糖:甘露糖:木糖:阿拉伯糖:岩藻糖:葡糖醛酸 = 1.0:0.40:0.16:0.17:0.20:0.48[6]。

【**含量测定**】2020 年版《中国药典》中目前尚未收载九里香化学成分的含量测定方法,但有学者采用高效液相色谱法对其主要化学成分含量进行了测定:姜平川等[7]采用高效液相色谱(HPLC)法对九里香中的主要成分陈皮内酯和脱水长叶九里香内酯的含量进行了同时测定。方法：采用 Agilent Esclipe XDB-C$_{18}$ 色谱柱(150mm×4.6mm,5μm)；流动相为甲醇 - 水(57：43)；流速 0.7ml/min；检测波长 332nm；柱温 25℃。

**【炮制研究】** 将原药除去杂质，切段或片[3]。除去杂质，切碎[1]。

**【药理研究】**

1. **松弛平滑肌作用** 以石油醚(60~80℃)提取所得的结晶性成分，能松弛大鼠的离体小肠平滑肌，对组胺引起的收缩有拮抗作用，但对乙酰胆碱引起的痉挛无阻断作用；对麻醉犬的血压、呼吸无显著影响[8]。对离体蛙心有明显抑制作用[9]。

2. **抑菌作用** 九里香乙醇浸液对金黄色葡萄球菌和溶血性链球菌有抑制作用[8]。九里香挥发油对黄色米曲霉(*Aspergillus oryzae*)有抗菌活性[10]。

3. **抗甲状腺作用** 7- 甲氧基 -8-(1,2- 二羟基 -3- 甲基 -3- 丁烯基)香豆素具有抗大鼠甲状腺功能的作用[10]。

4. **抗生育作用** 九里香煎剂对小鼠抗着床、抗早孕和中期妊娠引产都有很明显的效果[10]。其药用部位有根茎、根茎皮、木质部、枝和叶，以根茎皮的效果最好，木质部较差。根茎皮和叶煎剂在剂量为 0.05g 生药 /30g 时，抗早孕率为 100%，0.025g 生药 /30g 时分别为 82% 和 100%。因给药途径不同而作用有差异，以腹腔注射最好，皮下注射较差，灌胃几乎无效[11]。九里香蛋白多糖有明显的抗生育作用，小鼠腹腔注射剂量 2.08mg/kg 时，抗早孕率达 72%~83%[12]。

九里香茎皮中分离的糖蛋白成分有终止孕兔妊娠的作用，但不是抗黄体酮的作用。该糖蛋白无雌激素样作用，也无抗 HCG 活性。可能是通过对蜕膜损害导致前列腺素合成增加并释放而起作用，临床试用有发热、寒战等不良反应，用肾上腺皮质激素有明显缓解作用[13]。

5. **其他作用** 九里香蛋白多糖能增强小鼠腹腔巨噬细胞的吞噬功能，并能增加致敏动物血清中溶血素含量。对大鼠新鲜红细胞有明显的促进凝集作用。能对抗环磷酰胺引起的白细胞减少，对二甲苯所致小鼠耳郭炎症也有对抗作用。有抗凝血作用[12]。

**【毒理研究】**

1. 九里香抗生育有效物质为九里香蛋白多糖和九里香多糖，可能由于其与热原物质有类似的化学结构而呈现热原样的发热不良反应。其作用机制可能是通过前列腺素的大量释放而引起的。用去热原方法处理后，活性也随之消失。目前尚未找到既可保持活性不变又无发热不良反应的好方法[5]。

2. 香茅醇小鼠灌胃 LD$_{50}$ 为 4.8mg/kg，家兔静脉注射 LD$_{50}$ 为 50mg/kg，均死于呼吸麻痹·丁香酚大鼠口服 LD$_{50}$ 为 1.93g/kg[14]。

3. 小鼠腹腔注射 10~20g/kg 九里香枝的水提物，出现呼吸困难，攀爬力减弱，后肢无力，最后抽搐死亡[15]。

**【复方及制剂】** 三九胃泰胶囊：三叉苦、九里香、两面针、木香、黄芩、茯苓、地黄、白芍。本品为硬胶囊，内容物为棕黄色至深棕色的颗粒和粉末；味苦。清热燥湿，行气活血，柔肝止痛。口服。一次 2~4 粒，一日 2 次[1]。

**【临床研究】**

1. **应用研究**

(1)用于局部麻醉及表面麻醉：以九里香注射液作局部麻醉行大、小手术 100 例，初步观察效果稳定,无不良反应,术中和术后血压、脉搏、呼吸平稳,无肝、肾等损害或其他并发症,无出血、水肿、坏死等现象;镇痛时间长。49 例胃次全切除术后除 2 例外,均无明显疼痛。缺点是局部刺激较大,腹部手术时腹肌较紧张,对深部手术仍较困难。注射后 10~20 分钟即产生麻醉作用[16]。

用九里香制成表面麻醉剂,涂于咽喉部黏膜表面,作扁桃体挤切术 108 例,效果良好,涂药后数分钟即出现麻醉作用,痛觉减退,麻醉时间可维持 10 分钟左右。制剂:取九里香茎、叶 500g,洗净,碾碎,加三花酒或 50% 乙醇 1 000ml,浸泡 24 小时后滤过备用[16]。

九里香注射液用于局麻手术 221 例(外伤缝合、疝修补术、阑尾切除等),均取得较好效果,一般大中手术用 50~100ml,小手术用 5~20ml。处方:九里香 250g,苯甲醇 10ml,氯化钠 9g,注射用水适量,共制成 1 000ml[16]。

(2)治疗乙型脑炎:九里香等配合西药治疗流行性乙型脑炎 128 例(有病历记录的 110 例中,轻型 56 例,普通型 26 例,重型 20 例,极重型 8 例),全部治愈。退热时间最短 2 小时,最长 6 天。住院天数,最短 3 天,最长 54 天,平均 8 天。方法:九里香鲜叶 15~30g,金盏银盘(鬼针草)鲜叶 30~90g,水煎分 2 次服(昏迷者可鼻饲),病情重可每天 2 剂,服至症状消失为止。高热加大青叶 30g,抽搐频繁、痰液多,另取九里香鲜叶 15~30g,捣烂取汁,加冷开水冲服。并配合西药及新针和按摩疗法[16]。

(3)治疗破伤风:九荆合剂:九里香鲜叶(后下)、土荆芥全草各 30~60g,东风橘 30g 左右(痰多时可加至 60g),水煎服(或鼻饲)。开始治疗时日服 2 剂,分 4 次服,每 6 小时 1 次。以后视病情减量至停药。一般服药 10~12 日。恢复期用针灸配合治疗。

(4)治疗肚痛:以九里香草捣碎浸酒服[17]。

(5)治疗湿疹:九里香鲜枝叶,水煎,擦洗患处[18]。

(6)治疗跌打肿痛:鲜九里香叶、鲜地耳草、鲜水茴香、鲜山栀叶各等量,共捣烂,酒炒敷患处[8]。

(7)治疗风湿骨痛:九里香、五色梅根、龙须藤根各 15g,炖猪骨或浸酒服[8]。

(8)治疗胃痛

1)九里香叶粉、两面针粉各 2 份,鸡骨香粉、松花粉各 1 份,和匀,加黏合剂制成水丸如黄豆大,每次服 10~15 丸,一日 3 次[8]。

2)九里香叶 10g,瓦楞子(煅)30g,共研末,每次服 3g,一日 3 次[8]。

(9)治疗风湿性关节炎

1)九里香干根 15~30g,水煎服。九里香、穿山龙(南蛇藤)各 30g,枫荷梨(树参)20g,每日 1 剂,分 2 次服[19]。

2)九里香、芦子藤、当归、桂花岩陀、花脸细辛各 10g,大白藤 12g,泡酒 500g,日服 2 次,每次 10ml[20]。

**2. 用法用量**　九里香味辛、苦,性温。入心、肝、肺经。可行气止痛,活血散瘀,祛风除湿,麻醉镇痛。2020 年版《中国药典》规定每日用量为 6~12g。用于治疗脘腹气痛,牙痛,风湿痹痛。外用治肿毒,疥疮,皮肤瘙痒,跌打肿痛,牙痛,蛇虫咬伤等。用于局部麻醉及表面麻醉有效验,其治疗流行性乙型脑炎及破伤风亦获佳效。但有小毒,应慎用。

《广西中药志》:"阴虚火亢者忌用"。

内服:煎汤,6~12g,或浸酒服。

外用：鲜品适量，捣敷。

**【中毒诊断及救治】**尚无相关报道。

（王慧娟　斯建勇　刘玉萍）

# 03　干　漆

**【基源】**本品为漆树科植物漆树 *Toxicodendron vernicifluum*（Stokes）F. A. Barkl. 的树脂经加工后的干燥品[1]。

**【化学成分】**生漆中含漆酚（urushiol）50%~80%，何江波报道从干漆的乙酸乙酯部位，共分离得到 50 余个化合物，其中 12 个新化合物，分别为 Ganqi-1、Taxicodendri A-E、Caryolane-1，9β-diol、clovane-2β，9α-diol、3- 羟基苯甲醛、(*E*)-3-(4- 羟基 -3- 甲氧基苯基)- 烯丙醛、2，4- 二羟基 -3，6- 二甲基 - 苯甲酸甲酯、Urushiol 1b、Gan qi-13-17、Urushiol B-G、Urushiol 2b 及 β- 谷甾醇[2]。另含少量氢化漆酚（hydrourushiol）、漆树蓝蛋白（stellacyanin）、虫漆酶（laccase）、鞣质及树胶等。

**【含量测定】**2020 年版《中国药典》中目前尚无干漆化学成分的含量测定方法，但有学者采用以下方法对其化学成分含量进行了测定：赵猛等[3]人采用高效液相色谱法（HPLC）对生干漆和煅干漆中漆酚的含量进行了测定，方法：采用 Diamonsil-C$_{18}$ 色谱柱（150mm × 4.6mm，5μm）；乙腈 - 水（78∶22）为流动相，梯度洗脱；流速，0.5ml/min；检测波长，254nm；柱温，35℃。

**【炮制研究】**2020 年版《中国药典》中干漆炮制后的饮片为炒干漆：取干漆，置火上烧枯；或砸成小块，照炒炭法置锅中炒至焦枯黑烟尽，取出，放凉[1]。

其他炮制方法：

1. **干漆**　取原药材，捡去杂质，洗去泥土，晒干[2]。

2. **干漆炭**　取净干漆块置锅内，装约锅容量的 1/3，上扣一较小的锅，上贴白纸，两锅结合处用黄泥封固，压一重物，文火加热，至白纸呈焦黄色为度，待凉后取出，打碎即成[2]。

3. **炒干漆**　取干漆砸成小块，置锅中炒至枯焦，烟尽，取出放冷[2]。

其炮制原理为：干漆含漆酚 50%~60%，具有强烈的刺激性和毒性，煅后去毒，又能去其腥臊气味和减少对胃肠的刺激，使患者乐于服用[3-4]。

吕桂月认为，干漆传统的煅法、炒法不能适应大批量生产的要求，并摸索出了一套烧灼方法：将大块干漆砸成鸡蛋大小，放在室外的水泥地板或铁板上，用火点燃，着火后及时翻动，待表面燃烧后及时将明火用水扑灭，堆在一起让其暗火焚烧，直到干漆的油烧尽为止；摊开，再用水扑灭暗火，晾干，粉碎备用。经烧灼后的干漆呈蜂窝状，质轻色黑且亮（若在焚烧过程中烧成白灰，则无效）。经观察，分别用焚烧法炮制的干漆与传统煅法、炒法炮制的干漆，所配制的干芜散，两者在临床疗效上无明显差异。而焚烧法大大缩短了操作时间，节省燃料，适用于大批量生产[5]。

**【药理研究】**

1. **解痉作用**　干漆醇提取物对离体平滑肌具有拮抗组胺、5- 羟色胺、乙酰胆碱的作用。

与安他唑啉（抗组胺药）、麦角酸二乙胺（抗 5- 羟色胺药）及阿托品的性质相似，但强度较弱[2]。

2. **心血管作用**　小剂量时，使蛙、兔心脏的收缩增强，搏动增快，舒张充分，因而搏出量增加，还能使动物的血管收缩，血压升高，瞳孔散大。而大剂量时对心脏有抑制作用，血压下降，瞳孔缩小，有麻痹中枢神经系统的作用[6]。

3. **其他**　抗凝血酶作用的实验结果表明，干漆提取液（0.2g 生药 /ml）与对照组相比，凝血时间没有显著延长[7]。

【**毒理研究**】有毒成分为其所含的酚类成分。0.001mg 的纯漆酚对生漆敏感者即可引起皮炎。氢化漆酚毒性较弱，0.1mg 可引起皮炎。漆树酸钠对家兔致死量为 6.67mg/kg。有轻度蓄积作用[9]。20 种中药炒炭前后苯并[α]芘的含量测定结果表明，干漆炭的含量最高，有潜在的致癌危险。若以每天 3g，每年 1 周量是安全的，因为从炭中摄入苯并[α]芘量仅为饮食中摄入总量的 1/30~1/15。故使用恰当或控制用量、疗程，这种潜在的危险基本可以除去[9]。

【**配伍研究**】《本草经集注》："半夏为之使。畏鸡子。"

干漆可与大黄、土鳖虫、水蛭、桃仁等同用，用于治疗瘀血内阻之经闭、癥瘕[10]。

【**复方及制剂**】平消胶囊：郁金 54g、五灵脂 45g、硝石 54g、麸炒枳壳 90g、仙鹤草 54g、白矾 54g、干漆（制）18g、马钱子粉 36g。本品为糖衣片或薄膜衣片，除去包衣后显深灰色至黑灰色；气微香，味苦、涩。活血化瘀，散结消肿，解毒止痛。对毒瘀内结所致的肿瘤患者具有缓解症状，缩小瘤体，提高机体免疫力，延长患者生存时间的作用。口服。一次 4~8 粒，一日 3 次[1]。

【**临床研究**】

1. **应用研究**

（1）治疗妇科疾病

1）治疗慢性盆腔炎：干漆、威灵仙、赤芍、蒲黄、皂刺、穿山甲、虻虫、没药各 60g，红娘、蜂房、藤黄各 30g，铅丹、血竭各 35g，沉香 20g，麝香 1g。按传统手工黑膏药制法摊成膏药。每贴直径 4cm，厚 3mm。贴敷穴位，根据不同辨证，分别贴敷水道、归来、气海、中极、府舍、命门、关元、石门、肾俞、三阴交、血海等。每日换贴 1 次，10 次为 1 个疗程。酌情配服中药汤剂。治疗 184 例，痊愈 71 例，好转 102 例，无效 11 例。总有效率为 94%[11]。

2）治疗子宫内膜异位症：干漆 4.5g，川牛膝、炒当归、制香附、炙甲片、海藻、赤芍各 9g，皂角刺、莪术、丹参各 12g，桂枝、血竭各 3g。随证配合经痛方与血崩方治疗 43 例，显效 13 例（症状基本消失 9 例，受孕 4 例），好转 25 例，无效 5 例[12]。

3）治乳腺癌广泛转移、淋巴结肿大：千金子、五灵脂各 6g，绿矾、郁金、花蕊石、山慈菇、白矾各 3g，干漆、火硝、制马钱子各 9g，枳壳 60g，以上药物共为细粉，水泛为丸，每次服 1.5~3g，一日 3 次，黄花煎水服或白开水送服[10]。

4）治子宫颈癌：炒马钱子、桃仁、干漆、反鼻霜、炒川椒各等份，大黄加倍，制成丸剂，每丸重 1.5g，每日服 2 丸。若无反鼻霜，可用蜈蚣、全蝎代替，对子宫颈癌有效[13]。

5）治子宫体癌痛：鸡内金、水蛭、土鳖虫、白矾、三棱、莪术、高丽参、炒干漆、蛇床子各等份。上药共研为细粉，水泛为丸，如绿豆大小，每次服 3~6g，一日 3 次。黄芪煎汤送下，或温开水送下[10]。

6）治瘀血阻滞，经闭腹痛：干漆（煅，研）3g，以当归 15g，川芎 10g，赤芍 10g，水煎送服[6]。

7)干漆复方治经闭等

①干漆(煅,研)3g,以当归15g,川芎、赤芍各10g,水煎送服,治经闭腹痛[6]。

②虻虫、水蛭、干漆、生甘草(按1:1:0.8:1)研为细末,炼蜜为丸,每服2g,一日3次,开水加黄酒送服,可治月经闭止,子宫肌瘤、血肿[14]。

③牛膝根30g,干漆12g,共研末,每服6g,一日3次,开水送下,酒送服更佳。治经闭及经期前后腹痛、腰背痛[15]。

④酒洗全当归18g,干漆(煅存性)、川芎各6g,肉桂末2.4g(分吞),水煎送服肉桂末。炎暑肉桂量须酌减。治产后腹痛[16]。

8)治妇人脐下结物,大如杯升,月经不通,发作往来,下痢羸瘦,此为气瘕,按之若牢强肉症者不可治,未者可治:末干漆500g,生地黄15kg(捣绞取汁),火煎干漆,令可丸,食后服,如梧子大三丸,日三服。

9)治胞衣不出,及恶血不行:干漆(碎,炒令烟)、当归(切,焙)各30g。上二味捣罗为散。每服7g,用荆芥酒调下,时一服,以下为度[17]。

(2)治疗癥瘤疾病

1)治疗脑部肿瘤:麻黄、附子、细辛各3g,干漆、五灵脂、海藻、昆布各10g,白芥子、川芎各15g,当归、丹参、蔓荆子各20g,藁本30g,蜈蚣5条,治疗1例24岁男性,患颅内鞍区室管膜母细胞瘤2次术后复发,7剂后头痛减轻,20余剂后症状均好转,1年后CT复查肿瘤消失,追访4年健在。上方去丹参,治疗1例23岁男性,患垂体嗜酸细胞瘤,放疗未能控制,服中药7剂后头痛减,30剂后四肢较前有力,150剂后身体各部无异常感觉。4个月后CT复查肿瘤消失,追访3年健在[19]。

2)治疗癥瘤:用平消片治疗180例癥瘤患者,其中包括肺癌、肝癌、胃癌、食管癌及骨肿瘤等5种。结果:显效25例,有效91例,无效64例,总有效率为64.5%。本片既能减轻患者的痛苦,增加食欲,延长寿命,又能使瘤体缩小以至消失。本片由仙鹤草、枳壳、郁金、干漆、五灵脂、净火硝、白矾、制马钱子制成片剂,每片0.48g,每次4~8片,一日3次,连服3个月为1个疗程[20]。

3)治各种恶性肿瘤(平消丹):枳壳30g,炒干漆6g,五灵脂15g,郁金、白矾、仙鹤草、火硝各18g,制马钱子12g,共为细末,水泛为丸,每次服1.5~6g,一日3次,开水送下[21]。

4)治肝癌:马钱子25g,五灵脂、明矾、莪术、广郁金各30g,干漆12g,火硝36g,枳壳60g,仙鹤草90g,公丁香、土鳖虫各50g,蜘蛛80g,共为细末,贮瓶中密封。每服3g,一日2次。温开水送下[13]。

(3)其他疾病

1)治疗臌胀:干漆、三七粉各200g,鸡骨草200g,丹参、谷芽、鸡屎白各1 000g,莪术、三棱、山药粉各500g。干漆炒至无烟,放冷研细过筛,合余药制成丸剂,每丸重10g。每服1~2丸,日3次。治疗10例,肝脾肿大3例,肝硬化5例,肝硬化腹水2例,均明显好转[22]。

2)治疗肠易激综合征:干漆炭、马钱子、玄明粉各2g,郁金4g,炒枳壳、白及各12g,酒大黄3g,青黛6g。共为细末。每次5g,加生理盐水100ml,保留灌肠。治疗以腹胀便秘为主的肠易激综合征[23]。

3)治疗血栓闭塞性脉管炎:干漆10g,三棱、莪术、地龙、延胡索、川楝子、川芎、生甘草各

12g,当归、红花各15g。每日1剂水煎服;3个月为1个疗程,疗程间隔10天。治疗中医辨证属气滞型脉管炎423例,痊愈率为40.8%,显效率为25.6%,有效为31.1%,无效为2.5%[24]。

4)治疗颅脑损伤:以干漆、苏木、穿山甲、莪术加入血府逐瘀汤中治疗瘀血重型颅脑损伤24例,其中1例外伤后脑压增高,21例平片可见颅骨骨折和蛛网膜下腔出血,平均住院20天,痊愈17例。随访7人均愈[25]。

5)治疗血吸虫病:服用漆雄丸(含干漆、雄黄),总剂量为50g。治疗10例,大便检查虫卵阴性率为80%,约半数患者在第2疗程中,肝脾逐渐缩小及变软[26]。

6)治疗猪囊尾蚴病:干漆炭、芜荑各240g,雷丸120g,朱砂60g。共为细粉,每服3g,每日早晚各服1次。治疗52例,痊愈35例,明显减轻17例[27]。

7)治疗丝虫病:干漆炭300g,地龙、苍术(炒)各500g。研末,水泛为丸,早晚饭后各服1.5g。治疗15例,丝虫计数全部消失者3例,丝虫计数减少者12例[28]。

8)巴漆丸治疗腹水:巴豆霜1.5g,干漆、陈皮、生苍术各9g,干漆微熬去烟,共研细末,嫩蜜为丸,绿豆大,成人1.5~3g,极量4.5g,以能泻水为度,一日1~2次,或隔日1次,早晨空腹用温开水送下,服药后可饮热稀粥1碗。治疗门脉性肝硬化伴有腹水者[29]。

9)二圣丸治女人血气疼痛不可忍,丈夫小肠气撮痛:干漆30g(为末),湿漆30g。先将湿漆入铫内熬,如食饭间已来往火,与干漆末一处拌和,丸如半皂子大。每服一丸,温酒吞下,无时。如小肠膀胱气痛,牙关紧急,但斡开牙关,温酒化一丸灌下。(《经验方》)

10)治九种心痛及腹胁积聚滞气:筒子干漆60g。捣碎,炒烟出,细研,醋煮面糊和丸,如梧桐子大,每服五丸至七丸,热酒下,醋汤亦得,无时服。(《简要济众方》)

11)雷漆丸治脑囊虫病:雷丸90g,干漆、雄黄、穿山甲各30g;或用雷丸90g,干漆、穿山甲各30g制成丸剂,每次3~4.5g,一日2~3次,用黄酒作引,4~6个月为1个疗程,治前先驱绦虫。(《全国中草药资料选编》)

12)治小儿蛔虫心痛:干漆30g(捣碎,炒令烟出)。捣细罗为散,每服以新汲水一合,生油橡斗子,空心调下一字,不过三服,当取下虫。(《太平圣惠方》)

13)治肠寄生虫:干漆(煅,研)3g,以槟榔15g,龙胆6g,水煎送服[5]。

14)干漆复方治食积腹胀:干漆(煅)3g,苦荞头、当归各15g,水煎服,治食积腹胀,腹内包块[6]。

15)治五劳七伤:干漆、柏子仁、山茱萸、酸枣仁各等份。为末蜜丸,如梧子大。服二七丸,温酒下,日二服。(《千金要方》)

16)治喉痹欲绝不可针药者:干漆烧烟,以筒吸之[17]。

17)治疗肝硬化:干漆20g(炒令烟尽),生三七25g。研筛成细粉,分21包。每天3次,每次1包,连服7天。鸡屎白100g,瓦上焙干炒黄,加水500ml,煮3沸,加入米酒100ml,白糖30g,再煮2沸,去渣滤过,澄清,取汁分3次服1天(兼吞服药粉),连服7天。治疗肝硬化,获得显效[18]。

**2. 用法用量**　干漆味辛、苦,性温;有毒。入肝、胃经。主要功能为祛瘀、破积、通经、止痛、杀虫。临床用于妇女闭经,瘀血症瘕,虫积腹痛。2020年版《中国药典》规定其用量为2~5g。本品药性峻猛,气味厚浊,故临床应尽量少用单方,宜配伍使用或入丸、散剂。古方有用生漆入药者,但当今仅用干漆,内服时应炒或烧至烟尽为度,可缓解毒性。近代临床运用该药治疗体质较强、正气未衰之各种癌症[30]。

**【中毒表现及救治】**

1. **中毒表现**　干漆所含漆酚为一种半抗原,可与皮肤蛋白质结合,使机体致敏,产生接触性皮炎。炮制不当或皮肤直接接触甚至闻其气味,可引起过敏性皮炎。临床表现为皮肤红肿、发痒,起丘疹或疱疹,以颜面、手背、小腿等处最为严重。个别患者皮肤起水疱、瘀斑、溃烂等症状。如内服可致头晕、恶心、呕吐、头眩、口腔炎、溃疡、腹泻,严重者可发生中毒性肾病。也有肛门、会阴部皮肤发生丘疹,甚痒[4,8,31]。

2. **预防**

(1)询问过敏史,凡对生漆有过敏史的患者,避免使用[16]。

(2)在接触时,以川椒叶涂口鼻周围预防[31]。

(3)内服时应炒或烧至烟尽成炭,以缓解毒性[16,31]。

(4)配伍使用或入丸、散剂中,亦可减轻干漆对胃肠的刺激性和毒副作用[16]。

3. **救治**

(1)局部使用3%硼酸水湿敷,或用炉甘石洗剂外搽(炉甘石15g,氧化锌10g,甘油5ml,蒸馏水加至100ml)[32]。

(2)口服盐酸苯海拉明片100mg,一日3次,或异丙嗪25mg,氯苯那敏4mg,一日3次,同时服维生素 $B_1$、维生素C、乳酸钙或葡萄糖酸钙等[32]。

(3)必要时,可应用激素类药物,如泼尼松、泼尼松龙每日可用40~80mg,加入5%葡萄糖注射液中,静脉滴注[32]。

(4)酌用止痛剂,如去痛片,一次0.5g,一日服3次[32-33]。

(5)芒硝颗粒剂外洗,熏洗3日患部皮肤可恢复正常[4]。

(6)生蟹捣烂煎水内服或外洗局部,或鲜蟹汁搽也可,鲜大蓟根捣烂加菜油外搽[16]。

(7)甘草、冬桑叶煎水外洗;金银花、连翘、土茯苓、苦参、赤芍、牡丹皮、生石膏、甘草煎汤内服[16,31]。

(8)川椒叶、橘叶、紫苏叶、杉木、漆枯草煎水外洗;或用川椒、白矾煎水洗[31]。

(9)甘草15g,绿豆9g,地肤子9g,蛇床子9g,苦参9g,知母6g,水煎服[31]。

(10)柴胡9g,防风9g,五味子6g,乌梅9g,甘草12g,水煎服[32]。

(11)鲜桂花叶煎水外洗[16]。

(12)鲜韭菜捣烂布包外用,或百部煎汤熏洗,或菜油外搽,或鲜大蓟根捣烂加菜油外搽等[16]。

(13)金银花、连翘、土茯苓、苦参、赤芍、牡丹皮、生石膏、甘草煎汤内服[8,16]。

(14)外用冰片和土霉素[16]。

(王慧娟　斯建勇　刘玉萍)

# 04　土　荆　皮

**【基源】**本品为松科植物金钱松 *Pseudolarix amabilis*(Nelson)Rehd. 的干燥根皮或近根树皮[1]。

【化学成分】土荆皮的主要化学成分有二萜类化合物、三萜及其内酯类化合物、甾体类化合物、有机酸和酚类、苯甲酸吡喃阿洛糖苷及其衍生物,其中二萜类化合物包括土槿甲酸、土槿乙酸、土槿丙酸、土槿丙二酸、土槿甲酸苷、土槿乙酸苷、土槿丁酸和土槿戊酸、土荆皮 F 酸、土荆皮 G 酸、土荆皮 H 酸、2′,3′- 二羟基 -1′- 丙氧基 pseudolarate B 和 6′-O- 乙酰基土荆皮乙酸 -O-β-D 葡萄糖苷;三萜及其内酯类化合物、甾体类化合物包括 3- 氧代 - 羊毛甾 - 金钱松呋喃酸、白桦脂酸、isopseudolaritone A、pseudolarolides Q、pseudolarolides R 和 pseudolarolides S、β- 谷甾醇和土荆皮甲酯[2];有机酸和酚类包括熊果苷、异香草醛、阿魏酸、香草酸、pinocembrin、儿茶素、土荆皮苷 A[3];苯甲酸吡喃阿洛糖苷及其衍生物包括 pseudolaroside A、pseudolaroside B、土荆皮苷 C、莽草酸、莽草酸甲酯、芒柄花苷、毛蕊异黄酮 -7-β-D- 葡萄糖苷、2′- 羟基槲皮素、素馨苷、长寿花糖苷、淫羊藿次苷 B5、blumenol C 葡萄糖苷、1,2- 氧 - 异丙叉基 -O-β-D- 吡喃果糖苷、β-D- 甲基吡喃果糖苷等[2]。

此外,杨淳彬等[4]首次采用水蒸气蒸馏法提取土荆皮中的挥发油,共分离出了 36 种化合物,鉴定出其中的 22 种,占挥发油总量的 90.0%,其中绝大多数为脂肪酸、萜类化合物及其衍生物,包括棕榈酸、9,12- 十八烷二烯酸、十七烷酸、杜松醇等,其中棕榈酸和 9,12- 十八烷二烯酸的含量较高,烯烃类成分含量很低。

【含量测定】2020 年版《中国药典》采用高效液相色谱法测定土荆皮乙酸($C_{23}H_{28}O_8$)的含量作为质量控制标准。色谱条件:以辛烷基硅烷键合硅胶为填充剂;以甲醇 -1% 醋酸溶液(50∶50)为流动相;检测波长为 260nm。理论板数按土荆皮乙酸峰计算应不低于 5 000。本品按干燥品计算,含土荆皮乙酸($C_{23}H_{28}O_8$)不得少于 0.25%[1]。

除此之外,还有薄层扫描法测定土荆皮乙酸。采用薄层扫描法测定土荆皮乙酸($C_{23}H_{28}O_8$)的含量。测定条件,以硅胶 G CMC-Na 为薄层板;乙醚 - 石油醚(8∶2)为展开剂;茴香醛试液为显色剂,100℃烘约 10 分钟显色,最大吸收波长为 540nm,单波长反射式线性扫描[5]。

【炮制研究】土荆皮作为临床用药,需要按照一定的工艺及炮制规范加以加工炮制。2020 年版《中国药典》中土荆皮饮片的制法为:洗净,略润,切丝,干燥[1]。具体炮制加工方法如下:取原药材,经净选工序除去杂质及非药用部位,然后将其大小分等,分别进行清洗,洗净后分别进行闷润。根据药材的大小来确定相应的闷润时间,一般 6~8 小时,即可使药材的内外湿度一致,然后按相应标准进行切制。切制是一道关键的程序,按规定应将药材切宽丝(10~15mm),否则影响其后续工序。切制的药材经干燥使其水分达到相应标准,筛去碎屑,即形成临床所用的饮片规格[6]。

【药理研究】土荆皮乙酸是从土荆皮中分离得到的二萜类化合物,土荆皮乙酸在土荆皮中占的比例最大,具有抗炎、抗真菌、抗肿瘤、抗生育、抗血管生成等作用。

1. **抗炎作用**　有文献报道,土荆皮乙酸能够明显降低脂多糖诱导 RAW264.7 细胞的 IL-1β、TNF-α 的 mRNA 水平,上调 PPARγ 的 mRNA 水平,下调 NF-κB p65、pNF-κB p65、IKKα、IKKβ、pIKKα/β、IκBα、pIκBα 的蛋白水平,使 RAW264.7 细胞阻滞在 G0 期和 G2 期,提示土荆皮乙酸抑制脂多糖诱导 RAW264.7 细胞炎症反应并抑制巨噬细胞向 M1 表型偏移,与影响细胞周期分布,调控 NF-κB/PPARγ 通路有关[7]。

2. **抗真菌作用**　土荆皮对浅部真菌超微结构的影响效力强,并且使细胞完全变性,细胞结构消失。研究还表明其抗真菌有效成分主要是羧酸[8]。

土荆皮乙酸对球拟酵母菌和白念珠菌的抑制作用显著,对发癣菌和石膏样小孢子菌也有抑制作用,但其甲基化产物和水解衍生物并无抑菌活性[2]。有文献报道有 5 个二萜类化合物具有抑制白念珠菌的作用,其中土荆皮乙酸的抑菌作用最强,土荆皮甲酸次之;土荆皮甲酸是首次发现的具有抑制白念珠菌的活性化合物,它与土荆皮乙酸具有相同的骨架结构[9]。

**3. 抗肿瘤作用** 土荆皮乙酸是土荆皮的主要成分,其有细胞毒活性,但对正常细胞无明显细胞毒性。土荆皮乙酸对肝癌 BEL-7402、直肠癌 SW620、胃癌 SGC7901、膀胱癌 5637 等细胞株有明显的细胞毒活性[10-13],而且土荆皮乙酸诱导 5637 细胞凋亡作用可能与 survivin 的表达下降,caspase-3 的表达上升有关[13]。另外,土槿皮乙酸呈剂量 - 时间依赖性地通过降低 Bcl-2、Bcl-xL、PARP 和 ICAD 蛋白的表达,增加 Bax 和 $p53$ 的表达来促进人黑色素瘤 A375-S2 细胞的凋亡[14]。

土荆皮乙酸对卵巢癌 SKOV3、A2780 细胞株和宫颈癌 HeLa 细胞有明显的抑制作用,且有剂量依赖性,其共同机制是通过上调 Bax 蛋白表达,下调 Bcl-2 表达而激活 caspase-3,诱导其凋亡[15-18]。土荆皮乙酸对卵巢肿瘤可能也具有潜在的治疗和预防作用,如果在卵巢癌的放疗(化疗)期间及放疗(化疗)后,辅助以土荆皮乙酸的治疗,不仅有助于提高肿瘤患者的治疗效果,还可以预防卵巢癌的复发[19]。另外,土荆皮乙酸能抑制卵巢癌 A2780 和 HeLa 细胞的端粒酶活性,其机制可能与其细胞周期阻滞作用有关[18,20];能有效抑制宫颈癌的侵袭和转移,可能与降低宫颈癌细胞运动能力,抑制 MMP22、MMP29 的表达有关[21]。

此外,土荆皮总萜可抑制肿瘤血管生成[22]。土荆皮酸可抑制 A549 细胞增殖并促进其凋亡,其作用机制可能与上调 PTEN 并抑制 Akt 信号通路,继而阻滞细胞周期并激活线粒体凋亡途径相关[23]。

**4. 抗生育作用** 土荆皮乙酸的碳酸氢钠溶液皮下注射、肌内注射、灌胃和静脉给药,对大鼠和家兔均能产生明显的抗早孕作用,用土荆皮乙酸的羧甲基纤维素钠混悬液给大鼠、家兔及犬灌胃给药,也可产生明显的抗早孕作用。土荆皮乙酸无雌激素样活性,其抗早孕的有效剂量能使妊娠大鼠的蜕膜细胞变性、出血和坏死,而土荆皮乙酸使早孕大鼠子宫内膜及肌层血流量明显减少是造成胚胎死亡重要原因。此外,给大鼠灌胃土荆皮乙酸 10mg/kg 能够终止大鼠的中期妊娠;土荆皮乙酸以不同浓度注入仓鼠排卵前卵巢囊,卵子的受精能力被抑制,对精子的活力和受精能力无影响[2]。

**5. 抗血管生成的作用** 体外研究发现,土槿皮乙酸具有抑制体内新生血管形成的活性:土槿皮乙酸(0.625~5μmol/L)能显著抑制 VEGF 促无血清培养的人脐静脉内皮细胞(HUVEC)的增殖,土槿皮乙酸(0.313~2.5μmol/L)可以剂量依赖方式强力阻断 VEGF 促无血清培养的 HUVEC 的血管形成,其机制是土槿皮乙酸通过抑制 VEGF 促内皮细胞生存信号转导通路中的 ERK1/2、KDR/flk-1 和 Akt 的磷酸化,诱导内皮细胞凋亡,抑制血管生成[24]。还有研究发现,土荆皮乙酸是一个微管蛋白结合剂,土荆皮乙酸可呈剂量依赖性(0.313μmol/L、0.625μmol/L、1.25μmol/L、2.5μmol/L 和 5μmol/L)抑制 HUVEC 增殖、迁移和管状结构形成[25]。

**6. 止血作用** 以土荆皮醇提取物制成 10% 的止血粉,对犬股动脉切口、断肢出血、肝脾切口的止血作用良好。药物与血液接触后,在适当压力下即形成富有弹性的膜状物,但药物受潮后止血效力减弱,且吸收不理想[26]。

**7. 胆囊硬化作用** 有研究报道,复方土荆皮酊能完全破坏家兔的胆囊黏膜,并引起胆囊壁的慢性炎症和纤维化疤痕改变,使胆囊纤维化自截,同时对邻近肝组织无明显损害,有可能成为一种方便有效的新型硬化剂[27]。

8. **抗氧化作用**　研究表明土荆皮的水溶性多糖类具有明显的抗氧化作用[28]。

【毒理研究】给小鼠静脉或腹腔给予土荆皮乙酸,其 $LD_{50}$ 分别是 423mg/kg 和 316mg/kg。小鼠静脉给药后出现痉挛、头颈部强直,5 分钟左右痉挛缓解,呈无力迟缓状态,出现张口呼吸等中毒症状。给大鼠灌胃给药,其 $LD_{50}$ 是 130mg/kg,出现腹泻、厌食等中毒症状[2]。

土荆皮甲酸急性毒性实验表明,小鼠静脉、腹腔及皮下给药的 $LD_{50}$ 各为 485mg/kg、396mg/kg 及 311mg/kg;大鼠灌服给药的 $LD_{50}$ 为 138mg/kg。土荆皮甲酸犬亚急性毒性实验表明,10、20mg/kg 连续灌胃 14 天,犬的中毒表现主要为呕吐、腹泻、便血等消化道的症状,显微镜下可见胃肠道黏膜及黏膜下组织广泛的出血点[29]。

【配伍研究】尚无相关报道。

【复方及制剂】

1. **癣宁搽剂**　土荆皮、关黄柏、白鲜皮、徐长卿、苦参、石榴皮、洋金花、南天仙子、地肤子、樟脑。本品为棕红色的澄清液体;具特异香气。清热除湿,杀虫止痒,有较强的抗真菌作用。用于脚癣、手癣、体癣、股癣、皮肤癣症。外用。涂抹或喷于患处。一日 2~3 次[1]。

2. **癣湿药水**　土荆皮 250g、大风子仁 125g、防风 50g、凤仙透骨草 125g、吴茱萸 50g、蝉蜕 75g、蛇床子 125g、百部 125g、当归 100g、侧柏叶 100g、花椒 125g、斑蝥 3g。本品为深黄绿色的澄清液体;具醋酸的特臭。祛风除湿,杀虫止痒。用于风湿虫毒所致的鹅掌风、脚湿气,症见皮肤丘疹、水疱、脱屑,伴有不同程度瘙痒。外用。搽于洗净的患处,一日 3~4 次;治疗灰指甲应先除去空松部分,使药易渗入[1]。

【临床研究】土荆皮具有杀虫止痒、祛风除湿的作用,土荆皮可通过抑制真菌作用治疗手癣、脚癣、体癣等,通过细胞毒活性治疗胃癌、肝癌、宫颈癌等疾病。

1. **应用研究**　土荆皮含有多种抗真菌的有效成分,土荆皮单独制成制剂,或与中药和西药联合制成复方制剂使用,可以增强其抑菌作用。目前含土荆皮的制剂主要有酊剂、乳膏剂、汤剂、涂膜剂、散剂、搽剂、洗剂、颗粒剂等。外用土荆皮膏治疗 69 例会阴部湿疹,有效率可达 94.29%[30];外洗土槿皮洗剂,一日 2 次,联合土槿皮酊与克霉唑药水用于治疗小儿头癣,总有效率可达 96.6%[31]。

此外,复方土荆皮凝胶联合 5% 咪喹莫特乳膏治疗扁平疣取得了较好疗效[32];复方土荆皮酊联合长脉冲激光治疗中老年患者局部趾甲真菌病安全而有效,值得临床推广应用[33]。

2. **用法用量**　2020 年版《中国药典》规定土荆皮外用适量,醋或酒浸涂擦,或研末调涂患处。

【中毒表现及救治】尚无相关报道。

（赵　雍　李军德　杜贵友）

# 05　大　皂　角

【基源】本品为豆科植物皂荚 *Gleditsia sinensis* Lam. 的干燥成熟果实。

【化学成分】大皂角中的主要成分为多种皂苷、多糖和树胶。大皂角所含皂苷以三萜皂苷为主。其中主要有皂荚皂苷 A、皂荚皂苷 B、皂荚皂苷 C、皂荚皂苷 D。

2003 年,冯武等[1]对滇皂荚果壳的化学成分进行了初步研究,分析测得总多糖、粗纤维、可溶性糖、粗蛋白、粗淀粉、果胶等成分,并初步确定了滇皂荚果壳中提取的皂苷类成分为三萜皂苷类。

2003 年,梁静谊等[2]进行研究发现大皂角主要成分为皂苷、纤维素、半纤维素、木质素、果胶等。

2001 年,陈晓岚等[3]从皂角中获得 2 种皂苷元分别为 3- 羟基 -12- 齐墩果烯 -28 酸和 3,16- 二羟基 -12- 齐墩果烯 -28- 酸。

【含量测定】

2020 年版《中国药典》中目前尚无大皂角化学成分的含量测定方法,但有学者采用以下方法对其化学成分含量进行了测定。

1. **多糖类成分的测定** 采用高效液相色谱 - 蒸发光散射法测定皂角壳中多糖类成分。色谱条件:ZORBAX Carbohydrate 色谱柱(4.6mm × 250mm,5μm);柱温 30℃;进样体积 5μl,流量 1.0ml/min;流动相,A 为乙腈,B 为水;梯度洗脱程序,0~15 分钟时,A 由 80% 增至 90%,15~20 分钟时,A 从 90% 降为 80%,保持 15 分钟[4]。

2. **总皂苷的测定** 采用分光光度法测定大皂角中总皂苷含量。采用 721 分光光度计,于 454nm 处测定吸收值[5]。

【炮制研究】2020 年版《中国药典》中大皂角的炮制方法为用时捣碎[6]。

【药理研究】

1. **抗病原微生物作用** 赵声兰等[7]研究发现皂苷对解脲支原体、大肠埃希菌和枯草芽孢杆菌有抑制作用,另外对 HIV-1 也有较强的抑制作用。

2. **抗癌作用** 皂荚的浓缩液具有抗癌活性,对白血病、乳腺癌、肝癌和前列腺有抑制作用[8]。以皂荚提取物作用于肝癌模型大鼠,大鼠肝癌组织病理形态学得到明显改善,且该效应与影响 TIMP3/MMPs 蛋白有关[9]。

3. **抗心肌缺血缺氧作用** 有研究采用原代培养的心肌细胞建立缺氧 / 复氧损伤模型,皂荚皂苷具有明显的抗缺氧 / 复氧损伤、保护心肌细胞的作用[10]。

【毒理研究】

1. **毒性成分研究** 大皂角中的毒性物质主要为皂荚皂苷。有研究者采用大鼠对皂荚提取物的亚慢性毒性进行了研究,实验中大鼠出现大便不成形、摄食减少、体重下降等反应,发现皂荚提取物对大鼠仅有部分毒性反应及延迟毒性反应[11]。

2. **毒性机制研究** 大皂角皂荚皂苷有溶血的作用,但高等动物对其吸收较少,故口服并无溶血毒性,而主要表现为局部黏膜刺激[12]。但如果服用量过大,大皂角皂荚皂苷的毒性反应多为消化道症状,推测可能与其对胃肠黏膜的刺激有关[13]。

【配伍研究】尚无相关报道。

【复方及制剂】尚无相关报道。

【临床研究】

1. **应用研究**

(1)治疗顽固性头痛:董庆区等[14]采用川芎皂角汤(川芎、丹参、红花、皂角、细辛、天竺黄、白芍、桔梗、泽泻、全蝎、党参、白术、云苓)加减治疗顽固性头痛 24 例,其中显效 14 例,有效 9 例,未见明显好转者 1 例。

(2)治疗大便秘结:周兴龙[15]单用皂角粉3g,黄酒调糊填脐,外贴麝香虎骨膏,治疗1例大便秘结,患者服用本方1小时后,出现频转矢气,并且肠鸣、腹胀减轻,4小时后大便排出。

(3)治疗滴虫阴道炎:尹旭君等[16]用皂荚苦参煎液熏洗阴部,治疗滴虫阴道炎68例,参照《临床疾病诊断依据治愈好转标准》,近期治愈39例,远期治愈12例。

(4)治疗呃逆:尤菊松等[17]令患者鼻吸皂荚粉2g致嚏,治呃逆11例,这11例患者治疗1次均痊愈,并且复发的患者再次用药仍然有效。

**2. 用法用量** 2020年版《中国药典》规定大皂角用量为1~1.5g,多入丸散用。外用适量,研末吹鼻取嚏或研末调敷患处。孕妇及咯血、吐血患者忌服。

【中毒表现及救治】

**1. 中毒表现** 有关大皂角中毒的报道较少,其中毒表现和机制尚不清楚,有人认为大皂角中所含的皂荚皂苷对胃黏膜有强烈的刺激作用,可引起呕吐、腹泻等症状[12]。

**2. 救治** 对症治疗。

(辛高杰　付建华　杜贵友)

# 06　大　　黄

【基源】本品为蓼科植物掌叶大黄 *Rheum palmatum* L.、唐古特大黄 *Rheum tanguticum* Maxim.ex Balf. 或药用大黄 *Rheum officinale* Baill. 的干燥根和根茎。

【化学成分】大黄主要化学成分有蒽醌及其苷类、蒽酮及其苷类、二苯乙烯类、多糖类、鞣质类等。

**1. 蒽醌类** 蒽醌类是大黄的活性成分,含量为3%~5%,分为游离型与结合型。游离型有大黄酸(rhein)、大黄素(emodin)、土大黄素(chrysaron)、芦荟大黄素(aloe-emodin)、大黄素甲醚(physcion)、异大黄素(isoemodin)、大黄酚(chysophanol)、虫漆酸D(laccaic acid D)等。结合型有大黄素甲醚葡萄糖苷(physcion monoglucoside)、芦荟大黄素葡萄糖苷(aloe-emodin monoglucoside,aloe-emodin-1-*O*-β-D-glucopyranoside)、大黄素葡萄糖苷(emodin monoglucoside)、大黄酚葡萄糖苷(chysophanol monoglucoside,chrysophanol-1-*O*-β-D-glucopyranoside)、大黄酸葡萄糖苷(rhein monoglucoside)、大黄酸苷(rheinoside)A~D、大黄蒽醌苷(rhubarb anthraquinone glycoside),但药用大黄未有大黄酸苷类成分的报道。此外,还有chrysophanol-8-*O*-β-D-glucopyranoside以及chrysophanol-8-*O*-β-D-(6′-galloyl)-glucopyranoside[1]。2003年Bzbu等研究发现了一种新的蒽醌醚类成分revandchinone-3[2]。2006年Lin等利用高效液相色谱-紫外-质谱法测定出两种新的蒽醌类成分:aloe-emodin-ω-*O*-D-glucopyranoside及ω-hydroxy-emodin[3]。

**2. 蒽酮类** 蒽酮类为大黄的主要泻下成分,主要有大黄二蒽酮(rheidin)A、B、C,掌叶二蒽酮(palmidin)A、B、C和番泻苷(sennoside)A~F等[1]。Bzbu等新发现了具有明显的抗细菌和真菌活性的蒽酮酯类成分revandchinone-1、revandchinone-2及蒽酮醚类成分revandchinone-4[2]。

**3. 二苯乙烯类** 二苯乙烯类即芪类,是大黄的一类重要成分,具有显著的清除自由基、抗衰老的作用。Matsuda 等[4]报道了大黄属中的土大黄苷、piceatannol 3′-O-Glc、rhapontigenin 等 24 种二苯乙烯类成分。已经发现大黄中有 3,4,3′,5′- 四羟基芪 -3- 葡萄糖苷、4,3′,5′- 三羟基芪 -4- 葡萄糖苷、4,3′,5′- 三羟基芪 -4(6″- 没食子酰基)- 葡萄糖苷等,而药用大黄仅含 4,3′,5′- 三羟基芪 -4- 葡萄糖苷。Lin[3]等发现了大黄中 resveratrol-4′-O-β-D-glucopyranoside、resveratrol 4′-O-β-D-(6″-O-galloyl)-glucopyranoside 及 resveratrol-4′-O-β-D-(2″-O-galloyl)-glucopyranoside 等芪类化合物。此外还有反 -3,5,4′- 三羟基苯乙烯基 -4′-O-β-D- 葡萄糖苷含量测定的研究报道[1]。

4. **苯丁酮类**　苯丁酮类如莲花掌苷和异莲花掌苷具有良好的抗炎镇痛作用,到目前为止,日本学者从唐古特大黄和掌叶大黄中已分离得到 6 种苯丁酮类成分:lindleyin、isolindleyin、4-(4′-hydroxyphenyl)-2-butanone-4′-O-β-D-glucopyranoside、4-(4′-hydroxyphenyl)-2-butanone-4′-O-β-D-(2″,6″-di-O-galloyl)–glucopyranoside、4-(4′-hydroxyphenyl)-2-butanone-4′-O-β-D-(2″-O-galloyl-6-cinnamoyl)-glucopyranoside、4-(4′-hydroxyphenyl)-2-butanone-4′-O-β-D-(2″-O-galloyl-6-O-p-coumaroyl)-glucopyranoside[1]。李丽等同时定量测定了正品大黄和伪品大黄中 4′- 羟基苯基 -2- 丁酮和 4″- 羟基苯基 -2- 丁酮 -4′-O-β-D-(6″- 没食子酰基)- 葡萄糖苷的含量,发现它们之间有差异[5]。

5. **鞣质类**　20 世纪 80 年代以来,随着大黄泻下以外新功效的深入研究,特别是大黄鞣质降低血清尿素氮(BUN)活性的发现,使得大黄鞣质的化学成分研究不断深入,研究者从唐古特大黄和掌叶大黄分离得到 40 余个化合物。鞣酸等是良好的自由基活性氧的清除剂,但大黄清除活性氧的作用与这些组分中哪些成分相关尚须进一步研究;国外对大黄的化学成分进行研究表明,经各种色谱柱从大黄水提物中得到一淡褐色粉末,相对分子质量约 2 800Da 的缩合型鞣质其结构为部分酰化的 pro-cyanidin8 聚体,命名为 RG- 鞣质[1]。

6. **多糖类**　多糖类是大黄的另外一类重要组分。张思巨等[6]从大黄根及根茎中得到 DHP-1 和 DHP-2 两种酸性多糖,平均相对分子质量分别为 11 000 和 25 000。薄层色谱法(TLC)和气相色谱法(GC)分析表明两种多糖的糖组成完全相同,主要由葡萄糖、半乳糖、阿拉伯糖、鼠李糖、来苏糖、木糖、葡糖醛酸、半乳糖醛酸组成。以往的研究显示,大黄多糖中单糖组成的种类和比例随大黄的种属、产地及采集时间不同而有所差异,这种差异是否会导致药理作用的差异还有待进一步研究探讨[7]。

7. **其他**　有研究用 GC-MS 法分析鉴定了大黄中存在多种挥发性成分,以棕榈酸、亚油酸、十二酸等相对低分子质量有机酸为主。此外,还有 gallicacid-3-O-β-D-glucopyranoside、gallicacid-4-O-β-D-glucopyranoside、gallicacid 等有机酸类成分;萘苷类成分:torachrysone-8-O-β-D-glucopyranoside 以及 6′-O-galloylsucrose、1-O-galloyl-β-D-glucose 等酰基糖苷类化学成分[1]。

【含量测定】2020 年版《中国药典》总蒽醌和游离蒽醌采用高效液相色谱法测定。色谱条件与系统适用性试验:以十八烷基硅烷键合硅胶为填充剂;以甲醇 -0.1% 磷酸溶液(85∶15)为流动相;检测波长为 254nm。理论板数按大黄素峰计算应不低于 3 000。本品按干燥品计算,含总蒽醌和游离蒽醌以芦荟大黄素($C_{15}H_{10}O_5$)、大黄酸($C_{15}H_8O_6$)、大黄素($C_{15}H_{10}O_5$)、大黄酚($C_{15}H_{10}O_4$)和大黄素甲醚($C_{16}H_{12}O_5$)的总量计,分别不得少于 1.5% 和 0.20%[8]。

**【炮制研究】** 2020 年版《中国药典》大黄的炮制法为：①饮片，大黄除去杂质，洗净，润透，切厚片或块，晾干；②酒大黄，取净大黄片，照酒炙法炒干；③熟大黄，取净大黄块，照酒炖或酒蒸法炖或蒸至内外均呈黑色；④大黄炭，取净大黄片，照炒炭法炒至表面焦黑色、内部焦褐色[8]。

魏江存等[9]共检索大黄炮制的相关文献 1 984 篇，其中有效文献 61 篇。目前，大黄的炮制品主要有生大黄、酒大黄、熟大黄、大黄炭、醋大黄、九蒸九晒大黄和清宁片等。大黄不同炮制品在化学成分及药理作用方面有相似之处，但也存在一定的差异。炮制可改变大黄化学成分的含量或者使其成分种类增加或消失，以及对其药理作用有所改变，甚至药理作用完全相反。对大黄不同炮制品作进一步系统的化学成分比较研究以及药理作用与化学成分的相关性研究，从而对其进行区分，以便更好地指导临床合理用药。

李丽等[10]通过对大黄生、熟、炭等 3 种常用饮片化学成分及生物活性的比较研究，揭示饮片炮制前后物质基础的变化规律。证实熟大黄、大黄炭与生大黄相比变化显著，泻下作用代表成分蒽醌苷总量分别降低了 55% 和 95%，相反，蒽醌苷元总量分别增加了 75% 和 46%。另外，熟大黄和大黄炭中没食子酸的含量显著增加，分别为生大黄 2.4 倍和 1.3 倍。泻下和解热药理实验结果显示生大黄作用最强，而熟大黄和大黄炭基本无泻下作用。表明通过大黄饮片炮制前后化学成分变化规律的分析，结合饮片主要药理作用的比较，证实基于传统药性理论的苦寒药性是按照生大黄、熟大黄、大黄炭的顺序逐步减弱，基于现代药效学研究的泻下作用强度也按同样的顺序逐步降低。其变化规律与其缩合鞣质、蒽醌苷、苯丁酮苷类化合物含量的递减，没食子酸、蒽醌苷元类化合物含量的变化紧密相关，基本揭示了大黄炮制后药性变化与化学成分变化的相关性。

吴雪荣[11]研究大黄不同炮制品中蒽醌、鞣质类物质含量。酒大黄游离蒽醌含量较生大黄升高 34.67%，结合蒽醌则下降 7.7%；熟大黄游离蒽醌含量较生大黄升高 70.21%，结合蒽醌则下降 58.98%；大黄炭游离蒽醌较生大黄升高 33.53%，结合蒽醌则下降 93.25%；在鞣质含量的对比中，生大黄最高，大黄炭最低，酒大黄高于熟大黄，差异有统计学意义（$P<0.05$）；在游离蒽醌含量的对比中，熟大黄含量最高，大黄炭最低，酒大黄则高于生大黄；在结合蒽醌含量的对比中，生大黄最高，大黄炭最低，酒大黄高于熟大黄。经过不同的方法对大黄进行炮制后，其成分会发生一定变化，在临床应用中应根据患者具体情况使用不同炮制品。

隆强[12]的研究认为大黄经不同方法炮制后，其治疗的效果不同：炭制大黄的止血效果较好，酒炙大黄的泻下效果较好。

邹志远等[13]的研究结果表明生大黄具有一定的遗传毒性，清蒸和醋蒸两种炮制方式可以有效降低大黄的遗传毒性，而清炒、醋炒减毒效果不明显。王伽伯等[14]报道生大黄最大给药量（76g/kg）给小鼠连续灌胃 14 天，可见肝肾损伤，而不同炮制品的毒性相对较小，表明炮制具有减毒作用。

**【药理研究】**

**1. 调节胃肠功能**

（1）泻下作用：泻下是大黄的传统功效。赵燕玲等[15]研究认为，其作用机制可能是大黄素刺激了肠壁组织中的 5- 羟色胺（5-HT）细胞，使其分泌 5-HT 的活动增强，并通过 5- 羟色胺受体（5-HTR）的介导，促进了肠道的收缩和肠液的分泌所致。李锋等[16]研究认为大黄对结肠水通道蛋白（aquaporin，AQP）的调节效应可能是其"泻下"功效的药理学新解释。

（2）对胃肠平滑肌作用：Yu 等[17]发现，大黄有兴奋离体豚鼠胃平滑肌条的作用，表现为能够增加平滑肌的收缩频率，降低其收缩幅度，认为可能与大黄部分调节具有类胆碱能的 M 受体、N 受体及 L 型钙通道有关。黎明等[18]发现大黄素可促进在低钙克氏液中处于收缩抑制状态下的大鼠离体胃平滑肌条的收缩，认为大黄素可直接刺激胃平滑肌引起收缩效应，对于胃动力不足可能具有一定治疗意义。

（3）对消化道黏膜保护作用：李玉等[19]发现大黄能刺激小鼠小肠肠壁分泌磷脂酶 $A_2$（phospholipase $A_2$，$PLA_2$）、溶菌酶，增强肠黏膜屏障。徐晓燕等[20]发现大黄治疗组较烧伤组绒毛上皮细胞水肿减轻，绒毛被覆上皮比较完整，绒毛顶端上皮细胞坏死、脱落减少，认为大黄能减轻严重烧伤引起的肠黏膜损伤，可减少肠源性感染的发生。孙家艳等[21]发现肠内使用谷氨酰胺或大黄有保持小肠绒毛高度、黏膜厚度及降低肠道通透性而保护肠道的作用。此外，也有研究报道大黄及其活性成分番泻苷和大黄素能够调节兔离体肠单核细胞（isolated intestinal mononuclear cell，INT-MNC）中钙离子通道的作用，从而改善机体的免疫功能[22]。

**2. 抗病原微生物及抗炎作用**　大黄抗病原微生物及抗炎作用与大黄的清热解毒功效相关。大黄有抗流感病毒、风疹病毒、肝炎病毒、流行性出血热病毒等多种病毒作用[23]。Ibrahim 等[24]评价无患子和大黄的抗菌活性，发现无患子和大黄提取物在体内外均有抗幽门螺杆菌的作用。Agarwal 等[25]研究大黄酸、大黄素甲醚、芦荟大黄素及大黄酚具有显著的抗白念珠菌、新型隐球菌、毛癣菌、曲霉等抗菌活性。Wang 等[26]发现，大黄中 5 种羟基蒽醌都具有抗青春型双歧杆菌的作用，抗菌作用强弱与结构存在构效关系。有研究发现大黄素在体内外都有显著的抗单纯疱疹病毒作用[27]。徐立强等[28]探讨大黄对急性胆囊炎患者全身炎症反应的影响，发现大黄对急性胆囊炎合并全身炎症反应综合征（systemic inflammatory response syndrome，SIRS）患者的血浆白细胞介素 -6（interleukin-6，IL-6）、IL-10、脂多糖（lipopolysaccharide，LPS）含量有一定的调节作用，对 SIRS 的病程好转有一定的促进作用。李建生等[29]认为由多种细胞因子如肿瘤坏死因子 -α（TNF-α）、IL-1β、细胞间黏附分子 -1（intercellular adhesion molecule-1，ICAM-1）介导的炎性级联反应增强和转化生长因子 -β（transforming growth factor-β，TGF-β）的保护作用减弱是脑缺血损伤的重要机制，大黄苷元实验组的 TNF-α 和 IL-1β 水平及 TNF-α、ICAM-1 表达明显降低，TGF-β 水平增高（P<0.01），大黄苷元治疗组神经症状积分和脑含水量及梗死面积明显降低。Liu 等[30]研究发现唐古特大黄多糖对三硝基苯磺酸诱导的结肠炎大鼠模型通过在炎症和免疫反应中对巨噬细胞甘露糖受体的作用而产生有效的抗腹泻、抗结肠炎和抗溃疡作用。Zhao 等[31]研究认为大黄通过抑制胰腺的炎症，促进胰脏的微循环和改变外分泌物来实现对急性胰腺炎的保护作用。

**3. 保护心脑血管作用**　大黄保护心脑血管作用往往与清除自由基、降血脂及抑制血管生成等作用有关。He 等[32]通过斑马鱼实验，发现大黄能够显著抑制血管生成，认为可能是大黄抗癌和抗炎作用的机制之一。ABE I 等[33]研究认为大黄降血脂作用可能与其中没食子酰葡萄糖苷和没食子酰原花青素有效抑制大鼠鲨烯环氧酶而抑制胆固醇合成有关。唐宇平等[34]研究认为大黄可通过改善血脑屏障损伤减轻脑水肿；大黄改善血脑屏障破坏的作用可能是通过抑制 AQP4 基因转录和翻译实现的。Liu 等[35]研究结果显示大黄通过消炎及降血脂的作用起到抗动脉粥样硬化及稳定血小板作用。Heo 等[36]研究认为大黄素及大黄酸通过清除氧自由基，抑制 LIGHT 的单核细胞的转移而起到抗动脉粥样硬化作用。李建生等[37]研究认为大黄苷元联合溶栓对微血管基底膜损伤具有保护作用，可降低溶栓后的颅内出血率和死亡率。

　　张铂等[38]观察到大黄鞣质对 SD 大鼠创伤性脑损伤继发脑水肿的抑制作用,与其降低血管通透性,增加 SOD 水平和降低水通道蛋白 AQP4 和 GFAP 的表达有关。

　　**4. 抗肿瘤作用**　　大黄抗肿瘤与其中医传统功效"逐瘀通经"相关。Wang 等[39]认为大黄素抑制由血管紧张素 Ⅱ(angiotensin Ⅱ,Ang Ⅱ)诱导的大鼠血管平滑肌细胞(vascular smooth muscle cell,VSMC)的增殖可能与抑制增殖细胞核抗原(proliferating cell nuclear antigen,PCNA)和 *c-myc* 原癌基因的表达有关。Yu 等[40]研究大黄提取物对肺癌患者放疗后因辐射诱导产生的肺毒素(radiation induced lung toxicity,RILT)、肺功能、TGF-$\beta_1$ 以及 IL-6 的影响,发现大黄提取物能明显稀释 RILT,降低 TGF-$\beta_1$ 和 IL-6 水平而改善肺功能。Cai 等[41]分析大黄素作为抑制体内胰腺癌细胞增殖的可行性,结果发现大黄素具有抑制胰腺癌细胞增殖作用,其机制可能与诱导细胞凋亡机制类似。Chen 等[42]研究发现大黄素、芦荟大黄素及大黄酸能够通过抑制基质金属蛋白酶 -9(matrixmetalloproteinase-9)的基因表达而起到抑制人舌癌 SCC-4 细胞的转移。

　　**5. 保肝利胆作用**　　周方等[43]研究认为大黄素对胆汁淤积型肝炎有保护作用,其作用机制可能是通过上调肝脏中与胆汁酸代谢相关的转运蛋白 P 糖蛋白(P-glycoprotein,P-gp)的表达以减少胆汁酸及其他有毒化合物在肝脏中的蓄积。Luo 等[44]研究发现大黄能刺激离体豚鼠胆囊肌条的自动力,认为这种刺激作用刺激可能与 M 受体、$Ca^{2+}$ 通道以及 α 受体有一定关系。Tang 等[45]研究发现大黄不论是水提液还是乙醇提取液,都能增加微粒体蛋白含量并且降低总 P450 酶水平,水提液能明显增加细胞色素 P450 超家族 2D6(CYP2D6)的活性,醇提液能增加 CYP2D6 和 CYP3A 活性。Lin 等[46]研究发现一定浓度的大黄提取物减少了 TGF-$\beta_1$ 诱导的平滑肌肌动蛋白和胶原蛋白的表达,并且减少了肝星状细胞的转移,其作用机制可能与干扰 Smad2/3 的磷酸化作用,降低有丝分裂原激活蛋白激酶(mitogen-activated protein kinase,MAPK)和基质金属蛋白酶 -2(MMP-2)活性有关。Jin 等[47]研究发现,大黄具有很明显的降低肝脏纤维化作用,其作用机制是通过降低星状细胞的活性而不是降低肝细胞的死亡。

　　**6. 其他药理作用**　　大黄对人体还有雌激素调节作用,有研究[48]发现大黄中分离的 lindleyin 可通过雌激素受体调节荷尔蒙,被认为是一种新的植物激素。大黄的一类特殊提取物 Err731 具有明显的雌激素调节作用,常用来治疗妇女的更年期症状。Wober 等[49]首次报道了 Err731 苷及苷元对雌激素 α 受体和 β 受体的激动作用。在 20 世纪 90 年代对大黄保护肾脏的作用机制已有报道。Zheng 等[50]认为大黄酸通过抑制氨基己糖途径,抑制了肾小球系膜细胞表型糖尿病葡萄糖运载体(glucose transporter 1,GLUT1)的过度表达而部分解释了大黄酸对糖尿病肾病的治疗作用机制。

　　**【毒理研究】**

　　**1. 毒性成分研究**　　大黄中的有毒成分为蒽醌单体:大黄素、大黄素甲醚、大黄酸、芦荟大黄素、大黄酚等。王清秀等[51]研究发现大黄重复给药 6 个月对 SD 大鼠产生毒性反应的剂量为 10g/(kg·d),无明显毒性反应的剂量为 2.5g/(kg·d),主要毒性靶器官为肾脏,毒性部位为肾小管上皮细胞,肝脏也可能是其主要毒性靶器官之一,此毒性损害是可恢复的。大黄中蒽醌单体的体外实验发现,大黄素等对 HK-2 细胞(人肾小管上皮细胞)毒性大小顺序为,大黄素甲醚>大黄酸>大黄素>芦荟大黄素>大黄酚;对于 HepG$_2$ 细胞(人肝癌细胞)的毒性大小顺序为,大黄酸>大黄素>芦荟大黄素>大黄酚和大黄素甲醚。大黄素等引起 HK-2 和 HepG$_2$ 细胞损伤可能涉及细胞周期阻滞和经由线粒体膜电位途径的凋亡机制,包括 Bax/caspase 途径,但不是通过 ROS(活性氧)途径,大黄素等蒽醌成分具有一定的抗氧化作用。Ames(污染物致突变性检测)实验结果表明大黄素具有弱的致突变性,是间接遗传毒性物质,可能具有一定的促癌作用。由于大黄素是大黄中含量最高的蒽醌单体,大黄素可能是大黄主要的毒性作用物质之一。窦志华等[52]研究大黄蒽醌类成分的肝肾毒性和效应物质。大鼠灌胃大黄游离型蒽醌提取物后含药血清中产生了 20 个药源性成分,其中 5 个为原形游离型蒽醌,15 个为代谢产物。5 个原形游离型蒽醌分别鉴别为芦荟大黄素、大黄酸、大黄素、大黄酚和大黄素甲醚,15 个为代谢产物中的 8 个分别鉴别为芦荟大黄素 -8-O- 葡萄糖苷、大黄酸 -8-O- 葡萄糖苷、大黄素 -1-O- 葡萄糖苷、大黄酚 -1-O- 葡萄糖苷、大黄酚 -8-O- 葡萄糖苷、大黄素 -8-O- 葡萄糖苷、芦荟大黄素 -3- 羟甲基 -O- 葡萄糖苷和大黄素甲醚 -8-O- 葡萄糖苷,其余 7 个代谢产物也具有蒽醌类成分的紫外吸收特征。结果表明大黄蒽醌类成分具有肝肾毒性,其效应物质为体内代谢产生的结合型蒽醌及体外原形游离型蒽醌。

柴宝娟等[53]观察不同剂量大黄总提物对 SD 大鼠的肝肾毒性,为临床合理应用大黄提供依据。方法:大黄总提物以 3g/kg(生药)、6g/kg(生药)、12g/kg(生药)灌胃,每天给药 1 次,连续 30 天。结果:高剂量组大鼠给药 30 天后精神萎靡,尿液深黄色,排稀便,体重增长缓慢,雄性大鼠体重显著低于同期对照组。高剂量组 GPT(谷丙转氨酶)、GOT(谷草转氨酶)显著升高,肝脏出现不同程度的水肿,肾脏未见病变。表明在该实验条件下,给药 30 天后高剂量大黄总提物主要对肝脏产生毒性作用。

雷湘等[54]测定大黄素给小鼠灌胃的半数致死量(LD$_{50}$)为 0.58g/kg,可引起肝、肺、肾、心、肠等损伤,表明大黄素对小鼠存在一定的毒性。

任历等[55]考察大黄鞣质类物质对 HK-2 细胞的毒性作用及量 - 毒关系,结果表明大黄鞣质的肾细胞毒性作用较弱,100mg/L 下的微弱毒性可能与影响细胞周期及凋亡相关。

**2. 毒性机制研究**

(1)肠毒性:便秘和长期口服蒽醌类泻药是诱发大肠黑变病(MC)的最主要病因。大肠黑变病是一种非炎症性的、代谢性、良性、可逆性疾病,大肠黏膜表面有褐色素沉着,显微镜下可表现为黏膜下层巨噬细胞胞浆中含褐色质颗粒。一些临床报告显示,MC 患者大肠癌和大肠腺瘤性息肉的发生率高。王梅等[56]的实验中证实长期应用大黄可损伤肠道传输功能,形成便秘或在原有便秘的基础上加重便秘的发展。张燕和李红岩[57]通过实验发现大黄可损伤肠神经系统,表现为结肠壁肌间神经丛出现明显的病理改变神经递质产生及传递出现障碍,可能是大黄导致慢传输型便秘的病理基础。

(2)肝毒性:大黄蒽醌提取物在治疗大鼠慢性肾衰竭时表现出的肝毒性。Wang 等[58]通过不同剂量的大黄提取物分别给予正常大鼠和 CCl$_4$ 所致肝损伤大鼠后发现,低剂量的大黄提取物对 CCl$_4$ 所致肝损伤起保护作用,而在高剂量下,对正常大鼠及肝损伤大鼠均产生毒作用,肝细胞纤维化可能是毒作用产生机制,表明大黄具有保肝药效和肝毒性双重作用。

(3)肾毒性:大黄总蒽醌对 HK-2 细胞具有一定的毒性作用,其毒性作用可能与影响细胞周期和凋亡相关。Zeng 等[59]将大黄分离成总蒽醌提取物、总单宁提取物及剩余混合成分三个部位,分别评价不同部位对六价铬致肾损伤模型大鼠的影响,结果发现总单宁提取物对该模型大鼠表现出肾保护作用,总蒽醌提取物则会加重上述模型大鼠的肾损伤。美国"国家毒理学规划"采用 F344/N 大鼠和 B6C3F1 小鼠对大黄中蒽醌类成分大黄素进行了长期毒性及致癌性评价,结果表明大黄素会导致大鼠肾小管透明小滴生成的发生率升高,肾小管色素沉着加重,小鼠肾小管色素沉着发生率升高,甚至导致雌性小鼠肾病的发生率增加[60]。张陆勇等[61]选用 SD 大鼠对大黄总蒽醌进行了 26 周的长期毒性试验,结果显示 4 500mg/(kg·BW) 剂量组的红细胞计数、血红蛋白含量、红细胞压积和 $Na^+$ 显著低于对照组,而血清尿素氮、总胆固醇、尿酸、$K^+$ 和 $Ca^{2+}$ 含量升高,尿微球蛋白、总蛋白质含量等也显著升高,该剂量组动物肾脏均可见近曲小管上皮细胞有不同程度肿胀变性。大黄总蒽醌对 SD 大鼠的毒性反应靶器官可能主要是肾脏(特别是肾近曲小管),这种毒性反应是可逆的,大黄总蒽醌对 SD 大鼠的安全剂量为 794mg/(kg·BW)。Yan 等[62]通过全基因组芯片检测技术研究大黄肾毒性的作用机制时发现,丝裂原活化蛋白激酶(mitogen-activated protein kinase,MAPK)可能是导致细胞周期停滞和细胞增殖的抑制靶基因并导致产生肾毒性的靶基因。

(4)生殖毒性:生大黄使受孕大鼠全身的状况不佳,因而受孕率降低,流产率及死胎率升高。长期使用大黄对雌性大鼠子宫具有一定的毒性,也会对未成年雄性大鼠生殖系统产生毒性,并且有明显的时间和剂量依赖关系。

王清秀等[51]的研究认为大黄毒作用靶器官主要是肾脏,尤其是肾近曲小管上皮细胞,肝脏也可能是其毒性靶器官之一。损伤机制可能为大黄素通过 MAPK/ERK 信号转导通路抑制 ERK 磷酸化,肾脏脂类成分的改变,致使肾小管上皮细胞线粒体外膜受到损伤,细胞色素 C 从线粒体释放,进而引发细胞凋亡,导致肾小管重吸收障碍,从而形成氨基酸尿和葡萄糖尿,这种毒性作用是可逆的。任历等[63]发现大黄总蒽醌对 HK-2 细胞具有一定的毒性作用,其毒性作用可能与影响细胞周期和凋亡相关。

**【配伍研究】**大黄苦寒,性重浊,主沉降,力猛善行,长于荡涤肠胃实热积滞,为泻火攻积的要药,并能入血分,逐瘀通经,泻热凉血。临床通过配伍,用于便秘、昏厥、肺炎、胆囊炎、急性胰腺炎、妇科疾病、黄疸、疮疡等的治疗。

**1. 大黄配牡丹、桃仁、黄连、甘遂、枳实**　庞婷[64]的研究发现:①大黄、大黄牡丹及大黄桃仁的 15g/kg 剂量组具有显著增加正常小鼠泻下的作用,能促进肠推进功能,提高炭末推进率及抑制 $Na^+$,$K^+$-ATP 酶活性;大黄和桃仁及大黄和牡丹配伍后的泻下作用与大黄组有差异,其中泻下作用最显著的是大黄牡丹组。②大黄组、大黄黄连组对内毒素及干酵母所致的发热具有显著退热作用;大黄黄连组较大黄组退热作用显著。③大黄桃仁组、大黄牡丹组及大黄甘遂组的血中的番泻苷 B、大黄酸、大黄素甲醚含量均较单味大黄升高,大黄枳实组、大黄黄连组的番泻苷 A、大黄素的含量均降低,其中降幅最大的是大黄黄连组,且大黄黄连组的大黄酚含量显著降低。④大鼠灌胃后,大黄配伍药对的血浆中可检测到芦荟大黄素、大黄酸、大黄素、大黄酚。而大黄素甲醚、番泻苷均未检测到。大黄配伍药对的药液进入体内后大黄素含量增加;大黄与枳实、黄连配伍后,芦荟大黄素半衰期升高,而配伍桃仁、牡丹、甘遂后芦荟大黄素半衰期降低;大黄配伍牡丹、桃仁、甘遂后大黄酸的最大血药浓度增加。结果表明 5 个大黄配伍药对影响大黄的泻下、泻火作用及体内外蒽醌类组分含量,这些变化与大黄配伍的相使相须作用相对应。

**2. 大黄配甘草**　大黄配甘草,荡涤肠胃宿食且保护胃气,用于宿食停滞,食而即吐证[65]。曹玉洁[66]发现大黄泻下作用具有剂量依赖性,低剂量时就有明显的泻下作用,高剂量则会导致肝脏及结肠毒性,甘草对大黄泻下作用有调和效果,甘草对大黄具有减毒缓效的作用。甘草能够促进大黄活性成分的溶出。大黄及大黄甘草药对对便秘小鼠肠道菌及便秘相关代谢通路有影响。

**3. 大黄配炙甘草、黄连**　大黄配黄连,清热燥湿下行,用于邪热内结之痞证[65]。柴宝娟[67]发现:①大黄配伍后总水解型鞣质的含量降低较少,游离蒽醌及总蒽醌的含量总和均有不同程度地降低,其中以与黄连配伍降低幅度最大;对于蒽醌类五种单体成分,总芦荟大黄素、大黄酸、大黄素、大黄酚及大黄素甲醚在配伍后均降低,并且以大黄酸的降低幅度最大;对于游离蒽醌,除在配伍炙甘草后,游离芦荟大黄素、大黄素、大黄酚略微上升,其他类蒽醌成分经配伍后均降低。蒽醌类成分是大黄配伍减毒的主要物质基础,大黄酸可能是蒽醌中主要的毒性成分之一。②大黄与炙甘草、黄连配伍后均显示大黄肝肾毒性有所降低。③大黄配伍后各蒽醌类成分在体内浓度与大黄单用相比发生不同的变化,其中大黄酸是单用大黄时体内浓度最高的成分,与黄连配伍后大黄酸的降低幅度最大,从而达到减轻大黄毒性的作用。

**4. 大黄配附子**　大黄配附子,寒热并用,用于寒实积滞[65]。附子水煎,其毒性成分的溶出和水解是一个复杂的有机过程,受糖、盐、溶剂和 pH 等多个因素的综合作用,是影响附子毒性的重要因素,配伍大黄后确实能促进总碱的溶出和酯型生物碱的水解,能够增效减毒[68]。

**5. 大黄配茵陈**　大黄配茵陈,清热利湿,利胆退黄,常入茵陈蒿汤中,用于湿热壅结的发黄、胁痛等[65]。配茵陈、栀子等长于利胆退黄[69]。

**6. 大黄配芒硝**　大黄配芒硝,荡涤肠胃积滞,泻热,用于胃肠燥结便实,或热病邪结,阳明高热,痞满燥实证[65]。大黄配芒硝、枳实、厚朴、槟榔、甘遂、牵牛子、胡麻仁、苦杏仁等长于泻下攻积[69]。

**7. 大黄配牡丹皮**　大黄配牡丹皮,凉血化瘀,用于血瘀腹痛,肠痈腹痛,便秘等[65]。配牡丹皮、生地黄、地榆、蒲黄等长于凉血止血[69]。

**8. 大黄配肉桂**　大黄配肉桂,寒热相济,益脾泄下,用于习惯性便秘[65]。

**9. 大黄配煅石膏**　大黄配煅石膏,清热解毒,敛疮生肌,用于烫伤[65]。

**【复方及制剂】**[2]

**1. 一捻金**　大黄 100g、炒牵牛子 200g、槟榔 100g、人参 100g、朱砂 30g。本品为黄棕色至黄褐色的粉末;气微,味微苦、涩。消食导滞,祛痰通便。用于脾胃不和,痰食阻滞所致的积滞,症见停食停乳,腹胀便秘,痰盛喘咳。口服。周岁以内一次 0.3g,1~3 岁一次 0.6g,4~6 岁一次 1g,一日 1~2 次;或遵医嘱。注意不宜久服。

**2. 九制大黄丸**　大黄 500g。本品为棕褐色至黑褐色的水丸;味微苦。泻下导滞。用于胃肠积滞所致的便秘,湿热下痢,口渴不休,停食停水,胸热心烦,小便赤黄。口服。一次 6g,一日 1 次。孕妇禁服;久病体弱者慎服;不宜久服。

**3. 三黄片**　大黄 300g、盐酸小檗碱 5g、黄芩浸膏 21g。本品为糖衣或薄膜衣片,除去包衣后显棕色;味苦、微涩。清热解毒,泻火通便。用于三焦热盛所致的目赤肿痛,口鼻生疮,咽喉肿痛,牙龈肿痛,心烦口渴,尿黄,便秘;亦用于急性胃肠炎、痢疾。口服。小片一次 4 片,大片一次 2 片,一日 2 次;小儿酌减,孕妇慎用。

**4. 大黄清胃丸**　大黄 504g、木通 63g、槟榔 63g、黄荼 96g、胆南星 42g、羌活 42g、滑石粉 168g、白芷 42g、炒牵牛子 42g、芒硝 63g。本品为黑褐色的大蜜丸;味苦、辛。清热通便。

用于胃火炽盛所致的口燥舌干,头痛目眩,大便燥结。口服。一次 1 丸,一日 2 次。孕妇忌服。

5. **大黄䗪虫丸**　熟大黄 300g、土鳖虫(炒)30g、水蛭(制)60g、虻虫(去翅足,炒)45g、蛴螬(炒)45g、干漆(煅)30g、桃仁 120g、炒苦杏仁 120g、黄芩 60g、地黄 300g、白芍 120g、甘草 90g。本品为黑色的水蜜丸、小蜜丸或大蜜丸;气浓,味甘、微苦。活血破瘀,通经消癥。用于瘀血内停所致的癥瘕、闭经,症见腹部肿块,肌肤甲错,面色暗黑,潮热羸瘦,经闭不行。口服。水蜜丸一次 3g,小蜜丸一次 3~6 丸,大蜜丸一次 1~2 丸,一日 1~2 次。孕妇禁用;皮肤过敏者停服。

6. **冰黄肤乐软膏**　大黄、姜黄、硫黄、黄芩、甘草、冰片、薄荷。本品为灰黄色的乳剂型软膏,具有冰片的特殊气味。清热燥湿,活血祛风,止痒消炎。用于湿热蕴结或血热风燥引起的皮肤瘙痒;神经性皮炎、湿疹、足癣及银屑病瘙痒性皮肤病见上述证候者。外用,涂搽患处。一日 3 次。

7. **利胆片**　大黄 58g、金银花 58g、金钱草 58g、木香 96.5g、知母 58g、大青叶 58g、柴胡 58g、白芍 58g、黄芩 29g、芒硝 19g、茵陈 58g。本品为糖衣片或薄膜衣片,除去包衣后显黄褐色;味苦。舒肝止痛,清热利湿。用于肝胆湿热所致的胁痛,症见胁肋及胃腹部疼痛,按之痛剧,大便不通,小便短赤,身热头痛,呕吐不食;胆道疾患见上述证候者。口服。一次 6~10 片,一日 3 次。孕妇慎服;服药期间忌食油腻。

8. **胆宁片**　大黄、虎杖、青皮、白茅根、陈皮、郁金、山楂。本品为薄膜衣片,除去包衣后显棕褐色;味甘、苦。疏肝利胆,清热通下。用于肝郁气滞,湿热未清所致的右上腹隐隐作痛,食入作胀,胃纳不香,嗳气,便秘;慢性胆囊炎见上述证候者。口服。一次 5 片,一日 3 次。饭后服用。注意服用本品后,如每日排便增至 3 次以上者,应酌情减量。

9. **宫瘤清片**　熟大黄 240g、土鳖虫 200g、水蛭 200g、桃仁 180g、蒲黄 160g、黄芩 120g、枳实 180g、牡蛎 240g、地黄 240g、白芍 180g、甘草 60g。本品为薄膜衣片,除去薄膜衣后显棕色至棕褐色;气微香,味微甜、略苦。活血逐瘀,消癥破积。用于瘀血内停所致的妇女癥瘕,症见小腹胀痛,经色紫暗有块,经行不爽;子宫肌瘤见上述证候者。口服。一次 3 片,一日 3 次,或遵医嘱。经期停服,孕妇禁用。

10. **致康胶囊**　大黄 65g、黄连 50g、三七 50g、白芷 31g、阿胶 50g、龙骨(煅)44g、白及 44g、醋没药 31g、海螵蛸 44g、茜草 50g、龙血竭 12g、甘草 11g、珍珠 4g、冰片 4g。本品为硬胶囊,内容物为浅灰棕色至棕褐色的颗粒及粉末;气微香,味辛凉、微苦。清热凉血止血,化瘀生肌定痛。用于创伤性出血,崩漏,呕血及便血等。口服。一次 2~4 粒,一日 3 次,或遵医嘱。孕妇禁服;过敏体质者慎用。

11. **清宁丸**　大黄 600g、绿豆 25g、车前草 25g、炒白术 25g、黑豆 25g、半夏(制)25g、醋香附 25g、桑叶 25g、桃枝 5g、牛乳 50g、姜厚朴 25g、麦芽 25g、陈皮 25g、侧柏叶 25g。本品为黑色的大蜜丸或黑褐色的水蜜丸;味苦。清热泻火,消肿通便。用于火毒内蕴所致的咽喉肿痛,口舌生疮,头晕耳鸣,目赤牙痛,腹中胀满,大便秘结。口服。水蜜丸一次 6g,大蜜丸一次 1 丸,一日 1~2 次。孕妇忌服。

12. **清泻丸**　大黄 826g、黄芩 165g、枳实 83g、甘草 17g、朱砂粉 14g。本品为赭红色的包衣水丸,除去包衣后显褐黄色;味苦、涩。清热,通便,消滞。用于实热积滞所致的大便秘结。口服。一次 5.4g。孕妇禁用。

13. **舒胆胶囊**　大黄 172g、枳实 215g、栀子 215g、黄芩 172g、茵陈 215g、金钱草 430g、柴胡 172g、延胡索 189g、木香 215g、薄荷脑 1g。本品为硬胶囊,内容物为棕色至棕褐色的粉末;味微苦涩、辛凉。疏肝利胆止痛,清热解毒排石。用于胆囊炎、胆管炎、胆道术后感染及胆道结石属湿热蕴结、肝胆气滞证候者。口服。一次 4 粒,一日 4 次。寒湿困脾、脾虚便溏者慎用。

14. **新清宁片**　熟大黄 300g。本品为糖衣片或薄膜衣片,除去包衣后显棕黑色;味微苦、涩。清热解毒,泻火通便。用于内结实热所致的喉肿,牙痛,目赤,便秘,下痢,发热;感染性炎症见上述证候者。口服。一次 3~5 片,一日 3 次;必要时可适当增量,学龄前儿童酌减或遵医嘱;用于便秘,临睡前服 5 片。

**【临床研究】**

**1. 应用研究**

(1)胃火炽热证:胃火炽热引起的口舌生疮,齿龈肿痛,口渴咽燥,大便秘结或吐血、衄血,舌质赤苔黄腻或黄燥,取生大黄 9~24g,水煎汁 150~500ml。用于漱口、湿热敷及洗涤,一日 4~6 次。治疗金黄色葡萄球菌感染的口腔炎、口唇溃疡、皮肤毛囊炎、头部疖肿等炎性疾患。在治疗前,局部应先予以清洁,头发宜剪掉,暴露患处。溃疡处洗涤时,必须将局部分泌物洗净,但局部摩擦不可用力太大,以免血液渗出[65]。

(2)用于妇科瘀热证:临床用大黄主要取其通瘀泄浊的功效,如瘀热在上的倒经、行经头痛;瘀热在中的经前胸胁乳房胀痛有块,烦躁易怒;瘀热在下的腹胀坠痛,跳痛拒按或经行腹痛,色紫暗有块,淋漓不净或带下黄赤秽浊,恶露不下等。一般用酒熟大黄 10~15g,患者虚实夹杂者可用 3~8g。临床试验对照表明,清热化湿药加用大黄对消除盆腔炎常见的下腹腰骶腹痛方面疗效突出[65]。

(3)便秘:取生大黄粉 3~6g,每晚睡前用温水送服,2~4 周为 1 个疗程。其中药量以每日可无困难排便 1 次为准。或用大黄贴穴,取大黄 5~10g,研为粉末,醋调为糊状,置伤湿止痛膏中心,贴双足涌泉穴或肚脐处,10~15 小时取下,为巩固疗效,可继用 2~3 次,同时配合中药自拟方(杭菊花 10g、金银花 10g、蒲公英 10g),用法:一日 1 次,开水泡饮[65]。

(4)高脂血症:大黄经切片、晒干、粉碎后过 120 目筛,装入胶囊,每粒含生药量 0.25g。第 1 周,每服 0.25g,一日 4 次;第 2 周,每服 0.25g,一日 3 次,1 个月为 1 个疗程。由于服药剂量小,一日最多服生大黄 1.5g,故绝大多数患者服药后没有泻下现象,偶尔下腹部有闷痛感,不需处理,便后自行消失[65]。

(5)肾衰竭:大黄的攻积导滞、泻火凉血、活血祛瘀等作用显著,一直被用来治疗急危重症。对于急性肾衰竭、尿毒症,亦有明显疗效。如对因进食毒蕈而致急性肾衰竭、尿毒症患者,急以生大黄 30g、生甘草 5g 水煎服,间以益气养阴解毒之法调理,疗效甚好[65]。

(6)对危重症患者胃肠道的影响:张勇等[70]报道大黄鼻饲治疗危重症患者 33 例临床研究显示大黄能有效防止危重症患者发生应激性溃疡出血,预防和治疗危重症患者胃肠功能衰竭,降低继发感染的发生率。徐文贞等[71]观察生大黄粉口服或鼻饲对 78 例危重症患者胃肠功能障碍者的影响,结果表明大黄治疗组能有效促进胃肠道功能恢复,并缩短胃肠功能障碍持续时间。

(7)对脓毒症患者呼吸系统的影响:卢红建等[72]对急性呼吸窘迫综合征(ARDS)患者用生大黄联合机械通气,发现对大黄具有降低肺血管通透性和肺泡通透指数的作用,即大黄具有保护肺泡上皮和血管内皮的作用,可改善 ARDS 患者的氧合指数,纠正低氧血症,降低气道阻力及气道峰压,提高肺顺应性,有利于患者肺部感染的控制,从而降低了脓毒症发生率。明自强等[73]用大黄粉溶液胃管鼻饲脓毒症患者,明显提高脓毒症患者的动脉血氧分压及血氧饱和度,降低乳酸浓度,具有改善组织氧含量,减少组织无氧代谢,改善机体氧合状态的作用,对脓毒症的演变起着关键的防治作用。实践证明,早期应用大黄能够提高患者脱机率,降低死亡率。

(8)治疗脓毒症急性肾衰竭:曾庆祥[74]认为大黄有消炎、调节免疫功能等作用,能影响机体氮质代谢,配合桃仁、红花、丹参可抑制血小板聚集,使血浆及全血黏度下降,改善微循环,具有抗纤维化作用,能较好地改善血瘀的病理状态,延缓肾脏的损害。大黄还能减少肠道氨基酸的重吸收,增加尿素和肌酐的排泄量,降低氮质血症,改善机体生化环境,从而使患者临床症状减轻,各项指标好转,延缓病情进展。

2. **用法用量**　2020 年版《中国药典》规定大黄的用量为 3~15g;用于泻下不宜久煎。外用适量,研末敷于患处。孕妇及月经期、哺乳期妇女慎用[2]。

【**中毒表现及救治**】

1. **中毒表现**

(1)大肠黑变病:大肠黑变病患者常有恶心、呕吐及里急后重、出血性胃炎等消化系统反应,伴有剧烈的腹痛和显著盆腔充血,严重时可引起肾炎(致少尿、蛋白尿),孕妇服用则容易引起流产。必须指出的是大肠黑病变是一种可逆性疾病,随着药物的停用,大肠的色素沉着斑可减弱乃至完全消失。

(2)肾毒性:肾毒性临床表现轻重不一,最早症状可为蛋白尿和管型尿,继而可发生氮质血症、肾功能减退,严重时可出现急性肾衰竭和尿毒症等。肾毒性可为一过性,也可为永久性损伤。

2. **救治**　首先立即停药,再对症治疗。

大黄一般被认为毒性较低,临床应用比较安全。但服用过量可引起中毒,尤其是后下大黄毒性较大,可起恶心、呕吐、头昏、腹绞痛、黄疸等。孕妇以及脾胃虚寒者不宜服用大黄,更不能大量或长期服用。临床应用需要注意:①禁用大黄,诸证各家意见不尽相同,大致包括血虚、气虚、元气不足、脾胃虚寒等。2020 年版《中国药典》只规定孕妇慎服。②服用大黄后禁忌,古有大黄忌冷水之说,又称恶干漆,其临床意义不详。③与西药不合理配伍,与多种抗生素合用,降低生物利用度和药效;与含金属离子的药物、生物碱、强心苷类、多种维生素、酶制剂合用,可以引起一系列复杂的物理、化学和药理的反应过程。

(王　巍　张金铃　杜贵友)

# 07　小　叶　莲

【**基源**】本品系藏族习用药材。为小檗科植物桃儿七 *Sinopodo-phyllum hexandrum* (Royle) Ying 的干燥成熟果实。

【**化学成分**】小叶莲主要含有木脂素类和黄酮类两大类化学成分。

2000 年,尚明英等[1]从小叶莲乙醇提取物中分离鉴定出 6 种化合物,包括 3 种木脂素类成分:去氧鬼臼毒素(deoxypodophyllotoxin)、鬼臼毒素(podophyllotoxin)、4′- 去甲去氧鬼臼毒素(4′-demethyldeoxypodophyllotoxin)。还有 3 种黄酮类成分:8- 异戊烯基山柰酚(8-prenylkeamferol)、柠檬酚(citrusinol)和 β- 谷甾醇。2021 年,赵晨[2]等从小叶莲 95% 乙醇提取物中分离鉴定了 14 个木脂素类化合物,分别鉴定为 naphtho［2,3,d］-1,3-dioxole-6-carboxylic acid、methyl podophyllotoxinate、6,7- 去亚甲基 - 去氧鬼臼毒素、6,7- 去亚甲基鬼臼毒素、6,7- 去亚甲基 -4′- 去甲鬼臼毒素、去氧鬼臼毒素、4′- 去甲 - 去氧鬼臼毒素、4′- 去甲鬼臼毒素、鬼臼毒素、4′- 去甲异苦鬼臼毒酮、α- 足叶草素、去氢鬼臼毒素、4′- 去甲 - 去氢鬼臼毒素、(-)松脂酚。

2010 年,Kong 等[3]从小叶莲中分离鉴定出一种新的黄酮类化合物 8,2′- 二异戊烯基槲皮素 -3- 甲醚(8,2′-diprenylquercetin 3-methyl)。

2017 年,Wang 等[4]从小叶莲中分离鉴定出 4 种黄酮类化合物并命名为 sinopodophylline A~sinopodophylline D,另外一种黄酮糖苷,命名为 sinopodophylliside A。

2018 年,孙彦君等[5]从小叶莲中分离鉴定了 10 个化合物,分别为 5- 羟基丁香酚、对羟基苯甲酸、香草酸、2,4,6- 三羟基苯甲酸乙酯、对羟基苯甲酸乙酯、原儿茶酸、β- 谷甾醇、胡萝卜苷、5- 羟甲基糠醛、α- 棕榈酸甘油酯。

除此之外,小叶莲中还含有槲皮素[3]、山柰酚[3]、芦丁[3]等化合物。

【含量测定】2020 年版《中国药典》中尚无小叶莲化学成分的含量测定方法,但有学者采用以下方法对其化学成分含量进行了测定。

色谱条件:安捷伦 ZORBAX SB $C_{18}$ 色谱柱(4.6mm × 250mm);流动相,乙腈(A)-0.02% 甲酸水溶液(B)梯度洗脱(0~5min,10%~15% A,5~30min,15%~35% A,30~50min,35%~50% A,50~70min,50%~70% A),流速 1.0ml/min;柱温,25℃;进样量,20μl,分析时间 70 分钟,于波长 254nm 处检测鬼臼毒素和 4′- 去甲基鬼臼毒素[6]。

【炮制研究】2020 年版《中国药典》载,秋季果实成熟时采摘,除去杂质,干燥[7]。

小叶莲炮制方法常见为生用和酒炙(藏族)两种。生用即秋季果实成熟时采摘果实,除去杂质,切片晒干;酒炙,取小叶莲果实片 500g,放入锅中炒热,加入藏白酒 100g,炒干至微黄色,晾干以后备用,酒炙能降低酸涩感,增强活血调经的功用[8]。

【药理研究】

1. **抗肿瘤作用** 小叶莲中含有的木脂素类化合物具有抗癌活性,其中鬼臼毒素抗癌活性最显著,1942 年 Kaplan 研究表明鬼臼树脂对肿瘤细胞有抑制作用[9]。经过一系列的新药研发工作,获得了一批高活性、低毒性的鬼臼类衍生物,20 世纪 60 年代,广谱抗癌药 VP-16-213(etoposide,依托泊苷)和 VM-26 问世,经临床测试具有广谱抗癌活性,对小细胞肺癌、睾丸癌、淋巴肉瘤、神经胶质瘤等多种癌症有很好疗效[10]。尚明英等[9]以移植性肝癌及艾氏腹水癌小鼠为实验动物,灌胃给予药物,研究小叶莲、桃儿七、秕鳞八角莲提取物及鬼臼类中药主要成分鬼臼毒素、去氧鬼臼毒素的抗肿瘤作用,结果显示 5 种样品都有抗肿瘤活性。依托泊苷(etoposide,VP-16)是人工半合成的鬼臼毒素类细胞毒药物,临床应用表明,VP-16 对许多实体瘤及造血系统恶性肿瘤有明显疗效[12-13]。GP-7(4-［4″-(2″,2″,6″,6″- 四甲基哌啶氮氧自由基)氨基 ]-4′- 去甲表鬼臼毒)是半合成的鬼臼毒氮氧自由基衍生物,贾正平等[14]研究表明,GP-7 对小鼠移植性肿瘤 S180、Heps 和 Lewis 肺癌有抑制作用,抑制作用和

VP-16 相似。近年来从小叶莲中分离得到的黄酮类化合物 8,2'- 二异戊烯基 - 槲皮素 -3- 甲醚对 MDA-231、T47D 乳腺癌细胞系具有较强的细胞毒性[3]。

2. **抗病毒作用**　小叶莲中含有的鬼臼毒素类化合物在鬼臼类中药中广泛存在,其药理作用相同,有关小叶莲的研究较少,但存在大量的关于其他鬼臼类中药的研究。1982 年,Bedows[15]研究了鬼臼水提物的抗病毒活性,发现鬼臼毒素是抑制麻疹和单纯疱疹病毒 1 型复制的有效成分。鬼臼毒素类化合物抗病毒作用显著,被公认为治疗尖锐湿疣的一线药物。

3. **抗菌杀虫作用**　小叶莲中含有的黄酮类成分有一定的抗菌杀虫活性,可抑制多种细菌,如流感嗜血杆菌和卡他莫拉菌,而鬼臼毒素具有杀虫活性,对多种昆虫也有杀灭效力[16]。高蓉等[17]研究发现,鬼臼毒素、脱氧鬼臼毒素和 α- 阿朴苦鬼臼 3 种化合物对菜青虫有很强毒杀活性,并表现出拒食活性,在作为植物杀虫剂方面可减少污染。

4. **其他**　小叶莲中含有的黄酮类成分还有治疗支气管炎等作用。近几年研究发现鬼臼类植物还有抗辐射作用,但具体起作用成分还有待研究[18]。

【**毒理研究**】

1. **毒性成分研究**　小叶莲中含有的鬼臼毒素类化合物既是它的有效成分又是其毒性来源。鬼臼类化合物有数十种之多,其中鬼臼毒素、4'- 去甲鬼臼毒素是主要的毒性物质,鬼臼毒苷、4'- 去甲鬼臼毒苷毒性略小。

2. **毒性机制研究**　鬼臼毒素能够促使肝脏脂肪变性、小肠上皮内层和输精管萎缩及退行性病变,这些病理变化与鬼臼毒素类化合物临床重度症状相一致,鬼臼毒素类化合物临床症状表现为肝功能异常、厌食、恶心、呕吐、腹痛腹泻。鬼臼毒素类化合物中毒表现的潜在机制可能为抑制蛋白质合成和有丝分裂[19]。

【**配伍研究**】小叶莲为我国藏族习用药,2020 年版《中国药典》中小叶莲功效为调经活血,主要用于治疗血瘀经闭,难产、死胎、胎盘不下[7],临床配伍研究较少。

【**复方及制剂**】二十五味小叶莲散:小叶莲 10g、石榴子 1g、肉桂 4g、白胡椒 3g、光明盐 3.5g、诃子 10g、藏木香 10g 等二十五味药共研细末,治疗月经不调、"龙察"病、带下异常等各种妇科病,一次 1~2g,一日 3 次[20]。

【**临床研究**】

1. **应用研究**

(1)治疗阴道炎:小叶莲灌洗治疗细菌性阴道炎和滴虫性阴道炎,小叶莲 1 袋加入 200ml 水中,文火煎 20~30 分钟,自然放凉,将上清液灌入一次性冲洗器内进行阴道冲洗,反复 2~3 次,隔天治疗,临床效果显著[21]。

(2)治疗尖锐湿疣:小叶莲中含有的鬼臼毒素是治疗生殖器疣的有效部分,为评价其临床有效性,李学敏等[22]进行了一项多中心的安慰剂对照试验,实验组用 0.5% 鬼臼毒素乙醇溶液涂覆 2 次(早晚各 1 次),3 天为 1 个疗程,2 个疗程间停药 4 天,共 2~4 个疗程,对照组相同方法安慰剂治疗,试验结果实验组治疗效果显著。

2. **用法用量**　2020 年版《中国药典》规定小叶莲用量为 3~9g,多入丸散。

【**中毒表现及救治**】

1. **中毒表现**　小叶莲的主要毒性成分是鬼臼毒素,鬼臼毒素小鼠灌胃半数致死量($LD_{50}$)为 90mg/kg[23],小鼠腹腔注射 $LD_{50}$ 为 30~35mg/kg[24]。鬼臼毒素中毒早期主要表现为胃肠道反应,出现恶心、呕吐,或伴有大便失禁等;继而继发神经系统中毒反应,表现出意识模糊、昏迷、间断性烦躁等;严重中毒者出现多发神经系统病变并发心肌损害、中毒性脑病甚至死亡[25]。

2. **救治**　首先洗胃或催吐清除胃中没有吸收的药物,患者神志清醒且非孕妇可采用引泻法,服用引泻药如蜂蜜、玄明粉、番泻叶等,或采用灌肠排泻法。其次,服用鸡蛋清、淀粉、花生油和鱼肝油等形成胃黏膜保护剂,采用赤石脂等吸附剂阻止肠黏膜继续吸收,采用利尿剂促进肠胃排泄,注意补液、纠正电解质平衡等对症处理[25]。另外,还可服用中药药物如甘草、绿豆、生姜等进行解毒救治[26]。

(辛高杰　付建华　杜贵友)

# 08　山　豆　根

【基源】本品为豆科植物越南槐 *Sophora tonkinensis* Gagnep. 的干燥根和根茎[1]。

【化学成分】

1. **生物碱活性成分**　山豆根主要含黄酮、生物碱及多糖类成分,其中生物碱类是山豆根中含量较高的成分,也是其主要活性成分,总生物碱含量质量分数为 1.34%~1.88%[2]。目前从山豆根中已经发现了 20 多个生物碱,如氧化型:氧化苦参碱、氧化槐花醇;非氧化型:苦参碱、槐花醇、金雀花碱、*N*-甲基金雀花碱、臭豆碱、贗靛叶碱、17-羧基-$\alpha$-异鹰爪豆碱、lamprolobine、鹰爪豆碱等[3]。

2. **非生物碱化学成分**　是指除了生物碱以外的化学成分。根据化合物的结构特点,山豆根非生物碱主要包括黄酮类、三萜类以及多糖等成分[4]。

(1)黄酮类:山豆根中富含黄酮类化合物。从山豆根中发现有 130 多个黄酮类化合物[3]:黄酮有 7,4'-二羟基黄酮、黑豆黄素等;黄酮醇有五羟黄酮、芦丁等[5];二氢黄酮有光甘草酚、lupinifolin、甘草素等[5-6];二氢黄酮醇有 flavenochromanes A、考萨莫 A、苦参酚等[3];异黄酮有 5,7,2',4'-四羟基异黄酮、7,3'-二羟基-5'-甲氧基异黄酮、7,3'-二羟基-8,4'-二甲氧基异黄酮、7,4'-二羟基-3'-甲氧基异黄酮等[7],7,2'-二羟基-4'-甲氧基异黄烷[5];查耳酮有广豆根酮、色满二氢黄酮 C、色满二氢黄酮 F[3]等;二氢查耳酮有色满二氢黄酮 I[8];紫檀素有十余个。其中以二氢黄酮类(flavanones)化合物最为丰富[9]。

(2)三萜及三萜皂类:山豆根所含三萜及三萜皂苷多为齐墩果烷型,个别为羽扇豆烷型[9]。目前已发现 16 个三萜类,包括 subprogenins A~D 等,16 个三萜皂苷类,包括 subprosides Ⅳ~Ⅶ[3]等。

(3)其他:山豆根含有多种其他类型的成分,微量金属元素,Fe、Cu、Mg、Ca、Mn、Zn 等 6 种人体必需微量的金属元素[3];酚性和酸性化合物,番石榴酸乙酯、麦芽酚、香草酸、对羟基苯甲酸和咖啡酸十二醇酯[10]、咖啡酸、脂肪酸;多糖,山豆根多糖;蒽醌、固醇、蛋白质、氨基酸,如谷甾醇、豆固醇和大黄素甲醚等成分[3]。

【含量测定】2020 年版《中国药典》采用高效液相色谱法测定苦参碱($C_{15}H_{24}N_2O$)和氧化苦参碱($C_{15}H_{24}N_2O_2$)的含量作为质量控制标准。色谱条件:以氨基键合硅胶为填充剂;

以乙腈 - 异丙醇 -3% 磷酸溶液(80：5：15)为流动相；检测波长为 210nm。理论板数按氧化苦参碱峰计算应不低于 4 000。本品按干燥品计算，含苦参碱($C_{15}H_{24}N_2O$)和氧化苦参碱($C_{15}H_{24}N_2O_2$)的总量不得少于 0.70%[1]。除此之外，还有以下测定方法。

**1. 生物碱的测定**　采用高效液相色谱法，对山豆根提取物中苦参碱、氧化苦参碱、槐果碱和 N- 甲基野靛碱的含量进行测定。色谱条件：Agilent $C_{18}$ 柱($4.6mm \times 250mm, 5\mu m$)；流动相为甲醇 - 磷酸盐缓冲液(pH=6.3)(20：80)；检测波长为 220nm[11]。

**2. 总黄酮测定**　采用超声波提取法提取山豆根中的总黄酮，并以 $Al(NO_3)_3$、$NaNO_2$ 及 NaOH 为显色剂，芦丁为对照品，分光光度法测定其含量[12]。

**【炮制研究】** 2020 年版《中国药典》中山豆根的制法为：除去残茎及杂质，浸泡，洗净，润透，切厚片，干燥[1]。

**【药理研究】**

**1. 抗炎作用**　山豆根水提取物和醇提取物均对巴豆油所致耳肿胀和肉芽肿有很强的抑制作用。水提取物和乙醇提取液对急性和慢性炎症具有消炎作用，但同时也有一定的副作用和肝毒性[13]。山豆根水提物可不同程度地显著改善小鼠血清炎症指标超氧化物歧化酶(SOD)、丙二醛(MDA)、前列腺素 $E_2$($PGE_2$)水平，提示山豆根可较好地改善咽喉肿痛的症状[14]；山豆根水提物可通过降低 TNF-α 等含量及提高 T-AOC 水平阻断沙尘对大鼠咽部组织的损伤作用，提示山豆根治疗沙尘颗粒物所致慢性咽炎的作用机制可能是通过 TNF-α 受体介导的信号转导途径，下调 NF-κB 的表达水平而发挥作用[15]。

物质基础实验表明，山豆根中主要生物碱的抗炎作用：苦参碱镇痛作用相对较强；氧化苦参碱、槐果碱对耳肿胀抑制明显；苦参碱、槐果碱能显著抑制小鼠腹腔毛细血管通透性，提示苦参碱、氧化苦参碱、槐果碱是山豆根发挥镇痛、抗炎作用的化学实质[16]。此外，山豆根中含高丽槐素的提取物能明显抑制 5- 脂氧酶、磷酸二酯酶 3 和 4、血栓合成酶的活性，对过敏性哮喘有治疗潜力[17]。体外研究发现 6,8- 二异戊烯基 -7,4′- 二羟黄烷酮能抑制一氧化氮生成和肿瘤坏死因子、白细胞介素 -1 和白细胞介素 -6 的表达，可以阻断 NF-κB 和细胞外信号调节激酶 ERK 的激活，对抗炎具有潜在的价值[18]。

**2. 抗菌、抗病毒作用**　山豆根具有一定的抑菌作用。山豆根 4 种溶剂提取物均具有一定的抗氧化能力和抑菌活性，其中对·DPPH 的清除效果最佳，乙酸乙酯提取物对金黄色葡萄球菌有明显的抑菌作用[19]。物质基础实验表明，山豆根中生物碱对 7 种菌株(金黄色葡萄球菌、铜绿假单胞菌、产碱假单胞菌、恶臭假单胞菌、肺炎链球菌、甲型溶血性链球菌、乙型溶血性链球菌)均有显著的抑制作用，苦参总碱的抑菌作用最强，提示苦参碱可能是其发挥抗菌药效的化学实质[20]。而且，发现山豆根总碱(生药 30~120g/L)对多种菌类有抑制作用且呈现量效关系。其抑菌活性也与山豆根中生物碱的结构密切相关，槐定碱与苦参碱互为同分异构体，但在同等剂量下，槐定碱的抑菌活性强于苦参碱[20]。此外，山豆根黄酮对常见菌的抑制作用大小为金黄色葡萄球菌>沙门菌>志贺菌>枯草芽孢杆菌>大肠埃希菌>酵母菌，对黑曲霉无明显抑制作用[21]。

在 20 多种草本植物中山豆根能明显抑制丙型肝炎病毒的复制，表明山豆根对丙型肝炎具有一定的治疗作用[22]。同时，山豆根水提取物具有抗柯萨奇 B3/B5、埃可病毒 9/29、脊髓灰质炎病毒的作用，山豆根水提取物对 5 种病毒的 $EC_{50}$ 分别是 19.2g/L、77.5g/L、6.3g/L、23.2g/L、14.9g/L[23]。山豆根根状茎中提取得到的苦参碱类有抗柯萨奇 B3 病毒和抗 $H_3N_2$

流感病毒的作用[24];喹诺里西啶类生物碱具有抗乙肝病毒的作用[25]。

基于生物靶标网络分析,山豆根可能主要作用于 16 个靶蛋白发挥抗乙肝病毒作用,其作用机制可能与调节视黄醇代谢、过氧化物酶体增殖物激活受体信号通路、癌症中的转录失调等过程有关,从而达到控制乙肝病毒复制,调节机体免疫和代谢功能紊乱等作用[26]。进一步研究显示,氧化苦参碱可促进模型小鼠 HBV DNA 的清除;槐果碱对伴刀豆球蛋白 A(Con A)诱导的小鼠免疫性肝损伤具有保护作用,提示山豆根抗病毒性肝炎药效发挥的化学实质可能是槐果碱、氧化苦参碱[27]。

**3. 抗氧化作用**　山豆根水提取物、乙醇提取物、乙酸乙酯提取物和丙酮提取物均具有自由基清除活性,活性强度为乙醇提取物>乙酸乙酯提取物>丙酮提取物>水提取物,且活性与黄酮含量成正相关[28]。而山豆根黄酮对·DPPH、超氧阴离子自由基($\cdot O^{2-}$)和羟自由基($\cdot OH$)具有良好的清除作用,半数抑制浓度($IC_{50}$)分别为 9.52mg/L、17.21mg/L 和 14.44mg/L;可明显减缓猪油、花生油和玉米油的氧化速度,与相同质量分数的二丁基羟基甲苯相当[21]。其中槲皮素及其吡喃鼠李糖苷具有很强的自由基清除能力,它们的 $IC_{50}$ 分别为 6.06μg/ml 和 9.60μg/ml[29];在染料木苷和大豆苷元混合的氧化剂中添加槲皮素可以抑制氧化作用,提示黄酮类在一定条件下可产生氧化作用[30]。另外,山豆根多糖对超氧阴离子自由基($\cdot O^{2-}$)和羟自由基($\cdot OH$)的清除率分别为 85.03%、97.41%,表明山豆根多糖具有良好的抗氧化活性[31]。

**4. 抗癌作用**　山豆根颗粒及其饮片均可对抗肝癌 H22 腹水瘤、S180 实体瘤,其作用机制均可能与其抑制细胞因子的表达有关[32];山豆根水提取物对人非小细胞肺癌细胞(A549)、鼠黑色素瘤细胞 B16-BL6 具有抑制增殖和促进凋亡作用[33-34];苦参碱对人类多种癌细胞株均具有抑制和杀伤作用,如胰腺癌、肝癌、肺癌、恶性黑色素瘤等[35-37];山豆根多糖对 Lewis 肺癌小鼠的肿瘤生长具有抑制作用,该作用与提高免疫能力有关[38];山豆根中的金雀花碱对人宫颈癌细胞(HeLa)和人乳腺肿瘤细胞(MDA-MB-231)细胞系具有明显的细胞毒性作用[39]。

机制研究显示,山豆根可能通过下调 Bcl-2 蛋白表达,上调 Bax 蛋白表达来发挥抗肿瘤作用[33]。近期研究显示,山豆根生物碱能产生明确的体内抗肝肿瘤药理作用,改善免疫调节,延长生存时间,其作用机制与 VEGF、PI3K 及 PTEN 基因的调控有关[40]。其中,苦参碱和氧化苦参碱均能明显抑制 MDCC-MSB 细胞的增殖,其抑制作用均呈现明显的剂量和时间依赖性,提示苦参碱和氧化苦参碱可能是山豆根发挥抗肿瘤药效的化学实质[27]。此外,其他化学成分也显示出抗肿瘤作用,例如羽扇豆醇具有抗肿瘤活性,低剂量的羽扇豆醇可以激活 PI3K/Akt 信号通路[41];染料木黄酮可显著抑制氨诱导的星形胶质细胞 ERK 活化和 Akt 介导的 NF-κB 活化,这可能是其抑制星形胶质细胞水肿的重要机制[42];红车轴草苷在一种时间和剂量范围内显著减少了 MKN45 细胞增殖,$IC_{50}$ 达到($33.27 \pm 2.06$)g/ml,其激活了 EGFR-MAPK 信号通路可能是治疗胃癌的一种潜在机制[43]。

**5. 对心血管系统的影响**　氧化苦参碱与多沙唑嗪合用,可剂量依赖性产生增强降压效果的协同作用[44],具有抗肠缺血再灌注损伤作用[45],能改善乌头碱导致大鼠室性心律失常的现象[3]。同时,不同浓度的氧化苦参碱在不增加心率的条件下,仍能明显增加正常离体蟾蜍心肌收缩力和心排血量;对于戊巴比妥钠和低钙离体心衰模型的心肌收缩力、心排血量也具有显著增强作用,可使心肌收缩力和心排血量完全恢复到心衰前水平,对心率无明显影响；氧化苦参碱不仅具有强心作用，同时也会显著降低心脏的收缩频率[3]。可见，氧化苦参碱是山豆根中重要的具有心血管活性作用的物质。

紫丁香苷是山豆根的一种生物活性成分，具有多种药理活性。实验结果阐明了紫丁香苷治疗心脏肥大的机制：紫丁香苷可以通过活化的蛋白激酶和自体吞噬相关的信号通路，减弱由主动脉束带引起的心脏肥大，提示山豆根中紫丁香苷具有减弱心脏肥大的治疗潜力[46]。

**6. 保肝作用**　山豆根具有一定的保肝降酶作用；同时，山豆根中氧化苦参碱对暴发性肝损伤、缺血再灌注肝损伤以及乙型和丙型病毒性肝炎[3]等均有抑制和治疗作用，对 $HepG_2$ 细胞中 HBV 复制具有显著抑制作用[47]，有效地抑制 HCV 的 RNA 的复制，具有直接抗 HCV 作用，可能通过影响肝脏肝纤维化内质网应激途径，达到改善治疗长期高果糖饮食导致的大鼠肝脏脂质沉积、肝细胞损伤，并伴有肝细胞内 ERS 等症状[48]。

山豆根非生物碱部位对伴刀豆球蛋白诱导的小鼠免疫性肝损伤具有明显保护作用，推测清除自由基、抑制脂质过氧化可能是山豆根抗肝损伤的作用机制之一[49]。也有研究提出非生物碱部位和粗多糖部位在 0.1g/kg 对 $CCl_4$ 诱发的急性肝损伤大鼠具有明显的降酶（GPT 和 GOT）效果，在 0.2g/kg 的剂量时降酶效果反而下降，由此推测山豆根非生物碱部位及粗多糖部位在一定剂量范围内具有明显的降酶保肝的作用，给药剂量过大则超出治疗范围，导致血清转氨酶升高[50]。

**7. 增强免疫作用**　山豆根能通过升高小鼠胸腺指数和脾脏指数，达到增强小鼠细胞免疫功能的作用[52]。其中生物碱中，苦参碱体外对小鼠脾淋巴细胞的增殖和白细胞介素 -2（IL-2）和腹腔巨噬细胞释放白细胞介素 -1（IL-1）的释放具有抑制作用[53]；山豆根中槐胺碱可能通过减少 T 淋巴细胞数量并抑制其功能的途径，抑制移植排斥反应[3]。

山豆根非生物碱提取部位能够增强免疫抑制小鼠的免疫器官、先天性免疫和获得性免疫的功能。山豆根非生物碱部位能够明显改善环磷酰胺诱导的小鼠免疫器官发育抑制，可提高模型小鼠脾脏指数和胸腺指数，提高小鼠巨噬细胞吞噬指数和溶血素抗体的生成，抑制 LPS 引起的 B 淋巴细胞转化，可明显抑制 Con A 引起的 T 淋巴细胞转化，使细胞恢复至正常状态，提示山豆根非生物碱部位具有增强免疫的作用[54]。

山豆根多糖具有抑制机体免疫器官过氧化损伤，拮抗糖皮质激素地塞米松所致的免疫抑制现象，并能增强机体免疫功能的作用，其机制是通过影响机体内自由基相关的酶的活性，进而减少机体自由基的产生，提高机体对自由基的清除能力[55]；山豆根中的多糖具有增强机体特异性和非特异性免疫的作用，并且其提取液能刺激小白鼠腹腔巨噬细胞激活，并提高淋巴细胞的 E- 玫瑰花环形成率[55]。

**8. 镇痛作用**　山豆根显著减少醋酸所致的疼痛小鼠模型扭体次数，提示山豆根可能具有一定的直接或间接的镇痛作用[51]；还有研究显示，山豆根中的生物碱类化合物（苦参碱、氧化苦参碱、槐果碱等）均有镇痛、镇静及降低体温的作用[3]。可见，其镇痛的活性物质可能是生物碱类成分。

**9. 抗凝血作用**　山豆根显示出了显著的抵抗小鼠血细胞凝结的作用，提示山豆根具有一定的抑制凝血作用，但抗凝血的机制和物质基础有待进一步研究[51]。

**10. 抗疲劳作用**　山豆根具有增加小鼠游泳时间的作用，并且高剂量组小鼠血液中乳酸及尿素含量显著下降，表明山豆根具有一定的抗机体疲劳作用[51]。

**11. 平喘作用** 山豆根提取液对于过敏性哮喘豚鼠模型具有明显的平喘作用[3]。

**12. 抗胃溃疡作用** 山豆根经过"醇提水沉"处理后,水沉淀部分能抑制大鼠胃液分泌,对大鼠应激性、幽门结扎性和醋酸性溃疡等的缓解效果明显,经过进一步研究发现山豆根抗胃溃疡活性物质是一些黄酮类成分,其中槐定、槐酮和异戊烯查耳酮有抑制胃液分泌的作用,槐定、槐酮、异戊烯黄烷酮具有很强的抗胃溃疡作用[3]。

**【毒理研究】** 2020 年版《中国药典》、《毒性本草》、《中药大辞典》及现代医药书籍中也均记载山豆根为"有毒"。现代研究发现山豆根水提物具有一定的毒性,总生物碱是主要的毒性部位。从毒性表现来看,山豆根毒性成分可能的靶器官涉及神经系统、消化系统、呼吸系统,可能影响心血管系统[56]。

**1. 毒性成分研究** 小鼠灌胃山豆根水煎液的半数致死剂量($LD_{50}$)为 40.6g/kg[57]。山豆根不同组分急性毒性大小顺序依次是总生物碱提取物>水提组分>全组分>醇提组分,总生物碱提取物、水提组分、醇提组分的 $LD_{50}$ 分别为 13.40g/kg、17.50g/kg、27.14g/kg,表明山豆根对小鼠的急性毒性可能是由其所含的苦参碱、氧化苦参碱、金雀花碱等生物碱所致[58]。进一步实验显示,小鼠腹腔注射苦参碱 $LD_{50}$ 为 157.13mg/kg,灌胃苦参碱及氧化苦参碱 $LD_{50}$ 分别为 64.01mg/kg、85.95mg/kg,尾静脉注射苦参碱及氧化苦参碱的 $LD_{50}$ 分别为 83.206mg/kg、214.216mg/kg,提示苦参碱毒性大于氧化苦参碱[58-59]。此外,小鼠尾静脉注射槐果碱及氧化槐果碱的 $LD_{50}$ 分别为 63.94mg/kg、250.37mg/kg,提示槐果碱毒性大于氧化槐果碱[60];尾静脉注射金雀花碱、$N$-甲基金雀花碱($N$-甲基野靛碱),$LD_{50}$ 分别为 1.52mg/kg、24.84mg/kg,结果表明金雀花碱的甲基化产物 $N$-甲基金雀花碱毒性明显降低[61]。但是从各种生物碱成分在山豆根中所占比例来看,生物碱含量占山豆根干质量的 0.93%(苦参碱 0.52%,氧化苦参碱 0.35%),而其他的微量成分如金雀花碱,含量太低难以引起毒性反应[27]。提示苦参碱、氧化苦参碱、槐果碱、氧化槐果碱、金花雀碱是引起山豆根临床中毒反应的化学实质,而苦参碱是引起山豆根毒性反应的主要化学实质。

除了生物碱外,山豆根非生物碱部位可能为山豆根主要毒性部位,非生物碱部位对 $HepG_2$ 细胞活力具有强抑制作用,可以引起 $HepG_2$ 细胞膜损伤,可能通过诱导细胞膜损伤和凋亡从而影响细胞活力[62]。

**2. 毒性机制研究**

(1)胃肠道毒性:山豆根 25g/kg 水煎液给药 8 天后小鼠出现腹泻、嗜睡、少动、精神差,小鼠胃肠排空推进有不同程度降低,1 只小鼠死亡后解剖发现小鼠存在严重的胃肠胀气,提示大剂量的山豆根可致胃肠系统紊乱[27]。此外,山豆根水煎液能使大鼠胃黏膜及血中前列腺素 $E_2$($PGE_2$)水平有下降趋势,胃黏膜中胃动素(MTL)水平下降,表明山豆根可能具有造成胃黏膜屏障功能的损害,并降低胃肠动力的不良作用[63-64]。

过量服用山豆根后,苦参碱、氧化苦参碱等生物碱成分可抑制体内乙酰胆碱酯酶(AChE)活性,诱发恶心、呕吐、头晕、出汗、吞咽困难、构音障碍,以及腹泻、肌肉痉挛、全身抽搐等乙酰胆碱样临床症状,类似 AChE 抑制剂有机磷的急性中毒;AChE 抑制后,乙酰胆碱蓄积而兴奋交感神经节,释放肾上腺素、去甲肾上腺素,导致血管痉挛,基底节水肿、渗血,乃至基底节坏死、软化,可使大脑基底神经核和海马产生病理改变,从而产生一系列的帕金森综合征样的锥体外系甚至涉及锥体系的症状,提示山豆根产生胃肠道毒性的化学实质是苦参碱和氧化苦参碱[27]。

（2）神经系统毒性：山豆根汤剂可以引起大脑基底神经核和海马的病理改变，显示出对神经的毒性作用，推测山豆根能诱发类帕金森综合征样的症状，病理机制是对基底神经核的毒害所致[50]。SD 大鼠连续灌胃山豆根水煎液出现类似于人体山豆根中毒后的全身肌张力障碍模型，纹状体神经元变性缺失[65]。山豆根水煎液可诱发 SD 大鼠出现类似人扭转痉挛的运动障碍症状，大脑纹状体神经元变性缺失，存在细胞的凋亡和坏死[65]。小鼠腹腔注射苦参碱的主要毒性靶器官为神经系统，行为学结果显示小鼠出现活动减少、行动迟缓、震颤、蜷缩等现象，脑神经系统有退行性变[58]。

苦参碱、金雀花碱具有神经毒性：苦参碱对自主神经有兴奋作用，对中枢神经有麻痹作用；金雀花碱能够兴奋血管运动中枢和呼吸中枢[66]。苦参碱、槐果碱能诱导斑马鱼胚胎畸形，提示苦参碱、槐果碱同时具有发育毒性和神经毒性，这可能与 AChE 活性被苦参碱、槐果碱抑制，导致乙酰胆碱在神经 - 肌肉突触处增多有关[67]，而且蜜蜂体内的 AChE 活性能被氧化苦参碱显著抑制，蜜蜂头部 AChE 活性最高，胸部次之，腹部最低[68]。山豆根乙醇提取部位对丁酰胆碱酯酶（BuChE）具有较强的抑制活性，其主要活性成分为苦参碱、氧化苦参碱等。上述结果表明，山豆根产生神经毒性与其苦参碱、氧化苦参碱、槐角碱抑制 AChE 活性相关[27]。同时，显示山豆根总生物碱还可能是多巴胺受体阻断剂[50]。

近期研究显示，僵蚕、天麻、甘草及其组成的复方与山豆根配伍后能减轻山豆根神经毒性，且有一定的量效关系。以山豆根：复方（僵蚕 + 天麻 + 甘草）按 1∶2 比例配伍时减毒效果最佳。减毒机制可能与复方能调整脑内 DA 和 ACh 的比例有关[69]。

（3）肝毒性：山豆根醇提物（2.779~5.427g/kg）和水提物（1.789~3.494g/kg）对小鼠肝脏具有一定的毒性，且具有剂量、时间依赖性[50]；而且，山豆根水提组分的毒性强于醇提组分的毒性[70]。机制研究显示，山豆根所致肝损伤可能与炎症因子有关，山豆根水煎液使大鼠肝组织中 TNF-α 水平升高，ICAM-1 的表达增强，提示山豆根可能通过促进炎症因子分泌及表达而导致肝细胞的损伤[71]；山豆根导致的肝损伤也可能与脂质过氧化有关，山豆根水煎液使动物血清内 SOD、GSH-Px 活性及 GSH 含量明显降低，MDA 显著上升[72]，由此推测山豆根的毒性反应与四氯化碳导致的肝毒性具有一定的相似性[73]；山豆根（5g/kg）可抑制大鼠 CYP450 亚型 CYP2D6、CYP2C19 及 CYP2B6 的活性，提示山豆根可能通过抑制 CYP 亚型的活性影响肝脏对山豆根的代谢从而产生毒性作用[74]。此外，山豆根水煎液对大鼠肝损伤外周血 microRNA 早期变化特征进行研究，得出 miR-291a-5p 可以作为肝损伤早期标志物之一[75]，发现存在 488 条差异表达基因，且这些基因主要影响脂质代谢、与内分泌系统相关的信号通路以及免疫相关的信号通路，其中的 PPAR 信号通路可能是其致肝损伤的机制之一[76]。

（4）呼吸系统毒性：山豆根水提取物、75% 醇提取物及生物碱部位小鼠灌胃给药，均出现毒性反应，死亡小鼠病理检查可见肺出现轻度充血、水肿、间质增宽及间质水肿充血，而非生物碱部位未见明显毒性，认为山豆根主要毒性成分是生物碱；给予小鼠山豆根总生物碱，小鼠先出现呼吸急促，之后呼吸停止而死亡，尼可刹米可以延长山豆根总生物碱中毒小鼠的存活时间，这表明山豆根总生物碱具有抑制呼吸中枢作用[51]。山豆根可通过抑制呼吸肌运动神经末梢功能，引起呼吸毒性症状，轻者临床可见呼吸急促、暂停，发绀，双肺可闻及大量水泡音，口鼻腔可见血性泡沫溢出。重者可造成肺部水肿，甚至呼吸衰竭而死亡[3]。

（5）心血管系统毒性：有临床观察发现，山豆根具有心血管系统毒性。轻者一般不会出现明显的心血管系统症状,重者可出现心慌气短、心率加快、血压下降等症状[3]。

【配伍研究】山豆根临床应用过程中除不宜与大黄、神曲、马兜铃配伍使用外,还应考虑与甘草、生姜配伍减毒以降低山豆根中毒反应发生率[27]。

基于方剂组成统计分析探讨了山豆根减毒增效配伍规律,发现甘草与山豆根配伍频次最高,认为甘草味甘性缓,宜调山豆根之苦寒之性以减毒[78]。甘草降低山豆根致小鼠肝毒性,结果表明甘草能明显减轻山豆根造成的肝损害,且以山豆根与甘草1:2的配伍比例减毒效果较好[78]。生姜为"呕家圣药",生姜配伍山豆根可减缓山豆根中毒反应所引起的恶心呕吐[27]。除此之外,与山豆根配伍的单味药还有桔梗、玄参、薄荷、黄芩等[77]。

【复方及制剂】

**1. 复方益肝丸** 茵陈、板蓝根、龙胆、野菊花、蒲公英、山豆根、垂盆草、蝉蜕、苦杏仁、人工牛黄、夏枯草、车前子、土茯苓、胡黄连、牡丹皮、丹参、红花、大黄、香附、青皮、枳壳、槟榔、鸡内金、人参、桂枝、五味子、柴胡、炙甘草。本品为棕褐色的浓缩水蜜丸;气香,味苦而后甜。清热利湿,疏肝理脾,化瘀散结。用于湿热毒蕴所致的胁肋胀痛,黄疸,口干口苦,苔黄脉弦;急、慢性肝炎见上述证候者。口服。一次4g,一日3次,餐后服用。使用时勿空腹服用;孕妇禁用;忌烟酒及辛辣油腻食物[1]。

**2. 桂林西瓜霜** 西瓜霜、煅硼砂、黄柏、黄连、山豆根、射干、浙贝母、青黛、冰片、无患子果(炭)、大黄、黄芩、甘草、薄荷脑。本品为灰黄绿色的粉末;气香,味咸、甜、微苦而辛凉。清热解毒,消肿止痛。用于风热上攻,肺胃热盛所致的乳蛾、喉痹、口糜,症见咽喉肿痛,喉核肿大,口舌生疮,牙龈肿痛或出血;急、慢性咽炎,扁桃体炎,口腔炎,口腔溃疡,牙龈炎见上述证候者及轻度烫伤(表皮未破)者。外用,喷、吹或敷于患处,一次适量,一日数次;重症者兼服,一次1~2g,一日3次[1]。

**3. 清咽润喉丸** 射干30g、山豆根30g、桔梗30g、炒僵蚕15g、栀子(姜炙)15g、牡丹皮30g、青果30g、金果榄15g、麦冬45g、玄参45g、知母30g、地黄45g、白芍60g、浙贝母30g、甘草60g、冰片6g、水牛角浓缩粉3g。本品为棕褐色至黑褐色的水蜜丸或黑褐色的大蜜丸;味甘、微苦而辛凉。清热利咽,消肿止痛。用于风热外袭,肺胃热盛所致的胸膈不利,口渴心烦,咳嗽痰多,咽部红肿,咽痛,失音声哑。温开水送服或含化。水蜜丸一次4.5g,大蜜丸一次2丸,一日2次。使用时孕妇及儿童慎用;忌食辛辣、油腻、厚味食物[1]。

**4. 清膈丸** 金银花60g、连翘60g、玄参60g、射干60g、山豆根60g、黄连30g、熟大黄30g、龙胆60g、石膏30g、玄明粉60g、桔梗60g、麦冬60g、薄荷30g、地黄45g、硼砂30g、甘草15g、人工牛黄2.4g、冰片6g、水牛角浓缩粉6g。本品为黑棕色的大蜜丸;气微香,味苦、甘。清热利咽,消肿止痛。用于内蕴毒热引起的口渴咽干,咽喉肿痛,水浆难下,声哑失音,面赤腮肿,大便燥结。口服。一次1丸,一日2次。使用时孕妇及儿童慎用;忌食辛辣、油腻、厚味食物[1]。

**5. 鼻咽灵片** 山豆根203g、茯苓102g、天花粉102g、茅莓根203g、麦冬102g、半枝莲203g、玄参203g、石上柏407g、党参162g、白花蛇舌草203g。本品为糖衣片或薄膜衣片,除去包衣后显棕褐色;味苦、微涩。解毒消肿,益气养阴。用于火毒蕴结,耗气伤津所致的口干,咽痛,咽喉干燥灼热,声嘶,头痛,鼻塞,流脓涕或涕中带血;急慢性咽炎、口腔炎、鼻咽炎见上述证候者。亦用于鼻咽癌放疗、化疗辅助治疗。口服。一次5片,一日3次。使用时孕妇及儿童慎用;忌食辛辣等刺激性食物及油炸食物[1]。

【临床研究】

1. 应用研究

(1)治疗急慢性扁桃体炎:从中医的角度来看,急慢性扁桃体炎主要是因外感风热、火热内壅所导致的,中医学上针对该种疾病主要是以清热解毒、疏风散热为主要治疗原则。可采用北豆根、鬼针草等制成片剂,每片规格为 0.5g,一日 3 次,每次 2~4 片。平均治疗时间为 3 日[79]。

(2)治疗病毒性肝炎:病毒性肝炎以一般乙型肝炎为主,该种疾病多属于脾胃湿热,热毒内壅。治疗上一般采用清热解毒利湿为主[80]。可采用山豆根注射液进行注射治疗,对患者肌内注射含有 35mg 苦参碱的 2ml 山豆根注射液,根据患者的情况,注射 1~2 次,平均治疗时间为 2 个月[79]。

(3)治疗肿瘤:山豆根中的苦参碱能够有效抑制肿瘤细胞增殖,达到抑制癌细胞的目的,具有抗肿瘤疗效[79]。

(4)治疗痔疮:山豆根消肿止痛,蜂蜜对创面有收敛、营养和促进愈合的作用。山豆根煎汤与蜂蜜调制制成山豆根纱条,换药时山豆根纱条置于创面,连用 5 天后,水肿消退,疼痛、坠胀消失;此方具有消肿止痛及收敛功效,用于痔疮术后创面水肿[81]。

2. 用法用量　2020 年版《中国药典》规定,山豆根有毒,用量为 3~6g。

【中毒表现及救治】

1. 中毒表现　山豆根的毒性主要累及神经系统、消化系统和呼吸系统,且呼吸衰竭可能是其直接致死原因。主要症状为头痛、头晕、呕吐、恶心、腹痛、四肢无力、心悸、胸闷;重者表现为面色苍白、四肢颤抖、抽搐、发冷、心跳加快、血压下降、休克、呼吸衰竭而死亡[82]。若患者大量、长时间服用,会造成严重的脑损害,尤其是儿童[82-84]。其中毒特点及原因汇总如下:

(1)中毒反应特点:通过 582 例山豆根不良反应/不良事件报道发现,①山豆根的中毒反应以消化系统损害、神经系统损害为主要表现,还涉及心血管系统、呼吸系统及皮肤系统等多系统损害;②山豆根最为典型的中毒反应为头晕头痛、恶心呕吐、心悸胸闷、四肢无力,严重时还可伴有面色苍白、四肢颤抖、抽搐、言语不清、走路不稳甚至昏迷等症状;③山豆根的中毒反应多见于首次服药后 15 分钟至数小时,也可发生于连续服药后数天,最长可在连续服药 14 天后出现;④山豆根用量<5g 时未见中毒反应报道,山豆根用量>5g 时容易发生中毒反应,且其中毒反应强度与用量呈正相关,用量愈大,中毒反应涉及的系统愈多,病情就愈严重,且预后较差;⑤山豆根中毒不仅包括中药饮片,还涉及中药配方颗粒[27]。

(2)中毒的原因

1)超剂量使用:自《中国药典》记载山豆根有毒以来,历版药典皆限定山豆根临床用量为 3~6g,而一些医生为了追求临床疗效而超剂量使用,致使山豆根中毒反应发生。有报道山豆根不同剂量下中毒反应的发生概率不同,用量在 3~5g 发生中毒反应的报道为 0;6~9g 为 4.7%;12~15g 为 17.6%[85]。综合分析 382 例中毒反应,山豆根用量 5g 以下未见不良反应发生,用量 5g 发生中毒反应仅 7 例,用量 6~10g 发生中毒反应的报道 190 例,10g 以上发生中毒反应的报道 177 例[27]。

2)品种混淆:山豆根与北豆根名称相似,但毒性大小不同,很多中医将两者混淆。曾有报道由于山豆根与北豆根混淆而引起山豆根中毒[27]。

3)配伍不当:有报道山豆根与神曲配伍出现山豆根样中毒反应,遂将原方去神曲后续服未见毒性反应,认为其中毒反应的发生可能是由于两药同煎,神曲促进山豆根生物碱溶出,或促进山豆根生物碱的吸收、利用,或毒性更大的新生物碱生成,或药酶竞争等所致[86];另有报道发现山豆根与神曲配伍出现山豆根样中毒反应5例,除1例剂量较大外,其余4例均为常用剂量,考虑系山豆根与神曲配伍不当所致[87]。此外,大黄配伍山豆根出现山豆根样中毒反应3例,将原方去除大黄治疗咽喉肿痛多例均未见毒性反应,遂考虑系山豆根与大黄配伍不当所致[27];马兜铃配伍山豆根导致不良反应的病例报告,认为山豆根不宜与马兜铃配伍使用[88];与浙贝母配伍易出现不良反应[89]。

4)超疗程使用:有研究表明山豆根中毒反应发生在服药后7天以上疗程的共6例[27]。曾有报道应用含山豆根处方治疗3例慢性乙型病毒性肝炎,服前7剂药均未出现中毒反应,服8~10剂药后才开始出现不同程度的山豆根样中毒反应,提示长期服用山豆根可能出现蓄积中毒反应[90]。

5)与酒同服:有报道发现,服用山豆根后饮酒出现心房颤动2例,认为其中毒机制可能是山豆根(含苦参碱、氧化苦参碱等)与乙醇及其降解产物乙醛作用,直接或间接地影响心肌或兴奋中枢-交感神经系统,改变了心肌的正常应激性导致心房颤动[27]。

**2. 救治** 山豆根中毒机制尚未完全清楚,对山豆根中毒目前也尚无有效的拮抗药物,主要是以对症治疗结合促进排毒、营养神经、促脑代谢、激素冲击等方法。中医治疗方法各异,多为对症治疗:有甘草30g水煎顿服[83,91],也有用生姜汁止呕或生姜、苏梗水煎服[92],还有应用归脾汤、参苓白术散、绿豆粥、补中益气汤合阿胶补血膏[83]救治山豆根中毒患者的。

综上,山豆根中毒多以超剂量、超疗程服用为主要原因,以及配伍不当及与酒同服等其他原因。目前,减少山豆根中毒措施包括明辨品种、严控剂量、合理配伍、避免久煎等。

(赵 雍 李军德 杜贵友)

# 09 山 慈 菇

【**基源**】本品为兰科植物杜鹃兰 *Cremastra appendiculata*(D.Don)Makino、独蒜兰 *Pleione bulbocodioides*(Franch.)Rolfe 或云南独蒜兰 *Pleione yunnanensis* Rolfe 的干燥假鳞茎。前者习称"毛慈菇",后两者习称"冰球子"[1]。

【**化学成分**】

**1. 菲类化合物** Xue 等[2]从杜鹃兰中分离到10个菲类化合物,包含6个单体的菲类化合物、3个二聚体菲和1个三聚体菲。朱毅[3]采用硅胶柱色谱、凝胶柱色谱以及半制备高效液相色谱等分离及纯化方法,从杜鹃兰中分离出3个菲类化合物。申勇[4]采用常压柱色谱、中压柱色谱以及反相柱色谱等多种分离方法,综合运用红外、紫外、质谱等现代波谱学技术分析,并辅以化学方法,从杜鹃兰的乙醇提取物中分离鉴定出20种化学成分,包含3种菲类化合物。

**2. 联苄类化合物** 朱毅[3]采用硅胶柱色谱、凝胶柱色谱以及半制备高效液相色谱等分离及纯化方法,从杜鹃兰中分离出2个联苄类化合物:1个联苄类衍生物和1个简单联苄。

申勇[4]从杜鹃兰的乙醇提取物中分离到 4 个联苄类化合物。

**3. 简单芳香化合物及其苷类**　Xue 等[2]从杜鹃兰的干燥假鳞茎中分离鉴定出 5 个简单芳香化合物及其苷类。朱毅[3]采用硅胶柱色谱、凝胶柱色谱法以及半制备高效液相色谱等分离及纯化方法,从杜鹃兰中分离出 2 个简单芳香类化合物。申勇[4]在杜鹃兰的乙醇提取物中分离到 2 个芳香有机酸、3 个简单芳香醛酮。

**4. 糖及糖苷类化合物**　夏文斌等[5]在杜鹃兰乙醇提取物中分离出 3 个吡喃葡萄糖苷。申勇[4]分离到 1 个双糖苷。刘净等[6]从杜鹃兰中分离鉴定出 3 个葡萄糖苷类化合物。Wang 等[7]从杜娟兰的大极性部位分离到 5 个葡萄糖苷类化合物。

**5. 萜类及甾体类化合物**　Xue 等[2]在杜鹃兰的假鳞茎中发现 2 个甾醇类化合物:胡萝卜苷和 $\beta$- 谷甾醇。林冰等[8]对三氯甲烷层进行分离纯化得到豆甾醇。申勇等[4]分离出 1 个三萜类化合物,2,4- 甲基环菠萝蜜醇。Li 等[9]从杜鹃兰中发现 3 个萜类化合物:1 个杜松烷型倍半萜烯,1 个贝壳杉烷二萜和 1 个三萜类化合物。

**6. 其他**　夏文斌等[5]在杜鹃兰中分离到腺嘌呤核苷类化合物,即腺苷。一项日本的专利报道[10]显示从杜鹃兰全草中分离出 2 个具有强降压活性的化合物,命名为杜鹃兰素Ⅰ、Ⅱ。Yoshitaka 等[11]于 2005 年在杜鹃兰中发现 1 个吡咯里西啶类生物碱,具有很好的生物活性。Joong 等[12]用活性跟踪法从杜鹃兰中分离到 1 个二氢异黄酮类化合物,具有强抗血管生成活性。张尧等[13]从杜鹃兰中分离出富马酸、L- 焦谷氨酸和 2- 呋喃羧酸。刘净等[6]在杜鹃兰中分离到丁二酸,又名琥珀酸。

**【含量测定】** 2020 年版《中国药典》中目前尚无化学成分的含量测定方法,但有学者采用以下方法对其中的化学成分含量进行了测定。

**1. 苯酚 - 浓硫酸法显色法**　田昌海等[14]利用苯酚 - 浓硫酸显色法对山慈菇多糖的含量进行测定。方法:采用苯酚 - 浓硫酸方法显色,利用紫外分光光度计在 488.5nm 处进行测定。

**2. 高效液相色谱法**　管伦兴等[15]采用高效液相色谱(HPLC)法对山慈菇所含的秋水仙碱含量进行了测定。色谱条件:Phenomenex luna $C_{18}$(4.6mm × 150mm,5μm);流动相为甲醇 - 水(45∶55);流速为 0.5ml/min;检测波长为 298nm;柱温为 30℃。

**【炮制研究】** 2020 年版《中国药典》中山慈菇的炮制方法为净制,于夏、秋二季采挖后,除去地上部分及泥沙,分开大小置沸水锅中蒸煮至透心,干燥[1]。古代文献有"剥去毛絮""晒干,去毛壳用"以及焙法。有文献认为,本品的有毒成分为秋水仙碱。秋水仙碱含有较多极性基团,能溶于水。因此,水泡法可以将毒性物质很好地去除,降低其含量[5]。

**【药理研究】**

**1. 抗肿瘤作用**　山慈菇以复方入药用于抗肿瘤治疗,取得了良好的效果。近几年,对山慈菇抗肿瘤作用成分研究较多,申勇[16]对从杜鹃兰中分离出的化合物 4-hydroxy-11-methoxy-3-(4′-hydroxy-3′,5′-dimethoxyphenyl)3,4,5,6-tetrahydro-2H-phenanthro[2,l-b]pyran-8-ol、militarine、24- 甲基环菠萝蜜醇、N-(N- 苯甲酰基 -L- 苯丙氨酰基)-O- 乙酰基 -L-苯丙氨醇、丁香脂素进行了体外抗肿瘤研究,发现 4-hydroxy-11-methoxy-3-(4′-hydroxy-3′,5′-dimethoxyphenyl)3,4,5,6-tetrahydro-2H-phenanthro[2,l-b]pyran-8-ol 在 100μmol/L 下　对人乳腺癌 MCF-7 细胞有一定程度的增殖抑制作用;其他受试化合物对人乳腺癌 MCF-7 细胞基本上没有表现出明显的增殖抑制作用,但在 1.0μmol/L 浓度下对人肝癌 $HepG_2$ 细胞的增殖表现出抑制作用,抑制率分别为29.59%、22.86%、23.4%。刘新桥[17]利用常规MTT测定法,对独蒜兰不同提取部位进行了体外抗肿瘤研究,结果表明独蒜兰乙酸乙酯萃取物对LA795细胞株有一定的抑制作用。石油醚层萃取物在800μg/ml时抑制率达到75.58%,但是在400μg/ml及以下无明显抑制作用。正丁醇萃取物无论在高浓度还是在低浓度时均无抗小鼠肺腺癌LA795细胞活性。分离出的单体化合物(3-hydroxy-9-(4′-hydroxy-3′-methoxyphenyl)-11-methoxy-5,6,9,10-tetrahydrophenanthro[2,3-b]furan-10-yl)methyl acetate、Shanciol F、3,5-diimethoxy-3′-hydroxy-bibenzyl、batatansin-Ⅲ、对苯二酚对小鼠肺腺癌LA795细胞株有一定的抑制作用,但都不太强,均只在100μg/ml的浓度时有较好抑制作用,而10μg/ml以下时抑制作用不强。夏文斌等[18]对从杜鹃兰块茎乙醇提取物中分离得到的化合物进行了体外抗癌活性筛选,结果发现化合物cirrhopetalanthrin对人结肠癌HCT-8,肝癌Bel7402,胃癌BGC-823,肺癌A549,乳腺癌MCF-7和卵巢癌A2780细胞表现出非选择性中等强度细胞毒活性,$IC_{50}$依次为11.24μmol/L、8.37μmol/L、10.51μmol/L、17.79μmol/L、12.45μmol/L、13.22μmol/L。阮小丽[19]对山慈菇的抗癌作用首次进行了动物研究,结果证明杜鹃兰甲醇提取物对小鼠Lewis肺癌、小鼠S180肉瘤及小鼠肝癌均有显著抑制作用,抑瘤作用与剂量成大致的正比关系,笔者推测其抗癌作用机理可能为细胞毒反应;另外体外人肝癌7721瘤株的抑制实验结果表明杜鹃兰对人肝癌7721细胞株具显著抑制性。

**2. 抗菌作用**    孙红祥[20]以液体培养法测定了包括山慈菇在内的9种中药对饲料中分离出的短帚霉、总状共头霉、互隔交链孢霉、蜡叶芽枝霉、柔毛葡柄霉等16株霉菌的最低抑制浓度(MIC),结果所选中药对受试菌株均有不同程度的抑制作用,山慈菇对不同霉菌的MIC为6.25~25mg/ml。另外,阮小丽等[19]抑菌试验表明杜鹃兰对绿脓杆菌的最小抑制浓度为0.125g/ml,对金黄色葡萄球菌及表皮葡萄球菌的最小抑制浓度为0.063g/ml。

**3. 降压作用**    日本的一项专利报道,从杜鹃兰全草中提取出的cremastosine Ⅰ和cremastosine Ⅱ具有较强的降压活性[21],薛震等[22]实验表明cremastosine Ⅱ犬静脉注入15μg/kg可降低血压39mmHg,降压作用持续30分钟以上。

**4. 抗血管生成活性**    Shim等[23]利用活性跟踪法发现从杜鹃兰假鳞茎的乙醇提取物中分离出5,7-dihydroxy-3-(3-hy-droxy-4-methoxybenzyl)-6-meth-oxychroman-4-one,无论在体外还是在体内试验中都表现出很强的抗血管生成活性。在体外试验中,它对基本纤维母细胞生长因子(bFGF)诱导的人类脐带血管内皮细胞(HUVEC)增殖表现出较强的抑制作用,其活性大小与剂量呈依赖关系,在提取物浓度为0.5μmol/L时仍有抑制作用;而在没有bFGF存在情况下,则不抑制HUVEC的增殖。同时该成分可以抑制bFGF诱导的HUVEC毛细血管的生成,抑制程度呈剂量依赖关系,且在任何浓度下都未表现出细胞毒性。在体内试验中,用该成分处理成长的鸡胚胎绒毛尿囊膜,根据浓度不同,则表现出不同程度的抑制毛细血管生成的作用。此外,KIM等[24]发现Homoisoflavanone能通过降低*cdc2*表达来停止细胞周期,从而抑制视网膜血管新生的病变。他们通过进一步的实验证明Homoisoflavanone能有效抑制HUVEC管腔形成和细胞迁移,提出它是脉络膜血管新生的有效的抑制剂,并将可以作为一种新的抗血管生成抑素,应用于血管增生性视网膜病变和肿瘤的治疗[25]。

**5. 毒蕈碱$M_3$受体阻断作用**    Yoshitaka等[26]用活性跟踪法发现从杜鹃兰70%乙醇

提取物中分离出的 cremastrine 可以选择性的阻断 $M_3$ 受体。在实验中,其阻断氚标记的东莨菪碱([$^3$H]-NMS)同 $M_3$ 受体结合的 $IC_{50}$ 为 594nmol/L,而且没有 $M_3$ 受体拮抗剂产生的中枢神经系统副作用,因此有希望开发成用于治疗呼吸系统紊乱(如慢性肺阻塞)和其他如过敏性肠胃综合征等方面的新药。日本的一项专利报道,从杜鹃兰全草中提取出的 cremastosine Ⅰ 和 cremastosine Ⅱ 具有较强的降压活性[21]。

【毒理研究】对于山慈菇的遗传毒性,刘冰等[27]实验发现山慈菇可诱发体细胞和生殖细胞遗传物质损伤,具有潜在的致突变作用。刘冰等采用微核实验和精子畸形实验,从体细胞和生殖细胞两方面评价五加皮、茯苓、猪苓和山慈菇的致突变性。结果表明,山慈菇各剂量诱发的小鼠骨髓嗜多染红细胞微核率高于正常对照组($P<0.01$),但又显著低于 CP 阳性对照组($P<0.01$),说明山慈菇可诱发体细胞遗传损伤。山慈菇低剂量组精子畸形率与阴性对照组比较,无显著性差异($P>0.05$),中、高剂量组与阴性对照比较差异非常显著($P<0.01$)。各剂量组与阳性对照比较差异均非常显著($P<0.01$)。山慈菇低中剂量睾丸染色体畸变率与阴性对照比较无显著性差异($P>0.05$),而高剂量诱发的染色体畸变率显著高于阴性对照($P<0.05$),各剂量与阳性对照比较差异均非常显著($P<0.05$),山慈菇可诱发生殖细胞遗传物质损伤,具有潜在的致突变作用[28]。

【配伍研究】山慈菇常与雄黄、朱砂、麝香等解毒疗疮药合用,如以山慈菇为君药的紫金锭(又名玉枢丹)内服主治由湿温时邪引起的神昏瞀闷、呕吐泻泄及小儿痰涎惊风;外用治疗痈疽疔疮、肿核内毒等证[29]。鉴于山慈菇的软坚散结作用,代芳等[30]应用补益理气药配伍山慈菇,治疗甲状腺腺瘤,肿块明显缩小。

【复方及制剂】

1. 紫金锭　山慈菇 200g、红大戟 150g、千金子霜 100g、五倍子 100g、人工麝香 30g、朱砂 40g、雄黄 20g。本品为暗棕色至褐色的长方形或棍状的块体;气特异,味辛而苦。辟瘟解毒,消肿止痛。用于中暑,脘腹胀痛,恶心呕吐,痢疾泄泻,小儿痰厥;外治疔疮、疖肿、疰腮,丹毒,喉风。口服。一次 0.6~1.5g,一日 2 次。外用,醋磨调敷患处[1]。

2. 癃闭舒胶囊　补骨脂、益母草、金钱草、海金沙、琥珀、山慈菇。本品为硬胶囊,内容物为棕黄色至棕色的粉末;味微苦。益肾活血,清热通淋。用于肾气不足、湿热瘀阻所致的癃闭,症见腰膝酸软,尿频、尿急、尿痛、尿线细,伴小腹拘急疼痛;前列腺增生症见上述证候者。口服。一次 3 粒,一日 2 次[1]。

【临床研究】

1. 应用研究

(1)治疗噎膈:山慈菇(整个切开)150~200g,洗净,用清水浓煎,加入白蜂蜜 200g 收膏,每日早晚各服 1 茶匙[31]。

(2)治疗疱疹性口腔炎:山慈菇、炉甘石、硼砂、龙骨各 9g,青黛 1g,冰片、朱砂、生石膏各 4.5g,煅珍珠 0.1g,麝香 0.6g,熊胆 0.9g,共研极细末。先用含漱剂漱口后,将本品撒于口腔内患处,一日 3~5 次。结果显效 64 例,有效 29 例,无效 7 例[32]。

(3)治疗脓性指头炎:鲜山慈菇 25g,洗净,捣烂,加米醋 3ml 和匀,稍蒸温,用塑料薄膜包敷患指,每日换药 1 次。治疗 7 例,均于 3~4 日内痊愈[33]。

(4)治疗子宫肌瘤:山慈菇、夏枯草、射干、海藻、生何首乌、远志。共为细末,炼蜜为丸。每丸 9g,每次 1 丸,一日 3 次,或每次 2 丸,一日 2 次,口服。经期停服。3 个月为 1 个疗程。

一般服 1~3 个疗程。经期血量多,可配合辨证汤剂治疗。不服西药。治疗 125 例,痊愈 11 例,有效 37 例,显效 69 例,无效 8 例,无加重者[34]。

(5)治疗肝血管瘤:山慈菇、水蛭、丹参、黄药子、三棱、莪术、生牡蛎、夜明砂各 30g,土鳖虫、延胡索各 20g,全蝎 10g。共研细末,过 100 目筛,制成散剂或水丸。10g/d,分 2 次冷开水送服,20 日为 1 个疗程。忌生冷、酒、羊肉、狗肉。治疗 62 例,痊愈 38 例,明显进步 18 例,无效 6 例,总有效率为 90.3%[4]。

(6)治疗甲状腺瘤:猪胰子 30g(焙干,加牡蛎粉研末分两次冲服),山慈菇、酸枣仁、天葵子、土茯苓、香附、山楂、生鸡内金各 15g,合欢皮 12g,法半夏 10g,薄荷 6g,八角莲 5g。每日 1 剂水煎服,3 个月为 1 个疗程。治疗 46 例,痊愈 29 例,显效 9 例,有效 6 例,无效 2 例[35]。

(7)治疗肝硬化腹水:泽兰 15g,路路通 15g,大腹皮 10g,丹参 10g,山慈菇 10g,茯苓 15g,生麦芽 10g,薏苡仁 20g,葶苈子 15g,柴胡 12g,黄芪 15g,山药 10g。黄疸深者加茵陈 15g,恶心呕吐者加法半夏 10g。治疗组 30 例患者中显效 12 例,好转 16 例,总有效率达 93.3%;对照组中显效 5 例,好转 16 例,总有效率达 72.8%[36]。

(8)治疗乳腺增生病:柴胡 10g,山慈菇 10g,香附 10g,当归 10g,郁金 10g,丹参 20g,青皮 10g,浙贝母 10g,牡蛎 25g,夏枯草 15g,昆布 10g。一日 1 剂,水煎分两次服。连服 20~30 剂为 1 个疗程。32 例中坚持服药 13 个月痊愈 19 例,占 59%;显效 5 例;好转 5 例,占 15%;无效 3 例,占 9%,总有效率为 91%[37]。

(9)治疗子宫内膜异位症:马晓玲等[38]采用自拟方棱莪消积饮煎剂(三棱、莪术、山慈菇、海藻、穿山甲等),保留灌肠,药渣热敷小腹,共治疗 1~3 个疗程。结果:治疗 85 例,总有效率为 96.47%。

(10)治疗慢性宫颈疾病:催脱钉,由山慈菇、枯矾各 18g,炙砒霜 9g,麝香 0.9g 等组成。上药共研细末,加入适量江米粉,用水调匀,制成钉形或图钉形栓剂。每枚药钉长 1~1.5cm,直径为 0.2cm,晾干备用。先以 1∶1 000 苯扎溴铵温开水冲洗阴道,将催脱钉插置于颈管或敷贴于宫颈部,一般 3~5 日上药 1 次,连续上药 2~3 次。待组织凝固坏死后,甘草 30g,制成油膏,隔日上药 1 次,放药后禁止房事或坐浴。治疗 31 例,其中慢性肥大性宫颈炎、颈管炎 15 例,慢性宫颈炎、颈管炎 8 例,宫颈息肉样增生 3 例,多发性、复发性宫颈息肉 5 例。结果:全部治愈。上药次数 3~12 次。治愈时间最少小于 30 日,最长 60 日以上。并对缩小宫颈体积有显著效果[39]。

(11)治疗骨囊肿:山威注射液(山慈菇、威灵仙、白花蛇舌草、半枝莲、蜈蚣、枯矾、五加皮等)治疗 22 例,先在明显骨性突起的部位或压痛点常规消毒后,将注射针穿入囊内,抽出液体 2~5ml,最后每次递减 1~2ml。每月 1 次,3 次为 1 个疗程。同时服用汤剂:当归、枸杞子、赤芍、生地黄、续断、鹿角霜、茯苓、鳖甲、桑枝、牛膝、丹参、法半夏、夏枯草等。随证加减,每日 1 剂水煎服。结果:优 13 例,良 6 例,可 3 例,优良率为 86.4%。随访平均 16 个月,均无复发[40]。

(12)治疗食管贲门癌梗阻症:武超等[41]用乌门十七味散,制蟾蜍 0.01g、山慈菇 15g、上沉香 3g、制硇砂 10g、牛黄 0.1g、制礞石 7.5g 等为主,在精选、炮制、加工后而组成的乌门十七味散剂。口服每次 3g,3~5 次/日,30 日为一治疗周期,必须时用石蜜、葱汁为药引,疗效更佳。显效 162 例,有效 68 例,无效 4 例,总有效率为 98.3%。

(13)治疗鼻咽癌:山慈菇、山豆根、白花蛇舌草、石见穿、黄芪各 30g,丹参、赤芍各 15g,

八角金盘、辛夷、苍耳子各 12g。随证加减。每日 1 剂煎服,30 日为 1 个疗程。1~3 个疗程后视病情改为隔日或 3 日服 1 剂。持续半年。治疗 53 例,其中中药治 6 例,中药加放射疗法 18 例,中药加放化疗 29 例,3 种疗法的 5 年生存率分别为 50%(3 例)、55.56%(10 例)、65.52%(19 例),余为死亡数[42]。

(14)治疗慢性萎缩性胃炎伴胃黏膜异型增生及肠化:山慈菇、三棱、莪术、九香虫、皂刺、花粉、生麦芽、鸡内金。制成煎剂,每次 150ml,一日 2 次,3 个月为 1 个疗程。治疗 115 例,显效 100 例(87.0%),好转 13 例(11.3%),无效 2 例(1.7%),总有效率为 98.3%[43]。

(15)治疗晚期直肠癌:山慈菇、白花蛇舌草、马齿苋各 15g,黄柏、伊贝母、当归、赤芍、广木香、炒枳壳各 10g,白头翁 30g。便脓血加贯众炭、侧柏炭、生地榆等;腹痛便秘加延胡索、瓜蒌仁、火麻仁等;便溏加诃子、赤石脂、石榴皮等;腹部触及肿块加鳖甲、龟甲、穿山甲等;淋巴转移加夏枯草、海藻、昆布等;气血衰败加党参、黄芪、黄精等。每日 1 剂水煎服,3 个月为 1 个疗程。并用花蕊石 60g,败酱草、土茯苓、白花蛇舌草各 30g,槐花、鸦胆子各 15g,血竭、皂角各 10g,浓煎后保留灌肠,一日 1 次。治疗 18 例均症状改善,1、3、5 年生存率分别为 100%、66.7%、38.9%[44]。

**2. 用法用量** 山慈菇为清热解毒类中药,味甘、微辛,性凉,归肝、脾经。主要功能为清热解毒,化痰散结,主治痈肿疔毒,瘰疬痰核,淋巴结结核,蛇虫咬伤。现代临床运用该药配伍治疗炎症、肿瘤等。2020 年版《中国药典》规定山慈菇用量为每日 3~9g,外用适量。

**【中毒表现及救治】**尚无相关报道。

(王慧娟　斯建勇　张春颖)

# 10 千 金 子

**【基源】**本品为大戟科植物续随子 *Euphorbia lathyris* L. 的干燥成熟种子[1]。

**【化学成分】**千金子中含有二萜醇及其酯类化合物、固醇类化合物、香豆素类化合物、黄酮类化合物、挥发油化合物、脂肪油化合物、其他类化合物。

**1. 二萜醇及其酯类化合物** 二萜醇酯主要分为续随子烷型二萜及巨大戟烷二萜两大类。

(1)续随子烷型二萜:包括大戟因子 L1、大戟因子 L3、大戟因子 L8、大戟因子 L9、续随子固醇(千金子固醇)[2]、大戟因子 L2、大戟因子 L7a、大戟因子 L7b[2,3]、大戟因子 L10[4]、大戟因子 L11[5]、续随子醇[2]、5-*O*-acetyl-3-*O*-butanoyl-12-hydroxylathyrol、7- 羟基千金二萜醇、6,20- 环氧千金二萜醇、千金二萜醇二乙酸苯甲酸酯、千金二萜醇二乙酸菸酸酯[6]、千金二萜醇 -3,15- 二乙酸 -5- 苯甲酸酯[7]、6,20- 环氧千金二萜醇苯乙酸二乙酸酯[6]及一新型二萜骨架重排化合物 lathyranoneA[5]。

(2)巨大戟烷二萜:包括巨大戟二萜醇、大戟因子 L4、大戟因子 L5[2]、大戟因子 L6[6]、巨大戟醇[2]。

(3)其他二萜:另一种骨架结构的二萜类化合物 lathyranoic acid A 和 lathyranone A[8]。同时有一种新型的大环二萜千金子 A[9]。

2. **固醇类化合物** 包括 $\alpha$- 大戟甲烯醇、$\gamma$- 大戟固醇、蛇麻脂醇、羊齿烯醇、4- 蒲公英固醇、蒲公英赛醇、$\beta$- 香树脂醇、羽扇烯酮、环木菠萝烯醇、羊毛固醇、24- 亚甲基环木菠萝烯醇、谷甾醇[7]及固醇类化合物胡萝卜苷[10]。

3. **香豆素类化合物** 包括七叶内酯(秦皮乙素)[2,10]、七叶树苷、双七叶内酯、异双七叶内酯及瑞香素等[6]。以上化合物均具有苯骈 $\alpha$- 吡喃酮的母核结构。

4. **黄酮类化合物** 包括青蒿亭[10]、蔓荆子黄酮、山奈酚 -3- 葡糖醛酸苷[7]及槲皮素 -3-葡糖醛酸苷[11]。这些化合物基本母核为 2- 苯基色原酮。

5. **挥发油类化合物** 千金子中的挥发油含量为 0.5%,从其挥发油中共鉴定了 23 种成分,包括甲基环己烷、2- 甲基庚烷、3- 甲基庚烷、2,5- 二甲基己烷、1,1,3- 三甲基环戊烷、正庚烷、3- 乙基戊烷、正辛烷、$\alpha$- 檀香萜醇、植醇、棕榈酸[11]。

6. **脂肪油类和蛋白质类化合物** 千金子含脂肪油 40%~50%,包括油酸、亚油酸(linoleic acid)、亚麻酸(linolenic acid)、棕榈酸[12]、1,2,3- 三羟基苯、2,3- 二羟丙基十九碳酸酯、2,3- 羟丙基 -9- 烯 - 十七碳酸酯、2,3,4- 三羟基丁基 - 十五碳 -3- 烯碳酸酯[2],其中油酸占 84.42%。在千金子脂肪酸中,油酸甲酯含量最高,另外软脂酸甲酯和硬脂酸甲酯的含量较高[13]。

千金子种子中的蛋白质含有 17 种以上氨基酸,主要氨基酸为谷氨酸(3.576%)和天冬氨酸(1.953%),氨基酸分析表明千金子种子蛋白质具有一个相对完整的氨基酸组成[12]。

7. **其他化合物** 包括金色酰胺醇酯、棕榈酸、苯甲酸[2]、对羟基苯甲酸、1,2,3- 三羟基苯、2,3- 二羟丙基十九碳酸酯、2,3- 二羟丙基 -9- 烯 - 十八碳酸酯、2,3,4- 三羟基丁基 - 十五碳 -3- 烯碳酸酯[5]及新蔗糖异戊酯[6]。

【含量测定】2020 年版《中国药典》采用高效液相色谱法测定千金子甾醇($C_{32}H_{40}O_8$)的含量作为质量控制标准。色谱条件:以二甲基十八碳硅烷键合硅胶为填充剂;以正己烷 - 乙酸乙酯 - 乙腈(87.5:10:2.5)为流动相;检测波长为 275nm。理论板数按千金子固醇峰计算应不低于 3 000。本品含千金子固醇($C_{32}H_{40}O_8$)不少于 0.35%[1]。

2020 年版《中国药典》还制定出了脂肪油含量的测定,具体测定方法:精密称定本品,加乙醚加热回流至脂肪油提尽,收集提取液,干燥冷却,精密称定,计算含量。本品含脂肪油不得少于 35.0%[1]。除此之外,其他有效部分或成分还测定方法如下:

1. **秦皮乙素的含量测定** 采用高效液相色谱法测定秦皮乙素(七叶内酯)的含量。色谱条件:色谱柱为 Kromasil $C_{18}$ 柱(41.6mm×250mm,5μm);流动相为乙腈 - 水 - 冰醋酸(12:88:0.08);检测波长为 340nm[14]。

2. **总香豆素的含量测定** 采用紫外分光光度法测定总香豆素的含量,以秦皮乙素为对照品,测定波长 350nm[15]。

3. **重金属元素含量测定** 分别采用以下方法测定千金子中铜、镉、铅、砷、汞的含量:铜用火焰原子吸收法(FAAS)测定[16],铅、砷、镉采用石墨炉原子吸收法(GFAAS)测定[17],汞用冷吸收法(HGAAS)测定[18]。

【炮制研究】2020 年版《中国药典》中千金子的制法为:除去杂质,筛去泥沙,洗净,捞出,干燥,用时打碎。除此之外,2020 年版《中国药典》中记载了千金子霜的炮制方法为:去壳,去油[1]。除此之外,现代研究就炮制方法和炮制机制均有文献报道。

1. **炮制方法**

(1)炒制:将适量千金子置于锅中,以 180℃左右进行文火微炒,时间在 5~10 分钟,待浓香溢出,其颜色完全变为深黄后停止翻炒,待凉置后留作备用,于入药时捣碎[19]。

(2)酒制:取适量千金子置入 1.5 倍黄酒中浸泡 12 小时左右,取出千金子,常温晾干留置备用,于入药时捣碎[19]。

(3)制霜:分为冷霜、热霜和蒸霜。①冷霜,取适量千金子,将其碾碎后以粗纸包裹,使用压榨器对其进行反复压榨,以吸油纸上不黏油痕和药物松散不黏成饼为止[20];②热霜,取适量千金子置于干燥箱中,温度调整为 70℃ 左右,烘烤时间在 15~20 分钟,烘烤完成后以粗纸包裹反复压榨,其度量同冷霜[21];③蒸霜,将纯净千金子以纱布包裹置于蒸锅中蒸发 15~20 分钟,粗纸包裹后续程序同冷霜[22]。

**2. 炮制方法优选** 以千金子霜含油量及主要泻下成分续随二萜酯和千金二萜醇二乙酸苯甲酸酯含量为指标,综合评价最佳制霜工艺:种仁微炒后,粉碎成泥状(粒度为 40~60 目),于 55℃ 加热 30 分钟,出油率控制在 51%~53%(g/g),出霜率控制在 45%~47%,其中加热温度对千金子霜含油量及主要泻下成分含量有显著影响[23]。

**3. 炮制机制**

(1)炮制减毒:以炒制、生制、冷霜、热霜、酒制和蒸霜等 6 种炮制方法,对中药千金子毒性成分脂肪油含量进行测定结果显示,生制、炒制和酒制 3 种方法含油量相较于 3 种霜制更高,而 3 种霜制方法中,蒸霜炮制含油率相较于其他两组更低,提示各类减毒炮制方法中以蒸霜效果最好,但使用热霜和冷霜可取得药性和毒性平衡;制霜法炮制千金子可显著降低其脂肪油含量,而蒸霜法效果最优[21]。此外,炮制后各样品的水浸出物、醇浸出物及醚浸出物均明显低于生品,热霜、蒸霜则显著低于冷霜,揭示千金子炮制后所含成分有不同程度的损失[24]。

(2)炮制前后药效研究:近年研究发现,千金子可抑制 786-0 细胞的增殖,改变细胞形态,且千金子去油制霜炮制后对 786-0 细胞的增殖具有更强的抑制作用,从细胞水平阐释了千金子临床多制霜入药的科学性[25]。

**【药理研究】**

**1. 抗肿瘤作用** 千金子鲜草对急性淋巴细胞白血病、慢性粒细胞白血病以及急性单核细胞白血病有一定抑制作用[26]。千金子种子、千金子种仁和千金子霜均有效抑制肾癌 786-0 细胞体外增殖;千金子提取物 1~250mg/L 对人宫颈癌 HeLa 和人白血病 K562 细胞在体外有显著的抗增殖作用[6]。进一步研究各种千金子提取物药理实验表明:千金子乙酸乙酯部分具有较强的体外抗肿瘤活性[27];千金子三氯甲烷提取物(200mg/L)对 $HepG_2$、K562、U937 的抑瘤率分别为 74.22%、60.44%、66.77%;千金子丙酮提取物(200mg/L)对 K562、U937 的抑瘤率分别为 75.53% 和 50.27%,对 $HepG_2$ 无抑制作用;三氯甲烷、丙酮混合物可延长腹水癌 EAC 和 S180 荷瘤小鼠的生存期,对 S180 荷瘤小鼠的抑瘤率为 45%~55%[28];千金子甲醇提取物对 HeLa、K562、U937、HL60、$HepG_2$ 的半数抑制有效浓度($IC_{50}$)分别为 15.5mg/L、13.1mg/L、10.5mg/L、17.5mg/L、29.6mg/L[25],对小鼠移植性肿瘤细胞株显示出较显著抑制作用[29]。

千金子单体成分的抗肿瘤作用研究多集中于千金二萜烷型化合物和香豆素类的秦皮乙素,其中以二萜化合物的研究为多[30]。千金子中大戟因子 L5 对 S180 腹水癌有显著抗癌作用;千金子中大戟因子 L10 对肿瘤细胞中过度表达的 P-gp 具有显著的抑制作用[6];巨大戟二萜醇 3-O-十六烷酸酯对肉瘤 S180 小鼠具有抗肿瘤活性[26]。同时,千金子固醇通过 Bcl-

2/Bax 介导的线粒体途径诱导白血病 HL-60 细胞的凋亡[31]。从续随子中分离的大戟因子 L10 对肿瘤细胞中过度表达的 P-糖蛋白(P-gp)有明显抑制作用[4]。此外,研究结果显示,大戟因子 L3 对宫颈癌细胞、卵巢透明癌和卵巢囊腺癌细胞增殖均有明显的抑制作用,而大戟因子 L1 仅对宫颈癌细胞的增殖显示出较强的抑制活性,推测千金二萜烷化合物抑制肿瘤细胞增殖活性与母核上的环外双键及邻位取代基有关,环外双键邻位有大的取代基时可以改变环外双键的空间取向,因而影响其生物活性[32]。除此之外,千金子中香豆素类成分主要为秦皮乙素,秦皮乙素在体外对 A549 肺癌细胞、黑色素瘤细胞、人 T 淋巴细胞白血病细胞以及人胃癌细胞等多种肿瘤细胞株具有抑制细胞生长的作用,能够抑制 HL-60 细胞的增殖,同时促进 HL-60 细胞的凋亡,还有增强紫杉醇对 ERK 通路介导的 $HepG_2$ 人肝癌细胞凋亡的作用[33]。

抗癌机制研究显示,中药千金子体外对人肾癌 786-0 细胞和小鼠肾癌 renca 细胞有明显抑制作用,使两细胞体外生长被显著抑制,同时证实千金子二萜醇是一种有临床应用前景的抗肿瘤中药提取物[34]。其机制研究提示,使表达人 G250 基因小鼠 renca 细胞增殖能力降低,renca 细胞体外生长被显著抑制[35]。近期研究显示,中药千金子对宫颈癌细胞株 HeLa 增殖有明显的抑制作用,其机制为上调 PTEN 抗原及 Fas、caspase3、caspase7 蛋白表达,促进细胞发生 $G_1$ 期阻滞,引起 HeLa 细胞凋亡[36]。

**2. 抗肺纤维化作用**　千金子提取液 15.625~500mg/L 对大鼠原代培养的肺成纤维细胞增殖有明显的抑制作用,表明其对肺纤维化可能有一定的治疗作用[6]。

**3. 促进肠蠕动作用**　千金子生品 0.26g/kg、1.3g/kg、2.6g/kg、7.8g/kg 对小鼠小肠有较强的推进作用。同时,含油量为 2.9g/kg 的千金子霜具有明确的加快小肠蠕动作用,但强度较生品减弱[6]。

**4. 抗氧化作用**　6,7-二羟基香豆素清除 DPPH 自由基的体系终浓度为 0.058μg/ml,远低于维生素 C 的体系终浓度;而油脂过氧化值实验显示,6,7-二羟基香豆素的抗氧化活性强于维生素 C。千金子的活性物质 6,7-二羟基香豆素具有较强的抗氧化活性[37]。

**5. 美白美容作用**　千金子中七叶内酯抑制了酪氨酸激酶活性[38],进而抑制酪氨酸向黑色素转化,产生美白效果。此外,千金子提取物预防头皮屑和脱发,促进头发生长;千金子醋糊外用对大鼠体癣模型有显著治疗效果[39]。韩国学者以千金子提取物用于化妆品,其中以千金子提取物通过抑制 5α-还原酶活性而抑制痤疮或皮脂分泌,从而达到皮肤护理效果[7]。以千金二萜醇二乙酸酯苯甲酸酯为主要成分研制的千金子美白祛痘霜,临床用于治疗黄褐斑、雀斑[40]。

**6. 抗菌作用**　千金子对金黄色葡萄球菌、大肠埃希菌、福氏志贺菌及铜绿假单胞菌的生长有抑制作用,抗菌的有效成分为瑞香素和七叶树苷[26]。

**7. 镇静催眠及镇痛抗炎作用**　千金子中白瑞香素的镇静催眠作用表现为与巴比妥类药物有明显的协同作用,临床应用于外科手术麻醉,其效果与哌替啶对照无明显差异。千金子镇痛作用的有效成分为瑞香素,其治疗指数为 20.9,虽略低于磷酸可待因,仍然较为安全。瑞香素还有一定的抗炎作用,等剂量下其抗炎作用稍弱于水杨酸钠[26]。秦皮乙素也有抗炎、抗菌止咳、祛痰、平喘等药理作用[41]。

**【毒理研究】**千金子药性猛烈且临床用药剂量为 1~2g,表现中毒剂量为 9~15g,其有毒成分为千金子固醇、殷金醇棕榈酸酯等,对胃肠道有强烈刺激作用,对中枢神经系统也有毒[42]。

**1. 毒性成分研究**　千金子水煎液(相当于含生药 0.2g/ml)$LD_{50}$ 为 1.795g/kg[43]。千金子提取液在质量浓度为 7.813~15.625mg/L 对细胞无毒性作用,当质量浓度>31.25mg/L 时,千金子提取液的毒性随着浓度的增加显著增强[44]。比较千金子和不同含油量的千金子霜的小鼠 $LD_{50}$ 和毒性反应,提示千金子的毒性成分位于脂肪油部位[45]。千金子不同提取物的毒性研究表明,小鼠口服千金子乙酸乙酯、石油醚、水提取物的 $LD_{50}$ 分别为 160.23g/kg、90.8g/kg、912.0g/kg,口服千金子挥发油的最大耐受量为 266.8g/kg,乙酸乙酯、石油醚以及水提取物所引起的毒性反应相似[46]。

**2. 毒性机制研究** 千金子固醇对胃肠道有强烈刺激作用,产生峻泻,作用强度为蓖麻油的 3 倍[6];殷金醇棕榈酸酯曾有致癌作用报道,作用与巴豆油类似[47]。现代研究证明,千金子中脂肪油具有致泻作用,这主要是环氧千金二萜醇苯乙酸酯二乙酸酯,能刺激胃肠蠕动,从而产生峻泻,其泻下作用为蓖麻油的 3 倍[48]。

临床上为避免其峻泻作用,采用炮制去除其油,其炮制方法以制霜法为主,也有炒制、酒制、煮制的记载。对生品、炒品、酒品、冷霜、热霜、蒸霜等进行了脂肪油总溶出成分测试,结果表明,千金子经加工炮制后,脂肪油含量成分明显降低[26]。千金子制霜前后提取物均会影响肠道菌群的生物多样性,影响肠道菌群平衡,且千金子制霜后对 4 类肠道菌群的作用减弱,引起肠道菌群紊乱程度减小,这与千金子霜品泻下作用缓和的研究结果相一致,表明从肠道微生态角度考察千金子制霜前后对肠道菌群的干预作用,可揭示制霜与肠道菌群数量变化可能存在相关性[49]。千金子生品和霜品可以降低小肠 3 种消化酶的活性,且与给药剂量有一定的关系,同种剂量下,千金子制霜后对肠道酶活性的降低程度小于生品,表明制霜后毒性降低,从肠道酶的角度可以证明千金子制霜减毒的科学性[50]。

【配伍研究】中药"十八反"是最具代表性的中药配伍理论指导原则,近年来研究已逐步揭示了反药配伍禁忌的物质基础及生物学机制[51]。前期"藻戟遂芫俱战草"的研究,通过阐明"藻戟遂芫"与甘草配伍产生禁忌的化学物质基础及生物学机制,揭示了其禁忌特征及条件性[52]。

自古以来千金子就与京大戟、甘遂等同列为利水要药。现代研究表明,源自于大戟科大戟属植物的大戟、甘遂、千金子等均含有化学结构相似的二萜类化学成分,这使其具有相似的药性与功效取向,当与甘草合用时可能存在共性的禁忌规律。基于"藻戟遂芫"与甘草配伍致毒增毒特点,以肠道及其菌群为研究对象,从肠道屏障功能、运动功能、肠道菌群结构稳态、肠道菌群代谢基因等角度,进一步拓展千金子与甘草合用可能导致的毒副作用。实验结果显示,千金子与甘草合用导致肠黏膜损伤标记物血清二胺氧化酶含量升高,并且使肠道菌群组成结构发生异常改变,同时使肠道菌群宏基因组结构发生异常,提高芳香氨基酸降解功能和黏液降解功能相关基因含量,从而可能增强这些基因功能,继而增加肠源尿毒素等毒性物质的产生,引发或加重机体患病风险[53]。

**【复方及制剂】**

**1. 周氏回生丸** 五倍子 60g、檀香 9g、木香 9g、沉香 9g、丁香 9g、甘草 15g、千金子霜 30g、红大戟(醋制)4.5g、山慈菇 45g、六神曲(麸炒)150g、人工麝香 9g、雄黄 9g、冰片 1g、朱砂 18g。本品为红色的糊丸,除去包衣后显棕黄色至棕褐色;气香,味微苦。祛暑散寒,解毒辟秽,化湿止痛。用于霍乱吐泻,痧胀腹痛。口服。一次 10 丸,一日 2 次。使用时孕妇禁服;不宜久服[1]。

**2. 紫金锭** 请参照山慈菇。

**【临床研究】**单用千金子能有效治疗晚期血吸虫病腹水、毒蛇咬伤、口眼㖞斜等。其复方制剂紫金锭在临床治疗食管癌、嗜酸性粒细胞增多症、急性淋巴细胞白血病、小儿癫痫、痛经、手癣等；通关利尿散治疗前列腺肿大、尿路感染等均有显著疗效[25]。千金子多以复方入药，国内含有千金子复方专利有 20 余项，其中有关于治疗白血病、各种肝炎、肝硬化、肝腹水、膀胱癌、支气管炎、肺气肿、肺肿瘤、积滞胀满和痛经、瘢痕、寻常疣、肾盂肾炎，增强人体免疫力，去除疣痣，肿瘤辅助治疗，理气通便等[6]。

**1. 应用研究**

(1) 治疗晚期血吸虫病腹水：将千金子制成肠溶胶囊内服，其结果不但呕吐反应大大减少，而且用药少，易吞服，药效快而猛，逐水效果不减。千金子胶囊对肝、肾功能均无损害，但服药后应忌食碱、盐及不易消化食物，症状改善后，应抓紧时机使用锑剂以根治血吸虫病[54]。

(2) 治疗毒蛇咬伤：取千金子 20~30 粒(儿童酌减)，捣烂，米泔水调服，同时伤口作必要处理，治疗 166 例有明显疗效。一般服 1 次，重者可一日服 3 次即有明显疗效[54]。

(3) 治疗白血病：由千金子组成治疗白血病的中药，为治疗白血病的 I 号(红宝丹)、II 号(补元散)、III 号(生血丸)系列中药，其中 I 号由包含千金子在内的 27 味中药构成。该中药自 1984 年临床应用以来，经 300 例临床观察，总有效率为 95%，治愈缓解率为 45%。该中药可以替代西医化疗，并避免由于化疗引起的毒副作用给患者带来的痛苦，同时具有固本培元、延长白血病患者存活期等优点[54]。

(4) 治疗银屑病：银屑病是一种难治性皮肤病。在家传中医、蒙医的基础上，经几代人的临床治疗经验总结整理出一种治疗银屑病的处方，该中药组合物是由千金子霜等 30 味中药组成，具有清热解毒、活血润燥、祛风止痒、杀虫的功效，对治疗银屑病特别是寻常性银屑病效果显著，对过敏性皮炎、老年斑、慢性皮肤炎症也有很好的疗效[54]。

(5) 治疗黄褐斑、雀斑：以千金二萜醇二乙酸酯苯甲酸酯为主要成分研制的千金子美白祛痘霜，临床用于黄褐斑、雀斑的治疗，并以 1.5% 曲酸二棕榈酸酯霜作对照，实验组 38 例，总有效率为 86.8%[40]。

**2. 用法用量** 2020 年版《中国药典》规定千金子为有毒，用量为 1~2g，多入丸散服。外用适量。此外，千金子霜的用量为 0.5~1g，多入丸散服。外用适量。

**【中毒表现及救治】**

**1. 中毒表现** 千金子对中枢神经系统有毒，临床多服或误服可引起中毒，中毒剂量 9~15g。初见为头晕、头痛、恶心、剧烈呕吐、心悸、冷汗自出、面色苍白等，严重者出现血压下降、大汗淋漓、四肢厥冷、呼吸浅粗、脉微欲绝等危症[32]。

**2. 救治** 尚无相关报道。

（赵 雍 李军德 杜贵友）

01~10 参考文献

# 11　川　　乌

**【基源】**本品为毛茛科乌头属植物乌头 *Aconitum carmichaelii* Debx. 的干燥母根。

**【化学成分】**川乌中的化学成分主要为二萜生物碱类化合物。此外,川乌中还含有季铵盐类、阿朴啡类、吡咯类等生物碱以及黄酮类、皂苷类、神经酰胺等非生物碱成分。

1. **二萜生物碱**　二萜生物碱是川乌的主要药效物质基础,其基本骨架可分为 4 类[1]。其中,以 C-19 二萜生物碱为主,同时有少量的 C-20 二萜生物碱,目前 C-18 与双二萜生物碱尚未有报道,值得进一步深入研究。目前,C-19 二萜生物碱是川乌中分离得到数量最多的一类生物碱,又被称为乌头碱型生物碱,已经从川乌中分离得到 90 余种,可分为 3 类(单酯型、双酯型和酯型)[2]。

2. **非二萜生物碱**　目前从川乌中分离得到非二萜生物碱主要包括吡咯类、季铵盐类、阿朴啡类等化学成分。其中,季铵盐类 coryneine chloride 和阿朴啡类 fuzitin 最早从乌头属植物中分离得到[3]。近期研究多以吡咯类为主,有学者利用柱色谱分离的方法分离出一种新的吡咯类生物碱 aconicaramide,并确定了其结构[4]。雷崎方等[5]首次从乌头属植物中分离得到一种新的吡咯类生物碱 6-hydroxymethyl-3-pyridinol。

3. **其他类成分**　川乌中还含有黄酮类、皂苷类、神经酰胺及其他类成分[6]。Shim 等[7]从川乌根中首次分离出一种新的黄酮类化合物 6″-O- 乙酰基喹啉(6″-O-acety-lliquiritin)以及类固醇皂苷 gracillin。杨茗等[8]从川乌中分离得到两种新的化学成分并确定了其结构,分别为金色酰胺醇酯、松胞素 $B_2$。其中,金色酰胺醇酯首次从乌头属植物中分离得到,松胞素 $B_2$ 首次从植物界中分离得到。其他类成分包括附子苷、多糖 aconitan A~aconitan D 等。

**【含量测定】**2020 年版《中国药典》采用高效液相色谱法测定乌头碱($C_{34}H_{47}NO_{11}$)、次乌头碱($C_{33}H_{45}NO_{10}$)和新乌头碱($C_{35}H_{45}NO_{11}$)的含量作为质量控制标准,照高效液相色谱法测定。色谱条件与系统适用性试验:以十八烷基硅烷键合硅胶为填充剂;以十八烷基硅烷键合硅胶为填充剂;以乙腈为流动相 A,以 0.2% 冰醋酸溶液(三乙胺调节 pH 值至 6.20)为流动相 B,进行梯度洗脱;检测波长为 235nm。理论板数按新乌头碱峰计算应不低于 2 000。

分别精密吸取对照品溶液与供试品溶液各 10μl,注入液相色谱仪,测定,即得。本品按干燥品计算,含乌头碱、次乌头碱和新乌头碱的总量应为 0.050%~0.17%[9]。

**【炮制研究】**2020 年版《中国药典》中炮制方法:生川乌除去杂质。用时捣碎。制川乌:取川乌,大小个分开,用水浸泡至内无干心,取出,加水煮沸 4~6 小时(或蒸 6~8 小时)至取大个及实心者切开内无白心,口尝微有麻舌感时,取出,晾至六成干,切片,干燥。

吕法纲[10]用 TLC-Scan 法和 HPLC 法对川乌、草乌、附子及其炮制品的毒性成分进行了研究。发现未经炮制的药材双酯型生物碱含量普遍高,酯碱含量低,而炮制品双酯型生物碱含量低,酯碱、苯甲酰单酯型生物碱含量增高。这说明在炮制过程中除了将剧毒性双酯型生物碱 C-8 位上的乙酰基水解,失去一分子醋酸,得到相应的苯甲酰单酯型生物碱外,另一可能是由于脂肪酰基取代了 $C_8$-OH 上的乙酰基,生成酯碱(lipo-alkaloid)。从而减少毒性的缘故。

　　蔡宝昌[11]对川乌(Ⅰ)新炮制法进行了探讨:原药材除去杂质,洗净,置容器内,上盖湿布,每日洒水 4 次,以底部不积水为宜,浸润 36 小时后取出,切成 2cm 厚的饮片,置容器内 1 小时,然后再润 36 小时,取出后连续蒸 6 小时,或煮 4 小时(煮液吸干)。经蒸法或煮法炮制的Ⅰ,其总生物碱含量比按药典法炮制煮分别高 2.56 倍和 2.88 倍。经高效液相色谱法测定,其主要毒性成分双酯型生物碱含量几乎同样大幅度下降。小鼠急性毒性实验初步证明是安全的。

　　吕法纲[10]对毒性半夏、川乌、草乌等饮片进行动态循环浸泡和蒸煮试验,从洗→浸泡→蒸煮→切的连续生产摸索条件,与传统炮制工艺比缩短了生产周期,减少工序,节省劳动量,节约用水,降低损耗,提高生产效率 3~5 倍,改善环境,提高了饮片质量。本法也适用于其他中药材。比较研究了川乌润后加压蒸新法炮制品和药典炮制品、生品的急性毒性及对心律和呼吸的影响。结果证明,新法炮制品(润 48 小时,68.65kPa,115℃蒸 2 小时)具有毒性低,对心律影响小,抑制呼吸作用弱等优点[12-13]。

　　黄良珍[14]对乌头炮制历史沿革及发展进行系统性的探讨。据史载,乌头炮制以加辅料复制较早见于汉代《金匮要略方论》中,至清代,其炮制方法计有 70 余种之多。今仍习用有蒸、煮、甘草黑豆煮、生姜豆腐复制等方法。笔者并对药典“常压煮法”中的用水的选择提出了自己的见解,以乌头改用沸水浸泡,既可缩短其浸泡时间,加快透心,又达到炮制目的,也能最大限度地保存药物的疗效。

　　李飞等[15]以乌头炮制品收率、含水量、总生物碱和酯型生物碱含量变化为指标,探讨乌头炮制工艺。实验数据采用多指标实验公式评分法处理,兼顾总碱和酯型碱的综合效应;优选出乌头的最佳炮制工艺为:水浸润至内无干心,切厚片(2~4mm),清水煮沸 120 分钟。

　　【药理研究】川乌现代药理作用主要表现为抗炎、镇痛、抗肿瘤、调节免疫、扩血管降压等作用。

　　1. **抗炎作用**　川乌具祛风湿、止痹痛之功,《神农本草经》曰:“乌头主中风恶风,洗洗出汗,除寒湿痹,咳逆上气,破积聚寒热”,在治疗风湿性疾病中发挥重要作用,研究发现,与其抗炎现代药理作用密切相关。以川乌为主要药味的乌头汤为治疗寒湿痹证的经典方剂,也是历代医家推崇的治疗寒湿痹证的首选方剂之一,其疗效确切[16]。研究表明,乌头汤能明显降低血清中环瓜氨酸肽链、类风湿因子、C 反应蛋白等水平,具有直接或间接抑制炎症反应发生的作用,并且在升高血红蛋白及降低血小板水平方面也有明显疗效[17]。师海波等[18]在 20 世纪 90 年代初期,对川乌总碱的抗炎作用开展了较为全面的研究,发现川乌中的川乌总碱对组胺、5-HT 所致大鼠皮肤毛细血管通透性的亢进,角叉菜胶、蛋清、组胺和 5-HT 所致大鼠的足肿胀,二甲苯所致小鼠的耳肿胀,巴豆油所致肉芽囊肿渗出与增生,以及白细胞游走、前列腺素 E(PGE)合成均有明显抑制作用,以及能显著性抑制可逆性被动 Arthu 反应、大鼠迟发型超敏反应、佐剂关节炎等免疫性炎症。川乌中的乌头碱类化合物对急性炎症模型具有抑制作用[19],郑世超等[20]以川乌抗炎活性成分乌头碱、次乌头碱和新乌头碱为代表,从蛋白质网络水平,阐释了川乌抗炎作用机制,主要与前列腺素代谢过程、趋化因子介导的白细胞趋化作用有关。动物实验表明川乌对白细胞趋化、组织水肿、毛细血管通透性增高、炎性渗出均有抑制作用[21]。

　　2. **镇痛作用**　川乌中多个乌头碱型生物碱具有明显的中枢镇痛作用,外用时能麻痹周围神经末梢。药理实验证明乌头碱、中乌头碱、次乌头碱、去氧乌头碱、滇乌头碱、丽江乌头碱、粗茎乌头碱等具有较强的镇痛活性[22]。动物实验表明乌头碱和次乌头碱能够减少足肿胀大鼠模型的抽搐次数和延长疼痛反应时间[23]。鞘内注射乌头碱及其水解产物苯甲酰乌头原碱能够良好抑制神经病理性疼痛大鼠的机械性疼痛和辐射热痛[24]。去氧乌头碱可介导 κ 阿片受体增强利多卡因对家兔硬膜外的镇痛效果[25]。粗茎乌头碱可减少小鼠醋酸扭体实验中的扭体次数,缓解小鼠疼痛[26]。赖美州等[27]研究发现,在乌头碱、中乌头碱和次乌头碱镇痛强度比较中,中乌头碱镇痛效果最好,乌头碱次之。

川乌的镇痛机制主要与中枢神经系统细胞膜 $Na^+$ 通道有关,且不同类型生物碱对电压依赖 $Na^+$ 通道的作用方式不同。双酯型二萜生物碱通过作用 $Na^+$ 通道结合位点 2,激活电压依赖性 $Na^+$ 通道,使细胞内 $Na^+$ 浓度升高降低电压梯度,从而抑制突触前膜对去甲肾上腺素的再摄取,抑制疼痛的传导[28]。单酯型二萜生物碱能抑制 $Na^+$ 通道,并降低钙离子内流,因 3 位羟基乙酰化,镇痛作用小于双酯型。醇胺型二萜生物碱 C-14 位羟基被取代,没有 $Na^+$ 通道结合位点,镇痛作用很弱。最新研究发现,乌头碱及其水解产物苯甲酰乌头原碱通过刺激脊髓小胶质细胞中强啡肽来发挥镇痛作用[29]。近期研究发现,川乌治疗炎性疼痛的分子机制通过释放强啡肽激活位于突触后神经元上的 κ 阿片受体和抑制瞬时感受器电位香草酸受体 1(TRPV1)来实现[30]。辛杨等[31]进一步探讨,发现其镇痛作用可能还与体内 5-羟色胺分泌量的降低有关。

**3. 抗肿瘤作用**　　川乌抗肿瘤的活性成分主要是乌头碱、新乌头碱和次乌头碱,此外,粗茎乌头碱甲、3-deoxyaconitine、oxonitine、8-OEt-14-benzoylmesaconitine 等成分也具有一定抗肿瘤活性,通过直接杀伤或抑制 A549、DU145、KB、KB-VIN 细胞系达到抗肿瘤效果[32,33]。研究发现川乌抗肿瘤机制可能是乌头碱、新乌头碱和次乌头碱作用于大鼠视网膜神经细胞 *ras* 基因,使其表达量显著下降,进而调节 Ras/Raf/MEK/MAPK 信号级联通路,从而抑制细胞增殖过程[34]。川乌对肺癌、胃癌、肝癌和消化系统癌症等疾病具有一定的治疗作用。乌头含药血清可诱导 Lewis 肺癌细胞分化,抑制细胞迁移,提高细胞琥珀酸脱氢酶活性,促进细胞间连接通讯,从而创造透阴转阳易化肿瘤治疗的微环境[35]。川乌水煎液能显著抑制小鼠 Lewis 肺癌自发转移,亦能对小鼠中出现的移植性肿瘤前胃癌 FC 和肉瘤 S180 有抑制作用,在临床治疗晚期胃癌等消化系统恶性肿瘤时收到一定的效果[36]。MTT 方法证实,乌头碱、次乌头碱、新乌头碱等能够抑制肝癌细胞的增殖[37];研究表明,川乌对在体小鼠腹水型肝癌的抑制率为 47.18%~57.14%,能抑制癌细胞的有丝分裂,临床应用于晚期胃癌和原发性肝癌效果较好,能缓解消化道症状,增加食欲[38]。Zhang 等[39]认为乌头碱通过线粒体途径抑制 QBC-939 细胞的增殖并诱导其凋亡,可用作抗胆管癌的潜在治疗剂。王华灵等[40]对大量临床病例进行分析发现,乌头碱除了可缓解各级癌症疼痛外,更适用于消化系统癌症的疼痛,为川乌在消化系统方面的应用提供了依据。此外,在以荷瘤小鼠为研究对象的药理实验中发现,川乌能维持荷瘤小鼠体温、血氧饱和度、红细胞 ATP 酶活性和血流变的情况,改善瘤内缺氧、毛细血管通透性及细胞间连接通讯等的状况,阻止肿瘤生长和转移,从而防止瘤毒内陷情况的发生。其机制可能与促进 H22 荷瘤小鼠 T 细胞增殖,抑制 B 细胞增殖,增强腹腔巨噬细胞的吞噬活性有关[41]。

**4. 免疫调节作用**　　川乌总碱对非免疫性和免疫性炎症均有明显抑制作用,主要活性成分为乌头碱、新乌头碱、新乌头原碱、滇乌碱,其作用机制是抑制大鼠足肿胀炎症渗出物中 PGE 的含量,恢复 Ts 细胞对辅助性 T 细胞和 B 细胞的正常调节,从而减少 RF(rheumatoid factor,内风湿因子)的分泌,最终达到自身免疫的调节[42]。日本学者 Hikino 发现新乌头原碱可刺激小鼠肺对氨基酸的摄入,增加肺部蛋白质合成,对免疫调节有着极强的活性[43]。

李晓玉等[44]通过观察小鼠耳后心肌移植排斥反应,发现滇乌碱能够延长移植心肌的存活时间,具有免疫调节的作用。马健等[45]研究发现乌头碱能够提高两种小鼠腹腔巨噬细胞表面 Ia 抗原的表达,从而增强巨噬细胞递呈抗原能力,促进免疫应答反应。刘太华等[46]研究发现川乌注射液可以提高化疗患者巨噬细胞的吞噬功能,从而增强免疫力,其机制可能是由于乌头碱和新乌头碱抑制了 TNF-α 的分泌,从而抑制巨噬细胞 RAW264.7 表达 CD91、CD13。川乌中多糖类成分也具有一定的免疫作用,Zhao 等[47]研究发现附子多糖 FPS-1 可明显刺激伴刀豆球蛋白 A 和脂多糖造模后小鼠淋巴细胞增殖,并促进脾细胞产生抗体,具有免疫促进作用。

**5. 扩血管降压作用**　川乌具有强心、扩血管的作用,可治疗心力衰竭、心律失常、高血压等疾病,在心血管系统疾病中发挥重要作用。研究发现,川乌的强心成分包含脂溶性成分和水溶性成分。其中,脂溶性活性成分主要为乌头碱、次乌头碱、新乌头原碱、次乌头原碱、北乌宁碱,且乌头碱的研究最多。小剂量的乌头碱具有抗急性心肌缺血的作用[48],适当剂量的乌头碱和次乌头碱能有效抑制 $H_2O_2$ 诱导的 Wistar 大鼠心肌细胞氧化损伤和凋亡[49-50],其作用机制是通过激动钠通道,增加钠离子内流,从而使细胞内的钙离子浓度增高,增加心肌收缩力[51]。水溶性活性成分主要为去甲乌药碱、附子苷、尿嘧啶、猪毛菜碱等。去甲乌药碱可浓度依赖性增强心肌收缩力和最大收缩舒张速率。附子苷和尿嘧啶通过增强心肌收缩力起到强心的作用,且两者不会影响心率[52-53]。周远鹏等[54]研究发现 8 种乌头碱类似物在不引起心律失常的剂量下均表现降压和抑制心肌收缩力的作用。

**【毒理研究】**

**1. 毒性成分研究**　川乌有大毒,李时珍曾以"飞鸟触之堕,走兽遇之僵"描述其毒性,毒性靶器官主要是心脏和中枢神经系统,使用过量会引发各种心律失常、心脏和骨骼肌束震颤,严重会引起中枢麻痹,进而导致死亡。因此,临床用药关注其药理作用同时,还应考虑其毒性。川乌的主要化学成分是二萜类生物碱,具有显著的药理活性,但同时也是其毒性成分,尤其是二萜类双酯型生物碱毒性最强,小鼠口服给予乌头碱、中乌头碱、次乌头碱的 $LD_{50}$ 分别为 1.8mg/kg、1.9mg/kg、5.8mg/kg;人口服乌头碱 0.12mg 即可中毒,3~5mg 即可致死[55-56]。

**2. 毒性机制研究**

(1)心血管系统毒性:川乌的心血管系统的毒性主要体现为各种类型的心律失常。川乌中的主要毒性成分乌头碱可兴奋迷走神经,释放乙酰胆碱,抑制窦房结功能,使其自律性降低,传导速度减慢,导致心动过缓,窦性停搏;同时,乌头碱还可产生房室传导阻滞,缩短绝对不应期和相对不应期,出现房性期前收缩、心房颤动[55];乌头碱能直接影响心肌,开放细胞 $Na^+$ 通道,加速 $Na^+$ 内流,促使细胞膜去极化,提高细胞自律性,异位起搏点兴奋性增高和产生折返激动,从而产生心律失常,导致室性心动过速、心室颤动等[57-58]。另有报道,乌头碱可引起心肌细胞 DNA 损伤,并呈明显的剂量 - 效应关系,同时,乌头碱还影响 $PKC_\alpha$ 本身的磷酸化状态和心肌细胞 $Ca^{2+}$ 调控蛋白的表达,推测 $Ca^{2+}$ 调控蛋白参与了乌头碱毒性作用[59]。

(2)神经系统和消化系统毒性:乌头碱对中脑多巴胺能神经元有毒性作用,其机制主要是通过作用于神经系统,先兴奋后抑制中枢神经系统和周围神经,导致过度的突触前去极化,诱导骨骼肌去极化并阻断神经肌肉传递,最终阻滞神经诱发的电位活动[60]。乌头碱重度中毒时会抑制呼吸中枢,破坏机体正常的氧化还原动态平衡,形成严重的氧化应激反应,进而激活促凋亡 RyR2 基因,引起组织器官细胞的凋亡[61],在动物身上会表现为各种神经系统症状[62]。川乌的消化系统的毒性,主要通过兴奋迷走神经,引起恶心、呕吐、腹痛、腹泻、里急后重等症状的发生[56]。

(3)生殖系统毒性:川乌对器官发生期胚胎的直接毒性表现为,在小鼠器官形成期给予高剂量生川乌后,发现孕鼠子宫内膜厚度减少,子宫胎盘重量、子宫胎儿胎盘总重降低,活胎数减少,吸收胎数增加[63]。川乌的胚胎毒性与乌头碱含量相关,当浓度高于 5mg/L 时,会抑制颗粒细胞的增殖并造成细胞的氧化损伤,对雌性大鼠卵巢颗粒细胞产生毒性作用,引起胚胎严重畸形[64]。川乌对雄鼠生殖毒性表现为,在高剂量时,乌头碱抑制大鼠睾丸支持细胞的增殖,降低对乳酸分泌的刺激作用,同时对 Sertoli 细胞产生毒性[65-66]。

**【配伍研究】**乌头反贝母、栝楼、半夏、白蔹、白及,是中药"十八反"的内容之一[67-72]。

张作舟[73]用制乌头、姜半夏的单煎、单煎混合、混合煎剂分别对小鼠灌胃,观察 72 小时,对死亡率进行统计处理。结果表明 100% 制乌头和 100% 姜半夏煎剂,均使小鼠呈管尾竖毛、呼吸急促、活动迟缓等急性中毒反应,姜半夏毒性大于制乌头,但大部分均可于 24 小时后缓解,中毒死亡率为 10.25% 以下;制乌头及姜半夏两药单煎后混合或混合煎剂,虽浓度各均为 50%,死亡率却都较 100% 单味煎剂显著提高($P<0.01$),其毒力甚至超过两倍量的制乌头煎剂毒力($P<0.05$)。故认为《神农本草经》提出相反配伍的理论对以上两药是有一定根据的。经多次重复实验,这两药的饮片煎剂,按成人常用量的 1 000 倍,其毒性尚难显示半数致死量,认为这可初步解释临床以数倍之常用量也未显示中毒的原因。

杨秀英等[68]对川乌、浙贝母配伍对脾虚动物的影响进行了研究,实验观察了川乌与浙贝母配伍前后对脾虚证小鼠的影响。结果表明,川乌、浙贝母合用组较脾虚证模型组小鼠的脾虚证有降低趋势,对血中红细胞数的恢复明显高于浙贝母组(与川乌组相似),对小鼠肝脏脂肪变略有加重。

秦林等[69]采用正常、升高和低下 3 种不同的小鼠耳郭皮肤迟发型超敏反应(DTH)模型,系统地观察了川乌与防己配伍前后,其水提液对小鼠细胞免疫功能的影响。结果表明,在 20g/(kg·d),连续灌胃给药 5 天的实验剂量条件下,川乌、防己配伍对 3 种 DTH 模型均有明显的抑制作用($P<0.05$,$P<0.01$),而且表现为两药配伍的增效结果。观察川乌与防己配伍前后镇痛作用的变化。发现川乌、防己配伍镇痛作用优于单味川乌、防己[70]。王可成[71]通过考证认为:十八反中的乌头应是草乌;其川乌、附子、天雄不在相反之列。

张少华等[72]观察了川乌与白芍及川乌与防己两组药配伍前后对小鼠热板疼痛和家兔 K⁺ 皮下致痛、齿髓致痛 3 种疼痛实验模型的影响。发现两组药物在配伍后均可使镇痛作用明显增强,并且镇痛持续时间显著延长,其中多数测定结果均优于吲哚美辛和各药单独使用,有统计学意义。

秦林[73]制备川乌与白芍配伍前后水煎液,采用小鼠热板、扭体疼痛和家兔 K⁺ 致痛、齿髓致痛等疼痛实验模型进行测定。结果表明:两药配伍可使各单味药的镇痛作用明显增强,镇痛持续时间显著延长。增效的持续强度与配伍剂量、比例有关。尤其是配伍组减少川乌用药量后镇痛效果仍强于或等于单味川乌组,从而证实了此药对增效减毒的意义[74]。

肖庆慈等[75]通过急性毒性实验、镇痛实验、离体蛙心实验、小鼠心电图测定、小鼠部分组织切片观察等研究了白蔹与附片、川乌、草乌配伍后毒性及部分药理作用的变化。结果：①小鼠灌服白蔹煎剂及白蔹与附片、炙川乌、炙草乌合剂后,与相同剂量的乌头类煎剂组比较,死亡数及毒性反应未见加重。②炙川乌、炙草乌及大剂量黑附片煎剂对小鼠有镇痛作用;白蔹煎剂无镇痛作用,白蔹与黑附片、炙川乌、炙草乌的合剂均有镇痛作用,白蔹能明显地增强黑附片及炙川乌的镇痛作用。③白蔹可拮抗黑附片、炙川乌、炙草乌对离体蛙心的作用。④白蔹与黑附片、炙川乌、炙草乌的合剂对小鼠药后心电图变化的影响与相应的单味煎剂组比较,均有不同程度加重。⑤分别灌服三种乌头类煎剂及其与白蔹的合剂的小鼠,其心、肝、肾组织切片均未见明显差异。

**【复方及制剂】** 2020 年版《中国药典》记载了含有川乌的方剂约 60 种。

1. **小活络丸**  胆南星 180g、制川乌 180g、制草乌 180g、地龙 180g、乳香(制)66g、没药(制)66g。本品为黑褐色至黑色的小蜜丸或大蜜丸;气腥,味苦。祛风散寒,化痰除湿,活血止痛。用于风寒湿邪闭阻,痰瘀阻络所致的痹病,症见肢体关节疼痛,或冷痛,或刺痛,或疼痛夜甚,关节屈伸不利,麻木拘挛。黄酒或温开水送服。小蜜丸一次 3g(15 丸);大蜜丸一次 1 丸,一日 2 次。孕妇禁用[9]。

2. **风湿骨痛胶囊**  由制川乌、制草乌、红花、甘草、木瓜、乌梅、麻黄 7 味组成,加入上述细粉、混匀、干燥、粉碎成细粉,装入胶囊,制成 1 000 粒,即得。本品为硬胶囊,内容物为黄褐色的粉末;味微苦、酸。温经散寒,通络止痛。用于寒湿闭阻经络所致的痹病,症见腰脊疼痛、四肢关节冷痛;风湿性关节炎见上述证候者。口服。一次 2~4 粒,一日 2 次。本品含毒性药,不可多服;孕妇忌服[9]。

3. **伸筋活络丸**  由制马钱子 72.5g、制川乌 10g、制草乌 10g、木瓜 10g、当归 12.5g、川牛膝 10g、杜仲(炒炭)7.5g、续断 7.5g、木香 7.5g、全蝎 5g 和珍珠透骨草 5g 等 11 味,除杜仲(炒炭)研成极细粉,制马钱子粉碎成细粉,其余制川乌等九味粉碎成细粉,用配研法兑入制马钱子细粉,过筛,混匀,用水泛丸。用杜仲炭包衣,在 60~80℃干燥,打光,即得。本品为黑色光亮的包衣水丸,除去包衣后显棕褐色;味苦。舒筋活络,祛风除湿,温经止痛。用于风寒湿邪,闭阻脉络所致的痹病,症见肢体关节冷痛,屈伸不利,手足麻木,半身不遂。口服。成人男子一次 2~3g,女子一次 1~2g,一日 1 次,晚饭后服用。服药后应卧床休息 6~8 小时。老弱酌减;小儿慎用或遵医嘱。孕妇、儿童、高血压患者、肝肾不全者禁用;不可过量、久服,忌食生冷及荞麦[9]。

4. **附桂骨痛片**  附子(制)222g、制川乌 111g、肉桂 56g、党参 167g、当归 167g、炒白芍 167g、淫羊藿 167g、醋乳香 111g。本品为糖衣片,除去糖衣后显棕褐色至褐色;气微香,味微苦。温阳散寒,益气活血,消肿止痛。用于阳虚寒湿所致的颈椎及膝关节增生性关节炎。症见骨关节疼痛,屈伸不利,麻木肿胀,遇热则减,畏寒肢冷。口服。一次 6 片,一日 3 次,餐后服。3 个月为 1 个疗程;如需继续治疗,必须停药 1 个月后遵医嘱服用。服药后少数可见胃脘不舒,停药后可自行消除;服药期间注意血压变化;高血压、严重消化道疾病患者慎用;孕妇及有出血倾向者,阴虚内热者禁用[9]。

5. **狗皮膏**  生川乌 80g、生草乌 40g、羌活 20g、独活 20g、青风藤 30g、香加皮 30g、防风 30g、铁丝威灵仙 30g、苍术 20g、蛇床子 20g、麻黄 30g、高良姜 9g、小茴香 20g、官桂 10g、当归 20g、赤芍 30g、木瓜 30g、苏木 30g、大黄 30g、松节油 30g、续断 40g、川芎 30g、白芷 30g、

乳香 34g、没药 34g、冰片 17g、樟脑 34g、丁香 17g、肉桂 11g。本品为摊于兽皮或布上的黑膏药。祛风散寒,活血止痛。用于风寒湿邪、气血瘀滞所致的痹病,症见四肢麻木,腰腿疼痛,筋脉拘挛;或跌打损伤,闪腰岔气,局部肿痛;或寒湿瘀滞所致的脘腹冷痛,行经腹痛,寒湿带下,积聚痞块。外用。用生姜擦净患处皮肤,将膏药加温软化,贴于患处或穴位。孕妇忌贴腰部和腹部[9]。

**6. 外敷麻药方**　川乌尖、草乌头、生南星、生半夏、蟾酥、胡椒,研成末,烧酒调敷。敷于患处,作为外科局部麻醉剂(《医宗金鉴》)。

【临床研究】

**1. 应用研究**

(1)治疗风湿性关节炎:乌头反半夏本是中药十八反的一个组成部分。而有临床用此配伍对 15 名类风湿关节炎患者进行了门诊综合治疗。药物及治疗方法:党参、山药、法半夏各 12g,茯苓、羌活、独活、秦艽各 9g,白术、陈皮、制川乌各 6g,甘草 3g,薏苡仁 5g。每日 1 剂,水煎分两次口服。随证加减。用药 5 周为 1 个疗程,共观察 2 个疗程。结果临床治愈 0 例,显效 12 例,好转 2 例,无效 1 例。治疗过程中仅 1 例因制川乌剂量过大有心悸、脉沉外,其他患者无其他不适。临床化验指标检测结果表明,上方对血常规、血液尿素氮、肝功能均无不良影响。心电图监测有部分患者出现异常,但自觉不适感者仅 1 例。冯纯礼[76]以益气补血固本、蠲痹祛邪之法,自拟乌归关节丸(黄芪、当归、川乌、草乌)治疗风湿性关节炎 993 例,总有效率为 97.48%。"中药手套"是由生川乌、生草乌、桂枝、细辛、川芎、羌活、独活、防风、黄芪等中药提取药液浸敷手套精制而成。经对局部振动病患者手温改善的疗效观察,具有增高手温,冷水复温试验手复温速度增快,复温时间异常恢复正常,痉挛性指血等扩张,使手部末梢循环障碍改善,可成为防治局部振动病方便有效的新疗法[77]。采用雷公藤合剂(由雷公藤、生川乌、草乌、杜仲、红花、川牛膝、当归、桂枝、木瓜、羌活组成),治疗风湿性关节炎 150 例,日服 3 次,每次服 20~40ml,结果显效 43 例,有效 98 例,无效 9 例,总有效率为 95%。服药时间最短 3 个月,最长 15 个月[78]。

(2)治疗肩周炎:陈双全[79]采用舒筋止痛液(制马钱子、川乌、草乌、血竭、花蛇、苏木、樟脑、冰片等)治疗肩周炎 100 例,总有效率为 98%,对照组总有效率为 80%,两组差异显著(P<0.01)。提示该药具有活血化瘀、祛风散寒、通络止痛之作用。

(3)治疗腰椎间盘突出:冯红岩等[80]采用随机对照设计方案,对 116 例腰椎间盘突出症患者用乌头汤加减方治疗 3 个疗程后,对照组中途退出患者 5 例,治疗组中途退出患者 2 例,治疗组疗效优于对照组,提示乌头汤加减方治疗腰椎间盘突出症有较好的临床疗效。

(4)治疗坐骨神经痛:刘天礼[81]采用乌头汤(黄芪、川乌、麻黄、白芍、川芎、桂枝等)治疗老年坐骨神经痛 85 例,治愈 52 例。提示该方具有祛风散寒、除湿通络、活血止痛的功效。

(5)治疗腰背肌膜炎:以川乌、川芎为主药的 12 味中药组成速效祛痛灵散剂,经临床观察验证,使用速效祛痛灵治疗纤维肩周炎 321 例,总有效率为 88.16%,且复发率低[82]。

**2. 用法用量**　2020 年版《中国药典》规定一般炮制后使用。孕妇慎用;不宜与半夏、瓜蒌、瓜蒌子、瓜蒌皮、天花粉、川贝母、浙贝母、平贝母、伊贝母、湖北贝母、白蔹、白及同用[9]。

【中毒表现及救治】

**1. 中毒表现**　乌头中毒多为误用、用量过大或炮制不当。中毒主要表现为:先有唇舌发麻、恶心、手足发麻,继之运动不灵、呕吐、心悸、面白、胸闷、烦躁、痛觉减退、心跳慢而弱、血压下降、呼吸缓慢、吞咽困难、呼吸中枢抑制,间有抽搐、急性心源性脑缺血综合征,可能突然死亡。

另有报道:川乌和草乌致严重心律失常 1 例;川乌药酒口服中毒致严重心律失常 1 例。5 例乌头类中药中毒所致心律失常患者,其中 1 例系误服川乌、草乌生药外用药酒 3 两(各含川乌、草乌 18g),2 例服制川乌、草乌药酒(含川乌、草乌各 10~20g),2 例各服一枝蒿生药药酒(各含一枝蒿 15g)。服药至发病时间均在 2~3 小时内[83-86]。

2. **救治**　先以 1:5 000 高锰酸钾溶液、2% 氯化钠溶液或浓茶反复洗胃,必须在无惊厥、无呼吸困难及无严重心律失常情况下进行。用阿托品 0.5~1mg 肌内注射,每隔 0.5 小时 1 次,一般不超过 24 小时,首次可用至 2~4mg,静脉注射。另外用绿豆 60g、黄连 6g、甘草 15g、生姜 15g、红糖适量,水煎后鼻饲或口服或其他对症处理[87]。

(张春颖　王福清　杜贵友)

# 12　川　楝　子

【**基源**】本品为楝科植物川楝 *Melia toosendan* Sieb.et Zucc. 的干燥成熟果实[1]。

【**化学成分**】川楝子早期化学成分的研究主要集中在川楝素上,随后逐步有研究报道,从川楝子中陆续提取、分离出挥发油类、黄酮类、脂肪酸类、酚酸类、生物碱类和甾体等小分子类化合物[2]。

1. **楝烷型萜类**　川楝素是一类楝烷型四环三萜化合物,1975 年首次从川楝的树皮中提取、分离出来,1980 年发现川楝素有 2 个互变异构体,并随后发现了异川楝素和 $\Delta^{5,6}$- 异川楝素[3]。

2. **柠檬素类**　柠檬素类化合物是以三萜类或者具有 4,4,8- 三甲基 -17- 呋喃甾类骨架为前体,通过环氧化作用或重组演变而成的具有较高生物活性的四环三萜类物质。用乙酸乙酯从川楝子中提取了一系列的柠檬苦素类化合物,分离得到 3 个柠檬苦素类化合物[4]。

3. **挥发油类**　川楝子挥发油成分主要包括有机酸、醇类、醛酮类、酯类等。川楝子炮制品的挥发油成分相对于生品明显减少[5]。从川楝子挥发油中鉴定出 42 个化学成分,占总量的 69%,其中包括己酸、亚麻酸乙酯、棕榈酸、棕榈酸乙酯、亚油烯酸乙酯、亚麻酸、油酸、异龙脑、龙脑 9 个成分含量相对较高为其挥发油的主要成分[6]。而且利用石油醚选择性地提取挥发油中的脂溶性成分,以 4-(4- 乙基环己基)-1- 戊烷基环己烯及双环(10,1,0)- 十三(碳)-1- 烯为主要成分,还含有少量的胺类和甾烷类成分[7]。近期研究通过气质联用仪分离出 5个组分,即 2,3- 二甲基戊烷、3,3,4- 三甲基己烷、3- 甲基 -6- 亚甲基辛烷、2,4,4- 三甲基己烷及 1,3- 二甲基环戊烷[8]。

研究表明,川楝子生品和炮制品中挥发油的含量、种类都存在很大程度的不同。生品中挥发油主要成分包括饱和有机酸、醇类、醛酮类、酯类,炮制品挥发油相对于生品挥发油种类明显减少,而饱和有机酸的相对含量明显增加。炮制后生品中含量较高的呋喃丹类化合物消失了,可能与其炮制减毒存在一定的相关性[3]。

4. **黄酮类**　用正丁醇萃取川楝子的提取液,分离鉴定为山柰酚、大豆苷元[9]、高北美圣草素[10]、芦丁、黄酮醇和桑色素[11]。同时,从乙酸乙酯层中分离得到了槲皮素、槲皮苷、异槲皮苷等[12]。

**5. 酚酸及木脂素类化合物**　从川楝子分离得到了 4 种酚酸类化合物,如香草酸、原儿茶酸、异香草酸、对羟基苯甲酸及 5 种木脂素类化合物,如表松脂醇、clemaphenol A、medioresinol、balanophonin、evofolin B[12]。

**6. 甾体类**　从川楝子分离出的甾体类化合物主要是固醇及其衍生物,如豆固醇、β- 谷甾醇[3]和胡萝卜苷[2]。

**7. 其他类化合物**　从川楝子水溶性成分中分离出了 2 个新的化合物,川楝苷 A 和川楝苷 B;而桂皮酸、东莨菪内酯、2- 甲氧基 -5- 羟基苯甲醛、川楝黄素 $D_1$ 及川楝黄素 $D_4$ 是从川楝子的脂溶性部位中分离得到[6]。同时,从川楝子中分离得到了阿魏酸、咖啡酸、clematine;从川楝子的醇浸膏中得到了 10 余种化合物,主要包括正三十一烷、正二十八烷醇、硬脂酸、亚油酸、异香草醛、香草醛、印楝醛、琥珀酸[10];从川楝子乙醇提取物的三氯甲烷萃取层中分离得到了三十烷 -15- 醇、$\Delta^{5,6}$- 异川楝素、壬酸十五醇酯、己酸十三烷 -(12- 甲基)-2- 醇酯[3]。

**【含量测定】** 2020 年版《中国药典》采用高效液相色谱法测定川楝素($C_{30}H_{38}O_{11}$)的含量作为质量控制标准。色谱条件:以十八烷基硅烷键合硅胶为填充剂;以乙腈 -0.01% 甲酸溶液(31∶69)为流动相;采用单级四极杆质谱检测器,电喷雾离子化(ESI)负离子模式下选择质荷比($m/z$)573 离子进行检测。理论板数按川楝素峰计算应不低于 8 000。本品按干燥品计算,含川楝素($C_{30}H_{38}O_{11}$)应为 0.060%~0.20%[1]。除此之外,还有以下测定方法。

**1. 川楝素的含量测定**

(1)超高效液相色谱 - 质谱法:采用超声波提取法及超高效液相色谱 - 质谱法,具体测定条件,色谱柱为 Waters BEH $C_{18}$(100mm × 2.1mm,1.7μm),流动相为乙腈 -0.01% 甲酸水溶液(31∶69),离子源为电喷雾(ESI)离子源,检测模式为负离子选择离子模式(SIR)[13]。

(2)HLPC-ELSD 法:采用高效液相结合蒸发光散射检测,具体测定条件,Agilent Eclipse XDS-$C_{18}$(150mm × 4.6mm,5μm),流动相为乙腈 -0.01% 甲酸溶液(31∶69),检测器漂移管温度为 95℃,气体流速为 2.8L/min。与药典方法比较,对川楝素含量无显著影响。但是,本方法快速、准确,适用于川楝中川楝素的含量测定[14]。

**2. 微量元素及重金属元素的测定**　采用电感耦合等离子体 - 质谱(ICP-MS)法同时测定川楝子中锌(Zn)、锰(Mn)、钴(Co)、铬(Cr)、钼(Mo)、镍(Ni)、钒(V)、锡(Sn)、硒(Se)、锶(Sr)、硼(B)、铷(Rb)、铜(Cu)、砷(As)、铅(Pb)、汞(Hg)、镉(Cd)17 种微量元素及重金属元素含量测定,具体测定条件:调频发射功率为 1 350W,采样深度为 7.0mm,等离子体气流速为 15.0L/min,蠕动泵转速为 0.1r/s,载气流速为 1.12L/min,氧化物指标<0.5%,雾化室温度为 2℃,双电荷指标为<1%[15]。

**【炮制研究】** 2020 年版《中国药典》中川楝子的制法为:除去杂质。炒川楝子,取净川楝子,切厚片或碾碎,照清炒法炒至表面焦黄色[1]。

**1. 炮制方法研究**

(1)清炒川楝子:取净川楝子,切厚片或砸成小块,置炒制容器内,用中火加热,炒至表面焦黄色,取出,放凉,筛去碎屑[1]。

(2)砂烫川楝子:将粒径为 2mm 的砂置热锅内,用武火加热至近红,滴入适量桐油,搅拌均匀,直至油被吸尽,砂呈灵活状态时,投入切成厚片或砸成小块的川楝子,快速翻炒,炒至表面呈焦黄色,倾入筛中,筛出砂子,摊开,放凉。与炒川楝子相比,砂烫炮制方法对川楝素的含量无显著影响,但砂烫法用时较少,药材外观色泽较好,无焦斑,故砂烫法可以代替清炒法炮制川楝子[16]。

**2. 炮制机制研究** 目前认为川楝素是川楝子的主要药效物质基础,也是其可能的毒性成分。对川楝子毒性的控制,传统上主要通过药材的炮制,包括净制、切制、酒制、炒制、炭制、醋制、盐制等。2020 年版《中国药典》收录了生品和炒川楝子两类。传统认为,川楝子炒焦后可缓和苦寒之性,降低毒性,减少滑肠之弊。既减轻了毒性,又增加了药效[17]。不同川楝子的炮制品均在体外对 L02 细胞具有毒性作用,炮制可降低川楝子的体外肝毒性作用,其炮制减毒机制可能与线粒体功能障碍减轻有关。川楝子各炮制品体外对 L02 细胞的毒性作用顺序为:酒川楝子>生川楝子>焦川楝子>盐川楝子>醋川楝子[18]。动物实验显示,川楝子大剂量长期给药对大鼠具有一定肝肾毒性,且存在剂量依赖性,川楝子炒制后可降低肝肾毒性反应[19]。

不同炮制品炮制前后的成分含量有变化,与其功效不同有一定关系。炒川楝子可降低苦寒之性、毒性,能疏肝理气止痛,适用于肋胁痛、胃脘痛;醋川楝子行气散瘀,能增加疏肝理气止痛功效[20];盐川楝子能引药下行,长于疗疝止痛。各炮制品在药理中均表现出抗炎作用,其中盐制品的镇痛抗炎作用效果最好[21]。

**【药理研究】** 川楝素是川楝子的主要成分,早期关于川楝子的药理作用都是围绕川楝素展开的。随着分离分析手段不断加强,川楝子中更多的化合物被分离、鉴定出来,关于川楝子的药理作用的报道也日益增加。

**1. 驱蛔杀虫作用** 川楝素是川楝子驱蛔的有效成分[22],它比川楝子乙醇提取物的作用强。低浓度川楝素对整条猪蛔虫有明显的兴奋作用,持续 10~24 小时,最后渐转入痉挛性收缩,表明此浓度川楝素对蛔虫神经、肌肉所致兴奋作用不被阿托品所阻断,提示川楝素并非拟胆碱类药,可以认为川楝素是对蛔虫肌肉的直接作用;而较高浓度的川楝素对猪蛔虫特别是头部的神经节有麻痹作用,使蛔虫呈现间歇性痉挛收缩,最终导致蛔虫萎缩、变形死亡[23]。

川楝素具有杀虫的效果,经研究表明川楝素可以治疗鸡球虫病,驱棉铃虫,与大蒜合用治疗蛲虫病[24]。同时,川楝素对小菜蛾和蚜虫具有很高的杀虫活性[6]。而且,以川楝素为参照分析显示,28 位的丁酰氧基和苯丙烯氧基是川楝素发挥杀虫效果的主要活性部分[25]。

**2. 对神经肌肉接头的作用** 川楝素对小鼠神经 - 肌肉接头的亚显微结构有明显的作用,川楝素是一种有效的神经肌肉接头阻断剂,其作用部位在突触前神经末梢,作用方式是抑制神经诱发的乙酰胆碱释放,它可阻断神经肌肉接头间正常传递功能,对其他神经系统未见明显影响[6,25]。

**3. 抗肉毒作用** 川楝素也是迄今为止发现的唯一抗肉毒毒素的天然化合物。川楝素被证明对肉毒毒素中毒的动物有一定的疗效[26],作用起效快,作用时间长,具有广谱性。其抗肉毒的作用机制为阻滞肉毒杆菌毒素的转运,阻滞毒素与酶解底物 SNARE 蛋白的接近;作用于突触前神经末梢,选择性激动 L 型 $Ca^{2+}$ 通道,引起 $Ca^{2+}$ 内流和胞内 $Ca^{2+}$ 升高,影响受 $Ca^{2+}$ 依赖的乙酰胆碱(ACh)量子式释放,进而拮抗肉毒素的作用[27]。尽管川楝素具有较好的抗肉毒素作用,但是川楝素在治疗肉毒毒素过程中毒副作用大,化疗指数低,安全性差,临床应用价值不大[2]。

**4. 抗肿瘤作用**　川楝素具有抑制肿瘤细胞增殖和促进凋亡的作用,抗肿瘤效果具有广谱性。川楝子乙醇提取物对结肠癌细胞 SW480 和结肠直肠 CT26 癌细胞荷瘤具有抑制作用,该作用是通过凋亡途径实现,且在抑制小鼠肿瘤的同时没有出现明显的毒副作用[28]。另外,川楝素的乙醇-三氯甲烷提取物能以剂量依赖和时间依赖方式抑制肝癌 SMMC-7721 细胞和 Hep3B 细胞的增殖,对 H22 荷瘤小鼠能显著抑制肿瘤生长[29],抑制肿瘤是由于肿瘤出现了坏死和凋亡,可以观察到 Bax 和 Fas 表达的增加及 Bcl-2 表达的减少,说明凋亡是通过线粒体途径和死亡受体途径实现[30]。

体外实验研究发现,川楝素能抑制前列腺癌、人肝癌细胞、人胶质瘤细胞株、人神经母细胞瘤、前列腺癌 PC3 细胞、肝癌 BEL7404 细胞、中枢神经 SH-SY5Y 细胞、中枢神经 U251 细胞和组织细胞 U937 等肿瘤细胞的增殖和促进其凋亡[31]。进一步研究报道,川楝素对 p53+ 和 p53 型人肝癌细胞有抑制增殖、诱导凋亡的作用,且抑制强弱与浓度有关,提示川楝素可能是通过非 p53 依赖途径发挥抗肿瘤作用[32]。同时,川楝素对人慢性髓系白血病 K562 细胞有明显的抑制作用,且以剂量依赖方式抑制早幼粒细胞白血病 HL-60 细胞的增殖[33],抑制机制主要通过 S 期阻滞和诱导细胞凋亡实现,可能与其调控凋亡相关蛋白 Fas、Bcl-2、Bax、Bcl-xl,降解 PARP 和 caspase-3 的增加等有关[34]。除此之外,从川楝子中发现许多其他萜类化合物也表现出较强的抗肿瘤活性[35]。综上可见,川楝子中抗癌成分丰富,且集中在高含氧三萜成分。

川楝子中除含有丰富的萜类外,还含有甾体及多糖等成分,其中两个甾体化合物对骨肉瘤细胞 U20S 均有活性;pMTPS-3 则是从川楝子中分离出的一种水溶性多糖,由阿拉伯糖、葡萄糖、甘露糖和半乳糖组成,对人胃癌细胞 BGC-823 具有很强的抑制作用[36]。

**5. 抗病毒作用**　川楝子乙醇提取物能够抑制甲型流感病毒的侵入,在病毒吸附或感染之前起作用;可以作用于甲型流感病毒 RNA 聚合酶复合物的 PA 蛋白,抑制其复制;可上调 Mx1 蛋白,通过破坏 PB2-NP 蛋白的相互作用,干扰与核糖核蛋白复合物组装,并抑制病毒聚合酶的活性[37]。还有研究表明,川楝子提取物能显著降低 $H_1N_1$ 病毒感染的老鼠的死亡率,延长感染老鼠的寿命,具体机制为抑制神经氨酸酶活性,从而抑制病毒繁殖,提示川楝子具有抗 $H_1N_1$ 病毒的作用[38]。

有报道川楝素有抑制丙型肝炎病毒(HCV)活性。川楝素能特异性地抑制 HCV-J6/JFH 感染的细胞中 HCV 的复制,且能与干扰素 α 协同地抑制 HCV 的复制,提高 IFN-α 抗病毒能力;能显著增加 STAT 磷酸化水平以及增加干扰素刺激应答元件,刺激基因表达以及调控因子 9 的表达水平[39]。

**6. 抗菌、消炎、镇痛作用**　体外法实验研究表明,川楝子的水提物对堇色毛菌、奥杜盎小孢子菌、白念珠菌、金黄色葡萄球菌有抑制作用。此外,从油中分离出的成分有明显的抗关节炎药理活性,具有明显抗组胺作用[40]。

川楝子不同炮制品都有显著镇痛作用和抗炎作用,其中以盐制品镇痛抗炎作用最强[6]。同时,川楝子醇提物有显著镇痛作用[41]。

**7. 对心血管的作用**　川楝素可以使离体蛙心收缩节律异常,持续 1 小时之后可以自动恢复;另外,川楝素可能同时抑制心肌的延迟整流 $K^+$ 电流,其正性肌力作用是继发于 APD 的延迟及 ISI 的失活减慢[42]。

**8. 对消化系统的作用** 川楝素可以使离体和在位兔肠的肌张力增加,并且在较高浓度时还可使肠肌呈痉挛性收缩,同时这种作用并不被阿托品所阻断,可被抑制组胺释放的苯海拉明对抗,提示川楝素对肌肠有组胺样和 / 或组胺释放作用[43]。

**9. 抗氧化作用** 随着川楝子总黄酮和多糖浓度的增加,对 $O_2^-$ 及 $\cdot OH$ 的清除效率不断升高,说明川楝子总黄酮、多糖具有很好的抗氧化活性[44]。

**10. 抑制破骨细胞** 川楝子活性部位及活性组分对 EANKL 诱导的破骨细胞有很强的抑制活性,抑制率>95%,由此说明川楝子活性部位及活性组分有很好的抑制破骨细胞的活性[45]。

**【毒理研究】**

**1. 毒性成分研究** 小鼠灌胃生川楝子 80% 乙醇提取物的最大耐受量为 122g/kg,对大鼠肝脏、肾脏产生毒性[46];川楝子乙醇提取物的正丁醇部位对小鼠单次灌胃的 $LD_{50}$ 为 2.757 1g/kg,死亡小白鼠急性毒性主要表现为安静少动、腹卧昏睡、呼吸急促、连续抽搐。川楝子正丁醇部位毒性较低,符合低毒化合物标准[47]。炒黄川楝子的乙醇提取物对小鼠的急性毒性作用略大于生川楝子乙醇提取物,显示炒黄炮制川楝子无明显的减毒作用[48]。

目前,川楝素被认为是川楝子的主要毒性成分。临床报道,儿童服用川楝素片 0.3~0.4g 可发生中毒,服用 2~4g 即可引起死亡[17]。川楝素小鼠腹腔注射、静脉注射、皮下注射和灌胃的 $LD_{50}$ 分别为 13.8mg/kg、14.6mg/kg、14.3mg/kg 和 244.2mg/kg;大鼠皮下注射的 $LD_{50}$ 为 9.8mg/kg;家兔静脉注射的 $LD_{50}$ 为 4.2mg/kg;小鼠的累积性毒性 $LD_{50}$ 为 18.7mg/kg;大鼠 20~40mg/kg 灌胃可诱发胃黏膜水肿、炎症和溃疡;犬口服 7.5mg/kg 即可引起中毒,8~10mg/kg 可使大部分犬呕吐,最小致死剂量为 307.5mg/kg;犬 10mg/kg、兔 40mg/kg 间日 1 次灌胃,连续 5 次以及猴 1 次灌胃 20mg/kg 均可引起肝细胞变性,肝窦极度狭窄,转氨酶升高[49]。川楝素在肝脏的含量比其他组织高,肝脏病理变化也比其他脏器明显,这与上述川楝子的肝毒性一致[17]。值得注意的是,异川楝素为川楝子中的另一化合物,其毒性远较川楝素高,小鼠灌胃急性毒性实验显示,其 $LD_{50}$ 为川楝素的 1/5[17]。

**2. 毒性机制研究** 川楝子短时间内便出现中毒症状,主要表现为胃肠道刺激,中枢神经兴奋和抑制,肌无力,肝脏病变以及肺、脾、肾等内脏器官出血[17]。

(1)神经系统毒性:在外周神经系统,川楝素是一种有效的神经肌肉接头传递阻断剂,作用于突触前神经末梢,抑制 ACh 的释放。在中枢神经系统,川楝素作用于延髓呼吸中枢,0.01~0.15mg 即可引起呼吸衰竭[17]。同时,川楝素对神经系统有抑制作用,神昏、嗜睡、烦躁,呼吸困难甚至呼吸中枢麻痹而死亡[50]。

(2)肝肾毒性:大鼠长期毒性实验显示,川楝子大剂量长期给药具有一定肝肾毒性,且存在剂量依赖性,炒制后可降低肝肾毒性反应[51]。临床上川楝子可发生急性中毒性肝炎,出现转氨酶升高、黄疸、肝大叩痛。川楝子可使肝脏中 TNF-α 水平升高,并使肝组织 NF-κB、ICAM-1 的表达增强,通过炎症反应加重肝细胞的损伤,最后导致肝损伤。川楝子所致大鼠肝损伤机制可能与氧化应激与炎症反应有关,并可引起内脏出血,造成循环衰竭,肾脏亦可造成损害,出现蛋白尿等[52]。川楝子中 5 个组分具有明显毒性,其中 3 个成分(meliasenin B、trichilinin D、1-O-tigloy-1-O-debenzoylohchinal)对 $HepG_2$ 细胞呈量 - 毒关系,提示川楝子中这些成分可能引起肝毒性[53]。此外,血清代谢组学研究显示,川楝子乙酸乙酯提取物具有肝肾毒性[54]。

(3)生殖毒性:川楝素还有较强的妊娠毒性。妊娠5天小鼠连续3天腹腔注射川楝素,导致小鼠流产[55]。小鼠腹腔注射川楝素积累量达到20μg即可引起妊娠早期小鼠胚胎异常,30μg可引起妊娠小鼠着床后全部流产、死亡或溶解[49]。并且,川楝素的致流产作用呈剂量依赖性,随着注射剂量的增加,小鼠的流产率逐渐上升。机制显示川楝素能显著提高小鼠血清和子宫组织中IFN-γ、TNF-α水平及增加子宫内膜中CD4+和CD8+T淋巴细胞数量,推测川楝素的妊娠毒性与子宫内免疫性指标改变有关[55]。

(4)呼吸抑制作用:川楝素对膈神经和膈肌有放电作用,对呼吸中枢有抑制作用,而较大剂量会引起大鼠的呼吸衰竭,主要是由于它对呼吸中枢的抑制作用。进一步实验发现在其呼吸受到抑制的同时,呼吸中枢发出的节律性放电和与其同步的肌电活动一起消失,而刺激膈神经活动正常,说明此时神经肌肉接头仍能传递兴奋。由此说明,川楝素引起的呼吸抑制作用主要在呼吸中枢,而其对神经肌肉接头的作用无关[6]。

(5)对肌肉的影响:川楝子服用后可能会导致肌无力症状的出现,但停药后症状会消除[6]。

(6)胃肠道的刺激:大量服用川楝子1~2小时内出现消化不良反应,如胃肠道刺激症状、腹痛、恶心、呕吐、腹泻[6]。此外,川楝素还可诱导胃黏膜水肿等症状[17]。

【配伍研究】临床上川楝子单独应用较少,配伍使君子、槟榔用于治疗虫积而有腹痛者;配伍香附用于治疗肝气郁结所致胸闷胁胀,乳房胀痛,善叹息,甚或月经不调等;配伍小茴香用于治疗寒疝睾丸坠痛,妇女经行腹胀、小腹冷痛者等[17]。

1. **配伍延胡索**　配伍延胡索为药对方金铃子散,具有疏肝泄热、行气止痛功效,用于肝气不舒,气郁化火,致患心腹胁肋诸痛,或发或止,口苦,舌红苔黄,脉弦数等。研究显示,延胡索和川楝子不同炮制品之间配伍后均具有明显的镇痛和抗炎作用,其中以醋炙延胡索和炒川楝子配伍后作用较为明显。提示金铃子散中延胡索和川楝子具有协同作用,延胡索对川楝子具有增效减毒作用[56]。

2. **配伍白芍、小茴香**　养阴及收敛特性的药物白芍或具有温热散寒作用的小茴香,可对抗川楝子所致的肝损伤,可以显著降低川楝子导致的小鼠血清GPT、GOT的升高,从而确定了收散配伍的川楝子-白芍与寒温配伍的川楝子-小茴香对川楝子的肝毒性减毒作用较为显著[57]。大鼠实验显示白芍与川楝子配伍后,能够减弱肝组织TNF-α、IL-6水平的提高,能增强抗肝组织NF-κB、ICAM-1的蛋白表达;能够调节肝组织caspase-3、Bcl-2的基因表达,提示白芍能对抗川楝子导致的肝损伤,其减毒机制是该药可以减轻肝组织炎症反应,并与调节肝细胞坏死相关基因caspase-3、Bcl-2的表达有关[58]。

3. **配伍甘草**　川楝子与甘草配伍之后,抑制小鼠血清中GOT、GPT和ALP及肝组织匀浆中MDA、TNF-α和IL-6水平的升高,对抗肝匀浆中GSH水平降低,同时缓解肝组织发生病变,提示甘草与川楝子配伍能够有效缓解川楝子的肝毒性[59]。

4. **配伍绞股蓝**　一定剂量川楝子连续给药可导致ICR小鼠慢性肝损伤,影响肝细胞内抗氧化系统,而通过与其他中药配伍后可减少肝毒性[60]。绞股蓝与川楝子配伍有减少脂质过氧化产物、抗肝损伤的作用[61]。

5. **与栀子、诃子配伍**　等质量比的川楝子与栀子、诃子配伍后栀子苷的含量比单味药材栀子中栀子苷的含量低,尤以等质量比的三子汤中栀子苷的含量最低,且对小鼠肝脏毒性降低。该实验结果与蒙药三子汤中三味药材以等质量比配伍完全吻合,这种配伍起到了减毒作用[62]。

**【复方及制剂】**

1. **三子散** 诃子 200g、川楝子 200g、栀子 200g。本品为姜黄色至棕黄色的粉末;气微,味苦、涩、微酸。清热凉血,解毒。用于温热,血热,新久热。水煎服。一次 3~4.5g,一日 2~3 次[1]。

2. **四方胃片** 海螵蛸 156g、黄连 39g、浙贝母 78g、炒川楝子 78g、苦杏仁 39g、柿霜 39g、吴茱萸(盐水制)20g、沉香 17g、延胡索(醋制)39g。本品为灰黄色至棕黄色的片或薄膜衣片,薄膜衣片除去包衣后显灰黄色至棕黄色;气微香,味微苦。调肝和胃,制酸止痛。用于肝胃不和所致的胃脘疼痛,呕吐吞酸,食少便溏;消化不良、胃及十二指肠溃疡见上述证候者。口服。一次 3 片,一日 2~3 次。孕妇慎用[1]。

3. **妇炎康片** 赤芍 60g、土茯苓 100g、醋三棱 60g、炒川楝子 60g、醋莪术 60g、醋延胡索 60g、炒芡实 100g、当归 100g、苦参 60g、醋香附 40g、黄柏 60g、丹参 100g、山药 120g。本品为糖衣片或薄膜衣片,除去包衣后显黄棕色至棕褐色;气微,味微苦。清热利湿,理气活血,散结消肿。用于湿热下注,毒瘀互阻所致带下病,症见带下量多、色黄、气臭,少腹痛,腰骶痛,口苦咽干;阴道炎、慢性盆腔炎见上述证候者。口服。一次 6 片或一次 3 片,一日 3 次。孕妇禁用[1]。

4. **荜铃胃痛颗粒** 荜澄茄、川楝子、醋延胡索、酒大黄、黄连、吴茱萸、醋香附、香橼、佛手、海螵蛸、煅瓦楞子。本品为棕色至棕褐色的颗粒;味苦。行气活血,和胃止痛。用于气滞血瘀所致的胃脘痛;慢性胃炎见有上述证候者。开水冲服。一次 1 袋,一日 3 次。孕妇慎用[1]。

5. **舒肝丸** 川楝子 150g、醋延胡索 100g、白芍(酒炒)120g、片姜黄 100g、木香 80g、沉香 100g、豆蔻仁 60g、砂仁 80g、姜厚朴 60g、陈皮 80g、枳壳(炒)100g、茯苓 100g、朱砂 27g。本品为棕红色至棕色的水蜜丸、小蜜丸、大蜜丸或水丸;气微,味甘、后微苦。舒肝和胃,理气止痛。用于肝郁气滞,胸胁胀满,胃脘疼痛,嘈杂呕吐,嗳气泛酸。口服。水丸一次 2.3g,水蜜丸一次 4g,小蜜丸一次 6g,大蜜丸一次 1 丸,一日 2~3 次。孕妇慎用[1]。

**【临床研究】**

1. **应用研究**

(1)驱虫:利用川楝素片(每片含川楝素 25mg)驱虫的情况,在不服用泻药的条件下,观察患者情况,16 岁以下儿童 2 326 例,起效率为 84.8%;成人 687 例,起效率为 74.8%,儿童排虫率高于成人;患者一般在服用后的 1~6 小时开始排虫,24~48 小时内排虫最多,可维持 3~4 天[63]。

(2)治疗胁痛:川楝子入肝经,是胁痛的常用药,用于胆系病证有较好的疗效。临床上使用黄芪桂枝五物汤加减(向黄芪桂枝五物汤中加入泽兰、延胡索、五灵脂、川楝子)治疗胸廓综合征的情况,30 例患者,总有效率达 96.67%,疗效甚佳[2]。

(3)治疗消化性溃疡:临床应用加味芍药甘草汤治疗消化性溃疡(组方中含有川楝子),治疗 50 例患者,1 个疗程后,经胃镜观察胃黏膜改善情况,治疗组有效率达 97%,治疗组明显优于对照组[64]。

(4)治疗经前乳房胀痛:应用香芍颗粒治疗经前乳房胀痛(组方中含川楝子),治疗 30 例患者,显效率达 86.7%,总有效率达 96.7%,治疗组安全可靠且未见不良反应[65]。

（5）治疗带状疱疹：采用予龙胆泻肝汤与川楝子水煎服，可治疗带状疱疹时肋间神经痛，效果显著；用四逆散加川楝子水煎服，可治疗肝气郁结，行将化热[66]。另外，运用金铃子散加味治疗 45 例带状疱疹后遗神经痛患者，药物组成为川楝子、延胡索、虎杖，以 7 天为 1 个疗程，5 个疗程后，总有效率达 91%[67]。此外，应用五苓散加味治疗带状疱疹后遗神经痛患者，组方中含有川楝子，治疗组 30 例，总有效率达 86.67%，五苓散疗效确切，作用持久[68]。

（6）治疗皮肤病：运用一贯煎治疗皮肤病的情况，一贯煎是由北沙参、麦冬、生地黄、当归、枸杞子、川楝子组成的方剂，有滋养肝肾、疏肝理气的功效。在临床应用时，可以将一贯煎加减药材治疗银屑病、黄褐斑、痤疮、老年性皮肤瘙痒等症，效果良好[69]。此外，应用除疥止痒汤治疗疥疮，组方中含有川楝子，以止痒汤擦洗 175 例患者，痊愈率达 96%，有效率达 100%，效果显著[70]。

（7）治疗头癣：用川楝子（去核，焙干）20g，研细末，用熟猪油 50g，调成膏状。先清洗头发，用 10% 明矾水洗去痂皮，拭干，涂上药膏后用力摩擦，每天洗擦 1 次，不要戴帽或包扎头部。对患者的生活用具进行消毒处理，防止感染。一般治疗 7~10 天即可见效。轻者 3~5 天即治愈，重者约半个月治愈[71]。

2. **用法用量**　2020 年版《中国药典》规定川楝子为小毒，用量为 5~10g。外用适量，研末调涂。

【**中毒表现及救治**】

1. **中毒表现**　临床应用发现，应用常规剂量川楝子，一般无严重反应。但长期、过量服用，可引起中毒甚至死亡。有患者口服 200g 未炮制川楝子的水煎液（300ml）约 30 分钟后出现恶心、呕吐、听力障碍、视物模糊、口干、心慌、燥热、小便不畅等临床症状[72]。

2. **救治**　养阴及收敛特性的药物白芍或具有温热散寒作用的小茴香，可对抗川楝子所致的肝损伤，可以显著降低川楝子导致的小鼠血清 GPT、GOT 的升高。而甘草、柴胡、当归、丹参等减毒效果不明显[73]。这提示合理的配方可降低川楝子的毒性[74]。

（赵　雍　李军德　杜贵友）

# 13　飞　扬　草

【**基源**】本品为大戟科植物飞扬草 *Euphorbia hirta* L. 的干燥全草。

【**化学成分**】飞扬草的主要化学成分为黄酮类、鞣质类、三萜类和二萜类化合物。

1965 年，Gupta 和 Garg[1] 从飞扬草的乙醇提取物中分离得到三萜类成分 $\beta$- 香树脂醇（$\beta$-amyrin）、$\beta$- 谷甾醇（$\beta$-sitosterol）、蒲公英酚（taraxerol）、无羁萜（friedelin）、鞣花酸（ellagic acid）。

1988 年，Amakura 等[2] 从飞扬草中分离鉴定出多种化合物，包括 euphorbin A、euphorbin B、槲皮素（quercetin）、山奈酚（kaempferol）、杨梅素（myricetin）、3,4- 二 -*O*- 咖啡酰基奎宁酸（3,4-di-*O*-caffeoylquinic acid）、5-*O*- 咖啡酰基奎宁（5-*O*-caffeoylquinic acid）、牻牛儿鞣素（geraniin）、原柯子酸（terchebin）等。

1991 年，陈玲[3] 通过理化常数测定和光谱分析从飞扬草中分离鉴定出 6 种化合物，包括没食子酸、杨梅苷等多种酚类化学成分,以及槲皮素(quercitrin)、3,4-di-*O*-没食子鸡钠酸、2,4,6 三没食子酰 -D- 葡萄糖和 1,2,3,4,6- 三没食子酰 -D- 葡萄糖和 1,2,3,4,6- 五没食子酰 -*β*-D- 葡萄糖。

2016 年,张玲[4]报道从飞扬草地上部分的 95% 乙醇提取物中分离鉴定了 51 个化合物,包括 22 个木脂素类化合物:euphorhirtinsA~D、5-methoxyvirgatusin、7*S*-ethoxyisolintetralin、R-ethoxyisolintetralin、7*R*-ethoxy-3methoxy-isolintetralin、7-oxocubebindimethylether、virgatusin、urinaligran、phyllanthin、niranthin、5-demethoxyniranthin、lintetralin、phyltetralin、isolintetralin、5-methoxy-niranthin、7-hydroxy-hinokinin、hypophyllanthin 和 neonirtetralin。12 个三萜化合物:cycloart-22-ene-3,25-diol、25-hydroperoxycycloart-23-en-3-ol、(24*R*)-cycloartane-3,24,25-triol、(24S)-9,19-cycloart-25-ene-3β,24-diol、(23*R*)-3-β-cycloart-25-diene-ol、24(*E*)-3-hydroxy-cycloart—24-en-26-al、3-β- 羟基 -9,19- 环菠萝蜜烷 -24- 酸、蒲公英赛醇、蒲公英赛酮、3-*β*- 羟基 -12- 烯 -11- 酮 - 齐墩果烷、3-*β*- 羟基 -12- 烯 -11- 酮 - 乌苏烷和 glochidiol。4 个二萜化合物:cassipourol、callyspinol、phytolh 和 spruceanol。一个单萜:linalool-1-oic acid。7 个芳香族化合物:阿魏酸、4- 羟基 -3- 甲氧基 - 苯甲醛、4- 羟基 - 苯甲醛、2,4- 二羟基苯甲酸、2- 羟基 - 苯丙酸、原儿茶酸和松柏醛。5 个其他类型化合物:β- 谷甾醇、豆甾醇、dehydrololiolide、ethyl-3-(4-methyl-2,5-dioxo2,5-dihydro-1H-pyrrol-3-yl)propanoate 和 docosanoic acid。

**【含量测定】**

2020 年版《中国药典》中目前尚无飞扬草化学成分的含量测定方法,但有学者采用以下方法对其中的化学成分含量进行了测定。

1. **总三萜的测定**　采用紫外分光光度法,5% 香草醛 - 冰醋酸和高氯酸为显色剂来测量。熊果酸对照品溶液 5.0ml 加 5% 香草醛 - 冰醋酸 0.4ml、高氯酸 1.0ml 显色后,在波长范围 400~800nm 内进行全波长扫描[5]。

2. **没食子酸和槲皮苷的测定**　采用高效液相色谱法测量飞扬草中没食子酸和槲皮苷的含量。ZORBAX SB-Aq(4.6mm×250mm,5μm)色谱柱;柱温:30℃;流动相:甲醇 - 乙腈 -0.2% 磷酸溶液,采用梯度方式洗脱;流速为 1.0ml/min;检测波长随时间变换[6]。

3. **多酚类化合物的测定**　采用 Folin-Ciocaileu 法测量飞扬草中多酚类化合物的含量。准确量取生物样品 0、0.1、0.2、0.3、0.4、0.5ml 于 50ml 容量瓶中,加 0.6ml 福林试剂,充分摇匀。25 分钟之后,加入 10% 碳酸钠溶液(g/V)5ml,混匀定容。在 50℃下反应 15 分钟,冷却,立即于 760nm 波长下测定吸光度[7]。

**【炮制研究】**2020 年版《中国药典》规定飞扬草炮制方法为除去杂质,洗净,稍润,切段,干燥[8]。飞扬草虽然有小毒,但是并未发现有关特殊炮制的记载,药典载有的方法目的是干净药物,便于有效成分煎出[9]。

**【药理研究】**

1. **抗炎作用**　飞扬草对急性炎症有较强的抑制作用,飞扬草能明显抑制二甲苯引起的小鼠耳郭肿胀,亦能降低角叉菜胶诱导的大鼠足部肿胀。在镇静剂量下,对酵母诱发的大鼠体温升高有中枢性退热作用。此外,飞扬草的标准提取物在 100mg/kg、200mg/kg、400mg/kg 时有较好的抗炎作用[10]。飞扬草的水提物能够明显减少前列腺素 $E_2$、$I_2$ 和 $D_2$ 的释放[11]。

2. **对高血压、水肿的作用**　飞扬草有利湿的作用,用来治疗多种疾病,包括高血压和水肿,研究表明飞扬草叶水提物中的活性成分与乙酰唑胺(利尿药)对尿液成分的影响相似,水提物和醇提物都可以引起大鼠尿量增加,尿液成分发生改变,醇提物可以增加尿液中的$HCO_3^-$,水提物增加尿液的$Na^+$、$K^+$和$HCO_3^-$[12]。

3. **镇痛、镇静作用**　飞扬草水提物冻干粉具有中枢镇痛作用。对小鼠实施化学刺激法(扭体实验),剂量从20mg/kg起呈量效关系,当剂量为50mg/kg时,它对化学刺激的镇痛作用(61%保护)与1.15mg/kg的硫酸吗啡(67%保护)相当;对小鼠实施热刺激法(热板实验),剂量从25mg/kg起呈量效关系,当剂量为50mg/kg时,它对热刺激,与4.6mg/kg的硫酸吗啡相当(痛阈提高约45%),并且经研究该作用能够被吗啡拮抗药纳洛酮抑制,证明了飞扬草水提物的镇痛作用与吗啡类似,也是作用于吗啡受体[10]。

4. **止泻作用**　飞扬草冻干水煎液对蓖麻油、花生四烯酸和前列腺素$E_2$诱发的小鼠腹泻模型有抗腹泻作用,但是在硫酸镁引起的腹泻中,没有表现出活性。冻干煎剂可延缓蓖麻油引起的肠蠕动,但不能延缓正常条件下小肠转运。从飞扬草中分离出一种具有止泻活性的黄酮类化合物槲皮苷,止泻剂量为25mg/kg[13]。飞扬草水溶液还可通过抗菌、抗痉挛、抗阿米巴等来止泻[14]。飞扬草通过抗阿米巴、解痉来止泻的活性成分集中在多酚部分,而未集中在皂苷或生物碱类,它抑制溶组织内阿米巴的生长,对乙酰胆碱和KCl溶液诱导的离体豚鼠回肠收缩也有抑制作用[15]。

5. **抗肿瘤作用**　飞扬草中的化学成分固醇及佛皮醇衍生物,对大鼠瓦氏肉瘤256有抗癌活性[16]。飞扬草的白色汁液中含有的化学成分能特异性地杀灭体外恶性黑色素瘤(MM96L)、鳞状上皮细胞癌(SCC)、宫颈癌细胞(HeLa),在极低浓度下(稀释1 000倍)对于宫颈癌细胞还有抑制作用[17]。

【毒理研究】

1. **毒性成分研究**　《广西本草选编》中描述飞扬草:"味辛、涩,性平,有小毒",《南方主要有毒植物》也指出飞扬草有小毒,2020年版《中国药典》收录飞扬草,载:"辛、酸,凉;有小毒"[18]。

经初步研究发现飞扬草有毒部位为全株,现代研究认为其刺激性成分主要与其所含的二萜类成分有关。另外,飞扬草还有呼吸抑制作用,其可能与三萜类化合物大戟苷有关。

2. **毒性机制研究**　飞扬草甲醇提取物对卤虫无节幼体有中等的细胞毒性作用,半数致死量为37.07μg/ml[19]。飞扬草水提取物对大鼠睾丸和附属器官有潜在的危害,飞扬草水提物能引起大鼠睾丸变性和平均生精小管直径(STD)的减少[20]。对飞扬草进行初步毒性实验,将2.94g/ml飞扬草水提物,以0.04ml/g灌服昆明种小鼠,24小时1次,观察14天,结果小鼠无死亡,无明显中毒反应,其最大受试药物量为117.6g/kg[21]。此剂量下没有观察到飞扬草水提物的急性毒性反应,实验结果表明,鲜飞扬草全株浆液有毒,但经煎煮或者干燥后内服无毒。

【配伍研究】尚无相关报道。

【临床研究】

1. 应用研究

(1)治疗蛇串疮:飞扬草有清热解毒、利湿止痒之功,可以用来治疗湿热证的蛇串疮。将鲜飞扬草洗净,然后放入干净器皿中捣碎,再拌入少量的雄黄,外敷在蛇串疮结痂处,每天换药 1 次[22]。

(2) 治疗足癣：用 75% 乙醇浸泡飞扬草，用该药液外搽患趾[22]。

(3) 治疗瘾疹：鲜飞扬草，每周煎服 2 次，每次用全草 5~6 棵，外搽药液[22]。

(4) 治疗急性细菌性痢疾：内服飞扬草浸膏片，每次 6 片 (每片含生药 15g)，一日 4 次。有高热及大便次数较多者，给予适当补液[22]。

(5) 治疗皮肤浅部真菌病：飞扬草酊剂Ⅰ号，飞扬草 800g 加 40% 乙醇 1 000ml；飞扬草酊剂Ⅱ号，飞扬草 400g 加 40% 乙醇 1 000ml。采集鲜飞扬草全草，洗净，放置在阴凉通风处 2~4 小时晾干，将晾干后的鲜飞扬草切碎。按处方加入 40% 乙醇，浸泡 7 天，过滤得酊剂。用法：涂抹患处，每天 2 次。

飞扬草煎剂：将新采集的飞扬草洗净，取 400~500g，剪成寸长小段，加水 2 000~3 000ml 煮沸 15 分钟，凉至温热使用。用法：趁热浸洗患处 (皮损处反复擦洗)，每天 2 次。

有报道分别用酊剂Ⅰ号、酊剂Ⅱ号配合飞扬草煎剂治疗皮肤浅部真菌病，有效率无显著差异，疗效较高。

**2. 用法用量** 2020 年版《中国药典》规定飞扬草用量为 6~9g。外用适量，煎水洗。也有报道可制成酊剂。

**【中毒表现及救治】**

**1. 中毒表现** 飞扬草毒性主要是对皮肤、黏膜的强烈刺激，主要表现为皮肤、黏膜的急性炎性反应，尤其是对胃肠道黏膜特别敏感，可引起较强的恶心、呕吐、腹痛、腹泻、便血的症状，也有一定的呼吸抑制作用[9]。吴康衡[23]报道飞扬草微凉，过量服用引起肠蠕动增加出现腹泻、腹痛等，提出本品不能过量服用，常规用量为 15g。

临床在应用飞扬草时，还需格外小心，对飞扬草的毒性还需进行进一步研究，从而使飞扬草能更好地应用于临床。

**2. 救治**

(1) 早期可以洗胃。

(2) 积极对症治疗。腹泻严重者可以静脉输液，并选择使用次碳酸铋等收敛剂；腹痛严重者可使用阿托品等解痉药。

(3) 用金银花、甘草煎服[23]。

（辛高杰　付建华　杜贵友）

# 14　马　钱　子

**【基源】** 本品为马钱科植物马钱 *Strychnos nux-vomica* L. 的干燥成熟种子。

**【化学成分】** 马钱的种子主要成分为生物碱。可分为以下三种类型。

**1. "正"系列 (normal series) 生物碱** 士的宁 (番木鳖碱，strychnine)、异番木鳖碱 (isostrychnine)、番木鳖碱氮氧化物 (strychnine-*N*-oxide)、异番木鳖碱氮氧化物 (isostrychnine-*N*-oxide)、4- 羟基 -3- 甲氧基 - 番木鳖碱 (4-hydroxy-3-methoxy strychnine)、4- 羟基 - 番木鳖碱 (4-hydroxy-strychnine)、2- 羟基 -3- 甲氧基 - 番木鳖碱 (2-hydroxy-3-methoxy strychnine)、

15-羟基-番木鳖碱(15-hydroxy-strychnine)、原番木鳖碱(protoxtrychnine)、马钱子碱(brucine)、异马钱子碱(isobrucine)、马钱子碱氮氧化物(brucine-$N$-oxide)、异马钱子碱氮氧化物(isobrucine-$N$-oxide)、$\alpha$-可鲁勃林($\alpha$-colubrine)、$\beta$-可鲁勃林($\beta$-colubrine)、土屈新碱(struxine)、icajine 和 normacusineb。

2. "伪"系列(pseudo series)生物碱　伪番木鳖碱(pseudostrychnine)、伪马钱子碱(pseudobrucine)。

3. "$N$-甲基伪"系列($N$-methylpseudo series)生物碱　$N$-甲基-断-伪马钱子钱(novacine)、番木鳖次碱(vomicine)、$N$-甲基-断-伪番木鳖碱(icajine)。

马钱种子所含生物碱以"正"系列为主。种子经高温加热,剧毒成分士的宁、马钱子碱含量明显降低,而异番木鳖碱、异马钱子碱、马钱子碱氮氧化物、番木鳖碱氮氧化物含量增高。除生物碱外,尚含番木鳖苷(loganin)、绿原酸(chlorogenic acid)、salidroside 和 culhiloside。

根皮、根木质部含"正"系列生物碱为主,茎皮含"伪"及"$N$-甲基伪"系列生物碱为主,叶则含"$N$-甲基伪"系列生物碱为主。

果皮、果肉均含士的宁、马钱子碱、4-羟基-番木鳖碱、番木鳖碱氮氧化物、马钱子碱氮氧化物、伪番木鳖碱、伪马钱子碱、$N$-甲基-断-伪番木鳖碱、$N$-甲基-断-伪马钱子碱、番木鳖次碱。果肉还含环烯醚单萜类:马钱子苷(loganin)、马钱子苷酸(loganic acid)、去氧马钱子苷(deoxyloganin)、马钱子酮苷(ketologanin)、开链马钱子苷(secologanin)[1]。

【含量测定】按照 2020 年版《中国药典》高效液相色谱法测定。色谱条件与系统适用性试验:以十八烷基硅烷键合硅胶为填充剂;以乙腈 -0.01mol/L 庚烷磺酸钠与 0.02mol/L 磷酸二氢钾等量混合溶液(用 10% 磷酸调节 pH 至 2.8)(21 : 79)为流动相;检测波长为 260nm。理论板数按士的宁峰计算应不低于 5 000。本品按干燥品计算,含士的宁($C_{21}H_{22}N_{26}O_2$)应为 1.20%~2.20%,马钱子碱($C_{23}H_{26}N_2O_4$)不得少于 0.80%[2]。

马钱子所含的士的宁、马钱子碱的含量测定方法较多,有:①重量法;②滴定法,包括酸碱滴定法、非水滴定法、络合滴定法、两相滴定法、测温滴定法、电流滴定法、电导滴定法、高频滴定法、电位滴定法、库仑滴定法、电位滴定法、PVC 膜电极直接电位滴定法、苦味酸根离子选择电极电位滴定法及络合滴定 -铋法等;③极谱法;④放射测定法;⑤比色法,酸性染料法、生物碱试剂法、还原法、氧化法等;⑥紫外分光光度法;⑦薄层色谱 -比色法;⑧薄层色谱 -紫外分光光度法;⑨纸色谱斑点面积法;⑩薄层斑点面积法;⑪薄层扫描法;⑫荧光法;⑬气相色谱法;⑭液滴逆流色谱法;⑮高效液相色谱法;⑯毛细管区带电泳法[1]。

高效液相色谱法和毛细管区带电泳法是比较先进的测定方法,具有用量少、速度快、重复性好等优点。

1. 高效液相色谱法测定马钱子中士的宁、马钱子碱含量的常用方法[1]

(1)甲醇 -氨水硝酸盐系统为流动相测定士的宁、马钱子碱的含量。

色谱柱:Micro-packSi-10、Hypercil、无定形硅胶、球形硅胶。

流动相:28%NH$_3$·H$_2$O 的 0.75% 甲醇溶液、甲醇 -浓氨水 -1mol/L 硝酸铵(27 : 2 : 1)、甲醇 -浓氨水 -1mol/L 硝酸铵(270 : 0.25 : 0.5)、甲醇 -浓氨水 -1mol/L 硝酸钠(27 : 0.1 : 0.05)。

内标:奎宁。

检测波长:254nm。

(2)含有烷基磺酸盐的乙腈 - 水系统为流动相。

1)马钱子及其制剂中马钱子碱与士的宁含量的测定。

色谱柱：$C_{18}$ 柱。

流动相：乙腈 - 水(25∶75)含 5mmol/L 戊烷磺酸钠、10% 磷酸调 pH=3.0。

检测波长：254nm。

2)含有育亨宾和士的宁盐的片剂或胶囊中士宁含量的测定。

色谱柱：ERC-ODS-1262 柱。

流动相：含己烷磺酸盐的甲醇 - 水 - 乙酸 - 三乙胺(500∶500∶10∶3)。

检测波长：254nm。

(3)以乙醚 - 甲醇 - 氨水系统为流动相测定九分散中士的宁的含量。

色谱柱：无定形硅胶柱。

流动相：乙醚 - 甲醇 - 氨水(80∶20∶1)。

检测波长：254nm。

**2. 毛细管区带电泳测定马钱子中士的宁、马钱子碱含量的常用方法**[1]

(1)毛细管区带电泳测定伸筋丹中士的宁和马钱子碱的含量。

缓冲液：pH=6.0 的 0.2mol/L tris- 磷酸溶液。

运行电压：20kV。

检测波长：260nm。

内标法测定。

(2)毛细管区带电泳测定马钱子及其制剂中士的宁和马钱子碱的含量。

缓冲液：含 0.2mol/L 醋酸的 20mmol/L 醋酸铵溶液,pH=3.64。

运行电压：25kV。

检测波长：214nm。

内标：盐酸多巴胺。

**【炮制研究】**2020 年版《中国药典》中饮片炮制方法为：生马钱子除去杂质。制马钱子取净马钱子,照炒法用砂烫至鼓起并显棕褐色或深棕色[2]。

**1. 炮制工艺的研究**[1]　马钱子炮制方法较多,但其共同特点为去皮毛和加热以降低其毒性。石板磨毛去皮或水泡后剥去种皮是传统的马钱子去皮毛方法。这种方法工作量大,效率极低。近年来,人们对马钱子的炮制方法进行了较多的研究。董却非[3]用新鲜石灰水、陈石灰水、新鲜石灰乳 3 种方法处理马钱子,认为用 24% 新鲜石灰乳煮 3 小时后,自然干燥,再 180℃砂浴,皮毛脱落可达 100%。也可用不同浓度的石灰乳处理马钱子,结果发现用 22% 新鲜石灰乳 90~100℃处理半小时后,用烘箱代替砂烫烘干,皮毛自然脱落[4]。也有人用石灰水煮,砂烫去皮后水漂 2 天为宜,该方法可提高效率 4~7 倍,既达到传统饮片质量要求,又能保证主要成分符合安全用药标准。另有报道将砂烫后马钱子置于滚筒炒药机中与砂子相互摩擦或用砂轮机脱毛,较传统方法提高效率 15 倍,且去毛率达 100%,大大提高了去毛饮片的质量[5]。

马钱子炮制以砂烫法较多,吴楚玉等[6]用远红外烘箱模拟其温度和条件,100~110℃烘干水分,180℃再烘 8 分钟,得到的炮制品外观与可加工性基本上与砂烫法相同,药材受热均匀,操作方便、安全。郇宜俊[7]用正交设计法对在不同温度和时间条件下用烘箱法炮制马钱子的工艺进行了研究,结果表明温度和时间对马钱子中士的宁的含量均有显著的影响。认为炮制温度在 200~240℃炮制时间在 5~12 分钟内,马钱子中士的宁含量可达到传统砂烫法的结果。也有用绿豆煎煮法炮制马钱子,并与砂烫法或麻油法进行了比较,认为绿豆解毒性强,安全性可靠,有效成分基本达到要求。

马钱子炮制除上述方法外,尚有尿泡、醋制、水漂、豆腐制法等,但这些方法费时费力,且有效成分士的宁的损失较大,因为士的宁易被酸性溶媒从马钱子中溶出。总的来说,砂炒、热烘,温度控制在 200~250℃内,可将马钱子中马钱子碱大部分破坏,而士的宁却大部分保存,此法简便易行,又符合药典规范。

**2. 炮制对质量影响的研究**[1]　传统方法对马钱子炮制程度的掌握,是通过马钱子在炮制过程中的形状、颜色等外观变化特征来判断的,这种方法方便、简单、直接,但经验性很强,很难做到安全用药。目前,对马钱子炮制后的质量控制主要是根据士的宁含量的变化。因为马钱子炮制后,士的宁含量的变化不大,而马钱子碱的含量下降明显,这与两种成分的稳定性有关,士的宁熔点为 286~288℃,马钱子碱熔点为 178℃,而砂炒温度为 200~250℃。马钱子碱药理作用与士的宁相似,但疗效仅为其 1/40,因而通过炮制除去疗效差且毒性大的马钱子碱是有意义的。也有报道认为马钱子除去士的宁后,临床应用仍具有明显降低红细胞沉降率和抗氧化作用,指出马钱子炮制标准仅以士的宁含量高低是不全面的,应以士的宁和马钱子碱含量的总和作为控制马钱子质量的指标较为合理。

马钱子炮制的目的是去掉皮毛,古人认为其毒性在皮毛。但药理实验证明,将去毛和不去毛的马钱子总提取物给小鼠做毒性实验,结果两者无显著差异。马钱子生品、炮制品及皮毛的薄层色谱表明三者生物碱成分基本一致,仅存在含量差异。马钱子皮毛中的士的宁、马钱子碱含量远远低于生品及胚乳内外层。有人认为马钱子去毛意义不大,建议对马钱子不去毛炮制后运用于临床进行研究。

**【药理研究】**

**1. 镇痛抗炎作用**　马钱子的发酵品以及含有马钱子的合剂皆有镇痛抗炎作用。马钱子所含的部分生物碱镇痛抗炎作用显著。陈龙等[8]利用 6 种不同真菌发酵的马钱子发酵品对腹腔注射醋酸所致小鼠扭体反应的镇痛作用实验表明,在经 6 种真菌发酵后,马钱子原有毒性降低,并具有镇痛作用,同时还对外涂巴豆油导致小鼠耳壳肿胀进行抗炎研究,证实了发酵后的马钱子仍具有抗炎作用。朱建伟等[9]通过对马钱子碱的镇痛作用及药效动力学研究,发现马钱子碱具有显著的镇痛作用,中剂量组(20mg/kg)与阳性对照吗啡组(10mg/kg)镇痛作用相当,并且其镇痛作用强度(在一定剂量范围内)与给药剂量呈正相关。证明马钱子的镇痛作用确定、药效作用强、维持时间长。魏世超等[10]从马钱子中提取分离得到番木鳖碱、总生物碱(除去部分番木鳖碱)和非生物碱 3 个部分,进而观察各部分对角叉菜胶引起大鼠足跖肿胀及棉球致肉芽增生的影响,结果表明,总生物碱部分对炎症具有明显的抑制作用,并且还可明显抑制大鼠肉芽组织增生,而番木鳖碱及非生物碱部分对上述炎症无明显的影响。李明辉等[11]观察了壮筋骨胶囊(由当归、木瓜、牛膝、马钱子等多味中药组成)对弗氏(freund)完全佐剂诱发大白鼠免疫性关节炎的影响,结果表明,壮筋骨胶囊对 freund 完全佐剂诱发的大鼠关节炎原发性和继发性病变均有明显抑制作用,其中壮筋骨胶囊高剂量组对大白鼠佐剂性关节炎右后足原发性炎症病变有明显地抑制作用,而中、低剂量组对原发性炎症病变有一定抑制趋势。壮筋骨胶囊高、中剂量组对大鼠佐剂性关节炎继发性炎症反应有明显的抑制作用,致炎后第 24 天、27 天、30 天壮筋骨胶囊对左足继发肿胀抑制效果明显,相比于模型组均有显著性差异($P<0.01$)。

**2. 对中枢神经系统的作用**　马钱子所含的士的宁对整个中枢神经系统都有兴奋作用,首先兴奋脊髓的反射功能,其次兴奋延髓的呼吸中枢及血管运动中枢,并能提高大脑皮质的感觉中枢功能。

生物碱约占马钱子成分的 1.5%~5%,主要为番木鳖碱和马钱子碱,其中前者约占 45%,后者占 30%~40%。马钱子中所含的部分生物碱能兴奋整个中枢神经系统。韩进庭[12]总结发现马钱子所含番木鳖碱对整个中枢神经系统都能起到一定的兴奋作用。脊髓对番木鳖碱有高度的敏感性,治疗剂量的番木鳖碱会使神经冲动在脊髓中传导易化,缩短反射时间,并增大其反射强度,但不破坏脊髓中枢的交互抑制过程,而中毒剂量的番木鳖碱会破坏脊髓中枢的交互抑制过程,导致强直性惊厥。番木鳖碱还能兴奋延髓的血管运动中枢和呼吸中枢,加强大脑皮质的兴奋过程,提高各感觉器官的功能。Anders 等[13]通过研究番木鳖碱和马钱子碱类似物对氨酸及 α-7 烟碱乙酰胆碱受体的药理作用,进一步揭示了番木鳖碱和马钱子碱类似物在作用于受体时,其相应的化学结构与活性之间的关系。陈根成等[14]研究发现,制马钱子可降低大脑中动脉脑梗死模型大鼠神经功能缺损评分,表明其可通过增加脊髓兴奋性、促进神经功能恢复治疗脑梗死。

临床上,马钱子可用于治疗周围神经病变、脊髓损伤、脑卒中等神经系统疾病,疗效显著[15]。戴铁颖等[16]通过研究发现,马钱子胶囊可降低周围神经病变患者的神经毒性评分和中医证候积分,加快腓神经、胫神经的传导速度,证实马钱子可通过提高患者感觉及运动神经的传导速度治疗硼替佐米引起的周围神经病变。

**3. 对消化系统的作用**　士的宁具有强烈苦味,可刺激味觉感受器反射性增加胃液分泌,促进消化功能和食欲。柳卫国等[17]采用离体器官试验,观察不同浓度的马钱子水煎液对家兔离体小肠运动性能的影响。结果显示,与用药前比较,马钱子水煎液对离体十二指肠和空肠的收缩张力、收缩振幅和收缩频率表现为低浓度兴奋、高浓度抑制,其作用机制可能与大剂量士的宁提高兴奋后发生超限抑制现象有关。

**4. 对心血管系统的作用**　对心血管系统作用马钱子中所含生物碱有激动或抑制心肌细胞离子通道的作用。陆跃鸣等[18]用膜片钳和电镜观察的方法发现异马钱子碱能够显著激动 Wistar 大鼠乳鼠心室肌细胞上 T 型、L 型以及 B 型钙通道的单通道活动,使其开放时间延长,关闭时间缩短,开放概率增加,而对通过每一种离子通道的离子流幅值无明显影响,并证明了异马钱子碱能明显地抵消由黄嘌呤、黄嘌呤氧化酶所引起的破坏培养的心室肌细胞肌丝和线粒体等超微结构的作用。蔡宝昌等[19]又通过实验证实了异马钱子碱氮氧化物也有此作用,说明异马钱子碱和异马钱子碱氮氧化物均对心肌细胞具有保护作用。李明华等[20]通过采用常规微电极技术同步记录收缩力的方法,观察了马钱子碱对豚鼠心脏乳头肌动作电位及收缩力的影响,结果表明马钱子碱具有阻断心肌离子通道的作用,在低浓度($1\times10^{-6}$mol/L)时,主要以阻断 $K^+$ 通道为主;在高浓度($1\times10^{-5}$mol/L)时,对 $Na^+$、$Ca^{2+}$ 通道也有阻断作用。

**5. 抗肿瘤作用**　中医学认为,阴毒之邪瘀于体内形成结块是产生肿瘤的原因之一。马钱子具有破瘀散结止痛之功效,《本草纲目》载其能"消痞块"。马钱子属于剧毒药物,临床常利用其毒性"以毒攻毒"治疗肿瘤。现代药理研究发现,马钱子水煎液和马钱子碱对结肠癌、肺癌、肝癌、乳腺癌及其骨转移、白血病等多种癌症都具有显著疗效。同时研究发现,马钱子主要通过抑制癌细胞的增殖,诱导癌细胞凋亡,阻止癌细胞迁移实现抗肿瘤作用,并与用药剂量和时间呈依赖性[21]。宋爱英等[22]对用 S180 和 H22 瘤株造模的小鼠分别给予 1/5、1/10、1/20 LD$_{50}$ 剂量的制马钱子水煎液灌胃治疗,结果表明 1/10 LD$_{50}$ 制马钱子水煎液对 S180 瘤株所致的实体瘤具有明显的抑瘤作用,抑瘤率为 37.8%,并且能够显著延长 H22 腹水型肿瘤小鼠的生存时间,生命延长率达 61.1%。据此表明马钱子是一味具有前途的抗肿瘤中药,有待进一步研究。邓旭坤等[23]通过研究马钱子碱对移植性肝癌 Heps 荷瘤小鼠的肿瘤抑制作用和生存时间的影响,发现马钱子碱对肿瘤具有明显的抑制作用,并且短期内对小鼠的造血、免疫系统以及肝肾没有明显的毒性,相反,还能促进造血系统和免疫系统的功能,恢复小鼠因接种肝癌 Heps 瘤株而造成的肝肾功能的损伤,但马钱子碱对荷瘤小鼠的生存时间并无显著影响。

6. 其他作用　吴建方[24]给兔膝骨关节炎模型使用低、中、高剂量的马钱子进行干预,结果发现,随着马钱子剂量的增大而软骨细胞凋亡率降低,细胞增殖光密度(OD)值升高,表明马钱子具有促进软骨细胞增殖、抑制软骨细胞凋亡的作用。洪振强等[25]给兔膝骨 Hulth-Telhang 关节炎模型的关节腔注射马钱子总碱注射液后,与模型组比较,马钱子组全血黏度、血浆黏度、NO、过氧化脂质(LPO)、尿液吡啶酚(PYD)水平降低、超氧化物歧化酶(SOD)水平升高,表明马钱子总碱具有修复软骨损伤的作用,其机制与通过 SOD 途径抑制 NO 介导的软骨细胞凋亡有关。

【毒理研究】

1. 毒性成分研究　蔡宝昌等[26]探讨了马钱子不同炮制品的小鼠急性毒性试验的比较,结果表明,生品、砂烫、油炸、醋制砂烫、醋制、尿泡砂烫、甘草制的马钱子 LD$_{50}$ 分别为:1.21mg/kg、2.35mg/kg、2.53mg/kg、2.18mg/kg、2.32mg/kg、2.57mg/kg、2.29mg/kg;沈玉杰等[27]观察了爆压法对马钱子急性毒性的影响,结果表明,马钱子生品和爆压品的 LD$_{50}$ 分别为 (107 ± 30.51) mg/kg 和 (148 ± 29.49) mg/kg。

马钱子治疗量与中毒量仅毫厘之差。成人 1 次口服士的宁 5~10mg 可导致中毒,超过 30mg 可导致死亡;而幼儿口服士的宁 5mg 即会死亡[28]。所以临床应严格控制马钱子的使用剂量,应小于 5mg/d。

2. 毒性机制研究　赵崇军等[29]报道马钱子水提液对斑马鱼胚胎发育的影响,将受精后 6 小时(6hpf)胚胎暴露在含有不同浓度马钱子的养殖水中,分别在 24hpf、48hpf 和 72hpf (96hpf)阶段测定自主抽动次数、心率、孵化率、死亡率、畸变率等指标;结果表明,各暴露组 24hpf 自主抽动次数、48hpf 心率以及孵化率与正常对照组都具有显著性统计学差异,且 48hpf 后出现脊柱弯曲、心包水肿、卵黄囊水肿、游泳异常的毒性症状;各给药组的畸形率都可达到 100%,在 72hpf 之后,随着浓度的升高胚胎的死亡率升高;试验结论表明,马钱子对斑马鱼胚胎发育有毒性作用。

【配伍研究】

1. 马钱子配甘草　金丽容[30]将 3 % 甘草煎液和 1 % 马钱子煎液按等容量不同配伍方式给药,观察比较马钱子对小白鼠腹腔注射毒性的差异。结果唯有甘草煎和马钱子煎的混合煮沸液组与对照组比较有显著差异。说明甘草对马钱子的解毒作用,主要是通过煮沸,甘草与马钱子的毒性成分发生沉淀反应而减毒。娄玉钤等[31]观察制马钱子配伍甘草后对其急性毒性的影响,结果配伍甘草能降低制马钱子的毒性,又能保证其药效的稳定性。

**2. 马钱子分别配伍肉桂及桂枝**　李朝阳等[32]研究马钱子分别配伍肉桂及桂枝对其毒性的影响,结果发现,含肉桂69%组方的$LD_{50}$为91.98mg/kg,解毒率为37.63%;含肉桂86%组方的$LD_{50}$为116.82mg/kg,解毒率为74.80%。制马钱子粉配伍桂枝浸膏的$LD_{50}$均大于制马钱子粉,其中桂枝92.50%的解毒率最大,为117.32%,用药也最安全。桂枝95.20%的解毒率只有67.51%。提示肉桂及桂枝均对马钱子具有减毒作用,但是桂枝的减毒率并不与加入的桂枝的剂量呈正相关,用时应该控制。

**3. 制马钱子配伍生地黄、熟地黄**　苗根旺等[33]通过动物急性毒性实验,发现制马钱子与生地黄、熟地黄配伍均可以降低制马钱子的毒性。苗根旺等还研究了制马钱子与生地黄、熟地黄配伍对制马钱子在风湿病治疗中的抗炎和镇痛作用的影响,结果发现,各配伍组与制马钱子组的抗炎、镇痛效果相比,没有明显的差异。表明生地黄、熟地黄与制马钱子配伍能显著降低制马钱子的毒性,且对其抗炎、镇痛效果均无明显的影响[34]。

梁晓东[35]报道马钱子配伍生地黄各煎剂$LD_{50}$均大于马钱子单煎剂,表明马钱子在配伍生地黄后毒性降低。马钱子配伍生地黄能提高小鼠热痛反应痛阈值,亦能减少小鼠扭体反应次数,结果优于马钱子单煎剂,表明两者配伍后药效增加。同时,马钱子配伍生地黄能使大鼠足跖肿胀减轻,对大鼠免疫系统有保护作用,能降低大鼠血清中NO、MDA含量,升高SOD含量,说明其镇痛作用与其抗炎、降低脂质过氧化、恢复抗氧化酶活性有关。马钱子配伍生地黄1:6煎剂减毒增效作用较好。

**4. 马钱子配赤芍**　李颖[36]观察不同剂量赤芍对马钱子增效减毒作用影响,结果表明马钱子混悬液的$LD_{50}$为304.1mg/kg,赤芍能够明显降低马钱子的毒性,且减毒率与加入的赤芍剂量呈正相关;4个不同赤芍-马钱子配比(2:1、4:1、8:1、10:1)组和马钱子组药后痛阈值均明显升高,扭体次数、肿胀度明显降低;且赤芍-马钱子配比(4:1、8:1、10:1)组扭体次数明显低于马钱子组,赤芍-马钱子配比(10:1)肿胀度明显低于马钱子组。表明赤芍与马钱子配伍是科学、合理的,可增强镇痛、抗炎效果,降低毒副反应,起到减毒增效作用。

**5. 马钱子配伍白芍**　刘烨等[37]研究马钱子配伍白芍(以下简称马白)不同比例水煎剂的毒性强弱变化。结果发现,与马钱子单煎剂比较,马白1:2煎剂中马钱子碱和士的宁分别下降18.71%和16.81%;马白1:4煎剂中马钱子碱和士的宁分别降低15.79%和26.72%;马白1:6煎剂中马钱子碱和士的宁分别降低19.88%和30.17%。表明马钱子配伍白芍可降低马钱子毒性,减毒的较佳配伍比例为1:6。

**6. 马钱子配伍苏木**　孙响波等[38]报道马钱子配伍苏木(马苏)1:18煎剂组能显著降低佐剂关节炎(AA)大鼠滑膜中IL-1β、IL-6的含量,且能升高AA大鼠滑膜中IL-10的含量。推测马苏是通过降低AA大鼠滑膜中IL-1β含量,减少炎性因子IL-6的分泌,升高保护性因子IL-10含量发挥其抗炎作用。表明马苏对AA具明显的抗炎作用,其最佳配比为马苏1:18煎剂。

**【复方及制剂】**[2]

**1. 九分散**　马钱子粉250g、麻黄250g、乳香(制)250g、没药(制)250g。本品为黄褐色至深黄褐色的粉末,遇热或重压易黏结;气微香,味微苦。活血散瘀,消肿止痛。用于跌打损伤,瘀血肿痛。口服。一次 2.5g,一日 1 次,餐后服用;外用,创伤青肿未破者以酒调敷患处。本品含毒性药,不可多服;孕妇禁用;小儿及体弱者遵医嘱服用;破伤出血者不可外敷。

2. **马钱子散**　制马钱子适量(含士的宁 8.0g)、地龙(焙黄)93.5g。本品为黄棕色的粉末;气微,味苦。祛风湿,通经络。用于风湿闭阻所致的痹病,症见关节疼痛,臂痛腰痛,肢体肌肉萎缩。每晚用黄酒或开水送服。一次 0.2g,如无反应,可增至 0.4g,最大服量不超过0.6g;老幼及体弱者酌减。本品含毒性药,不可多服。服药后约 1 小时可能出现汗出周身、发痒、哆嗦等反应,反应严重者可请医生处理。13 岁以下儿童、孕妇及身体虚弱者,心脏病、严重气管炎、单纯性高血压患者禁服。忌食生冷食物。

3. **风湿马钱片**　马钱子粉 125g、乳香(炒)19g、全蝎 19g、苍术 19g、甘草 19g、炒僵蚕19g、没药(炒)19g、牛膝 19g、麻黄 19g。本品为糖衣片,除去包衣后,显棕褐色;味苦。祛风除湿,活血祛瘀,通络止痛。用于风湿闭阻,瘀血阻络所致的痹病,症见关节疼痛、刺痛或疼痛较甚;风湿性关节炎、类风湿关节炎、坐骨神经痛见上述证候者。口服。常用量,一次 3~4片,极量,一次 5 片,一日 1 次。睡前温开水送服。连服 7 日为 1 个疗程,两疗程间需停药2~3 日。孕妇忌服;年老体弱者慎服或遵医嘱。

4. **伸筋丹胶囊**　地龙、制马钱子、红花、乳香(醋炒)、防己、没药(醋炒)、香加皮、烫骨碎补。本品为硬胶囊,内容物为棕黄色至棕褐色的颗粒和粉末;气微香,味苦。舒筋通络,活血祛瘀,消肿止痛。用于血瘀络阻引起的骨折后遗症、颈椎病、肥大性脊椎炎、慢性关节炎、坐骨神经痛、肩周炎。口服。一次 5 粒,一日 3 次,餐后服用或遵医嘱。不宜过量、久服;孕妇和哺乳期妇女禁用;心脏病患者慎用。

5. **通痹片**　由制马钱子、金钱白花蛇、蜈蚣、全蝎、地龙、天麻、人参、当归、制川乌等药味加工制成的片剂。本品为糖衣片,除去糖衣后,显浅棕色至棕褐色;味腥、微苦。祛风胜湿,活血通络,散寒止痛,调补气血。用于寒湿闭阻,瘀血阻络,气血两虚所致的痹病,症见关节冷痛,屈伸不利;风湿性关节炎、类风湿关节炎见上述证候者。口服。一次 2 片,一日 2~3次,餐后服用或遵医嘱。孕妇、儿童禁用;肝肾功能损害与高血压患者慎用;不可过量、久服;忌食生冷油腻食物。

6. **舒筋丸**　马钱子粉 115g、麻黄 80g、独活 6g、羌活 6g、桂枝 6g、甘草 6g、千年健 6g、牛膝 6g、乳香(酸制)6g、木瓜 6g、没药(醋制)6g、防风 6g、杜仲(盐制)3g、地枫皮 6g、续断 3g。本品为棕褐色的大蜜丸;味苦。祛风除湿,舒筋活血。用于风寒湿痹,四肢麻木,筋骨疼痛,行步艰难。口服。一次 1 丸,一日 1 次。孕妇忌服。

7. **疏风定痛丸**　马钱子粉 200g、麻黄 300g、乳香(醋制)100g、没药(醋制)100g、千年健30g、自然铜(煅)30g、地枫皮 30g、桂枝 30g、牛膝 30g、木瓜 30g、甘草 30g、杜仲(盐炙)30g、防风 30g、羌活 30g、独活 30g。本品为棕黑色或灰黑色的水蜜丸,或为灰黑色的小蜜丸或大蜜丸;气辛香,味苦、酸。祛风散寒,活血止痛。用于风寒湿闭阻、瘀血阻络所致的痹病,症见关节疼痛、冷痛、刺痛或疼痛致甚,屈伸不利,局部恶寒,腰腿疼痛,四肢麻木及跌打损伤所致的局部肿痛。口服。水蜜丸一次 4g(20 丸),小蜜丸一次 6g,大蜜丸一次 1 丸,一日 2 次。按规定量服用,不宜多服;体弱者慎服;孕妇忌服。

8. **疏风活络丸**　制马钱子 375g、秦艽 188g、麻黄 625g、木瓜 313g、虎杖 313g、甘草188g、菝葜 313g、防风 188g、桂枝 313g、桑寄生 188g。本品为棕褐色的大蜜丸;味微甜、苦。祛风散寒,除湿通络。用于风寒湿闭阻所致的痹病,症见关节疼痛,局部畏恶风寒,四肢麻木,腰背疼痛。口服。一次半丸,一日 2 次,或于睡前服 1 丸。高血压患者及孕妇慎用;不得超量服用。

9. **腰痛宁胶囊** 马钱子粉(调制)、土鳖虫、川牛膝、甘草、麻黄、乳香(醋制)、没药(醋制)、全蝎、僵蚕(麸炒)、麸炒苍术。本品为硬胶囊,内容物为黄棕色至黄褐色的粉末;气微香,味微苦。消肿止痛,疏散寒邪,温经通络。用于寒湿瘀阻经络所致的腰椎间盘突出症、坐骨神经痛、腰肌劳损、腰肌纤维炎、风湿性关节痛,症见腰腿痛、关节痛及肢体活动受限者。黄酒兑少量温开水送服。一次 4~6 粒,一日 1 次。睡前半小时服或遵医嘱。孕妇及儿童禁用;心脏病、高血压及脾胃虚寒者慎用;不可过量久服。

10. **痹祺胶囊** 马钱子粉、地龙、党参、茯苓、白术、川芎、丹参、三七、牛膝、甘草。本品为硬胶囊,内容物为浅黄棕色的粉末;味苦。益气养血,祛风除湿,活血止痛。用于气血不足,风湿瘀阻,肌肉关节酸痛,关节肿大、僵硬变形或肌肉萎缩,气短乏力;风湿、类风湿关节炎,腰肌劳损,软组织损伤属上述证候者。口服。一次 4 粒,一日 2~3 次。孕妇禁服。

**【临床研究】**

1. 临床应用[1]

(1)治疗面神经麻痹:将面麻膏(每张膏药含马钱子粉 1g,樟脑粉 0.3g,膏药脂 4g),加热调匀涂于膏药布上备用。用时将膏药烘软并贴在患侧耳垂前面神经干区域,4 天换药 1 次,治疗 100 例,98 例痊愈,2 例好转。对 57 例随访 1~4 年无复发。

取马钱子适量,置清水中浸泡 24 小时后捞出,沿纵轴切成厚约 1mm 的薄片,将其间隔 0.5cm 排列于橡皮膏上,然后贴于患侧面颊。7 天换 1 次,治疗 52 例,全部治愈,其中用药 1 次治愈者 42 例,2 次 8 例,3 次 2 例。

取生马钱子在温水中浸泡 7 天后取出,每枚切成薄片,按面瘫范围大小,一片片摆满在氧化锌贴膏上,敷在患者口角侧。向左歪贴在右侧,向右歪贴在左侧,每天换 1 次,直至病愈为止(用药期间,忌食腥冷和有刺激性的饮食,避免风寒,用药不可间断)。治疗 35 例,全部治愈。

(2)治疗腰椎间盘突出:将马钱子 6 000g,土鳖虫、川牛膝、甘草、麻黄、乳香、没药、全蝎、僵蚕、苍术各 720g,制成散剂装胶囊,每粒 0.25g,每晚临睡前服药 1 次,每次 1 粒,自第 5 粒开始,每晚增加 1 粒,最多不超过 10 粒,连续 2 周为 1 个疗程。治疗腰椎间盘突出 40 例,临床痊愈 24 例,显效 10 例,好转 4 例,无效 2 例。多数患者于用药 2~3 周开始出现疗效。最近,张俊耀[39]采用自拟马钱子散(马钱子、白芍、黄精、当归、甘草等)治疗腰椎间盘突出症 89 例,总有效率为 89.89%。

(3)治疗脊柱骨质增生和肥大性腰椎炎:马钱子 300g,川乌、草乌、乳香、没药各 15g,共研细末,全蝎、僵蚕、麻黄、甘草各 36g,制成复方马钱子粉,治疗脊柱骨质增生患者 25 例,每次以白酒 20ml 冲服 0.1g,重者可增至 0.15g,每晚 1 次。结果临床痊愈 5 例,基本痊愈 15 例,好转 5 例。疗程 15~40 天,平均 27.2 天。也可单用本品为粉,白酒冲服,每天 1 次,20 天为 1 个疗程,治疗肥大性腰椎炎。

(4)治疗坐骨神经痛:马钱子 45g,制乳香、没药、麻黄、肉桂、全蝎各 30g,研细末装胶囊,每粒重 0.25g,日服 2 次,每次 2~4 粒,3 周为 1 个疗程。治疗本病 38 例,痊愈 27 例,显效 9 例,无效 2 例。也可单用马钱子制成胶囊,每粒重 0.25g,每晚睡前服 1 次,成人 4~6 粒,重者可服至 10 粒,用白酒或黄酒送服,15 日为 1 个疗程,疼痛减轻者可休息 5~7 日再服。治疗坐骨神经痛 33 例,痊愈 24 例,显效 7 例,无效 2 例。

(5)治疗三叉神经痛:用马钱子膏,马钱子 30g,川草乌、乳没各 15g,共研细末,以香油、清凉油各适量调成膏,贴患侧太阳、下关、颊车或阿是等穴,每次 1~2 穴,2 天换 1 次。治疗三叉神经痛 134 例,痊愈 98 例,好转 36 例。

(6)治疗慢性支气管炎:马钱子碱片剂,每次 10~50mg,每天 3 次,10 天为 1 个疗程,中间休息 3 天,连服 3 个疗程,治疗 334 例,有效率为 74.9%,通常在用药 3 天内咳、痰及喘的症状有所减轻。

(7)治疗银屑病:取马钱子 35g,用香油炸透,轧成细末,核桃仁 12 个炒焦轧细,朱砂 6g。上述 3 味药混匀做成鸡蛋黄大小的药丸 15 个。患者肚脐清洗后,取药丸 1 个放入脐内固定,24 小时更换新药丸。用过的药丸可用之外搽皮损处。治疗 52 例,痊愈 28 例,显效 21 例,无效 3 例。

(8)治疗手足癣:将生马钱子适量放入香油锅内,炸至鼓起,滤渣后用其药油。先将手足洗净,将药油涂于患处,边搓边用火烤,隔日 1 次,5 次为 1 个疗程。治疗 64 例,60 例痊愈,4 例好转。

(9)治疗带状疱疹:取生马钱子,去皮,以普通食醋磨成糊状,用毛笔或洁净鸡毛,蘸药糊涂搽患处,等药糊自然干燥。治疗 12 例,均在用药后半小时疼痛减轻或消失。用药 1 天水疱干涸、红肿及皮疹消退者 8 例,2 天的 1 例,3 天的 3 例。上述 12 例均于 7~10 天脱痂痊愈。本组病例未见毒副作用。

(10)治疗关节炎:风痛散(含马钱子和麻黄等量,二药同煎煮后弃去麻黄,取马钱子,砂炒或油炙,研末即可)具有祛风镇痛作用,能缓解慢性关节肌肉酸痛、胀痛、胀麻、寒冷诸症。用于治疗慢性风湿性关节炎 58 例,减轻 18 例,缓解 17 例;慢性肥大性关节炎 5 例,有效 3 例;一般性关节酸痛 24 例,有效 13 例,平均有效率为 61.4%。

(11)治疗精神分裂症:马钱子对精神分裂症的忧郁型和妄想型有一定的疗效。据报道用马钱子结合氯丙嗪治疗精神分裂症 20 例,有效 15 例,其中以妄想型和忧郁型效果较好,对单纯型也有一定的疗效,而对躁狂型无效。崔文英[40]用马钱子结合氯丙嗪治疗 100 例,除 3 例因毒性反应严重而终止治疗外,痊愈 70 例,显著进步 5 例,进步 17 例,无效 5 例。

(12)治疗癫痫:用制马钱子 120g,全蝎、广地龙、石菖蒲、制半夏、僵蚕、乳香、没药、甘草各 40g,生绿豆 60g,制成散剂,每天口服,3 岁以下 0.5g,4~7 岁 0.7~1.2g,8~15 岁 1.2~1.8g,16 岁以上 1.8~2.4g,最大剂量不超过 3g,每晚睡前半小时黄酒冲服,小儿用温开水冲服,亦可装胶囊服。45 天为一个疗程。刚开始同服抗癫痫西药,逐渐减量,至第四疗程停服抗癫痫西药。治疗本病 40 例,结果临床控制 40 例,显效 19 例,有效 6 例,无效 1 例。

(13)治疗痈肿:马钱子投入铜锅内,加麻油炸至深黄色时取出,刮去毛,研成细粉,用米糊为丸或胶囊(平均 1g 马钱子制 4 粒),成人体壮者,每天 3~4 丸,临睡前用米汤服下。治疗 1 500 例,均获显著疗效。

(14)治疗偏瘫:将制马钱子 300g,水蛭、白花蛇、川芎、蜈蚣各 30g,共研细末装胶囊,每粒含药粉 0.3g,于每晚睡前口服 1~5 粒,服后卧床休息,切忌下床走动。治疗中风偏瘫患者

100 例,治愈 31 例,显效 38 例,好转 24 例,无效 7 例。

(15)治疗重症肌无力:炙马钱子粉胶囊,每粒含 0.2g,日服 3 次,饭后开水送下。每隔 2~4 日增服 1 粒,渐增至 7 粒。如未增至 7 粒而自觉机体面部有一过性肌肉抽动或跳动,不可复增加,同时据证而配服中药,治疗 8 例,近期治愈 4 例,好转 1 例,无效 3 例。

(16)治疗子宫颈糜烂:取马钱子仁放香油中炸后滤去药渣,加入适量凡士林,调成软膏。先用高锰酸钾水冲洗阴道,抹净分泌物,将带线的棉塞蘸马钱子油膏,放于糜烂处,线尾留在阴道外,经 6 小时后取出,每日或隔日上药 1 次,5 次为 1 个疗程。治疗 34 例,13 例痊愈,有效 20 例,1 例无效。

(17)治疗不射精症:制马钱子 0.3g,蜈蚣 0.5g,冰片 0.1g,共研细末,于每晚睡前 1.5 小时吞服。治疗功能性不射精症 99 例,治愈 70 例,好转 3 例,无效 26 例,总有效率为 73.7%。

(18)治疗氟骨症:郭士权等[41]使用氟康宁胶囊(主要成分马钱子)治疗重度氟骨症 337 例,痊愈或临床治愈 239 例,总治愈率为 70.92%,部分瘫痪患者能站立起来行走,参加生产劳动。氟康宁是目前治疗中、重度氟骨症最有效药物之一。

(19)治疗肝癌:高三民[42]采用自拟化积丹、抗瘤煎(硇砂、马钱子、干漆;黄芪、莪术、猪苓、半夏、土鳖虫等)治疗肝癌 20 例,总有效率为 95%。

(20)治疗子宫肌瘤:采用中药内服消癥灵(党参、桂枝、茯苓、当归、三棱、山慈菇等),同时外敷膏药(马钱子、蜈蚣等)治疗子宫肌瘤 52 例,总有效率为 92.3%[43]。

**2. 用法用量**　2020 年版《中国药典》规定马钱子的用量为 0.3~0.6g,炮制后入丸散用。孕妇禁用;不宜多服久服及生用;运动员慎用;有毒成分能经皮肤吸收,外用不宜大面积涂敷[2]。

**【中毒表现及救治】**

**1. 中毒表现**　中毒后有典型的士的宁惊厥症状,即出现头晕、烦躁不安、呼吸急促、咀嚼肌及颈部肌肉强硬、抽筋感、咽下困难、瞳孔缩小,继而伸肌与屈肌同时极度收缩,出现惊厥,以后出现强直性惊厥角弓反张、牙关紧闭、双拳紧握、四肢挺直,呈苦笑状。神志大多清醒,每次惊厥反复发作 1~2 分钟,然后肌肉开始松弛,但任何刺激都可促使惊厥再次发作。严重惊厥反复发作 5~6 次以上者,常因延髓麻痹、心脏和呼吸均被抑制而死于呼吸麻痹、窒息或心力衰竭[1]。

**2. 救治**[1]

(1)立刻将患者置于暗室,保持安静,避免光照、声音及其他外界刺激。

(2)尽快使用中枢抑制剂防止惊厥发作,如苯巴比妥、地西泮等;如果仍不能控制,可用乙醚作轻度麻醉。

(3)如有呼吸抑制,暂停使用中枢抑制药,可采用呼吸机,必要时行气管插管。

惊厥控制以后,可用 0.1% 高锰酸钾洗胃。饮用牛奶、蛋清以减少吸收。切忌服用酸性饮料及阿片类药物。

温盐水灌服催吐,玄明粉加甘草导泻。

蜂蜜 60g,绿豆 30g,甘草 30g,煎汤频服。

(王　巍　张金铃　曹春雨)

# 15　天　仙　子

【基源】本品为茄科植物莨菪 *Hyoscyamus niger* L. 的干燥成熟种子。

【化学成分】本品含生物碱,主要为山莨菪碱(anisodamine)、阿托品(atropine)及东莨菪碱(scopolamine),还含有甾醇、脂肪油、蛋白质。生物碱为天仙子的有效成分,托品类生物碱为胆碱能受体阻断剂,过量使用易致中毒[1]。

宋勇君等[2]通过定性实验,对天仙子水、95% 乙醇、石油醚(30~60℃)、乙酸乙酯等提取物进行定性分析,结果表明天仙子中含有多种化学成分,如生物碱类、鞣质、酚酸类、有机酸类、蛋白质、氨基酸、多肽、糖类、三萜类、香豆素类、黄酮类等。

【含量测定】按照 2020 年版《中国药典》中高效液相色谱法测定。色谱条件与系统适用性试验:以十八烷基硅烷键合硅胶为填充剂;以甲醇 - 乙腈 -3mmol/L 醋酸钠缓冲液(含 0.02% 三乙胺、0.3% 四氢呋喃,用冰醋酸调节 pH 至 6.0)(10∶5∶85)为流动相;检测波长为 210nm。理论板数按莨菪碱峰计算应不低于 4 000。本品按干燥品计算,含东莨菪碱($C_{17}H_{21}NO_4$)和莨菪碱($C_{17}H_{23}NO_3$)的总量不得少于 0.080%[3]。此外,有报道其他方法。

生物碱含量测定:可见 - 紫外分光光度法,利用托品类生物与溴甲酚绿形成离子对,该离子对在 417nm 有最大吸收进行比色测定,该方法简单、可靠、准确[1]。

高效液相色谱 - 质谱联用:祁文娟等[4]采用 Restek Allure PFPPropyl(2.1mm×100mm,5μm)色谱柱,流动相为乙腈 - 醋酸铵缓冲液(20∶80),流速 200μl/min,分流比率 9∶1,进样量 10μl;正离子多反应监测模式监测,扫描范围为 *m/z* 200~350 的高效液相色谱 - 质谱联用方法,对天仙子中毒性药效成分东莨菪碱及阿托品进行定性鉴别和含量测定。利用东莨菪碱及阿托品的液相色谱分离及其特征质谱 - 质谱图,对 3 批不同产地药材进行定性定量分析,总莨菪碱(以阿托品计)含量范围为 0.02%~0.05%。

【炮制研究】2020 年版《中国药典》中无炮制方法记载[3]。王岩等报道醋天仙子的最佳工艺是每 100kg 天仙子加 40kg 米醋,闷润 2 小时,微波低火干燥 4 分钟[5]。并报道天仙子清炒品与生品比较,棕榈酸、油酸和亚油酸均下降,清炒后可使天仙子中氢溴酸东莨菪碱、硫酸阿托品、消旋山莨菪碱的含量分别降低 0.018 7mg/g、0.020 2mg/g、0.000 602mg/g,且随着清炒温度的升高及清炒时间的延长不断下降,可见温度过高将破坏生物碱。醋制品与生品比较亚油酸增加 6 倍之多,醋制后天仙子中氢溴酸东莨菪碱、硫酸阿托品、消旋山莨菪碱的含量分别增加 0.038 6mg/g、0.044 6mg/g、0.000 748mg/g。两种炮制方法对其多糖含量的影响不大。水煎方法提取的多糖率比热水浸泡的提取率低 0.05%,由水浸法提取多糖的正交实验数据分析得出,天仙子粗多糖提取的最佳工艺为 8 倍量的水、100℃、提取 3 次、每次 2 小时。通过小鼠热板法、小鼠扭体法观察其镇痛作用,得出天仙子及炮制品均具有较强的镇痛作用,且生品与两种炮制品镇痛效果无显著性差异。在二甲苯致小鼠耳郭肿胀法实验中发现天仙子生品组、炒品组、醋制品组对二甲苯致小鼠耳郭肿胀均具有显著的抑制作用,醋制品抗炎作用强于炒品和生品[6]。

【药理研究】天仙子中的生物碱山莨菪碱、东莨菪碱和阿托品,是典型的 M 胆碱受体阻断剂,具有该类药物的一般作用,如抑制腺体分泌、散瞳、松弛内脏平滑肌,解除迷走神经对心脏的作用,扩张血管改善微循环,中枢兴奋等。

1. **对腺体分泌的影响**　天仙子中所含阿托品能通过阻断 M 胆碱受体而抑制腺体分泌;唾液腺和汗腺对阿托品最敏感,在阿托品的剂量为 0.5mg 时,就呈现明显的抑制作用,引起口干和皮肤干燥,同时泪腺和呼吸道分泌也大为减少,较大剂量可减少胃液分泌,但对胃酸分泌的影响较小,因为胃酸的分泌还受到体液因素如胃泌素的调节[1]。

2. **对眼的作用**[1]　瞳孔括约肌和睫状肌是由胆碱能神经(动眼神经)支配的,当神经兴奋时,可使之收缩。阿托品阻断 M 胆碱受体,因而使上述平滑肌松弛,出现扩瞳、眼压升高和调节麻痹,这三种作用都有重要的临床意义。

(1)扩瞳:阿托品能松弛瞳孔括约肌,因此使肾上腺素能神经支配的瞳孔扩大肌的功能占优势,从而使瞳孔扩大。

(2)眼压升高:由于瞳孔扩大,使虹膜退向四周边缘,因而前房角间隙变窄,阻碍房水回流入静脉窦,造成眼压升高。

(3)调节麻痹:阿托品能使睫状肌松弛而退向边缘,从而使悬韧带保持紧张,使晶状体变为扁平,其折光度减低,只适于看远物,而不能将近距离的物体清晰地成像于视网膜,故看近物模糊不清,这一作用称调节麻痹。

3. **对平滑肌的作用**　阿托品能松弛许多内脏平滑肌,对过度活动或痉挛的内脏平滑肌松弛作用较显著。它可抑制肠道平滑肌的强烈痉挛,降低蠕动的幅度和频率,缓解胃肠绞痛,对膀胱逼尿肌也有解痉作用,但对胆管、输尿管和支气管的解痉作用较弱。胃肠道括约肌对阿托品的反应,主要取决于括约肌的功能状态。例如,当胃幽门括约肌痉挛时,阿托品有松弛作用,但作用不显著也不恒定,阿托品对子宫平滑肌影响较小[1]。

4. **对心血管系统的作用**

(1)心率:治疗剂量阿托品(0.5mg)在一部分患者可使心率轻度短暂地减慢,这可能是阿托品兴奋迷走神经中枢的结果。但大剂量阿托品在阻断心脏 M 胆碱受体时解除迷走神经对心脏的抑制,使心率加速,加速程度取决于迷走神经对心脏抑制的张力高低。在迷走神经张力高的情况下,大剂量阿托品加快心率作用显著,如肌内注射 2mg 阿托品,心率最高可增加 35~40 次 /min[1]。

(2)房室传导:阿托品能解除迷走神经过度兴奋所致的传导阻滞和心律失常。但在心肌梗死时要慎用阿托品,由于其加速心率,加重心肌缺血,可能会激发心室颤动。可用于锑中毒引起的严重心律失常[1]。

(3)对心肌的作用:大鼠离体心脏实验表明,东莨菪碱对大鼠心室肌力无直接抑制作用,对乙酰胆碱引起的负性肌力效应有拮抗作用。东莨菪碱对乌头碱、哇巴因、$CaCl_2$、肾上腺素诱发的心律不齐,三氯甲烷诱发的心室颤动,$ACh$-$CaCl_2$ 引起的心房颤动或扑动等 7 种动物模型均有不同程度的对抗作用。在兔离体右心室乳头肌标本上,阿托品、山莨菪碱、东莨菪碱对电刺激诱发的心室乳头肌均有抑制作用[1]。

(4)血管和血压:治疗剂量阿托品对血管和血压无显著影响,这可能是由于许多小血管缺少胆碱能神经支配之故。动物和临床试验证明,大剂量阿托品具有解除小血管痉挛的作用,尤其以皮肤血管的扩张为显著,可产生潮红、湿热。扩血管作用的机制未明,但与抗 M 胆碱受体无关,可能是机体对阿托品所引起的体温升高的代偿性散热反应,也可能是阿托品的直接扩张血管作用。在兔血管平滑肌离体标本上,阿托品、山莨菪碱、东莨菪碱对高钾所致的兔基底动脉和肠系膜动脉环收缩,均引起剂量依赖性松弛[1]。

有实验应用活体耳蜗微循环的观察方法,观测不同剂量山莨菪碱对正常豚鼠耳蜗微循环的影响。结果显示,应用山莨菪碱 10mg/kg 静脉注射后,耳蜗血流速度下降到用药前的(68.7 ± 7.4)%,管径与用药前相比无明显变化,山莨菪碱 5mg/kg、2mg/kg 静脉注射及 2mg/kg 肌内注射引起的流速和管径变化,与用药前相比差异均无显著性。静脉注射山莨菪碱能引起血压下降。表明山莨菪碱不能提高正常耳蜗血流量[1]。

魏刘华等[7]在牛主动脉内皮细胞培养的基础上建立缺氧再灌注模型,发现缺氧 2 小时(100%N₂)、再灌注 30 分钟(95%O₂、5%CO₂)血管内皮细胞内谷胱甘肽(GSH)含量显著下降,丙二醛(MDA)含量显著上升。透射电镜下见内皮细胞内空泡增多,细胞膜也有不同程度损害。在缺氧过程中应用东莨菪碱可预防内皮细胞 GSH 消耗,减少 MDA 生成,并减少一氧化氮、乳酸脱氢酶(LDH)释放,均具有统计学意义。表明东莨菪碱通过抗脂质过氧化作用,保护血管内皮细胞。

**5. 对中枢神经系统的作用**　阿托品较大治疗剂量 1~2mg 可轻度兴奋延髓和大脑,2~5mg 时兴奋作用加强,可出现焦躁不安、多言、谵妄;中毒剂量(>10mg)常产生幻觉、定向障碍、运动失调和惊厥等,有时可由兴奋转入抑制,出现昏迷及呼吸麻痹[1]。

家兔用 20% 乌拉坦 5ml/kg 麻醉的基础上注射 2.5% 硫喷妥钠 1mg/kg 至呼吸明显抑制为止,此时氢溴酸东莨菪碱有很好的兴奋呼吸中枢和恢复血压作用。以冲击力致骨髓损伤后,治疗 6 周,可见大剂量时恢复行走率为 36.3%,小剂量则为 45.3%,此外东莨菪碱还有调节受损伤脊髓微循环的作用[1]。

曹权[8]探讨东莨菪碱在脑缺血和再灌流损伤中的保护作用,应用沙鼠建立脑缺血模型。缺血前 15 分钟腹腔注射药物,分别阻断双侧颈总动脉。于阻断颈动脉 50 分钟、再灌流 10分钟、再灌流 60 分钟及 120 分钟,检测神经细胞胞浆游离钙的变化以及应用东莨菪碱后的影响。结果表明,胞浆游离钙在脑缺血 50 分钟后大幅度升高,再灌流时再度升高,然后缓慢下降;东莨菪碱可减缓胞浆游离钙升高,提示对脑缺血和再灌流损伤有治疗意义。

**6. 戒毒作用**　周文华[9]报道东莨菪碱急性或慢性处理对吗啡依赖大鼠血浆下丘脑 -垂体 - 性轴和下丘脑 - 垂体 - 肾上腺轴的激素水平的紊乱有一定的治疗作用。

杨国栋等[10]用放射免疫法测定了东莨菪碱对吗啡成瘾大鼠下丘脑、垂体和血浆 β- 内啡肽样免疫活性物质(ir-β-EP)和催产素样免疫活性物质(ir-OT)含量的变化。结果表明:①吗啡成瘾后,大鼠下丘脑、血浆中 ir-β-EP 和 ir-OT 含量增加(P<0.01),而垂体中 ir-β-EP和 ir-OT 含量降低(P<0.01),提示大鼠脑内 β-EP 和 OT 含量的改变可能与吗啡的依赖和耐受产生有关;②东莨菪碱治疗 3 天和 4 天后,下丘脑中 ir-β-EP 含量增加(P<0.01),但 ir-OT含量降低(P<0.01),垂体中 ir-β-EP 和 ir-OT 含量增加(P<0.01),提示东莨菪碱可能通过改变大鼠脑内下丘脑 - 垂体轴 β-EP 和 OT 的含量从而减轻对吗啡的依赖和耐受的产生。

**7. 抗休克**　李太志等[11]为对东莨菪碱抗休克的机制作进一步分析,观察其对大鼠离体下丘脑室旁核神经元活动的影响。观察到东莨菪碱对室旁核内被去甲肾上腺素兴奋的神经元或被乙酰胆碱兴奋和抑制的神经元具有翻转作用。提示由 α 受体、M₁ 和 M₂ 受体介导的室旁核神经元分别能被东莨菪碱所阻断。

**8. 保护细胞**[1]　用差示扫描量热法比较几种莨菪类药对酸性磷脂 DPPA 膜相变行为

的影响,证明其确能改变膜脂状态。膜的流动性随药物浓度的增加而增加,而且对酸性磷脂膜的作用比对中性磷脂膜强。药物的作用强弱顺序为山莨菪碱>阿托品>东莨菪碱>樟柳碱。一般认为再灌性损伤与自由基、细胞解体镁离子和溶酶体逸出有关,而休克小鼠给予山莨菪碱后,组织损伤最轻,提示其具有细胞保护剂作用。在高钾去极化的豚鼠回肠条上,山莨菪碱也显示抑制豚鼠回肠条对 $Ca^{2+}$ 的收缩反应。增加细胞钙泵活性,细胞内钙离子浓度降低,而钙离子在细胞内积聚是细胞损伤的重要环节,莨菪类药的钙拮抗作用可能是保护细胞的机制之一。研究证明,东莨菪碱、樟柳碱和阿托品在一定程度上使红细胞溶血时间延长,即提示对细胞膜有保护作用。

莨菪类药还能保护溶酶体。山莨菪碱能明显抑制胰腺组织匀浆蛋白水解作用,使毒性多肽产生减少。在休克模型肠内局部应用山莨菪碱,药物不吸收入血,可保护小肠黏膜细胞是通过抑制缺血小肠溶酶体酶释放和减弱肠因子作用;同时山莨菪碱有稳定肝细胞溶酶体作用。对线粒体亦有保护作用,电镜观察证明,莨菪类药物可使肾细胞线粒体结构较完整,损伤减轻。

**9. 呼吸系统的作用** 葛晓群等[12]给兔侧脑室、犬椎动脉以及静脉注射东莨菪碱,从呼吸频率、潮气量、通气量及血气分析多项指标皆观察到东莨菪碱有明显呼吸抑制作用,且存在剂量依赖关系。东莨菪碱尚能拮抗毛果芸香碱的呼吸兴奋效应,但不能拮抗 $6\beta$-乙酰氧基去甲托烷呼吸抑制效应,反而起协同作用。上述结果提示东莨菪碱引起呼吸抑制可能与阻断呼吸中枢 $M_1$ 受体有关。

研究者采用硫代巴比酸(TBA)显色测定油酸致急性肺损伤后血浆及肺组织脂质过氧化物(LPO)的代谢产物丙二醛(MDA)的含量,用薄层色谱及无机磷定量法测定肺表面活性物质(PS)的主要功能成分卵磷脂(PC)和总磷脂(TPL)含量。观察到油酸致肺损伤后血浆和肺组匀浆 MDA 含量明显增加;肺组织匀浆 PC 与 TPL 含量明显减少。损伤前给予山莨菪碱,可抑制 LPO 增加致 PS 合成减少[1]。

**10. 镇痛作用**[1] 用家兔进行钾离子透入法,腹腔注射东莨菪碱 4mg/kg,给药 30 分钟后,痛阈提高 49%,静脉注射同样剂量,20 分钟后痛阈提高 37%,侧脑室注射 5μg,20 分钟后痛阈提高 53%,说明东莨菪碱有一定镇痛作用。

**11. 抗菌作用** 黄红芳[13]研究天仙子煎剂杀菌作用。结果天仙子煎剂对大肠埃希菌、金黄色葡萄球菌有很好的抑菌作用,对乙型副伤寒沙门菌抑菌作用不明显,对链球菌无效。

新疆天仙子的总黄酮提取物对大肠埃希菌具有一定的抑菌活性(抑菌圈直径 12.5mm),而对枯草芽孢杆菌、金黄色葡萄球菌和短小棒状杆菌没有表现出明显的抑菌作用[14]。

【毒理研究】

**1. 毒性成分研究** 根据实验证明天仙子中阿托品为 0.06%~0.2%,莨菪碱为 0.02%~0.2%[15]。王岩[6]对天仙子生品及炮制品进行了急性毒性实验,采用最大耐受量法,天仙子生品及其炮制品(清炒和醋制)的水煎液给小鼠最大剂量一次性灌胃,均未出现死亡现象。小鼠灌胃天仙子生品与炮制品水煎液最大耐受量分别是 200g/kg、190g/kg 和 192g/kg,分别相当于临床用量的 8 333 倍、7 917 倍和 8 000 倍。

**2. 毒性机制研究** 以成人体重 60kg 计算,天仙子在 41.67~266.67mg/kg 即可产生中毒症状,致死量约为 666.67mg/kg[15]。中毒机理主要是通过麻痹副交感神经的神经末梢,产生典型的毒蕈碱样作用,进而产生中枢抗胆碱作用[16]。

有报道天仙子中毒多为剂量加大,或药物误投(如地肤子、菟丝子、补骨脂、南天仙子等最易混淆),因此,很有必要对混淆的药品加以鉴别。文献显示天仙子的安全风险主要有:易混药材较多,易误用、误服而导致中毒;民间验方将天仙子用于受损皮肤,且存在用量不准确、用法不规范、用药时间较长等问题[17]。

**【配伍研究】**尚无相关报道。

**【复方及制剂】**尚无相关报道。

**【临床研究】**

### 1. 应用研究

(1)治疗胆囊疾患[1]

1)天仙子、生大黄等量。研粉,装胶囊,每粒 0.3g,每次 3 粒,口服。治疗急性胆道感染 41 例,观察其止痛效果,30 分钟后,显效(疼痛明显减轻,能平卧,安然入睡)16 例,有效 17 例,无效 8 例,总有效率为 80.48%。

2)由天仙子、大黄、木香等药制成复方天仙子胶囊,临床观察急性胆道疾患 123 例所发生的剧烈疼痛,痛时服用,每次 3 颗,止痛总有效率为 82.9%,起效时间为 5~30 分钟,发病后及早服药则起效更快。

(2)治疗慢性肠炎[1]:天仙子 120g,赤石脂、枯矾各 1 000g,研细压片,每片 0.34g,每次 3~5 片口服,一日 3 次,30 日为 1 个疗程,治疗慢性腹泻 35 例,治愈 15 例,占 42.9%,有效 18 例,占 51.4%,无效 2 例,占 5.7%。总有效率为 94.3%,多数患者用药 1 周即可见效。

(3)治疗开放性骨折术后感染[1]:将创面用苯扎溴铵或生理盐水洗净,以天仙子、土大黄、黄柏粉用温开水调成糊状,敷在创口上,脓性分泌物多时,每隔 2~4 小时换药 1 次,脓性分泌物少时,每隔 5~8 小时换药 1 次。治疗开放性骨折术后感染 20 例,18 例痊愈,2 例因敷药过敏而采用他法治愈。

(4)治疗急性乳腺炎[1]:取天仙子 15g 用水调和成饼状,外敷于乳腺炎患处,胶布固定,24~36 小时更换 1 次。高热者给予退热处理(不用抗生素)。治疗 50 例,其中 2 次敷药治愈 10 例,3 次治愈 25 例,4 次治愈 15 例。本法对脓肿形成及破溃者忌用。

(5)治疗颜面疔疮[1]:取天仙子、木芙蓉花叶、连钱草按 3∶8∶1 比例制成散剂。将采摘的木芙蓉花叶、连钱草清水洗净晾干。三味药分别进行低温烘干,研细末,过 100 目筛,分别放置。按处方协定药量,分别称取各药混匀,灭菌后备用。临用时,取适量药粉用温开水调成糊状,抹在纱布上,贴于患处,敷满整个部位,每日换药 1 次。治疗 26 例,痊愈 24 例,有效 1 例,无效 1 例。

(6)治疗牙痛[1]:取天仙子、细辛、冰片等,制成粉剂备用。每次取药粉 0.1~0.3g,置于患处,保留 0.5 小时,一日 2~3 次。用药后 30 分钟内不见止痛效果,即采用其他方法治疗。治疗牙痛 72 例,102 个疼痛牙,显效 70 个,有效 18 个,无效 14 个。总有效率为 86.3%。

(7)治疗耳郭假性囊肿:72 例耳郭假性囊肿患者用红外线照射加天仙子联合治疗,观察其疗效。结果总有效率为 98.9%,其中治愈 70 例,有效 2 例,随访 3~6 个月均无复发。红外线照射加天仙子外敷固定包扎治疗耳郭假性囊肿简单易行,治疗效果好,易被患者接受,值得推广使用[18]。

用天仙子外敷加绷带固定治疗耳郭假性囊肿 95 例(耳)。结果 95 例中首次治愈 71 例(74.7%),经 2 次治疗痊愈 18 例(19.0%),治疗 2 次治疗仍无效 6 例(6.3%),总有效率为

93.7%[19]。

(8)治疗化疗性静脉炎：吕耕苏等[20]观察中药天仙子联合湿润烧伤膏治疗化疗性静脉炎的疗效。将115例发生化疗性静脉炎患者随机分为观察组58例和对照组57例，观察组采用中药天仙子联合湿润烧伤膏治疗，对照组单用湿润烧伤膏治疗。观察并比较2组化疗性静脉炎的总有效率及治疗有效时间。结果2组总有效率及治疗有效时间比较，差异均有统计学意义。表明采用中药天仙子联合湿润烧伤膏治疗化疗性静脉炎能提高有效率，缩短治疗时间，其疗效优于单用湿润烧伤膏组。

**2. 用法用量** 2020年版《中国药典》中规定天仙子用量为0.06~0.6g。心脏病、心动过速、青光眼患者及孕妇禁用[3]。外用适量。

**【中毒表现及救治】**

**1. 中毒表现** 天仙子的生物碱成分毒性类似阿托品。一般治疗量时，常见的副作用有口干、视力模糊、心悸、皮肤干燥潮红、眩晕、排尿困难、便秘等。通常于停药后可逐渐消失，不需特殊处理。过量中毒时，除上述症状加重外，还可出现高热、呼吸加快、烦躁不安、谵妄、幻觉、惊厥等。严重时，可由中枢兴奋转为抑制，表现反应迟钝、精神衰颓、昏睡等抑制症状，最后可因血压下降、呼吸衰竭死亡[15]。

**2. 救治** 解毒救治：洗胃排出药物，注射新斯的明、毒扁豆碱或毛果芸香碱等。中枢兴奋明显时，可适当用地西泮或短效巴比妥类，但不可过量，以免与阿托品类药物的中枢抑制作用产生协同作用。也可采用绿豆甘草汤配西瓜罐头大量服用。

（王　巍　张金铃　曹春雨）

# 16 天 花 粉

**【基源】**本品为葫芦科植物栝楼 *Trichosanthes kirilowii* Maxim. 或双边栝楼 *Trichosanthes rosthornii* Harms 的干燥根。

**【化学成分】**含淀粉25.2%，皂苷约1%，蛋白质及多种氨基酸。自鲜品用丙酮分级沉淀法制取的天花粉蛋白（trichosanthin），分子量约为18 000Da，是由一条多肽链构成的且可以含糖的蛋白质，对光、热、潮湿都不稳定，系天花粉作用于胎盘滋养细胞的有效成分[1]。

丁建营等[2]从近38年的有关天花粉的文献中，共检索到相关文献857篇，其中有效文献54篇。天花粉含有蛋白质类、多糖类、皂苷类、黄酮类、氨基酸等多种活性成分，其中研究较多的为天花粉蛋白、天花粉多糖、天花粉凝集素这3种成分。天花粉蛋白是天花粉的专属性成分，具有抗病毒、抗肿瘤、中期引产等多种药理活性，可作为天花粉质量评价指标性成分。屠婕红[3]首次从天花粉中分离得到均一的免疫活性多糖RTPS- I。

叶森等[4]从中药天花粉 *Trichosanthes kirilowii* Maxim. 的乙酸乙酯部位中分离得到4个葫芦素类三萜：雪胆素甲、葫芦素R、葫芦素D、葫芦素B，其中雪胆素甲为首次从该植物中分离得到，且为首次从天花粉中分得葫芦素F型三萜。葫芦素三萜具有毒性，为阐述天花粉的临床毒副作用奠定了一定基础。

**【含量测定】**2020年版《中国药典》中未收载天花粉化学成分含量测定的方法[5]。

可用凯氏定氮法[1]测定总蛋白含量。许林琴等[6]采用高效凝胶渗透色谱法,色谱条件:TSKG4000PWXL 凝胶色谱柱(7.8×300mm,5μm);TSKPWXL 凝胶色谱预柱(6.0×40mm);流动相为 0.71% 硫酸钠溶液;流速 0.5ml/min;示差折光检测器。结果天花粉免疫活性多糖的重均分子量在 7 555~15 423Da,分子量分布宽度小于 2.0。相对分子量在 $4.60×10^3~1.34×10^5$ 范围内线性关系良好($r^2$=0.999 3)。该方法简便,重现性和稳定性均较好,可以作为天花粉多糖分子量及其分布测定的有效方法。

**【炮制研究】**2020 年版《中国药典》规定的饮片炮制方法为:略泡,润透,切厚片,干燥[5]。

天花粉又称瓜蒌根,《神农本神经》要求"暴干",《雷公炮炙论》要求"去皮,细捣"。古文献关于切制要求的记载有"薄切""寸切""细切"以及"切片"等。《千金要方》有鲜品捣汁应用和趁鲜切制的方法。现代对天花粉的炮制要求是洗净,去皮,切厚片。在净和切的要求上,古今基本一致,而在炮制上,古今差别比较大,古代的炮制方法在现代基本上没有被沿用。不加辅料的炮制方法,在古代有"炒""炒焦",《证类本草》要求"烧灰"。制粉是古代习惯用法,尤以清代更受推崇。在方法上,制粉可分为湿制和干制两类。《千金要方》即为湿制法,曰:"深掘一大栝楼根,厚削去皮至白处止,寸切水浸一日一夜,易水经五日,出,烂捣碎,研之,以袋滤如出粉法,干之",将制粉过程记述得十分详细。《仁术便览》记载"为细末,水澄去黄浆,数次成粉"。《外科正宗》用"新鲜未晒者四两,石臼捣烂,投水一碗搅匀,绞去渣用",则兼有用汁用分二法之妙。干法制粉,方法简单,即"为细末"或"捣细罗过"。古代对天花粉炮制作用的认识以及对天花粉炮制品种的应用经验,值得现代临床认真研究。《小儿药证真诀》记述了天花粉炒焦用的目的,即"药性虽冷,炒焦用之乃温也"。天花粉治痈肿用醋熬,治偏疝用酒浸,这些应用经验,能反映其炮制方法的作用。《金匮钩元》称天花粉为"治消渴神药",《本草求真》认为"澄粉食,大宜水衰有热者"。《本草正义》则认为澄粉能消除苦寒之性,"最宜于老弱病后,无粘腻碍化之弊"[1]。

**【药理研究】**

**1. 致流产和抗早孕作用** 天花粉蛋白致流产,系发掘我国民间验方加以整理提高的成果之一。用天花粉蛋白粗制剂给孕期 10~12 天小鼠,每只皮下注射 0.2mg,5 天后解剖,记录胎仔死仔数(包括吸收点),计算有效率在 75% 以上。给 5 只孕期 14 天左右的兔每只肌内注射 4mg 或阴道内给药 32mg,5~7 天后剖腹检查,也有致流产作用。体外培养实验,对孕期 5 天的兔胚泡有损伤作用;注射于早孕兔有明显抗早孕效果,可使胚泡坏死、液化,终致完全吸收[1]。

经 131I- 天花粉粗提物在孕妇体内的分布与排泄实验,间接荧光标记抗体法追踪妊娠小鼠体内不同时间的天花粉蛋白抗生素原分布动态,猕猴及人流产胎盘的病理学观察和临床病理现象分析,天花粉蛋白对体外培养人胎盘绒毛滋养层细胞形态和功能损伤的观察,天花粉蛋白引产前后血清内绒毛膜促性腺激素(双抗体免疫法)及尿中孕二醇、雌三醇(气相色谱法)的含量测定,以及抑制内源前列腺素全合成对天花粉蛋白引产的影响等方面的研究结果互相验证,可对天花粉蛋白的致流产作用原理归纳如下:天花粉蛋白直接作用于胎盘滋养层细胞,并有一定的细胞专一性;能选择性地使胎盘绒毛合体滋养层细胞变性坏死,解体的细胞碎片留在血窦中引起凝血,造成循环障碍和进一步的大量组织坏死,胎盘绒毛的损伤反映在功能方面,即绒毛膜促性腺激素和类固醇激素迅速下降到先兆流产的临界水平以下[7]。

由于胎盘形态和功能严重损伤的结果,破坏了母体和胎儿之间的内分泌联系和代谢物的交换,使胎儿死亡。并假定可能通过尚未弄清楚的机制引起前列腺素合成增加,发动宫缩而导致流产。天花粉蛋白能使小鼠离体子宫、兔在体子宫及慢性子宫瘘管收缩加强,并能提高子宫对垂体后叶素的敏感性,故认为其对子宫平滑肌有直接兴奋作用,可能也是导致流产的因素之一。至于免疫反应是否参与致流产机制,目前尚有争论,还需进一步研究探讨[1]。

**2. 抗癌作用** 临床证实,天花粉蛋白对胎盘滋养叶细胞肿瘤有一定疗效。腹腔注射5mg/kg,对小鼠实验性肝癌腹水型也有一定的治疗作用,可减少腹水量,延长存活期;对移植性肝癌实体瘤也有轻度的抑制作用。但天花粉抗其他肿瘤的作用不明显。小鼠移植性肿瘤的筛选实验结果为;天花粉温浸冷冻干燥制剂或水浸剂,对子宫颈癌 U-14 的抑制率分别为40.4% 和 30.9%;而煎剂对子宫颈癌 U-14,温浸冷冻干燥制剂对肉瘤 S-180 与淋巴肉瘤 L-1腹水型均无抑制作用[1]。

庄静等[8-9]报道天花粉蛋白(trichosanthin,TCS)使肺癌 A549 细胞呈凋亡型改变,细胞活性下降,且随着浓度的升高、时间的延长,抑制率相应升高。表明药理剂量的 TCS 可抑制肺癌 A549 细胞的增殖和分化,并通过细胞骨架的变化影响 A549 细胞的功能;又观察 TCS对肺癌 A549 细胞凋亡的影响,并探讨其可能作用机制。结果表明 TCS 可能通过 JNK 信号转导通路的激活诱导肺癌 A549 细胞 Bcl-2 的表达下降,从而导致细胞凋亡。

周琳等[10]探讨低剂量 TCS 对结肠癌细胞株 CMT-93 凋亡及增殖的影响。结果 5.0μg/ml TCS干预能使 CMT-93 增殖活性降低,细胞凋亡率升高;促凋亡相关蛋白 Bid、Bax、Bad mRNA表达上调;pAkt473 和 pAkt308 蛋白表达减少;γ-H2AX 蛋白表达增加。表明 TCS 对结肠癌细胞株 CMT-93 具有诱导凋亡和抑制增殖的作用;其机制可能与 TCS 通过抑制 Akt 的活性,进而激活促凋亡相关蛋白诱导细胞发生凋亡,以及 TCS 的 DNA 损伤作用有关。

**3. 对血糖的影响** 天花粉提取液给正常兔服药后,可见血糖上升。对饥饿兔这一作用表现更为明显,且可使饥饿兔的肝糖原和肌糖原的含量均有所增加。另有报道,天花粉 40%乙醇提取液,对于正常兔及四氧嘧啶糖尿病兔未见有降血糖作用及对症治疗的效果[1]。

李琼等[11-13]观察天花粉的降糖作用并筛选其有效部位。发现乙酸乙酯部位和凝集素粗品具有较强的降糖作用,其中以凝集素部位为佳。表明凝集素为天花粉降糖的主要有效部位,为进一步开发天花粉降糖有效成分提供了理论依据;进而发现天花粉凝集素(trichosanthes kirilowii lectin,TKL)对自发性 2 型 KK-Ay 糖尿病小鼠有一定的降血糖、调血脂作用;TKL 还可以明显改善糖尿病大鼠的血糖异常,增强大鼠抗氧化能力。

**4. 调节免疫功能** 周广宇等[14]发现天花粉蛋白可使正常人外周血 CD4+ 和 CD20+ T淋巴细胞百分比升高,CD8+ T 细胞百分比下降,从而使 CD4+/CD8+ 比值增大。表明天花粉蛋白具有增强体液免疫功能的作用。

徐水凌等[15]建立天花粉多糖促人外周血单个核细胞(peripheral blood mononuclear cells,PBMC)增殖的方法,了解天花粉多糖对淋巴细胞增殖、活化作用,对 T 淋巴细胞亚群分群的影响和诱导产生 TNF-α、IL-6 水平的差异。结果发现,1.0~50.0mmol/L 天花粉多糖对人 PBMC 具有明显促增殖作用;经 5.0mmol/L、10.0mmol/L 天花粉多糖刺激后的人 PBMC中,CD3+、CD4+、CD8+ T 细胞的含量明显高于对照组,1.0mmol/L、5.0mmol/L、10.0mmol/L 天花粉多糖刺激人 PBMC 8 小时后,TNF-α、IL-6 水平显著升高。表明天花粉多糖对人 PBMC有明显促增殖和活化作用,不同程度地上调 T 淋巴细胞亚群中 CD3+、CD4+、CD8+ T 细胞的含量,并可诱导人 PBMC 高水平分泌产生 TNF-α、IL-6,为阐明天花粉多糖的免疫活性和作用机制奠定基础。

**5. 抗菌、抗病毒作用**　天花粉煎剂在体外对溶血性链球菌、肺炎链球菌、白喉棒状杆菌有一定抑制作用;对伤寒沙门菌、铜绿假单胞菌、志贺菌、变形杆菌及金黄色葡萄球菌的作用均较弱[1]。

陈光福等[16-17]探讨天花粉蛋白对小鼠实验性单纯疱疹病毒感染性脑损伤的保护作用。结果发现,天花粉蛋白治疗组于接种 HSV-1 后 48 小时至 7 天脑组织含水量明显低于对照组,差异有显著性,治疗组脑组织病毒滴度为 1.16 ± 0.45,明显低于模型组的 2.89 ± 0.44;治疗组神经缺陷症状评分也明显低于对照组;病理形态观察治疗组脑组织间质水肿较轻,神经元无浓染、无坏死。表明天花粉蛋白对小鼠实验性单纯疱疹病毒感染性脑损伤具有保护作用;并又探讨天花粉蛋白对体内外 HSV-1 DNA 复制的抑制作用。结果发现,天花粉蛋白治疗组于小鼠颅内接种 HSV-1 后 12、24、48、96 小时脑组织 HSV-1 DNA 复制水平分别为 $(1\,535 ± 656、1\,468 ± 608) × 10^6$、$(1\,657 ± 643) × 10^6$、$(1\,425 ± 534) × 10^6$copies/ml,显著低于模型组$(4\,336 ± 1\,350) × 10^6$、$(5\,256 ± 1\,837) × 10^6$、$(5\,379 ± 1\,975) × 10^6$、$(5\,946 ± 2\,769) × 10^6$copies/ml。药物预处理组在 12、24、48、96 小时后培养神经细胞 HSV-1 DNA 复制水平分别为 $(1\,775 ± 743) × 10^6$、$(1\,347 ± 687) × 10^6$、$(1\,254 ± 543) × 10^6$、$(1\,276 ± 525) × 10^6$copies/ml,显著低于病毒对照组$(4\,653 ± 1\,851) × 10^6$、$(5\,120 ± 2\,110) × 10^6$、$(5\,045 ± 1\,867) × 10^6$、$(4\,995 ± 2\,578) × 10^6$copies/ml。表明天花粉蛋白对体内外 HSV-1 DNA 复制具有抑制作用。

**6. 体内过程**　据 $^{131}$I- 天花粉粗提物在孕妇或猕猴体内的分布与排泄,间接荧光标记抗体法或整体放射自显影法追踪妊娠小鼠体内不同时间的天花粉蛋白抗原或 $^{125}$I 标记的天花粉蛋白分布动态,放射免疫法测定孕妇血清或孕猴体内天花粉蛋白抗原成分的分布,以及恶性葡萄胎患者静脉滴注 $^{131}$I- 天花粉粗提物等实验结果,提示天花粉蛋白肌内注射后 10 分钟即在血清中出现,4 小时后局部存留量约为给药量的 3/5,24 小时后只有给药量的 3/10 左右。肌内注射 1 小时后以肾皮质和肠内粪便含量为最高,其次为胎盘组织,而肝、脾、肺中含量较低,超过 16 小时则表现为游离碘的分布特点;肌内注射 16 小时后除肾皮质外,其他组织中含量,均已很少。子宫肌、胎儿肝组织及红细胞亦均含有天花粉蛋白,但羊水内并无渗入。血清中天花粉蛋白于肌内注射后 4 小时达高峰,此时血液循环中出现的瞬时最大总量近似于肌内注射量的 5%,第 8 小时已递减一半,第 24 小时仅有高峰量的 1/7。经尿排泄的高峰出现时间与血高峰浓度出现时间基本一致,且未被降解。静脉内给药后,在血液循环中消失一半所需的时间约为 1 小时。先是肝脏浓度很高,而后肾脏与胆汁中含量上升,24 小时内经尿总排出率可达 67%。羊膜腔内注射时,母体血清中检测不出天花粉蛋白,经尿排出量甚少,大多保留在腔内,直到流产时才随羊水排出体外。流产后测定羊水、羊膜、平滑绒毛和胎盘中 $^{131}$I 标记的天花粉蛋白,随解剖学位置由内向外含量逐渐降低,且胎儿血清中也含有一定量[7]。

以上试验结果说明,天花粉蛋白肌内注射较易吸收;经静脉给药,开始集中在肝脏,而后经肾脏和胆汁排泄,药物及其代谢产物从体内清除较为迅速。羊膜腔内给药,天花粉蛋白只能缓慢地透过羊膜和胎盘屏障,进入母体血液循环的量甚小,故全身不良反应也比静脉给药及肌内注射为轻。虽然天花粉蛋白对细胞的结合专一性并不很强,但无论静脉给药、肌内注射及羊膜腔内注射,其在胎盘上均有一定的选择性积累,且能迅速进入胎儿组织[1]。

**【毒理研究】**

1. **毒性成分研究**　不同纯度的天花粉蛋白制剂,毒性及副作用在质的方面基本一致,但在程度上有轻重不同。大体是纯度愈高,其他毒蛋白含量愈少,异蛋白反应愈轻[1]。

2. **毒性机制研究**　用天花粉给 9 只兔灌肠(每次 3mg/ 只,共 8 次),在实验第 10、20、30天时检查,发现家兔的一般情况、体重、白细胞总数及分类、肝功能(BSP 排泄试验)及肾功能(血尿素氮)变化不大。但血色素稍下降,心电图上仅一兔出现心律不齐。病理检查中给药组家兔多数有间质性肺炎,其余与对照组相仿。天花粉给豚鼠灌肠(3mg/ 只,3 只,隔日一次)后二周,腹腔注射天花粉(3mg/ 只),未出现过敏反应[18]。

**【配伍研究】**栝楼与乌头属"十八反"之一。不得与乌头类药材同用。"枸杞为之使。恶干姜。畏牛膝、干漆。反乌头"[1]。

附子与天花粉配伍对小鼠的亚急性毒性结果提示附子与天花粉配伍并未增加其相对的毒性,其合煎肾毒性较附子单煎肾毒性还有所降低[19]。

**【复方及制剂】**[5]

1. **十味消渴胶囊(参芪消渴胶囊)**　天花粉、乌梅肉、枇杷叶、麦冬、五味子、瓜蒌、人参、黄芪、粉葛、檀香。本品为硬胶囊,内容物为棕色至深褐色的颗粒和粉末;气香,味酸。益气养阴,生津止渴。用于消渴病气阴两虚证,症见口渴喜饮,自汗盗汗,倦怠乏力,五心烦热;2型糖尿病见上述证候者。口服。一次 6 粒,一日 3 次。

2. **玉泉胶囊**　天花粉 200g、葛根 200g、麦冬 133g、人参 133g、茯苓 133g、乌梅 133g、黄芪 133g、甘草 133g、地黄 133g、五味子 133g。本品为硬胶囊,内容物为棕黄色至棕褐色的颗粒及粉末;味酸甜、微苦。养阴益气,生津止渴,清热除烦。主治气阴不足,口渴多饮,消食善饥;糖尿病属上述证候者。口服。一次 5 粒,一日 4 次。孕妇忌服。定期复查血糖。

3. **糖尿乐胶囊**　天花粉 208.6g、山药 208.6g、黄芪 52g、红参 31.3g、地黄 52g、枸杞子 31.3g、知母 31.3g、天冬 15.6g、茯苓 21g、山茱萸 21g、五味子 15.6g、葛根 21g、炒鸡内金 21g。本品为硬胶囊,内容物为黄棕色至棕褐色粉末;味辛、微苦。益气养阴,生津止渴。用于气阴两虚所致的消渴病,症见多食,多饮,多尿,消瘦,四肢无力。口服。一次 3~4 粒,一日 3 次。严忌含糖食物、烟酒。

**【临床研究】**

1. **应用研究**

(1)终止妊娠[1]:天花粉是我国从传统中药中提取的第一个大分子植物蛋白,有高效的流产作用,它经历了近 30 年的研究与应用。优点在于效果好,可多途径用药,适用于终止24 周以内妊娠(尤其适用于孕 13~16 周钳刮对象)以及有异常情况者,比如有剖宫产史、近期或多次行刮宫术、哺乳期妊娠、宫颈发育差、有子宫畸形者等。缺点是有抗原性,可发生过敏反应,并有一些不良反应如发热、肌肉和关节酸痛等。刘国武等[20]报道,30 年来用天花粉终止妊娠的达 50 万人次之多,仅沈阳地区 1976—1988 年 12 年间应用达 9 156 例,其中抗早孕 5 008 例,大月份流产(13~17 周)2 344 例,中期妊娠引产 1 804 例,总成功率为 95.6%。天花粉蛋白用于终止妊娠的方法有以下 4 种[21]。

1)宫腔注入:适于妊娠 10 周以内者。用该法抗早孕,有效率为 89.91%。而崔淑霞的报道认为该法抗早孕有效率可达 97.14%。

2)宫颈注射:适于妊娠 11~16 周者。

3) 羊膜腔注入：适于妊娠 16~24 周者。

4) 肌内注射：适用于妊娠 24 周以下，伴有生殖器炎症未愈不能行阴道操作者，妊娠并伴有阴道出血者。

天花粉蛋白质的流产机制方面，多年来不少学者做了大量的工作，多数认为，天花粉蛋白对绒毛滋养层细胞有选择作用，能使绒毛广泛变性坏死，纤维素沉着，绒毛间隙闭塞及阻断血液循环而流产。而对于此法流产阴道出血量少的又一解释是，用药后血浆纤维蛋白原和血小板含量即开始下降，以后逐步回升，所以一般出血很少。另外对孕周较大者，疗效较佳，流产时间较短，这与绒毛发育成熟程度有关[21]。

(2) 治疗胎物残留：蒋琰瑛等[22]报道，用天花粉蛋白注射液治疗阴道分娩后胎物残留 45 例。用天花粉蛋白 1.2~1.8mg 肌内注射后，44 例阴道出血逐渐停止，子宫复旧良好，治愈率达 97.7%，该作者认为本药是一种安全、有效的药物刮宫剂。

(3) 治疗异位妊娠：天花粉蛋白和其他活血化瘀中药合用治疗异位妊娠在国内已应用多年。此种方法主要适用于未破裂型以及输卵管妊娠破裂腹腔内出血不多者。姜惠中等[23]报道，异位妊娠 26 例，采用结晶天花粉注射液治疗有效 24 例。天花粉蛋白具有杀死胚胎，降低绒毛膜促性腺激素(HCG)水平，终止妊娠的作用。HCG 降至非孕期水平的天数为 (9.40±5.82) 天。与国内报道用氟尿嘧啶、甲氨蝶呤等化疗药物相比无明显差异。再辅以口服和外敷活血化瘀中药，可促进包块吸收及输卵管功能的恢复，降低了再次异位妊娠的可能性。高湘[24]用强化化瘀方案(天花粉结晶蛋白注射液 1.2mg 肌内或宫颈注射加活血化瘀中药口服)治疗宫外孕 45 例，取得良好效果。同时认为本方法治疗宫外孕与用甲氨蝶呤治疗比较，有不使白细胞下降的优点，且疗效可靠。与目前国内外其他保守方法治疗宫外孕如腹腔镜下手术，肌内或局部注射氟尿嘧啶、甲氨蝶呤等化疗药相比，此法更为简便、有效，且无手术创伤和降低患者免疫功能之虞。再辅以活血化瘀中药口服和外敷，促其包块的吸收及输卵管功能的恢复。

(4) 抗肿瘤：由于天花粉蛋白对滋养层细胞特异的选择作用，不少临床工作者由此而设想该药是否可用于滋养层细胞疾病的治疗。黄跃兰等[25]曾报道，自 1970—1979 年间用天花粉加手术治疗恶性滋养叶肿瘤 19 例，疗效较好。除 2 例Ⅱ、Ⅲ期绒癌死亡外，17 例得以根治。通过临床观察及实验验证，天花粉可直接作用于绒毛滋养层细胞、使之变性坏死，并可提高机体的免疫功能，从而提出天花粉蛋白可作为治疗恶性滋养叶肿瘤的选用药物之一。

(5) 用于治疗艾滋病：艾滋病被称为"史后世纪的瘟疫"，也被称为"超级癌症"和"世纪杀手"，其病死率高达 70%~90%，是全世界面临的巨大难题之一。1989 年 4 月，Mcgrath 等人首次报道了天花粉蛋白在体外对人类免疫缺限病毒 HIV-1 的抑制作用以来，受到全世界极大的关注。他们所用天花粉蛋白成分是一种高度纯化的、分子量为 26kDa 的蛋白，命名为 GLQ223。经初步临床观察表明，用 GLQ223 治疗后，患者 P24 抗原水平下降 50%~60%，$CD4^+$ 辅助性 T 细胞的百分比增高，$CD8^+$ T 细胞数下降，T4/T8 比率增高，红细胞沉降率明显降低，大多数患者的 $\beta_2$- 微球蛋白增高，其作用的某些方面优于齐多夫定(AZT)。天花粉中有一中有效的成分天花粉素，美国首先使用天花粉蛋白治疗艾滋病，研究表明天花粉素在细胞培养中能控制艾滋病病毒感染，能控制被该病毒感染的 T 细胞的复制。Ⅰ期临床结果显示，对艾滋病重症患者静脉注射 30~90mg/kg，可以使一些患者的 HIVP24 抗原水平下降 58%，CD4 细胞数量增加，但是该药是一种细胞毒性有较大的细胞毒作用，可以大量杀死正常的细胞,因此副作用较大。因此此研究还在进一步进行中,这使其天花粉成为一个具有较大研究价值的抗艾滋病新药[26]。

2. **用法用量**　2020 年版《中国药典》规定天花粉的用量为 10~15g。孕妇慎用;不宜与川乌、制川乌、草乌、制草乌、附子同用[5]。

**【中毒表现及救治】**[1]

1. **中毒表现**　天花粉蛋白常见的不良反应有发热、头痛、皮疹、咽喉痛、颈项活动不利等。在发热的同时,白细胞总数升高到 $10 \times 10^9/L$ 以上,中性粒细胞百分比可增加到 90% 以上。若为肌内注射,可致局部红肿疼痛,注射侧腹肌沟可引起淋巴结肿大并伴有压痛。这些全身和局部反应一般在数天至 1 周内均可逐步自行消退。加用长效促皮质激素或肾上腺皮质激素,行可减轻这些不良反应,并可选用解热镇痛药和抗组胺药作对症处理。

天花粉蛋白偶见的不良反应有神经血管性水肿、病理性心电图或心率异常、血压下降、鼻出血或流产前后出血过多、肝脾肿大、腹胀、蛋白尿等。虽经常规处理均可逐步缓解,但应注意预防。特别是对凝血机制障碍和出血倾向尤应警惕。据临床材料,鼻出血不止和流产前后大出血的发生率分别为 1% 和 1.7% 左右。检测这些病例,往往可见血中纤维蛋白原降低和胎盘大量纤维蛋白沉着。因此认为上述异常出血,可能与血中纤维蛋白原沉着消耗有关,甚至有引起血管内凝血和继发性纤溶的可能。故应测定患者的纤维蛋白原、血小板、出凝血时间等血凝数据,以防止发生大出血。

此外,曾报道天花粉蛋白引起过敏性休克数例和肱动脉血栓 1 例。并可能出现其他严重反应,如急性肺水肿、脑水肿、脑组织出血和心肌损害等。医务人员应掌握救治措施。必要时可采用冬眠疗法进行抢救。

2. **救治**　天花粉蛋白的禁忌证如下:皮试阳性(包括再次用药前的皮试阳性),过敏体质及活动性心、肝、肾疾病或功能不良者,出血性疾病、严重贫血、精神异常、智力障碍及有应用史者慎用或禁用。急性炎症患者应根据情况暂缓应用。由于天花粉蛋白有较强的抗原性,且对少数患者可致严重的不良反应,目前除对滋养层细胞肿瘤仍在继续试用外,在其他方面已趋向少用或不用。

(王　巍　张金铃　曹春雨)

# 17　天　南　星

**【基源】**本品为天南星科植物天南星 *Arisaema erubescens* (Wall.) Schott、异叶天南星 *Arisaema heterophyllum* Bl. 或东北天南星 *Arisaema amurense* Maxim. 的干燥块茎。

**【化学成分】**天南星属植物块茎大都含有三萜皂苷、安息香酸(benzoic acid)、淀粉、D- 甘露醇等。天南星含 0.419% 的氨基酸,如 γ- 氨基丁酸(γ-aminobutyric acid)、鸟氨酸(ornithine)、瓜氨酸(citrulline)、精氨酸(arginine)、谷氨酸(glutamic acid)、天冬氨酸(aspartic acid)和亮氨酸(leucine),0.596% 的 β- 谷甾醇和钙、磷、铝、锌等 21 种无机元素。异叶天南星含 0.122 7% 的氨基酸,0.477% 的 β- 谷甾醇和钙、磷、镁、铝等无机元素[1]。

本品中的 D- 甘露醇可能是抗癌的有效成分,从天南星中分得的二酮哌嗪类生物碱,为抗心律失常的有效成分。天南星的毒性成分为苛辣性毒素[2]。

**【含量测定】** 2020 年版《中国药典》采用吸光度法测定总黄酮(以芹菜素计)。对照品溶液的制备:取芹菜素($C_{15}H_{10}O_5$)对照品适量,精密称定,加 60% 乙醇制成每 1ml 含 12μg 的溶液。标准曲线的制备:精密量取对照品溶液 1ml、2ml、3ml、4ml、5ml,分别置 10ml 量瓶中,各加 60% 乙醇至 5ml,加 1% 三乙胺溶液至刻度,摇匀,以相应的试剂为空白,照紫外-可见分光光度法,在 400nm 的波长处测定吸光度,以吸光度为纵坐标,浓度为横坐标,绘制标准曲线。测定法:取本品粉末(过四号筛)约 0.6g,精密称定,置具塞锥形瓶中,精密加入 60% 乙醇 50ml,密塞,称定重量,超声处理(功率 250W,频率 40kHz)45 分钟,放冷,再称定重量,用 60% 乙醇补足减失的重量,摇匀,滤过。精密量取续滤液 5ml,置 10ml 量瓶中,照标准曲线的制备项下的方法,自"加 1% 三乙胺溶液"起,依法测定吸光度,从标准曲线上读出供试品溶液中含芹菜素的重量,计算,即得。本品按干燥品计算,含总黄酮以芹菜素($C_{15}H_{10}O_5$)计,不得少于 0.050%。除此之外,还有以下 β-谷甾醇的测定方法[3]:

天南星的理化鉴别常采用薄层扫描法对天南星及其炮制品中的 β-谷甾醇含量进行测定,方法简便、可靠。

校正曲线:精密称取 β-谷甾醇 25.0mg,置于 50ml 量瓶中,用三氯甲烷溶解,并稀释至刻度作为对照品溶液。准确吸取 1μl、2μl、3μl、4μl、5μl 点样,展开(薄层板为硅胶 G 10g,加水 30~40ml 研成糊状,铺板,室温晾干,105℃ 活化 1 小时;展开剂为石油醚-乙酸乙酯-甲酸(80:20:2),展距 14cm;显色剂为 5% 磷钼酸乙醇溶液,100℃ 烘 8 分钟,CS-910 型薄层扫描仪,SPU-1 型自动喷雾显色器,扫描条件,波长 $λ_S$=400nm,$λ_R$=720nm;扫描方式,反射法锯齿扫描;狭缝,1.25mm×1.25mm;背景补偿 CH=1;扫描速度和纸速均为 20mm/min 测定。

样品测定:精密称取天南星生、制品粉末(过 60 目)2.500g,加入三氯甲烷 50ml 提取 24 小时,作为供试品溶液。测定时采用外标二点法,将供试品溶液 2μl、4μl,对照品溶液 1μl、3μl,分别点于同一块薄层板上,展开,显色,测定,将测得值按下列公式计算百分含量:

$$β\text{-谷甾醇含量} = \frac{\text{供试试品溶液体(ml)} \times \text{测得值}}{\text{样品重量(g)} \times \text{点样样量(μl)} \times 10} \times 100\%$$

**【炮制研究】** 2020 年版《中国药典》中制天南星的制法(姜矾共制法)为[4]:取净天南星,按大小分别用水浸泡,每日换水 2~3 次,如起白沫时,换水后加白矾(每 100kg 天南星加白矾 2kg),泡 1 日后,再进行换水,至切开口尝微有麻舌感时取出。将生姜片、白矾置锅内加适量水煮沸后,倒入天南星共煮至无干心时取出,除去姜片,晾至四至六成干,切薄片,干燥。每 100kg 天南星用生姜、白矾各 12.5kg。

天南星经过水浸、矾浸、热压及药典法炮制后,能够降低或消除其毒性和刺激性,并认为刺激性物质是可溶于水的。兔眼刺激性实验表明天南星生品、药典法炮制品及矾制最佳条件炮制品之间存在显著性差异,不同炮制品刺激性由强到弱顺序为:生品>姜煮制品>矾浸制品>矾煮制品>药典法制品>胆汁制品[5]。

**【药理研究】**

**1. 抗肿瘤作用** 鲜天南星(未鉴定品种)水提取液在 1:32~1:8 浓度时对 HeLa 细胞有抑制作用,使细胞浓缩成团块,破坏正常细胞结构,部分细胞脱落;对小鼠实验性肿瘤如肉瘤 S180、HCA(肝癌)实体型、U14(为鳞状上皮型子宫颈癌移植于小鼠者)等均有明显抑制作用。天南星复方(生南星、生川乌、生附片、木香、延胡索、三七)对小鼠 Lewis 肺癌、肝癌、艾氏腹水癌等多种移植性肿瘤均有抑制作用。同时对体外培养人胃癌、肺癌、肝癌细胞亦有杀伤和抑制作用。研究证明,含生天南星的三生针注射液,对小鼠肝癌细胞的生长有明显抑制作用,可抑制生物大分子合成,对 DNA、RNA 的合成抑制强于对蛋白质合成的抑制。但对外周血淋巴细胞 ANAE 阳性率、淋巴细胞转化率、血清 IgG 及溶菌酶含且均无明显影响[2]。鲜天南星的水提醇沉制剂,体外对 Hela 细胞有抑制作用。对小鼠实验性肿瘤有效,对 S180、HCA 实体型、U14 等均有一定抑制作用[6]。

**2. 抗惊厥作用** 小鼠腹腔注射天南星水煎剂 3g/kg,可明显对抗士的宁、五甲烯四氮唑及咖啡因引起的惊厥,但不能对抗电休克的发作,且品种不同其抗惊厥强度有所差异。但也有报告指出,天南星(未鉴定品种)不能对抗士的宁所致的惊厥和死亡,但能对抗烟碱所致的惊厥死亡,尚能消除其肌肉震颤症状;对小鼠肌内注射破伤风毒素所致的惊厥,天南星能推迟动物死亡的效果[7]。天南星煎剂 1.2g/kg 腹腔注射,可使家兔电痉挛阈值提高,浸剂能降低马钱子碱、戊四氮或咖啡因引起的小鼠惊厥发生率,但剂量增加到 6g/kg 也不能防止小鼠或大鼠最大电休克发生[1]。也有实验表明,虎掌南星生、制品浸剂对抗戊四氮惊厥有一定趋势,但对士的宁引起的小鼠惊厥无任何对抗作用[8]。南星(*A. erubescens*)、异叶南星(*A. heterophyllum*)、东北天南星(*A. amurense*)、螃蟹七(*A. fargesil*)的 50% 乙醇提取物加水浸物制剂抗小鼠的士的宁惊厥实验表明有明显作用,其抗惊厥强度的次序为: 东北南星>天南星>异叶南星>螃蟹七[9]。

**3. 抗心律失常作用** 虎掌南星中的二酮哌嗪类生物碱能对抗乌头碱所致实验性心律失常。其三氯甲烷提取物作用更为明显,可延长心肌细胞的动作电位有效不应期[2]。大鼠口服同等剂量的虎掌南星、一把伞南星和天南星的 60% 乙醇提取物,对乌头碱诱发大鼠心律失常显示了不同程度的对抗作用,其中天南星 1.4g 生药/kg 组为最佳,既能延缓心律失常出现时间,又能缩短心律失常持续时间[10]。掌叶半夏碱乙能抑制 ADP 和胶原引起的血小板聚集作用,也可抑制 Chandler 法形成的体外血栓,延长血小板、血栓形成及纤维蛋白栓形成的时间,对离体动物(猫、狗、大鼠)具有明显的扩张血管、降低系统血管阻力、扩张冠脉血管不增加耗氧量的作用[11]。

**4. 镇静、镇痛作用** 天南星煎剂具有明显镇静作用,能延长戊巴比妥钠催眠作用时间,小鼠热板法表明天南星有明显的镇痛作用[10]。兔及大鼠腹腔注射天南星煎剂后,均呈活动减少,安静,翻正反射迟钝,且有明显的镇痛作用[6]。小鼠灌服天南星 60% 乙醇提取物与戊巴比妥钠有明显的协同作用,也能抑制小鼠自主活动[11]。东北天南星生品、果实的镇痛效果最好,同时毒性也较大,制南星、胆南星无明显镇痛作用[12]。

**5. 祛痰作用** 家兔灌服天南星煎剂 1g/kg,能显著增加支气管黏膜分泌,显示出明显祛痰作用[2]。采用小鼠酚红排泄法进行实验,表明天南星水剂有祛痰作用,给药组自呼吸道排出酚红量分别为对照组的 150% 及 170%[6]。

**【毒理研究】** 杨守业等[13]对天南星生品、白矾浸制片、热压片和药典法炮制品对黏膜的刺激性、急性和亚急性毒性进行了比较研究。实验结果表明,炮制能够使其毒性降低或消除,不同制品分别灌胃小鼠 50g/kg,不引起死亡;生品和药典法饮片汤剂 150g/kg 灌胃小鼠亦未见毒性反应,且对小鼠生长及肝功能无不利影响。在小鼠亚急性毒性实验中热压片和药典法制品呈现一定的毒性反应,可能与炮制品中白矾存留量有关。

天南星醇浸膏给小鼠皮下注射,可因惊厥而死亡。小鼠腹腔注射天南星水浸液,$LD_{50}$ 为 13.5g/kg。对天南星、异叶天南星、虎掌、东北南星、螃蟹七的 50% 醇提取物加水浸物制剂进行小鼠急性毒性实验,腹腔注射 $LD_{50}$ 分别为 30g/kg、41g/kg、46g/kg、48g/kg、16.5g/kg。成人食天南星(鲜品)一口或嚼其块茎数口即发生舌麻、咽痛、头晕、心慌等中毒反应[14]。近来的报道认为,经久煎及餐后服药,在不超过每剂 100g 的情况下使用天南星是安全的。

通过对天南星炮制前、后及炮制过程中草酸钙针晶的显微及超微动态变化进行定性和定量观察,并结合同批样品刺激反应的时效与量效数据的定量分析,现已进一步证实了草酸钙针晶是天南星科部分具有刺激性毒性作用中药的主要刺激性成分,针晶与其所附的蛋白酶类物质共同产生刺激作用[15-16]。

**【配伍研究】**

1. **配伍禁忌**　恶莽草,畏附子、干姜、生姜。阴虚、痰燥者及孕妇禁用。

2. **辨证配伍**　天南星可与多种中药配伍使用,以增强疗效,降低毒性。

(1)七情配伍:《神农本草经》指出:"药有阴阳配合,子母兄弟,根茎花实,草石骨肉。有单行者,有相须者,有相使者,有相杀者,有相畏者,有相恶者,有相反者。凡此七情,合和视之。"并告诫世人,"当用相须、相使者良;勿用相恶、相反者;若有毒宜制,可用相畏、相杀者,不尔,勿合用也",这说明可以利用中药配伍中的相杀、相畏关系来抑制或消除天南星的毒性。《本草蒙筌》言:"(天南星)畏干生姜",故可以用生姜配伍天南星以降低毒性[17]。

(2)气味配伍:毒药攻邪,其药性虽峻烈燥急,但依性味相制之理选取气味恰当药物与其配伍,可制其峻烈燥急之性而起到减毒作用[18],主要包括以下几种:①寒温配伍,天南星燥热之性易助阳化火耗伤阴津,适量配伍寒凉之剂,用寒凉之性纠辛燥之偏,可减毒害之弊,可谓寒温并用,相反相成。如宋代刘元宾之神白散,治疗头风,取性寒凉之石膏、菊花以减南星温燥之性。②甘缓峻烈,甘药性缓,能缓和毒药的峻烈,可使其攻邪而不伤正,起到缓急监制的作用。如《张氏医通》十味导痰汤,在天南星、雄黄、半夏、枳实、羌活等燥烈之品中配以甘草缓中和脾,能缓和以上药物峻烈之性。③苦辛相制,《圣济总录》中玉屑丸以槐根白皮、苦楝根、椿根皮、半夏、天南星、威灵仙等,治疗肠风、脏毒下血。《本事方释义》云:"槐根白皮气味苦寒,入手足阳明;苦楝根气味苦寒,入足厥阴;椿白皮气味苦寒,入手足阳明;天南星气味苦辛温,入手足太阴;半夏气味苦辛温,入足阳明;威灵仙气味微辛咸平,通利诸经络;寒食面气味甘温,入足阳明。此治肠风下血久不能止者,以味苦者坚其阴;以味辛者通其阳,则阴阳既得和平而病自愈矣。"④辛酸相制,在使用天南星等辛味之药时,取酸涩药相配,则酸涩之收摄可制约辛味之行散,辛味之通散可制约酸涩之敛止。如《摄生众妙方》之冰梅丸,方中天南星、半夏、皂角辛烈开关通塞,峻而行速,以盐水浸梅子以增强润喉咙、消肿痛的作用且可生津润燥,防止燥药伤津耗液[18]。

**【复方及制剂】**

1. **牛黄化毒片**　制天南星 81g、连翘 162g、金银花 162g、白芷 81g、甘草 54g、乳香 27g、没药 27g、人工牛黄 5.4g。本品为糖衣片或薄膜衣片。解毒消肿,散结止痛。用于疮疡、乳痈红肿疼痛。口服。糖衣片一次 8 片,薄膜衣片一次 4 片,一日 3 次;小儿酌减[4]。

2. **三生饮**　天南星(生用)、木香、川乌(生、去皮)、附子(生、去皮)。主治卒中昏不知人,口眼㖞斜,半身不遂,咽喉作声,痰气上壅。兼治痰厥气逆及气虚眩晕。(《和剂局方》)

3. **玉真散**　白芷、天南星、白附子、天麻、羌活、防风。主治破伤风初起,角弓反张,牙关

紧急。(《医宗金鉴》)

4. 上清丹　天南星(大者,去皮)、茴香(炒)。主治风痰头痛不可忍。(《魏氏家藏方》)

【临床研究】

1. 应用研究

(1)治疗宫颈癌:有记载[19]单用生天南星15~45g煎汤内服,加用生天南星捣糊,纱布包裹塞在癌灶,或用生天南星制成的栓剂、棒剂癌灶使用,治疗105例子宫颈癌,近期治愈20例,显效46例,有效16例,有效率达78%。

(2)治疗食管癌、肺癌:以理气降逆、活血化瘀之剂配生天南星治疗食管癌30例,22例进食梗阻好转,5例病灶明显缩小。用复方三生针注射液(生天南星、生附片、生川乌、木香、延胡索、三七)肌内注射,每次5ml,一日2~3次,或静脉注射,每次10~30ml,加入50%葡萄糖40ml,一日1~2次。治疗原发性肺癌66例,缓解稳定率达67%~70%[20]。

(3)治疗恶性淋巴瘤:恶性淋巴瘤多有正气虚衰,为痰凝结滞所致,早期宜化痰散结为先,赵树珍采用基本方(半夏、天南星、山慈菇、夏枯草、穿山甲、牡蛎、海藻、海浮石)随证加减,取得较好疗效[21]。

(4)治疗类风湿关节炎:采用化痰通络散(白附子3kg,天南星、白芷、独活、防风各0.27kg)治疗类风湿关节炎30例,并设对照组(给予吲哚美辛25mg,每天3次,不能耐受者给予吲哚美辛栓50mg,每天2~3次,肛门给药)30例,有效率为80%,疗效优于对照组。提示本方能改善患者症状,控制疾病的急性活动,并能调节免疫系统平衡[22]。

(5)治疗痛证:有报道认为,当常法不能诊治一些顽固性痛证时,加用天南星往往收到满意的效果。例如在常法治疗顽固性胸痹痛、肩胛痛和眉棱骨痛效果不佳时,加用天南星一味可获满意疗效[23]。

(6)治疗带状疱疹:用天南星适量(视患处面积大小而定)捣烂与陈醋调成糊状,涂于患处。此外,以天南星为主外用,可治内、外、妇、儿等科多种疾病[24]。

(7)治疗小儿慢惊风:采用星乌药饼(天南星10g,川乌6g,面粉15g,先将天南星、川乌共研细末,与面粉和匀,再加少量温开水调和,做成一药饼)贴于囟门,覆盖纱布,胶布固定,24小时后换药。如1例患儿,连续敷贴7次而愈,随访1年未复发[25]。此外,胆南星还常用于小儿热病抽搐,取其有镇静作用,常配牛黄、珍珠末等,方如牛珠七厘散。亦治癫痫,配全蝎、僵蚕等,方如定痫丸。

(8)治疗肋软骨炎:生天南星50g,生半夏50g,生草乌50g,狼毒50g,甘松25g,山奈25g,共为细末。以鸡蛋清适量调和后外敷。每天换药1次,一般用药1~2剂(7~14天)即可痊愈。若用药后出现皮炎,可停药待皮炎消失再敷,或在外敷药内加入异丙嗪25mg[26]。

(9)治疗腮腺炎:生天南星研粉浸食醋中,5天后外涂患处,一日3~4次。治疗6例,当天即退热,症状减轻。平均3~4天肿胀消失[26]。

(10)治疗小儿口角流涎:天南星30g,研末醋调,晚间敷足心涌泉穴,以布条缠扎,每次敷12小时。治疗60余例,一般敷2~4次即愈[25]。

(11)治疗急性牙龈炎、牙周脓肿等:以天南星、三七、白附等制成"强力消炎胶囊"口服,一日3次,每次2粒,治疗急性牙龈炎、牙周脓肿等5种口腔病31例,痊愈19人,显效7人,无效5人,有效率为83.9%[27]。

（12）外敷治疗蝮蛇咬伤：外敷天南星制剂（生天南星150g，雄黄90g，生川柏180g，牡丹皮180g，白芷150g，夏枯草120g，共研成细末，用塑料袋封装，每包50g）治疗59例蝮蛇咬伤患者，局部症状全部消失，34例全身中毒者，除2例头晕、睡眠欠佳未愈者，其余患者均痊愈。无论何种性质的毒蛇咬伤，外敷上述天南星制剂皆可应用，但当出现全身明显中毒症状时，必须配合内服药物[25]。

（13）其他：用于祛风痰，治风寒痰湿滞留经络，而致有眩晕、口眼㖞斜、半身不遂、手足痉挛、牙闭者（可见于脑卒中、破伤风等证）。对于脑卒中（脑血管意外）引起的瘫痪，宜用制天南星治疗（偶也用胆南星）。病初起者，配三七、大蓟之类止血药，症状稳定后，主要治疗半身不遂，则需与蜈蚣、鸡血藤等通经活络的藤类药配伍。如病者有烦躁，应停用制天南星，或改用胆南星。对于破伤风，用胆南星，配全蝎、蜈蚣等，加强镇惊息风作用，或配防风、天麻等，方如玉真散。动物实验证实玉真散对中枢神经系统有抑制作用[26]。

2. **用法用量**　天南星性味苦辛温燥，功能是燥湿化痰，治疗湿痰壅肺之咳嗽痰稠等证。天南星煎剂1g/kg灌胃，对麻醉兔有明显的祛痰作用，可能与其所含皂苷有关。主治顽痰咳嗽，风痰眩晕，中风痰窒，口眼㖞斜，半身不遂，癫病，伤风。生用外治痈肿，痰病，蛇虫咬伤，跌打损伤[1]。胆南星、制天南星内服每次3~6g。生天南星外用适量，内服治癌肿时药量可酌情加大，可用3~15g但有肝病者仍不宜用[1]。生天南星为国家规定的毒性中药管理品种，使用需凭医生签名的正式处方。

正确的辨证是确保天南星发挥临床疗效、确保安全性的基本原则，反之会起到"毒"的效果。使用时还要考虑因人、因时、因地制宜，如《神农本草经疏》"非西北人真中风者，勿用"；《药鉴》载"孕妇禁用"，说明针对不同的病机，使用恰当的药物，是天南星增效减毒、对症治疗的基础[27]。

三种天南星的比较：生天南星毒性较大，内服慎用，一般只用于外敷，如确需用生天南星内服时，也只能入煎剂，并配生姜同煎，充分煎透，服后觉有舌麻时，可加食糖。制天南星毒性较小，散风寒、通经络的作用较好，适用于脑卒中患者。胆南星是经苦寒之牛胆汁制过，其燥烈之气已大减，性味转为苦凉，有化痰息风的特点，适用于热痰惊痫患者。

胆南星、制天南星内服每次3~6g。生天南星外用适量，内服治癌肿时药量可酌情增加，可用至3~15g，但有肝病者仍不宜用[1]。有人认为，若经久煎（持续煎沸超过2小时）并在餐后服用，每剂药中生天南星用量不超过100g，服用是安全的，用于肿瘤的治疗，每剂用量宜大于60g并持续服用1~2个月。遇到服后麻舌者，可令其增加煮沸时间。值得注意的是，生天南星久煎后，仍不能等同于制天南星，据多数病者反映，嚼碎经过久煎后的生天南星片，仍有舌部发麻感[4]。

近年来试用于治疗肿瘤，作为辅助药，一般用生天南星，取其有去痹、镇痛作用，疗效有待进一步观察。生天南星具有化痰散结的作用，临床上已被用作对恶性肿瘤的治疗。其散结效果与每次用量和持续服用时间有关。

此外，临床上重用天南星治疗顽症瘤疾颇效。例如，曾重用天南星内服，治疗多发性骨髓瘤腰痛，短期内疼痛即可缓解[28]。天南星的毒性会随用量增大而增加，因此，在使用该药进行治疗时，要密切观察患者的反应，出现毒性表现时，应立即停药。

【中毒表现及救治】

1. **中毒表现**　《本草纲目》中记载天南星有大毒。误食中毒，初期可致咽喉烧灼感，口舌麻木,舌强流涎,咽颊充血,张口困难,口腔糜烂等。继则中枢神经系统受到影响,出现头昏心慌,四肢麻木,甚至昏迷、窒息、呼吸停止。皮肤接触中毒可致瘙痒肿胀,皮肤接触后可致瘙痒。有的可引起智力发育障碍[27]。

### 2. 中毒原因

(1)误食。同科植物魔芋属、芋属等的块茎因与本品近似,且又可供蔬食用,因此,误嚼其生块茎易造成中毒。

(2)皮肤接触。在采集、加工去皮或炮制过程中,有时可因皮肤接触而中毒。

(3)服用过量。

### 3. 救治

(1)急性处理

1)高锰酸钾溶液洗胃。

2)内服稀醋、鞣酸、浓茶等。

3)给氧及其他支持疗法等。必要时气管切开。

(2)对症处理

1)补液。

2)其他支持疗法。

(3)中药解毒

1)生姜汁 10ml 即服,以后每 4 小时服姜汁 5ml,或 25% 干姜汤 60ml 内服或含漱。

2)生姜 30g、防风 60g、甘草 15g 煎水,先含漱一半,后内服一半。

3)白矾 6g,研末,开水调服。

4)食醋 30~60g,内服或含漱。

(4)皮肤接触中毒:可用水或稀醋、鞣酸洗涤。

**(张春颖　王福清　杜贵友)**

# 18　木　鳖　子

【基源】本品为葫芦科植物木鳖 *Momordica cochinchinensis*(Lour.)Spreng. 的干燥成熟种子。

【化学成分】

1. **脂肪及脂肪酸**　商慧娟等[1]用石油醚提取木鳖子脂肪油,产率为 35%。脂肪油经甲酯化处理后采用气相色谱 - 质谱(GC-MS)联用技术分析了脂肪酸组成,共鉴定出其中 8 种脂肪酸,占脂肪酸总量的 88.64%。其中饱和脂肪酸占 5 种,分别为羊蜡酸($C_{10}H_{20}O_2$)、软脂酸($C_{16}H_{32}O_2$)、十七酸($C_{17}H_{34}O_2$)、硬脂酸($C_{18}H_{36}O_2$)和花生酸($C_{20}H_{40}O_2$)。其中含量最高的为硬脂酸,占脂肪酸总量的 51.68%。不饱和脂肪酸分别为 10,13- 亚油酸($C_{18}H_{32}O_2$)、油酸($C_{18}H_{34}O_2$)和 11- 二十碳烯酸($C_{20}H_{38}O_2$)。其中含量最高的为油酸,占脂肪酸总量的 17.42%。

丁旭光等[2]以石油醚为溶剂,采用索氏提取法提取其脂肪油,产率 7.9%。脂肪油甲酯化处理后,用 GC-MS 联用仪对其脂肪酸组成进行了分析和鉴定,结果共分析出 14 种脂肪酸,占脂肪酸总量的 89.23%。鉴定出的 14 种脂肪酸中 7 种为饱和脂肪酸,占脂肪酸总量的 47.32%,另 7 种为不饱和脂肪酸,占脂肪酸总量的 41.91%。饱和脂肪酸有十五酸($C_{15}H_{30}O_2$)、十六酸($C_{16}H_{32}O_2$)、十七酸($C_{17}H_{34}O_2$)、硬脂酸($C_{18}H_{36}O_2$)、十九酸($C_{19}H_{38}O_2$)、花生酸($C_{20}H_{40}O_2$)和二十二酸($C_{22}H_{44}O_2$)。含量最高的为十八酸,占脂肪酸总量的 33.46%。不饱和脂肪酸有 11- 十六碳烯酸($C_{16}H_{30}O_2$)、2- 乙基 - 环丙烷辛酸($C_{17}H_{32}O_2$)、($Z$)13- 十八碳烯酸($C_{18}H_{34}O_2$)、($Z,Z$)-9,12- 十八碳二烯酸($C_{18}H_{32}O_2$)、10,13- 十八碳二烯酸($C_{18}H_{32}O_2$)、10- 十九烯酸($C_{19}H_{36}O_2$)和11- 二十碳烯酸($C_{20}H_{38}O_2$)。含量最高的为($Z$)-13- 十八碳烯酸($C_{18}H_{34}O_2$),占脂肪酸总量的 21.62%。

2. **氨基酸和蛋白质**　郑硕等[3]提取得到木鳖子素。木鳖子素是含大量天冬氨酸的蛋白质,等电点为 6.5,分子量在 27 000~29 000Da 的单链核糖体失活蛋白。

3. **其他成分**　阚连娣等[4]从木鳖子的不皂化物中分离出栝楼仁二醇、异栝楼仁二醇、5- 脱氢栝楼仁二醇和 7- 氧化二氢栝楼仁二醇等四种五环三萜类化合物,另外还分离得到 β- 谷甾醇、豆甾 -7- 烯 3β- 醇和豆甾 7,22- 二烯 3β- 醇等三种固醇化合物。木鳖子较早期研究的化学成分有木鳖子皂苷 Ⅰ、木鳖子皂苷 Ⅱ、木鳖子酸、齐墩果酸、木鳖糖蛋白等。范戎报道[5]从木鳖子中分离鉴定了 19 个三萜类化合物,分别为:3-O-β-D-glucofuranosidurono-6,3-lactone-gypsogenin,3-O-α-L-rhamno pyranosyl-（1-3）-6′-O-methyl-β-D-glucuronopyranosyl-gypsogenin,3-O-6′-O-meth yl-β-D-glucuronopyranosyl-gypsogenin,阿江榄仁酸,丝石竹酸,3-O-6′-O-meth yl-β-D-glucuronopyranosyl-28-O-methyl-gypsogenin,3-O-β-D-glucuronopyranosyl-gypsogenin,oleragenin,丝石竹皂苷元,齐墩果酸,常春藤皂苷元,3-O-6′-O-meth yl-β-D-glucuronopyranosyl-quilliac acid,3-O-β-D-galactopyranosyl-（1-2）-6′-O-methyl-β-D-glucuronopyranosyl-gypsogenin,3-O-β-D-galactopyranosyl-（1-2）-6′-O-methyl-β-D-glucuronopyranosyl-quilliac acid,3-O-β-D-galactopyranosyl-（1-2）-［β-D-galactopyranosyl-（1-3）］-β-D-glucuronopyranosyl-quilliac acid,3-O-β-D-galactopyranosyl-（1-2）-［α-L-rhamnopyranosyl-（1-3）］-6′-O-methyl-β-D-glucuro nopyranosyl-gypsogenin,3-O-β-D-galactopyranosyl-（1-2）-6′-O-methyl-β-D-glucu ronopyranosyl-28-O-β-D-galactopyranosyl-gypsogenin,α-D-galactopyranosyl-gyps ogenin,3-O-β-D-galactopyranosyl-（1-2）-［α-L-rhamnopyranosyl-（1-3）］-6′-O-methyl-β-D-glucuronopyranosyl-quilliac acid。商慧娟等[6]通过高效液相色谱法首次对木鳖子皂苷的酸解产物次级苷 3-O-6′- 甲基 -β-D 葡糖醛酸丝石竹苷进行了含量测定。其采用的色谱条件为 $C_{18}$ 色谱柱（4.6mm×250mm,5μm）,流动相为甲醇 - 水（80:20）,流速为 0.8ml/min,紫外检测波长为 210nm。郭明全等[7]利用电喷雾正负离子多级串联质谱相结合的方法鉴定了木鳖子皂苷 Ⅰ 的结构,推断了木鳖子皂苷的电喷雾质谱机制。

**【含量测定】**2020 年版《中国药典》照高效液相色谱法测定[8]。

色谱条件与系统适用性试验:以十八烷基硅烷键合硅胶为填充剂;以乙腈 -0.4% 磷酸溶液（70:30）为流动相;检测波长为203nm。理论板数按丝石竹皂苷元 3-O-β-D- 葡糖醛酸甲酯峰计算应不低于 6 000。

对照品溶液的制备:取丝石竹皂苷元 3-O-β-D- 葡糖醛酸甲酯对照品适量,精密称定,加甲醇制成每 1ml 含 0.5mg 的溶液,即得。

供试品溶液的制备:取木鳖子仁粗粉约 1.5g,精密称定,置索氏提取器中,加石油醚

(60~90℃)-三氯甲烷(1:1)混合溶液 60ml,加热回流 1~2 小时,弃去石油醚-三氯甲烷混合溶液,滤纸筒挥尽溶剂,置圆底烧瓶中,加 60% 甲醇 100ml,加热回流 4 小时,提取液蒸干。残渣加水 10ml 使溶解并转移至具塞试管中,加硫酸 0.6ml,摇匀,塞紧。置沸水浴中加热 2 小时,取出,放冷,滤过,弃去滤液,残渣加甲醇 8ml 使溶解,转移至 10ml 量瓶中,加硫酸 1 滴使溶液 pH 至 2,摇匀,50℃水浴中放置 4 小时,取出,放冷,加甲醇补至刻度,摇匀,滤过,取续滤液,即得。

测定法:分别精密吸取对照品溶液与供试品溶液各 20μl,注入液相色谱仪,测定,即得。

本品按干燥品计算,木鳖子仁含丝石竹皂苷元 3-$O$-$\beta$-D-葡糖醛酸甲酯($C_{37}H_{56}O_{10}$)不得少于 0.25%。

**【炮制研究】**

2020 年版《中国药典》木鳖子仁去壳取仁,用时捣碎。木鳖子霜取净木鳖子仁,炒热,研末,用纸包裹,加压去油。

**1. 蒙医炮制**　生木鳖子有毒,蒙医常炮制后才用于临床。传统蒙药木鳖子的炮制方法大多采取砂炒法。先取河砂置锅内,加火烧至湿气除尽,放入木鳖子一起炒至木鳖子壳鼓起,待有芳香味时取出,筛去河砂,晾干,剥去外壳,刮净绿色表皮,备用[9-10]。现在也有一些研究机构和制剂中心把传统炮制法进一步深化,用开水烫并麻袋搓的方法进行炮制。木鳖子取净仁,放入沸水中,稍烫,然后取出倒在麻袋上用两手来回搓,绿皮很快去除,用水洗净之后晒干即可[11]。用炒药机炮制木鳖子,取净木鳖子去壳后置大锅内加沸水浸泡 3~5 分钟,用武火将炒药机内温度提高至 120℃左右时,将木鳖子捞出,由炒药机进料口倒入机内 15~20kg,用文火加温炒,机内保持一定湿度,利用机内的药物相互碰搓而搓掉种仁绿表皮[12]。用炒药机炮制木鳖子既能节约时间也能提高产量。

**2. 中医炮制**　中医的生木鳖子多供外用,很少口服。木鳖子经过炮制处理后毒性降低,可用于内服。中医的木鳖子炮制主要有制霜法。取净木鳖子仁,炒热,碾末,用吸油纸包裹,外加麻绳包紧,压榨去油,反复多次,至纸上不现油迹,色由黄变灰白色,呈松散粉末状时,研细备用[13]。

**【药理研究】**

**1. 抗肿瘤作用**　木鳖子对肝癌、肺癌、胃癌、乳腺癌、食管癌以及黑色素瘤有一定的疗效,其抗肿瘤的主要机制可能是通过对细胞生长和凋亡的相关通路及细胞凋亡相关蛋白水平的调控而实现。

(1)木鳖子单体化合物抗肿瘤活性:对羟基桂皮醛(CMSP)、松柏醛、对羟基苯甲醛、3-甲氧基对羟基苯甲醛和 ligballinol[14]是木鳖子醇提物进一步分离、提纯得到的。其中木鳖子单体化合物对羟基桂皮醛是木鳖子醇提取物中的重要成分。单亚楠等[14]报道 CMSP 为木鳖子中能诱导食管癌细胞 TE-13 分化和抑制细胞增殖和转移的中药单体化合物,而且发现 CMSP 在 10~40μg/ml 的浓度范围内能抑制食管癌细胞的增殖,具有时间和剂量依赖性。崔雯萱等[15]报道 CMSP 能使食管癌细胞 KYSE30 和 TE-13 的肿瘤标志物表达下调。Zhao 等[16]使用 10~40μmol 的 CMSP 处理小鼠黑色素瘤 B16-F1 细胞,结果显示,10~40μmol 的 CMSP 均能抑制细胞的增殖,并呈时间和剂量依赖性;同时 CMSP 下调生物标记物 S-100B 和 MIA,表明 CMSP 降低了黑色素瘤恶性表型的程度。

(2)木鳖子粗提物抗肿瘤活性:Zhen 等[17]发现木鳖子的乙酸乙酯提取物抑制乳腺癌

细胞 MDA-MB-231 的生长,并诱导细胞周期 $G_2$ 期阻滞和细胞凋亡。木鳖子乙酸乙酯提取物诱导 MDA-MB-231 细胞凋亡呈剂量依赖关系。Meng 等[18]发现木鳖子乙醇提取物对 MDA-MB-231 细胞活力的抑制呈浓度和时间依赖关系。另外在乳腺癌转移和侵袭研究中,Zheng 等[19]发现木鳖子的水提物显著抑制乳腺癌细胞 ZR-75-30 转移和侵袭。Liu 等[20]发现木鳖子醇提物对 SGC7901 和 MKN-28 细胞的存活和生长有显著的抑制作用,并呈时间和浓度依赖关系。Shen 等[21]发现木鳖子醇提物抑制肺癌细胞 A549 和 H1299 的存活并呈剂量依赖关系,同时,还能抑制 A549 细胞的转移。

**2. 对心血管的作用**　大鼠静脉注射木鳖子皂苷,血压下降,呼吸短暂兴奋,心搏加快。注射于犬股动脉,可暂时增加后肢血流量,其作用强度约为罂粟碱的 1/8,对离体蛙心则呈抑制作用[22]。

**3. 对肠管的作用**　木鳖子皂苷对离体兔十二指肠呈抑制作用,而对豚鼠回肠则能加强乙酰胆碱的作用,拮抗罂粟碱的作用,高浓度时引起不可逆性收缩[22]。

**4. 抗炎作用**　大鼠灌服或皮下注射木鳖子皂苷,能显著抑制角叉菜胶引起的足踝肿胀[22]。

**5. 抗病毒作用**　在单磷酸阿糖腺苷交联物及植物毒素蛋白抗乙型肝炎病毒的体外研究中表明木鳖子素 5~40mg/ml 有轻度到明显抗病毒作用,对 HBsAg 或 HBeAg 的治疗指数分别达到 2.6 和 5.9,有望研制成抗乙肝病毒的靶向药物[23]。

**6. 抗菌杀螨作用**　木鳖子水煎液对白念珠菌具有一定的抑制作用,最低抑菌浓度为 2.5mg/ml,抑菌效价为 50mg/ml[24]。木鳖子 0.1g/ml 的丙酮提取物对孢子萌发有抑制作用,抑制率在 75% 以上[25]。木鳖子汤剂及粉剂均可抑制葡萄球菌及化脓链球菌的生长,但无杀菌作用[26]。木鳖子煎剂对嗜热链球菌及人蠕形螨也有一定作用[27-29]。

**【毒理研究】**　木鳖子水、醇浸液静脉或肌内注射,动物均于数日内死亡。小鼠静脉注射木鳖子皂苷半数致死量为 32.35mg/ml,腹腔注射则为 37.34mg/ml[30]。有人认为木鳖子的毒性成分是木鳖子皂苷[31]。木鳖子水煎剂长期给药可以造成大鼠肝脏、肾脏损伤,血 GPT 及 BIL 含量显著升高,血糖下降[32-33]。

**【复方及制剂】**

**1. 小金胶囊**　人工麝香 10g、木鳖子(去壳去油)50g、制草乌 50g、枫香脂 50g、醋乳香 25g、醋没药 25g、五灵脂(醋炙)50g、酒当归 25g、地龙 50g、香墨 4g。本品为硬胶囊,内容物为黑褐色的颗粒或黄褐色至棕褐色的粉末;气香,味微苦。散结消肿,化瘀止痛。用于阴疽初起,皮色不变,肿硬作痛,多发性脓肿,瘰疬,乳岩,乳癖。口服。一次 3~7 粒(每粒装 0.35g),一次 4~10 粒(每粒装 0.30g),一日 2 次;小儿酌减[8]。

**2. 小金丸**　麝香或人工麝香 30g、木鳖子(去壳去油)150g、制草乌 150g、枫香脂 150g、醋乳香 75g、醋没药 75g、五灵脂(醋炒)150g、酒当归 75g、地龙 150g、香墨 12g。本品为黑褐色的糊丸;气香,味微苦。散结消肿,化瘀止痛。用于痰气凝滞所致的瘰疬,瘿瘤,乳岩,乳癖,症见肌肤或肌肤下肿块一处或数处,推之能动,或骨及骨关节肿大,皮色不变,肿硬作痛。打碎后口服。一次 1.2~3g,一日 2 次,小儿酌减[8]。

**3. 小金片**　人工麝香 15g、木鳖子(去壳去油)75g、制草乌 75g、枫香脂 75g、醋乳香 37.5g、醋没药 37.5g、五灵脂(醋炒)75g、酒当归 37.5g、地龙 75g、香墨 6g。本品为灰棕色至灰黑色的片;气香,味微苦。散结消肿,化瘀止痛。用于阴疽初起,皮色不变,肿硬作痛,多发性脓肿,瘿瘤,瘰疬,乳岩,乳癖。口服。一次 2~3 片,一日 2 次,小儿酌减[8]。

**【临床研究】**

**1. 应用研究**

(1)治疗希拉症:蒙医常将木鳖子制成散剂用于治疗希拉症。如木鳖子与金色诃子、石榴、五灵脂、黑冰片配伍,制成十味黑冰片散用于治疗纳差、恶心、不消化等引起的寒性希拉病[34]。孙海山[35]等口服十味黑冰片散治 28 例反流性食管炎,基本治愈 19 例,显效 8 例,无效 1 例,总有效率为 96.4%。

木鳖子与诃子、丁香、熊胆、丹参等配伍,制成十五味红花散用于治疗脾希拉病黄疸等。与金色诃子、玫瑰花配伍,制成阿拉坦其其格 -3 用于治疗希拉引起的头痛[34]。

李英格[36]给 30 例偏头痛患者口服蒙药十三味红花秘诀散,每次 5g,一日 2 次,早晚用温开水送服,2 周为 1 个疗程,一般服用 1~2 个疗程。30 例患者经治疗后痊愈 15 例,显效 8 例,好转 5 例,无效 2 例,总有效率为 93.3%。蒙医认为偏头痛属希拉性头痛。

(2)治疗癣:木鳖子肉研磨成细泥,另将甘油、羟苯乙酯混合缓缓加到 80℃左右的白凡士林中,在不断搅拌下加入木鳖子细泥,搅拌至凝固成膏状。将膏涂于患处,治疗头癣 14 例,体癣 26 例,治疗总有效率 100%[37]。伍国健等[38]将木鳖子的外壳除去,放入米醋中研磨成糊状,将糊状药涂于癣面,治疗 28 例均痊愈。

(3)治疗痔疮:罗顺洪[39]把去外层壳木鳖子仁加到适量醋酸和少许冰片中磨成糊汁,取糊汁搽敷整个痔疮,疗效显著。秦秋芳[40]等将木鳖子肉加水研制为末,呈乳白色液体,加少许冰片、孩儿荣末混匀装瓶,每瓶 5ml。治疗痔疮出血期患者,疗效显著。姜春英等[41]以木鳖子、木贼、苏木为君药的由三木颗粒剂、三木药膏组成三木痔疮速愈药盒,总有效率为 93.5%。范闽香[42]等用木鳖子 6g、烫象皮 3g、蜂蜜 10g,将木鳖子与烫象皮研成细末,加入蜂蜜调匀。用温水清洗患处,以棉签蘸适量药液涂抹患处,一日 3 次。治疗痔疮痔核发炎引起的红肿疼痛等症状,得到满意的疗效。

(4)治疗泻痢:申广亮[43]用木鳖子为主药,纳脐治疗数例泻痢患者,疗效较好。王辉[44]将木鳖子一个取仁与丁香三粒捣烂研细,加数粒熟大米,调成丸状,直接敷在脐窝上包扎,24 小时更换。治疗 80 例腹泻幼儿,痊愈 62 例,显效 12 例,有效 6 例。吴瑜[45]用等份的木鳖子与母丁香研细末,每次用药 1.5g,敷贴于小儿脐窝,每日换药 1 次。治疗 45 例泄泻小儿,总有效率为 95.56%。

除此以外,木鳖子在治疗扁平疣等疑难杂症及治疗中耳炎方面也有一定的疗效。张好生等[46]将木鳖子在食用醋中研磨成糊状,涂于扁平疣体上,每日 3 次,2 周为 1 个疗程,总有效率为 85%。葛银燕[47]用黄连、木鳖子加麻油炸至色黑弃去,将油用以滴耳治疗急慢性中耳炎,效果良好。

**2. 用法用量** 2020 年版《中国药典》规定木鳖子的用量为 0.9~1.2g。外用适量,研末,用油或醋调涂患处。

**【中毒表现及救治】**

暂未见相关报道。

(王景尚 阴赪宏 王 巍)

# 19 火 麻 仁

**【基源】** 本品为桑科植物大麻 *Cannabis sativa* L. 的干燥成熟果实。

**【化学成分】**

1. **木脂素酰胺类** 大麻素 A、B、C、D、E、F、G（canabisin A~canabisin G）以及 N- 反 - 咖啡酰酪胺（*N-trans*-caffeoyltyramine）、反式 - 阿魏酰酪胺（*N-trans*-feruloyltyramine）、N- 对 - 香豆酰酪胺（*N-p*-cumaroyltyramine grossamide）[1]、isocanabisin E、canabisin M~O、grossamide、（2，3-*trans*）-3-（3-hydroxy-5-methoxyphenyl）-7-｛（E）-3-［（4-hydroxyphenethyl）amino］-3-oxoprop-1-enyl｝-2，3-dihydrobenzo［b］［1，4］dioxine-2-carboxamide、3，3′-demethylheliotropamide、3，3′-demethyl-grossamide[2]。

2. **脂肪酸及其酯** 含油酸、亚油酸、亚麻酸、棕榈酸、硬脂酸及棕榈酸甲酯（methylpalmitate）、油酸甲酯（methlyloleate）、硬脂酸甲酯（methylstearate）[1]、棕榈酸单甘酯、9，12-octadecadienoic acid[2]。张媛等[3]采用索氏提取法提取火麻仁中脂溶性成分，进行甲酯化处理后用气相色谱 - 质谱联用技术分离和鉴定其组成和含量。共鉴定 29 种脂溶性成分，其中脂肪酸甲酯化产物占 99.32%（其中饱和脂肪酸甲酯为 12.36%，不饱和脂肪酸甲酯为 86.96%），13 种成分在火麻仁脂溶性成分的研究中未见报道。

3. **甾体成分** 含有 5α- 麦角甾烷 -3- 酮（5α-ergostane-3-one）、5α- 豆甾烷 -3- 酮（5α-stigmastane-3-one）、菜油固醇（campesterol）、豆固醇（stigmasterol）、β- 谷甾醇（β-sitosterol）[1]。

4. **烯类** 含大麻烯（canniprene）、二氢均二苯乙烯类（dihydro-stilbenes）[1]。

5. **生物碱** 含有 cannabinoidliganol、葫芦巴碱（trigonelline）、1（d）- 异亮氨酸甜菜碱［1（d）-isoleucinbataine］、白色毒蒙素（muscarin）[1]、（12R）-neoechinulin A、（12S）-neoechinulin A、（12R）-dihydroxyisoechinulin A、（12S）-dihydroxyisoechinulin A[3]。姜华等[4]报道葫芦巴碱是广泛存在于动植物中的生理活性物质，也是人体内的代谢产物。葫芦巴碱熔点为 218℃，分子式 $C_7H_8NO_2$，分子质量为 137.4Da，化学名为 N- 甲基烟酸内醇或 N- 甲基烟酸内盐，溶于水、甲醇、乙醇等极性溶剂中。由于其分子中同时存在带正负电荷的基团，所以是两性的季铵生物碱。由于其具有降血糖、抗肿瘤、降血脂等药理活性，一直为国内外学者所关注。

6. **其他** 含有火麻仁油、麻仁球蛋白、维生素 $B_1$、麻仁球朊酶（edestinase）及氨基酸等，还含有 Δ⁹- 四氢大麻酚（Δ⁹-tetrahydrocannabino1）[1]、反式 - 对羟基肉桂酸乙酯、4- 甲氧基 -3H- 苯并呋喃 -2- 酮、对羟基苯甲醛、polybotrin[2]。

张莉等[5]从火麻仁中分离得到 5 个化合物，分别鉴定为一亚油酸甘油酯（1）、棕榈酸单甘油酯（2）、4- 甲氧基 -3H- 苯骈呋喃 -2- 酮（3）、反式对羟基肉桂酸乙酯（4）、polybotrin（5）；从火麻花中分离鉴定 5 个化合物，分别为 β- 谷甾醇（6）、刺槐素（7）、cannflavin A（8）、芹菜素 -7-O-β-D- 葡糖醛酸苷（9）、山柰酚 -3-O- 槐糖苷（10）。抗神经炎症生物活性筛选结果表明，化合物 8~10 对脂多糖（LPS）诱导的 BV2 小胶质细胞释放肿瘤坏死因子 α（TNF-α）具有抑制作用。表明化合物 3 和 5 为首次从火麻仁中分离得到，化合物 7、9、10 为首次从火麻花中分离得到；化合物 8~10 具有抗神经炎症的潜力。

【含量测定】2020 年版《中国药典》中未收载火麻仁化学成分的含量测定方法。文献报道的火麻仁化学成分含量测定方法如下。

1. 大麻二酚含量的测定　张岗等[6]建立 HPLC 法测定火麻仁油中大麻二酚含量的方法：固定相为 Irregular-H-C$_{18}$ 柱（250mm×4.6mm,10μm），流动相为甲醇 - 乙腈 - 水 - 冰醋酸（25：50：25：0.4），流速为 0.8ml/min，检测波长为 220nm，柱温为室温。大麻二酚在 1.2~9.6μg/ml 呈良好的线性关系（r=0.999 4），平均回收率为 94.6%，RSD=1.9%（n=9）。表明本方法简便，准确，重现性好。

郭莹等[7]采用 HPLC 法对中药火麻仁中大麻二酚进行含量测定。确定色谱条件为：色谱柱 AgilentE-clipse XDB-C$_{18}$（150mm×4.6mm,5μm），流动相甲醇 - 水（体积比为 78：22），流速 1.0ml/min，检测波长 220nm，柱温 25℃。在此条件下，大麻二酚与其他组分得到良好的分离，线性范围为 0.04~0.40μg（r=0.998 1），平均加样回收率为 95.3%（RSD=0.77%）。

2. 亚油酸、α- 亚麻酸的含量的测定　韩娜等[8]建立气相色谱测定火麻仁中亚油酸、α- 亚麻酸的含量方法，为评价质量和标准制定提供依据。方法：ZB-WAX 毛细管柱（0.5μm×0.32mm×30m），载气为高纯度氮气，流速 1.0ml/min，分流比 5：1，柱温为 190℃，进样口温度为 250℃，FID 检测器温度为 250℃，空气 450ml/min，氢气 45ml/min。结果：火麻仁中亚油酸、α- 亚麻酸含量分别为 31.42%~37.21%、8.02%~9.65%。表明该法准确，简便，重复性好，可用于火麻仁中亚油酸、α- 亚麻酸的质量控制。

3. 葫芦巴碱含量的测定　蔡明宸等[9]建立高效液相色谱测定火麻仁药材中葫芦巴碱含量的方法：采用 Hypersil 氨基柱，流动相乙腈 - 水（80：20，V/V），检测波长 265nm。结果：葫芦巴碱进样量 0.104~1.04μg 范围内线性关系良好，r=0.999 9（n=6），加样回收率为 100.7%，RSD=1.56%（n=9）；10 批火麻仁药材中葫芦巴碱的含量为 0.650 4~0.993 1mg/g。作者认为葫芦巴碱为火麻仁药材及饮片中的特征成分，其提取及含测方法操作简便，结果可靠，可作为火麻仁药材质量控制的指标性成分。

【炮制研究】2020 年版《中国药典》中火麻仁的炮制方法为：除去杂质及果皮。炒火麻仁：取净火麻仁，照清炒法炒至微黄色，有香气[10]。

邓仕任等[11]以火麻仁饮片中的甘油三亚油酸酯（linolein）为指标性成分，比较不同炮制方法对甘油三亚油酸酯含量的影响。采用清炒法、微波法、烘法对三个不同产地的火麻仁饮片进行炮制，采用 HPLC 法测定不同炮制品及生品中甘油三亚油酸酯的含量。结果表明：火麻仁经过炮制后甘油三亚油酸酯的含量均有不同程度的升高，其中清炒法和微波法提升幅度较大，烘法次之。炮制可以提高火麻仁中甘油三亚油酸酯的含量，且以清炒法和微波法为佳。朱夏敏等[12]以火麻仁饮片中的葫芦巴碱为指标性成分，比较不同炮制方法对葫芦巴碱含量的影响。采用清炒法、微波法、烘法对 3 个不同产地的火麻仁饮片进行炮制，采用高效液相色谱法测定不同炮制品及生品中葫芦巴碱的含量。结果火麻仁经过炮制后葫芦巴碱的含量均有不同程度的升高，其中清炒法提升幅度最大，微波法次之，烘法最小。表明炮制可以提高火麻仁中葫芦巴碱的含量，且以清炒法为最佳。郭莹[13]对 13 个产地的火麻仁分别采用清炒法和微波炮制法进行炮制，比较火麻仁不同炮制方法对其脂肪酸和大麻酚类物质的含量的影响。结果显示，两种炮制法都降低了大麻酚类物质的含量，增加了脂肪酸类物质的含量。

**【药理研究】**

**1. 对消化系统的影响**　麻子仁片对小鼠具有泻下作用,每天灌胃一次,连续给药4天后能显著增加小鼠2小时排便次数。麻仁软胶囊能增加正常或燥结型便秘模型小鼠的粪便粒数与重量。

麻子仁丸和麻仁胶囊均能显著增加蟾蜍肠内容物重量;增加家兔在体肠段收缩幅度,但对蠕动频率无明显影响;20%麻子仁和麻仁胶囊4g/kg灌胃,对小鼠炭末推进无明显影响。而且胶囊通便作用优于片剂,并呈量效关系。而麻仁软胶囊能促进小鼠小肠和大肠中炭末推进百分率,能增加豚鼠离体回肠平滑肌在生理状态下与低温状态下的运动能力,对家兔在体肠的运动振幅也有所加强。麻仁丸也具有和麻仁软胶囊相同的作用机制[1]。

十二指肠给予火麻仁醇提物10g/kg,能促进大鼠胆汁分泌。火麻仁醇提物5g/kg、15g/kg灌胃,可抑制小鼠水浸应激性溃疡、盐酸性溃疡和吲哚美辛-乙醇性溃疡形成,抑制小鼠胃肠推进运动和番泻叶引起的大肠性腹泻,但其对蓖麻油引起的小肠性腹泻无明显抑制作用[1]。

李寒冰等[14]发现火麻仁水提液能够缓解模型大鼠的便秘状态并修复结肠炎性损伤,其作用途径与调整肠道微生态有关,即促进失调的肠道菌群恢复平衡,同时通过影响肠道内短链脂肪酸(SCFA)水平而改变肠道内的酸性环境。

**2. 对中枢神经系统的作用**　火麻仁为大麻的花蕊,具有镇痛、降低动物自发活动、抗惊厥、降低动物体温及影响动物辨别性逃避反应的学习能力的作用。大麻提取物100mg/kg腹腔注射可增强和延长镇痛作用和镇痛时间,可增强和延长环己巴比妥钠的催眠作用和入睡时间,并能抑制电刺激足底引起的小鼠激怒行为;50mg/kg腹腔注射可增强皮下注射苯丙胺的中枢兴奋作用;50mg/kg腹腔注射能引起小鼠僵住症状,效应与氟哌啶醇相似[1]。

骆静等[15]对化学药品(东莨菪碱、亚硝酸钠、45%乙醇和戊巴比妥钠)诱发的学习记忆功能障碍的小鼠,连续灌胃给予火麻仁提取物(0.2g/kg、0.4g/kg、0.8g/kg)7天,能对模型小鼠跳台作业中潜伏期、累计错误次数、在水迷宫中出现空间学习记忆障碍等有改善作用。表明火麻仁提取物能够改善化学药品诱发的小鼠学习记忆功能障碍。

彭鑫[16]采用D-半乳糖联合亚硝酸钠腹腔注射小鼠,复制实验性AD模型,并分别采用石油醚、乙酸乙酯、正丁醇、水这四种不同溶剂提取火麻仁,将所得活性段对模型动物进行连续4周的灌胃治疗。结果表明火麻仁不同极性提取物对实验性老年痴呆动物的学习记忆能力有显著的改善效果,尤其以乙酸乙酯提取物对学习记忆能力的改善作用更为突出。不同极性提取物也有改善痴呆动物体内抗氧化能力的作用,主要以石油醚部位和乙酸乙酯部位的作用更为明显。并且火麻仁不同极性部位均能减少痴呆动物$A\beta_{1-40}$蛋白积累,乙酸乙酯部位的这一作用较其他部位更为明显。可见,火麻仁的低极性提取物可能是其改善动物痴呆症状的主要有效部分。

**3. 对心血管系统的影响**

(1)降压:火麻仁酊剂去乙醇作成乳剂应用,麻醉猫十二指肠内给予2g/kg,半小时后血压开始缓慢下降,2小时后降至原水平一半左右,心率及呼吸未见显著变化。正常大鼠灌服2g/kg及10g/kg,血压亦可显著降低[1]。

陈成[17]探讨火麻仁降压作用的有效成分及机制。火麻仁多不饱和脂肪酸和蛋白水解物对血管紧张素转化酶(ACE)都有抑制活性。火麻油多不饱和脂肪酸对ACE的$IC_{50}$

介于亚油酸和油酸之间,表明三种不饱和脂肪酸通过共同作用来抑制 ACE 的活性。通过 Lineweaver-Burk 双倒数作图法,确定火麻仁多不饱和脂肪酸对 ACE 的抑制作用类型为反竞争性抑制,多不饱和脂肪酸主要通过形成 PUFA-ACE- 底物复合物来使其失活。

(2)降脂:火麻仁能明显阻止大鼠血清胆固醇升高,对照组喂与高脂饲料,给药组在喂与高脂饲料的基础上加 10% 火麻仁干品,实验期间每组空腹取血测定胆固醇一次,结果表明火麻仁有阻止大鼠血清胆固醇升高的作用[1]。

张丹丹等[18]发现火麻仁油对高脂血症大鼠具有良好的降血脂的作用,而且具有较好的肝脏保护作用,其作用机制可能与改善脂质代谢和增强机体抗氧化能力有关。

**4. 抗氧化、免疫调节和延缓衰老**　吴娜等[19]将巴马火麻仁木脂素酰胺类的粗提物采用硅胶柱色谱法以三氯甲烷 - 甲醇(85:15)洗脱分离,分离产物经快原子轰击质谱(FAB-MS)、核磁共振(NMR)鉴定为大麻酰胺 A(cannabisin A)。以 1,1- 二苯基 -2- 苦基肼自由基(DPPH·)、超氧阴离子自由基($O_2^-$·)、羟自由基(·OH)三种不同自由基体系研究火麻仁木脂素酰胺类的粗提物、大孔树脂纯化后的精提物及 cannabisin A 的自由基清除作用。结果表明在一定的剂量范围内,三者均有显著的活性清除作用,且与剂量呈明显量效关系,精提物的清除作用最强,尤其是在 OH·体系中,其清除活性为粗提物的 13 倍。李永进等[20]研究火麻仁蛋白对小鼠抗疲劳和免疫调节的作用。结果火麻仁蛋白能明显延长小鼠游泳时间,降低血乳酸值,增加肝糖原含量;并且火麻仁蛋白明显增强小鼠 Con A 诱导的脾淋巴细胞转化和迟发型变态反应,提高小鼠抗体生成数和半数溶血值,增强小鼠巨噬细胞吞噬能力,增加小鼠外周血液中 T 淋巴细胞百分比。表明火麻仁蛋白可能增强小鼠抗疲劳能力和增强小鼠免疫调节作用。曹俊岭等[21]发现火麻仁油能显著降低 D- 半乳糖亚急性衰老模型小鼠血清中升高的 NO 水平,并升高血清中 SOD、GSH-Px 的水平,降低血清中脂质代谢产物 MDA 的水平,增加胸腺指数及脾脏指数。表明火麻仁油可通过抗氧化作用及对 NO 的影响从而延缓衰老。

**5. 对糖尿病的影响**　江明金等[22]采用链脲菌素(40mg/kg,腹腔注射)加高糖、高脂饲料喂养建立 2 型糖尿病大鼠模型。糖尿病大鼠分为糖尿病模型组,罗格列酮组(4mg/kg)和葫芦巴碱低、中、高剂量组(5mg/kg、15mg/kg、45mg/kg)。给药 8 周后,糖尿病模型组大鼠血清胰岛素(FINS)、糖化血红蛋白(HbA1c)、总胆固醇(TC)、甘油三酯(TG)明显升高,胰岛素敏感指数(ISI)、肝糖原和肌糖原水平、海马 neuritin mRNA 及蛋白表达水平均下降。与糖尿病模型组相比,葫芦巴碱中、高剂量组和罗格列酮组大鼠 FBG、HbA1c、FINS 水平下降,ISI、肝糖原和肌糖原水平、海马 neuritin mRNA 及蛋白表达水平均上升;葫芦巴碱中、高剂量组 TC、TG 明显下降,而罗格列酮组 TC、TG 无显著变化。表明葫芦巴碱能改善糖尿病大鼠糖脂代谢和海马区 neuritin 表达。

**6. 其他**[1]　火麻仁可降低血清睾酮水平,减少精液中精子的密度。$\Delta^9$- 四氢大麻酚能抑制人精子的能动性。

**【毒理研究】**

**毒性成分研究**[1]　大麻的石油醚提取物,对妊娠完全期雌性大鼠按 50mg/100g 体重给药,发现能引起其子代体重降低,阻碍生长,并使四肢畸形,说明大麻具有致胎儿畸形作用。火麻仁中的大麻酚类是其成瘾性和毒性成分,大麻酚类主要存在于叶、茎和根中,火麻仁中含量很低,而且多存在于果皮中,主要有大麻酚,大麻二酚、$\Delta^9$- 四氢大麻酚,$\Delta^9$- 四氢大麻酚酸等。此外,火麻仁中还含有少量大麻黄酮 A、大麻黄酮 B、木犀草素、芹菜素、牡荆素、荭草苷、木犀草素 -7-*O*-*β*-D- 葡萄糖苷、芹菜素 -7-*O*-*β*-D- 葡萄糖苷等[23]。

**【复方及制剂】**[10]

1. **麻仁丸**　火麻仁 200g、苦杏仁 100g、大黄 200g、枳实(炒)200g、姜厚朴 100、炒白芍 200g。本品为黄褐色至棕褐色的水蜜丸、小蜜丸或大丸;味苦。润肠通便。用于肠热津亏所致的便秘,症见大便干结难下,腹部胀满不舒;习惯性便秘见上述证候者。口服。水蜜丸一次 6g,小蜜丸一次 9g,大蜜丸一次 1 丸。一日 1~2 次。

2. **麻仁润肠丸**　火麻仁 120g、炒苦杏仁 60g、大黄 120g、木香 60g、陈皮 120g、白芍 60g。本品为黄褐色的大蜜丸;气微香,味苦,微甘。润肠通便。用于肠胃积热,胸腹胀满,大便秘结。口服。一次 1~2 丸,一日 2 次。孕妇忌服。

3. **麻仁滋脾丸**　大黄(制)160g、火麻仁 80g、当归 80g、姜厚朴 40g、炒苦杏仁 40g、麸炒枳实 40g、郁李仁 40g、白芍 30g。本品为深棕色至黑褐色的大蜜丸或黑褐色的小蜜丸;气微香,味苦。润肠通便,消食导滞。用于肠积热,肠燥津伤所致的大便秘结,胸腹胀满,饮食无味,烦躁不宁,舌红少津。口服。小蜜丸一次 9g,大蜜丸一次 1 丸,一日 2 次。孕妇慎用。

4. **痔炎消颗粒**　火麻仁 150g、紫珠叶 150g、槐花 75g、山银花 75g、地榆 75g、白芍 60g、三七 5g、白茅根 150g、茵陈 75g、枳壳 50g。本品为棕色至棕褐色或棕褐色至深棕褐色(无)的颗粒;味苦、甜或微甜(无蔗糖)、微涩。清热解毒,润肠通便,止血,止痛,消肿。用于血热毒盛所致的痔疮肿痛、肛裂疼痛及痔疮手术后大便困难、便血及老年人便秘。口服。一次 1~2 袋,一日 3 次。孕妇慎用;忌食辛辣食物。

**【临床研究】**

1. **应用研究**

(1)治疗便秘:火麻仁 10~30g,枳实 10~20g。随证加减。水煎服。治疗 100 例便秘患者,97 例获愈,3 例无效。大便得通者,最短为 2 小时,最长为 6 小时[1]。

莱菔子、火麻仁、大黄、蜂蜜。治疗便秘 48 例,总有效率为 100%。提示本方有润肠燥,生津液,泻下通便的作用[1]。

黄芪、当归、生地黄、火麻仁、枳实、厚朴等。煎剂治疗老年性便秘 78 例,总有效率为 97.4%。提示本方具有益气滋阴、润肠通便作用,是治疗老年性便秘的有效方药[1]。

董宏利[24]报道帕金森病便秘患者 50 例,单盲随机分为治疗组(25 例)和对照组(25 例)。在常规治疗的基础上,治疗组口服麻子仁油软胶囊,每次 2 粒,一日 2 次;对照组每日早餐前及晚餐前 0.5 小时口服聚乙二醇 4 000,每次 10g,1 个月为 1 个疗程。结果表明,两组间治疗 1 个月后临床症状积分均值较治疗前积分都明显下降,两组治疗前后排便困难程度、粪便软硬程度、排便次数比较都具统计意义的改善。

(2)其他:火麻仁制成的丸药用于大肠术前肠道准备收到较好的效果[1]。

2. **用法用量**　2020 年版《中国药典》规定火麻仁的用量为 10~15g[10]。孕妇慎用;忌食辛辣食物。

**【中毒表现及救治】**2020 年版《中国药典》的性味和归经中未标明有毒。本品为毒品大麻的种子,具成瘾性,认为一定毒性[1]。服用火麻仁可出现恶心、呕吐、腹泻、四肢麻木、哭闹、失去定向力。

(王　巍　张金铃　杜贵友)

# 20　巴　豆

**【基源】**本品为大戟科植物巴豆 *Croton tiglium* L. 的干燥成熟果实[1]。

**【化学成分】**

1. **有机酸及甘油酯**　种子含巴豆油（croton oil）34%~57%，其中含巴豆油酸（crotonic acid）、巴豆酸（tiglic acid），以及由棕榈酸（palmitic acid）、硬脂酸（stearic acid）、油酸（oleic acid）、巴豆油酸（crotonic acid）、巴豆酸（tiglic acid）、亚麻酸（linolenic acid）、肉豆蔻酸（myristic acid）、花生酸（arachidic acid）、月桂酸（lauric acid）等组成的甘油酯；巴豆醇 -12,13- 二酯（其含量约占巴豆油的 4%）、巴豆醇三酯（含量约占巴豆油的 4%）。巴豆油中的巴豆醇二酯（phorbol diester）有十多种，都有不同程度的致癌作用。从巴豆油中曾分离出佛波醇（phorbol，即巴豆醇）。

2. **生物碱**　巴豆种子中含有生物碱，其中有巴豆苷（crotonoside），即 2- 羟基 6- 氨基嘌呤核糖苷。

3. **植物蛋白类**　种子中含有巴豆毒素（crotin），为一种毒性球蛋白，结构类似蓖麻子毒蛋白，含有两种外源凝集素（lectins），分子量为 220 000Da 和 88 000Da。

4. **其他类**　$\beta$- 谷甾醇（$\beta$-sitosterol）、氨基酸及酶[2]。

**【含量测定】**2020 年版《中国药典》中主要以脂肪油和巴豆苷的含量为测定标准。

1. **脂肪油的测定**　取本品粗粉 1g，精密称定，置索氏提取器中，加乙醚适量，加热回流提取（8 小时）至脂肪油提尽，收集提取液，置已干燥至恒重的蒸发皿中，在水浴上低温蒸干，在 100℃干燥 1 小时，移置干燥器中，冷却 30 分钟，精密称定，计算，即得。

本品按干燥品计算，含脂肪油不得少于 22.0%。

2. **巴豆苷的测定**　采用高效液相色谱法测定，以十八烷基硅烷键合硅胶为填充剂；以乙腈 - 甲醇 - 水（1 : 4 : 95）为流动相；检测波长为 292nm。理论板数按巴豆苷峰计算应不低于 5 000。本品按干燥品计算，含巴豆苷（$C_{10}H_{13}N_5O_5$）不得少于 0.80%[1]。

3. **巴豆油的测定**　重量法：巴豆霜中的脂肪油和肥儿丸中的巴豆油都可用重量法测定，样品用乙醚提取，将提取液低温蒸干，在 100℃干燥 1 小时，精密称定，根据重量计算含量[2]。

4. **巴豆油酸的测定**　络合滴定法：将约含有 8.6mg 巴豆油酸的样品液置于烧杯中，烧杯中磨口塞上装有一个小盘，盘中放有 0.5~1mg 氯化亚汞，将 2mol/L 硫酸溶液 2ml 与 0.1mol/L 溴水 5ml 加到样品中。密塞，混匀放置 10 分钟后将小盘中的氯化亚汞倾入溶液中，混匀，4 分钟后滤过除去残渣（氯化亚汞加溴的衍生物），水洗，滤液中的 $Hg^{2+}$ 在六亚甲基四胺存在下用 0.02mol/L EDTA 溶液滴定，二甲酚橙为指示剂，滴定前加入 0.1mol/L 硝酸银溶液以沉淀卤化物，随行空白[2]。

5. **巴豆醇的测定**　气相色谱法：取巴豆的丙酮提取物 50mg 溶解在甲醇 - 水（17 : 3）20ml 中，用己烷洗涤，弃去洗液，蒸干提取液，将残渣溶解在 0.5mol/L 氢氧化钾的无水甲醇溶液中 30min。加水 4ml 和甲醇 5ml。用二氯甲烷 30ml 提取，蒸干提取液，残渣加吡啶

0.4ml 和醋酐 0.1ml,在 10℃加热,用氮气流除去过量溶剂,加水 - 甲醇(2∶1),用乙醚提取,乙醚提取液减压浓缩至干,残渣溶于 0.07% 可待因(作为内标)的乙醇溶液 1ml 中。取此溶液注入 10%SE-30 和 0.05%EGS 层析柱上,氮气为载气,流速 60ml/min,用峰高和半峰宽的乘积计算峰面积,由校正曲线计算巴豆醇含量。标准误差为 1.09%[2]。

【炮制研究】2020 年版《中国药典》规定巴豆饮片为:生巴豆和巴豆霜。

生巴豆:去皮取净仁。

巴豆霜:取巴豆仁,照制霜法制霜,或取仁碾细后,照【含量测定】项下的方法,测定脂肪油含量,加适量的淀粉,使脂肪油含量符合规定,混匀,即得。

由于巴豆霜的制备方法不统一,导致巴豆霜的含油量悬殊,有人曾测定天津 6 个不同单位制成的巴豆霜含油量,其结果分别为 56.66%、54.44%、19.29%、42.05%、32.87%、18.66%,最低含量与最高含量之比约 1∶3,相差甚大。有关文献的测定结果与此一致。不同方法、不同人员炮制的巴豆霜,其含油率是不一样的。即使是一个有经验的人操作,成品的含油率变化也是很大的。造成临床用药剂量很难掌握,不但有可能影响临床疗效,而且可能引起中毒反应。因此,为保证巴豆用药安全有效,有必要控制巴豆霜中的含油量。

传统制霜法和榨油制霜法具有除去大量脂肪油,降低毒性,缓和峻泻的作用,不足是巴豆霜中的巴豆油含量不稳定,有效成分损失大,劳动条件差。砂炒醋淬法制霜操作简便,能除去足够油分,但该法仍未能克服传统方法的三大缺点。用乙醇提取巴豆油的制霜法,最大缺点是损失大量的有效成分。加填充剂稀释的制霜法,得到的成品稳定,避免了有效成分损失,改善了劳动条件,提高了效率,但是此法不能保证用药安全,这是由于直接取巴豆油制霜,没有加热的环节,有毒成分毒蛋白不能消除。因此,有人将此法加以改进,在稀释以前采用炒黄法或蒸法热处理巴豆仁,或在稀释前增加 110℃ 2 小时烘烤工序。另外,为节省淀粉,建议用中药下脚料淮山粉等作填充剂。这样既可去毒,保证用药安全,同样又使质量达到稳定,节省原料。

巴豆霜的含油量高低与过筛率存在明显的关系。含油量高,黏性强,即使达到一定粒度也难过相应的筛。巴豆霜以筛析法测定粒度时应先脱脂再进行测定为好。含油量在 20% 以下粉末的流动性较好,手捻有光滑细腻感或微有黏湿感。含油量在 30% 以上的,手捻有较强黏湿感,甚至有局部黏结成饼,易造成剂量不准,称取和混合等困难。巴豆霜的粒度应符合入丸、散剂的细粉要求。粗颗粒含油量比其细粉高得多,这主要是粗颗粒的组织细胞破损程度小,巴豆油不易释放出来。若用达不到 6 号筛(100 目)的巴豆霜来配制丸、散剂,势必造成散剂不易混匀,受振动易分层和丸剂的外形、色泽、丸重和硬度差异大等质量问题,从而不利于巴豆霜急治作用的发挥。

另外,巴豆制炭后有止泻作用,是否由于巴豆油和毒蛋白被破坏后泻下及毒副作用消失,巴豆本身收敛作用增强,有待探讨[2-4]。

【药理研究】

**1. 对消化系统的作用**　口服巴豆油半滴至 1 滴,即能产生口腔、咽及胃部灼热感,并有催吐作用。至肠内遇碱性肠液水解后释出巴豆酸,刺激肠黏膜使之发炎,增加分泌,促进蠕动,0.5~3 小时内产生剧烈腹泻,伴有剧烈腹痛和里急后重[5]。巴豆煎剂对离体兔肠肌表现明显的兴奋作用,此种作用不被阿托品所拮抗[6]。小剂量巴豆油乳剂对犬或兔肠均表现兴奋作用。当给予肾上腺素、阿托品或烟碱使肠肌处于抑制状态时,小量巴豆油乳剂仍表现兴奋作用。大剂量巴豆油乳剂对肠肌则表现抑制作用,且不被乙酰胆碱、毛果芸香碱或氯化钡所解除。故巴豆油系直接作用于肠肌。巴豆燃烟吸入能促进胃肠蠕动,消除胀气。生巴豆对鸡非传染性腹泻的治愈率为 90.20%[2-4,7]。

胆瘘兔实验表明,巴豆水剂由耳静脉给药能中等度增加胆汁和胰液的分泌。

**2. 抗病原微生物的作用** 巴豆煎剂对金黄色葡萄球菌、流感嗜血杆菌、白喉棒状杆菌、铜绿假单胞菌均有一定的抗菌作用[8]。给感染流行性乙型脑炎的小鼠皮下注射巴豆油制剂,能降低小鼠死亡率并延长存活时间。巴豆酒浸的水煎剂对实验性鼠疟疾有抑制作用。

**3. 镇痛作用** 在大鼠压尾法、小鼠热板法及苯醌扭体法实验中,极小量巴豆油灌胃、皮下注射或腹腔注射,均表现镇痛作用,能提高痛阈 50%~70%。其镇痛机制可能与巴豆油的局部刺激作用有关。

**4. 对循环和呼吸系统的作用** 在动物离体但连有神经的后肢和肠实验中观察到,巴豆油能通过对化学感受器的作用,反射性升高血压。巴豆油乳剂给兔静脉注射能引起呼吸商(RQ)轻度增加,血中二氧化碳浓度稍有降低;若皮下注射可加快呼吸频率,降低呼吸交换量。虽然血红蛋白增加,但仍轻度降低动脉血氧含量。

**5. 对血液系统的作用** 巴豆毒素对红细胞的作用,种属差异较大。对人、马、豚鼠及猫的红细胞几乎没有作用,但能溶解兔、刺猬、猪、蛇、鸡的红细胞。对牛、羊、猪、蛙血细胞有凝集作用。白细胞和脓细胞不受巴豆毒素的影响。巴豆毒素是一种蛋白质,遇热则失去活性。巴豆油中的活性成分 PMA(phorbol myristate acetate)作用于血小板,可使血小板中环鸟苷酸(cGMP)浓度增加,是一种有力的血小板凝集剂。

**6. 抗肿瘤作用** 巴豆提取物对小鼠肉瘤 S180 实体型和腹水型,小鼠宫颈癌 U14 实体型和腹水型,以及艾氏腹水癌皆有明显的抑制作用。巴豆注射液在试管内有杀瘤细胞作用[9,10]。巴豆醇二酯对小鼠淋巴细胞白血病 P388 有一定的抑制作用[11]。巴豆油乳剂作大量移植性皮肤癌内注射,能引起癌体退化,并延缓皮肤癌的发展。因而认为巴豆中含有抗癌活性物质[12]。

**7. 促肿瘤发生作用** 巴豆油、巴豆树脂、巴豆醇酯类(phorbol esters)均有弱的致肿瘤活性,且能促某些化学致癌剂的致癌作用[13]。巴豆油中促癌的主要活性成分为 12-O- 十四烷酰巴豆醇 -13- 醋酸酯(12-O-tetradecanoylphorbol-13-acetate,简称 TPA)。致癌剂与 TPA 联合应用,其诱癌作用至少增强 20 倍左右。如小鼠实验证明,单用致癌碳氢化物甲基胆蒽(20-methylcholanthrene),动物前胃肿瘤发生率为 15%;如加用巴豆油,则动物前胃肿瘤发生率增至 55%[14]。阈下浓度的甲基胆蒽涂抹小鼠背部不会发生皮肤肿瘤,而再涂抹巴豆油 42 周则小鼠皮肤乳头状瘤的发生率达 70%[15]。

对巴豆促肿瘤发生的机制说法很多。巴豆油具有诱导 Burkitt 淋巴瘤 Raji 细胞中 EB 病毒早期抗原的能力[16]。有人认为巴豆醇酯在培养基上能抑制各种类型细胞的分化,使停留在幼稚状态,但仍可继续分裂或发展为不可控制的分裂,而不可控制的分裂是癌细胞的特征。巴豆醇酯能使鸟氨酸脱羧酶和纤维蛋白溶酶原活化剂活性升高等与其促癌活性有密切关系。TPA 能促使细胞膜改变通透性,使 cGMP 的水平增加,促进 DNA、RNA、蛋白质和磷脂合成,增加蛋白酶、鸟氨酸脱羧酶(ornithine decarboxylase)的活性和使正常细胞转化成分裂快和分化差的表现型。它还可以作用于细胞的染色质,使 DNA 的修复受阻,也可以使被致癌物诱发的细胞发生脱阻遏现象。

**8. 对蛋白质合成的影响**　巴豆毒素能影响延长因子(elongation factor)1和2与核糖体的相互作用,抑制氨酰基位上新肽的形成,阻碍移位反应,从而抑制蛋白质的合成。巴豆油注射给药可引起大鼠血清甲种巨胎蛋白(α-macrofetoprotein)增加。巴豆提取物可以诱导小鼠小肠组织中蛋白质差异表达,这些差异表达的蛋白质可能介导了巴豆的生物作用[17]。

**9. 其他作用**　巴豆油应用于大鼠皮肤可引起局部释放组胺。皮下注射巴豆油可引起肾上腺皮质激素分泌增加。

【**毒理研究**】巴豆和巴豆霜的主要活性成分是巴豆油,故巴豆霜过量服用,可出现同样毒性反应。人服巴豆油20滴可致死。除钉螺外,巴豆浸出液对鱼、虾、田螺、蚯蚓等动物也有毒杀作用。巴豆毒素给家兔皮下注射的$LD_{50}$为50~80mg/kg。巴豆油酸大鼠灌胃的$LD_{50}$为1g/kg,豚鼠皮下注射的$LD_{50}$为600mg/kg。生巴豆泥糊小鼠灌胃$LD_{50}$为1 600mg/kg。巴豆油注射在豚鼠的腭及悬雍垂部可引起蛋白质尿和血尿[2]。

【**配伍研究**】

1. 用于寒邪食积,腹满胀痛,或痛如锥刺,大便不通,气急口噤者。巴豆急攻通利,峻下肠胃寒积,具有"斩关夺门"之功。对上述病情急剧,气血未衰者,可用单味巴豆霜内服,或配干姜、大黄以峻下寒积,如《金匮要略》三物备急丸。若小儿乳食停积,便秘腹胀,痰多惊痫,亦可用极少量的巴豆霜,峻药轻投,合神曲、天南星、朱砂,以消食导滞,化痰镇惊,如保赤散。治冷积凝滞之泄泻、痢疾,因巴豆温通,通荡涤肠道浊垢,寒凝久利;或腹痛、滞下不爽者,可以本品通因通用,去油后合干姜、木香、肉豆蔻、百草霜等同用。

2. 用于大腹水肿。巴豆峻下,能逐水消肿,可配苦杏仁炙黄为丸服,如《肘后方》之治水蛊腹大动摇有水声者。现代则用本品配绛矾,名含巴绛矾丸,以治晚期血吸虫病肝硬化腹水。

3. 用于痰壅阻闭之喉风、喉闭、结胸、肺痈。治喉风、喉痹,痰涎壅塞气道,呼吸不利,甚则窒息欲死者,用巴豆霜灌服或鼻饲,可吐泻痰涎,开通喉咽以利呼吸。现代有用巴豆霜吹喉,治白喉及急性喉炎引起的急性喉梗阻有效。治寒实结胸或肺痈脓痰不出,用之亦可排痰外出,可配桔梗、贝母同用,如《伤寒论》白散;治痰壅喘满,气闭难出,可配半夏、苦杏仁等,以祛痰利气定喘。

4. 经薄层层析检测巴豆、牵牛子配伍前后主要有毒化学成分巴豆毒素、巴豆苷、牵牛子苷均溶出,二药配伍后有毒化学成分增加,毒性作用增强,为"巴豆恶牵牛"之说提供一定的化学依据。传统认为,巴豆与大黄相恶,与牵牛相畏,经现代研究是有一定科学依据和道理的[2,18-19]。

【**复方及制剂**】

1. **三物备急丸**　巴豆霜100g,大黄、干姜各200g。共研细粉,炼蜜为丸,如梧桐子大。用于食停肠胃,腹胀气急,中恶厥逆。凭医生处方购用。孕妇忌服[1]。

2. **七珍丹**　巴豆霜400g,飞朱砂、净全蝎、明雄黄、黄僵蚕、胆南星、天竺黄、法半夏、明天麻各100g。共研细末,水泛为丸,如芥子大,用方内朱砂为衣。用于小儿急惊发热,手足搐搦,痰涎壅盛,肚腹膨胀。口服,小儿3~6个月者,每次3~4丸;6个月~1岁者,每次6~8丸;1~2岁者,每次8~10丸;3~4岁者,每次12丸;5~6岁者,每次16丸,白开水化服[1]。

3. **巴砂膏**　巴豆(去油)、朱砂、松香、麻油、蜂蜡。先以麻油(或花生油)250g,加热15~20分钟后,加松香125g、蜂蜡15g,文火熔化,搅拌熬1~2小时,至滴水成珠,不黏手为止,得细嫩的赋形膏药(若熏火过甚,以致脆而不黏时,可酌加樟脑 62g 以调和之)。然后用巴豆、朱砂各等份研末,经细筛后混匀。再将赋形膏药熔化,撒入混合药粉搅匀,至呈朱红色为止,涂膏药纸上备用。每贴含 1~1.5g 巴砂膏(内含巴豆、朱砂粉各 0.24~0.35g),膏药直径1.5~2.0cm。用于预防、治疗白喉。外贴印堂穴和天突穴,贴 7~8 小时除去。预防用含 1g 巴砂膏的膏药;治疗用含 1.5g 的膏药,一般贴后皮肤有烧灼感、水疱或轻微水肿,呈紫褐色充血,可涂甲紫防止感染。如发生皮炎,可用硼砂软膏贴之。敷贴 1~4 次,无瘢痕遗留[1]。

4. **妇科通经丸** 巴豆(制)80g、醋香附 200g、大黄(醋炙)160g、木香 225g、醋三棱163g、黄芩 163g、醋鳖甲 163g、醋山甲 163g、干漆(炭)160g、红花 225g、沉香 163g、醋莪术163g、郁金 163g、艾叶(炭)75g、硇砂(醋制)100g。本品为朱红色的蜡丸,除去包衣后显黄褐色;气微,味微咸。破瘀通经,软坚散结。用于气血瘀滞所致的闭经、痛经、癥瘕,症见经水日久不行,小腹疼痛,拒按,腹有癥块,胸闷,喜叹息。一次 3g,一日 1 次。每早空腹,小米汤或黄酒送服。

5. **胃肠安丸** 木香、沉香、枳壳(麸炒)、檀香、大黄、厚朴(姜炙)、人工麝香、巴豆霜、大枣(去核)、川芎。本品为薄膜包衣水丸,除去包衣后显黄色至棕黄色;气芳香,味甘、辛、苦。芳香化浊,理气止痛,健胃导滞。用于湿浊中阻,食滞不化所致的腹泻、纳差、恶心、呕吐、腹胀、腹痛;消化不良、肠炎、痢疾见上述证候者。口服。小丸:一次 20 丸,一日 3 次;小儿 1 岁内一次 4~6 丸,一日 2~3 次;1~3 岁一次 6~12 丸,一日 3 次;3 岁以上酌加。大丸:成人一次4 丸,一日 3 次;小儿 1 岁内一次 1 丸,一日 2~3 次;1~3 岁一次 1~2 丸,一日 3 次;3 岁以上酌加。

6. **保赤散** 六神曲(炒)250g、巴豆霜 150g、天南星(制)400g、朱砂 250g。本品为粉红色至橙红色的粉末;味淡、微辛。消食导滞,化痰镇惊。用于小儿冷积,停乳停食,大便秘结,腹部胀满,痰多。口服。小儿,6 个月~1 岁一次 0.09g,2~4 岁一次 0.18g。

【**临床研究**】

1. **应用研究**

(1)治疗肠梗阻

1)巴豆去壳,用草纸包好,打碎去净油质,用龙眼肉或荔枝肉包吞,每次 0.5~1g。10 例在服后 2~3 小时即解水样便数次,梗阻随即解除。2 例于服药 6 小时后仍未排便,转手术治疗[20]。

2)巴豆皮 0.5g,烟叶适量。共捻碎卷烟 2 支,成人每次 1 支,一般 50 分钟左右即可排气或排便,腹胀缓解。若未见效,1 小时后再吸 1 支。

(2)治疗术后肠麻痹或腹气胀:巴豆或其壳 5~15g,清洗后加水 500ml,用文火煎者,当产生蒸汽时让患者吸入蒸汽。也可将 500ml 巴豆液蒸煮浓缩至 50ml 后,再取此浓缩液放入雾化器中让患者吸入。每次临时使用时可同时加入糜蛋白酶 1mg 及对患者较为敏感的抗生素。可根据病情每日进行蒸汽吸入 1~3 次,每次 5~10 分钟。一般下腹部手术后次日即可使用。对上腹部手术可于术后 2~3 日使用。结果治疗 114 例,有效率达 100%。

(3)治疗慢性腹泻

1)巴豆仁、蜂蜡各适量。将蜂蜡置砂锅内文火熔化,再以毫针扎住巴豆仁在溶蜡中蘸一下,待凉后再蘸,反复两次,拔出毫针,捏闭针孔即成。每次吞服 1~7 粒(由少到多,逐渐增加),一日 3 次。30 日为 1 个疗程,休息 2 周,再服第 2 个疗程。治疗慢性非特异性溃疡性结肠炎 8 例,结果全部治愈。

2)巴豆炒炭至手捻无油腻感为度,加硫黄粉装入胶囊。一日量巴豆炭 0.62g,硫黄粉 1.24g。服药最少者 1 日,最多者 30 日。治疗沉寒凝滞型慢性腹泻 38 例,基本痊愈 20 例,进步 13 例,无效 15 例,有效率为 86.8%。

(4)治疗胆道蛔虫:巴豆去壳取仁,切成米粒大小颗粒,不去油,每次 150~200mg,入院确切后立即温水生吞服,24 小时后重复 1 次,次日酌情给药 1 次。清热利胆排瘀中药:茵陈 30g,栀子 20g,大黄、木香各 15g。水煎服,每日 1 剂,分 2 次服,胆绞痛缓解后开始服药,疗程为 3~5 日。左旋咪唑成人 90~100mg,小儿以 1.5mg/kg 计算,在服巴豆半小时后一次顿服,次日半量一次服用。适当配合抗感染治疗,个别病例给予补液,纠正水电解质平衡等。结果治疗 276 例,痊愈 200 例,显效 72 例,无效 4 例。

(5)治疗急性胆管炎:对 17 例急性重症胆管炎患者,在扩容、缓解胆绞痛等的基础上,给予中药巴豆及清热利胆方。巴豆去双层外壳取仁,切成 1/3~1/2 米粒大小的颗粒,不去油,以温水送服,每次 150~200mg。入院时即服 1 次,2 小时后重复给药 1 次,一般在 12 小时内给药 3~4 次,次日酌情服用 1~2 次。清热利胆方含茵陈 60g,栀子 20g,大黄、木香各 15g,于腹痛稍缓解后煎服,每日 1 剂,分 2 次服。一般于服巴豆 30~40 分钟后胆绞痛明显缓解,服 2~3 次后止痛有效率达 94.1%,服药 6 小时后排出稀便或软便。非手术治疗成功 15 例,中转手术治疗 2 例。非手术治疗成功者,体温正常平均 1.5 日,黄疸消退 2.5 日,全身症状缓解 3 小时,休克纠正 15 小时。

(6)治疗胆绞痛:巴豆仁切碎置胶囊内,每次服 100mg,小儿酌减,每 3~4 小时用药 1 次,至畅泻为度,每 24 小时不超过 400mg。以服巴豆通下后,胆绞痛减轻为有效。治胆绞痛 100 例(其中胆系感染 82 例,胆石症 18 例),均获满意疗效。

(7)治疗疟疾:巴豆每日服 0.6g,治疗疟疾患者 21 例,认为有效[20]。巴豆霜贴于耳郭外上方亦可治疟疾。

(8)治疗鹅口疮:以巴豆 1g、西瓜子仁 0.5g,共研后加少许香油调匀,然后揉成小团块敷贴于印堂穴,15 秒钟后取下,一日 1 次,一般连用 2 次,观察 190 例,结果治愈 90%,有效 7.9%,无效 2.1%。

(9)治疗牙痛:巴豆 1 粒,大蒜 1 枚,共捣为膏,取膏少许用棉花裹塞于痛牙同侧耳中,治疗牙痛,8 小时换药 1 次,一般 3~5 分钟即止痛,连用 2~3 次可愈。

(10)治疗急性乳腺炎:用巴砂丸(巴豆、砂仁、红枣)治疗早期急性乳腺炎 27 例,均治愈。对已化脓者勿用。

(11)治疗乳腺增生:将巴豆仁 120g 放入已熔化黄蜡 120g 的锅内炸成深黄色(6~7 分钟),滤出黄蜡液(有毒)弃之,在竹筛上散开巴豆仁,待其上之黄蜡凝后收起备用。5 粒,一日 3 次(必须囫囵吞下),温开水冲服,1 个月为 1 个疗程,停药 10 日再服第 2 疗程,以愈为度。个别人服后有肠鸣、轻泻等副作用,数日后或减量即解。共治 458 例,除 3 例癌变外,余皆痊愈或基本痊愈。

(12)治疗慢性骨髓炎:143 例慢性骨髓炎经综合治疗均已取得近期疗效,即局部红肿热痛消失,瘘管口闭合,体温与白细胞正常,X 线片示病灶死骨清除,炎症得到控制。其中 80 例于餐后服巴豆丸 5 粒,一日 3 次,小儿酌减。其余 63 例不予任何药物作为对照。3 年后复查结果:两组分别痊愈 68 例和 42 例,复发 12 例和 21 例,痊愈率分别为 85% 和 67%。巴豆丸组的疗效明显优于对照组（$P<0.01$）。少数患者服用本品后出现轻度腹泻和呕吐,可继续服药,个别腹痛、腹泻较明显者停药并服阿托品或东莨菪碱即可。

（13）治疗关节炎:将 1~2 粒大巴豆去壳,磨溶化于 30g 白酒中,稍加热,反复搓擦患处,以皮肤感觉微热为宜,药后半小时,出现红色丘疹或水疱,并感瘙痒疼痛,可用生姜片轻轻擦拭,以缓解瘙痒痛,一般轻者治疗 1 次,重者 2 次即可痊愈。治疗急、慢性寒痹 72 例,效果显著。

（14）治疗面神经麻痹:取巴豆（去皮）、斑蝥（去翅、去足）各 3 个,鲜姜（去皮）拇指大 1块,共捣成糊状,稠和均匀,涂在伤湿止痛膏或麝香虎骨膏上,然后外敷患侧正穴 3~5 小时,观察 15 日,可见口眼㖞斜逐渐恢复。如效果不理想,待局部皮肤颜色恢复正常后,按上法再敷药,痊愈为止。可配用犀羚解毒片 6 片,一日 3 次,或吗啉胍 0.2g,一日 3 次口服,10 日为1 个疗程。结果全部获愈。病程<1 个月敷药 1~2 次,2~3 个月敷药 2~3 次,4~6 个月敷药3~5 次。病程>6 个月者不易治愈。注意:敷药时患者取坐位;治疗期间勿用凉水;敷药部位可起疱,如感染化脓,局部用 0.25% 氯霉素眼药水控制。

（15）治疗小儿腹泻:取黄蜡、巴豆各 30g,二药捣如泥,做饼如铜钱大,贴敷脐部,以手按紧,用敷料胶布封固,再用热水袋早晚各热敷脐 30 分钟,温度以舒适为宜,每天贴敷 1 次,3次为 1 个疗程。治疗 100 例腹泻患儿（属单纯消化不良者 20 例,中毒性消化不良 75 例,迁延性消化不良 3 例,急性胃肠炎 2 例）,结果痊愈 82 例,好转 15 例,无效 3 例,住院时间 2~7天,平均 3.5 天。

（16）治疗蜂窝织炎:巴豆霜直接撒于溃疡面,一般隔日 1 次,重者 1 小时换药 1 次,药后患处有热辣感,2 小时后逐渐消失。治疗蜂窝织炎 20 例,收效满意。

（17）治疗疥癣:巴豆外用,治痈疽、疥癣。痈疽脓成未溃,可配乳香、没药、木鳖子等制成膏剂贴于患处,可促使溃破,如验方咬头膏;痈疽溃后,腐肉不落,亦可用本品炒至烟尽研敷,以蚀恶肉。

巴豆仁末、香油、醋搅拌成糊状,每次 2~3g 放在双手掌心内,深吸气 3 次,随后将药涂于患处并以手掌揉擦至双膝皮肤潮红、发热,每晚用药 1 次,5~7 次为 1 个疗程。治疗疥疮 47例,均愈。随访 2 个月,无 1 例复发。

2. **用法用量**　2020 年版《中国药典》规定:外用适量,研末涂患处,或捣烂以纱布包擦患处。巴豆霜:0.1~0.3g,多入丸散用。外用适量。

3. 巴豆为峻下逐水类中药,味辛、性热,有大毒,归胃、大肠经。主要功能为:巴豆外用蚀疮,巴豆霜内服峻下积滞,逐水消肿,豁痰利咽,主治寒邪食积所致的胸腹胀满急痛,大便下通,泄泻痢疾,水肿腹大,痰饮喘满,喉风喉痹,癥瘕,痈疽,恶疮疥癣等症。但其毒性峻烈,不可轻用。

## 【中毒表现及救治】

1. **中毒表现**　巴豆药性猛烈,可致流产,体弱者亦忌用,巴豆对皮肤黏膜有强烈的刺激作用。在中药加工厂,接触去壳巴豆、巴豆霜或蒸煮巴豆的蒸汽,可产生急性接触性皮炎,较重者皮肤出现水肿、水疱、脓疱、眼鼻部有灼热感、流泪、眼结膜炎、鼻黏膜炎。人、畜食巴豆后发生严重的口腔炎、咽喉炎、剧烈腹泻、水泻或黏液血便、发绀、脉搏快而弱、血压下降甚至休克。

2. **救治**　早期可洗胃,服蛋清及药用炭,静脉注射葡萄糖盐水和呼吸兴奋剂等。解毒可用黄连、黄柏煎汤冷服。民间用绿豆汤、大豆汁或米汤等冷服进行解救[21-23]。

（王慧娟　斯建勇　杜贵友）

11~20 参考文献

# 21 甘 遂

**【基源】**本品为大戟科植物甘遂 Euphorbia kansui T.N.Liou ex T.P.Wang 的干燥块根。

**【化学成分】**甘遂的主要化学成分为二萜、三萜及甾体类化合物，其他成分包括香豆素、脂肪酸、蔗糖、鞣质、树脂等[1]。

甘遂主要含有三萜成分[2]。甘遂的化学研究始于20世纪40年代初。1943年日本学者柳田昌一从我国市售甘遂中分离得到大戟酮（euphorbone）。随后，村上信三又分离出 $\gamma$-大戟醇（$\gamma$-euphorbol），分子式为 $C_{30}H_{50}O$，熔点为 114~115℃，与大戟二烯醇（euphadienol，$\alpha$-euphol，即 $\alpha$-大戟脑）为同一物质。从甘遂中分离得到的甘遂醇（kanzuiol），分子式为 $C_{30}H_{30}O$，熔点为 133.5~134℃，与惕如咖勒醇（trirucallol，得自 *Euphorbia tirucalli* Linn.）为同一物质。此外还分离得 $\alpha$-大戟醇（$\alpha$-euphorbol，euphorbadienol），分子式为 $C_{31}H_{52}O$，熔点为 125~126℃[3]。

20世纪70年代以来，对甘遂的化学成分包括毒性成分研究较多。在甘遂根的醇提物中，以有机溶剂常规处理后，用离子交换树脂分离，分析得到 13-oxyingenol（13-氧化巨大戟萜醇）和 20-deoxyingenol（20-去氧巨大戟萜醇）的衍生物，均为多氧二萜化合物[1,4]。此类化合物有皮肤刺激和促肿瘤生长作用。甘遂中还含有甘遂萜酯 A 和甘遂萜酯 B（kansuinine A、B）[5-6]，亦为多氧二萜化合物，是甘遂的两种毒素成分，甘遂萜酯 A 的分子式为 $C_{37}H_{46}O_{15}$，熔点为 218~220℃，其分子中含有 5 个乙酸酯基和 1 个苯甲酸酯基，为一种多氧二萜烯。甘遂萜酯 B 的分子式为 $C_{38}H_{42}O_{14}$，熔点为 160~162℃，其分子中含有 2 个乙酸酯基和 2 个苯甲酸酯基，也是一种多氧二萜烯。甘遂萜酯 A 和 B 具有镇痛作用和抗扭体作用。1991 年，从甘遂根的 95% 乙醇提取物中分离得到 2 个具有抗白血病的新二萜酯 kansuiphorin A［13-羟基内精醇 -3-（2,3-二甲基丁酯)-13-十二（烷）酸盐 -20-棕榈酸盐］和 kansuiphorin B［6,7-环氧 -13-羟基内精醇 -3-（2,3)-二甲基丁酯 -13-十二（烷）酸盐 -20-棕榈酸盐][7]。我国学者从陕西产甘遂中用乙醇提取得大戟二烯醇和大戟二烯酮，证明均为引产有效成分[8-9]。李春发[10]从甘遂醋制品中分离鉴定出 11 个化合物，除甘遂中已有的 kansuinin A、kansuinin B、kansuinin E、大戟二烯醇、$\beta$-谷甾醇外，还有 4-O-乙酰基 -5-O-苯甲酰基 -3$\beta$-20-去氧巨大戟萜醇、3-O-癸烷酰基 -齐墩果 -12-烯、5,20-丙缩酮 -3-O-（2,3 二甲基丁酰基)-13-O-正十二

烷酰基 -4α- 羟基 - 巨大戟醇、角鲨烯、邻苯二甲酸二(2- 乙基)己酯、3β- 乙酰基 -11，13(18)-齐墩果二烯等。

甘遂还含有维生素 $B_1$（每 100g 甘遂约含维生素 $B_1$ 70μg）、棕榈酸、淀粉、蔗糖、鞣质、枸橼酸、右旋葡萄糖、树脂、草酸等。

**【含量测定】** 2020 年版《中国药典》[11]采用高效液相色谱法测定大戟二烯醇($C_{30}H_{50}O$)的含量作为质量控制标准。色谱条件：以辛基硅烷键合硅胶为填充剂；以乙腈 - 水(95∶5)为流动相；检测波长为 210nm。理论板数按大戟二烯醇峰计算应不低于 8 000。本品按干燥品计算，含大戟二烯醇($C_{30}H_{50}O$)不得少于 0.12%。

**【炮制研究】** 2020 年版《中国药典》中生甘遂的制法为除去杂质，洗净，干燥；醋甘遂的制法为取净甘遂，照醋炙法炒干。每 100kg 甘遂，用醋 30kg。本品形如甘遂，表面黄色至棕黄色，有的可见焦斑。微有醋香气，味微酸而辣。

现代常用的炮制方法主要有[12]：生甘遂、煨甘遂、土炒甘遂、醋制甘遂、甘草制甘遂、豆腐煮甘遂等，具体操作如下。①生甘遂，取原药材，除去杂质，洗净，晒干，筛去灰屑。②煨甘遂，取净甘遂用面皮包好，用细沙或滑石粉烫至面皮焦黄色，甘遂微黄色，取出，去除面皮。③土炒甘遂，先将细黄土放入锅中炒热，然后加入甘遂，用慢火炒至膨胀发黄时取出，筛去黄土即可。④醋制甘遂，取净甘遂置锅内，加入米醋与适量水浸没药材，煮至醋液被吸尽，切开无白心时，取出，干燥；或取净甘遂，用米醋拌匀，闷透，置锅内，用文火炒至微干，取出晾干。每 100kg 甘遂用米醋 30kg。⑤甘草制甘遂，取甘草片置锅内，加水(1∶5)煎煮 2 次，然后去渣，趁热加入净甘遂拌匀，稍润，待汁吸尽后，蒸至透心，取出，放凉，切片晒干。每 100kg 甘遂用甘草 20kg。⑥豆腐煮甘遂，取一定量的甘遂和豆腐，先将豆腐在铜锅内煮沸，再加入甘遂，煮沸 0.5 小时或 2~3 小时，或甘遂与豆腐一同煮沸，拣去豆腐，沥干水分，切成黄豆大的碎块，晒干。

现代对甘遂炮制的研究多结合药理和化学研究进行。以皮肤刺激和急性毒性 $LD_{50}$ 为指标，对甘遂醋制品、豆腐制品及甘草制品的研究结果表明，以上 3 种炮制品的皮肤刺激和急性毒性均较生甘遂明显下降，且三者解毒效能相仿，炙甘遂的泻下作用也较生甘遂明显减弱[13]。甘遂经几种方法炮制后，药材重量也有改变，醋炒后增重；甘草制后药材重量减轻 40%，而豆腐制品损失 50%，经醋炙后其泻下作用和毒性均减低，因此醋制法是最为方便合理的方法[14]。

生甘遂有诱导 EB 病毒早期抗原(EBV-EA)激活的作用，说明其有一定的促癌活性。甘遂经醋制或甘草制后，可降低对 EB 病毒早期抗原的激活作用，降低甘遂的皮肤刺激作用、二阶段皮肤肿瘤促进作用及峻泻作用，而且同时可保留药效或增效[15]。

台湾学者认为，甘遂的传统炮制方法可减轻腹泻和中枢神经系统抑制，但能增强利尿活性，如果将甘遂与醋共煮，或与甘草及桔梗共煮，不仅疗效好，而且安全。但与大豆共煮时，则毒性增强[16]。炮制品与生品水提取物及醇提物薄层色谱法分析结果表明，甘遂经炮制后其所含的化学成分均发生了一定变化，因此引起毒性变化[17]。

以上研究结果与古代文献所载的炮制去毒的目的相吻合，从而肯定了前人炮制甘遂的科学性。从古至今，甘遂的炮制方法共约 20 余种，除净制和切制外，其余的炮制方法都与加热有关，可见温度是影响甘遂毒性和药效的一个重要因素。

**【药理研究】**

**1. 泻下作用** 甘遂可刺激肠管，促进肠蠕动，从而加速推动肠内容物，产生泻下作用。小鼠口服生甘遂或炙甘遂的乙醇浸膏 10~50g 生药 /kg 时,约半数动物呈现明显的泻下作用;服生甘遂或炙甘遂粉剂的混悬液 6~9g 生药 /kg 时亦有泻下作用;但口服提取乙醇浸膏后的残渣部分却没有泻下作用,因而推测其泻下成分在乙醇浸膏内。生甘遂的泻下作用比炙甘遂强,但毒性也大,服药后 58 只小鼠有 11 只死亡。而经醋炙后,其泻下作用和毒性均相应降低[13]。刘艳菊等[18]发现,甘遂醋制品中各极性部位与生品相比,其泻下作用均有所缓和。耿婷等[19]报道,甘遂中具有泻下作用的主要成分大多为二萜类。

甘遂 60% 乙醇提取物对家兔的离体回肠平滑肌张力有兴奋作用,表现为肠道的蠕动大幅度增加,强度增强[20]。甘遂提取物会促进小鼠腹泻,抑制小肠平滑肌收缩,引起肠黏膜炎症反应[21]。

**2. 抗生育作用**    甘遂 55% 乙醇提取液制成的甘遂注射液,具有抗生育、引产的作用,并且甘遂药材和含甘遂复方制剂均有终止中期妊娠的作用。给妊娠 30~40 天的豚鼠腹腔注射给药,显示了肯定的引产效果,13 只动物第一次给药就有 9 只引产成功。从甘遂的无水乙醇及苯提取液中分离得到的大戟二烯醇和大戟二烯酮均有兴奋子宫的作用,能使妊娠小鼠离体子宫肌条呈现节律性收缩,频率加快,并给孕羊引产成功[8-9]。用复方甘遂制剂 2μl、4μl 宫内给药皆可致小鼠中期妊娠的胚珠死亡,与 85% 乙醇对比差异显著。家兔(0.1ml/kg)宫内给药结果与小鼠基本相似[22]。

在临床上,采用 50% 甘遂注射液进行妊娠中期引产 6 000 余例,羊膜腔内一次注射,引产成功率为 99.37%。其抗生育机制研究表明,甘遂能引起胎盘蜕膜组织及绒毛充血、出血、变性坏死及炎性细胞浸润等;胎儿各脏器有微血栓形成,说明对胎儿循环系统有损害;母体血浆及羊水中前列腺素明显提高,因而可诱发子宫收缩而流产。对母体血浆中胎盘催乳素、总雌三醇、孕酮等含量无明显影响。甘遂注射液对引产后的月经来潮及再次妊娠无影响[23-25]。

**3. 利尿作用**    健康人口服甘遂水煎剂无利尿作用[26]。甘遂水煎剂对大鼠无利尿作用,对实验性腹水大鼠亦无利尿作用,反而有尿量减少的倾向。推测其利尿效果可能与机体的功能状态有关[27]。聂淑琴等[28]实验证明,甘遂醇提物具有利尿作用。曹艳等[29]发现,醋甘遂醇提物的中、低剂量与甘遂醇提物相比,其利尿作用更强。甘遂的乙醇及乙醚浸剂对实验性腹水大鼠的排尿量比甘遂水煎剂高。台湾有学者认为[15],甘遂的传统加工炮制方法可增强其利尿活性。

**4. 免疫作用**    甘遂水煎醇沉物能使小鼠胸腺减轻和脾脏增大;能明显抑制小鼠抗绵羊红细胞(SRBC)抗体的产生。甘遂粗制剂 100mg/kg 腹腔注射,可使小鼠脾细胞在体外由 PHA 和 Con A 诱导的淋巴细胞转化抑制,并能明显抑制 SRBC 诱导的迟发型超敏反应,提示甘遂对免疫系统有明显的抑制作用[30]。

**5. 急性出血坏死性胰腺炎**    在大鼠急性出血坏死性胰腺炎(AHNP)模型上,甘遂能显著减少肠腔游离细菌总数,降低肠腔内毒素池,而且可以吸收腹腔(或血液)中的内毒素自肠道排出,从而发挥其阻碍 AHNP 时细菌、内毒素易位的作用[31]。

**6. 抗白血病作用**    甘遂根的 95% 乙醇提取物中含有 kansuiphorin A、kansuiphorin B,有抗白血病的作用[7]。

**7. 抗肿瘤作用**    甘遂的乙醇提取物可以抑制人类 HepG$_2$ 细胞株的生长[32]。将甘遂提取物作用于小鼠移植的肿瘤瘤株 Hep 和 S180,发现提取物可明显抑制小鼠瘤细胞的生长[33]。

**8. 抗氧化作用**　甘遂具有抗氧化和抗疲劳的特性,甘遂提取物中半乳糖苷和葡萄糖苷衍生物可以增强超氧化物歧化酶(SOD)和谷胱甘肽过氧化物酶(GSH-Px)的活性,减少过氧化物和羟自由基的产生,抑制脂质过氧化增加,对小鼠运动导致的氧化压力具有一定的保护作用[34]。

**9. 抑制细胞分裂的作用**　Wang 等[35]从甘遂根的提取物中分离出了 12 种多环二萜类化合物,其中 9 种巨大戟二萜醇型化合物均具有非常显著的抑制胚胎细胞分裂的活性,而 3 种假白榄酮型化合物只有甘遂宁 B 显示这一活性。大部分抑制细胞分裂的二萜类化合物也具有抑制拓扑异构酶Ⅱ的活性[36]。大戟烷 / 甘遂烷型三萜类化合物中,C-7 位有酮羰基的 4 种化合物显示出一定的抑制细胞分裂的活性[37]。

**10. 杀虫作用**　甘遂具有杀虫作用。潘实清等[38]研究了甘遂的乙醚、乙醇、丙酮以及水提取物对致倦库蚊和白纹伊蚊幼虫的杀伤作用,结果表明甘遂的乙醚和乙醇提取物对致倦库蚊和白纹伊蚊幼虫有显著的杀伤作用,而水提取物无杀伤作用。所以推断甘遂杀虫的主要成分为脂溶性成分。

甘遂根的甲醇提取物中 3-*O*-(2,3-dimethylbutanoyl)-13-*O*-dodecanoylingenol 和 3-*O*-(2′*E*,4′*Z* decadienoyl)-ingenol 两种二萜类物质都有抗稻褐飞虱活性,而且前者还有抗二斑叶螨活性[39]。还有研究发现甘遂具有抗线虫[40]、抗日本白蚁[41]活性。

**11. 其他作用**　生甘遂小量能使离体蛙心收缩力增强,但其频率不变,大量时则抑制蛙心收缩[25]。

**【毒理研究】**甘遂中含有大戟二萜醇类化合物,具有皮肤刺激和促肿瘤作用。甘遂原生药的醚提物和醇提物对体外培养的 Raji 细胞的 EB 病毒早期抗原有较强的激活作用[42]。预先给小鼠背部皮肤涂以阈下剂量的 3- 甲基胆蒽后,连续用 10% 生甘遂的 95% 乙醇提取物的丙酮液涂抹小鼠背部皮肤,涂药 8 周后显示生甘遂有促肿瘤生长作用,而炮制品醋甘遂的促肿瘤作用明显减弱[14]。

小鼠皮下注射 $LD_{50}$ 为 6.08ml/kg(5.36~6.89ml/kg)。大鼠长期毒性实验按人用量的 1、2、4 倍皮下给药,连续 14 天,一般状态,血常规及肝、肾功能等皆未见明显改变。心、肝、肾等组织学检查,小剂量组未见明显改变;中、大剂量组有轻度病理改变,但皆未见实质细胞坏死。犬的长期毒性实验与大鼠类似[22]。

小鼠腹腔注射甘遂注射液的 $LD_{50}$ 为 88mg/kg[43]。对 50% 甘遂注射液进行的小鼠骨髓染色体畸变分析结果表明,其剂量为 5、15、30mg/kg 时,各组与对照组比较无显著差异。Ames 实验未显示有诱变作用,大鼠致畸实验表明对大鼠无致畸作用,在 5mg/kg 和 1mg/kg 剂量下显示有明显的胚胎毒性。用甘遂注射液引产后对小鼠再次受孕率无影响[44]。中期妊娠应用 50% 甘遂注射液引产的妇女,其外周血淋巴细胞姊妹染色单体变换实验提示 50% 甘遂注射液无致突作用[45]。

甘遂具有损伤肝细胞[46]、致炎[47]及促发肿瘤[48]等毒性,对皮肤、黏膜和胃肠道均有严重的刺激作用。Zhang 等[49]发现,甘遂主要毒性成分为巨大戟烷型二萜类化合物和含有 8-烯 -7- 酮结构的三萜类化合物。

**【配伍研究】**中药十八反理论认为甘遂反甘草,两药不能同用,但对此点自古至今一直有争议,近代对甘遂配伍甘草的研究报道较多,但多为对两药合用毒性的观察,而对两药合用后药效的影响报道较少。

在两药合用对药效的影响方面,柳海艳[50]曾观察了甘遂半夏汤(为甘遂与甘草同方)原方和原方去甘草后对实验性腹水大鼠的利尿作用,证明原方比去甘草方尿量多,效果仍以原方为好。林通国[51-52]以芫花、甘遂、大戟与甘草等药配伍自制拮抗丸,经动物实验及临床观察均未见毒性增强,并认为在治疗方面奏效快、疗效强,尤其对一些疑难病症能收到较好疗效,故对甘遂反甘草持否定观点。

在两药合用对毒性的影响方面报道结果不尽一致。胡文铎[53]报道,豚鼠口服甘遂 0.115g/500g 体重和甘草 0.334 6g/500g 体重混合煎剂观察 24 小时,未见任何异常反应。但增大剂量 2~12 倍时动物发生严重反应而死亡,死亡的动物解剖时均见胃部特别膨胀。甘遂的无水乙醇提取液毒性很强,但与甘草混合给药时毒性更强。甘遂与甘草混合制取的乙醇浸出液对小鼠的毒性比单味甘遂乙醇浸出物的毒性明显增强,且配伍的甘草越多毒性也越大,如果两者分别醇浸,仅在给药时混合给予,比共浸的毒性小,但仍比单用甘遂时毒性大[54-55]。但甘遂水煎剂与甘草酸混合给药时毒性并不增强。因而认为甘遂的毒性成分溶于乙醇,且两药共浸于乙醇时,其生药成分间发生了变化而使毒性增强。戴锡珍等[56]曾观察甘遂与甘草 1∶1 及 1∶3 混煎剂及分煎剂对小鼠的亚急性毒性,10 天、20 天、30 天病理检查结果表明,随给药时间的延长,混煎组逐渐出现肝、肾、心脏的器质性病理变化,以 1∶3 组较重,说明配伍毒性与甘草剂量有关。金恩波等[57]采用甘遂与甘草合煎或分煎后合用,不论灌胃或腹腔给药都显示随甘草配伍剂量的增加,对小鼠的急性毒性逐渐增强,但以 1/5 LD$_{50}$ 剂量与甘草配伍时,对小鼠的亚急性毒性并不增强,说明小剂量的甘草与甘遂配伍并不增强毒性。另外,在动物病理状态下的甘遂反甘草实验研究也有报道。杨华春等采用安全剂量的甘遂与甘草配伍给予健康小鼠,可引起半数动物死亡,急性肝损伤模型小鼠腹腔注射给药后显示出毒性更强,死亡率增高[58]。但王佑之观察在家兔急性肝损伤条件下,甘遂与甘草配伍(1∶1、1∶2、2∶1)给药,家兔一般表现、GPT 值、病理及组织学检查均不出现明显的刺激作用和毒性反应,也不会使病情加重或减轻[59]。有人将甘草与甘遂配伍后的乙酸乙酯、乙醇、水提取液进行了毒性实验,认为配伍后毒性很大。采用柱色谱、制备性薄层色谱对毒性成分进行了分离,发现甘草、甘遂合用后产生的毒性成分为三种黄酮苷类化合物[60]。

从以上结果看甘遂配伍甘草并非绝对禁忌,其毒性的变化与药物的剂型、配伍比例、药物剂量、给药途径、所选用的动物及动物的生理病理状态密切相关,尤其与配伍的甘草剂量的关系密切。

**【复方及制剂】**

1. **大陷胸汤**　大黄、芒硝、甘遂(末),治太阳病,小便不利。(《伤寒论》)

2. **控涎丸**　醋甘遂 300g、红大戟 300g、白芥子 300g。本品为棕褐色带有淡黄色斑点的糊丸;味微辛、辣。涤痰逐饮。用于痰涎水饮停于胸膈,胸胁隐痛,咳喘痛甚,痰不易出,瘰疬,痰核。用温开水或枣汤、米汤送服。一次 1~3g,每天 1~2 次。孕妇忌服;体虚者慎用。(《中国药典》2020 年版)

3. **十枣汤**　芫花、甘遂、大戟等份,大枣 10 枚。先煮枣去滓,送服前三药末,体壮者服药末 3g,体弱者每服 1.5g。或以枣肉为丸,剂量同上。治太阳中风,下利呕逆,表解者,其人漐漐汗出,头痛,心下痞鞕满,引胁下痛,干呕短气,汗出不恶寒,表解里未和,邪热内蓄,有伏

饮者。得快利后,糜粥自养。(《伤寒论》)

【临床研究】

1. **应用研究**　甘遂历代被认为具有攻水逐饮的功效,用于治疗水臌病(肝硬化腹水)、大小便不通等症。现代被用于以下疾病的治疗。

(1)肝硬化腹水及其他水肿等症:甘遂用于治疗肝硬化腹水有很好的疗效,这类报道较多。有的以生甘遂丸或制甘遂配伍的汤剂,有的用十枣丸(由甘遂、大戟、芫花组成)等治疗门脉性肝硬化腹水和晚期血吸虫病腹水患者,均可在短期内使患者尿量明显增加,腹水逐渐消退,症状明显改善。魏晓燕[61]认为,肝硬化腹水治疗中使用甘遂越早,预后结果越好。刘学冠[62-63]应用醋甘遂粉治疗肝硬化腹水15例,结果显效9例(60%),有效4例(26.7%),总有效13例(86.7%);采用健脾散结汤加服醋甘遂粉治疗肝硬化腹水30例,结果显效8例(26.7%),有效16例(53.3%),总有效24例(80%)。张兴会[64]用杞地软坚消臌汤加服醋甘遂胶囊,治疗肝肾阴虚型肝硬化腹水26例,结果显效15例(57.7%),有效8例(30.8%),总有效23例(88.5%),与对照组相比,差异有统计学意义($P<0.05$)。宋华等[65]自拟逐水膏外治肝硬化腹水48例,结果显效36例(75%),有效10例(20.83%),总有效46例(95.83%)。

在用于腹水治疗时,甘遂散剂比煎剂效力强,空腹口服比餐后口服好,装入胶囊比直接口服不良反应小。甘遂经煨、炒、煅后其攻痰逐水及泻下消腹水的效果大大减弱,因而消腹水效果以生用为强[66-68]。李炳勤[69]以甘遂半夏汤治疗肺心病腹水患者,也取得较好效果。另有用甘遂伍龙眼治疗水肿,能使尿量增多,水肿消退[70]。汪菁菁[71]采用消臌汤(甘遂、大黄、大腹皮、茯苓、沉香、大枣、砂仁)加减,治疗肝硬化腹水53例,平均服用24.3天,治愈30例,好转14例,无效9例,总有效率为86.8%。单纯腹水有效率为95.8%,兼并发症腹水有效率为72%。辨证分型以气滞湿阻型有效率最高,湿热蕴结型次之,脾肾阳虚型最低。

此外,中医运用醋甘遂加味敷脐疗法治疗臌胀,吴师机在《理瀹骈文》[72]中系统地总结了该疗法,而赵学敏在《串雅内外编》[73]中以甘遂、甘草等份研末,陈米醋适量调敷贴脐上。

(2)引产:自20世纪70年代发现了甘遂的引产效果以来,进行了大量的临床观察,甘遂50%乙醇注射液0.5~0.6ml,羊膜腔内注射,引产成功率达99.37%,其中妊娠16~20周的引产成功率达100%。经6 000余例临床使用,证明是一种安全、高效、简便、经济的中期引产方法。无过敏现象,对引产后月经来潮和再次妊娠无影响。与雷佛努尔引产比较,50%甘遂注射液具有用量小、合并症少、产程短、产后出血少及无胎盘粘连等优点。另外甘遂注射液无致突和致畸作用,对引产后的生育无影响[21-23,43,74-76]。对甘遂注射液中起引产作用的有效成分进行研究,发现其为四环三萜类化合物,并进一步确定为大戟二烯醇(euphol)[77]。

(3)肠梗阻:用生甘遂末治疗多种类型的肠梗阻常能取得较好的效果,起效也较快,有的患者服用1~3剂即愈。治疗过程中稍有恶心、呕吐等不适,但对生命无影响。对机械性肠梗阻的效果较差[78-80]。

(4)渗出性胸膜炎及胸腔积液:郑平[81]用生甘遂末1.5~2g冲服,连续服用7~20天,治疗胸腔积液18例,均获得良效。以十枣汤治疗渗出性胸膜炎及胸腔积液的报道也较多。吴怀棠等[82]用十枣汤治愈的病例达数十人,认为十枣汤排出胸腔积液效力大而迅速。在适当的剂量内反复使用,未见严重的不良反应,而且安全、经济、简便,使患者免受胸腔穿刺之苦及避免了穿刺意外的发生[83]。刘景祺[84]用大陷胸汤治疗结核性渗出性胸膜炎,也显示良好效果。

(5)小便不通：生甘遂末装入胶囊，每服 1~1.5g，服后能使大便泻下，小便增多。治疗流行性出血热、急性肾炎等引起的肾衰竭 16 例，均安全度过少尿期[85]。甘遂散穴位外敷，治疗各种疾病引起的小便不通 8 例，外敷 1~2 次即能顺利排尿[86]。根据民间验方用甘遂与甘草混合研末，敷于脐部，治疗小便不通者，外敷半小时即能排尿[87]。用甘遂半夏汤治疗尿毒症和用大黄甘遂汤治疗前列腺炎引起的小便癃闭之证等，也均有较好效果[88-89]。采用甘遂外敷神阙穴，配合甘草煎汤内服治疗术后功能性急性尿潴留 27 例，最快者可于用药后 1 小时排尿，最慢者 14 小时后排尿，一般为用药后 4~6 小时自行排尿[90]。

(6)百日咳：百咳宁丸由大戟、芫花、甘遂等份为末，用其治疗百日咳 852 例，5 天为 1 个疗程，经 1~3 个疗程治愈 782 例，治愈率为 91.8%[91]。任国顺[92]也以百咳丸（甘遂、大戟、芫花等份，用醋炒焦黄，共研细末，用面粉调糊，制成梧桐子大丸，随年龄不同服用 1~4 丸）临床观察 283 例百日咳患儿，效果很好。一般服药后 3 天基本好转，4~7 天可痊愈。以甘遂、巴戟和面粉组方的甘遂散治疗百日咳 50 例，其中包括用各类抗生素和中西医镇咳治疗无明显效果的病例，治疗后痊愈 40 例，占 80%，显效 9 例，仅 1 例无效[93]。用细辛、甘遂、白芥子、延胡索各等份，研细末混合存放，取适量的 30% 樟脑酊调成糊状，穴位贴治。共治疗 126 例，总有效率为 96.03%[94]。

(7)哮喘：陈志周[95]以甘遂姜汁膏（白芷、白芥子、甘遂、半夏以鲜姜调糊）穴位敷贴，治疗哮喘，于哮喘静止期敷贴，用于预防效果很好。冯仁春[96]以白芥末药饼（白芥子、延胡索、细辛甘遂共研细，取生姜汁调药末成饼），穴位敷贴，治疗哮喘，也取得较好效果。

(8)治疗小儿肺炎：芫花、甘遂、大戟各等量，加醋煮沸后晾干，研成细粉。日服 1 次；剂量可根据患儿年龄、体重及身体状况而定。一般每次可用 0.5~2g，用大枣 10 枚煎汤送服。最初 3 日每日配合用 10% 葡萄糖 250ml 加维生素 C 静脉滴注，不用抗生素或磺胺。治疗 45 例小儿肺炎，除 1 例入院时已垂危者死亡外，其余均治愈，平均治愈时间为 5.7~8.7 日[94]。

(9)急腹症：除治疗肠梗阻外，用甘遂治疗其他急腹症也有报道。以甘遂粉、大黄粉、芒硝组成的甘遂黄硝散，治疗溃疡病穿孔、胆囊炎、胆结石症、胆道蛔虫、胆道感染、急性胰腺炎等共 100 例，取得满意疗效，尤其对溃疡病穿孔效果更好[97]。

(10)银屑病：用甘遂 1 钱、斑蝥 1 个共为末，陈醋调和外用，治疗 2 例银屑病，二十余日见效[98]。

(11)癫痫：高振球[99]取《证治准绳》方甘遂散（甘遂与朱砂组成），以猪心调煨，治疗 2 例癫痫患者，效果较好。另有报道，用甘遂散治疗癫痫患者 68 例取得良效[100]。

(12)尿频：用十枣汤煎剂，少量多次服用，治疗 10 例尿频患者，取得良好效果，一般服 2 剂即可痊愈[101]。

(13)多形红斑：甘遂与甘草水煎，患部用煎液先熏后洗，各 10~15 分钟，共治疗多形红斑 42 例，能使原发皮损消退，一般 4~14 天见效，随访发现复发较少[102]。

(14)治疗恶性肿瘤：甘遂中的二萜类化合物和三萜类化合物都具有抗肿瘤作用，甘遂根提取物在民间被广泛地用于治疗肿瘤。芫花、甘遂、大戟、甘草等，上药精制为丸，每日早晚各服 1 次，每次 8~12 粒，12 日为 1 个疗程，每疗程间停药 2 日，2 个疗程为 1 个治程，治程间停药 4 日。观察 273 例中晚期癌症患者，完全缓解 2 例，部分缓解 18 例，稳定 227 例，恶化 26 例。有效率为 90.48%[103]。

(15)治疗胰腺假性囊肿:通过采用通里攻下、活血化瘀、甘遂泻水及抗生素等治疗 22 例急性胰腺假性囊肿患者,结果 22 例急性胰腺假性囊肿消退 16 例。表明通里攻下、活血化瘀、甘遂泻水等治疗可加强肠蠕动,促进炎性渗液吸收,减少炎性渗液长期聚集于小网膜囊内或胰周,从而减少囊肿形成,促进囊肿吸收,对急性胰腺假性囊肿有较好的治疗及预防作用[104]。

(16)治疗急性胰腺炎:将重症急性胰腺炎患者随机分为两组,治疗组从胃管给予生甘遂改善胃肠动力,对照组行单纯胃肠减压,比较两种治疗方法患者腹水消失时间,胰腺、胰周感染的机会。结果表明,治疗组患者腹水消退时间明显缩短,胰腺、胰周感染的机会少于对照组($P < 0.05$)。因此用甘遂改善胃肠动力可减少肠道菌群易位导致的感染,提高疗效[105]。

(17)治疗类风湿关节炎:采用甘遂 2g 配合乌头汤加减治疗类风湿关节炎 38 例,结果显效 21 例(关节肿胀消失,关节功能明显改善,红细胞沉降率基本恢复正常,类风湿因子转阴或弱阳性),占 55.26%;好转 15 例(关节肿胀明显减轻,关节功能亦有改善,红细胞沉降率下降,类风湿因子弱阳性或阳性),占 39.43%;无效 2 例,占 5.26%;总有效率为 94.33%[106]。

2. **用法用量**　2020 年版《中国药典》中规定甘遂的临床日用剂量为 0.5~1.5g,炮制后多入丸散用。外用适量,生用。

【**中毒表现及救治**】甘遂毒性较大,2020 年版《中国药典》规定的日用药剂量为 0.5~1.5g,治疗量与中毒量之间的距离很小,甘遂的内服用量不宜超过 5~6g,以醋制或煨制后服用为宜。甘遂外用和内服过量均会引起中毒。

1. **中毒表现**　口服中毒的主要表现包括消化道刺激症状,如恶心、呕吐、剧烈腹泻、腹痛等,还有头晕、肌无力、心悸、血压下降、脱水、水电解质紊乱、酸中毒、呼吸困难、发绀、体温下降等,严重者可因呼吸衰竭而死亡。外用中毒者主要有皮肤黏膜刺激症状,可引起接触性皮炎和肌无力,严重者可造成肢体乏力、呼吸困难、恶心、呕吐、头晕等症状,曾有一患者用甘遂花取其汁外用治疗脱皮,反复涂擦患处,用后第一天感觉双手困胀,双下肢乏力,又用甘草水口服,第 2 天症状加重,呈肌无力表现,最后四肢不能自主移动[45]。

2. **救治**

(1)应及时停药,用温开水漱口和反复洗胃。

(2)给予药用炭、硫酸镁、鞣酸、10% 氢氧化铝凝胶等保护胃黏膜等。

(3)由于甘遂引起的吐泻严重,易引起水电解质紊乱,故应采取相应对症治疗措施,维持水电解质平衡。

(4)腹痛剧烈者,可给予阿托品。

(5)并给予其他对症治疗,如输液、输氧等。

(6)出现呼吸衰竭者,应给予呼吸兴奋剂或强心剂。

(7)可给予生绿豆 30g,生大豆 15g,黄柏 9g,黄连 6g 水煎服;或给予大青叶 30g,黑豆 15g,水煎服。对于腹泻不止者,给予人参 9g,葛根 15g,黄连 6g,水煎服。也可用鸡蛋清灌服[107]。

(梁爱华　田婧卓　杜贵友)

# 22　艾　叶

**【基源】**本品为菊科植物艾 *Artemisia argyi* Lévl.et Vant. 的干燥叶。

**【化学成分】**艾叶中的主要成分为挥发油。艾叶中含有多种挥发油,主要由单萜、倍半萜和它们的含氧衍生物以及少量的酚类、酮类、醛类等组成,主要包括乙酸乙酯(ethylacetate)、荜澄茄烯(cadinene)、侧柏醇(thuiyl alcohol)、桉油精(eucalyptol)、$\alpha$-侧柏酮($\alpha$-cuparenone)、樟脑、龙脑、松油烯-4-醇等。

1985 年,朱亮锋等[1]从艾蒿和靳艾挥发油中分离鉴定出 1,8-桉叶油素、$\alpha$-侧柏烯($\alpha$-thujene)、乙酸乙酯、1,4-桉叶油素、樟脑、龙脑、松油烯-4-醇等 17 种相同的化学成分。

1989 年,刘国声[2]从山东崂山产野生艾叶的挥发油中鉴定出 34 种成分,其中含量较高的有柠檬烯、$\alpha$-侧柏酮、$\alpha$-水芹烯和香茅醇等。

1992 年,潘炯光[3]报道从几种不同产地艾叶中分离鉴定出 2-甲基丁醇(2-methylbutanol)、2-己烯醛(2-hexenal)、三环萜(tricyclene)、$\alpha$-侧柏烯等 60 种成分。

1998 年顾静文等[4]从艾蒿和野艾蒿中分离鉴定出了 1,8-桉叶油素、1,4-桉叶油素、樟脑、龙脑、$\alpha$-毕澄茄烯、$\beta$-金合欢烯、$\beta$-蒎烯。

因产地、采摘时间等不同,艾叶挥发油中成分不同,现在艾叶挥发油中分离鉴定出的成分已有 100 余种。另外,除挥发油,艾叶中还含有黄酮[5]、桉叶烷、三萜类、多糖类、鞣质等成分。

**【含量测定】**2020 年版《中国药典》采用气相色谱法进行测定。色谱条件:以 50% 苯基-甲基聚硅氧烷为固定相(柱长为 30m,内经为 0.25mm,膜厚度为 0.25μm);柱温为程序升温,初始温度 45℃,先以每分钟 2℃的速率升温至 75℃,保持 5 分钟;然后以每分钟 1℃的速率升,温至 90℃,保持 6 分钟;再以每分钟 5℃的速率升温至 150℃;最后以每分钟 10℃的速率升温至 250℃,保持 5 分钟;进样口温度为 240℃;检测器温度为 250℃。流量为每分钟 0.6ml;分流进样,分流比为 5:1。理论板数按龙脑峰计算应不低于 50 000,分别精密吸取对照品溶液与供试品溶液各 1μl,注入气相色谱仪,测定,即得[6]。本品按干燥品计算,含桉油精($C_{10}H_8O$)不得少于 0.050%,含龙脑($C_{10}H_{18}O$)不得少于 0.020%。

除此之外还有以下测定方法。

**1. 挥发油的测定**　采用气相色谱-质谱联用法。GC 条件:HP-5MS 石英毛细管柱(30m×0.25mm×0.25μm);柱温为 80~260℃;程序升温 3℃/min;柱流量为 1.0ml/min;进样口温度为 250℃;柱前压为 100kPa;进样量为 0.05μl;分流比 10:1;载气为高纯氦气。MS 条件:电离方式 EI;传输线温度为 250℃;离子源温度为 230℃;四极杆温度为 150℃;质量范围为 35~450;采用 wiley7n.1 标准谱库检索定性[7]。

**2. 非挥发性成分的测定**　采用高效液相色谱法,色谱分离采用 Shimadzu inertsil ODS-2 $C_{18}$ 色谱柱(4.6mm×250mm,5μm);流动相为 0.1% 甲酸水溶液(A)和乙腈(B),采用梯度洗脱流速 0.8ml/min;柱温 15℃;检测波长 340nm[8]。

**3. 有机酸的测定**　运用高效液相色谱法进行测定,采用 Thermo Syncronis $C_{18}$ 色谱柱

(4.6mm×250μm)；流动相为 0.1% 甲酸水溶液 - 乙腈，梯度洗脱；流速为 0.8ml/min；柱温为 30℃；于波长 325nm 处检测；进样量为 5μl[9]。

【炮制研究】2020 年版《中国药典》载艾叶炮制方法为除去杂质及梗，筛去灰屑[6]。醋艾炭：取净艾叶，照炒炭法（通则 0213）炒至表面焦黑色，喷醋，炒干。每 100kg 艾叶，用醋 15kg。

艾叶的古今炮制方法繁多，自《名医别录》收载艾叶以来，历代文献中记载的艾叶炮制方法有净制、切制，还有各种炮炙（熟艾、制炭、熬制、绞汁、炙制、醋制、炒制、米制、焙制、药汁制、蜜制、酒制、枣制、硫黄制、泔制、制绒等）[10]。

艾叶最常用的炮制方法为醋制。醋煎，二两以米醋二升煎如膏（《太平圣惠方》）；醋煮，醋煮一时辰焙（宋·《圣济总录》）；醋焙，用米醋洒湿，压一宿，以文武火焙干为末（《圣济总录》）；醋炒，醋炒糯米糊调成饼焙干为末（《太平惠民和剂局方》）；醋蒸，醋调面成饼，甑上蒸熟焙干（《类编朱氏集验方》）[11]。

艾叶现代的炮制方法是古代方法的延续与发展，也形成了一些具有特色的方法。张华等[12]以艾叶水浸出物、挥发油、小鼠凝血时间等为指标，对艾叶生品、炒艾叶炭、砂炭品及煅炭品进行了比较，结果表明砂烫艾叶炭浸出物的量高于炒炭品和煅炭品，认为这可能与砂炭品质地疏松，炭化部分少有关，三种艾叶炭制品止血作用有显著差异，砂炭品与炒艾叶炭无差异，但都比煅炭品作用差，认为艾叶炭可采用砂烫制法。

另有艾叶制绒做成艾绒灸用，方法为将净制艾叶捣成绒，筛去粉末，拣去叶脉、粗梗[13]。

## 【药理研究】

1. **抗菌作用**　艾叶中多种成分及多种艾叶制品均具有抗菌作用。

众多研究表明艾叶水提物有抑菌作用。曹琰[14]进行艾叶提取液体外抑菌及耐药抑制作用研究，结果表明艾叶提取液对耐药性金黄色葡萄球菌有良好的体外抑菌作用，耐药逆转实验也有一定的耐药逆转作用。艾叶提取物对皮肤致病细菌也有明显的抑制作用，赵宁等[15]使用浊度法测试艾叶中蛋白成分对皮肤致病细菌的抑制作用，结果显示艾叶浸提物对金黄色葡萄球菌、大肠埃希菌及枯草芽孢杆菌均有明显的抑制作用，尤其对金黄色葡萄球菌的抑菌效果最好。

与艾叶水提物一样，艾叶挥发油也有较强的抑菌作用。刘先华等[16]以小鼠为实验对象，进行艾叶挥发油体内外抑菌作用的实验研究，结果表明，艾叶挥发油体外对金黄色葡萄球菌、大肠埃希菌、铜绿假单胞菌具有抑菌作用，其抑菌作用优于或等同于红霉素；体内对金黄色葡萄球菌、大肠埃希菌、铜绿假单胞菌感染小鼠具有较好的保护作用。

甘昌胜等[17]将艾叶精油制品及水提物进行抑菌作用比较实验，结果表明艾叶挥发油对金黄色葡萄球菌、沙门菌、大肠埃希菌的抑制效果都很好，而水提液的抑菌效果一般。

2. **止血、抗凝血作用**　艾叶可以温经止血，又能抗血小板聚集，艾叶对血液有着止血和抗凝双向调节的作用。曾婷等[18]以小鼠出血时间和凝血时间为指标，比较不同艾叶制品止血作用的差异，发现艾叶不同炮制品对缩短小鼠凝血时间效果不同，进行排序发现：砂烫艾叶炭>生艾叶>烘艾叶>炒艾叶炭>醋艾叶炭，可见若用艾叶来止血，砂烫艾叶炭制品效果较好，凝血时间最短。温瑞兴等[19]为了进一步阐述艾叶对凝血系统的药理作用，研究了不同炮制方法、不同产地的艾叶对血小板聚集的影响，发现炒焦、醋炒炭与生艾叶对血小板聚集都有很强的抑制作用，并且还发现 $\beta$- 谷甾醇和 5,7- 二羟基 -6,3,4- 三甲基黄酮两种成分对血小板聚集有显著的抑制作用。

**3. 抗肿瘤作用**　艾叶提取物有抑制肿瘤活性的作用,对消化道肿瘤、肺癌、乳腺癌和结肠癌等有抑制作用。有实验将艾叶多糖与肝癌细胞共孵育,采用 MTT 法测定肝癌细胞活性,结果显示艾叶多糖能明显抑制肝癌细胞的增殖,该实验还将艾叶多糖与脾细胞共孵育,结果明显增强了 NK 细胞对靶细胞的杀伤力,由此研究者得出艾叶多糖既有直接抗肿瘤作用,又具有增强免疫系统的协同抗癌作用[20]。

**4. 抗氧化作用**　艾叶中含有的黄酮类成分,有很强的抗氧化和清除自由基的作用。

【毒理研究】

**1. 毒性成分研究**　有关艾叶有毒无毒的记载,古今医书都较为混乱。1955 年王炳森医师报道 1 例过量服用艾叶煎液致死的病例,艾叶是否含有毒性问题逐渐引起人们重视[21]。

针对艾叶毒性问题,众多研究者做了大量的研究工作,很多研究提出艾叶挥发性成分是其功效和毒性的主要成分。孙蓉等[22]采用经典的毒性实验方法进行艾叶不同组分对小鼠的急性毒性比较研究,结果表明,艾叶挥发油 $LD_{50}$ 为 1.67ml/(kg·d),水提物 $LD_{50}$ 为 80.2g/(kg·d),醇提物最大耐受量(MTD)为 75.6g/(kg·d),全组分最大给药量(MLD)为 24.0g/(kg·d),分别相当于常规剂量的 588.0 倍、186.7 倍,实验结果显示,艾叶不同组分对小鼠急性毒性强度为:挥发油>水提组分>醇提组分>全组分。

**2. 毒性机制研究**　龚彦胜等[23]连续给予艾叶不同组分导致大鼠体重下降,饮食、饮水欠佳,血清学检查肝功能多项指标存在异常,病理学检查存在不同程度肝脏病理组织损伤,进一步发现肝毒性损伤程度与给药剂量呈现一定的剂量依赖性,该实验表明艾叶水提组分、挥发油组分对大鼠给药 21 天导致的长期毒性表现主要是肝损伤,其中挥发油损伤最大,且部分病变为不可逆性改变。

由于艾叶成分复杂,作用途径多样,现有研究缺乏艾叶毒性作用机制的研究。

【配伍研究】艾叶与香附配伍　艾叶具有温经止血、散寒止痛之功,香附具有疏肝理气、调经止痛之功,医籍中记载"香附……得艾叶治气血,暖子宫"[24];又有"艾叶……行血中之气,气中之滞,凡妇人气寒者,最宜用之,能增加血中气化,鼓舞气机,配伍香附温经暖宫,理气止痛"的记载,香附艾叶常配伍使用,为妇科常用药对[25]。

有实验以小鼠为动物模型,发现香附能增强艾叶温经止痛的作用[26]。

【复方及制剂】

**1. 艾叶油糖衣片**　艾叶油 25g,淀粉、轻质碳酸镁适量,预防每次 4~6 片,治疗每次 6~8 片,一日 3 次内服[27]。

**2. 艾叶片**　每片含有艾叶浸膏 0.6g,相当于 5g 生艾叶。口服,每次 2~3 片,一日 3 次[28]。

【临床研究】

**1. 应用研究**

(1)治疗各种关节炎:加工好的袋泡骨伤熏洗灵每袋 40g 置盆中,加入约 2L 开水,并继续烧开 5~10 分钟后,熏洗患处,每天熏洗 2~3 次,6 天为 1 个疗程,可连续 3~4 个疗程,每个疗程中间可休息 1 天。方由艾叶、红花、大黄、伸筋草、威灵仙、制草乌、制川乌、商陆等 13 种中药组成,对于风湿性关节炎、增生性关节炎、急慢性滑膜炎、创伤性关节炎、损伤后期综合征均有很好疗效[29]。

(2)治疗风痰瘀阻型咳嗽:以苏黄咳嗽胶囊为基础方加减治疗风痰瘀阻型咳嗽 60 例,55 例显效,2 例好转,3 例无效,方中艾叶配地龙以理气血、除寒湿[30]。

(3)治疗先兆流产:艾叶可以温经止血,妇科常用艾叶来治疗下焦虚寒性出血。方用:炙艾叶、白术各 15g,当归 20g,阿胶(烊化冲服)10g,川芎、白芍各 10g,水煎分 3 次服,5 天为 1 个疗程,临床治疗先兆流产 120 例,痊愈 110 例,显效 5 例,有效 3 例,无效 2 例[30]。

2. 用法用量　2020 年版《中国药典》载艾叶用量为 3~9g,用法为外用适量,供灸治或熏洗用。

**【中毒表现及救治】**

1. **中毒表现**　《毒药本草》中记载了艾叶中毒致死的典型案例:1 例患者口服艾叶煎剂 500ml,服后 30 分钟出现中毒症状,干渴、腹痛、恶心、呕吐,继而全身无力、头晕、耳鸣、谵妄、四肢痉挛,病情迁延则有肝脏肿大及黄疸,最后死亡[31]。

2. **救治**　中毒早期可催吐导泻,喝牛奶,或安宫牛黄丸 1 丸,开水送服或鼻饲给药,若出现黄疸可用利胆退黄药、清热解毒药如茵陈、车前子、虎杖等水煎服来治疗,必要时对症处理。

# 23　石　菖　蒲

**【基源】**

本品为天南星科植物石菖蒲 Acorus tatarinowii Schott 的干燥根茎[1]。

**【化学成分】** 石菖蒲含挥发油、糖类、有机酸、氨基酸等成分。挥发油中含 34 种成分[2],主要为 $\beta$- 细辛醚($\beta$-asarone,占 63.2%~81.2%)、$\alpha$- 细辛醚($\alpha$-asarone,占 3.4%~13.7%)、细辛醚(asarone)、石竹烯(caryopphyllene)、石菖醚(sekishone)、细辛醛(asarylaldehyde)、$\gamma$- 细辛醚($\gamma$-asarone)、d-$\delta$- 杜松烯(d-$\delta$-cadinene)、肉豆蔻酸(myristic acid)、百里香酚(thymol)等。倍半萜类化合物是石菖蒲挥发油的重要组成部分。迄今,石菖蒲植物中已分离得到的倍半萜达二三十种,苯丙素类是石菖蒲挥发油的主要成分,其中 $\alpha$-asarone、$\beta$-asarone 又在苯丙素中占相当分量,有的甚至高达 80%,并被公认为主要的有效成分之一[3]。

从石菖蒲根茎的水煎液中分得 8 个单体化合物,经理化数据及光谱分析鉴定为 2,4,5- 三甲氧基苯甲酸(2,4,5-trimethoxybenzoic acid,Ⅰ)、4- 羟基 -3- 甲氧基苯甲酸(4-hydroxy-3-methoxybenzoicacid,Ⅱ)、2,4,5- 三甲氧基苯甲醛(2,4,5-trimethoxy benzaldehyde,Ⅲ)、丁二酸(but anedioic acid,Ⅳ)、辛二酸(octanedioic acid,Ⅴ)、5- 羟甲基糠醛(5-hyd roxymethyl-2-furaldehyde,Ⅵ)、双 - [5- 甲酰基糠基]- 醚(2-furancarbox aldehyde,5,5′[oxybis(methylene)] bis-,Ⅶ)和 2,5- 二甲氧基苯醌(2,5-dimethoxybenzoquinone,Ⅷ)。其中除化合物Ⅲ和Ⅷ为该种中首次分得外,其他均为从该属中首次分得[4]。

有报道用气相色谱 - 质谱联用方法分离鉴定外菖蒲(阿尔泰银莲花根茎)挥发油成分。分离鉴定了 22 种成分,与石菖蒲比较,外菖蒲挥发油含量微少,组分与石菖蒲明显不同。这为外菖蒲不可混充石菖蒲药用的观点提供了化学依据[5]。

对石菖蒲中所含多糖进行初步研究,分离纯化得一白色精制多糖,经分析表明组成它的单糖为葡萄糖。并采用苯酚-硫酸法测得其生药中含量为12.22%，用凝固点下降法测得分子量为3 151.6Da。研究结果提示，在中药制剂及制定有关石菖蒲的质量标准时，对其中多糖成分应予重视[6]。

【含量测定】2020年版《中国药典》对石菖蒲的含量测定仅规定挥发油的测定，按照挥发油测定法进行测定，含挥发油不得少于1.0%（ml/g）。

有文献报道石菖蒲中挥发油指标性成分细辛醚含量的HPLC方法测定[7]：

1. **$\alpha$-细辛醚**　精密称取石菖蒲药材粉末约0.2g，置于50ml容量瓶中，用无水乙醇超声提取30分钟，滤过，然后精密称取续滤液5~10ml，注入高效液相色谱仪，以$\alpha$-细辛醚对照品溶液为外标，计算即可。色谱条件为：色谱柱Synchropak ODS柱（5μm，150mm×4.6mm），ODS预柱；流动相为甲醇-水（60∶40）；流速1.0ml/min；柱温35℃；检测波长257nm；灵敏度为0.05AUFS。

用气相色谱的方法测定$\alpha$-细辛醚含量，使用内标法，不需对照品，但只能测出相对含量，而本法则是采用HPLC外标法，可测出准确含量，且更加简便可靠。

2. **$\beta$-细辛醚**　方法同上述$\alpha$-细辛醚含量测定。$\beta$-细辛醚是$\alpha$-细辛醚的同分异构体，在石菖蒲中的含量也高于$\alpha$-细辛醚，但由于其稳定性差，无法制成对照品，故可以以$\alpha$-细辛醚为对照品计算出$\alpha$、$\beta$-细辛醚的相对含量。

【炮制研究】石菖蒲的炮制无特异之处，2020年版《中国药典》规定为：除去杂质，洗净，润透，切厚片，干燥。饮片呈扁圆形或长条形的厚片。外表皮棕褐色或灰棕色，有的可见环节及根痕。切面纤维性，类白色或微红色，有明显环纹及油点。气芳香，味苦、微辛。

石菖蒲亦有炒后使用的，李时敏等对炒制前后石菖蒲的挥发油含量及各主要组分进行了薄层色谱法的实验研究，结果发现经炒制后挥发油含量及挥发油部分组分均有降低或减少，提示石菖蒲生用为宜，若要炒制则加热时间不可过长，以小火清炒为宜[8]。

【药理研究】

1. **中枢镇静抗惊作用**　石菖蒲水煎剂及去油水煎剂可明显降低小鼠的自主活动度，并与阈下催眠剂量的戊巴比妥钠有显著的协同作用；挥发油的镇静作用更强，当剂量大于25mg/kg时，即对中枢神经系统造成广泛抑制，抑制程度与剂量相关，起效快，持续时间长；石菖蒲醇提物也可使动物安静、昏睡；石菖蒲三氯甲烷提取物对猴等多种动物有镇静作用，强度与剂量相关[9]。有报道石菖蒲可能是通过降低单胺类神经递质（包括儿茶酚胺类、吲哚胺类）起到对中枢神经的镇静作用[10]。

石菖蒲挥发油中的$\alpha$-细辛醚可能是其抗惊的有效成分，90~150mg/kg的$\alpha$-细辛醚腹腔注射能对抗小鼠的电惊厥，140mg/kg则能完全对抗戊四唑引起的惊厥和侧脑室注射乙酰胆碱（ACh）引起的惊厥大发作[11]。

另有报道：采用最大电休克发作法、士的宁惊厥法和戊四氮最小阈发作法，观察石菖蒲醇提取物对动物惊厥的影响。结果显示，石菖蒲醇提取物能明显对抗大鼠、小鼠的最大电休克发作和小鼠的戊四氮最小阈发作及小鼠的士的宁的惊厥反应[12]。

挥发油中另一主要成分反-4-丙烯基藜芦醚也有中枢抑制作用，50mg/kg静脉注射可引起家兔的翻正反射、痛觉反射和听觉反射消失[13]。

小鼠自发活动、阈下剂量戊巴比妥钠协同实验、抗二甲弗林所致惊厥实验、抗缺氧及游泳实验的最新研究结果表明，石菖蒲总挥发油是镇静、催眠、抗惊厥的主要部位，$\alpha$-细辛醚

及 $\beta$- 细辛醚是石菖蒲上述作用的主要活性成分[14]。近年用 $\alpha$- 细辛醚治疗癫痫,有效率达 83%[15]。

有报道提示石菖蒲水提液也有中枢抑制作用。张信岳等[16]通过小鼠跳台、迷宫实验以及几种癫痫模型研究了石菖蒲的益智和抗惊厥作用。结果发现,石菖蒲水提液能明显延长小鼠跳台潜伏期,减少错误次数;提高迷宫实验正确率;并能延长二甲弗林、戊四唑所致的小鼠惊厥潜伏期,降低二甲弗林引起的死亡率,与戊巴比妥钠起明显的协同睡眠作用。

多年来认为石菖蒲主要有效成分是挥发油,故对其研究也集中在挥发油部分。今后需加强对非挥发油部分的研究。因石菖蒲去除挥发油的水煎剂,同样有良好的药理作用。

**2. 抗抑郁** 通过"悬尾""强迫游泳"两种动物模型对石菖蒲的抗抑郁作用进行的初步研究发现石菖蒲水煎液可明显缩短小鼠"悬尾绝望不动时间"和"强迫游泳绝望不动时间",推测石菖蒲水煎液具有一定的抗抑郁作用;同时对挥发油作了对比考察,发现挥发油可明显延长小鼠"悬尾绝望不动时间",表明石菖蒲挥发油具有较明显的安定镇静作用。由此推测石菖蒲抗抑郁活性成分在水煎液而不在挥发油部分[17]。

临床上石菖蒲除了有宁神镇静作用之外,更有开窍醒脑的功效,是中药中为数不多的几味芳香开窍药之一。然而多年来药理研究都集中在其镇静抗惊厥作用,而对醒脑开窍的作用则少见实验报道。这可能与既往只注重研究其挥发油部分,而忽略了有醒脑开窍作用的非挥发油部分有关。

**3. 对学习记忆的影响**

(1)在学习记忆障碍疾病中,老年性痴呆是受关注较多的,目前对此尚缺乏有效的治疗方法,故促智药的研究成为重要研究课题。

(2)有研究[18]较为系统地研究了石菖蒲对小鼠的学习记忆功能的改善作用。

1)对正常小鼠学习记忆的影响:对小鼠进行的复杂迷宫趋食反应实验结果显示,石菖蒲能促进正常小鼠学习和记忆获得,但对正常小鼠的记忆巩固能力无促进作用。

2)对化学药品所致小鼠记忆阻碍的改善作用

①对小鼠东莨菪碱所致记忆障碍具有明显的改善作用:中枢胆碱能神经系统与学习记忆有密切的关系,阿尔茨海默病(Alzheimer's disease)与胆碱神经传导缺损有关联。抗胆碱药东莨菪碱可引起类似于老年性健忘症的记忆障碍。石菖蒲能显著对抗东莨菪碱引起的记忆获得障碍,推测该药可能具有胆碱能样效应。

②对亚硝酸钠造成的小鼠记忆巩固不良具有显著的改善作用:表明石菖蒲能保护大脑因缺氧引起的脑功能减退,改善缺氧造成的记忆巩固障碍。

③对乙醇引起的小鼠记忆再现缺失有明显改善作用:啮齿类动物长期摄入乙醇可使大脑皮质、海马的去甲肾上腺素能、胆碱能神经产生去神经作用,并引起持久的记忆障碍;也有资料表明乙醇中毒可致脑内 5- 羟色胺水平下降;在行为实验的不同阶段给予乙醇可导致记忆再现障碍。石菖蒲对乙醇引起的记忆再现缺失有改善作用,说明石菖蒲可能改善大脑去甲肾上腺素能、胆碱能神经功能和调节脑内 5- 羟色胺水平。

(3)采用不同的动物实验方法,用石菖蒲去油煎剂、总挥发油、$\beta$- 细辛醚、$\alpha$- 细辛醚进行实验,结果表明,石菖蒲各提取部位(成分)对小鼠正常学习有促进作用,对小鼠各种类型记忆障碍模型均有不同程度的改善作用[19]。

**4. 对胃肠平滑肌的解痉作用** 石菖蒲去油煎剂、总挥发油、$\beta$- 细辛醚、$\alpha$- 细辛醚均能抑制离体家兔肠管自发性收缩,拮抗乙酰胆碱(ACh)、组胺(His)及 BaCl$_2$ 引致的肠管痉挛,增强大鼠在体肠管蠕动及小鼠肠道推进功能,还可促进大鼠胆汁分泌,上述作用以总挥发油的作用最强,其次为 $\alpha$- 细辛醚,再其次为 $\beta$- 细辛醚,去油煎剂最弱[20]。

另据报道:用电生理方法研究中药石菖蒲水提液对大鼠胃肠肌电的作用,并对石菖蒲的作用机制进行初步探讨的结果表明,石菖蒲对胃肠肌电活动呈现抑制作用,其作用是通过阻断胆碱能 M 受体及迷走神经非胆碱能受体实现的,而与肾上腺素能 $\alpha$ 受体和 $\beta$ 受体无关[21]。

另据报道:实验表明,阻断离体豚鼠肠管平滑肌的效果以 $\alpha$- 细辛醚为最优,其对抗 His 的最低有效浓度为 20μg/ml,对抗 ACh 和 5-HT 为 10μg/ml,其次为挥发油。而煎剂的解痉作用则甚差[22]。

5. **对离体豚鼠气管的解痉作用**　$\alpha$- 细辛醚对抗致痉剂 ACh、His 和 5-HT 的最低有效浓度为 10μg/ml,$\alpha$- 细辛醚对抗 His 和 5-HT 的作用与氨茶碱相似,但对 ACh 的对抗作用则远低于氨茶碱。$\alpha$- 细辛醚完全阻断致痉剂作用的浓度为:对抗 ACh 为 40μg/ml,对抗 His 为 80μg/ml,对抗 5-HT 为 53μg/ml,其效力高于氨茶碱。$\beta$- 细辛醚的烯丙基化合物(1- 烯丙基 -2,4,5- 三甲氧基苯)有相似的作用,但均比 $\alpha$- 细辛醚弱[22]。

【**毒理研究**】石菖蒲水煎剂小鼠腹腔注射的 LD$_{50}$ 为 53g/kg,38g/kg 时出现中毒症状,表现为呼吸困难、阵挛性抽搐。其挥发油小鼠皮下注射的 LD$_{50}$ 为 0.157ml/kg,中毒动物表现为间歇性抽搐,数小时至 10 余小时后动物死于强直性惊厥,说明石菖蒲挥发油中毒主要是兴奋脊髓[23]。

$\alpha$- 细辛醚按寇氏法测定得小白鼠腹腔注射 LD$_{50}$ 为 $(338.5 \pm 9)$ mg/kg,用药后出现肌肉松弛,呼吸频率减慢,身躯拉长等症状,16~24 小时内死亡,24 小时内不死亡者则存活。点样实验和掺入平板法实验一致证实 $\alpha$- 细辛醚为诱变阳性物质,能引起鼠伤寒沙门菌突变种 TA100、TA98 的致突作用[24]。

石菖蒲剂量为 300mg/kg、600mg/kg、1 200mg/kg 时,对小鼠无致畸作用;小鼠骨髓微核实验表明,石菖蒲不能诱发嗜多染红细胞的微核率显著上升($P>0.05$)[25]。

【**配伍研究**】石菖蒲配伍的复方制剂能提高大鼠和小鼠的学习记忆能力的报道有不少。由何首乌、石菖蒲、葛根、银杏叶、川芎、赤芍等中药组成的益智Ⅰ号,25g/kg、50g/kg 灌服 7 天,能对抗东莨菪碱 1mg/kg、戊巴比妥钠 30mg/kg、40% 乙醇 10ml/kg、氯霉素 200mg/kg 和亚硝酸钠 120mg/kg 对记忆的破坏作用,且能提高正常大鼠的明暗辨别学习记忆获得和记忆巩固[26]。启智灵口服液由何首乌、远志和石菖蒲等 7 味中药组成,实验证明,它能对抗樟柳碱引起的小鼠记忆障碍,提高正常小鼠的学习记忆能力,增加大鼠脑内去甲肾上腺素(NA)和多巴胺(DA)的含量,减少 5- 羟色胺(5-HT)、5- 羟吲哚乙酸(5-HIAA)含量及增加脑内蛋白质和核酸的含量[27]。刘积庆[28]采用四七汤(制半夏、朱茯苓、石菖蒲、枳实、郁金)加味治疗老年性痴呆 30 例,与对照组脑复新相比疗效显著,对老年性痴呆、脑卒中合并痴呆有良好治疗作用。定志丸由人参、远志、茯苓及石菖蒲组成。谢明村等[29]证明定志丸在防治记忆障碍上,远志、茯苓、石菖蒲有协同人参的作用。用菖蒲郁金温胆汤以疏肝解郁开窍为基础,治疗老年性痴呆 20 例,取得了满意疗效,提示此方有恢复老年性脑功能作用[30]。补肾健脑汤(淫羊藿、石菖蒲等)治疗脑卒中痴呆 56 例,总有效率为 83.9%[31]。周红[32]用石菖蒲配伍活血化瘀药(当归、川芎等)治疗脑外伤后综合征 52 例,对记忆力减退、健忘等的有效率为

91%。醒脑汤(黄芪、石菖蒲等)对脑震荡后遗症有消除症状、改善脑功能的作用[33]。当然,石菖蒲在上述方剂中的作用如何,还有待进一步探讨。

石菖蒲与麝香配伍,为化痰开窍药之首选。临床常与其他中药配伍治疗脑卒中昏迷、癫痫、多寐、健忘、耳鸣等。石菖蒲芳香走窜,开窍醒神,广泛用于闭证、神昏证的治疗,临床疗效十分确切。临床上用单味石菖蒲挥发油制成的注射液(0.5%总挥发油溶液)治疗肺性脑病昏迷,有效率为74.97%,能迅速消除意识障碍和神经精神症状[34]。以石菖蒲配伍的方剂更是广泛用于治疗多种疾病,以精神神经系统和心血管系统的治验最多。石菖蒲的复方煎剂鼻饲并结合西药治疗流行性乙型脑炎104例,结果痊愈78例,好转7例[35]。脑醒颗粒由石菖蒲等多味药组成,治疗缺血性脑卒中34例,取得良好疗效[36]。

有报道对以川芎、石菖蒲为主药的脑醒喷鼻剂进行了"醒神开窍"方面的动物实验:用夹闭豚鼠双侧颈总动脉并低血压法造成动物急性脑缺血,缺血45分钟后,抽血测一氧化氮(NO),取皮质脑组织测自由基3项,取右侧海马脑片作电镜观察。结果显示,脑醒喷鼻剂组的超氧化物歧化酶(SOD)、谷胱甘肽过氧化物酶(GSH-Px)高于水对照组($P<0.001$),过氧化脂质(LPO)、NO低于水对照组($P<0.001$),均与尼莫地平腹腔注射组、川芎嗪腹腔注射组无显著性差异($P>0.05$)。电镜观察结果也表明脑醒喷鼻剂组的神经元、胶质细胞、毛细血管的受损程度明显低于水对照组,而与尼莫地平对照组无明显差别。该实验证实了该药经鼻给药可增强脑细胞耐缺氧能力和改善脑循环的作用[37]。

**【复方及制剂】**

1. **天王补心丸(及其浓缩丸)** 丹参25g、当归50g、石菖蒲25g、党参25g、茯苓25g、五味子50g、麦冬50g、天冬50g、地黄200g、玄参25g、制远志25g、炒酸枣仁50g、柏子仁50g、桔梗25g、甘草25g、朱砂10g。本品为棕黑色的水蜜丸、褐黑色的小蜜丸或大蜜丸;气微香,味甜、微苦。滋阴养血,补心安神。用于心阴不足,心悸健忘,失眠多梦,大便干燥。口服。水蜜丸一次6g,小蜜丸一次9g,大蜜丸一次1丸(9g),一日2次。

2. **天丹通络片(胶囊)** 川芎330g、丹参330g、天麻330g、石菖蒲220g、黄芪400g、豨莶草330g、水蛭110g、槐花220g、人工牛黄11g、牛膝220g。本品为薄膜衣片,除去薄膜衣后显黄棕色至棕褐色;味苦、微涩。每片重0.415g(胶囊剂型为每粒0.4g)。活血通络,熄风化痰。用于中风中经络,风痰瘀血痹阻脉络证,症见半身不遂,偏身麻木,口眼㖞斜,语言謇涩;脑梗死急性期、恢复早期见上述证候者。口服。一次5片(粒),一日3次。脑出血患者急性期禁用。忌食生冷、辛辣、油腻食物。

3. **天麻醒脑胶囊** 天麻300g、地龙200g、石菖蒲300g、远志200g、熟地黄100g、肉苁蓉100g。本品为硬胶囊,内容物为淡黄色至棕黄色的颗粒和粉末;气腥,味辛、咸。滋补肝肾,平肝息风,通络止痛。用于肝肾不足,肝风上扰所致头痛,头晕,记忆力减退,失眠,反应迟钝,耳鸣,腰酸。口服。一次2粒,一日3次。

4. **甘露消毒丸** 滑石300g、茵陈220g、石菖蒲120g、木通100g、射干80g、豆蔻80g、连翘80g、黄芩200g、川贝母100g、藿香80g、薄荷80g。本品为灰黄色的水丸;气微香,味苦、微辛。芳香化湿,清热解毒。用于暑湿蕴结,身热肢酸,胸闷腹胀,尿赤黄疸。口服。一次6~9g,一日2次。服药期间忌食辛辣油腻食物。

5. **宁神补心片** 丹参112.5g、地黄75g、酒女贞子150g、熟地黄112.5g、墨旱莲112.5g、煅珍珠母750g、石菖蒲37.5g、首乌藤187.5g、合欢皮112.5g、五味子56.25g。本品为糖衣片或薄膜衣片,除去包衣后显棕揭色;味微酸而涩。养血安神,滋补肝肾。用于肝肾阴血不足所致的头昏、耳鸣、心悸、健忘、失眠。口服。一次 4~6 片,一日 3 次;或遵医嘱。

**6. 安神补心丸**　丹参 300g、五味子(蒸)150g、石菖蒲 100g、安神膏 560g。本品为棕褐色的浓缩水丸;或为包糖衣的浓缩水丸,除去糖衣后显棕褐色;味涩、微酸。养心安神。用于心血不足,虚火内扰所致的心悸失眠,头晕耳鸣。口服。一次 15 丸,一日 3 次。孕妇慎用。

注:以上"安神膏"由合欢皮 300g、墨旱莲 300g、地黄 200g、女贞子(蒸)400g、菟丝子 300g、首乌藤 500g、珍珠母 2 000g 七味经一定工艺制成棕褐色的黏稠液体;味涩、微酸。用于制备本品。

**7. 安神补心颗粒**　丹参 508g、五味子(蒸)254g、石菖蒲 170g、安神膏 949g。本品为棕褐色的颗粒;气微香,味微苦、酸。养心安神。用于心血不足,虚火内扰所致的心悸失眠,头晕耳鸣。口服。一次 1 袋,一日 3 次。孕妇慎用。

**8. 补心气口服液**　黄芪、人参、石菖蒲、薤白。本品为红棕色的澄清液体;气微香,味甜、微苦。补益心气,理气止痛。用于气短、心悸、乏力、头晕心气虚损型胸痹心痛。口服。一次 10ml,一日 3 次。

**9. 郁金银屑片**　秦艽 30g、当归 30g、石菖蒲 30g、关黄柏 30g、香附(酒炙)30g、郁金(醋炙)30g、醋莪术 30g、雄黄 30g、马钱子粉 30g、皂角刺 30g、桃仁 30g、红花 30g、乳香(醋炙)30g、硇砂 12g、玄明粉 18g、大黄 18g、土鳖虫 36g、青黛 24g、木鳖子 24g。本品为糖衣片或薄膜衣片,除去包衣后,显黄棕色至棕褐色;气微香,味微苦、涩。疏通气血,软坚消积,清热解毒,燥湿杀虫。用于银屑病。口服。一次 3~6 片,一日 2~3 次。本品需在专业医师指导下使用。

**10. 参乌健脑胶囊**　人参、制何首乌、党参、黄芪、熟地黄、山药、丹参、枸杞子、白芍、远志、茯神、石菖蒲、黄芩、葛根、粉葛、酸枣仁、麦冬、龙骨(粉)、香附、菊花、卵磷脂、维生素 E。本品为硬胶囊,内容物为棕色至棕褐色的颗粒和粉末;味微苦。补肾填精,益气养血,强身健脑。用于肾精不足,肝气血亏所引致的精神疲惫,失眠多梦,头晕目眩,体乏无力,记忆力减退。口服。一次 5~6 粒,一日 3 次;儿童酌减或遵医嘱。

**11. 复方仙鹤草肠炎胶囊**　仙鹤草 1 250g、黄连 375g、木香 375g、蝉蜕 375g、石菖蒲 375g、桔梗 250g。本品为硬胶囊,内容物为棕黄色至褐棕色的颗粒和粉末;味苦、涩。清热燥湿,健脾止泻。用于脾虚湿热内蕴所致的泄泻急迫,泻而不爽,或大便溏泻,食少倦怠,腹胀腹痛;急、慢性肠炎见上述证候者。口服。一次 3 粒,一日 3 次,饭后服用。

**12. 复方陈香胃片**　陈皮 84g、木香 20g、石菖蒲 11g、大黄 20g、碳酸氢钠 17g、重质碳酸镁 17g、氢氧化铝 84g。本品为浅棕红色的片;气香,味淡。行气和胃,制酸止痛。用于脾胃气滞所致的胃脘疼痛,脘腹痞满,嗳气吞酸;胃及十二指肠溃疡、慢性胃炎见上述证候者。口服。一次 1.12g,一日 3 次。孕妇慎服;胃大出血时禁用;忌酒及辛辣油腻、不宜消化的食物。

**13. 活血通脉片**　鸡血藤 91g、桃仁 18g、丹参 91g、赤芍 45g、红花 36g、降香 36g、郁金 45g、三七 91g、川芎 27g、陈皮 91g、木香 36g、石菖蒲 45g、枸杞子 91g、酒黄精 182g、人参 45g、麦冬 91g、冰片 9g。本品为黄褐色至棕褐色的素片、糖衣片或薄膜衣片,包衣片除去包衣后显黄褐色至棕褐色;气香,味微苦。行气活血,通脉止痛。用于冠心病心绞痛气滞血瘀证。口服。一次 5 片(大片)或一次 8 片(小片),一日 3~4 次;或遵医嘱。孕妇慎服。

**14. 速效牛黄丸** 人工牛黄、水牛角浓缩粉、黄连、冰片、栀子、黄芩、朱砂、珍珠母、郁金、雄黄、石菖蒲。本品为黄棕色至棕褐色的大蜜丸;气香,味微苦。清热解毒,开窍镇惊。用于痰火内盛所致烦躁不安、神志昏迷及高血压引起的头目眩晕。口服。一次 1 丸,一日 2 次,小儿酌减。孕妇慎用。

**15. 脑脉泰胶囊** 红参、三七、当归、丹参、鸡血藤、红花、银杏叶、山楂、菊花、石决明、制何首乌、葛根、石菖蒲。本品为硬胶囊,内容物为棕黄色至褐色的粉末和颗粒;味微苦、涩。益气活血,息风豁痰。用于中风气虚血瘀,风痰瘀血闭阻脉络证,症见半身不遂,口舌㖞斜,言语謇涩,头晕目眩,半身麻木,气短乏力;缺血性脑卒中恢复期及急性期轻症见上述证候者。口服。一次 2 粒,一日 3 次。孕妇慎服。

**16. 通窍镇痛散** 石菖蒲 125g、郁金 125g、荜茇 125g、醋香附 125g、木香 125g、丁香 125g、檀香 125g、沉香 125g、苏合香 125g、安息香 125g、冰片 37.5g、乳香 125g。本品为棕色至深棕色的粉末;气香,味微苦、辛。行气活血,通窍止痛。用于痰瘀闭阻,心胸憋闷疼痛,或中恶气闭,霍乱,吐泻。姜汤或温开水送服。一次 3g,一日 2 次。孕妇禁用;忌气恼,辛辣食物。

**17. 萆薢分清丸** 粉萆薢 320g、石菖蒲 60g、甘草 160g、乌药 80g、盐益智仁 40g。本品为白色光壳的水丸,除去包衣后呈灰棕色;味甜、微苦。分清化浊,温肾利湿。用于肾不化气,清浊不分所致的白浊,小便频数。口服。一次 6~9g,一日 2 次。忌食油腻、茶、醋及辛辣刺激性物。

**18. 解郁安神颗粒** 柴胡 80g、大枣 60g、石菖蒲 80g、姜半夏 60g、炒白术 60g、浮小麦 200g、制远志 80g、炙甘草 60g、炒栀子 80g、百合 200g、胆南星 80g、郁金 80g、龙齿 200g、炒酸枣仁 100g、茯苓 100g、当归 60g。本品为棕色至棕褐色的颗粒;气微腥,味甜、微苦,或味苦、微甜(无蔗糖)。舒肝解郁,安神定志。用于情志不畅,肝郁气滞所致的失眠、心烦、焦虑、健忘;神经症、更年期综合征见上述证候者。开水冲服。一次 1 袋,一日 2 次。

**19. 障眼明片** 石菖蒲、决明子、肉苁蓉、葛根、青葙子、党参、蔓荆子、枸杞子、车前子、白芍、山茱萸、甘草、菟丝子、升麻、蕤仁(去内果皮)、菊花、密蒙花、川芎、酒黄精、熟地黄、关黄柏、黄芪。本品为糖衣片薄膜衣片,除去包衣后显棕褐色;味甘、微酸。补益肝肾,退翳明目。用于肝肾不足所致的干涩不舒,单眼复视,腰膝酸软,或轻度视力下降;早、中期老年性白内障见上述证候者。口服。一次 4 片,一日 3 次。忌食辛辣食物。

**20. 醒脑再造胶囊** 黄芪 162.2g、石菖蒲 40.5g、三七 27g、当归 33.8g、粉防己 27g、炒桃仁 27g、天麻 27g、炒槐花 27g、胆南星 27g、玄参 27g、连翘 27g、川芎 27g、全蝎(去钩)6.8g、决明子 27g、制白附子 13.5g、木香 13.5g、猪牙皂 13.5g、珍珠(豆腐制)20.3g、淫羊藿 94.6g、红参 33.8g、地龙 27g、红花 27g、赤芍 27g、石决明 27g、仙鹤草 27g、炒白术 27g、葛根 27g、黄连 27g、泽泻 27g、枸杞子 27g、制何首乌 40.5g、沉香 13.5g、细辛 13.5g、炒僵蚕 6.8g、冰片 13.5g、大黄 13.5g。本品为硬胶囊,内容物为黄褐色至黑褐色的颗粒和粉末;气香,味甜、微苦凉。化痰醒脑,祛风活络。用于风痰闭阻清窍所致的神志不清,言语謇涩,口角流涎,筋骨酸痛,手足拘挛,半身不遂;脑血栓恢复期及后遗症见上述证候者。口服。一次 4 粒,一日 2 次。孕妇禁用。

**21. 癫痫平片** 石菖蒲 214g、僵蚕 54g、全蝎 54g、蜈蚣 36g、石膏 714g、白芍 214g、煅磁

石 300g、煅牡蛎 107g、猪牙皂 107g、柴胡 214g、硼砂 70g。本品为棕褐色的片,或为薄膜衣片,除去包衣后显棕褐色,气香,味微咸。豁痰开窍,平肝清热,息风定痫。用于风痰闭阻所致癫痫。口服。一次 5~7 片,一日 2 次,小儿酌减或遵医嘱。孕妇忌服。

22. 癫痫康胶囊　天麻、石菖蒲、僵蚕、胆南星、川贝母、丹参、远志、全蝎、麦冬、淡竹叶、生姜、琥珀、人参、冰片、人工牛黄。本品为硬胶囊,内容物为黄棕色的粉末;气清香,味苦。镇惊息风,化痰开窍。用于癫痫风痰闭阻,痰火扰心,神昏抽搐,口吐涎沫者。口服。一次 3 粒,一日 3 次。

**【临床研究】**

**1. 应用研究**

(1)治疗老年性痴呆:运用以石菖蒲为主药的菖龙丹治疗老年性痴呆(SD)患者 35 例(治疗组),同时用脑复康治疗 SD 患者 21 例(对照组)。结果显示,治疗组总有效率为(88.6%)明显高于对照组(57.1%)($P<0.05$);治疗组 MMSE、HDS 量表得分明显高于治疗前,ADL 量表得分较治疗前显著降低(均 $P<0.05$);治疗组患者血浆超氧化物歧化酶(SOD)活性较治疗前明显升高($P<0.05$),脂质过氧化物(LPO)含量较治疗前明显降低($P<0.01$);而对照组患者各量表得分、血浆 SOD 及 LPO 水平,治疗后与治疗前均无显著性差异($P>0.05$)。提示菖龙丹对 SD 患者的疗效优于脑复康[38]。

采用四七汤(制半夏、朱茯苓、石菖蒲、枳实、郁金等)加味治疗老年性痴呆 30 例,比对照组服脑复新疗效显著,对老年性痴呆、脑卒中合并痴呆有良好治疗作用。提示行气解郁,化痰开窍是治疗痰气郁结,蒙蔽心窍的有效方法[28]。

来平凡等[39]对 34 篇中药治疗老年性痴呆的临床报道进行分析,结果发现,所统计的 47 首方剂中使用频率最高的药物就是石菖蒲,其次依次为:当归、茯苓、地黄、远志、甘草、陈皮、半夏、白术、党参和川芎。

采用中医补肾活血法,选用黄精、熟地黄、丹参、川芎、远志、石菖蒲等药观察治疗 61 例老年性痴呆患者,结果表明,显效 23 例,有效 25 例,无效 13 例,总有效率为 78.69%;61 例患者自身治疗前后 MMSE、HDS、ADL、PRS4 种量表积分比较有高度统计学意义($P<0.01$);该法对呆滞、寡言、善忘、倦怠、舌瘀等症状有明显改善作用,且对悲怆、躁动、狂言、善怒等个性、人格障碍均有不同程度的改善[40]。

(2)治疗癫痫:有报道以石菖蒲为主药的自拟方癫痫宁颗粒对癫痫发作治疗的临床疗效。将条件基本相似的患者分为两组,一组为中药癫痫宁治疗组(39 例),另一组为西药苯巴比妥对照组(39 例)。两组观察治疗 3 个月以上。治疗结果显示,对全身性发作中药治疗组疗效与西药对照组无明显差异($P=0.239$),但对部分自主神经性发作疗效中药治疗组优于西药对照组($P=0.005\ 2$)。另外,对癫痫宁进行急性毒性实验,以大于临床预计用量的 300 倍给动物灌胃,均无 1 例死亡,仅出现一过性活动减少[41]。

应用健脾祛痰、调气和中法治疗小儿腹型癫痫 31 例,基本处方为太子参 9g,茯苓 12g,半夏 9g,石菖蒲 9g,胆南星 9g,橘红 6g,枳壳 9g,川芎 6g,厚朴 9g,白芍 12g,甘草 6g。治疗后获显效 25 例,有效 4 例,效差 1 例,无效 1 例[42]。

(3)治疗急性脑缺血性疾病:有研究纳入急性缺血性脑卒中患者 53 例,随机分为治疗组 34 例,对照组 19 例。治疗组口服脑醒颗粒(石菖蒲为其主药),对照组口服尼莫地平片,疗程 4 周,采用单盲法观察。结果表明治疗组总有效率高于对照组($P<0.05$)。研究还提示脑

醒颗粒具有改善血液流变性,促进自由基清除,纠正 $TXA_2/PGI_2$ 失衡,改善微循环等药理作用[37]。

(4)治疗颅脑损伤:采用脑康灵(天麻、石菖蒲、枸杞子、天竺黄、川芎等),配合谷氨酸等治疗颅脑损伤 1 228 例,与对照组进行对照,临床各组症状有显著性差异($P<0.01$),颅内血肿、蛛网膜下腔出血的吸收天数治疗组优于对照组($P<0.01$)。结果显示中西结合治疗颅脑损伤的疗效优于单纯西药治疗组[43]。

(5)治疗老年前列腺炎:采用中西医结合方法,自拟制淋汤(石菖蒲、鱼腥草、黄柏、莲子心、芡实、木通等)并配合小剂量抗生素治疗老年前列腺炎 93 例,总有效率为 96.5%。提示本方法对本病具有清利湿热、分清泌浊、补肾固涩、抗菌消炎和缓解症状的作用[44]。

(6)治疗发作性睡病:发作性睡病类似中医卒然多卧证,依其兼证的有无可分为,肝胆郁热型、痰湿闭阻型、心脾两虚型、瘀血阻窍型、髓海不足型及主证型。治疗重点在于通达阳气,促使阴阳之气按昼夜规律启闭。宋宪源等[45]用生酸枣仁、石菖蒲、冰片组成自拟加味生枣仁散,兼用辨证分型汤剂送服,治疗本病 18 例,总有效率为 88.9%。

2. **用法用量**　2020 年版《中国药典》规定用量为 3~10g。

**【中毒表现及救治】**[46]

1. **中毒表现**　兴奋脊髓神经,导致抽搐,外界刺激可诱发或加剧,严重者可死于强直性惊厥。

2. **救治**　早期及时进行催吐、洗胃、导泻,注意静脉输液。皮下注射麻黄碱,进行对症治疗。

(曹春雨　张春颖　杜贵友)

# 24　北　豆　根

**【基源】**本品为防己科植物蝙蝠葛 *Menispermum dauricum* DC. 的干燥根茎。

**【化学成分】**北豆根中的主要成分为生物碱,其总生物碱的含量为 1.7%~2.5%,其中脂溶性生物碱含量最高,从中分离并鉴定出了双苄基异喹啉型、氧化异阿朴啡型及吗啡烷等生物碱[1-2],除此之外北豆根中还含有 31 种挥发性成分[3]。

1964 年日本学者富田真雄等从北豆根中分离提取出第一个有效成分北豆根碱(dauricine) I[4],异名蝙蝠葛碱、山豆根碱、北山豆根碱,它属于双苄基异喹啉类衍生物,是略微黄色无定形体,分子式为 $C_{38}H_{44}O_6N_2$,分子量 624.75Da,化学名为 phenol,4-[(1,2,3,4-tetrahydro-6,7-dimethoxy-2-methyl-1-isoquinolinyl)methyl]-2-[4-[(1,2,3,4-tetrahydro-6,7-dimethoxy-2-methyl-1-isoquinolinyl)methyl]phenoxy]-,[R-(R*,R*)]-,熔点 115℃[5]。本类生物碱还包括北豆根诺林碱(蝙蝠葛诺林碱、山豆根醇灵碱、蝙蝠葛醇灵)(daurinoline) II、北豆根新诺林碱(蝙蝠葛诺林碱、山豆根诺林、山豆根异醇灵碱)(dauricinoline) III、北豆根可林碱(蝙蝠葛可林碱、山豆根可林、山豆根二醇灵碱)(dauricoline) IV、北豆根苏林碱(蝙蝠葛苏林碱、山豆根苏林)(daurisoline) V、北豆根新林碱(dauriciline) VI及 *N*-去甲基蝙蝠葛碱[6]。其中 II、III、IV 由富田真雄等学者分别在 1965 年、1970 年从北豆根中提取鉴定得到[7-9]，Ⅴ、Ⅵ由我国学者在 1979 年、1991 年提取得到[10-11]。

　　北豆根诺林碱为淡黄色粉末、非晶体，分子式为 $C_{37}H_{42}O_6N_2 \cdot H_2O$。北豆根新诺林碱分子式为 $C_{37}H_{42}O_6N_2$，分子量 610.72Da。北豆根可林碱是淡黄色粉末状晶体，分子式为 $C_{36}H_{40}O_6N_2$。北豆根苏林碱为乳黄色粉末，分子式为 $C_{37}H_{42}O_6N_2$，分子量 610.72Da，化学名 7-isoquinolinol，1，2，3，4-tetrahydro-1-［4-hydroxy-3-［4-［（1，2，3，4-tetrahydro-6，7-dimethoxy-2-methyl-1-isoquinolinyl）methyl］phenoxy］-methyl］-6-methoxy-2-methyl-，［R-(R*，R*)］-，熔点 96~102℃[5]。北豆根新林碱为淡黄色无定形粉末，分子式为 $C_{36}H_{40}O_6N_2 \cdot 1/2CH_3COCH_3$，分子量为 596Da，化学名为 RR，7，7'-去甲基蝙蝠葛碱（RR，7，7'-demethyldaurioine），熔点 109~110℃。

　　此外，富田真雄等还从北豆根中分离出青藤碱（sinomenine）、青藤防己碱（acutumine）及 N-去甲青藤防己碱（acutumidine）[2]。青藤碱（青风藤碱、防己碱、毛防己碱、华月碱）为针状结晶（苯），分子式为 $C_{19}H_{23}O_4N$，分子量 329.38Da，化学名 morphinan-6-one，7，8-didehydro-4-hydroxy-3，7-dimethoxy-17-methyl-（9α，13α，14α）-，熔点 161℃，熔化后熔点又升至 182℃。青藤防己碱（短防己碱、尖防己碱、阿克吐明）为无色针状结晶，分子式为 $C_{19}H_{24}O_6N \cdot Cl$，熔点 238~240℃。N-去甲青藤防己碱（青藤防己次碱、短防己次碱、N-去甲尖防己碱、阿克吐米定）为无色针状结晶，分子式为 $C_{18}H_{22}O_6N \cdot Cl$，熔点 239~241℃[12]。北豆根中还含有光千金藤定碱（stepholidine）、碎米蕨叶碱（cheilanthifoline）和光千金藤碱（stepharine）[13]，前两者属于原小檗碱类衍生物[14]；光千金藤碱（斯替法灵、千金藤灵）为淡褐色针状结晶（丙酮），分子式为 $C_{18}H_{18}O_3N$，熔点 177~180℃；光千金藤定碱（斯替复里啶、光千金藤醇里定）为无色棱状结晶（丙酮 - 乙醚），分子式为 $C_{19}H_{21}O_4N \cdot H_2O$，熔点 129~133℃；碎米蕨叶碱（华紫堇碱、齐兰西夫林、车里叶灵）为无色板状结晶（丙酮 - 乙醚），分子式为 $C_{19}H_{19}O_4N$，熔点 178~180℃[12]。

　　1982 年日本学者 Kunitomo 等从北豆根中首次提取出氧化异阿朴菲（oxoisoaporphines）型生物碱蝙蝠葛菲碱（meniporphine）[15]。之后，中日学者又先后分离提取出 6 种该类生物碱，包括：蝙蝠葛辛（bianfugecine）、蝙蝠葛定（bianfugedine）、蝙蝠葛宁（bianfugenine，dauriporphine）[16]、二氢蝙蝠葛菲碱（2,3-dihydromeniporphine）[17]、蝙蝠葛啡诺林碱[18] 及 6-O-demethylmenisporphine[19]。蝙蝠葛辛分子式为 $C_{18}H_{13}O_3N$，分子量为 291Da，化学名为 5，9-二甲氧基 -7H- 二苯基［de，h］喹啉 -7- 酮（5，9-dimethoxy-7H-dibenzo（de，h）quinolin-7-one），熔点 160℃。蝙蝠葛定分子式为 $C_{20}H_{17}O_5N$，分子量 351Da，化学名为 5，6- 次甲二氧基 -9- 甲氧基 -7H- 二苯基［de，h］喹啉 -7- 酮（5，6-methylene-dioxy-9-methoxy-7H-dibenzo（de，h）quinolin-7-one），熔点 162~164℃。蝙蝠葛宁分子式为 $C_{20}H_{17}O_5N$，分子量 351Da，化学名为 4，5，6，9- 四甲氧基 -7H- 二苯基［de，h］喹啉 -7- 酮（4，5，6，9-tetramethoxy-7H-dibenzo（de，h）quinolin-7-one）[16]。二氢蝙蝠葛菲碱分子式为 $C_{19}H_{17}O_4N$，分子量 323Da，熔点 177~180℃。蝙蝠葛啡诺林碱（蝙蝠葛宁酚碱）（dauriporphinoline）分子式为 $C_{19}H_{15}O_5N$，分子量 337Da，熔点 205~207℃。6-O-demethyl-menisporphine 分子式为 $C_{18}H_{13}O_4N$，分子量 307Da，熔点 248~249℃[19]。

　　北豆根中含有的蝙蝠葛林（menisperine）[20]，为北豆根中含量较多的生物碱之一[12]。北豆根中的其他成分包括木兰碱[21] 和粉防己碱[20]。蝙蝠葛林还被称作蝙蝠葛任、蝙蝠葛碱及 N-methylisocorydine，是无色针状结晶（甲醇 - 丙酮）样氯化物，分子式为 $C_{21}H_{26}O_4N^+$，分子量为 356.43Da，化学名为 4H-dibenzo［de，g］quinolinium-5，6，6a，7-tetrahydro-11-

hydroxy-1,2,10-trimethoxy-6,6-dimethyl-,(S)-,熔点 219℃ [5]。蝙蝠葛叶中也含有生物碱,已分离出羟短防己碱,熔点为 175~177℃。

除生物碱外,北豆根中还含有 30 余种挥发性成分[3],包括碳氢化合物、碳氢氧化合物、氮类化合物及杂环化合物,其中脂肪酸的含量最多。另外,还含有多糖类、醌类[22]、强心苷类、内酯、皂苷、鞣质、蛋白质及树脂等化学成分[23]。

**【含量测定】** 2020 年版《中国药典》[24]采用高效液相色谱法测定蝙蝠葛苏林碱($C_{37}H_{42}N_2O_6$)和蝙蝠葛碱($C_{38}H_{44}N_2O_6$)的含量作为质量控制标准。色谱条件:以十八烷基硅烷键合硅胶为填充剂;以乙腈 -0.05% 三乙胺溶液(45:55)为流动相;检测波长为 284mn。理论板数按蝙蝠葛碱峰计算应不低于 6 000。本品按干燥品计算,含蝙蝠葛苏林碱($C_{37}H_{42}N_2O_6$)和蝙蝠葛碱($C_{38}H_{44}N_2O_6$)的总量不得少于 0.60%。

**【炮制研究】** 2020 年版《中国药典》中北豆根饮片的制法为:取北豆根,除去杂质,洗净,润透,切厚片,干燥。本品为不规则的圆形厚片。表面淡黄色至棕褐色,木部淡黄色,呈放射状排列,纤维性,中心有髓,白色。气微,味苦。

**【药理研究】**

**1. 对心血管系统的作用**

(1)降压作用:北豆根碱静脉滴注对麻醉动物(猫、犬、大鼠)有迅速而明显的降压作用,对麻醉猫的急性降压作用及程度与所用的剂量有关。进一步研究发现,其降压作用系松弛血管平滑肌所致,这种作用不依赖于阻断 α 受体或兴奋 β 受体,而可能是通过无选择性地阻断电位依赖和受体激活的 $Ca^{2+}$ 通道实现。北豆根碱对不同血管平滑肌的作用有所不同,对冠状动脉的扩张作用最强,分别为对门静脉、肺动脉、胸主动脉作用的 1.12 倍、3.24 倍、380.19 倍。北豆根碱大剂量静脉滴注时阻断颈上神经节的冲动传导,这可能也是其降压作用机制之一[25-30]。动物实验证明,蝙蝠葛林和青藤碱均有肯定的降压作用,后者的作用迅速、显著而持久。木兰碱亦有降压作用。

蝙蝠葛碱(dauricine,简称 Dau)可抑制交感神经兴奋引起的儿茶酚胺释放,尤其是去甲肾上腺素(NA)的释放。NA 作为交感神经兴奋时释放的递质,释放后与血管平滑肌 α 受体结合,引起血管平滑肌收缩,使血压升高。给麻醉猪和大鼠静脉注射 Dau,有明显的降压作用[31]。其降压机制主要是 Dau 选择性地阻断电位依赖钙通道和蛋白激酶 C 受体激活的钙通道,抑制突触前膜 $Ca^{2+}$ 内流,从而抑制交感神经兴奋时神经末梢去甲肾上腺素的释放,直接扩张阻力血管,降低总外周阻力而起到降压的作用。

(2)抗心律失常作用:北豆根碱具广谱抗心律失常作用,尤其是抗缺血性心律失常作用,并与利多卡因、胺碘酮等抗心律失常药有协同作用[32]。实验表明,北豆根碱能抑制心房纤维和房室结细胞动作电位,延缓心脏传导速度,这可能是其抗室性、室上性快速心律失常的主要电生理基础[33-34]。北豆根碱对窦房结功能亦有抑制作用,动物实验已证实北豆根碱能明显减慢离体家兔右心房频率,说明其对窦房结有直接抑制作用[35]。

(3)影响心脏收缩及冠脉循环:离体实验表明,北豆根碱可减弱心肌收缩力,减慢心率。32μmol/L 北豆根碱可明显降低家兔左心房的收缩性,也显著减弱离体大鼠心肌收缩力。小鼠腹腔注射北豆根碱 50mg/kg 后测定心肌血流量显示,可显著增加心肌血流量[36-37]。

(4)心肌保护作用:北豆根碱 5mg/kg 静脉注射使麻醉兔梗死心肌组织琥珀酸脱氢酶(SDH)及腺苷三磷酸酶(ATPase)活性明显恢复,而乳酸脱氢酶(LDH)、酸性磷酸酶(ACP)活性则下降。说明其可改善心肌代谢功能,改善缺氧状况,保护心肌细胞膜性结构,有效对抗麻醉导致的心肌酶组织化学损坏,且北豆根碱可抑制结扎后心肌酶的释放[38-39]。小鼠耐缺氧实验亦表明,北豆根碱能提高小鼠常压耐缺氧能力,延长存活时间,降低耗氧速率,因而对缓解心肌缺血性损伤有一定作用[40]。现代医学认为凡能导致冠状动脉供血不足或血中、血浆中含氧量不能满足心肌耗氧量的因素都可以导致心肌缺血的发生。苏云明等[41]研究表明,蝙蝠葛酚性碱能改善心肌缺血时血流动力学的紊乱,对心肌缺血起到保护作用。

**2. 对呼吸系统的作用**[42] 北豆根总碱 20mg/kg 腹腔注射,对氨水及二氧化硫诱导的小鼠咳嗽有明显的镇咳作用。以 8mg/kg 给兔灌胃,可缩短酚红在呼吸道的排出时间,说明其有一定的祛痰作用。北豆根总碱注射液 10mg/ml 有平喘作用。

**3. 对消化系统的作用**[5] 北豆根碱能抑制胃液的分泌,给实验性溃疡大鼠灌胃后,对溃疡有明显的修复作用。北豆根碱能抑制离体兔小肠的收缩和降低在位肠张力。青藤碱能抑制离体肠肌的活动,并能对抗毛果芸香碱、组胺和乙酰胆碱对离体肠肌的作用,具有解痉作用。

**4. 对神经系统的作用** 北豆根碱对中枢神经系统先兴奋后抑制[12]。蝙蝠葛林具神经节阻断作用,以颌下神经最为敏感,此作用能被抗胆碱酯酶药新斯的明拮抗。青藤碱在小鼠、犬、猴的实验中均显示有显著的镇静作用[5]。实验表明,北豆根碱和北豆根苏林碱均是一种神经元钙通道阻滞剂。在豚鼠实验时,北豆根碱呈现一定的局麻作用,$ED_{50}$ 为 3.05mmol,此作用与奎尼丁相似[43-44]。

**5. 对血液系统的作用**

(1)影响血小板聚集:在体外实验中,北豆根碱对腺苷二磷酸、肾上腺素和花生四烯酸及胶原诱导的血小板聚集有明显的浓度依赖性抑制作用。多数观点认为北豆根碱对花生四烯酸代谢的影响,是其抑制血小板聚集的机制之一。在测试腺苷二磷酸诱导的体外血小板聚集抑制活性时,北豆根苏林碱亦表现很强的抑制活性,这种作用与剂量呈依赖关系[45-48]。张彦周等[49]报道 Dau 可减少健康人凝血酶诱导时血小板膜糖蛋白Ⅳ(GP Ⅳ)再分布及血小板内凝血酶敏感蛋白(TSP)的释放,可减少急性心肌梗死(AMI)患者血小板不可逆性聚集的发生。

(2)抗血栓形成:动物实验表明,北豆根碱可明显抑制血栓形成,其抑制大鼠血小板黏附于胶原,抑制血小板黏附和聚集及抑制血小板活化因子释放可能是其作用机制之一[50]。

**6. 抗炎镇痛作用** 从北豆根提取的北豆根粗总碱、北豆根多酚羟基碱和北豆根非酚性总碱均有明显的抗炎作用,3 种成分均以 20~25mg/kg 的剂量给药 1 次,对小鼠巴豆油性耳郭肿胀均有明显抑制作用,并可明显降低大鼠角叉菜胶性足肿胀的肿胀度,对渗出、囊壁增生有抑制作用[51-52]。青藤碱在小鼠及家兔的实验中有肯定的镇痛作用,镇痛剂量为吗啡的10 倍,持续时间较短[5]。

**7. 对免疫系统的作用** 北豆根总碱以 25mg/kg 的剂量给小鼠腹腔注射,给药 7 天,对环磷酰胺和氢化可的松诱导的免疫低下小鼠的单核巨噬细胞吞噬功能、T 细胞功能及体液免疫功能均有明显的提升作用;并能明显增强热应激小鼠的迟发型超敏反应,提高巨噬细胞吞噬功能,增加血清溶血素的生成,说明北豆根总碱对免疫系统有调节作用[53-55]。

**8. 促组胺释放** 青藤碱是目前所知的植物中最强的组胺释放剂之一。犬静脉注射青藤碱后血浆中组胺含量上升,血压下降,门静脉压上升,促使淋巴生成,这些作用可被抗组胺药物抑制[5]。

9. **肌肉松弛作用**　实验证明北豆根总生物碱的季铵盐有肌松作用,进一步研究发现,总碱中分离得到的北豆根苏林碱、北豆根碱均有此作用,且前者的副作用较小。北豆根苏林碱引起兔呼吸麻痹的平均剂量为 3.71mg/kg,对心血管麻痹的平均剂量为 153.13mg/kg,引起兔平均垂头剂量为 1.7mg/kg,它的作用可被新斯的明和葡萄糖所拮抗,表明其为非去极化型肌松剂。北豆根碱 3.6mg/kg 静脉滴注可使 100% 的家兔产生明显的神经肌肉阻滞,其作用性质与箭毒相同,亦为非去极化型肌松剂[56]。

10. **抗肿瘤作用**　北豆根碱对白血病细胞有抑制作用,对单核 - 吞噬细胞系统功能有兴奋作用[21]。北豆根中的生物碱具有广谱的抗肿瘤作用,生物碱中的 PAMD 及 Dau 均对泌尿系统主要肿瘤有体外显著的增殖抑制作用,且呈浓度和时间依赖性[57]。单保恩等[58-60]报道,北豆根水提物(RMW)和醇提物(RME)以及生物碱 PAMD 等在体外均有较强的抗肿瘤作用,其中 RME 的作用强于 RMW。PAMD 对多种不同组织来源的肿瘤细胞(上皮源性、血源性、腺源性)具有广谱的抑制作用。将 RME 进一步纯化,分离出 PE1、PE2、PE3 三种物质,其中 PE1、PE2 具有明显的抗肿瘤作用,PE2 再分离,得出 PF1 和 PF2 两种活性成分,目前认为可能是蝙蝠葛碱和蝙蝠葛苏林碱。其抗肿瘤作用机制与诱导癌细胞的凋亡,抑制 DNA 合成,从而抑制癌细胞的增殖等有关。

11. **降低血胆固醇**　北豆根碱可降低血胆固醇含量[5]。

12. **抑菌作用**　体外实验显示北豆根提取物对致病菌有一定抑制作用。北豆根脂溶性总碱、多酚羟基碱和蝙蝠葛碱对呼吸道致病菌有抑菌作用,尤其对肺炎链球菌效果更为明显,稀释至 0.09mg/ml 仍有作用,且这三种生物碱对金黄色葡萄球菌、溶血性链球菌、白喉棒状杆菌以及某些青霉素耐药菌株有良好的抑菌作用,但仅对肠道菌少数菌株敏感[61-63]。

【**毒理研究**】

1. **毒性成分研究**　北豆根中的生物碱成分既为有效成分,也为其毒性成分。北豆根所含的生物碱在一定剂量下显示出毒性效应,其中,蝙蝠葛碱可造成动物中枢神经系统兴奋、惊厥,最后导致呼吸麻痹而死亡。北豆根的其他生物碱也有一定毒性。

蝙蝠葛酚性总碱[64]单次给药的 $LD_{50}$:$(36.7 \pm 3.3)$mg/kg(小鼠静脉滴注);$(608 \pm 82)$mg/kg(小鼠灌胃);$(45.1 \pm 3.2)$mg/kg(大鼠静脉滴注);>3 000mg/kg(大鼠灌胃);可造成肝脏毒性。小鼠腹腔注射青藤碱的 $LD_{50}$ 为 $(285 \pm 29)$mg/kg,中毒后先出现呼吸抑制继而发生阵挛性惊厥死亡[65]。小鼠静脉注射北豆根苏林碱的 $LD_{50}$ 为 $(1.25 \pm 0.16)$mg/kg。小鼠腹腔注射北豆根总碱的 $LD_{50}$ 为 79.6mg/kg[66]。

肾性高血压的大鼠给予北豆根碱 8~21 天后,可引起肝糖原减少,腺苷三磷酸、琥珀酸脱氢酶活性降低,碱性磷酸酶活性增高及肝细胞变性坏死,提示北豆根碱对肝细胞功能有轻度抑制作用[67]。大鼠灌胃给予北豆根碱 4.8~600mg 持续 18 天至 3 个月,心脏未见不良影响;150mg 以上剂量用药 2~3 个月对肝脏有不同程度的损害,150mg 组对肝脏有轻度影响,而 75mg 及以下剂量组的肝脏无不良影响;300mg 及以上剂量组的肾脏有轻度损害,150mg 及以下剂量组肾脏和肾上腺基本无不良影响[68]。北豆根碱小鼠腹腔注射的 $LD_{50}$ 为 205mg/kg,家兔静脉注射北豆根碱的最小致死量为 $(38 \pm 4)$mg/kg[69]。

2. **毒性机制研究**　大鼠灌胃给予北豆根水煎液 22.5g/kg、45g/kg 连续 21 天后,采用 Agilent 基因芯片检测大鼠肝脏的基因表达谱,并对差异表达基因进行聚类分析和代谢通路分析。结果显示,北豆根水煎液高剂量组动物有明显的肝脏毒性,肝细胞点状、小灶性坏死和炎性细胞浸润。与空白对照组相比,北豆根致大鼠肝损伤涉及众多基因表达的改变。低剂量组肝脏中有 753 个差异表达基因,其中有 154 个基因上调,599 个基因下调。高剂量组肝脏中有 1 266 个差异表达基因,其中有 622 个基因上调,644 个基因下调。经初步分析北豆根水煎液致大鼠肝损伤时,其差异表达基因主要与内质网内蛋白加工、过氧化物酶体、嘧啶代谢、氨基酸代谢、糖脂代谢、胆汁分泌、不饱和脂肪酸代谢以及脂肪细胞因子(adipocytokine)信号通路、过氧化物酶体增殖物激活受体(PPAR)信号通路等相关。进一步研究显示,*EIF2AK2*、*EIF2AK3*、*SEC61B*、*UBE2D1*、*HSP90B1* 和 *MAPK9* 等明显上调,参与了内质网应激所激活的未折叠蛋白反应(UPR)、内质网相关蛋白降解功能信号通路及凋亡信号 c-Jun 氨基末端激酶(JNK),过多的内质网应激因子可能会影响蛋白在内质网中的折叠,从而引发氧化应激,诱导肝细胞凋亡。对基因芯片中差异表达基因 *EIF2AK2*、*HSP90B1* 和 *MAPK9* 进行 PCR 验证,其相对表达量与芯片检测结果一致。因此认为,北豆根肝毒性机制可能是由于过强的内质网应激触发的 JNK 信号通路诱导肝细胞凋亡[70]。

【配伍研究】暂未查到。

【复方及制剂】

1. **北豆根片** 北豆根提取物 120g(相当于总生物碱 30g)。本品为糖衣或薄膜衣片,除去包衣后显灰棕色至黑棕色,味苦。清热解毒,止咳,祛痰。用于咽喉肿痛、扁桃体炎、慢性支气管炎。口服。一次 60mg,一日 3 次。

2. **北豆根胶囊** 北豆根提取物 120g(相当于总生物碱 30g)。本品为硬胶囊,内容物为灰棕色至黑棕色的颗粒及粉末;味苦。清热解毒,止咳,祛痰,用于咽喉肿痛、扁桃体炎、慢性支气管炎。口服。一次 2 粒,一日 3 次。

3. **青果丸** 青果 100g、金银花 100g、黄芩 100g、北豆根 100g、麦冬 100g、玄参 100g、白芍 100g、桔梗 100g。本品为棕褐色的水蜜丸或黑棕色的大蜜丸,味微苦。清热利咽,消肿止痛。用于肺胃蕴热所致的咽部红肿,咽痛,失音声哑,口干舌燥,干咳少痰。口服。水蜜丸一次 8g,大蜜丸一次 2 丸,一日 2 次。忌食辛辣食物。

4. **小儿清热止咳合剂(小儿清热止咳口服液)** 麻黄 90g、炒苦杏仁 120g、石膏 270g、甘草 90g、黄芩 180g、板蓝根 180g、北豆根 90g。本品为棕黄色的液体,久置有少量沉淀;味甘、微苦。清热宣肺,平喘,利咽。用于小儿外感风热所致的感冒,症见发热恶寒,咳嗽痰黄,气促喘息,口干音哑,咽喉肿痛。口服。1~2 岁一次 3~5ml,3~5 岁一次 5~10ml,6~14 岁一次 10~15ml,一日 3 次。用时摇匀。

【临床研究】

1. **应用研究**

(1)治疗心律失常:应用北豆根碱治疗心律失常 32 例,对期前收缩的有效率达 90.5%,其中对室性期前收缩疗效最佳,达 100%,心房颤动组的疗效最差,为 40%,阵发性室上性心动过速仅 1 例疗效迅速,心房颤动比期前收缩显效需时较长,剂量较大[71]。

(2)治疗慢性鼻窦炎:采用方剂北豆根 15g,射干 30~40g,辛夷、薄荷各 10g,柴胡 6g,甘草 5g,细辛 3g。脓涕多者加败酱草 20g,头痛剧烈加白芷 10g,葛根 20g。每日 1 剂,5 剂为 1 个疗程。治疗 50 例,治愈 32 例,好转 16 例,无效 2 例。有效率为 96%[72]。

(3)治疗慢性支气管炎:从北豆根中提取出北豆根总碱制成片剂,每片含总碱 15mg,每次服 4 片,一日 3 次。治疗慢性气管炎 119 例,显效 39.5%,好转 38.7%,总有效率为 90%,痰中嗜酸性粒细胞明显下降[69]。

(4)治疗扁桃体炎:以北豆根、鬼针草各等份,磨粉过筛,制成浸膏片,每片 0.5g。每次 2~4 片,一日 3 次,治疗扁桃体炎 16 例,咽喉炎 4 例,其中 2 例因高热用退热药,余未用他药,疗程 2~5 日,平均 3.15 日,皆愈[69]。

(5)治疗恶性肿瘤:应用北豆根治疗 19 例肝癌,取得一定疗效,症状改善,半数患者肝脏有不同程度的缩小或稳定。使用北豆根治疗的 50 例食管、贲门癌患者,对癌组织的杀伤作用不如化疗药物强烈,但肿瘤组织有不同程度的退化性改变,且癌周边淋巴样细胞反应性增强,与对照组有明显差异[73]。

(6)治疗外痔:北豆根 50g,洗净后湿润 30 分钟,待表面膨胀,加水 500ml,煮沸 30 分钟,滤过,取滤液将纱布湿润,热敷(60℃)在患处 30 分钟,次日将剩余药液加热,再作热敷,3~4 次即可缓解。治疗 15 例,有良好的消炎止痛效果,对混合痔肛裂亦有一定效果[74]。

(7)辅助麻醉:北豆根总碱与东莨菪碱、氯丙嗪联用,在脾、胃、子宫切除,脾脏静脉吻合术及卵巢囊肿摘除等手术中,具有较好的肌松效果。多在用药后 3~5 分钟显效,可维持 40 分钟[69]。

(8)其他:青藤碱有用于风湿性关节炎、神经痛、肌痛治疗的记载[69]。

2. **用法用量** 2020 年版《中国药典》规定北豆根有小毒,临床日用剂量为 3~9g。

【中毒表现及救治】

1. **中毒表现** 北豆根中毒与用药过量有关,其成分中的蝙蝠葛林在临床治疗心律失常时出现的不良反应有腹胀、腹泻及恶心等胃肠道反应;疲乏、失眠、嗜睡等神经系统反应;并可使 GPT 升高,有时出现黄疸;束支传导阻滞、房室传导阻滞、窦房传导阻滞、窦性心动过速和窦性停搏等心脏影响,这些症状可在治疗中自行消失或停药后消失。

2. **救治** 北豆根中的生物碱成分既为有效成分,也为其毒性成分,因此在使用时应控制剂量,以免剂量过大而中毒。此外,生物碱的溶出与煎煮时间有关,煎煮时间长,则其毒性可能增大,故应注意掌握煎煮时间。

根据动物实验观察,北豆根碱的最小中毒剂量,可出现室性心动过速,利多卡因能解救其毒性。因此,一旦出现中毒,除按一般处理中毒原则外,应静脉注射利多卡因。对于长期或大剂量应用导致的肝脏损害,应停药,同时加用保肝药[69]。在过量服用北豆根或其生物碱制剂导致重度中毒时,可出现惊厥、严重心律失常和呼吸肌麻痹等症状,需首先洗胃清除毒物使其不再吸收,并静脉输液加快毒物排出,同时对症处理使用新斯的明对抗呼吸肌麻痹[75]。

(梁爱华 斯建勇 杜贵友)

# 25 仙 茅

【基源】本品为石蒜科植物仙茅 *Curculigo orchioides* Gaertn. 的干燥根茎。

【化学成分】

1. **糖类化合物** 季春[1]将所提仙茅水溶性多糖粗品经水溶醇沉后,进一步以 DEAE

纤维素分离纯化,对分离到的主要组分应用 HPLC、IR 等方法进行结构分析,结果从仙茅水溶性多糖提取物中分离到两个纯度较高的多糖 COPb-1、COPf-l。其中 COPb-1 分子量为 $2.6 \times 10^6$Da,组成单糖有葡萄糖、果糖及木糖,红外光谱数据显示为呋喃型糖;COPf-1 分子量为 $2.2 \times 10^6$Da,组成单糖有水苏糖、葡萄糖和半乳糖等,红外光谱数据显示为吡喃型糖。

2. **皂苷类化合物**　Xu 等[2-3]用乙醇提取仙茅的根茎,所得粗皂苷水解后经 HPLC 反复分离得一皂苷配基:curculigein A 和 6 个皂苷 curculigosaponin A、B、C、D、E 及 F。另将仙茅根茎醇提物用硅胶 RP-18 柱色谱分离得到 3 个环艾烷类皂苷 curculigosaponin K、L、M。用 1mol/L $H_2SO_4$ - 苯(1:1)酸水解,并用硅胶 60 反复经 HPLC 分离得 2 个苷元 curculigenin B 和 C。

3. **酚类化合物**　有学者[4-5]从仙茅的根茎正丁醇部位中分离得到一个化合物,经结构测定为仙茅素 A(curculigine A)。再用仙茅的水溶性部分经大孔吸附树脂处理,得到 40% 乙醇溶出部位,从该部位分离得到 3 个酚性化合物为仙茅苷乙(curculigoside B)、仙茅素 B(curculigine B)、仙茅素 C(curculigine C),其中仙茅素 B、仙茅素 C 为罕见的含氯化合物。

4. **苷类化合物**　陈昌祥等[6]用仙茅的根经甲醇热提取后用硅胶柱色谱,三氯甲烷 - 甲醇梯度洗脱,反相 RP-18 柱色谱,MeOH-HO 洗脱纯化,得到仙茅苷(curculigoside)、苔黑酚葡萄糖苷(orcinol glucoside)等化合物。

李宁等[7-9]从仙茅根茎的乙醇提取物中分离的化合物为仙茅苷(curculigoside);苔黑酚葡萄糖苷(orcinol glucoside);3,3′,5,5′- 四甲氧基 -7,9′:7′,9- 二环氧酯 - 类木脂素 - 葡萄吡喃糖苷(3,3′,5,5′-tetramethoxy-7,9′:7′,9-diepoxy-lignan-4,4′-di-*O*-β-D-glucopyranoside);3- 羟基 -5- 甲(苯)酚吡喃葡萄糖氧基 - 葡萄吡喃糖苷(3-hydroxy-5-methylphenol-1-*O*-β-D-glucopyranosyl-(1→6)-β-D-glucopyranoside);四甲氧基酮(2,3,4,7-tetramethoxyxanthone);咖啡因 1,3,7-(trimethylxanthine);胡萝卜苷(daucosterol)及两个新的环阿尔廷醇型三萜苷,即 3β,11α,16β- 三羟基环阿尔廷烷 -24 酮 -3-*O*-[β-D- 吡喃葡糖(1→3)-β-D- 吡喃葡糖(1→2)-β-D- 吡喃葡糖 -16-*O*-α-L- 阿拉伯糖苷、(24*S*)-3β,11α,16β-24- 四羟基环阿尔廷烷 -3-*O*-β-D- 吡喃葡糖(1→3)-β-D- 吡喃葡糖(1→2)-β-D- 吡喃葡糖 -24-*O*-β-D- 吡喃葡糖苷。从仙茅根茎中分离得到一个新的酚苷类成分,命名为仙茅苷丙,其化学结构为 5- 羟基 -2-*O*-β-D- 吡喃葡糖基苄基 -3′- 羟基 -2′,6′- 二甲氧基苯甲酸[10]。

5. **微量元素**　董国明等[11]将洁净干燥的仙茅根茎在低温等离子体灰化炉中灰化后,测定微量元素,按它们的含量从高到低的顺序为 Ca>K>P>S>Fe>Mn>Sr>Zn>V>Cr>Cu>Co>Rb>Ni>Br>As。

6. **其他成分**　石蒜碱(lycorine)、丝兰皂苷元(yuccagenin)、β- 谷甾醇、5,7- 二甲氧基杨梅酮 -3-*O*-α-L- 木糖(4→1)-*O*-β-D- 葡萄糖、4- 乙酰基 -2- 甲氧基 -5- 甲基三十烷、2,6- 二甲氧基苯甲酸(2,6-dimethoxy benzoic acid)、胡萝卜苷(daucostero1)等[12]。

【含量测定】2020 年版《中国药典》采用高效液相色谱法测定仙茅苷含量作为质量控制指标[13]。

色谱条件与系统适用性试验:以十八烷基硅烷键合硅胶为填充剂;以乙腈 -0.1% 磷酸溶液(21:79)为流动相;检测波长为 285nm。理论板数按仙茅苷峰计算应不低于 3 000。

对照品溶液的制备:取仙茅苷对照品适量,精密称定,加甲醇制成每 1ml 含 70μg 的溶液,即得。

　　供试品溶液的制备:取本品粉末(过三号筛)约 1g,精密称定,精密加入甲醇 50ml,称定重量,加热回流 2 小时,取出,放冷,再称定重量,用甲醇补足减失的重量,摇匀,滤过。精密量取续滤液 20ml,蒸干,残渣加甲醇溶解,转移至 10ml 量瓶中,加甲醇至刻度,摇匀,滤过,取续滤液,即得。

　　测定法:分别精密吸取对照品溶液与供试品溶液各 10μl,注入液相色谱仪,测定,即得。本品按干燥品计算,含仙茅苷($C_{22}H_{26}O_{11}$)不得少于 0.10%。

**【炮制研究】**

2020 年版《中国药典》规定仙茅炮制品制法为除去杂质,洗净,切段,干燥。

**【药理研究】**

　　**1. 清除氧自由基**　吴琼等[14]采用比色法及电子顺磁共振技术(ESR)测定仙茅苷对羟自由基和超氧阴离子自由基的清除效果,结果仙茅苷对羟自由基和超氧阴离子自由基均有良好的清除作用。张振东等[15]分别观察仙茅各提取物对羟自由基(·OH)、1,1- 二苯基 -2-苦基苯肼自由基(DPPH·)的清除率以及对 $Fe^{3+}$ 还原力,结果显示仙茅对·OH、DPPH·的清除率和对 $Fe^{3+}$ 还原力较强。

　　**2. 增强免疫作用**　Lakshmi 等[16]报道,仙茅甲醇提取物能够明显增强吞噬细胞的吞噬作用,经乙酸乙酯萃取分离得到地衣酚糖苷 -A 和苔黑酚 -3-$\beta$-D- 葡萄糖苷,可促进迟发型超敏反应和细胞介导的免疫反应,增强机体的免疫作用。Bafna 等[17]用环磷酰胺诱导的免疫功能低下小鼠为研究模型,发现仙茅甲醇提取物呈剂量依赖地提高小鼠的体液抗体滴度,其机制可能是仙茅能促进迟发型超敏反应,增加白细胞水平,从而激活体液中 T 细胞和 B 细胞的调节作用,以增强免疫功能。

　　**3. 抗骨质疏松作用**　曹大鹏[18]用去卵巢方法制备骨质疏松大鼠模型,结果灌胃给药仙茅提取物的大鼠胫骨骨小梁的骨矿含量和骨矿密度显著提高。其机制可能与仙茅提取物能抑制大鼠血清抗酒石酸酸性磷酸酶(TRAP)活性,增加护骨素(OPG)水平,抑制脱氧吡啶啉(DPD)的分泌,从而升高血清中钙、磷水平等有关。也可能是仙茅提取物通过调节促肾上腺皮质激素和皮质酮水平,进而改善下丘脑 - 肾上腺轴的功能,间接促进钙和磷的吸收,促使 OPG 分泌,抑制血清 TRAP 活性和 DPD 的分泌,从而起到抗骨质疏松的作用。

　　**4. 补肾壮阳作用**　张梅[19]等通过研究证实仙茅正丁醇部位能使去势雄性小鼠附性器官(包皮腺、精液囊、前列腺)重量明显增加,说明仙茅有补肾壮阳作用,其补肾壮阳有效成分可能为仙茅素[20]。童国明等[21]通过实验发现仙茅水提物和醇提物能明显增加小鼠体重,并延长游泳时间。仙茅提取物对阳虚型小鼠血清 SOD、血清 Zn/Cu 比值、血浆 cAMP/cGMP 水平有恢复作用,仙茅苷能使微量元素 Zn/Cu 比值升高,可能是仙茅壮阳作用的机制。

　　**5. 预防和改善雌激素水平对乳腺的影响**　李培英等[22]实验表明,仙茅水煎剂能使成年大鼠乳腺结构得到明显改善,增生或萎缩的重量指数恢复正常,并使核浆雌、孕激素受体比值趋于正常,说明仙茅能够预防与改善性激素水平异常导致的乳腺萎缩或增生。

　　**6. 保肝作用**　Venukumar 等[23]给四氯化碳致肝脏损害的雄性小鼠服用仙茅甲醇提取物,结果发现,其使小鼠血清中碱性磷酸酶(ALP)、$\gamma$- 谷氨酰转移酶(GGT)、总蛋白和总脂的水平降低并接近正常值,表明仙茅保肝效果较好。

　　**7. 保护心血管系统的作用**　Cometa 等[24]发现,仙茅总提取物、丁酮组分以及单体化合物 pilosidine 可以剂量依赖性地升高麻醉 Wistar 大鼠血压。Palazzino 等[25]以新西兰家兔胸腔下行主动脉为实验部位,发现仙茅总提取物、丁酮组分以及部分单体化合物可作用于肾上腺素受体,收缩血管,进一步发挥保护心血管的作用。

**8. 降血糖作用** Chauhan 等[26]发现仙茅乙醇提取物能够在 100~200mg/kg 范围内成剂量依赖性地抑制四氧嘧啶诱导糖尿病大鼠的血糖水平升高,其活性与降血糖药格列美脲相似,原因可能与仙茅乙醇提取物能够促进 B 细胞增殖从而抑制糖吸收有关。

**9. 其他药理作用** 用仙茅水提物对大鼠骨髓间质干细胞进行刺激,可以定向诱导骨髓干细胞向神经元分化[27]。仙茅在一定剂量下有明显的对小鼠细胞诱变作用,这可能与仙茅诱生干扰素,而干扰素又有复杂的生物学效应有关[28]。郭海萍等[29]认为不同剂量的仙茅无明显促乳腺癌 MCF-7 细胞增殖的作用,可应用于乳腺癌患者。李敏等[30]发现,仙茅可以通过上调 cAMP-PKA 信号通路从而调控肝脏细胞 L02 细胞的药物代谢酶 CYP3A 的表达,作用与 cAMP-PKA 信号通路激动剂相似。陈泉生[31]发现仙茅有抗炎、适应原样(使小鼠抗高温、耐缺氧能力增加)作用,能延长小鼠对巴比妥的睡眠时间和抗惊厥。

**【毒理研究】**暂未查到。

**【配伍研究】**暂未查到。

**【复方及制剂】小金丸** 请参照木鳖子。

**【临床研究】**

**1. 应用研究**

(1)治疗骨质疏松症:仙茅对 UMRl06 细胞的增殖具有显著的促进作用,可增加钙、磷吸收,预防骨质丢失等作用。王长海等[32]以西药治疗作为对照,用仙茅、仙灵脾等治疗骨质疏松,结果两组对患者骨密度均有改善,有效率无显著差异。张贵有[33]等用仙茅、仙灵脾、当归等组方制成二仙坚骨汤治疗老年性脊椎骨疏松所致腰背部疼痛 65 例,结果临床治愈 34 例,有效 27 例。该方以二仙汤加味,对老年骨质疏松有较满意的治疗效果,说明仙茅等中药具有强筋壮骨的作用。

(2)治疗乳腺增生:仙茅可以预防和改善雌激素对乳房的影响,曹建西等[34]用仙茅乳瘤消汤对 202 例乳腺增生病患者进行疗效观察,总有效率为 92.86%,与服用乳宁颗粒的对照组疗效无显著差异,说明仙茅对乳腺增生病有较好的疗效。

(3)治疗更年期综合征、高龄阳痿:王翠霞等[35]用以仙茅为主药配合其他中药治疗女性更年期综合征均取得较好的疗效,说明中药仙茅具有雌激素样作用,能够调整女性更年期的激素水平,有效改善更年期的症状。以仙茅汤加味治疗男性更年期综合征也具有较好的疗效[36]。李伯[37]配合心理疗法,运用仙茅、仙灵脾等配制二仙汤治疗高龄阳痿 57 例,35 例痊愈,15 例好转,疗效明显,证实仙茅具有滋肾阴及补肾阳的作用,能够起到治疗男、女性更年期综合征,并能治疗男性阳痿的效果。

(4)绝经后关节炎:张梅香等[38]以己烯雌酚为对照考察仙茅组方对绝经后关节炎的治疗效果,结果仙茅组总有效率为 83%,而对照组总有效率为 64%。说明仙茅组方能有效改善女性绝经后由于内分泌紊乱引起的一系列症状,从而起到治疗绝经后关节炎的效果。

**2. 用法用量** 2020 年版《中国药典》规定用量为 3~10g。

**【中毒表现及救治】**尚无相关报道。

(阴赪宏 王景尚 杜贵友)

# 26 白 头 翁

**【基源】**

2020 年版《中国药典》规定的正品为：为毛茛科植物白头翁 *Pulsatilla chinensis*（Bge.）Regel 的干燥根[1]。

**【化学成分】** 早期文献记载白头翁中含有白头翁灵、白头翁英、白头翁素、原白头翁素等，近年国内外对白头翁及白头翁属植物化学成分进行了较系统的研究，主要包括三萜皂苷、三萜酸、木脂素、胡萝卜苷以及糖蛋白等成分[2]。

1. **三萜皂苷** 为白头翁主要成分，目前已分离鉴定几十种，分别属于齐墩果烷型和羽扇豆烷型五环三萜。苷元类型主要为齐墩果酸皂苷元、常春藤皂苷元和 23- 羟基白桦酸皂苷元 3 种，与糖连接成苷的位置主要为苷元的 3 位羟基与 28 位羧基，连接的糖有 $\alpha$-L- 阿拉伯糖、$\alpha$-L- 鼠李糖、$\beta$-D- 葡萄糖、$\beta$-D- 半乳糖和 $\beta$-D- 木糖 5 种。

2. **三萜酸** 目前已从白头翁属植物中分离得到 5 种三萜酸，包括 23- 羟基白桦酸（anemosapogenin）、白头翁酸（pulsatillc acid）、常春藤酮酸（hederagonic acid）、齐墩果酸（oleanolic acid）和常春藤皂苷元（hederagenin）。

3. **木脂素** 白头翁中有两种木脂素成分，分别为 (+)- 松脂素 [(+)-pinoresinol] 和 $\beta$- 足叶草脂素（$\beta$-peltatin）。其中，$\beta$- 足叶草脂素为首次从毛茛科植物中分离获得的鬼臼毒素衍生物。

4. **糖蛋白** 白头翁中可分离得到一种非氧连接的糖蛋白组分 PCG-A，由木糖和葡萄糖组成，摩尔比为 1.5∶1，蛋白部分含有 10 种氨基酸，其中谷氨酸含量最高，为 22.49%。此外，白头翁茎中可分离获得一种毒蛋白 AME，并且测定了酸解 AME 毒蛋白中氨基酸的组成，其中谷氨酸和天冬氨酸含有量最高，分别为 16.93% 和 12.83%。

5. **其他成分** 白头翁地上部分中含 L- 菊苣酸、银椴苷、芹菜素 -7-*O*-$\beta$-D-（3″- 反式对羟基肉桂酰氧基）葡萄糖苷、4,6,7- 三甲氧基 -5- 甲基香豆素、4,7- 二甲氧基 -5- 甲基香豆素、myo- 肌醇、莽草酸、1,4- 丁二酸和 5- 羟基 -4- 氧代戊酸。采用高效液相制备色谱从白头翁根中分离得到 $\beta$- 胡萝卜苷和 $\beta$- 谷甾醇等成分。

**【含量测定】** 2020 年版《中国药典》采用高效液相色谱法进行测定，测定指标为白头翁皂苷 $B_4$。方法如下：

色谱条件与系统适用性试验：以十八烷基硅烷键合硅胶为填充剂，以甲醇 - 水（64∶36）为流动相；检测波长为 201nm。理论板数按白头翁皂苷 $B_4$ 峰计算应不低于 3 000。

对照品溶液的制备：取白头翁皂苷 $B_4$ 对照品适量，精密称定，加甲醇制成每 1ml 含 0.1mg 的溶液，即得。

供试品溶液的制备：取本品粉末（过三号筛）0.2g，精密称定，置具塞锥形瓶中，加甲醇 10ml，密塞，超声处理（功率 150W，频率 40kHz）25 分钟，放冷，滤过，滤液置 250ml 量瓶中，用少量流动相洗涤容器及残渣，洗液并入同一量瓶中，加流动相至刻度，摇匀即得。

测定法：分别精密吸取对照品溶液与供试品溶液各 20μl，注入液相色谱仪，测定，即得。

本品按干燥品计算,含白头翁皂苷 $B_4$($C_{59}H_{96}O_{26}$)不得少于 4.6%。

另有文献报道[3]药典中的方法基线不平稳,色谱峰分离度不佳。进行改进后,基线平稳,色谱峰间能达到良好分离,精密度、重复性、线性关系及回收率均良好。改动主要有:①样品进行回流提取,正交设计实验结果显示 8 倍量 90% 甲醇回流提取 3 次,每次 1 小时效果最佳;②流动相为乙腈 - 水(26∶74)。

**【炮制研究】**白头翁的炮制无特异之处,2020 年版《中国药典》规定为:除去杂质,洗净,润透,切薄片,干燥。

**【药理研究】**

**1. 抑制病原体**

(1)抗阿米巴原虫作用:研究表明,白头翁煎剂及其皂苷较大剂量时有明显的抗阿米巴原虫作用。体外实验表明,白头翁煎剂 1∶60,皂苷 1∶500 时能减少阿米巴原虫的繁殖,培养液中出现圆缩的囊前型。煎剂 1∶40,皂苷 1∶200 时能完全抑制阿米巴原虫的生长,皂苷 1∶1 000 时出现滋养体[4]。

(2)抗菌作用:白头翁鲜汁、煎剂及乙醇提取物,体外实验对金黄色葡萄球菌、铜绿假单胞菌、志贺菌、枯草芽孢杆菌、伤寒沙门菌、沙门菌等都有明显抑制作用。

白头翁鲜汁除去鞣质后对志贺菌的作用较差;煎剂对志贺菌的作用依菌种浓度不同而异;对痢疾志贺菌作用较强;对鲍氏、福氏及宋内志贺菌的作用依次减弱或不抑菌;白头翁醇提液对结核分枝杆菌无抑制作用。

白头翁的抗菌有效成分为原白头翁素和白头翁素,两者对大肠埃希菌、金黄色葡萄球菌、志贺菌、结核分枝杆菌、白喉棒状杆菌、链球菌等均有强烈活性,并与链霉素有协同作用。

也有学者报告以白头翁为主的白头翁汤及各组成药对痢疾、福氏、鲍氏、宋内志贺菌均有明显抑制作用,但各组成药之间未见有协同或括抗作用[5]。

(3)抗真菌作用:白头翁水提物在 5% 的浓度即对部分浅部真菌产生抑制作用,提示可作为广谱抗浅部真菌中草药[6]。

(4)杀灭阴道毛滴虫:有研究[7]用浓度 1.25mg/ml 白头翁水提液进行体外抗滴虫实验,并用透射电镜观察白头翁作用后滴虫的超微结构变化。结果发现白头翁具有较强的抗滴虫作用,这种作用与其损伤虫体内部结构,导致多种细胞器受损有关。

(5)抗病毒作用:白头翁治疗乙肝病毒感染大鼠,可使其乙肝病毒的清除增高。有研究[8]使用流动注射化学发光测定法体外测得白头翁可使肝组织释放超氧化物增加,使血浆中细胞外超氧化物歧化酶活性增高,认为其可能为白头翁防止乙肝病毒感染的机制。白头翁还可抑制单纯疱疹病毒[9]。

**2. 抗肿瘤作用**　白头翁醇提物 30g/(kg·d)、20g/(kg·d)、10g/(kg·d)口服对 S180 肉瘤、HepA 肝癌具有抑瘤作用,且能提高非特异性免疫功能[10]。

白头翁水煎剂分别进行体内实验(以小鼠 S180、HepA 肝癌、Ehrlich 腹水癌和 Lewis 肺癌、大鼠肉瘤 Walker 256 动物为模型)以及体外实验(人红白血病细胞株 K562 和大肠癌细胞株 SW1116),结果均显示其具有抑瘤效应。其对肿瘤细胞的直接杀伤可能是其主要抗瘤机制,诱导 TNF 的形成可能与其体内抗瘤作用亦有关[11]。

以荷 S180 瘤小鼠及艾氏腹水型小鼠为模型,研究白头翁注射液(PWAE)的体内抗肿瘤作用。结果显示,PWAE 有明显的抗体内移植瘤和延长荷瘤小鼠存活期作用,并且 PWAE 还能降低荷瘤小鼠脾指数,升高胸腺指数,使之趋向正常值。提示 PWAE 不仅能抑制体内肿瘤生长,还能提高机体的免疫能力[12]。

另据报道,通过活细胞计数法、MTT 法、集落形成实验,研究了白头翁水提液(PWE)和醇提液(PAE)的体外抗肿瘤作用。结果提示 PWE、PAE 有直接细胞毒作用,并和时间、剂量呈正相关,且 PWE 作用比 PAE 强[13]。

有研究[14]探讨了白头翁总皂苷及其 4 种主要成分的抗肿瘤活性,分析其构效关系。结果显示体外抑瘤实验中,各主要成分均显示出明显的抑瘤活性,其中以白头翁皂苷 $B_7$ 抑瘤活性最强,其他依次为白头翁皂苷 $B_3$、$B_9$ 和 $B_{11}$。白头翁总皂苷也表现出了一定的抑瘤活性。体内抑瘤实验结果与体外实验结果基本一致,只是白头翁总皂苷在整体动物实验药效更强,提示白头翁总皂苷在体内复杂环境中的抑瘤作用更明显,体现了多成分多靶点作用的特点。4 个单体构效分析表明,白头翁皂苷成分中 23 位不是活性位点(药效团),24 位所连接的糖的数量及其连接方式对其抑瘤活性有一定的影响。

**3. 改善免疫功能**　用相当于生药 100mg/(kg·d)和 1 000mg/(kg·d)的白头翁水提取液,连续给小鼠灌胃 6 天,通过小鼠腹腔巨噬细胞的吞噬率、吞噬指数、脾指数等指标观察其对正常小鼠免疫功能的影响,结果发现白头翁对正常小鼠的免疫功能具有增强作用[15]。

在体外培养的小鼠腹腔巨噬细胞中加入不同浓度白头翁糖蛋白后,观察其对巨噬细胞吞噬功能、一氧化氮合成和白介素 -1 分泌的影响。结果发现,白头翁糖蛋白能在体外显著增强小鼠腹腔巨噬细胞吞噬中性红的作用,并可诱生巨噬细胞产生一氧化氮,对巨噬细胞分泌白介素 -1 亦有一定的提高作用。提示白头翁糖蛋白对小鼠腹腔巨噬细胞有免疫增强作用[16]。

**4. 杀精作用**　体外杀精研究表明白头翁皂苷具有较强的杀精子作用,使精子瞬间失活的最低有效浓度为 0.73mg/ml[17]。

**5. 抗活性氧作用**　利用 $H_2O_2$-CTMAB- 鲁米诺发光体系,研究了 17 种清热中药水提物抗活性氧的作用。结果表明其对 $H_2O_2$ 均有不同程度的清除作用,并呈量效关系。从抗氧化值(AOV)比较,白头翁(AOV=-0.836)抗氧化作用比维生素 C 强[18]。

**6. 抗炎作用**　有研究[19]表明白头翁对鼠 PMo 合成 $LTB_4$ 及 5-HETE 有明显抑制作用。对炎性介质 $LTB_4$ 产生的抑制率为 94.9%。体外白细胞趋化实验发现:白头翁在 0.52~4.12mg 生药 /ml 剂量范围内,能显著抑制 fMLPP 诱导的中性粒细胞趋化,并且有明显的量效关系,提示白头翁抗溃疡性结肠炎的作用可能与抑制中性粒细胞在炎症部位的聚集有关。

张文远等[20]对葡聚糖硫酸钠诱导结肠炎大鼠的研究发现,白头翁醇提物的抗炎效果可能是通过抑制炎症介质和炎性细胞因子(INF-α、IL-6、$PGE_2$)的产生而发挥作用的。进一步研究还发现,白头翁醇提物可以抑制肠黏膜肥大细胞(MMC)的活化和组胺的释放,终止肥大细胞 - 细胞因子级联反应,降低 INF-α 和 $PGE_2$ 的生成,从而减轻结肠炎损伤和腹泻、便血等症状[21]。此外,白头翁醇提物可上调结肠组织及脾脏组织中 $CD8^+$ T 细胞表达,下调 $CD4^+$ T 细胞在结肠组织的表达,从而促使炎症介质和细胞因子水平降低。白头翁醇提物可以下调基质金属蛋白酶 -3(MMP3 mRNA)的表达,抑制 NF-κB 的活性,表明白头翁醇提物的细胞免疫调节作用可能也是其抗炎机制之一[22-23]。

白头翁醇提物还可通过对大鼠结肠炎肠上皮细胞紧密连接蛋白的调控,起到对肠黏膜屏障的保护作用[24]。其作用机制可能是通过保护肠道微生物屏障,纠正肠道菌群紊乱,调节肠道微生态,降低炎症性肠病中致炎细胞因子 INF-α,升高抗炎细胞因子 IL-10,减少炎症分子对肠道黏膜屏障的损伤,有效调节肠黏膜屏障功能,从而使紧密连接蛋白 occludin 的表达增多,减少肠上皮细胞受损的机会,保护肠道黏膜上皮细胞之间的紧密连接蛋白,降低肠道通透性,从而抑制内毒素通过紧密连接进入体循环,达到治疗溃疡性结肠炎的目的。

**7. 保肝作用**　有研究[25-26]发现白头翁可对抗异烟肼和利福平引起肝毒性,对肝细胞具有保护作用。

**【毒理研究】**白头翁煎剂和白头翁皂苷对大鼠的毒性都很低,后者溶血指数仅为 1:666[27]。白头翁醇提物小鼠口服最大耐量超过 105g/kg[10]。

有研究[28]表明,新鲜的白头翁全草捣烂可因原白头翁素逸出而有强烈刺激性气味,接触眼部可引起流泪;吸入可引起喷嚏、咳嗽;内服可引起流涎、胃肠炎症、呕吐、腹痛、肾炎、血尿及心力衰竭,并可因呼吸衰竭而死。干燥久贮者则因原白头翁素聚合为白头翁素,局部刺激作用大为降低。白头翁煎剂毒性也低,一般服用量无明显毒副作用[29]。

**【配伍研究】**白头翁汤与清热解毒药相配伍,能使大肠埃希菌内毒素造型家兔血浆内毒素明显减少,血液黏度明显增加,凝血酶原时间明显缩短,血细胞比容明显增高,5-HT 明显减少,纤溶活性减弱,对家兔机体起到明显的保护作用。从白头翁汤对造型家兔、正常大鼠作用的结果分析认为,白头翁汤及其与清热解毒药配伍制剂对造型家兔血液的保护作用不是活血引起的,而是通过清热解毒对抗大肠埃希菌内毒素对家兔的损害,防止弥散性血管内凝血(DIC)的发生和炎性反应,达到解毒目的的[30]。

体外实验表明常山、花椒、仙鹤草、白头翁、青蒿有较好的杀阴道毛滴虫效果,常山加花椒和白头翁加青蒿两复方临床应用效果最好[31]。

**【复方及制剂】**

**1. 丹益片**　丹参 900g、马鞭草 500g、黄柏 400g、王不留行 300g、益母草 600g、牛膝 300g、白头翁 300g。本品为薄膜衣片,除去薄膜衣后显棕褐色,味微苦。活血化瘀,清热利湿。用于慢性非细菌性前列腺炎瘀血阻滞,湿热下注证,症见尿痛、尿频、尿急、尿道灼热、尿后滴沥,舌红苔黄或黄腻或舌质暗或有瘀点瘀斑,脉弦或涩或滑。口服。一次 4 片,一日 3 次。4 周为 1 个疗程。

**2. 白蒲黄片**　白头翁 830g、蒲公英 830g、黄芩 83g、黄柏 83g。本品为糖衣片,除去糖衣后,显黄褐色;味微苦。清热燥湿,解毒凉血。用于大肠湿热、热毒壅盛所致的痢疾、泄泻,症见里急后重,便下脓血;肠炎、痢疾见上述证候者。口服,一次 3~6 片,一日 3 次。

**3. 抗骨髓炎片**　由金银花、蒲公英、紫花地丁、半枝莲、白头翁、白花蛇舌草组成。本品为糖衣片,除去糖衣后显棕黑色;味微苦。清热解毒,散瘀消肿。用于热毒血瘀所致附骨疽,症见发热、口渴、局部红肿、疼痛、流脓;骨髓炎见上述证候者。口服。一次 8~10 片,一日 3 次;或遵医嘱,儿童酌减。

**【临床研究】**

**1. 应用研究**

(1)治疗溃疡性结肠炎:采用自拟清热利湿汤(白头翁、马齿苋、黄连等)灌肠治疗慢性溃疡性结肠炎 32 例,总有效率为 94%。提示本方具有清热利湿,凉血解毒,收敛止血功效[32]。

采用肠炎康Ⅰ号(苦参、地榆、白头翁、紫草、白及、仙鹤草、黄连、甘草等)气流弥散,保留灌肠,临床观察 60 例溃疡性结肠炎,治愈率达 90%,总有效率为 96.67%。应用药物被动扩散原理,采用气流弥散法,使药物能适时、适温、适量地弥散于全结肠,最大限度发挥了药物在结肠的吸收。本法具有消除黏膜水肿,促进溃疡愈合,解除平滑肌痉挛,镇痛及调节体液免疫的作用[33]。

采用中医辨证施治,对溃疡性结肠炎用中医分型中药灌肠治疗,药物用白头翁、当归、赤芍、地榆、枳壳等,每天 1 次,10 天为 1 个疗程,共用 2~3 个疗程。治愈率为 60%,有效率为 30%,无效率为 10%,总有效率达 90%[34]。采用自拟益气温阳化毒饮(党参、山药、茯苓、淫羊藿、补骨脂、赤石脂、白及、白头翁、秦皮、升麻等)治疗慢性溃疡性结肠炎 56 例,总有效率为 93.00%。提示此法能促进溃疡面愈合,改善临床症状[35]。

运用中西医结合的方法,治疗溃疡性结肠炎阴血亏虚型患者 42 例,以随机化原则分治疗组 23 例和对照组 19 例,10 天为 1 个疗程,2 个疗程后复查纤维结肠镜。治疗组采用滋阴养血、清热化浊的治疗原则,取白头翁加甘草阿胶汤加味治疗;对照组口服西药治疗。结果经统计学处理,治疗组与对照组总有效率比较无显著差异($P>0.05$)。而临床治愈率比较,治疗组明显优于对照组,差异显著($P<0.01$)[36]。

王亚瑞等[37]拟中药汤剂(白头翁、黄连、黄柏、秦皮、党参、黄芪、白术、乌梅、附子、山楂、陈皮、青皮、鸡内金、神曲、桂枝、麦芽、莱菔子、石榴皮),在此基础上,可根据辨证随证加减治疗溃疡性结肠炎 63 例,总有效率为 96%。

陆向英[38]以白头翁汤基本方加味(茯苓 15g、秦皮 15g、乌梅 15g、白头翁 25g、五倍子 10g、黄连 6g、黄柏 15g、白花蛇舌草 15g,脓血便较甚者加用云南白药 0.5g,里急后重的患者加用白芍 15g、广木香 10g)治疗溃疡性结肠炎 50 例。其中治愈 25 例,显效 16 例,好转 9 例。

蒋进广等[39]以金银花 15g、连翘 15g、地榆 15g、珍珠粉 10g、白及 10g、白头翁 30g、黄连 6g、黄柏 10g、白芍 15g、黄芪 30g、丹参 15g、苍术 10g,甘草 10g 制成灌肠液,缓慢滴入肠内治疗溃疡性结肠炎且病变局限于直肠和乙状结肠的轻、中度患者 54 例,治疗组有效率为 91.7%。

张玉春等[40]将中药(白头翁、秦皮、败酱草、白及、石菖蒲、地榆等)浓煎至 100~150ml,给予保留灌肠(灌肠前先排空直肠)治疗溃疡性结肠炎,每天 1 次,10 天为 1 个疗程。嘱患者尽量将药液保留 8 小时以上为佳。每个疗程结束后,休息 2 天,即可开始下 1 个疗程。21 例患者中 1 例治愈,15 例显效,2 例有效,1 例无效。

王艳辉[41]以自拟经验方(附子 9g、干姜 10g、补骨脂 12g、吴茱萸 9g、茯苓 15g、白术 15g、黄连 12g、党参 15g、薏苡仁 30g、木香 12g、白芍药 12g、炙甘草 10g)口服,外用保留灌肠药物(白头翁 60g、五倍子 60g、白及粉 15g、三七粉 15g),将药液高位缓慢滴入,治疗溃疡性结肠炎 90 例,临床痊愈 81 例,显效 26 例,有效 1 例,无效 2 例,总有效率为 97.8%。

(2)治疗慢性结肠炎:应用加味白头翁汤治疗慢性结肠炎 35 例,并设 30 例为西药对照组。结果显示,治疗组治愈 14 例,好转 18 例,无效 3 例,总有效率为 91.43%;对照组治愈 8 例,好转 12 例,无效 10 例,总有效率为 66.27%,治疗组明显优于对照组。认为湿热内阻是造成慢性结肠炎的重要原因之一,运用加味白头翁汤清热燥湿,导滞化瘀,可以有效地祛除湿热,改善气血运行,促进炎症吸收和溃疡的愈合,并认为在清热药中恰当地配伍使用温中散寒药,一方面可以防止苦寒药再度损伤脾胃,另一方面,寒温同用有助于湿热的蠲除[42]。

对 45 例慢性结肠炎采用中药白头翁汤加苦参、白及和西药诺氟沙星注射液加地塞米松两组交替保留灌肠。结果显示,中西药交替保留灌肠比口服给药或单一灌肠给药具有不伤脾胃之气,给药途径快捷,药物充分接触病灶,可以互相取长补短,疗程短,疗效高等优点[43]。

采用中药白及、白头翁、黄柏、苦参、白矾等保留灌肠,配合西药西咪替丁治疗慢性结肠炎 250 例,总有效率为 92%。提示本法有泻火解毒、促进溃疡愈合作用[44]。

(3)治疗慢性腹泻:采用清热解毒、健脾止泻法,自拟解毒健脾汤(白头翁、黄芪、马齿苋、党参、茯苓、白术、薏苡仁、扁豆、白芍、甘草)治疗慢性腹泻 80 例,总有效率为 96.25%[45]。

(4)治疗前列腺病:采用清淋露(苦参、青果、白头翁、丹参、王不留行、白芷、乳香、仙灵脾等)保留灌肠治疗前列腺病 518 例,总有效率为 91.4%。提示本方法对本病有缓解症状、改善体征的作用[46]。

(5)治疗急性胃肠炎:采用针刺中脘、天枢、足三里、阴陵泉穴及用葛根芩连汤合白头翁汤加味治疗急性肠胃炎 85 例,治愈率为 65%。提示针药合用具有清热利湿、凉血解毒、行气止痛之作用[47]。

(6)治疗癌症:采用内服中药(白头翁、马齿苋、山慈菇、黄柏等)和灌肠的方法治疗晚期直肠癌 18 例,患者的临床症状改善,生存期延长。提示本法有抗癌作用[48]。

(7)治疗假膜性肠炎:用生脉散口服、白头翁汤保留灌肠加万古霉素口服治疗腹部大手术后及化疗后 28 例假膜性肠炎患者作为治疗组,用万古霉素口服治疗 26 例假膜性肠炎患者作对照组。观察两组患者止泻、退热、失水纠正时间及疗程,停药后复发例数。结果显示,治疗组用药后 5 项指标均较对照组缩短,无 1 例死亡,停药后仅 1 例复发,差异显著($P < 0.05$)。提示中西医结合治疗假膜性肠炎具有疗效好、疗程短、停药后复发率低的优点[49]。

(8)治疗儿童急性细菌性痢疾:急性细菌性痢疾患儿 178 例,随机分为治疗组 96 例,给予白头翁芩连口服液 1 岁以上患儿一次 10ml,1 岁以下患儿减半,每天 3 次;对照组 82 例口服呋喃唑酮(痢特灵),一天 8~10mg/kg。疗程均为 1~2 周。结果显示,治疗组有效率为(96.8%)虽略高于对照组(93.9%),但其差别无显著意义($P > 0.05$)。提示白头翁芩连口服液用于儿童细菌性痢疾有疗效[50]。

**2. 用法用量**　2020 年版《中国药典》规定用量为 9~15g。

**【中毒表现及救治】**[51-52]

**1. 中毒表现**　外用中毒后,接触部位的皮肤黏膜可发生肿胀、疼痛。内服中毒后,首先感到口腔灼热、肿胀等口腔炎症状,进而出现咀嚼困难,剧烈腹痛、腹泻,排出黑色腐臭粪便,时带血,心跳快而弱,血压下降,循环衰竭,呼吸困难,瞳孔散大,严重者可在 10 余小时内死亡。内服中毒量为 30~45g。

**2. 救治**

(1)皮肤或黏膜中毒者,可用清水、硼酸水、鞣酸溶液洗涤。

(2)内服中毒者,及时催吐后用 1:2 000 高锰酸钾溶液洗胃,再口服蛋清、冷面糊或药用炭等。

(3)血压下降时,间羟胺加入葡萄糖盐水中静脉滴注。

(4)剧烈腹痛可皮下注射阿托品缓解。

（5）心力衰竭时可用毛花苷 C 等强心剂救治。

（6）中药解毒：①剧烈腹痛、腹泻时，用焦地榆 15g，盐黄柏、炙甘草各 9g，粟壳 6g，水煎服；②连翘 12g，甘草 9g，绿豆 30g，金银花 15g，水煎服；③甘草 15g，绿豆 60g，水煎 2 次，合在一起，每小时服 1 次，2 次服完；连服 3~4 剂。

（曹春雨　王　巍　杜贵友）

# 27　白　附　子

【基源】本品为天南星科植物独角莲 *Typhonium giganteum* Engl. 的干燥块茎。

【化学成分】白附子的主要化学成分有挥发油、有机酸、氨基酸、微量元素、脑苷脂、木质素、乙内酰脲等。

1991 年，毛淑杰[1]在独角莲块茎中共测定了 15 种元素，其中微量元素有 K、Na、Ca、Mg、P 5 种，人体必需元素有 Fe、Cu、Mn、Mo、Sn、Sr 6 种。

1995 年，孙启良等[2]采用氨基酸自动分析仪测定出独角莲块茎中除色氨酸、天冬酰胺、谷氨酰胺外，含有 17 种常见的氨基酸。

1996 年，李静等[3]用水蒸气蒸馏法从白附子鲜品中提取挥发油，并通过 GC-MS 分离鉴定出 31 种挥发油成分，其中脂肪族化合物占 12.52%，芳香族占 13.83%，倍半萜类仅 0.65%，且有毒的含氮化合物 N- 苯基 - 苯胺量最高，占总量的 47.35%，认为挥发油可能是其毒性成分。

1997 年，李娟等[4]通过 GC-MS 从独角莲块茎中分离出 7 种脂肪酸：辛烷酸、7- 十六碳烯酸、十六烷酸、9,12- 十八碳二烯酸、十八烷酸、十六烷二酸、10,13- 二十碳二烯酸。资料也记载禹白附含有琥珠酸、二棕榈酸、油酸、亚油酸等有机酸，含亚麻脂、甘油脂等。

2000 年，陈雪松等[5]从独角莲块茎中分离出 β- 谷甾醇、β- 谷甾醇 -D 葡萄糖苷。

2002 年，陈雪松[6]从白附子的乙醇提取物中分离鉴定出 23 个化合物，其中 10 个为首次从犁头尖属植物中发现的脑苷类化合物。其中 4 种为新化合物，分别命名为白附子脑苷 A（typhonoside A）、白附子脑苷 B（typhonoside B）、白附子脑苷 C（typhonoside C）、白附子脑苷 D（typhonoside D）。

【含量测定】2020 年版《中国药典》中目前尚无白附子化学成分的含量测定方法，但有学者采用以下方法对其化学成分含量进行了测定。

1. 草酸钙针晶的测定　采用 RP-HPLC 法，色谱条件的选择：SynergiHydro-Rp（$4.6mm \times 250mm$，$5\mu m$）色谱柱；流动相为 $0.04mol/L\ KH_2PO_4-H_3PO_4$ 水溶液（pH=2.4），流速 0.7ml/min；检测波长 210nm；柱温 30℃[7]。

2. 无机元素的测定　ICP-MS（电感耦合等离子体质谱法）法。ICP-MS 工作参数：功率为 1 550W，辅助气流速为 0.8L/min，雾化器流速为 1.122 9L/min，雾化室温度为 2.7℃，分析时间为 0.6 秒，测量次数为 3 次，扫描方式为跳峰，测量模式为 STD[8]。

3. 桂皮酸的测定　色谱柱为 diamonsiL $C_{18}$（$5\mu m$，$150mm \times 4.6mm$）；流动相为乙腈 -0.1% 磷酸溶液（27：73）；流速为 1.0ml/min；柱温 25℃；检测波长为 278nm；进样量为

10μl[9]。

**4. 核苷成分的含量测定**　色谱条件：色谱柱为 Phnomenex Luna PFP（2）（4.6mm×250mm，5μm）；柱温35℃；流动相 A 为水，B 相为甲醇，梯度洗脱（0~6 分钟，100%A；6~30 分钟，100%~80%A；30~35 分钟，80%A），流速0.8ml/min；检测波长260nm；进样量20μl[10]。

**5. 双（5-甲酰基糠基）醚的测定**　RP-HPLC 法。色谱柱：AgilentHC-C$_{18}$（5μm，250mm×4.6mm）；流动相为甲醇-水（39∶61），流速0.8ml/min；检测波长278nm；柱温为25℃[11]。

**6. 附子多糖的测定**　苯酚-硫酸分光光度法：称取已干燥的白附子片250g，加入适量80%乙醇过夜，回流提取3小时脱脂，药渣挥尽乙醇后，沸水提取2次，每次2小时，合并提取液，浓缩至200ml，加95%乙醇使醇含量达到80%，于4℃冰箱中醇沉过夜。抽滤，滤渣依次用无水乙醇、丙酮洗涤，得到粗多糖。将粗多糖溶于水，用 Sevage 法除蛋白质，反复进行3次至无蛋白质。流水透析后，蒸发浓缩至200ml，加95%乙醇使醇含量达到80%，于4℃冰箱中醇沉过夜。抽滤，滤渣依次用无水乙醇、丙酮洗涤，真空干燥[12]。

**【炮制研究】** 2020 年版《中国药典》中生白附子制法为：洗净除去杂质。制白附子：取净白附子，分开大小个，浸泡，每日换水2~3次，数日后如起黏沫，换水后加白矾（每100kg 白附子，用白矾2kg），泡1日后再进行换水，至口尝微有麻舌感为度，取出。将生姜片、白矾粉置锅内加适量水，煮沸后，倒入白附子共煮至无白心，捞出，除去生姜片，晾至六七成干，切厚片，干燥[13]。

**【药理研究】**

**1. 镇静作用**　吴连英等[14]对白附子不同制品的镇静、抗惊厥作用进行了比较，结果显示，白附子水浸液口服给药未显示镇静作用，腹腔注射则表现出明显的镇静作用，且有明显的协同戊巴比妥钠催眠的作用，生品与不同制品之间未表现出差异性。

**2. 免疫调节作用**　白附子水提取物可显著刺激小鼠脾和人淋巴细胞增殖，增强其功能如 T 细胞的细胞毒活性和 NK 细胞活性，刺激单核细胞产生细胞因子如肿瘤坏死因子和IL-1 等，并增强单核细胞对肿瘤细胞的吞噬功能，其有效成分为糖蛋白，说明其临床可用于调节免疫功能和治疗肿瘤等疾病[15]。

**3. 美容作用**　白附子常作为中药复方的主药治疗黄褐斑等色素增加性皮肤病，雷铁池等[16]研究表明白附子乙醇提取物对酪氨酸酶活性和黑色素生成量呈剂量依赖性抑制。

**4. 抗肿瘤作用**　白附子提取物在体内外均具有较强的抗肿瘤作用，在体外主要通过上调 Bax 蛋白表达，抑制 Bcl-2 蛋白表达，诱导肿瘤细胞凋亡起到抑制肿瘤细胞增殖的作用[17]。

**5. 抗炎作用**　白附子生品混悬液和煎剂对大鼠蛋清性、酵母性及甲醛性关节肿有明显或不同程度的抑制作用，对炎症末期的棉球肉芽肿增生和渗出亦有明显的抑制作用[18]。

**6. 止痛作用**　白附子水浸剂30g/kg 颈背皮下注射，40分钟后腹腔注射0.6%醋酸溶液0.1ml/10g，观察25分钟，计算小鼠扭体反应次数。结果表明白附子水浸液可明显减少小鼠扭体反应次数[19]。

**7. 抑制胰蛋白酶活性的作用**　刘洁等[20]通过对生、制白附子胰蛋白酶活性作用的比较表明，生、制品对胰蛋白酶均有不同程度的抑制作用。炮制后，抑制胰蛋白酶活性作用增强，可能会降低其化痰功效，这与临床上制白附子多用于止痛是一致的。

**8. 祛痰作用**　白附子被中医列为止咳化痰药，据报道，给小鼠腹腔注射制白附子提取物 40g/kg、60g/kg,对小鼠均有显著祛痰作用。作用机制可能是由于其所含皂苷能刺激胃黏膜或咽喉黏膜,反射性地引起轻度恶心,促进呼吸道腺体分泌增加,从而稀释痰液,便于咳出,发挥祛痰作用[21]。

【毒理研究】

1. **毒性成分研究**　白附子中所含的草酸钙针晶为其主要刺激性毒性成分,该针晶锐利的针尖、凹槽及倒刺结构是其刺激性的物质基础;毒针晶蛋白,尤其是白附子毒针晶中含有的白附子凝集素蛋白,能够增强白附子的刺激性毒性。吴连英等[22]给予小鼠腹腔注射 15g/kg 白附子生品冷浸液(相当于口服用量 125 倍),发现可引起半数以上小鼠死亡。

2. **毒性机制研究**　致炎作用的机制:白附子中的毒针晶凝集素蛋白通过激活 NF-κB 炎症信号通路,从而刺激巨噬细胞诱导炎症产生[23]。

【配伍研究】

1. **生附子配伍蓖麻子、冰片**　先将蓖麻子去壳,与生附子、冰片和匀,捣烂如泥,敷于脐部及健侧地仓穴,外盖纱布,胶布固定,一日 1 换,7 日为 1 个疗程,治疗面神经麻痹风寒入络型[24]。

2. **白附子配伍川芎、肉桂、细辛**　四味药各等份,共研细末,取 3g 置于普通膏药或胶布上贴敷于痛处可治疗风寒头痛[25]。

3. **白附子配伍辛夷、金银花、蝉蜕等**　用法:辛夷 15g,金银花 15g,蒲公英 10g,紫花地丁 10g,防风 10g,蝉蜕 5g,黄芩 10g,牡丹皮 8g,菊花 8g,白鲜皮 10g,白附子 8g,桂枝 8g。将以上药物水煎取 500ml 药液,趁热用药液蒸汽熏鼻,熏时患者应尽量深吸气,使药液蒸汽进入鼻腔内,待药液变温后,即可用药液冲洗鼻腔。每日熏洗 3 次,连用 3~5 日可治疗变应性鼻炎[26]。

【复方及制剂】

1. **五白散**　白附子、白花蛇舌草各 20g,白蒺藜、白芍、白僵蚕各 40g,共研细末制成。为散剂,常可获效。用于治疗由风湿热毒,蕴郁肌肤,或血虚风燥,肌肤失养,或情感抑郁,化热生风而发的银屑病[27]。

2. **牵正散**　白附子 50g,白僵蚕 50g,全蝎 50g,上药共为细末,每服 6g,黄酒调服。主治中风(发病突然)口眼㖞斜,半边脸面瘫痪[28]。

3. **补心丹**　治因惊失心,或因思虑过当,心气不宁,狂言妄语,叫呼奔走。朱砂一分,雄黄一分,并研,白附子一钱,为末拌匀,以猪心血圆如梧桐子大,更别以朱砂为衣。每服二圆,临卧用人参菖蒲汤下。常服一粒,能安魂魄、补心气、镇神宁[29]。

4. **二白散**　选白芷、白附子,两者比例 1:1。取干燥药材研碎,过 100 目筛子取细末,每晚睡前用新鲜绿茶水调和成糊状治疗痤疮[30]。

5. **牵正胶囊**　白附子 85g,僵蚕 106g,蜈蚣 21g,地龙 106g,全蝎 53g,半夏 53g,天麻 64g,川芎 85g,羌活 106g,防风 15g,黄芪 15g,钩藤 85g,桂枝 85g,白芥子 64g。本品为胶囊剂,灰褐色粉末,气味香,味苦。可用于治疗面神经麻痹[31]。

6. **肩周膏**　处方组成:生马钱子 500g、生白附子 1 000g、生川乌 1 000g、生草乌 1 000g、生天南星 1 000g、乳香 500g、没药 100g、红花 500g、辣椒 500g、樟脑 100g、细辛 500g,共制成 1 200 贴,每贴 3g。为黑色膏状物,用于治疗风寒湿型和瘀滞型肩周炎[32]。

**【临床研究】**

**1. 应用研究**

(1)治疗类风湿关节炎：高雪等[33]应用化痰通络散(白附子3kg,白芷、制天南星、防风、独活各0.25kg等药组成,每次0.25~0.5g,一日3次),治疗30例类风湿关节炎患者,并设对照组30例,疗效优于对照组,提示本方能改善患者症状,控制疾病的急性活动,并能调节免疫系统平衡。

(2)治疗偏头痛：张广麒[34]用小白附汤治疗偏头痛：小白附子30g(开水先煎1小时),天麻15g,川芎20g,藁本10g,白芷10g,桂枝10g,杭芍10g,半夏12g,茯苓15g,陈皮6g,薏仁10g,羌活10g,甘草6g,大枣6g,生姜6g。每日1剂,分3次服,连续服药7日。结果治愈24例,显效26例,有效20例,无效6例,总有效率为92.11%。

(3)治疗神经根型颈椎病：赵玲[35]用白附子合桂枝加葛根汤治疗神经根型颈椎病。处方组成：白附子、白芍、桂枝、葛根、甘草、川芎、生姜。治疗44例颈椎病,治疗2个疗程后,临床控制20例(40%),显效15例(30%),有效9例(18%),无效6例(12%),总有效率为88%。实验表明,全方具有散寒祛风除湿、活血通经、解痉止痛、温经通脉的功效,治疗神经根型颈椎病疗效显著,值得临床进一步观察。

(4)治疗黄褐斑：五白散面膜,由白芷、白附子、白茯苓、白及、白僵蚕各等份,洗净烘干粉碎过120目筛。用时清洁面部皮肤,用温水或蛋清调成糊状,外敷面部。外敷治疗黄褐斑52例。3个疗程后痊愈28例(53.8%),显效12例(23.1%),有效8例(15.4%),无效4例(7.7%),总有效率为92.3%。临床实践表明,诸药外敷可改善局部血液循环,抑制黑色素生成,消除黑色素在组织中过度堆积,促进皮肤细胞新陈代谢,进而达到祛斑增白、养血增容的功效[36]。

(5)治疗面神经炎：白附子、僵蚕、全蝎、羌活、防风、当归、川芎、伸筋草各15g,延胡索、桂枝各9g。煎制成500ml,加水按1:1配成1000ml的液体,加入中药熏蒸汽自控治疗仪内,使蒸汽温度在38~42℃,进行熏蒸,每次30分钟。治疗面神经炎32例,其中15例痊愈,10例显效,6例好转,1例无效。诸药合用,共奏祛风散寒、活血通络之功效[37]。

(6)治疗面部烧伤后色素沉着：白茯苓、白及、白芷、冬瓜仁等,研粉后取30g,温水调糊,涂于色素沉着处,保留30分钟,一日1次,7次为1个疗程,治疗面部烧伤后色素沉着48例,治疗组总有效率为96%,治疗后总有效率高于对照组(P<0.05)[38]。

**2. 用法用量**　2020年版《中国药典》规定白附子有毒,孕妇慎用,生品内服宜慎用;用量为3~6g。一般炮制后用,外用生品适量捣烂,熬膏或研末以酒调敷患处[13]。

**【中毒表现及救治】**

**1. 中毒表现**　临床上误服、过量服用本品后可中毒,出现口舌麻辣,咽喉部灼热并有梗塞感,舌体僵硬,言语含糊,继则四肢发麻,头晕眼花,恶心呕吐,流涎,面色苍白,神志呆滞,唇舌肿胀,严重者可导致死亡。曾有报道一名女性患者服用制白附子约20g煎液,20分钟后出现口舌及四肢麻木、头晕、心慌、言语不清、恶心、呕吐数次后意识丧失,呼之不应[39]。

**2. 救治**　白附子中毒因机制不明,西医尚无特效解毒方法,只能以对症处理,予以洗胃、导泻等促进排泄、减少吸收[40]。

(贾飞凡　付建华　杜贵友)

# 28 白 果

【基源】本品为银杏科植物银杏 *Ginkgo biloba* L. 的干燥成熟的种子[1]。

【化学成分】银杏含黄酮类、酚类、有机酸类、醇类等多种成分[2]。

### 1. 黄酮类化合物

(1) 黄酮醇及其苷:山奈黄素(kaempferol)、山奈黄素 -3- 鼠李葡萄糖苷(kaempferol-3-rhamnoglucoside)、七乙酰基山奈黄素葡萄糖苷(heptaacetyl kaempferol glucoside)、山奈黄素 -3-(6- 对香豆酰 - 葡萄糖基)-β-1,4- 鼠李糖苷(kaemmpferol-3-(6-p-coumaroyl-gluxosyl)-β-1,4-rhamnoside)、槲皮素(quercetin)、异鼠李亭(isorhamnetin)、八乙酰基 - 槲皮黄素 -3- 葡萄糖苷(octaacetyl quercetin-3-glucoside)、芦丁(rutin)。

(2) 黄酮苷:七乙酰基木犀草素葡萄糖苷(heptaacetyl luteolin glucoside)、octaacetyldelphidenon glucoside。

(3) 二氢黄酮醇:(+)- 儿茶素五乙酯[(+)-catechin-pentaacetate]、(−)- 表儿茶素五乙酯[(−)-epicatechin-pentaacetate]、(+)- 倍儿茶酸六乙酸酯[(+)-gallocatechin-hexacetate]、(−)- 表倍儿茶酸六乙酸酯[(−)-epigallocatechin-hexacetate]。

(4) 双黄酮类:白果素(bilobetin)、银杏黄素(ginkgetin)、金松素(sciadopitysin)、I-5′- 甲氧基白果素(I-5′-methoxy-bilobetin)、穗花双黄酮(amentoflavone)。

### 2. 酚类

白果含较高的酚类化合物,有白果酸(ginkgolic acid)、氢化白果酸(hydroginkgolic acid)、氢化白果亚酸(hydroginkgolinic acid)、白果酚(ginkgol)、白果二酚(bilobol)、漆树酸(anacardic acid)。

### 3. 有机酸类

银杏种子中含有奎宁酸(quinic acid)、亚油酸(linoleic acid)、莽草酸(shikimic acid)、维生素 C(抗坏血酸,asorbic acid),外果皮含甲酸(formic acid)、丙酸(propionic acid)、丁酸(butyric acid)、辛酸(caprylic acid)等。

### 4. 醇类

白果中含 α- 已烯醇(α-hexenol)、红杉醇(sequoyitol)、蒎立醇(pinite)、二十六醇 -1(hexacosanol-1)、二十八醇 -1(octacosanol-1)、β- 谷甾醇(β-sitosterol)、二十九烷醇 -10(nonacosyl alcohol-10)、白果醇(ginnol)。

### 5. 其他成分

白果中尚含木脂素,如芝麻素(*d*-sesamin)、白果酮,少量氢苷(cyanophoric glucoside)、赤霉素(gibberellin)、动力精样(cytokinin-like)等物质。内胚乳中尚分离出核糖核酸酶、胡萝卜素、维生素 B₂ 及多种氨基酸。种子含有毒成分,为 4-*O*- 甲基吡哆醇,称为银杏毒素(ginkgotoxin)。还含 6-(8- 十五碳烯基)-2,4- 二羟基苯甲酸、6- 十三烷基 -2,4- 二羟基苯甲酸、腰果酸(anacardic acid),钾、镁、磷、钙、锌、铜等微量元素。

【含量测定】2020 年版《中国药典》中目前尚无白果化学成分的含量测定方法,但有学者采用以下方法对其中的总黄酮和银杏内酯的含量进行了测定。

### 1. 高效液相色谱法

刘素敏等[3]采用高效液相色谱(HPLC)法对其中的总黄酮的含量进行了测定。方法:Waters ODS(150mm × 3.9mm,5μm);流动相为甲醇 −0.4% 磷酸(1∶1);流速为 0.5ml/min;检测波长为 360nm;柱温为 25℃。

2. **反相 HPLC 法**　张鉴等[4]采用反相 HPLC 法对其中的银杏内酯的含量进行了测定。方法:Microsorb 3 Spherical C$_{18}$ 柱(100mm × 4.6mm,3μm); 流动相为异丙醇 - 水(10 : 90); 流速为 1.0ml/min。检测波长为 220nm。

3. **固相萃取 -HPLC 法**　罗曼等[5]采用固相萃取 -HPLC 法对总银杏酸的含量进行了测定。方法:C$_{18}$ 柱(150mm × 4.6mm,5μm); 流动相为甲醇 -3% 冰醋酸(91 : 9); 流速为 1.0ml/ml; 检测波长为 310nm; 柱温为 30℃。

**【炮制研究】**2020 年版《中国药典》中白果的炮制方法为净制法和清炒法。

白果仁:取净白果,除去杂质及硬壳,用时捣碎。

炒白果仁:取净白果仁,用清炒法炒至有香气。用时捣碎[1]。

其他炮制方法:

蒸白果仁:取净白果仁,置蒸笼内,加热蒸透,取出干燥。

煨白果:①火煨,取带壳白果,放入暗炭火中,煨至外壳爆裂即取出,剥去外壳取肉即得。②纸煨,取原药材,用湿草纸裹好,置灰火中煨至有香气,取出,打破去壳。③面煨,面粉拌水裹后投入子母火中烧煨,取出去壳。④蜜白果仁,将蜂蜜置锅内,加热至沸,倒入捣碎的白果仁,用文火炒至表面呈现黄色,不黏手为度,取出放凉。0.5kg 白果仁,用蜂蜜 0.06kg[6]。

**【药理研究】**

1. **对呼吸系统的作用**　银杏乙醇提取物给小鼠腹腔注射,可使呼吸道酚红排泌增加; 灌胃给药,对小鼠氨雾所致咳嗽作用不明显; 对离体豚鼠气管平滑肌表现微弱的松弛作用。复方银杏喷剂对二氧化硫所致大鼠实验性气管炎的治疗,能使气管黏膜分泌功能改善,杯状细胞减少,黏液分泌减少,炎症病变减轻[2]。

2. **对循环系统的作用**　银杏果实中银杏二酚对蛙心无影响,对兔有短暂的降压作用。对毛细血管的通透性的增加,以豚鼠最为明显,大鼠和兔次之。大鼠下肢灌流实验表明,银杏二酚有组胺释放作用,引起毛细血管通透性增加,导致水肿。此作用可为氯苯那敏对抗。银杏对离体蛙心先兴奋、后抑制,乃至停跳。小剂量时使血管收缩,大剂量时使血管扩张。银杏提取物对健康人血压和心率均无影响。银杏外种皮水提物 0.2g/kg 能显著降低麻醉犬血压,去甲肾上腺素和普萘洛尔均不影响其降低效应。重复给药易致耐受性。同等剂量水提物能使犬 LVP(左室内压,心肌收缩性指标)显著降低。银杏外种皮水提取物 0.5mg/kg 的 K-H 液对大鼠离体做功心腔灌流,与用药前相比,主动脉输出量逐渐减少,冠脉流量增加,总的心排血量减少[2]。

3. **对自由基的作用**　银杏提取物在试管实验中是一个较强的自由基清洗剂,它易与·OH 反应,也能和 2,2- 二苯苦味酰并腙肼基和阿苯酰基反应。在大鼠的微粒体中能减轻自由基诱发的通过脂质过氧化而产生的 NADPH-Fe$^{3+}$。给大鼠灌服 100~400mg/kg 时,可减轻多柔比星引起的后脚爪炎症; 灌服 100mg/kg 时,可防止注射四氧嘧啶而导致的糖尿病性视网膜病变; 灌服或颈静脉输注 50mg/kg 能有效防止动物模型中的心肌或脑局部缺血。对与自由基有关的各种疾病中,如精神病、行为失常、衰老、外周血管功能不全及局部缺血引起的视网膜病变都有一定的效果。银杏外种皮水溶液成分能清除在有氧存在下的黄嘌呤氧化酶系统产生的超氧自由基,抑制化学反应。老年小鼠灌服 12 天后,能阻止脾脏组织的老年色素颗粒形成,并使已形成的色素颗粒变得分散,数量减少,有抗衰老作用[2]。

4. **免疫抑制作用**　白果外种皮水溶性成分对非特异性免疫、体液免疫和细胞免疫均有抑制作用,其水溶性成分 100mg/kg 或 200mg/kg 给小鼠灌胃,每天 2 次,连续 7 天,能明显降低碳粒廓清速度,腹腔巨噬细胞的吞噬功能及免疫器官重量,对溶血素形成及迟发性超敏反应亦有显著的抑制作用,且呈良好的剂量效应关系,其作用性质与环磷酰胺及地塞米松相似[6]。

5. **延缓衰老作用**　外种皮水溶性成分给小鼠灌胃12天,能阻遏脾脏组织老年色素颗粒形成,并使已形成的色素颗粒变得分散,数量减少,有一定的延缓衰老作用。对老年小鼠的游泳时间无明显的影响[6]。

6. **抗过敏作用**　分别灌胃白果外种皮水溶性成分100mg/kg及200mg/kg均能明显抑制小鼠被动性皮肤反应及肥大细胞脱颗粒作用,并能直接对抗由卵蛋白诱发的豚鼠回肠平滑肌的收缩作用及抑制致敏豚鼠肺组织释放组胺和SRS-A的作用,从水溶性成分中提取的一种成分白果甲素有相似作用,可能为其有效成分。银杏甲素能阻止过敏介质释放及肥大细胞的脱颗粒作用,并能直接拮抗过敏介质引起的豚鼠平滑肌的收缩反应[6]。

7. **抗菌作用**　银杏果实的汁、肉及白果酚、白果酸在试管中能抑制结核分枝杆菌的生长,对小鼠和豚鼠的体内实验则无显著效果。银杏外种皮提取物对13种实验真菌有明显抑制作用。5%浓度时抑制真菌的有效率为92.3%,0.1%的银杏甲素和银杏乙素对25种致病性真菌进行抑菌实验,结果发现有明显抑制真菌生长作用,抑菌生长有效率分别为92%和53%。实验表明接有不同烃基侧链的漆树酸为银杏中主要的抗菌成分[2]。

8. **其他作用**　银杏水提取物能抑制葡萄糖-6-磷酸脱氢酶、苹果酸脱氢酶和异柠檬酸脱氢酶的活性,此种抑酶成分可被甲醇沉淀。银杏肉有收敛作用,银杏提取物对大鼠实验性脑缺血有一定的治疗作用。银杏双黄酮用作润肤油,能增加皮脂腺的分泌,使干燥衰老的皮肤增加红润色彩。银杏二酚对离体兔肠有麻痹作用,对离体子宫有收缩作用[2,6]。

**【毒理研究】**[6]白果酸和银杏毒素有溶血作用。银杏毒素经皮吸收,通过肠与肾脏排泄,可引起肠炎、肾炎。白果酸为皮肤接触性致敏剂,对皮肤有较强的致敏性,可引起皮肤发红、表皮增厚、炎性浸润,但与二甲基苯并蒽同用,不促进皮肤肿瘤发生,说明银杏二酚不是皮肤肿瘤发生的促进剂。给豚鼠服油浸白果3g/kg,共95~113天,或白果肉粗提取物酸性成分150~200mg/kg,共60天,或给小鼠大量饲以白果酚,均可出现纳差、体重减轻、程度不同的肝损害、肾小球肾炎甚至死亡。

银杏外果皮中所含的银杏毒素有引起皮炎的作用,银杏毒素对蛙的中枢神经系统有麻醉作用,兔静脉注射银杏毒先有短暂的升压作用,而后血压下降,呼吸困难,动物惊厥而死。银杏仁中所含的中性成分,给小鼠皮下注射6mg/kg可引起惊厥和死亡。银杏叶提取物大剂量给犬连续静脉注射1周,出现流涎、恶心、呕吐、腹泻、食欲减退等现象,组织切片镜检,可见小腹黏膜分泌亢进。局部注射可引起局部血管硬化,麻醉犬、兔肠蠕动增加。黄酮醇大剂量可妨碍血凝固。异银杏双黄酮小鼠尾静脉注射的$LD_{50}$为242mg/kg,95%可信限为229.6~256.2mg/kg,急性中毒症状有呼吸急促、匍伏不动,均死于呼吸麻痹。

外种皮水溶性成分小鼠腹腔注射的$LD_{50}$为5.02g/kg、0.31g/kg(水提醇沉法提取)、3.04g/kg(醇提水沉法)[6]。

**【配伍研究】**白果能敛,配麻黄辛散,敛肺而不留邪,开肺而不耗气,如《摄生众妙方》鸭掌散,用治寒喘;配黄芩、桑白皮清泄肺热,又治肺热痰喘。

用于白带、白浊。白果有收涩止带作用,常可配鸡冠花同用,若配芡实、山药则健脾止带治脾虚带下,配黄柏、车前子清热利湿,治湿热带下,如《傅表主女科》易黄汤。治小便白浊,可单用或与萆薢、益智仁等同用。

用于遗精、尿频,白果单食即可。或配伍桑螵蛸同用。

用于无名肿毒、疥疮、酒渣鼻、头面癣,可以白果捣烂外敷,或切片频擦患处,治乳痈溃烂,则研烂和酒服[6]。

**【复方及制剂】**

1. **复方蛤青片** 干蟾 180g、黄芪 225g、白果 90g、紫菀 112.5g、苦杏仁 112.5g、前胡 67.5g、附片 22.5g、南五味子 67.5g、黑胡椒 22.5g。本品为糖衣片,除去糖衣后显棕黄色至棕褐色;气微,味微苦、涩。补气敛肺,止咳平喘,温化痰饮。用于肺虚咳嗽,气喘痰多;老年慢性气管炎、肺气肿、喘息性支气管炎见上述证候者。口服。一次 3 片,一日 3 次[1]。

2. **银杏露** 白果仁 476.2g,薄菜 714.3g。以上二味,将白果仁打碎,用 60% 乙醇渗漉;薄菜水煮 2 次,合并煎液滤过,浓缩成清膏(每 1ml 相当于生药材 2g),冷后加等量乙醇混匀,静置 24 小时,滤过并回收乙醇,与白果仁提取液合并混匀,静置 3 天,滤过,取蔗糖 314.3g,制成单糖浆与薄荷脑、杏仁香精、防腐剂适量加入上述滤液混匀,加水至 1 000ml,即得。本品为淡棕色液体,气香,味甜。有镇咳化痰,定喘的功效。用于急性支气管炎,排痰不爽,久咳气喘。口服。每次 10~15ml,一日 3~4 次[6]。

3. **百咳宁片** 白果(去皮)1 200g,青黛 600g,平贝母 600g。将白果和平贝母研粉,用 70% 乙醇浸渍 3 次,合并浸出液,浓缩成膏,干燥;将浸膏与青黛加适量辅料,混合,粉碎,过筛制粒,压片,包衣。本品具有清热化痰,止咳定喘的功效,用于小儿百日咳。口服。1 岁以内,每次 2 片,1~3 岁,每次 3~4 片,一日 3 次[6]。

**【临床研究】**

1. **应用研究**

(1)治疗梅尼埃病:白果仁 30g,有恶心呕吐者加干姜 6g,共研细末,分 4 等份,早晚餐后各服 1 份。一般服 4~8 次可愈[2]。

(2)治疗面部酒刺:每晚睡前用温水洗患部,将白果仁去外壳,切平面,频搓面部,边搓边削去用过部分,每次按酒刺多少用 1~2 粒种仁即可,次晨洗脸后,可照常用护肤品,治疗 116 例,均获效,一般用药 7~14 次[2]。

(3)治疗喘息性支气管炎:用炒白果 21 枚,炙麻黄、黄芩、款冬花、桑白皮、炙苏子、苦杏仁各 9g,炙甘草 3g,煎汤 1 剂,分 2 次服,共治 100 例,近期控制 48 例,显效 35 例,好转 14 例,无效 3 例[7]。

(4)治疗遗尿:白果煨熟后去皮,去心,每岁服 1 枚,最多不超 20 枚,每晚 1 次,治疗 20 例,全部治愈,未见复发[7]。

2. **用法用量** 本品有毒,2020 年版《中国药典》规定每日剂量为 5~10g。

**【中毒表现及救治】**

1. **中毒表现** 吴泽文等[8]28 例银杏中毒患儿进行分析,结果发现患儿年龄较小,均为 3 岁以下婴幼儿,全部进食白果或白果汤而致中毒,临床表现主要为神经系统症状(100%),其次为胃肠道表现(57%),本病误诊率较高。

2. **救治** 及早洗胃,观察胃内容物及吐、泻物,是早期诊断本病,避免误诊或延误治疗时机的关键,而且 3 岁以下幼儿尽量不要服食白果或白果汤,不要过量服食或生食白果,避免中毒。

（王慧娟　斯建勇　杜贵友）

# 29　白　屈　菜

【基源】本品为罂粟科植物白屈菜 *Chelidonium majus* L. 的干燥全草。

【化学成分】白屈菜含多种化学成分,其中大多数成分为生物碱成分。白屈菜根茎中生物碱的量最高,在茎形成期,根茎、根和叶中所含生物碱分别可达 15%、12%、10.5% [1-2]。

1. **生物碱类成分**

(1)苯并菲啶型生物碱:包括 4 个结构类型。

1)六氢苯并菲啶:白屈菜碱(chelidonine)、白屈菜明碱(chelamine)、白屈菜定碱(chelamidine)、α- 高白屈菜碱(α-homochelidomine)、氧化白屈菜碱(oxychleidonine)、甲氧基白屈菜碱(methoxychelidonine)。

2)二氢苯并菲啶:二氢白屈菜红碱(dihydrochelerythrine)、二氢血根碱(dihydrosanguinarine)、二氢白屈菜玉红碱(dihydrochelirubine)、二氢白屈菜黄碱(dihydrochelilutine)、去甲氧基 -9,10- 二羟基血根碱(*N*-demethyl-9,10-dihydroxysanguinarine)、6- 甲氧基二氢白屈菜红碱(6-methoxydihydrocheleryth)、6- 甲氧基二氢血根碱(6-methoxydihydrosanguinarine)、去甲氧基二氢氧化血根碱(*N*-demethyldihydroxysanguinarine)、氧化血根碱(oxysanguinarine)。

3)苯并菲啶季铵碱:白屈菜红碱(chelerythrine)、血根碱(sanguinarine)、白屈菜玉红碱(chelirubine)、白屈菜黄碱(chelilutine)。

4)二聚二氢苯并菲啶:白屈菜默碱(chelidimerine)、白屈菜红默碱(chelerythridimerine)、血根默碱(sanguidimerine)、丽春花碱(rhoeadine)。

(2)原托品型生物碱:原鸦片碱(protopine)、α- 别隐品碱(α-allocryptopine)、β- 别隐品碱(*β*-allocryptopine)、隐品碱(cryptopine)。

(3)原小檗碱型生物碱:小檗碱(berberine)、北美黄连碱(canadine)、斯氏紫堇碱(scoulerine)、蝙蝠葛碱(menisperine)、黄连碱(coptisine)、金罂粟碱(stylopine)、伽伦明(columbamine)、紫堇沙明碱(corysamine)。

(4)阿朴菲型生物碱:木兰花碱(magnoflorine)、紫堇定(corydine)、异紫堇定(isocorydine)。

2. **非生物碱类化学成分**　白屈菜酸(cheloidonic acid)、白屈菜醇(chelidoniol)、苹果酸、枸橼酸、琥珀酸、甲胺、酪胺、胆碱、二十六烷醇、皂苷、黄酮苷、强心苷、羽扇豆醇乙酯、挥发油、维生素等。

【含量测定】2020 年版《中国药典》采用高效液相色谱法测定白屈菜红碱含量作为质量控制指标 [3]。

色谱条件与系统适用性试验:以十八烷基硅烷键合硅胶为填充剂,以乙腈 -1% 三乙胺溶液(磷酸调节 pH 至 3.0)(26∶74)为流动相;检测波长为 269nm。理论板数按白屈菜红碱峰计算应不低于 2 000。

对照品溶液的制备:取白屈菜红碱对照品适量,精密称定,加甲醇制成每 1ml 含 50μg 的溶液,即得。

供试品溶液的制备:取本品粉末(过三号筛)约 2g,精密称定,置圆底烧瓶中,精密加盐

酸 - 甲醇(0.5∶100)混合溶液 40ml,称定重量,加热回流 1.5 小时,放冷,再称定重量,用盐酸 - 甲醇(0.5∶100)混合溶液补足减失的重量,摇匀,滤过,精密量取续滤液 20ml,蒸干,残渣加 50% 甲醇使溶解,转移至 10ml 量瓶中,加 50% 甲醇至刻度,摇匀,滤过,取续滤液,即得。

测定法:分别精密吸取对照品溶液与供试品溶液各 10μl,注入液相色谱仪,测定,即得。

本品按干燥品计算,含白屈菜红碱($C_{21}H_{18}NO_4^+$)不得少于 0.020%。

**【炮制研究】** 2020 年版《中国药典》中白屈菜的制法为:除去杂质,喷淋清水,稍润,切段,干燥[3]。

**【药理研究】**

**1. 抗肿瘤作用** 近年来,国内外对白屈菜中抗癌活性成分研究有了较快的进展[4],主要包括以下几方面。

(1)白屈菜红碱抗肿瘤作用:黄馨慧等[5]研究发现白屈菜红碱作用于 SMMC-7721 人肝癌细胞 48 小时后对癌细胞具有明显的杀伤作用,说明白屈菜红碱能抑制 SMMC-7721 人肝癌细胞的增殖。宗永立等[6]的研究表明白屈菜红碱能抑制人胃癌 BGC823 细胞的增殖并诱导其凋亡,而且诱导的凋亡呈周期依赖性。乔俏等[7]研究发现白屈菜红碱能选择性抑制蛋白激酶 C(PKC)α、β 亚型。国外体外实验证实白屈菜红碱对 9 种肿瘤细胞(HT29、MCF7、MCF7ADR、DaOY、SQ2OB、SCC61、JSQ3、SCC35、LnCaP)表现出细胞毒性[8-10]。

(2)白屈菜碱抗肿瘤作用:Kumar 等[11]研究表明,p53 肿瘤抑制蛋白能够在道尔顿淋巴瘤细胞中激活细胞凋亡模式,成为细胞凋亡的催化剂,为治疗道尔顿淋巴瘤及其他癌症提供了更好的途径。白屈菜碱可以改变 p38—p53 及 AKT/PI3 激酶的信号转导路径,促使 HeLa 细胞的凋亡[12]。白屈菜碱还能通过 CYP3A4、CYP1A2、CYP2D6、CYP2C9 等主要代谢酶,在大鼠肝微粒体中代谢广泛[13]。Paul 等[14]研究发现,纳米白屈菜碱较无白屈菜碱的细胞表现出更快的细胞摄取速度以及更强的细胞凋亡作用,在生物利用性上更优越,且分布均匀,无毒性,可以更好地渗透到大脑组织。白屈菜红碱和依布硒及阿扑吗啡对谷氨酰胺酶的抑制效果是其他抑制剂的 10~1 500 倍,而且亲和力也超过 100 倍,上述三种化合物是目前为止最理想的谷氨酰胺酶抑制剂[15]。白屈菜中的血根碱属于 α- 萘菲啶类生物碱,从医学角度看,显示出抗肿瘤活性,进而改变多种酶的活性[16]。

(3)其他成分抗肿瘤作用:白屈菜的其他活性成分原鸦片碱、黄连碱和白屈菜默碱具有细胞毒活性,小檗碱、黄连碱对艾氏腹水癌及实体淋巴瘤具有抑制作用[4]。

**2. 祛痰、止咳、平喘及对平滑肌作用** 佟继铭等[17-18]研究表明白屈菜总生物碱能增加小鼠气管段酚红排泌量,明显地延长小鼠和豚鼠引咳潜伏期,减少咳嗽次数,明显提高猫致咳阈电压,并持续 3 小时以上。白屈菜总生物碱可明显延长引喘潜伏期,减少抽搐跌倒动物数,明显增加肺支气管的灌流量,松弛离体完整气管平滑肌,并可抑制组胺收缩气管平滑肌效应。

**3. 镇痛作用** 白屈菜碱具有显著的镇痛作用,其镇痛作用主要是外周性的,不被吗啡受体拮抗剂纳洛酮所拮抗[19]。

**4. 抗炎抑菌作用** 程睿波等[20]研究证实,白屈菜红碱对变形链球菌的生长具有明显的抑制作用,可显著降低变形链球菌的产酸作用;降低变形链球菌细胞表面疏水性,并显著抑制变形链球菌在玻璃表面的黏附作用;对变形链球菌、菌液中葡萄糖基转移酶具有一定抑制作用。

5. **提高免疫功能**　刘富岗[21]等研究发现白屈菜多糖可显著提高免疫低下小鼠腹腔巨噬细胞对鸡红细胞的吞噬百分率和吞噬指数,促进溶血素和溶血空斑形成,从而提示白屈菜多糖能显著提高免疫低下小鼠的免疫活性。

6. **解痉作用**　白屈菜碱具有解痉和舒张作用,可抑制各种平滑肌痉挛,特别对胃肠道、支气管和泌尿系统的平滑肌痉挛有明显的解痉作用[22-23]。Hiller 等[24]采用白屈菜碱、原阿片碱、黄连碱作为解痉药物,运用豚鼠离体回肠实验进行研究。结果表明,白屈菜碱对卡巴胆碱和电场诱导的痉挛有非竞争性拮抗作用,且作用效果强。白屈菜碱在 0.25~0.5mg/ml 时抑制卡巴胆碱和电场诱导的痉挛作用率达到 50%。

7. **对肝脏的保护作用**　Paul 等[25]通过实验表明白屈菜碱 PLGA 纳米胶囊对镉中毒小鼠的肝脏具有很好的保护作用。通过炎症反应和凋亡信号蛋白的表达也表明白屈菜碱 PLGA 纳米胶囊有肝脏保护能力,可以作为保护小鼠镉中毒的合理药物。Iagodina 等[26]通过研究发现,白屈菜碱、白屈菜红碱、血根碱可以降低肝脏线粒体单胺氧化酶(MAO)活性,具有很好的肝脏保护作用,其中白屈菜碱作用较强,有临床研究价值。

8. **对肾脏的保护作用**　Koriem 等[27]采用镉中毒大鼠建立肾毒性模型,观察白屈菜碱对镉中毒大鼠肾脏的影响。大鼠氯化镉染毒 9 周后用白屈菜碱进行治疗。结果表明,白屈菜碱可以通过增加尿排泄而潴留钠离子的作用降低模型大鼠的肾毒性,从而保护镉中毒大鼠肾脏。

9. **对心血管的影响**　白屈菜碱有兴奋心脏、扩张冠脉血管、升高血压的作用。研究表明,白屈菜碱给药 0.01~0.02mg 时,可兴奋离体蛙心,同时减慢心率。当剂量达到 0.05mg 以上,会引起心律不齐、舒张期心跳停止等症状。另有研究表明,白屈菜碱能轻微而持久地降低猫动脉压,而不影响呼吸。用肾上腺素预处理再以白屈菜碱灌注血管,比单纯使用复方氯化钠灌注更大程度地扩张血管。若血管不经预先处理,则白屈菜碱对血管无作用[28]。

【**毒理研究**】罗飞亚等[29]研究发现,白屈菜红碱的剂量 ≥5.6mg/kg 时,能够给大鼠带来局部刺激,药物毒性也可引发全身的异常反应,致使一定数量的大鼠死亡。曲桂娟等[30-31]把不同剂量的白屈菜总生物碱注射到小鼠肌肉中,测定小鼠的最小致死量在 640~800mg/kg,半数致死量为 1 222.55mg/kg;把不同剂量的的白屈菜总生物碱注射到大鼠肌肉中,检测各项生理生化指标,未发现大鼠有慢性中毒现象。

【**配伍研究**】暂未查到。

【**复方及制剂**】暂未查到。

【**临床研究**】

1. **应用研究**

(1)止咳平喘:杨庆华[32]研究表明理肺止咳胶囊方中君药白屈菜能抑制百日咳鲍特菌,并能避免发生组胺性支气管痉挛。郭振武教授提出肺炎早中期,在麻杏石甘汤和葶苈大枣泻肺汤药方中加入白屈菜能起到清热解毒、止咳平喘的功效[33]。丁利忠等[34]研究表明,解毒开肺汤能迅速控制小儿毛细支气管炎的病情,症状消失时间明显短于葶苈大枣泻肺汤。

(2)治疗胃炎、胃溃疡:白屈菜 15g,水煎服。或用 20% 白屈菜注射液,肌内注射,每次 2ml,每日 2 次。或将白屈菜制成酊剂,治疗慢性胃炎及肠道痉挛引起的疼痛,每服 5ml,每日 3 次[35]。

(3)治疗水田皮炎、毒虫咬伤:用白屈菜适量,研粉调成膏剂或捣烂敷于患处[35]。

(4) 外用治疗疣：将白屈菜茎折断，用其黄色汁液涂于患处，数次可愈[35]。

**2. 用法用量**　2020 年版《中国药典》规定白屈菜用量为 9~18g。

**3. 述评**　白屈菜是我国传统药用植物，始载于《救荒本草》，有镇痛、止咳、利尿、解毒等作用，可治疗胃肠疼痛、黄疸、水肿、疥癣疮肿等。近年研究法发现白屈菜药理作用效果良好，是一类很有研究价值的中药，尤其在肝炎、癌症、呼吸科领域很有发展前途。因此，对其研究应更加深入，要把化学成分研究与药理作用研究有机地结合起来，以阐明其真正的作用机制，开展临床相关实验研究，促进其进一步应用。

**【中毒表现及救治】**尚无相关报道。

（王景尚　阴赪宏　王　巍）

# 30　半　边　莲

**【基源】**本品为桔梗科植物半边莲 *Lobelia chinensis* Lour. 的干燥全草[1]。

**【化学成分】**全草含生物碱、黄酮苷、皂苷和氨基酸。生物碱中主要有山梗菜碱或半边莲碱（lobeline）、山梗菜酮碱或去氢半边莲碱（lobelanine）、山梗菜醇碱或氧化半边莲碱（lobelanidine）和异山梗菜酮碱即去甲山梗菜酮碱（isolobelanine）[1-2]，新山梗菜碱 A-B[3]；王晓阳报道[4]从半边莲 95% 乙醇提取物中分离鉴定了 8 个化合物，分别为槲皮素 -3-*O*-*β*-D- 葡萄糖苷、槲皮素 -7-*O*-*β*-D- 葡萄糖苷、苜蓿素 -7-*O*-*β*-D- 葡萄糖苷、没食子酸、二十八烷醇、*β*- 香树脂醇乙酸酯、*β*- 谷甾醇、槲皮素。又有报道含菊糖（inulin）、对羟基苯甲酸（*p*-hydroxybenzoic acid）、延胡索酸（fumaric acid）和琥珀酸（succinice acid）。根茎含半边莲果聚糖（lobelinin）[2]。

**【含量测定】**2020 年版《中国药典》未收载半边莲化学成分的含量测定方法。

**【炮制研究】**2020 年版《中国药典》的炮制方法为：除去杂质，洗净，切段，干燥[1]。

**【药理研究】**

**1. 对呼吸系统的作用**　半边莲煎剂及其生物碱制剂给麻醉犬注射，有显著的呼吸兴奋作用，其作用随剂量增大而加强和延长，剂量过大则引起呼吸麻痹而死亡。切除窦神经或摘除颈动脉体后，再注射半边莲制剂，则不出现明显的呼吸兴奋作用，说明其作用机制主要是通过刺激颈动脉体化学感受器，反射地兴奋呼吸中枢。半边莲碱吸入有扩张支气管作用，可对抗由毛果芸香碱和乙酰胆碱引起的气管收缩[5]。

**2. 利尿作用**　麻醉犬静脉注射半边莲浸剂 0.1g/kg 或半边莲总生物碱 6.6mg/kg，给大鼠灌胃浸剂 1g/kg 以及正常人口服半边莲粉剂 10~30g 均有显著而持久的利尿作用，尿中氯化物的排泄量亦明显增多。半边莲碱 2.5~5mg 肌内注射，对正常人也有利尿作用，但尿中氯化物的含量不增加，甚至减少，而副作用则较多。半边莲浸剂 1g/kg 口服的利尿效价与 1.5g/kg 尿素相当。全半边莲素 2mg/kg 的利尿作用与 10mg/kg 撒利汞相当。从半边莲中分出菊糖给大鼠口服或腹腔注射则有抑制利尿作用。

**3. 对心血管系统的作用**　半边莲浸剂静脉注射，对麻醉犬有显著而持久的降压作用。浸剂碱化后的乙醚提取物静脉注射，有利尿作用，但对血压无影响。乙醚提取后的残余物有降压作用但无利尿作用,说明半边莲利尿成分和降压成分并非同一物质,乙醚提取其碱性溶液可将之分开,且降压成分口服不易吸收。另有报道证明半边莲的煎剂小剂量静脉注射有短暂的升压作用,较大剂量则有持久的降压作用。兔灌服半边莲煎剂可见耳部血管扩张,但血管灌注时对兔耳血管和蛙后肢血管则呈直接收缩作用。由此可知,其降压原理可能与其抑制血管运动中枢和神经节阻断作用有关。半边莲生物碱对离体兔心和蛙心有兴奋作用,使收缩力加强,振幅增大,高浓度时的兴奋继以抑制,最后发生传导阻滞和停搏。半边莲碱肌内注射,在呼吸兴奋的同时,心率减慢,血压升高,大剂量时心率加快,血压明显下降,终致心脏停搏。

**4. 对神经系统作用**　半边莲碱对神经系统的作用与烟碱相似。对自主神经节、肾上腺髓质、延髓各中枢及颈动脉体和主动脉体的化学感受器都有先兴奋后抑制的作用。

**5. 利胆作用**　静脉注射半边莲水煮醇沉制剂,胆汁流量较给药前增加 2 倍以上,给药 50 分钟达到高峰,但胆汁中固形物、胆酸盐和胆红素的浓度都有所降低。

**6. 抗蛇毒作用**　半边莲制剂以及从中分离的出琥珀酸钠、延胡索酸钠、对羟基苯甲酸钠分别于注射蛇毒前半小时灌胃,或于注射蛇毒同时皮下注射,或用琥珀酸钠、延胡索酸钠和醋酸钠组成复方于注射蛇毒前 0.5~4 小时灌胃,对于注射最小致死量眼镜蛇毒的小鼠均有较高的保护作用,保护率为 59.1%~93.1%。但若于注射蛇毒后 25 分钟再给药,则无保护作用。

**7. 催吐作用**　猫和犬肌内注射半边莲碱可致吐。其催吐作用的剂量 - 反应曲线与半边莲一致,其催吐原理与延髓催吐化学感受区有关,亦有周围机制的参与。半边莲碱由于安全性较差,不宜作催吐药。

**8. 其他作用**　半边莲煎剂口服,有轻泻作用。半边莲碱对离体兔肠的张力和蠕动,小量时有一定的增强作用,随后则抑制之,大量时则有麻痹作用。半边莲碱口服时抑制食欲。体外实验,半边莲煎剂对常见致病性真菌有明显的抑制作用,对金黄色葡萄球菌和大肠埃希菌亦有抑制作用。腹腔注射能缩短小鼠断尾的出血时间[4]。

【**毒理研究**】半边莲煎剂小鼠静脉注射的 $LD_{50}$ 为 $(6.10 \pm 0.26)$ g/kg,死前有呼吸兴奋、狂躁不安等现象,继之发生抽搐,一般在 5 分钟内死亡。全半边莲素小鼠静脉注射的 $LD_{50}$ 为 $(18.7 \pm 2.0)$ mg/kg。浸剂大鼠灌胃的 $LD_{50}$ 为 $(75.1 \pm 13.1)$ g/kg。大鼠每日腹腔注射浸剂 0.1、0.3、1.0g 生药 /kg,连续 3 个月,体重、尿沉渣及尿蛋白检查均无异常发现。病理检查,除部分大鼠肾脏有轻度细胞肿胀外,未见显著的器质性变化。

【**配伍研究**】用于毒蛇咬伤、痈肿疔疮。半边莲有清热解毒的功效,尤长于解蛇毒,治疗毒蛇咬伤,对眼镜蛇、蝰蛇、青竹蛇等蛇咬伤,可单味煎服,或鲜品捣汁加酒服,并用本品捣烂或配生半夏同捣烂和鸡蛋清调敷伤口周围,也可与黄芩、黄连、田基黄等清热解毒药同用。治疗痈肿疔疮,既可外用,亦可配金银花、紫花地丁、野菊花等煎服。半边莲煎浓液湿敷,可治湿疹、足癣,亦可治跌打损伤。用治扁桃体炎,可以鲜品捣汁加黄酒含漱。

用于湿热黄疸、水肿、膨胀。半边莲利水作用较强,常用于内有湿邪、水饮之证,湿热黄疸,可配茵陈、大黄,以清热利湿。水肿、腹水,单用或与茯苓、猪苓、葫芦壳等利水消肿药同用。

半边莲尚可用于多种癌症,多随证配伍,如与白花蛇舌草、半枝莲、石见穿等配伍,可治肝、胆、胰腺等肿瘤[2]。

**【复方及制剂】**

1. **二丁颗粒**　紫花地丁 250g、半边莲 250g、蒲公英 250g、板蓝根 250g。本品为棕褐色的颗粒；味甜、微苦；或味微甜、微苦(无蔗糖)。清热解毒。用于火热毒盛所致的热疖痈毒，咽喉肿痛，风热火眼。开水冲服。一次 1 袋，一日 3 次[1]。

2. **京万红软膏**　地榆、地黄、当归、桃仁、黄连、木鳖子、罂粟壳、血余炭、棕榈、半边莲、土鳖虫、白蔹、黄柏、紫草、金银花、红花、大黄、苦参、五倍子、槐米、木瓜、苍术、白芷、赤芍、黄芩、胡黄连、川芎、栀子、乌梅、冰片、血竭、乳香、没药。本品为深棕红色的软膏，具特殊的油腻气。活血解毒，消肿止痛，去腐生肌。用于轻度水、火烫伤，疮疡肿痛，创面溃烂。用生理盐水清理创面，涂敷本品或将本品涂于消毒纱布上，敷盖创面，用消毒纱布包扎，一日 1 次[1]。

**【临床研究】**

1. **应用研究**

(1)治疗急性肾炎：半边莲针剂肌内注射(每次用药量含生药 4~8g)，一日 2~3 次，7~14 日为 1 个疗程，治疗急性肾炎水肿 18 例，结果 14 例水肿消失，尿常规恢复正常，3 例好转，1 例无效[4]。江怀筹[5]采用半边莲单味水煎液治疗急性肾小球肾炎 150 例，治愈 97 例，好转 27 例，总有效率为 83%，未见毒副作用。近年来，临床用单味该药治疗急性肾小球肾炎及小儿夏季高热取得良好疗效[8-9]。

(2)治疗皮肤病：鲜半边莲与生南星打烂，加雄黄少许调和，敷患处，每日换药 2~3 次；或用半边莲煎剂局部湿敷或外搽，治糜烂型手足癣或亚急性湿疹，见效迅速。

(3)治疗蛇咬伤：鲜半边莲 30~120g，水煎分 3 次服。同时以鲜半边莲捣碎外敷，一日 2 次。治疗 14 例，全部痊愈，平均治愈时间为 4.5 日[6]。

(4)治疗隐翅虫皮炎：半边莲干品 60~100g，加水 1 000ml，煎煮半小时浸洗患处或用以调敷，病损范围小者，用半边莲加花生油适量调成糊状外涂，一日 2~3 次，严重者两法兼用。共观察 35 例，治愈 34 例，无效 1 例，有效率为 97.14%。治愈时间一般为 2~3 日，严重者 4~7 日，平均 3~4 日[2]。

(5)治疗带状疱疹：鲜半边莲，用量视病变范围大小而定，捣烂如泥，敷于患处，上盖纱布，胶布固定，药干用冷开水湿润之。每日换药 1~2 次。亦可将鲜品捣烂绞汁，不时外搽患处。共治疗 23 例，治疗后先是疼痛减轻或不痛，继之水疱结痂，脱屑，轻者 2~3 日，重者 7 日痊愈[2]。也有用半边莲、蛇莓各适量，捣烂敷患处，治带状疱疹[7]。

(6)治疗晚期血吸虫病肝硬化腹水：半边莲每日 6~48g，制成 10%~20% 煎剂或浸膏，每日分 4 次口服。共观察 100 例，显著好转 69 例，好转 20 例，无变化 7 例，恶化 2 例，死亡 2 例，有效率为 89%。在治疗过程中，有 84 例患者尿量增加，69 例腹水消失，20 例腹水减少，但当腹水消失或接近消失时，尿量增加不显著，无脱水之虞；30% 肝功能和门静循环有所改善，血红蛋白与红细胞 43.8%~55.6% 有所增加。半边莲对血吸虫及其卵无直接影响，不是治疗病原的药物[2]。

(7)治疗急性蜂窝织炎：将鲜半边莲全草洗净，捣烂敷于疮口周围组织肿胀处，隔 3~4 小时换药 1 次。共观察 25 例，22 例用药 1~2 次后炎症明显减轻，疼痛缓解，3 天内炎症消散，体温恢复正常。合并淋巴管炎的 9 例，用药 6~20 小时后淋巴管炎消退。另 3 例治 1~2 天后，疼痛明显减轻，炎症局限，2 例形成脓点，溃破后，外敷生理盐水纱布即告愈。本组病例均未用抗生素[2]。

(8)治疗乙型肝炎:夏先福[10]采用自拟半莲饮,半边莲、半枝莲、白花蛇舌草、益母草、柴胡等治疗乙型肝炎 50 例,总有效率为 96%。

**2. 用法用量** 2020 年版《中国药典》规定半边莲每日用量为 9~15g。

半边莲为利水渗湿药,味辛,性平。入心、小肠、肺经。有清热解毒、利水消肿的作用。临床用于大腹水肿,面足浮肿,痈肿疔疮,蛇虫咬伤;晚期血吸虫病腹水。该药药源广泛,甚具推广价值。

**【中毒表现及救治】**

**1. 中毒表现** 过量可引起流涎,恶心,头痛,腹泻,血压增高,脉搏先缓后速,严重者痉挛,瞳孔散大,最后因呼吸中枢麻痹而死亡。

**2. 救治** 先催吐、洗胃,后饮浓茶,注射葡萄糖注射液。对症治疗:如出现惊厥可给解痉剂,针刺人中、合谷、涌泉等穴位;呼吸麻痹时给予强心剂和兴奋剂,保暖,必要时给氧或人工呼吸。民间用黄豆汁、甜桔梗煎水服,或甘草煎水内服或饮盐水,或榨姜汁口服。

(王慧娟 斯建勇 杜贵友)

21~30 参考文献

# 31 半 夏

**【基源】** 本品为天南星科植物半夏 *Pinellia ternata*(Thunb.)Breit. 的干燥块茎。

"水半夏"亦为天南星科植物,是鞭檐犁头尖 *Typhonium Flagelliforme*(Lodd.)Blume 的干燥茎,性温,味辛,有毒。具有燥湿化痰、止咳之功效。1977 年版《中国药典》收录了水半夏,但在 1985 年版之后删去。近年来,由于半夏资源短缺,临床上常将水半夏作为半夏的代用品使用。有研究[1]对比半夏和水半夏的化学成分和毒性,发现两者还是有一定差异,两者不应混淆使用。

**【化学成分】** 半夏含半夏淀粉 75.74%、半夏蛋白Ⅰ(具有抗早孕、凝血、促细胞分裂等活性)、半夏胰蛋白酶抑制物、胆碱(choline)、β-谷甾醇(β-sitosterol)、鞣质、草酸钙、高龙胆酸(尿黑酸,homogentisic acid)及其葡萄糖苷、胡萝卜苷(daucosterol)、3,4-二羟基苯甲醛(3,4-dihydroxybenzaldehyde)、左旋麻黄碱、胆碱、鸟苷、胸苷、次黄嘌呤核[2]。此外尚含以下物质[3]:

**1. 氨基酸** 用 835-50 型氨基酸分析仪测得半夏中氨基酸的含量(ppm)为:天冬氨酸(280)、苏氨酸(210)、丝氨酸(280)、谷氨酸(860)、甘氨酸(120)、丙氨酸(840)、缬氨酸(220)、甲硫氨酸(15)、亮氨酸(130)、异亮氨酸(150)、酪氨酸(240)、苯丙氨酸(260)、赖氨酸(630)、组氨酸(32)、精氨酸(270)、脯氨酸(91)[4]。此外尚含 γ-氨基丁酸等。

2. **有机酸**　有琥珀酸、棕榈酸等。

3. **脂肪酸**　油酸、十六烷酸、油酸、十五烷酸、花生酸、山酸等。

4. **无机元素**　用 Tarrell-Ask Mark III 1160 等离子发射直读光谱仪测得半夏中无机元素的含量（ppm）为：Al(160)、Fe(180)、Ca(6780)、Mg(1440)、K(4760)、Na(140)、Ti(12)、Mn(10)、P(2940)、Ba(6)、Co(0.1)、Cr(8)、Cu(26)、Ni(2)、Pb(10)、Sr(17)、V(0.2)、Zn(26)[4]。

5. **生物碱**　左旋盐酸麻黄碱（L-ephedrine hydrochloride）等。

**【含量测定】** 2020 年版《中国药典》未收载半夏化学成分的含量测定方法。

2015 年版《中国药典》[5]对半夏的含量测定以琥珀酸为测定指标，方法为：

取本品粉末（过四号筛）约 5g，精密称定，置锥形瓶中，加乙醇 50ml，加热回流 1 小时，同上操作，再重复提取 2 次，放冷，滤过，合并滤液，蒸干，残渣精密加入氢氧化钠滴定液（0.1mol/L）10ml，超声处理（功率 500W，频率 40kHz）30 分钟，转移至 50ml 量瓶中，加新沸过的冷水至刻度，摇匀，精密量取 25ml，照电位滴定法测定，用盐酸滴定液（0.1mol/L）滴定，并将滴定的结果用空白试验校正。每 1ml 氢氧化钠滴定液（0.1mol/L）相当于 5.904mg 的琥珀酸（$C_4H_6O_4$）。本品按干燥品计算，含总酸以琥珀酸（$C_4H_6O_4$）计，不得少于 0.25%。

除以上药典检测方法外，有文献报道，对半夏总生物碱进行检测。方法如下：

1. **滴定法**[6]　样品的 75% 乙醇（内含 1%HCl）提取液用 6mol/L 氨水溶液调至中性，挥去乙醇，残渣用 0.25mol/L 硫酸溶解，加 6mol/L 氨水溶液使成强碱性，三氯甲烷提取，蒸去三氯甲烷，60℃真空干燥恒重，计算总碱的百分含量。

2. **重量法**[7-8]　取 60℃干燥至恒重的各样品的粉末（80 目）10g，精密称定，加 10 倍量的 75% 酸性乙醇液，加热回流提取 2 次，每次 3 小时，过滤，滤液调至中性后减压回收至无乙醇味，移入分液漏斗中，以 6mol/L 氢氧化钠调碱性至 pH>12，以三氯甲烷萃取（40ml×5），合并三氯甲烷液，用蒸馏水洗至中性，将三氯甲烷移入具塞锥形瓶中，各加入 4g 无水硫酸钠振摇脱水，静置后过滤，滤液以旋转式薄膜浓缩仪于 60℃下回收三氯甲烷至小体积，移入已干燥至恒重的小烧杯内，80℃水浴蒸干三氯甲烷，60℃下干燥至恒重，计算生物碱的百分含量，另取样品同上操作重复 1 次。

3. **比色法**[9]　标准曲线的制备：取 20mg 已干燥至恒重的盐酸麻黄碱标准品精密称定，置 200ml 容量瓶中以蒸馏水溶解并定容至刻度，使成为 0.1mg/ml 的标准溶液。精密吸取上述标准液 0.20ml、0.40ml、0.60ml、0.80ml、1.00ml，各加蒸馏水至 1.00ml，加入 10.00ml pH 6.0 的缓冲液。再加三氯甲烷 10.00ml，溴麝香草酚蓝标准液，充分振摇后分取三氯甲烷层，于 751G 可见紫外分光光度计上 420nm 处测定其吸收度，以吸收度为横坐标，盐酸麻黄碱的浓度为纵坐标，求出标准曲线的回归方程 $Y = 0.6123X - 5.394 \times 10^{-3}$，$r = 0.9975$。结果表明，pH 6.0 时，盐酸麻黄碱在 0.02~1.00mg 呈现线性。

样品中总生物碱含量测定：分别取已干燥至恒重的各样品粉末 1.25g，精密称定，加浓氨水 0.5ml，三氯甲烷 10ml 冷浸 3 小时后超声提取 1 小时，过滤，残渣以 10ml 三氯甲烷分 3 次洗涤，合并滤液，80℃下回收三氯甲烷至干，以三氯甲烷 10.00ml 溶解，再加 pH 6.0 缓冲液 10.00ml 均移入 25ml 分液漏斗中，分别加入 1.00ml 溴麝香草酚蓝标准溶液，振摇，静置 1 小时，分取三氯甲烷层，同标准曲线条件进行测定，以标准曲线回归方程计算各炮制品中总生物碱的含量。

**【炮制研究】**

1. **半夏的三种常见炮制方法**　2020 年版《中国药典》[5]中法半夏、姜半夏、清半夏以独立的条目列在半夏之后。表 30-1 显示半夏及其三种炮制品的异同。可以看出,炮制品可被认为"无毒",并且炮制配料的不同,对半夏的功能主治也有不同的的影响。法半夏可以增强燥湿化痰(痰饮、风痰)方面的功效,姜半夏增强了降逆止呃和消痞散结功效,清半夏增强了燥湿化痰(痰涎)的功效。

**表 30-1　半夏三种常用炮制方法**

| | 半夏 | 法半夏 | 姜半夏 | 清半夏 |
|---|---|---|---|---|
| 炮制方法 | 生半夏用时捣碎 | 取半夏,大小分开,用水浸泡至内无干心,取出;另取甘草适量,加水煎煮2次,合并煎液,倒入用适量水制成的石灰液中,搅匀,加入上述已浸透的半夏,浸泡,每日搅拌1~2次,并保持浸液 pH 12 以上,至剖面黄色均匀,口尝微有麻舌感时,取出,洗净,阴干或烘干,即得 | 取净半夏,大小分开,用水浸泡至内无干心时,取出;另取生姜切片煎汤,加白矾与半夏共煮透,取出,晾干,或晾至半干,干燥;或切薄片,干燥 | 取净半夏,大小分开,用 8% 白矾溶液浸泡至内无干心,口尝微有麻舌感,取出,洗净,切厚片,干燥 |
| 炮制用量 | — | 每 100kg 净半夏,用甘草15kg、生石灰 10kg | 每 100kg 净半夏,用生姜 25kg、白矾12.5kg | 每 100kg 净半夏,煮法用白矾 12.5kg,浸泡法用白矾 20kg |
| 炮制品性状 | — | 本品呈类球形或破碎成不规则颗粒状。表面淡黄白色、黄色或棕黄色。质较松脆或硬脆,断面黄色或淡黄色,颗粒者质稍硬脆。气微,味淡略甘、微有麻舌感 | 本品呈片状、不规则颗粒状或类球形。表面棕色至棕褐色。质硬脆,断面淡黄棕色,常具角质样光泽。气微香,味淡、微有麻舌感,嚼之略黏牙 | 本品呈椭圆形、类圆形或不规则的片。切面淡灰色至灰白色,可见灰白色点状或短线状维管束迹,有的残留栓皮处下方显淡紫红色斑纹。质脆,易折断,断面略呈角质样。气微,味微涩,微有麻舌感 |
| 性味归经 | 辛、温;有毒。归脾、胃、肺经 | 辛,温。归脾、胃、肺经 | 辛,温。归脾、胃、肺经 | 辛,温。归脾、胃、肺经 |
| 功能主治 | 燥湿化痰,降逆止呕,消痞散结。用于湿痰寒痰,咳喘痰多,痰饮眩悸,风痰眩晕,痰厥头痛,呕吐反胃,胸脘痞闷,梅核气;外治痈肿痰核 | 燥湿化痰。用于痰多咳喘,痰饮眩悸,风痰眩晕,痰厥头痛 | 温中化痰,降逆止呕。用于痰饮呕吐,胃脘痞满 | 燥湿化痰。用于湿痰咳嗽,胃脘痞满,痰涎凝聚,咯吐不出 |

**2. 半夏炮制的研究**　历史上半夏的炮制法繁多,工艺相差悬殊,极不统一,但白矾、生

姜、石灰、甘草是主要的炮制辅料。近代以来,对半夏的炮制工艺以及炮制后化学成分、药理等方面的影响有不少研究工作,这些研究工作的成果为现在药典的半夏炮制方法提供了科学依据。

二十世纪八九十年代,对法半夏的炮制工艺研究为药典提供了科学依据,1995年版《中国药典》开始,把法半夏作为单独条目列在半夏之后。随着研究的不断深入,2010年版《中国药典》开始把姜半夏和清半夏也作为单独条目列在半夏之后,沿用至2020年版《中国药典》。现在的半夏研究热点,主要是以上三种炮制方法对半夏的化学成分的影响、减毒机制、药效增强方面的研究。

(1)法半夏的炮制工艺研究:①有研究对传统的法半夏的石灰甘草液炮制老工艺,就不同石灰液及不同比例量的石灰甘草液等条件作了比较,并将改进后新工艺的制品进行了家兔眼结膜的刺激实验,小鼠死亡率及对小鼠各脏器影响等毒性研究。实验结果表明,新工艺能达到与老工艺炮制相同的解毒效果。经临床验证,对慢性气管炎的止咳、化痰确有较好疗效,并有一定的平喘作用。新工艺具有缩短生产周期,减少辅料用量及提高成品获得率等优点[10]。②江西传统法是用皂荚、生姜等七味药冲泡之液制法半夏,充分发挥了其各异的特性,起到了解毒与协同作用,从而更好地达到了"清痰化饮,壮脾顺气,燥湿化痰,和胃止呕,消痰散结"之功效,并认为其是诸多法半夏中较优的一种[11]。③有文献还对法半夏炮制过程中甘草酸的含量变化进行了动态分析,结果认为每100g半夏用15g甘草(用水煎煮2次,合并煎液浓缩到150ml)、石灰10g,浸泡6天为宜。研究发现甘草酸的含量与法半夏质量有关,因此除采用外观、断面、麻舌感等传统指标评价法半夏炮制工艺的同时,还选用了甘草酸含量进行综合评价,研究结果显示对甘草酸的影响程度为浸泡时间>煎煮液浓缩体积>甘草煎煮次数,但对甘草酸变化规律无明显影响[12-13]。

(2)炮制对半夏减毒增效及其物质基础的研究:有报道[14]对半夏及其三种炮制品化学成分及功效的差异进行了研究。结果显示,半夏炮制品中肌苷、鸟苷、腺苷、琥珀酸、盐酸麻黄碱含量较半夏生品明显下降。三种炮制品相比,清半夏中肌苷、鸟苷、腺苷、琥珀酸含量最高,姜半夏最低,与祛痰作用强弱一致,该4种成分是祛痰作用的活性成分,清半夏炮制时加入白矾,也增强其化痰功效。法半夏止咳作用最强,其次为半夏、清半夏,姜半夏作用最弱,法半夏经甘草、石灰水制后,辅料甘草(引入甘草苷、甘草酸铵)的加入增强了法半夏止咳作用。姜半夏经生姜、白矾制后,生姜(引入6-姜辣素)增强姜半夏止呕作用,减弱化痰、止咳作用。以上结果表明半夏炮制后化学成分及功效均发生一定变化,不同炮制方法对其化学成分和功效的影响不同。

清半夏的解毒机制:白矾中的铝离子可以与毒针晶中草酸钙的草酸结合成草酸铝络合物,促使针晶结构破坏[15]。$Al(OH)_3$ 胶体可吸附、凝集半夏毒性物质,从而降低其毒性[16]。但也应该注意到随着炮制时间延长,炮制品中白矾残留量却呈上升趋势[17],且在这些残留的铝离子多以毒性较大的 $Al^{3+}$、$Al(OH)^{2+}$、$Al(OH)_2^+$ 等单体形态存在[18],有对人体造成新的伤害的风险,所以应控制合适的炮制时间,减少清半夏中铝离子残留的量,以保证用药安全。

姜半夏的解毒机制:①煎煮减毒。生半夏中含有的凝集素蛋白是亲水性蛋白类致毒物质,在姜半夏炮制过程中,煎煮过程会使这些水溶性蛋白因加热而发生变性甚至凝固,致使其生物活性丧失,从而降低毒性。②白矾解毒。机制同清半夏一样,也会通过铝离子的因素降低毒性。③生姜解毒。有研究[19]发现,生姜汁能显著抑制半夏毒针晶腹腔注射所致的小鼠毛细血管通透性增加,减少腹腔渗出液和白细胞数量,降低蛋白质和炎症介质 PGE_2 的含量,也可减轻半夏毒针晶所致的大鼠足跖肿胀。此外,有研究[20]显示姜辣素可显著抑制半夏凝集素蛋白刺激巨噬细胞所导致炎症因子释放增加,ROS 过量生成及 RIP3 的表达增高,扫描电镜显示姜辣素可抑制半夏凝集素蛋白导致的细胞变形坏死。

法半夏可能的解毒机制:①煎煮解毒;②石灰解毒,石灰水呈较强的碱性,会破坏半夏中的草酸钙针晶。

**【药理研究】**

**1. 镇咳、祛痰**　半夏最主要的药效之一是镇咳、祛痰作用,生半夏、姜半夏、姜浸半夏和明矾半夏的煎剂,0.6~1g/kg 灌服或静脉注射,对碘液注入猫胸腔或电刺激喉上神经所致咳嗽有明显镇咳作用,且可维持 5 小时以上[21]。半夏醇提液能使氨水引起的小鼠咳嗽次数减少,使枸橼酸所致豚鼠的咳嗽潜伏期延长[22]。

半夏常用来燥湿化痰,但中医中"痰"的概念与西医中的"痰"很不一样,近年来关于半夏祛痰作用也存在争议。有报道表明半夏具有祛痰作用,且贮存时间越长,药效越强[23]。另有学者实验研究报道,大鼠腹腔注射清半夏水煎剂 30ml/kg 可明显抑制硝酸毛果芸香碱 5mg/kg 对唾液的分泌作用[24]。

**2. 镇吐作用**　实验研究表明,半夏加热炮制或加明矾、姜汁炮制的各种制剂,对阿扑吗啡、洋地黄、硫酸铜引起的呕吐,都有一定的镇吐作用。上述三种催吐剂的作用机制不同,而半夏都可显示镇吐作用,由此推断其镇吐作用机制为对呕吐中枢的抑制。

有学者报道,半夏镇吐作用的成分,有人认为是生物碱、植物固醇、甲硫氨酸、甘氨酸、葡糖醛酸或 L- 麻黄碱[3]。

**3. 抗腹泻和溃疡**　清半夏 75% 乙醇提取物腹腔注射 5g/kg 和 15g/kg,能拮抗蓖麻油和番泻叶引起的小鼠腹泻,显著抑制醋酸所致小鼠腹腔毛细血管通透性亢进,对小鼠胃肠对墨汁的推进运动无明显影响[25]。此外,此剂量还能显著抑制小鼠盐酸性溃疡及吲哚美辛 - 乙醇性溃疡的形成。对小鼠水浸应激性溃疡也有抑制作用[26]。另有研究报道,半夏水煎醇沉液对吲哚美辛性、幽门结扎性、慢性醋酸性胃溃疡有显著的预防或治疗作用,对水浸应激性溃疡也有一定的抑制作用,并有显著减少胃液量,降低游离酸和总酸酸度,抑制胃蛋白酶活性的作用[27]。复方半夏胶囊对胃肠功能的改善有明显效果,可促进离体大鼠胃电频率增快,波幅增高,连续动态观察大鼠摄入复方半夏胶囊后胃电及胃机械运动亦证实复方半夏胶囊诱发胃峰电活动,且可使胃电节律趋于正常,胃机械运动增强,临床用于治疗非溃疡性消化不良症有较好的疗效[27-28]。

**4. 对中枢神经系统的抑制作用**　对自发活动有明显影响,可显著增加阈下剂量戊巴比妥钠的睡眠率,并有延长戊巴妥钠睡眠时间的趋势。以小鼠热板法实验,呈镇痛倾向,以醋酸法未见镇痛作用[24]。

半夏中所含葡糖醛酸衍生物对士的宁和乙酰胆碱有解毒作用。以半夏为主药制成的夏星磁颗粒剂能显著对抗士的宁所致惊厥,亦能显著对抗电惊厥,并存在剂量依赖关系。对硫酸亚铁所致的慢性癫痫,有一定程度对抗作用[29]。

灌服清半夏 75% 乙醇提取物 5g/kg 和 15g/kg 能显著地延长小鼠对热痛刺激甩尾反应的潜伏期,减少由醋酸引起的小鼠扭体反应次数[26]。

5. **抗早孕作用**　实验研究证明,半夏蛋白有抗早孕活性。早孕小鼠皮下注射 1.25mg/ml 半夏蛋白 0.2ml,抑孕率为 50%;兔子宫内注射 500μg,其抗胚泡着床率达 100%,经半夏蛋白作用后的子宫内膜能使被移植的正常胚泡不着床,在子宫内经半夏蛋白孵育的胚泡移植到同步的假孕子宫,着床率随孵育时间延长而降低[30]。另据实验研究报道,生半夏粉 9g/kg 灌胃,对妊娠母鼠和胚胎均有非常显著的毒性,而相同剂量的制半夏粉与对照组无明显差异,但制半夏汤剂 30g/kg(相当于临床常用量的 150 倍)则能引起孕鼠阴道出血,胚胎早期死亡数增加,胎儿体重显著降低,炮制不降低半夏的胚胎毒性[31]。

但也有学者认为:半夏是否属妊娠禁忌药,从古至今尚无定论。有些实验得出半夏有"抗早孕"作用,但从剂型、给药途径、剂量等方面综合分析半夏"抗早孕"的药理研究及其遗传毒性研究的报道,作者认为实验结果不支持半夏为妊娠禁忌药一说,临床治疗妊娠呕吐可用半夏[32]。

6. **致突变作用**　取生半夏和姜半夏两种不同炮制的半夏制成注射剂,腹腔注射于正常小鼠,采用骨髓细胞染色体分析技术,观测其致突变作用。结果给药组诱发致突变频率明显增高,与丝裂霉素 C 组接近,提示两种炮制半夏对小鼠遗传物质具有损害作用。由于致突变与致畸胎有很高相关性,作者认为对临床采用半夏治疗妊娠呕吐应持慎重态度[33]。

但也有报道认为姜半夏水煎剂 3 个剂量(9g/kg、15g/kg、30g/kg)对小鼠骨髓细胞和豚鼠肝细胞的染色体畸变均无作用。半夏不引起小鼠骨髓嗜多染红细胞微核率升高,半夏汤剂除相当于临床 150 倍剂量加入培养液,引起姐妹染色单体交换(SCE)频率显著增高外,其他中低剂量组作用均不确定。表明半夏汤剂对 DNA 的损伤和修复过程影响不大,不大可能引起遗传毒性[34-35]。

7. **抗心律失常作用**　实验研究表明,半夏对离体蛙心及兔心具有抑制作用,但对离体豚鼠心脏则不发生作用。犬室性心动过速及室性期前收缩的模型证实半夏浸剂静脉注射有明显的抗心律失常作用。另有学者报道,清半夏水煎液 200% 浓度 26.5ml/kg 预防给药时,对氯化钡诱发的大鼠心律失常有明显的拮抗作用[24]。

8. **降脂作用**　正常 SD 大鼠灌服半夏后 LDL-C、TC/TG 和 LDL-C/HDL-C 均显著降低,当停用半夏后喂饲高脂饲料 3 周呈明显的阻止和延缓高脂血症的形成,与对照组比较,TC、LDL-C、LDL-C/HDL-C、TC/TG 均显著地降低,而 HDL-C 增高,但对 TG 的作用不明显。继续喂饲高脂饲料同时喂饲半夏 3 周与对照组比较,TC 和 TG 均显著地降低,用基础饲料替代高脂饲料并继续喂半夏 2 周,LDL-C、TC/TG 均显著地降低,而 TG 反比对照组增高。以上实验证明半夏可以阻止或延缓食饵性高脂血症的形成,并对高脂血症亦有一定的治疗作用,其中对降低 TC 和 LDL-C 的作用较明显[36]。

9. **抗肿瘤作用**　实验研究表明,半夏蛋白、多糖、生物碱均具有抗肿瘤作用。从半夏的新鲜鳞茎中分离出的外源性凝集素(PTA,低分子蛋白),对于鉴别乳房上皮细胞是否恶性瘤化是一种很好的指示剂。人肝癌细胞 QGY7703-3 和 7402、艾氏腹水癌和腹水型肝癌细胞均能被半夏蛋白凝集。有学者实验研究发现,半夏的多糖组分 PMN 有活化抗肿瘤作用,用抗肿瘤多糖及苷进行实验,在 PMN 活化中特异性糖链结构起重要作用,PMN 尚具镇吐作用,其关联性值得注意[37]。

体外抗肿瘤实验表明,姜浸半夏、姜半夏、矾半夏、姜矾半夏总生物碱能有效地抑制慢性髓性白血病细胞(K562)的生长,以矾半夏作用最强,姜浸半夏次之,生半夏则无明显作用[38]。

　　另有报道,采用体外培养肿瘤细胞的方法,观察姜制半夏对肿瘤细胞株 K562 生长抑制作用及形态损伤作用。结果表明姜浸半夏的作用最强,其生长抑制作用与形态损伤作用相一致[39]。

　　**10. 糖皮质激素样作用**　实验研究表明,半夏有糖皮质激素样作用。半夏能使小鼠肝脏中酪氨酸转氨酶(TA)活性上升。对摘除肾上腺小鼠,同时给与半夏和可的松,能使肝脏 TA 活性上升,与半夏用量呈依存性[37]。

　　**11. 细胞凝集作用**　实验研究表明,半夏蛋白也是一种植物凝集素,它与兔红细胞有专一的血凝活力,浓度低至 2μg/ml 仍有凝集作用[30]。

　　除兔红细胞外,对羊、犬、猫、豚鼠、大鼠、小鼠和鸽的红细胞亦有凝集作用。但不凝集人、猴、猪、鸡、鸭、鹅、龟、蟾蜍、鳝的红细胞。半夏蛋白是目前已知的唯一只与甘露糖而不与葡萄糖结合的一种具有凝集作用的蛋白质。除红细胞外半夏蛋白亦凝集其他细胞,对小鼠脾细胞、人肝癌细胞 QGY7703-3 和 7402 等也能被半夏蛋白凝集,但它不凝集大鼠附睾和猪大网膜脂肪细胞。提示半夏蛋白的细胞凝集作用不仅具有动物种属专一性并存在细胞类别专一性[3]。

　　**【毒理研究】**

　　**1. 急性毒性**　半夏浸膏小鼠腹腔注射致死量为 13.142g/(kg·d);单次腹腔注射 $LD_{50}$ 为 325mg 生药 /kg;家兔灌服 0.5g/d,连续 40 天,一般情况良好,体重增加,当剂量增加时,多数有腹泻,半数在 20 天内死亡[40]。

　　小鼠分别灌胃生半夏混悬液 9g/kg、4.5g/kg、2.25g/kg 及制半夏混悬液 9g/kg,结果制半夏组未见毒性反应,对小鼠体重亦无影响;而生半夏各组均显著地抑制小鼠体重增长,且各组均有死亡,对肝、肾功能虽无明显影响,但肾指数明显增高,提示生半夏较长时间给药后能引起肾脏代偿性地增大,生半夏引起中毒的靶器官主要是肝、肠和肾,病理学检查未见明显形态学改变[41]。

　　**2. 毒性成分及机制研究**

　　(1)草酸钙针晶:生半夏对胃、肠、眼、咽喉黏膜具有强烈刺激性,能刺激声带黏膜发炎水肿而失声,刺激消化道黏膜而引起呕吐或腹泻,并且这种刺激性作用是直接作用。医药界一直认为半夏的刺激性本质是由于长的草酸钙的针晶刺激口腔黏膜的缘故。吴皓等[42]采用溶剂提取法、X- 衍射、电镜扫描、氧化还原滴定、紫外分光光度法等研究半夏刺激性成分,结果各种实验表明半夏中含有的草酸钙针晶为半夏的刺激性成分之一,其晶形、含量与半夏的刺激性有关。经炮制后,晶形发生变化,含量急剧下降,刺激性明显减弱。此外,草酸钙针晶刺破黏膜,也为半夏其他毒性物质发挥毒性作用提供了基础。

　　(2)蛋白类毒性物质:半夏凝集素蛋白可诱导大鼠腹腔中性粒细胞迁移,引起大鼠足跖肿胀。还可引起大鼠腹腔渗出液中 $PGE_2$ 含量及蛋白含量显著增高,表明半夏凝集素蛋白具有显著的致炎效应。半夏凝集素可显著增强半夏毒针晶引起的刺激性毒性,而单独给药未引起眼结膜水肿,表明毒针晶产生炎症刺激需以针晶刺入为前提。故半夏毒针晶产生严重的刺激性毒性的机制为半夏凝集素蛋白随针晶的刺入进入机体组织诱发显著的炎症刺激性毒性[43]。

　　**【配伍研究】**

　　**1. 与乌头配伍的问题**　在中药十八反中,记载半夏与乌头、附子相反的配伍禁忌。故一般不用乌头、附子配半夏。但是自古以来,诸多医家对此多有异议,乌头、附子与半夏相配的处方也并非少见,有人就乌头配半夏的临床应用和实验研究作了综述,认为:临床资料表明,乌头与半夏配伍并不是绝对的禁忌;但是现代实验研究结果并不统一,得不到一个比较确切的结论,这可能与相反药物的科属、入药部位、采集时间、炮制方法、剂型剂量、给药途径、病理生理条件、实验动物种属等诸多因素不同有关,两者的配伍机制仍待进一步的深入研究[44]。

有人认为在临床上,只要在处方中加入用量相当的生姜并久煎 1 小时以上,就可以解决这对反药禁忌问题[45]。

**2. 生姜对半夏毒副作用以及药理作用的影响**　古来一直认为半夏有毒,据陶弘景论述"半夏若不用温水充分洗则有毒,刺激咽喉,在处方中使用半夏时必定要配用生姜以制其毒"[46]。因此在运用中,半夏常与生姜并用,则可减弱半夏的毒性。

小鼠腹腔刺激性实验结果表明,加用生姜可以降低半夏对小鼠腹腔的刺激性,减少扭体发生率;生姜可以非常显著地抑制生半夏所致动物毛细血管通透性的增加及炎症足组织 $PGE_2$ 的含量,降低炎症足的肿胀程度;增加动物胃液中 $PGE_2$ 含量,拮抗生半夏所致动物胃液中 $PGE_2$ 的含量降低,保护胃黏膜。提示生姜具有在机体内拮抗半夏的毒性作用[47]。

**3. 半夏泻心汤配伍意义的拆方研究**　半夏泻心汤及其加减使用在临床上有很多报道,有人通过制备大鼠慢性萎缩性胃炎模型,检查胃液游离酸、总酸度、胃蛋白酶活性等实验指标,对半夏泻心汤进行拆方研究,观察其对大鼠慢性萎缩性胃炎的治疗作用。实验结果表明,半夏泻心汤及其拆方各组均有不同程度的调节胃分泌的作用。拆方各组中,部分药组之间有相互协同的作用趋势,而部分药组之间呈制约趋势。综合评价其总体效果,以全方组最佳,从而印证了仲景组方的合理性和科学性。同时发现,拆方各组中,甘补组的疗效颇为显著,提示扶正药物在本方中的作用不容忽视[48]。

**【复方及制剂】**[5]

**1. 二陈丸**　陈皮 250g、半夏(制)250g、茯苓 150g、甘草 75g。本品为灰棕色至黄棕色的水丸。气微香,味甘、微辛。燥湿化痰,理气和胃。用于痰湿停滞导致的咳嗽痰多,胸脘胀闷,恶心呕吐。口服。一次 9~15g,一日 2 次。

**2. 小儿金丹片**　朱砂 80g、橘红 40g、川贝母 40g、胆南星 30g、前胡 30g、玄参 30g、清半夏 30g、大青叶 30g、木通 30g、桔梗 30g、荆芥穗 30g、羌活 30g、西河柳 30g、地黄 30g、枳壳(炒)30g、赤芍 30g、钩藤 30g、葛根 20g、牛蒡子 20g、天麻 20g、甘草 20g、防风 20g、冰片 10g、水牛角浓缩粉 10g、羚羊角粉 5g、薄荷脑 0.1g。本品为暗红色的片;气辛,味苦。祛风化痰,清热解毒。用于外感风热,痰火内盛所致的感冒,症见发热、头痛、咳嗽、气喘、咽喉肿痛、呕吐及高热惊风。口服。1 周岁一次 0.6g,1 周岁以下酌减,一日 3 次。

**3. 乙肝益气解郁颗粒**　柴胡(醋炙)62.5g、枳壳 62.5g、白芍 93.75g、橘叶 62.5g、丹参 93.75g、黄芪 125g、党参 75g、桂枝 31.25g、茯苓 93.75g、刺五加 93.75g、瓜蒌 93.75g、法半夏 75g、黄连 31.25g、决明子 93.75g、山楂 93.75g、五味子 62.5g。本品为棕黄色至棕褐色的颗粒;味甜、微苦;或味微甜、微酸涩、苦(无蔗糖)。益气化湿,疏肝解郁。用于肝郁脾虚型慢性肝炎,症见胁痛腹胀,痞满纳呆,身倦乏力,大便溏薄,舌质淡暗,舌体肿或有齿痕,舌苔薄白或白腻,脉沉弦或沉缓。开水冲服。一次 20g 或一次 10g(无蔗糖),一日 3 次。忌烟,酒,油腻;肝胆湿热,邪实证者忌用。

**4. 小柴胡片(泡腾片、胶囊)**　柴胡 445g、黄芩 167g、甘草 167g、大枣 167g、姜半夏 222g、党参 167g、生姜 167g。本品为灰棕色至黑褐色的片;或为薄膜衣片,除去包衣后显灰棕色至黑褐色;气微,味甜、微苦。解表散热,疏肝和胃。用于外感病,邪犯少阳证,症见寒热往来,胸胁苦满,纳差,心烦喜呕,口苦咽干。风寒表证者不宜使用。口服。一次 4~6 片,一日 3 次。

另有小柴胡泡腾片和胶囊,方剂组成一致,制备方法不同,功能主治相同。

5. **止咳橘红口服液(丸)**　化橘红 66g、法半夏 33g、款冬花 22g、瓜蒌皮 44g、麦冬 44g、桔梗 33g、陈皮 44g、茯苓 44g、甘草 22g、紫菀 33g、知母 22g、地黄 44、石膏 44g、炒紫苏子 33g、苦杏仁(去皮炒) 44g。本品为棕黑色的液体;气香,味甜,微苦。清肺,止咳,化痰。用于痰热阻肺引起的咳嗽痰多,胸满气短,咽干喉痒。口服。一次 10ml,一日 2~3 次;儿童遵医嘱。忌食辛辣油腻。

6. **风寒咳嗽丸(颗粒)**　陈皮 100g、青皮 100g、麻黄 100g、五味子 100g、炙甘草 100g、法半夏 150g、苦杏仁 100g、紫苏叶 100g、桑白皮 100g、生姜 150g。本品为黄棕色至棕褐色的水丸;味微苦。宣肺散寒,祛痰止咳。用于外感风寒、肺气不宣所致的咳喘,症见头痛鼻塞,痰多咳嗽,胸闷气喘。口服。一次 6~9g,一日 2 次。阴虚干咳者慎服。

7. **六君子丸**　党参 200g、麸炒白术 200g、茯苓 200g、姜半夏 200g、陈皮 100g、炙甘草 100g。本品为浅黄色至棕褐色的水丸,味微苦。补脾益气,燥湿化痰。用于脾胃虚弱,食量不多,气虚痰多,腹胀便溏。口服。一次 9g,一日 2 次。

8. **心速宁胶囊**　黄连 334g、茯苓 250g、常山 250g、苦参 250g、人参 167g、甘草 167g、半夏 250g、枳实 167g、莲子心 42g、青蒿 250g、麦冬 250g。本品为硬胶囊,内容物为棕色至棕黑色粉末;味辛、微苦。清热化痰,宁心定悸。用于痰热扰心所致的心悸,胸闷,心烦,易惊,口干口苦,失眠多梦,眩晕,脉结代;冠心病、病毒性心肌炎引起的轻、中度室性期前收缩见上述证候者。口服。一次 4 粒,一日 3 次。

9. **半夏天麻丸**　法半夏 360g、天麻 180g、炙黄芪 360g、人参 30g、苍术(米泔炙) 36g、炒白术 80g、茯苓 126g、陈皮 360g、泽泻 36g、六神曲(麸炒) 69g、炒麦芽 39g、黄柏 54g。本品为浅黄色至棕黄色的水丸;味苦、微甘。健脾祛湿,化痰息风。用于脾虚湿盛,痰浊内阻所致的眩晕,头痛,如蒙如裹,胸脘满闷。口服。一次 6g,一日 2~3 次。忌食生冷油腻。

10. **加味藿香正气软胶囊**　广藿香、紫苏叶、白芷、炒白术、陈皮、半夏(制)、姜厚朴、茯苓、甘草、大腹皮、生姜、大枣。本品为软胶囊,内容物为含少量悬浮固体粉末的棕褐色油状液体;气芳香,味苦。解表化湿,理气和中。用于外感风寒,内伤湿滞证,症见头痛昏重,胸膈痞闷,脘腹胀痛,呕吐泄泻;胃肠型感冒见上述证候者。口服。一次 3 粒,一日 2 次。

11. **百咳静糖浆**　陈皮 96g、麦冬 48g、前胡 48g、炒苦杏仁 48g、清半夏 48g、黄芩 96g、蜜百部 72g、黄柏 96g、桑白皮 48g、甘草 48g、蜜麻黄 48g、炒葶苈子 48g、炒紫苏子 48g、炒天南星 32g、桔梗 48g、瓜蒌子(炒) 48g。本品为黑褐色的黏稠液体;气香,味微苦涩。清热化痰,止咳平喘。用于外感风热所致的咳嗽、咯痰;感冒,急、慢性支气管炎,百日咳见上述证候者。口服。1~2 岁一次 5ml,3~5 岁一次 10ml,成人一次 20~25ml,一日 3 次。

12. **达立通颗粒**　柴胡 154g、木香 154g、清半夏 154g、山楂 154g、鸡矢藤 154g、延胡索 92g、枳实 154g、陈皮 154g、蒲公英 231g、焦槟榔 92g、党参 92g、六神曲(炒) 154g。本品为黄棕色至棕褐色的颗粒;味微甜、微苦。清热解郁,和胃降逆,通利消滞。用于肝胃郁热所致痞满证,症见胃脘胀满,嗳气,纳差,胃中灼热,嘈杂泛酸,脘腹疼痛,口干口苦;动力障碍型功能性消化不良见上述症状者。温开水冲服。一次 1 袋,一日 3 次。饭前服用。

13. **竹沥达痰丸**　黄芩 200g、半夏(制) 150g、大黄(酒制) 200g、橘红 200g、甘草 100g、沉香 50g。本品为绿褐色的水丸;气微香,味苦。豁除顽痰,清火顺气。用于痰热上壅,顽痰胶结,咳喘痰多,大便干燥,烦闷癫狂。口服。一次 6~9g。孕妇慎服。

14. **医痫丸**　生白附子 40g、半夏(制) 80g、僵蚕(炒) 80g、蜈蚣 2g、白矾 120g、朱砂 16g、

天南星(制)80g、猪牙皂400g、乌梢蛇(制)80g、全蝎16g、雄黄12g。本品为棕色至棕褐色的水丸;味咸、涩、辛。祛风化痰,定痫止搐。用于痰阻脑络所致的癫痫,症见抽搐昏迷,双目上吊,口吐涎沫。口服。一次3g,一日2~3次;小儿酌减。本品含毒性药,不宜多服;孕妇禁用。

15. **纯阳正气丸**　广藿香100g、姜半夏100g、木香100g、陈皮100g、丁香100g、肉桂100g、苍术100g、白术100g、茯苓100g、朱砂10g、硝石10g、硼砂6g、雄黄6g、锻金礞石4g、麝香3g、冰片3g。本品为棕黄色至棕红色的水丸;气芳香,味苦、辛。温中散寒。用于暑天感寒受湿,腹痛吐泻,胸膈胀满,头痛恶寒,肢体酸重。口服。一次1.5~3g,一日1~2次。孕妇禁用。

16. **肾衰宁胶囊**　太子参250g、黄连100g、法半夏250g、陈皮100g、茯苓200g、大黄400g、丹参700g、牛膝200g、红花100g、甘草100g。本品为硬胶囊,内容物为黄棕色至棕褐色的粉末或细小颗粒;气微香,味苦。益气健脾,活血化瘀,通腑泄浊。用于脾胃气虚,浊瘀内阻,升降失调所致的面色萎黄,腰痛倦怠,恶心呕吐,纳差,小便不利,大便黏滞;慢性肾功能不全见上述证候者。口服。一次4~6粒,一日3~4次;小儿酌减。孕妇禁用。

17. **和中理脾丸**　党参24g、苍术(米泔炙)48g、甘草12g、法半夏24g、砂仁24g、姜厚朴48g、醋香附48g、南山楂48g、炒麦芽48g、麸炒白术72g、茯苓48g、陈皮96g、木香12g、麸炒枳壳48g、豆蔻12g、广藿香48g、六神曲(麸炒)48g、炒莱菔子48g。本品为黄褐色的大蜜丸;气微香,味甜。健脾和胃,理气化湿。用于脾胃不和所致的痞满、泄泻,症见胸膈痞满,脘腹胀闷,恶心呕吐,不思饮食,大便不调。口服。一次1丸,一日2次。

18. **金嗓利咽丸**　茯苓50g、法半夏50g、枳实(炒)50g、青皮(炒)50g、胆南星50g、橘红50g、砂仁50g、豆蔻25g、槟榔50g、合欢皮50g、六神曲(炒)50g、紫苏梗50g、生姜7.5g、蝉蜕50g、木蝴蝶50g、厚朴(制)50g。本品为棕黑色的水蜜丸或大蜜丸;气微,味甘、微苦。疏肝理气,化痰利咽。用于痰湿内阻,肝郁气滞所致的咽部异物感、咽部不适、声音嘶哑;声带肥厚见上述证候者。口服。水蜜丸一次60~120丸,大蜜丸一次1~2丸,一日2次。

19. **咳喘顺丸**　紫苏子120g、瓜蒌仁180g、茯苓150g、鱼腥草300g、苦杏仁90g、半夏(制)100g、款冬花120g、桑白皮150g、前胡120g、紫菀120g、陈皮50g、甘草100g。本品为黑色的包衣浓缩水蜜丸,除去包衣后显深褐色,味微苦。宣肺化痰,止咳平喘。用于痰浊壅肺,肺气失宣所致的咳嗽、气喘、痰多、胸闷;慢性支气管炎、支气管哮喘、肺气肿见上述证候者。口服。一次5g,一日3次,7天为1个疗程。

20. **复方鲜竹沥液**　鲜竹沥400ml、鱼腥草150g、生半夏25g、生姜25g、枇杷叶150g、桔梗75g、薄荷素油1ml。本品为黄棕色至棕色的液体;气香,味甜。清热化痰,止咳。用于痰热咳嗽,痰黄黏稠。口服。一次20ml,一日2~3次。

21. **保和丸**　焦山楂300g、半夏(制)100g、陈皮50g、炒莱菔子50g、六神曲(炒)100g、茯苓100g、连翘50g、炒麦芽50g。本品为棕色至褐色的小蜜丸或大蜜丸;气微香,味微酸、涩、甜。消食,导滞,和胃。用于食积停滞,脘腹胀满,嗳腐吞酸,不欲饮食。口服。小蜜丸一次9~18g,大蜜丸一次1~2丸,一日2次;小儿酌减。

22. **桂芍镇痫片**　桂枝296g、白芍444g、党参222g、半夏(制)296g、柴胡296g、黄芩222g、甘草148g、生姜148g、大枣296g。本品为糖衣片或薄膜衣片,除去包衣后显褐色;味甘、苦,调和营卫,清肝胆。用于治疗各种发作类型的癫痫。口服。一次6片,一日3次。

23. **脑立清丸**　磁石200g、赭石350g、珍珠母100g、清半夏200g、酒曲200g、牛膝200g、冰片50g、酒曲(炒)200g、薄荷脑50g、猪胆汁350g(或猪胆粉50g)。本品为深褐色的水丸;气芳香,味微苦。平肝潜阳,醒脑安神。用于肝阳上亢,头晕目眩,耳鸣口苦,心烦难寐;高血压见上述证候者。口服。一次 10 丸,一日 2 次。孕妇及体弱虚寒者忌服。

24. **消眩止晕片** 火炭母 400g、鸡矢藤 100g、姜半夏 50g、白术 50g、天麻 50g、丹参 100g、当归 25g、白芍 40g、茯苓 50g、木瓜 40g、枳实 25g、砂仁 5g、石菖蒲 50g、白芷 15g。本品为糖衣片,除去糖衣后显浅褐色;气香,味微苦。豁痰,化瘀,平肝。用于因肝阳挟痰瘀上扰所致眩晕;脑动脉硬化见上述证候者。口服。一次 5 片,一日 3 次,4 周为 1 个疗程。

25. **清气化痰丸** 酒黄芩 100g、半夏(制)150g、陈皮 100g、枳实 100g、瓜蒌仁霜 100g、胆南星 150g、苦杏仁 100g、茯苓 100g。本品为灰黄色的水丸;气微,味苦。清肺化痰。用于痰热阻肺所致的咳嗽痰多,痰黄稠黏,胸腹满闷。口服。一次 6~9g,一日 2 次;小儿酌减。

26. **橘红片** 化橘红 174.4g、陈皮 116.3g、法半夏 87.2、茯苓 116.3g、甘草 58.1g、桔梗 87.2g、苦杏仁 116.3g、炒紫苏子 87.2g、紫菀 87.2g、款冬花 58.1g、瓜蒌皮 116.3g、浙贝母 116.3g、地黄 116.3g、麦冬 116.3g、石膏 116.3g。本品为浅黄棕色至黄褐色的片;气香,味微甘、苦。清肺、化痰、止咳。用于痰热咳嗽,痰多,色黄黏稠,胸闷口干。口服。一次 6 片,一日 2 次。

27. **藿香正气口服液** 苍术 80g、厚朴(姜制)80g、茯苓 120g、生半夏 80g、广藿香油 0.8ml、陈皮 80g、白芷 120g、大腹皮 120g、甘草浸膏 10g、紫苏叶油 0.4ml。本品为棕色的澄清液体;味辛、微甜。解表化湿,理气和中。用于外感风寒,内伤湿滞或夏伤暑湿所致的感冒,症见头痛昏重,胸膈痞闷,脘腹胀痛,呕吐泄泻;胃肠型感冒见上述证候者。口服。一次 5~10ml,一日 2 次,用时摇匀。

28. **半夏泻心汤** 半夏泻心汤出自张仲景的《伤寒论》,为治痞证要方。基本方:半夏 9g,黄芩 6g,干姜 6g,人参 6g,炙甘草 6g,黄连 3g,大枣 4 枚。其方功用为和胃降逆,开结散痞,调和肠胃[49],是临床治疗脾虚湿热型"心下痞""胃脘痛"等消化道疾患的主要方剂之一。方中既以芩连苦降泄热以和阳,又以姜夏辛开消痞以和阴,更配参草枣补益脾以用助其健运。本方立法,旨在苦辛用以顺其升降,甘温相伍以调补中洲,补泻同施以扶正祛邪,共奏和胃降逆、开结除痞之功,凡肝胃不和、脾胃失常、湿热留恋等皆可选用[50]。

近年来有大量的关于半夏泻心汤临床应用的报道,如治疗肠易激综合征、胃炎、慢性萎缩性胃炎、糜烂性胃炎、反流性胃炎、慢性非特异性溃疡性结肠炎、非溃疡性消化不良、慢活肝转氨酶异常、重证恶阻、肺炎、口疮及小儿黄疸、乳蛾、顿咳等[51]。临床使用时多有加减药味,灵活根据辨证使用。

29. **半夏白术天麻汤** 源自《医学心语》,基本方为:制半夏 4.5g,天麻、茯苓、橘红各 3g,白术 9g,甘草 0.3g,以生姜 1 片,大枣 2 枚用水煎服。可健脾祛湿,化痰息风[52]。

临床应用:①治疗癫痫 41 例,显效 19 例,占 46.34%;有效 13 例,占 31.71%;效差 3 例,占 7.32%;无效 6 例,占 14.63%。总有效率为 85.37%。同时检测了患者外周血的 T 细胞亚群 CD3、CD4、CD8 的百分率均较正常人显著下降,而白细胞介素 -2 受体的百分率却较正常人显著升高。经治疗后 CD3、CD4 的百分率显著回升,白细胞介素 -2 受体百分率则显著下降,但仍未恢复至正常水平[53]。②治疗椎基底动脉供血不足性眩晕 84 例,结果表明口服半夏白术天麻汤加减汤剂在改善椎基底动脉血流方面明显优于静脉滴注川芎嗪注射液对照组。提示半夏白术天麻汤加减是治疗椎基底动脉供血不足性眩晕的有效方剂[54]。另有人从风痰立论,以半夏白术天麻汤治疗椎动脉型颈椎病,优良率达 91.4%,与单纯服用氟桂利嗪组对比,具有显著统计学差异。强调半夏白术天麻汤与血管扩张药有机结合,协同应用,疗效则显著提高[55]。③采用半夏白术天麻汤加减治疗鼻窦炎50例,总有效率为100%,提示本方具有见效快、治愈率高、复发率低特点,对治疗鼻窦炎开拓了新的途径[56]。

**30. 半夏厚朴汤**　源自《金匮要略》,基本方为:半夏12g,厚朴9g,茯苓12g,生姜9g,苏叶6g。可行气散结,降逆化痰[57]。

临床应用:①防治化疗所致的轻、中度呕吐具有较好的作用,且未出现明显的毒副反应[58];②采用理气化痰法,拟加味半夏厚朴汤(厚朴、苏梗、桔梗、山豆根、半夏、射干等)治疗慢性咽炎66例,总有效率为97%[59];③应用半夏泻心汤加厚朴制成夏连抑幽胶囊,观察治疗幽门螺杆菌(Hp)感染性胃病,结果显示,该药在改善临床症状,消除胃黏膜炎症,消除Hp均较丽珠得乐胶囊为优[60];④运用咽疏导疗法结合半夏厚朴汤治疗咽异感症,疗效优于单纯以半夏厚朴汤加减治疗[61]。

**【临床研究】**

**1. 应用研究**

(1)治疗缺血性脑卒中:采用用化痰通络汤(清半夏、生白术、天麻、胆南星、丹参、香附、酒大黄等)治疗缺血性脑卒中46例,总有效率为95.6%。提示本方有化痰通络,降低血液黏稠度,改变血液的浓、黏、凝、聚的作用[62]。另据报道:采用化痰逐瘀汤(清半夏、陈皮、红花、郁金、地龙、水蛭等)治疗缺血性脑卒中30例,总有效率为86.7%;对照组20例,给予冠心Ⅱ号,总有效率为65%。两组比较有显著性差异($P<0.05$)。提示该方具有理气化瘀、逐瘀通络的功效[63]。

(2)治疗老年性痴呆:采用四七汤(制半夏、朱茯苓、石菖蒲、枳实、郁金等)加味治疗老年性痴呆30例,比对照组服脑复新疗效显著,对老年性痴呆、脑卒中合并痴呆有良好治疗作用。提示行气解郁,化痰开窍是治疗痰气郁结,蒙蔽心窍的有效方法[64]。

(3)治疗女性肥胖闭经:采用祛痰化瘀软坚汤(姜半夏、茯苓、陈皮、当归、三棱、枳壳、香附、海藻、昆布、胆南星、水蛭、大黄)治疗女性肥胖闭经52例,总有效率为88.5%。提示本方具有祛痰化瘀、活血软坚、调经通络作用[65]。

(4)治疗肾病综合征:采取加味半夏竹茹汤(半夏、竹茹、茯苓、陈皮、枳壳、佩兰、虎杖、益母草、崩大碗、丹参、蚕沙)内服配合中药灌肠治疗肾病综合征62例,总有效率为85.8%。提示本方法对本病具有缓解症状、改善体征的作用[66]。

(5)治疗尿毒症:以姜半夏配附片、炒白术、黄芪等,水煎服,治疗尿毒症15例。其中6例症状消除,尿素氮下降30%或转为正常,贫血改善;8例症状明显改善;1例无效[67]。

(6)治疗咳喘症:采用李氏经验方利肺合剂(半夏、贝母、桑皮、五味子、川芎、当归、苦杏仁、陈皮、甘草等)治疗咳喘症57例,总有效率为96%。提示本方具有养血活血、敛肺止咳、健脾利气的作用[68]。

(7)治疗心律失常:自拟复律汤(黄连、半夏、青皮、当归、酸枣仁等)治疗心律失常60例,并同普罗帕酮治疗30例作对照,两组总有效率分别是90%、73.3%,有显著性差异($P<0.05$)。提示燥湿化痰、活血安神法是治疗痰瘀互结,心神不宁心律失常的有效方法之一[69]。

(8)治疗病毒性心肌炎:半夏18g,生姜24g,茯苓12g。水煎服,一日1剂,服药15~40剂,治疗病毒性心肌炎11例,结果临床症状均消失,10例心电图恢复正常,1例并发心包炎、奔马律、左心房扩大,服药150剂后,仅左心房扩大[70]。采用化痰活瘀汤(制半夏、当归、桃仁、川芎、茯苓、赤芍等)治疗病毒性心肌炎33例,总有效率为87.8%。提示本法有祛痰、活血、祛瘀之功[71]。

(9)治疗高脂血症:采用自拟降脂汤(茯苓、半夏、陈皮、胆南星、竹茹、菖蒲等)治疗高脂血症 48 例,总有效率为 94.1%。提示健脾化痰、活血化瘀和痰瘀同治,均能显著地抑制降低血中胆固醇(TC)、甘油三酯(TG)的含量和主动脉内膜脂斑的形成[72]。

(10)降低恶性肿瘤患者化疗后严重消化道反应:对 80 例接受化疗的恶性肿瘤患者进行临床研究,观察复方半夏口服液的止吐效果。并进行初步的动物实验。结果显示,复方半夏口服液止吐有效率为 94.6%,稍高于西药甲氧氯普胺组 85.0%,在食欲及预后方面亦优于甲氧氯普胺。动物实验研究表明,复方半夏口服液对中枢性呕吐和外周性呕吐均有明显镇吐作用。提示复方半夏口服液是一镇吐效果较佳的方剂[73]。

(11)治疗慢性腹泻:附子、半夏并用,配合其他中药,治疗虚寒性腹泻 34 例,治愈 27 例,好转 7 例[74]。

(12)治疗消化道梗阻性疾病:以辛开苦降法为原则,应用半夏大黄通降汤治疗消化道梗阻性疾病 84 例,观察治疗前后症状、体征及有关检查。治疗结果显示,临床治愈率为 45.2%,有效率为 34.5%,总有效率为 79.7%,尤以肠梗阻的治愈率为高;对实热及虚实夹杂证均有效。表明了此方具有消炎、解痛、利胆、清热、止痛等作用。其可以调整胃肠功能,促进胆汁分泌,增加肠道蠕动,促进消化道内废物及毒素的排泄,使肠道保持通畅,促进和改善局部微循环,帮助炎症吸收[75]。

(13)治疗非溃疡性消化不良:用复方半夏胶囊治疗非溃疡性消化不良(UD)47 例,结果显效 26 例,有效 12 例,好转 5 例,无效 4 例,总有效率为 91.5%,明显优于空白对照组。本药的机制主要是以改善胃排空及胃肠运动功能为基础[76]。

(14)治疗妊娠呕吐:将半夏 30g 用清水淘洗数遍至无味为度,置清洁无药味的砂锅内,文火煎煮 45 分钟,去渣取清汤约 100ml,调入已研好的山药末 30g,煎 3~4 沸,成粥糊状,调入白砂糖适量,稍冷后频频食之,每次量由小渐增,每日 1 剂。并可随证加用他药,治疗重症妊娠恶阻 18 例,全部治愈[77]。

(15)治疗突发性音哑:用制半夏 15g,加水 400ml 煎 20 分钟去渣,加苦酒(醋)20ml,待半冷时再加鸡子清 2 个,搅匀,徐徐含咽,一日 1 剂。治疗痰火互结,咽部充血水肿之实证失音患者 33 例,服药 2~3 天痊愈[78]。

(16)预防造影剂不良反应:半夏 250g,生姜 250g,加水 5 000ml,文火煎 1 小时,煎成 2 500ml,供 25 个患者服用。脑 CT 增强扫描前 0.5 小时口服本品 100ml。观察脑膜瘤 41 例,胶质瘤 16 例,脑血管病变 123 例,硬膜下血肿 37 例,脑炎 25 例,癫痫 111 例,脑脓肿 21 例,转移性肿瘤 56 例,眼眶肿瘤 6 例,术后复查 24 例,未发现病变 340 例,共 800 例,结果造影增强后出现恶心、呕吐 10 例,风疹块 13 例,瘙痒 10 例,喷嚏 7 例,咳嗽 4 例,胸闷气促、心悸 4 例,合计出现不良反应的有 48 例,不良反应率为 6%[79]。

(17)生半夏的临床应用:半夏在临床使用中通常是炮制后使用,或入煎剂使其毒性缓解,用半夏生者较少。上海中医药大学颜德馨教授认为:生半夏可治疗疑难杂证,生熟半夏虽然一字之差,但疗效相差甚大,半夏炮制后毒性虽去,但其药力亦大为减弱[80]。以下将生半夏的应用情况及使用注意事项进行叙述。

1)生半夏内服使用

①治疗妊娠恶阻:刘奉五[81]认为"用半夏治疗妊娠恶阻,从未发现有堕胎者,因为有病则病挡之""方中用生半夏能降逆止呕,又不影响胎气",并创立安胃饮治疗妊娠恶阻[82]。王明庆以生半夏、姜竹茹各 10g,旋覆花 9g,代赭石 15g,生姜 6g,因证加减治疗妊娠恶阻取

得满意疗效,认为对恶阻及伤阴者,配伍滋阴药可起降逆不伤阴、止呕即养液之效。

②治慢性肝病脘腹胀满:邱志济[83-84]认为,慢性肝病若湿从寒化困脾,脾阳不振,寒热错杂中焦,脾胃升降失常。若重用生半夏可逐痰化坚,开结散痞,降气除满,并配茯苓、白术、干姜、附子等以醒脾实脾,配砂仁速降胃气,逐痰化湿,使气机升降复位,常收到胀、满、痞速除的满意疗效。

③治疗食管、贲门癌性梗阻:取半夏剥去外皮,捣成糊状制丸,每日 2g 分 3~4 次,置于舌根部咽下,一般不超过 30 日。食管黏膜有炎症反应用 10% 链霉素液口服,食管贲门癌症痉挛用 1%~2% 普鲁卡因液,每次 10ml 口服;吐血用云南白药等。同时用支持疗法,纠正水、电解质紊乱;采用中西医结合抗癌治疗。治疗 25 例,显效 12 例,无效 4 例[85]。

④治疗甲状腺肿瘤:生半夏 10g,随证加味,水煎 15 分钟以上,隔日或 2~3 日 1 剂,连服 20 剂。治疗甲状腺肿瘤 91 例,痊愈(超声波检查及局部检查肿物消失)48 例,有效(肿物缩小 1/3 以上)15 例,无效 28 例,总有效率为 69.2%。治愈者最多服药 135 剂,最少 25 剂,平均 71 剂[86]。

⑤治疗面肌痉挛:生半夏 12g,生薏苡仁 30g。水煎服,每日 1 剂,分 2 次服,连续服用 2 个月。治疗 32 例,控制(症状消失,停药后连续观察 3 个月以上无复发者)1 例(占 3.1%);显效(抽搐指数减少 75% 以上者)15 例(占 46.9%);有效(抽搐指数减少 50% 以上者)4 例(占 12.5%);无效(抽搐指数减少不到 50% 者)12 例(占 37.5%)。总有效 20 例(占 62.5%)[87]。

2)生半夏外用

①治疗颜面外伤性红肿青紫:金德裕[88]以生半夏研细粉,冷水调糊涂于患处(破溃面勿敷),并以棉签蘸冷开水浸湿润之,每天 3~4 次,则 3~4 天可愈,比一般治疗时间缩短 2~3 天,治疗 18 例效果均较满意。

②治疗结核性瘘管:程逸群等[89]以生半夏研细粉,加面粉适量,用冷开水调成条索状药捻,清洁瘘管周围后,将药捻插入瘘管深部,外用纱布固定,隔日换药 1 次至脓净创面愈,同时配合抗结核药治疗原发病灶。取生半夏以毒攻毒,化痰祛脓而祛腐之功,应用 30 年余,屡治屡效。

③治疗鸡眼:刘逢生等[90]以复方生半夏软膏(生半夏 50g,甲硝唑 10g,盐酸普鲁卡因 2g,羊毛脂 3g,凡士林 27g 等制成)治疗鸡眼 69 例,全部治愈无复发,其中用药 2 次治愈 45 例,3~4 次治愈 24 例。认为生半夏可化瘀散结,且其毒可腐蚀鸡眼根部而起效。

④治疗牙痛:生半夏 30g,捣碎,置 90% 乙醇 90ml 中,浸 1 日即可用。用时以棉球蘸药液塞入龋齿洞中,或涂搽病牙周围。治 100 例,95% 有效[91]。

⑤治疗带状疱疹:生半夏 9g,生南星 12g,雄黄 6g,半边莲 12g,白芷 12g,冰片 3g,将上药按量分别研细过筛,充分混合均匀,装瓶备用。患者局部出现红痛,有小泡或未溃流水者,可用白酒将粉调成稀糊状,用鹅毛或鸡毛蘸涂患处;若出现溃破者,则一般用菜油调涂,每天用药 3~4 次,一般 1 天后症状减轻,3 天后症状大减,逐渐痊愈[92]。

⑥治疗急性乳腺炎:鲜半夏洗净除去外皮,塞入患乳同侧或对侧鼻孔内,每次 1~2 小时,一日 1 次,观察 40 例,治愈 36 例[93]。

⑦治疗宫颈糜烂:将生半夏洗净晒干,研粉过筛,装瓶备用。治疗时先将宫颈糜烂面分泌物擦净,用带线棉球蘸半夏粉适量,紧贴宫颈糜烂面,线头露阴道外,24 小时后自行取出。每周上药 1~2 次,8 次为 1 个疗程。上药时如药粉撒在阴道壁上,应立即用生理盐水棉球擦净,否则会产生烧灼感甚至引起水疱。共治疗 1 347 例,痊愈 603 例(44.8%),显效 384 例(28.5%),好转 322 例(23.9%),无效 38 例(2.8%),总有效率为 97.2%[94]。

3）生半夏临床运用注意事宜：内服的剂量、煎煮法等。姜春华常用 9g，并且认为除病势危急外，用生半夏应从患者能接受的剂量开始，循序渐进逐步加大剂量，使机体有个适应过程，以提高药物的耐受能力，并可避免特殊体质发生意外的可能[95]。颜德馨主张用生半夏时，先煎 30 分钟以祛其毒[80]。赵强[96]认为生半夏生食有毒，但配他药入煎剂，煎煮时间在 1 小时以上并分次服用，则毒性大减，即使用较大剂量亦未出现中毒现象；认为生半夏用于散结，药量宜大，否则药力难以达到，常用量为 30~50g。王延彰[97]认为生半夏临床用量9~18g，若病重，亦可用到 30g。

生半夏在煎煮时常配合生姜、甘草以解其毒，减轻毒副作用。

生半夏虽有诸多妙用，但终属辛烈之品。阴虚、血枯、虚劳羸弱者仍应慎用[80]。

外用注意：生半夏外用常研成细粉，醋调成糊状等，用量多不限。有学者认为有创面的不宜直接涂生半夏[92]。

**2. 用法用量** 2020 年版《中国药典》规定：内服一般炮制后使用，3~9g。外用适量，磨汁涂或研末以酒调敷患处。

**【中毒表现及救治】**[98]

**1. 中毒表现** 中毒原因多为药用剂量过大，生品内服或误服。误食生半夏 0.1~2.4g 可引起中毒。半夏中毒后首先出现口舌麻木、咽喉干燥、胃部不适等症状，继而喉舌肿胀、灼痛充血、流涎、呼吸迟缓、声音嘶哑、言语不清、吞咽困难、剧烈呕吐、腹痛腹泻、头痛发热、出汗、心悸、面色苍白、脉弱无力、呼吸不规则，严重者抽搐、喉部痉挛，最后可死于呼吸麻痹。

**2. 救治**

（1）立即用 1∶5 000 高锰酸钾溶液或 3%~5% 鞣酸液或浓茶洗胃，服硫酸钠 25~30g 导泻。

（2）内服蛋清、牛奶、稀粥、面糊、果汁、稀醋等。

（3）痉挛时除给予解痉剂外，还可针刺人中、合谷、涌泉等穴位。出现呼吸麻痹时给呼吸兴奋剂如尼可刹米等，必要时可做人工呼吸。

（4）中药治疗

1）生姜 30g，防风 60g，绿豆 30g，甘草 15g，加水煎至 300ml，先含漱一半，后内服一半。

2）生姜汁 5ml，白矾末 9g，调匀后即刻服下。

3）生姜 90g 捣汁加冷开水漱口，或用鲜姜汁 10ml 灌服。以后每 3 小时灌服生姜汁5ml，如无生姜可用 25% 干姜汤 60ml 作鼻饲，以后每 3 小时灌服 10~15ml。

4）绿豆衣 15g，金银花 30g，连翘 30g，生姜 15g，甘草 9g，水煎 2 次合在一起，每 4 小时服 1 次，2 次服完，连服 3~5 剂。

5）其他：醋 30~60ml，加姜汁 5ml，1 次内服，也可饮糖姜汤或服蜜饯姜片。

有报道说口嚼薄荷可较快地缓解由鲜半夏引起的中毒症状[99]。

（曹春雨　王　巍　杜贵友）

# 32 地 枫 皮

**【基源】** 本品为木兰科植物地枫皮 *Illicium difengpi* K.I.B.et K.I.M. 的干燥树皮。

【化学成分】地枫皮主含地枫皮素(difengpin)、厚朴酚(manolol)、β- 谷甾醇等成分。富含挥发油 0.30%~0.70%，主要成分为黄樟醚(safrole)，其他有芳樟醇(linalool)、α- 松油醇(α-terpineol)、α- 和 β- 蒎烯(pinene)、樟烯(camphene)、1,8- 桉叶素(1,8-cineole)、樟脑(camphor)、乙酸龙脑酯(bornyacerare)、月桂烯(myrcene)等成分。另含三萜酸类成分 3β-O-acetyl-mangiferolic acid、mangiferonic acid、mangiferolic acid 和白桦脂酸。

1992 年，芮和恺等[1]对地枫皮精油化学成分进行研究，使用毛细管色谱、质谱、计算机联用方法共检出 111 种成分，分析鉴定了 25 种成分。主要成分有黄樟醚、芳樟醇、1,2- 二甲氧基 -4-(2- 丙烯基)苯、α- 松油醇、松油烯、莰烯 -3、莰烯等。

1996 年，刘布鸣等[2]采用毛细管气相色谱 / 气相色谱、质谱、计算机等现代仪器分析技术，分离出 80 多个组分。主要成分有三环烯、α- 和 β- 蒎烯、香桧烯、香叶烯、柠檬烯、1,8- 桉叶素、樟脑、龙脑、松油 -4- 醇、乙酸龙脑酯、α- 荜澄茄烯、β- 榄香烯、石竹烯、α- 葎草烯、香橙烯、衣兰油烯、芹子烯、杜松烯、肉豆蔻醚、榄香烯、红没药醇、橙花叔醇等。

1996 年，黄平等[3]从地枫皮的树皮中分离鉴定出 3 个化合物，分别为地枫皮素、厚朴酚、β- 谷甾醇。

1997 年，黄平等[4]从地枫皮中分离鉴定出 4 个四环三萜酸类成分，分别为 3-O-acetyl-mangiferolic acid、mangiferonic acid、mangiferolic acid、白桦脂酸。其中 3-O-acetyl-mangiferolic acid 为新化合物。

2010 年，霍丽妮等[5]采用气相色谱 - 质谱联用仪，从地枫皮叶分离出 118 个色谱峰，共鉴定 52 个化合物；其茎(去皮)提取的挥发油中共分离出 63 个色谱峰，共鉴定 25 个化合物；其茎皮提取的挥发油中共分离出 124 个色谱峰，共鉴定 68 个化合物。另外还包括有 1,7,7- 三甲基三环［2.2.1.0(2,6)］庚烷、β- 月桂烯、α- 水芹烯、桉树脑、(Z)- 罗勒烯、γ- 萜品烯、3,7- 二甲基 -1,6- 辛二烯 -3- 醇、异黄樟脑、3-(2- 丙烯基)-2- 甲氧基 - 苯酚、α- 佛手柑油烯、β- 绿叶烯、1,1,7- 三甲基 -4- 亚甲基十氢 -1H- 环丙［e］并薁 -7- 醇、六十九碳烷酸、胡椒酮、二环大香叶烯、4,10- 二甲基 -7- 异丙基二环［4.4.0］癸 -1,4- 二烯、棕榈酸、4,7- 二甲基 -1-(1- 甲基乙基)-(1α,4aα,8aα)- 八氢萘、6,10,11,11- 四甲基 -7- 三环［6.3.0.1(2,3)］十一碳烯、斯巴醇、γ- 古芸烯、2- 甲基 -4-(2,6,6- 三甲基 -1- 环己烯基)-2- 丁酮、(7R,8R)-7- 甲基 -4- 异亚丙基 -8- 羟基二环［5.3.1］十一碳 -1- 烯、二十碳烷等成分。

Kouno 等[6]从地枫皮中分离得 4-O-(2- 羟基 -1- 羟甲基乙基)- 双氢松柏醇和它的 6- 对香豆酰基葡萄糖苷、4-O-(1- 羧基 -2- 羟乙基)双氢松柏醇、4-O-(2′- 羟基 -1′- 羟甲基乙基)- 双氢松柏醇香甲兰酰基葡萄糖苷、2,3- 二氢 -7- 甲氧基 -2-(4′- 羟基 -3′- 甲氧基苯基)-3- 羟甲基 -5- 苯并呋喃丙醇 -4′-O- 鼠李糖苷、2,3- 二氢 -7- 羟基 -2-(4′- 羟基 -3′- 甲氧基苯基)-3- 羟甲基 -5- 苯并呋喃丙醇 -4′-O- 鼠李糖苷、2,3- 二氢 -7- 羟基 -2-(4′- 羟基 -3′- 甲氧基苯基)-3- 羟甲基 -5- 苯并呋喃丙醇 -4′-O- 鼠李糖苷、2,3- 二氢 -7- 甲氧基 -2-(4′- 羟基 -3′- 甲氧基苯基)-3a-O-β-D- 呋喃木糖氧甲基 -5- 苯并呋喃丙醇、1-［4-O-(2- 羟基 -1- 羟甲基乙基)]-3,5- 二甲氧基苯基 -2-［4-(1- 丙醇)-3- 甲氧基苯基］-1,3- 丙二醇和它的 5- 去甲氧基化合物；樱花树脂醇、5′- 去甲氧基樱花树脂醇。

2009 年，方磊[7]等从地枫皮中分离得到 7 个木脂素类化合物，如愈创木脂素(guaiacin)、dihydroguaiaretic acid、cinnamophilin、myrislignan 等，厚朴酚(magnolol)和 2- 羟基黄樟醚鼠李糖基葡萄糖苷(rham-nosyl glucoside of 2-hydroxy safrole)。

**【含量测定】**

2020 年版《中国药典》中目前尚无地枫皮化学成分的含量测定方法,但有学者采用以下方法对其化学成分含量进行了测定:

1. **三萜酸的测定** 测定条件:熔点用 11111Wetzlar 显微熔点测定仪(未校正)。紫外用 Perkin-Elmer 554 型紫外可见分光光度计。红外光谱用 Shimadzu 470 型红外分光光度计。核磁共振谱用 GE-600 型核磁共振仪(TMS 内标,CDCl$_3$)。质谱用 JEOL-DX-300 型质谱仪。薄层色谱用硅胶 G,柱色谱用硅胶(200~300 目)[4]。

2. **芳樟醇的测定** GC 法:色谱柱为聚乙二醇弹性石英毛细管柱(30m×0.53mm,1μm),程序升温;进样口温度 230℃,检测器温度 230℃[8]。

**【药理研究】**

1. **镇痛作用** 刘元等[10]采用扭体法和光辐射热甩尾法进行镇痛实验,结果地枫皮、假地枫皮、大八角都能明显抑制小鼠醋酸所致的扭体反应,并能提高小鼠对光辐射热的痛阈百分率,3 个样品镇痛效果相似。

2. **抗炎作用** 刘元等[10]研究发现,地枫皮、假地枫皮、大八角 3 个样品对巴豆油所致小鼠耳肿胀都有不同程度的抑制作用,其中地枫皮效果比假地枫皮和大八角好。对大鼠角叉菜胶引起的踝关节肿胀有不同程度的抑制作用,对醋酸所致小鼠腹腔毛细血管通透性增高也有显著的抑制作用。

**【毒理研究】**暂未见报道。

**【配伍研究】**暂未见报道。

**【复方及制剂】疏风定痛丸** 请参照马钱子。

**【临床研究】**

1. **应用研究** 姚小琴[11]报道地枫皮饮片 100g、50° 米酒 2 000ml,密封浸泡 15 日制成的地枫皮酒治疗风湿性关节炎患者 11 例,取得较为满意的疗效。

2. **用法用量** 2020 年版《中国药典》规定地枫皮为小毒,用量为 6~9g。

**【中毒表现及救治】**尚无相关报道。

(贾飞凡　付建华　杜贵友)

# 33　延胡索(元胡)

**【基源】**本品为罂粟科植物延胡索 *Corydalis yanhusuo* W.T.Wang 的干燥块茎。

**【化学成分】**延胡索主要含生物碱,其中属叔胺类者含量约 0.65%,属季铵类者约 0.3%,已分离得近 20 个生物碱,计有延胡索甲素(延胡索碱,*d*-corydaline)、延胡索乙素(*dl*- 四氢掌叶防己碱,*dl*-tetrahydropalmatine)、延胡索丙素(原阿片碱,protopine)、延胡索丁素(*l*- 四氢黄连碱,*l*-tetrahydrocoptisine)、延胡索戊素(*dl*- 四氢黄连碱)、延胡索己素(*l*- 四氢古伦胺碱,*l*-tetrahydrocolumbamine)、延胡索庚素(延胡索球碱,corybulbine)、延胡索辛素(corydalis H)、延胡索壬素(corydalis I)、延胡索癸素(corydalis J)、延胡索子素(corydalis K)、延胡索丑素(corydalis L)、延胡索寅素(α- 别隐品碱,α-allocryptopine,或名 β- 高白屈菜碱,β-homochelidonine)、黄连碱(coptisine)、去氢延胡索甲素(去氢延胡索碱,dehydrocorydaline)、延胡索胺碱(corydalmine)、去氢延胡索胺碱(dehydrocorydalmine)和古伦胺碱(columbamine)[1]。在乙醇热提浸膏中,又分得 3 个生物碱:狮足草碱(leonticine)、二氢血根碱(dihydrosanguinarine)和去氢南天竹啡碱(dehydronanteine)[2]。另含大量淀粉及少量黏液汁、树脂、挥发油和中性物质[1]。

另外,有学者[2-3]对延胡索及其种植环境的无机元素进行了分析,证明延胡索含有人体必需元素 Fe、Zn、Mn、Co、Sr、Cu,其中 Fe、Zn、Mn 的含量较高。种植土壤、水质与药材中无机元素的含量比较,基本上呈正相关性,说明药材与种植环境有密切的关系。

【含量测定】延胡索含有多种叔胺和季铵生物碱,目前对延胡索进行质量控制都以延胡索乙素(dl-tetrahydropalmatine)或季铵碱脱氢延胡索碱(dehydrocorydaline)的含量测定为依据。

2020 年版《中国药典》采用高效液相色谱法测定延胡索乙素。

色谱条件:以十八烷基硅烷键合硅胶为填充剂;以甲醇 -0.1% 磷酸溶液(三乙胺调 pH 至 6.0)(55∶45)为流动相;检测波长为 280nm。理论板数按延胡索乙素峰计算应不低于 3 000。

对照品溶液的制备:取延胡索乙素对照品适量,精密称定,加甲醇制成每 1ml 含 46μg 的溶液,即得。

供试品溶液的制备:取本品粉末(过三号筛)约 0.5g,精密称定,置平底烧瓶中,精密加入浓氨试液 - 甲醇(1∶20)混合溶液 50ml,称定重量,冷浸 1 小时后加热回流 1 小时,放冷,再称定重量,用浓氨试液 - 甲醇(1∶20)混合溶液补足减失的重量,摇匀,滤过。精密量取续滤液 25ml,蒸干,残渣加甲醇溶解,转移至 5ml 量瓶中,并稀释至刻度,摇匀,滤过,取续滤液,即得。

测定法:分别精密吸取对照品溶液与供试品溶液各 10μl,注入液相色谱仪,测定,即得。本品按干燥品计算,含延胡索乙素($C_{21}H_{25}NO_4$)不得少于 0.050%[4]。

除此之外,还可以测定脱氢延胡索碱,其含量测定方法有高效液相色谱法。色谱条件:Nova-Pak $C_{18}$ 色谱柱(4.6mm×20mm,4μm);流动相为 0.05mol/L 磷酸盐溶液(0.05mol/L 磷酸二氢钾溶液用 0.05mol/L 磷酸调节 pH 至 3.0)- 乙腈(68∶32),流速 1.0ml/min;检测波长 340nm;柱温 26℃。对照品溶液的制备:精密称取盐酸脱氢延胡索碱对照品适量,加甲醇制成每 1ml 含 50μg 的对照品溶液。供试品溶液的制备:精密称取样品粉末 1g,精密加入甲醇 25ml,称重,超声处理 30 分钟,取出,称重,补足损失的溶剂,滤过,取续滤液作为供试品溶液[5]。

【炮制研究】传统对延胡索的炮制方法有炒制、醋炙、醋煮、酒炙、盐炙等,现代对延胡索的炮制方法有醋炙、醋煮和醋蒸。2020 年版《中国药典》中醋延胡索的制法为:取净延胡索,照醋炙法炒干,或照醋煮法煮至醋吸尽,切厚片或用时捣碎;本品形如延胡索或片,表面和切面黄褐色,质较硬。微具醋香气[4]。

生品与炮制品煎液中的成分相同,但煎出的总生物碱含量不同,以醋炮制效果最佳。一般认为难溶于水的生物碱与醋酸作用生成易溶于水的醋酸盐,故煎出量增多。总生物碱的含量增加,且叔胺碱含量升高,止痛作用增强。杨中林等[6]以温度、时间和加醋量为因素,利用正交实验筛选延胡索的最佳炮制条件,结果表明,温度为 40℃,加热时间为 4 小时,加醋量 80% 为醋炙最佳条件,其中,加醋量为关键因素。

1. **延胡索炮制方法对总生物碱含量的影响**　延胡索醋炙与否,对其水煎液中生物碱含量影响较大,未醋炙品生物碱平均含量仅为醋炙品的 30%;不同加工方法的延胡索醋炙后,其水煎液中生物碱含量也有差别,整材比切片的水煎液生物碱含量低 46.8%,切片的比颗粒的低 31.5%,故延胡索加工成颗粒后再醋炙最为合理;延胡索醋炙后的贮藏时间与条件均对其水煎液生物碱含量存在影响,醋炙后的延胡索,应置避光容器内密闭贮藏;延胡索加醋浸润的量以 20~30ml/100g 较为合适[7]。对各种不同浓度醋蒸或醋煮的延胡索中总生物碱浸出量的比较表明,以 10% 或 20% 浓度的醋蒸延胡索生物碱浸出量最高[8]。有报道将醋煮或醋蒸的炮制方法改为醋拌或醋拌后微炒的方法,其总生物碱煎出量以醋拌方法得量最高,小鼠痛阈提高率亦最明显,因此认为醋煮和醋蒸等方法有改进的必要[9]。生延胡索经炮制后总生物碱溶出率均有增加,其中醋延胡索和烫制醋淬延胡索分别增加 143% 和 151%,差异显著[10]。

**2. 不同炮制方法对延胡索季铵碱含量得影响**　采用分光光度法测定了延胡索生品及醋炒、酒炒和盐炒三种延胡索炮制品中的季铵碱含量,并对各种样品进行了小鼠耐缺氧实验。实验结果表明,延胡索炮制后,季铵碱含量明显减低,耐缺氧能力显著下降。尤其酒制后,小鼠耐缺氧能力与生理盐水相比,无显著性差异($P > 0.05$)[11]。

采用小鼠扭体法和热板法测定了产地醋制和传统醋制延胡索的镇痛作用,结果表明产地醋制延胡索比传统醋制延胡索镇痛作用强。其小鼠灌胃的 $LD_{50}$ 分别为 135.765g/kg(传统醋制品)和 146.554g/kg(产地醋制)[12]。用生品、醋炙、酒炙、盐炙延胡索水煎液(7.5g/kg)、生理盐水(30ml/kg)作对照组进行镇痛镇静作用研究,结果表明 4 个炮制品组较对照组有明显的镇痛作用,盐炙与生品比较无显著差异,而醋炙和酒炙与生品比较镇痛作用有显著差异,其镇痛作用强弱依次为:醋炙品>酒炙品>生品≈盐炙品;在以小鼠自发活动被抑制为指标的镇静实验中,各延胡索炮制品较对照组均有明显的镇静作用,醋炙品、盐炙品与生品比较无显著差异,而酒炙品有非常显著的差异[13]。

【药理研究】

**1. 对中枢神经系统的影响**

(1)镇痛作用:用电刺激小鼠尾巴法证明,灌胃延胡索粉有镇痛作用,其效价为阿片的 1/10,作用持续 2 小时。小鼠热板证明,延胡索甲素、延胡索丑素均有显著的镇痛作用。兔热刺激法和电总和刺激法证明,静脉注射延胡索乙素 15~20mg/kg、延胡索丑素 10~15mg/kg 或延胡索甲素 30~40mg/kg 均有镇痛作用,而以延胡索乙素、延胡索丑素为最强,延胡索甲素次之。大鼠皮下注射延胡索乙素 50mg/kg 或延胡索丑素 40mg/kg 也具有与兔相似的镇痛效力。而延胡索丙素对小鼠腹腔注射醋酸所致扭体反应以及电刺激法等镇痛实验亦有明显镇痛作用,但较吗啡弱。大鼠对延胡索乙素和延胡索丑素的镇痛作用能产生耐受性,产生的速度比吗啡慢 1 倍,并与吗啡之间有交叉耐受性;实验还表明延胡索乙素未发现有成瘾性[14]。

(2)催眠、镇静与安定作用:经兔、鼠、犬、猴等实验,较大剂量延胡索乙素有明显的催眠作用。延胡索乙素能明显降低小鼠自发活动与被动活动,但不能消除其翻正反射,显示无麻醉作用。延胡索乙素能对抗咖啡因和苯丙胺的中枢兴奋作用,对抗戊四氮所致的惊厥,但对士的宁所致的惊厥可增敏。延胡索乙素对动物的条件反射有选择性抑制作用,与氯丙嗪和利血平相似。延胡索丑素和延胡索癸素的镇静作用均较延胡索乙素弱。延胡索乙素的中枢作用原理为,对大脑皮质及皮质下的电活动都能抑制,尤以皮质运动区较为敏感。延胡索乙素的作用部位广泛,不像吗啡作用部位专一,其镇痛作用虽不如吗啡强,但有较好的镇静和安定效能[1]。延胡索乙素的光学异构体作用亦不同,左旋延胡索乙素有镇痛和镇静作用,较大剂量对猴有震颤表现;右旋体反而有短时兴奋作用。左、右旋体都有增敏士的宁惊厥作用,但以右旋体为明显[14]。延胡索乙素对犬有轻度的中枢性镇吐作用,对大鼠有轻度的降温作用[15-19]。

**2. 对消化系统的作用** 延胡索浸剂对豚鼠离体肠管(1:10 000~1:1 000)呈兴奋作用,但对兔及大鼠离体小肠无显著作用。延胡索乙素在1:20 000浓度时,能抑制兔离体肠管活动,并能阻断乙酰胆碱、氯化钡及垂体后叶素和5-HT对肠肌的兴奋作用。延胡索乙素对大鼠离体的胃和结肠,能对抗5-HT引起的收缩。但在整体动物,如在巴甫洛夫小胃的犬做实验,延胡索乙素20~40mg/kg,对胃液分泌及胃酸无明显影响,应用大剂量(80mg/kg)时胃液的分泌才受到明显抑制,胃液酸度及消化力亦有减弱。去氢延胡索甲素能保护因饥饿或药物(可的松、利血平等)所产生的大鼠实验性溃疡病,减少胃液分泌、胃酸及胃蛋白酶的量,在切断迷走神经后仍有抗分泌作用,可见对副交感神经无阻断作用[1]。消旋体四氢帕马丁对麻醉开胸犬静脉注射后,LVSP(左室内压峰值)、$dp/dt_{max}$(左室内压变化最大速率)及$VcE \pm dp/dt_{max}$(心肌收缩成分缩短速度)等指标均出现明显的先兴奋后抑制的双向作用[20],另$dl$-四氢帕马丁有抗心律失常作用[21-26]。

**3. 对心血管系统的影响** 延胡索醇提物有显著扩张离体兔心和在体猫心的冠状血管,降低冠脉阻力与增加血流量的作用。对麻醉犬冠状动脉的扩张作用最明显,颈内动脉次之。对股动脉也有一定的扩张作用,其扩张血管的作用可能是解除疼痛作用的原因之一。延胡索醇提物还能增加麻醉犬的心排血量,降低血压和总外周阻力,对左心室压和左心室$dp/dt_{max}$无明显影响。表明延胡索并不加强心肌的收缩力,心排血量增加可能是由于外周血管扩张之故。小鼠腹腔注射给药可使心肌对$^{86}$Rb的摄取量明显增加。延胡索总碱5mg/kg或10mg/kg静脉注射,能对抗垂体后叶素所致豚鼠异常心电图。多次给予延胡索醇提物,可明显减轻皮下大剂量给予异丙肾上腺素所产生的心肌坏死程度,也提示延胡索具有改善坏死边缘区营养性供血的能力,对心肌梗死可能有一定的防治作用。延胡索醇提物腹腔注射,可明显提高小鼠对常压或减压缺氧的耐受能力。延胡索总碱对乌头碱诱发的大鼠心律失常有明显的治疗作用。总碱水中不溶部分明显超过相同剂量的总碱治疗组,说明乌头碱心律失常的成分存在于水不溶部分中,可能属于叔胺碱部分[14,27,28]。

**4. 对垂体-肾上腺皮质系统功能的影响** 给大鼠皮下注射延胡索乙素50mg/kg或70mg/kg(有效镇痛和安定剂量)后,肾上腺维生素C含量明显下降,说明延胡索乙素有兴奋垂体-肾上腺系统的作用。给去垂体大鼠注射延胡索乙素并不能引起肾上腺维生素C含量下降,表明延胡索乙素兴奋垂体-肾上腺系统的作用在于引起垂体促肾上腺皮质激素的分泌,而不是直接兴奋肾上腺皮质。给大鼠注射戊巴比妥钠40mg/kg,或注射去氢皮质醇(prednisolone)15mg/kg后,延胡索乙素引起垂体促肾上腺皮质激素释放的作用消失,说明延胡索乙素的这一作用部位有可能在下丘脑。每日给大鼠注射延胡索乙素70mg/kg,连续6次后,对低温(8℃或4℃)刺激引起的ACTH释放有明显的抑制作用[29-30]。

**5. 对肌肉的松弛作用** 溴化钾基延胡索乙素、四氢帕马丁对离体大鼠子宫、离体豚鼠气管的实验表明,对其肌肉有松弛作用[31-32]。

**6. 对脑缺血再灌注损伤的作用** 采用非开颅可逆性大鼠大脑中动脉栓塞法造成鼠脑缺血再灌注损伤,用延胡索乙素10mg/kg、20mg/kg在缺血前2分钟静脉注射,结果乙素可缩小脑梗死范围,减轻缺血再灌注脑电活动的抑制,明显减轻脑水肿,降低缺血再灌注引起的脑$Ca^{2+}$聚集[33]。另外,用延胡索乙素10mg/kg、20mg/kg在缺血前2分钟静脉注射,可显著减轻神经功能障碍及脑组织病理损害,阻止脑组织超氧化物歧化酶(SOD)及乳酸脱氢酶(LDH)活力下降,阻止外周血中LDH活力增加并阻止脑组织脂质过氧化产物丙二醛

（MDA）含量增加。因此，延胡索乙素对大鼠局灶性脑缺血再灌注损伤具有保护作用[34]。

**【毒理研究】**

**1. 毒性成分研究**　延胡索醇浸膏对小鼠灌胃的 $LD_{50}$ 为（100±4.53）g/kg，延胡索乙素、延胡索丙素、延胡索丑素给小鼠静脉注射的 $LD_{50}$ 分别为 146mg/kg、151~158mg/kg、100mg/kg。延胡索癸素腹腔注射对小鼠的 $LD_{50}$ 为 127mg/kg。

据新加坡《联合早报》报道，2018 年 6 月 1 日起，在新加坡被禁用 23 年的中药延胡索，可重新回到中医师的药单上。新加坡卫生科学局发出文告，宣布对延胡索草药和含有延胡索乙素（tetrahydropalmatine）的中成药解禁。延胡索有活血行气的功效，延胡索乙素则是一些中草药中的天然成分，包括延胡索。延胡索乙素在毒药法令 Poisons Act 下被列为受管制成分后，新加坡卫生部于 1995 年下令禁用含有延胡索乙素的中草药。当时有报道指服用延胡索乙素可能导致肝脏中毒。解禁之后，新加坡卫生科学局把延胡索乙素的每日摄取量限定在 19mg。

**2. 毒性机制研究**　麻醉猫静脉注射延胡索乙素 40mg/kg 后，则使血压略降，心率减慢，心脏功能则无明显变化。正常兔静脉注射延胡索乙素 20~40mg/kg 时，呼吸短暂兴奋，剂量增大至 60mg/kg 时，则呼吸出现抑制。猴单次灌胃延胡索乙素 85mg/kg 或 100mg/kg，或皮下注射 80mg/kg 无明显毒性；灌胃 180mg/kg，先出现呼吸短时兴奋，继而呼吸出现较严重的抑制，极度镇静和较深度的催眠作用，感觉并不丧失，随后发生四肢震颤性帕金森综合征，心电图和呼吸均正常，尿中有管型，数天后可恢复。当每天灌胃 85mg/kg，连续 2 周，除出现镇静、催眠作用外，于第 4~7 天的反应基本与灌胃 180mg/kg 者相似。肉眼观察内脏无明显变化，组织病理检查发现心脏和肾脏有轻度混浊肿胀[14]。

**【配伍研究】**

**1. 延胡索配白芷**　白芷为伞形科植物白芷或杭白芷的根，味辛，性温，归胃、大肠、肺经，祛风除湿，通窍止痛，消肿排脓。《本草求真》有云："气温力厚，通窍行表，为足阳明经驱风散湿主药，故能治阳明一切头面诸疾"。二药相伍，相须相使，能加强其理气活血、曲风通窍而止疼痛的作用。临床对多种内脏痉挛性疼痛有良好的止疼效果，对胸腹部钝痛、胃痛、头痛失眠、神经痛、腰腿痛及月经痛等均有较好的缓解作用[35]。

**2. 延胡索配川楝子**　见本书川楝子的配伍研究。

**【复方及制剂】**

**1. 元胡止痛口服液／片／软胶囊／胶囊／颗粒**　醋延胡索与白芷配伍，可理气、活血、止痛。2020 年版《中国药典》收录了醋延胡索与白芷用于气滞血瘀的胃痛、肋痛、头痛及经痛。口服，元胡止痛口服液一次 10ml，元胡止痛片一次 4~6 片，元胡止痛软胶囊一次 2 粒，元胡止痛胶囊一次 4~6 粒，元胡止痛颗粒一次 1 袋，一日 3 次，或遵医嘱[3]。

**2. 气滞胃痛片／颗粒**　由柴胡、醋延胡索、枳壳、醋香附、炙甘草、白芍六味适量。气滞胃痛片为糖衣片或薄膜衣片，除去包衣后显棕色至棕褐色，味微苦。气滞胃痛颗粒为淡棕色至棕黄色颗粒，具特异香气，味甜、微苦辛。疏肝理气，和胃止痛。用于肝郁气滞，胸痞胀满，胃脘疼痛。气滞胃痛片口服一次 3 片，气滞胃痛颗粒开水冲服一次 1 袋；一日 3 次，孕妇慎用[3]。

**【临床研究】**

**1. 应用研究**

（1）治疗冠心病心绞痛：用延胡索提取制成的"可达灵"片剂，口服，每次 3 片，一日 3 次，疗程 2~3 个月。治疗冠心病心绞痛 40 例，其中显效 6 例，改善 30 例，无效 4 例，总有效率为 90%；心电图改善显效 5 例，好转 2 例，无变化 33 例，总有效率为 7%[36]。用上法治疗各类冠心病 575 例，其中心绞痛为 424 例，急性心肌梗死 148 例，对心绞痛症状改善总有效率为 83.2%，显效率为 4.44%；心电图改善总有效率为 52.9%，显效率为 26.8%；急性心肌梗死的病死率从 32.3% 降低到 14.1%[37]。

用延胡索、五味子、黄芪、硬脂酸镁制成心血管 85 号片剂，口服，每次 4 片。一日 3 次，1 个月为一疗程。治疗冠心病 34 例（心绞痛 31 例），显效 17 例，症状改善 13 例，总有效率为 96.7%；心功能改善 16 例，占 47%；心电图疗效，总有效率为 42.2%[38]。

一患者，因胸闷，胸痛彻背，气短，来院治疗，血压 16/10.7kPa，体温 36℃，面部呈现痛苦表情，多汗，心尖搏动在锁骨中线第四肋间外 2.0cm；心电图呈缺血性 T 波改变（胸部表现明显），尤其是左室面导联 T 波振幅低下，继而出现 ST-T 波下移超过 0.5mV 及 QS 波。患者患病已七八年，一直用地巴唑、亚硝酸异戊酯治疗，疗效屡次下降。后用栝楼韭白半夏汤加当归、元参，服用 3 剂后疼痛仍不见好转，又加上延胡索 15g，服用 3 剂后，患者自觉疼痛好转，继服 3 剂后疼痛完全消失[39]。

（2）治疗心律失常：延胡索粉（丸），口服，每次 5~10g，一日 3 次。心房颤动患者在复律期间可服用 12g，一日 3 次。疗程 4~8 周。治疗多种心律失常 48 例。结果属房性期前收缩、阵发性心房颤动和阵发性室上心动过速者 48 例中，显效 15 例，明显好转 7 例，好转 4 例，无效 5 例，总有效率为 84%，一般起效时间为 1~10 日。属持续性心房颤动的 17 例，服用延胡索后心室率均明显减慢，平均减慢（16.5 ± 1.9）次 /min，用药前后比较有非常显著性差异（$P<0.001$）[23,40]。

（3）外用

1）咳喘：醋炒延胡索 30g，白芥子、细辛、葶苈子各 15g，共研细末，生姜汁适量调糊，分摊于 10 块 4cm × 5cm 的塑料薄膜上，贴于百劳、肺俞、膏肓、足三里、丰隆（均为双穴）。春夏贴 3~6 小时，秋冬贴 6~12 小时[41]。

2）臀痛：延胡索 10g，黄连 6g，冰片 1g，研细末，陈醋适量调膏贴于患处，一日换药 1 次。

3）甲沟炎：延胡索、栀子各 30g，75% 乙醇 500ml，延胡索碎为米粒大，栀子捣碎共入乙醇中浸泡，1 周后滤去渣装瓶备用。用于甲沟炎未溃或甲下有少量脓液者，已溃者勿用。

2. **用法用量**　2020 年版《中国药典》规定延胡索用量为 3~10g；研末吞服，一次 1.5~3g。

延胡索为活血化瘀类中药，味辛、苦，性温，归肝、胃经。主要功能为活血散瘀，理气止痛，临床用于治疗心腹腰膝诸痛，月经不调，癥瘕，崩中，产后血晕，恶露不尽，痛经，疝痛，跌打损伤等。近代临床运用该药治疗冠心病心绞痛、胃炎、胃溃疡，还有用于手术局部麻醉等，对因气滞血瘀所致诸痛皆可疗之，外用疗效也俱佳。

延胡索有毒，古本草并未提及，然实验证实其有一定毒性。从毒理研究结果表明，主要成分右旋延胡索乙素毒性较大，左旋延胡索乙素毒性较小，临床使用剂量过大，可致毒副作用。可见本品属小毒之品，在治疗剂量范围内可酌情使用。

**【中毒表现及救治】**

1. **中毒表现**　临床应用延胡索及其生物碱的不同剂型，一般剂量未发现显著毒副作用。延胡索粉剂较大剂量（每次 10~15g）服用时，部分患者可能有眩晕、乏力或恶心等反应，个别患者有纳差、腹胀、嗜睡现象，或出现 GPT 升高，心率减慢，心电图 T 波增宽、升高，但停药后回很快恢复[40]。内服中毒量为 60~120g,中毒潜伏期为 1~4 小时。中毒表现为头昏、面色苍白、嗜睡、四肢乏力、呼吸困难、抽搐、血压下降、脉搏减弱、心跳无力,重者可引起休克、强直性惊厥及呼吸中枢抑制。

**2. 救治**

(1) 早期以 0.5‰ 高锰酸钾洗胃,继用硫酸镁导泻。静脉缓慢滴注 5% 葡萄糖氯化钠注射液,内可加维生素 C 1g。

(2) 血压下降时,可于糖液或糖盐水中加用去甲肾上腺素或多巴胺等,毒毛花苷 K 或毒毛花苷 G 可适时应用。

(3) 出现呼吸麻痹,可每 15~20 分钟交替注射洛贝林与尼可刹米。

(王福清　张春颖　王　巍)

# 34 华 山 参

【基源】本品为茄科植物漏斗泡囊草 *Physochlaina infundibularis* Kuang 的干燥根。

【化学成分】华山参根的主要有效成分为莨菪烷类生物碱,其中有阿托品(atropine)、莨菪碱(hyoscyamine)、东莨菪碱(scopolamine)、山莨菪碱(anisodamine)、异东莨菪醇(scopoline)和脱水东莨菪碱(aposcopolamine)等。另外含有一种香豆素类苷,为东莨菪素(莨菪亭,东莨菪内酯,scopoletin)与樱草糖(葡萄糖和木糖)的糖苷或称华山参苷(fabiatrin)。其所含的东莨菪苷(scopolin)是治疗气管炎的有效成分。另外,还有氨基酸、多糖类、还原糖、固醇类及淀粉等。根中总生物碱含量约为 0.26%[1]。

华山参不同部位的微量元素,如种子、茎、叶、根均含 Ca、Mg、Fe、Zn、P、Mn、Cu、Sr,但含量高低有差别;根中含有较多 Ca、Cu、Sr 等微量元素,而种子中含有较高含量的 Mg、Fe、Mn 等微量元素[1]。

赵森森等[2]从华山参中分离得到 17 个化合物,分别鉴定为莨菪碱(1)、东莨菪碱(2)、山莨菪碱(3)、东莨菪素(4)、东莨菪苷(5)、伞形花内酯(6)、6,7- 二甲氧基香豆素(7)、3- 甲氧基槲皮素(8)、异槲皮苷(9)、山柰酚 -7-*O*-*β*-D- 葡萄糖苷(10)、丁香脂素(11)、原儿茶酸(12)、对羟基苯甲酸甲酯(13)、邻羟基苯甲酸(14)、托品酸(15)、对羟基苯甲酸(16)、棕榈酸(17)。结论化合物 7~17 为首次从泡囊草属植物中分离得到,化合物 5 为首次从该植物中分离得到。

李松武等[3]采取水蒸气蒸馏法提取华山参中的挥发油,从挥发油的 87 个峰中鉴定出 35 个化合物,所鉴定的组分占挥发油色谱总峰面积的 81.6%。主要成分为:丁二醇、3- 呋喃甲醇、3,4- 二甲氧基甲苯、3- 甲氧基 -4- 丙氧基苯甲醛、十三酸、7- 羟基 -6- 甲氧基香豆素、2- 硝基苯甲酸、1- 十三碳烯、1- 十七碳炔。

【含量测定】按照 2020 年版《中国药典》的方法测定[4]。

1. **生物碱**　照紫外 - 可见分光光度法在 415mn 的波长处分别测定吸光度,计算,即得。本品含生物碱以莨菪碱($C_{17}H_{23}NO_3$)计算,不得少于 0.20%。

2. **东莨菪内酯**　照高效液相色谱法测定。色谱条件与系统适用性试验:以十八烷基硅烷键合硅胶为填充剂;以甲醇 -0.3% 磷酸溶液(30∶70)为流动相;检测波长为 344nm。理论板数按东莨菪内酯峰计算应不低于 4 000。本品按干燥品计算,含东莨菪内酯($C_{10}H_8O_4$)不得少于 0.080%。

董林毅等[5]建立反相高效液相色谱法同时测定华山参滴丸中 3 种有效成分的含量。方法采用 Phenomenex Luna $C_{18}$ 色谱柱(4.6mm × 250mm,5μm),流动相为 20mmol/L 醋酸铵水溶液 - 甲醇(70∶30),流速为 1.0ml/min,检测波长 215nm,进样量 20μl。结论表明所建立的 RP-HPLC 方法简便、准确、快速、重复性好,可用于华山参滴丸中硫酸阿托品、氢溴酸东莨菪碱和消旋山莨菪碱 3 个有效成分的含量测定。

**【炮制研究】**2020 年版《中国药典》记载华山参的饮片炮制为用时捣碎[4]。

华山参主要含有莨菪烷类生物碱,故有一定的毒性,使用时应进行炮制。一般炮制多用蒸、煮法,而华山可以用甘草、麦冬进行水煮,但要控制水量和水煮的时间,水量不宜太大,水煮时间不宜过长,以防有效成分的散失,做到既能减低毒性成分,又不使有效成分散失。甘草对阿托品类生物碱有一定的解毒作用,选用甘草作为辅料,可以缓和药性。而麦冬清心润肺,养胃生津,能缓和华山参大热所产生的毒性反应[1]。

**【药理研究】**

1. **镇咳、祛痰、平喘作用** 以小鼠浓氨致咳法,证明本品有一定的镇咳作用;小鼠酚红实验证明本品提取的莨菪亭能增加酚红的排出,降低痰液黏性和痰内中性粒细胞数,提示有祛痰作用。以本品水煎剂 100mg/kg 口服,对豚鼠有明显的平喘作用[1]。

2. **对中枢神经系统的影响** 卓锡平等[6]研究了华山参对中枢神经系统的药理作用。华山参煎剂腹腔注射 1g/kg 使大鼠防御运动性条件反射潜伏期延长,部分动物条件反射破坏及分化抑制有解除现象;灌胃给药(2g/kg)仅使条件反射潜伏期延长。腹腔注射 1~4g/kg 显著降低大、小鼠和家兔的自由活动,维持 3~6 小时,但不降低小白鼠的被动活动。腹腔注射 4g/kg,能协同硫喷妥钠及水合氯醛对小鼠的催眠、麻醉作用;降低苯丙胺、咖啡因对小鼠的兴奋活动,但在 10g/kg 时对苯丙胺的毒性作用及士的宁、戊四唑性惊厥无影响。给犬灌胃 2~5g/kg,有明显的镇静作用,但不能对抗去水吗啡的催吐效果。

**【毒理研究】**华山参煎剂给小鼠腹腔注射,半数致死量为 43g/kg。华山参对动物心脏呈抑制现象,但对正常心肌无毒害作用。热参碱(华山参又名热参)对中枢神经系统表现为先兴奋后抑制,在中毒剂量时,除瞳孔恢复较慢外,未发现对其他脏器有损害作用[1]。

**【配伍研究】**忌铁器、五灵脂、皂荚、黑豆、卤水、藜芦等。华山参滴丸在临床上是一种定喘、止咳、祛痰药,使用时若合用其他西药,可发生不同的副作用。由于华山参滴丸有抗胆碱作用,能松弛胃肠道平滑肌,延长胃排空时间,使红霉素和四环素在胃中停留时间延长,使之被胃酸破坏而失效。与异烟肼、氯丙嗪、左美丙嗪、异丙嗪、羟嗪(安泰乐)等抗胆碱类药物合用时,应注意用量,药物相互作用可使华山参滴丸的作用和副作用增强。华山参滴丸与地高辛合用,能增加地高辛的毒性,对已洋地黄化的患者更易引起中毒,应予注意[1]。

**【复方及制剂】**

1. **华山参片**[4] 本品为华山参浸膏片。为糖衣片,除去糖衣后显棕色;味苦。温肺平喘,止咳祛痰。用于寒痰停饮犯肺所致的气喘咳嗽,吐痰清稀;慢性气管炎、喘息性气管炎见上述证候者。口服。常用量,一次 1~2 片,一日 3 次;极量,一次 4 片,一日 3 次。青光眼患者忌服;孕妇和前列腺极度肥大者慎用。

2. **复方华山参片**[1,7] 华山参生药粗粉 0.2g,大枣粉 0.2g,胆汁浓缩液 0.01ml,赋形剂及防腐剂适量,片重为 0.5g。一日 3 次,每次 1 片,10 天为 1 个疗程。治慢性气管炎。

3. **热参麦冬汤**[1]　华山参 1g,麦冬 9g,甘草 3g,冰糖 3g。水煎服。治体虚寒咳、痰喘。

4. **热参桂圆饮**[1,8]　华山参 1g,桂圆肉 15g,冰糖适量,水煎服。治虚寒腹泻失眠。

【临床研究】

1. **应用研究**　治疗慢性气管炎:以热参药枣、水丸、单味及复方片剂、气雾剂等多种剂型治疗慢性气管炎确有一定疗效,其用量一般为每次 0.1~0.2g,共治疗 6 千余例,疗效持续时间比异丙肾上腺素长。以本品提取物制成气雾剂,对 30 例患者一次性喷雾吸入进行平喘观察,发现起效时间为即刻至 30 分钟,多数 10 分钟内见效;持续时间为 1~10 小时,多数为 3~6 小时。喷药前后,对 19 例作了肺活量和第 1 秒用力呼气量检查,另 11 例作最大呼气流速测定。对比结果,有改善者 26 例,无效 4 例。并对 57 例慢性气管炎患者进行临床观察,结果有效 52 例,占 91.2%,无效 5 例。对某些心律失常者比异丙肾上腺素更为适用。但口服或吸入本品后患者多有口咽发干现象,若配以天花粉则可减轻此副作用。临床观察认为,本品对慢性气管炎之咳、喘、痰均有较好的疗效,尤以平喘作用最佳,无论单纯型、合并肺气肿或喘息合并肺气肿均有效。治疗慢性气管炎还可以华山参生药粗粉 0.2g、大枣粉 0.2g、胆汁浓缩液 0.01ml、赋形剂及防腐剂适量,制成片剂,每片重 0.5g。一日服 3 次,每次 1 片,10 日为 1 个疗程。若体虚寒咳、痰喘,可以华山参 0.3g,麦冬 9g,甘草 3g,冰糖 3g,水煎服[1]。

2. **用法用量**　2020 年版《中国药典》规定华山参用量为 0.1~0.2g,不宜多服,以免中毒;青光眼患者禁服;孕妇及前列腺重度肥大者慎用[4]。

华山参片口服每次 0.12~0.24mg,一日 3 次;极量 1 次 0.48mg。在常用量下华山参无毒副作用,中毒案例多为误服过量所致,故临床上须重视配方用量或炮制以后应用,不宜一次大量服用[1]。

【中毒表现及救治】

1. **中毒表现**　华山参根形似人参,误食过量易致中毒。有人一次煎服 5 个"华山参"(约 30g),煎成参汤 1 碗(约 100ml),以作补养,服后不久即出现口干、口腔出血、昏迷、抽搐等中毒现象。也有患者因血压低,将 15g 华山参煎汤连渣顿服,而出现口燥咽干、烦躁谵妄等中毒现象。有人为滋补身体,将自制参酒(华山参 10g 切片,鲜猪肉、白糖各适量,炖黄酒 250ml)全部服下,12 小时后即出现交感神经抑制及中枢神经兴奋等症状,其妻则无中毒表现[1]。此外,尚有热参气雾剂诱发闭角型青光眼急性发作[9]和止咳喘热参片中毒伴呼吸衰竭等报道[10]。

华山参误食过量:轻者主要出现口干、口麻、头晕、烦躁、视力模糊、喉痛、牙痛、面色潮红;严重者则语言不清或躁动谵语,瞳孔散大,两目及牙关紧闭,口唇干裂,口腔出血,四肢肌肉张力增加,心率加快,昏迷,抽搐,伴有高热,体温可达 39~40℃。

2. **救治**[1]

(1)催吐、洗胃、导泻。

(2)使用拮抗剂、支持疗法以对症处理:①新斯的明 0.5mg 皮下注射,每 20 分钟 1 次。氯丙嗪 50mg,肌内注射。②5% 或 10% 葡萄糖注射液 500ml,维生素 C 2.0g,静脉滴注,以促进排泄。③毛果芸香碱 5~10mg,皮下注射,每 6 小时 1 次。如患者处于大脑兴奋阶段,见有烦躁不安、躁动谵妄可用地西泮 10mg 肌内注射,或 10% 水合氯醛 15~20ml 保留灌肠。

④湿润口腔；必要时给氧、导尿等。

(3)中药治疗：①甘草30g，绿豆30g(甘草绿豆汤)，水煎服。亦可服用生姜水。②绿豆150g，金银花90g，甘草120g，水煎服。

(王　巍　付建华　张金铃)

# 35　防　己

【基源】本品为防己科千金藤属植物粉防己 *Stephania tetrandra* S.Moore 的干燥根。

【化学成分】粉防己主要含生物碱，平均含总生物碱 2.3%[1]。早在1928年，日本学者从台湾产的粉防己中提出3种生物碱，其中一种定名为 tetrandrine[2]，即粉防己碱(汉防己甲素)，并确定了其结构。随后，由我国东北市售粉防己中提得一种生物碱，与台湾产粉防己中所得 tetrandrine 相同。庄长恭等[3]由粉防己中提取出一种含酚基的碱，命名为防己醇灵(fangchinoline，防己诺林)，其酚基在四氢异喹啉环的7位上。此化合物比汉防己甲素少1个碳原子和2个氢原子，经甲基化后可得到汉防己甲素。防己诺林为去甲基粉防己碱(demethyltetrandrine)和小檗胺的异构体。我国学者赵承[4]从粉防己中提取出 menisine、menisidine，并证明 menisine 与 tetrandrine 为异构体，menisidine 为去甲基粉防己碱(防己诺林碱，demethyltetrandrine，fangchinoline)的异构体。粉防己根中还含有轮环藤酚碱(cyclanoline)、氧防己碱(oxofanchirine)和防己菲碱(cepharanthine)[5]。许植方[6]从粉防己中提取得到4种生物碱，其中3种分别为汉防己甲素、乙素、丙素(hanfangchin A、B、C)。用过氧化氢氧化粉防己碱，可获得4种 N-氧化物。2'-N-α-氧粉防己碱和2'-N-β-氧粉防己碱均为氮氧化合物。粉防己中还可分离得到 2,2'-N,N-二氯甲基粉防己碱(2,2'-N,N-dichloromethyl tetrandrine)。粉防己碱在碱性条件下与碘甲烷或溴甲烷反应生成季铵盐，即汉肌松，具有肌肉松弛作用[7]。此外粉防己中还含有挥发油成分。

粉防己地上部分茎、藤、叶中含有粉防己碱、防己诺林碱、防己醌碱(stephadione)、紫堇醌碱(corydione)、南天竹啡碱(nintenine)、氧化南天竹啡碱(oxonantenine)、无根藤新碱(cassythicine)、无根藤米里丁(cassameridine)、防己双黄酮甲(stephaniaflavone A)、防己双黄酮乙(stephaniaflavone B)、β-谷甾醇和正三十五烷[8]。

对粉防己中分离得到的生物碱类化合物进行研究总结，发现主要包括以下几类：①双苄基异喹啉类生物碱(bisbenzylisoquinoline alkaloid)：汉防己甲素(tetrandrine)、氧化防己碱(oxofangchirine)和防己诺林碱(fangchinoline)。应用 Diaion HP-20 大孔树脂和 Sephadex LH-20 凝胶分离鉴定出 cycleanine、cycleahomine、tetrandrine 2'-N-α-oxide、tetrandrine 2'-N-β-oxide、2'-N-methyltetrandrinium chloride、2,2'-N,N'-dimethyltetrandrinium dichloride、fenfangjine A、fenfangjine B、fenfangjine C、fenfangjine D、fenfangjine H、fenfangjine I；2'-N-chloromethyltetrandrine 和 fenfangjine D hydrochloride；(+)-2-N-methyltetrandrine 和 (+)-2-N-methylfangchinoline[9]。②苄基异喹啉类生物碱(benzylisoquinoline alkaloid)：fenfangjine G。③原小檗碱类生物碱(protoberberine alkaloid)：轮环藤酚碱(cyclanoline)；cyclanolinechloride。④阿朴啡类生物碱(aporphine alkaloid)：对粉防己地上部分进行研究分离鉴定出防己醌碱(stephadione)、氧化南天竹啡碱(oxoantenine)、紫堇醌碱

(corydione)、无根藤新碱(cassythicine)、无根藤米里丁(cassameridine)和南天竹啡碱(nantenine);荷苞牡丹碱[(+)-dicentrine]和 tazopsine;异紫堇定碱(isocorydine)、去氢克班宁(dehydrocrebanin)、克班宁(crebanine)和氧代克班宁(oxocrebanine)[10-11]。⑤菲类生物碱(phenanthrene alkaloid):防己菲碱(stephanthrine);fenfangjine F、argentinine。⑥其他类生物碱:$N$- 羟基二乙胺;magnoflorine chloride、oblonginechloride。

粉防己中除含有生物碱类化合物,还含有其他类化合物:黄酮类和甾体类。司端运等[12]通过对防己地上部分分离鉴定获得双黄酮类化合物防己双黄酮甲(stephaniaflavone A)和防己双黄酮乙(stephaniaflavone B);植物固醇类化合物谷甾醇(sitosterol)和豆固醇(stigmasterol);正三十五烷($n$-pentatriacontane)。甄攀等[13-14]利用水提醇沉得到粉防己粗多糖,再经 DEAE 纤维素和聚酰胺纯制得到较纯化的防己多糖。巩江等[15]在汉防己叶挥发油中鉴定了 48 种成分,主要有 2,2- 二羟基 - 苯并呋喃、3,7,11- 三甲基 -1,6,10- 十二碳三烯 -3- 醇、环己酮等。

【含量测定】2020 年版《中国药典》[16]采用高效液相色谱法测定含粉防己碱($C_{38}H_{42}N_2O_6$)和防己诺林碱($C_{37}H_{40}N_2O_6$)的含量作为质量控制标准。

色谱条件:以十八烷基硅烷键合硅胶为填充剂;以乙腈 - 甲醇 - 水 - 冰醋酸(40:30:30:1)(每 100ml 含十二烷基磺酸钠 0.41g)为流动相;检测波长为 280mn。理论板数按粉防己碱峰计算应不低于 4 000。

本品按干燥品计算,含粉防己碱($C_{38}H_{42}N_2O_6$)和防己诺林碱($C_{37}H_{40}N_2O_6$)的总量不得少于 1.6%。

【炮制研究】2020 年版《中国药典》中防己饮片的制法为:取防己,除去杂质,稍浸,洗净,润透,切厚片,干燥。本品呈类圆形或半圆形的厚片。外表皮淡灰黄色。切面灰白色,粉性,有稀疏的放射状纹理。气微,味苦。

【药理研究】

### 1. 对心血管系统的作用

(1)降血压作用:粉防己碱为双苄基异喹啉类生物碱,研究证明其为一种钙通道阻滞剂。粉防己碱和防己诺林碱 3mg/kg 静脉注射、肌内注射或灌胃,均可使麻醉猫的血压下降。粉防己碱的降压作用较防己诺林碱强而持久。肌内注射及灌胃时,降压作用较缓慢,但亦很持久[17]。粉防己碱及防己诺林碱静脉注射,能使乙酰胆碱的降压作用加强及作用时间延长,同时阿托品可部分取消粉防己碱及防己诺林碱的降压作用,故认为其有拟胆碱能作用。粉防己碱及防己诺林碱产生显著血压下降时,往往引起交感神经节的短暂兴奋,其降压作用与对血管的直接及反射性舒张有关[18]。防己诺林碱的降压作用较粉防己碱弱而且易产生耐受。

汉防己甲素通过影响钙离子通道升高 6-keto-PGF$_{1\alpha}$ 水平,从而阻滞心肌或血管平滑肌电压达到明显降低血压的作用。汉防己甲素具备改善左心室舒张的功能,对高血压患者可以起到明显降压的效果,研究发现其毒副作用小,安全有效。汉防己甲素能够明显降低肺动脉压并减轻肺血管的阻力,发挥提高心排血量和氧转运能力的作用。

(2)对心脏的作用:静脉注射粉防己碱或防己诺林碱 3mg/kg,在血压下降的同时,可见暂时性心收缩力减弱;但肌内注射同样或更大剂量(5mg/kg)时不出现心肌收缩力抑制。粉防己碱对心率的影响较少,防己诺林碱可引起心率减慢[17]。粉防己碱可对抗 $Ca^{2+}$ 引起的豚鼠左心房和猫乳头肌收缩力增强和氧耗量增加作用[19];对麻醉犬的左室收缩功能有抑制作用[20];可显著减慢大鼠窦性心律,心电图仅显示 R 波幅度减低,而 PR 间期和 T 波等均无明显影响[17];能延长强心苷的毒性出现时间,降低其毒性,延长心房不应期。当提高细胞外 $Ca^{2+}$ 浓度时,粉防己碱对强心苷作用的影响减弱甚至消失[21]。粉防己碱可使肾血管性高血压大鼠的血压降至正常,对左心室肥厚具有逆转作用,同时可明显改善心脏的舒张收缩功能和血流动力学[22]。

(3)对心肌缺血及再灌注损伤的保护作用:粉防己碱能使犬结扎冠状动脉左前降支后的心肌梗死范围减小,心电图 ST 段降低,血中肌酸磷酸激酶减少[23]。给麻醉犬静脉注射粉防己碱 800μg/kg 后,可见血压一过性降低,心室颤动发生率及动物死亡率减少,缺血心肌的丙二醛含量明显降低[24]。粉防己碱对心肌缺血再灌注损伤也具有保护作用,其机制在于粉防己碱直接扩张冠状动脉,增加心肌血流量;轻度抑制心肌收缩,减慢心率,直接扩血管减轻心脏前后负荷,从而降低心肌氧耗量。此外,粉防己碱还可阻止大鼠心肌缺血再灌注时心肌膜 ATP 酶的降低,降低心肌缺血再灌注犬血中的白细胞介素 -1、肿瘤坏死因子、血小板活化因子等炎症因子的产生[25]。

粉防己碱可以减轻在体、离体心肌细胞缺血再灌注损伤,也可对心肌细胞、心脏功能等起到保护作用。研究观察粉防己碱对大鼠心肌细胞缺血再灌注损伤发现,心肌细胞受损后与缺血再灌注组相比,粉防己碱组的丙二醛(MDA)水平、乳酸脱氢酶(LDH)活性降低程度十分明显,SOD 活性显著增高[26]。

(4)对脑缺血的保护作用:脑缺血模型大鼠腹腔注射粉防己碱 1~4mg/kg 后,可明显减轻脑组织水肿,增高脑组织中的 SOD 活性,降低 MDA 产生,可明显提高缺血后灌注大鼠的生存率。说明粉防己碱对大鼠缺血性脑损伤有明显的改善作用[27]。粉防己碱对大鼠脑缺血再灌注损伤有明显保护作用,可抑制缺血再灌注脑 NOS 活性,减少 NO 产生,这可能与粉防己碱减轻脑缺血再灌注的损害有关[28]。粉防己碱对热凝造成大脑中动脉阻断而致实验性大鼠脑局灶性缺血有保护作用[29]。在体外培养的大鼠脑皮质神经元上,粉防己碱对谷氨酸引起的胎鼠大脑皮质神经元损伤有一定保护作用[30]。

**2. 对血小板聚集的抑制作用** 粉防己对血小板的聚集具有一定的抑制作用。汉防己甲素能够通过抑制内源性花生四烯酸的释放,从而减少血栓素 $A_2$ 的生成达到对抗血小板聚集的作用[31]。汉防己甲素能够减少血栓的生成,主要通过促进纤维蛋白溶解并抑制凝血酶引起的血液凝固。粉防己碱通过作用于凝血酶、胶原和腺苷二磷酸达到抑制血栓生成的作用。通过对防己诺林碱的抗血小板聚集作用进行体外实验,发现其可有效抑制小鼠血栓的形成和人血小板的聚集。

粉防己碱对花生四烯酸(AA)、ADP 和血小板活化因子(PAF)诱导的兔离体血小板聚集反应和 AA、ADP 诱导的猪离体血小板聚集反应均有抑制作用,对胶原诱导内源性 AA 释放有抑制作用[32-33]。防己醇提取 1.8g/kg 给大鼠连续灌胃 3 天,可对 ADP 诱导的血小板聚集有不同程度的抑制作用[34]。粉防己碱对卡西霉素和 PAF 诱导的血小板聚集也有明显的抑制作用,$IC_{50}$ 分别为 8.6μmol/L 和 14.0μmol/L,可呈浓度依赖性地抑制卡西霉素诱导血小板释放 PAF,$IC_{50}$ 为 21.0μmol/L,说明粉防己碱抑制血小板聚集作用与抑制内源性 PAF 生成有关[35]。粉防己碱对 PAF 诱导的血小板与脑微血管内皮细胞的黏附率增加有明显的抑制作用,从而能抑制 PAF 对脑血管的损害作用[36]。

**3. 抗炎、抗过敏作用**　粉防己碱具有明显的抗炎作用,即抑制在体/离体细胞的免疫性炎症、急慢性炎症等。总体来说,通过粉防己碱的持续作用,炎性因子(PG、TNF、IL-1、血小板活化因子等)水平均受到抑制而呈现降低趋势。

在角叉菜胶所致大鼠胸膜炎模型上,粉防己碱可剂量依赖性地减少渗液量及单位渗液的分叶核白细胞数,明显降低 $LTB_4$ 与 $PGE_2$ 的合成。因此粉防己碱通过抑制分叶核白细胞游出,降低血管通透性发挥抗炎作用,其作用机制可能与抑制磷脂酶 $A_2$ 活性有关[37]。粉防己碱(5~10mmol/L)可抑制大鼠急性缺氧性肺动脉高压时肺内慢反应物质-A(SRS-A)的合成增强[38]。在牛血清白蛋白诱发的家兔实验性葡萄膜炎模型上,粉防己碱(50mg/kg)治疗 8天,能显著降低眼部炎症反应、房水蛋白含量、血清免疫复合物和外周 T 淋巴细胞转化率,并明显减轻脉络膜炎症[39]。粉防己碱对脂多糖(LPS)刺激大鼠腹腔巨噬细胞的血小板活化因子(PAF)、肿瘤坏死因子(TNF)及白细胞介素-1(IL-1)释放均有显著的抑制作用[40]。

粉防己碱(30mg/kg),每天腹腔注射 2 次,连续 3 天,可明显抑制卵白蛋白致敏大鼠肺灌洗液中的白细胞数量,减轻细支气管和小血管周围嗜酸性粒细胞浸润及管壁水肿等炎症状况[41]。

**4. 对肿瘤耐药性的逆转以及抗肿瘤作用**　粉防己碱和防己诺林碱可能成为一种改善肿瘤化疗中多药抗药性的药物,在鼠多药抗药白血病亚克隆 p388/ADR 细胞中,它们能够增强长春碱的细胞毒效果(与抑制 P-糖蛋白的功能有关),并且延长 p388/ADR 荷瘤鼠的生存期。多药耐药的机制包括癌细胞凋亡敏感水平的改变,细胞生存信号途径的活化,药物外排泵的过表达(如 P-gp、DNA 复原机制的增强)。

用人乳腺癌细胞 MCF-7 及其抗多柔比星(Dox)的细胞 MCF-7/Dox、人口腔上皮样癌细胞 KB 及其抗长春新碱的细胞 KBV200,研究了粉防己碱与多柔比星或长春新碱联合用药的抗肿瘤作用,结果表明粉防己碱与多柔比星或长春新碱联合用药有明显的增效作用[42]。粉防己碱可通过提高耐药细胞系 K562/A02 细胞内抗肿瘤药柔红霉素的浓度,从而增强柔红霉素对 K562/A02 细胞的毒性作用,以达到逆转耐药性的作用。粉防己碱的作用与维拉帕米相当,但不良反应较轻[43]。无细胞毒性浓度的粉防己碱(0.5mg/L),可明显地增强三尖杉酯碱对人早幼粒白血病 HL-60 耐药细胞的生长抑制作用,降低集落形成率,但对敏感 HL-60细胞没有增强作用。DPH 荧光标记法测定表明,粉防己碱对细胞膜流动性没有影响;提取经药物作用后的细胞 DNA,琼脂糖凝胶电泳显示,粉防己碱增加三尖杉酯碱引起的 HL-60耐药细胞 DNA 降解,使细胞以程序方式死亡[44]。粉防己碱在 MCF-7/Dox(人乳腺癌多柔比星耐药细胞株)和 KBV200 细胞(人口腔表皮癌多药耐药细胞株)上对多柔比星和长春新碱均有明显增敏作用,且作用呈剂量依赖性;可明显增加 MCF-7/Dox 细胞内多柔比星积累浓度,在裸鼠体内 MCF-7/Dox 实体瘤模型上也证实其有明显逆转多柔比星抗药性的作用[45]。

研究发现,防己中所含的粉防己碱对肿瘤有明显的抑制作用。粉防己碱对人肝癌 7402细胞、乳腺癌 MCF-7 细胞、宫颈癌 HeLa 细胞以及胃癌 BGC-823 细胞等多种肿瘤细胞具有明显的抑制增殖和诱导凋亡的作用,抑制率、凋亡率与时间、浓度呈正相关[46]。

**5. 对肿瘤的放射增敏作用**　粉防己碱在低浓度(0.1μg/L)时,虽对人视网膜母细胞瘤无直接抑制作用,但可明显增加放射线对瘤细胞的杀伤作用。随着药物浓度的增加,细胞杀伤率增高。放射前后给药无明显差别。其作用机制主要是通过抑制细胞的潜在致死性损伤的修复增加放疗效果[47]。

**6. 保肝作用及抗肝纤维化作用** 给 40%CCl$_4$ 诱发的肝纤维化大鼠灌胃给予粉防己碱 12 周,可使血清Ⅲ型前胶原、肝及血清透明质酸降低,肝内胶原沉积减少[48]。肝纤维化大鼠给予粉防己碱后,肝组织中储脂细胞增殖及转化受到明显抑制,Ⅳ型胶原沉积减少,表明粉防己碱能抑制肝内胶原的沉积,可用于治疗肝纤维化[49]。粉防己碱对硫唑嘌呤诱导的大鼠肝损伤有保护作用,能阻止硫唑嘌呤诱导的大鼠血清谷丙转氨酶、碱性磷酸酶以及血清中丙二醛等增高和超氧化物歧化酶(SOD)和全血谷胱甘肽(GSH)含量降低,并使病理学改变减轻。其保肝作用与抗脂质过氧化和增加内源性解毒物质有关[50]。

防己对于人体脏器具有一定的保护作用。汉防己甲素能够明显抑制模型动物体内血清Ⅲ型前胶原、肝胶原、肝内炎症因子、透明质酸和储脂细胞等,对由四氯化碳导致的大鼠肝纤维化有效进行治疗,发挥抗脂肪变性和抗肝纤维化的作用[51]。防己还可通过增强自由基清除,抑制氧自由基生成和降低脂质过氧化等方面达到对脏器的保护作用。

**7. 对增生性疤痕的抑制作用** 在体外培养的成纤维细胞上观察了粉防己碱对人瘢痕成纤维细胞诱导胶原基质收缩的影响,结果表明粉防己碱 1μg/ml 和 4μg/ml 能有效地抑制体外瘢痕成纤维细胞与胶原基质网的收缩[52]。粉防己碱对转化生长因子 β 促瘢痕胶原基质收缩具有阻断作用,并呈剂量依赖关系,这一效应可能是粉防己碱抗瘢痕纤维化的机制之一[53]。粉防己碱 - 胶原复合膜对单纯切割伤具有促进愈合的作用,而对放射切割复合伤无效[54]。

**8. 对胃黏膜的保护作用** 粉防己碱能降低应激性溃疡的发生率,减少溃疡个数,降低溃疡指数,其降低或减少的程度与阿托品、西咪替丁相当,且其抗应激性溃疡的效应随剂量的增加而增强;可抑制胃酸的分泌,但其抑酸程度弱于阿托品、西咪替丁;能降低胃黏膜中丙二醛的含量,结果表明粉防己碱对应激性溃疡有一定的防治作用,其可能的机制是抑酸,改善局部微循环及减轻氧自由基引起的脂质过氧化对胃黏膜的损伤[55]。粉防己碱可使肝硬化门静脉高压大鼠的门脉压力下降,胃黏膜 PGE$_2$ 含量增加,使肝细胞损害减轻,肝内纤维组织减少,血清谷丙转氨酶、碱性磷酸酶降至正常水平。提示粉防己碱不仅可改善胃黏膜屏障功能,而且还能改善肝功能[56]。

**9. 对肺纤维化和硅沉着病的作用** 粉防己碱可明显降低慢性低氧性肺动脉高压大鼠的肺动脉压力和肺循环阻力,显著降低肺组织羟脯氨酸含量[57]。粉防己碱治疗实验性硅沉着病大鼠 1~3 个月,可使硅沉着病大鼠增高的Ⅰ、Ⅲ型胶原含量显著减少,其机制是直接或间接地抑制胶原基因的转录,从而抑制硅沉着病病变中胶原蛋白的合成[58]。对大鼠实验性硅沉着病采用粉防己碱与克矽平或磷酸羟基喹哌联合预防或治疗,均有较好的疗效[59]。

**10. 镇痛作用** 在小鼠热板反应和痛介质诱发家兔神经传入放电模型上,发现粉防己碱不仅有中枢镇痛作用,也有外周镇痛作用;CaCl$_2$ 可明显拮抗其镇痛作用,相反乙二醇双醚四乙酸可增强其镇痛作用,提示粉防己碱的镇痛作用机制可能与钙拮抗有关[60]。

**11. 抗糖尿病作用** 在四氧嘧啶损伤大鼠胰岛 β 细胞复制的糖尿病动物模型上,预先腹腔注射粉防己碱(100mg/kg)则可完全预防引发的糖尿病。粉防己碱组血糖和血清胰高血糖素明显低于对照组,血清胰岛素水平高于对照组,口服葡萄糖耐量明显改善,胰岛 β 细胞数量及胰岛素分泌颗粒的含量均与正常大鼠胰岛相同,无形态学改变。而模型组胰岛内 β 细胞免疫反应阳性产物减少甚至消失。结果表明,粉防己碱对四氧嘧啶引起的胰岛 β 细胞急性损伤有保护作用[61]。

### 12. 对肾脏的作用

(1)对药物性肾损伤的保护作用:给环孢素诱导的肾损害大鼠腹腔注射粉防己碱 10mg/kg,可明显阻止环孢素诱导的血清肌酐和肾皮质丙二醛(MDA)含量的升高及内生肌酐清除率的下降,使环孢素引起的肾脏组织学损伤得到明显改善[62]。

(2)对急性缺血性肾衰竭的保护作用:急性缺血性肾衰竭大鼠术前 3 天开始,每天 1 次及术前 1 小时分别灌胃给予汉防己甲素 20、40mg/kg,可阻止缺血再灌注后肾组织中的 MDA 明显升高和 SOD、$Na^+$、$K^+$-ATP 酶的显著降低;显著减轻肾小管上皮的水肿变性,提示粉防己碱对急性缺血性肾衰竭有保护作用[63]。

### 13. 对小鼠烫伤的治疗作用

粉防己碱外用治疗小鼠烫伤,不仅能降低血管通透性,减轻组织损伤,促进创面愈合,还能抑制肉芽肿生长,减小愈合后的疤痕。此外可抑制烫伤后皮肤中组胺、白细胞介素 -1、肿瘤坏死因子(TNF)的产生[64]。

### 14. 对实验性急性胰腺炎的保护作用

在经胰胆管逆行注射 3% 牛黄脱氧胆酸钠制成的急性胰腺炎模型上,粉防己碱能有效减轻急性胰腺炎大鼠胰腺的病理性损伤,减少腹水的生成量。与模型对照组相比,粉防己碱组血浆中钙离子浓度进行性下降的程度减轻,淀粉酶活性降低,胰腺组织匀浆的 MDA 含量下降。经粉防己碱治疗后的动物死亡率下降,动物的生存时间延长。说明粉防己碱可以通过抗氧自由基的生成,减轻组织过氧化损伤以及钙通道拮抗作用,减轻胰腺腺泡细胞钙超载而对急性胰腺炎发挥保护作用[65]。

### 15. 对吗啡戒断反应的影响

在以剂量递增法形成的大鼠吗啡依赖模型上,粉防己碱能抑制吗啡依赖的戒断症状[66],对吗啡在离体豚鼠回肠的戒断性收缩也有明显的抑制作用[67]。

### 16. 抗神经毒性作用

防己中所含的防己诺林碱具有抗神经毒性的作用。在氰化物诱导的鼠小脑颗粒细胞神经毒性实验中发现防己诺林碱作为一种钙通道阻滞剂,能够影响钙离子内流,达到抑制谷氨酸盐释放,降低氰化钠诱导的神经元细胞死亡的作用。通过粉防己碱与 β- 淀粉样蛋白相互作用能够显著降低由 Aβ 诱导的鼠 BV2 胶质细胞产生的 IL-1β、TNF-α、NF-κB 等炎症因子[51]。

### 17. 抗自由基损伤作用

防己具有一定的抗氧化损伤作用,这与其多种药理药效相关。研究发现防己对中性粒细胞产生自由基能够产生抑制作用,当加入黄嘌呤 - 黄嘌呤氧化酶后,该酶系的终产物尿酸并不减少,表明防己具有清除氧自由基的能力。

【毒理研究】粉防己碱口服给药的急性毒性相对较小,肌内注射其次,静脉注射时毒性较大。大鼠灌胃、肌内注射和静脉注射给药的 $LD_{50}$ 分别为 2 230mg/kg、1 500mg/kg、38mg/kg,小鼠灌胃、肌内注射和静脉注射给药的 $LD_{50}$ 分别为 3 700mg/kg、1 450mg/kg、82.5mg/kg。当猴以 10~150mg/kg 剂量静脉滴注时,可产生急性降压作用,滴注速度太快时,可使动物立即死亡。在药物中毒剂量时,会出现严重的局部组织刺激、肝脏毒性、淋巴组织坏死、肾脏毒性等[68]。另有实验报道,小鼠静脉注射粉防己碱剂量达 45mg/kg 时,小鼠可迅速出现兴奋、惊厥而死,剂量减至 35mg/kg 以下时,小鼠出现先兴奋后抑制,活动减少,部分小鼠四肢抽搐,呼吸困难,并惊厥而死,动物死亡均发生在 10 分钟内,少数于 10~15 分钟逐渐缓解而存活。给家兔静脉注射粉防己碱 10mg/kg 后,动物血压显著降低(较给药前降低 47%),心率减慢,心电图有短暂的改变,表现为 P 波低平或消失,Q-T 间期延长,但在该剂量下未见家兔死亡。剂量稍增高(15mg/kg)时,3 分钟内即可引起家兔血压急剧下降,心率明显降低,并出现室性心律失常,5~10

分钟内出现抽搐、惊厥、心跳和呼吸停止而死亡。说明粉防己碱静脉给药时的有效剂量与中毒剂量的范围较窄,因此应严格其控制剂量[69]。在遗传毒性研究中,给予粉防己碱的小鼠的精子畸形率及小鼠骨髓细胞微核率显著增高,且与微核率之间存在剂量-反应关系。但小鼠姐妹染色单体交换频率的改变不显著。表明该药对实验动物可能具有遗传毒性[70]。

**【配伍研究】** 采用化学刺激、热刺激、电刺激和扭体实验等方法观察了川乌与防己配伍前后镇痛作用的变化,结果显示,在给药后 3 小时内各药单独应用与联合应用均显示有明显的镇痛作用;单独用药组在 3 小时以后的镇痛作用逐渐减弱,24 小时后无镇痛作用。而川乌-防己配伍组直至 24 小时后镇痛作用继续增强,并持续较高水平。结果表明,川乌与防己配伍镇痛作用优于单味川芎、防己[71]。

采用小鼠耳郭皮肤迟发型超敏反应(DTH)模型,观察了川乌与防己配伍前后其水提液对小鼠细胞免疫功能的影响。结果表明,川乌与防己配伍以 20g/kg 剂量连续灌胃给药 5 天,对 DTH 模型有明显的抑制作用,说明二药配伍有增效作用[72]。

**【复方及制剂】**

1. **风痛安胶囊** 防己 250g、桂枝 125g、石膏 500g、木瓜 250g、忍冬藤 333g、滑石粉 250g、通草 167g、姜黄 167g、薏苡仁 333g、海桐皮 167g、黄柏 250g、连翘 333g。本品为硬胶囊,内容物为黄色至黄棕色的颗粒或粉末;味苦。清热利湿,活血通络。用于湿热阻络所致的痹病,症见关节红肿热痛,肌肉酸楚;风湿性关节炎见上述证候者。口服。一次 3~5 粒,一日 3 次。孕妇、体弱年迈及脾胃虚寒者慎用。

2. **伸筋丹胶囊** 请参照马钱子。

3. **肠胃适胶囊** 功劳木 1 000g、鸡骨香 250g、黄连须 375g、葛根 200g、救必应 250g、凤尾草 375g、两面针 250g、防己 25g。本品为硬胶囊,内容物为淡棕黄色至黄棕色粉末;味苦、甘。清热解毒,利湿止泻。用于大肠湿热所致的泄泻、痢疾,症见腹痛、腹泻,或里急后重,便下脓血;急性胃肠炎、痢疾见上述证候者。口服。一次 4~6 粒,一日 4 次,空腹服。慢性虚寒性泻痢者慎用。

4. **肾炎舒片** 苍术、茯苓、白茅根、防己、人参(去芦)、黄精、菟丝子、枸杞子、金银花、蒲公英。本品为糖衣片或薄膜衣片,除去包衣后显棕褐色;味微甜后苦。益肾健脾,利水消肿。用于脾肾阳虚、水湿内停所致的水肿,症见浮肿、腰痛、乏力、怕冷、夜尿多;慢性肾炎见上述证候者。口服。一次 6 片,一日 3 次。小儿酌减。

5. **清肝利胆口服液** 茵陈、山银花、栀子、厚朴、防己。本品为棕红色澄明液体;味苦、甜。清利肝胆湿热。用于湿热蕴结肝胆所致的纳呆、胁痛、疲倦、乏力、尿黄、苔腻、脉弦。口服。一次 20~30ml,一日 2 次,10 日为 1 个疗程。

6. **清肝利胆胶囊** 茵陈、山银花、栀子、厚朴、防己。本品为硬胶囊,内容物为棕黄色至黑褐色的粉末;味苦。清利肝胆湿热。用于湿热蕴结肝胆所致的纳呆、胁痛、疲倦、乏力、尿黄、苔腻、脉弦。口服。一次 4~6 粒,一日 2 次。10 日为 1 个疗程。

7. **滑膜炎片** 夏枯草 800g、女贞子 400g、枸骨叶 400g、黄芪 532g、防己 532g、薏苡仁 800g、土茯苓 532g、丝瓜络 400g、泽兰 240g、丹参 400g、当归 268g、川牛膝 268g、豨莶草 400g。本品为薄膜衣片。除去包衣后显棕色至棕黑色;味甜、微苦。清热祛湿,活血通络。用于湿热闭阻,瘀血阻络所致的痹病,症见关节肿胀疼痛,痛有定处,屈伸不利;急、慢性滑膜炎及膝关节术后见上述证候者。口服。一次 3 片,一日 3 次。糖尿病患者忌服。孕妇慎用。

**【临床研究】**

**1. 应用研究**

(1)治疗高血压：目前粉防己碱降压的作用机制尚不明确，有人认为粉防己碱的降压原理可能是它对血管的直接扩张和拟 M 胆碱样作用以及抑制了血管运动中枢及交感神经中枢所致，也有实验提示粉防己碱降压机制可能是通过抑制 L-型钙通道，阻滞心肌或血管平滑肌电压，拮抗 $Ca^{2+}$ 对主动脉的收缩等作用来达到降压的目的[75]。

用粉防己碱 3mg/kg 静脉注射，剂量为每次 120~180mg，一日 2 次，口服量近似。据 270 例高血压病患者治疗结果，显效者占 52.6%，一般疗效者占 31.5%，无效者占 15.9%。全部病例均未见任何明显不良反应[76]。

粉防己碱对高血压患者能显著降低血压，减少血内脂质过氧化物、血栓素($TXB_2$)水平，显著升高超氧化物歧化酶、前列腺素 $PGF_{1\alpha}$ 水平[77]。

原发性高血压患者分别给予粉防己碱和尼莫地平治疗，两药均使血压显著降低。粉防己碱和尼莫地平均能扩张肾血管，改善肾循环，而后者弱于前者[78]。采用防己黄芪汤胶囊配合复方降压素治疗高血压左心室肥厚 30 例，并设复方降压素治疗 30 例作对照。超声心动图(UCG)测定 LVDd(左室舒张期内径)、IVST(室间隔厚度)、LVPWT(左室后壁厚度)。治疗组显效 19 例，有效 6 例，无效 5 例，总有效率为 83.33%，左心室心肌重量指数(LVMI)下降，与治疗前比较差异显著($P<0.05$)；对照组显效 2 例，有效 2 例，无效 26 例，总有效率为 3.33%。两组总有效率比较差异显著($P<0.05$)[79]。

(2)治疗心绞痛：用粉防己碱 2~3mg/kg 加入生理盐水 20ml 稀释后静脉注射，一日 2 次。共用 2 周，停其他抗心绞痛药物，与硝酸异山梨酯组对照观察，共 50 例。粉防己碱组 20 例，显效 8 例，改善 10 例，无效 2 例，有效率为 90%；对照组 30 例，显效 9 例，改善 19 例，无效 2 例，有效率为 93%，两组无显著差异。而心电图改善率粉防己碱组 40%，对照组 33%。对劳力性心绞痛，粉防己碱减少心肌耗氧指数稍优于对照组[80]。

粉防己碱对心绞痛患者有显著降低心肌耗氧指数的作用。与硝苯地平相比，无显著差异。粉防己碱不但能缓解和减少心绞痛患者发作次数，而且还能极显著降低心绞痛患者血内脂质过氧化物、血栓素($TXB_2$)水平，显著升高超氧化物歧化酶、前列腺素 $PGF_{1\alpha}$ 水平[81]。

(3)治疗充血性心力衰竭：采用防己黄芪汤(防己、黄芪、白术、生姜、大枣)为主治疗老年人充血性心力衰竭 36 例，总有效率为 91.7%[82]。

采用温阳利水煎(黄芪、茯苓、丹参、防己等)治疗充血性心力衰竭 30 例，总有效率为 93.3%，既能改善症状，又具有提高心功能的作用[83]。

(4)治疗哮喘：用粉防己碱气雾剂治疗支气管哮喘和喘息型支气管炎，对 146 例患者进行了观察，总有效率达 84.25%，未见心悸、心律失常等不良反应[84]。

(5)治疗变应性鼻炎：应用益气抗敏颗粒(黄芪、白芷、防己、乌梅、甘草等)治疗变应性鼻炎，以口服西药氯苯那敏作为对照。益气抗敏颗粒组有效率为 86.7%，同对照组相比疗效无显著性差异，但通气功能改善优于对照组($P<0.05$)，且无嗜睡等副作用[85]。

(6)治疗慢性肾炎：用加味防己黄芪汤治疗慢性肾炎蛋白尿 40 例。对照组 32 例，采用济生肾气汤加减。结果防己黄芪汤治疗组完全缓解 18 例，基本缓解 12 例，好转 8 例，无效 2 例。对照组完全缓解 9 例，基本缓解 6 例，好转 8 例，无效 9 例[86]。

采用益气活血、清热利湿之法的自拟基本方(黄芪、党参、茯苓、生地黄、连翘、防己、当归、丹参、益母草、蒲公英等)治疗慢性肾炎 26 例,总有效率为 92.31%,提示本方对本病具有缓解症状、调节免疫、改善肾功能的作用[87]。

采用温肾补阳、健脾利水之法,以加味真武汤(茯苓、白芍、白术、附子、生姜、大腹皮、椒目、白茅根等)治疗慢性肾小球肾炎 135 例,总有效率为 97.77%[88]。

在西药激素治疗的基础上,加用中药防己黄芪汤加味治疗狼疮性肾炎,患者经 1 个疗程的治疗后,24 小时尿蛋白定量、尿红细胞计数均较治疗前显著下降($P<0.01$),治疗前后的抗双链 DNA 抗体阳性率及血清补体水平 C3、C4 均有明显改善[89]。

(7)治疗风湿热痹:运用越婢加术汤加减(麻黄、石膏、白术、薏苡仁、防己等)治疗风湿热痹 48 例,显效 40 例,好转 6 例,无效 2 例,总有效率为 95.83%。提示本方对本病具有清热利湿、通痹之效[90]。

(8)治疗痛风:采用加味萆薢化毒汤(萆薢、苡仁、秦艽、当归、牡丹皮、牛膝、防己、木瓜等)治疗痛风性关节炎 47 例,总有效率达 95.8%[91]。

(9)治疗水肿:采用自拟芪苓利水汤(黄芪、茯苓皮、蝉衣、白茅根、益母草、防己、山药、牛膝)治疗 50 例,有效率达 94%[92]。

(10)治疗膝关节囊积液:以乌头防己汤加味内服辅以外敷药治疗膝关节囊积液 37 例,其中痊愈 27 例,显效 5 例,无效 5 例。总有效率为 86.5%[93]。

(11)治疗颈椎病:观察 258 例颈椎病患者,治疗组 172 例,以麝香颈康汤(黄芪、川芎、防己、补骨脂、人工麝香、人工牛黄等)治疗;对照组 86 例,用骨刺宁 Ⅰ 号方治疗。治疗组治愈 54 例,好转 105 例,未愈 13 例,总有效率为 92.4%;对照组治愈 13 例,好转 49 例,未愈 24 例,总有效率为 72.1%,两组比较差异显著($P<0.01$)[94]。

(12)治疗急性软组织损伤:采用由红花、当归、冰片、细辛、防己等 8 味中药制成的外用制剂,治疗急性软组织损伤 95 例,治愈 53 例,显效 25 例。总有效率为 93.7%[95]。

(13)治疗食管静脉曲张硬化:对 542 例肝硬化并发食管静脉曲张患者行硬化剂治疗,分 4 组:① 5% 鱼肝油酸钠 81 例;②纯乙醇 67 例;③混合剂(鱼肝油酸钠加纯乙醇)209 例;④混合剂加服粉防己碱 185 例。结果显示硬化剂治疗食管静脉曲张时急性出血率高,但曲张静脉消失率仍低,若加服粉防己碱并结合外科治疗能提高患者生存率[96]。

(14)治疗硅沉着病:粉防己碱和羟基磷酸哌喹、粉防己碱和克矽平、枸橼酸铝和羟基磷酸哌喹 3 种联合用药方案和采用大容量肺灌洗治疗硅沉着病的临床研究。结果表明,3 种联合用药治疗与对照组比较均显示明显疗效,呼吸系统症状的有效率达 55.7%~66.0%,X 线胸片好转率为 5.5%~11.8%(对照组没有好转病例)。在高暴露粉尘组病变进展快的病例,X 线胸片的好转率达 18.0%~36.0%;而对照组 X 线胸片病变显示进展的病例达 30.0%~67.0%,明显高于治疗组(3.3%~13.3%)。大容量肺灌洗具有改善呼吸系统症状的作用,但 X 线未见明显疗效。结果提示,联合用药对硅沉着病病变的进展有明显的抑制作用[97]。采用粉防己碱和羟基哌喹联合治疗 34 例硅沉着病患者(对照组 17 例),通过 6 个疗程,2 年的对比观察,证明 30 例患者 X 线胸片明显好转或好转与稳定,而对照组无好转病例,进展例数多于治疗组,说明上述二药联合应用是有效的[73]。

硅沉着病患者在采用西药治疗的同时服用粉防己碱 100mg,每天 2 次,六味地黄丸 8g,每天 2 次,每周同服 6 天,连服 6 个月,可使硅沉着病患者咳嗽、咳痰、胸痛、呼吸困难等临床症状明显改善。特别是对咳嗽、咳痰有显著治疗作用,改善率达 94.1%,感冒和支气管肺部感染率下降 52.94%,与对照组比较有显著差异。说明采用中西药联合治疗硅沉着病的方法有利于提高药物疗效,减轻患者临床症状[74]。粉防己碱作为钙通道阻滞剂,已在临床中测试,发现有抗硅沉着病的作用,也有动物实验和临床观察表明,防己中的粉防己碱可减轻纤维化程度,硅沉着病患者肺部 X 线片显示肺部阴影缩小[98]。

(15)治疗胰腺炎:用粉防己碱治疗急性出血性坏死型胰腺炎,以手术治疗组为对照。结果显示粉防己碱组的主要并发症如呼吸衰竭、多器官功能衰竭、脓毒血症的发生率、病死率等较对照组明显降低。表明粉防己碱为控制胰腺炎病变发展,减轻多脏器损伤,减少并发症发生,降低胰腺炎死亡率的有效药物[99]。

(16)抑制瘢痕:瘢痕形成的主要原因是成纤维细胞所致的胶原过度和无序沉淀。成纤维细胞作为瘢痕形成及增生的关键细胞,既是胶原合成的主要细胞,同时还分泌多种生物活性物质,参与瘢痕形成、塑形及增生等生物活动。粉防己碱能够明显抑制皮肤成纤维细胞的生长,抑制细胞外基质的过度产生和积聚,减轻瘢痕增生[100]。

2. **用法用量**　2020 年版《中国药典》规定防己的用量为 5~10g[16]。

【中毒表现及救治】

1. **中毒表现**　粉防己服用剂量过大时,可发生中毒,中毒反应有恶心、呕吐、震颤、共济失调、肌张力增加、四肢麻痹,可因呼吸抑制而死亡。粉防己碱静脉滴注剂量较大或滴注速度太快时可发生严重的不良反应或中毒反应,其表现有注射部位疼痛和静脉炎、急剧血压下降、血红蛋白血症、血红蛋白尿和轻度贫血、嗳气、恶心呕吐及呼吸急促或呼吸困难、肾小管坏死等。

2. **救治**

(1)如果是口服中毒,则立即用清水洗胃,以排出药物。呕吐严重引起脱水和电解质紊乱者,应及时补充水和电解质,维持水电解质平衡。

(2)如果在静脉滴注粉防己碱过程中出现药物不良反应和中毒反应,应及时停药,轻者停药后即可缓解。或给予对症治疗,如输液、输氧、利尿,以促进药物的排出。中毒反应严重时,加用皮质激素、大剂量维生素 C、能量合剂等。如果出现肾衰竭时,按急性肾衰竭治疗,给予利尿和甘露醇,有的患者应进行血液透析。

(梁爱华　田婧卓　杜贵友)

# 36　红　大　戟

【基源】本品为茜草科植物红大戟 *Knoxia valerianoides* Thorel et Pitard 的干燥块根。

【化学成分】根皮中含大戟素甲、乙、丙,根中含游离蒽醌类化合物 0.56% 和结合性蒽醌类化合物 0.25%。近年来从其根的醇提物中分离得到 3- 羟基巴戟醌(3-hydroxymorindone)、丁香酸(syringicacid)、虎刺醛(damnacanthal)、甲基异茜草素(rubiadin),并分得一新化合物 1,3,5- 三羟基 -2- 甲基 - 甲氧基蒽醌,暂命名为红大戟素(knoxiadin)[1]。

赵峰等[2-3]从红大戟根的乙醇提取物中首次分离得到 21 个非蒽醌类成分,包括 10 个三萜: 乌苏酸(**1**)、齐墩果酸(**2**)、3*β*,19*α*- 二羟基 -2- 氧 - 乌苏 -12- 烯 -28- 酸(**3**)、坡模酸(**4**)、马斯里酸(**5**)、3*β*,19*α*,24- 三羟基 - 乌苏 -12- 烯 -28- 酸(**6**)、委陵菜酸(**7**)、救必应酸 -3,23- 缩丙酮(**8**)、2*α*,3*β*,19*α*,23- 四羟基 - 齐墩果 -12- 烯 -28- 酸(**9**)、2*α*,3*β*,9*α*,23- 四羟基 - 乌苏 -12- 烯 -28- 酸(**10**);4 个豆固酮:(24*R*)-24- 豆甾 -4,22- 二烯 -3- 酮(**11**)、(24*R*)-24- 豆甾 -4- 烯 -3- 酮(**12**)、(24*R*)-24- 豆甾 -3*β*- 羟基 -5,22- 二烯 -7- 酮(**13**)、(24*R*)-24- 豆甾 -3*β*- 羟基 -5- 烯 -7- 酮(**14**);2 个木脂素: 桉脂素(**15**)、刺五加酮(**16**);1 个香豆素:8- 甲氧基异欧前胡素(**17**);4 个简单芳香类化合物:5- 羟甲基呋喃醛(**18**)、3- 羟基 -4- 甲氧基苯甲酸(**19**)、苯甲酸(**20**)、2- 羟基 -5- 甲氧基 - 苯丙烯醛(**21**)。又从 95% 乙醇提取物中分离鉴定了 21 个蒽醌类化合物,包括去甲虎刺醛(**1**)、1,3- 二羟基 -2- 乙氧甲基 -9,10- 蒽醌(**2**)、甲基异茜草素(**3**)、虎刺醇(**4**)、1,3,5- 三羟基 -2- 乙氧甲基 -6- 甲氧基 -9,10- 蒽醌(**5**)、3- 羟基巴戟醌(**6**)、红大戟素(**7**)、1,3,5- 三羟基 -2- 甲酰基 -6- 甲氧基 -9,10- 蒽醌(**8**)、芦西丁(**9**)、异茜草素(**10**)、1,3- 二羟基 -2- 甲氧基 -9,10- 蒽醌(**11**)、1,3- 二羟基 -2- 甲氧甲基 -9,10- 蒽醌(**12**)、1- 羟基 -2- 羟甲基 -9,10- 蒽醌(**13**)、3- 羟基 -2- 甲基 -9,10- 蒽醌(**14**)、3- 羟基 -1- 甲氧基 -2- 甲基 -9,10- 蒽醌(**15**)、1,3- 二羟基 -2- 乙氧甲基 -6- 甲氧基 -9,10- 蒽醌(**16**)、1,3,6- 三羟基 -2- 甲基 -9,10- 蒽醌(**17**)、1,3- 二羟基 -2- 羟甲基 -6- 甲氧基 -9,10- 蒽醌(**18**)、1,3,6- 三羟基 -2- 甲氧甲基 -9,10- 蒽醌(**19**)、3,6- 二羟基 -2- 羟甲基 -9,10- 蒽醌(**20**)和 1,6- 二羟基 -2- 甲基 -9,10- 蒽醌(**21**)。化合物 **9~21** 为首次从本属植物中分离得到。

在 $1.0 \times 10^{-5}$ mol/L 浓度下,在肿瘤细胞(MTT 法,HCT-8、Bel7402、BGC-823、A549、A2780)、去血清和谷氨酸损伤神经细胞、$Fe^{2+}$-Cys 诱导大鼠肝微粒体丙二醛生成和小鼠腹腔巨噬细胞分泌 NO 模型,以及抗 HIV(VSVG/HIV-luc)和抗糖尿病(PTPB 酶抑制)模型上,以上非蒽醌类和蒽醌类化合物均未显示出显著活性[2,3]。

洪一郎等[4]从红大戟 95% 乙醇提取物中分离得到 9 个蒽醌和三萜类化合物:1,3- 二羟基 -2- 羧基 -9,10- 蒽醌(**1**)、1- 甲氧基 -3,6- 二羟基 -2- 羟甲基 -9,10- 蒽醌(**2**)、1,2,3- 三羟基 -9,10- 蒽醌(**3**)、阿江榄仁酸(**4**)、2*α*,3*β*,24- 三羟基齐墩果 -12- 烯 -28- 酸(**5**)、2*α*,3*β*,19*α*,24- 四羟基乌苏 -12- 烯 -28- 酸(**6**)、2*α*,3*β*,24- 三羟基乌苏酸(**7**)、2*α*,3*β*,23- 三羟基乌苏 -12- 烯 -28- 酸(**8**)和胡萝卜苷(**9**)。化合物 **1~9** 均为首次从该属植物中分离得到。

**【含量测定】**按照 2020 年版《中国药典》测定[5]。

3- 羟基巴戟醌:照高效液相色谱法测定。色谱条件与系统适用性试验:以十八烷基硅烷键合硅胶为填充剂;以甲醇 -1% 冰醋酸溶液(75∶25)为流动相;检测波长为 276nm。理论板数按 3- 羟基巴戟醌峰计算应不低于 3 000。本品按干燥品计算,含 3- 羟基巴戟醌($C_{15}H_9O_6$)不得少于 0.030%。

芦西定:照高效液相色谱法测定。色谱条件与系统适用性试验:以十八烷基硅烷键合硅胶为填充剂;以甲醇 -1% 冰醋酸溶液(60∶40)为流动相;检测波长为 280nm。理论板数按芦西定峰计算应不低于 3 000。本品按干燥品计算,含芦西定($C_{15}H_{10}O_5$)应为 0.040%~0.15%。

**【炮制研究】**2020 年版《中国药典》记载饮片炮制:除去杂质,洗净,润透,切厚片,干燥[5]。

醋大戟:取大戟片,加醋拌,浸 1~2 小时,放锅内煮至醋被吸尽,取出,晾至六七成干时,干燥。或取红大戟片,用米醋拌匀闷润至透,置锅内,炒至微干,取出晒干。每 50kg 大戟加醋 15~25kg[1]。

**【药理研究】**

1. **泻下作用** 红大戟具有泻下作用,但其泻下作用比京大戟差[1]。

2. **抑菌抗菌作用** 红大戟对金黄色葡萄球菌和铜绿假单胞菌有较强的抑制作用[1]。

秦海宏等根据红大戟化合物的极性,采用系统分离法分别提取其在水、甲醇、乙酸乙酯、三氯甲烷、石油醚 5 种溶剂中的成分并制成提取液。结果 5 种提取物对结核分枝杆菌均有不同程度的抑制作用,石油醚、三氯甲烷提取物中的成分抑菌作用较强[6]。

3. **利尿作用** 以生红大戟煎水浓缩,饲喂小鼠,2 小时后尿量明显增加[1]。

**【毒理研究】** 参见京大戟项下,其毒性比京大戟小[1]。

李兴华等[7]比较京大戟与红大戟的急性毒性和刺激性。结果发现,京大戟醇提物单次灌胃给药对小鼠的 $LD_{50}$ 为 36.91g/kg,95% 的可信区间为 33.80~40.31g/kg,而京大戟水提物与红大戟醇提物、水提物的 $LD_{50}$ 难以测出;京大戟醇提物对家兔眼和破损皮肤有强烈刺激性,水提物有轻度刺激性,而红大戟的醇提物和水提物均无刺激性。表明京大戟具有一定的急性毒性和刺激性,而红大戟的急性毒性和刺激性均不明显,两者的安全性存在差异。

**【配伍研究】** 本品列为中药"十八反"药物,传统上禁忌与甘草同用。现代研究证实,小鼠腹腔注射红大戟、甘草混合后的乙醇浸出液,其半数致死量要比单独应用红大戟时小数倍,可见两者配伍时大戟的毒性增加,配伍的甘草愈多,毒性也愈大。但也有相反的结论,临床上有人证实,大戟和甘草不但可以同用,还可使作用明显增加[1]。

**【复方及制剂】** 紫金锭:请参照山慈菇。

**【临床研究】**

1. **应用研究**

(1)治疗哮喘:红大戟研粉冲服 1.5g,苦杏仁、紫菀、麦冬各 10g,陈皮 6g,甘草 5g,治疗哮喘 1 例,仅煎服 1 剂,喘症立平[1]。

(2)治疗淋巴结结核:用控涎丹(红大戟、甘遂、白芥子、朱砂)加味,研末,制蜜丸,成人每次服 1~2 丸,病重或体质好者服 3 丸,日服 3 次,饭后服,治疗淋巴结结核 95 例,结果治愈 86 例,好转 4 例,无效 5 例[1]。

(3)治疗风火牙痛:红大戟配伍薄荷、生地黄煎水待凉后含嗽(不咽服)治疗 50 多例风火牙痛,屡屡获效[1]。

(4)治疗慢性咽炎:用红大戟 3g,放入口中含服,每天 2 次,共治 54 例,痊愈 24 例,显效 21 例,有效 6 例,无效 2 例。含服后咽干、咽痛、咽喉不适及黏膜充血缓解最快,淋巴滤泡消失较慢[1]。

(5)治疗躁狂型精神分裂症:用新鲜红大戟全草 500g,洗净后用铁锅煎煮,取汁 300ml,顿服。得吐下后,狂势衰减不显著者,第 2 日续用上药 250g 煎服。狂势得挫后,用糜粥调养。治疗 12 例均获痊愈。对全部病例进行远期疗效随访,其中随访 1~5 年者 6 例,6~10 年者 5 例,10 年以上者 1 例。均未见复发。本法适应证是邪正俱实之候。其他如邪实正虚、正盛邪微以及老幼妇女均在忌用之列[1]。

(6)治疗毒蛇咬伤:用带根全草,采取内外同治。外敷:首先对咬伤部位用力挤出含毒的血水,然后把采得的大戟洗净,捣成糊状直接敷在伤部,纱布包扎,可削肿止痛。内服:取洗净的大戟,每次约 20g 煎汤服下,一日 2 次,令患者吐泻。一般 2~3 日后毒可消除,使伤者脱离危险[1]。

王一观察蛇伤胶囊(由山慈菇、红大戟、拳参、大黄、黄连、白芷等14味中药组成)对竹叶青蛇伤血管内皮细胞腺苷酸活化蛋白激酶(AMPK)、核转录因子-κB(NF-κB)、细胞间黏附分子-1(ICAM-1)和单核细胞趋化蛋白-1(MCP-1)的表达的影响。结果表明竹叶青蛇毒能够诱导人脐静脉血管内皮细胞(HUVEC)产生炎症反应;通过对AMPK、NF-κB以及其下游介质ICAM-1和MCP-1的调控可能是蛇伤胶囊治疗竹叶青蛇伤血管内皮细胞炎症反应的机制之一[8]。

2. **用法用量**　2020年版《中国药典》规定红大戟用法与用量:1.5~3g,入丸散服,每次1g;内服醋制用。外用适量,生用[5]。大戟恶薯蓣,畏菖蒲、芦草、两头尖;反甘草、芫花、海藻,使用时应注意。若临床使用不当可致胃肠道反应,配伍大枣可降低毒副作用[1]。

**【中毒表现及救治】**

1. **中毒表现**　本品苦,寒;有小毒。如剂量过大,部分患者可出现恶心、呕吐、腹泻等消化道刺激症状,临床使用时,应控制在常规剂量之内,对虚弱之体及脾胃功能较差者尽量少用或勿用。

2. **救治**　中毒救治可参考京大戟项下[1]。

(王　巍　张金铃　杜贵友)

# 37　芫　花

**【基源】**本品为瑞香科瑞香属植物芫花 *Daphne genkwa* Sieb.et Zucc. 的干燥花蕾。

**【化学成分】**芫花化学成分的研究始于20世纪30年代初,1932年我国学者曾广方和日本学者中尾万三首次从芫花花蕾中分得芫花素(genkwanin),并成功地进行了人工合成,确认其结构为4′,5-二羟基-7-甲氧基黄酮(4′,5-dihydroxy-7-methoxyflavon)。此后,又相继从芫花花蕾分离得到芹菜素(apigenin)、3′-羟基芫花素(3′-hydroxygenkwanin)即木犀草素-7-甲醚(luteolin-7-methylether)、芫根苷(yuankanin)即芫花素-5-$O$-β-D-葡萄糖-(6→1)-D-木脂糖苷、木犀草素(luteolin)4种黄酮类化合物。1981年Kasai、Ryoii等从芫花的甲醇提取物中分离得到一种具显著抗白血病活性的二萜原酸酯成分,命名为芫花瑞香宁(cenkwadaphnin),含量约0.000 01%,即12-苯甲酰氧基瑞香毒素(12-benzoxy daphnetoxin),1984年胡邦豪等亦从芫花花蕾的乙醇提取物中分得这一化合物。1982年王成瑞等报道从芫花花蕾中分得芫花酯甲(yuanhuacine)、芫花酯乙(yuanhuadine)、芫花酯丙(yuanhuafine,含量约0.011%),林乐文等亦报道分得两种结晶,命名为芫花酯(yuanhuaciumester)A、B,其中A与芫花酯甲为同一化合物质。此后胡邦豪等又从中分得芫花酯丁(yuanhuatine,含量约0.004 7%)和芫花酯戊(yuanhuapine,含量约0.01%)。1993年刘洁等从芫花花蕾挥发油中鉴定出40个成分,其中棕榈酸、油酸和亚油酸的含量较高,约占油总量的60%,并含正十二醛、正十五烷、1-辛烯-3-醇、苯乙醇、十一醛、橙花醇戊酸酯、正二十四烷、$O$-呋喃醛、苯甲醛等[1]。此外,芫花花蕾尚含谷甾醇(sitosterol)、苯甲酸(benzoic acid)及刺激性有毒油状物[2-3]。

谢锦艳等[4]的实验结果表明,芫花花蕾中检测到了木犀草素、羟基芫花素、芹菜素和芫花素,但在芫花叶中只检测到前两种黄酮苷元成分。因此,在实际应用中,根据芫花不同药用部位可以根据所含化学成分分别入药。

【含量测定】2020年版《中国药典》采用高效液相色谱法测定芫花素的含量作为质量控制标准。色谱条件:以十八烷基硅烷键合硅胶为填充剂;以甲醇-水-冰醋酸(65:35:0.8)为流动相;检测波长为338nm。理论板数按芫花素峰计算应不低于6 000。本品按干燥品计算,含芫花素($C_{16}H_{12}O_5$)不得少于0.20%[3]。

【炮制研究】2020年版《中国药典》方法为芫花除去杂质[5]。

醋芫花 取净芫花,照醋炙法(通则0213)炒至醋吸尽。每100kg芫花,用醋30kg。

将芫花粉60℃左右烘干,以除尽苯(内服苯制芫花不得含有微量苯)为度。苯制芫花的方法是20世纪70年代在慢性气管炎防治研究中所产生的芫花新炮制方法。其炮制原理是经有机溶剂苯抽提处理后,将芫花中对黏膜、皮肤刺激发泡的脂肪油性刺激物质除去,使芫花致泻作用基本消除,其他副作用也大为减轻和减少,但仍保持其祛痰镇咳、平喘作用。

【药理研究】

**1. 芫花的药理作用**

(1)对消化系统的作用:芫花可兴奋离体动物回肠,增加肠蠕动,提高肠张力,大剂量则呈抑制作用。大鼠全肠推进法表明芫花能使肠蠕动加快。芫花素能刺激肠黏膜,引起剧烈的水泻和腹痛。芫花刺激性油状物对家兔离体十二指肠先兴奋后抑制,对大鼠离体十二指肠则产生强直性收缩[8]。

生芫花与醋芫花的50%水煎剂、水浸剂及醇浸剂有兴奋离体动物回肠的作用,能使肠蠕动增加,张力提高,加大剂量则呈现抑制作用[5]。炙芫花在高浓度时对肠段的兴奋作用优于甘草,低浓度时则甘草优于芫花。生芫花与醋制芫花醇浸剂对兔能轻度致泻,对犬除轻度致泻外,尚有致吐作用,对小鼠则无此作用。另据报道1%芫花的刺激性油状物,可使大鼠离体十二指肠呈强直收缩,对兔离体十二指肠则先兴奋后抑制,10%醋制与10%苯制芫花(用苯除去油状物后配成),均有类似作用。芫花生品与醋炙品对大鼠肠蠕动有轻度兴奋作用,使肠蠕动加快,生芫花组炭末染色长度较对照组平均增加6.4%;醋炙芫花组与对照组比较平均增加9.7%;说明芫花醋炙后,对肠蠕动作用较生品强[6]。

(2)利尿作用:动物实验证明,给50%煎剂灌胃后,5小时内可使尿量增加7%~13%,对形成腹水的动物,也有利尿作用。芫花乙醇浸剂10g/kg灌胃,对实验腹水大鼠有利尿作用。但芫花、大戟与甘草合用时,利尿和泻下作用明显减弱,并有使芫花毒性增强的倾向[8]。此外,芫花醋炙品毒性较小,利尿作用较强[6]。

(3)止咳与祛痰的作用:动物实验证明芫花的醇水提取液及羟基芫花素均有一定的镇咳祛痰作用。氨水喷雾法引咳实验结果表明,醋芫花有止咳作用和一定的祛痰作用,其祛痰机制可能与治疗后炎症减轻、痰液黏滞度降低有关[8]。芫花素及其模拟醋炙品均有镇咳祛痰作用,作用强度两者无显著差异[6]。临床在防治慢性气管炎需较长时间服药时可选用"苯制芫花",治腹水时可选用"醋制芫花"[7]。

(4)抗菌作用:50%全草煎剂对金黄色葡萄球菌、志贺菌属、伤寒沙门菌、铜绿假单胞菌和大肠埃希菌有抑制作用。1:50醋芫花提取液对肺炎链球菌、溶血性链球菌、流感嗜血杆菌有抑菌作用。水浸剂对许兰毛癣菌、奥杜益小孢子菌、星形诺卡菌等有抑制作用。1:50

芫花醇水提取液对肺炎链球菌、溶血性链球菌、流感嗜血杆菌有抑制作用[8]。

(5)抗生育作用：实验表明，芫花酯甲和芫花酯乙对早孕和未孕大鼠离体子宫的作用，包括动情期大鼠离体子宫均有直接兴奋作用，并增加其收缩张力。实验还表明芫花酯甲的宫缩张力增强作用大于芫花酯乙[9]。

兔宫颈注射100pg/kg芫花萜，可引起强烈宫缩。犬静脉注射芫花素有相同作用。孕猴宫腔内给药也能引起流产，且局部给药作用加强，静脉注射反应慢或不明显。从芫花萜引产下来的胎盘和胎儿的病理检查结果可见，退变的绒毛蜕膜组织血栓形成，红细胞破坏，胎盘绒毛膜板下有大量中性多形核白细胞集聚，系药物注入后引起炎性细胞浸润之故；胎儿各器官的血管明显扩张淤血，组织水肿、出血，细胞肿胀等病理改变系药物对局部组织的直接作用；蜕膜细胞退变坏死，以及子宫的炎性细胞浸润和水肿，则可能是内源性前列腺素的分泌释放增多，致子宫平滑肌细胞收缩增强，而达到引产的目的。从细胞超微结构功能看，给药后可引起蜕膜与胎盘明显变性坏死，使溶酶体破坏释放大量磷酯酶A，导致继续保持分泌功能的蜕膜中粗面内质网加速合成与释放前列腺素。实验证明引产孕妇羊水内，随着前列腺素含量增加，伴有产程开始，刺激子宫平滑肌收缩引起流产。由此进一步说明芫花萜引产机制中，内源性前列腺素起着重要作用。在引产中可观察到绒毛膜促性腺激素(HCG)、雌二醇与雌三醇皆下降，说明药物对胎盘组织有一定损害，孕激素水平下降，有利于宫缩发动，可能是引起流产的辅因。另一项研究表明，芫花萜(20µg/ml)对鼠胚脱氧核糖核酸(DNA)合成有一定抑制作用[8]。

(6)对黄嘌呤氧化酶(XO)的抑制作用：1983年Noro等在从生药和植物药中寻找XO抑制剂时，发现芫花的花和芽对XO具有较强的抑制作用，并从中分离出芫花素、芹菜素、3'-羟基芫花素和木犀草素4种对XO有抑制作用的成分，它们的半数抑制率($IC_{50}$)分别为$7 \times 10^{-5}$、$7.4 \times 10^{-7}$、$1 \times 10^{-5}$和$5.9 \times 10^{-7}$mol/L。芹菜素和木犀草素是XO的最强抑制剂。这些黄酮类化合物在该实验条件下对单胺氧化酶未表现有强的抑制活性[10]。

(7)对癌细胞的抑制作用：Hall和Noro等分别从芫花花部的甲醇提取物中分离得到两种强力抗P388淋巴细胞白血病的二萜化合物——芫花瑞香宁和芫花酯甲。两者在体内低剂量(0.8mg/kg)时，即显强力抑制活性，其T/C分别为175%和151%。研究还表明，芫花瑞香宁与芫花酯甲均可抑制P388癌细胞核酸与蛋白质的合成。对前者的抑制作用，系在DNA聚合酶与嘌呤合成中的磷酸核糖氨基转移酶、肌苷酸脱氢酶及二氢叶酸还原酶；对后者系在延伸步骤中阻抑与干扰肽基转移酶的反应[11]。

(8)对平滑肌细胞的作用：芫花水煎剂可提高离体胆囊肌条的张力，加快收缩频率，减小收缩波平均振幅。酚妥拉明、苯海拉明、吲哚美辛可部分阻断芫花对胆囊肌条的作用，说明芫花对豚鼠离体胆囊肌条的作用与肾上腺素α受体、组胺$H_1$受体、前列腺素合成酶有关[12]。芫花可剂量依赖性增高豚鼠膀胱逼尿肌肌条的张力，增大膀胱逼尿肌肌条的收缩波平均振幅，维拉帕米可部分阻断芫花增高膀胱肌肌条张力的作用[13]。其兴奋大鼠离体子宫平滑肌有剂量依赖性关系，可能是通过作用于平滑肌细胞膜的$Ca^{2+}$通道和部分刺激前列腺素合成、释放的途径实现[14]。

(9)镇痛、镇静及抗惊厥作用：本品对热、电及化学刺激致痛都有镇痛作用；此外还有镇静、抗惊厥及强化异戊巴比妥钠麻醉的作用[12]。

**2. 芫花根的药理作用** 芫花根乙素1:100 000水溶液对离体豚鼠心脏灌流，有扩张冠状动脉的作用。

芫花根引产是直接收缩子宫和机械刺激协同作用的结果。近年经过实验及临床研究，发现芫花酯甲等引产成分，主要是能引起蜕膜组织的化学炎症，继而引起蜕膜组织变性坏死，蜕膜组织中因含有大量前列腺素和合成前列腺素的酶，此时，前列腺素合成增加，并释放出来，产生宫缩，排出胎儿。芫花根的碳酸钠提取液对动物的子宫有明显的兴奋作用，使振幅增大，频率加快，保持节律性收缩和明显流产作用[8]。

**3. 芫花叶的药理作用** 芫花叶提取液可使离体豚鼠心脏冠脉流量增加达 $59.0\% \pm 10.1\%$，对心率影响不明显，并能明显提高小鼠的耐缺氧能力。麻醉猫在结扎左冠状动脉前降支后，能抑制血中肌酸磷酸激酶（CPK）的升高。静脉注射本品还会产生短暂而明显的降压作用[8]。

**【毒理研究】**

**1. 毒性成分研究** 赵一等[6]的研究表明，与生品芫花相比，不同炮制处理对芫花样品的 $LD_{50}$ 影响不同，按 $LD_{50}$ 从小到大即毒性从大到小排列，依次为：水煮芫花<醋煮芫花<生芫花<高压蒸芫花<清蒸芫花<醋炙芫花，芫花酯甲<模拟醋炙芫花酯甲<芫花素及其模拟醋炙品。芫花酯甲比芫花毒性大 188 680 倍，醋炙芫花酯甲比芫花毒性大 113 636 倍。

**2. 毒性机制研究** 一般认为芫花引起毒副作用的成分是芫花中的油脂状物，其对皮肤和黏膜有强烈的刺激性。芫花中的二萜原酸酯类亦是毒性的主要构成部分，具有毒鱼和强烈的刺激作用。芫花注射液的小鼠 $LD_{50}$ 为 1.90mg/kg。孕猴静脉注射芫花萜乳剂，每天 $20\mu g/kg$，连续 6 天，最后 1 天的剂量为 $100\mu g/kg$，动物出现较严重的溶血和弥散性血管内凝血，心、肾、肝、肾上腺皮质等实质性组织均有了变质性病变。

醋制芫花醇水提取液给小鼠灌胃的 $LD_{50}$ 为 $(8.48 \pm 1.18)$ g 生药/kg；苯制芫花醇水提取液对小鼠灌胃的 $LD_{50}$ 为 $(14.05 \pm 2.03)$ g 生药/kg；煎剂大鼠腹腔注射的 $LD_{50}$ 为 9.3g/kg。死亡前多有惊厥现象，死于呼吸衰竭[3]。

**【配伍研究】** 芫花反甘草，是"中药十八反"的内容之一。对此，虽然文献中有记载，但是芫花能否和甘草配伍的争议一直存在。有人以大鼠实验，得出两者有"相反"现象。而用家兔口服合煎剂，则未发现两者有"相反"现象。吴葆杰[15]认为芫花与甘草合用，其利尿和泻下作用明显减弱，并且有使芫花毒性增强的倾向；而且与用量关系密切。肖庆慈等[16]通过对生甘草与炙芫花配伍后的药理实验证明：二药合用，当甘草的量等于或大于芫花时，小鼠口服后，均未出现毒性反应及死亡；镇痛实验表明两者合用镇痛作用优于同剂量的甘草，但次于炙芫花；对家兔离体肠段的影响，两者合用与同剂量之单味煎剂比较，当甘草与芫花等量时，对肠段的兴奋作用优于单味煎剂，而当甘草的量大于芫花时，则次于单味煎剂。杨致礼等[17]对芫花反甘草的毒性实验结果表明，小鼠口服单味药及两药等量配伍煎剂，连续观察 72 小时无反应。家兔灌服三者对体温、精神、食欲、粪便等未见明显影响；小鼠腹腔注射三者的水浸煎剂，配伍组比单味组毒性增强。上述资料表明，芫花和甘草能否合用仍无定论，应加以全面深入的研究。

**【复方及制剂】**

**1. 消络痛片** 芫花条 1 500g，绿豆 150g。本品为糖衣片，除去包衣后显棕褐色；气微，味苦、麻。散风祛湿。用于风湿阻络所致的痹病，症见肢体关节疼痛；风湿性关节炎见上述证候者。口服。一次 2~4 片，一日 3 次，餐后服用。孕妇禁用。2020 年版《中国药典》同时收入消络痛胶囊[5]。

**2. 十枣汤**　十枣汤始载于《伤寒杂病论》,由芫花(熬)、甘遂、大戟和大枣4味药材组成,是张仲景治疗水结悬饮证的经典方剂。芫花、甘遂、大戟等份,大枣10枚。先煮枣去滓,送服前三药末,体壮者服药末3g,体弱者每服1.5g。或以枣肉为丸,剂量同上。治太阳中风,下利呕逆,表解者,其人漐漐汗出,头痛,心下痞鞕满,引胁下痛,干呕短气,汗出不恶寒,表解里未和,邪热内蓄,有伏饮者。得快利后,糜粥自养。近年来,十枣汤在临床上的使用日趋减少,分析其原因,主要是因为方中甘遂、大戟、芫花均为峻下逐水药,多具大毒之性,作用峻猛[18]。

**3. 枳壳丸**　枳壳、芫花各等份。用醰醋浸芫花透,将醋再煮枳壳烂,擂芫花末,和为丸,如梧桐子大。每服数丸,温白汤送下。治蛊胀。(《普济方》)

**4. 消癖丸**　制芫花、朱砂各等份。为末,炼蜜丸,如小豆。每服10丸,枣汤送下。下后即与养胃汤。治疟母弥年,经吐、汗、下,荣卫亏损,邪气伏藏胁间,结为癥癖,腹胁坚痛。(《仁斋直指方》)

**【临床研究】**

**1. 应用研究**

(1)治疗骨关节炎:以芫花为主的消络痛片具有散风祛湿的效果,临床上常适用于治疗骨关节炎引起的关节肿胀、疼痛,伸膝不利,遇冷气症状加重等症状的效果好,而且不良反应少。

(2)治疗恶性肿瘤引起的恶性胸腔积液:张华等[19]在治疗恶性肿瘤胸腔积液时采用加味十枣汤联合胸腔循环灌注热化疗,提高了患者疗效和生活质量。马纯政等[20]应用加味十枣汤联合胸腔化疗治疗恶性胸腔积液33例,治疗组采用中药加胸腔局部治疗,对照组只采用胸腔局部治疗,结果治疗组有效率为84.8%高于对照组的60%,疗效显著。

(3)治疗慢性气管炎:苯制芫花片剂及胶囊0.75~1.00g/d治疗462例慢性气管炎患者,近期控制率为27.15%,显效率为60.81%,有效率为92.52%;复方芫花酮片用于临床,口服后部分患者服药后有轻度胃内灼热、隐痛、头昏现象,持续时间很短,随着病程延长逐渐适应,停药后可自行缓解[21]。服药期间忌酒和辛辣物;胃及十二指肠溃疡、胃炎、体弱者慎用;孕妇忌服[22]。

(4)引产:早在《本草纲目》中就记载芫花根有"催生去胎"作用。国内自20世纪70年代初开始在临床上使用芫花提取物来引产,目前临床应用的中期妊娠引产药物多是芫花酯甲针剂,以羊膜腔内给药为宜。但引产时应注意掌握药物选择及药物剂量,认真观察引产的临床过程,发现宫缩过强及时处理,及时行阴道检查,对宫颈成熟差者应慎重选择[23]。

(5)其他疾病:芫花水浸膏片治疗急、慢性肝炎有较好疗效,芫花酊可治疗鼻炎,亦有芫花治疗淋巴结核的报道。此外,芫花还可治疗冻疮等症[17]。

**2. 用法用量**　2020年版《中国药典》规定芫花的用量为1.5~3g。醋芫花研末吞服,一次0.6~0.9g,一日1次。外用适量。

**【中毒表现及救治】**

**1. 中毒表现**　芫花中毒多为误食芫花果实和叶,或者用量过大,或炮制不当。中毒主要表现为恶心、剧烈呕吐、腹泻、腹痛、脱水、出血性下痢、肌肉痉挛、昏迷。

**2. 救治**　①含漱温水,清洗口腔,因为芫花对口腔黏膜的刺激是很强烈的;②洗胃:以

1∶2 000 的高锰酸钾液或清水反复洗胃；③口服阿拉伯胶浆或蛋清等，以保护胃黏膜；④对吐泻引起严重脱水和电解质紊乱者，必须及时补充电解质和水分，维持水与电解质平衡；⑤对症治疗。

（张春颖　王福清　杜贵友）

# 38 苍 耳 子

【基源】本品为菊科植物苍耳 *Xanthium Sibiricum* Patr. 的干燥成熟带总苞的果实[1]。

【化学成分】果实含苍耳苷（xanthostrumarin）、苍耳醇（xanthanol）、异苍耳醇（isoxanthanol）、苍耳酯（xanthumin）；含脂肪酸类化合物，主要为亚油酸（linoleic acid）占 64.20%，油酸（oleic acid）占 26.8%，棕榈酸（palmitic acid）占 5.32%，硬脂酸（stearic acid）占 3.63%，硬脂酸甘油酯（stearin）0.15%；含糖类化物，主要为葡萄糖（glucose）、果糖（fructose）、蔗糖（sucrose）；含氨基酸类化合物，主要为亮氨酸（leucine）、苯丙氨酸（phenylalanine）、甘氨酸（glycine）、天冬氨酸（aspartic acid）、天冬酰胺（asparagine）；含磷脂类化合物有卵磷脂、脑磷脂；含有机酸类化合物有酒石酸（tartaric acid）、琥珀酸（succinic acid）、延胡索酸（fumaric acid）、苹果酸（malic acid）；此外，尚含有蜡醇（cerylalcohol）、谷甾醇（sitosterol），还含二萜羧酸苍术苷（carboxyatractyloside）、油菜固醇、挥发油、倍半萜、豆固醇。种仁含亚油酸，还含有毒成分毒蛋白、氢醌、苍术苷[2-3]。

1994 年郭亚红[4]报道按 1985 年版《中国药典》法提取苍耳子的挥发油，得 17 个化学成分及相对含量如下：壬醛（nonanal）0.09%；2，Δ-葵二烯醛（2，Δ-decadienal）0.15%；反式-石竹烯（trans-caryophyclene）0.08%；十五烷（pentadecan）0.18%；β-芹子烯（β-seliene）0.32%；α-古芸烯（α-gurjunene）0.21%；十六烷（hexadecane）0.66%；十七烷（heptadecane）1.61%；2，6，10，14-四甲基十五烷（2，6，10，14-tetramethyl-pentadecane）0.86%；2，6，10，14-四甲基十六烷（2，6，10，14-tetra-methylhexade）3.01%；十八烷醇（octadecanol）1.36%；十九烷（nonadecane）3.77%；十九烷醇（nonadecanol）1.14%；二十烷（eicosane）4.16%；二十一烷（heneicosane）3.3%；二十烷醇（eicosnanol）2.67%。

1998 年王先酉等[5]从苍耳子中分离纯化得苍耳子凝集素，并证明是糖蛋白。它对人 A、B、O 型血和人精子均有凝集作用。苍耳子凝集素具有较强的耐热性，反复冻融对其活性影响甚小。

2013 年陈洁等[6]从苍耳子 95% 乙醇提取物中分离鉴定了 15 个化合物：百合内酯、(3*S*,5*R*,6*S*,7*E*)-5,6-epoxy-3-hydroxy-7-megastigmene-9-one、7α-羟基-β-谷甾醇、豆甾-4-烯-3β,6α-二醇、6′-棕榈酰基-β-胡萝卜苷、β-谷甾醇、β-胡萝卜苷、蛇菰宁、松脂醇、苍耳亭、苍耳皂素、苍耳烯吡喃、对羟基苯甲醛、3-羟基-4-甲氧基反式桂皮醛和槲皮素。

【含量测定】2020 年版《中国药典》采用高效液相色谱法测定绿原酸的含量作为质量控制标准。色谱条件与系统适用性试验：以十八烷基硅烷键合硅胶为填充剂；以乙腈-0.4%磷酸溶液（10∶90）为流动相；检测波长为 327nm。理论板数按绿原酸峰计算应不低于 3 000。本品按干燥品计算，含绿原酸（$C_{16}H_{18}O_9$）不得少于 0.25%[1]。

王淑萍等[7]利用气相色谱 - 质谱联用仪 VG2035 数据处理系统测定其挥发油成分。方法：色谱柱 HP530.0m × 320μm（内径）× 0.25μm（膜厚）；进样口温度 260℃；柱温：初始温度 40℃，以 10℃/min 升至 280℃，保持 10 分钟。质谱条件：载气为 He 气，流量 1.3ml/min，电离方式 EI，电子能量 70eV；扫描范围 12.0~600.0amu；进样量 1μl；离子源温度 230℃。

**【炮制研究】**2020 年版《中国药典》的炮制品为炒苍耳子，炮制方法为：取净苍耳子，照清炒法炒至黄褐色，去刺，筛净[1]。

苍耳子多以炮制品入药，生品少用。传统的炮制方法为炒：取净苍耳子，置炒药锅内，用微火加热翻炒至深黄火色、透香气为度，取出摊凉。但刘赞清[8]认为传统炮制法有诸多缺点，提出了改进的炮制工艺，其方法是先将苍耳子拣去杂质，然后将砂加入锅内炒热并加入少量植物油，温度达 180~200℃时倒入苍耳子拌炒至深黄色，筛去油砂。稍冷后倒入碾末机，漏斗内摩擦后筛净就得苍耳子炮制品。此法采用油砂中间传热使药物受热均匀；冷却后刺脆易脱落，通过碾末机去刺达 98% 以上，省时、省工，对人皮肤无刺伤，药物颜色鲜艳。张典瑞[9]以水浸出物和脂肪油为指标研究了苍耳子去刺的意义，并对带刺的苍耳子、去刺的苍耳子和苍耳子刺进行了 TLC 分析。结果表明苍耳子去刺后脂肪油含量显著增高，水浸出物变化不大，刺中所含成分较少。1994 年张典瑞[10]以苍耳子脂肪油、水浸出物为指标对炒制法和烘制法进行了比较研究，以探讨苍耳子炮制工艺的合理性。实验结果表明，苍耳子经炒制和烘制后水溶性浸出物的含量显著提高，脂肪油含量较之生品也显著提高，但物理常数变化不大，体积质量和酸值略高，由此可见，苍耳子加热后有利于水溶性成分的煎出和脂肪油的溶出。但烘制品和炒制品相比较，烘制品中脂肪油含量又有显著的提高，且烘制工艺易于控温，便于操作，节省人力，减少污染，适合大规模生产。苍耳子脂肪油薄层分析结果表明，生品、烘制品和炒制品均显示 10 个斑点，且位置一致，说明炒制和烘制对脂肪油组分无影响。

**【药理研究】**

**1. 抗菌消炎作用**　体外实验中，50% 苍耳子煎剂对金黄色葡萄球菌、肺炎链球菌、乙型链球菌有抑制作用。其丙酮或乙醇提取物在体外对红色毛癣菌也有抑制作用。其复方制剂加味苍耳子丸可显著减少醋酸所致小鼠腹腔伊文思蓝渗出量，也可显著减少二甲苯所致小鼠耳炎症的肿胀程度，同时还有良好镇痛作用，可显著延长醋酸所致小鼠扭体反应出现时间[11]。另外复方苍耳子散（苍耳子、薄荷、辛夷、白芷等）提取物也有一定的抑菌及杀菌作用，且抗菌谱广，抗菌作用强[12]。

**2. 抗病毒作用**　姜克元等[13]采用苍耳子醇提取物研究其抗病毒作用，表明相当于生药量 0.5mg/ml 的苍耳提取液 1:5 稀释时可完全抑制疱疹病毒的生长。在所用药物浓度范围内，对正常细胞无毒害作用。

**3. 免疫调节作用**　据报道苍耳子对细胞免疫有抑制作用，对体液免疫作用不明显[14]。

**4. 抗氧化作用**　苍耳子具有明显的抗氧化作用，能有效减少脂质过氧化，降低过氧化脂质（LPO）的含量，有提高超氧化物歧化酶（SOD）活性的趋势，增强机体对自由基的清除能力，减少自由基对机体的损伤[15]。

**5. 降血糖作用**　苍耳子中所含苷类物的鼠李糖可使血糖显著降低，但不能降低四氧嘧啶引起的大鼠高血糖。其不但不能增加动物肝糖原的形成，反而促进糖原减少，如果先注射鼠李糖，以后再注射肾上腺素，则后者的血糖升高反应减弱和消失[16]。1975 年从苍耳子中分离得一种结晶性苷——羧基苍术苷(即二萜羧酸苍术苷)有明显的降血糖作用。

6. **抗过敏作用**　据报道,苍耳子有一定的抗过敏作用。它有明显抑制组胺引起的毛细血管通透性增高的作用[17]。

7. **对心血管系统的影响**　苍耳子注射液静脉注射能使麻醉兔及犬的血压下降,对清醒状态家兔也有降压作用。1974年从苍耳子中分离得到的由C、H、O、S组成的结晶性物质,有明显的降压作用,对离体豚鼠心脏出现短暂的抑制作用。近年研究表明,上述结晶物质对心脏有抑制作用,使心率减慢,收缩力减弱[18]。

8. **对呼吸系统的影响**　苍耳子煎剂给小鼠灌胃,对二氧化硫及氨水所引起的咳嗽有止咳作用。而对兔大剂量无效,与此同时,也不能保护对组织胺引起的哮喘。对蛙注射苍耳子酊剂,能够促进其呼吸兴奋,过度则有抑制作用[18]。

9. **其他作用**　苍耳子浸剂对离体兔肠有兴奋作用[16]。

【**毒理研究**】苍耳子全株有毒,苍耳子仁脱脂部分的水浸剂毒性很大。从水浸剂中分离出一种苷类物质为AA2,动物实验可使血糖急剧下降致惊厥后死亡;AA2有暂时而明显的降白细胞作用;苍耳子水浸剂5g/kg给小鼠灌服,半小时后出现活动减少,继而呼吸不规则,反射消失,多尿,随后出现剧烈的强直性惊厥而死亡。小鼠腹腔注射的LD$_{50}$为0.93g/kg。

毒性研究认为苍耳子含有毒蛋白、毒苷等,是一种细胞原浆毒,能损害肝、肾等实质性器官,能使肝脏发生退行性坏死,使肾脏发生曲管上皮浑浊,管腔内形成蛋白管型,引起急性肾小管坏死,并继发脑组织水肿而引起死亡,同时可引起消化和神经系统功能障碍[16]。有报道苍耳子所致肝损害时,肝组织镜下呈弥漫性改变,肝窦明显扩张,肝细胞大部分变性坏死以小叶中央区最重,肝细胞索离散,胞浆内出现多数脂肪点滴。有人误食苍耳子引起中毒性肝炎、肾衰竭或并发阿-斯综合征,其中5例表现出肝大、肝区痛、谷丙转氨酶(GPT)升高、黄疸,严重者出现腹水、消化道出血,尸解可见中毒性肝炎、肝坏死等病理性改变。苍耳子外敷时其毒性物苍耳苷也可致接触性皮炎。所以临床上应用苍耳子一定要慎重,切忌生用或过量使用[19,20]。

另有报道,苍耳子种仁有毒,有毒成分报告不一。据研究从水浸液中分得一种毒蛋白具有相当毒性。从种仁中分离出一种熔点为175~176℃(分解)的结晶,中毒症状与种仁完全相同,结晶具有苷的反应,具有毒性;从果仁分得的氢醌(hydroquinone),其毒性症状与水浸液不同[20]。

本品中二萜羧酸苍术苷经水解后形成的钾盐有强烈的抑制腺嘌呤核苷酸通过线粒体膜的迁移作用,是一种很毒的低血糖剂,小鼠腹腔注射的LD$_{50}$为10.7mg/kg。本品中经实验证明有抗炎作用的二萜羟酸苍术苷其腹腔注射、皮下注射和灌胃的LD$_{50}$分别为2.9mg/kg、5.3mg/kg和350mg/kg[2]。

苍耳子水煎醇提取液经一次性灌胃予昆明种小鼠,结果表明小鼠最大耐受量为成人常用量9g的138倍,仅为临床参考[21]。

【**配伍研究**】苍耳子与辛夷、白芷同用(苍耳子散)可增强其通窍止痛之功效。与防风、白芷、羌活、藁本等辛温解表药同用可用于治疗外感风寒。苍耳子与祛风除湿药、祛风止痒药均可辨证应用。有报道苍耳子与熊胆、辛夷、黄芩不同量的组方有明显抑制组胺引起的毛细血管通透性增强的作用。临床上用苍耳子、辛夷配伍治疗变应性鼻炎、瘙痒症、支气管哮喘等自身免疫性疾病和慢性肾炎蛋白尿有良效,且苍耳子用量颇大(至30g)[22]。有关苍耳子配伍引起毒性变化方面的研究报道还很少见到。

**【复方及制剂】**

1. **芩芷鼻炎糖浆** 黄芩 156g、麻黄 72g、辛夷 156g、薄荷 73g、白芷 156g、苍耳子 156g、鹅不食草 156g。本品为棕色至棕褐色的黏稠液体；气香，味甜而后苦。清热解毒，消肿通窍。用于急性鼻炎。口服。一次 20ml，一日 3 次[1]。

2. **利鼻片** 黄芩 100g、辛夷 100g、白芷 100g、蒲公英 500g、苍耳子 150g、薄荷 75g、细辛 25g。本品为糖衣片，除去糖衣后显棕褐色；味苦、微辛。清热解毒，祛风开窍。用于风热蕴肺所致的伤风鼻塞，鼻渊，鼻流清涕或浊涕。口服。一次 4 片，一日 2 次[1]。

3. **通窍鼻炎片** 炒苍耳子 200g、防风 150g、黄芪 250g、白芷 150g、辛夷 150g、炒白术 150g、薄荷 50g。本品为糖衣片或薄膜衣片，除去包衣后显黄棕色至棕褐色；味微苦、辛凉。散风固表，宣肺通窍。用于风热蕴肺，表虚不固所致的鼻塞时轻时重，鼻流清涕或浊涕，前额头痛；慢性鼻炎、变应性鼻炎、鼻窦炎见上述证候者。口服。一次 5~7 片，一日 3 次[1]。

4. **鼻炎片** 苍耳子、防风、野菊花、梧梗、知母、甘草、麻黄、辛夷、连翘、五味子、白芷、荆芥、黄柏、细辛。本品为糖衣片或薄膜衣片，除去包衣后显棕色；气香，味苦。祛风宣肺，清热解毒。用于急、慢性鼻炎风热蕴肺证，症见鼻塞、流涕、发热、头痛[1]。

5. **苍耳子散** 苍耳子、薄荷、辛夷、白芷为细末，每服食后用葱、茶青调下，功能散风寒，通利鼻窍。治鼻渊，流黄浊鼻涕，闭塞不通[23]。

6. **苍耳膏** 鲜苍耳子切碎煮烂滤过取汁浓缩成膏，每服一匙黄酒送下，治白驳风[24]。

7. **治癣方** 苍耳子、苍术、浮萍、苦参、黄芩、香附各 15g，水煎服用于癣病之广泛发者[25]。

8. **二苍丸** 苍术一斤，苍耳子三两各为末如梧子大，日三服每服二钱，治大麻风，忌房事三月[26]。

近代研究加味苍耳子丸、复方苍耳子散分别有消炎、抗菌作用。

**【临床研究】**

**1. 应用研究**

(1)治疗鼻炎：用苍耳子、辛夷、白芷、薄荷、川芎、黄芪、龙骨、木通制成加味苍耳子丸，随机将 96 例慢性鼻炎患者分为治疗组和对照组，治疗组口服加味苍耳子丸，一日 3 次，每次 6g，对照组口服鼻炎丸，一日 3 次，每次 3g，每 4~7 日复查 1 次，1 个月为 1 个疗程。加味苍耳子丸治疗慢性鼻炎的疗效和鼻炎丸接近而稍优于鼻炎丸[27]。用苍耳子、辛夷、薄荷、白芷、金银花、连翘、绵茵陈、桔梗、蔓荆子、石菖蒲、甘草制成加味苍耳子散剂，让 31 例慢性鼻炎患者水煎服，每日 1 剂，分 2 次服，15 日为 1 个疗程，临床治愈 23 例，好转 5 例，无效 3 例，总有效率为 90%[28]。用加味苍耳子散治疗变应性鼻炎 80 例，临床治愈 64 例，好转 10 例，无效 6 例，总有效率为 92.5%[29]。采用玉屏风散、苍耳子散和补中益气汤化裁组成御风健鼻汤治疗变应性鼻炎 168 例，每日 1 剂水煎服，6 剂为 1 个疗程，临床治愈 59 例，显效 89 例，有效 18 例，无效 2 例，总有效率为 99%[30]。

(2)治疗鼻窦炎：用黄芩汤合苍耳子散治疗慢性鼻窦炎，每日 1 剂，水煎服，10 剂为 1 个疗程，共 3 个疗程，临床观察 108 例，总有效率为 94.4%，一般用药后 1 个疗程即可明显见效。有报道用苍耳子合剂治疗急性化脓性鼻窦炎 200 例，治疗组 100 例患者服用苍耳子合剂，对照组 100 例选用青霉素、复方磺胺甲噁唑等对症治疗，临床治疗结果表明治疗组和对照组总有效率分别为 99% 和 95%,两者无显著差异[31]。

(3)治疗糖尿病:侯永茂等[32]自拟糖宁方(黄芪、人参、苍术、丹参、苍耳子、桑椹、麦冬、泽泻、川芎等)治疗 2 型糖尿病,不但可以有力地控制血糖、尿糖,对糖尿病并发手足麻木疼痛、视物模糊、尿蛋白等并发症也有明显疗效。苍耳子有降血糖作用,利用中药辨证配伍用药优势把苍耳子用到治疗糖尿病方面的研究的确值得进一步研究探索。

(4)治疗寻常疣、扁平疣:苍耳子 10g 浸泡于 75% 乙醇 50ml 内,密闭 7 日,取液备用。用棉球蘸药液涂抹患处,一日数次,寻常疣用药 10 日,扁平疣用药 7 日,多于停药 15~20 日疣自行脱落,治疗 104 例,痊愈 98 例,进步 5 例,无效 5 例,总有效率为 99.1%[33]。

(5)治疗泌尿系感染:苍耳子 250g 炒焦,加水 600ml,煎取药汁约 400ml,再加入红糖 100g,一次服用,小儿用药酌减。治疗 28 例,治愈 20 例,好转 6 例,无效 2 例[34]。

(6)治疗顽固性牙痛:用苍耳子 6g 焙黄,去壳后将苍耳子仁研成细末,与 1 个鸡蛋混匀,不放油盐炒熟食之,一日 1 次,连服 3 次,98 例中龋齿 37 例,火牙(急性牙周脓肿)、牙周炎、牙髓炎 67 例。67 例服 1 次止痛,3 次治愈,其余 31 例由于牙痛较重,配合消炎药及甲硝唑等药物而获愈。此单方可治牙痛乃取苍耳子祛湿止痛之效,无论外因风热引起胃火上升,或因阴亏引动虚火上炎皆可用此方以止痛[35]。

(7)治疗疟疾:用苍耳子 100g 洗净捣烂加水煎 15 分钟去渣,打鸡蛋 2~3 个于药液中煎煮熟,与疟疾发作前将蛋与药液一次服下,如一次未愈可按上法再服[36]。

(8)治疗慢性气管炎:以炒苍耳子口服治疗多型慢性气管炎 275 例,有良好疗效,1 年后复查 249 例,总有效率仍保持 82.7%。

苍耳子片(每片含生药 2.5g),口服,一日 3 次。每次 3~4 片,或选用苍耳子口服液,每次 10~20ml 口服,一日 3 次,10 日为 1 个疗程。结果总有效率为 97.5%[37]。

(9)治疗下肢溃疡:苍耳子 60~100g 炒黄研末,生猪板油 120~180g,共捣如糊状,同时先用石灰水(石灰水 500g 加开水 4 000ml)洗净创面,揩干后涂上药膏,用绷带包扎,冬季 5~7 天,夏季 3 天更换 1 次敷料[38]。

(10)治疗腮腺炎:苍耳子加水煎服,一日 4 次,连服 3 日。新生儿每日 3g,1~2 岁 4.5g,以后每增长 2 岁增加 4.5g,14 岁以上 30~45g,一般轻症服 2~3 日即可,重症可配合苍耳草叶捣敷患处,有合并症者宜配合其他疗法处理[15]。

(11)治疗过敏性疾病:将苍耳子、细辛为主要成分的中药组方经过提炼、浓缩、精制成皮下植入剂,穴位注射,用以治疗各种慢性过敏性疾病。临床观察 130 例,总有效率达 96%[39]。

(12)治疗面神经炎:王广智[40]用苍耳子散辨证加味治疗各型面神经炎 87 例,取得良好效果。其中风寒外袭型 42 例,痊愈 42 例;风热外感型 17 例,痊愈 17 例;肝经风热型 12 例,痊愈 9 例,显效 2 例,有效 1 例;风痰阻络型 11 例,痊愈 10 例,显效 1 例;风邪久羁型 5 例,痊愈 2 例,显效 2 例,有效 1 例。

(13)治疗骶肌筋膜炎:以苍耳子为主药配以秦艽、白芷、防风、川续断、木瓜、细辛、络石藤、炙僵蚕、地龙等祛风湿、通络止痛药治疗骶肌筋膜炎 134 例,水煎服,一日 1 剂,1 周为 1 个疗程,痊愈 98 例显效 11 例,有效 17 例,无效 8 例,总有效率为 94.02%[41]。

(14)治疗荨麻疹:用明矾 50~150g,苍耳子 30~90g 水煎外洗治疗荨麻疹,湿淫偏盛者,重用明矾;风淫偏盛者,重用苍耳子;无风淫、湿淫偏盛,两药并重施用[42]。

**2. 用法用量** 2020 年版《中国药典》规定每日用量为 3~10g[1]。苍耳子全株有毒,以子为最毒,嫩叶毒于老叶,《中国药典》规定必须炒用,高热处理或炒炭后可破坏其毒性。一般其内服煎汤 3~9g 或入丸散,外敷适量。成人服用量超过 100g 可致中毒,有误服 500g 左右生苍耳子中毒抢救无效死亡者。

3. **评述**　苍耳子为辛温解表药,辛、苦、温、有毒,归肺、肝经。有散风除湿、通窍止痛之功效,用于风寒头痛(血虚头痛不宜用),鼻渊流涕,风疹瘙痒,湿痹拘挛等。临床报道表明苍耳子在治疗鼻病方面有独特的疗效,近代研究其对一些炎症性疾病有疗效。其在治疗糖尿病及其他疑难病方面的研究还有待进一步挖掘。

**【中毒表现及救治】**

1. **中毒表现**　在口服苍耳子治疗量(9~15g)时偶有短暂口干、喉燥,服用过量(30g 以上)或误食苍耳子 10 枚以上,可致中毒,中毒多在 2~3 天发病。吃生苍耳子则发病较快,约 4~8 小时,轻者乏力、精神萎靡、头痛、头昏、纳差、恶心、呕吐、便秘、腹泻等;重者于发病 1~3 天出现烦躁不安或嗜睡、昏迷、惊厥、心率快、心律失常、黄疸、肝大、出血倾向,部分患者出现尿少、蛋白尿、转氨酶升高,甚至昏迷抽搐;危重者烦躁不安、腹胀便血、鼻血、呕吐、尿闭、心音微弱、血压下降、呼吸浅表或深长呈叹息样,可因肝肾衰竭和呼吸麻痹而死亡[16]。

2. **救治**

(1)早期宜催吐、洗胃,吐后即用牛奶或豆浆温服,服药超过 4 小时者宜用芒硝口服以泻下,并应大量喝糖水或内服银花甘草绿豆汤。

(2)严重者除催吐、导泻外应配合高渗糖静脉注射,并静脉注射维生素 K 以预防出血,有出血倾向者可服用金银花、生地黄、牡丹皮、甘草、白茅根、小蓟等中药。

(3)有肝脏损害者可服枸橼酸胆碱,肌内注射甲硫氨酸,并给低脂饮食。

(4)有休克、循环衰竭者,可对症应用吸氧、补液及维生素 C、多巴胺、激素等药。

(5)将紫金锭磨成稀糊,每次服半锭或 1 锭,一日 2 次,儿童减量,有解毒、利尿、通窍作用。

(6)严重肝肾衰竭者,可考虑血液透析。

(王慧娟　斯建勇　杜贵友)

# 39　两　头　尖

**【基源】**本品为毛茛科植物多被银莲花 *Anemone raddeana* Regel 的干燥根茎。

**【化学成分】**两头尖中含有多种化学成分,迄今从中分离并获得化合物有皂苷类、内酯类、挥发油类、油脂类、生物碱,还有氨基酸、微量元素及糖类等化合物。

1. **皂苷类成分**　富含三萜皂苷类成分是两头尖的一大特点,从该植物中分得最多的是以齐墩果烷为母核的五环三萜皂苷类成分。3、28 位多以糖连接成苷,基本为葡萄糖、阿拉伯糖、鼠李糖,每个糖链为 1~4 个糖;4、14 位多为甲基,R9、R12 的 4 位和 Leonloside D、hederachlichiside F 的 14 位为羟甲基。2002 年路金才等[1]发现羽扇豆醇型三萜类皂苷桦树脂醇 betulin 和桦树脂酸 betulin acid。

2. **内酯类**　1983 年,刘大有[2]从两头尖中分离出两种结晶性内酯类化合物为原白头翁素(protoanemonin)及毛茛苷(ranunculin),1986 年刘大有[3]发现白头翁素(anemonin)。

**3. 氨基酸** 1991年刘大有[4]从两头尖中鉴定出17种氨基酸并对游离氨基酸与水解氨基酸进行了含量测定。

**4. 挥发油** 1984年刘大有等[5]用水蒸气蒸馏法从两头尖中提出9种挥发油成分,并应用气-质色谱联用对挥发油的化学成分进行分离鉴定。与标准图谱比较为苯乙醛、2-苯乙醇、α-萜品醇、对-叔丁基苯乙醚、4-羟基-3-甲氧基苯乙酮、2,6-二叔丁基-4-甲基苯酸、2-甲基十六碳烷、7,9-二甲基十六碳烷、十九烷醇。

**5. 油脂类** 1984年刘大有等[5]用乙醚萃取脂肪油,与标准图谱比较鉴定有13种油脂类化学成分,包括2-戊基-呋喃、6-甲基-1-庚醇、己酸、υ-绿叶萜、2-甲基十四烷、2,6-二叔丁基-4-甲基苯酚、正十六烷、5-甲基-5-正丙基十一烷、2-甲基十六烷、2,6,10,14-四甲基十六烷、棕榈酸乙酯、邻苯二甲酸正丁醇异丁酯、亚油酸。

**6. 微量元素** 1991年刘大有等[4]对两头尖中微量元素进行了含量考察,发现其主要含有铝、铁、钙、镁、磷等多种微量元素。

**7. 其他成分** 2000年关树宏[6]在两头尖中发现生物碱药根碱。吴凤锷等[7]发现葡萄糖和蔗糖。2002年路金才[1]等发现卫矛醇。

**【含量测定】** 2020年版《中国药典》采用高效液相色谱法测定[8]。

色谱条件与系统适用性试验:以十八烷基硅烷键合硅胶为填充剂,以乙腈为流动相A,以0.1%磷酸溶液为流动相B,按下表中的规定进行梯度洗脱;检测波长为206nm。理论板数按竹节香附素A峰计算应不低于4 000。

| 时间/min | 流动相A/% | 流动相B/% |
| --- | --- | --- |
| 0~7 | 47 | 53 |
| 7~15 | 47~55 | 53~45 |

对照品溶液的制备:取竹节香附素A对照品适量,精密称定,加甲醇制成每1ml含1mg的溶液,即得。

供试品溶液的制备:取本品粉末(过三号筛)约5g,精密称定,置索氏提取器中,加甲醇适量,加热回流提取3小时,提取液回收溶剂至干,残渣加水10ml溶解,用乙醚振摇提取2次(20ml、10ml),弃去乙醚液。水液用水饱和的正丁醇振摇提取5次(20ml、20ml、15ml、15ml、15ml),合并正丁醇液,减压回收溶剂至干。残渣加甲醇溶解并转移至10ml量瓶中,加甲醇至刻度,摇匀,滤过,取续滤液,即得。

测定法:分别精密吸取对照品溶液与供试品溶液各注入液相色谱仪,测定,即得。

本品按干燥品计算,含竹节香附素A($C_{47}H_{76}O_{16}$)不得少于0.20%。

**【炮制研究】** 尚无相关报道。

**【药理研究】**

**1. 抗肿瘤作用** 动物实验表明,两头尖总皂苷能抑制癌的生成,灌服总皂苷200mg/kg对艾氏腹水癌、肉瘤S180、宫颈癌的抑制率分别为49%、59%、84%以上[9-10]。张尔贤[11]建立cAMP-PDE活性检测放射纸色谱-液闪计数法,从两头尖中提取脂溶性总皂苷,分别以10μg/ml、30μg/ml、70μg/ml、100μg/ml浓度体外抑制兔脑cAMP-PDE,抑制率分别为31.0%、36.0%、58.7%、61.1%。任凤芝[12]的实验表明,两头尖皂苷的苷元成分R2、R3、Rx、五加苷K和常春藤皂苷B对人胃癌细胞株BGC823和人红白血病细胞株K562有很强的抑制作用。

2. **抑菌作用**　两头尖挥发油,内酯,总皂苷,皂苷 D、F、H 对人体致病的乙型链球菌、铜绿假单胞菌、伤寒沙门菌、志贺菌、金黄色葡萄球菌等均呈现不同程度的抑菌作用[13]。白头翁素对小鼠体外有抑制真菌作用,最小抑制浓度 $15\mu g/ml$。

3. **抗炎作用**　两头尖总皂苷对角叉菜胶、甲醛、葡聚糖引起的大鼠足肿胀有抑制作用。其中对甲醛的抑制作用最强;皂苷 D 对角叉菜胶所致肿胀有明显抑制作用,抑制强度高于总皂苷[9]。冉忠梅等[14]采用小鼠耳郭肿胀法对两头尖根茎的不同提取部位进行了抗炎活性的初步测试,结果两头尖的各部位提取物除水层外,其他各层皆无明显的抗炎活性,且水层部分剂量加大效果显著。张雪萍等[15]研究发现两头尖醇提物 189mg/kg、378mg/kg、756mg/kg 对佐剂性关节炎大鼠原发性和继发性炎症均有显著的治疗作用。

4. **镇痛作用**　两头尖总皂苷,皂苷 D、F、H 对醋酸所致小鼠痛觉反应,热刺激引起的疼痛均有镇痛作用[9]。

5. **镇静作用**　两头尖总皂苷、皂苷 D 对正常小鼠自发活动有抑制作用,以皂苷 D 为最强[9]。原白头翁素亦有镇静作用。

6. **抗惊厥、抗组织胺作用**　两头尖总皂苷对小鼠由咖啡碱引起的惊厥无作用,对士的宁引起的惊厥有抑制作用[9]。原白头翁素对抗 0.01% 组胺引起的支气管痉挛,还可拮抗组胺对豚鼠离体回肠平滑肌的收缩作用[16]。

【毒理研究】

1. **心脏毒性作用**　白头翁素有强力心脏毒作用,用小鼠腹腔注射给药,原白头翁素 $LD_{50}$ 为 0.6mg/kg;毛莨苷为 20mg/kg;两头尖总皂苷小鼠腹腔注射 $LD_{50}$ 为 $(1.41 \pm 0.104)g/kg$,毒性极低[9]。

2. **溶血作用**　两头尖总皂苷,皂苷 D、F、H 均具有溶血作用,其中皂苷 D 作用最强。其溶血指数为 1 000 000;皂苷 F 为 8 333.3;皂苷 H 为 416.7;总皂苷为 25 000[13]。

【配伍研究】尚无相关报道。

【复方及制剂】尚无相关报道。

【临床研究】

1. **应用研究**　李孝波等[17]采用中药两头尖提取物联合甘草酸二铵胶囊治疗慢性乙型肝炎肝纤维化,对照组单用甘草酸二铵胶囊,疗程 12 周。结果显示治疗组和对照组总有效率分别为 82.35%、69.70%,治疗组疗效优于对照组($P<0.05$);与治疗前比较,治疗组患者治疗后肝脏组织病理、肝功能、肝纤维化指标均有明显改善。从而证实两头尖提取物具有改善肝功能、抗慢性乙型肝炎肝纤维化的良好作用。

2. **用法用量**　2020 年版《中国药典》规定两头尖的用量为 1~3g。外用适量。

【中毒诊断及救治】尚无相关报道。

(王景尚　阴赪宏　王　巍)

# 40　两　面　针

【基源】本品为芸香科花椒属植物两面针 *Zanthoxylum nitidum*(Roxb.)DC. 的干燥根,

其根皮、茎皮亦入药。

【化学成分】两面针的化学成分较复杂,其茎皮、根和根皮中先后分得生物碱类、木脂素类、黄酮类、固醇类等化合物。

1. 生物碱类　生物碱类化合物是两面针中最主要的化学成分之一,其研究已有很多。日本学者石井水等[1]分离得到光叶花椒碱(nitidine)、光叶花椒酮碱(oxynitidine)、6- 甲氧基 - 氧化白屈菜红碱(oxychelerythrine)、去 N- 甲基白屈菜红碱(des-N-methylcheletythrine)、白屈菜红碱(cheletythrine)、阿尔洛花椒酰胺(arnottianamide)、鹅掌揪碱(liriodenine)、博落回醇碱(bocconoline)、德卡林碱(decarine)、氧化特日哈宁碱(oxyterihanine)、全缘叶花椒酰胺(integriamide)、异阿尔洛花椒酰胺(isoarnottianamide)。王玫馨[2]分得 6- 乙氧基白屈菜红碱(6-ethoxychelerythrine)、N- 去甲基白屈菜红碱(N-norchelerythrine)、α- 别隐品碱(α-allocryptopine)、茵芋碱(skimmianine)。陈元柱等[3]分得二氢两面针碱(dihydronitidine)。黄治勋等[4]分得 7- 去甲 -6- 甲氧基 -5,6- 二氢白屈菜红碱(7-demethyl-6-methoxy-5,6-dihydrochelerythrine)。

2. 香豆素类　香豆素类是两面针中较为常见的化合物[5]。杨国红[6]从两面针中分离得到飞龙掌血酮内酯和飞龙掌血内酯 2 个香豆素类化合物。沈建伟、王晓玲等[7-8]分离得到 5-methoxymarmesin、茵陈素、5,7,8- 三甲氧基香豆素、5,7- 二甲氧基 -8-(3- 甲基 -2- 丁烯氧基)- 香豆素 / 马栗树皮素二甲醚(aesculetindimethyl ether)等。

3. 木脂素类　石井水等[1]分离得到左旋芝麻素(sesamin)、左旋丁香树脂酚(syringaresinol)、左旋细辛素(asarinin)。

4. 脂肪酸类　胡疆等[9]从两面针中分离得到 3 个脂肪酸类,分别为紫丁香酸、对羟基苯甲酸和顺 -3-(2,3,4- 三甲氧苯基)丙烯酸。

5. 黄酮类　黄酮类化合物有地奥明(diosmin)和牡荆素(vitexin)[8]。

【含量测定】2020 年版《中国药典》采用高效液相色谱法测定氧化两面针碱($C_{21}H_{18}NO_4 \cdot Cl$)的含量作为质量控制标准。色谱条件:以十八烷基硅烷键合硅胶为填充剂;以乙腈为流动相 A,以 0.1% 甲酸 - 三乙胺(pH 4.5)为流动相 B 进行梯度洗脱;检测波长为 273nm。理论板数按两面针碱峰计算应不低于 2 500。分别精密吸取对照品溶液与供试品溶液各 10μl,注入液相色谱仪测定,本品按干燥品计算,含不得少于 0.13%[10]。

【炮制研究】两面针采集后,除去根皮及泥土,洗净,切片,晒干。

【药理研究】

1. 抗肿瘤作用　两面针对多种肿瘤具有抑制作用,是极具开发潜力的抗肿瘤类中药之一。刘丽敏等[11]研究发现,氯化两面针碱 2.5mg/kg、5mg/kg 和 10mg/kg 剂量对肝癌 HepG$_2$ 细胞的抑制率分别为 12.06%、35.63% 和 60.91%,在 6.25mol/L 时可完全抑制拓扑异构酶(Topo)Ⅰ的催化活性,在 25mol/L 时完全抑制 Topo Ⅱ 的催化活性,表明氯化两面针碱具有较为明显的抗肝癌活性,而对 DNA Topo 活性的抑制可能是其作用机制之一。刘华钢等[12]研究发现,氯化两面针碱有促进两种鼻咽癌(7111、Ecv2)细胞株凋亡的作用,IC$_{50}$ 分别为 $(1.238 \pm 0.09)$ g/ml、$(1.641 \pm 0.331)$ g/ml。

王博龙等[13]研究发现,氯化两面针碱能够明显抑制人口腔鳞癌细胞 KB 及其耐药株 KBV200 细胞的生长,其作用机制可能是通过下调细胞周期蛋白(cyclin)B1 的转录与表达来诱导 KB 细胞及其耐药株 KBV200 的 G$_2$/M 期阻滞,从而抑制其增殖。秦三海等[14]研究发现,氯化两面针碱有促进肺癌 SPC-A-1 株和舌癌 Tca8113 株凋亡的作用。徐强[15]通过研究证实了氯化两面针碱可诱导人骨肉瘤 MG-63 细胞凋亡,其诱导凋亡作用与上调 Bax/Bcl-2 比率,激活胱天蛋白酶级联反应有关。

近年来,两面针中生物碱的抗肿瘤活性机制在多个方面取得进展,包括:结合部位亲核基团与 C(6)=N(5) 活泼双键的反应,平面型分子对 DNA 碱基对的嵌入作用,带正电的生物碱阳离子与肿瘤细胞 DNA 富负电荷磷酸骨架间的静电作用,亚甲二氧基的存在以及羟基、甲氧基等取代基团对其活性的影响及其构效关系分析,都有助于明确它们的抗肿瘤作用机制[16]。

**2. 镇痛作用**　刘绍华等[17]采用热板法和扭体法对两面针根提取物 S-O 进行的镇痛药理实验的结果表明,其提取物 S-O 具有显著的镇痛作用。冯洁等[18]采用醋酸扭体法及热板法实验对比研究两面针根及茎的不同极性提取物的镇痛作用,结果显示,两面针根和茎的不同部位镇痛活性与模型组比较均有显著性差异,其中活性最强的为根的正丁醇部位。周劲帆等[19]应用 SFE-CO$_2$ 技术萃取两面针根的挥发油,应用热板法及扭体法考察其镇痛作用,结果显示两面针根的挥发油能明显减少小鼠的扭体次数,显著提高小鼠的痛阈值。王希斌等[20]采用小鼠醋酸扭体法、热板法考察了从两面针中提取的木脂素化合物——结晶-8 的镇痛作用,结果显示,结晶-8 有较显著的镇痛作用。

**3. 抗溃疡作用**　徐露等[21]通过动物实验证实,高剂量两面针总碱对大鼠溃疡性结肠炎具有治疗作用,其机制可能与减少炎症介质和抗氧自由基有关。庞辉等[22]通过动物实验证实,两面针总碱具有良好的抗胃溃疡作用,其抗胃溃疡作用可能是通过抑制丙二醛(MDA)含量升高、超氧化物歧化酶(SOD)活性下降和 NO 含量下降取得的。

**4. 对心脑血管的作用**　对麻醉鼠静脉注射 10~20mg/kg 两面针碱,有增加其心率、心排血量和呼吸率的作用[23]。徐露[24]采用线栓法复制大鼠右侧大脑中动脉永久性阻塞模型,观察 3 种剂量的两面针总碱对急性脑缺血的作用。结果表明,高、中剂量的两面针总碱有明显的抗急性脑缺血作用,低剂量的两面针总碱对脑梗死的治疗无明显作用。

**5. 抗菌作用**　两面针提取物具有广谱抗菌活性。两面针的乙醇提取液(1:1)对溶血性链球菌及金黄色葡萄球菌有较强的抑制作用。对肺炎链球菌、甲型溶血性链球菌、卡他莫拉菌亦有很强的抑制作用,但做体内实验时不能保护小鼠免受肺炎链球菌感染。对结核分枝杆菌有抑制作用[25]。Bhaettacharys 等[26]采用纸片扩散法和肉汤稀释法分别考察了两面针根和茎皮水提物及乙醇提取物的抗菌活性,测定了其对 5 种革兰阳性菌(葡萄球菌、链球菌、芽孢杆菌、八叠球菌和枯草芽孢杆菌)和 2 种革兰阴性菌(肺炎克雷伯菌和大肠埃希菌)的最低抑菌浓度(MIC),结果显示,除茎皮水提物对八叠球菌和枯草芽孢杆菌抑菌活性为阴性外,其他各提取物在高浓度下均有不同程度的抑菌活性,其中两面针的乙醇提取物对芽孢杆菌的抑菌活性最强。

**6. 抗氧化作用**　谢云峰[27]采用比色法测定过氧化脂质以探讨两面针提取物抗脂质过氧化作用,并用化学发光法检测该提取物对大鼠全血化学发光的抑制作用及对碱性联苯三酚体系产生的 O$_2^-$ 的清除作用。实验证明,两面针 3 种提取物(水、乙醇、乙醇加酸提取物)对全血化学发光有抑制作用;对由碱性联苯三酚体系产生的 O$_2^-$ 有不同程度的清除作用;对由 Fe$^{2+}$ 半胱氨酸诱发的肝脂质过氧化作用有明显的抑制作用。

**7. 拮抗钙调素依赖环核苷酸磷酸二酯酶的(CaM-PDE)作用**　杨东丽等[28]用正交设

计观察了 6 种中草药有效成分和三氟拉嗪（TFP）对钙调素依赖环核苷酸磷酸二酯酶（CaM-PDE）激活活性的影响，结果表明两面针碱对 CaM-PDE 有明显抑制作用（$P<0.01$），提示两面针碱可能是 CaM 拮抗剂，但其作用位点似乎不同于 TFP。

虽然目前对两面针化学成分及药理活性的研究较多，但主要集中在具有抗肿瘤作用的生物碱类化合物上，对其他类的化学成分及其药理活性的研究较少。因此，今后应加强两面针中其他类化学成分及药理活性的系统研究，明确其中的有效单体化合物及具体的作用机制，为临床应用提供科学依据[5]。

【毒理研究】

1. **毒性成分研究** 两面针提取液给予小鼠一次腹腔注射，$LD_{50}$ 为（82.13 ± 10.13）mg/kg。分别以 10mg/kg、20mg/kg、40mg/kg 给犬灌胃，一日 1 次，连续 3 日。停药后处死解剖，肉眼未见器官异常改变；对家兔亚急性毒性实验，剂量分别为 3mg/kg、6mg/kg，每日静脉注射 1 次，连续 14 日，血常规、肝功能、肾功能、心电图无显著变化，死后解剖，主要脏器肉眼未见异常。动物实验证明本提取液静脉注射外漏可产生局部刺激。一般认为引起毒副作用的是从两面针提得的褐色油状物（比重为 1.02），其加吐温 –80 制成乳浊液给小鼠腹腔注射，观察 3 日，$LD_{50}$＝（166 ± 15）mg/kg；按临床拟用剂量的 20 倍及 10 倍一次给犬灌胃，连续 3 日，观察 7 日，对照组给予同体积 0.5% 吐温 –80 溶液，结果给药组犬较为安静，说明对实验动物产生的局部刺激较小；两面针结晶 –8 给小鼠腹腔注射，观察 3 日，$LD_{50}$＝（68.04 ± 8.36）mg/kg，表明其毒性较低[25,29]。

2. **毒性机制研究** 韦敏等[30]通过研究观察到氯化两面针碱对人胚肝细胞 L02 和人胚肾细胞 293 有一定的毒性作用，且其抑制细胞生长的作用随药物浓度的增加而增强，加入人酸性成纤维细胞生长因子（aFGF）后，可明显减轻氯化两面针碱对人胚肝细胞 L02 和人胚肾细胞 293 的毒性作用。黄惠琳等[31]观察不同浓度的氯化两面针碱对斑马鱼心脏的影响发现，氯化两面针碱可导致斑马鱼心率降低，且随着氯化两面针碱浓度的升高其心率进一步降低，随着给药时间的延长，氯化两面针碱毒性增加。

【配伍研究】两面针无特殊的配伍及禁忌要求，可与清热解毒药、祛风湿药、消肿止痛药等辨证配伍以增强其祛风除湿、消肿止痛之功效。如两面针与藏青果配伍（口咽灵）研究表明，在体外对金黄色葡萄球菌、卡他莫拉菌及乙型溶血性链球菌均有抑制作用，对小鼠巴豆油性耳郭肿胀、毛细血管通透性及大鼠细胞游走性亦有明显的抑制作用。而且还能明显减少小鼠扭体反应次数和提高小鼠痛阈，即两者合用有抑菌、消炎、镇痛作用[32]。

两面针配麻黄，治风寒湿痛；两面针配牛膝，行血去瘀；两面针配浮萍，宣肺发汗；两面针配黄连，和胃逆降；两面针配生石膏，治外感风邪。

【复方及制剂】

1. **三九胃泰胶囊** 请参照九里香。

2. **宫炎平片** 地稔 450g、两面针 170g、当归 140g、五指毛桃 100g、柘木 140g。本品为糖衣片或薄膜衣片，除去包衣后显浅棕褐色至棕黑色；气微，味苦、酸、微涩。清热利湿，祛瘀止痛，收敛止带。用于湿热瘀阻所致带下病，症见小腹隐痛，经色紫暗、有块，带下色黄质稠；慢性盆腔炎见上述证候者。口服，一次 3~4 片，一日 3 次。本配伍亦有宫炎平滴丸[10]。

3. **金鸣颗粒** 由两面针、金樱根、鸡血藤等制成，可用于急慢性盆腔炎、宫颈炎、白带增多等妇科病，对痔疮、慢性肠炎、慢性肝炎亦有良效[23]。

4. **金牛丸**　两面针叶 3 500g、黑老虎 2 500g、九里香、鸡骨香各 1 500g 加工成水丸,包衣,150 粒重 30g,治胃及十二指肠溃疡,每次 10~15 粒,一日 3 次[33]。

5. **金梅牙痛水**　两面针根、水杨梅各 100g,用 95% 乙醇浸渍制取 1 000ml,用药棉蘸取少许,放入蛀牙孔处,治龋齿牙痛效好[34]。

**【临床研究】**

**1. 应用研究**

(1)治疗慢性胃炎:两面针在三九胃泰颗粒 / 胶囊中为温中和胃、行气止痛、活血化瘀之药,现代药理学实验证明三九胃泰能够有效杀灭幽门螺杆菌,改善机体微循环,对于胃肠功能具有双向调节作用,其不仅能够促进黏膜修复生长,而且能够有利于提高免疫功能。谢莲君[35]通过 166 例慢性胃炎患者进行随机平行对照研究,治疗组患者总有效率为 93.98%,不良反应发生率为 2.41%,说明三九胃泰可以作为慢性胃炎首选的治疗用药,安全有效,值得临床广泛推广。

(2)治疗妇科炎症:以地稔、两面针为君臣药的宫炎平片主治肾炎、肾盂肾炎、贫血、月经过多、急性扁桃体炎、急性细菌性痢疾、风湿性关节炎、白带、外伤出血、脱肛、疮痈肿毒、月经不调,预防流行性脑脊髓膜炎等。以两面针与苦草、地胆草等制成的妇炎净胶囊治疗妇科附件炎、宫旁组织炎、盆腔炎等共 108 例,总有效率达 98.2%[23]。由两面针、金樱根、鸡血藤等制成的金鸡颗粒,可用于急慢性盆腔炎、宫颈炎、白带增多等症,对痔疮、慢性肠炎、慢性肝炎亦有良效[23]。

(3)治疗急性扁桃体炎:取两面针根茎的第二层 30g 研粉,加入琥珀粉 1.5g 调匀,喷于扁桃体表面和咽部,亦可制成片剂含化,一日 4~6 次,每次 1g,治疗 28 例,全部治愈[36]。

(4)治疗胆道蛔虫症、溃疡病、肠蛔虫症:用两面针和七叶莲制成注射液,每次肌内注射 2ml(相当于两面针 1g,七叶莲 2g),对 205 例上述患者进行止痛观察,有效率达 95%[36]。

(5)治疗腰肌劳损及坐骨神经痛:用 20% 入地金牛(两面针别名)溶液经低频直流感应电治疗机离子导入,一日 1 次,每次 20 分钟,10 次为 1 个疗程,治疗 153 例有效率达 90%。治疗中部分患者出现皮疹等过敏反应[36]。

(6)用于表面麻醉:将两面针制成表面麻醉剂,用于口腔科手术。拔牙 108 只(84 例患者),无痛 98 只,齿龈脓肿切开 18 例,无痛 14 例。如制成 0.5% 溶液可用于门诊一般小手术,如输卵管结扎术、扁桃体切除术、阑尾切除术等,共 62 例,麻醉效果稳定,无不良反应及肝肾损害[29]。

(7)治疗急性乳腺炎:两面针酊剂(1:1 乙醇提取液)直流电导入法治疗急性乳腺炎 60 例,痊愈 42 例,显效 9 例,好转 8 例,无效 1 例,疗效明显好于超短波对照组,且治疗次数明显小于超短波组[37]。

(8)洁齿护齿及口腔护理:两面针漱口水对消除口臭、口干涩、牙龈肿胀出血方面明显优于生理盐水组[38]。两面针与马鞭草、地龙、茅根适量水煎服,可用于治疗口腔溃烂口臭[23]。

**2. 用量用法**　2020 年版《中国药典》规定两面针的用量 5~10g。外用适量,研末调敷或煎水洗患处[10]。

本品有小毒,一般剂量为:内服干根皮 10~15g,根皮 2~5g(用量仅供参考)。研末或浸酒:研末一般剂量为 1.5g,水冲服,外用煎水洗,酒磨涂或研末撒,外用可避免药物对肠胃的刺激,减轻肝脏负担。本品不宜常服,以免影响肝功能,孕妇禁忌,忌与酸性食物同服[39]。

**【中毒表现及救治】**

1. **中毒表现**　两面针肌内注射或服用过量可出现中毒或过敏反应,中毒可引起腹痛、腹泻,过敏表现为皮肤发红、发痒、轻度烦躁、呼吸稍促,伴恶心、呕吐、血压升高、头晕眼花等。

2. **救治**　常用救治方法为:①轻者服糖水或生甘草水;②重者可静脉滴注 10% 葡萄糖注射液或加地塞米松。对症治疗。

（王福清　张春颖　王　巍）

31~40 参考文献

# 41　吴　茱　萸

**【基源】**本品为芸香科植物吴茱萸 *Euodia rutaecarpa*（Juss.）Benth.、石虎 *Euodia rutaecarpa*（Juss.）Benth.var.*officinalis*（Dode）Huang 或 疏 毛 吴 茱 萸 *Euodia rutaecarpa*（Juss.）Benth.var.*bodinieri*（Dode）Huang 的干燥近成熟果实。

**【化学成分】**

1. **生物碱及其盐类**　生物碱及其盐类是吴茱萸的主要活性成分。

(1)吲哚喹唑啉类:目前已分离出的吲哚喹啉类生物碱共有 15 个,包括吴茱萸碱、吴茱萸次碱、羟基吴茱萸碱、雷特西宁、二氢吴茱萸次碱、甲酰二氢吴茱萸次碱、羧基吴茱萸碱、*N*,*N*- 二甲基 -5- 甲氧基色胺、吴茱萸酰胺甲［Ⅰ］、吴茱萸酰胺乙［Ⅱ］、吴茱萸酰胺［Ⅵ］、去甲吴茱萸酰胺［Ⅳ］、*β*-carboline、1,2,3,4-tetrahydro-1-oxo-*β*-carboline［Ⅴ］和丙酮基吴茱萸碱[1]。

(2)喹诺酮类生物碱:迄今,喹诺酮类生物碱共分出 16 个单体成分,包括吴茱萸卡品碱(evocarpine)、二氢吴茱萸卡品碱(dithdroevocarpine)、1-methy-2-undecyl-4-(1H)-quinolone、1-methy-2-pentadecyl-4-(1H)-quinolod、1-methy-2-［(Z)-6-undece-nyl]-4-(1H)-quinolone［Ⅵ］、1-methy-2-［(Z)-6-pentadecenyl]-4-(1H)-quinolone［Ⅶ］、l-methy-2-［(Z)-10-pentadecenyl]-4-(1H)-quinolone［Ⅷ］、1-methy-2-［(6Z,9Z)-6,9-pentadecadienyl-4-(1H)-quinolone［Ⅸ］、1-methy-2-［(4Z,7Z)-4,7-tridecadi-enyl]-4-(1H)–quinolone-［Ⅹ］、3-dimethylally1-4-methoxy-2-quinolone、1-mefily1-2-dodecvl-4-(1H)-quinolone［Ⅻ］、1-methyl-2-［(Z)-5-undecenyl]-4-(1H)-qu-molone［ⅩⅢ］、1-methyl-2-［(Z)-tridecenyl]-4-(1H)-quinolone［ⅩⅣ］、1-methyl-2-［(Z)-9-pemedecenyl]-4-(1H)-quinolone［ⅩⅤ］、2-tridecyl-4-(1H)-quinolone［ⅩⅥ］和 1-methyl-2-nonyl-4-(1H)-quinolone[1]。

（3）其他类生物碱：除了上述两大类生物碱外，还有 *N*,*N*- 二甲基一甲氧基色胺、去甲乌药碱、对经福林、*N*- 甲基葱胺、*dl*- 脱氧肾上腺素、环磷酸鸟苷等[2]。

**2. 苦味素类**　主要包括柠檬苦素（evodin）、吴茱萸苦素、吴茱萸苦素乙酸酯、格罗苦素甲、吴茱萸内酯醇、黄柏酮、jangomolide、12*α*- 羟基柠檬苦素［ⅩⅦ］、12*α*- 羟基吴茱萸内酯醇［ⅩⅧ］、6*α*- 乙酰氧 -5- 表柠檬苦素［ⅩⅨ］、乙酰氧表柠檬苦素［ⅩⅩ］[1]。

**3. 挥发油**　吴茱萸中还有 0.4% 的挥发油成分，其中以吴茱萸烃和吴茱萸内酯为主，已分离出 84 种挥发油成分，质谱法鉴定出 63 种成分，主要有其主要成分是有机烯类。包括月桂烯、*β*- 侧柏烯、柠檬烯、*α*- 罗勒烯、顺式 -*β*- 罗勒烯、反式 -*β*- 罗勒烯、*β*- 榄香烯、*δ*- 榄香烯、反式 - 石竹烯、*α*- 佛手柑油烯、*β*- 反 - 金合欢烯、葎草烯、别香橙烯、*β*- 库米烯、*β*- 甜没药烯、*δ*- 荜澄茄烯、*γ*- 榄香烯、石竹烯氧化物、吴茱萸烯等[1]。

**4. 氨基酸**　吴茱萸中含有 18 种氨基酸，包括天冬氨酸（aspartic acid）、色氨酸（tryptophan）、苏氨酸（threonine）、丝氨酸（serine）、胱氨酸（cystine）等[3]。

**5. 其他**　吴茱萸除含有上述物质以外，还含有花色苷、异戊烯黄酮、吴茱萸精、吴茱萸啶酮、脂肪酸类化合物，以及 Zn、Cu、Mn、Fe 等多种微量元素[3]。

赵楠等[4]从吴茱萸 75% 乙醇提取物中分离得到 8 个化合物，分别鉴定为芥子醇 9-*O*- 阿魏酰基 -4-*O*-*β*-D- 葡萄糖苷（**1**）、3-*O*- 阿魏酰基奎尼酸甲酯（**2**）、咖啡酸（**3**）、阿魏酸（**4**）、对羟基桂皮酸（**5**）、4- 甲氧基苯甲醇（**6**）、3,4- 二羟基苯甲酸（**7**）、7- 羟基香豆素（**8**）。其中化合物 1 为 1 个新的苯丙素苷类化合物，命名为新吴茱萸苷。化合物 2、3、6、7 为首次从吴茱萸属植物中分离得到。

苏秀丽等[5]从吴茱萸 80% 乙醇提取物甲醇部位的进行分析，结果共鉴定出 25 种成分，包括 17 种生物碱、6 种黄酮苷、2 种苯丙素，其中 5- 甲氧基 -*N*,*N*- 二甲基色胺、*N*- 甲基色胺、6-methoxy-*N*-methyl-1,2,3,4-tetrahydro-*β*-carboline、丁香亭 -3-*O*- 芸香糖苷为该植物中首次报道的化合物，并发现 2 种新成分。

**【含量测定】** 2020 年版《中国药典》采用高效液相色谱法测定。色谱条件与系统适用性试验：以十八烷基硅烷键合硅胶为填充剂；以 [ 乙腈 - 四氢呋喃（25∶15）]-0.02% 磷酸溶液（35∶65）为流动相；检测波长为 215nm。理论板数按柠檬苦素峰计算应不低于 3 000。本品按干燥品计算，含吴茱萸碱（$C_{19}H_{17}N_3O$）和吴茱萸次碱（$C_{18}H_{13}N_3O$）的总量不得少于 0.15%，柠檬苦素（$C_{25}H_{30}O_8$）不得少于 0.20%[6]。此外，还有以下测定方法：

**1. 吴茱萸中生物碱的测定方法**

（1）高效液相色谱法：用 MICP-Aksi-S 色谱柱（0.4mm×15cm），流动相为庚烷 - 异丙醇 - 正己烷（89∶10∶1），检测波长 254nm。样品用三氯甲烷提取，以吴茱萸碱、吴茱萸次碱为对照。谭生建等[7]用 HPLC 法测定了戊己丸中吴茱萸碱和吴茱萸次碱含量，色谱柱为 Intersil $C_{18}$ 柱（250mm×4.6mm，5μm），流动相为乙腈 -10% 乙腈（50∶50），流速为 1ml/min，波长为 225nm。张捷等[8]用 HPLC 法测定了左金丸中吴茱萸碱和吴茱萸次碱含量，色谱柱为 Intersil $C_{18}$ 柱（250mm×4.6mm，5μm），流动相为乙腈 - 水（55∶45），流速为 1ml/min，波长为 225nm。

（2）薄层色谱法：朱坤福[9]建立了 TLC 法测定吴茱萸颗粒剂中吴茱萸次碱含量的方法，用高效硅胶 G 板 10cm×10cm，以三氯甲烷 - 无水乙醇（4∶1）洗脱并进行纯化精制，以石油醚（30~60℃）- 三氯甲烷 - 丙酮 - 甲醇 - 二乙胺（6∶3∶1∶0.2∶0.1）为展开剂，检测波长 $\lambda_S$ = 280nm。

2. **吴茱萸中挥发油含量的测定**　方法为气相色谱法,用气相色谱 - 质谱 - 计算机联机测定。日本岛津 GC-MSQP2010 型气相色谱质联用仪,GC-MS Solution 色谱工作站,气相色谱 柱为 Rtx-5ms(30mm × 0.25mm × 0.25µm);载气为 He;流速为 1.0ml/min;进样口温度为 250℃;程序升温为 60℃保持 2min,以 4℃/min 升温到 120℃,5℃/min 升温到 240℃,保持 5 分钟;进样量为 1µl,分流比为 20：1。离子源温度为 230℃;电离方式为 EI,电子能量为 70eV;溶剂延迟时间为 2.5 分钟;质量扫描范围为 40~500amu;采集方式为 SCAN 扫描[10]。

【炮制研究】2020 年版《中国药典》中饮片炮制:吴茱萸除去杂质。制吴茱萸:取甘草捣碎,加适量水,煎汤,去渣,加入净吴茱萸,闷润吸尽后,炒至微干,取出,干燥。每 100kg 吴茱萸,用甘草 6kg。本品形如吴茱萸,表面棕褐色至暗褐色[6]。

吴茱萸的炮制渊源已久,加辅料炮制不仅仅是为了减毒,而且为吴茱萸增添了新的功能。如酒、醋制可以活血止痛;黑豆、大豆、糯米制可以解毒,护脾胃;牵牛、木香、莱菔子制则可理气、消胀、利水等。现代吴茱萸的炮制方法主要有甘草制、酒制、醋制、盐制、姜制等。药典收载的吴茱萸炮制方法为甘草制。本草记载吴茱萸生品有小毒,具有温热苦燥辛香走窜之副作用,《本草通玄》中有"陈久者良"的说法,经炮制后辛香之气大为减少,口尝口味也有减弱,实验证明其挥发油总量按生品、醋制品、甘草制品、盐制品收率依次下降,盐制品仅及生品的一半,据此有人认为炮制后对降低其用药的临床副作用、减轻毒副作用发挥了有利的作用[11]。现代应用习惯认为吴茱萸经甘草制后能降低毒性和燥性,更好的发挥效用。洪玉梅等[12]的研究表明,甘草制吴茱萸中次碱含量与生品比较变化不大,而吴茱萸胺含量比生品增加;中试品随产地不同但制品中生物碱差异不大;市售品不同产地的生品和炮制品中次碱和胺的变化无明显规律性,说明产地和炮制方法都会在很大程度上影响其质量。四川、云南、陕西市售品中生物碱含量较高,可能是云贵为其道地产区的缘故。选择吴茱萸胺和吴茱萸次碱为指标进行甘草制吴茱萸的炮制工艺研究,结果表明,炮制温度会对吴茱萸胺的含量造成影响,随着炒制温度的升高,其含量下降,吴茱萸次碱含量增高[12]。

张晓凤等[13]研究了茱萸炮制前后挥发油含量、组分及毒性的变化,研究结果显示,制吴茱萸挥发油的 $LD_{50}$ 高于生品,且制品挥发油各组小鼠的死亡时间明显延后,生品组的平均死亡时间约为给药后 5 小时,制品组挥发油的平均死亡时间约为给药后 8 小时,表明炮制可降低吴茱萸挥发油的毒性;制吴茱萸比生吴茱萸的挥发油含量降低了 13.3%,$LD_{50}$ 升高了 19.1%(折合成生药后计),且制品挥发油的小鼠平均死亡时间明显延长,结合成分与毒性研究结果分析,炮制后吴茱萸毒性降低不仅与挥发油含量的减少有关,还与挥发油中组分及其相对含量的变化有关,而具体与挥发油组分中哪些成分的变化有关有待深入研究。

任世禾等[14]研究了不同炮制方法对吴茱萸中吴茱萸内酯的影响,实验结果表明吴茱萸内酯含量按生品、姜制、醋制、甘草制、酒制、黑大豆制收得率依次下降,生品内酯含量明显高于炮制品。特别是黑大豆品,与古人用豆汁作为辅料炮制吴茱萸药材的意图相符。

【药理研究】

1. **对心血管系统的作用**

(1)对心脏的作用:既往的药理研究已证实吴茱萸所含的活性成分具有显著的强心作用。如吴茱萸碱能增强豚鼠离体心房收缩力,加快心肌收缩频率,与其激活辣椒素受体

(TRPV1)促进选择性降钙素基因相关肽(CGRP)的释放有关[15]。近年来研究还发现吴茱萸有抑制心肌细胞肥大、保护心肌 - 缺血再灌注损伤等作用。林淑娴等[16]等的实验发现,给予吴茱萸碱 1mg/L、吴茱萸次碱 1mg/L 作用于心肌细胞肥大模型 48 小时后也能抑制心肌细胞肥大,抑制心肌细胞表面积的增加、细胞蛋白质含量的增多,降低心肌细胞肥大的标志性基因心房利钠因子(ANF)的表达,并且吴茱萸总碱、吴茱萸碱及吴茱萸次碱三者间的抑制效应无明显差异。

吴茱萸碱(1μmol/L、10μmol/L)通过激活 AKT 和 AMP 依赖蛋白激酶 α 酶蛋白 L 吴茱萸总抑制缺氧心肌细胞的凋亡,抑制 NF-κB 信号通路,减轻心肌细胞的炎症反应,从而发挥保护缺氧诱导的心肌细胞炎症和凋亡的作用,有望成为新的抗心肌缺血药物[17]。另有研究显示,吴茱萸次碱(100μg/kg、300μg/kg)对心肌缺血 - 再灌注损伤也有保护作用,吴茱萸次碱能明显减轻心肌组织的炎性反应,缩小心肌梗死面积,并通过抑制 TLR4/NF-κB 有保护信号通路促进血浆 CGRP 释放,减轻心肌缺血 - 再灌注损伤[18]。

近年来,研究发现吴茱萸中所含的去氢吴茱萸碱(dehydroevodiamine,DeHE)具有抗心律失常作用。去氢吴茱萸碱能降低人心房肌和心室肌动作电位的幅度及收缩力,同时在体外分离的人心房肌和心室肌细胞中,通过膜片钳记录发现去氢吴茱萸碱(0.1~0.3μmol/L)能可逆的、浓度依赖性地降低 $Na^+$ 和 $Ca^{2+}$ 内流,还能抑制肾上腺素和细胞外高 $Ca^{2+}$ 引起的心房延迟后除极。因此,去氢吴茱萸碱通过减少 $Na^+$ 和 $Ca^{2+}$ 内向电流,增加静息状态下细胞内液的 pH 和 $Na^+$-$H^+$ 交换,产生抗心律失常作用[19]。

(2)对血管的作用:吴茱萸次碱具有保护内皮细胞损伤的作用。在溶血性磷脂酰胆碱诱导的内皮细胞损伤模型中,吴茱萸次碱(0.1~0.3μmol/L)通过刺激辣椒素受体(TRPV1)促进性降钙素基因相关肽(CGRP)的合成和释放,减轻内皮细胞凋亡。同时,吴茱萸次碱还能抑制内皮细胞和单核细胞的黏附,恢复细胞缝隙连接蛋白 Cx37、Cx40 的表达,进而改善缝隙连接细胞间通讯,保护血管内皮[20-21]。另有报道,吴茱萸次碱对内皮细胞功能障碍也有保护作用,在氧化型低密度脂蛋白 ox-LDL 诱导内皮细胞损伤中,吴茱萸次碱通过激活 TRPV1 受体上调 Cx37 和 Cx40 表达,降低 Cx43 表达,使 NO 合成增加,抑制单核细胞的粘附,改善内皮功能障碍。在 ox-LDL 处理的单核细胞中,吴茱萸次碱(0.1~0.3μmol/L)也能激活 TRPV1 受体,调节整合蛋白的表达而改善细胞缝隙连接半通道的活性,进而抑制单核细胞与内皮细胞之间的黏附,以上研究显示吴茱萸次碱具有潜在的抗动脉粥样硬化作用[22-23]。

在体外培养的大鼠胸主动脉平滑肌细胞中,吴茱萸碱和吴茱萸次碱都能抑制 Ang Ⅱ 诱导的血管平滑肌细胞(VSMC)增殖,吴茱萸碱(0.1~1.0μmol/L)能阻滞 MAPK/ERK 信号转导,增加 MKP-1 蛋白的表达而抑制 VSMC 增殖[24];吴茱萸次碱(0.3~3.0μmol/L)则通过抑制 eNOS 和 HRG-1 表达,上调 c-myc 表达,增加 NO 合成,抑制 VSMC 增殖[25]。

吴茱萸生物碱类中吴茱萸碱、吴茱萸次碱、去氢吴茱萸碱都可通过活化内皮、抑制血管平滑肌的 $Ca^{2+}$ 通道使血管舒张,但对不同段的血管作用有差异[26],如对大动脉的血管松弛作用,吴茱萸碱为 50% 内皮依赖性,吴茱萸次碱则为 100%,去氢吴茱萸碱不起作用。而对肠系膜动脉的血管松弛作用,吴茱萸次碱为 65%~70% 内皮依赖性,吴茱萸碱和去氢吴茱萸碱则为 20%[27]。而吴茱萸水煎剂对血管的作用则与单体生物碱类相反,可收缩血管。实验表明,贵州吴茱萸制成的水煎剂(0.2~1.6mg/ml)对家兔离体胸主动脉环有收缩作用,且作用具有内皮依赖性,与激活血管平滑肌的 α 受体有关[28],但由于吴茱萸水煎剂中也存在舒张血管的成分,确切机制有待进一步研究[29]。

(3)抗动脉粥样硬化作用:从上述保护血管内皮、抑制血管平滑肌迁移的研究中均提示吴茱萸有抗动脉粥样硬化(AS)作用,在动物模型的研究中进一步发现吴茱萸是通过激活TRPV1 受体而发挥其抗 AS 作用。在 ApoE$^{-/-}$TRPV1$^{-/-}$ 小鼠模型中,给予吴茱萸碱(10mg/kg)灌胃 4 周后,与 ApoE$^{-/-}$ 小鼠(载脂蛋白 E 基因敲除小鼠)相比,ApoE$^{-/-}$TRPV1$^{-/-}$ 小鼠主动脉窦处粥样斑块变大,血清胆固醇水平升高,HDL 水平降低,TNF-α、MCP-1、IL-6、MIP-2水平升高,且脂肪组织增多,以上结果证实吴茱萸碱能缓解 AS 小鼠的炎症、高脂血症和肝脂肪变性,且其抗 AS 作用主要依赖于 TRPV1 受体[30]。吴茱萸碱还通过 TRPV1 受体激活Ca$^{2+}$ 依赖的 PI3K/Akt/CaMKⅡ信号通路,使内皮细胞 eNOS 蛋白磷酸化,增加 NO 的合成和释放,参与抗 AS 作用[31]。另有研究报道,吴茱萸次碱可以通过提高胆固醇的逆向转运(RCT)发挥抗 AS 作用。RCT 是指肝外的胆固醇通过血液循环转运到肝,在肝内转化为胆汁酸后通过粪便排出的过程,其中 ABCA1 和 SR-BI/CLA-1 起着关键作用,可以降低血浆中胆固醇的水平。实验发现,用 ApoE$^{-/-}$ 小鼠给予吴茱萸次碱(10~40mg/kg)灌胃治疗 8 周后,主动脉油红 O 染色显示主动脉弓处粥样斑块缩小,血清总胆固醇、甘油三酯降低,粪便中的胆固醇增加,提示吴茱萸次碱可以增强体内 RCT 过程。此外吴茱萸次碱还通过上调巨噬细胞中 ABCA1 和 SR-BI/CLA-1 的表达,促进 HDL 参与的胆固醇外流,以上结果均表明吴茱萸次碱具有抗 AS 作用[32]。

**2. 对消化系统的作用**　吴茱萸碱(evodiamine)有抑制大鼠胃排空和肠推进的作用。其作用机制是通过促进胆囊收缩素(CCK)的释放和激活 CCK1 受体来抑制胃肠动力[33]。吴茱萸次碱(rutaecarpine)有保护胃黏膜,抗胃黏膜损伤的作用。吴茱萸次碱能对抗由乙酰水杨酸和应急引起的大鼠胃黏膜损伤,其作用机制与促进内源性降钙素相关基因多肽(calcitonin gene-related peptide,CGRP)的释放和辣椒素受体的激活有关[34]。

吴茱萸煎剂对喂饲泻下药大黄所引起的小鼠腹泻有明显的效果,而对离体肠肌具有双向调节作用,低浓度时兴奋,高浓度时抑制[35]。张婷等[36]证明吴茱萸汤及其醇提物能显著性地降低家鸽的呕吐频率,明显对抗乙酰胆碱和氯化钡引起的胃痉挛性收缩,还能减少胃酸分泌量,对胃粘膜有保护作用;对抗 5-羟色胺引起的大鼠胃条收缩。李冀等[37]观察到采用幽门结扎法复制大鼠慢性胃溃疡模型,吴茱萸汤对幽门结扎型胃溃疡大鼠胃液量、总酸度及胃蛋白酶活性有明显的抑制作用,能显著增加其胃液中 NO 含量;能使胃组织中 SOD 活性明显升高。

**3. 对中枢神经系统的作用**

(1)镇痛作用:吴茱萸汤由吴茱萸、人参、大枣、生姜四味药组成,所治的厥阴头痛,相当于现代医学的血管神经性头痛。研究认为吴茱萸汤治疗厥阴头痛的药理作用是升高痛阈,痛阈升高能减轻痛觉,方中的吴茱萸所含的吴茱萸内脂有中枢镇痛作用,能升高痛阈[38]。另有研究表明萸冰制剂可使异常的大脑脑干、下丘脑 c-fos 表达得以纠正,说明可以减轻头部的疼痛[39]。

(2)抗炎作用及使体温升高:对大鼠和小鼠的研究显示,吴茱萸具有显著的抗炎和抗伤害感受作用,可减轻溃疡性结肠炎动物的结肠炎性损伤,降低髓过氧化物酶和前列腺素(PGE$_2$)含量[40]。吴茱萸能剂量依赖性的抑制环氧合酶 COX-1 和 COX-2 依赖性前列腺素生成,能抑制外源性花生四烯酸转化为前列腺素,但对 COX-1 和 COX-2 活性无影响,这提示吴茱萸的抗炎作用是通过抑制花生四烯酸的释放来减少 PG(前列腺素)的生成[41]。戴媛媛等研究发现吴茱萸乙醇提取物家兔静注可使其体温上升[42]。

**4. 对内分泌系统的作用** 吴茱萸碱有抑制大鼠睾丸间质细胞分泌睾丸素的作用。吴茱萸碱既可抑制大鼠睾丸间质细胞基础状态下的睾丸素分泌,也可抑制由人类绒毛膜性激素(human chorionic gonadotropin)、佛司可林(forskolin)等药物刺激引起的睾丸素分泌的增加[43]。除此之外,吴茱萸碱还可抑制大鼠肾上腺皮质球带细胞醛固酮的分泌。吴茱萸碱既可降低基础醛固酮的水平,也可抑制由血管紧张素 II 刺激引起的醛固酮释放[44]。吴茱萸碱对牛肾上腺髓质儿茶酚胺的分泌则有促进作用。吴茱萸碱(10mmol/L)可促进灌流的牛肾上腺髓质儿茶酚胺的分泌,作用时间可达 30 分钟。去除灌流液中的钙离子可消除吴茱萸碱对牛肾上腺髓质儿茶酚胺分泌的促进作用。除对基础状态下的儿茶酚胺分泌有促进作用外,吴茱萸碱(0.1~10mmol/L)也可显著促进由乙酰胆碱和高钾刺激引起的肾上腺髓质儿茶酚胺的分泌[45]。

**5. 抗肿瘤作用**

(1)抑制细胞增殖,促进细胞凋亡:吴茱萸碱能诱导多种肿瘤细胞株凋亡,如人乳腺癌细胞 SPC-A1[46],人类宫颈癌 HeLa[47],小鼠纤维肉瘤 L929[48],前列腺癌 PC-3[49],人类黑色素瘤 A375-S2[50-51],大肠癌 HT 29[52],人肝癌细胞 HepG₂[53],人乳腺癌 MCF-7[54]和人胃低分化黏液腺癌 MGC-803[55]等。但在不同的肿瘤细胞株中,诱导凋亡的机制并不完全相同。吴茱萸碱浓度依赖性抑制 SPC-A1 的增值,可能是通过使肿瘤细胞周期停留在 $G_2/M$,进而诱导发生阻滞的细胞凋亡而表现其抑制肿瘤的效应[46];在 HeLa 细胞中诱导经典凋亡,主要通过细胞凋亡因子 caspase-3、8、9 的激活以及上调 Bax 的同时下调 Bcl-2 等途径进行的,可将 HeLa 细胞周期阻滞在 $G_2/M$ 期,从而发生大量凋亡[47];在 L929 细胞株中,caspase 参与了防止 L929 细胞株死亡的过程,吴茱萸碱通过阻止细胞周期在 $G_0/G_1$ 阶段而启动非典型的细胞凋亡[48];在前列腺癌 PC-3 细胞中吴茱萸碱是通过释放细胞色素 C 激活 caspase-9 和其他下游调 caspase,以及下调抗凋亡蛋白 Bcl-2 和增加促凋亡蛋白 bax 诱导前列腺癌细胞 PC-3 凋亡[49];吴茱萸碱作用人黑色素瘤 A375-S2 细胞,24 小时前启动 caspase 依赖性凋亡途径,24 小时后启动了 capase 以外的死亡途径,抑瘤作用呈剂量时间依赖性,细胞形态学揭示吴茱萸碱诱导细胞坏死和凋亡并存,流式细胞术显示吴茱萸碱对 A375-S2 细胞的生长周期无影响[50];最近王澈等报道茱萸碱可以通过 IL-1 调节途径增加 Fas 配体的表达,从而诱导黑色素瘤 A375-S2 细胞发生凋亡过程[51]。

(2)抑制肿瘤组织的侵袭和转移:Ogasawara 等[56]研究报道吴茱萸碱可抑制小鼠癌细胞的转移与浸润。报道显示,通过抑制细胞散布以抑制结肠癌 26-L5、B16-F10、Lewis 肺肿瘤(LLC)细胞的浸润和转移,浓度依赖性地抑制肿瘤侵袭细胞基底膜,减少接种肿瘤肺转移,且无细胞毒性,移率显著降低。

**6. 辣椒素样作用** 吴茱萸性热,与辣椒同属,吴茱萸碱与辣椒素一样为香荚兰样(vanilloid)受体激动剂。吴茱萸碱和吴茱萸果实提取物可明显降低血清游离脂肪酸、甘油三酯,增强肾周脂肪降解作用,表明可达到辣椒素样减肥作用。小鼠喂饲含 0.03% 吴茱萸碱的基础饲料 12 天,小鼠肾和附睾周围脂肪量明显降低。大鼠喂饲含 0.02% 吴茱萸碱的高脂饲料 21 天,体重、肾和附睾周围脂肪量、血清游离脂肪酸水平以及肝中总脂、甘油三酯和胆固醇水平减少；禁食小鼠皮下注射吴茱萸碱，体内温度可下降 1~2℃，预先注射辣椒素受体拮抗剂可取消这种作用；饱食小鼠皮下注射吴茱萸碱，体内温度无变化，尾部皮肤温度升高 5℃，说明吴茱萸碱通过散热和产热分散食物热量，增加能量消耗，抑制内脏周围脂肪和体重增加[57]。

　　吴茱萸中吲哚唑啉类生物碱可剂量依赖性引起豚鼠离体支气管收缩。血管过敏反应时，CGRP（降钙素基因的相关肽）的释放增加，能拮抗组胺等物质的缩血管效应，吴茱萸次碱能显著抑制血管过敏反应时血管的收缩，其作用与激活辣椒素受体进而促进内源性 CGRP 释放有关[58]。

【毒理研究】

　　1. **毒性成分研究**　中医药书籍中一般记载吴茱萸有小毒，其醇提物可致兔体温升高，并与四氢 -$\beta$- 萘胺有协同作用，大剂量可致错觉、视力障碍等。临床应用出现毒性反应仅见个案报道[4]。黄伟等[59]制备了吴茱萸全组分、水提组分、醇提组分和挥发油，对其急性毒性进行了观察和评价。研究结果发现：给小鼠灌胃吴茱萸全组分、水提组分和醇提组分均可出现死亡，经最大耐受量试验考察，以上 3 种样品均可得到 MTD，吴茱萸全组分 MTD 为 15.6g/(kg·d)，水提组分 MTD 为 80g/(kg·d)，醇提组分 MTD 为 70.6g/(kg·d)；给小鼠灌胃一定浓度的吴茱萸挥发油，发现可致试验小鼠全部死亡，经半数致死量试验考察，得到吴茱萸挥发油 $LD_{50}$ 为 2.70ml/(kg·d)，95% 的可信限为 2.58~2.84ml/(kg·d)。通过本试验发现，吴茱萸不同组分均具有毒性，不同组分对小鼠急性毒性强度为：挥发油 > 全组分 > 醇提组分 > 水提组分。《王氏医存》中有 "吴茱萸能燥肝血" 的记载，吴茱萸不同组分产生毒性的部位是否在肝脏、产生毒性的物质基础以及和吴茱萸的主要有效成分 - 生物碱的相关性，尚有待于进一步深入研究。

　　尹利顺等[60]对吴茱萸的古代文献和关于其挥发油的近十几年国内外文献进行整理、分析与归纳，认为挥发油是吴茱萸的主要化学成分之一。目前已从挥发油中分离得到的成分以吴茱萸烯烃类和吴茱萸内酯为主，具有较强的药理活性，主要有镇痛作用、抑菌作用及促进交感神经 - 肾上腺功能等作用；现代毒理学研究表明，挥发油能产生一定的急性肝损伤。尹利顺等[61]给大鼠灌胃不同剂量的吴茱萸挥发油（分别为每天 0.12ml/kg、0.06ml/kg、0.012ml/kg），连续给药 35 天后可导致大鼠体重下降，饮食、饮水不佳，导致血中谷丙转氨酶（GPT）、谷草转氨酶（GOT）、碱性磷酸酶（ALP）、总蛋白（TP）水平明显增高，白蛋白（ALB）明显降低，白蛋白 / 球蛋白（A/G）降低，肝脏质量和肝体比值增大，病理学检查可见不同程度的肝组织损伤；上述变化随剂量的增加而逐渐加重，提示肝损伤程度与用药剂量呈一定的相关性。恢复期大鼠各剂量组 GPT 与空白组比较有不同程度显著性差异，高剂量组 GOT 与空白对照组比较有显著性差异，其余指标未见显著性差异。表明长时间给予一定剂量的吴茱萸挥发油可造成大鼠明显的蓄积毒性，其毒性损伤部位以肝损伤为主，经过 20 天恢复期观察，其脏器损伤基本可恢复。

　　2. **毒性机制研究**　历代本草和药典均记载吴茱萸有小毒，有关吴茱萸毒性的现代研究逐年增多，但其毒性物质基础和作用机制尚不明确。陈洋等[62]通过对历代古籍和新近文献的整理分析，对吴茱萸毒性进行归纳概括，指出应在中医药理论指导下看待吴茱萸的功效和毒性。文章对加强吴茱萸毒性研究，促进吴茱萸的安全使用具有积极意义，同时为进一步研究吴茱萸毒性提供文献依据和研究思路。

**【配伍研究】**

1. **吴茱萸 - 黄连** 许燕妮等[63]从左金丸的配伍理论、文献记载、药理研究和临床应用，探讨黄连、吴茱萸作为核心药对治疗肝火犯胃证的重要性。认为黄连、吴茱萸配伍治疗属于肝火犯胃证的疾病效果显著，两者缺一不可。王显著等[64]测定左金汤与吴茱萸中挥发油的含量，结果显示复方中挥发油的含量仅为单味药的1/10。

叶富强等[65]探讨黄连与吴茱萸配伍后黄连生物碱含量的变化规律。将黄连、吴茱萸分别按1:1、1:2、1:4、1:8、1:16、1:32比例配伍，水煎制得水提液，用柱色谱 - 紫外分光光度法测定配伍方剂水提液中黄连生物碱的含量，实验数据进行配伍比例与黄连生物碱含量的变化之间的相关分析。结果显示黄连配伍吴茱萸可引起其生物碱含量的减少，其损失率与吴茱萸的配伍剂量呈线性相关，经统计学检验 $P<0.01$。

孙万晶等[66]研究吴茱萸对黄连生物碱成分煎出和大鼠小肠吸收的影响，探讨黄连吴茱萸药对配伍的机制。结果显示随吴茱萸配伍比例的增加，黄连煎液中生物碱成分含量呈下降的趋势，黄连配伍吴茱萸后可使小肠吸收黄连生物碱作用得到改善，当黄连与吴茱萸配比为6:1时，黄连生物碱成分的小肠吸收最为明显。表明黄连吴茱萸配比为6:1时，吴茱萸促进黄连生物碱的小肠吸收最强，小肠吸收是黄连吴茱萸配伍作用的重要环节。

2. **吴茱萸 - 五味子** 于洋等[67]发现五味子配伍可抑制吴茱萸提取物中吴茱萸碱和吴茱萸次碱两种有效成分的肠吸收。

3. **吴茱萸 - 当归** 訾慧等[68]考察吴茱萸当归药对中主要成分随吴茱萸当归配比变化的溶出规律。在所观察的吴茱萸与当归的9个配伍比例中，随着吴茱萸比例的增加，阿魏酸溶出率逐渐增高，以6:4配伍组含量较高，且其后含量增加趋于平稳，与《金匮要略》温经汤配伍比例相符合。

4. **吴茱萸 - 附子** 吴春林[69]治疗胃痛，方用熟附子10g，并配伍吴茱萸6g，炙甘草6g。患者服药20分钟后出现恶心、呕吐、手足麻木、面白肢冷、心率减慢、血压下降等中毒症状。原方减去吴茱萸仍用附子3g(先煎)，炙甘草6g，服后患者无不适；又进2剂安然无恙，随证将附子逐渐加至6g、10g先煎入汤，服药14剂，未见中毒表现。故考虑吴茱萸可能具有使附子毒性还原或加重的作用。

**【复方及制剂】**[6]

1. **七味都气丸** 醋五味子150g、山茱萸(制)200g、茯苓150g、牡丹皮150g、熟地黄400g、山药200g、泽泻150g。本品为黑褐色的水蜜丸；气微香，味甘、微酸。补肾纳气，涩精止遗。用于肾不纳气所致的喘促、胸闷、久咳、气短、咽干、遗精、盗汗、小便频数。口服。一次9g，一日2次。外感咳嗽、气喘者忌服。

2. **六味地黄丸** 熟地黄160g、酒萸肉80g、牡丹皮60g、山药80g、茯苓60g、泽泻60g。本品为棕黑色的水丸、水蜜丸、棕褐色至黑褐色的小蜜丸或大蜜丸；味甜而酸。滋阴补肾。用于肾阴亏损，头晕耳鸣，腰膝酸软，骨蒸潮热，盗汗遗精，消渴。口服。水丸一次5g，水蜜丸一次6g，小蜜丸一次9g，大蜜丸一次1丸，一日2次。

3. **左金丸** 黄连600g、吴茱萸100g。本品为黄褐色的水丸；气特异，味苦、辛。泻火，疏肝，和胃，止痛。用于肝火犯胃，脘胁疼痛，口苦嘈杂，呕吐酸水，不喜热饮。口服。一次3~6g，一日2次。

4. **戊己丸** 黄连300g、吴茱萸(制)50g、白芍(炒)300g。本品为棕黄色的水丸；味苦，稍有麻辣感。泻肝和胃,降逆止呕。用于肝火犯胃,肝胃不和所致的胃脘灼热疼痛,呕吐吞酸,口苦嘈杂,腹痛泄泻。口服。一次 3~6g,一日 2 次。

**5. 加味左金丸**　姜黄连 36g、制吴茱萸 36g、黄芩 18g、柴胡 36g、木香 18g、醋香附 72g、郁金 36g、白芍 54g、醋青皮 54g、麸炒枳壳 54g、陈皮 54g、醋延胡索 54g、当归 54g、甘草 18g。本品为黄棕色的水丸;气香,味苦、辛。平肝降逆,疏郁止痛。用于肝郁化火,肝胃不和引起的胸脘痞闷,急躁易怒,嗳气吞酸,胃痛少食。口服。一次 6g,一日 2 次。

**6. 华佗再造丸**　川芎、吴茱萸、冰片等药味。本品为黑色的浓缩水蜜丸;气香,味苦。活血化瘀,化痰通络,行气止痛。用于痰瘀阻络之中风恢复期和后遗症,症见半身不遂,拘挛麻木,口眼㖞斜,言语不清。口服。一次 4~8g,一日 2~3 次;重症一次 8~16g 或遵医嘱。孕妇忌服。

**7. 济生肾气丸**　熟地黄 160g、山茱萸(制)80g、牡丹皮 60g、山药 80g、茯苓 120g、泽泻 60g、肉桂 20g、附子(制)20g、牛膝 40g、车前子 40g。本品为棕褐色至黑褐色的水蜜丸、小蜜丸或大蜜丸;味酸而微甘、苦。温肾化气,利水消肿。用于肾阳不足,水湿内停所致的肾虚水肿,腰膝酸重,小便不利,痰饮咳喘。口服。水蜜丸一次 6g,小蜜丸一次 9g,大蜜丸一次 1丸,一日 2~3 次。

**【临床研究】**

1. 应用研究[4]

(1)治疗头痛:用吴茱萸汤煎剂治疗血管性头痛 31 例,于发作间期给药,发作次数由 (3.7±1.9) 次 / 月减少至 (1.6±1.2) 次 / 月。用加味吴茱萸汤(吴茱萸、白芷、天麻各 18g,党参、川芎各 25g,干姜、薄荷、防风各 12g,丹参、香附各 20g,赤芍 15g,钩藤 30g,细辛 3g)治疗三叉神经性头痛 40 例,水煎服,每日 1 剂,分 2 次温服。服 20~40 剂后,临床治愈 28 例,好转 9 例,无效 3 例。

(2)治疗幽门不全梗阻:张氏自拟左金承气汤(吴茱萸、川连、木香、香附、枳实、大黄等)治疗幽门不全梗阻 30 例,总有效率为 100%。

(3)治疗慢性肾衰竭:吴茱萸、枳壳、厚朴、陈皮、川连、半夏、竹茹、土茯苓、蒲公英等组方,制成扶肾液治疗慢性肾衰竭 50 例,临床结果表明该方能降低血肌酐(SCr)、尿素氮(BUN),改善肾功能;并能改善贫血,降血脂,纠正酸中毒,调整钙磷代谢。对 25 例进行直线回归分析,结果表明斜率 b 为正值,说明在治疗期间,扶肾液能防止肾功能的恶化,总体肾功能平稳并趋向好转。

(4)治疗上消化道癌并发泛吐清涎:吴茱萸汤(吴茱萸、红参、生姜、大枣)治疗上消化道癌并发泛吐清涎证 168 例,治愈率为 69%,总有效率为 92%。

(5)治疗顺铂致消化道毒性反应:李尚文等[70]对加味吴茱萸汤(吴茱萸 6g、党参 15g、茯苓 12g、白术 12g、半夏 10g、干姜 6g、大枣 5 枚)对 31 例用顺铂化疗的肿瘤患者的止吐作用进行自身对照观察。第 1 周期为对照组,第 2 周期为中药组。对照组顺铂每日 50ml 静脉滴注,连用 3 日,常规止吐药用甲氧氯普胺 30mg,维生素 $B_6$ 300mg 静脉滴注,氯丙嗪 12.5mg 肌内注射;中药组于用顺铂当日早晚服用加味吴茱萸汤,顺铂及其他止吐药剂量及用法同对照组。结果中药组疗效满意,较对照组有显著差异。

(6)治疗闪辉性暗点:吴茱萸汤每日 1 剂水煎,早晚空腹服用,连服 10 剂,治疗闪辉性暗点 38 例,痊愈 34 例,好转 4 例,总有效率达 100%。

（7）治疗吸毒患者：吴茱萸汤合理中汤随证加减治疗吸毒患者 6 例，每日 1 剂，头痛、腹痛、全身肌肉、骨节疼痛、心悸烦躁、呕吐、腹泻等均在 2~4 周内消失。

（8）治疗梅尼埃综合征：吴茱萸 5g、党参 15g、桂枝 6g、生姜 4 片、大枣 4 枚，随证加减。水煎服，每日 1 剂。治疗 22 例，痊愈 20 例，好转 2 例。

（9）治疗药物性肝损伤：吴茱萸 15g、茵陈 15g、金银花 12g、白芍 12g、陈皮 12g，水煎服，每日 1 剂。治疗药物性肝损伤 60 例，治愈 42 例（70%），显效 12 例（20%），好转 6 例（10%）。

（10）治疗神经性嗳气：吴茱萸、三七等量研末，每次 6g，每日 3 次，以淡盐水煎汤，徐徐服之，5 日为 1 个疗程，2 个疗程，治疗 27 例，总有效率为 86.9%。

（11）治疗高血压：吴茱萸、川芎、牛膝研末外敷足部治疗高血压 136 例，总有效率为92%[71]。吴茱萸粉 5g，置神阙穴用胶布固定，3 日更换 1 次，15 日为 1 个疗程。治疗高血压 46 例，对照组 47 例服用复方罗布麻片治疗。经过 3 个疗程治疗，吴茱萸粉外用组总有效率为 89.8%，血压平均下降 30.75/33.75mmHg，与对照组总有效率为 88.9%（P>0.05）疗效相当，但复发率明显降低（P<0.01）。吴茱萸细末 15~30g，用醋或生理盐水调贴敷双侧涌泉穴，纱布包裹，睡前外敷，次日取下，10 日为 1 个疗程，连用两个疗程治疗高血压 259 例，有效率为 93.8%，停药后 3 个月随访有效率为 79.54%。

（12）治疗癫痫：吴茱萸研末，加少许冰片，取生面粉适量，用凡士林调为膏状，选用神阙穴为主，外用纱布及胶布固定。癫痫大发作、小发作者以吴茱萸膏敷贴神阙穴；精神运动性发作者用吴茱萸膏敷贴肝俞穴，隔日 1 次，每次 12 小时，1 个月为 1 个疗程，连用 12~16 个疗程。治疗癫痫 19 例，显效 12 例，好转 6 例，无效 1 例[72]。

（13）治疗麻痹性肠梗阻：吴茱萸 10g 研末，淡盐水调成糊状，摊于两层纱布上，将四边折起，长宽约 5cm 敷于神阙穴，胶布固定，12 小时更换 1 次，一般 1~2 小时生效，最慢 2 小时，共治疗术后麻痹性肠梗阻 18 例，全部有效[73]。

（14）治疗小儿腹泻：吴茱萸、丁香、肉桂按比例研末，混匀贮瓶中备用，每次用 5g 与藿香正气水 2ml 调成药丸，敷于神阙穴，外用胶布固定，每日换 1 次，连用 5 日为 1 个疗程，共治小儿迁延性乳糖不耐性腹泻 46 例，治愈 28 例，好转 14 例，无效 4 例，总有效率为 91.2%，与应用常规西药对照组总有效率为 50% 有显著差异（P<0.001）[74]。张明[75]用吴茱萸、苍术、白术各 15g，水煎服，每日 1 剂治疗小儿腹泻 68 例，腹泻甚者加用吴茱萸外敷法，合并感染加用抗生素，脱水者常规补液。治愈 66 例，无效 2 例，总有效率为 97%。

（15）治疗口腔溃疡：吴茱萸研细末，每次 20g，加食醋适量调成糊状，外敷双足涌泉穴治疗复发性口疮。每晚 1 次，次日早晨取下。连用 10 次为 1 个疗程。两疗程间隔 2~3 日，均采用两疗程治疗。结果 1 年内未复发 9 例，半年内未复发 43 例，4 个月内未复发 61 例。3 个月内复发 15 例（为无效）。总有效率为 88.28%，无效率为 11.72%[76]。

（16）治疗阳痿：吴茱萸、桂枝、细辛按 5:2:1 共研细末，调匀入瓶备用，用时加食盐适量拌匀，取 2g 药末，置于神阙穴处，外敷纱布，胶布固定，并每晚睡前用手指按摩 5~10 分钟，2~3 日换 1 次，男子阳痿一般用 15 日即有效，经多例患者试用，疗效甚佳[77]。

（17）治疗慢性前列腺炎：吴茱萸 60g 研末，用酒、醋各半调成糊状，外敷于中极、会阴二穴，局部用胶布固定，一日 1 次。老年体弱、无明显热象者，用吴茱萸 15~20g 加水 100ml，约煎 40 分钟成 60ml，分 2 次服；体壮或有热象者用吴茱萸 10~12g，竹叶 8g 加水 100ml，煎成90ml，分 3 次服，外敷内服合用 10 日为 1 个疗程，连用 1~4 个疗程共治慢性前列腺炎 46 例，痊愈 29 例,显效 10 例,有效 5 例,无效 2 例,总有效率为 95.50%[78]。

(18)治疗慢性湿疹:吴茱萸、枯矾,比例为 2:1,药量根据湿疹的皮损面积而定。急性或亚急性发作、皮肤潮红、糜烂渗液者,加黄柏、五倍子同煎,取汁湿敷;病程长、皮肤较厚硬者,外洗后再涂少许吴茱萸软膏。用法:加水浓煎,待药液温度适中时加适量生盐,涂洗患处,每天 2~3 次,7 天为 1 个疗程,治疗 3 个疗程后判断疗效。痊愈(用药 1~2 个疗程,皮损愈合,临床症状消失)36 例;有效(用药 2~3 个疗程,无新皮疹出现,皮损明显好转,瘙痒明显减轻)4 例;无效(原有皮损变化不大,或继续有新皮疹出现,瘙痒不减)2 例,总有效率达 95.2%[79]。

(19)治疗慢性结肠炎:内服方药:吴茱萸 6g,黄连 5g,枳实 10g,云苓 10g,太子参 20g,藿香 10g,每日 1 剂,分 2 次水煎服。灌肠方法:吴茱萸 10g,黄连 10g,枳实 10g,藿香 10g,大蒜球 10g,加水 250ml,水煎沸 15 分钟,取汁 150ml,兑食醋 10ml,于每日排空大便后保留灌肠 1 次,15 天为 1 疗程,每个疗程结束后停 3~5 天再重复治疗,治疗 4 个疗程后统计疗效。98 例中,近期治愈 61 例(1 个疗程治愈 14 例,2 个疗程治愈 20 例,3 个疗程治愈 18 例,4 个疗程治愈 19 例),基本缓解 10 例,无效 9 例,总有效率为 90.76%[80]。

(20)治疗喉喘鸣:吴茱萸粉末用凉开水调成稠糊状敷于双侧涌泉穴,每次 1~2g,每晚 1 次,次晨取下,治喉喘鸣 69 例均愈[81]。王豪[82]采用吴茱萸 1~2g 研末,用凉开水调成稠糊状,外敷涌泉穴治疗先天性喉喘鸣,每晚 1 次,次日清晨取下,6 次为 1 个疗程,治疗一般多在 5~6 天生效,呼吸通畅,喘鸣消失[82]。

(21)其他:吴茱萸外敷还能治疗痛经、腮腺炎、鼻出血、小儿溃疡性咽炎及慢性咽炎、多发性睑腺炎、成人脑积水等。

2. 用法用量　2020 年版《中国药典》规定的吴茱萸的用量 2~5g。外用适量[6]。

【中毒表现及救治】

1. 中毒表现[1]　呕吐、腹痛、腹泻、体温升高、视力障碍、错觉、毛发脱落、孕妇易流产等。

2. 救治[1]

(1)洗胃、导泻,服用药用炭末。

(2)补液。

(3)剧烈腹痛时,皮下注射硫酸阿托品 1mg 或地锦草 24g,延胡索、黄柏各 9g,秦皮 12g,甘草 15g,水煎服。

(4)视力障碍、毛发脱落时,可采用组织疗法,补充 B 族维生素或用石斛、谷精草、枸杞子各 15g,黄芩、生地黄、甘草各 9g,菊花 12g,水煎服。也可口服杞菊地黄汤(丸),每次 1 丸,一日 2 次。

(王 巍　孙晓芳　张金铃)

# 42 何 首 乌

【基源】本品为蓼科植物何首乌 *Polygonum multiflorum* Thunb. 的干燥块根。

【化学成分】何首乌主要含有蒽醌类化合物、二苯乙烯苷类化合物及聚合原花青素等，此外何首乌中还含有大量的卵磷脂、氨基酸和多种微量元素[1]。

蒽醌衍生物，主要为大黄酚(chrysophanol)、大黄素(emodin)，其次为大黄酸(rhein)、痕量的大黄素甲醚(physcion)、大黄酚蒽酮(chrysophanic acid anthrone)等和羟基蒽醌衍生物，即食用大黄苷(rhaponticin)等。水溶性的二苯乙烯苷(2,3,5,4′-四羟基乙烯-2-O-β-D-葡萄糖苷)是何首乌的主要活性成分，是何首乌发挥功效的主要物质基础，其含量目前已经成为何首乌药材的专属性指标。蒽醌类是何首乌可能的毒性成分和毒性表达的主要物质基础。1993年李建北等[1]从四川产何首乌块根的乙酸乙酯部分得到16个已知化合物，经理化常数和光谱分析，确定为大黄素、大黄素甲醚、大黄素-1,6-二甲醚等。1994年周立新等[2]又在何首乌乙酸乙酯不溶部分中分离得到5个单体；2000年陈万生等[3]从制何首乌的正丁醇部分分离并鉴定了5个单体化合物，2个为新化合物。赵慧男等[4]综合运用各种色谱技术对蓼科植物何首乌的块根进行分离纯化，并通过理化常数、波谱数据和化学方法鉴定化合物的结构。从中分离得到1个化合物，鉴定其结构为(S)-2-(2′-羟丙基)-5-甲基-7-羟基色原酮-7-O-α-L-岩藻糖基(1→2)-β-D-葡萄糖苷(1)，为一个新的色原酮糖苷类化合物。

【含量测定】2020年版《中国药典》中，二苯乙烯苷避光操作，照高效液相色谱法测定。色谱条件与系统适用性试验：以十八烷基硅烷键合硅胶为填充剂；以乙腈-水(25∶75)为流动相；检测波长为320nm。理论板数按2,3,5,4′-四羟基二苯乙烯-2-O-β-D-葡萄糖苷峰计算应不低于2 000。本品按干燥品计算，含2,3,5,4′-四羟基二苯乙烯-2-O-β-D-葡萄糖苷($C_{20}H_{22}O_9$)不得少于1.0%[5]。

结合蒽醌照高效液相色谱法测定。色谱条件与系统适用性试验：以十八烷基硅烷键合硅胶为填充剂；以甲醇磷酸溶液(80∶20)为流动相；检测波长为254nm。理论板数按大黄素峰计算应不低于3 000。结合蒽醌含量=总蒽醌含量-游离蒽醌含量。本品按干燥品计算含结合蒽醌以大黄素($C_{15}H_{12}O_5$)、大黄素甲醚($C_{16}H_{10}O_5$)的总量计，不得少于0.10%[5]。

【炮制研究】2020年版《中国药典》中饮片炮制方法为除去杂质，洗净，稍浸，润透，切厚片或块，干燥。制首乌制法：取何首乌片或块，照炖法用黑豆汁拌匀，置非铁质的适宜容器内，炖至汁液吸尽；或照蒸法，清蒸或用黑豆汁拌匀后蒸，蒸至内外均呈棕褐色，或晒至半干，切片，干燥。每100kg何首乌片(块)，用黑豆10kg[5]。

朱敏等[6]研究不同炮制方法及不同提取溶剂对何首乌中主要成分含量的影响。采用黑豆汁蒸法和清蒸法对生何首乌进行炮制，分别用水、50%乙醇、70%乙醇、90%乙醇对生何首乌、黑豆汁制何首乌、清蒸制何首乌和市售制何首乌4种饮片进行提取，采用高效液相色谱法同时测定各样品中4种主要成分没食子酸、二苯乙烯苷、大黄素、大黄素甲醚的含量。结果：3种何首乌炮制品的4种提取液中4种主要成分的含量均较生品中更高；没食子酸以水提时含量最高，二苯乙烯苷以90%乙醇提取时含量最低，大黄素和大黄素甲醚以50%和70%乙醇提取时含量较高。表明不同炮制方法和提取溶剂能明显影响何首乌中主要成分的含量；各炮制品中各成分的含量变化未呈现一定的规律性。

【药理研究】

**1. 抗衰老和神经保护作用**　何首乌能延长二倍体细胞的生长周期，使细胞发育旺盛。可明显降低老年小鼠脑和肝组织中丙二醛(MDA)含量，增加脑内单胺类递质水平，增加SOD活性，还能明显抑制老年小鼠脑和肝组织内单胺氧化酶-B的活性，从而消除自由基对机体的损伤,延缓衰老和疾病的发生。何首乌还能明显提高老年大鼠的外周淋巴细胞 DNA 损伤修复能力,调节中枢神经活动,延缓大脑的衰老[7]。

何首乌中的二苯乙烯苷是一种较强的抗氧化剂,其可以增加老年动物体内的超氧化物歧化酶(SOD)的含量,从而提高机体内抗氧化剂含量和活性,加速体内活性氧基团的清除,从而起到延缓衰老的作用[8];何首乌中含量丰富的卵磷脂对维持神经元的膜结构完整和功能实现有重要作用,卵磷脂酰胆碱不仅可控制肝脏脂代谢,而且可以穿过血脑屏障被大脑吸收利用,延缓大脑衰退,增强记忆力[9]。

张兰等[10]报道何首乌中的二苯乙烯苷对 β- 淀粉样蛋白和过氧化氢所致神经细胞存活率下降及乳酸脱氢酶漏出增多有明显拮抗作用,具有神经保护作用。何首乌可使学习记忆能力明显改善,突触体内钙离子浓度显著降低,何首乌可能通过抑制突触体内钙离子超载,提高 P38 含量起到抗衰益智作用。

2. **对免疫系统的影响**　何首乌水提物及水煎醇沉物能增强小鼠 T、B 淋巴细胞功能,使机体的特异性免疫功能增强,增加小鼠非特异性免疫器官的重量;何首乌能提高小鼠腹腔巨噬细胞的吞噬功能,促进老龄小鼠胸腺形态和超微结构逆转变化的作用。何首乌还能增加胸腺核酸和蛋白质水平,延缓老年大鼠胸腺年龄性退化[7]。

何首乌能延缓内分泌腺退化,增强免疫功能。增加非特异性免疫器官重量和正常白细胞总数,激活淋巴干细胞,提高其转化率;能显著增加体内的胸腺指数和脾指数,增加腹腔巨噬细胞的吞噬指数和血清溶血素含量[9]。

3. **对心血管的作用**

(1)降血脂及抗动脉粥样硬化作用:制何首乌醇提取物可显著降低老年鹌鹑的血浆甘油三酯和游离胆固醇水平,抑制血浆总胆固醇(TC)和胆固醇酯的升高[11]。制何首乌的水提物可明显提高小鼠血清高密度脂蛋白胆固醇(HDL-C)水平,降低 TC 水平,使 HD-C/TC 比值显著升高,提示何首乌可提高机体运转和清除胆固醇的能力,降低血脂水平,延缓动脉粥样硬化的发展[12]。何首乌中卵磷脂能阻止类脂质渗透到动脉内膜或在血清滞留,抑制血小板聚集,促进纤维蛋白溶解和裂解,降低血液高凝状态,减少栓塞形成,预防动脉粥样硬化。何首乌水溶性成分二苯乙烯苷能使溶血磷脂酰胆碱诱导的血管内皮生长因子 mRNA 和蛋白表达分别降低 48.22% 和 25.29%,提示其在动脉粥样硬化和高脂血症的防治方面具有良好的开发前景[13]。

(2)抗心肌缺血:何首乌的 50% 乙醇提取物可明显减小心肌梗死范围,降低梗死程度[14]。其活性成分二苯乙烯苷具有血管舒张作用[15]。何首乌乙酸乙酯提取物中的蒽醌部分对心肌局部性缺血有保护功能,且有量效关系,体现为心肌乳酸脱氢酶(LDH)释放程度的显著降低及心肌收缩力的增加,其原因可能是这部分保持了谷胱甘肽的抗氧化活性[16]。

4. **抗癌及抗诱变作用**　何首乌中蒽醌类化合物大黄素具有抑制蛋白酪氨酸激酶和 $Ca^{2+}$-ATP 酶的活性,并通过抑制蛋白酪氨酸激酶活性而起到抗肿瘤作用。对何首乌的不同溶剂提取物进行抗癌活性筛选,发现其乙酸乙酯部分可对抗苯并芘的致癌作用,能显著降低肿瘤的发生;并具抗染色体突变活性,其活性随给药浓度的降低而降低。何首乌的抗癌、抗诱变活性可能与何首乌的抗氧化、促进或彻底修复 DNA 的作用有关[9]。

5. **抗菌作用**　何首乌对人型结核分枝杆菌和志贺菌属有抑制作用。其蒽醌类衍生物对金黄色葡萄球菌、伤寒杆菌 901、副伤寒沙门菌 B、乙型溶血性链球菌、白喉棒状杆菌、炭疽芽孢杆菌等细菌和流感病毒、真菌等病原体均有不同程度的抑制作用。临床研究发现,生何首乌、制何首乌均有一定的抗菌活性,其中生何首乌抗金黄色葡萄球菌,黑豆汁蒸何首乌抗白色葡萄球菌,酒蒸、地黄蒸何首乌抗白喉棒状杆菌的效果均好于生何首乌和其他炮制品。何首乌乙醇提取物可明显抑制急性炎症肿胀,抑制毛细血管通透性亢进,并有一定的镇痛作用[17-18]。

**6. 保肝作用**    何首乌所含卵磷脂分子中的胆碱类可调控肝脏脂代谢,防治乙型病毒性肝炎等慢性肝炎。二苯乙烯苷能降低肝中醋酸可的松所致甘油三酯积累,消减四氯化碳导致的肝大,抑制肝脏微粒体中的脂质过氧化,是保肝的有效成分[19]。何首乌能防止肝损害和脂质过氧化,降低血清谷丙转氨酶和谷草转氨酶水平,保障肝功能正常发挥[20]。生何首乌和制何首乌对肝损伤后的肝脂蓄积均有一定的作用,且生何首乌优于制何首乌,这可能与生品中所含的结合性蒽醌类成分有关。由于结合性蒽醌的泻下作用,加速了动物体内毒物的代谢,使肝脂代谢途径得以恢复。制何首乌则可增加肝糖原的积累,因此推断制何首乌的补肝作用在于增加如肝糖原等化合物,而不在于修复肝细胞的损伤。何首乌醇提物和水提物均能显著提高老年大鼠肝细胞胞浆蛋白含量和核 RNA 的含量,纠正肝脏核 DNA 含量异常,从而保护肝脏[21]。

**7. 其他作用**    何首乌可促进色素的合成,用于改善头发和皮肤的颜色;还可以抑制脂肪酸合酶的活性,有减肥功能;何首乌醇提取物对维持皮肤角质层水分含量的稳定和抑制角质细胞脂褐素的形成均有明显的效果[9]。

**【毒理研究】**

**1. 毒性成分研究**    生何首乌毒性较大,制何首乌的醇冷浸液对小鼠腹腔注射的毒性比生何首乌醇冷浸液小 54.5 倍以上;制何首乌醇渗滤液对小鼠口服毒性比生何首乌小 20 倍以上,因此临床上宜使用制何首乌,炮制后结合蒽醌衍生物转变为无致泻作用的游离蒽醌,是毒性减小的原因之一。何首乌乙醇温浸液对小鼠腹腔注射的 $LD_{50}$ 为 5.5g/kg。李玥等[22]报道生何首乌醇提物的 $LD_{50}$ 为 287.87g/kg;制何首乌醇提物的 $LD_{50}$ 为 606.88g/kg。生何首乌水提物最大给药量(MLD)为 184g/kg,制何首乌水提物最大给药量为 264g/kg。表明何首乌炮制前后的醇提液对小鼠均有一定的毒性,其中生何首乌醇提液急性毒性大于制何首乌醇提液。

黄伟等[23]比较何首乌全组分、水提组分、醇提组分对小鼠急性毒性的影响:何首乌不同组分对小鼠急性毒性强度为:全组分>醇提组分>水提组分。何首乌全组分、水提组分、醇提组分无法测出半数致死量($LD_{50}$),最大耐受量(MTD)实验结果按含生药量计算分别为 20.0g/(kg·d)、98.4g/(kg·d) 和 78.0g/(kg·d),分别相当于临床 70kg 人每公斤体重日用量的 116.7 倍、574.0 倍和 455.0 倍。主要毒性症状是腹泻、怠动、毛色不华。表明何首乌药材具有一定的毒性,与文献记载相符。

孙向红等[24]通过观察何首乌主要成分大黄素、大黄酸和二苯乙烯苷对肝细胞、肝癌细胞的影响来探讨引发何首乌不良反应的物质基础,为规范中药合理应用提供理论依据。结果蒽醌类化合物大黄素、大黄酸在终浓度 6.25~50μmol/L,随着浓度的增加、作用时间的延长对 L02 细胞和 BEL 细胞的损伤加大,抑制率增加;二苯乙烯苷在终浓度 5~400μmol/L,随着浓度的增加、作用时间的延长对 L02 细胞和 BEL 细胞的影响不明显,无显著性差异。表明大黄素、大黄酸是何首乌引发肝毒性的主要成分,在高浓度、长时间作用下有细胞毒作用,二苯乙烯苷则对肝细胞和肝癌细胞的影响不明显,无细胞毒作用。

黄伟等[25]观察何首乌不同组分单次给药对小鼠肝毒性"量 - 时 - 毒"关系的影响。结果显示小鼠灌胃较高剂量何首乌水提组分后,血清谷丙转氨酶(GPT)、谷草转氨酶(GOT)活力在 4 小时达到高峰,持续时间均约达 24 小时;给药 4 小时后小鼠出现肝脏明显肿大,肝指数升高,其中 4~6 小时肝脏指数升高较为明显。小鼠灌胃较高剂量何首乌醇提组分后,血清 GPT、GOT 活力在 2 小时达到高峰,持续时间均约达 48 小时;给药 2 小时后小鼠出现肝脏明显肿大,肝指数升高,其中 2~4 小时肝脏指数升高较为明显。何首乌水提组分剂量在(5.5~30.75)g/kg,醇提组分在(8.5~24.5)g/kg 对肝组织产生明显损伤,且随着剂量增大,GPT、GOT 升高显著。表明小鼠单次灌胃给予一定剂量的何首乌水提组分或醇提组分可造成急性肝损伤,并呈现一定的"量 - 时 - 毒"关系。

全云云等[26]用斑马鱼模型探索何首乌中 18 种成分的肝脏毒性作用,为何首乌的肝毒性物质基础研究提供依据。对肝脏荧光转基因斑马鱼给以高、中、低剂量的 18 种何首乌主要成分,并分别于给药后 24 小时、48 小时、72 小时用荧光显微镜对其进行拍照。拍好的图片通过 Image J 软件进行肝脏面积和荧光强度分析。大黄素组、大黄酸组、芦荟大黄素组、大黄素 -1-O- 葡萄糖苷组、大黄素甲醚 -8-O- 葡萄糖苷组、芦荟大黄素 -8-O- 葡萄糖苷组及阳性对照组(对乙酰氨基酚)的肝脏面积和肝脏荧光强度与空白组相比显著降低;而大黄酚组、大黄素甲醚组、大黄素 -8-O- 葡萄糖苷组、大黄酸 -8-O- 葡萄糖苷组、大黄酚 -1-O- 葡萄糖苷组、大黄酚 -8-O- 葡萄糖苷组、芦荟大黄素 -3- 羟甲基葡萄糖苷组、白藜芦醇组、没食子酸组、儿茶素组、表儿茶素组的肝脏面积和肝脏荧光强度与空白组相比无显著差异;此外,二苯乙烯苷组的肝脏荧光强度与空白组相比显著增高。由此可见大黄素、大黄酸、芦荟大黄素、大黄素 -1-O- 葡萄糖苷、大黄素甲醚 -8-O- 葡萄糖苷、芦荟大黄素 -8-O- 葡萄糖苷对斑马鱼幼鱼肝脏具有一定毒性作用。何首乌的肝毒性作用可能还是由蒽醌类化合物介导,其物质基础与上述 6 种蒽醌成分有关,并以结合蒽醌为主。

有关何首乌的蒽醌类成分引起的肠毒性、肝毒性、肾毒性和生殖毒性内容请参阅本书第十章中"蒽醌类药物的毒性"。

李娅琳[27]报道长期给予大鼠何首乌中提取的鞣质及其与二苯乙烯苷的不同配比组分,探求何首乌中鞣质对肝脏的影响作用以及二苯乙烯苷是否对鞣质的肝脏作用产生影响。将大鼠分为 6 组,给药组每日灌胃给药,分别在给药 60 天、90 天和恢复期 15 天颈总动脉采血检测大鼠肝脏血液生化指标,计算脏器指数和观察肝脏的病理学改变。结果表明长期大剂量灌胃给予何首乌中提取的鞣质对大鼠肝脏有一定的损伤作用,并随着剂量的减少而降低,但这种肝损伤是可逆的。然而,所有的肝脏生化指标并不都能说明鞣质对肝脏有损伤作用,由此得知鞣质对肝脏的影响并不是单一结果;并且二苯乙烯苷也在一些方面影响着鞣质对肝脏的作用。

全云云等[28]通过查阅国内外近十几年来有关何首乌肝毒性研究的文献报道,对何首乌可能存在的肝毒性物质基础及机制进行整理、分析和归纳。主要以生、制何首乌的肝毒性实验研究为展开点,并对其可能存在的肝毒性成分、机制及相关报道中存在的一些矛盾展开论述。结果蒽醌类、二苯乙烯苷、鞣质都被分别报道是何首乌的肝毒性物质基础,但迄今仍无统一说法,甚至还存在诸多矛盾。此外三者在机体内会相互影响。认为何首乌的肝毒性作用主要由蒽醌类、二苯乙烯苷、鞣质三类物质共同介导,且此三者之间存在着某种关系影响着何首乌的肝毒性作用,推测其毒作用机制可能与多成分协同制毒及双向作用有关。

**2. 毒性机制研究** 何首乌的毒性成分主要为蒽醌类,如服用量过大对胃肠产生刺激用,出现腹泻、腹痛、肠鸣、恶心、呕吐等症状。重者可出现阵发性强直性痉挛,甚至发生呼吸麻痹,生何首乌毒性较制何首乌毒性为强。其不良反应主要有家族性何首乌过敏、急性肝损害和药物热等方面。目前,有关何首乌肝损害方面的机制尚未明确,有学者认为肝损害可能与患者的肝脏同工酶代谢及其蛋白质分泌缺陷或缺乏的因素有关[29];何首乌代谢产物可引起肝细胞脂质过氧化致肝细胞坏死;某种毒性物质干扰肝细胞摄取血中胆汁分泌的功能或结构,并破坏细胞膜运载胆盐的受体,影响细胞膜 $Na^+$、$K^+$-ATP 酶活性,使肝细胞正常的结构和代谢功能发生异常,导致肝损害[30]。

禁忌:传统医学认为大便溏泄者、有湿痰者及妊娠期妇女不宜服用。现代研究发现何首乌因含有致泻的结合蒽醌衍生物,大便清泄者不宜服用;蒽醌类是有一定生殖毒性,妊娠期妇女不宜服用等是有一定的根据的。《本草纲目》记载何首乌忌诸血、无鳞鱼、萝卜、蒜、葱和铁器。忌与天雄、乌头、附子、仙茅、姜、桂等诸燥热药同用。其原因尚待研究。

**【配伍研究】**

**1. 何首乌配茯苓、甘草、三七** 庞晶瑶等[31]观察何首乌对肝窦内皮细胞损伤的配伍减毒情况,为其临床合理用药提供参考。采用高内涵分析技术,检测何首乌与茯苓、甘草、三七在肝窦内皮细胞上的配伍减毒情况。结果显示何首乌对肝窦内皮细胞的损伤呈剂量依赖性,在 $IC_{50}$ 的剂量下,分别配伍不同浓度的茯苓、甘草、三七都有显著的减毒作用,且呈剂量依赖性。何首乌配伍茯苓减毒的效果较好,甘草次之,三七稍差。提示采用高内涵分析方法可更加直观、具体地反映何首乌与茯苓、甘草、三七的配伍减毒效果,为临床用药的安全性、合理性提供依据。

李娅琳等[32]研究陕产野生何首乌配伍茯苓对大鼠肾脏以及股骨的影响。将 SD 大鼠分为 7 组,每组每天灌服给药 30g/kg,连续给药 90 天及停药恢复 20 天。分别于 90 天、110天处死,采血及取股骨进行检测。结果制何首乌组显著降低大鼠血清肌酐、尿素氮,对大鼠股骨抗骨折力及压碎力有显著的增强作用($P<0.01$)。制何首乌配伍茯苓组均能降低血清肌酐、尿素氮,对大鼠股骨抗骨折力及压碎力有一定的增强作用($P<0.05$),何首乌组及何首乌配伍茯苓组大鼠的血清肌酐显著降低($P<0.01$),何首乌组及何首乌配伍茯苓组对大鼠股骨的抗骨折力和压碎力无增强作用。表明制何首乌、制何首乌配茯苓可能具有改善肾脏功能,增强股骨的抗骨折和压碎的作用。

**2. 何首乌配黑豆** 卢崟等[33]研究何首乌及其配伍不同剂量黑豆对大鼠肝脏的影响,结表明何首乌可导致大鼠出现肝内胆汁淤积型药物性肝损伤(主要影响胆红素、碱性磷酸酶等的代谢或排泄),而配伍黑豆对其有一定的减轻作用。

**3. 何首乌配人参** 杜芹芹等[34]采用高效液相色谱(HPLC)与电喷雾质谱技术(ESI-MS),对人参分别与金银花、何首乌和黄芪配伍过程中人参皂苷的变化规律进行了研究;同时测定了人参单煎液及人参分别与金银花、何首乌和黄芪共煎液中正丁醇提取物和水提物的抗氧化活性。结果表明,不同剂量的金银花与人参配伍,对人参皂苷溶出量的影响不是线性变化;加入少量的何首乌有利于人参皂苷的溶出;人参-黄芪共煎液的人参皂苷含量明显高于单煎液。以维生素 C 作对照,人参与金银花、何首乌、黄芪配伍溶液的抗氧化活性比人参单煎液好。

**【复方及制剂】**[5]

1. **七宝美髯颗粒** 制何首乌 128g、当归 32g、补骨脂(黑芝麻炒)16g、枸杞子(酒蒸)32g、菟丝子(炒)32g、茯苓 32g、牛膝(酒蒸)32g。本品为黄棕色的颗粒;味甜、微苦、涩。滋补肝肾。用于肝肾不足,须发早白,遗精早泄,头眩耳鸣,腰酸背痛。开水冲服。一次 1 袋,一日 2 次。

2. **人参首乌胶囊** 红参 400g、制何首乌 600g。本品为硬胶囊,内容物为黄棕色至棕褐色的粉末;味微苦。益气养血。用于气血两虚所致的须发早白,健忘失眠,纳差,体疲乏力;神经衰弱见上述证候者。口服。一次 1~2 粒,一日 3 次。餐前服用。

3. **天麻首乌片** 天麻、白芷、何首乌、熟地黄、丹参、川芎、当归、炒蒺藜、桑叶、墨旱莲、女贞子、白芍、黄精、甘草。本品为糖衣片或薄膜衣片,除去包衣后显棕褐色;气香,味微苦。滋阴补肾,养血息风。用于肝肾阴虚所致的头晕目眩,头痛耳鸣,口苦咽干,腰膝酸软,脱发,白发;脑动脉硬化、早期高血压、血管神经性头痛、脂溢性脱发见上述证候者。口服。一次 6 片,一日 3 次。

4. **心元胶囊** 由制何首乌、丹参、地黄等药味加工制成的胶囊剂。本品为硬胶囊,内容物为黄棕色至棕褐色的颗粒及粉末;气微香,味微苦。滋肾养心,活血化瘀。用于胸痹心肾阴虚、心血瘀阻证,症见胸闷不适,胸部刺痛或绞痛,或胸痛彻背,固定不移,入夜更甚,心悸盗汗,心烦不寐,腰酸膝软,耳鸣头晕;冠心病稳定型劳力性心绞痛、高脂血症见上述证候者。口服。一次 3~4 粒,一日 3 次。

5. **心脑康片** 丹参 40g、制何首乌 30g、赤芍 30g、枸杞子 30g、葛根 30g、川芎 30g、红花 20g、泽泻 30g、牛膝 30g、地龙 30g、郁金 3g、远志(蜜炙)30g、九节菖蒲 30g、炒酸枣仁 20g、鹿心粉 30g、甘草 20g。本品为薄膜衣片,除去包衣后显棕黄色;味苦。活血化瘀,通窍止痛。用于瘀血阻络所致的胸痹,眩晕,症见胸闷,心前区刺痛,眩晕,头痛;冠心病心绞痛、脑动脉硬化见上述证候者。口服。一次 4 片,一日 3 次。

6. **心脑康胶囊** 丹参 40g、制何首乌 30g、赤芍 30g、枸杞子 30g、葛根 30g、川芎 30g、红花 20g、泽泻 30g、牛膝 30g、地龙 30g、郁金 3g、远志(蜜炙)30g、九节菖蒲 30g、炒酸枣仁 20g、鹿心粉 30g、甘草 20g。本品为硬胶囊,内容物为棕黄色至深棕色的颗粒和粉末;味苦。活血化瘀,通窍止痛。用于瘀血阻络所致的胸痹,眩晕,症见胸闷,心前区刺痛,眩晕,头痛;冠心病心绞痛、脑动脉硬化见上述证候者。口服。一次 4 粒,一日 3 次。孕妇禁用。

7. **生血宝合剂** 制何首乌 344g、女贞子 430.7g、桑椹 430.7g、墨旱莲 430.7g、白芍 344g、黄芪 344g、狗脊 344g。本品为棕色至棕褐色的液体;气微香,味甜、微苦。滋补肝肾,益气生血。用于肝肾不足,气血两虚所致的神疲乏力,腰膝酸软,头晕耳鸣,心悸,气短,失眠,咽干,纳差食少;放、化疗所致的白细胞减少,缺铁性贫血见上述证候者。口服。一次 15ml,一日 3 次。

8. **安神补脑液** 鹿茸、制何首乌、淫羊藿、干姜、甘草、大枣、维生素 $B_1$。本品为黄色至棕黄色的液体;气芳香,味甜、辛。生精补髓,益气养血,强脑安神。用于肾精不足,气血两亏所致的头晕、乏力、健忘、失眠;神经衰弱症见上述证候者。口服。一次 10ml,一日 2 次。

9. **补肾养血丸** 何首乌 80g、当归 20g、黑豆 40g、牛膝(盐制)20g、茯苓 20g、菟丝子 20g、盐补骨脂 10g、枸杞子 20g。本品为棕褐色的大蜜丸或黑色的水蜜丸;气微香,味甜、微苦涩。补肝肾,益精血。用于身体虚弱,血气不足,遗精,须发早白。口服。水蜜丸一次 6g,

大蜜丸一次 1 丸,一日 2~3 次。

**10. 降脂灵片**　制何首乌 222g、枸杞子 222g、黄精 296g、山楂 148g、决明子 44g。本品为糖衣片或薄膜衣片,除去包衣后,显棕色至棕褐色;味微酸、涩。补肝益肾,养血明目。用于肝肾不足型高脂血症,症见头晕,目眩,须发早白。口服。一次 5 片,一日 3 次。

**11. 首乌丸**　制何首乌 360g、熟地黄 20g、酒牛膝 40g、桑椹 182g、酒女贞子 40g、墨旱莲 235g、桑叶(制)40g、黑芝麻 16g、菟丝子(酒蒸)80g、金樱子 259g、盐补骨脂 40g、豨莶草(制)80g、金银花(制)20g。本品为黑色的浓缩水蜜丸;味甜、微苦。补肝肾,强筋骨,乌须发。用于肝肾两虚,头晕目花,耳鸣,腰酸肢麻,须发早白;亦用于高脂血症。口服。一次 6g,一日 2 次。

**12. 活力苏口服液**　制何首乌、淫羊藿、黄精(制)、枸杞子、黄芪、丹参。本品为棕黄色至棕色的液体;味甜、微涩。益气补血,滋养肝肾。用于年老体弱,精神萎靡,失眠健忘,眼花耳聋,脱发或头发早白属气血不足,肝肾亏虚者。口服。一次 10ml,一日 1 次,睡前服用。3 个月为 1 个疗程。

**13. 通乐颗粒**　何首乌、地黄、当归、麦冬、玄参、麸炒枳壳。本品为浅棕色至棕褐色的颗粒;味微甜、苦。滋阴补肾,润肠通便。用于阴虚便秘,症见大便秘结,口干,咽燥,烦热,以及习惯性、功能性便秘见于上述证候者。开水冲服。一次 2 袋,一日 2 次。2 周为 1 个疗程,或遵医嘱。偶见上腹部不适或大便难以控制,一般不影响继续治疗。

**14. 培元通脑胶囊**　制何首乌 429g、熟地黄 286g、天冬 286g、醋龟甲 46g、鹿茸 23g、酒苁蓉 114g、肉桂 24g、赤芍 49g、全蝎 48g、烫水蛭 96g、地龙 49g、炒山楂 142g、茯苓 48g、炙甘草 29g。本品为硬胶囊,内容物为棕褐色的粉末;气特异,味咸、辛。益肾填精,息风通络。用于肾元亏虚,瘀血阻络证,症见半身不遂,口眼㖞斜,言语謇涩,半身麻木,眩晕耳鸣,腰膝酸软,脉沉细;缺血性中风中经络恢复期见上述证候者。口服。一次 3 粒(每袋装 6g),一日 3 次。孕妇禁用,产妇慎用。忌辛辣、油腻,禁烟酒。个别患者服药后出现恶心,一般不影响继续服药。偶见嗜睡、乏力,继续服药能自行缓解。

**【临床研究】**

**1. 应用研究**

(1) 延缓衰老:口服首乌片(每天 3 次,每次 2 片,每片 0.5g,1 片相当于生药 0.81g)3 个月的老年人,临床衰老见证积分值显著下降,血浆 LPO 含量明显降低,血浆 HDL-C 和 HDL-C/TC 比值明显升高,高胆固醇血症者血中 TC 显著下降。表明首乌有延缓衰老,增强机体抗氧化能力和改善脂质代谢的功能[35]。

由何首乌、黄芪、丹参等组成的口服液活力苏的抗衰老作用研究表明,507 例中老年人连续服药 3 个月后,治疗组在改善精神、体力、睡眠、增进食欲、脱发白发、视力、握力、提高抗氧化酶活力、细胞免疫功能,降低血清脂褐素含量等方面,显著优于安慰剂对照组。总有效率前者为 76.6%,后者为 34.5%,两者有显著差异,活力苏具有抗衰老作用[35]。

(2) 治疗高脂血症:首乌片治疗 68 例高脂血症者,有明显降低血中胆固醇、β- 脂蛋白,对改善微循环、抑制体外血栓形成效果显著,具有明显的活血化瘀作用。首乌主要含大黄酚、大黄泻素、卵磷脂等成份,其功能止心痛,益气血。大黄酚和大黄泻素可使大便通畅,减少和阻滞肠内脂类物质吸收,卵磷脂可促进脂类物质转运和代谢,使血脂降低,继而降低了血液黏稠度,改善了微循环,达到了活血化瘀之目的[36]。王敬祝[37]采用何首乌方剂治疗高脂血症患者 62 例,一日 3 次,4 周为 1 个疗程,显效 40 例,有效 16 例,无效 8 例,总有效率为 87.5%。石宇等[38]采用首乌颗粒组方(何首乌 20g、山楂 20g、水蛭 10g、葛根 15g 等分别用渗漉法提取,回收乙醇、减压蒸发、浓缩、干燥、混合、制粒,每克相当于原药材 8.2g)治疗高脂血症患者 62 例,一日 2 次,每次 2g。6 周为 1 疗程,连续服用 2 个疗程,在服药期间患者停服其他调血脂药。用复方首乌颗粒治疗 6 周后,与治疗前比较血脂有明显下降,至 12 周时胆固醇下降 38.4%,甘油三酯下降 80.8%,高密度脂蛋白胆固醇升高 91.3%,低密度脂蛋白胆固醇下降 30.9%。经两组 62 例高脂血患者治疗前后血脂比较,总有效率为 90.6%,明显优于对照组。

(3)治疗冠心病:臧吾等[39]采用心元胶囊(由何首乌、丹参、三七、黄芪、西洋参等中药组成)治疗冠心病心绞痛 70 例,总有效率为 92.5% 其中显效率为 60%,与硝酸甘油缓释片比较无显著差异,止痛作用以心血瘀阻、气阴两虚型和轻、中度心绞痛疗效最佳;对心悸等伴随症状显效率为 77.8%,缓解率为 94.4%,对心电图缺血型 ST-T 波改善总有效率为 67.5%,其中显效率占 45%。以上结果表明,心元胶囊具有良好的抗心肌缺血效应。但心元胶囊对心悸等伴随症状的显效率和总有效率明显优千硝酸甘油缓释片。心元胶囊防治冠心病心绞痛的作用机制与心肌耗氧量减少和冠状动脉的直接扩张有关。

2. **用量用法**　2020 年版《中国药典》规定的口服:生何首乌 3~6g,制何首乌 6~12g。

【中毒表现及救治】

1. **中毒表现**　杨倩等根据含何首乌的生品和炮制品的中成药、制剂的不良反应报道,并针对中药炮制、处方药味数、功能主治等中医特色,运用统计学手段对其不良反应情况进行系统分析。含何首乌生品中成药已有不良反应报道的品种有 13 种,其不良反应发生依次为胃肠道反应、口干、肝损伤、过敏反应、心悸,主要发生在治疗高脂血症、冠心病、痹证的中成药中;含何首乌炮制品的中成药已有不良反应报道的品种为 37 种,其不良反应报道主要有肝损伤、胃肠道反应、过敏反应等,多在治疗白发、脱发、体虚、血虚、肾虚、冠心病、脑血管等疾病时发生;双变量相关分析显示含生何首乌制剂不良反应与处方药味数量之间没有相关性,而含制何首乌制剂不良反应与处方药味数量之间呈一定的负相关[40]。

高贵元等[41]通过检索筛选出 2000 年 1 月到 2017 年 9 月国内外有关何首乌及其制剂的不良反应文献报道,归纳并进行统计分析。结果检索到国内文献 84 篇(429 例)、国外文献 9 篇(39 例),共获取国内外何首乌所致不良反应 468 例,其中以肝损伤最为常见。炮制前后、正常剂量和超剂量应用均可引起不良反应的发生;大多数患者预后良好,但存在 3 例死亡;并可通过引起体内代谢异常、免疫应激反应和肝细胞凋亡等作用机制引起肝损伤不良反应。表明何首乌及其制剂可引起严重不良反应,其发生与多种因素相关,临床上尤应重视其肝损伤不良反应,加强临床用药监护,密切观察用药后反应,确保临床用药安全。

宋志前等[42]检索 1972—2009 年国内外期刊公开发表的首乌片肝损害患者 16 例的临床资料并进行回顾性分析。结果显示统计的 16 例患者有 15 例报道出现黄染,另外主要症状为纳差、乏力、恶心、尿黄等,肝功能诊断指标异常。停止服用首乌片并给予治疗,在半个月到 3 个月均恢复正常。在服用首乌片时应加强监控,避免不良反应发生。

2. **救治**　何首乌及其制剂引起的胃肠道反应、口干、肝损伤、过敏反应、心悸等,首先立即停药,再对症治疗。

(王　巍　曹春雨　张金铃)

# 43　补　骨　脂

**【基源】**本品为豆科植物补骨脂 *Psoralea corylifolia* L. 的干燥成熟果实。

**【化学成分】**补骨脂的主要成分以香豆素类、苯并呋喃类、黄酮类和单萜酚类为主。目前研究共发现 117 种成分。香豆素类成分主要由 7 种呋喃香豆素类、10 种拟雌内酯类、1 种吡喃香豆素类以及 1 种其他香豆素组成。黄酮类成分主要有黄酮类、异黄酮类、二氢黄酮类和查耳酮类。

### 1. 香豆素类

(1) 呋喃香豆素类:1933 年,Jois 等[1-2]分离出了第一个呋喃香豆素类化合物补骨脂素(psoralen,**1**),随后又发现了异补骨脂素(isopsoralen,**2**)。随着分析和制备相关技术的提升,bakuchicin(**3**)、补骨脂苷(psoralenoside,**4**)、异补骨脂苷(isoporalenoside,**5**)、8- 甲氧基补骨脂素(8-methoxypsoralen,**6**)、5- 甲氧基补骨脂素(5-methoxypsoralen,**7**)等也被陆续的发现[3,4]。

(2) 拟雌内酯类:1961 年,Khastgir[5]分离得到了补骨脂定(psoralidin,**8**);1996 年,彭国平[6]从补骨脂中分离出了 4 个香豆素类成分,除了化合物 1、2、10,还有一个新化合物即新补骨脂素(neopsoralen,**9**)。Gupta 等[7-8]也通过实验提取出了槐属香豆雌烷 A(sophoracoumestan A,**10**)、补骨脂香豆雌烷 A(bavacumestan A,**11**)、补骨脂香豆雌烷 B(bavacumestan B,**12**)。邱荣丽[9]等利用各种柱色谱法、多种波谱方法陆续提取出了新的化合物 4″,5″- 去氢异补骨脂定(4″,5″-dehydroisopsoralidin,**13**)、异补骨脂定(isopsoralidin,**14**)、2′,3′- 环氧补骨脂定(psoralidin-2′,3′-oxide,**15**)、双羟基异补骨脂定(corylidin,**16**)、去氢异补骨脂定(psoracoumestan,**17**)。

(3) 吡喃香豆素及其他:Srinivasan[10]、Limper[11]等得到吡喃香豆素类 pyranocoumarin(**18**)、7,2,4′-trihydroxy-3-arylcoumarin(**19**)等成分。

### 2. 苯并呋喃类

1992 年,Lin 和 Kuo[12]通过对补骨脂种子进行萃取,得到了补骨脂苯并呋喃酚(corylifonol,**20**)、异补骨脂苯并呋喃酚(isocorylifonol,**21**)两种新的苯并呋喃衍生物。

### 3. 黄酮类

Bhalla[13]等从补骨脂中的提取补骨脂甲素即补骨脂二氢黄酮(corylifolin,**22**)、补骨脂二氢黄酮甲醚(bavaechinin,**23**)、异补骨脂二氢黄酮(isobavaenin,**24**)等成分。黄芩苷(agtragalin,**25**)[14]、4- 甲氧基黄酮(4-methoxy flavoone,**26**)[15]、corylifol C(**27**)、5,7,4′- 三羟基黄铜(genisrein,**28**)[17]、补骨脂查耳酮(bavachalcone,**29**)、补骨脂乙素(corylifolinin,**30**)、新补骨脂查耳酮(neobavachalcone,**31**)、异新补骨脂查耳酮(isoneobavachalcone,**32**)、补骨脂宁(corylin,**33**)、补骨脂醇(psoralenol,**34**)[16]、新补骨脂宁(neocorylin,**35**)、corylifol A(**36**)、corylifol B(**37**)、新补骨脂异黄酮(neobavaisoflavone,**38**)、大豆苷(daidzin,**39**)[17-18]等等成分也渐渐被发现。

### 4. 单萜酚类

目前共发现 25 种成分,1966 年,Dev 等[19]首次从补骨脂中成功提取分离补骨脂酚(bakuchiol,**40**),此外还有 corylifolin(**41**)、$\Delta^{1\text{-}3}$- 补骨脂酚($\Delta^{1\text{-}3}$-bakuchiol,**42**)、12,13- 二氢 -13- 羟基补骨脂酚(12,13-dihydro-13-hydroxybakuchiol,**43**)、15- 去甲基 -12,

13- 二氢 -13- 酮基补骨脂酚（15-demetyl-12，13-dihydro-13-ketobakuchiol，**44**）、psoracorylifols A~E[20]（**45~49**）、双补骨脂酚 A~B（bisbakuchiol A~B）（**50~52**）、环补骨脂酚 C（cyclobakuchiol C，**53**）等。

除了香豆素类、苯并呋喃类、黄酮类和单帖酚类化合物外，补骨脂还含有豆固醇、谷甾醇葡萄糖苷、三十烷、棉子糖、脂肪油、挥发油、类脂化合物、不挥发性萜类油脂中的脂肪酸和树脂以及人体所需的大量微量元素。

【含量测定】2020 年版《中国药典》采用高效液相色谱法测定补骨脂素、异补骨脂素的含量作为质量控制标准。色谱条件：以十八烷基硅烷键合硅胶为填充剂；以甲醇 - 水（55：45）为流动相；检测波长为 246nm。理论板数按补骨脂素峰计算应不低于 3 000。本品按干燥品计算，含补骨脂素和异补骨脂素总量不得少于 0.70%[21]。除此之外，还有以下测定方法：

**1. 补骨脂素与异补骨脂素的含量测定**

（1）HPLC-FPS 法：补骨脂药材用甲醇超声提取 30 分钟，以联苯苄唑为内标，在 ODS 柱上分离，流动相为乙腈 - 水（30：70，V/V），于 245nm 处测定，柱温为室温[22]。

（2）对照提取物高效液相测定法：补骨脂药材粉碎，过 50 目筛，用 10 倍量 70% 的乙醇回流提取两次，每次 1 小时；将提取液减压浓缩至无醇，加水混悬，乙酸乙酯萃取 3 次，浓缩干法拌硅胶，以 1：50 上样制备补骨脂对照提取物；采用 Thermo-endcapped $C_{18}$ 色谱柱（4.6mm×250mm，5μm），流动相水 - 乙腈 - 甲醇梯度洗脱，柱温 30℃，以 10μl 进样，在 254nm 下进行检测，与补骨脂饮片中的成分进行对比[23]。

**2. 补骨脂黄酮类含量测定**　100% 甲醇超声 30 分钟提取补骨脂药材，采用 Wonda Sil $C_{18}$（150.0mm×4.6mm，5μm）色谱柱，以 0.05% 三氟乙酸水溶液为流动相 A，以乙腈为流动相 B，采用梯度洗脱，流速为 1.0ml/min，柱温 30℃，进样量为 20μl 来测定新补骨脂素异黄酮[24]。

【炮制研究】补骨脂的炮制方法很多，2020 年版《中国药典》炮制中收录的补骨脂炮制方法是盐炙法：取净补骨脂，照盐炙法炒至微鼓起。目前还存在着药汁制、醋制、焙制、麸炒制、雷公法等方法[25]。补骨脂炮制辅料包括：盐水、黄酒、芝麻、麸皮、面粉等。主要分为四类：①不加辅料的清炒法及加固体辅料炒法。麸炒法则是首先加热炒制容器，取约 15g 麸皮炒至起烟，加入净补骨脂 100g，快速翻炒，炒至药材表面呈黄褐色或黑色，除去麸皮即得。②加辅料的蒸煮法，目前主要是盐水的蒸煮。③水浸或辅料浸。一般用酒浸或者盐水浸。《雷公炮炙论》中提到"凡使，性本大燥毒，用酒浸一宿后，漉出，却用东流水浸三日三夜，却蒸，从己至申，出，日干用"。但雷公法过程烦琐，炮制方法也因此在慢慢地演变。④烘焙法。《类证本草》[26]中有记载："补骨脂一斤，酒浸一宿，放干，却用乌麻油一斤和炒，令麻子声决，即播去，只去补骨脂为末。"例如酒焙法即将净补骨脂与适量黄酒闷润一夜（约 12 小时）后，随后放于 80℃烘箱中烘干即得。

补骨脂不同炮制后对其成分含量影响不同[25]，总的来说按照《雷公炮炙论》中的炮制方法对补骨脂炮制后，补骨脂苷或异补骨脂苷含量降低明显[27]。

补骨脂的现代炮制方法常选取盐炙法，有研究利用高效液相色谱及指纹图谱发现，盐炙法中最佳炮制方法为盐蒸法[28]。李红芳[29]发现盐蒸以 1 小时左右为优；酒制法中最佳的炮制方法为酒焙法；而烘炙品的减毒效果最好，以芝麻烘品为优，且烘炙时间最优为 120 分钟。

**【药理研究】**

**1. 抗肿瘤作用** 补骨脂具有较强的抗肿瘤活性,可通过钙拮抗作用、逆转多重耐药性作用、雌激素样作用、光敏活性诱导细胞凋亡等机制来达到抗肿瘤的作用。补骨脂与蔻仁组成的复方对胃癌细胞 SGC7901 细胞黏附能力有抑制作用[30]。郭江宁[31]利用 MTT 法发现补骨脂素与异补骨脂素可抑制胃癌细胞 BGG-823 的增殖,且抑制作用与药物浓度呈正相关。补骨脂素可通过影响细胞周期及诱导细胞凋亡抑制人乳腺癌细胞株 MCF-7、胃癌细胞株 BGC-803 的增殖[32-33],异补骨脂素可促进 Bax 蛋白表达和抑制 Bcl-2 的蛋白表达来抑制人急性髓系白血病 HL-60 细胞增殖[34]。异补骨脂查耳酮可通过线粒体途径诱导神经母细胞瘤中细胞凋亡[35]。

**2. 抗骨质疏松作用** 补骨脂有较强的抗骨质疏松作用,其中主要成分补骨脂素、异补骨脂素、补骨脂酚等均有抗骨质疏松效果。实验表明补骨脂素和异补骨脂素对雌雄小鼠因激素缺乏所致的骨质疏松都有一定的治疗作用[36]。补骨脂素对成骨细胞的增殖具有促进作用,可促进成骨细胞 OPG 的 mRNA 和蛋白质的表达水平,抑制 RANKL 的 mRNA 和蛋白质水平,使 OPG/RANKL 比值增大,从而抑制破骨细胞的分化与成熟,抑制骨吸收[37-38],也有促进成骨细胞分化成熟的作用,高浓度的补骨脂素可提高碱性磷酸酶(ALP)的表达,提高骨钙素的分泌。补骨脂酚可通过抑制 AKT 和 AP-1 通路改善破骨细胞分化和骨吸收[39]。另外,补骨脂异黄酮和补骨脂二氢黄酮可以促进成骨细胞的增殖,抑制骨吸收[40]。

**3. 植物雌激素样作用** 补骨脂被用于妇女更年期症状的激素替代疗法。补骨脂中多种成分具有雌激素样作用。异补骨脂素也有通过雌激素受体(ER)诱导雌激素效应基因表达增加的作用,补骨脂素可与雌激素受体结合,显著促进促进 DNA 合成、MCT-7 细胞的增殖,提高细胞分裂增殖指数,还可以促进人乳腺癌细胞、子宫内膜癌细胞的增殖,诱导 T47D 细胞 ER-α、ER-β 表达增加[41]。补骨脂酚具有很强的 ER 结合亲和力[42]。补骨脂定是雌激素受体 ER-α、ER-β 的受体激动剂。研究表明,补骨脂素与异补骨脂素对 ER-α 的选择性强于 ER-β,补骨脂甲素对 ER-α 的选择性也较强,而补骨脂乙素、补骨脂酚对 ER-β 的选择性强于 ER-α[43]。

**4. 抗氧化作用** 补骨脂具有抗氧化作用,补骨脂定可清除 DPPH 和 ABTS 自由基,补骨脂甲素、大豆苷、大豆苷元和紫云英苷具有清除 ABTS 自由基的能力,补骨脂定、补骨脂甲素和大豆苷元可抑制 α-葡糖苷酶活性[44];通过抗氧化活性指纹图谱分析[45]发现补骨脂查耳酮、补骨脂酚是补骨脂药材中主要的抗氧化成分。

**5. 抗菌作用** 补骨脂酚对耐甲氧西林葡萄球菌和变形链球菌黏附细胞有显著的生长抑制作用,具有温度依赖性[46];单萜酚类化合物可抑制变形链球菌细胞生长,且具有浓度依赖性。补骨脂乙素和新补骨脂异黄酮可明显抑制金黄色葡萄球菌(SA)、耐甲氧西林的金黄色葡萄球菌(MRSA)、β-内酰胺酶阳性的金黄色葡萄糖菌(ESBLs-SA)等活性[44]。补骨脂定、白芷素和异补骨脂素对革兰阳性和阴性菌具有明显的抑菌活性;补骨脂素与异补骨脂素对革兰阳性菌与金黄色葡萄球菌也有明显的抑制作用[47]。

**【毒理研究】**

**1. 毒性成分研究** 研究表明,补骨脂生药及多种提取物均有一定肝毒性,通过比较补骨脂不同提取物的毒性,对补骨脂盐炙缓和燥毒之性进行研究,结果发现肝肾毒性物质主要存在于乙酸乙酯部位中,而燥性物质则主要存在于乙酸乙酯部位和正丁醇部位中[48]。补骨脂中的有毒成分尚未完全确认,目前发现的主要是补骨脂素、异补骨脂素、补骨脂酚、补骨脂甲素等。动物实验显示补骨脂酚的毒性相对较低,补骨脂素与异补骨脂素的毒性较大[49]。补骨脂素小鼠灌胃给药的 $LD_{50}$ 为 638.69mg/kg;异补骨脂素 $LD_{50}$ 为 351.72mg/kg;补骨脂素与异补骨脂素 1:1 合用的 $LD_{50}$ 为 454.66mg/kg[50]。

### 2. 毒性机制研究

(1)肝毒性:补骨脂水提物 5.3g 生药 /kg 连续给药 12 周后,大鼠的肝细胞出现肿胀和变性,某些区域还出现肝细胞的坏死,分析发现补骨脂水提物主要由补骨脂素、异补骨脂素和大量补骨脂苷、异补骨脂苷等组成[51],而补骨脂苷和异补骨脂苷在体内可以转化为毒性较强的补骨脂素和异补骨脂素,超出机体耐受能力,从而引起肝损伤[52]。补骨脂醇提物以 1.875g/kg、1.250g/kg、0.625g/kg 的剂量灌胃大鼠 28 天后发现,大鼠的肝脏出现胆汁淤积型的损伤,相关胆汁合成和转运酶受到破坏,而且表现出性别差异,雌性大鼠的肝损伤更明显[53]。补骨脂以 1.5g/kg 给小鼠灌胃,连续给药 28 天,发现引起肝细胞肿胀坏死,GPT、GOT 活性增加,肝细胞线粒体膜电位随着给药量增加显著增加,对小鼠肝脏有明显的损伤作用[54]。80mg/kg 的异补骨脂素 C57 小鼠腹腔注射给药 9 天即可使肝脏系数增大,GOT、GPT 显著增高,胆汁酸合成转运相关的 BSEP、NTCP、CYP7A1 等受到显著影响[55]。体外 HepG$_2$ 细胞实验也证明,异补骨脂素可以显著抑制胆汁酸合成转运相关基因 *MRP2*、*MRP3*、*CYP7A1*,升高 *OATP2*、*CYP27A1* 等,进而干扰细胞内胆汁酸稳态[56]。还有研究发现,补骨脂素与异补骨脂素显著升高小鼠肝脏 CYP3A11 表达及酶活性水平,而抑制 CYP2E1 表达及活力水平,这也可能与其肝脏毒性有关[57]。张涛等[58]的研究表明,补骨脂酚在 SD 大鼠和人肝微粒体中,均发生细胞色素 P450 酶(CYP 酶)介导的 I 相代谢和尿苷二磷酸葡糖醛酸转移酶(UGT 酶)介导的 II 相代谢反应,且代谢稳定性具有一定的种属和性别差异。

(2)肾毒性:补骨脂酚对肾脏产生毒性的可能机制是直接损伤细胞膜,致细胞凋亡和抑制 DNA 合成,干预细胞有丝分裂从而抑制细胞增殖[59]。补骨脂酚不同剂量组与补骨脂酚及其联合补骨脂素均可影响 HK-2 细胞的细胞周期,G2 期减少,G1 和 S 期增加或者减少,G2/G1 改变;补骨脂酚对 HK-2 细胞有明显的细胞毒性,而在 S9 的作用下,补骨脂酚的细胞毒性明显降低[60]。补骨脂素和异补骨脂素对小鼠肾脏转运体 OCT1、OCT2、OCTN1 及 OCTN2 有一定影响,但其蛋白质水平基本呈升高趋势[58]。总的来说,补骨脂的肾毒性机制尚待进一步研究。

(3)生殖毒性:采用补骨脂水提物 8g/kg 每天灌胃怀孕小鼠,其总胎数跟活胎数都明显降低,吸收胎率与着床损失率都有所升高。虽然未见明显畸胎和胚胎干细胞的细胞毒性,但补骨脂水提物还是具有明显的生殖毒性[61]。补骨脂水提物拌饲料喂养大鼠 3 个月后,发现大鼠的体重与耗食量都明显下降,卵巢、睾丸和子宫的重量也都下降,雌激素水平降低,卵巢功能下降,且睾丸与卵巢有明显的病变[62]。

(4)其他毒性:补骨脂素在临床上用于治疗白癜风、银屑病等疾病,1973 年,补骨脂首次与紫外线联用治疗银屑病[63]。但补骨脂具有很强的光敏活性,可致光毒性接触性皮炎。且研究表明[64],口服 5- 甲氧基补骨脂素致光毒性反应的剂量为 10~15mg/kg,8- 甲氧基补骨脂素的则为 3~5mg/kg。

### 【配伍研究】

1. **补骨脂配蛇床子**　补骨脂与蛇床子配伍可抑制乳腺癌的发病进程,"蛇床子 - 补骨脂"对裸鼠上肢、下肢骨转移程度、骨损伤程度、骨转移组织中 CXCL12 和 CXCR4mRNA 的表达有抑制性作用,且桔梗可增强"补骨脂 - 蛇床子"的作用。机制可能是增强了"蛇床子 - 补骨脂"下调上肢骨转移灶中 CXCL12 和 CXCR4mRNA 和蛋白质的表达。且当以等量配比组方时,补骨脂有效成分在血液中含量增高,疗效也相应增强[65-66]。

补骨脂素、蛇床子素与丹皮酚配伍,可显著抑制 MDA-MB231BO 细胞的侵袭,其机制可能与抑制 TGF-$\beta_1$ 基因的表达有关[67]。

**2. 补骨脂配肉豆蔻**　补骨脂与肉豆蔻的最佳配比为 2∶1,药对的最佳提取工艺是:蒸馏水浸润 40 分钟,8 倍量蒸馏水提取 3 次,每次 1 小时。徐双枝[68]实验发现,补骨脂与肉豆蔻配伍能影响指标成分在体内的药动学过程,使分布更广泛,代谢消除更快。

**3. 补骨脂配白蔻仁**　白蔻仁的有效成分是桉油精,白蔻仁有效部位的最佳提取工艺为:饮片打粉过 24 目筛,不浸泡,加 9 倍量水,蒸馏提取 5 小时。补骨脂素在各脏器中广泛分布,在血流灌注丰富的内脏中分布较多,而桉油精配伍后可以显著增加补骨脂素在各脏器中的分布,从而增加抗肿瘤活性[69]。

**4. 补骨脂配胡桃仁**　补骨脂与胡桃仁配伍使用,出自《太平惠民和剂局方》青娥丸,在《施今墨对药》一书中有明确记载,认为两药配伍使用后,一肾一肺,金水相滋,敛肺纳气,止咳平喘[71]。

**5. 补骨脂配蛤蚧**　补骨脂与蛤蚧配伍使用,见于《施今墨对药》,其认为两药配伍使用可用于陈年旧疾,喘息气短等肺肾两虚,肾不纳气之证[70]。

**【复方及制剂】**目前研究统计,含有补骨脂的方剂共 242 首。

**1. 壮骨关节丸**　狗脊、淫羊藿、独活、骨碎补、续断、补骨脂、桑寄生、鸡血藤、熟地黄、木香、乳香(醋炙)、没药(醋炙)。本品为黑色的浓缩水丸或水丸;气芳香,味微苦。补益肝肾,养血活血,舒筋活络,理气止痛。用于肝肾不足,血瘀气滞,脉络痹阻所致的骨性关节炎、腰肌劳损,症见关节肿胀、疼痛、麻木、活动受限。口服。浓缩丸一次 10 丸,水丸一次 6g,一日 2 次。早晚饭后服用。肝功能不全、孕妇及哺乳期妇女禁用[21]。

**2. 补白颗粒**　补骨脂 100g、白扁豆 165g、淫羊藿 100g、丹参 100g、柴胡 100g、黑豆 335g、赤小豆 335g、苦参 100g。本品为棕黄色的颗粒;味甜、微苦。健脾温肾。用于慢性白细胞减少症属脾肾不足者。开水冲服。一次 1 袋,一日 3 次[21]。

**3. 补肾益脑丸**　鹿茸(去毛)14.4g、红参 94g、茯苓 91g、麸炒山药 91g、熟地黄 194g、当归 91g、川芎 70g、盐补骨脂 70g、牛膝 70g、枸杞子 72g、玄参 70g、麦冬 91g、五味子 70g、炒酸枣仁 91g、远志 91g、朱砂 24g。本品为棕褐色的浓缩水丸;味甘、微酸。补肾生精,益气养血。用于肾虚精亏气血两虚所致的心悸、气短、失眠、健忘、遗精、盗汗、腰腿酸软、耳鸣耳聋。口服。一次 8~12 丸,一日 2 次。感冒发热者禁用;孕妇忌服[21]。

**4. 补肾益脑片**　鹿茸(去毛)6g、红参 39g、茯苓 38g、山药(炒)38g、熟地黄 81g、当归 38g、川芎 29g、盐补骨脂 29g、牛膝 29g、枸杞子 30g、玄参 29g、麦冬 38g、五味子 29g、炒酸枣仁 38g、远志(蜜炙)38g、朱砂 10g。本品为糖衣片,除去糖衣后显棕褐色;味甘、微酸。补肾生精,益气养血。用于肾虚精亏气血两虚所致的心悸、气短、失眠、健忘、遗精、盗汗、腰腿酸软、耳鸣耳聋。口服。一次 4~6 片,一日 2 次。感冒发热者忌用[21]。

**5. 补肺活血胶囊**　黄芪 720g、赤芍 720g、补骨脂 360g。本品为硬胶囊,内容为棕黄色至棕褐色的细颗粒和粉末;气微香,味微酸、苦。益气活血,补肺固肾。用于肺心病(缓解期)

属气虚血淤证,症见咳嗽气促,或咳喘胸闷,心悸气短,肢冷乏力,腰膝酸软,口唇发绀,舌淡苔白或舌紫暗。口服。一次4粒,一日3次[21]。

**【临床研究】**

**1. 应用研究**

(1)治疗白癜风:取补骨脂100g,浸在75%的乙醇中,每天摇动1~2次,1周后,以棉签蘸药液涂擦患处,每天2~3次,擦后晒太阳15分钟,患处起疱后,用消毒后的毫针刺破放出液体[71]。

(2)治疗银屑病:补骨脂注射液与冰黄肤乐软膏治疗寻常银屑病,效果良好,不良反应轻微,且避免了长期外用糖皮质激素[72]。

(3)治疗外阴白斑:采用补骨脂浸膏涂抹法治疗外阴白斑(局部有炎症或者合并白带过多者加用消白饮内用外洗)53例,有明显疗效[73]。

(4)治疗斑秃:补骨脂酊外涂,联合梅花针、微波等技术治疗斑秃,实验组为35例患者,结果发现此35例都有明显的治疗效果[74]。

**2. 用法用量**　2020年版《中国药典》规定补骨脂用量为6~10g,外用20%~30%酊剂涂患处。

**【中毒表现及救治】**

**1. 中毒表现**　用补骨脂酊剂致所涂处手背红肿,皮肤破裂,脸部出现红疹并有痒感。近十多年,有补骨脂或含补骨脂复方制剂所致肝损害的临床报道。

(1)光毒性接触性皮炎:表现为患处出现痛感,暴露的皮肤出现日晒伤样损害,自觉烧灼感和痛痒、肿胀。15例患者均为中药制药厂职工,年龄25~38岁,男性3人,女性12人,平均年龄29.3岁,因接触大量含有补骨脂的内服复方中药制剂,6小时后,接触的地方出现痛感,继而出现皮炎等症状。后经过两周抗炎、脱敏、抗感染的治疗,患者全部痊愈,但患处的皮肤出现明显的色素沉着[75]。

(2)肝毒性:2005年,韩国报道一例因长期使用补骨脂泡茶饮用导致的急性肝损害[76];2009年,香港报道3例与补骨脂有关的肝损害[77];2014年,英国再次报道1例与补骨脂有关的急性肝损害[78]。1例30岁女性患者,因乳腺增生曾服用百消丹、逍遥丸,因疗效不佳,口服3个月后改服乳癖消,2个月后又加中草药10剂(主要成分为丹参、赤芍、苍耳子、补骨脂、柴胡等),服10剂中药后渐出现食欲缺乏、恶心、尿黄、右上腹不适,感双乳胀痛缓解,随之出现尿色加深,色如浓茶,未行特殊治疗,诊断为药物性亚急性重症肝炎[79]。

**2. 救治**　补骨脂的光毒性与日照有关,因此,外用或内服含补骨脂的制剂后,暴露在外的皮肤部位应涂抹防晒霜,并注意采取遮阳措施,避免日晒。

补骨脂的肝脏毒性常常与剂量大和长期用药有关,应严格掌握适应证,避免超剂量和长时间用药。肝肾功能不全者应慎用含补骨脂的制剂。老年人、儿童使用含补骨脂的制剂应注意监测肝肾功能生化指标。在使用过程中,如果出现药物性肝损害,应停药。必要时,可根据病情酌情选用保肝药物治疗,如多烯磷脂酰胆碱、还原性谷胱甘肽、复方甘草酸苷等。

(梁爱华　王　巍　杜贵友)

# 44　附　　子

【基源】本品为毛茛科植物乌头 *Aconitum carmichaelii* Debx. 的子根的加工品[1]。

【化学成分】附子中的主要化学成分为生物碱、多糖、多酚、黄酮、皂苷、脂肪酸等[2]。

**1. 生物碱**　乌头类生物碱是附子中最主要的有效成分。对附子不断探索,从中发现了近百种生物碱。其生物碱的类型以 C-19 型二萜生物碱为主,该类型有 70 余种被发现;其次是 C-20 型,有 16 种;还有阿朴啡型、酰胺型、季铵盐型等类型的生物碱 8 种[2]。

(1)C-19 型二萜生物碱:以乌头碱骨架为主,该类生物碱是目前发现化合物数量最多也是最具毒性的植物成分之一。其中一些生物碱在母核 C-1、C-3、C-6、C-8、C-13、C-14、C-15、C-16、C-18、C-20 位连接的官能团不尽相同而获得不同的化学结构,现已经分离得到 73 个 C-19 型二萜生物碱[3]。

(2)C-20 型二萜生物碱:包括海替生碱、维替碱型、纳哌啉型、光翠雀碱型等骨架类型,此外,还有牛扁碱型和 C-20 二萜生物碱 aconicarchamine A[4]。

(3)其他类生物碱:包括 yokonoside、去甲乌药碱、coryneine chloride、去甲猪毛菜碱、附子亭和 3 个吡咯生物碱 aconicaramide、5-hydroxymethylpyrrole-2-carbaldehyde、oleracein E[5]。

**2. 附子中的非生物碱成分**

(1)黄酮类成分:包括甘草苷、甘草素和异甘草素;皂苷类成分纤细薯蓣皂苷和神经酰胺类[6]。

(2)多糖类成分:包括两种糖复合物,一种中性多糖和一种酸性蛋白多糖[3]。黑顺片多糖含量为 1.78%,其单糖组成主要是 D- 阿拉伯糖、D- 木糖、D- 葡萄糖和 D- 半乳糖[7]。

(3)其他成分:从附子中分离得到尿嘧啶、附子苷[8]、芝麻素、表芝麻素、异落叶松脂素、亚油酸、$\beta$-fruf(2-6)-$\alpha$-glu[9]。此外,附子还含有植物固醇、有机酸、有机碱、蛋白质、酶、氨基酸、微量元素等成分。

【含量测定】2020 年版《中国药典》采用高效液相色谱法测定苯甲酰新乌头原碱($C_{31}H_{43}NO_{10}$)、苯甲酰乌头原碱($C_{33}H_{45}NO_{10}$)和苯甲酰次乌头原碱($C_{31}H_{43}NO_9$)的含量作为质量控制标准。色谱条件:以十八烷基硅烷键合硅胶为填充剂;以乙腈 - 四氢呋喃(25∶15)为流动相 A,以 0.1mol/L 醋酸铵溶液(每 1 000ml 加冰醋酸 0.5ml)为流动相 B,按下表中的规定进行梯度洗脱,检测波长为 235nm。理论板数按苯甲酰新乌头原碱峰计算应不低于 3 000。本品按干燥品计算,含苯甲酰新乌头原碱($C_{31}H_{43}NO_{10}$)、苯甲酰乌头原碱($C_{32}H_{45}NO_{10}$)和苯甲酰次乌头原碱($C_{31}H_{43}NO_9$)的总量,不得少于 0.010%[1]。

| 时间 /min | 流动相 A/% | 流动相 B/% |
|---|---|---|
| 0~48 | 15 → 26 | 85 → 74 |
| 48~49 | 26 → 35 | 74 → 65 |
| 49~58 | 35 | 65 |
| 58~65 | 35 → 15 | 65 → 85 |

除此之外,还有以下测定方法:

**1. 总生物碱的测定**　通过近红外光谱法与 HPLC 技术结合,快速测定附子中双酯型生物碱含量(以新乌头碱、次乌头碱和乌头碱的总量计)。近红外光谱采样条件:积分球漫反射,光谱扫描范围 4 000~10 000cm$^{-1}$。该方法准确、简便、快速、无污染,可实现大批量样品的快速分析[10]。

**2. 多酚的测定**　采用紫外可见分光光度法测定中药附子多酚,在最大吸收波长 763nm 处测定其吸光度[11]。

**3. 微量元素测定**　采用电感耦合等离子发射光谱,测定附子中 10 种微量元素(Cu、Fe、Mn、Pb、Cd、Zn、Ca、Cr、Ni、Mg)的含量。本实验选定各元素的分析波长分别为:324.754nm、259.94nm、279.079nm、283.945nm、227.104nm、213.856nm、317.933nm、360.224nm、232.501nm、279.079nm[12]。

**【炮制研究】**

**1. 传统炮制方法**

(1)《中国药典》中记载的附子炮制方法[1]:2020 年版《中国药典》中附子采集时,除去母根、须根及泥沙,习称"泥附子",加工成下列规格:

1)盐附子:选择个大、均匀的泥附子,洗净,浸入胆巴的水溶液中过夜,再加食盐,继续浸泡,每日取出晒晾,并逐渐延长晒晾时间,直至附子表面出现大量结晶盐粒(盐霜)、体质变硬为止,习称"盐附子"。现代研究认为盐附子因加工条件比较温和,含双酯型生物碱比白附片、黑顺片高得多,因而毒性也大些[13]。

2)黑顺片:取泥附子,按大小分别洗净,浸入胆巴的水溶液中数日,连同浸液煮至透心,捞出,水漂,纵切成厚约 0.5cm 的片,再用水浸漂,用调色液使附片染成浓茶色,取出,蒸至出现油面、光泽后,烘至半干,再晒干或继续烘干,习称"黑顺片"。附子不同炮制品镇痛抗炎作用的研究,认为黑顺片具有良好的镇痛抗炎作用,其疗效优于其他附子炮制品,是临床医生常常选用的品种之一[14]。

3)白附片:选择大小均匀的泥附子,洗净,浸入胆巴的水溶液中数日,连同浸液煮至透心,捞出,剥去外皮,纵切成厚约 0.3cm 的片,用水浸漂,取出,蒸透,晒干,习称"白附片"。实验研究证实,附子皮中生物碱的含量高,毒性大[15]。白附片因除去外皮,与黑顺片的临床应用应有所区分。

4)淡附片:取盐附子,用清水浸漂,一日换水 2~3 次,至盐分漂尽,与甘草、黑豆加水共煮透心,至切开后口尝无麻苦感时,取出,除去甘草、黑豆,切薄片,晒干。每 100kg 盐附子,用甘草 5kg,黑豆 10kg。淡附片以回阳救逆,散寒止痛为主,如治厥逆亡阳的四逆汤、治寒湿痹痛的甘草附子汤[16]等。

5)炮附片:取附片,照烫法用砂烫至鼓起并微变色。炮附片以温肾暖脾为主,如治虚寒泄泻的附子理中丸及治冷痢腹痛的温脾汤[16]。

(2)其他炮制方法:历代本草都要求对附子进行严格炮制,从汉代的火炮法,到现代的甘草制、蒸制、黑豆制等,常见的炮制法有"盐制""姜制""蒸制",其中常见饮片[17]有:

1)生附片:取泥附子,洗净,切片,干燥。生附片只作为蒸附片和炒附片的原料药。

2)蒸附片:取生附片,用清水浸润,加热蒸至出现油面光泽,干燥。

3)炒附片:将中等细度的砂投入炒药机内,炒至滑利,投入生附片,砂炒至外表皮黄棕色,断面黄色,取出,迅速筛去砂子,晾凉。

## 2. 炮制方法的现代研究

(1)煎煮条件研究：附子的主要成分为生物碱，其中双酯型乌头碱毒性最强，但性质不稳定，遇水、加热易被水解成相应的单酯型乌头碱，其毒性为双酯型乌头碱的1/500~1/200，继续水解得到亲水性的氨基醇类乌头原碱，其毒性为双酯型乌头碱的1/4 000~1/2 000[16]。炮制中多次的浸泡、加热、漂洗等过程可以充分促其水解，降低毒性。临床使用附子时常久煎1.5小时左右[18]；若附子用量较大更重视久煎，先武后文火加入他药共煎，多煎煮3小时左右[19]。甚至有人提出中药附子不在于制透而在于煮透的观点，也反映出煎煮方面对附子安全使用的重要性[20]。附子的毒性及有效性研究，结果发现煎煮60分钟附子毒性相对较低，药理活性最强[21]；煎煮105分钟后几乎不表现出毒性，但仍有较强的药理活性[22]。而且，实验发现，附子中各种生物碱稳定性大小依次为苯甲酰次乌头原碱>苯甲酰新乌头原碱>苯甲酰乌头原碱>次乌头碱>新乌头碱>乌头碱，显示双酯型生物碱在50℃下即发生水解，100℃下30分钟可水解完全，单酯型生物碱在100℃下2小时即可水解完全[23]。然而，也有文献指出，当附子的使用剂量不大于生姜和甘草的用量时，与方中诸药共煎即可，不需要先煎[24]。现代研究亦表明熟附子煎煮0.5小时后其双酯型生物碱含量基本消失，当煎煮1小时时其单酯型生物碱和总生物碱则达到峰值，故认为最佳煎煮时间为1小时左右[25]。

(2)附子炮制新工艺

1)微波炮制附子法：将盐附子(或胆附子)削皮或切片后，浸泡10~15小时，再换水浸泡20~24小时，反复2~4次后，蒸10~20分钟，晾干或烘干至含水量30%~60%，再用915MHz或2 450MHz的微波机进行辐射干燥。此法炮制的附子药效较好，毒性低[16]。

2)加热加压法：将洗净的附子浸入食盐胆巴水数日，水漂后切片，在110℃、0.7kg/cm²条件下蒸30分钟，干燥即得。此法既降低了毒性，又保留了强心成分，药效较好，其主要原因可能是高压炮制工艺减少了长时间浸泡过程，其减毒原理主要是高压蒸汽渗透至药材内部，在高温条件下促使毒性生物碱水解，整个过程既能降低药材毒性，同时也保留了生物碱有效成分[26]。

3)一次性乌头碱加热水解工艺：用生附子洗净晒干切片，常压控温控时，水煮醇沉，浓缩干燥制粒。这种新型附子配方颗粒工艺，避免了传统炮制反复浸泡蒸煮导致有效生物活性成分大量流失的弊端，在生附子组配四逆汤颗粒剂的临床试验中，证明具备安全、可控、稳定、有效、便捷的优点，为临床提供了一种新型的附子配方颗粒[27]。

4)现代烘烤法和砂烫法：制备炮附子饮片：现代烘烤品由附子饮片160℃烘制得到；砂烫品由附子饮片砂温220~250℃烫制得到。与清炒法、古代干热法、药典法相比，现代烘烤法和砂烫法炮附子具有毒性成分含量低，有效成分含量高，且无胆巴液浸泡工序，操作简便易行，生产周期短等优势[28]。

## 3. 炮制机制研究

不同的炮制方法对附子的毒性及药效有着不同的影响，如去皮后的附子毒性可降低近50%[29]。有研究表明附子、乌头经炮制后可以起到存效减毒的作用[30]。

## 【药理研究】

### 1. 心血管系统

附子有心脏保护作用[31]，对心功能不全或者障碍均有治疗作用，同时，还能起到降压、抗心肌缺血等功效，缓解心律失常的症状[32]。

(1)强心作用：附子强心作用的主要机制是兴奋和激动β受体，释放儿茶酚胺[33]，还与钙调磷酸酶被激活、细胞内的钙离子浓度增高有关[34]。目前的研究证实附子中强心成分主要是水溶性成分,其中包括生物碱类去甲乌药碱(强心),苷类有附子苷(强心)、以及尿嘧啶(强心、升压)、氯化甲基多巴胺(强心、升压)等[35]。此外,一些脂溶性成分,如 mesaconine、hypaconine、beiwutinine[3]、fuziline 和 neoline[5]也具有强心作用。而且,附子炮制品强心作用效果较好[36]。有效成分研究显示,附子中的 12 个成分以原形的形式入血,很有可能是附子起到强心作用的直接药效物质基础[37]。

(2)抗心律失常:附子对心律具有双重影响,附子中的双酯型生物碱能诱发心律失常,而苄基异喹啉类生物碱能抗心律失常[3]。附子水提取物、乙醇提取物、正丁醇提取物能预防三氯甲烷小鼠心室颤动,其中水提取物的效果尤为明显[38]。而且,附子提取物可以显著缩小和减轻动物缺氧和急性心肌缺血损伤的范围及程度,从而能提高小鼠对缺氧的耐受力,对大鼠心肌缺血和心律失常的对抗作用也比较明显[39]。也有研究发现,附子能升高缓慢性心律失常大鼠心肌 $Na^+$,$K^+$-ATP 酶的活性和 cAMP、PKA 的含量,证实附子具有明显的抗缓慢性心律失常作用[40]。

(3)降压:附子煎剂具有降压作用。附子水溶性部分能使股动脉血流量增加,血管压力下降,能轻度扩张冠状血管。去甲乌药碱为附子中降压的有效成分,氯化棍掌碱和去甲猪毛菜碱是升压的主要成分,对血压具有双向影响。去甲乌药碱能使犬的血压降低,心率加快;却可在不影响肾性高血压大鼠收缩压的情况下,使其舒张压下降;对心衰动物血压先短暂下降,之后持续升高[33]。配伍研究发现,附子配伍干姜可以明显改善冠脉血流量情况,改善心肌受损的情况,可降低 $N'$-硝基 -L- 精氨酸(L-NNA)所致高血压小鼠的血压情况[41]。此外,还有研究发现,附子不同配伍对小鼠耳郭微血管有扩张作用,加快血流速度,增加血流量,促使肾上腺素导致的小鼠耳郭微循环障碍消除[42]。

(4)对心肌的保护作用:附子对心肌损伤均具有保护作用。附子总生物碱通过细胞修复和抗氧化酶等相关蛋白表达,调节缺血心肌的能量代谢、信号转导功能来保护缺血心肌[43]。附子多糖保护心肌缺血作用也较显著,其作用机制可能与抑制内质网应激所介导的细胞凋亡途径有关,也可能与抑制细胞凋亡有关[44-45]。

**2. 抗炎镇痛作用** 对于一些外周性疼痛而言,使用附子进行合理治疗,能够较大限度地缓解疼痛[46]。实验也证实,附子生品及其几种炮制品具有显著的镇痛活性,其镇痛的作用机制可能与介导中枢阿片受体有关[47]。而且,生物碱芳香环上的 C-5′ 位的活性对其镇痛作用有较大影响[48]。

抗炎实验研究发现,3 种单酯型生物碱苯甲酰乌头原碱(BAC)、苯甲酰中乌头原碱(BMA)、苯甲酰次乌头原碱(BHA)对 LPS 刺激的巨噬细胞均有抗炎作用,BAC 的有效抗炎剂量低于 BMA 和 BHA;且与青藤碱联用表现拮抗作用[49]。此外,实验显示,附子理中汤显著抑制小鼠耳肿胀度,明显减少小鼠扭体次数[50];使大鼠肠黏膜炎症面积和损伤评分明显下降,降低大鼠肠黏膜 NF-κB 的含量以及血清 TNF-α、IL-1β 的含量[51];并且对脾肾阳虚型溃疡性结肠炎大鼠肠黏膜具有抗炎和修复作用,其机制可能与其抑制 NF-κB 的激活,下调 TNF-α、IL-1β 的表达有关[52]。在抗炎过程中,乌头类生物碱起着重要作用[53],制附子总碱能一定程度缓解变应性鼻炎的症状[54]。在临床中,附子可用于治疗风湿性关节炎、肠炎、前列腺炎等,疗效显著而明确。

**3. 抗肿瘤作用** 附子对胃癌细胞 SGC-7901 的增殖有抑制作用[55],对 B 淋巴瘤 Raji 细胞有凋亡诱导作用,且均表现出时间和浓度依赖性[56]。附子提取物也具有显著抑制移植性肝癌 H22 生长的作用,其作用机制可能是活化细胞凋亡信号的转导通路,继而诱导肿瘤细胞的凋亡[57]。进一步研究发现,附子粗多糖和酸性多糖均能显著抑制 S180 和 H22 荷瘤小鼠的肿瘤生长,增强淋巴细胞转化能力和 NK 细胞活性,提高抑癌基因 p53 和 fas 的表达和肿瘤细胞凋亡率[3]。

**4. 调节机体免疫力作用**　温补肾阳是提高人体免疫功能的重要法则,因此临床上常用桂枝加附子汤、桂枝去芍药加附子汤、芍药甘草附子汤、附子泻心汤等[58]。附子免煎剂能显著降低免疫性肝损伤模型大鼠体内的 GPT 水平、TBIL 水平、血清丙二醛含量;改善大鼠急性肝损伤可能与降低丙二醛含量、保护肝细胞膜性结构有关[59]。而附子不同炮制品均具有提高免疫作用,且作用效果存在差异,其中以黑顺片、淡附片和蒸附片效果为佳[60]。此外,麻黄附子细辛汤能抑制抗原诱导的 RBL-2H3 肥大细胞释放组胺[61];附子理中汤对细胞免疫因子能产生影响,提高胸腺指数、脾指数、IL-2、IL-6、TNF-α 等,从而可能改善脾阳虚大鼠免疫功能[62]。

在附子中,乌头碱具有体液免疫功能,能抑制风湿因素[46]。且附子多糖可以增强正常小鼠机体免疫[63],如黑顺片多糖溶液可促进小鼠脾脏细胞和腹腔巨噬细胞的增殖,升高小鼠血清中 NO 和 IFN-γ 含量,提示黑顺片多糖对固有免疫及适应性免疫均有一定增强作用[7]。

**5. 抗衰老作用**　附子可降低脑组织中脂褐素和肝组织中丙二醛的含量,提高老年大鼠血清的总抗氧化能力、红细胞中超氧化物歧化酶的活性,还能提高心肌组织中 $Na^+$,$K^+$-ATP 酶的活性,改善肝细胞膜的流动性,起到抗衰老的作用[3]。同时,附子可下调超氧阴离子生成催化酶基因水平,上调自由基清除相关基因表达水平,减少自由基生成,促进其清除;调控性激素代谢相关基因表达,促进性激素转化,减少灭活,发挥一定抗氧化、抗衰老作用[64]。此外,附子多糖具有较好的还原能力以及羟自由基、超氧阴离子自由基、亚硝酸盐清除效果[65]。

复方研究发现,附子汤可以提升小鼠体内谷胱甘肽过氧化物酶以及超氧化物歧化酶活力,从而可以清除过量的体内自由基,减少丙二醛含量[66]。也有研究发现,附子泻心汤能延长小鼠负重游泳的存活时间,提高负重游泳的耐力,可能具有抗疲劳作用;同时该方使犬脑电图显示慢波周波数增多,表明有促进脑电活动的作用,提示本方对于老年性易疲劳及老年性心、脑和血管功能衰退等生理病理性改变可能有一定的防治作用[52]。

**6. 降血糖、降胆固醇作用**　附子对糖尿病患者具有较好的降糖作用[46]。现代药理研究显示,附子多糖 aconitans A、aconitans B、aconitans C 对正常和高血糖模型小鼠的血糖均有显著降糖作用[3]。而且,附子多糖还可促进 3T3-L1 脂肪细胞对葡萄糖的消耗,其机制可能与附子多糖促进胰岛素抵抗模型脂肪细胞对 $^3$H- 葡萄糖的摄取有关[67]。另外,有研究证明附子多糖可明显地降低血胆固醇,其机制与上调低密度脂蛋白受体和 CYP7A1 mRNA 表达以及下调肝脏 HMG-CoA 还原酶 mRNA 水平有关[68-69]。

**7. 对线粒体呼吸功能的影响**　附子增加肝细胞内能量消耗,提高细胞内能量储备,其机制可能与提高线粒体呼吸链中某个复合物或 ATP 合成酶的活性,提高细胞内 ATP 含量及能荷,升高线粒体膜电位有关[70]。同时,实验研究发现,附子能够使线粒体内蛋白质含量显著增高,且伴随能量代谢增强,提示附子能够增强细胞核和线粒体基因表达,促进与能量代谢相关蛋白质生成。此外,附子能够增加 ST3 和 ST4 态总耗氧量,使大鼠肝细胞线粒体内膜质子漏效应增强,从而增强能量代谢[71]。

**8. 抗血栓作用**　附子水提物具有抑制血栓形成作用,使凝血活酶时间和凝血酶原消耗时间延长,具有一定的抗血栓作用[33]。

**9. 其他作用**　生、制附子的甲醇提取物可以刺激小鼠肺部对氨基酸的摄入,其中新乌头碱的活性最强。另外,附子多糖对去卵巢小鼠具有抗抑郁作用,其机制可能与脑源性神经营养因子信号转导通路有关[3]。

【**毒理研究**】

**1. 毒性成分研究**　现代研究表明,附子的主要活性成分为二萜类生物碱,属脂溶性成分,包括双酯型、单酯型和脂类生物碱,其中双酯型二萜类生物碱毒性最大,主要包括乌头碱、新乌头碱及次乌头碱等[72],具有心脏毒性、神经毒性、肾毒性等,毒理机制主要是先通过引起机体神经的兴奋,而后对其产生麻痹作用,中毒剂量为 0.2mg,3~5mg 即可致死,中毒的症状主要有心律失常、恶心呕吐、呼吸困难、四肢麻木等[73-76]。

**2. 毒性机制研究**

(1)心血管毒性:附子心电图上可见到室性期前收缩、室性心动过速及心室颤动等多种心律失常表现,甚至直接致心脏停搏[75]。并且研究发现附子中毒后,细胞 $Ca^{2+}$ 浓度和心脏活动节律与振幅均有显著改变,推测 $Ca^{2+}$ 浓度失衡可能是导致附子引起心脏毒性的相关机制之一[77]。代谢组学研究表明,附子在人体内毒性作用的主要途径可能与心脏有关,且次乌头碱、美沙乌头碱及乌头碱的影响有差异,其中以次乌头碱的影响最小[78]。而且,附子总碱及其模拟炮制品对大鼠离体心脏均呈现出毒性作用,随炮制时间的延长,毒性下降[79]。

(2)神经毒性:乌头碱除了直接作用于心肌细胞外,还间接通过心外神经介导造成心脏毒性,其具有明显的抗胆碱和阻断迷走神经特性从而诱导心律失常[3]。此外,乌头碱能诱导神经元凋亡[80],还可损伤星形间质细胞细胞膜的完整性,从而导致细胞内离子溢出和 $Na^+$,$K^+$-ATP 酶失活[81]。

【**配伍研究**】

**1. 增效减毒的配伍**　古代文献中与附子配伍的代表性药对有:防风、黄芪、远志、人参、大黄、防己、甘草等,在临床合理配伍使用,可以降低附子毒性,增强疗效。

(1)附子与生姜或干姜、甘草配伍:附子多配伍生姜或干姜、甘草之类,以达到增效减毒的效果,如干姜附子汤、四逆汤、甘草附子汤等类。一般甘草与附子用量比例常为 1:2 或者 2:3,生姜或干姜与附子用量比值常为 1:1 或者 1:2。研究表明,附子与甘草配伍后其酯型生物碱含量可降低约79%,且甘草有效成分甘草类黄酮、异甘草素均有显著的对抗因乌头碱所引起心律失常的作用[82];而干姜与附子共煎后,汤剂中乌头碱的含量较附子单煎时的含量降低约41%,有毒生物总碱的含量则降低约73%[83]。而反过来,甘草与附子配伍后,甘草黄酮的溶出降低了,可能是甘草苷与附子中生物碱发生沉淀反应所致,其中甘草与附子 1:3 配伍的甘草黄酮溶出最低;并且,随着时间变化甘草黄酮溶出增加,60 分钟后含量保持基本稳定[84]。

实验发现,甘草与附子单煎动物毒性是合煎的 4.1 倍,显示甘草与附子通过配伍不仅大大降低了附子的毒性,也增强了其回阳救逆的效果[85]。同时,甘草与附子配伍能不同程度提高大鼠心肌细胞的存活率,改善琥珀酸脱氢酶、$Ca^{2+}$,$Mg^{2+}$-ATP 酶及 $Na^+$,$K^+$-ATP 酶活性[86];甘草苷可明显减少乌头碱引起的大鼠心肌细胞乳酸脱氢酶的释放,对乌头碱所致的心肌细胞钾离子通道 mRNA 的表达有下调作用,并上调钙离子通道 mRNA 的表达,达到降低心肌细胞中钙离子浓度的目的[87]。这说明附子与甘草的主要活性物质配伍,可降低附子相关活性成分导致的心肌细胞毒性,减轻心肌细胞的氧化,并提高心肌细胞功能,起到显著的心肌保护作用[88]。

另有代谢学研究发现,单用干姜组能够明显减慢咪达唑仑的代谢,显著抑制肝药代谢酶 CYP3A4 酶活性;附子 + 干姜组能够增强附子的药效,可能是由于干姜通过对肝药代谢酶 CYP3A4 酶的抑制,减慢附子主要药效成分乌头类生物碱在体内的代谢,延长在大鼠体内滞留时间,进而达到增强附子药效的作用[89]。

(2)附子与防风、黄芪、远志配伍:附子配伍防风、黄芪、远志后可不同程度地提高附子的 $LD_{50}$ 和心脏毒性的 $TD_{50}$,减毒作用与药物的配伍比例有关,这 3 种中药解毒作用强度为,黄芪>防风>远志[90]。

(3)附子与人参配伍:人参与附子配伍具有明显的减毒作用,且减毒作用在一定范围内随着人参剂量的增加而增大,在人参:附子≥1:1 时更明显。临床上,人参少于附子用量的参附汤主要用于真阳不足,阳虚气虚的危重之证;附子用量少于人参者主要用于阳虚气虚伴有阴脱虚寒之证[91]。

(4)附子与大黄配伍:大黄与附子配伍增效解毒的机制,可能与体外降低乌头类生物碱的含量,体内抑制乌头类生物碱的吸收和延长乌头类生物碱的滞留时间有关[16]。

(5)附子与防己配伍:防己可能通过其有效成分粉防己碱对心肌细胞膜上的 L- 型钙离子通道进行阻滞,从而对抗附子中乌头碱引起心肌细胞内钙离子增加而导致的心律失常,进而发挥配伍解毒的作用[92]。

(6)附子与白术配伍:附子 - 白术"药对"可抑制乳腺癌骨转移,延长生存时间,减轻骨转移溶骨性损伤[93-94]。实验证实,该药对具有抑制骨髓细胞向破骨细胞分化、抑制破骨细胞的增殖和活性的作用及骨吸收功能的作用[95],其机制可能与调控 TGF-β 信号通路,减少 PTHrP 的表达相关[96];同时,又能促进成骨细胞的增殖和分化,其机制可能与其激活 BMP-2/Smads/Runx2 信号通路,促进 I 型胶原表达相关[97]。

2. **附子与半夏配伍**　乌头反半夏包含在中药配伍禁忌"十八反"中,又由于附子是川乌的附生根,因此临床也普遍认为附子反半夏。《中国药典》指出,附子不宜和半夏共同使用。但是多数相关临床实践显示[98-99],临床上有很多附子和半夏共同使用的处方。临床病例分析显示,在附子伍半夏的方剂适用的症状中,最主要的为不寐,其次为痹证,再次为高血压、癌症、咳嗽、虚劳、睡眠障碍等[100]。但是,也据报道临床有服用半夏、附子合煎液后出现恶心呕吐、胸闷憋气等乌头碱中毒的不良反应[101]。现代研究发现,附子半夏配伍煎剂与单煎剂相比,心、肾毒性无明显增加[102],而且可改善再灌注大鼠心功能,减少心肌梗死面积,改善心肌线粒体超微结构[103]。但是,也有学者报道:附子配伍半夏对大鼠心脏的损伤作用明显增强;大鼠的肝脏指数、肾脏指数及肝脏、肾脏形态学改变与单药组相比,均有显著性差异[104]。由此可见,对于附子配伍半夏的应用仍需谨慎。

**【复方及制剂】**

1. **附子理中丸(片)**　附子(制)100g、党参 200g、炒白术 150g、干姜 100g,甘草 100g。丸剂为棕褐色至棕黑色的水蜜丸,或为棕褐色至黑褐色的小蜜丸或大蜜丸;气微,味微甜而辛辣。片剂为糖衣片,除去糖衣后显棕褐色;气微,味微甜而辛辣。温中健脾。用于脾胃虚

寒,脘腹冷痛,呕吐泄泻,手足不温。口服。水蜜丸一次 6g,小蜜丸一次 9g,大蜜丸一次 1
丸;片剂一次 6~8 片。一日 1~3 次[1]。

2. **附桂骨痛片(胶囊、颗粒)** 请参照川乌。

3. **参附强心丸** 人参 200g、附子(制)160g、桑白皮 200g、猪苓 300g、葶苈子 240g、大黄
120g。本品为棕褐色的大蜜丸或棕色至棕褐色的水蜜丸;味甜、微苦。益气助阳,强心利水。
用于慢性心力衰竭而引起的心悸、气短、胸闷喘促、面肢浮肿等症,属于心肾阳衰者。口服。
大蜜丸一次 2 丸,水蜜丸一次 5.4g,一日 2~3 次。孕妇禁服;宜低盐饮食[1]。

4. **桂附地黄丸(胶囊)** 肉桂 20g、附子(制)20g、熟地黄 160g、酒萸肉 80g、牡丹皮 60g、
山药 80g、茯苓 60g、泽泻 60g。丸剂为黑棕色的水蜜丸、黑褐色的小蜜丸或大蜜丸;味甜而
带酸、辛。胶囊为硬胶囊,内容物为棕黄色至棕色的颗粒和粉末;气芳香,味微苦。温补肾
阳。用于肾阳不足,腰膝酸冷,肢体浮肿,小便不利或反多,痰饮喘咳,消渴。口服。水蜜丸
一次 6g,小蜜丸一次 9g,大蜜丸一次 1 丸;胶囊一次 7 粒。一日 2 次[1]。

5. **桂附理中丸** 肉桂 30g、附片 30g、党参 90g、炒白术 90g、炮姜 90g、炙甘草 90g。本
品为棕褐色至棕黑色的水蜜丸、小蜜丸或大蜜丸;气微,味甜而辛辣。补肾助阳,温中健脾。
用于肾阳衰弱,脾胃虚寒,脘腹冷痛,呕吐泄泻,四肢厥冷。用姜汤或温开水送服。水蜜丸一
次 5g,小蜜丸一次 9g,大蜜丸一次 1 丸,一日 2 次。孕妇慎用[1]。

6. **益肾灵颗粒** 枸杞子 200g、女贞子 300g、附子(制)20g、芡实(炒)300g、车前子(炒)
100g、补骨脂(炒)200g、覆盆子 200g、五味子 50g、桑椹 200g、沙苑子 250g、韭菜子(炒)100g、
淫羊藿 150g、金樱子 200g。本品为黄棕色的颗粒;味甜、微苦。温阳补肾。用于肾气亏虚,
阳气不足所致的阳痿、早泄、遗精或弱精症。开水冲服。一次 1 袋,一日 3 次[1]。

7. **止血复脉合剂** 阿胶、附片(黑顺片)、川芎、大黄。本品为棕色至棕褐色的液体;
味微苦、微甘。止血祛瘀,滋阴复脉。用于上消化道出血量多,症见烦躁或神志淡漠,肢
冷,汗出,脉弱无力。可作为失血性休克的辅助治疗药物。口服。一次 20~40ml,一日 3~4
次,或遵医嘱。治疗失血性休克,开始 2 小时内服 180ml,第 3~12 小时和 12~24 小时分别
服 90~180ml,第 2 至第 7 日可根据病情恢复情况,每日给药 90~180ml,分数次口服或遵
医嘱[1]。

8. **右归丸** 熟地黄 240g、炮附片 60g、肉桂 60g、山药 120g、酒萸肉 90g、菟丝子 120g、
鹿角胶 120g、枸杞子 120g、当归 90g、盐杜仲 120g。本品为黑色的小蜜丸或大蜜丸;味甜、微
苦。温补肾阳,填精止遗。用于肾阳不足,命门火衰,腰膝酸冷,精神不振,怯寒畏冷,阳痿遗
精,大便溏薄,尿频而清。口服。小蜜丸一次 9g,大蜜丸一次 1 丸,一日 3 次[1]。

9. **四逆汤** 淡附片 300g、干姜 200g、炙甘草 300g。本品本品为棕黄色的液体;气香,味
甜、辛。温中祛寒,回阳救逆。用于阳虚欲脱,冷汗自出,四肢厥逆,下利清谷,脉微欲绝。口
服。一次 10~20ml,一日 3 次;或遵医嘱[1]。

10. **固肾定喘丸** 熟地黄 72g、附片(黑顺片)78g、牡丹皮 52g、牛膝 104g、盐补骨脂
156g、砂仁 42g、车前子 104g、茯苓 104g、盐益智仁 52g、肉桂 52g、山药 104g、泽泻 78g、金樱
子肉 52g。本品为黑色的包衣水蜜丸,除去包衣后显棕褐色;气芳香,味苦。温肾纳气,健脾
化痰。用于肺脾气虚,肾不纳气所致的咳嗽、气喘,动则尤甚;慢性支气管炎、肺气肿、支气管
哮喘见上述证候者。口服。一次 1.5~2.0g,一日 2~3 次,可在发病预兆前服用,也可预防久
喘复发,一般服 15 日为 1 个疗程[1]。

**11. 温胃舒胶囊**　党参 183g、附片(黑顺片)150g、炙黄芪 183g、肉桂 90g、山药 183g、肉苁蓉(酒蒸)183g、白术(清炒)183g、南山楂(炒)225g、乌梅 225g、砂仁 60g、陈皮 150g、补骨脂 183g。本品为硬胶囊,内容物为棕黄色至棕褐色的细粉和颗粒;味微酸、苦。温中养胃,行气止痛。用于中焦虚寒所致的胃痛,症见胃脘冷痛,腹胀嗳气,纳差食少,畏寒无力;慢性萎缩性胃炎、浅表性胃炎见上述证候者。口服。一次 3 粒,一日 2 次。使用时,胃大出血时禁用;忌食生冷,油腻及不宜消化的食物[1]。

**12. 痰饮丸**　肉桂 167g、淡附片 250g、苍术 500g、麸炒白术 500g、炒紫苏子 333g、炒莱菔子 500g、干姜 167g、炒白芥子 250g、炙甘草 167g。本品为棕褐色至黑褐色的浓缩水丸;气微香,味辛、微苦。温补脾肾,助阳化饮。用于脾肾阳虚,痰饮阻肺所致的咳嗽,气促发喘,咯吐白痰,畏寒肢冷,腰酸背冷,腹胀食少。口服。一次 14 丸,一日 2 次,儿童酌减。孕妇禁服。心脏病、高血压患者慎用[1]。

**【临床研究】**

**1. 应用研究**

(1)治疗肺胀(慢性支气管炎):患者因胸闷气喘反复发作十余年,慢性支气管炎、心律不齐病史十余年,长期使用沙丁胺醇喷剂。处方:炙麻黄 9g、桂枝 9g、苦杏仁 6g、桔梗 12g、白茯苓 15g、熟附片 9g、干姜 6g、细辛 3g、五味子 10g、枇杷叶 12g、石菖蒲 10g、制半夏 9g、化橘红 15g、党参 12g、山药 15g、炙甘草 6g,早晚温服,嘱其避风寒勿食生冷,7 剂后咳喘稍有减轻,随后 2 个月依前方加减熟附片逐渐加量至 18g,咳喘症状明显好转,痰鸣音基本消失,手足渐温,面色已见红润,可安睡,舌中白腻之苔已化,病情得以控制[105]。

(2)治疗慢性肾脏病:附子在各种原发及继发慢性肾脏病中均有较为广泛的应用。真武汤是附子类方中温阳利水法的代表方,临床研究亦提示真武汤可明显提高原发肾病综合征疗效,改善患者生存质量[106]。同时,金匮肾气丸治疗痛风性肾病患者 30 例,可降低脾肾阳虚型痛风性肾病患者血肌酐、尿素氮及蛋白尿水平,总有效率为 90.6%,且无明显不良反应[107];大黄附子汤可改善肾间质纤维化,延缓疾病进展[108];麻黄附子细辛汤可显著缓解肾病综合征临床症状,减少尿蛋白水平[109]。此外,慢性肾衰竭是慢性肾脏病迁延不愈的后期阶段,病程冗长,迁延难愈。运用大黄、附子为主的中药内服或灌肠,在改善临床症状、保护肾功能等方面,较单纯西药治疗疗效显著而稳定[110]。

(3)治疗心肾阳虚型胸痹证:以附子理中汤以及丹参饮进行加减治疗,药方如下,附子 10g、人参 10g、白术 15g、干姜 10g、炙甘草 10g、丹参 30g、砂仁 10g、檀香 10g,如果患者的舌质比较淡白,且齿痕较重,可以将干姜的用量提升到 20~30g;如果患者舌底脉络呈现淤曲重的情况,加入 10g 桃仁以及红花 10g;存在脉结症状的患者,将炙甘草的用量提升到 30g。另外,在煎药的时候需要注意,附子需要先煎 30 分钟左右,解除乌头碱的毒性,同时人参需要保持煎 60 分钟,其他的药物依照常规方式进行煎煮,一共取 300ml 汁液,分成早晚进行服用,每天 1 剂即可。15 天为治疗周期。临床效果理想[111]。

(4)治疗单纯性阑尾炎:方选大黄附子汤加减治疗,处方为,大黄 9g、黑顺片 9g、白芍 30g、炙甘草 10g、细辛 3g、红藤 30g。3 剂,水煎口服,服用 1 剂后患者腹痛减轻,大便通畅,压痛、反跳痛减轻,连续服用 3 剂后腹痛消失,为巩固疗效,又服用 3 剂,复查血常规、B 超正常,随访半年未复发[112]。

(5)治疗十二指肠溃疡:用黄连附子汤进行治疗,药方组成为姜黄连、白芍、枳实等各

12g,炒香附、延胡索、乌贼骨以及陈皮等各 6g,炮附子 4g。如患者存在黑便症状则加入 6g 炮姜炭;纳差患者加入茯苓与白术等各 15g;口苦症状患者加入 9g 龙胆后将白芍取出;反酸症状患者加入 10g 马勃和 15g 断瓦楞;存在相对剧烈疼痛患者加入延胡索和五灵脂等 10g。每天 1 剂,水煎服,早晚服用,1 个疗程为 7 天,需连续治疗 2 个疗程。不仅可更好地提高病情改善效果,同时安全性高,患者更易于接受,值得临床推广[113]。

(6)治疗盗汗:用附子理中汤进行治疗,药方组成如下:附子 3~30g,红参 3~15g,白术 6~18g,干姜 3~12g,炙甘草 3~9g。人参用红参,其他参效欠佳。不加减,只根据年龄大小进行剂量调整,一煎加水 1 000~1 500ml,先煎附子 60 分钟,再加入他药武火煎至即将开时调至文火再煎 30 分钟,取汤药 100~200ml,二煎加水 300~500ml 武火煎开调至文火煎 20 分钟,取汤药 100~200ml,两煎药汁分上、下午两次温服。采用附子理中汤治疗盗汗 93 例,治愈率达 90.3%,总有效率达 97.8%,临床疗效满意[114]。

(7)治疗胃肠神经官能症:方用附子理中汤合四逆散。药用:淡附片、党参、白术、干姜、炙甘草、柴胡、赤芍、枳实各 15g。每日 1 剂,水煎 2 次,混匀,取汁 600ml,早、中、晚各服 200ml。两组均治疗 4 周为 1 个疗程。治愈率为 63.6%,总有效率为 93.9%,显示附子理中汤合四逆散治疗胃神经官能症有较好的临床疗效[115]。

2. **用法用量**　2020 年版《中国药典》规定附子为有毒,3~15g,先煎,久煎。使用时孕妇慎用,不宜与半夏、瓜蒌、瓜蒌子、瓜蒌皮、天花粉、川贝母、浙贝母、平贝母、伊贝母、湖北贝母、白蔹、白及同用[1]。

考虑不同患者的体质可能对附子的敏感性有所不同,建议在服药前可先尝是否口麻,服用时要少许服用,不效再服,每日 3 服为常规服法。对于危急重症,一般是顿服。服用附子之温热类汤剂,热服效果最好,但如因阴寒太盛,服后即吐,则可先冷却汤药,或加猪胆汁、童便之类服用,以防药物格拒。在进服附子方药期间,应禁食寒凉类食物或药品,以免降低药效,同时宜忌食肥甘厚腻、辛辣刺激类食品。不宜长期大剂量服用附子类汤剂,三五剂达到治疗目的,如果继续服用,可逐渐减量,连服 1 周时,最好停药 2~3 天以防药物蓄积中毒[29]。

**【中毒表现及救治】**

1. **中毒表现**　尽管附子具有多种功效,可以应用于多种疾病的治疗,但是使用不合理、不科学,也会引发不良反应,因为附子成分中,有些成分含有剧毒。附子治疗引发的各种不良反应中,心血管系统、神经系统、消化系统、呼吸系统等不良反应比较常见[46]。

(1)心血管系统不良反应:如心律不规则(紊乱)、结性心率迟缓、心音减弱、心源性休克死亡等。

(2)神经系统不良反应:先会出现口、舌麻等症状,随之引发面麻,进而引发全身麻木,导致语言、肢体等功能出现障碍。

(3)消化系统不良反应:比较常见的有恶心、呕吐、食管灼烧性疼痛、食欲减退、腹泻等。

(4)呼吸系统不良反应:比如呼吸频率不规则(加快或减慢)、呼吸困难、咳嗽、呼吸衰竭等。

2. **救治**　一旦发生附子中毒情况可以通过如下方法进行处理:①中药治疗,常用的有绿豆甘草汤,如绿豆 120g,甘草 60g,水煎服饮用,或在绿豆甘草汤的基础上加金银花、黄连、蜂蜜等适量煎服[116],亦可配合针灸等治疗手段。②西医方面,所用药物主要包括阿托品、多巴胺等一些急救类药物,心律失常时可以用胺碘酮,甚至用电除颤来进行治疗。同时也需用到一些辅助治疗手段,如催吐、洗胃、输液、补充维生素 C 等相应的对症处理,亦可采用中西医结合治疗[29]。

总而言之,附子这一中药具有多种功效的同时,也容易引发不良反应。在选择附子进行疾病治疗的时候,一定要重视对不良反应的控制,认真分析附子不合理使用可能引发的不良反应,从各个环节合理用药,如配伍环节、炮制环节、服用环节等,从而降低不合理用药引起的不良反应,从而保证用药的安全性。

(赵 雍 李军德 杜贵友)

# 45 苦 木

【基源】本品为苦木科植物苦木 Picrasma quassioides(D.Don)Benn. 的干燥枝和叶。

【化学成分】苦木中主要含有生物碱类、苦味素类、苦木内酯类和三萜类。其中,生物碱主要为铁屎米酮类生物碱、β-carboline 类生物碱及二聚体生物碱。其次为挥发油类、固醇、皂苷、香豆素、醌类等。

1984 年,张振杰[1]从苦木中分离并鉴定了 5- 甲氧基铁屎米酮(5-methoxycanthin-6-one)。另外还得到一种非生物碱成分 β- 谷甾醇(β-sitosterol)。

1984 年 5 月,杨峻山[2]自苦木科植物苦木的木质部分离得到两个 β- 咔巴琳新生物碱,分别为苦木碱辛和苦木碱壬。同年 12 月,杨峻山等[3]自苦木科植物苦木的茎心的乙醇提取物中得到两个苦味素类成分,经理化常数和光谱分析,确定其中之一为新的化合物为苦树内酯。

2007 年,陈猛等[4]用硅胶和 Sephadex LH-20 进行色谱柱分离,通过理化性质、光谱数据鉴定结构。首次从苦木中分离得到 11- 羟基 - 铁屎米酮巴啉、1- 甲氧基 -β- 咔巴琳、1- 乙基 -4- 甲氧基 -β- 咔巴琳。

2012 年,祝晨蔯等[5]运用各种柱色谱和重结晶等方法对苦木进行分离纯化,首次分离得到 5 个新的化合物。通过 NMR 等现代波谱学方法和技术鉴定化合物的结构分别为:高丽槐素 -3-O-β-D- 葡萄糖苷(trifolirhizin)、高丽槐素(maackiain),3′,7- 二羟基 -4′- 甲氧基异黄酮(3′,7-dihydroxy-4′-methoxyisoflavone)、7- 羟基香豆素(umbelliferone)和大黄素(emodin)。

【含量测定】2020 年版《中国药典》中目前尚无苦木化学成分的含量测定方法,但有学者采用以下方法对其化学成分含量进行了测定。

1. **总生物碱的测定** 精密量取苦木提取液 20ml 于蒸发皿中,置水浴上蒸干,残渣用 10ml $H_2SO_4$(0.25mol/L)溶解,滤过;蒸发皿用 0.05mol/L $H_2SO_4$ 洗涤 2 次,每次 10ml,滤过;合并滤液,移至分液漏斗中,用三氯甲烷提取 2 次,每次 10ml;合并三氯甲烷液,用 0.25mol/L $H_2SO_4$ 振摇提取 3 次(10ml、10ml、5ml),弃去三氯甲烷液,合并酸液,用浓氨试液调 pH 约 10;然后用三氯甲烷振摇提取 6 次(20ml、20ml、15ml、15ml、10ml、10ml),每次提取液均用

10ml 水洗涤,再通过无水硫酸钠滤过,滤皿用 4ml 三氯甲烷洗涤 2 次,合并三氯甲烷洗液,置水浴上蒸干,再 105℃干燥 3 小时,精密称重即可[6]。

2. **苦木碱的含量测定**

(1)高效液相色谱法 1：条件色谱柱:Nucleosil $C_{18}$(4mm×25cm,5μm);流动相:60% 甲醇 -0.1% 乙酸铵;流速 0.5ml/min;检测波长 254nm。首先,配制 1mg/ml 苦木己碱、苦木丁碱的甲醇溶液,然后吸取对照品溶液 250μl、100μl 置于 5ml 量瓶中,以甲醇定容,分别吸取 2μl、4μl、6μl、8μl、10μl 进样,按色谱条件测定,绘制标准曲线。取总生物碱测定项下生物碱 1.0mg,精密称量,溶于少量甲醇,通过中性氧化铝小柱(25mm×6mm),用 15ml 甲醇洗脱,洗脱液挥干溶剂,残渣用甲醇溶解并稀释至 1ml 即可[6]。

(2)高效液相色谱法 2：色谱条件与系统适用性试验:用十八烷基硅烷键合硅胶为填充剂;以甲醇为流动相 A,以 0.1% 醋酸铵溶液为流动相 B,梯度洗脱后;检测波长为 254nm。精密称取本品 0.5g,精密加入 80% 乙醇 20ml,加热回流 30 分钟,放冷,再称定重量,用 80% 乙醇补足减失的重量,过 0.45μm 滤膜,取续滤液,即得。测定法:精密吸取供试品溶液 10μl,注入液相色谱仪,测定[7]。

3. **苦木酮的测定**　RP-HPLC 法测定。色谱柱为以十八烷基硅烷键合硅胶为填充剂;流动相为乙腈 -0.1% 乙酸水溶液(26∶74);流速为 1.0ml/min;检测波长为 254nm;柱温为 30℃;进样量为 20μl[8]。

【炮制研究】2020 年版《中国药典》中苦木的制法为:除去杂质,枝洗净,润透,切片,干燥;叶喷淋清水,稍润,切丝,干燥[9]。

【药理研究】

1. **抗炎、抗菌**　赵文娜[10]等的研究显示,苦木水煎液和脂溶性总生物碱在体外对金黄色葡萄球菌、铜绿假单胞菌、大肠埃希菌和乙型副伤寒沙门菌均有抗菌活性,与模型组比较,苦木水煎液外用可缓解变应性接触性皮炎(ACD)小鼠的耳部红肿,降低血清免疫球蛋白 E(IgE)及白细胞介素 -6(IL-6)的水平($P<0.01$),因此,苦木提取物外用具有较好的抗菌和抗炎作用。

2. **降压**　赵文娜等[11]为了观察苦木对血压的影响及其机制,采用 SHR 大鼠作为动物模型进行了相关的实验研究,并观察了给药过程中各组大鼠的收缩压和舒张压的变化,结果表明,苦木大、中、小剂量灌胃给药均能使 SHR 血压出现不同程度的下降,其中大剂量组和中剂量组与阳性药卡托普利的降压效果几乎相当。

3. **抗肿瘤**　Shinsaku 等[12]研究表明,苦木苦味素 picrasinoside B 在体外实验中能抑制 P388 淋巴细胞白血病细胞的生长。

4. **解热**　沙静姝[13]报道肌内注射莲胆注射液(穿心莲、苦木)对伤寒、副伤寒混合菌所致家兔的发热有解热作用。

5. **抗疟**　苦木科植物苦木树汁中和非洲苦木中的苦木内酯有抗疟作用[13]。

6. **抗蛇毒**　梁文法[14]报道苦木注射液对银环蛇毒中毒的小鼠和犬有显著的保护作用。

7. **对心脏的影响**　沙静姝[15]发现苦木总碱可使大鼠心排血量降低,左心室作功减少,心肌耗氧量降低。尚能减慢心率,改善心肌营养性血流量,有一定程度的延长 PR 间期及减慢房室传导作用。

8. **降低转氨酶**　苦木总碱对 $CCl_4$(四氯化碳)严重中毒性肝炎的家兔有明显降低血清谷丙转氨酶的作用[16]。

9. **增强局部血流量**　木本太一等[17]给家兔静脉注射苦木心材及边材的水提取物对肠血管血流量均有显著的增强使用。

10. **其他**　Yujiro 等[18]研究发现苦木中的成分能够保护胃黏膜,治疗胃黏膜损伤和胃溃疡。此外苦木的树汁中和非洲苦木中的苦木内酯还具有抗疟作用。苦木素可作健胃剂,增进食欲,过量引起呕吐,可作为吐根碱的良好代用品。苦木浸剂灌肠可治蛲虫,苦树属植物苦木具有抗溃疡作用。

Shakila[19]发现苦树属植物中的苦木苦味素类成分具有一定的抗结核病作用。

【**毒理研究**】苦木总碱对大鼠生长发育,肝、肾功能,血常规及实质性器官心、肝、肺、肾未见明显影响[16]。

【**复方及制剂**】

1. **消炎利胆片**　穿心莲 868g、溪黄草 868g、苦木 868g。本品为糖衣片或薄膜衣片,除去包衣后显灰绿色至褐绿色;味苦。清热,祛湿,利胆。用于肝胆湿热所致的肋痛、口苦;急性胆囊炎、胆管炎见上述证候者。口服,一次 6 片(小片)或 3 片(大片),一日 3 次。服药期间忌烟酒及油腻厚味食物[9]。

2. **苦木膏**　治局部化脓性感染和预防外伤感染:苦木 500g,粉碎过 120 目筛,与凡士林 500g 制成软膏。化脓处先用苦木水洗净,外敷,一日 1~2 次[19]。

【**临床研究**】

1. **应用研究**

(1)治疗小儿腹泻:张春霞[20]在穴位注射苦木注射液治疗小儿腹泻的临床治疗效果的研究中,治疗小儿腹泻 43 例,总有效率达 100%。研究表明,小儿腹泻使用穴位注射苦木注射液治疗可以取得非常显著的临床治疗效果,具有很强的安全性以及可靠性,值得进一步推广使用。

(2)治疗小儿急性上呼吸道感染:陈慈成等[21]应用苦木注射液肌内注射治疗小儿急性上呼吸道感染患儿,其中,139 例患儿治愈 95 例(68.3%),显效 27 例(19.4%),有效 14 例(10.1%),无效 3 例(2.2%),即总有效率为 97.8%,且用药过程中无明显不良反应发生。提示苦木注射液治疗小儿急性上呼吸道感染疗效确切,安全性高。

(3)治疗肝癌:李玥等[22]收集整理肝癌患 88 例,随机分为 2 组,对照组 44 例进行肝动脉化疗栓塞术(TACE),实验组 44 例采用 TACE 联合口服苦木提取物汤剂治疗。检测对比两组患者治疗前后血清中 VEGF、nm23、CD44、Bcl-2 表达的变化,并采用电化学发光法对 AFP 进行检测,比较两组患者的临床疗效。结果:治疗后实验组患者血清 VEGF、AFP、CD44 含量水平低于对照组($P<0.01$);治疗后实验组患者血清 nm23、Bcl-2 含量水平高于对照组($P<0.01$);与对照组比较,实验组生存率较高,不良反应发生率较低($P<0.05$)。从而得出,差异具有统计学意义。TACE 联合口服苦木提取物汤剂治疗法对肝癌患者的治疗和提高生存率有较好的疗效。

(4)治疗毒蛇咬伤:梁文法[14]用苦木注射液治疗毒蛇咬伤 63 例(苦木茎皮经乙醇提取有效成分后,挥尽乙醇,加注射用水配成,过滤、灌封,10UC 灭菌 30 分钟即得),每支 2ml,内含生药 8g。治疗方法为:一日 3 次,每次 1~2 支,肌内注射。在 63 例中,除 1 例被蝮蛇咬伤者入院时出现急性肾功能衰竭抢救无效死亡外,其余全部治愈。苦木注射液早期应用效果显著,后期应用效果稍差。特别是对于溶血毒所致的组织坏死、急性肾功能衰竭效果较差。

2. **用法用量**　2020 年版《中国药典》规定苦木用量为枝 3~4.5g;叶 1~3g。外用适量[9]。

**【中毒表现及救治】**尚无相关报道。

（贾飞凡　付建华　杜贵友）

# 46　苦　杏　仁

**【基源】**本品为蔷薇科植物山杏 *Prunus armeniaca* L.var.*ansu* Maxim.、西伯利亚杏 *Prunus sibirica* L.、东北杏 *Prunus mandshurica*（Maxim.）Koehne、杏 *Prunus armeniaca* L. 的干燥成熟种子[1]。

**【化学成分】**苦杏仁含苦杏仁苷（amygdalin）。苦杏仁苷受苦杏仁酶（amygdalase）和樱叶酶（prunase）等 β- 葡糖苷酶的作用,水解成野樱皮苷（prunasin）、扁桃腈（mandelonitrile）,再分解成苯甲醛和氢氰酸。

苦杏仁含油量为 50.1%, 主要有油酸（oleic acid）、亚油酸（linoleic acid）、棕榈酸（palmitic acid）、硬脂酸（stearic acid）、亚麻酸（linolenic acid）、十四烷酸（tetradecanoic acid）、棕榈油酸（oaknutikeuc acid）、廿碳烯酸（eicosenoic acid）等,其中油酸含量 67%,亚油酸含量 27%。此外,尚有绿原酸（chlorogenic acid）即 5′- 咖啡酰奎宁酸（5′-caffeoylquinicacid）、新绿原酸（neochlorogenic acid）即 3′- 咖啡酰奎宁酸（3′-caffeoyl-quinicacid）、3′- 阿魏酰奎宁酸（3′-feruloylquinic acid）、5′- 阿魏酰奎宁酸（5′-feruloylquinic acid）、3′- 对香豆酰奎宁酸（3′-p-coumaroylquinic acid）、肌醇（inositol）、豆固醇（stigmasterol）、β- 谷甾醇（β-sitosterol）、24- 胆甾烯醇（24-cholestenol）、各种游离的氨基酸、糖类以及胆固醇、雌酮、α- 雌二醇等。尚含 2 种具有抗炎和镇痛活性的蛋白质:KR-A 和 KR-B,含量分别为 4.44% 和 0.41%。苦杏仁挥发性成分有芳香醛（benzaldehyde）、芳樟醇（linalool）、4- 松油稀醇（4-terpinenol）、α- 萜品醇（α-terpineol）等。其中的挥发性香味成分主要有 β- 紫罗兰酮（β-ionoene）、芳樟醇（linalool）、γ- 癸酸内酯（γ-decanolactone）、己醛（hexanal）、(E)-2- 己烯醛[(E)-2-hexwnal]、(E,E)-2,4- 癸二烯醛[(E,E)-2,4-decadienal]、(E)-2- 壬烯醛[(E)-2-nonenal]、γ- 十二酸内酯（γ-dodecalactone）、α- 萜品醇（α-terpineol）、三甲基四氢萘（tremethyltetrahydronaphalene）、十四烷酸（tetradecanoic acid）等。不同产地和品种的苦杏仁中的化学成分基本相同,但含量有所差异[2]。

**【含量测定】**2020 年版《中国药典》采用高效液相色谱法测定苦杏仁苷（$C_{20}H_{27}NO_{11}$）的含量作为质量控制标准。色谱条件:以十八烷基硅烷键合硅胶为填充剂;以乙腈 -0.1% 磷酸溶液（8:92）为流动相;检测波长为 207nm。理论板数按苦杏仁苷峰计算应不低于 7 000。本品含苦杏仁苷（$C_{20}H_{27}NO_{11}$）不得少于 3.0%。炮制后的炒苦杏仁同药材,含苦杏仁苷（$C_{20}H_{27}NO_{11}$）不得少于 2.4%[1]。

苦杏仁苷含量测定方法较多,有滴定法、电化学分析法、紫外分光光度法、二阶导数光谱法、薄层扫描法、气相色谱法、荧光熄灭法、化学发光法、高效液相色谱法。

**【炮制研究】**苦杏仁炮制的方法较多,2020年版《中国药典》中规定的炮制品为婵苦杏仁和炒苦杏仁[1]。其他的炮制方法还有焯法、炒法、蒸法、制霜法、微波法等,苦杏仁炮制的关键是抑制酶的活性,防止苦杏仁苷的损失。

1. **不同炮制方法的研究**

(1)焯法:苦杏仁在受潮、煎煮或提取时,苦杏仁苷被杏仁酶破坏,产生氢氰酸。生苦杏仁在煎煮过程中约98%氢氰酸损耗,因此,炮制苦杏仁时需要灭酶,而且是完全灭酶,因为即使是少量酶存在仍能分解苦杏仁苷。水溶液中杏仁酶的灭活大约需要80℃5分钟,粉状酶则需130℃10分钟,酶能够完全灭活。改进后苦杏仁焯法的条件是:炮制容器预热至180℃左右,投入苦杏仁轻炒2~3分钟,至仁表温达80~95℃时加入90~100℃水,剧烈煮沸5分钟,取出,此法酶能够完全灭活。如果用水量大或煮沸时间太长,苦杏仁苷的损失较多。实验证明当煎煮时间达20分钟时,苦杏仁苷的含量相当于原生药量的24%。

(2)炒法:炒法简便易行,操作迅速,适用于少量炮制。对用清炒法炮制的苦杏仁样品进行了苦杏仁苷及其酶活性测定,结果表明苦杏仁炒至适中,即达到炒黄的程度就可以达到破坏酶保存苷的目的。炒制法具有周期短、方法简便等优点,但不及焯法,容易控制成品质量,常出现太过(炒焦)或不及(微炒)之弊。因此,建议在大量成批炮制时以焯法较好;在少量加工或急需时可采用炒法。另据报道,用炒法炮制苦杏仁时,若用文火加热,温度不可能一下达到80℃,有一部分苦杏仁苷被破坏;若用武火炒至外黑内棕,则氢氰酸总含量的相对值降低44.1%,炒至内外均黑,则降至10.8%,炒至黄色,则降低更多。

(3)蒸法:将苦杏仁生品于水沸后以流通蒸气蒸10分钟时,酶已被基本破坏,其氢氰酸的相对值为99.6%,20分钟时,酶已完全破坏,蒸60分钟,其苦杏仁苷仍无显著损失,其氢氰酸的相对值还有92.2%。由于蒸气热效率高,穿透力强,杀酶效果好,与水接触少,蒸法炮制后苦杏仁苷的含量高于焯法及其他炮制方法。另有报道,在蒸制苦杏仁时应用101.3kPa压力下蒸制3分钟为宜,压力过高或过低,延长或缩短蒸制时间均使苦杏仁苷的含量降低。

(4)制杏仁霜:先强火快炒或蒸数分钟去油;或冷压去油,再蒸数分钟,然后制成霜,对有效成分的含量影响较小。

2. **去皮尖与否的研究**　苦杏仁是否去皮尖说法不一,经测定苦杏仁中氢氰酸的含量为0.27%,而种皮中的含量仅为0.09%,仁比皮的含量高,且皮重只约占仁重量4%左右,所以去皮对苦杏仁苷的含量影响不大,去皮操作费时费力,因此苦杏仁去皮似无必要。向劲挺等[3]通过将两种炮制过的苦杏仁及去皮和不去皮的苦杏仁中的苦杏仁苷进行测定,得出两种苦杏仁炮制品都是留皮的所含有效成分苦杏仁苷略高于去皮的。因此,苦杏仁没有必要去皮,为便于有效成分煎出,配方时捣碎即可。另有报道,苦杏仁皮、肉中所含有效成分几乎一致,而且,苦杏仁皮中微量元素比苦杏仁肉高,因此,苦杏仁的炮制无须去掉种皮。王建华[4]对苦杏仁炮制的研究也认为,去皮是无意义的。

**【药理研究】**

1. **镇咳平喘作用**　苦杏仁中含有苦杏仁苷,苦杏仁苷在体内能慢慢分解,渐渐产生氢氰酸,服用小量苦杏仁,能轻度抑制呼吸中枢,而起到镇咳、平喘的作用。苦杏仁苷对正常动物可促进肺表面活性物质合成,对油酸型呼吸窘迫综合征实验动物不仅可促进肺表面活性物质的合成,并且可使病变得到改善[5]。

**2. 对消化系统的作用** 苯甲醛在体外及在健康者或溃疡病者体内,均能抑制胃蛋白酶的消化功能。苦杏仁水溶性成分的胃蛋白酶水解产物以 500mg/kg 的剂量对 $CCl_4$ 处理的大鼠给药,发现它能抑制 GOT、GPT 水平和羟脯氨酸含量的升高,并抑制优球蛋白溶解时间的延长。苦杏仁水溶性成分的胃蛋白酶水解产物能抑制鼠肝结缔组织的增生,但不能抑制 D-半乳糖胺引起的鼠 GOT、GPT 水平升高[5]。

**3. 抗肿瘤作用** 苦杏仁苷具有良好的抗肿瘤作用,被用作治疗癌症的辅助药物。将苦杏仁苷制剂用于晚期癌症患者的治疗,可使症状改善,存活期延长。将苦杏仁苷用于癌性胸腔积液的治疗,发现苦杏仁苷对癌性胸腔积液有一定程度的控制和缓解作用。苦杏仁苷加苯甲醛或苦杏仁苷中加 $\beta$-葡糖苷酶可明显提高抗癌效力。

体外实验,苦杏仁热水提取物粗制剂对人子宫颈癌 JTC-26 株的抑制率为 50%~70%,氢氰酸、苯甲醛、苦杏仁苷体外均有微弱的抗癌作用。若氢氰酸加苯甲醛、苦杏仁苷加葡糖苷酶均能提高抗癌效力。大鼠接种 W256 癌肉瘤 5 天后,用苦杏仁苷等进行治疗,结果对照组平均生存期为 23 天,苦杏仁苷组平均为 33 天,苦杏仁苷加葡糖苷酶组为 41 天。给鼠移植人的腺性上皮癌,每天食用 500mg/kg 苦杏仁苷,可延长鼠生命长达 1 倍,且减慢了肉瘤生长。苦杏仁苷也可预防、治疗二甲基亚硝胺诱导的肝癌,可使瘤灶缩小。但也有实验认为在鼠体内实验苦杏仁苷对小鼠 P388 淋巴细胞及 P315 肥大细胞白血病无效。还有报道对 BW5147 淋巴性白血病,应用在小鼠体内剂量从 30~50mg/kg 都无效,对 B16 黑色素瘤也无效。有人做了系列实验发现苦杏仁苷对 BMBA 诱导的鼠乳腺癌无效,对移植肿瘤 S180、血细胞瘤 LPC-1、白血病 L1210、Mecca 淋巴肉瘤、Ridgway 或骨肉瘤、T241 肉瘤、乳腺癌 E0771、Taper 肝癌、Ehrlich 癌及 W256 癌肉瘤均无效[6]。

**4. 抗炎镇痛** 从苦杏仁提取的蛋白质成分 KR-A 和 KR-B 都表现明显的抗炎和镇痛作用,对大鼠角叉菜胶性足跖肿胀,KR-A 和 KR-B 经口给药的 $ED_{50}$ 分别为 13.9mg/kg 和 6.4mg/kg。此外小鼠扭体法证明上述 2 种成分在 5mg/kg 静脉注射时都表现镇痛作用[5]。

**5. 其他作用** 苦杏仁苷有抗突变作用,能够减少由安乃近、甲硝唑、丝裂霉素 C 等引起的微核嗜多染红细胞的数量。苦杏仁苷还具有预防和治疗抗肿瘤药四氧嘧啶引起的糖尿病的作用。苦杏仁苷水解生成的苯甲醛,经安息香缩酶作用生成安息香,安息香具有镇痛作用,因此用苦杏仁治疗晚期肝癌可解除患者的痛苦,有的甚至不用服止痛药。苦杏仁的胃蛋白酶水解产物对醋酸引起的小鼠扭体和棉球引起的大鼠肉芽肿炎症有抑制作用,而并不抑制角叉菜胶引起的大鼠足跖急性肿胀及佐剂所致大鼠关节炎的一期和二期损伤的发展[5]。

**【毒理研究】**古今记载苦杏仁有小毒,主要在于苦杏仁苷分解所产生的氢氰酸的缘故,因较大量的氢氰酸对延髓各生命中枢先兴奋后麻痹,并抑制酶的活性,阻碍新陈代谢,引起组织窒息而中毒。假如苦杏仁不经加热处理或处理不当,服用后,在酶的作用下,可迅速分解产生大量的氢氰酸而致中毒。如果苦杏仁经过一定的加热处理,酶被破坏,苦杏仁苷在体内只能在胃酸的作用下缓慢分解,产生微量的氢氰酸而奏止咳平喘功效,不致中毒。

另外,之所以能中毒,多是指服用处理不当或未经处理的生苦杏仁而中毒者。实验证明,给体重 1.3kg 的家兔口服 0.3g 的纯品苦杏仁苷,连服两次无任何异变;而给同样体重的家兔口服 0.27g 的纯品苦杏仁苷及少量混合打碎的生苦杏仁(相当于加进了苦杏仁酶)10 分钟即死亡。

苦杏仁在常量下使用,其所含的苦杏仁苷被苦杏仁酶分解后产生少量剧毒物质氢氰酸,能抑制咳嗽中枢而起镇咳平喘作用,过量则中毒,成人服用 55 枚(约 60g)即可致死。氢氰酸致死量约为 0.05g。临床证实,成人对苦杏仁用量若限制在 10~20g,即为"无毒",而超过 20g,即为"有毒"[7-10]。

**【配伍研究】**苦杏仁泄而微温,主入肺经气分,功擅降气化痰,止咳平喘,为肺家要药。

外感风邪,鼻塞头痛,咳嗽痰多,配麻黄、甘草,以宣肺平喘止咳;若肺感风寒,痰阻气滞,咳嗽气急,咯痰不爽,配麻黄、紫苏子、陈皮、赤茯苓,以宣肺平喘,化痰止咳;外感凉燥,咳嗽痰稀,配紫苏叶、半夏、桔梗、前胡,以轻宣凉燥,宣肺化痰;若燥热咳嗽,干咳无痰,症情较轻者,配桑叶、沙参、川贝母同用,以清宣温燥,燥热较重,身热甚,咳逆气喘,配桑叶、石膏、麦冬,以清燥润肺;风热咳嗽,本品与桑叶、菊花等疏风清热药配伍,肺热咳喘,气急鼻煽,配麻黄、石膏,以清热宣肺平喘。

苦杏仁质润多脂,能降气润肠,通利大便。津枯肠燥,大便艰难,老人或产后血虚便秘,配柏子仁、郁李仁、桃仁,以润肠通便;若胃肠燥热,大便干结,配麻仁、大黄、厚朴,以润肠泄热,行气通便;若风热内伏,血液瘀结,大便秘涩者,可与大黄、桃仁、归尾同用,以润肠通便,活血祛风[5]。

**【复方及制剂】**

1. **如意定喘片** 蛤蚧 14g、制蟾酥 0.8g、黄芪 45g、地龙 45g、麻黄 45g、党参 45g、苦杏仁 72g、白果 45g、枳实 21g、天冬 36g、南五味子(酒蒸)45g、麦冬 36g、紫菀 36g、百部 18g、枸杞子 27g、熟地黄 45g、远志 18g、葶苈子 18g、洋金花 18g、石膏 18g、炙甘草 45g。本品为糖衣片,除去糖衣后显浅棕色至棕褐色;气微,味微甜、微苦。宣肺定喘,止咳化痰,益气养阴。用于气阴两虚所致的久咳气喘,体弱痰多;支气管哮喘、肺气肿、肺心病见上述证候者。口服。一次 2~4 片,一日 3 次[1]。

2. **葶贝胶囊** 葶苈子、蜜麻黄、川贝母、苦杏仁、瓜蒌皮、石膏、黄芩、鱼腥草、旋覆花、赭石、白果、蛤蚧、桔梗、甘草。本品为硬胶囊,内容物为棕红色至棕色的粉末;气微,味苦。清肺化痰,止咳平喘。用于痰热壅肺所致的咳嗽、咯痰、喘息、胸闷、苔黄或黄腻;慢性支气管炎急性发作见上述证候者。饭后服用。一次 4 粒,一日 3 次;7 日为 1 个疗程或遵医嘱[1]。

3. **杏苏止咳颗粒** 苦杏仁 63g、陈皮 47g、紫苏叶 63g、前胡 63g、桔梗 47g、甘草 16g。本品为浅黄棕色至黄棕色的颗粒;气芳香,味甜、微苦。宣肺散寒,止咳祛痰。用于风寒感冒咳嗽,气逆。开水冲服。一次 1 袋,一日 3 次;小儿酌减[1]。

4. **连花清瘟胶囊** 连翘 255g、金银花 255g、炙麻黄 85g、炒苦杏仁 85g、石膏 255g、板蓝根 255g、绵马贯众 255g、鱼腥草 255g、广藿香 85g、大黄 51g、红景天 85g、薄荷脑 7.5g、甘草 85g。本品为硬胶囊,内容物为棕黄色至黄褐色的颗粒和粉末;气微香,味微苦。清瘟解毒,宣肺泄热。用于治疗流行性感冒属热毒袭肺证,症见发热,恶寒,肌肉酸痛,鼻塞流涕,咳嗽,头痛,咽干咽痛,舌偏红,苔黄或黄腻。口服。一次 4 粒,一日 3 次[1]。

5. **杏仁露** 苦杏仁 1 000g。将苦杏仁用水蒸气蒸馏法蒸取馏液至 4 000ml,分装,每瓶 120ml,即得。本品为白色澄清液体,有苦杏仁香气,味微苦。具有降气化痰的功效,用于咳嗽痰多,气逆喘促。一次 30ml,一日 1~2 次[5]。

**【临床研究】**

**1. 应用研究**

(1)治疗慢性气管炎：取带皮苦杏仁与等量冰糖研碎混合，制成杏仁糖，早晚各服 9g，10 天为 1 个疗程。治疗 124 例，治愈 23 例，显效 66 例，好转 31 例，无效 4 例，总有效率为 96.8%。对咳、痰、喘都有一定的治疗作用，一般 3~4 天见效。带皮杏仁糖对咳、痰、喘都有较好的作用；去皮杏仁糖有镇咳祛痰作用，但对止喘效果较差[5]。

(2)治疗急慢性呼吸道感染：苦杏仁、生半夏等份为末，贮瓶密封备用。用时取适量药末，与去掉根须的大蒜白头捣烂和匀成稠糊状。先用温水洗脚，后取药糊外敷于两足涌泉穴，用胶布固定，早晚各更换 1 次，连用 3 天为 1 个疗程，小儿如足下有灼热感时可提前取下，发泡者无须挑破，用甲紫溶液外涂即可，使用本法时停用其他药。共治疗 116 例，其中急性上呼吸道感染 20 例，显效 15 例，有效 4 例，无效 1 例；急性气管炎、支气管炎 76 例，显效 66 例，有效 9 例，无效 1 例；慢性支气管炎急性发作 15 例，有效 13 例，无效 2 例；百日咳 5 例，显效 1 例，有效、无效各 2 例，总有效率为 94.83%[6]。

(3)治疗脓疱病：苦杏仁烧炭研末，加香油调成糊状涂患处，治愈小儿脓疱病 40 例，均获良效[6]。

(4)治疗外阴瘙痒：苦杏仁 150g，炒枯研成细粉，加麻油 75g，调成糊状。用时先取桑叶涂搽，一日 1 次，或用带线棉球蘸杏仁油塞入阴道 24 小时后取出，治疗 136 例，有效率为 90%，平均用药 4~7 次痒止[5]。

(5)治疗蛲虫病：取连皮苦杏仁 30 粒，脱脂药棉 6~10 块，将连皮苦杏仁研泥，加入沸水，文火煎浓液，当患者夜间自觉肛门发痒，将浸湿药棉塞入肛门内，次日取出。治疗 50 例，有效率为 80%，平均用药 3~6 次[5]。

**2. 评述**　苦杏仁为化痰止咳平喘药，味苦，性微温。有降气止咳平喘、润肠通便的功效。用于咳嗽痰多，胸满津枯，肠燥便秘。

苦杏仁所含苦杏仁苷，水解后产生大量的氢氰酸，对延髓各生命中枢先刺激后麻痹，并能抑制酶活性，阻碍新陈代谢，导致组织细胞的窒息，且有溶血作用。临床不可大剂量使用，否则会引起中毒。因此，2020 年版《中国药典》规定每日用量为 5~10g，生品入煎剂后下。

**【中毒表现及救治】**

**1. 中毒表现**　苦杏仁误服或口服过量引起中毒的临床报道较常见。一般儿童一次吃数粒至 20 粒，成人 40~60 粒可发生中毒，甚至死亡。一般在食后 1~2 小时内出现症状。中毒症状：初觉苦涩、流涎、头晕、恶心、呕吐、腹痛、腹泻、烦躁不安和恐惧感、心悸、四肢软弱等，稍后感到胸闷，并有不同程度的呼吸困难，严重时呼吸微弱，意识不清，继而发展到意识丧失，瞳孔散大，对光反射消失，血压下降，牙关禁闭，全身痉挛，四肢冰冷，呈休克状态，最后因呼吸麻痹、心跳停止而死亡[7]。

**2. 救治**　按氰化物中毒处理。特效救治是采用各种产生变性血红蛋白(含 $Fe^{3+}$)的药物。主要有亚硝酸钠及硫代硫酸钠联合应用法。在没有亚硝酸钠等药物时可用亚甲蓝，但疗效较差。常用急救方法：①误食不久者，应尽早催吐。还可用高锰酸钾或硫代硫酸钠洗胃。②解毒治疗。立即应用 3% 亚硝酸钠 10~15ml(儿童用量为 6mg/kg)缓慢静脉注射。可以根据病情必要时重复给药半量或全量。也可用亚硝酸异戊酯 1~2 支于手帕或纱布内压碎,让患者吸入15~30秒,数分钟后可重复,直至用完为止。③对症治疗。吸氧,积极防治肺水肿。呼吸心脏骤停时,给予心肺复苏治疗[5]。

**3. 预防**

(1)加强卫生宣传,苦杏仁有毒,教育儿童不要生吃。医用苦杏仁必须慎重处方,切忌自购服用。

(2)注意炮制,须经加热煮熟,以除其毒性。不宜作散剂冲服。

(3)控制用量,切不可多服。大剂量用药时应常查心电图,因心电图上的毒性反应较毒性症状出现为早。

(4)注意配伍,苦杏仁一般不宜与收敛药配伍,以防影响药物的体内排泄,加深中毒。亦不与麻醉、镇静止咳的西药合用,以免引起严重的呼吸抑制。

(王慧娟　斯建勇　杜贵友)

# 47　苦　　参

【基源】本品为豆科植物苦参 *Sophora flavescens* Ait. 的干燥根。

【化学成分】主要成分为多种生物碱及黄酮类化合物。生物碱中以苦参碱(matrine)、氧化苦参碱(oxymatrine)为主,尚有异苦参碱(isomatrine)、槐果碱(sophocarpine)、异槐果碱(isosophocarpine)、槐胺碱(sophoramine)、氧化槐果碱(noxysophocarpine),微量的 *d*-槐醇碱(*d*-sophoranole)、*l*-臭豆碱(*l*-anagyrine)、*l*-甲基金雀花碱(*l*-methylcytisine)、贗靛叶碱(baptifoline)、*l*-槐根碱(*l*-sophocarpine)等20多种。根中所含总生物碱量为1%~2.5%。

黄酮类化合物中有苦醇 C(kushenol C)、苦醇 G(kushenol G)、异苦参酮(isokurarinone)、苦参醇(kurarinol)、新苦参醇(neokurarinol)、降苦参醇(norkurarinol)、芒柄花黄素(formononetin)、苦参啶醇(kuraridinol)、苦参素(kurarinone)、次苦参素(kuraridin)等,根中所含总黄酮量约为0.3%。

另外,从苦参根中分离得到一系列2-烷基色酮的衍生物,一种醌类化合物 kushequinone A 及2种三萜皂苷 soyasaponin 和 sophoraflavoside。

对苦参挥发油进行气相色谱和质谱分析,共鉴定出47个成分,其中以二十烷烃为主,占58.12%,就结构类型看,以烯烃为主,其次为烷烃和醇类,尚含酸、醛、酮、酚等。

苦参总游离氨基酸含量为162.5mg/100ml;已鉴定出15种,其中含量最高的为脯氨酸,为107.51mg/100ml,其次为天冬氨酸,为29.64mg/100ml[1-3]。

【含量测定】2020年版《中国药典》采用高效液相色谱法测定苦参碱($C_{15}H_{24}N_2O$)和氧化苦参碱($C_{15}H_{24}N_2O_2$)的含量作为质量控制标准。色谱条件:以十八烷基硅烷键合硅胶为填充剂;以乙腈-[0.01mol/L 乙酸铵溶液(浓氨试液调 pH 8.1)](3∶2)为流动相 A,0 01mol/L 乙酸铵溶液(浓氨试液调 pH 8.1)为流动相 B,按下表中的规定进行梯度洗脱;检测波长为225nm,理论板数按氧化苦参碱峰计算应不低于400 0。本品按干燥品计算,含苦参碱和氧化苦参碱的总量不得少于1.2%[4]。

| 时间 /min | 流动相 A/% | 流动相 B/% |
|---|---|---|
| 0~20 | 10 → 30 | 90 → 70 |
| 20~40 | 30 → 40 | 70 → 60 |
| 40~50 | 40 → 60 | 60 → 40 |

除此之外,还有以下测定方法:

**1. 苦参总生物碱的测定**

(1)酸碱滴定法

1)用氢氧化钠滴定:取苦参注射剂,加入 NaCl、NaOH 溶液,振摇,用三氯甲烷提取,加入硫酸液,硫酸层溶液加入甲基红指示剂,用氢氧化钠滴定[1]。

2)用硫酸液滴定:取苦参素,加水溶解,加碘化钠,加茜素红 S,用硫酸液滴定。

(2)电流滴定法:样品加三氯甲烷及氨试液提取后用盐酸萃取,置电解池中,用硅钨酸标准液进行滴定[1]。

(3)比色法

1)溴百里酚蓝比色法:苦参及其制剂用三氯甲烷(含浓氨水)提取,蒸干后用无水乙醇溶解,加溴百里酚蓝等溶液,加三氯甲烷萃取,三氯甲烷液于 420nm 测定氧化苦参碱的含量[1]。

2)改良 Reifer's 试剂显色法:将样品的盐酸提取液调 pH 至 9,加到 Extrelut 柱中,用二氯甲烷洗脱,蒸去溶剂,残渣溶于盐酸液中,处理后加入 Reifer's 试剂,于 830nm 测定[1]。

**2. 单一生物碱的测定**[1]

(1)苦参碱

1)薄层色谱 - 比色法:生药样品中加入氨水,用乙醚提取,蒸干后用三氯甲烷溶解,点于中性氧化铝软板上,用乙醚 - 无水乙醇(10∶1)展开,改良碘化铋钾显色,刮取苦参碱色带,三氯甲烷洗脱,加甲基橙液,分取三氯甲烷层加酸性乙醇,于 520nm 测定苦参碱含量。

2)毛细管气相色谱法:采用毛细管气相色谱,以槐胺碱为内标,测定兔血浆中的苦参碱,色谱柱为 WCOT 石英柱,内涂 SE-30,柱温 195℃,FID 检测。

(2)苦参碱、氧化苦参碱的测定:薄层色谱 - 比色法,苦参加三氯甲烷(含浓氨水)提取,蒸干,用无水乙醇溶解,点于硅胶 G 板上,用三氯甲烷 - 甲醇 - 氨水(5∶0.6∶0.2)展开,碘蒸气显色,刮下相应部位,用 95% 乙醇洗脱,蒸干后加入溴百里酚蓝缓冲液及三氯甲烷,分出三氯甲烷层,于 420nm 测定。

(3)苦参碱、氧化苦参碱、槐果碱、氧化槐果碱及槐定碱的测定

1)薄层色谱 - 比色法:苦参用三氯甲烷(含浓氨水)提取,蒸干后,用无水乙醇制成样品液待测。

①苦参碱、槐果碱和槐定碱:点样后用苯 - 丙酮 - 乙酸乙酯 - 浓氨水(2∶3∶4∶0.2)展开,碘蒸气显色,刮下相应部位,用 95% 乙醇洗脱(含氨水),蒸干后按溴百里酚蓝比色法测定。

②氧化苦参碱和氧化槐果碱:点样用三氯甲烷 - 甲醇 - 浓氨水(5∶0.6∶0.3)展开,喷 0.5% 桑色素乙醇液,荧光灯下定位,刮下后中性氧化铝处理,用 95% 乙醇洗脱生物碱,蒸干后按溴百里酚蓝比色法测定。

2)薄层光密度法:生药加氨水用三氯甲烷提取,点于硅胶 G 薄层板上,用苯 - 丙酮 - 甲醇(8∶3∶0.5)展开,改良碘化铋钾显色,扫描测定波长 $\lambda_S=510nm$,$\lambda_R=650nm$。

3)高效液相色谱法:生药加氨水用三氯甲烷提取,上氧化铝柱,分别用三氯甲烷及三氯甲烷-甲醇(7∶3)洗脱,得A和B,挥干,用乙醇溶解,A和B分别加入到辛可尼丁乙醇液和阿托品乙醇液,进样。硅胶为固定相,A以甲醇-水(100∶32,每100ml加三乙胺1μl),B以乙醇-甲醇-己烷(12∶3∶4,每100ml加28%氨水1.2ml)为流动相,测定含量。

(4)高效液相色谱法测定苦参碱、槐果碱、槐醇、臭豆碱、N-甲基金雀花碱和赝靛叶碱:样品的70%乙醇提取液浓缩后,以盐酸酸化,滤液用二氯甲烷提取,氨水碱化后再用二氯甲烷提取,回收溶剂后为碱Ⅰ,再将前二氯甲烷提取过的酸水层加入大量碳酸钾盐析,再以二氯甲烷提取,回收溶剂,为碱Ⅱ,碱Ⅰ及碱Ⅱ加入甲醇进样测定,固定相为Lichrosorbsi 100;流动相为15%甲醇/乙醚-2.5%氨水(500∶10);UV 220nm、310nm检测。

**【炮制研究】**

**1. 不同加工炮制方法对苦参饮片质量的影响**　苦参的炮制加工方法有鲜药材直接加工及用干药材采用蒸、水浸、米水浸等。有报道,以苦参总碱含量为指标,对苦参饮片加工效果进行了比较。利用正交设计法,选择泡洗时间、软化方法、饮片厚度3个因素,每个因素选择3个水平。实验结果表明,将苦参药材泡洗30分钟润透,切3~5mm厚度饮片晒干为最佳工艺。泡洗时间是影响苦参饮片质量的主要因素。又有文献认为传统加工苦参,由于用水长时间浸泡,使苦参中生物碱流失达1/3之多(34.5%),从而降低了苦参饮片的质量,相当于1/3的原药材在加工过程中损失。而冷压浸润法,在液面上加压,利用水对压力的传导和液体的不可逆性,使水对药材在各个方面产生了一定的压力,因而在短时间内就可渗透到药材组织中,既能达到同传统方法同样的浸润程度,同时又缩短了浸泡时间,减少了生物碱的流失(与传统方法相比减少损失21.7%),大大地减少了药材在加工过程中的损失,达到了节约药材的目的,并且缩短了加工周期,从而减少了药材的污染机会。还有文献通过硅钨酸盐法测定了不同加工所得饮片中总生物碱的含量。结果表明,几种方法中以新鲜药材直接加工的饮片生物碱总量最高,次之是蒸法、米水浸法和水浸法。每克药材中含苦参总碱的量依次为0.022 4g、0.016 4g、0.015 4g、0.014 7g[1]。

**2. 苦参饮片规格标准的探讨**　有文献报道,厚度、形状对苦参饮片质量均有显著性影响。1~3mm的生饮片水溶性物质百分含量及苦参总碱的含量显著高于4~6mm和9~12mm的饮片,这是由于饮片较薄,溶剂容易穿透,易于有效成分的煎出,从而使含量提高。斜片表面积较横片或直片大,与溶剂接触面也大,有效成分易溶出,其次为横片。目前苦参饮片大多为直片,厚薄不一,不利于有效成分的煎出。因此,苦参饮片规格标准以切制成1~3mm左右的斜片为佳[1]。

**【药理研究】**

**1. 对心血管系统的作用**

(1)对心脏的影响:蟾蜍、家兔、大鼠多种动物实验表明,苦参对心脏有明显抑制作用,可使心率减慢,心肌收缩力减弱,心排血量减少。100%苦参注射液静脉注射,可使兔(2ml/kg)或大鼠(5ml/kg)心率减慢,PR间期延长,且不受事先注射阿托品的影响。猫静脉注射苦参注射液1ml/kg,心率减慢同时冠脉流量增加。大鼠急性失血性心脏停搏,兔垂体后叶素所致急性心肌缺血,预先腹腔注射20%苦参注射液,可显著延长大鼠心脏停搏时间,对兔心肌缺血心电图有改善作用。静脉注射$5×10^{-2}$mol/L氧化苦参碱0.5ml可使离体蛙心收缩,振幅增大,而37.5mg/kg氧化苦参碱则使在体兔心收缩振幅减少。氧化苦参碱对离体家兔心房有正性肌力作用,最小有效剂量为 0.3μg，作用呈剂量相关性。氧化苦参碱 50μmol/L 使培养心肌细胞搏动频率减慢，哌唑嗪可阻断此作用而育亨宾不能。氧化苦参碱 50μmol/L 可拮抗异丙肾上腺素的正性频率作用。氧化苦参碱 100μmol/L 使频率减慢$(31 \pm 6)$%，而 250μmol/L 使频率加快$(32 \pm 9)$%，并被普萘洛尔阻断，表明低（高）浓度氧化苦参碱可使 α(β) 受体介导产生负（正）性频率作用。苦参碱可减慢右心房自动频率，增加右心房收缩力和降低左心房最大驱动频率（MDF），并呈量效关系；其负性频率、正性肌力和负性 MDF 作用均呈直线相关。其正性肌力作用可能与激活 $Ca^{2+}$ 通道有关[5]。

(2)抗心律失常作用：苦参注射液小鼠腹腔注射或大鼠、兔静脉注射，对三氯甲烷 - 肾上腺素、乌头碱、哇巴因等所致心律失常有良好预防作用，尤其是对乌头碱致心律失常，对抗作用较阿托品快速而持久。苦参总碱、苦参碱、氧化苦参碱、苦参总黄酮给小鼠腹腔注射，大鼠、兔静脉注射，均有明显对抗三氯甲烷 - 肾上腺素、乌头碱所致的心律失常。大鼠静脉注射苦参碱能显著对抗乌头碱、氯化钡和结扎冠脉所致的心律失常。苦参碱可拮抗肾上腺素诱发的心率加快，使心率减慢，PR 和 Q-T 间期延长。苦参碱还可抑制乌头碱诱发的大鼠左心房自律性作用，延长乌头碱诱发自动节律的潜伏期和减慢初始频率，也可提高在哇巴因诱发豚鼠右心房心律失常和肾上腺素诱发右心房自律性的阈浓度，并增加哇巴因的正性肌力作用。大鼠静脉注射氧化苦参碱可显著对抗乌头碱、$BaCl_2$ 和结扎冠脉引起的心律失常，减慢大鼠心率、延长 PR 和 Q-T 间期。氧化苦参碱 590μmol/L 与普萘洛尔 0.34μmol/L 作用相似[6-11]。

推测苦参抗心律失常作用原理可能是一种非特异性"奎尼丁"样效应机制，即通过影响心肌细胞膜钾、钠离子传递系统降低心肌应激性，延长绝对不应期，从而抑制异位节律点的作用。

(3)对血压的影响：猫静脉注射 100% 苦参注射液 1ml/kg 血压下降。兔静脉注射 200% 苦参注射液 0.1ml/kg 有明显降压作用，重复使用无急性耐药性，阿托品、H 受体拮抗剂不能对抗其降压作用。血管灌流实验证明苦参注射液可使兔耳、肾血管扩张，灌流量增大，对后肢血管无明显作用。静脉注射氧化苦参碱有微弱扩血管作用和快速降压效果，认为此降压作用主要是神经节被阻断所致[12]。

(4)对血管平滑肌细胞的作用：在建立兔主动脉血管平滑肌细胞（VSMC）体外培养方法的基础上，运用结晶紫染色法、$^3$H-TdR 掺入法及透射电镜，观察苦参碱（Mat）对血管紧张素Ⅱ（Ang Ⅱ）诱导的 VSMC 增殖及超微结构变化的作用。结果显示，Ang Ⅱ 能明显刺激 VSMC 增殖，引起 VSMC 肥大，高尔基体等细胞器增多。Mat 低、中、高剂量组都能对抗 Ang Ⅱ 的病理作用，且呈良好的量效关系，与雷米普利（Rap）组相比无明显差异[13]。

**2. 对免疫系统的影响** 苦参碱、氧化苦参碱在 $1/5LD_{50}$ 剂量下对小鼠免疫功能都有抑制作用，即抑制巨噬细胞的吞噬功能，减少空斑形成细胞数和抗体几何平均滴度，但对溶菌酶含量无影响。氧化苦参碱皮下给药，连续 5 日，在较高剂量时，可显著抑制小鼠腹腔激活的巨噬细胞的吞噬功能，其功能的强弱与细胞浓度的高低近乎线性关系。但腹腔注射氧化苦参碱，无论低剂量或高剂量对小鼠腹腔激活的巨噬细胞的吞噬功能都无显著影响。对异体游离移植心肌肌内注射氧化苦参碱发现，移植术后 10 天小鼠体外脾脏细胞自发增殖增强，对伴刀豆球蛋白 A（Con A）刺激的转化反应则明显减弱。氧化苦参碱显著抑制正常小鼠脾细胞的自发增殖及对 Con A 或脂多糖（LPS）刺激的转化反应，而对手术已使之显著降低的脾细胞对 Con A 刺激的转化反应无影响。给小鼠口服苦参水煎液，结果小鼠的脾细胞和胸腺细胞中，对 Con A 刺激的 T 细胞增殖反应和对 LPS 刺激的 B 细胞增殖反应都受到了明显的抑制,同时还抑制了小鼠脾细胞产生 IL-2 的活性和小鼠腹腔巨噬细胞产生 IL-1 的活性。因此苦参对 T 细胞、B 细胞和巨噬细胞的免疫功能活性均有抑制作用。给兔每天肌内注射氧化苦参碱 150mg/kg,共 3 天,对被动皮肤过敏反应有明显抑制作用。每天肌内注射氧化苦参碱 100mg/kg,连续 12 天,对大鼠和兔的主动皮肤过敏反应有抑制作用;每天肌内注射 100mg/kg,连续 16 天,对兔血清 IgE 抗体形成,亦有明显抑制作用。每天腹腔注射氧化苦参碱 200mg/kg,共 21 天,对小鼠速发型变态反应引起的死亡有保护作用[1,14-15]。

3. **抗炎**　苦参水煎液及苦参碱均有显著的抗炎作用。苦参注射液 10mg/kg、氧化苦参碱 50mg/kg 腹腔注射,均能抑制大鼠蛋清性足肿胀,作用强度与水杨酸钠 200mg/kg 腹腔注射相似。苦参碱 15mg/kg、25mg/kg 肌内注射,可明显对抗巴豆油诱发小鼠及大鼠耳廓肿胀性炎症,对角叉菜胶诱发的大鼠后肢肿胀、腹腔注射冰醋酸诱发的渗出性炎症也有显著的抑制作用。苦参碱对大鼠埋藏棉球诱发的肉芽组织增生性炎症无明显影响。氧化苦参碱肌内注射 85mg/kg 具有同样的抗炎作用。另有报道,2% 苦参碱 0.25mg/100g 肌内注射,可抑制大鼠肉芽组织增生,作用强度与 0.25% 氢化可的松 0.1ml/100g 腹腔注射相似。苦参碱及氧化苦参碱对正常及摘除肾上腺小鼠由巴豆油和冰醋酸诱发的炎症反应均有明显的对抗作用,提示苦参碱的抗炎作用与垂体-肾上腺系统无明显关系。体外实验结果进一步证明,苦参碱能降低小鼠腹腔毛细血管通透性,抑制红细胞的溶血现象,对细胞膜有一定的稳定作用,推测苦参的抗炎作用与上述机制有关[16]。

4. **抗菌、抗寄生虫**　煎剂用平板稀释法,1:16 对金黄色葡萄球菌有抑制作用;100% 煎剂用平板打洞法,对志贺菌有抑制作用;水浸剂用试管稀释法,1:30 对许兰毛癣菌、奥杜盎小孢子菌有抑制作用。对结核分枝杆菌、阿米巴原虫、麻风分枝杆菌亦有抑制作用。体外实验证明,1% 苦参碱对志贺菌、大肠埃希菌、变形杆菌、乙型链球菌、金黄色葡萄球菌有较强的抑制作用。醇浸膏在体外有抗滴虫作用,强度弱于小檗碱,与蛇床子相近。有人研究了不同浓度的苦参对阴道毛滴虫的杀灭作用,结果表明,25% 浓度的苦参与阴道毛滴虫仅作用 2 分钟可使其丧其活力,作用 5 分钟可使虫体灭活,若浓度高、时间长,则杀灭作用更佳。

总生物碱研制成的苦参栓,对慢性宫颈炎有确切疗效;对老年性阴道炎、滴虫阴道炎等有一定疗效。对晚期血吸虫病(腹水)有一定疗效。煎剂保留灌肠对蓝氏贾第鞭毛虫有一定疗效。以苦参为主的复方在治疗血丝虫病引起的乳糜尿方面显效,表明了苦参有抗血丝虫的作用[17-19]。

5. **抗病毒**　苦参碱具有抗乙肝病毒作用,而苦参总碱具有抗柯萨奇病毒的作用。在抗柯萨奇病毒方面,有人研究把病毒和药物分成两组:一组让病毒与药物先作用,再加到细胞上,第二组是让病毒先吸附穿入细胞后,再加入药物。结果显示,两组药物对病毒的抑制效果相似,证明了苦参总碱是进入细胞发挥抗病毒的作用。它的抗病毒机制是全面抑制病毒蛋白质[20-21]。

6. **平喘及祛痰**　苦参流浸膏 0.25g/kg 灌服,对组胺引起的豚鼠哮喘具有明显的对抗作用。该作用可维持 2 小时以上。实验性哮喘豚鼠灌服苦参煎剂(15g/kg)、苦参总碱(100~200mg/kg)、苦参结晶碱(即苦参总碱经丙酮处理后所得的结晶)(75~100mg/kg)后,第 1 小时平喘率达 90% 以上,其作用强度与 75~100mg/kg 的氨茶碱相似。苦参主要是通过兴奋 β 受体,尤其是兴奋中枢的 β 受体,解除支气管痉挛及抑制抗体和慢反应物质的释放而产生平喘作用的。苦参碱和氧化苦参碱对离体豚鼠气管呈收缩作用,但在无钙营养液中苦参碱 3μmol/L 具有松弛作用。苦参碱在有钙或无钙克氏营养液中,都能对抗乙酰胆碱、氯化钡兴奋离体豚鼠、大鼠气管和肠管的作用。苦参总碱和氧化苦参碱溶液(1~2mg/ml)抑制大鼠脑和气管匀浆中的磷酸二酯酶活性,从而提高细胞内 cAMP 水平,表现有对抗乙酰胆碱和氯化钡作用。在用马血清致敏的同时,连续 16~20 天腹腔注射氧化苦参碱,可以显著减少致敏豚鼠离体的肺和回肠在马血清攻击时的过敏总介质释放量,若仅在离体器官受攻击前,给一次氧化苦参碱,则不影响释放量,似乎也在提示作用点不在释放阶段,是在介质形成或贮存阶段。据报道,苦参碱与异丙嗪一样,只有在无钙条件下,才能对抗组胺兴奋的离体豚鼠气管,使组胺的量-效曲线平行右移。在有钙条件下,反加强组胺的收缩作用。但亦有不一致的报道,即苦参在有钙或无钙条件下,均有明显拮抗组胺兴奋离体豚鼠气管和回肠的作用。酚红排泄法证明,小鼠灌服苦参总碱、黄酮 0.8g/kg,有明显的祛痰作用[1,22]。

**7. 升高白细胞**  苦参总碱(30mg/kg)和氧化苦参碱(100mg/kg)静脉或肌内注射,对正常家兔外周血白细胞有明显升高作用。对家兔经 X 射线 $1.548 \times 10^{-1}$ C/kg 全身照射所致的白细胞减少症有显著的治疗作用。而苦参碱似无治疗作用。氧化苦参碱对正常家兔升白作用的显效时间、维持时间和白细胞计数峰值与苦参总碱相比,在给药后的 18 天内是一致的;与升白西药鲨肝醇实验比较,初步认为氧化苦参碱优于鲨肝醇。氧化苦参碱对环磷酰胺所致小鼠白细胞减少症可能有一定疗效,两药合用可提高环磷酰胺的代谢激活,并使环磷酰胺减少剂量的1/2,其抑瘤的作用仍相当于原剂量,而环磷酰胺引起白细胞减少的毒性明显降低[23]。

**8. 抗肿瘤**  狭叶苦参的 50% 醇提物对路易斯肺癌等癌种在小鼠身上表现了明显的抑制活性。苦参总生物碱、苦参碱、氧化苦参碱、脱氢苦参碱及其不同比例混合的 A、B、C 碱对 S180 实体瘤均有不同程度的抑制作用。其中,各单体生物碱的抑瘤率均在 35% 以上;经不同比例混合的 C 碱,剂量在每天 113mg/(kg·d),连续腹腔注射投药 10 天抑瘤率为 61.38%。对于 S37、U14 实体瘤,苦参总碱几乎不呈现作用,但连续投药 14 天的混合 C 碱,抑制率亦在 40% 以上。其他混合 A、B 碱,由于所含各单体成分比例不同,抑瘤作用较小,毒副作用较大。混合 C 碱与丝裂霉素(MMC)在发挥相同作用的同时,MMC 使动物体重下降,而混合 C 碱却使动物体重明显增加。对于 ECA、S180A,氧化苦参碱与 MMC 基本相同。苦参碱在体外具有降低硫代乙酸钠制剂刺激产生的小鼠腹腔巨噬细胞抑制 P815 肿瘤细胞增殖的效应,其作用机制有待进一步研究。氧化苦参碱在 500μg/ml、125μg/ml 和 31μg/ml 呈剂量依赖地抑制淋巴细胞的增殖,氧化苦参碱对小鼠淋巴细胞增殖具有明显的抑制作用[24]。其机制可能是通过淋巴因子、粗制品中的巨噬细胞活化因子、干扰素等成分起作用。氧化苦参碱与环磷酰胺合用对艾氏癌实体型有协同抑制作用。苦参煎液能诱导人早幼粒白血病细胞向单核巨噬细胞分化。用苦参煎液处理人早幼粒白血病细胞后第 6 天,该细胞的 NBT 还原能力明显提高,当浓度为 8mg/ml 时,NBT 阳性细胞可达 80% 以上[1]。

**9. 抗肝损伤**  储脂细胞(FSC)能产生肝脏细胞外基质,在肝纤维化的发生发展中起着重要作用。FSC 活化是肝疾病导致肝纤维化的最终共同途径。体液中一些可溶性因子如 IL-1、TNF-α 和 TGB-β 等对 FSC 起着调节和控制作用。而实验发现,苦参碱对巨噬细胞、肝库普弗细胞分泌的 IL-1、IL-6、TNF-α 有明显抑制作用,因此苦参碱有抗肝纤维化的作用。另外,有人给大鼠腹腔注射猪血清,以复制肝损伤动物模型,然后利用苦参注射液对大鼠进行治疗。结果大鼠的肝损伤程度明显减轻,有的接近正常,说明苦参碱具有抗免疫性肝损伤的作用[25-26]。

**10. 对实验性胃黏膜损伤的保护作用**  口服 20mg/kg、40mg/kg 苦参碱能够显著抑制大鼠应激、盐酸、乙醇、消炎痛和幽门结扎所致的胃黏膜损伤模型中,40mg/kg 苦参碱对不同方法所致胃黏膜损伤抑制率分别为32.7%、48.5%、26.1%、39.6%、31.5%[27]。

**11. 对角质形成细胞凋亡的影响**　采用流式细胞仪测定亚二倍体细胞含量、DNA片段化分析和Annex V(膜联蛋白V)凋亡检测法,观察氧化苦参碱(OMT)对角质形成细胞凋亡的影响。结果显示,OMT使角质形成细胞的亚二倍体细胞、DNA片段化率及磷脂酰丝氨酸(PS)膜外化细胞含量明显升高($P<0.01$),首次发现一定浓度OMT可诱导角质形成细胞凋亡。提示这可能是苦参治疗银屑病的主要机制之一[28]。

**12. 镇静**　苦参总碱50~100mg/kg能明显抑制小鼠的自发活动,400mg/kg可使被动活动明显抑制;苦参总碱(25~40mg/kg)与氯丙嗪(5mg/kg)合并应用,可致小鼠翻正反射消失,其作用随剂量增加而增强,呈明显量效关系;苦参总碱(50~200mg/kg)与腹腔注射阈下剂量的戊巴比妥钠(20~25mg/kg)可使小鼠入睡,分别与硫喷妥钠(腹腔注射40mg/kg)、水合氯醛(腹腔注射200mg/kg)合并应用,能显著加强中枢抑制作用,亦能明显对抗中枢兴奋药苯丙胺和咖啡因的精神兴奋。苦参碱对士的宁、戊四氮所致惊厥不仅无对抗作用,反而使惊厥加重,增加其动物死亡数。苦参总碱单独使用有轻度的镇痛作用,与阈剂量吗啡合用,可显著增加其镇痛百分比[29]。

**13. 解热**　给正常大鼠腹腔注射苦参注射液10g/kg或氧化苦参碱50mg/kg,可使体温显著降低,其作用强度大于腹腔注射水杨酸钠200mg/kg的效应。给家兔静脉注射苦参注射液2g/kg或氧化苦参碱10mg/kg,对四联菌(白喉、百日咳、破伤风、流感嗜血杆菌疫苗)引起的体温升高有明显的抑制作用[16]。

**【毒理研究】** 苦参急性中毒的主要表现是对中枢神经系统的影响,苦参总碱0.5~1.82g/kg灌胃,小鼠出现间歇性抖动和痉挛,进而出现呼吸抑制,数分钟后心跳停止,因此认为呼吸麻痹是苦参中毒致死的主要原因。苦参总碱小鼠腹腔给药$LD_{50}$为$(147.2 \pm 14.8)$mg/kg,灌胃给药$LD_{50}$为$(586.2 \pm 80.46)$mg/kg;苦参碱小鼠肌内注射的$LD_{50}$为$(74.15 \pm 6.14)$mg/kg;氧化苦参碱小鼠肌内注射$LD_{50}$为$(256.74 \pm 57.36)$mg/kg;苦参总黄酮小鼠静脉注射的$LD_{50}$为$(103.1 \pm 7.66)$g/kg。亚急性毒性实验结果显示:苦参注射液、苦参混合生物碱静脉注射和腹腔注射,均未显示明显毒性作用,小鼠体重、血常规和脏器基本正常。给犬肌内注射苦参结晶碱0.5g,一日1次,连续2周,多数动物出现食量减少,体重减轻,但肝、肾功能和血常规无明显毒性改变[16]。

**【配伍研究】**

**1. 苦参配荆芥**　苦参性味苦寒,功擅清热燥湿,祛风杀虫,为湿热疮毒之要药。荆芥性味辛平,轻扬疏散,善散风邪,为风邪侵及肌肤常用之品,两药合用,可奏祛风除湿,杀虫止痒之效,凡风湿热毒攻于皮肤,致肘生疥癞,或出黄水,瘙痒难忍,宜用之。如《太平惠民和剂局方》苦参丸。

**2. 苦参配龙胆**　苦参、龙胆皆为大苦、大寒之药,均可入肝、膀胱经,苦能燥湿,寒能清热,二药相伍,有较强的清热祛湿之力。肝胆湿热熏蒸于外而发黄疸;或湿热蕴于下焦,小便不利,阴肿阴痒,带下;或湿热蕴于肌肤,发为湿疮,两者皆可配伍使用。

**3. 苦参配熟地黄**　苦参苦寒纯阴,具清火燥湿之性,用于湿热下痢便血,功类黄连。熟地黄味甘,性温,为滋阴养血要药,兼助止血。二药合用,具有清热祛湿,养血止血之功,适用于湿热便血、痔漏出血之证,如《外科大成》苦参地黄丸。

**【复方及制剂】**

**1. 苦参丸**　苦参三十二两,荆芥(去梗)十六两。上为细末,水糊为丸,如梧桐子大。每服三十丸,好茶吞下,或荆芥汤下,食后服。治疗心肺积热,肾脏风毒攻于皮肤,时生疥癞,瘙

痒难忍,时出黄水,及大风手足烂坏,眉毛脱落,一切风疾。(《太平惠民和剂局方》)

2. **苦参地黄丸** 苦参(切片,酒浸湿,蒸晒九次为度,炒黄为末,净)一斤,地黄四两(酒浸一宿,蒸熟,捣烂)。加蜂蜜为丸。每服二钱,白滚汤或酒送下,日服二次。治疗痔瘘出血,肠风下血,酒毒下血。(《外科大成》)

3. **苦参散** 苦参 10g,黄芩 15g,炙甘草 5g。水煎 2 次作 2 次服。每日 2 剂。功效:清热解毒。主治伤寒热毒内甚,欲发狂。本方证明:烦躁,舌质红,苔黄,脉数为辨证要点。(《圣济总录》)

4. **苦参片** 苦参 1 000g,其中 167g 粉碎成细粉,过筛混匀。其余 833g 加水煎煮 2 次,浓缩成稠膏,与上述细粉混匀制成颗粒。本品为糖衣片或薄膜衣片,除去包衣后显棕黄色;味苦。清热燥湿,杀虫。用于湿热蕴蓄下焦所致之痢疾、肠炎、热淋及阴肿阴痒,湿疹,湿疮等。口服。一次 4~6 片,一日 3 次[4]。

5. **复方苦参肠炎康片** 苦参、黄连、黄芩、白芍、车前子、金银花、甘草、颠茄流浸膏。本品为糖衣片或薄膜衣片,除去包衣后显棕黄色至棕褐色;味苦。清热燥湿止泻。用于湿热泄泻,症见泄泻急迫或泻而不爽,肛门灼热,腹痛,小便短赤以及急性胃肠炎患者。口服。一次 4 片,一日 3 次;3 日为 1 个疗程,或遵医嘱[4]。

6. **化痔栓** 次没食子酸铋 200g、苦参 370g、黄柏 92.5g、洋金花 55.5g、冰片 30g。本品为暗黄褐色的栓剂。清热燥湿,收涩止血。用于大肠湿热所致的内外痔、混合痔疮。患者取侧卧位,置入肛门 2~2.5cm 深处。一次 1 粒,一日 1~2 次[4]。

7. **痢必灵片** 苦参 277.8g、白芍 138.9g、木香 83.3g。本品为糖衣片或薄膜衣片,除去包衣后显黄棕色;气微,味苦。清热,祛湿,止痢。用于大肠湿热所致的痢疾、泄泻,症见发热腹痛,大便脓血,里急后重。口服。糖衣片,一次 8 片;薄膜衣片,小片一次 4 片或大片一次 3 片,一日 3 次;小儿酌减[4]。

**【临床研究】** 苦参在临床上主要用于热毒血痢,便血,黄疸,尿闭,赤白带下,阴肿阴痒,湿疹,湿疮,皮肤瘙痒,疥癣麻风;外用可治疗滴虫阴道炎、烧烫伤、疥疮、癣症、痔疮等。近年来临床应用颇广,是清热燥湿、杀虫止痒之要药。

多种苦参制剂、总碱注射液、苦参碱、氧化苦参碱、脱氢苦参碱对心律失常有较好的疗效,对治疗各种原因(尤其是冠心病)引起的期前收缩、窦性心动过速、心房颤动等均有一定的效果。

苦参制剂和各种单方、复方洗剂对滴虫性、真菌性阴道炎,宫颈炎,盆腔炎,阴部湿疹,外阴瘙痒均有一定疗效,尤对阴道滴虫病疗效显著。

苦参可用于治疗多种感染性疾病,包括细菌性疾病、急慢性胃肠炎、上呼吸道感染、支气管炎、支气管哮喘、肾盂肾炎、急性传染性肝炎、钩端螺旋体病、蓝氏贾第鞭毛虫病、急性结膜炎、急性亚急性湿疹、脂溢性皮炎、神经性皮炎、荨麻疹、药疹、银屑病、疥疮、手足癣、肠道滴虫病、痔疮、水肿、肿瘤等,均有不同程度的疗效。

此外,苦参还有明显的升高外周白细胞的作用。苦参总碱治疗各种原因引起的白细胞减少症,包括肿瘤放疗、化疗引起的白细胞减少均有升白细胞的效果。

1. **应用研究**

(1)治疗心律失常

1)以 30% 苦参煎剂每日上下午各服 50ml;或以苦参片剂(每片含生药 1.5g),每次 5 片,一日 4 次。均连服 2~8 周。用于频发性室性期前收缩 32 例,结果:显效 13 例,进步 16 例,无效 3 例,总有效率为 90.6%[30]。

2)以苦参片剂(每片含生药 2g),每次 5 片左右,一日 3 次;或以苦参注射液皮下注射,每次 2~4ml,一日 2 次。4~8 周后改服苦参片。疗程最短 8 周,最长 9 个月,平均 11 周。用治快速心律失常 167 例,均有一定疗效,其中期前收缩者 150 例,显效 39 例,有效 54 例,有效率为 62%[31]。

3)赵敏等[32]对选择房性早搏、交界性早搏、频发室性早搏、室上性心动过速病人 50 例,且是以往曾选用一种或数种抗心律失常药治疗,但无效或疗效不佳的患者。停用各种抗心律失常药,每日定时(早、中、晚)记录 5 分钟早搏次数,常规查血、尿、肝功、肾功及心电图,必要时做动态心电图,苦参总碱用量为 100~200mg,每日 3 次,1 个疗程为 3~4 周。该组 50 例患者,苦参总碱治疗的总有效率为 88%,疗效确切;且用药中未发现不良反应,对肝、肾功能 PR、Q-T 间期无影响。

4)以苦参合剂(苦参、鹿衔草、炙甘草各 10~15g)治疗冠心病、风湿性心脏病、病毒性心肌炎等并发的心律失常 72 例,每日 1 剂,30~60 日为 1 个疗程,取得一定疗效[33]。

(2)治疗滴虫性疾病

1)治疗人肠滴虫:以苦参汤为基本方,即苦参 25g,蛇床子 15g,黄柏 20g,苍术 10g,木香 10g,槟榔 10g,半夏 10g,白术 10g,陈皮 5g,甘草 5g。水煎服,每日 1 剂,空腹服用。结合分型加减法,对 110 例患者进行治疗,除 7 例因故中断服药外,其余治愈者 81 例,有效者 17 例,无效者 4 例,总有效率为 95.15%[34]。

2)治疗滴虫性肾盂肾炎:用苦参胶囊丸(每丸含生药 5g)每次 4 丸,日服 3 次,连服 15 日;对照组用甲硝唑,每次 600mg,日服 3 次,疗程 15 日。苦参组治疗 91 例,甲硝唑组 83 例。结果:苦参组治愈 87 例,占 95.6%;好转 2 例,无效 2 例,复发 6 例,总有效率为 97.8%。甲硝唑组治愈 76 例,占 91.6%,好转 3 例,无效 4 例,复发 9 例,总有效率为 95.2%。两组疗效相近,但临床症状、体征消失、尿常规恢复正常所需的平均天数苦参组均短于甲硝唑组,其不良反应作用也少于甲硝唑组,充分显示出苦参治滴虫性疾病的优越性[35]。

3)治疗滴虫性肠炎:马齿苋 25~30g(鲜品 150~250g),萹蓄、苦参各 25~40g,水煎分 2 次早晚空腹温服。治疗 16 例,临床治愈 15 例,中断治疗 1 例[36]。

4)治疗滴虫阴道炎:用苦参粉 0.5g 与等量葡萄糖、硼酸粉及枯矾粉混合作为 1 次量,行局部治疗,用时先将 1/5 000 高锰酸钾溶液灌洗阴道,擦干后撒入药粉,一日 1 次,连续 3 次为 1 个疗程。临床治疗 176 例,总成功率为 71.5%,其中追踪 3 个月症状消失,阴道分泌物无滴虫者为痊愈,占 26.1%;追踪不足 3 个月,但症状消失、阴道分泌物无滴虫者属有效,占 45.4%[37]。

(3)治疗蓝氏贾第鞭毛虫病:用苦参浸膏制成片剂或糖浆,成人每日按生药 30g 剂量 3 次分服,小儿酌减,连服 7 日为 1 个疗程。治疗 100 例,治愈 92 例,大多数患者治疗后 1~4 日症状消失,粪便恢复正常,粪检阴转。部分病例随访 3~9 个月,除 1 例外,其余未见复发。如用 25% 苦参煎液行保留灌肠,成人每次 100~200ml,一日 1 次,连续 5 次,仍有疗效,但不及口服为佳[38]。

(4)治疗痔疮及肛门皲裂:苦参 20~30g,水煎后日分 3 服,余渣加水再煎取液,待温坐浴 20 分钟左右,一日 2 次。一般连用 2~5 日,可使痔核缩小,疼痛消除。对肛窦炎良效。

苦参 100g 研及细粉末,加入凡士林 500g,制成 20% 软膏外擦患处,一日 3 次,10 日为 1 个疗程[39],连用 2~3 个疗程[39]。

(5)治疗湿疹、皮炎、神经性皮炎:100% 苦参注射液肌内注射,一日 1 次,每次 2~4ml;或口服苦参片(每片含生药 0.3g),每次 5 片,一日 3 次。治疗急性、亚急性湿疹,脂溢性皮炎,阴部湿疹,泛发性神经性皮炎等 148 例,总有效率为 79%[40]。

苦参 200g,洗净加入陈醋 500ml 内浸泡 5 天备用。用法:患部先抓后用温水洗净,再用消毒棉棍蘸药擦患处,一日早晚各 1 次,一般擦药 3~5 日见效,治疗 52 例,痊愈 45 例,显著进步 7 例。无不良反应[41]。

(6)治疗疥疮:苦参、百部各 30g,黄柏 20g。加入 50% 的乙醇至全部淹没药物,密封 1 日后即可使用。用前先用温开水将病变部位洗净,用干净毛巾揩干水分,再用消毒棉球蘸药液涂擦患处,一日 2~3 次,3 日为 1 个疗程。治疗疥疮 32 例,痊愈 31 例,好转 1 例[42]。

(7)治疗癣症:苦参粗末 50g,新鲜榆钱 100g,75% 乙醇 500ml,密封浸渍 3 昼夜,倾出上清液,再压榨残渣,两次取液合并,用细纱布滤过,装瓶备用。清洁患处后涂药,一日 3~5 次。治疗癣症 51 例,痊愈 44 例,1 年后随访,复发 3 例。疗程最长 30 日,最短 5 日,平均 14 日[43]。

(8)治疗化脓性中耳炎:苦参、紫草各 50g,香油 500ml,冰片 6g,枯矾 3g。将苦参、紫草放入香油锅内浸泡 24 小时,然后炸至药呈黑黄色,滤过后再将冰片、枯矾研成面搅匀即成紫参滴耳油。滴耳每次 1~2 滴,一日 1 次,3 日为 1 个疗程。治疗急性化脓性中耳炎 120 只耳,痊愈 112 只耳,显效 6 只,好转 2 只;慢性化脓性中耳炎 25 只耳,痊愈 21 只,显效 2 只,好转 1 只,无效 1 只[44]。

(9)治疗失眠症:苦参 500g,加冷水 1 000ml,泡 12~20 小时,煎 1 小时,取汁 400~600ml,再加水 1 000ml,煎取 300~500ml,再加水 1 000ml,煎取 500ml。将 3 次煎液混合,浓缩成 1 000ml,加糖。成人每次 20ml,小儿每次 5~15ml,一日 1 次口服。治疗 101 例,速效 51 例,显效 31 例,良效 14 例,无效 5 例,有效率达 95%[45]。

苦参 30g,酸枣仁 20g,加水 100ml,浓煎至 15~20ml,每晚睡前 20 分钟冲服,10~15 日为 1 个疗程。治疗 20 例,痊愈 6 例,显效 7 例,好转 7 例[46]。

(10)治疗癫痫:紫参片:苦参配紫金锭(山慈菇 60g,五倍子 60g,续随子 30g,大戟 45g,朱砂 22.5g,雄黄 22.5g,麝香 9g),按 1:4 的剂量比例,共研末,制成片剂,每片 0.3g。口服。在 105 例患者中,采用苦参配紫金锭治疗 40 例,治愈 17 例,有效 13 例,总有效率为 75%。经对照观察,加苦参以后较单用紫金锭疗效好[47]。

(11)治疗急性发热:用 50% 苦参注射液 2~3ml 肌内注射,一日 2 次,治疗急性扁桃体炎、急性结膜炎、急性乳腺炎、牙周炎、急性气管炎、急性肾盂肾炎、外科感染和疖肿等病所致发热 220 例,有效率为 90%,治愈率为 74%[48]。

(12)治疗淋病:苦参、黄柏各 50g,加水 1 500ml,浸泡 10~15 分钟,煎熬 45 分钟后滤过,浓缩至 500ml(使 100ml 药液中含生药 10g)。每日 1 剂分 3 次服完,连服 7~10 日。治疗 93 例,痊愈 69 例,无效 24 例。意大利进口大观霉素治疗组 93 例,痊愈 60 例,无效 33 例[49]。

(13)治疗老年急性非淋巴细胞白血病:苦参注射液 500mg 加入 5% 葡萄糖 500ml 静脉滴注,一日 1 次,治疗老年急性非淋巴细胞白血病 26 例。设对照组 32 例,予阿糖胞苷每次 10mg,一日 2 次皮下注射;维生素 D 330 万 U 肌内注射,每日或间日 1 次。苦参组与对照组均 4 周为 1 个疗程。结果:两组完全缓解分别为 4 例、7 例;部分缓解分别为 8 例、10 例;未缓解分别为 14 例、15 例;总缓解率分别为 46.15%、53.13%。两组疗效比较无显著性差异(P>0.05),说明苦参有治疗白血病的作用,且无明显毒副作用,值得临床应用[50]。

(14)治疗烧伤:苦参、大黄各 6g,冰片 2g,血竭 3g,共研细末,以生菜油 40ml 调匀。常规清创后,将上药涂敷患处,一日 3~4 次。治疗 12 例,均获愈。疗程最长 15 日,最短 4 日[51]。

(15)治疗脐湿:新生儿因脐部护理不当,水湿所侵,导致脐孔渗出液体,或稍红肿为主症。成人亦因不慎伤脐而引起脐中红肿,痒痛不休,渗液。可取单味苦参末纳入脐中,一日用药 3 次,以脐满为度,外加包扎。2 日后腹中发热,5 日可痊愈[52]。

(16)治疗妇女阴道炎、宫颈炎:以苦参总碱为主要成分制成泡沫气雾剂治疗宫颈炎 1 000 余例,总有效率为 98.9%。苦参 1 000g 漂洗后热水煎 2 遍,滤过,醇沉收回乙醇后再滤,加蒸馏水 2 000ml 稀释,调 pH 4.5,滤过后装瓶高压灭菌。治疗前按每 100ml 加浓滴鼻灵 1 支(10ml)摇匀,装入经消毒的塑料奶瓶内,每晚将本品 20~30ml 挤入阴道,并抬高臀部 40 分钟,或用药棉蘸药液置入阴道,并系一条线残留于阴道外,次晨将药棉拉出,1 周为 1 个疗程,共治各类阴道炎、盆腔炎、宫颈糜烂等病引起的白带过多者 200 例,痊愈 180 例(占 90%),显效 16 例(占 8%),好转 4 例(占 2%)[53]。

(17)治疗子宫颈炎症:由苦参、龙胆、五倍子、蛇床子、吴茱萸等份制成的宫颈炎散粉末,蘸于棉球涂至宫颈部位。治疗 1 674 例,痊愈 638 例,好转 642 例,无效 394[54]。真菌性阴道炎,用苦参、蛇床子、鹤虱各 15g,黄连、黄柏、川椒各 10g,冰片 3g。共研末储瓶备用。治疗先用 3% 碳酸氢钠水液洗净外阴及阴道,另取消毒纱布块,约 10cm×10cm,先涂少量凡士林,再涂上药粉,折叠成条状,晚上睡前纳入阴道,清早取出,1 次未愈可数次不限。治疗 40 例,平均治疗 8 日,痊愈 37 例,显效 3 例[55]。

**2. 用法用量**    苦参有毒,预防本品中毒的关键在于严格掌握苦参的常用口服剂量。2020 年版《中国药典》规定内服用量为 4.5~9g。外用适量,煎汤洗患处。脏腑虚弱或脾胃虚寒证、寒湿证者当慎用或禁用。苦参反藜芦,当禁配用,恶贝母、漏芦、菟丝子,当慎用。

**【中毒表现及救治】**

**1. 中毒表现**    苦参制剂对胃肠道有刺激作用,临床反应率达 30% 以上,如上腹部灼热感、恶心、呕吐、反酸、腹泻、食欲减退等症状,并随剂量加大而多见。部分病例出现神经系统症状,包括头晕耳鸣、烦躁不安、肢体颤抖、手指麻木等。还可引起皮疹、荨麻疹、脱发及注射部位刺激症状。肌内注射有发生过敏性休克、昏厥、血压升高的报道。个别患者服药后出现头晕、恶心、呕吐及便秘,反应较轻,可自行消失。重者表现有步态不稳,呼吸急促,脉快。内服过量可致中毒,严重中毒者表现为痉挛、惊厥,呼吸慢而不规则,甚至呼吸抑制,危及生命。

**2. 救治**

(1)早期催吐、洗胃(惊厥后禁忌)及导泻。以排出消化道内残留的苦参。

(2)口服蛋清、牛奶、鞣酸蛋白(一日 3 次,每次 2g)。

(3)静脉输入 5% 葡萄糖生理盐水,以利排毒。

(4)大黄、枳实、金银花各 10g,甘草 6g 水煎汁,另加玄明粉 12g 冲服,通里解毒。

(5)有惊厥或呼吸抑制时,及时对症治疗。

(陈丽华　斯建勇　杜贵友)

# 48　苦　楝　皮

【基源】本品为楝科植物川楝 *Melia toosendan* Sieb.et Zucc. 或楝 *Melia azedarach* L. 的干燥树皮及根皮[1]。

【化学成分】

## 1. 主要成分

(1)楝：主要含三萜类、香豆素类、多糖类、固醇类等。

1) 三萜类：川楝素(toosendanin, 苦楝素)、印楝波灵 A(nimbolin A)、印楝波灵 B(nimbolin B)、葛杜宁(gedunin)、苦里酮(kulinone)、苦内酯(kulactone)、苦洛内酯(kulolactone)、苦楝子三醇(melianol)、异川楝素(isotoosendanin)[2]、苦楝萜酸甲酯(methylkulonate)[3]等。

2)香豆素类：莨菪亭(scopoletin)、七叶亭(aesculetin)[2,4]。

3) 糖类：有分子量为 9 400Da 的多糖 Gla，以 LaD-glc(1 → 4)aLaD-glc(1 → 4)LaD-glc(1 → 4)aL-D-glc(1 → 4)aLaD-glc(1 → 6)aL-Laraf 为重复单位。多糖 GI 主要由木糖(xylose)、半乳糖(galactose)、阿拉伯糖(arabinose)、鼠李糖(rhamnose)构成[2,5]。

4) 固醇类：$\beta$- 谷甾醇($\beta$-sitosterol)、菜油固醇(campesterol) 及两种分子式为 $C_{29}H_{50}O$、$C_{29}H_{46}O$ 的固醇[2,4]。

5) 其他：还含有 24- 亚甲基环水龙骨酮(24-methylene cycloartanone)、环桉烯酮(cycloeucalenone)、4- 豆甾烯 -3- 酮(4-stigmastene-3-one)、4- 菜油甾烯 -3- 酮(4-campestern-3-one)、24- 亚甲基环水龙骨醇(24-methylene cycloartenol)、三十烷醇 -1(triacontanol-1)、环桉烯醇(cycloeucalenol)、梣皮酮(fraxinellone)、胡萝卜苷($\beta$-sitosterol-$\beta$-D-glucoside)、香夹兰醛(vanillic aldehyde)、反式桂皮醛(trans-cinnamic acid)、香夹兰酸(vanillic acid)、桂皮酸(cinnamic acid)、乙胺盐酸盐、正三十烷(triacontane)、葡萄糖(glucose)[2]、melianxanthone[6]、正十三烷醇(myricyl alcohol)[7]。

(2)川楝：川楝的树皮中含有川楝素、异川楝素、楝树碱(margosin)、山奈酚(kaempferol)、树脂、鞣质、香豆素的衍生物[8]。

## 2. 成分含量

(1)川楝素(苦楝素)的含量：苦楝皮的主要有效成分川楝素的含量与加工方法、品种、药用部位、生长年限、季节及贮存有关。

1)不同条件干燥时川楝皮中川楝素的含量变化：室温自然干燥时，含量为 0.267 4%；室温干燥器干燥，含量为 0.292 8%；室温真空干燥，含量为 0.350 9%；晒干，含量为 0.323 6%；60℃烘干，含量为 0.223 4%；80℃烘干，含量为 0.297 5%；100℃烘干，含量为 0.341 6%；红外干燥器干燥，含量为 0.428 0%[9]。

2)川楝皮与楝树皮中川楝素的含量比较：两者分别在 2、4、6 月份定期同时采样，除去木栓层，撕成薄片，于 105℃、5 分钟停止酶活性后真空干燥，测定川楝素含量。前者含量依次为 0.238 2%、0.179 6%、0.150 0%；后者含量为 0.070 3%、0.101 0%、0.057 0%。川楝皮中川楝素的含量较楝树皮高 2~3 倍[9]。

3)川楝树茎皮、干皮与根皮中川楝素的含量比较:川楝素的含量以根皮>茎皮>枝皮的顺序排列,川楝素在植物根皮、茎皮、枝皮的分布极不均匀,表现出该成分由下至上的分布和积累趋势,同时也说明川楝素的含量可能受水分、无机盐、土壤等因素的影响[10]。

4)不同生长年龄川楝树皮中川楝素的含量变化:分别测定 6、10、13、15、19 年生树木的树皮,川楝素含量依次为 0.192 2%、0.180 7%、0.087 8%、0.092 3%、0.086 8%。以生长 10 年左右的川楝树皮中川楝素含量较高[9]。

5)川楝皮中川楝素含量的季节变化:12 月份果实成熟后至次年 3 月份发芽前川楝素的含量较高。3 月份发芽、抽茎、开花之后逐渐下降,至 7—9 月份含量最低,10 月份又开始积累[9]。

6)川楝皮贮藏过程中川楝素的含量变化:贮存 1 年内的川楝素含量波动在 0.34%~0.42%;1 年至 2 年内的含量降至 0.21%~0.26%[9]。

(2)鞣质的含量:川楝皮中含鞣质 6%~7%[11]。

【含量测定】2020 年版《中国药典》采用高效液相色谱 - 质谱法测定川楝素($C_{30}H_{38}O_{11}$)的含量作为质量控制标准。色谱与质谱条件:以十八烷基硅烷键合硅胶为填充剂;以乙腈 -0.01% 甲酸溶液(31:69)为流动相;采用单级四极杆质谱检测器,电喷雾离子化(ESI)负离子模式下选择质荷比($m/z$)为 573 离子进行检测。理论板数按川楝素峰计算应不低于 8 000。本品按干燥品计算,含川楝素应为 0.010%~0.20%[1]。除此之外,还有以下测定方法:

1. **纸色谱法**  将新鲜树皮用石油醚脱脂后,用苯提取,提取物溶于甲醇,点于 Whatman 1 号滤纸上,以异丙醇 - 甲酰胺 - 水(3:1:16)展开,以对二甲氨基苯甲醛试液的水稀释液(试液:水 =4:6)显色,苦楝素显紫红色斑点,$R_f$=0.77(26~28℃)。剪取斑点部位,甲醇洗脱,20 分钟后在 512nm 测定吸光度,根据校正曲线测定含量[12]。

2. **薄层色谱比较法**  将川楝素片 70% 乙醇提取液和对照品 70% 乙醇溶液同点于自制硅藻土薄层板上,喷以丙酮 - 甲酰胺(4:1)作固定相,用苯 - 丙酮(3:1)上行展开,并于 120℃烘 15 分钟,趁热喷以 0.4% 对甲氨基甲醛硫酸(50%)试剂,显色后从样品色点的大小、颜色深浅与对照品色点比较,计算即得[13]。

【炮制研究】2020 年版《中国药典》中苦楝皮的炮制方法为:除去杂质、粗皮,洗净,润透,切丝,干燥,即得。

1. **古代记载**  《圣惠方》载 "锉"。《博剂方》载 "细切"。《平门方》载 "去其苍者,焙干为末"。《卫生宝鉴》载 "去浮皮"。《医学纲目》载 "去皮"。《景岳全书》载 "刮去皮土"。《外科全生集》载 "去皮去白肉"。《幼幼集成》载 "以刀刮其红皮,止取白皮"。

2. **现代研究**  外层栓皮毒性较大,用时应彻底剥离[14-16]。有效成分难溶于水,故内服应以丸、散为佳[16]。清水洗净,煎汤文火煎煮 2~3 小时,可充分发挥其疗效[15-16]。

【药理研究】苦楝皮为楝科植物苦楝或川楝除去外层粗皮的根皮或干皮,性味苦、寒,有毒,归肝、脾、胃经,具有清热燥湿、杀虫疗癣功能。苦楝皮的主要有效成分为川楝素(苦楝素),具有驱虫(蛔虫、绦虫、蛲虫、血吸虫)、抑制呼吸中枢、选择性阻断神经肌肉接头、抗肉毒中毒、抗菌、消炎、解热、抗肿瘤、抗胃溃疡、抗腹泻、利胆、兴奋肠平滑肌、镇痛、抗血栓形成等作用。

1. **驱虫作用**

(1)驱蛔虫作用:川楝、苦楝的根皮或干皮乙醇提取物在体外对猪蛔虫,特别是对其头部有麻醉作用。川楝素的作用较乙醇提取物为强。与山道年相比,川楝素对蛔虫的作用慢而持久。川楝素低浓度(1∶9 000~1∶5 000)时对猪蛔虫及其节段(头部及中部)即有明显的兴奋作用,表现为自发活动增强,间歇地出现异常的剧烈收缩,其运动的规律被破坏,并持续较长时间(10~24 小时)。此种兴奋作用是川楝素透过虫体表皮,直接作用于蛔虫肌肉,扰乱其能量代谢,导致收缩性疲劳而痉挛,最后使虫体不能附着肠壁而被驱除体外。较高浓度(1∶1 000 以上),则可麻痹猪蛔虫,特别是麻痹头部的神经节。所谓麻痹作用,可能是虫体长期受药物作用后而呈间歇性痉挛收缩的貌似静止状态[3]。另外,川楝素是一种有效的神经肌肉接头传递阻断剂,其作用部位在突触前神经末梢,作用方式是抑制刺激神经诱发的乙酰胆碱释放,这可能亦是川楝素驱蛔的作用原理之一[17]。

(2)抗血吸虫作用:腹腔注射苦楝根皮乙醇提取物,对于小鼠实验性曼氏血吸虫病具有治疗作用。其可降低小鼠体内存活虫数,显著降低肝脏早期虫卵结节,同时使寄生虫所排出的虫卵中的蚴蜕失去活性[18]。

(3)抗蛲虫作用:高浓度的苦楝皮药液(25%、50%)在体外对小鼠蛲虫有麻痹作用,全部呈死亡状需 12 小时。而用 10%、5%、1% 各浓度苦楝皮药液在体外对小鼠蛲虫则 24 小时尚未全部死亡[19]。

(4)驱绦虫作用:苦楝皮水和醇提取物均有一定杀灭绦虫原头蚴的作用,浓度为 200mg/ml,48 小时头蚴死亡率分别为 8%、16%[20]。

### 2. 对神经系统的作用

(1)呼吸中枢抑制作用:川楝素能抑制大鼠呼吸。肌内注射川楝素后 1 小时或静脉注射后 10 分钟,动物呼吸变慢,此后呼吸中枢发出的节律性放电与其同步的肌电活动一起逐渐消失,肌内注射后 2 小时或静脉注射后 30 分钟,呼吸停止,此时刺激膈神经,膈肌尚能活动,说明神经肌肉接头仍然能传递。将静脉注射或肌内注射剂量的 1/20 或 1/15 的川楝素直接注入第四脑室,也发现上述反应,而呼吸中枢兴奋剂尼克刹米能延长动物存活时间。上述结果均证明川楝素引起的呼吸抑制作用主要在呼吸中枢[21]。

(2)神经肌肉接头阻断作用:川楝素在浓度为 $(1.7~2.5) \times 10^{-4}$g/ml 对大鼠膈肌实验表明,是一个选择性作用于突触前的神经肌肉传递阻断剂,可阻断神经肌肉接头间正常传递功能,对其他神经系统未见明显影响[22]。对川楝素中毒小鼠膈肌神经肌肉接头所作的电镜观察表明,川楝素对亚微结构有明显影响,主要表现是神经末梢中的突触裂隙宽度增加和突触小泡显著减少[23]。熊春生[24]观察了大鼠肌内注射川楝素后各肌神经肌肉接头超微结构的改变,给药 3 小时,突触前结构可明显改变,突触小泡数量显著减少。神经末梢内长管形泡数量增加,自噬体样结构多见,线粒体分布较分散,但对突触后膜结构的影响不明显,仅见部分神经肌肉接头区有肌原纤维 Z 消失和神经膜细胞突起伸入突触间隙的现象。

### 3. 抗肉毒中毒作用

川楝素能对抗肉毒,显著延长肉毒中毒小鼠对间接刺激收缩反应的麻痹时间,与川楝素本身的麻痹时间相近,未见相互协同增强阻遏的现象[25]。对致死量 A 型肉毒中毒的小鼠,中毒后 6 小时给予川楝素,其存活率达 80% 以上;对致死量 A 型肉毒中毒的猴,中毒后 24 小时给予川楝素,可治愈半数以上动物;对 B 型肉毒中毒的小鼠,川楝素也有保护作用。此外,川楝素能明显增强抗毒血清对肉毒中毒小鼠和家兔的治疗作用[26]。另外,缪武阳等[27]对川楝素与异川楝素抗肉毒作用进行了比较研究。结果表明,两种药物对 A、B、E 型肉毒中毒小鼠均有效,特别是对 E 型毒素中毒小鼠疗效优于川楝素。两药对 A、B、E 型肉毒中毒小鼠半数有效量分别为 87.6mg/kg、70.6mg/kg;29mg/kg、51.2mg/kg;105mg/kg、105mg/kg。川楝素抗肉毒作用部位在神经肌肉接头处,可能是影响肉毒分子与组织的结合过程[28]。川楝素及其衍生物对肉毒中毒的动物有明显疗效,但毒副作用大,化疗指数低,实用价值不大,其作用可能与川楝素分子中存在半缩醛的羟基有一定关系[26]。

**4. 消炎作用**　苦楝皮有较强的抗炎作用。苦楝皮用 75% 乙醇回流提取,回收乙醇后,浓缩成 1:1 浓度,每天口服给药 1 次,连续 3 天。结果表明,其对角叉莱胶性小鼠足跖肿胀有抑制作用。此外,该醇提取物对二甲苯性小鼠耳肿胀及醋酸性小鼠腹腔毛细血管通透性的增高均有显著的抑制作用[29]。

**5. 抗菌作用**　苦楝皮的醇浸剂(1:4)在试管内对黄色毛癣菌、同心性毛癣菌、许兰黄癣菌、奥杜盎小孢子菌、铁锈色小孢子菌、羊毛状小孢子菌、红色皮肤癣菌、星形诺卡菌等皮肤真菌均有不同程度的抑制作用。苦楝皮水浸剂,用试管稀释法,1:10 对堇色毛菌、奥杜盎小孢子菌有抑制作用。但是水浸及煎剂抗真菌的效力较醇浸剂弱[30]。因此,苦楝子及苦楝皮治疗头癣等真菌感染时,用乙醇制剂可望提高疗效。

**6. 抗肿瘤作用**

(1)抑制子宫颈癌培养株系:川楝素对人子宫颈癌培养株系 JTC-26 在体外实验有抑制作用,抑制率在 95% 以上[7]。

(2)抑制胃癌细胞增殖:应用 MTT 法对苦楝素进行体外抑瘤作用的观察表明,苦楝素在浓度 0.4~40μg/ml 时,有抑制胃癌(SGC-7901)细胞增殖作用,而对黑色素瘤细胞 A375 无抑制作用[31]。

**7. 对消化系统的作用**

(1)抗胃溃疡作用:口服苦楝皮 75% 醇提物 5g/kg、15g/kg 能显著地抑制小鼠水浸应激性和盐酸性溃疡的形成,但对吲哚美辛 - 乙醇性溃疡的形成无抑制作用[32]。川楝素是苦楝皮驱肠虫的活性成分,但也是引起胃黏膜水肿、炎症和溃疡及其他脏器损害的毒性成分。因此如能除去川楝素,其抗溃疡作用也许会进一步提高。

(2)抗腹泻作用:口服苦楝皮 75% 醇提物 5g/kg、15g/kg 能显著地减少蓖麻油引起的小鼠小肠性腹泻及番泻叶引起的小鼠大肠性腹泻次数,但不明显抑制小鼠墨汁胃肠推动作用,所以其抗腹泻作用与胃肠运动关系不大。而苦楝皮有较强的抗炎活性,因此推测苦楝皮是通过抗炎,产生止泻效果[32]。

(3)利胆作用:口服苦楝皮 75% 醇提物 10g/kg 能显著地促进麻醉大鼠的胆汁分泌作用,作用维持 1.5 小时[32]。

(4)兴奋肠平滑肌:川楝素 200mg/kg 灌胃给药,能兴奋在位及离体兔肠管肌肉,使张力、收缩力增强。浓度在 $0.2 \times 10^{-4}$g/ml 时使肠肌呈痉挛性收缩,故临床应用驱虫时,不需另加泻药。此兴奋作用能被苯海拉明对抗,而不被阿托品所阻断[33]。

**8. 镇痛作用**　苦楝皮具有镇痛作用,苦楝皮 5g/kg、15g/kg 均在药后 2 小时能显著延长小鼠甩尾反应的潜伏期,可减少醋酸引起的小鼠扭体反应次数,但镇痛作用不强。抑制前列腺素合成可能是其镇痛和抗炎的机制[29]。

**9. 抗血栓形成作用**　苦楝皮 75% 醇提物,回收乙醇后,浓缩成 1:1 浓度,每天灌胃给药 1 次,连续 3 天。其中苦楝皮 10g/kg 能显著延长大鼠血栓形成时间及凝血时间[29,34]。苦棣皮中毒时常可见到内脏出血,这可能与其抗凝血有关。由于苦楝素过量服用引起动物内脏出血,推测川楝素是苦楝皮的抗凝活血成分[29]。

**10. 抑制血小板聚集作用**　以 ADP、胶原为诱导剂研究苦楝皮对家兔血小板聚集性的影响实验提示,苦楝皮有抑制血小板作用,且其作用与药物的浓度的相关性良好。聚集至50% 的浓度($IC_{50}$)为 2.78mg/ml。从 $IC_{50}$ 来看,其作用比半夏、羌活、天冬弱[35]。

**11. 对心血管系统的作用**　川楝素任氏液浓度为 $3 \times 10^{-4}$mol/L 时,作用 15 分钟可使离体蛙心收缩节律异常,持续 1 小时左右可自动恢复。静脉注射川楝素 15mg/kg,直至家兔出现明显肌无力,而家兔心电图、心律未见有意义的变化[25]。

**12. 解热作用**　通过注射脂多糖引起实验兔发高热之后,给予苦楝皮 75% 醇提物400mg/kg,结果表明苦楝皮具有解热作用。但其作用微弱,15.7% 受抑制,而 200mg/kg 阿司匹林为 24%,4mg/kg 吲哚美辛为 30.6%。因楝提取物是几种物质的混合物,经过分离,可能得到与吲哚美辛和阿司匹林效用相比拟的解热活性物质[36]。

**【毒理研究】**目前已知川楝素(苦楝素)、异川楝素为苦楝皮有毒成分。

**1. 川楝素**　川楝素产品的纯度和含量不同,毒性有较大差异[2]。毒性亦随苦楝皮产地、部位而异[37]。不同动物对川楝素的毒性差异颇大。

(1)急性毒性实验:小鼠川楝素灌胃的 $LD_{50}$ 范围在 277~1 146mg/kg[23,25];注射给药 $LD_{50}$ 分别为:腹腔注射(13.8 ± 1.2)mg/kg;静脉注射(14.6 ± 0.9)mg/kg;皮下注射(14.3 ± 1.5)mg/kg[25]。4 月采的苦楝皮煎剂对小鼠的毒性为茎皮的 3 倍,而 4 月采的罗城产苦楝根皮、茎皮的毒性又分别为南宁葛麻岭产苦楝根皮、茎皮的 2 倍以上[37]。川楝素对小鼠的急性毒性比山道年小[38]。大鼠灌胃 $LD_{50}$ 为(120.67 ± 38.5)mg/kg[37];皮下注射 $LD_{50}$ 为 9.8mg/kg。家兔静脉注射 $LD_{50}$ 为 18.7mg/kg[25]。犬的最大中毒量为 7.5~10mg/kg,最小致死量为30~32mg/kg。猫的最小中毒量为 2mg/kg,最小致死量为 3~4mg/kg[37]。动物敏感程度依次为猪、猫、猴、犬、兔、大鼠、小鼠。

(2)累积性毒性实验:川楝素对小鼠皮下注射的累积性毒性实验表明,累积系数为 1.13,属强积累性药物。川楝素给猴口服的累积致死的最低剂量是 0.2mg/(kg·d) × 5,累积到1.0mg/kg 以上时便可致死[25]。

(3)亚急性毒性实验:选择雌性大鼠,川楝素用 15mg/kg、30mg/kg 两种不同剂量给药,结果显示,每天连续服药两次后开始出现腹泻、纳差、体重迅速下降等现象;家兔按体重 20mg/kg、40mg/kg 口服给药,连续 10 次后,除 40mg/kg 的一只略见腹泻外,其余均正常[38]。猴的亚急性毒性实验表明,变化最明显的是 GPT 升高,其次是肌无力。GPT 升高的最低剂量是 0.025mg/(kg·d) × 4,比静脉给药的显效剂量[0.5mg/(kg·d) × 4]小 6 倍。出现肌无力的最低剂量为 0.1mg/(kg·d) × 5。川楝素在肝脏的含量比其他组织高,同时肝脏病理形态学的变化也比其他脏器明显[25]。犬 10mg/kg、兔 40mg/kg 间日灌胃 1 次,连续5 次和给猴灌胃 20mg/kg 均可引起急性肝损害,GPT 升高,解剖镜检肝细胞肿胀变性,肝窦极度狭窄等,但一般无弥漫性肝坏死,故是可逆性的[25]。犬灌胃 5mg/kg 苦楝素醇提物,于 2 小时开始血压下降,至 6 小时后血压降到原水平的 92.1%,并随剂量增加而血压下降幅度增加,最后血压降至零而死亡。解剖检查可见肺、胃、肠道出血,血管壁损伤,造成急性循环衰竭而死亡[37]。

**2. 异川楝素**　小鼠口服急性毒性实验表明,$LD_{50}$ 的剂量低于川楝素的 1/5,毒性远较川棟素为大[39]。

### 3. 不良反应机制

(1) 胃肠刺激作用：川楝素对胃黏膜有较强的刺激作用，可使胃黏膜发生炎性反应，如胃黏膜肿胀变性反应，或黏膜血管弥漫性出血，使临床上出现一系列胃肠道症状。

(2) 肝损伤作用：川楝素直接损伤肝细胞，使之出现肿胀变性、肝窦极度狭窄。其损伤程度可随单次用药剂量的增加而增加，但一般无肝细胞的广泛性坏死，故其造成的肝损伤是可逆性的，随剂量减小、毒性减低而恢复正常[15]。

(3) 急性循环衰竭：口服大剂量的川楝素后，引起急性中毒的主要致死原因似为急性循环衰竭，此为毛细血管壁通透性增加，影响肝内凝血酶原的合成，造成内脏大量出血，血压显著下降所致[40]。

(4) 中枢抑制作用：苦楝素直接作用于中枢神经系统，使之产生先兴奋后抑制的作用，出现头痛、头晕、视物模糊、呼吸困难、心律紊乱等症[41]。

【配伍研究】按中医辨证合理配伍使用本品，既可提高疗效，又能减轻有毒药物剂量，防止毒副作用的产生[15]。用于蛔虫证，可单用水煎服，或与槟榔、使君子、芜荑同用，以加强杀蛔之力；若蛔虫窜入胆道，右上腹绞痛者，配槟榔、使君子、枳壳、木香、郁金等，能取得较好的利胆驱蛔效果；治疗蛲虫下痒，入夜难以睡眠者，配伍百部、乌梅煎汤灌肠，疗效颇佳；与槟榔配伍，水煎服，对钩虫病亦有较好的疗效[42]。

【复方及制剂】

1. **川楝皮片**　川楝皮(去外层粗皮)1 000g，辅料适量。取川楝皮，干燥，粉碎，过120目筛；称取250g，剩余粗粉按煎煮法煎煮2次，合并煎液，滤过，浓缩成稠膏状，与细粉混合制粒，60℃以下干燥，加入滑料，混匀，压片，片重0.3g。本品为淡棕色片，味苦。功能驱虫。用于驱蛔虫、鞭虫、蛲虫、钩虫。口服。每次6~8片，空腹1次服完[43]。

2. **川楝素片**　川楝素250g，淀粉225g，将川楝皮切成细丝，用热开水浸泡数次，每次于60~80℃保温1小时，至无明显苦味为止。浸液滤过，通过装有湿炭的渗漉缸，控制流速，使流出液不带苦味，再用50℃热水洗去杂质。用70%~95%乙醇洗脱出川楝素，减压回收乙醇，放出浓缩液，静置过夜，滤取沉淀，干燥；用95%乙醇溶解，滤过，滤液通过氧化铝柱，其柱再用适量乙醇洗涤，收集醇液，减压回收乙醇后，倒入冷水中析出白色粉末，滤过，干燥。称取川楝素和淀粉混匀，过80目筛，用10%淀粉浆制粒，60℃干燥，整粒，混入1%滑石粉、2%硬脂酸镁，压片，片重0.05g。每片川楝素片含川楝素25mg。功能泻火杀虫，用于驱蛔虫。口服。1~2岁，1~1.5片；2~4岁，2~4片；4~8岁，4~6片；8~16岁，6~8片；16岁以上，8~10片。晚睡前空腹1次服完。若需要再服此药应间隔2周[44]。

3. **驱虫散**　苦楝皮100g，石榴皮100g，贯众100g，槟榔100g。混合粉碎，过120目筛，混匀，即得。本品为棕色粉末；味微苦、涩。功能驱虫，止痛。用于小儿蛔虫腹痛。口服。每次0.25~1.0g，一日2次，餐前服用，或遵医嘱。忌食油腻[33]。

4. **苦楝皮膏**　苦楝皮20g，雄黄、白矾各5g，凡士林70g，诸药共研细末加于凡士林中，混合为膏。外用涂搽，一日2~3次。治疗体癣[44]。

5. **儿童清热导滞丸**　醋鸡内金120g、醋莪术90g、姜厚朴90g、枳实90g、焦山楂60g、醋青皮90g、法半夏60g、六神曲(焦)60g、焦麦芽60g、焦槟榔120g、榧子90g、使君子仁120g、胡黄连 60g、苦楝皮 90g、知母 120g、青蒿 60g、酒黄芩 120g、薄荷 60g、钩藤 90g、盐车前子 120g。本品为棕褐色的大蜜丸;味甜、微苦。健胃导滞,消积化虫。用于食滞肠胃所致的疳症,症见不思饮食,消化不良,面黄肌瘦,烦躁口渴,胸膈满闷,积聚痞块,亦用于虫积腹痛。口服。一次 1 丸,一日 3 次,周岁以内小儿酌减[1]。

**【临床研究】**临床上苦楝皮一般采用煎剂,亦制成片剂、糖浆剂、膏剂、散剂,主要用于治疗蛔虫、蛲虫、绦虫、钩虫等消化道寄生虫病,尤善驱蛔,以治蛔虫诸症。其次外用或内服治疗各种皮肤病,如疥疮、湿疹、体癣、尖锐湿疣、荨麻疹、新生儿天疱疮等。此外,尚用于治疗痢疾、滴虫性肠炎、滴虫阴道炎、牙痛、痔疮、蛇咬伤等。苦楝皮可单用治疗蛔虫病外,多与他药配合使用。

**1. 应用研究**

(1)治疗消化道寄生虫

1)治疗蛔虫病

①苦楝皮驱蛔虫,民间使用已久,疗效确实。建国后,各地临床报道病例数以万计。根据采用苦楝皮(或粗制苦楝片)治疗的 20 000 余例及川(苦)楝素片治疗约 5 000 例肠蛔虫病的临床分析看,一般在服药后数小时或 2~3 天内排出蛔虫,以 24~28 小时排出者居多。排虫率为 20.2%~100% 不等,大便转阴率为 5.5%~92.8% 不等[45]。

②用苦楝皮、枳壳各 15g,槟榔 50g,使君子 20g,乌梅 10g,木香 6g,水煎服,每日 1 剂,3日为 1 个疗程。治疗胆道蛔虫 106 例,有效 96 例,好转 6 例,无效 4 例。其中 75 例服药半小时症状消失;76 例服药 2 剂排出蛔虫,14 例服药 3 剂后排出蛔虫,3 例孕妇疗效满意,未见不良反应[46]。

2)治疗蛔虫性肠梗阻

①用鲜苦楝皮 150g,鲜葱白 100g,共捣烂,加醋适量调匀,用面粉少量制成团状药饼,外敷腹部脐周。待药干燥后换药,直至腹痛缓解,肛门排气并排出蛔虫为止,但一般不超过48 小时。此法治疗蛔虫性肠梗阻 30 例,均在用药后 24~48 小时内症状得到缓解并排出蛔虫[47]。

②鲜苦楝皮煎成 25% 煎剂,先取 200ml 作滞留灌肠,半小时后取 300~500ml,作第 2 次灌肠,1 小时后再取 600ml 作第 3 次灌肠,此为 1 个疗程,若 24 小时未见排虫,可行第 2 疗程。共治疗 1~12 岁小儿 50 例,结果 47 例排虫而愈,3 例未排虫,但自觉症状均在灌肠后 48小时内消失,治疗效果良好[48]。

3)治疗绦虫病

①取鲜苦楝皮 120g,槟榔 180g,水煎 2 次,浓缩 2 次煎液至 250ml,于早晨空腹 1 次服完,小儿酌减。此法治疗绦虫病 500 例,治愈率达 98%[49]。

②用苦楝皮、榧子、雷丸、鹤虱各 10~25g,槟榔 100~150g,炒大黄 5~10g,煎汤 100ml,早晨空腹 1 次服下,一般药后 4~9 小时可排出虫体[15]。

4)治疗蛲虫病:用苦楝皮、百部、鹤虱、槟榔各 10g,水煎服。同时也可将上药共研细末装入胶囊,睡前纳入肛内,每次 1 个,连用 1 周。对蛲虫病治疗满意[15]。

5)治疗钩虫病:用苦楝皮(去粗皮)5 000g,加水 5 倍,熬成 5 000ml,另用石榴皮240g,加水 2 500ml,熬成 1 000ml,两种药水混合搅匀,成人每服 30ml。治疗钩虫病有良效[15]。

（2）治疗皮肤病

1）治疗尖锐湿疣：用复方苦楝素涂剂涂患处，一日 2 次，7 日为 1 个疗程。对阴道尖锐湿疣，用复方苦楝素药膜塞入阴道，合并症常规处理。治疗本病 12 例，痊愈 10 例，有效 2 例[50]。

2）治疗荨麻疹：用苦楝根皮、乌梅、使君子、枳壳各 9g，大黄 12g，水煎，日服 2 次。睡觉时，将药渣捣烂填神阙穴，外用纱布及胶布固定，每日换药 1 次，治疗 16 例，均用药 2~3 剂而愈[51]。

3）治疗疥疮

①用新鲜苦楝皮 150g，洗去表面上的泥沙（内层勿用水洗），切碎，置容器内，加入乙醇密盖，浸渍 3~5 日，取渍液滤过，静置 24 小时，再取上清液加入薄荷脑 20g，溶解后再加入 50% 乙醇至 1 000ml。每日外搽患处 2~3 次，治疗疥疮，疗效满意。大面积感染者一日涂搽次数不宜过多，以免中毒[52]。

②用苦楝子 30~40g，鲜苦楝根皮 100~200g，武火煎水一小锅，外洗治疗疥疮，一日 3 次，收到了较好的治疗效果[53]。

③取花椒 50g，苦楝皮 75g，加水 2 000ml，武火快煎 20 分钟左右，将煎剂连同药渣倒入容器内，另加山西陈醋 100ml，贮存备用。用毛巾蘸 45℃左右药液反复涂擦全身，每次涂擦 20 分钟，每日中、晚各 1 次，1 剂药可连用 5 日。共治疗疥疮 6 例，均痊愈，随访 1 年无 1 例复发[54]。

④治疗体癣：用苦楝皮膏治疗体癣 127 例，痊愈与好转 110 例，总有效率为 91.67%[55]。

⑤治疗新生儿天疱疮：用鲜苦楝皮 300g，放入黄牛口中咀嚼，后用新毛笔拈上黄牛口中溢出的药涎擦于患处，一日 3~5 次，3~7 日，患儿即可皮屑脱落，新皮初萌[56]。

（3）其他

1）治疗痢疾：苦楝子适量，用米拌炒成炭，研成细末过筛，一日服 3 次，每次 1.5g，温开水送服。治疗白痢 8 例，治愈 7 例，好转 1 例[57]。

2）治疗滴虫性肠炎

①取苦楝皮、苦参各 9g，石榴皮、乌梅、百部各 6g。水煎服，每日 1 剂。治疗滴虫性肠炎 48 例，服药 3~12 日，均获痊愈[58]。

②用苦楝皮、仙鹤草各 30g，槟榔、雷丸各 12g，并辨证加味，煎汤保留灌肠，一日 1 次。治疗 8 例滴虫性肠炎，均获愈[59]。

3）治疗滴虫性阴道炎

①用苦楝皮煎汤口服治疗滴虫阴道炎 27 例，用其提取物制成的栓剂治疗 6 例，共 33 例。效果显著，3 次滴虫检查均阴性，一般在用药 3~5 次后自觉症状好转，白带减少，阴道炎症及外阴痒感消失[60]。

②苦楝根皮、川椒、黄柏各 10g，苦参、百部各 15g，食盐一撮，共煎液，制成栓剂外用。治疗阴道滴虫 30 多例，疗效满意[61]。

4）治疗蛇咬伤：用苦楝树二层皮、韭菜各 120g，加米酒 250g，醋 120g，炖热放凉后用。伤口先行扩创，用药酒自上而下外擦，药渣外敷，并内服药酒少量[15]。

5）治疗牙痛：以苦楝树皮适量，煎汤漱口；或以苦楝皮配百部各 30g，水煎浓汁，频频漱口，治疗牙痛可速效[15]。

6）治疗外痔：用苦楝皮、鱼腥草、马齿苋、芒硝各 30g，水煎外洗，治疗外痔效果显著[62]。

2. **用法用量** 本品有毒,内服外用皆然。目前已知川楝素、异川楝素等为其有毒成分。毒性分布广,缓慢而持久为其特点。苦楝皮引起各种严重反应或中毒现象,多因误食,或药物过量,或因患者机体的特殊敏感性(药物剂量在安全量范围内,但出现严重中毒反应)所致。此外,与药材品种、制剂精粗程度等有关。因此用药间隔时间宜长,维持量宜小,不宜久服。口服不宜超过4天,外用不宜超过7天,疗程间隔不应少于2~3个月。凡虚弱、孕妇、贫血、肝肾功能损害、活动性肺结核、溃疡病、严重心脏病者必须慎用或忌服。2020年版《中国药典》规定,苦楝皮成人剂量为3~6g(干品)[1],但实际用量颇不一致,多数临床报道,成人剂量为60~180g(鲜品),小儿按3~6g/kg体重计算。亦有报道,成人剂量以稀释至80%的煎剂200~250ml为适量。川楝素片(每片25mg),一般成人6~8片为宜,若用致18片者,不良反应几乎100%;若用3~4片,疗效低。

服法:常见有顿服、早晚、晚早及早中晚服用4种,但以顿服效尤,晚早服次之。前者有效率为79.1%,后者76.41%[15]。传统服法主张服药前先进油类之品,可减轻胃肠刺激。近有主张煎剂中加少量苏打一类的药物,加糖调味,减轻胃肠反应。

**【中毒表现及救治】**

1. **中毒表现** 苦楝皮的毒副作用一般在服药后1~6小时尚未排虫之前发生,通常为头晕、头痛、嗜睡、恶心、腹痛等,其发生率高者可达100%,低者不到1%,持续时间大多在数分钟或1~3小时,最长16小时,可自行消失。严重时出现呼吸中枢麻痹,类似莨菪类植物中毒症状及内脏出血、中毒性肝炎等,严重者可导致死亡[46]。根据临床报道,苦楝皮所见的不良反应如下:

(1)主要毒性反应为肝肾损伤,如肝脾肿大、转氨酶增高、肝功能异常、黄疸、恶心呕吐、厌食、腹胀、腹泻和小便混浊、少尿、无尿、血尿、腰痛、乏力等[63]。

(2)内脏出血:常见有呕血、吐血、便血等消化道出血和尿血、紫癜等。

(3)神经系统损伤:头痛、头晕、烦躁不安、大汗淋漓、昏迷、嗜睡、咀嚼不灵、吞咽困难、视物模糊、瞳孔散大或缩小,或肢体麻木、软弱、感觉异常,呼吸困难。

(4)循环系统损伤:白细胞数升高、中性粒细胞增多、心悸、血压下降、室性心动过速、心房颤动、频发性室性期前收缩及心肌损害,死前伴有三度房室传导阻滞,间有室性心律[64]。

2. **救治**

(1)民间用白糖、甘草煎汁内服解毒[7]。

(2)早期催吐,用1:4 000高锰酸钾水溶液洗胃,服药用炭、藕粉或蛋清,口服5~10g硫酸镁导泻,补液给5%葡萄糖盐水1 000~2 000ml稀释毒素,促进排泄。

(3)保肝治疗:10%葡萄糖500ml加维生素C 500mg,一日1次,静脉滴注。

(4)对症治疗:发生痉挛时,皮下注射0.5mg/ml阿托品0.5ml,或口服颠茄浸膏片0.05~0.1g,选用苯巴比妥钠或地西泮肌内注射,或用10%水合氯醛灌肠。呼吸困难时,用苯甲酸钠咖啡因肌内注射,一日2次,每次0.5g,吸氧。出血严重时用止血药及输血。心律失常时,用普鲁卡因胺或奎尼丁等[16,63]。

(5)中医中药方法:中毒症状轻者,可用绿豆120g,龙眼肉60g,甘草15g,煎水频服。或玉米须、茵陈、栀子、丹参、大枣水煎服。有痉挛时,用全蝎1.5g,蜈蚣2条,研末冲服。有尿血便血者,用血余炭6~9g,田七末3~6g,生地黄30g,牡丹皮15g,水煎,另加水牛角磨水送服。若神志恍惚、心悸、视力模糊、沉默不语,用龙眼肉 60g(或枸杞子 45g),何首乌 60g,甘草 15g,煎水频服[15]。

(陈丽华　斯建勇　杜贵友)

# 49　郁　李　仁

【基源】本品为蔷薇科植物欧李 *Prunus humilis* Bge.、郁李 *Prunus japonica* Thunb. 或长柄扁桃 *Prunus pedunculata* Maxim. 的干燥成熟种子,前两种习惯称"小李仁",后一种习惯称"大李仁"[1]。

【化学成分】从郁李仁中分出黄酮类化合物有阿弗则林(afzelin)、山奈苷(kaempferitrin)、营实苷(multiflorin)、营实糖苷(multionside)、郁李仁苷(prunuside)。

有机酸类有熊果酸(ursolic acid)、香草酸(vanillic acid)、原儿茶酸(protocatechuic acid)、油酸(oleic acid)。

尚含苦杏仁苷(amygdalin)、脂肪油、粗蛋白质、淀粉、纤维素、皂苷、植物固醇[2]。

其中郁李含苦杏仁苷、皂苷约 0.96%,脂肪油 58.3%~74.2%。欧李种子含苦杏仁苷 2.25% 以上[3-5]。

【含量测定】2020 年版《中国药典》采用高效液相色谱法测定苦杏仁苷($C_{20}H_{27}NO_{11}$)的含量作为质量控制标准。色谱条件:以十八烷基硅烷键合硅胶为填充剂;以乙腈 - 水 (12∶88)为流动相;检测波长为 210nm。理论板数按苦杏仁苷峰计算应不低于 3 000。本品按干燥品计算,含苦杏仁苷($C_{20}H_{27}NO_{11}$)不得少于 2.0%[1]。

其他含量测定方法:

1. **苦杏仁苷的薄层扫描法测定**　精密称取 80℃ 干燥的郁李仁粉末,制成 0.3g/ml 的溶液,精密称定后,温浸 0.5 小时,冷至室温后,称重,补充甲醇量,离心,取上清液与标准品液 (苦杏仁苷的甲醇溶液)点于同一薄层板上,以三氯甲烷 - 甲醇(2∶1)展开,展距 10cm,放入薄层扫描仪中进行扫描,测定波长 210nm,参比波长 240nm,以双波长反射法锯齿扫描,以峰面积按校正曲线计算其含量[2]。

2. **郁李仁苷 A 的薄层扫描法测定**　提取方法照苦杏仁苷提取方法,用 45℃ 水浴温浸 0.5 小时,取上清液与标准品点于同一薄层板上,以三氯甲烷 - 甲醇 - 甲酸(2∶1∶0.4)展开,展距 10cm,取出放入薄层扫描仪中进行测定,测定波长 268nm,参比波长 220nm,以峰面积按校正曲线计算其含量[2]。

【炮制研究】2020 年版《中国药典》中炮制为除去杂质,用时捣碎。郁李仁自古就有"去皮熟研""汤浸去皮尖,微炒""酒浸"等炮制方法,近代有生用、炒用、制霜、朱砂制、蜜制等制法。郁李仁所含毒性成分氰苷(苦杏仁苷)可水解成氢离子及氢氰酸,其中氢氰酸有剧毒,少量有显著治疗作用,而较大量的氢氰酸对延髓生命中枢有先兴奋后麻痹作用,且抑制体内酶的活性,阻碍新陈代谢,引起组织窒息而中毒,甚至引起死亡。氢氰酸致死量为 50mg。氰苷在酶的作用下,遇水及胃酸即慢慢分解放出氢氰酸而致中毒。炮制后可能能起到杀酶作用而使毒性降低,这有待于进一步研究[2]。

**【药理研究】**

1. **对肠管的作用**　郁李仁有显著的促进小肠蠕动的作用。用炭末测其在小肠内推进距离法,对6种郁李仁类药材进行的药理研究比较发现,对小鼠肠运动的作用以欧李郁李仁最直接。水提物最为显著,脂肪油次之,而醇提物及醚提、醇提过的水提液都无明显作用。而6种郁李仁除蒙古扁桃促进小肠蠕动作用略次外,其他均极显著。对便秘的影响,以燥结型便秘效果最为显著[2]。

2. **对呼吸系统作用**　本品所含皂苷有促进支气管黏膜分泌的作用,内服则有祛痰效果。有机酸亦有镇咳祛痰作用。所含的苦杏仁苷在体内可产生微量的氢氰酸,对呼吸中枢呈镇静作用(小剂量口服),使呼吸趋于安静而达到镇咳平喘作用;大剂量则易引起中毒。此外,本品还有镇痛作用[2]。

3. **抗炎镇痛作用**　元艺兰[6]从郁李仁水提液中提得IR-A、IR-B两种蛋白质成分。静脉注射IR-A、IR-B分别在20mg/kg和0.5mg/kg以上时,对大鼠足关节肿胀均有抑制炎症的活性,IR-B的$ED_{50}$约为1mg/kg。给小鼠静脉注射IR-A、IR-B 5mg/kg时,抑痛率分别为61.0%及61.5%。

4. **其他作用**　用郁李仁制成的酊剂,对实验犬有显著降低血压作用。本品亦有抗惊厥作用、扩张血管作用[6]。

**【毒理研究】**尚无相关报道。

**【配伍研究】**尚无相关报道。

**【复方及制剂】**

1. **麻仁滋脾丸**　请参照火麻仁。

2. **通幽润燥丸**　麸炒枳壳80g、姜厚朴80g、红花20g、炒苦杏仁20g、郁李仁20g、地黄20g、槟榔20g、大黄40g、木香10g、桃仁(去皮)20g、当归20g、火麻仁20g、熟地黄20g、黄芩80g、熟大黄80g、甘草10g。本品为黑色至黑褐色的大蜜丸;气微,味苦。清热导滞,润肠通便。用于胃肠积热所致的便秘,症见大便不通,脘腹胀满,口苦尿黄。口服。一次1~2丸,一日2次[1]。

3. **郁李仁散**　取炒郁李仁、陈皮、炮三棱各30g,上3味捣碎为散,每服10g,空心煎汤服下。治风热气秘。(《圣济总录》)

4. **郁李仁散**　郁李仁、陈皮、槟榔、茯苓、白术各30g,甘遂15g,上为末,每服6g,姜枣汤下,治肿满小便不利。(《世医得效方》)

5. **郁李仁饮**　郁李仁(研如膏)、朴硝(研)各10g,当归、生地黄各20g,后2味粗捣筛为末,与前2味研粉者和匀,每服10g,加水200ml,煎至100ml,去渣温服,未通更服。治疗产后肠胃燥热大便秘结者。(《圣济总录》)

6. **郁李仁汤**　炒郁李仁,炙桑白皮,炒赤小豆30g,炒陈皮20g,紫苏15g,白茅根40g。上6味捣筛,每服15g,加水300ml,煎至100ml,温服。治疗水肿胸满气急。(《圣济总录》)

7. **郁李仁散**　郁李仁、牵牛子各10g,槟榔、生地黄各3g,桂枝、木香、青皮、延胡索各15g,上为末,食前服温酒调下,每服6g。治疗血分气虚壅涩,腹胁胀满,四肢水肿,坐卧气促。(《鸡峰普济方》)

8. **郁李仁丸**　郁李仁、葶苈子、陈皮各10g,甘遂2g,茯苓15g,瞿麦12g,苦杏仁、赤芍各12g,桔梗10g,牛膝10g,煎汤温服,一日分2次。本品能利小便而退水肿,可治疗全身水肿、心腹气胀、二便不利[7]。

**【临床研究】**

**1. 应用研究**

(1)治疗肠燥便秘

1)郁李仁 6g,松子仁 12g,柏子仁 12g,桃仁 10g,苦杏仁 10g,枳壳 10g,煎后温服,适用于老年体弱便秘,产后津枯便秘者。未通可继服[7]。

2)郁李仁 30g,朴硝 30g,当归 60g,生地黄 60g,共为细粉,每次服用 9g,用于津枯肠燥食积气滞,腹胀便秘[8]。

(2)治疗小儿习惯性便秘:郁李仁、苦杏仁、火麻仁、大黄、枳实、厚朴、白芍、陈皮、当归、炒四仙、甘草。加工制成颗粒,每袋含生药 7g。1 岁以下 1/4 袋,1~3 岁 1/2 袋,3~7 岁 1袋,均一日 2 次;7 岁以上 1 袋,一日 3 次口服。治疗 106 例,经治疗 1~6 日,痊愈 30 例,占28.3%,显效 76 例,占 71.7%[9]。

(3)治疗幽门梗阻:郁李仁 10g,旋覆花、党参、半夏各 15g,苦杏仁、当归、松子仁、代赭石各 30g,桃仁、柏子仁各 45g,火麻仁 60g,甘草 6g,生姜 3 片,大枣 3 枚。随证加减。加水煎至 200ml,分 3 次服,每日 1 剂。治疗 13 例,均有超过 10 年的胃、十二指肠球部溃疡史。结果:痊愈 9 例,好转 2 例,无效 2 例。疗程 2 周[10]。

(4)治疗支气管哮喘:郁李仁、桃仁、苦杏仁、白果仁(打)、炙款冬花、蒸百部各 9g,蜜炙麻黄、麻黄根、甘草各 5g,车前草 24g,土茯苓、忍冬藤各 30g。每日 1 剂,水煎服;或制成糖浆,每次 20ml(儿童 5~10ml),一日 3 次口服。共治疗 42 例。对照组 32 例用复方氯丙那林溴己新片每次 1 片,一日 3 次,或长效氨茶碱每次 1 片,每 12 小时 1 次,均口服(成人量)。结果:两组嗜酸性粒细胞直接计数、临床症状治疗前后自身比较均有非常显著性差异(P<0.001);两组比较均无显著性差异(P>0.05)[11]。

(5)治疗急性阑尾炎:郁李仁 19g,粉丹皮 13g,红藤 45g,皂刺 13g,生薏苡仁 45g,冬瓜仁 45g,金银花 45g,桃仁 5.5g,九节菖蒲 5.5g。冷水浸泡半小时后水煎,连煎 3 次。煎出液滤过后浓缩成 200ml 为 1 剂。开始每 4 小时口服 60ml,连续 2 日夜,再改为每日早晚各服 1 次,每次 30~40ml,连服 2~3 日后停药。治疗期间吃半流汁饮食,不宜吃鸡蛋。

(6)治疗偏头痛:白芍 15g,川芎 30g,郁李仁、甘草、柴胡各 3g,白芥子 9g,香附 6g,白芷1.5g。随证加减,水煎服。治疗 39 例,治愈 37 例,好转 2 例,总有效率为 100%。轻者服药1~2 剂,重者 3~5 剂[12]。

(7)治疗水肿:郁李仁、桑白皮、赤小豆各 90g,陈皮 60g,紫苏 30g,茅根 120g,共为粗粉,每次 15g,水煎服。用于水肿、脚气、小便不利者[7]。

**2. 用法用量**　本品虽有甘味,但无补养之效,却有苦泄滑利之能,宜用于实证。本品用量不宜过大,2020 年版《中国药典》定其用量为 6~10g,过量易导致部分患者出现恶心、呕吐、心悸等不良反应,餐后服用可减少不良反应的发生。孕妇应慎用或忌用。

**3. 评述**　郁李仁味辛、甘、苦,性平。主归脾、大肠、小肠经。本品辛能行散,苦主降泄,甘润滑利,长于导行大肠之结气,润滑大肠之燥涩而通便,又能行全身之水气,所以具有润肠通便、利水消肿的作用。临床上用其治疗气滞肠燥便秘及水肿胀满、支气管哮喘、水肿、脚气、小便不利等均取得了很好的效果。

**【中毒表现及救治】**

1. **中毒表现**　本品在常规剂量时毒性较小,预防中毒的关键是勿超大量用药,若剂量过大,大量皂苷进入体内可破坏红细胞,造成溶血;苦杏仁苷大剂量使用,可致延髓中枢先兴奋后麻痹,并抑制酶的活动,阻碍新陈代谢,引起组织窒息。

2. **救治**　严重中毒时应立即静脉注射 3% 亚硝酸钠溶液 10~20ml(小儿按 6~10mg/kg 体重),应严密观察血压,一旦发现血压下降,应立即停药。必要时用升压药(勿用肾上腺素),及输血、给氧。然后缓慢静脉注射硫代硫酸钠进行解毒[13-14]。

(王慧娟　斯建勇　杜贵友)

# 50　虎　杖

**【基源】**本品为蓼科植物虎杖 *Polygonum cuspidatum* Sieb.et Zucc. 的干燥根茎和根。

**【化学成分】**虎杖中主要含有蒽醌类、二苯乙烯类、黄酮类、香豆素类以及一些脂肪酸类化合物。

1. **蒽醌类化合物**　Kiyohsi 等[1]从虎杖根中分离得到大黄素、大黄酸、大黄酚、大黄素甲醚、大黄素 -8- 甲醚。Yoshiuiki 等[2]自虎杖根中分离出迷人醇(afnacniol)、6- 羟基芦荟大黄素、6- 羟基芦荟大黄素 -8- 甲醚、决明松 -8-*O*-D- 葡萄糖苷,虎杖叶中含有一种萘骈二蒽酮类衍生物金丝桃苷(hyperin)。华燕等[3]从虎杖根茎中分离得到大黄素 -6- 甲醚、2- 甲氧基 -6- 乙酰基 -7- 甲基胡桃醌。梁永峰等[4]从虎杖根及根茎中分离得到2- 乙氧基 -8- 乙酰基 -1,4- 萘醌。

2. **二苯乙烯类化合物**　梁永峰[4]从虎杖中分离得到白藜芦醇(reseveratrol)和白藜芦醇 -3-*O*- 葡萄糖苷。在虎杖的水提取物中,Gamini 等[5]分离得到了白藜芦醇 -4'-*O*- 葡萄糖苷以及光学异构化后所得三者的顺式异构体。

3. **黄酮类化合物**　金雪梅等[6]从虎杖根中分离得到槲皮素 -3-*O*- 鼠李糖苷、槲皮素 -3-*O*- 阿拉伯糖苷、槲皮素 -3-*O*- 葡萄糖苷、木犀草素 -7-*O*- 葡萄糖苷、槲皮素 -3-*O*- 半乳糖苷。

4. **香豆素类化合物**　Yoshiyuki 等[2]从虎杖根中分离得到 7- 羟基 -4- 甲氧基 -5- 甲基香豆素。

5. **其他化合物**　虎杖中还含有分子量为 6 000Da 的多糖,由 D- 半乳糖、L- 鼠李糖、L- 阿拉伯糖、D- 葡萄糖及 D- 甘露糖构成,组成比例为 28∶4∶4∶1∶1。Yoshiuiki 等[2]从虎杖中分离得到原儿茶酸、没食子酸、2,5- 二甲基 -7- 羟基色酮、5- 羟甲基 -7- 羟基 -2- 甲基色原酮、5,7- 二羟基 -1(3H)- 异苯并呋喃酮和饱和脂肪酸,如软脂酸、硬脂酸、花生油酸等。虎杖中还存在一些微量元素,如铜、铁、锰、锌、钾等。

**【含量测定】**

1. **大黄素**

2020 年版《中国药典》采用高效液相色谱法(通则 0512)测定[7]。

色谱条件与系统适用性试验:以十八炕基硅炕键合硅胶为填充剂;以甲醇 -0.1% 磷酸溶液(80∶20)为流动相;检测波长为 254nm。理论板数按大黄素峰计算应不低 3 000。

对照品溶液的制备：对照品溶液的制备取经五氧化二磷为干燥剂减压干燥24小时的大黄素对照品适量，精密称定，加甲醇制成每1ml含48μg的溶液，即得。

供试品溶液的制备：取本品粉末（过三号筛）约0.1g，精密称定，精密加入三氯甲烷25ml和2.5mol/L硫酸溶液20ml，称定重量，置80℃水浴中加热回流2小时，冷却至室温，再称定重量，用三氯甲烷补足减失的重量，摇匀。分取三氯甲烷液，精密量取10ml，蒸干，残渣加甲醇使溶解，转移至10ml量瓶中，加甲醇稀释至刻度，摇匀，滤过，取续滤液，即得。测定法分别精密吸取对照品溶液与供试品溶液各5μl，注入液相色谱仪，测定，即得。

测定法：分别精密吸取对照品溶液与供试品溶液各5μl，注入液相色谱仪，测定，即得。

本品按干燥品计算，含大黄素（$C_{15}H_{10}O_5$）不得少于0.6%。

2. **虎杖苷**　避光操作。2020年版《中国药典》照高效液相色谱法（通则0512）测定[7]。

色谱条件与系统适用性试验：以十八烷基硅烷键合硅胶为填充剂；以乙腈-水（23∶77）为流动相；检测波长为306nm。理论板数按虎杖苷峰计算应不低于3 000。

对照品溶液的制备：取经五氧化二磷为干燥剂减压干燥24小时的虎杖苷对照品适量，精密称定，加稀乙醇制成每1ml含15μg的溶液，即得。

供试品溶液的制备：取本品粉末（过三号筛）约0.1g，精密称定，精密加入稀乙醇25ml，称定重量，加热回流30分钟，冷却至室温，再称定重量，用稀乙醇补足减失的重量，摇匀，取上清液，滤过，取续滤液，即得。

测定法：分别精密吸取对照品溶液与供试品溶液各10μl，注入液相色谱仪，测定，即得。

本品按干燥品计算，含虎杖苷（$C_{20}H_{22}O_8$）不得少于0.15%。

【**炮制研究**】2020年版《中国药典》炮制方法为[7]：除去杂质，洗净，润透，切厚片，干燥。本品呈椭圆形或长条形薄片。外表皮灰黄色、灰褐色至灰棕色，具不规则的纵皱纹。切面灰棕色、橙黄色至灰黑色。角质样，内皮层环明显。

有实验结果表明，饮片中游离蒽醌、结合蒽醌含量差别较大，样品中游离蒽醌含量最高为最低的1.74倍，结合蒽醌含量最高为最低的3.41倍。虎杖原药材块大、坚实，难软化，因此一些地方的炮制规范中，切制饮片前的处理方法是用水浸泡数小时，这亦是饮片蒽醌类衍生物含量差异原因之一。曾有文献报道，虎杖饮片的浸出物蒽醌类成分含量平均为22.6%，药材的浸出物为35.54%，饮片仅为原药材的66.8%，在炮制过程中成分损失约为1/3，建议水处理应采取少泡多润。通过对虎杖主要成分含量及水浸出物的测定研究表明，虎杖的鲜片均明显高于蒸片，蒸片高于浸片，且虎杖切块水浸出物仅为虎杖切片的31.9%，因此，虎杖趁鲜切片优于传统切片、再切块，既能提高饮片的规格质量，增加有效成分含量及水浸出物的含量，亦能缩短加工时间，节约干燥能源，避免或减少药材的浪费。因此，建议虎杖宜采用鲜切片取代传统切块再加工成片的过程[8]。

【**药理研究**】

1. **抗炎**　张海防等[9]通过多种炎症模型进行实验，证明虎杖的乙酸乙酯提取物具有抗炎作用，作用机制可能与抑制炎症介质前列腺素$E_2$（$PGE_2$）的合成，抑制细胞免疫及与垂体-

肾上腺皮质系统有关。

2. **抗病毒** 大黄素等蒽醌类化合物具有一定的抗病毒作用,对乙型肝炎抗原阳性能够产生一定的抑制作用,多用于治疗急性黄疸性肝炎和慢性肝炎。王志洁等[10]的研究表明,虎杖大黄素可以对 1 型单纯疱疹病毒(HSV-1)HS-1 株直接杀灭、抑制增殖、阻断感染,这些作用比对照药阿昔洛韦药效更强。Susan 等[11]报道了 2 型和 3 型脊髓灰质炎病毒能够被大黄酚显著地抑制,其半数抑制浓度($IC_{50}$)分别为 210ng/L、20ng/L。Raymond 等[12]研究表明,蒽醌类化合物具有抗人类免疫缺陷病毒(HIV)的作用,其中虎杖中的大黄素抗 HIV-1 活性的 $IC_{50}$ 为 36.3μmol/L。Sydiskis 等[13]报道虎杖中的大黄素对 HSV-1、带状疱疹病毒(V2V)、2 型单纯疱疹病毒(HSV-2)、伪狂犬病流感及副流感病毒、痘苗病毒等均有一定的抑制作用。

3. **抗菌** 王万骞等[14]采用索氏提取法和超声提取法,以水和乙醇为提取溶剂分别萃取虎杖 7 种中药的有效组分,采用平板稀释法对 12 种菌株开展药物敏感试验,测定提取物对 12 种致病菌的最低抑菌浓度(MIC)和最低杀菌浓度(MBC),结果虎杖等 7 种中药提取物单用对病原菌均有不同程度的抑制作用,不同乙醇体积分数、提取中药与溶剂的比例对抑菌效果影响显著。朱廷儒等[15]研究表明,金黄色葡萄球菌和肺炎链球菌能够被大黄素、大黄素 -8- 葡萄糖苷等抑制,大黄素等醌类化合物具有抗菌活性。研究发现,临床常用 100 株厌氧菌可以被大黄素很强地抑制,8μg/L 大黄素能够抑制 76%~99% 的厌氧菌,其 MIC 值与头孢甲噻吩相近。

4. **对血液系统作用**

(1)调节血脂:李波等[16]研究表明,复方虎杖提取物具有一定的降血脂作用,可以改善高脂饲料致高脂血症模型大鼠的血清血脂水平。孔晓龙等[17]研究表明,虎杖降脂颗粒对高脂乳剂诱导的高脂血症模型大鼠具有明显的治疗作用,该作用可能与其提高机体的抗氧化能力,抵抗自由基介导的脂质过氧化作用,调节肝脏脂代谢关键酶脂蛋白酯酶(LPL)和肝酯酶(HL)的活性以及改善血液流变学有关。

(2)抗血栓形成和防止脑出血:王瑜等[18]研究表明,虎杖苷可以通过改善微循环,从而产生抗血栓形成的作用。王君[19]通过观察虎杖苷对大鼠神经功能的作用及其作用机制,认为虎杖苷具有一定的干预凝血酶致神经细胞损伤的作用,具有抗实验性脑出血的作用。能够通过抗氧化、改善脑水肿、抗细胞凋亡以及保护神经细胞来拮抗脑出血后的脑组织损伤。

(3)改变血液流变学特性:楼锦英等[20]通过对高脂饲料导致高脂血症模型大鼠给予复方虎杖提取物,证明 4g/kg、8g/kg、12g/kg 的复方虎杖提取物可以改善高脂饲料致高脂血症模型大鼠的血液黏滞性。王辉等[21]用链脲菌素诱发 SD 大鼠糖尿病肾病(DN)模型,研究表明虎杖配伍黄芪、益母草对糖尿病肾病糖、脂代谢及血液流变学具有调节作用,产生降低全血与血浆黏度,改善微循环的作用。

(4)抗血小板聚集:陈鹏等[22]研究表明,虎杖苷明显抑制凝血酶引起的血小板与中性粒细胞间的黏附作用和肉豆蔻佛波醇激活的中性粒细胞悬液引起的血小板聚集作用;虎杖苷对电刺激大鼠颈动脉及结扎大鼠下腔静脉引起的血栓形成具有明显的对抗作用。王跃忠等[23]的研究还证明虎杖苷可以抑制血小板聚集,抑制血小板血栓素 $A_2$ 生成。

**5. 对心血管系统作用**

(1) 扩张血管：吴阳等[24]以累计浓度法观察虎杖苷对去氧肾上腺素预收缩血管的舒张效应，并观察不同信号通路阻断剂对虎杖苷效应的影响。虎杖苷呈浓度相关地舒张内皮完整的血管，去除内皮后该效应几乎被取消。结果表明，虎杖苷具有直接舒张血管作用，该作用依赖于内皮功能的完整性，其机制可能与 PPARβ、NF-κB 信号通路及 NO 释放有关，而与前列环素的作用无关。

(2) 心肌保护：程建忠等[25]研究表明，虎杖苷具有降低总胆固醇（TC）、TG、β-脂蛋白及升高 α-脂蛋白的作用，可以改善心肌缺血大鼠心脏功能；组织病理学显示，虎杖苷可减轻高脂血症大鼠心肌纤维结构的异常改变。虎杖苷对缺血受损心肌具有保护作用，其作用与降低大鼠胆固醇含量，改善高脂血症脂代谢紊乱有关。

(3) 抗休克、改善微循环：王兴民[26]研究表明，虎杖苷能够显著延长重症休克大鼠存活时间。使用线粒体保护剂可以减轻重症休克的损伤，在 3 种检测的药物中，虎杖苷的保护效应为明显。

**6. 抗肿瘤** 张玉松[27]研究表明，虎杖苷具有广谱的抑制肿瘤细胞增殖的作用，且虎杖苷对正常细胞的毒性较小。虎杖苷还可以抑制裸鼠移植瘤的生长，所以可以推测对动物毒副作用较小。通过导致细胞周期 S 期阻滞及诱导凋亡，虎杖苷发挥其抗肿瘤作用。在不显著影响细胞生长浓度的下，在体外虎杖苷可抑制肺癌和乳腺癌细胞的迁移、贴壁能力和侵袭能力，其抑制乳腺癌转移能力的机制可能与下调 N-钙黏着蛋白（cadherin）的表达，上调 E-链蛋白（catenin）、E-钙黏着蛋白有关。虎杖苷对脂多糖（LPS）诱导巨噬细胞后晚期炎症因子 HMGB1 及多种早期炎症因子的产生没有显著的影响。管秋香[28]通过 MTT 法测定了虎杖中白藜芦醇丙烯酰胺类衍生物对人乳腺癌 MCF-7 细胞株、肺腺癌 A549 细胞株和小鼠黑色素瘤 B16-F10 细胞株的抗增殖活性，结果显示这类化合物对这 3 种肿瘤细胞均表现出良好的抗增殖活性。另外，测定了白藜芦醇甲酰胺类衍生物对人肝癌 Smmc7721 细胞株和胃癌 SGC7901 细胞株的抗增殖活性，结果显示这类化合物对这两种肿瘤细胞均表现出良好的抗增殖活性，并强于阳性对照氟尿嘧啶。

**7. 抗氧化** 武容等[29]研究发现说明虎杖苷对异丙肾上腺素诱导的乳鼠心肌细胞肥大和成纤维细胞增殖有一定对抗作用，其作用机制与其抗氧化作用以及影响 NO 生成有关。

**8. 改善阿尔茨海默病症状** 朱伟等[30]采用侧脑室注射 β-淀粉样蛋白片段 1~42（Aβ$_{1~42}$）建立阿尔茨海默病小鼠模型，通过 Morris 水迷宫实验检测小鼠学习记忆能力，使用试剂盒检测小鼠脑组织总抗氧化能力、乙酰胆碱酯酶活性、丙二醛和 NO 含量。结果表明，虎杖醇提物、水提物均不同程度地改善模型小鼠的学习记忆能力，提高总抗氧化能力，以醇提物效果更好；醇提物还能抑制乙酰胆碱酯酶活性，降低丙二醛和 NO 含量。结果表明虎杖提取物能改善 Aβ 致阿尔茨海默病小鼠模型的学习记忆能力，其作用机制可能与抗氧化、减少炎症介质的产生和调节胆碱能系统等多方面综合作用有关。

**9. 抗艾滋病** 蒋岩等[31]以脾指数、病毒抗原阳性细胞、血清 IgG 和脾细胞对伴刀豆球蛋白 A 的刺激应答为指标，用 LPBMC57BL/6 鼠艾滋病模型验证了虎杖水提液具有抗病毒、抗癌作用。

**10. 免疫调节功能** 罗中华等[32]在对虎杖的研究中，发现虎杖有免疫功能调节作用。与虎杖配伍的三七、金银花能改善小鼠受损伤的免疫功能[33]。

11. **抗肺动脉高压作用** 陈莉延等[34]研究了虎杖苷对慢性常压低氧性肺动脉高压大鼠血浆及肺匀浆中磷脂酶 $A_2$、NO 及内皮素 1 水平的影响发现,虎杖苷可降低低氧 21 天后大鼠肺动脉平均压,右心室/左心室+室间隔重量比值,抑制血浆及肺匀浆中磷脂酶 $A_2$ 的活性,降低内皮素 1 水平,提高 NO 水平。宋月雁等[35]在猪缺氧性肺动脉高压模型上发现,白藜芦醇苷可明显降低缺氧引起的肺动脉高压,增加心排血量,增强纤溶系统活性,进而促进微血栓溶解,改善血液高凝状态。

12. **肝保护作用** 虎杖具有明显的肝保护作用,其研究主要集中在急性肝损伤和非酒精性脂肪肝(NAFLD)两个方面。洪照友等[36]研究结果表明,虎杖煎剂具有促进损伤肝组织的微循环,抑制白细胞、血小板与肝脏内皮细胞的黏附,促进肝细胞再生修复的能力,说明虎杖煎剂对肝损伤具有一定保护作用。胡宗礼等[37]报道虎杖煎剂能明显对抗四氯化碳引起的大鼠肝损伤,显著降低血清 GOT、GPT 含量,其作用机制与抑制 TNF-$\alpha$ 表达,提高 Bcl-2/Bax 比值相关,且药物本身对肝脏无明显损伤作用。另有研究报道,虎杖有效成分白藜芦醇可明显拮抗二甲基亚硝胺诱导的大鼠肝纤维化[38]。

13. **对缺血再灌注损伤的作用** 虎杖及多种有效成分可改善不同情况导致的缺血再灌注损伤状况。郭胜蓝等[39]观察到白藜芦醇苷注射液可显著改善脑水肿,减少过氧化脂质的形成,减少乳酸的聚积,并对单胺氧化酶有抑制作用,其作用强度与剂量有一定关系,对大鼠急性全脑缺血再灌注损伤具有保护作用。在脑缺氧缺血模型中,脑缺血和再灌注损伤在急性期均可导致脑源性神经生长因子 BDNF mRNA 的广泛表达,且其表达水平与局部神经元抵抗损伤的能力呈正相关,证明了 BDNF 对神经元具有保护作用。孙瑾等[40]报道,围生期缺氧缺血性脑损伤后大鼠皮质 BDNF 的表达增高并且随着时间延长而减少,还进一步观察到白藜芦醇苷能上调皮质 BDNF 的表达,10 天时间点 BDNF 免疫组化结果显示白藜芦醇组皮质 BDNF 的表达明显高于缺氧缺血组。组织形态学结果显示,同组相比较白藜芦醇苷组皮质神经元损伤在各时间点都有所减轻。王世全等[41]研究成果表明,白藜芦醇治疗组可以改善大鼠神经功能学评分和降低脑梗死面积,增加脑组织溶浆中 SOD 的活性,发挥对大鼠局灶性脑缺血再灌注损伤的治疗作用

【**毒理研究**】尚无相关报道。

【**配伍研究**】尚无相关报道。

【**复方及制剂**】

1. **虎杖散** 虎杖为末,每服 10g,用饭饮下。主治:小便五淋,腹大如瓮。(《集验方》)

2. **消渴方** 虎杖(烧过)、海浮石、乌贼骨、丹砂等份为末,渴时以麦冬汤服 6g,一日 3 次,忌酒、鱼、面、生冷、房事。(《卫生家宝方》)

【**临床研究**】

1. **应用研究**

(1)治疗乙型肝炎:以白花蛇舌草、川连、虎杖、猪苓、八月扎、当归、三棱、柴胡、川楝、党参、白术、茯苓、甘草、仙灵脾组方治疗乙型肝炎及其病毒携带者 228 例,并与用云芝肝泰、澳太乐或益肝灵治疗的 100 例作对比观察。结果表明,治疗组总有效率为 86.84%,对照组总有效率为 64%,两组比较差异具有显著性($P<0.05$)。两组治疗前后 HBsAg、HBeAg、HBVAb、GPT 比较,差异具有显著性($P<0.05$)[42]。以自拟"祛毒益肝方"(柴胡、车前草、生大黄、丹参、生山楂、陈皮、虎杖等)加减治疗乙型肝炎病毒(HBV)相关血清标志物阳性

患者 101 例,其中 HBsAg 阳性 91 例,HBeAg 阳性 24 例,抗 HBc 阳性 90 例。结果表明,三项转阴率依次分别为 61.54%、62.50%、64.44%,经统计学处理,治疗前后有非常显著差异($P<0.01$,$P<0.001$),胁痛、腹胀、乏力、神疲、纳呆、腰酸、不寐等临床主症均有改善,治疗前后计分值经统计学处理,差异非常显著($P<0.001$);1 年后随访,45 例基本痊愈,占 44.55%[43]。

(2)治疗丙型肝炎:采用凉血解毒、调肝运脾法,以丙肝灵口服液(由水牛角、虎杖、赤芍、黄芪等组成)治疗慢性丙型肝炎 60 例,总有效率为 86.7%,明显优于对照组($P<0.01$)。动物实验及病理学研究提示,该药有明显的保肝降酶作用,能减轻 D- 氨基半乳糖所致的急性肝损伤[44]。

(3)治疗重症肝炎:应用虎杖、白及、牡蛎等为主方加减,制成微酸性灌肠液,在常规综合治疗基础上,对治疗组 22 例患者进行灌肠治疗,一日 1~2 次,连续 4 周,对照组 22 例只采用常规综合治疗。结果表明,两组患者治疗后血氨、TBIL 等指标下降幅度具有显著差异($P<0.05$),治疗组治愈 4 例,好转 8 例,治愈好转率 54.5%,肝性脑病、感染发生率分别为 18%、9%;对照组治愈 1 例,好转 6 例,治愈好转率 31.8%,肝性脑病、感染发生率为 45.5%、36.3%。因此,中草药灌肠辅助治疗重型肝炎,可提高重型肝炎的临床治愈好转率[45]。

(4)治疗慢性胆囊炎:采用复方鸡矢藤胶囊(鸡矢藤、虎杖、延胡索、木香、大黄、芒硝)治疗慢性胆囊炎 40 例,有效率达 90%;与随机分组的 26 例对比观察,疗效高于对照组($P<0.05$)[46]。

(5)治疗胆结石:胆石症患者 80 人,随机分为观察组与对照组,用单盲法分别给予口服排溶 3 号(由郁金 90g、虎杖 90g、三七参 90g、茵陈 100g、猪胆汁 250g 等组成)和胆石通胶囊治疗 6 个月,经统计,排溶 3 号组的治愈率、主要症状的改善明显优于胆石通组($P<0.05$)。在改善肝功能,降低血中总胆固醇及消除炎症,降低患者周围血常规等方面,排溶 3 号也有较好的作用($P<0.05$)[47]。

(6)治疗尿路结石:采用自拟尿石通(柴胡、牛膝、石韦、海金沙、虎杖、枳壳等)治疗尿路结石 145 例,总有效率 93.1%[48]。

(7)治疗前列腺肥大:采用火针刺激关元、中极、曲骨、三阴交穴,配合内服中药(熟地黄、枸杞子、菟丝子、虎杖、海金沙等)治疗前列腺肥大 36 例,痊愈 27 例,有效 9 例[49]。

(8)治疗精液不液化症:采用丹兰鸳鸯汤(丹参、泽兰、水蛭、黄柏、虎杖等)治疗精液不液化症 86 例,治疗前精液液化时间在 60 分钟以上,治疗后在 60 分钟以下[50]。

(9)治疗肾病综合征:采取加味半夏竹茹汤(半夏、竹茹、茯苓、陈皮、枳壳、佩兰、虎杖、益母草、崩大碗、丹参、蚕沙)内服配合中药灌肠治疗肾病综合征 62 例,总有效率 85.8%[51]。

(10)治疗溶血性贫血:中药与肾上腺皮质激素联合治疗温抗体型自身免疫性溶血性贫血(WAIHA)34 例,其中湿热内蕴型 8 例,脾肾两虚型 26 例。34 例中 21 例获得缓解,8 例部分缓解,有效率达 85.3%。无明显疗效 5 例占 14.7%。有效 29 例随访时其中 5 例继发性者死于原发病[52]。

(11)治疗栓闭塞性脉管炎:以通闭愈疽散(莶草、丹参、黄连、黄柏、虎杖、苏木、桃仁等)拌和四汁露外敷,辅以辨证治疗血栓闭塞性脉管炎 46 例,总有效率 93.4%[53]。

(12)治疗慢性盆腔炎:郭亚丽[54]用复方虎杖汤保留灌肠,再配以抗生素及红外光治疗 96 例慢性盆腔炎患者,结果痊愈 71 例,显效 20 例,治愈率达 73.96%,有效率达 100%。复方虎杖汤中的虎杖性味苦寒,具有清热利湿、化瘀止痛的功效,通过保留灌肠使药液通过直肠黏膜充分吸收,直达炎症部位,是目前治疗慢性盆腔炎疗效较好的一种纯中药制剂。再配抗生素有利于炎症吸收,红外光促进盆腔局部血液循环,改善组织营养状态,提高新陈代谢,以利于炎症吸收消退。

(13)治疗高脂血症：陈晓莉等[55]比较虎杖片与辛伐他汀治疗高脂血症的疗效，将高胆固醇血症患者 120 例，随机分为两组，分别服用虎杖片和辛伐他汀，疗程均 2 个月，并观察治疗前后胆固醇、甘油三酯、低密度脂蛋白胆固醇、高密度脂蛋白胆固醇、动脉硬化指数等指标变化。结果：虎杖片和辛伐他汀治疗高脂血症的总有效率分别为 91.7% 和 95%，差异无显著性，虎杖片降脂疗效与辛伐他汀相近，适用于各种类型的高胆固醇血症，无明显毒副作用。

(14)治疗上呼吸道感染：曹文等[56]应用复方虎杖清热胶囊治疗风热型急性上呼吸道感染 30 例，并与用感冒退热颗粒治疗的 20 例作对照观察，临床研究表明，复方虎杖清热胶囊治疗急性上呼吸道感染风热证疗效好，对主症起效快，并有明显的改善白细胞异常及降低体温的作用。与对照组比较，疗效略高，其差异无显著性意义。

(15)治疗新生儿黄疸：丁显春等[57]应用虎杖煎剂加光疗治疗新生儿黄疸 88 例，其疗效显著，值得在临床上推广应用。

(16)外用治疗烧伤和四肢骨折：肖厚安等[58]应用虎杖烫伤液治疗 2 200 例烧伤患者，效果满意。根据临床疗效观察虎杖烫伤液对金黄色葡萄球菌、大肠埃希菌、铜绿假单胞菌抑菌作用较强。其中虎杖有效成分为黄酮类及综合型鞣质，具活血化瘀、止痛、收敛的功效。此药对中、小面积烧伤有明显的止痛消炎、收敛、防腐，促进上皮生长，减少烧伤后疤痕增生的特点，为治疗中小面积烧伤的理想外用药物。刘长广等[59]采用虎杖内服外洗的方法治疗四肢骨折患者，也取得了显著的效果。虎杖为活血药物，能活血祛瘀以通经，又有通络定痛之功。应用虎杖外洗内服，能减轻断端疼痛，改善局部血液循环。配合功能锻炼，大大缩短了骨折的愈合时间，减少或避免骨折迟缓愈合、不愈合及关节强直等并发症，且药源广，价廉方便，不良反应小，很值得推广。

(17)抗动脉粥样硬化：肖婷等[60]选择 2013 年 4 月至 2014 年 6 月收治的颈动脉粥样硬化患者 68 例，随机分为治疗组和对照组，各 34 例，治疗组患者给予虎杖提取物和山楂提取物胶囊口服治疗，对照组患者给予洛伐他汀口服治疗。观察两组患者治疗前后颈动脉内膜中层厚度(IMT)、斑块积分及血清炎症因子(hs-CRP、sICAM-1、sVCAM-1)水平的变化。研究结果表明，虎杖与山楂提取物配伍具有较好的抗动脉粥样硬化、稳定斑块、抗炎作用。

2. **用法用量**　2020 年版《中国药典》规定 9~15g。外用适量，制成煎液或油膏涂敷。

【中毒表现及救治】

1. **中毒表现**　虎杖及其制剂口服时，有时有口干、恶心、呕吐等。

2. **救治**　针对应用虎杖出现的不良反应对症处理。另外，虎杖所含鞣质可与维生素 $B_1$ 永久结合，故长期大量服用虎杖时，应酌情补充维生素 $B_1$。

（阴赪宏　王景尚　杜贵友）

41~50 参考文献

# 51　罗布麻叶

【基源】本品为夹竹桃科植物罗布麻 *Apocynum venetum* L. 的干燥叶。

【化学成分】罗布麻包含多种化学成分,如黄酮、强心苷和一些有机酸,同样也有一些其他的药用活性成分、多种矿物元素和金属元素[1]。

1. **黄酮类**　大量文献报道,总黄酮是罗布麻叶中主要有效成分之一,含量在 0.20%~2.5%,其中主要包括黄烷醇,如槲皮素和黄烷 -3- 醇类,如表儿茶素、表没食子儿茶素、(+)- 儿茶素、(+)- 没食子儿茶素、夹竹桃麻素 A、夹竹桃麻素 B、夹竹桃麻素 C、夹竹桃麻素 D、原花青素 B-2、Cinchonain Ia、表儿茶素 -(4β-8)- 没食子儿茶素、表没食子儿茶素 -(4β-8)- 表儿茶素、儿茶素 -[8,7-e]-4α(3,4- 二羟基苯基)- 二氢 -2(3H)- 吡喃酮;以及双黄酮类穗花杉双黄酮等。其中夹竹桃麻素 A~D 是从罗布麻叶中提取出的 4 种新的 2- 取代苯丙烷类黄烷 -3- 醇。

对应的黄酮醇苷有金丝桃苷、异槲皮苷(isoquercetin)、三叶豆苷、紫云英苷、芦丁、萹蓄苷、乙酰金丝桃苷、乙酰异槲皮素、槲皮素 -3- 葡糖醛酸苷、acetylated hyperoside、丙二酸金丝桃苷、丙二酸异槲皮苷、山奈酚 -3-O-(6″-O- 乙酰基)-β-D- 吡喃葡萄糖苷、槲皮素 -3-O-(6″-O- 乙酰基)-β-D- 吡喃葡萄糖苷、槲皮素 -3-O-(6″-O- 乙酰基)-β-D- 吡喃半乳糖苷、山奈酚 -7-O-α-L- 吡喃鼠李糖苷、异槲皮素 -6'-O- 乙酰基、三叶豆苷 -6'-O- 乙酰基山奈酚、槲皮素 3- 葡糖醛酸苷、山奈酚 -6'-O- 乙酸酯、异槲皮素 -6'-O- 乙酸酯、山奈酚 -3-O-β-D- 半乳糖、槲皮素 -3-O-β-D- 葡糖基 -β-D- 吡喃葡萄糖、贯叶金丝桃素等。

2. **其他糖苷类**　罗布麻中的糖苷类成分除上述提到的黄酮苷类成分外,还包括 apocynoiside Ⅰ、aocynoiside Ⅱ、加拿大麻苷、苯乙醇木糖(1→6)吡喃葡萄糖苷、Z-3- 己烯 1- 醇木糖(1→6)吡喃葡萄糖苷、苯乙醇木吡喃糖基(1→6)吡喃葡萄糖苷、山奈酚 3-O-β-D- 半乳糖苷,水解后的苷元为 apocynol A、apocynol B 等。Apocynoside Ⅰ、Ⅱ 是纯化处理得到的两个新的紫罗兰酮苷。

3. **固醇类**　罗布麻中的植物固醇类包括羽扇豆醇、叶绿醇、胡萝卜醇等。

4. **酸类**　目前,从罗布麻中分离出的主要是长链脂肪酸以及绿原酸和香草酸。

5. **氨基酸类**　罗布麻中的氨基酸主要包括赖氨酸、组氨酸、精氨酸、天冬氨酸、苏氨酸、丝氨酸、谷氨酸、脯氨酸、甘氨酸、丙氨酸、胱氨酸、甲硫氨酸、异亮氨酸、亮氨酸、酪氨酸、苯丙氨酸、缬氨酸,其中含 6 种人体必需氨基酸。

6. **微量元素类**　罗布麻的叶富含灰分元素和矿物元素,包括钠(6mg/g)、镁(5mg/g)、钙(1mg/g)、铁(0.2mg/g)、锰(0.5mg/g)、钾(0.08mg/g)、铜(0.03mg/g)、铝(0.000 2mg/g)、磷、锌、锶、钡、锂、钛、硼、铅、钼、镍、钴、镓、铍、铬、钒、砷、铼等 25 种元素。微量元素的含量因罗布麻的采收季节不同而存在差异。

7. **其他类**　从罗布麻中亦提取出棕榈酸蜂花基酯、正二十九烷、正三十一烷、棕榈酸十六醇酯、正三十醇、β- 谷固醇、中肌醇等。

【含量测定】2020 年版《中国药典》采用高效液相色谱法(通则 0512)测定[2]。

色谱条件与系统适用性试验：以十八烷基硅烷键合硅胶为填充剂；以乙腈-0.2%磷酸溶液（15：85）为流动相；检测波长为256nm。理论板数按金丝桃苷峰计算应不低于6 000。

对照品溶液的制备：取金丝桃苷对照品适量，精密称定，加甲醇制成每1ml含36μg的溶液，即得。

供试品溶液的制备：取本品粉末（过三号筛）约0.5g，精密称定，置具塞锥形瓶中，精密加入50%甲醇50ml，密塞，称定重量，加热回流30分钟，放冷，再称定重量，用50%甲醇补足减失的重量，摇匀，滤过，取续滤液，即得。

测定法：分别精密吸取对照品溶液与供试品溶液各10μl，注入液相色谱仪，测定，即得。

本品按干燥品计算，含金丝桃苷（$C_{21}H_{20}O_{12}$）不得少于0.30%。

【炮制研究】$^{60}$Co-γ射线处理罗布麻（药）茶，既可有效杀灭茶叶中的细菌，又能保持其风味和药效，研究表明，6kGy可作为灭菌工艺的最佳参考剂量，依此剂量批量处理的罗布麻（药）茶，不仅灭菌彻底，而且主要成分无明显的变化[3]。同时，罗布麻箱内吸收剂量分布及剂量场空间纵向分布规律研究表明，罗布麻茶最佳灭菌剂量范围为6~9kGy，静态辐照灭菌宜选用水平方向沿等剂量线多层码放，纵向采用不等时多源位辐照处理工艺，可有效地提高产品的剂量均匀性及射线利用率[4]。

【药理研究】罗布麻茶具有降低胆固醇和降低血压的作用；可作用于神经系统，用于镇静，抗抑郁和抗焦虑的治疗；也有显著的抗氧化作用，其机制是清除自由基和利尿作用。另有研究表明，黄酮类化合物，如黄酮、黄酮醇及其苷类是罗布麻主要的活性成分[5]。

1. 对心血管作用

（1）降压作用：采用自身和组间两种对照设计方法，受试者服用罗布麻茶45天后主要临床症状改善，总有效率为76.47%，且临床症状积分、收缩压和舒张压与自身比较及与对照组比较，差异均有统计学意义。血常规、血生化等检测指标均在正常范围，未见明显不良反应。证明罗布麻茶具有辅助降血压作用，且不影响正常的血压值[6-7]。

有研究表明，罗布麻可通过增加血清过氧化氢酶（catalase，CAT）活力，清除高血压患者过多的氧自由基，防止脂质过氧化，增加降钙素基因相关肽（cGRP）的产生和释放，降低心脏负荷，从而达到降低血压的目的[8]。激活血管内皮细胞P13K/Akt信号转导途径，促进eNOS磷酸化，从而提高eNOS活性，增加舒张因子NO释放也可能是罗布麻叶提取物（ELA）降压作用的机制之一[9]。

在大鼠肠系膜血管床模型中，用罗布麻提取物灌注引起剂量依赖性的舒张作用，由内皮细胞释放一氧化氮介导的[10]。同时，ELA剂量依赖性地舒张苯肾上腺素（PE）预收缩的胸主动脉环，呈现低浓度下内皮依赖、高浓度下非依赖的特点。低浓度下ELA的血管舒张作用可能与NO释放有关，高浓度下则需要$Ca^{2+}$、$K^+$通道参与[11]。对不同的高血压大鼠进行长期观察，发现治疗组血压明显下降。罗布麻提取物可以增强大鼠肾功能，从而增加肾小球滤过率[12]。罗布麻叶乙醇提取物诱导的血管舒张作用也可能与$K_v$、$K_{ir}$、$K_{Ca}$通道的抑制有关[13]，内源性NO作用于钾离子通道（$K_v$、$K_{ir}$、$K_{Ca}$），从而导致细胞膜超极化，$Ca^{2+}$离子通道关闭。防止因细胞外$Ca^{2+}$进入到细胞质而导致细胞内$Ca^{2+}$水平降低，从而使平滑肌细胞松弛。

（2）强心作用：罗布麻在20世纪初就已经在欧洲应用于心脏病的治疗[14]。通常强心剂的作用是由于加拿大麻苷的诱导，然而加拿大麻苷会引起心源性毒素的产生，以及各种不良反应,如恶心、腹泻,高剂量更会引起心律失常。而罗布麻中加拿大麻苷含量很低,因此可作为一种治疗心脏病的替代药品。最近,一项体外研究表明,罗布麻乙醇提取物可以增加离体豚鼠心房收缩力,但是效果不太显著。在初步进行的磷酸二酯酶 3(PDE3)抑制实验中,罗布麻乙醇提取物(1mg/ml)可以显著抑制 PDE3,与豚鼠心房的有效检测浓度一致,这表明了罗布麻提取物可以作为 PDE3 抑制剂用于临床治疗[15]。

(3)抗糖尿病血管病变作用:研究表明,罗布麻可抑制晚期糖基化终产物(AGEs)的形成,有助于治疗糖尿病血管并发症与改善动脉粥样硬化病变的严重程度[16]。从罗布麻中分离出的 7 种多本酚类化合物[17]亦可以对高级糖基化终产物形成有效抑制作用。罗布麻提取物对 STZ 糖尿病大鼠肾功能有明显的防护作用,其作用可能与抑制肾脏氧化应激作用有关[18]。

(4)降血脂作用:采用脂代谢紊乱模型 - 预防性给受试物法,分别以 3 个剂量的罗布麻茶提取液给大鼠连续灌胃 30 天,采血测定受试样品高剂量组大鼠血清胆固醇(TC)含量、甘油三酯(TG)含量、高密度脂蛋白胆固醇(HDL-C)含量,均低于高脂对照组的 TC、TG 含量,高于高脂对照组的 HDL-C 含量,差异非常显著。提示该样品具有降血脂的功效,其生物学效应具剂量依赖性[19-20]。观察罗布麻叶不同有效部位对实验性高脂血症及动脉粥样硬化(AS)模型大鼠血脂、血清脂质过氧化物(LPO)和主动脉组织形态变化的影响,发现各用药组均能有效地降低大鼠血脂和脂质过氧化物的水平;均能减轻主动脉硬化程度,但以鞣质部位的作用最为明显[21]。证明罗布麻叶鞣质和黄酮有效部位均能够调节血脂,抗氧化,改善 AS 早期病变。

**2. 抗抑郁作用**　研究表明,罗布麻提取物有抗抑郁和神经保护作用。通过强迫游泳实验发现,罗布麻乙醇提取物在剂量范围内可以明显缩短小鼠不动时间,作用类似三环类抗抑郁药丙米嗪[22-24]。应用皮质酮损伤的 PC12 细胞模型[25],发现罗布麻抗抑郁机制可能是通过(AC-cAMP-C R EB)信号通路促进 BDNF、CREB 的基因表达而发挥。在罗布麻叶乙醇提取物长期治疗后,可以降低去甲肾上腺素(NE)、多巴胺(DA)在下丘脑、纹状体和海马体的浓度,但没有影响 5- 羟色胺(5-HT)水平[26]。同时,通过降低 $Ca^{2+}$ 浓度和上调脑源性神经营养因子(BDNF)和微管相关蛋白 -4(MAP4)的表达,罗布麻提取物可以保护皮质酮诱导的神经毒性和抑制皮质酮诱导的 PC12 细胞凋亡[27]。从罗布麻叶中提取的金丝桃苷可以增加 PC12 细胞的活性,可以抑制皮质酮诱导的眼内 $Ca^{2+}$ 浓度过高。经过金丝桃苷治疗后,脑源性神经营养因子和 cAMP 反应元件结合蛋白(CREB)在 PC12 细胞中表达升高。因此,对 AC-cAMP-CREB 信号通路的活性可能有助于罗布麻的抗抑郁作用[28]。在浓度依赖的小鼠神经母次瘤 N2A 细胞中,罗布麻乙醇提取物在一定程度上可以抑制电压门控钠离子通道,从而证明 $Na^+$ 通道阻滞剂作用可能是罗布麻抗抑郁的机制[29-31]。因此,罗布麻介导的 $Na^+$ 电流可能有助其抗抑郁和抗焦虑等作用的表达。因为电压门控钾通道阻滞剂会在神经元凋亡发生时表达,因此被视为潜在的神经保护药物[32],而罗布麻也可能涉及这种抑制。另外,罗布麻作为神经元的抗氧化剂,已被证明能够抑制 PC12 细胞脂质过氧化物诱导的 ROS 生成,其程度要高于贯叶连翘和银杏[33],这也可能是其抗抑郁的作用机制之一。

**3. 抗氧化作用**　罗布麻提取物对黄嘌呤 - 黄嘌呤氧化酶系统、$H_2O_2$ 及 UV 照射三种方法引起的细胞膜脂质过氧化产物丙二醛(MDA)的生成增加均有抑制作用,且有一定的剂量依赖关系[34]。证明罗布麻醇提物对自由基引起的细胞膜脂质过氧化损伤有保护作用。对比绿茶和罗布麻抗氧化能力的差异以及两者合后抗氧化能力的改变,发现在清除羟自由基方面,罗布麻明显强于茶叶[35]。

4. **肝保护作用**　罗布麻提取物可以保护肝脏的化学诱导损伤。已有研究表明,罗布麻水提取物对四氯化碳诱导的小鼠给药 1 周,可以明显抑制血清谷丙转氨酶(GPT)的活性。在 D- 氨基半乳糖 / 脂多糖(D- 氨基半乳糖 /LPS)诱导的小鼠肝损伤情况下,给药罗布麻提取物会导致血清 GPT 明显降低[36]。杨新波[37]采用两肾一夹技术和喂高糖、高脂饲料 12 周复制代谢综合征大鼠脂肪性肝病模型,实验表明罗布麻叶提取物具有抗氧化应激和改善代谢综合征大鼠脂肪性肝病的作用,其机制可能与改善胰岛素敏感性、抗氧化应激和降压作用密切相关。罗布麻的保肝作用也可能是由于这些黄酮类化合物具有清除自由基活性的作用,也可能有多种有效的机制,如胰岛素过敏的改进作用和降压作用[38]。

5. **镇静作用**　用罗布麻叶治疗高血压时,近 80% 病例失眠症状明显改善,提示其可能有镇静作用[39]。后来又有研究表明,异秦皮定和金丝桃苷是有效的镇静成分。用罗布麻乙醇提取物对小鼠进行单一治疗,发现小鼠在抬高迷宫开放臂中逃避时间显著延长,在旷场实验中并没有诱导产生显性变化和运动功能障碍,提示罗布麻提取物具有抗焦虑的活性。进一步的研究显示,罗布麻活性可被 $GABA_A$ 受体拮抗剂氟马西尼和非特异性的 $5-HT_{1A}$ 受体拮抗剂 WAY-100635 部分抑制,揭示罗布麻的抗焦虑活性是通过 GABA 或 $5-HT_{1A}$ 受体作用的[40]。对化学成分的研究表明,山奈酚在浓度 0.02~1.0mg/kg 时发挥抗焦虑样活性(0.02 和 0.08mg/kg 的山奈酚,分别相当于 30mg/kg 和 125mg/kg 全罗布麻提取物)。在浓度为 0.08mg/kg 时,山奈酚功能被氟马西尼抑制,这意味着在这个剂量罗布麻主要发挥的是 GABA 能作用。然而,氟马西尼不能拮抗 0.02mg/kg 浓度剂量山奈酚。此外,山奈酚浓度也不能由 WAY-100635 所抑制,这可能与山奈酚影响多种神经递质系统和酶的原因有关[40]。进一步研究显示,山奈酚的游离部分也在电磁脉冲测试中显示了的抗焦虑活性[41]。

6. **增强免疫功能的作用**　刘力夫等[42]发现罗布麻茶服用前后免疫功能检查中链激酶 -链道酶(简称 SK-SD)明显上升,补体(C3)明显下降。IgA、IgM 则无明显改变。说明罗布麻叶有调节机体免疫的作用。马永兴[43]研究 5~8 周、9~12 周及 13~16 周疗程罗布麻茶对血小板聚集率及血液流变学的作用,发现 13~16 周组治后血小板聚集率均显著降低,血细胞比容下降,全血黏度略下降,因此用罗布麻茶作为保健饮料时必须长期服用而不能求速效。

7. **影响体内源性物质代谢**　2013 年,周本宏[44]采用代谢组学方法考察罗布麻叶对正常大鼠尿液内源性物质代谢的影响,运用 SIMCA-P 软件中的 PCA 法与 PLS-DA 法对比分析,结果显示罗布麻叶给药组与空白对照组得分点达到很好的区分效果,证明罗布麻叶提取物对正常大鼠机体内源性物质代谢产生了影响。

【**毒理研究**】罗布麻茶急性毒性实验、遗传毒性实验、传统致畸实验及短期喂养实验方法及结果判定均按照国家食品安全性毒理学评价程序和实验方法标准实施,证明罗布麻茶在人体摄入量 100 倍范围内对实验动物的各项毒理学指标均未产生毒理作用,可作为安全的天然植物茶,适合人群饮用[45]。

亚慢性毒性实验表明 2.5g/kg、5g/kg、10g/kg 等容积灌胃 1 个月,未发现大鼠对罗布麻茶有中毒反应[46]。

【**配伍研究**】高血压属于肝阳上亢或肝热型,可单味服用,也可配伍夏枯草、钩藤、野菊花等。对于小便不利、水肿而有热象者,可与车前子、冬瓜皮等同用。

【复方及制剂】罗布麻茶:罗布麻叶 3 000g,取罗布麻叶,除去杂质,杀青、揉捻、炒干、分装,制成 1 000 袋,即得。本品为袋装茶剂,内容物为绿色至绿褐色的叶,多破碎;气微,味淡。平肝安神,清热利水。用于肝阳眩晕,心悸失眠,水肿尿少;高血压、神经衰弱、肾炎水肿。开水冲泡代茶饮。一次 1~2 袋,一日 2~3 次[2]。

【临床研究】

1. 应用研究

(1)免疫调节功能:服罗布麻茶者 51 人,年龄 53~78 岁(服茶期间不再服其他药物),结果体液免疫中 IgG<900mg/dl 者服茶后无一例上升,而>900mg/dl 的 43 例中有 25 例上升,多者可增加 255mg/dl。IgA、IgM 无明显改变。提示罗布麻在防止衰老方面值得试用[42]。

(2)治疗高脂血症:口服罗布麻颗粒 1 包,一日 3 次(或罗布麻胶囊 4 粒,一日 3 次),连续 3 个月,用药期间饮食如常,停用其他一切降脂药,治疗高脂血症 83 例。结果:显效 46 例,有效 17 例,无效 20 例,总有效率为 75.9%[47]。

(3)治疗白细胞减少:以罗布麻胶囊每次 4 粒(每粒 0.25g),一日 3 次口服,治疗白细胞减少 33 例,服药 2~3 个月,有效 10 例,进步 5 例,无效 18 例[48]。

(4)治疗胰腺炎、胆道感染及胆石症:通胆胰汤(罗布麻、野菊花各 30g,柴胡、香附、枳壳各 10g,郁金 15g,延胡索 10~15g,大黄 6~12g,后下)随证加减,水煎服,每日 1 剂,辅以西药对症治疗,共 1 264 例,痊愈 337 例,显效 708 例,进步 136 例,无效 83 例[49]。

(5)治疗感冒:用罗布麻黄酮铝片(约普通纸烟大小,内含罗布麻黄酮铝 0.2g,相当于生药 8g)口服,每周连服 2 日,一日 2 次,每次 2 片,结果服药组 2 141 人中,感冒发病 180 人,发病率为 8.41%,对照组 1 083 人,感冒发病 185 人,发病率为 17.8%,$P<0.001$[50]。

(6)治疗高血压:高血压外用药包由桑寄生、夏枯草、钩藤、菊花、罗布麻叶、生槐花、灯心草、绿豆壳、薄荷、龙脑等 10 余味中药组成。将药包置在睡枕上面,枕于脑后风府、风池和大椎穴上,睡时使用,治疗 195 例高血压患者,结果有效率为 92.30%。以Ⅰ期疗效最好,Ⅱ期次之,Ⅲ期疗效最差[51]。

(7)治疗脑卒中:102 例脑卒中偏瘫患者随机分为两组,治疗组 72 例,服用自拟复方罗布麻汤,200ml,一日 2 次,同时静脉滴注灯盏花注射液,40ml,一日 1 次;对照组 30 例,静脉滴注右旋糖酐 40,500ml,一日 1 次,以及丹参注射液,20ml,一日 1 次。3 个月为 1 个疗程。结果表明,治疗组的治愈率、显效率及总有效率分别为 23.0%、55.0% 及 94.0%,均明显高于对照组($P<0.01$)。说明复方罗布麻汤可通过辛升苦降、活血化瘀等作用调节机体阴阳、经络平衡,扩张血管,改善脑部及肢体血液供应,消除致病因子,促进脑部病变及偏瘫肢体的恢复[52]。

2. 用法用量　2020 年版《中国药典》规定 6~12g。

【中毒表现及救治】

1. 中毒表现　服用罗布麻副作用小,罗布麻煎剂、流浸膏口服时的不良反应有恶心、呕吐、腹泻、上腹不适,也可出现心动过缓和期前收缩。吸罗布麻纸烟时可出现头晕、呛咳、恶心、失眠等不良反应。

2. 救治　针对应用罗布麻出现的不良反应,一般给予对症治疗。

(王景尚　阴赪宏　王　巍)

# 52 金 铁 锁

【基源】本品为石竹科植物金铁锁 *Psammosilene tunicoides* W.C.Wu et C.Y.Wu 的干燥根。

【化学成分】金铁锁主要化学成分为三萜及其皂苷类、环肽类化合物,其中三萜皂苷主要为齐墩果酸型五环三萜类,苷元一般为丝石竹酸或皂角酸;环肽类成分主要有环八肽、环七肽和环二肽[1-2]。

1989 年,浦湘渝等[3] 从金铁锁总皂苷中分离得到 2 个齐墩果烷型的五环三萜皂苷,即齐墩果烷 -3α,16α- 二羟基 -12 烯 -23 酸 -28-*O*-β-D- 葡萄吡喃糖基(1→3)-β-D- 葡萄吡喃糖基(1→6)-β-D- 葡萄吡喃糖苷、齐墩果烷 -3α,16α- 二羟基 -12 烯 -23 酸 -28-*O*-β-D- 葡萄吡喃糖基(1→6)-β-D- 葡萄吡喃糖基(1→3)-β-D- 葡萄吡喃糖苷。

2002-2003 年,钟惠民等[4-5] 先后从金铁锁根部分离得到 9 个齐墩果烷型五环三萜皂苷类化合物,即 3-*O*-β-D-galactopyranosyl-(1→2)-β-D-glucuronopyranosyl-gypsogenin、3-*O*-β-D-galactopyranosyl-(1→2)-[β-D-xylopyranosyl-(1→3)]-β-D-glucuronopyranosyl-gypsogenin、3-*O*-β-D-galactopyranosyl-(1→2)-β-D-glucuronopyranosyl-gypsogenin-28-*O*-β-D-xylopyranosyl-(1→4)-[β-D-glucopyranosyl-(1→3)]-α-L-rhamnopyranosyl(1→2)-β-D-fucopyranoside(Lobatoside Ⅰ)、3-*O*-β-D-galactopyranosyl-(1→2)-[β-D-xylopyranosyl-(1→3)]-β-D-glucuronopyranosylgypsogenin-28-*O*-β-D-xylopyranosyl-(1→4)-[β-D-glucopyranosyl-(1→3)]-α-L-rhamnopyranosyl(1→2)-β-D-fucopyranoside、3-*O*-β-D-galactopyranosyl-(1→2)-β-D-glucuronopyranosyl-gypsogenin-28-*O*-β-D-xylopyranosyl-(1→4)-[β-D-6-*O*-acetylglucopyranosyl-(1→3)]-α-L-rhamnopyranosyl(1→2)-β-D-fucopyranoside、3-*O*-β-D-galactopyranosyl-(1→2)-β-D-6-*O*-methylglucuronopyranosyl-quillaic acid、3-*O*-β-D-galactopyranosyl-(1→2)-[β-D-xylopyranosyl-(1→3)]-β-D-glucuronopyranosyl-quillaic acid、3-*O*-β-D-galactopyranosyl-(1→2)-[β-D-xylopyranosyl-(1→3)]3-*O*-β-D-methylglucuronopyranosyl-quillaic acid、3-*O*-β-D-galactopyranosyl-(1→2)-[β-D-xylopyranosyl-(1→3)]3-*O*-β-D-ethylglucuronopy ranosyl-quillaic acid。

2009 年,邓雪涛等[6] 从金铁锁根部分离得到 1 个齐墩果烷型三萜皂苷类化合物,即 3-*O*-β-D-ga1actopyranosy-(1→2)-β-D-xylopyranosyl-(1→3)]-β-D-6-*O*-methylglucurono pyranosyl-gypsogenin。

2011 年,田均勉[7-8] 从金铁锁中共分离得到 10 个三萜皂苷类成分,即 tunicosaponin A~J 和 8 个环肽类成分,即 tunicyclin A、tunicyclin B、tunicyclin C、tunicyclin D、tunicyclin E、tunicyclin F、tunicyclin G、tunicyclin H、tunicyclin I、tunicyclin J,psammosilenin B。

2015 年李续宏等[9] 从金铁锁中首次分到两个新三萜皂苷。

丁中涛等[10-11] 从金铁锁中分离得到 2 个环八肽:环(脯 - 苯丙 - 脯 - 苯丙 - 苯丙 - 丙 - 脯 - 亮,金铁锁环肽 A,psammosilenins A)、环(脯 - 甘 - 苯丙 - 缬 - 脯 - 苯丙 - 苏 - 异亮,金铁锁环肽 B,psammosilenins B)和 7 个环二肽:环(- 丙 - 丙 -)、环(- 缬 - 丙 -)、环(丙 - 亮)、环

（丙 - 异亮）、环（脯 - 脯）、环（脯 - 丙）、环（脯 - 缬）。

此外,还含有咔伯啉类生物碱、麦芽酚类、木脂素类、氨基酸、内酰胺、有机酸等成分[12]。

【含量测定】2020 年版《中国药典》中未收录主要成分的含量测定方法。

1. **水解后苷元皂角酸测定** 色谱条件:Zorbax Eclipse Plus $C_{18}$ 色谱柱(250mm × 4.6mm,5μm); 流动相为乙腈(A) - 水(B)系统,梯度洗脱(0~30min,50%A → 95%A;30~45min,95%A → 50%A);流速为 1ml/min;柱温为 25℃;检测波长为 210nm;进样量为 10μl[13]。

2. **尿囊素测定** 色谱条件:Zorbax $NH_2$ 色谱柱(4.6mm × 150mm,5μm);流动相为乙腈 - 水(93:7);流速为 1ml/min;柱温为 40℃;检测波长为 220nm;进样量为 5μl[14]。

3. **总皂苷含量测定** 以齐墩果酸为对照品,5% 香草醛冰醋酸、高氯酸为显色剂,采用分光光度法,在 540nm 处测定吸光度[15]。

【炮制研究】秋后或春初发芽前采挖根部,去净苗叶、泥土或除去栓皮,晒干[16]。

【药理研究】

1. **镇痛、抗炎、解热作用** 金铁锁水煎浸膏能提高类风湿关节炎(RA)疼痛模型痛阈值,改善血液循环,具有活血化瘀、止痛之功;具消除炎性肿胀、足肿胀度,提高疼痛级别,改善功能障碍的作用[17]。

金铁锁总皂苷(TSPT)具有良好的抗炎镇痛作用,其作用机制与降低丙二醛(MDA),调节皮质醇(Cor)水平有关。同时 TSPT 具有良好的抗 RA 作用,其作用机制与抑制促炎细胞因子 IL-IB、TNF-α 的水平有关[18]。

2. **对免疫功能的影响** 适当剂量的金铁锁总苷(TGP)既是小鼠细胞免疫的增强剂,也是调节剂[19]。

【毒理研究】

1. **毒性成分研究** 金铁锁醇提液的半数致死量($LD_{50}$)为(15.63 ± 0.23)g/kg[20],其毒性成分及有效成分可能是皂苷类,总皂苷生理盐水溶液的 $LD_{50}$ 为 48.7mg/kg[21]。吴玟萱等[22]采用经典的急性毒性实验方法,进行金铁锁去皮根、带皮根、根皮三样品水煎液的小鼠急性毒性实验比较,结果显示急性毒性 $LD_{50}$ 及其 95% 可信限分别为 4.638 2 (4.004 6~5.439 6)g/kg、4.847 1(4.325 1~5.450 8)g/kg、6.403 2(5.720 7~7.210 3)g/kg,毒性靶器官主要为肺、脾、胃。

2. **毒性机制研究** 暂未查到。

【配伍研究】金铁锁配黑骨藤:金铁锁水提取物配伍黑骨藤能提高小鼠痛阈值,对醋酸致小鼠扭体反应有一定抑制作用,对二甲苯致小鼠耳郭肿胀也具抑制作用;两药配伍的 70% 乙醇提取物显著提高小鼠痛阈值,对醋酸致小鼠扭体反应具显著抑制作用,对二甲苯致小鼠耳郭肿胀有明显抑制作用。在相同剂量下,金铁锁 70% 乙醇提取物配伍黑骨藤的镇痛抗炎作用显著优于水提取物的镇痛抗炎作用[23]。

【复方及制剂】

1. **百宝丹** 由金铁锁、重楼、生草乌、三七组成,为白色或类白色的粉末;味苦、微有麻舌感。具有散瘀消肿,止血止痛的功效。用于刀枪伤,跌打损伤,月经不调,经痛经闭,慢性胃痛及关节疼痛。口服,一次 0.4g,每隔 4 小时服 1 次或遵医嘱。凡出血之伤,用开水调服;未出血之伤,用白酒调服[24]。

2. **痛血康胶囊** 由重楼、草乌、金铁锁、化血丹等组成,本品为胶囊剂,内容物为黄白色粉末;气清香,味微麻,具清凉感。止血镇痛,活血化瘀。用于跌打损伤,外伤出血,以及胃、十二指肠溃疡、炎症引起的轻度出血。内服:一次 1 粒,一日 3 次,儿童酌减。外用:跌打损伤者取内容物适量,用 75% 乙醇调敷患处,一日 1 次。创伤出血者取药粉适量,直接撒患处。有条件情况下,先清洗创面后再用[25]。

**【临床研究】**

**1. 应用研究**

(1)治疗手术后疼痛:侯宝兴等[26]用以金铁锁、草乌等中药研制成的痛血康胶囊治疗手术后疼痛 30 例,经临床观察,显效率为 43.33%,有效率为 93.33%,且未见明显不良反应。

(2)预防产后出血:魏淑燕等[27]运用云南红药(三七、重楼、制黄草乌、紫金龙、玉葡萄根、滑叶跌打、大麻药、金铁锁、西南黄芩、石菖蒲)预防产后出血状况,其中用药组(产后当天服用云南红药胶囊)80 例,对照组 20 例,以产后出血量和用药前后血红蛋白、白细胞(观察抗炎作用)及血小板浓度为指标;结果用药组出血量、白细胞浓度均明显低于对照组($P<0.05$);用药组血红蛋白及血小板浓度均高于对照组($P<0.05$),说明云南红药对于分娩后预防产后出血及抗感染具有显著的效果。

**2. 用法用量**　2020 年版《中国药典》规定金铁锁为小毒,用量为 0.1~0.3g,多入丸散服。外用适量[16]。

**【中毒表现及救治】**

**1. 中毒表现**　金铁锁,味辛、辣,性大温,有小毒,吃之令人多吐[28],咽喉不适、呼吸不畅[29]。陈礼林[30]报道,患者,男,25 岁,因浸润性肺结核咯血,自行将百宝丹 1 瓶(4g)1 次服下(百宝丹常用量为一日 2 次,每次 0.5g),当即发生恶心呕吐,继而出现头昏、四肢麻木、发冷等症状而入院。

**2. 救治**　在《全国中草药汇编》[29]中记录的解救方法以甘草、红糖煎水服,或内服猪油。

临床上,除水煎液用药外,金铁锁常外用,特别是原粉外用时,刺激性较大。粉碎加工时常有呼吸不适之感,需尤为注意[22]。

(刘光宇　付建华　杜贵友)

# 53　肿　节　风

**【基源】**本品为金粟兰科植物草珊瑚 *Sarcandra glabra* (Thunb.) Nakai 的干燥全草。

**【化学成分】**肿节风主含黄酮苷、氰苷、香豆素、内酯、挥发油及其他多种成分。黄酮为主要有效成分,已知有落新妇苷(astibin),果实中含天竺葵苷元 -3- 鼠李糖基葡萄糖苷(pelargonidin-3-rhamnosyl glucoside);香豆素有异秦皮啶(isofraxidin),即 6,8- 二甲氧基 -7- 羟基香豆素;内酯有金粟兰内酯 A 及 B(chloranthalactone A、B)、(−)-istanbulin A 即(4*S*, 5*R*, 8*R*, 10*S*)-1-oxo-8-hydroxyeremophil-7(11)-en-8,12-olide,它们都是倍半萜内酯。鲜叶含挥发油 0.2%~0.3%,由许多成分组成,其中一种为乙酸芳樟酯,在本品鲜叶挥发油中占 22.2%~26.8%,为主要成分。此外从地上部分还分得 *N-β*- 乙氧苯基 -3-(3,4- 甲叉二氧苯基)

丙烯酰胺和 $N$-$\beta$- 乙氧苯基 -3-(3,4- 二甲氧苯基)丙烯酰胺、$\beta$- 谷固醇、$\beta$- 谷固醇 -$\beta$-D- 葡萄糖苷、延胡索酸、琥珀酸,另含锰、铷等微量元素[1]。

2008 年朱丽萍[2]报道从草珊瑚分离鉴定了 16 个成分,分别为 7 个倍半萜类成分:8$\beta$,9$\alpha$-dihydroxyeudesman-4(15),7(11)-dien-8$\alpha$,12-olide,8$\beta$,9$\alpha$-dihydroxy lindan-4(5),7(11)-dien-8$\alpha$,12-olide,8$\beta$,9$\alpha$-dihydroxy lindan-4(15),7(11)-dien-8$\alpha$,12-olide,chloranoside, 金粟兰内酯 E,(−)-istanbulin A,白术内酯Ⅲ。2 个香豆素类化合物:isofraxidin,hemidesmin I,;一个黄酮:(2$R$,3$R$)-3,3′,5,5′,7- 五羟基双氢黄酮;3 个酚酸类化合物:methylrosmarinate,ethyl rosmarinate,$N$-$trans$-feruloyltyramine;3 个木脂素苷类化合物:(7$S$,8$R$)-dihydrodehydrodiconiferyl alcohol,(7$S$,8$R$)-dihydrodehydrodiconiferyl alcohol-9-$O$-$\beta$-D-glucopyranoside 及 glochidioboside。

【含量测定】2020 年版《中国药典》采用高效液相色谱法测定异嗪皮啶($C_{11}H_{10}O_5$)和迷迭香酸($C_{18}H_{16}O_8$)的含量作为质量控制标准。色谱条件:以十八烷基硅烷键合硅胶为填充剂;以乙腈 -0.1% 磷酸溶液(20:80)为流动相;检测波长为 342nm。理论板数按异嗪皮啶峰计算应不低于 4 000。本品按干燥品计算,含异嗪皮啶和迷迭香酸分别不得少于 0.020%[3]。

【炮制研究】2020 年版《中国药典》中肿节风的炮制方法为:除去杂质,洗净,润透,切段,干燥[3]。

【药理研究】

1. 抗病原微生物　　肿节风多种制剂在临床广泛用于多种细菌性或病毒性感染的治疗。实验表明,肿节风对金黄色葡萄球菌及其耐药菌株,痢疾志贺菌、鲍氏志贺菌、福氏志贺菌、伤寒沙门菌、副伤寒沙门菌、大肠埃希菌、铜绿假单胞菌及猪丹毒杆菌等均有不同程度的抑制效果。在肿节风所含成分中,已证明含延胡索酸、琥珀酸的一个结晶对金黄色葡萄球菌、铜绿假单胞菌、甲型链球菌、卡他莫拉菌、流感嗜血杆菌等有一定抑制作用,对小鼠实验性金黄色葡萄球菌感染也有一定抗感染作用。此外,肿节风注射液能明显减少实验性家兔金黄色葡萄球菌感染血中细菌数。以上结果均表明肿节风有一定抗感染效果。另有实验表明,不同产地的鲜肿节风叶挥发油于体外抗真菌作用有不同,江西宜丰产和广西桂林产的 0.1%~0.2% 挥发油对絮状表皮癣菌及石膏样毛癣菌有抑制或杀灭作用,但贵州镇宁或四川峨眉产者无效。肿节风还有一定抗病毒作用,鸡胚治疗实验表明,肿节风浸膏对于流感病毒 A/ 京科 68-115EID50 具有显著的灭活作用,对 30EID50 也有显著抑制作用,表明肿节风尚有一定抗病毒效果[1]。

2. 抗肿瘤　　肿节风具有一定抗肿瘤作用,其粗提物、注射液、黄酮、挥发油、有机酸等都在不同的肿瘤模型上显示不同程度的抑瘤活性。如干浸膏在体外可直接破坏 L615 细胞,灌服时对 W256 及 S180 均具明显抑制作用,对 S37、U14 也有一定抑制效果,对 RS615、TM155 及 Ca615 三个瘤株,肿节风干浸膏 7 批实验中 6 批呈阳性,抑瘤率分别为 57.2%、41.9% 及 40%。肿节风注射液于体外也能灭活 L615 细胞;经其处理过的 L615 细胞虽未被杀死,但接种于对此瘤株敏感的 615 小鼠却无肿瘤生长;经其处理过的艾氏腹水癌细胞再接种于小鼠,肿瘤生长也被显著抑制,剂量加大抑制率可达 100%;实验治疗中对肿瘤 755(TM755)4 次实验的抑瘤率为 39.8%~50.2%,此外,肿节风注射液对 U14、U27、Sp 及 B22 也有一定抑制作用。肿节风黄酮为其浸膏、注射液的主要成分,其对艾氏腹水癌、S180、RS615、TM755 等瘤株也均有显著抑制作用。挥发油体外作用 1 小时对 L615 的 $ED_{50}$ 为 50μg/ml,对

S180、W256、TM755 均有显著抑制作用,挥发油注射入晚期瘤体内,可使肿块缩小,并明显延长实验动物存活时间。实验表明,肿节风总挥发油分为酸性、酚性及中性部分后,其中性部分有显著的抗 S180 作用,中性部分含 6~7 种物质,从中分得乙酸芳樟酯腹腔注射 1ml/kg 对 S180 的抑制率为 45.3%。异嗪皮啶 60mg/kg 一日 3 次对 S180 的抑制率为 37%~38%,对淋巴细胞白血病 P388 的 $ED_{50}$ 为 1.7μg/ml。此外,有机酸部分,如延胡索酸、琥珀酸等也有一定抑瘤活性[1]。近期又有报道,实验采用产自浙江省龙泉、庆元的肿节风,对小鼠进行抗癌实验。结果表明,肿节风对 S180 肉瘤抑瘤率为 27.0%~29.0%;对 HePA 实体瘤抑瘤率为 25.0%~36.25%;对艾氏腹水癌小鼠的生命延长率为 21.95%~27.64%。增效作用实验表明:肿节风与化疗药合用增效率为 11.17%~39.8%;与放疗合用增效率为 17.69%~26.71%。提示肿节风不但具有一定的抗癌作用,且与放、化疗合用能起增效作用[4]。

除上述肿节风有抑瘤作用的报告外,另有一些报道认为肿节风的抗肿瘤作用并不稳定,甚至反可促进腹水增长,引起动物早死。至于肿节风抗肿瘤作用的机制,除对肿瘤细胞的直接杀伤抑制外,肿节风对艾氏腹水癌细胞核酸代谢有一定抑制作用。对于腹水型肝癌 H22 细胞和荷瘤鼠肝的耗氧能力,肿节风有直接的抑制作用,并能促使琥珀酸脱氢酶活力降低的恢复,还能显著提高荷瘤鼠肝过氧化氢酶的活力,表明改善能量代谢和降低荷瘤鼠癌毒激素水平(提高过氧化氢酶活力)是肿节风缓解癌变的途径之一[5]。将艾氏腹水癌实体型细胞与肿节风体外作用后接种小鼠,其针剂、总黄酮及 I 号黄酮仅呈一定抑瘤效果,针剂 500mg/ml 的抑制率为 59%,总黄酮 105mg/ml 的抑制率为 69%,如不洗去药液直接将孵育的瘤细胞接种,则黄酮 105mg/ml 抑制率为 98%,I 号黄酮 60mg/ml 为 84%。但对于艾氏实体癌给药 7~10 天,肿节风浸膏、总黄酮无论灌服或腹腔注射均无稳定抑瘤效果,仅 I 号黄酮 360mg/ml 腹腔注射时抑瘤率达 40%。对于 3 种腹水瘤、白血病、S180 腹水型、淋巴细胞白血病、1 号腹水瘤和艾氏腹水癌、L7212 等瘤株生存期及腹水量均无效果,反可促进腹水生成,甚至引起动物早死。肿节风合并氟尿嘧啶、环磷酰胺、美法仑等化疗药物不出现拮抗,也无明显增效效果,由于实验中也未见肿节风呈现对细胞介导免疫反应,肿瘤相伴免疫和脾细胞免疫有利于宿主抵抗肿瘤能力的作用,故认为肿节风不是一个良好的抗肿瘤药物[5-6]。

**3. 对机体免疫功能的影响** 肿节风对免疫功能的影响尚乏系统研究,曾有报告肿节风对巨噬细胞、T 细胞和 B 细胞都有一定抑制作用,如报告肿节风干浸膏及挥发油能显著抑制小鼠腹腔巨噬细胞吞噬活性,抑制小鼠单核 - 吞噬细胞系统对惰性炭粒的吞噬廓清能力;免疫前给药,肿节风能抑制小鼠网织细胞肉瘤的相伴免疫,并抑制小鼠移植物抗宿主反应,明显抑制绵羊红细胞免疫所致小鼠溶血空斑形成。但另有报告,临床上见某些长期服药的患者不但不损伤血常规,反见巨噬细胞功能有所上升。实验研究表明,肿节风总黄酮苷肌内注射可显著促进正常小鼠腹腔巨噬细胞的吞噬百分率及吞噬指数,对于 S180 荷瘤小鼠巨噬细胞吞噬活性抑制则能促其恢复正常;肿节风不能对抗 S180 腹水型肿瘤腹水上清液(免疫抑制因子)所致小鼠抗体形成细胞的溶血空斑数大幅度降低,但经肿节风治疗的上述抑制因子对正常鼠溶血空斑形成的抑制则可减轻。结果表明肿节风的免疫作用可能在其抗肿瘤效果上具有一定意义[7]。

**4. 对实验性胃溃疡的影响** 对利血平所致大鼠实验性胃溃疡,肿节风有明显的拮抗作用。每日灌服 2.5g/kg 已有一定疗效,每日 5g/kg 时效果明显,此作用比硫酸铝、猴菇菌为佳。该药对胃黏膜有较强的保护和修复作用,对已糜烂出血的溃疡有明显收敛作用,使胃溃疡在短期内愈合。肿节风对正常动物可促进胃液分泌,增进食欲[8]。

**5. 促进骨折愈合**　动物实验证明,肿节风具有明显的促进骨折愈合作用[9]。在乙醇提取液、挥发油及水提液中,以水剂效果尤佳。在改善 X 线片比度均值、平均抗折时间及抗折力等指标方面,效果更显著。

**6. 镇咳、祛痰**　动物实验证明,肿节风有明显的镇咳、祛痰作用[9]。乙醚提取部分经动物肺溢流实验证明有一定平喘作用。肿节风在酚红排泌法及组胺或乙酰胆碱喷雾引喘实验中有一定祛痰平喘作用,肿节风还能抑制组胺、乙酰胆碱所致肺溢流振幅的增高。实验表明复方草珊瑚片 2g/kg 及 3g/kg 均可显著抑制 $SO_2$ 引起的小鼠咳嗽次数。1g/kg 时对小鼠酚红排泌量无明显影响,2g/kg 剂量则显著增加酚红的排泌量,这是一种直接作用。此外对组胺引起的豚鼠支气管痉挛具有保护作用。结果表明复方草珊瑚片对呼吸系统呈现止咳、祛痰及平喘作用[15]。

**7. 抗炎和镇痛**　近来研究表明,肿节风具有明显的抗炎和镇痛作用。实验采用巴豆油小鼠耳郭炎症、角叉菜胶大鼠足跖炎症和小鼠棉球肉芽肿的动物模型观察肿节风的抗炎作用,以及观察其对醋酸致小鼠腹痛的镇痛作用。结果表明,肿节风对上述炎症有显著的抑制作用。此外,也能明显减轻醋酸所致的腹痛[10]。

**8. 其他**　肿节风 60% 醇提物能显著地缩短小鼠断尾出血时间及凝血时间,加强血小板的收缩功能,对正常血小板数量无明显影响。对阿糖胞苷引起的血小板及白细胞下降有显著的抑制作用[11]。肿节风对二甲基亚硝胺致肝损伤大鼠有增加大鼠体重和肝脾重量,改善蛋白代谢和抗氧化能力,改善肝脏病理尤其肝脏纤维化的作用。此外,肿节风注射尚可引致实验动物胸腺萎缩,子宫称重法表明可致子宫萎缩,但其无雄激素样作用[12]。

**【毒理研究】**肿节风毒性小,但报道结果颇不一致,且有较大差异。如有报道不同肿节风浸膏粉毒性可有较大差异,且有随贮藏时间越久毒性越大的趋势。如 1 批灌服小鼠的 $LD_{50}$ 为 $(24.75 \pm 8.5)$ g/kg,而另 1 批则为 $(10.31 \pm 1.62)$ g/kg。另有报道肿节风注射液给小鼠静脉注射的 $LD_{50}$ 为 7.78g/kg,腹腔注射的最大安全量为 51.2g/kg[13]。

**【配伍研究】**肿节风具有活血散瘀、清热解毒的功效,对肿瘤细胞有直接的抑制作用。肿节风与七叶一枝花、土茯苓等配伍,可以治疗胸闷腹胀、恶心呕吐等症状;肿节风与茵陈、山栀等配伍,可以治疗腹痛、腰背疼痛、食欲不振、黄疸等症状[14]。

**【复方及制剂】**

**1. 复方草珊瑚含片**　肿节风浸膏、薄荷脑、薄荷素油。本品为粉红色至棕色的片,或为薄膜衣片,除去包衣后显浅棕色至棕色;气香,味甜、清凉。疏风清热,消肿止痛,清利咽喉。用于外感风热所致的喉痹,症见咽喉肿痛,声哑失音;急性咽喉炎见上述证候者亦有效果。含服。片重 0.44g,一次 2 片;片重 1.0g,一次 1 片,每隔 2 小时 1 次,一日 6 次[3]。

**2. 万通炎康片**　苦玄参、肿节风。本品为薄膜衣片或糖衣片,除去包衣后显黄棕色至棕色;味苦。疏风清热,解毒消肿。用于外感风热所致的咽部红肿、牙龈红肿、疮疡肿痛;急慢性咽炎、扁桃体炎、牙龈炎、疮疖见上述证候者亦有效果。口服。薄膜衣片:小片一次 3 片,重症一次 4 片,一日 3 次;大片一次 2 片,重症一次 3 片,一日 3 次。糖衣片:一次 6 片,重症一次 9 片,一日 3 次;小儿酌减[3]。

**3. 血康口服液**　肿节风浸膏。本品为红棕色的澄清液体;味苦、涩、微甜。活血化瘀,消肿散结,凉血止血。用于血热妄行,皮肤紫斑;原发性及继发性血小板减少性紫癜。口服。

一次 10~20ml,一日 3~4 次;小儿酌减;可连服 1 个月[3]。

4. **新癀片** 肿节风、三七、人工牛黄、猪胆粉、肖梵天花、珍珠层粉、水牛角浓缩粉、红曲、吲哚美辛。本品为淡棕灰色至棕色的片;气香、微腥,味苦。清热解毒,活血化瘀,消肿止痛。用于热毒瘀血所致的咽喉肿痛、牙痛、痹痛、胁痛、黄疸、无名肿毒。口服。一次 2~4 片,一日 3 次,小儿酌减。外用,用冷开水调化,敷患处[3]。

【临床研究】

1. **应用研究**

(1)治疗感染性炎症

1)治疗细菌性痢疾:治疗急性细菌性痢疾或慢性细菌性痢疾急性发作计 33 例,干浸膏片 4 片,一日 4 次,结果 22 例急性细菌性痢疾全部治愈,11 例慢性细菌性痢疾急性发作显效 10 例,2 日内发热消失 100%,4 日内腹泻停止 81.8%,大便镜检复常 75.8%[16]。

2)治疗肺炎、阑尾炎:取肿节风,制成每 100ml 含生药 100g 的水剂,一日 3 次内服,每次 30ml;或制成每 2ml 含生药 2~4g 的针剂,一日 4 次,肌内注射,每次 2~4g。治疗麻疹后肺炎、小儿肺炎、大叶性肺炎、急性阑尾炎、急性胃肠炎、胆石症、胆囊炎、细菌性痢疾、结核病、胃穿孔腹膜炎、蜂窝织炎、脓肿,预防术后感染以及清洗烧伤创面,防治铜绿假单胞菌感染及败血症的发生颇有效。共治疗 545 例,有效 531 例,占 97.4%;其中痊愈 394 例,占 72.3%。用药后未发生不良反应[8]。

3)治疗婴儿重症肺炎:清热解毒剂(肿节风、鱼腥草、败酱草、虎杖)每 1 周岁 10~20ml(每 1ml 含生药 1g),一日分 2 次静脉用药。治疗 35 例,有效率 94.3%。与青霉素等西药组比较无明显差异[17]。

4)治疗各种炎症性疾病:肿节风注射液 2ml(每 2ml 含生药 2g),肌内注射,一日 4 次。或口服肿节风片,每服 6 片,一日 3 次。肿节风 9g,每日 1 剂水煎服。治疗 331 例,其中各种原因的肺炎、感冒 146 例,急性胃肠炎、细菌性痢疾 32 例,结核病 8 例,阑尾炎脓肿、急性蜂窝织炎、预防手术后感染 95 例,胆石症、胆囊炎 8 例,烧伤等 42 例,结果痊愈 233 例,好转 89 例,无效 9 例[18]。

(2)治疗口腔疾病:肿节风口腔溃疡膜(肿节风 500g,盐酸丁卡因 1g,淀粉 30g,羧甲基纤维素钠 15g,甘露醇 5g,甘油 10g,蒸馏水加至 100ml 制成溃疡膜),临床应用 200 多例,均有良好效果,多数患者用药 1~2 次溃疡面即愈合,且复发次数减少。肿节风浸膏片 0.25g×8 片,白及粗粉 5g,尿素 5g,泼尼松龙 50mg,白糖 4g,甘油 3g,鞣酸 0.5g,75% 乙醇 5ml,聚乙烯醇 25g,西黄芪胶粉 4g,蒸馏水适量,制成涂膜剂,涂于溃疡面上,一日 3 次,治疗复发性口疮 40 例,治愈率 98%。新癀片(含肿节风、三七、牛黄等)1~2 片,加生理盐水(或凉开水)化成稀糊状,涂于先擦干的溃疡面上,敷药后 10 分钟内尽量隔湿,一日 3 次。治疗复发性口疮 40 例,显效(药后 3 日内溃疡愈合)17 例,有效 21 例,无效 2 例,总有效率 95%。肿节风乙醇浸出液 10ml,或肿节风注射液 5 支,加适量蒸馏水,滤过,添加蒸馏水至 100ml,滴入适量香精。用药直接冲洗牙周袋或牙周盲袋,每次 10~15ml,一日 1~2 次。治疗口腔炎 80 例,均痊愈。一般冲洗 3 次即愈,仅 3 例冲洗 7 次而愈[19-21]。

(3)治疗消化系统疾病

1)治疗消化性溃疡:口服肿节风浸膏片(每片含浸膏 0.25g,相当于生药 2.5g),每次 3 片,一日 3 次,连续服药 1 个月为 1 个疗程。治疗满 1~1.5 个月后即经 X 线或胃镜复查,评定疗效,然后再继续服用 1~2 个月,以巩固疗效。治疗 50 例,其中合并十二指肠溃疡者 13 例,合并胃窦炎者 8 例。结果痊愈 31 例,显效 8 例,进步 7 例,无效 4 例。对痊愈病例中 16 例随访 1~4.5 年,仅有 1 例 2 年后复发。肿节风片口服,每次 6 片,一日 3 次。治疗慢性非特异性溃疡性结肠炎,有明显疗效,且无不良反应。草珊瑚饼干 32g(含生药 5g),餐前或餐后 2 小时服,一日 3 次,总疗程 20 日左右。治疗溃疡病及慢性胃炎 50 例,显效 12 例,有效 27 例,无效 11 例,总有效率 78%[22-23]。

2)治疗慢性萎缩性胃炎:肿节风 9g,丹参、徐长卿、片姜黄各 10g,金银花 15g。随证加减。每日 1 剂水煎服,疗程 3~6 个月。治疗 94 例,临床症状和胃黏膜活检病理检查分别显效 30、42 例,有效 60、40 例,无效 4、12 例,总有效率 95.7%、87.2%。胃黏膜萎缩、肠化生及异型增生治疗前后比较有显著差异($P<0.05$)[24]。

(4)治疗肿瘤:肿节风全草浸膏片 0.25g,相当于生药 2.5g,针剂每 1ml 相当于生药 5g。开始口服每次 8 片,一日 3 次,以后递减。针剂每次 2~4ml,肌内注射,一日 2 次,局部作鼻部或鼻窦灌洗,一日 1~2 次,2 周为 1 个疗程。治疗鼻部恶性肿瘤 4 例,1 例随访 6 年局部及全身情况良好,其余 3 例症状也有不同程度改善[24]。肿节风片(每片含生药 2.5g),每次 4~6 片,一日 3 次口服。肿节风糖浆(每 1ml 含生药 1g),每次 10ml,一日 3 次口服。1 个月为 1 个疗程,可连用数个疗程。治疗恶性肿瘤 70 例,单独使用肿节风制剂治疗 1 个月以上。显效 6 例,有效 49 例,无效 15 例,总有效率 78.57%。疗效以对肝癌、胃癌、胰腺癌、食管癌、白血病、淋巴网状细胞瘤较好[25]。

(5)治疗自身免疫性疾病

1)血小板减少性紫癜:血康口服液主要成分为肿节风干浸膏。应用血康口服液治疗血小板减少性紫癜 51 例,其中原发性 39 例,继发性 12 例;口服血康口服液一日 3~4 次,每次 10ml,少数患者每日 50~60ml,其中服药时间 3 个月以上者 15 例,2~3 月 11 例,1~2 月 22 例,未服满 1 月者 3 例;有效率分别为 82.1% 和 91.7%,总有效率为 84.3%,无不良副反应,且对某些顽固病例或其他药失效者也有效[26]。肿节风片(每片含生药 2g),每次服 6 片,一日 3 次,小儿酌减。急性出血明显者一日 4 次。病程短者 30 日,长者 45 日为 1 个疗程,并均巩固治疗 15 日。治疗原发性血小板减少性紫癜 26 例,其急性 10 例,慢性 16 例。结果:全部病例黏膜及内脏出血 1~4 日缓解;皮肤瘀点、瘀斑 7~15 日消失;10 日内复查血小板计数均在 $100 \times 10^9/L$ 以上;出血时间正常。尤其对急性者疗效显著。随访半年以上 21 例,3 个月以上 5 例,均未见复发[27]。

2)类风湿关节炎:九节兰注射液每支 2ml,含生药 4g,每次 2ml,肌内注射,一日 2 次。九节兰糖衣片,每片含生药 2.5g,每次 4~6 片,一日 3 次口服。治疗类风湿关节炎 206 例,显效 46 例,有效 108 例,无效 52 例,总有效率 74.8%。以对关节疼痛、肿胀及运动障碍的疗效为佳[28]。

3)治疗银屑病:草珊瑚(肿节风)片,每片含干浸膏 0.25g,每次服 6 片,一日 3 次。草珊瑚针剂,每支 2ml,含干浸膏 10g,肌内注射,每次 2~4ml,一日 1~2 次,疗程 60 日。治疗 58 例,痊愈 38 例,好转 14 例,无效 6 例。对痊愈的 38 例随访 1~3 年,28 例有不同程度的复发[29]。

(6)治疗高热症:清热解毒针(肿节风、虎杖、败酱草、鱼腥草)200~400ml 加增液 - 养阴针静脉滴注,亦可并用复方丹参注射液 20~30ml 静脉滴注,一日 1 次。辨证论治并随证加减。治疗高热患者 202 例,治愈 147 例,临床治愈 43 例,无效 10 例。对照组 125 例,用青霉素、链霉素或庆大霉素,治愈 99 例,临床治愈 20 例,无效 6 例,3 天内降温者中药组占 71.2%,对照组占 65%,两者无显著差异[30]。

(7)预防感冒:报道用九节茶 10g,防风 6g,沙氏鹿茸草 3g,加白糖适量制成糖浆 5ml,为 1 次量。一日服 1 次,连服 3 日。预防服药组 2 417 人,对照组(未服)1 275 人。结果两组感冒的发病率分别为 9.97%,19.84%。两组对比有显著差别($P<0.01$)。服药后即使患感冒者,病情亦较轻[8]。

(8)治疗丝虫病:用浓度为 1∶3 的肿节风注射液,每天肌内注射 2~4ml,7 天为 1 个疗程。疗程结束后 3 天以上进行血液检查未转阴者,再给第 2、3 疗程。3 次检查阴性者为有效。治疗 28 例,有效 18 例。另有 22 例先用枸橼酸乙胺嗪治疗未转阴,再用此药治疗,7 例有效[8]。

(9)治疗骨折:九节兰糖衣片(每片含生药 0.3g),每次服 5 片,一日 3 次。治疗 40 例四肢骨折患者,能加速骨折愈合,以股骨、胫骨、腓骨等长管骨骨折的疗效似更佳[31]。

**2. 用法用量** 本品毒性轻微,2020 年版《中国药典》规定其用量为 9~30g[3]。长期应用对肝肾功能、造血系统未见不良影响。但有使用肿节风注射液后致过敏性休克的报道,故临床用于过敏性体质患者时应慎重。对虚火上炎者及孕妇应忌服。

**【中毒表现及救治】**

**1. 中毒表现** 因毒副作用轻微,临床应用仅少数患者有头昏、乏力。个别因使用肿节风注射剂致局部疼痛或引起皮肤斑丘疹、荨麻疹等过敏反应。

**2. 救治方法** 为对症治疗。

(陈丽华　斯建勇　杜贵友)

# 54　京　大　戟

**【基源】**本品为大戟科植物大戟 *Euphorbia pekinensis* Rupr. 的干燥根。

**【化学成分】**根含大戟苷(euphornin)约 0.7%,由大戟苷元(euphornetin)与 D- 葡萄糖、L- 阿拉伯糖结合而成。又含生物碱,大戟色素体(euphorbia)A、B、C,树胶,树脂等。鲜叶含维生素 C。1996 年孔令义等从大蓟根中分离得到 9 个化合物,分别鉴定为羊毛固醇(lanosterol,Ⅰ)、3- 甲氧基 -4- 羟基反式苯丙烯酸正十八醇酯(octadecanyl-3-methoxy-4-hydroxy-benzeneacrylate,Ⅱ)、β- 谷固醇(β-sitosterol,Ⅲ)、7- 羟基香豆素(7-hydroxycoumarin,Ⅳ)、2,2′- 二 甲 氧 基 -3,3′- 二 羟 基 -5,5′- 氧 -6,6′- 联 苯 二 甲 酸 酐(2,2′-Dimethoxy-3,3′-dihydroxy-5,5′-oxygen-6,6′-biphenylformicanhydride,Ⅴ)、d- 松脂素(d-pinoresinol,Ⅵ)、槲皮素(quercetin,Ⅶ)、3,4- 二甲氧基苯甲酸(3,4-dimethoxybenzoicacid,Ⅷ)和 3,4- 二羟基苯甲酸(3,4-dihydroxybenzoicacid,Ⅸ)。其中Ⅱ和Ⅴ为两个未见文献报道的新化合物,其余化合物均为首次从该植物中分离得到,Ⅵ为首次从该属植物中分得的木脂素类化合物[1]。

京大戟主要含二萜类、三萜类、黄酮类、鞣质类等成分,具有泻下、利尿、抗炎、抗肿瘤和抗白血病等药理作用,并存在一定的毒性[2]。

梁侨丽等[3]从京大戟 95% 乙醇提取物中得到 8 个化合物,分别鉴定为正十八烷醇

(octadecanol，Ⅰ)、3-甲氧基 -4-羟基反式苯丙烯酸正十八醇酯(octadecanyl-3-methoxy-4-hydrox-ybenzeneacrylate，Ⅱ)、β-谷固醇(β-sitosterol，Ⅲ)、正三十烷酸(triacontanoicacid，Ⅳ)、2,2′-二甲氧基 -3,3′-二羟基 -5,5′-氧 -6,6′-联苯二甲酸酐(2,2′-dimethoxy-3,3′-dihydroxy-5,5′-oxo-6,6′-biphenylformicanhydride，Ⅴ)、大戟醇(euphol，Ⅵ)、tirucallol(Ⅶ)、京大戟素(euphpekinensin，Ⅷ)。结论化合物Ⅰ、Ⅳ、Ⅵ和为首次从京大戟中分离得到。

姜文红等[4]从京大戟的石油醚提取部分分离得到 3 个化合物,分别鉴定为 24-亚甲基 -环阿尔廷醇(Ⅰ)、大戟醇(Ⅱ)、甘遂固醇(Ⅲ)。化合物Ⅰ系首次从该植物中分离得到。

孔艺等[5]从大戟干燥根的乙醇提取物中分离得到 4 个化合物,分别为地榆皂苷(Ⅰ1)、3β-α-L-阿拉伯糖基 -12,19(29)-二烯乌苏酸 -28-β-D-葡萄糖酯(2)、丹酚酸 B(3)和 SenarguineB(4)。这些化合物均为首次从大戟根中分离得到。

陈海鹰等[6]从京大戟中分离并鉴定了 10 个化合物,分别为二十四烷醇(1)、正十八烷醇(2)、十四烷酸(3)、大戟醇(4)、阿魏酸二十八酯(5)、β-谷固醇(6)、(3β,12α,13α)-3,12-dihydroxypimara-7,15-dien-2-one(7)、pekinenal(8)、neomotiol(9)、3,3′-二甲氧基鞣花酸(10)。化合物 7 和 8 对人正常肝细胞 L02 和人胃上皮 GES-1 细胞增殖具有抑制作用,化合物 7 对两种细胞的 $IC_{50}$ 为 51.196μg/ml 和 21.223μg/ml;化合物 8 对两种细胞的 $IC_{50}$ 分别为 15.722μg/ml 和 13.294μg/ml。化合物 1、3、7、9 为首次从该植物中发现。

张楷承等[7]从京大戟乙酸乙酯部位中共分离得到 16 个化合物,分别鉴定为肉豆蔻酸(1)、甘遂固醇(2)、大戟二烯醇(3)、十四烷酸丁基酯(4)、阿魏酸二十八酯(5)、β-谷固醇(6)、豆固醇(7)、(3β)-stigmast-5-en-3-ylpalmitate(8)、α-菠菜固醇(9)、球松素(10)、油酸(11)、泪杉醇(12)、亚油酸(13)、pekinenal(14)、neomotiol(15)、(3β)-3-hydroxyanosta-8,24-diene-7,11-dione(16)。其中化合物 4、8、10~13、16 为首次从该植物中分得,经斑马鱼胚胎毒性评价,毒性化合物为 10、12、14、16。

【含量测定】按照 2020 年版《中国药典》的高效液相色谱法(通则 0512)测定[8]。色谱条件与系统适用性试验:以辛烷基硅烷键合硅胶为填充剂;以乙腈 -水(92:8)为流动相;检测波长为 210nm。理论板数按大戟二烯醇峰计算应不低于 5 000。本品按干燥品计算,含大戟二烯醇($C_{30}H_{50}O$)不得少于 0.60%。

田凤鸣等[9]采用热水浸提法提取京大戟多糖,同时采用苯酚 -硫酸法测定其多糖含量。结果显示:京大戟多糖最佳提取条件为液料比 30:1,提取次数为 2,提取温度为 80℃,提取时间为 2 小时;苯酚 -硫酸法测定京大戟多糖含量的最佳条件,苯酚浓度为 5%,浓硫酸用量为 5ml,反应温度为 100℃,显色时间为 30 分钟,在此条件下,测得京大戟中含糖量为 22.09%。苯酚 -硫酸法的精密度和重现性的 *RSD* 为 1.38%,稳定性 *RSD* 为 1.78%,加标回收率为 98.35%,表明该实验获得的提取条件和测定方法均可有效用于京大戟多糖的提取和测定。

【炮制研究】2020 年版《中国药典》中京大戟饮片炮制:京大戟除去杂质,洗净,润透,切厚片,干燥。醋京大戟:取净京大戟,照醋煮法(通则 0213)煮至醋吸尽。每 100kg 京大戟,用醋 30kg[8]。

生品京大戟与 10%、30%、50%、70% 的醋制京大戟分别取相同量煎煮,浓缩至 8g 生药 /ml,京大戟经醋制后其毒性和作用见表 54-1。

表 54-1 京大戟醋制前后的毒性比较

| 炮制方法 | $LD_{50}/(g/kg)$ | 标准差 | 95% 可信区间 |
|---|---|---|---|
| 未炮制品 | 157.35 | 10.15 | 137.64~177.42 |
| 10% 醋制品 | 188.31 | 10.20 | 168.14~208.13 |
| 30% 醋制品 | 176.43 | 11.66 | 153.58~199.27 |
| 50% 醋制品 | 214.60 | 43.49 | 129.37~299.84 |
| 70% 醋制品 | 197.49 | 9.91 | 128.07~216.92 |

由表 1 可知,用醋炮制后,京大戟的毒性显著降低,而各种不同浓度醋液炮制的京大戟,它们的毒性在统计学上无显著性差异。各种京大戟生、制品煎剂对离体回肠均有兴奋作用,随着炮制醋液浓度的提高其收缩强度似有加强趋势,其中 50%、70% 浓度兴奋作用特别明显,见表 54-2[1]。

表 54-2 对离体回肠的收缩作用

| 制品 | 回肠收缩高度 /mm |
|---|---|
| 未炮制品 | 51.35 |
| 10% 醋制品 | 58.20 |
| 30% 醋制品 | 48.10 |
| 50% 醋制品 | 88.50 |
| 70% 醋制品 | 103.4 |

张乐林等[10]考察醋制对京大戟的毒性和药效的影响。结果显示,京大戟和醋京大戟的半数致死量($LD_{50}$)分别为 160.3g/kg、234.8g/kg,两者 95% 可信区间分别为 142.5~180.3g/kg、209.7~262.8g/kg。醋制后京大戟毒性明显降低。与空白对照组相比,京大戟、醋京大戟醇提物、石油醚部位、乙酸乙酯部位可明显促进小肠推进运动和利尿作用,并且两者的乙酸乙酯部位肠推进作用和利尿作用非常明显。与生品各组比较,醋制后各组墨汁推进率和利尿作用皆有所降低,药性缓和。醋制后乙酸乙酯部位抗炎作用较生品明显提高,抗炎作用增强。表明京大戟的乙酸乙酯部位既是其毒性部位,又是其药效学主要部位。京大戟醋制后药性缓和,毒性作用显著降低,抗炎作用明显增强。

曹雨诞等[11]研究显示京大戟生品具有较强的肠细胞毒性,可显著降低细胞核 Hoechst 荧光强度、线粒体膜电位荧光强度,并显著增加 Annexin V-FITC 和 PI 荧光强度、细胞膜通透性荧光强度;京大戟醋品可显著降低京大戟生品对肠细胞的增殖抑制作用,增加细胞核 Hoechst 荧光强度、线粒体膜电位荧光强度,降低 Annexin V-FITC 和 PI 荧光强度、细胞膜通透性荧光强度,且呈一定的剂量相关性。表明醋制可降低京大戟对肠细胞的毒性,其可能机制为通过降低京大戟对 IEC-6 细胞膜通透性,从而为进一步阐明京大戟醋制减毒机制提供了一定的依据。

张楷承等[12]采用模式生物斑马鱼的胚胎评价京大戟醋制前后各提取物急性毒性,同时以大戟二烯醇为对照品测定了各提取物的总萜含量。选取 24 小时发育正常的斑马鱼胚胎，每个提取物设 8 个浓度和 1 个空白对照组，并观察给药后 96 小时斑马鱼胚胎的发育和死亡情况，计算不同样品对斑马鱼胚胎的半数致死浓度($LC_{50}$)。结果显示，对于斑马鱼胚胎，京大戟醋制前后各提取物均有急性毒性，与生品相比，醋制后毒性显著降低。不同提取方式中，醇提物毒性大于水提物；不同极性部位中毒性大小依次为石油醚>二氯甲烷>乙酸乙酯>正丁醇、剩余部位。结合萜类成分含量测定结果可推测萜类成分为京大戟主要毒性成分，且其毒性大小与萜类成分的含量呈正相关。

陈海鹰等[13]比较京大戟醋制前后对人正常肝细胞 L02 的毒性作用，并探讨其可能的作用机制。结果显示醋制可降低京大戟对 L02 细胞的毒性，其机制可能是减轻氧化损伤，从而降低细胞周期阻滞，减少细胞凋亡。

【药理研究】

1. **泻下作用**　邱韵紫等[14]采用肠推进运动模型及巨噬细胞炎症模型，观察肠蠕动及巨噬细胞释放 NO 的能力，实验结果表明京大戟可诱导炎症反应，并明显促进肠推进运动，产生强烈的泻下作用，醋制后致炎及肠推进作用显著减弱，进而缓和京大戟的泻下作用。京大戟致泻作用的机制是通过对肠胃产生较强的刺激作用，有效增加肠管蠕动，促进肠内容物的排泄而产生泻下作用，缩短内容物在肠道内的停滞时间，同时加强水分的吸收，从而消除腹水和胸腔积液[15]。

2. **镇痛抗炎作用**　左风的研究表明，由角叉菜胶诱导的大鼠和小鼠足水肿可以通过京大戟石油醚提取液(PEE)得到明显改善，并且对佐剂或者甲醛所导致的关节炎具有显著的抗炎活性，认为京大戟的抗炎作用机制可能与其对组织血管壁细胞膜的通透性的抑制作用有关，管壁细胞膜通透性降低会导致白细胞总数增加的同时减少渗出液，从而达到抗炎功能[16]。

孔艺等[17]从乙酸乙酯和正丁醇萃取部位分离到的化合物地榆皂苷Ⅰ，在二甲苯致小鼠耳肿胀实验中表现出抗炎活性。张乐林等[18]用京大戟和醋京大戟各萃取部位样品溶液对小鼠灌胃进行小鼠耳肿胀实验，实验结果表明，京大戟的乙酸乙酯部位发挥主要药效，且醋制京大戟抗炎作用的提高非常显著($P<0.05$)。

3. **利尿作用**[1]　大戟的煎剂或醇浸液，可对大鼠实验性腹水产生明显的利尿作用，这种作用可能与动物机体状态有关。有实验证明，给健康人服用大戟煎剂，未见明显的利尿作用。

4. **对离体蛙心的作用**[1]　0.31%~5% 的京大戟煎剂对离体蛙心高浓度时呈现明显的抑制作用，低浓度时作用较弱或不明显。

5. **对肾功能的影响**　大戟煎液使硫酸庆大霉素诱发的急性肾功能不全大鼠的血清肌酸酐、谷草转氨酶(GOT)、谷丙转氨酶(GPT)显著上升时，其血尿素氮(BUN)水平也部分上升，血清中钾和钠水平部分下降。尿量显著增加时，尿中蛋白量、血细胞、钠、氯化物水平部分上升，pH 也有所上升。结果表明，未提纯的大戟煎液对硫酸庆大霉素诱发的大鼠急性肾功能不全具有利尿作用，但对肾小球滤过率和肾小管重吸收有不利的影响[19]。

6. **抗肿瘤作用**　陈飞燕、陶伟伟等研究京大戟中二萜类化合物 pekinenal 对肝癌 SMMC-7721 细胞增殖、周期和凋亡的影响，并初步探讨其治疗肝癌可能的影响机制。结果提示，pekinenal 对人肝癌细胞增殖有明显的抑制作用，并存在着明显的浓度依赖关系；pekinenal

可能是通过抑制癌细胞 DNA 的合成,将人肝癌细胞周期阻滞在 S 期,抑制其增殖,通过诱导人肝癌细胞发生凋亡等,发挥其抗肝癌作用[20]。并通过观察京大戟提取物 pekinenin D 对肝癌 SMMC-7721 细胞体外生长的抑制作用,初步探讨其诱导凋亡的可能机制。表明 pekinenin D 具有抑制肝癌细胞增殖及诱导凋亡的作用,显著下调 SMMC-7721 细胞中 PI3K、AKT、mTOR 的 mRNA 表达,其机制可能是与 PI3K 的启动子相结合从而抑制 PI3K/AKT/mTOR 信号通路有关[21]。李思茹[22]前期实验研究发现,京大戟二氯甲烷粗提物具有使红色荧光转基因斑马鱼血管的荧光强度减弱的特性,进而得知京大戟的二氯甲烷提取物具有抑制血管生成的效果。根据肿瘤细胞的生长条件,推测出在京大戟中含有抑制肿瘤细胞生长的物质。该实验中,京大戟的提取物经实验测得可使红色荧光转基因斑马鱼的节间血管荧光强度降低,在低浓度下二氯甲烷层的血管生成抑制率最高。

文成英等[23]通过观察大戟注射液对 KY821 白血病细胞株(属髓性急性粒系人白血病细胞株)及 12 例正常人骨髓细胞集落产率的影响,与高三尖杉酯碱组及空白组进行比较,结果表明大戟注射液具有抗癌作用,对于正常人骨髓粒单细胞集落的抑制作用明显低于高三尖杉酯碱的抑制作用,即大戟注射液的毒副作用较低。文成英等[24]还利用大戟注射液对 KY821 白血病细胞株进行体外药物实验,检测细胞的 DNA 含量,并观察 KY821 细胞株的细胞动力学,结果表明大戟注射液明显阻断了 S 期细胞,证明其具有抑制癌细胞 DNA 合成作用。尚溪瀛等[25]进一步对大戟注射液设计了体内药物实验,大戟注射液给药组的 L615 白血病小鼠的存活时间延长,且通过观察小鼠细胞周期分布得出结论,大戟注射液是通过抑制癌细胞的 DNA 合成使其被阻断在 S 期。然而对于大戟注射液体外体内药物实验的研究虽然表明中药可以有效抗癌并具有较低的毒副作用,但其药效在一定程度上不如西药,这就有待研究者对京大戟的有效成分和作用机制进行深入研究,从各方面提高中药对于肿瘤细胞的抑制效果。

**7. 其他作用**[1]　本品提取物能扩张末梢血管,兴奋离体子宫,对抗肾上腺素的升压作用。大戟鲜叶汁对金黄色葡萄球菌和铜绿假单胞菌有抑制作用。

**【毒理研究】**《本草纲目》谓京大戟"其根辛苦,戟人咽喉,故名"。2020 年版《中国药典》谓其苦,寒;有毒。毒性成分主要为大戟苷。常用剂量汤剂为 1.5~3g,粉剂吞服每天不超过 1.8g,过量中毒。用各种京大戟煎剂分别灌胃,均有刺激作用,可引起小鼠的腹壁肌肉收缩,萎靡无力,毛耸起,匍伏不动及死亡。死亡之小鼠可见两叶肺部血红色,空肠与回肠亦有充血,部分小鼠胸腔有积水出现。临床毒性表现为消化道刺激症状,如恶心、呕吐、腹泻等。毒素侵犯中枢时,可见眩晕、昏迷、痉挛、瞳孔散大,最后呼吸麻痹而死亡。其新鲜大戟根部乳汁对人的皮肤有刺激作用,可以引起红肿等皮炎。毒性实验显示经口给予小鼠大戟的石油醚提取物的 $LD_{50}$ 为 1 250mg/kg。生京大戟的 $LD_{50}$ 为 57.53g/kg,70% 醋制后为 197.49g/kg[1]。

王奎龙等[26]为比较京大戟不同极性部位的肠道毒性作用,分析毒性部位醋制前后成分变化规律,该实验以 95% 乙醇提取京大戟,石油醚、二氯甲烷、乙酸乙酯依次萃取得不同极性部位。不同极性部位小鼠灌胃 3 小时后,测定粪便含水量及十二指肠、空肠、回肠、结肠含水量,考察不同极性部位对小鼠腹泻及肠道水肿的影响。结果显示,京大戟醇部位、石油醚部位、乙酸乙酯部位均可导致小鼠粪便含水量及十二指肠及结肠的含水量增高,石油醚部位作用最强。京大戟 95% 醇提物、石油醚部位对 IEC-6 细胞具有显著的增殖抑制作用,$IC_{50}$ 分别为 95.03mg/L、33.75mg/L；京大戟 95% 醇提物、石油醚部位、乙酸乙酯部位均能导致结肠中 AQP1 的 mRNA 表达降低、AQP3 的 mRNA 表达增高。表明京大戟可导致小鼠腹泻及肠道水肿，其作用与导致水通道蛋白 AQP1、AQP3 的 mRNA 表达水平变化相关；并可抑制 IEC-6 细胞增殖；京大戟的主要毒性部位为石油醚部位，通过成分分离及炮制前后成分变化比较，发现毒性的降低可能与石油醚部位的二萜类成分含量下降相关。

**【配伍研究】** 大戟反甘草，是中药十八反的内容之一。张建美等[27]系统检索 1949 年以来关于"十八反"中大戟甘草反药组合同用的研究文献，总结归纳大戟甘草反药组合配伍使用的宜忌条件。结果显示，对大戟与甘草配伍宜忌条件的研究多集中在配伍剂量、配伍比例、煎煮方式、给药途径、大戟品种等方面。在给药剂量方面，按照临床规定安全剂量给药时大部分表现为"不反"；而两药的倍量使用，则表现出一定的相反趋势。给药途径方面，腹腔注射是禁忌条件。而其他几方面未区分出明确的"反"与"不反"的条件。笔者认为大戟甘草能否同用不能一概而论，而是受到不同条件的限制，单一条件下得出的结果只能作为参考，而不能成为定论。且发现实验研究多在生理条件下对单纯反药组合进行探讨，希望今后病理状态下含反药组合的复方研究能引起人们的重视，使"十八反"的研究更具临床指导意义。

吴秀稳等[28]报道甘草和大戟配伍的体外肝毒性。采用显微观察法和 MTT 法检测不同浓度的甘草单煎液、大戟单煎液、甘草 - 大戟合煎液和甘草 - 大戟单煎混合液对人肝癌细胞 HepG2 增殖的影响，并比较大戟单煎液、甘草 - 大戟合煎液和甘草 - 大戟单煎混合液相当浓度下细胞毒性的大小。结果大戟单用及大戟与甘草配伍均有细胞毒性，且呈剂量相关性；与大戟单煎液相比，甘草 - 大戟单煎混合液细胞毒性无明显差异，甘草 - 大戟合煎液细胞毒性减小。提示甘草和大戟配伍导致大戟的体外肝毒性减小。李冠军等[29]为观察中药"十八反"中甘草与大戟同用后的毒副反应，将实验动物分为甘草组、大戟组、甘草与大戟合煎组、甘草与大戟合剂组及对照组 5 组，分别灌服等量甘草、大戟、甘草与大戟合剂、甘草与大戟合剂和生理盐水，连续 3 天，观察记录动物的自发活动及死亡数。72 小时后处死取血，测定血清谷丙转氨酶含量，并做病理切片，进行血常规、肝体比、肾体比的测定。结果表明，单纯大戟对动物肝功能有一定影响，配伍甘草后对肝功能影响加重，但对肾功能则无明显影响。对肝脏、肾脏组织形态有一定影响，但停药后可以恢复。

杨致礼等[30]在给小鼠灌服单味大戟与大戟甘草后观察，前者仅为轻度的一般性变化，后者胃、肠、肾、肝、脾和肠系膜淋巴结除有较明显的充血、出血外，肝、肾的实质细胞有明显颗粒变性、空泡变性等变化。同时，杨致礼[13]在给家兔灌胃 1:1 大戟甘草后出现胃黏膜充血，谷丙转氨酶升高，其毒性反应均高于单味大戟，表明大戟与甘草配伍后毒性比单味大戟明显增强。

**【复方及制剂】** 十枣汤：请参照甘遂。

**【临床研究】**

**1. 应用研究**

（1）治疗肾炎水肿[1]：大戟根（去粗皮）切片，每 500g 以食盐 10g，加水适量拌匀，吸入后晒干或烘干呈淡黄色，研成细末装入胶囊。一日 2 次，每次 0.45~1g，隔日 1 次，空腹温开水送下，6~9 次为 1 个疗程，服药期间用低盐饮食，禁食生冷辛辣、鱼及猪头肉等发物。共治疗急慢性肾炎水肿 60 余例，均有显著的消肿作用，一般经治疗 5~7 日后水肿即完全消失。新鲜大戟根 60~90g(洗净去粗皮)切片,红枣 20~30 枚,加水 500ml 煎至 200ml,加黄酒 200ml,文火煎至 200ml,上午 1 次顿服(儿童酌减),第 1 周服 2 剂,第 2~4 周每周服 1 剂,配合青霉素肌内注射或静脉滴注,纠正电解质,明显少尿加呋塞米。治疗 40 例急性肾炎,痊愈 32 例,进步 8 例,总有效率 100%。

(2)治疗结核性胸膜炎[1]:大戟、芫花(熬)、甘遂各等份,研细末。另用大枣 15 枚煎汤 300ml 备用。于晨起空腹先服枣汤 150ml,5 分钟后用剩余枣汤送服 4g 药末。结果 24 小时内胸腔积液吸收者 13 例;48 小时内吸收者 8 例;72 小时以上吸收者 6 例。大部分患者服药后有恶心、腹痛,待泻下后 5~7 小时可缓解消失。

(3)治疗淋巴结核[1]:用控涎丹(大戟、甘遂、白芥子各 15g,朱砂 10g)加味,研末,制蜜丸,成人每次服 1~2 丸,一日 3 次,饭后服,小儿酌减。治疗 95 例,治愈 86 例,好转 4 例,无效 5 例。治愈者 2 年以上追访,未见复发。

(4)治疗百日咳:大戟、芫花、甘遂各等份,共研细末,加白面 10 倍(炒黄),混匀炼蜜为丸,每丸如绿豆大口服。1 岁以下服 0.5 粒,1~2 岁服 1 粒,3~4 岁服 2 粒,5~6 岁服 3 粒,一日早晨服 1 次。7~8 岁服 4 粒,9~10 岁服 6 粒,早晚各 1 次。5 日为 1 个疗程,一般连用 1~2 个疗程,治疗 825 例,1 疗程治愈 515 例,2 疗程治愈 222 例,3 疗程治愈 45 例,无效 70 例。

(5)治疗躁狂型精神分裂症[1]:用新鲜大戟全草 500g。洗净后铁锅煎煮,取汁 300ml,顿服。得吐下后,狂势衰减不显者,次日继用上药 250g 煎服。狂势得挫后,用糜粥调养。结果治疗 12 例均获痊愈。对全部病例随访 1~10 年,未见复发。邪实正虚或正盛邪微及老幼孕妇忌用。

(6)治疗急性乳腺炎、骨质增生、流行性腮腺炎[1]:大戟、芫花、甘草、甘遂、海藻各 30g,浸入香油 500ml 内,5~7 天后入锅内,文火煎熬,去药渣后,将黄丹逐渐加入药油中,边加边搅,直至漆黑发亮,滴水成珠为度,摊于牛皮纸上,敷于患处。治疗急性乳腺炎 36 例,均获治愈。治疗骨质增生 17 例,14 例显效,1 例好转,2 例无效。治疗流行性腮腺炎 231 例,均获痊愈。

(7)治疗胸腔积液、腹水:十枣汤作为峻下逐水的代表方剂,在治疗胸腔积液和肝硬化腹水方面效果突出,十枣汤可以延长患者生存期,提高患者生存质量,减少不良反应的发生;在肝硬化腹水的干预方面,十枣汤联合常规治疗同样取得显著疗效。尤具特色的十枣汤外用贴敷在治疗胸腔积液、腹水方面都有明显疗效,且能够减少毒性反应[31]。

2. 用法用量  2020 年版中《中国药典》中记载京大戟苦,寒;有毒。归肺、脾、肾经。泻水逐饮,消肿散结。用于水肿胀满,胸腹积水,痰饮积聚,气逆咳喘,二便不利,痈肿疮毒,瘰疬痰核。用量 1.5~3g。入丸散服,每次 1g;内服醋制用。外用适量,生用。孕妇禁用;不宜与甘草同用[8]。又有记载粉剂吞服每天不超过 1.8g,过量中毒[1]。

**【中毒表现及救治】**

1. **中毒表现**  口腔黏膜及咽喉肿胀、疼痛、剧烈呕吐及腹痛、腹泻。严重者产生脱水、电解质紊乱、虚脱、肾功能不良,甚至发生肾衰竭。毒素侵犯中枢神经时可见眩晕、昏迷、痉挛、瞳孔散大,最后因呼吸麻痹而死亡[1]。

2. **救治**[1]

(1)以 1:2 000 高锰酸钾溶液洗胃。

(2)纠正水与电解质平衡失调造成的虚脱、肾衰竭、休克等。洗胃、补液时应注意补钾、呼吸兴奋剂的应用。

(3)甜桔梗(茎)30g 煎煮内服或菖蒲汁 200ml 口服解之或芦根 200g 煎汤解之。

(王　巍　孙晓芳　张金铃)

# 55　闹羊花

【基源】本品为杜鹃花科植物羊踯躅 *Rhododendron molle* G.Don 的干燥花[1],其根、茎、叶和果也入药[2]。

【化学成分】从干燥成熟果实中分离出了闹羊花毒素Ⅲ(rhodojaponin Ⅲ),$C_{20}H_{32}O_6$,分子量为 326Da[3],从闹羊花的叶及花中分离出杜鹃素(rhododendrin)、闹羊花毒素(rhodojaponin)、梫木毒素(andromedotoxin,asebotoxin)、石楠素(ericolin)[2]。刘助国等报道含 rhodomollein Ⅰ~Ⅲ[4-5]。秦延军等[6]报道从闹羊花中分出 3 个单体:rhodomollien Ⅰ(Rd-Ⅰ)、rhodomollien Ⅱ(Rd-Ⅱ)和 rhodomollien Ⅲ(rd-Ⅲ)。丛晓东等[7]报道从闹羊花中首次分出 $\beta$- 谷固醇和闹羊花毒素Ⅲ。实验证明,闹羊花毒素与闹羊花毒素 -Ⅲ(rhodojaponin-Ⅲ)为同一化合物。其在花中的含量比果实要低得多,仅为 3μg/g。此外还有木藜芦毒素(grayantoxin Ⅰ、Ⅱ)及山月桂萜醇(kalmanol)[8]。另据国外文献报道,从根皮中分离到司帕拉沙酚(sparassol),即煤地衣二酸甲酯(evernic acid methylester)[2]。

2012 年张枝润[9]报道从闹羊花 70% 丙酮提取物中分离鉴定了 23 个化合物,包括 19 个木藜烷型二萜:rhodomollein C~D,rhodomollein F~H,rhodomollein ⅩⅨ,rhodomollein Ⅰ,rhodomollein Ⅲ,rhodomollein Ⅸ,rhodomollein ⅩⅥ,rhodojaponin Ⅰ~Ⅶ,grayanotoxin Ⅱ~Ⅲ;一个山月桂烷型二萜:kalmanol;一个木脂素:pinoresinol;一个三萜化合物:$2\alpha,3\beta,24$- 三羟基 -12- 烯 - 乌索酸。

【含量测定】2020 年版《中国药典》中目前尚无闹羊花化学成分的含量测定方法,但有研究者采用薄层扫描法测定闹羊花根及果实中闹羊花毒素的含量,其步骤如下:

1. **标准溶液的制备**　精密称取闹羊花毒素对照品 1.2mg,以少许无水乙醇溶解,转入 5ml 容量瓶中,加无水乙醇定容(0.2mg/ml)。

2. **校正曲线的建立**　精密吸取标准溶液 1μl、2μl、3μl、4μl、5μl 分别点于同一硅胶板上,以三氯甲烷 - 丙酮 - 甲醇(7∶1∶1)为展开剂上行展开,取出晾干,喷洒 5% 香草醛、5% 硫酸乙醇溶液,于 105℃烘 30 分钟,显蓝色斑点,放冷,在薄层扫描仪下扫描。

3. **样品溶液的制备**　取 800g 八厘麻(闹羊花的果实)根粉,加 75% 的乙醇 400ml,加热回流提取 3~5 分钟,连续 4 次,每次更换新乙醇,滤过。合并 4 次滤液,浓缩至 1∶1,浓缩液用醋酸铅沉淀,滤过,用乙醇洗涤沉淀 3 次,滤液用饱和硫化钠液脱铅,冰醋酸调 pH 5,硫化铅除余铅,滤过。滤液浓缩至 200ml,三氯甲烷萃取 5 次,每次 200ml。合并萃取液,无水硫酸钠脱水,回收三氯甲烷,除尽三氯甲烷。用无水乙醇溶解残渣,转入 100ml 容量瓶中定容。取 1.25ml 至 10ml 容量瓶中定容(1ml 样品液相当于 1g 生药材)。

本法简便、灵敏、准确,可为闹羊花毒素的含量测定提供一种简便有效的方法[10]。

【炮制研究】常用的炮制方法有:采收后拣去杂质,晒干;酒蒸法,取闹羊花用白酒喷湿后,拌匀,蒸半个小时,取出,晒干;炒制法,取闹羊花置锅中,文火炒至微黄色,取出放凉[11]。

**【药理研究】**

**1. 镇痛作用** 闹羊花及其果实八厘麻的各种剂型均具一定的镇痛作用。用八厘麻混悬剂 0.2g/kg 灌胃,电击鼠尾法测定使小鼠痛阈提高 37%。其 0.1g/kg 的镇痛作用与 0.05g/kg 的阿片混悬剂相似,其镇痛指数与阿片混悬剂相似,分别为 28.9 和 30.0,但剂量增加,镇痛作用不增强,毒性则显著增加。就剂型言,混悬剂较浸剂、酊剂镇痛作用强[12]。八厘麻醇提物 1.25mg/kg 腹腔注射有显著镇痛作用。采用 $K^+$ 透入法,八厘麻醇提物 60mg/kg 腹腔注射证明可使兔痛阈提高 93%[6]。

从闹羊花中提取的单体 Rd-Ⅱ 也有较强的镇痛作用。东莨菪碱能明显增加其镇痛作用,而阿托品增加不显著。

**2. 对心血管系统的作用** 闹羊花醇提物 50~100μg/ml 醇提静脉注射,能对抗氯化钡($BaCl_2$)诱发的大鼠心律失常,而对氯化钙($CaCl_2$)和三氯甲烷诱发的心律失常无效。3μg/ml 浓度灌流豚鼠离体心脏,对心肌收缩幅度、心率和冠脉流量均无明显影响,表明其对心脏无直接抑制作用。50μg/kg、200μg/kg 和 300μg/kg 腹腔注射,也不能提高小鼠耐缺氧能力[13]。

闹羊花毒素 100μg/ml 腹腔注射能明显增加小鼠心肌对 $^{86}Rb$ 的摄取率,表明其有明显扩张冠状血管、增加心肌血流量的作用,同时能增强异丙肾上腺素升高心肌内 cAMP 含量的作用[14]。

闹羊花毒素对猫心乳头肌具有降低其兴奋性、缩短其功能不应期作用[15],并可缩短豚鼠心乳头肌 APD20 和 APD50[16],其原因与闹羊花毒素明显增加静息跨膜钠电流有关。近来还有实验发现,用含闹羊花毒素的 K-H 灌注液行离体兔心脏 Langendorff 灌注,可使 SACT(窦房传导时间)、SNRT(窦房结恢复时间)延长;ADT(心房舒张阈值)、VDT(心室舒张阈值)升高;ARRP(心房相对不应期)、AERP(心房有效不应期)、VRRP(心室相对不应期)和 VERP(心室有效不应期)延长,表明闹羊花毒素对窦房结和心房、心室肌的兴奋性和不应期的作用不完全依赖于胆碱能神经兴奋[17]。这一结果可能与实验方法、动物种类及药物使用剂量有关。闹羊花毒素还对大鼠体外的心肌细胞搏动频率有明显的加快作用,其机制与激动心肌细胞肾上腺素 α、β 受体有关,激动 β 受体似有更密切的关系。闹羊花毒素对心肌细胞自发性和 KCl 诱发的节律失常均有较好的对抗作用。值得注意的是,经闹羊花毒素复律的心肌细胞,再次加入 KCl($K^+$ 累加浓度为 10mmol/L),15 分钟内未再发生节律失常,说明闹羊花毒素对 KCl 诱发的节律失常又有预防效果[18]。闹羊花中所含梫木素有减慢心率和降低血压作用。对麻醉犬静脉注射 3.5μg/kg,可减慢心率 38.96%,静脉注射 20μg/kg 可减慢心率 69.86%,继续增加剂量则出现心电图 T 波改变和心律失常[19]。闹羊花毒素静脉注射或侧脑室注射对麻醉兔均有显著降压作用,小剂量行侧脑室注射也有明显降压效应,此效应可被酚妥拉明和哌唑嗪明显减弱,育亨宾能完全抵消其降压作用。同时亦能降低大鼠血浆肾素活性。表明闹羊花毒素的降压机制似与激活中枢肾上腺素 α 受体有密切关系[20]。实验中发现,闹羊花毒素还具有抑制心室肌收缩性能的作用,这可能也是其降压机制之一[21]。

从闹羊花中提取的单体 Rd-Ⅰ 100μg/kg、300μg/kg 和 500μg/kg 中静脉注射对麻醉猫有显著降压作用,血压分别下降 10.9%、23.8% 和 39.3%,其中 500μg/kg 组降压作用持续 71.3 分钟。5~100μg/kg 静脉注射,使麻醉兔血压下降 3.2%~29.9%,作用维持 26.6~101.7 分钟。100~700μg/kg 静脉注射,使大鼠血压下降 16.2%~51.7%,维持 11.7~100 分钟。降压同时伴有心率和呼吸减慢。经脑室给药和阻断颈总动脉血流实验,表明降压作用不是中枢性的。Rd-Ⅰ的降压作用与 ACh 有明显协同作用,Rd-Ⅰ的降压与减慢心率作用,均可能与 M 胆碱反应系统相关[22]。

木藜芦毒素Ⅰ(GTX-Ⅰ)10~40μg/kg 静脉注射,可使麻醉猫血压下降和交感神经中枢兴奋,可乐定可加强 GTX-Ⅰ的降压作用,但拮抗其兴奋交感神经的作用。GTX-Ⅰ在 0.1mmol/L 浓度时对 $Na^+$,$K^+$-ATP 酶的活性无明显影响,而在 0.1~1μmol/L 浓度时对电驱动豚鼠离体左心房即有正性肌力作用,高浓度时则可引起心律失常。GTX-Ⅰ在 $1 \times 10^{-5}$mol/L 时可使处于兴奋状态的犬和豚鼠心室肌去极化。GTX-Ⅰ对心脏的上述作用机制是促进 $Na^+$ 内流;河鲀毒素(tetrodotoxin,TTX)能对抗 GTX-Ⅰ对心脏的上述作用,因其能抑制 $Na^+$ 内流[13]。

3. 对平滑肌作用　闹羊花毒素对兔子宫肌及离体肠肌有兴奋作用,剂量大则出现抑制作用。对兔离体支气管平滑肌稍有收缩作用。梫木毒素对兔离体支气管及肠平滑肌亦有兴奋作用。闹羊花毒素对离体兔支气管平滑肌亦略有收缩作用,经苯海拉明、酚妥拉明的预处理,闹羊花毒素的这种作用明显减弱,说明组胺 $H_1$ 受体阻断剂与肾上腺素 α 受体阻断剂均能减弱闹羊花毒素收缩支气管平滑肌的作用。异丙肾上腺素与氨茶碱对闹羊花毒素收缩支气管平滑肌有强大的对抗作用。经异丙肾上腺素对抗闹羊花毒素的标本,再给闹羊花毒素时,后者作用大为减弱,所以异丙肾上腺素有预防闹羊花毒素的收缩支气管平滑肌作用[23]。

4. 对神经系统的作用　梫木毒素对横纹肌运动神经有先兴奋后麻痹的作用,对高级神经中枢也有麻痹作用,但对脊髓没有影响。梫木毒素还有中枢性催吐作用[19]。闹羊花毒素的催吐作用更强,约为前者的 1.47 倍[23]。

5. 麻醉作用　闹羊花有很强的麻醉作用,因其含有一种中性不含氮的闹羊花毒素。鲜花浓汁兑酒内服,能使人麻痹失去知觉,民间有“一杯醉倒闹羊花”之说。研究者用锯末和氯酸钾按 6∶4 制成的烟剂做对比实验(均为每洞 10g,烟熏 1 分钟)。其灭鼠率,闹羊花烟剂为 92.4%(死鼠 219 只),锯末制剂为 80.8%(死鼠 42 只),两者差异显著($P<0.01$)。闹羊花的花及叶均含毒素,鼠类吸入该烟剂后引起中枢神经麻痹、呼吸中枢衰竭而死亡[8]。

6. 抗菌和杀虫作用　闹羊花煎剂在体外对金黄色葡萄球菌、白喉棒状杆菌、炭疽芽孢杆菌和乙型链球菌有较强的抗菌作用。闹羊花对昆虫有强烈毒性,性质属接触毒与食入毒,可使鳞翅目幼虫和蝽象等昆虫呕吐和迅速麻痹,其有效成分为木藜芦毒素和石楠素。闹羊花对棉盲椿象也有强烈毒性。近几年从闹羊花中分离出对马铃薯甲虫 *Leptinotarsa decemlineata* 和草地夜蛾 *Spodoptera frugiperda* 幼虫有强烈毒性的二萜类,其中主要的是闹羊花毒素Ⅲ[13]。

【毒理研究】闹羊花的果实含闹羊花毒素,花及叶、根皮中含梫木毒素及闹羊花毒素、石楠素等毒素。梫木毒素和闹羊花毒素对呼吸及心脏都有抑制作用,过量可引起死亡。给小鼠皮下注射的 $LD_{50}$ 分别为 3.437mg/kg 和 0.143mg/kg,乌拉坦麻醉的猫、兔静脉注射时,这两种毒素的最大给药量约为 400mg/kg。闹羊花毒素小鼠腹腔注射的 $LD_{50}$ 为 0.522mg/kg,中毒小鼠出现呼吸困难、出汗、抽搐,继而死亡。小鼠腹腔注射梫木毒素的 $LD_{50}$ 为 0.522mg/kg。闹羊花浸剂给小鼠灌胃的 $LD_{50}$ 为(5.85 ± 0.83)g/kg,酊剂为(5.13 ± 0.75)g/kg。闹羊花及八厘麻混悬液小鼠口服的最大给药量分别为 3.4g/kg 和 2.89g/kg,八厘麻醇浸剂与酊剂的 $LD_{50}$ 分别为 8.63g/kg 和 6.26g/kg。通过小鼠实验观察到:闹羊花及八厘麻的各种剂型在剂量为 0.5~1.0g/kg 时,动物表现安静、嗜睡、出汗、轻瘫、步态颠跛及呼吸抑制。少数有轻度抽搐。

高于上述剂量则动物由于呼吸抑制而死亡,死前或有阵挛性惊厥出现。一般在灌胃后 20 分钟至 6 小时死亡,6 小时后死亡极少,可恢复正常[24]。

闹羊花根对犬亚急性毒性实验发现闹羊花根可致家犬肝灶状坏死,肝细胞水肿、气球样变性、脂肪变性;肾小球通透性增高,肾小管上皮细胞水肿、气球样变性。生化测定:给药组 GPT 及 BUN 值有增高趋势,与对照组比较,给药 45 天后,高剂量组 GPT 有极显著性差异,BUN 有显著性差异。尿常规、蛋白定性、上皮细胞、白细胞、红细胞均呈阳性。因此认为,闹羊花较长时间应用时,可致肝、肾功能、结构损害,及时停药、治疗有一定可复性[25]。临床上,闹羊花中毒还可引起高度房室传导阻滞。

闹羊花叶煎剂灌服黄胸鼠,20g 干叶或 80g 鲜叶 /kg 体重,死亡率为 100%;10g 干叶或 40g 鲜叶 /kg 体重,死亡率为 60%。闹羊花叶煎汁浸泡大米,16、6.4 或 3.2g 干叶 /g(大米)对黄胸鼠的致死率分别为 4.0%、0%、40%;而 3.2g 干叶 /g(大米)对小家鼠的致死率为 62.2%。提示该有毒植物如再经一定的加工,用于灭鼠有一定前途[26]。

## 【配伍研究】

1. **配松节** 松节味苦,苦能燥湿,两者均温,温能散寒。二药伍用,温性相加,苦辛相合,祛风、燥湿、散寒力强,用治风寒湿痹之证,功宏效显。

2. **配威灵仙** 二药均祛风除湿,通络止痛,相须为用,相得益彰,常用风湿顽痹,经久不愈者,每有显效。

3. **配续断** 续断,既可补肝肾,壮筋骨,又能行血脉,舒筋骨;闹羊花功专活血脉,散瘀结,舒筋骨,通经络。二药合用,活血祛瘀,接骨续筋,舒筋活络。用治跌打损伤,骨断筋折,肿胀疼痛等证,是为佳对。

4. **配川芎** 二药均味辛性温,辛散温通,上行头目,祛风止痛,相须为用,功效更宏。用治头风头痛,效果良好。

5. **配金钱白花蛇** 金钱白花蛇咸温,性善走窜,祛风活络,透骨搜风;闹羊花辛温,祛风除湿,杀虫止痒。二药合用,祛风除湿,通经活络,杀虫止痒,可用治风湿顽痹、顽癣瘙痒等证。

## 【复方及制剂】

1. **六味木香散** 木香 200g、栀子 150g、石榴 100g、闹羊花 100g、豆蔻 70g、荜茇 70g。本品为浅黄色至黄色的粉末;气香,味辛、苦。开郁行气止痛。用于寒热错杂,气滞中焦所致的胃脘痞满疼痛,吞酸嘈杂,嗳气腹胀,腹痛,大便不爽。口服。一次 2~3g,一日 1~2 次[1]。

2. **生发搽剂** 闹羊花 60g、补骨脂 60g、生姜 30g。本品为棕色澄清液体;气香。温经通脉。用于经络阻隔,气血不畅所致的油风,症见头部毛发成片脱落,头皮光亮,无痛痒;斑秃见上述证候者亦有效果。外用。涂擦患处,一日 2~3 次[1]。

3. **闹羊花药酒** 闹羊花 200g,金樱子根 50g,烧酒 500ml。封浸 1 个月,一般成人量为每天 15~20ml,体虚者可酌情减至 10~15ml(药性有毒,不可过量)。一般每天 1 次。晚上服。孕妇及体质虚弱者忌服。如服后有轻度不适或中毒现象,可暂停服,并服绿豆汤解之。用于风、寒、湿痹,肌肉筋骨疼痛[27]。

## 【临床研究】

1. 应用研究

(1)治疗高血压:闹羊花毒素 2mg 加入 10% 葡萄糖 200ml 中,以 30~40μg/min 速度静脉滴注治疗 84 例,以 1mg 加 50% 葡萄糖 20~40ml 中,静脉注射治疗 45 例,共治患者 129 例,显效者(舒张压下降大于 3kPa)112 例,进步 15 例,仅有 2 例无效。静脉注射降压持续 1.5~2 小时,静脉滴注维持 2~4 小时。在停药后 0.5~1 小时其降压作用可持续加强[28]。另据报道,闹羊花毒素 1mg 加入 10% 葡萄糖 200ml 中,以 20~30μg/min 速度静脉滴注治疗重症高血压 105 例及妊娠高血压症 25 例,有快速降压效果,收缩压和舒张压均可下降 30% 左右,并可消除头晕、心慌、胸闷等症状或使其明显减轻[29-30]。

(2)用于休克:用闹羊花 10mg,当归 0.4mg,川芎 0.2mg,生草乌 0.162mg,制成 2ml 注射液。静脉滴注或肌内、耳根注射。治疗 78 例,显效 61 例(占 72.8%);有效(药后 15 分钟至 3 小时见到升压效果)10 例(占 12.8%);无效 7 例(占 8.9%)[31]。

(3)治疗心律失常:用 20% 八厘麻煎剂或片剂,每服 2~5ml(0.4~0.6g),一日 2~4 次,突击量 3~15ml(0.6~3g),取效后改为 2~5ml,一日 1~2 次维持。治疗各种室上性心动过速 18 例,有明显减慢心率的作用,并能使阵发性室上性心动过速纠正为窦性心律,预防阵发性室上性心动过速及阵发性心房颤动,对多发性期前收缩也有一定疗效[32]。

(4)用于麻醉

1)以 5%~10% 的闹羊花注射液作穴位注射:耳穴注药 0.1~0.2ml,体穴 0.2~1.0ml,5~10 分钟后即可手术。做手术 154 例,成功率 94%,对头、颈、胸、腹部麻醉效果好,对脊背、四肢、会阴等部麻醉效果较差[33]。

2)闹羊花与洋金花合用:可以加强麻醉效果,并可抵消或减少洋金花使心率加快、血压升高、术后体温升高的副作用。50% 闹羊花液 1~2ml 肌内注射,洋金花生物碱 5~10mg 静脉滴注,配合适量辅助麻醉,即可顺利手术[33]。

(5)治疗类风湿关节炎

1)鲜闹羊花 50g,捣烂外敷关节肿痛处,每次 2~3 小时,隔日 1 次,5 次为 1 个疗程。

2)闹羊花 3g,甘草 10g,水 1 000ml,煎至 500ml 加苯甲酸 0.5g。每次服 10~15ml,一日 3 次,10 日为 1 个疗程。

用上述两种方法治疗类风湿关节炎 258 例,好转 206 例,缓解 29 例,无效 23 例,有效率为 91.1%[34]。

3)闹羊花根片(单味浸膏片,每片含生药 0.5g)每日 4.5~15g(少数患者每日用 22.5g),分 3 次餐后口服,疗程 4~6 个月(2 例服 18 个月,1 例连服 2 年以上,每日 2g 维持)。治疗 114 例,显效 48 例(42%),好转 33 例(29%),缓解 19 例(17%),无效 14 例(12%),总有效率 88%[35]。

(6)治疗坐骨神经痛:闹羊花、羌活、独活、川牛膝、黑杜仲、灯心草、小茴香各 9g,加水 800ml,文火煎至 500ml,加桂心末 9g,再加白酒 500ml,混合即成。日服 3 次,每次 10ml,餐后服,用 1 剂为 1 个疗程。治疗坐骨神经痛属风寒湿型者 36 例,均获满意疗效[36]。

(7)治疗疥疮

1)鲜闹羊花全株 250g 洗净切碎,加水 2 500ml,蒸至 1 000ml,加热水至 10 000ml,用于盆浴,擦洗头以下各处,约 15 分钟后清水洗净,并将换下的内衣浸入残留的药物中,以杀疥虫。一日 1 次,3 次为 1 个疗程,疗程间隔 2 日。治疗 83 例,经 1~3 个疗程,痊愈 76 例;好转 2 例;总有效率 100%。注意切勿内服、入眼[37]。

2)于山野中采集闹羊花鲜枝叶,每次约 1kg,洗净晾蔫后,加水约 5 000ml 于锅中煎熬

（加入食盐少许），待水熬成黑色且煎汁量浓缩成约 3 000ml，把煎汁及枝叶盛入直径约 30cm 塑料桶内，嘱患者赤裸坐于桶沿，身上披以塑料薄膜以免药物蒸气外溢（头面部须露出）；等煎汁冷却至可用手触摸（40~50℃）时，用毛巾醮煎汁反复用力擦洗患处，直至煎汁无烫热感为止。擦干药汁，更换另备干净衣物。治疗后嘱患者更换所有治疗前使用的被褥衣服等。一般患者经熏蒸治疗 1 次即可治愈，未愈者 1 周后可进行第 2 次熏洗，一周 1 次，直至痊愈。治疗 134 例，10 天内全部痊愈，总有效率 100%，且经随访 3~6 个月，无 1 例复发及出现其他毒副作用[38]。

（8）治疗黄癣：取闹羊花根 120g，硫黄 30g，凡士林 150g，制成软膏外搽，加服少量灰黄霉素（每日 150mg，分两次服，隔日用药，疗程 8~15 日）。治疗 565 例，痊愈 549 例[39]。

（9）治疗斑秃：闹羊花、生补骨脂、生姜、乙醇制成生发酊。一日涂 2~3 次，每次 3~5ml，疗程 2~4 个月。每用药 1 个月后停药 3~4 日。治疗 50 例，结果治愈率 18%，显效率 36%，好转率 34%，总有效率 88%，一般 30~40 日即显疗效[40]。

（10）治慢性气管炎：闹羊花根 6g，五指毛桃 30g，加水煎至 3 小时以上，去渣滤过浓缩为 60ml。每次 30ml，餐后服，一日 2 次[2]。

此外，鲜闹羊花捣烂，外敷后脑或痛处 2~3 小时，治神经性头痛、偏头痛[41]。

**2. 用法用量**  本品为国家规定的毒性中药管理品种，使用需凭医生签名的正式处方。不宜多服、久服，体虚及孕妇忌用。2020 年版《中国药典》规定闹羊花用量为：内服 0.6~1.5g，浸酒或入丸散；外用适量或煎水洗[1]。八厘麻，内服：0.1~0.3g，研末入丸散或浸酒，外用：研末调敷。

**【中毒表现及救治】**

**1. 中毒表现**  闹羊花中毒多为误服或过量服用而致。食后一般约在 30 分钟至 2 小时出现中毒症状。临床的主要表现为恶心、呕吐、腹泻、腹痛、心率缓慢、血压下降、动作失调、呼吸困难、心律失常、昏迷，严重者可因呼吸衰竭而死。

**2. 救治**

（1）催吐、洗胃及导泻。可用高锰酸钾洗胃，硫酸镁导泻。

（2）口服蛋清、药用炭及糖水。

（3）静脉滴注 5% 葡萄糖生理盐水，并给兴奋剂。

（4）吸氧，最好以含 5% 二氧化碳的氧气兴奋呼吸中枢。

（5）休克及心动过缓，给阿托品可解除，血压下降则给去甲肾上腺素。

（6）中药栀子 30g，水煎服，可解毒。

（7）可用甜茶（蜀漆）解毒。

（陈丽华  斯建勇  杜贵友）

# 56  细  辛

**【基源】**为马兜铃科植物北细辛 *Asarum heterotropoides* Fr.Schmidt var.*mandshuricum*

（Maxim.）Kitag.、汉城细辛 *Asarum sieboldii* Miq.var.*seoulense* Nakai 或华细辛 *Asarum sieboldii* Miq. 的干燥根或根茎。前两种习称"辽细辛"[1]。

【化学成分】细辛的化学成分主要是挥发油类（又称精油）和非挥发性成分两大类。细辛挥发油中鉴定出的化合物成分已近 100 种，其中以烯、苯、烷、醇、酮、酯为主。细辛挥发油的含量，北细辛、汉城细辛、华细辛分别为 1%、1%~3% 及 2.66%。甲基丁香酚是细辛挥发油的主要成分，之外含量较高的还有黄樟醚、榄香素、香叶烯、蒎烯、细辛醚、柠檬烯等成分[2-3]。细辛非挥发成分中含量较高的为卡枯醇、左旋细辛脂素和左旋芝麻脂素，其他成分还有卡枯醇甲醚、硬脂酸、十四烷、胡萝卜苷、去甲乌药碱等[4-6]。

1. 北细辛   含挥发油 2.76%，挥发油的主要成分是甲基丁香酚（methyleugenol，含 37.22%）、黄樟醚（safrole，含 9.85%）、榄香素（elemicin，含 3.39%），其他还有优香芹酮（eucarvone）、β- 蒎烯（β-pinene）、α- 蒎烯（α-pinene）、细辛醚（asaricin）、爱草脑（estragole）、莰烯（camphene）、二甲氧基黄樟醚（croweacin）、桉油素（1,8-cineole）、去甲乌药碱（higenamine）等。全草含 16 种以上氨基酸和 19 种无机元素。王栋等[7]从北细辛的乙醇提取部分分得 3 个黄酮苷类化合物，分别为山奈酚 -3- 龙胆二糖苷、山奈酚 -3- 葡萄糖苷和山奈酚 -3- 芸香糖苷。从北细辛乙醚提取物中分得 3 个化合物，鉴定为卡枯醇、L- 细辛脂素和 L- 芝麻脂素。L- 芝麻脂素为首次从该植物中得到，已知它具有抗病毒、抗气管炎作用，故可认为是细辛的有效成分之一[8-9]。

2. 汉城细辛   含挥发油 2.92%，挥发油的主要成分是甲基丁香酚（47.15%）、黄樟醚（6.34%）、榄香素等，其他还含优香芹酮、α 或 β- 蒎烯、桉油素、甲基丁香酚（71.82%）、黄樟醚、二甲氧基黄樟醚、榄香素（2.77%）、细辛醚、卡枯醇（kakuol）、n- 十五烷（n-pentadecane）、3,5- 二甲氧基甲苯等[10]。

王晓丽[11]报道从辽细辛挥发油中鉴定出 48 种组分。

3. 华细辛   含挥发油 2.68%，挥发油的主要成分是甲基丁香酚（19.61%）、黄樟醚（19.72%）、榄香素等，其他还含 α- 侧柏烯（α-thujene）、月桂烯（myrcene）、γ- 松油醇（γ-terpineol）、α- 松油醇（α-terpineol）、肉豆蔻醚（myristicine）和细辛脂素（asarinin）、柠檬烯（limonene）、沉香醇（linalool）和 3,5- 二甲氧基甲苯（3,5-dimethoxytoluene）、3,4,5- 三甲氧基甲苯（3,4,5-trimethoxytoluene）、2,3,5- 三甲氧基甲苯（2,3,5-trimethoxytoluene）、优香芹酮、2,3,4- 三甲氧基 -1- 丙烯基苯（2,3,4-trimethoxy-1-propenyl-benzene）等。

周长征[12]对细辛道地药材及其生境土壤中的微量元素含量进行了比较研究。细辛道地药材中 V、Li、Sn 等元素的含量较高，Zn/Cu 比值较低，细辛对 Ti、Li、B 等元素有较强的富集作用；细辛的药理活性与细辛道地药材的微量元素含量特征有一定的相关性。

【含量测定】

1. 马兜铃酸 Ⅰ   照高效液相色谱法（通则 0512）测定。

色谱条件与系统适用性试验：以十八烷基硅烷键合硅胶为填充剂，以乙腈为流动相 A，以 0.05% 磷酸溶液为流动相 B，按下表中的规定进行梯度洗脱；检测波长为 260nm，理论板数按马兜铃酸 Ⅰ 峰计算不低于 5 000。

对照品溶液的制备：取马兜铃酸 Ⅰ 对照品适量，精密称定，加甲醇制成每 1ml 含 0.2μg 的溶液，即得。

**马兜铃酸 I 色谱分析梯度洗脱条件**

| 时间 /min | 流动相 A/% | 流动相 B/% | 时间 /min | 流动相 A/% | 流动相 B/% |
|---|---|---|---|---|---|
| 0~10 | 30 → 34 | 70 → 66 | 30~31 | 45 → 53 | 55 → 47 |
| 10~18 | 34 → 35 | 66 → 65 | 31~35 | 53 | 47 |
| 18~20 | 35 → 45 | 65 → 55 | 35~40 | 53 → 100 | 47 → 0 |
| 20~30 | 45 | 55 | | | |

供试品溶液的制备:取本品中粉约 0.5g,精密称定,置具塞锥形瓶中,精密加入 70% 甲醇 25ml,密塞,称定重量,超声处理(功率 500W,频率 40kHz)40 分钟,放冷,再称定重量,用 70% 甲醇补足减失的重量,摇匀,滤过,取续滤液,即得。

测定法:分别精密吸取对照品溶液与供试品溶液各 10μl,注入液相色谱仪,测定,即得。本品按干燥品计算,含马兜铃酸 I($C_{17}H_{11}NO_7$)不得过 0.001%[1]。

**2. 细辛挥发油**　照 2020 年版《中国药典》一部挥发油测定法(通则 2204)测定。本品含挥发油不得少于 2.0%(ml/g)[1]。

**3. 细辛脂素**　照 2020 年版《中国药典》一部高效液相色谱法(通则 0512)测定。

色谱条件与系统适用性试验:以十八烷基硅烷键合硅胶为填充剂,以乙腈为流动相 A,以水为流动相 B,按下表中的规定进行梯度洗脱;柱温 40℃,检测波长为 287nm。理论板数按细辛脂素峰计算,应不低于 10 000。

**细辛脂素色谱分析梯度洗脱条件**

| 时间 /min | 流动相 A/% | 流动相 B/% |
|---|---|---|
| 0~20 | 50 | 50 |
| 20~26 | 50 → 100 | 50 → 0 |

对照品溶液的制备:取细辛脂素对照品适量,精密称定,加甲醇制成每 1ml 含 50μg 的溶液,即得。

供试品溶液的制备:取本品粉末(过三号筛)约 0.5g,精密称定,置具塞锥形瓶中,精密加入甲醇 15ml,密塞,称定重量,超声处理(功率 500W,频率 40kHz)45 分钟,放冷,再称定重量,用甲醇补足减失的重量,摇匀,滤过,取续滤液,即得。

测定法:分别精密吸取对照品溶液与供试品溶液各 10μl,注入液相色谱仪,测定,即得。本品按干燥品计算,含细辛脂素($C_{20}H_{18}O_6$)不得少于 0.050%[1]。

**4. 北细辛中 l- 芝麻脂素和 l- 细辛脂素的含量测定**　以乙酸乙酯为溶剂,加热回流 120 分钟提取,用 HPLC 法测定,使用 Hypersil BDS $C_{18}$ 色谱柱(250mm×4.6mm;5μm)。流动相为乙腈 - 水(50:50);流速为 1.2ml/min;检测波长为 287nm;纸速为 2mm/min;进样量为 10μl;外标法定量[11]。

**5. 甲基丁香酚和黄樟醚的含量测定**

(1)气相色谱法:周长征等[13]用内标法对国产药用细辛 12 个种共 24 个样品挥发油中甲基丁香酚和黄樟醚的含量进行了气相色谱分析。正品细辛中甲基丁香酚和黄樟醚的含量远高于非正品细辛;正品细辛地下部分和地上部分挥发油中两种成分的含量差异不大;3 种正品细辛的挥发油中甲基丁香酚的含量依次为汉城细辛＞北细辛＞华细辛,黄樟醚的含量依次为华细辛＞北细辛＞汉城细辛。

实验条件:GC-MS:PYE-204 气相色谱仪,SE-54 石英毛细管色谱柱(30m×0.36mm);柱温为 40~220℃;升温速度为 4℃/min;气化室温度为 240℃;载气为氦气;柱前压为68.6kPa;进样量为 0.13μl。VG MM70-70H 质谱仪,分辨率为 500;电离方式为 EI;电子能量为 70eV;离子源温度为 200℃;加速电压为 4kV,扫描速度为 1s/dec。

挥发油提取按《中国药典》2020 年版一部附录规定的方法进行,以无水硫酸钠干燥。使用气质联用确定挥发油中甲基丁香酚和黄樟醚。以 n-十四烷作内标。

(2)HPLC 测定法[14]

色谱条件:色谱柱为 TSKgel ODS-120A(C₁₈ 5μm,150mm×4mm);流动相为乙腈-水(40:60);流速为 1.0ml/min;检测波长为 235nm;温度为 50℃;进样量为 10μl。

对照品溶液的制备:分别取甲基丁香酚和黄樟醚对照品各适量,精密称定。加水-乙醇(1:1)混合液溶解后,配制成浓度为 20μg/ml、30μg/ml、40μg/ml、50μg/ml、69μg/ml 的溶液,为对照品溶液,线性范围,甲基丁香酚 20.6~61.8μg/ml;黄樟醚 21.1~63.3μg/ml。

供试品溶液的制备:取细辛粉末 0.4g,精密称定,置入 50ml 离心管内。加水-乙醇(1:1)的混合溶液 30ml,85℃水浴中回流 30 分钟,冷后进行离心分离。将上清液移至 100ml 量瓶中,残渣用水-乙醇(1:1)的混合液提取 2 次,每次加 30ml,振摇 5 分钟,离心分离,将其上清液并入 100ml 量瓶。加水-乙醇(1:1)混合液至刻度,作为供试品溶液。

**【炮制研究】**2020 年版《中国药典》规定细辛的炮制方法为:除去杂质,喷淋清水,稍润,阴干。本品呈不规则的段。根茎呈不规则圆形,外表皮灰棕色,有时可见环形的节。根细,表面灰黄色,平滑或具纵皱纹。切面黄白色,气辛香,味辛辣,麻舌[1]。

蔡少青等[15]用药典规定的方法测定北细辛根及根茎的不同样品中挥发油的总含量,用气相色谱-质谱-计算机联用技术分析其挥发油的成分。测定不同生长年限及不同采集时间的上述植物根及根茎的样品,得到这些根及根茎样品的总挥发油含量和油中 9 种主成分的相对含量。确定细辛根的最佳采收期。结果:4 年生以上的北细辛根及根茎可作药用。最佳采收期为 4 月、5 月和 9 月。卢肖英[16]研究发现,在碱制和炒焦炮制方式下,细辛脂素含量保持不变,蜜制、酒制等炮制方式下,细辛脂素含量均显著提升。

**【药理研究】**

1. **对中枢神经系统的作用** 细辛中的甲基丁香酚有明显的中枢抑制作用,即:协同中枢抑制药的效应;抑制兔大脑皮质及中脑网状结构的自发脑电活动;对多种动物产生麻醉作用,麻醉时间的长短随剂量变化而不同[17]。小鼠腹腔注射甲基丁香酚 50mg/kg,20 分钟后腹腔注射戊巴比妥钠 15mg/kg,结果睡眠数为:对照组 0/10,给药组 10/10。大鼠分别腹腔注射甲基丁香酚 144mg/kg、氯丙嗪 15mg/kg 及甲基丁香酚 144mg/kg+氯丙嗪 15mg/kg,结果单独给甲基丁香酚或氯丙嗪的两组动物仅出现体软、安静等现象,而联合用药组则 8/10 翻正反射消失($P<0.01$),表明甲基丁香酚和氯丙嗪在中枢抑制作用方面有明显的协同作用。

2. **对心血管的作用** 细辛醇提取物可使心源性休克狗心脏左心室泵血功能和心肌收缩力明显改善,表现为:左心室内压(LVP)与平均动脉压(MAP)升高、心输出量增加、心率加快、等容期心肌最大收缩速度上升等,其作用强度与多巴胺、异丙肾上腺素、去甲乌药碱相似。北细辛醇提取物对离体兔和豚鼠心脏,均有明显兴奋效果,可使离体心脏冠脉血流量增加、心率加快、心肌收缩力增强。细辛挥发油 25ml/kg 静注可减弱兔脑垂体后叶素所致的急性心肌缺血程度,并能增加小鼠减压缺氧的耐受力。细辛水煎液可通过增加心率而使体外培养乳鼠心肌细胞的搏动频率显著增加,但对心肌细胞搏动强度则无明显影响,同时细辛对心肌细胞 $Na^+$ 通道电流有增强作用[18]。细辛对血压具有双向调节作用,即可使血压升高者降低,血压降低者升高,研究表明细辛挥发油可显著扩张蟾蜍内脏血管,静注于麻醉猫也有降压作用。细辛醇浸液 0.125~0.25g/kg 静注可降低麻醉犬的血压,且表现出肾上腺素样作用[19]。对于用去甲肾上腺素作用的家兔,细辛水溶性物质可使其血压升高,所含挥发油物质可使其血压下降[20]。细辛中所含成分 $\beta$- 细辛醚能降低高脂血症大鼠脑组织中内皮素(ET)及神经肽 Y(NPY)含量,升高脑降钙素基因相关肽(CGRP)浓度,舒张血管,改善组织血液供应[21]。

3. **局部麻醉作用** 研究表明 50% 的细辛煎剂能阻滞蟾蜍坐骨神经的冲动传导,阻滞时间多在 7~8 分钟,且有可逆性。其麻醉效果与 1% 的普鲁卡因接近。50% 细辛酊涂于人舌 1 分钟后即有麻木感,然后痛觉消失,说明对人舌黏膜也有局麻作用。细辛挥发油在兔角膜反射实验中表现出较好的表面麻醉,在豚鼠的皮丘实验中表现出较强的浸润效力,而煎剂效果较差。可见细辛挥发油有一定的表面麻醉和浸润麻醉作用[21]。

4. **抗炎、抗变态反应、解热、镇痛作用** 以 0.24ml/kg 的细辛油腹腔注射,对角叉菜胶引起的大鼠足肿胀有抑制作用,对肾上腺切除的大鼠仍有此作用。细辛油能抑制大鼠胸腔注射角叉菜胶后引起的白细胞游走;对大鼠棉球肉芽肿有抑制作用,并使胸腺萎缩。使正常大鼠肾上腺内维生素 C 含量降低[22]。细辛水或醇提取物均能使速发型变态反应总过敏介质释放量减少 40% 以上,表明具有抗变态反应作用[23]。研究发现细辛提取物细辛脂素与环孢素 A(CsA)有相似的免疫抑制作用,可使混合培养的成年 Wistar 大鼠心肌细胞损失减轻,而使 SD 大鼠脾细胞的增殖受到抑制,同时,可使培养液上清中 IL-2 和 IFN-γ 浓度降低的同时,使 IL-4 浓度上升,可能与提高移植耐受有关[24]。

5. **呼吸系统作用** 细辛挥发油能解除组胺、乙酰胆碱引起的离体豚鼠气管痉挛;甲基丁香酚及去甲乌药碱也有显著的解痉作用。细辛醚有一定的平喘、祛痰作用。北细辛醇制剂对离体肺灌流量先降低,后持续(15~30 分钟)增加,与异丙肾上腺素作用相似[6,10]。

6. **抗抑郁作用** 细辛挥发油和水煎液在小鼠悬尾模型和强迫游泳模型上均表现出抗抑郁作用[25]。

7. **抑菌作用** 细辛对溶血性链球菌、志贺菌属、伤寒沙门菌和结核分枝杆菌体外实验有抑制作用。并能完全抑制黄曲霉毒素产生。细辛挥发油、醇提取液对金黄色葡萄球菌、枯草芽孢杆菌、志贺菌属、伤寒沙门菌有抑制作用。细辛煎剂对结核分枝杆菌和伤寒沙门菌也有抑制作用。黄樟醚有抗真菌作用[6,11]。

8. **其他作用** 细辛挥发油对家兔离体子宫、肠管张力先增加后下降,高浓度则呈抑制,细辛挥发油成分榄香素对小鼠、兔、猫和犬均有麻醉作用。榄香素还具有抗变态反应作用,榄香素对卵蛋白致敏豚鼠支气管的 Schufe-Dale 反应与对照品 tranilast 大致具有同等作用。另外,榄香素本身在 $10^{-5}$~$10^{-4}$mol/L 的相当高浓度时对支气管平滑肌有松弛作用,还具有抗 5-HT 作用。对去甲肾上腺素的作用呈协同作用,亦兼备抗组胺作用[26];细辛有效成分消旋去甲乌药碱具有肾上腺素 β 受体激动剂的作用,因而有强心、扩张血管、松弛平滑肌、增强脂质代谢及升高血糖等功效[27]。细辛可使微循环管径缩小,并有推迟肾上腺素对管径的收缩作用[28]。此外,细辛还有强抗凝作用[29]。

**【毒理研究】**

**1. 毒性成分研究**　现代实验研究首先证明,细辛确有一定毒性,毒性作用主要表现在中枢神经系统,毒性成分来源于所含的挥发油。继而发现,挥发油中的黄樟醚具有致癌作用[30]。研究又发现,产于辽宁新宾、清源、桓仁、本溪、凤城及吉林、黑龙江等七个地区的辽细辛,大多含有马兜铃酸[31]。而马兜铃酸具有肾毒性,大量或长期服用马兜铃酸的中药或中成药,可导致慢性肾功能衰竭[32]。

研究人员对细辛不同用法的半数致死量进行了测定。结果显示:华细辛煎煮给小鼠灌服及静注的 $LD_{50}$ 分别为 123.75mg/kg 和 7.78mg/kg[33],华细辛油给小鼠腹腔注射的 $LD_{50}$ 为 247mg/kg[34],辽细辛油给小鼠 ip 的 $LD_{50}$ 为 $(1.20 \pm 0.04)$ mg/kg[35]。细辛酯对小鼠肠道和腹腔给药 $LD_{50}$ 分别为 417.6mg/kg 和 310mg/kg[36]。提示细辛的不同品种,不同剂型,不同给小鼠药方式,其中 $LD_{50}$ 是不尽相同的。

细辛的不同部位的毒性也不尽相同。急性毒性实验表明:细辛根散剂小鼠灌胃 $LD_{50}$ 为 6.522 9g/kg,全草散剂 $LD_{50}$ 为 11.705 2g/kg;细辛煎煮剂给小鼠灌胃 $LD_{50}$ 为 12.375g/kg,给小鼠静脉注射 $LD_{50}$ 为 0.778g/kg。辽细辛油小鼠肠道、腹腔给药及细辛醚小鼠肠道、腹腔给药 $LD_{50}$ 分别为 $(1.02 \pm 0.04)$ ml/kg、417.6mg/kg、310mg/kg。长期毒性实验:细辛挥发油喂食,发现动物有肝肾脂肪变、肾功能损害,甚至诱发肝癌,有致突变作用[37]。有研究表明细辛挥发油有致青蛙、小鼠、家兔等动物呼吸麻痹而死亡的毒性[38]。并从细辛中发现一种新化合物,是从单叶细辛中已分离的 10 种马兜铃酸类衍生物(含内酰胺类)之外的一种,已证实马兜铃酸 I 具有人肾细胞(HK-2)毒性成分[39]。

**2. 毒性机制研究**　细辛的"三致作用"研究结果表明,细辛水煎液能明显诱发小鼠骨髓嗜多染红细胞微核和小鼠精子畸形,且有致突变作用[40-41]。细辛挥发油中的药物分析实验表明细辛中有毒成分黄樟醚在汤剂煎煮 30 分钟后,因挥发而仅有原药材的 2%,此浓度已不足产生毒性。细辛中毒性成分黄樟醚比其主要有效成分甲基丁香酚容易挥发[42-43]。故细辛以较大剂量入煎剂不但是安全的,也是有效的。

**【配伍研究】**细辛常用配伍有以下几种:

**1. 麻黄附子细辛汤方**　该方剂出自《伤寒论讲义》,组方:麻黄二两,细辛二两,附子一枚,上三味,以水一斗,先煎麻黄,减二升,去上沫,纳诸药,煮取三升,日三服。主治肾阳不足、风湿外侵等症,在风寒、恶寒等病症治疗中治疗效果确切。细辛能温少阴之经,去内寒,散风寒。如与麻黄、附子配伍,成为麻黄附子细辛汤,治疗少阴伤寒,就是典型用法。该汤剂是伤寒经典方,选用于临床治疗小儿喘证、上气道咳嗽综合征、慢性呼吸道疾病、乳腺增生症、缓慢性心律失常、顽固性心力衰竭等均取得一定疗效[44-49]。

**2. 附子配细辛**　附子、细辛为一散寒止痛药对,附子细辛药对抗炎镇痛作用比附子单药作用强,可能是因为附子细辛通过配伍相互产生协同增效作用从而提高疗效。二药表里兼顾,阳复表解,在内之寒附子温之细辛助之,在外之寒细辛疏之附子辅之,加强温阳解表、散寒止痛功效,为止痛药对[50]。

(1)药对配伍前后对热板法所致小鼠疼痛作用的影响:给药前,空白对照组与附子组、附子细辛组两组小鼠的痛阈值比较无统计学意义($P>0.05$);与空白对照组比较,给药 60 分钟时,附子组、附子细辛组痛阈值明显升高($P<0.05$),附子细辛组痛阈值极显著性升高

($P<0.01$),附子细辛组较附子组显著提高($P<0.05$);给药 90 分钟时,附子组、附子细辛组痛阈值均极显著性升高($P<0.01$),附子细辛组较附子组显著性提高($P<0.05$)。结果说明附子细辛药对配伍后对镇痛作用有所提高[50]。

(2)药对配伍前后对醋酸扭体法所致疼痛的作用影响:与空白对照组相比,附子组、附子细辛组给药后小鼠发生扭体反应(腹部收缩内凹,后肢伸展,臀部抬高,蠕动)的潜伏时间极显著性延长($P<0.01$),在 15 分钟内的扭体发生次数极显著性减少($P<0.01$),附子细辛组较附子组结果相比,潜伏时间显著延长,扭体发生次数显著减少($P<0.05$),附子细辛组扭体抑制率>附子扭体组制率,结果说明附子细辛药对配伍后对镇痛作用有所提高[50]。

3. **细辛配伍柴胡川芎** 细辛辛温性烈,外散风寒,内化寒饮,上疏头风,下通肾气,善于通利耳鼻诸窍,发散风寒之邪,有散寒止痛之功;柴胡疏利肝胆;川芎辛温香窜,走而不守,可上行巅顶,下达血海,外彻皮毛,旁通四肢,有较强的活血行气,散风止痛作用。三药相伍,疏肝、开窍、祛风、止痛,柴胡川芎细辛汤用于治疗偏头痛,共为方中主药[51]。

4. **细辛配伍石膏** 细辛气味香窜,气清而不浊,辛散利窍,通络止痛之功较著;石膏辛甘大寒,归肺、胃经,甘寒生津,味辛能散,大寒能清热泻火,所以外解肌肤之热,内清肺胃之火,又可除烦止渴,为治气分实热、肺热咳喘、胃火炽盛之要药。二药伍用,细辛虽性温,但被石膏之寒凉所抑制,细辛之升浮又可引石膏上行而清头面之热[52]。二药寒热相配,各取其用,使清热泻火,通络止痛之功卓著。主治风热上攻之头风、头痛、三叉神经痛,以及胃火上炎牙痛、牙龈肿痛。

5. **细辛配伍五味子** 细辛辛散温通,温肺化饮,发散风寒,祛风止痒;五味子酸涩收敛,敛肺滋肾,生津敛汗,涩精止泻。肺主气,司呼吸,肺气立宣;外感风寒,易致肺气郁闭,而治宜宣通肺气、温散寒邪为治。细辛辛散开肺,五味子酸收敛肺,二者伍用,一开一合,为开合理肺之妙剂,增强止咳定喘之效[53]。临证二药的各自用量应灵活应用,咳嗽初起,以开宣为要,多用细辛;久咳之后,以敛肺气为主,多用五味子。即前人所谓"新咳多用细辛,久咳多用五味子"。

细辛恶狼毒、山茱萸、黄芪,畏滑石、消石;反藜芦、曾青;枣根为使。

【复方及制剂】

1. **无烟灸条**[1] 羌活 300g,细辛 300g,白芷 300g,甘松 300g,木香 225g,醋艾炭12 500g。此方行气血,逐寒湿。用于风寒湿痹,肌肉酸麻,关节四肢疼痛,脘腹冷痛。用法为直射灸法,红晕为度,一次适量,一日 1~2 次。

2. **辛芩片**[1] 细辛 333g,黄芩 333g,荆芥 333g,防风 333g,白芷 333g,苍耳子 333g,黄芪 333g,白术 333g,桂枝 333g,石菖蒲 333g。此方益气固表,祛风通窍。用于肺气不足、风邪外袭所致的鼻痒、喷嚏、流清涕、易感冒;过敏性鼻炎见上述证候者。口服。一次 3 片,一日 3 次。

3. **宽胸气雾剂**[1] 细辛油 23ml,檀香油 70ml,高良姜油 32ml,荜茇油 15ml,冰片 22.5g。此方辛温通阳,理气止痛。用于阴寒阻滞、气机郁痹,症见胸闷、心痛、形寒肢冷;冠心病心绞痛见上述证候者。

【临床研究】

1. **应用研究**

(1)治疗冠心病心绞痛:复方细辛气雾剂,取细辛挥发油 50ml,加冰片 16g,溶于 600ml

95% 的乙醇溶液里,加二氯二氟甲烷制成气雾剂。心绞痛发作时,对准口腔按压阀门 2~3 次即可。治疗 281 例,1 分钟内止痛者 56 例(19.9%),1~2 分钟止痛者 55 例(19.6%),2~5 分钟止痛者 71 例(25.3%);获速效(指 5 分钟以内)止痛者 182 例,占 64.8%[54]。

(2)治疗病窦综合征:细辛 10g,配伍附片 10g、桂枝 9g、麻黄 9g、炙甘草 9g、党参 12g、黄芪 18g,治疗病窦综合征 14 例,其中 6 例同时服 20% 细辛酊 10ml,一日 3~4 次。治疗后,11 例心率增加 6~10 次 /min,临床症状消失或减轻,3 例无效[55]。

另外以附子 10g、麻黄 9g、细辛 9g 为主,其他药随证加减,加水 500ml,煎至 200ml,早、晚各 1 次,必要时,中午加服 1 次。陈永芳等[56]用加减麻黄附子细辛汤治疗病态窦房结综合征(简称病窦综合征)60 例,并与用心宝治疗的 30 例作对照。入院后 1 周内停用扩血管及提高心率的药物,治疗组选用麻黄附子细辛汤:炙麻黄 9g,制附子 12g(先煎),炙黄芪 24g,桂枝 12g,生地黄 20g,麦冬 15g,细辛 9g,五味子 10g,当归 12g,川芎 15g,炙甘草 9g,丹参 12g。每日 1 剂,分两次煎服,1 个月为 1 个疗程。治疗组 60 例,显效 18 例(30.0%),有效 32 例(53.3%),无效 10 例(16.7%),总有效率 83.3%;对照组 30 例,显效 4 例(13.3%),有效 16 例(53.3%),无效 10 例(33.3%),总有效率 66.7%。两组总有效率比较差异有显著性($P< 0.01$)。本病患者应用中药汤剂治疗后,可增加冠状动脉血流,改善心肌缺血,增加心脏的传导功能,从而加快心率,亦能纠正心律失常及改善心脏功能,降低血脂、改善血液黏稠度。临床凡遇有用其他方法治疗无好转或无效的患者,应用麻黄附子细辛汤可取得一定疗效。

(3)治疗三叉神经痛及血管神经性头痛:一患者,患嗜铬细胞瘤 10 余年,常突然头疼如裂,头晕,心悸,血压上升,用细辛 30g,川芎 90g,白芷 30g,加水 1 000ml,文火煎到 200~250ml,去渣,兑入黄酒 250ml,分 4 次服,每次间隔 20 分钟,服 3 次后病势大减,继而血压恢复正常,头痛亦愈[57]。以细辛为主配伍川芎、附子、麻黄、葱白、姜、枣,治愈 6 例血管神经性头痛。将细辛、全蝎加入小活络丸方中,治愈 4 例患病 7 年的三叉神经痛,取其含甲基丁香酚等多种挥发油,有较强的镇痛作用[58]。以川芎茶调散加减治疗风寒头痛 10 例,细辛用至 15~30g,取得较好的效果[59]。

(4)治疗慢性气管炎:采用伏天药饼外贴的方法,将细辛、白芷、白芥子、甘遂、轻粉研细末,用蜂蜜调至糊状,做成蚕豆大圆饼。选定穴位,从肺俞开始,厥阴俞、膏肓、心俞、肾俞、膈俞、肝俞、胆俞、脾俞、胃俞,每次贴 1 穴,左右成对,严重病例加贴天突、膻中各 1 次。选定穴位后,用生姜片擦令热,将饼置穴位上,外用敷料固定。每次贴 24~48 小时,每隔 3~4 天用药 1 次,10 次为 1 个疗程,每年伏天治 1 个疗程,连用 2~3 年。临床治疗 139 例,1 年后统计疗效。结果:临床控制 110 例;显效 17 例;好转 6 例;无效 6 例。总有效率为 95.6%[60]。现代药理研究证实,细辛不仅能缓解支气管痉挛,而且对肺部常见致病菌均有抑制作用[58]。

(5)治疗关节炎及类风湿关节炎:用细辛 30g,川桂枝 10g,生麻黄 15g,制川草乌各 30g,羌独活各 15g,秦艽 20g,淮牛膝 10g,生姜 3 片,一般 3 剂即可显效[61]。

用细辛 30~60g,配附子、豨莶草,治疗类风湿关节炎 100 例,痊愈 76 例,显效 14 例,有效 10 例。治愈时间最短 10 天,最长 180 天,平均 30~50 天。独活寄生汤加减治疗寒痹 14 例,细辛用 15~30g。效果满意[62,63]。

(6)治疗鼻息肉:将苦丁香、细辛、苍耳子、辛夷各 6g,僵蚕 9g,冰片 0.5g,分别研成极细末,混合。每次用少许,吹撒于息肉处,一日 2 次。息肉深者,可用少许脱脂棉蘸药塞放于息肉处,一日 1 次。对顽固性息肉可加硇砂 3g。临床治疗 36 例,息肉消失,鼻黏膜恢复正常,半年以上无复发者 19 例(痊愈);显效 10 例(息肉消失,鼻黏膜恢复正常,但半年内有复发);好转 5 例(息肉明显减小,鼻黏膜改善);无效 2 例;总有效率 94.4%。见效最快者 3 天,最慢者 7 天[64]。

(7)治疗黄水疮:将细辛 100g、五倍子 200g。共研极细末,加入冰片 2.5g 研匀。用苦参熬汁洗净患处(将脓汁、结痂拭净),然后将药末敷满疮面(不用敷盖)。一日换药 1 次,待黄水已净,瘙痒消失,即停止换药,痂皮自落。用此法治疗黄水疮,多获奇效[65]。

(8)治疗慢性鼻炎:对于痰色发白,有时兼黄,并有腐臭味,鼻黏膜遇寒充血瘀血肿胀不通,重用细辛为君,佐以麻黄、桂枝、辛夷、荜茇、藿香、川芎、地龙、艾叶、甘草等温肺散寒之品,常取得满意疗效[61]。

(9)治疗口腔溃疡:细辛 5g,研细末,分成 5 包。每次用 1 包以米醋调成糊状,敷脐眼,外贴膏药。一日换药 1 次,连用 4~5 天。临床观察,对于口腔溃疡,敷后一般 4 天之内即可痊愈。亦有以细辛、瓦松、升麻,水煎含漱,治疗复发性口腔黏膜溃疡、舌炎、龋齿痛,止痛效果好[55]。李国锋[66]用黄连冰片细辛汤雾化治疗肿瘤化疗并发口腔溃疡 60 例,结果在痊愈时间以及疼痛程度上均显著优于对照组。

(10)治疗牙痛:哭来笑去散为细辛 10g,冰片 5g。将细辛焙干碾细,过 200 目筛,取细辛末 10g 与冰片 5g 混合研细即成。用时将左手示指压住一侧鼻腔,右手将约 0.1g 生药放置患例鼻孔前,用力吸气,将药粉吸入即成,此方治疗 50 例牙痛及各类神经痛,15 分钟内疼痛完全消失 38 例,2 分钟内 5 例,5 分钟内 2 例,显效 5 例,全部有效[67]。以生石膏 50g,细辛 20g,玄参 10g,升麻 10g,甘草 10g,煎汤治疗风火牙痛[68]。

(11)其他:有人每日用细辛 5g,泡茶口服,治疗 325 例阳痿患者,皆获良效。其中 1 例,每天服用 5g 细辛,连泡 3 次,7 天即见效。还有报道以艾附暖宫丸加细辛 3g,治疗不孕症。用细辛治疗 15 例慢性荨麻疹,10 例痊愈,3 例显效,2 例无效。将细辛加入半夏白术汤,治疗 5 例梅尼埃综合征,全部治愈[58]。取细辛散风通络兼化痰开窍的作用,将细辛加入通窍活血汤中,治疗脑血栓形成。用细辛加入阳和汤中,治愈 4 例慢性泪囊炎等[58]。细辛经乙醚提取的挥发油制成 3% 的麻醉液。剂量根据手术要求而定,最多 1 次可用 30~40ml。注射的范围宜稍大些。可用此作为局部浸润麻醉与神经阻滞麻醉的注射液,进行耳鼻喉科、口腔科及眼科手术共 52 例,麻醉效果良好者 33 例,效果较好者 17 例,无效者 2 例[69]。

**2. 用法用量**　2020 年版《中国药典》规定细辛临床用量为 1~3g。散剂每次服 0.5~1g。外用适量。不宜与藜芦同用[1]。

**3. 评述**　细辛,性味辛,温。归心、肺、肾经。主要功能为解表散寒,祛风止痛,通窍,温肺化饮。临床用于治疗风寒感冒,头痛,牙痛,鼻塞流涕,鼻衄,鼻渊,风湿痹痛,痰饮咳喘。近代临床运用该药治疗冠心病、类风湿关节炎、口腔溃疡、黄水疮以及腰痛、水肿,还可用于治疗阳痿,用于五官科手术局部麻醉、面瘫等。

本品有毒无毒,古书虽无定论,但又有"不过钱"之说。2020 年版《中国药典》未载其有毒,规定其剂量为 1~3g,外用适量。关于细辛的用量历来就有争议,据现代大量临床研究实例来看,细辛用量不过钱是指单味生品作散剂应用而言,对其入煎剂可不必拘于此说。如 20 世纪 80 年代,临床上细辛全草大剂量配伍,未见明显不良反应[70-71]。有的使用 30g、40g,也有用 30~60g 配伍附子、豨莶草入汤剂治疗类风湿关节炎 100 例,获良效且未发现有明显不良反应。90年代,有人通过临床实践证明,细辛水煎内服可用至15g,而未出现毒副作用,认为细辛入煎剂用量以3~15g为宜[72]。刘兴武[73]从30年临床中体会到,只有将方剂中细辛用量上升到9g,疗效才会显著,根据病情,将量增至15g,则疗效更佳。在复方配伍的汤剂中,更要加大其量,可明显提高疗效,缩短疗程,若用量太小则会贻误病机,使疾病缠绵难愈。滕占理等[74]考察了汉代至清代间含细辛内服散剂中细辛的用量特点,发现历代常用剂量范围呈增长趋势,并分析其增长的主要原因是散剂中药味数的减少和细辛药量占比的增加。

细辛的毒性成分主要在挥发油,对中枢神经系统有兴奋-抑制作用,过量服用可导致死亡。细辛醇提物的毒性远大于水煎剂。在用挥发油和去油水煎液在等剂量用于小鼠时,挥发油组有70%死亡,而去油水煎液则无一例死亡,所以水煎液可以减毒。临床上若用水煎剂,可加大剂量,以提高疗效。但应仔细观察其反应,随时进行应对。临床上应注意对于一般轻证及年老体弱、儿童、产妇、肾功能不全者、糖尿病患者等应慎用,以确保安全。

**【中毒表现及救治】**

1. **中毒表现**　服生品细辛过量或煎煮时间过短中毒,出现头痛、呕吐、出汗、烦躁不安、面赤、呼吸急促、脉数、颈强、瞳孔散大、体温血压均升高,继之出现牙关紧闭、角弓反张、意识不清、四肢抽搐、最后因呼吸麻痹而死亡。

2. **救治**

(1)对症处理,催吐、洗胃。

(2)控制抽搐,静脉注射戊巴比妥钠0.3~0.5g,或用乙醚、水合氯醛、副醛等,以止惊厥。

(3)意识不清,昏迷时,宜芳香开窍,清营凉血,安神镇惊。安宫牛黄丸1粒,苏合香丸1粒,加水50ml烊化,鼻饲。再用扶正解毒剂西洋参3g、羚羊角3g、北五味子3g、麦冬10g、生石膏24g、生甘草30g,加绿豆汤,共煮至300ml,鼻饲。

(4)见有抑制排尿现象、小腹膨隆、尿闭时,及时导尿,或口服氢氯噻嗪等利尿。

(5)静脉滴注10%葡萄糖或糖盐水,并加用氢化可的松。

(6)中草药可用清热解毒剂,如黄连解毒汤或五味消毒饮;亦可用生石膏、甘草绿豆汤作饮料频饮[40]。

(方文贤　王福清　王巍)

# 57　草　乌

**【基源】**本品为毛茛科乌头属植物北乌头 *Aconitum kusnezoffii* Reichb. 的干燥块根。

**【化学成分】**草乌中的主要成分为生物碱。乌头属植物中的生物碱以二萜类生物碱为主,其中主要为 $C_{19}(C_{18})$ 二萜生物碱和 $C_{20}$ 二萜生物碱,$C_{19}(C_{18})$ 二萜生物碱又可分为乌头碱型、牛扁碱型和内酯型;$C_{20}$ 二萜生物碱可分为维特钦型、纳哌啉型、阿替生型、海替定型和海替生型。

1980年,王永高[1]报道从草乌中分离鉴定了5个二萜类生物碱,即乌头碱(aconitine,**1**)、3-脱氧乌头碱(3-deoxyaconitine,**2**)、中乌头碱(mesaconitine,**3**)、北草乌碱(beiwutine,**4**)及次乌头碱(hypacontine,**5**)。

1996 年开始,李正邦等[2-5]陆续从草乌中分离鉴定了 21 个化合物,除化合物 1~5 外,还有 10- 羟基乌头碱(aconifine,**6**)、14- 苯甲酰乌头原碱(14-benzoylaconine,**7**)、14- 苯甲酰中乌头原碱(14-benzoylmesaconine,**8**)、尼奥宁(neoline,**9**)、15-α- 羟基尼奥宁(15-α-hydroxyneoline,**10**)、查斯曼宁(chasmanine,**11**)、塔拉地萨敏(talatizamine,**12**)、弗斯生(foresticine,**13**)、牛扁碱(lycoctonine,**14**)、氨茴酰牛扁碱(anthranoyllycoctonine,**15**)、海替生重排产物(**16**)、北乌碱 A(beiwusine A,**17**)、北乌碱 B(beiwusine B,**18**)、spirumine H(**19**)、北乌定(beiwudine,**20**)及 6- 表查斯曼宁(6-epichasmanine,**21**)。

2001 年,Zinurova 等[6]从草乌中分离鉴定了 1 个降二萜生物碱,即 acsonine(**22**)。

2013 年,徐宁等[7]利用高效液相制备色谱从草乌中分离得到 4 个二萜类生物碱,除化合物 1 和 7 外,还有 2 个新化合物,即 1,15-dimethoxy-3-hydroxy-14-benzoyl-16-ketoneoline(**23**)和 8-ethoxyl-14-benzoyl-15-methyoxyaconoine(**24**)。

2014 年,彭劲[8]从草乌中分离鉴定了 8 个生物碱,除化合物 1~3、5、12 外,还有准噶尔乌头碱(songorine,**25**)、准噶尔乌头胺(songoramine,**26**)和多根乌头碱(karakoline,**27**)。

除生物碱外,草乌中还含有乌头酸(aconitic acid)、衣康酸(itaconic acid)和琥珀酸(succinic acid)等多种有机酸、麦芽糖[9]、乌头多糖[10]以及挥发油等。

**【含量测定】**2020 年版《中国药典》采用高效液相色谱法测定乌头碱($C_{34}H_{47}NO_{11}$)、次乌头碱($C_{33}H_{45}NO_{10}$)和新乌头碱($C_{35}H_{45}NO_{11}$)的含量作为质量控制标准。以十八烷基硅烷键合硅胶为填充剂;以乙腈为流动相 A,以 0.2% 冰醋酸溶液(三乙胺调节 pH 值至 6.20)为流动相 B,按下表中的规定进行梯度洗脱;检测波长为 235nm. 理论板数按新乌头碱峰计算应不低于 2 000。

| 时间 /min | 流动相 A/% | 流动相 B/% |
| --- | --- | --- |
| 0~44 | 21 → 31 | 79 → 69 |
| 44~65 | 31 → 35 | 69 → 65 |
| 65~70 | 35 | 65 |

本品按干燥品计算,含乌头碱($C_{34}H_{47}NO_{11}$).次乌头碱($C_{33}H_{45}NO_{10}$)和新乌头碱($C_{33}H_{45}NO_{11}$)的总量应为 0.15%~0.75%[11]。除此之外,还有以下测定方法:

**1. 总生物碱的测定**

(1)比色法

1)甲橙比色法:生药样品加甲橙 - 醋酸 - 醋酸铵缓冲液振摇 50 分钟后,加入三氯甲烷振摇,取下层三氯甲烷,脱水,于 412nm 测定[12]。

2)酸性染料比色法:草乌样品用 85% 乙醇加热回流提取,浓缩液加 10% 氨水混匀,三氯甲烷萃取,减压蒸干。加入乙醚 - 三氯甲烷 - 无水乙醇(16:8:1)的混合液和浓氨试液,强力振摇,浸渍过夜,倾取上清液,加乙醚,用硫酸溶液萃取,加浓氨水摇匀,用三氯甲烷提取,回收溶剂至干。在 415nm 波长处测定吸光度[13]。

(2)溴麝香草酚蓝显色法:生药样品加 10%$Na_2CO_3$ 湿润后,用三氯甲烷提取,挥干三氯甲烷,残渣用 2% 盐酸溶解,依次加入醋酸盐缓冲液、溴麝香草酚蓝指示液和三氯甲烷,分取三氯甲烷层,过滤,脱水,于 412nm 测定[14]。

（3）一阶导数分光光度法：测定条件，UV-2000 紫外可见分光光度计；选定波长 239nm 和 241nm[15]。

**2. 单体生物碱测定**

（1）薄层扫描法：测定条件为，双波长扫描仪 CS910 型；高效硅胶板 GF$_{254}$（10cm×10cm）；展开剂为环己烷 - 乙酸乙酯 - 二乙胺（8∶1∶1），立式上行展开 9cm，UV 236nm 扫描，$\lambda_S$=236nm，$\lambda_R$=350nm，反射法直线扫描，狭缝 1.0nm×0.5nm，扫描速度及纸速 40mm/min[16]。

（2）高效毛细管电泳法：测定条件为，以 40mmol/L 醋酸钠 -60mmol/L 醋酸铵 -80mmol/L tris 试剂 -25% 甲醇（pH 8.3）为缓冲溶液，未涂渍标准熔融石英毛细管（75μm×64.5cm，有效长度 56cm）为分离通道，分离电压为 16kV，检测波长为 235nm，毛细管温度为 25℃，压力进样为 5kPa×6s[17]。

（3）液相色谱 - 质谱联用法：色谱条件为，Agilent Zorbax SB-C$_{18}$ 色谱柱；流动相为甲醇 - 水（90∶10，其中水相含 0.1% 甲酸和 2.5mmol/L 醋酸铵溶液）；流速为 0.3ml/min；柱温为 25℃；进样量为 10μl。质谱条件为：气帘气压（CUR 为 25psi；碰撞气压力（CAD）为 5；离子喷雾电压（IS）为 4 500V；离子化温度（TEM 为 400℃；雾化气（GS1）为 40psi；辅助气（GS2）为 60psi；接口加热器（Ihe）为 On[18]。

**【炮制研究】** 2020 年版《中国药典》中制草乌的制法为：取草乌，大小个分开，用水浸泡至内无干心，取出，加水煮至取大个切开内无白心、口尝微有麻舌感时，取出，晾至六成干后切薄片，干燥[11]。

草乌的炮制方法繁多，大致分为三类：①湿热法，通过煮、蒸或者通过添加辅料进行煮、蒸的方法，2020 年版《中国药典》中草乌的炮制即采用煮制法。②干热法，分为不加辅料的清炒、炮、煅、煨及加固体辅料炒法。如《普济方》记载的清炒法"炒令紫黑色，用尖""去皮尖，炒黄"。③不加热炮制法，净制、水浸泡和辅料浸泡。如换水浸泡法，取大小一致的生草乌约 500g，除去杂质，置于不锈钢桶中，加适量蒸馏水盖过药面约 1.5cm，每隔 12 小时换水 1 次，至个大药材切开内无干心[19]。这三类方法炮制原理主要是通过加水、加热处理，使双酯型二萜生物碱水解或分解为毒性较小的苯甲酰单酯型生物碱，其毒性为乌头碱的 1/500~1/50，毒性大大降低，而疗效仍存。再进一步水解为毒性更小的氨基醇类二萜生物碱，其毒性仅为乌头碱的 1/4 000~1/2 000[20]。

草乌的现代炮制方法主要以湿热法为主，没有沿用古代的干热法。炮制过程主要包括净制、分档、水浸泡、水加热处理、切制和干燥等 6 个环节。其关键炮制过程控制点及其传统炮制经验为：净制（去残茎）、分档、浸泡至内无干心、煮至内无白心口尝微有麻舌感[21]。所用的辅料包括醋、黑豆、姜、甘草、盐、酒、诃子、酸奶等，研究表明诃子制草乌镇痛作用强，同时具有明显的消炎作用，是草乌的最佳炮制方法[22]。

**【药理研究】**

**1. 镇痛作用** 乌头类制剂可有效用于癌症止痛，且改善癌症患者病理状态，避免或减少其他药物的耐受性等不良反应的产生；草乌还可治疗神经痛，包括疱疹后神经痛、坐骨神经痛和神经性头痛[23]。

**2. 局部麻醉作用** 北草乌碱在动物身上有局部麻醉作用[1]。

**3. 抗炎作用** 口服乌头碱、苯甲酰乌头碱、苯甲酰中乌头碱、苯甲酰次乌头碱均能明显对抗角叉菜胶引起的大鼠和小鼠后踝关节肿，抑制组胺引起的皮肤渗透性增加，减少受精鸡胚浆膜囊上肉芽组织形成[24]。

**4. 强心作用** 乌头碱可使离体或在位蛙心出现缺暂的强心作用,随即转入抑制,心缩力减弱,心律失常,最后出现心跳停止等毒性作用。以家兔心电图变化为指标的研究表明北乌头总碱能增强肾上腺素对心肌的作用,对抗氯化钙所改 T 波倒置,对抗垂体后叶素所致初期的 ST 段上升和继之发生的 ST 段下降[25]。

**5. 抗癌作用** 草乌中的单酯型生物碱和双酯型生物碱均具有一定的抗癌活性[26]。此外,张茜等[27]以草乌多糖为配体,采用 MTT 法,测定了 4 种多糖金属配合物对肝癌细胞、乳腺癌细胞和结肠癌细胞的抑制作用,发现草乌多糖铜配合物对这 3 种癌细胞表现出最强的抑制作用。

**6. 防治化疗后外周神经毒性** 临床研究发现,严格控制制川乌和制草乌的药品使用频率及剂量,能够达到既能防治化疗后外周神经毒性又不中毒的最佳效果[28]。

**7. 抗氧化作用** Gao 等[29]通过体外抗氧化实验发现草乌多糖具有明显的螯合亚铁离子能力,还原能力和清除 DPPH 自由基、羟自由基、过氧化物阴离子、$H_2O_2$、邻苯三酚自氧化的能力。

**【毒理研究】**

**1. 毒性成分研究** 草乌中的有毒成分为 $C_{19}$ 骨架的双酯型生物碱(C14 位为芳香酯基,C8 位为乙酰氧基),如乌头碱、中乌头碱,北乌头碱、次乌头碱及 10- 羟基乌头碱等。乌头碱的小鼠静脉注射半数致死量($LD_{50}$)为 0.27mg/kg[30],对人的致死量为 3~5mg[9]。

草乌中双酯型乌头碱毒性最强,苯甲酰单酯型乌头碱毒性较小,乌头原碱毒性较弱,或几乎无毒性。通过加水加热处理,使乌头碱等双酯型生物碱水解,失去 1 分子乙酸,转化成毒性小的苯甲酰单酯型生物碱;再进一步将苯甲酰基水解,失去 1 分子苯甲酸,得到几乎无毒性的乌头原碱,从而达到减毒的目的[31]。

由此可见,乌头类生物碱既是草乌的有效成分,又是毒性成分。草乌经过加水加热处理即可实现减毒。刘学湘等[32]证明生草乌在煎煮过程中乌头碱的含量在 0~2 小时内逐渐升高,2 小时以后逐渐降低,2~4 小时降低幅度尤为明显。生草乌煎煮 4 小时能有效减低乌头碱的含量。熊丽娟[33]发现按照药典要求煎煮 2 小时,草乌仍具有很强的毒性,绝大多数小鼠在 12 小时内死亡,并且在用药量超过半数致死量后,其毒性剧增。由此得出草乌毒性主要取决于双酯型乌头碱的水解或分解程度,实验证明生草乌水煎剂在 2 小时毒性最大,约 4 小时毒性显著下降。因此,煎煮方法和时间是影响草乌毒性的重要因素,新鲜草乌毒性更大,临床使用必须重视。

**2. 毒性机制研究**

(1)心血管系统毒性:田真等[34]在乌头碱诱发大鼠心律失常的研究中发现,乌头碱致严重心律失常的过程中,不仅存在迷走神经的激活,也存在交感神经的极度兴奋,甚至是交感风暴,并提出艾司洛尔对于乌头碱中毒的快速型心律失常患者有不错的疗效。刘艳[35]从乌头碱对大鼠心肌细胞毒性作用的分子毒理学角度,发现细胞 DNA 损伤,PKCa 磷酸化、Cx43 磷酸化状态的改变是乌头碱心肌细胞毒性作用机制之一,且 $Ca^{2+}$ 调控蛋白参与了乌头碱毒性作用机制。刘刚等[36]对急性草乌中毒时血浆毒性成分及组织病理学改变进行了观察,结果表明兔在灌胃草乌乙醇提取物后,迅速出现心律失常、血压下降的进行性加重趋势,且毒性程度与血浆中的乌头碱、新乌头碱及次乌头碱浓度呈正相关性。王衍堂[37]采用原代乳鼠心肌细胞,考察了草乌水提液的细胞毒性,结果表明生草乌水提液在染毒剂量达到10.0g/L时,对乳鼠心肌细胞产生较强的细胞毒性损害,出现细胞形态改变,细胞搏动特征丢失,细胞活力下降,氧化损伤作用明显,大量细胞凋亡;2.0g/L剂量组仅出现轻微毒性改变;0.4g/L剂量组对心肌细胞基本无毒性损害。但采用Beagle犬进行心血管系统的安全药理研究结果表明,草乌水提液在2.9g/kg的剂量下给药后,各时间点Beagle犬的血压,心率,P、T、R波,QRS、PR、QT间期等指标与给药前相比,均无统计学差异。

(2)神经系统毒性:韩屾等[38]采用大鼠胚胎海马神经元体外培养的方法,研究草乌对神经细胞的毒性,结果表明草乌对海马神经元具有较明显的体外细胞毒性,并呈一定的浓度依赖关系,$IC_{50}$为8.02g/ml。但体内实验表明草乌在2.1g/kg、4.2g/kg、8.4g/kg的剂量下,连续给药90天,对大鼠的行为、血液与血液生化指标无明显影响,脑组织检查未见异常,即草乌在大鼠整体动物实验中未见神经毒性作用。何晓娟等[39]从自发活动、肌肉耐力和学习记忆等方面探讨了草乌对小鼠神经系统的毒性作用,认为生草乌剂量为27.48g/kg、13.74g/kg、6.87g/kg时单次给药情况下,对小鼠神经系统无毒性作用。

(3)呼吸系统毒性:王金勇[40]对乌头类中药进行了呼吸系统体内外毒作用研究。体内实验包括乌头类中药(盐附子、生川乌、生草乌)SD大鼠的毒性实验和生草乌对Beagle犬呼吸系统的安全药理实验,结果显示生草乌提取物(8.3g/kg、4.2g/kg、2.1g/kg)对大鼠肺组织无明显毒作用;生草乌(2.49g/kg)可导致雄性Beagle犬呼吸频率加快,呼吸幅度增大。体外实验提示乌头碱(50ng/L、25ng/L、5ng/L、2.5ng/L、0.5ng/L)对原代肺成纤维细胞无氧化损伤和促进细胞凋亡作用;乌头碱(100μg/L、50μg/L)对CHL细胞有DNA损伤作用。

(4)肾毒性:孙晨等[41]研究了包括草乌在内的10种肾毒性中药对小鼠肾脏有机阴离子转运体的影响,结合PAH清除实验中主要药动学参数、肾组织PAH蓄积量及肾切片PAH摄取量结果,可推断本实验所测肾毒性中药的肾损害作用可能是通过抑制肾脏有机阴离子转运体Oat1、Oat2、Oat3的功能而实现。

(5)急性毒性:张熙等[42]以制草乌的传统饮片为对照,以$LD_{50}$为考察指标,评价微粉化对制草乌急性毒性的影响。实验结果表明,制草乌传统饮片的$LD_{50}$为44.6g/kg,超微中药的$LD_{50}$为35.4g/kg。提示制草乌超微中药毒性较其传统饮片毒性大,可能是由于微粉化促进了中药毒性成分的溶出。这对草乌毒性研究提供了数据支持,并且为饮片超微的研究提供借鉴。

(6)胚胎毒性:肖凯等[43]在草乌的体外胚胎发育毒性研究实验发现,随着生草乌剂量增加,大鼠胚胎生长发育和器官分化的各项指标均呈现下降趋势,有一定的剂量-效应关系。生草乌最大无作用剂量为1.25g/L,2.5g/L以上剂量可诱发卵黄囊生长和血管分化不良、生长迟缓及形态分化异常,严重者出现体节紊乱、小头、心脏发育迟滞(心小,停留在心管期)及心脏空泡等。并提示较高剂量生草乌对体外培养大鼠胚胎具有一定的毒性作用,建议孕妇妊娠期间(特别是妊娠前3个月)慎用或禁用草乌。

(7)生殖毒性:张建军[44]通过雄性大鼠生殖毒性体内外实验发现:在体内实验中,生草乌各剂量组对雄性大鼠性腺无明显毒性作用;体外实验表明乌头碱各剂量组对Leydig细胞无明显毒性作用,仅高剂量乌头碱($5 \times 10^3$μg/L、$5 \times 10^4$μg/L)对Sertoli细胞具有一定毒性作用。在乌头碱对大鼠睾丸支持细胞的毒性研究[45]中表明,低剂量乌头碱可促进大鼠睾丸支持细胞的增殖及乳酸分泌量的增加,高剂量乌头碱可抑制大鼠睾丸支持细胞的增殖,降低其对乳酸分泌的刺激作用。高剂量乌头碱($5 \times 10^3 \mu g/L$、$5 \times 10^4 \mu g/L$)对大鼠睾丸支持细胞具有毒性作用。与其他较为明确的生殖毒物相比,乌头碱乳酸分泌的增加量并不显著,说明乌头碱对支持细胞乳酸分泌功能的影响较小。乌头碱促进乳酸分泌增加的机制可能是增强了$Na^+$通道通透性,增加了糖酵解。

总之,通过目前对于草乌毒性的实验研究可以看出,草乌的心血管系统毒性较大,且能造成一定的肾损害,而神经系统毒性和呼吸系统毒性较小,此外,草乌还具有胚胎毒性和生殖毒性。草乌毒性靶器官以心、肾为主,这与草乌中毒病例具有一致性。

**【配伍研究】**

1. **乌头配半夏、瓜蒌、贝母、白蔹、白及**　在 2020 年版《中国药典》中草乌和制草乌的【注意】项标明"不宜与半夏、瓜蒌、瓜蒌子、瓜蒌皮、天花粉、川贝母、浙贝母、平贝母、伊贝母、湖北贝母、白蔹、白及同用"。同时,乌头反半夏、瓜蒌、贝母、白蔹、白及是"十八反"的主要内容之一,这里所说的乌头包括川乌、草乌和附子。但在医疗实践中,同方使用十八反药物者也常有所见。

草乌配半夏:临床中含半夏乌头类反药组合的处方治疗中医内科中的胸痹最多,其中半夏多以法半夏 15g 入药最多,"乌头类"以黑顺片 10g 入药最多;单个乌头品种形式与半夏同用配伍比例范围在 1:1~40:9,其中以 1:1 配伍比例最多。多以汤剂、口服的形式服用。说明一方面半夏乌头类确有临床同用的情况,另一方面国家级名老中医在对待半夏乌头类反药组合临床同用的态度也是慎重的[46]。

草乌配瓜蒌:经研究表明,草乌对各种状态的血管环均有收缩效应;配伍后,瓜蒌可双向调节草乌的血管收缩效应,该现象可能与瓜蒌双向调节血管平滑肌细胞外钙离子内流的作用有关[47]。

乌头配贝母:乌头贝母这一反药组合同用到底是增毒还是减毒,抑或是相反相成的配伍关系至今没有得到统一定论。从大量的实验研究总结来看,乌头与贝母配伍的药效和毒性受配伍剂量、配伍比例、炮制品种、给药时间、煎煮方式等多方面的影响。许皖等[48]认为生草乌与浙贝母、制川乌与川贝母 1:1 比例配伍的合煎剂均为实验的禁忌条件。

乌头配白蔹:根据临床研究报道,用中药熏洗方(制川乌、制草乌、白蔹、制胆南星等组成)治疗膝关节骨性关节病 87 例,治愈 59 例,显效 25 例,无效 3 例,有效率 96.55%;用中药熏洗配合其他疗法治疗膝骨性关节炎 118 例,结果治愈 61 例,显效 34 例,有效 14 例,无效 9 例,总有效率 92.4%;用加味万应膏(川乌、草乌、地黄、白蔹等组成)治疗 1 例淋巴结核患者,用药 10 天后,淋巴结肿块明显减小,继续治疗半个月后,临床治愈,随访 2 年未复发[49]。

乌头配白及:与白及配伍,草乌毒性随着反药剂量的增大有明显增强的趋势,通过 HPLC 测定样品的双酯型生物碱含量的结果也证实了,与单独草乌醇提液相比,与白及配伍,草乌的醇提液中双酯型生物碱含量升高。但这仅是通过急性毒性来看,长期毒性配伍是否禁忌,有待于进一步研究[50]。

2. **草乌配川乌**　草乌辛热尖锐,有祛风散寒、止痛的功用,常与川乌相须为用。亦多与羌活、独活、防风等药合用,以祛风除湿、散寒止痛,多用于风寒湿痹、肢体酸痛、麻木等。若寒痛甚者,可加细辛、桂枝或附子、肉桂等以加强温经散寒止痛之功效。若风湿日久,损及肝肾,配豹骨、杜仲、怀牛膝,以补肝肾,强筋骨,祛风湿[51]。

3. **草乌配细辛、川芎、白芷、僵蚕、天南星、白附子、天麻**　草乌常配细辛以增加祛风散寒止痛之功效,用于祛风头痛;亦可与川芎、白芷配伍,以祛风散寒,活血止痛;若风邪挟痰,头痛头风伴有头晕目眩者,与僵蚕、天南星、白附子、天麻等配伍[51]。

4. **草乌配乳香、没药、五灵脂、麝香**　草乌与乳香、没药、五灵脂、麝香配伍,有活血散瘀、行气止痛之功效[51]。用于跌打损伤,筋骨疼痛。

5. **草乌配诃子**　安秀美等[22]通过小鼠热板痛证模型、小鼠扭体痛证模型、大鼠足肿胀模型确定草乌镇痛抗炎的最佳炮制方法,用诃子汤炮制草乌,部分双酯型生物碱在水中水解而毒性降低,诃子中大量鞣质与生物碱生成难溶性盐,在体内慢慢吸收而进一步降低毒性,此炮制方法延长药效而抗炎镇痛疗效也较强。

6. **制草乌配甘草**　武珊珊[52]对制草乌甘草治疗类风湿关节炎的药效进行了全面评价,发现制草乌甘草具有较好的抗急性炎症作用、镇痛活性,对特异性炎症具有较好的抑制作用。

【复方及制剂】

1. **三七伤药片**　三七52.5g、制草乌52.5g、雪上一枝蒿23g、冰片1.05g、骨碎补492.2g、红花157.5g、接骨木787.5g、赤芍87.5g。本品为糖衣片或薄膜衣片,除去包衣后显棕褐色;味微苦。舒筋活血,散瘀止痛。用于跌打损伤,风湿瘀阻,关节痹痛;急慢性扭挫伤、神经痛等症。口服。一次3片,一日3次,或遵医嘱[11]。

2. **小金丸**　请参照木鳖子。

3. **小活络丸**　请参照川乌。

4. **伤湿止痛膏**　伤湿止痛流浸膏50g、水杨酸甲酯15g、薄荷脑10g、冰片10g、樟脑20g、芸香浸膏12.5g、颠茄流浸膏30g。伤湿止痛流浸膏系取生草乌、生川乌、乳香、没药、生马钱子、丁香各1份,肉桂、荆芥、防风、老鹳草、香加皮、积雪草、骨碎补各2份,白芷、山奈、干姜各3份,粉碎成粗粉,用90%乙醇制成相对密度约为1.05的流浸膏。本品为淡黄绿色至淡黄色的片状橡胶膏;气芳香。祛风湿,活血止痛。用于风湿性关节炎,肌肉疼痛,关节肿痛。外用,贴于患处[11]。

5. **狗皮膏**　请参照川乌。

【临床研究】

1. **应用研究**

(1)治疗恶性肿瘤:用0.8mg/2ml的乌头碱注射液,一日1~2次肌内注射,30天为1个疗程,休息15~30天继续给药。治疗晚期胃癌不能手术者16例;治疗胃癌姑息术后患者46例;治疗晚期原发性肝癌22例;有效病例表现为疼痛缓解,食欲增加,存活期延长[53]。另对贲门癌、胰腺癌亦有效[54]。沈洪薰[55]报道,复方参七汤(参三七、人参、黄芪、川草乌等17味中药组成)可提高胃癌患者术后的生存率。

(2)治疗肩周炎:陈双全[56]采用舒筋止痛液(制马线子、川乌、草乌、血竭、金钱白花蛇、苏木、樟脑、冰片等)治疗肩周炎100例。治疗总有效率为98%,对照组总有效率为80%,两组差异显著(P<0.01)。提示该药具有活血化瘀、祛风散寒、通络止痛之作用。

(3)治疗坐骨神经痛:李明山[57]采用乌头汤合当归四逆汤(生川草乌、生甘草、生地黄、独活、桂枝、全蝎、仙灵脾、鹿衔草、当归)治疗坐骨神经痛74例,总有效率为98.6%,提示本方有较强的温经散寒除湿,养血通络止痛之功。

(4)镇痛、消肿:庞家坚[58]用活络止痛酊(威灵仙、草乌、独活、细辛、徐长卿、五味藤、朱砂根、樟脑、薄荷脑)治疗肿痛 324 例,总有效率为 80.99%。祁金花等[59]用伤科止痛擦剂(生川乌、生草乌、闹羊花、生南星、樟脑、辣椒酊、冰片等)治疗软组织损伤及手术后疼痛 178例,痊愈 98 例,有效 73 例。

(5)治疗关节炎:冯纯礼[60]用自制的乌归关节丸(黄芪、当归、川乌、草乌)治疗风湿性关节炎 993 例,总有效率达 97.48%。钱国忠[61]在用雷公藤合剂(雷公藤、生川乌、生草乌、杜仲、红药、川牛膝、当归、桂枝、木瓜、羌活组成)治疗类风湿关节炎 150 例,一日 3 次,一次20~40ml,结果显效 43 例,有效 98 例,无效 9 例,总有效率 95%。颜玉莲[62]报道对 95 例膝关节骨性关节炎患者采用二乌(川乌、草乌)离子导入液超短波电疗法对照治疗。二乌离子导入液治疗膝关节骨性关节炎疗效显著。李彬等[63]报道对 85 例慢性痛风性关节炎患者使用草乌饮(草乌 6g,乌药 10g,川乌 6g,川芎 6g,白芷 10g,半夏 10g,小茴香 6g,木香 6g,甘草 6g)合参附注射液治疗,能有效降低患者血尿酸、尿尿酸、关节液尿酸结晶的含量,提高其临床疗效。

(6)治疗小儿非感染性腹泻:敖常青[64]用扎冲丸(诃子、草乌、珊瑚、珍珠、磁石、菖蒲、广木香、藏红花、沉香、麝香、公丁香、肉豆蔻、甘草)治疗小儿非感染性腹泻,经观察 58 例,疗程最短 1 天,最长 3 天,平均 2 天全部治愈。

(7)引产:李业滋[65]报道以复方芫花注射液(芫花、草乌)引产,成功率为 99.9%,胎死率100%,引产时间 26 小时/胎,该药无毒性作用,无引产并发症,且草乌具有解痉镇痛作用。

(8)治疗软组织损伤:王广思[66]采用中药(生川草乌、透骨草、伸筋草、秦艽、羌活、独活、牛膝、三棱、莪术、蜈蚣、全蝎等)外敷治疗软组织损伤 108 例,总有效率为 98.1%。

(9)治疗骨质增生:陈永成[67]用电针同时用自制消刺散(灵仙、延胡索、皂刺、川草乌、红花、生南星等)热敷,治疗腰椎增生 42 例,全部有效。

(10)治疗脱发:蔡风群[68]用胡柏味首丸内服结合姜乌泥(黑芝麻、生姜、草乌)外敷治疗脱发 56 例,取得较好疗效。

(11)治疗痔疮:宫毅[69]用脉冲电中药(生大黄、黄连、制草乌、丹参、地榆、三七、延胡索、山豆根)离子导入法治疗痔疮 100 例,治愈 12 例,显效 51 例,有效 29 例,无效 8 例。总有效率 83.3%。脉冲电中药离子导入法对混合痔、炎性外痔、炎性混合痔疗效尤为显著。

(12)治疗新生儿硬肿症:何月星[70]应用中药温阳活血煎剂(肉桂、丁香、川草乌、红花、川芎、当归、乳香)泡浴,加西医常规方法治疗新生儿硬肿症 20 例,与对照 1 组(用温水浴加西医常规方法治疗新生儿硬肿症 8 例)、对照 2 组(单纯用西医常规方法治疗新生儿硬肿 15例)临床疗效比较,其结果中西医结合治疗组硬肿消退时间明显短于对照 1 组及对照 2 组($P<0.01$;$P<0.05$)。提示中西医结合治疗新生儿硬肿症有较好疗效,且用药安全。

(13)治疗贝尔麻痹:周爱玲[71]用 GFD-3B 直流叠加低频脉冲治疗仪进行中药川芎、制草乌穴位导入治疗贝尔麻痹 290 例,每天治疗 1 次,10 次为 1 个疗程,结果经 0.5~5 个疗程的治疗,痊愈 229 例(79%),显效 44 例(15.2%),有效 12 例(4.1%),总有效率为 98.13%。

(14)治疗脑卒中后"手胀":偏瘫患者中很多可见手胀症状,直接影响患者运动功能的恢复,目前尚无具体的治疗药物。邹忆怀等[72]用中药汤剂复方通络液(川草乌、川芎、红花、桑枝)对病手进行熏洗治疗,取得很好的治疗效果。

(15)治疗糖尿病足坏疽:杨孝先[73]用中药酒浸剂(生草乌、川芎、紫草各 30g,用 60% 的乙醇泡 20 天)每天外喷坏疽处数次,并同时内服中药治疗糖尿病足坏疽 12 例,治疗 30~70

天,12 例痊愈。

(16)治疗神经性耳鸣:生草乌 15g,浸泡于 75% 乙醇溶液 500ml 中,7 天后即可用,每天滴患耳 1~2 次,每次 2~3 滴,一般 3 次即可治愈[74]。

(17)治疗癌症疼痛:王华灵等[75]对收治的 168 例癌痛患者肌内注射乌头碱注射液(0.62mg 乌头碱 /ml),其中甲组 82 例,0.75mg 乌头碱 /m$^2$(按体表面积),一日 2 次,肌内注射,连用 7 日;乙组,86 例,1.5mg/m$^2$,一日 2 次,肌内注射,连用 7 日,结果显示乌头碱对各级癌痛均有缓解作用,不同程度和性质的疼痛效果不同,慢性痛、轻度痛、胀痛、隐痛效果好,尤其适用于消化系统癌痛。较吗啡类药物显效慢,缓解时间长,无药物依赖性,止痛效果与剂量有关[75]。

(18)治疗寒痹:郭诚杰[76]将川乌、草乌配合使用治疗寒痹,认为川乌、草乌驱寒止痛之力较强,对此临床大剂量使用才能获得较佳疗效。郭诚杰处以《金匮要略》中的乌头汤加当归 15g,方中制川乌 12g(先煎),制草乌 12g(先煎),麻黄 6g,白芍 9g,生黄芪 10g,炙甘草 9g。5 剂,水煎饭后服。二诊,药后自觉患处冷感有所减轻。上方制川乌、制草乌各增 15g(先煎),再加用金毛狗脊 20g,羌活 15g,秦艽 15g,桑寄生 12g。10 剂。半月后随访,药后局部畏寒、痛感消失。

2. **用法用量**　2020 年版《中国药典》规定草乌为大毒,制草乌为有毒,用量为 1.5~3g,宜先煎、久煎。

**【中毒表现及救治】**

1. **中毒表现**　草乌的主要成分中乌头碱毒性最大,中毒剂量为 0.2mg,致死量为 2~5mg。乌头碱易溶于水,与酒同服更易中毒,急性中毒致死率达 3.1%[77]。临床上多因煎煮、炮制、使用不当而致中毒,中毒症状主要表现在神经系统和循环系统为主,其次为消化系统,如恶心呕吐、口舌发麻、共济失调、心律失常等[78]。

(1)心肌损害:其毒性主要为心脏毒性,表现为心律失常、血压下降、体温降低、呼吸抑制等[30]。刁继红等[79]报道,患者,女,53 岁,因腰椎间盘突出、行动不便而到诊所就诊,由中医医生接诊并开了 6 剂含有制川乌、制草乌各 10g 的中药。患者将第 1 剂中药熬成汤剂(约 150ml),服用约 1/2,服后近 1 小时患者开始出现口周麻木、面部肌肉震颤、剧烈腹痛、频繁呕吐、面色苍白、脉搏无力、四肢厥冷等症状。家属将患者转送医院进行抢救,心电图显示窦性心动过速、频发室性期前收缩、二联律,诊断为川乌、草乌中毒。

(2)肾毒性:朱茂礽[80]报道,患者,男,23 岁,因过度疲劳饮用自制草乌药酒 10~20ml 即感口唇、四肢麻木、心悸、胸闷、出汗,未作任何治疗,第 3 天出现少尿就医,诊断为急性肾衰竭。

(3)中毒性脑病:白云华[81]报道,患儿,女,2 岁 11 个月。患儿入院前 27 小时,因左下肢被开水烫伤,家长给涂搽自制药酒(含草乌、雪上一枝蒿),约 15 分钟后患儿出现全身青紫、口吐白沫、四肢抽动、呼之不应等症状,立即送往医院救治。初步诊断:①乌头碱中毒;②中毒性脑病;③多器官功能衰竭。

(4)休克:刁继红等[79]报道,患者,女,35 岁,以"两手麻木 1 年"为主述在上述诊所就医,由同一医生开出含有制川乌、制草乌各 10g 的中药 10 剂。患者首次服药 1 小时后便出现口舌麻木、胳膊发凉、胸闷、恶心、呕吐和腹泻等症状,并进行性加重,经抢救无效死亡。尸检结果显示,主要死亡原因为与服用中药有关的休克。

(5)急性中毒性视网膜病变:吕瑾[82]报道,患者,女,40岁,因双眼视物模糊,头昏2天,于医院就诊。眼科检查视力下降,瞳孔直接、间接对光反射稍迟钝,双眼视盘周围的视网膜荧光膜颜色变淡,视网膜隆起,双眼黄斑中心凹反光消失。追问病史,患者3天前服食草乌,入院诊断为双眼中毒性视网膜病变。

2. **救治**　清除毒物,在无惊厥及严重心律失常情况下,反复催吐洗胃。肌内注射阿托品0.5~1.0mg,根据病情可注射数次。如未见症状改善或出现阿托品反应,可改用利多卡因静脉注射或滴注对抗治疗。呼吸衰竭、昏迷及休克等重危患者应酌情抢救治疗。中药治疗可用黑豆或绿豆、甘草、生姜等煎汤内服,或喝蜂蜜水[83]。

综上,草乌中毒的原因多为误服、未遵循医嘱、过量服用。草乌中毒时以出现口唇、舌、面部发麻症状为主要特征,同时可见心悸、胸闷及腹痛、呕吐等症状,严重者可发生心肌损害、肾衰竭、四肢抽搐、神志不清、休克或中毒性脑病而死亡。目前草乌中毒还缺乏特效的解毒药,治疗的关键是及时、有效地纠正心律失常,进行洗胃,纠正异常指标,维持生命体征平稳。

(王钧篪　斯建勇　杜贵友)

# 58　南　鹤　虱

【基源】本品为伞形科植物野胡萝卜 *Daucus carota* L. 的干燥成熟果实。

【化学成分】南鹤虱主要含有挥发油、倍半萜和黄酮等化学成分,其中挥发油中60%以上为倍半萜及单萜类化合物。

2001年,崔兆杰[1]和王锡宁等[2]采用水蒸气蒸馏法对南鹤虱药材中的挥发油成分进行提取,并采用毛细管和GC/MS方法对提取物的化学结构进行分析鉴定,结果从挥发油组分共鉴定出26个化学成分,其中60%以上为倍半萜及单萜类化合物,其中包括U-红没药烯、罗汉柏二烯和香柠檬醇乙酸酯等化学成分。

2009年,付红伟等[3]采用溶剂萃取和柱色谱等方法,对南鹤虱倍半萜类化学成分进行分离纯化,并采用各种光谱数据和理化性质对其结构进行分析鉴定,结果纯化得到21个单体倍半萜类化合物,包括11-(acetyloxy)torilolone、1β-hydroxytorilolon 和 11-*O*-β-D-glucopyranoside 等。首次从南鹤虱中分离得出窃衣醇酮(**1**)、11-乙酰氧基窃衣酮(**2**)、窃衣素(**3**)、窃衣醇酮-8-*O*-β-D-葡萄糖苷(**4**)、窃衣醇酮-11-*O*-β-D-葡萄苷(**5**)、11-乙酰氧基窃衣醇酮-8-*O*-β-D-葡萄糖苷(**6**)、1β-羟基-窃衣醇酮(**7**)、1β-羟基-窃衣素(**8**)、1α-羟基-窃衣素(**9**)、1β-羟基-窃衣醇酮11-*O*-β-D-葡萄糖苷(**10**)、(1β,2β,4β,5α,7,10)-2,7-二羟基-缬草(**11**)、(1β,2β,4β,5α,7α,10)-2,7,8-三羟基-缬草素2-*O*-β-D-葡萄糖苷(**12**)、Ent-4(15)-桉叶烯-1α,6β-二醇(**13**)、(1α,5α,8α,10β)-十氢-6α-羟基-8α,8α,6β-三甲基-1,8-萘二醇(**14**)、1α-桉叶烷-3α,4β,11-三醇(**15**)、二十八烷(**16**)、豆固醇(**17**)、胡萝卜苷(**18**)、20(*R*)-人参皂苷 Rg₃(**19**)、木犀草素(**20**)、木犀草素7-*O*-新橙皮糖(**21**)。其中化合物1、3、5、8、9、13、18和21均首次从该属植物中分离得到[3]。

2017年,刘贵园等[4]首次从南鹤虱中分离得出11-乙酰氧基-4-愈创木烯-3-酮、11-乙酰

氧基 -8$\beta$- 异丁酰氧基 -4- 愈创木烯 -3- 酮、11- 乙酰氧基 -8$\beta$- 丙酰氧基 -4- 愈创木烯 -3- 酮。

2018 年，成蕾等[5]从中药南鹤虱中分离纯化得到 2 个新的倍半萜类化合物，分别鉴定为 7-ethoxy-4(15)-oppositen-1$\beta$-ol、11- 乙酰氧基 -8$\beta$- 当归酰氧基 -15- 甲氧基 -4$\alpha$,5$\alpha$- 环氧愈创木烷 -3- 酮，新化合物的结构进一步通过 HR-ESIMS、1D-NMR 和 2D-NMR 等光谱技术确定。

**【含量测定】**

1. **挥发油的测定**　色谱柱：SE-54（25m × 0.25mm，0.25μm）弹性石英毛细管柱。色谱柱程序升温条件：初始温度 80℃，保持 5 分钟后，以 4℃ /min 的速率升温至 250℃并保持 10 分钟；载气 N$_2$，柱前压为 49kPa；分流比为 1：50；气化室及检测器温度均为 270℃[1]。

2. **愈创木烷型倍半萜的测定**　色谱柱：Waters Sunfire DS-C$_{18}$，10mm × 250mm。将南鹤虱（10kg）以 95% 乙醇提取 2 次，合并提取液，回收乙醇，得到总浸膏；然后将总浸膏均匀分散在水溶液中，得到混悬液，再依次用石油醚、三氯甲烷、乙酸乙酯、正丁醇依次萃取，从而得到 5 个极性部位[3]。

**【炮制研究】**2020 年版《中国药典》中南鹤虱的制法为：秋季果实成熟时割取果枝，晒干，打下果实，除去杂质。

**【药理研究】**

1. **改善认知功能障碍**　俞发荣等[6]对南鹤虱乙醇提取物的认知功能障碍改善作用进行研究，结果表明，南鹤虱乙醇提取物能通过改善小鼠记忆力及降低胆固醇和抗胆碱酯酶活性等作用改善认知功能障碍。

2. **抗氧化**　刘娜等[7]采用 DPPH 自由基清除、FRAP 抗氧化、Western blotting 和 MTT 实验以及 T-SOD、GSH 和 MDA 检测等方法，对其细胞毒性、抗氧化活性及蛋白质表达进行研究。实验证明：从南鹤虱中分离得到的单体倍半萜化合物为 4$\alpha$,9,11,11-tetramethyl-9-hydroxy-7,11-epoxy-5$\beta$,10$\alpha$-naphthalie-1-$O$-$\beta$-D-glucoside，具有较强的 DPPH 自由基清除和 FRAP 抗氧化能力，对氧化应激损伤的细胞具有保护作用，该保护作用是通过减少细胞内 T-SOD 和 GSH 酶的泄漏量，减弱细胞内 PARP 蛋白的表达和激活 PI3K/Akt/mTOR 信号通路来实现的，为天然抗氧化剂的开发应用提供科学依据。

3. **降压**　南鹤虱中的苷性成分即香豆素苷对麻醉犬有短暂的降压作用[8]。

4. **凝集血细胞**　刘毅等[9]对伞形科植物药用部分进行了凝集素的筛选，在筛选中发现野胡萝卜种子抽提液凝血活性较高，对该凝集素进行了分离纯化及其部分性质的测试。此凝集素对热及酸较稳定，对碱略差。对人的 A、B、O 血型无专一性。能凝集兔、小鼠、牛及鸡的血，但不凝集蟾蜍的血。

**【毒理研究】**尚无相关报道。

**【配伍研究】**尚无相关报道。

**【复方及制剂】**尚无相关报道。

**【临床研究】**

1. **应用**　南鹤虱具有驱虫的功效，临床上常用来治疗蛔虫病、绦虫病、蛲虫病、虫积腹痛，小儿疳积[10]。

2. **用法用量**　2020 年版《中国药典》规定南鹤虱为小毒，用量为 3~9g。

**【中毒表现及救治】**

1. **中毒表现**　临床应用本品一般无严重毒性反应。少数患者口服南鹤虱煎剂后数小时或第二天有轻微头晕、恶心、耳鸣、腹痛等反应,可自行消失。本品中毒的症状表现为:恶心、呕吐、食欲不振、头晕、头痛、四肢无力、不能行走、说话困难;严重者可见阵发性痉挛、抽搐等。

**2. 救治**

(1)早期催吐、洗胃。服用药用炭末 20~30g。

(2)肌内注射尼可刹米 0.25~0.5g,或硝酸士的宁 1mg 以对抗毒素。

(3)酌情补液,静脉滴注生理盐水 2 000~3 000ml,以稀释毒素,使其尽快从体内排出。

(4)中草药治疗:①甘草 30g,绿豆 30g,煎汤当茶饮。②天麻、天南星各 9g,甘草 6g,水煎,分 2 次服,4 小时 1 次,连服 3~4 剂。

(贾飞凡　付建华　杜贵友)

# 59　威　灵　仙

【基源】本品为毛茛科植物威灵仙 *Clematis chinensis* Osbeck、棉团铁线莲 *Clematis hexapetala* Pall. 或东北铁线莲 *Clematis manshurica* Rupr. 的干燥根和根茎。

【化学成分】威灵仙的三种基源植物中化学成分的结构类型丰富,其主要化学成分有皂苷类、黄酮类、木脂素类。此外,还有三萜类、生物碱类、挥发油类、葡萄糖基萘类、大环糖苷类、酚苷类、有机酸类和固醇类等化学成分。其中威灵仙和东北铁线莲主要含皂苷类成分,而棉团铁线莲主要含黄酮类成分。

1. **皂苷类**　目前,从威灵仙中已分离鉴定 71 个皂苷类化合物,主要为五环三萜皂苷,苷元类别多为齐墩果酸型和常春藤型皂苷元。全部来源于植物威灵仙和东北铁线莲,而棉团铁线莲中尚未分离获得皂苷类成分。

据文献报道,从威灵仙中共分离得到 43 个齐墩果酸型皂苷类化合物。其中,从植物威灵仙的根茎中分离得到 28 个齐墩果酸型皂苷类化合物:$CP_2$、$CP_{2b}$、$CP_3$、$CP_{3a}$、$CP_4$、$CP_7$、$CP_{7a}$、$CP_9$、$CP_{9a}$[1-5]、hederasaponin B、clematomanshurica saponin C、clematichinenoside C、clematichinenoside $AR_2$[6]、clematichinenoside A[7]、AR-6[8]、clematernoside B、clematernoside E、clematernoside K、clematochinenoside F、cirensenoside O、ciwujianoside $C_3$[9]、huzhangoside B[10]、clematichinenoside AR 等[11];从东北铁线莲根茎中得到 15 个该类化合物:clematomandshurica saponin A~B、clematomandshurica saponin D~K[12-14]、clematoside A′、clematoside A~C[15-17]、齐墩果酸 -3-*O*-*β*-D- 葡萄糖 -(1→3)-*α*-L- 鼠李糖 -(1→2)[*β*-D- 葡萄糖 -(1→4)]-*α*-L- 阿拉伯糖苷[14]。

此外,从威灵仙中共分离得到 28 个常春藤型皂苷类化合物,均是从植物威灵仙根茎中分离获得,包括:$CP_0$、$CP_1$、$CP_{2a}$、$CP_{3b}$、$CP_5$、$CP_6$、$CP_8$、$CP_{8a}$、$CP_{10}$、$CP_{10a}$[1-5]、clematochinenoside A~J[9,18]、kizutasaponin K3、hederagenin、huzhangoside D、clematichinenoside B[7]、kizutasaponin K10、kizutasaponin K12、clematernoside C~D、3-*O*-*β*-D- 葡萄糖 -(1→4)-*β*-D- 葡萄糖 -(1→4)-*β*-D- 核糖 -(1→3)-*α*-L- 鼠李糖 -(1→2)-*α*-L- 阿拉伯糖 - 常春藤皂苷 -28-*O*-*α*-L- 鼠李糖 -(1→4)-*β*-D- 核糖 -(1→6)-*β*-D- 葡糖糖苷[9]。

2. **黄酮类**　目前,从威灵仙中共分离得到 21 个黄酮及其苷类化合物,全部来源于棉团铁线莲和东北铁线莲。其结构母核多为黄酮、二氢黄酮和异黄酮,少见查耳酮。从棉团铁线莲根茎中得到 6 个黄酮类化合物:3,5,6,7,8,3′,4′- 七甲氧基黄酮、川皮苷、橘皮素、3,7,4- 三羟基黄酮、木犀草素、葛根素[19-20],5 个二氢黄酮类化合物:甘草素、橙皮素、柚皮素、甘草素 -7-$O$-$\beta$-D- 葡萄糖苷、5,7,4′- 三羟基 -3′- 甲氧基黄酮醇 -7-$O$-$\alpha$-L- 鼠李糖(1→6)-$\beta$-D- 葡萄糖苷[19],5 个异黄酮类化合物:6-hydroxybiochain A、芒柄花素、大豆素、染料木素、鸢尾苷[19],1 个查耳酮类化合物:异甘草素[20]。从东北铁线莲根中得到 1 个黄酮类化合物:槲皮素[21],从东北铁线莲地上部分中还得到 3 个黄酮类化合物:3″-$O$-(2‴- 甲基丁酰基)异当药苷、2″-$O$-(2‴- 甲基丁酰基)异当药苷、6″-$O$-(2‴- 甲基丁酰基)异当药苷[22]。

3. **木脂素类**　目前,从威灵仙中已经分离得到 27 个木脂素及其苷类化合物,多为环木脂素类和双环氧木脂素类,少数为环氧木脂素类、木脂烷内脂类、降碳木脂素类和新木脂素类。从东北铁线莲根茎中得到 8 个环木脂素类化合物:(+)- 异落叶松脂素、(+)-5′- 甲氧基异落叶松脂素 -9′-$O$-$\beta$-D- 葡萄糖苷、(+)- 南烛木树脂酚 -9′-$O$- 葡萄糖 -9′-$O$-$\beta$-D- 葡萄糖苷、(+)-(7′$S$,8$R$,8′$S$)-4,4′,9- 三羟基 -3,3′,5- 三甲氧基 -2,7′- 木质素 -9-$O$-$\beta$-D- 葡萄糖苷、clemomanshurinane A~D[23-25],3 个双环氧木脂素类化合物:(+)- 松脂醇、(+)- 松脂醇 -4-$O$-$\beta$-D- 葡萄糖苷、(+)- 松脂醇 -4,4′-$O$- 双 -$\beta$-D- 葡萄糖苷[21],1 个环氧木脂素类化合物:(+)- 落叶松脂醇 -4,4′-$O$- 双 -$\beta$-D- 葡萄糖苷[20,23],1 个新木脂素类化合物:(+)- 二氢去氢二愈创木基醇[23]。从东北铁线莲地上部分中得到 5 个双环氧木脂烷类化合物:(+)- 表松脂醇、(−)- 表丁香树脂醇、(+)- 梣皮树脂醇、(+)- 丁香树脂醇 -4-$O$-$\beta$-D- 吡喃葡萄糖苷、(+)- 表丁香树脂醇 -4-$O$-$\beta$-D- 葡萄糖苷,1 个环木脂烷类化合物:(+)- 珍珠花环木脂素,3 个新木脂烷类化合物:(7$R$,8$R$)-4,7,9,9′- 四羟基 -3,3′- 二甲氧基 -8-$O$-4- 新木脂素、(7$R$,8$S$)-4,7,9,9′- 四羟基 -3,3′- 二甲氧基 -8-$O$-4′- 新木脂素、(7$S$,8$R$)- 二氢脱氢双松柏醇[22]。从棉团铁线莲根茎中得到 1 个环氧木脂素类化合物(+)- 落叶松脂醇 -4′-$O$-$\beta$-D- 葡萄糖苷[20]。从植物威灵仙根茎中得到 1 个双环氧木脂素类化合物:表松脂素,1 个木脂内酯类化合物:罗汉松脂酚,1 个降碳木脂素类化合物 salicifoliol 和 1 个双环氧木脂素类化合物 clemaphenol A[26-27]。

4. **三萜类**　从东北铁线莲根茎中得到 7 个三萜类化合物:齐墩果酮酸、委陵菜酸、科罗索酸、21$\beta$- 羟基齐墩果酸、21$\alpha$- 羟基齐墩果酸、齐墩果酸、木栓酮[28]。

5. **生物碱类**　从东北铁线莲根茎中得到 5 个生物碱类化合物:木兰花碱、methyl 7-methoxyl-3-indolecarbonate、methyl 7-ethoxy-3-indolecarbonate、methyl 7-$O$-$\alpha$-L-rhamno-pyranosyl-(1→6)-$\beta$-D-glucopyranosyl 3-indolecarbonate、$\alpha$-L-rhamnopyranosyl-(1→6)-$\beta$-D-glucopyranosyl 3-indolecarbonate[29]。

6. **其他类**　此外,还从 3 种基源的威灵仙中得到挥发油类成分:香草酸、棕榈酸、亚油酸、异阿魏酸[24,30]等。从棉团铁线莲的根和根茎中分离得到 1 个葡萄糖基萘类化合物 5,8- 二氢 -6- 甲基 -1,4-$\beta$-D- 二葡萄糖基萘[31],3 个大环糖苷类化合物:clemahexapetoside A~B、clemochinenoside A[32],3 个酚苷类化合物:clemomandshuricoside A~C[33],以及胡萝卜苷、$\beta$- 谷固醇、白头翁素、原白头翁素等[24]、2,6- 二甲氧基 -4-(3- 羟基 -1- 丙烯基)苯基 -4-$O$-$\alpha$-L- 鼠李糖 -(1→6)-$\beta$-D- 葡萄糖苷、3-$O$-$\beta$-D- 葡萄糖 -2- 羟甲基 -D- 核糖 -$\gamma$- 内酯、2- 羟甲基 -D- 核糖 -$\gamma$- 内酯、紫丁香酚苷、原儿茶酸[20]。张昌浩[21]从东北铁线莲中分离得到肉豆蔻酸。史社坡等[33-35]从东北铁线莲的根和根茎中分离得到 5-$O$- 阿魏酰 -2- 去

氧 -D- 核糖 -γ- 内酯、5-O- 阿魏酰 -3-O-(β-D- 葡萄糖)-2- 去氧 -D- 核糖 -γ- 内酯、阿魏酸、calophymembranside B、正二十六烷酸、5R-5- 羟甲基 -2(3H)- 呋喃酮、5R-5- 羟甲基 -2(5H)- 呋喃酮、clemochinenoside B 和丁香酸。Dilshara 等[36]从东北铁线莲中分离得到 5-O- 异阿魏酰 -2- 去氧 -D- 核糖 -γ- 内酯。Fu 等[37]从东北铁线莲的根和根茎中分离得到酚苷 9-O-α-L- 鼠李糖 -(1→6)-β-D- 葡萄糖异阿魏酸酯和 ibotanolide B。刘建宇等[28]首次从东北铁线莲中分离得到 3,5- 二羟基 -4- 戊内酯。崔勇等[38]从东北铁线莲中分离得到 2- 羟甲基 -3,4- 吡啶二醇。

【含量测定】2020 年版《中国药典》采用高效液相色谱法测定齐墩果酸($C_{30}H_{48}O_3$)的含量作为质量控制标准。色谱条件：以十八烷基硅烷键合硅胶为填充剂；以乙腈 - 水(90∶10)为流动相；检测波长为 205nm。理论板数按齐墩果酸峰计算应不低于 3 000。本品按干燥品计算，含齐墩果酸不得少于 0.30%[39]。除此之外，还有以下含量测定方法：

1. **薄层扫描法** 郭迎霞等[40]使用薄层扫描法对棉团铁线莲中的齐墩果酸进行了含量测定。薄层色谱及扫描条件：薄层板为硅胶 G 薄层板；展开剂为甲苯 - 乙酸乙酯 - 甲酸(20∶3∶0.5)；显色剂为 10% 硫酸乙醇溶液；检测波长为 520nm，参比波长为 700nm，狭缝为 8.00mm × 0.60mm；扫描速度为 20mm/s；扫描方式为双波长反射式线性扫描。

2. **二极管阵列 - 蒸发光散射法** 齐帅等[41]建立了以蒸发光散射检测器(ELSD)和二极管阵列检测器(DAD)测定威灵仙药材中齐墩果酸和常春藤皂苷元的高效液相色谱分析方法。色谱柱为 Merck Lichrocart $CC_{18}$ 柱(4.0mm × 25mm，5μm)；流动相为甲醇 - 水 - 冰醋酸 - 三乙胺(87∶13∶0.04∶0.02)；流速为 1.0ml/min；柱温为 30℃；DAD 检测波长为 210nm；ELSD 蒸发管温度为 80℃，气体压力为 172.375kPa。

3. **液相色谱质谱联用法** 孙凤等[42]使用液相色谱 - 质谱联用对威灵仙及其同属植物中 4 种三萜皂苷进行了定量分析。采用 Agilent Zorbax SB-$C_{18}$ 柱，流动相 A 为 0.05% 甲酸水溶液，B 为乙腈；梯度洗脱，0~5 分钟，29%B；5~11 分钟，29%~32%B；11~15 分钟，32%B；16~36 分钟，32% 乙腈水溶液；流速为 0.6ml/min；进样体积为 10μl；柱温为 25℃。ESI 源为负离子模式选择性离子监测；裂解电压为 50V；干燥气流速为 10L/min；喷雾气压力为 0.28MPa；干燥气温度为 350℃；毛细管电压为 4.5kV。各组分在 25 分钟内均得到较好分离。

4. **毛细管电泳高频电导法** 刘基柱等[43]建立了以毛细管区带电泳、高频电导法测定威灵仙中熊果酸含量的方法。方法：采用未涂层弹性融硅石英毛细管柱(60cm × 75μm ID，有效长度 56cm)，以 1.2mmol/L 三乙胺 -HCl(pH 为 10.60)、0.24mmol/L β- 环糊精为运行缓冲液，分离电压为 12.5kV，重力进样 10 秒(高度 20cm)。

【炮制研究】

1. **药典法** 2020 年版《中国药典》中威灵仙的炮制方法为：除去杂质，洗净，润透，切段，干燥[39]。

2. **酒炒威灵仙** 威灵仙切短段(15~20mm)，加入 14° 的黄酒，每 100g 药材使用 25ml 的黄酒，闷润 45 分钟，使用文火炒制炮制品[44]。

【药理研究】

1. **抗炎镇痛作用** Shi 等[12]研究发现，三萜皂苷 clematomandshurica saponins A、B 对环加氧酶 -2(COX-2)有显著的制作用，$IC_{50}$ 分别为 2.66μmol/L 和 2.58μmol/L。Fu 等[9]报道三

萜皂苷 clematochinenoside A、clematochinenosides C~G 对环加氧酶 -1（COX-1）和 COX-2 表现出抑制作用，$IC_{50}$ 为 5.9~9.0μmol/L。Lee 等[45]通过建立 LPS 诱导 RAW264.7 细胞模型发现，常春藤皂苷元成分通过抑制 NF-κB 通路，减少 RAW264.7 细胞中 NO、PGE2、TNF-α、IL-1β、白细胞介素 -6（IL-6）的表达，从而表现出抗炎活性。夏伦祝等[46]通过威灵仙总皂苷对角叉菜胶致炎大鼠的抗炎作用发现，威灵仙总皂苷 50mg/kg 能显著降低致炎鼠血清 NO、溶菌酶和丙二醛（MDA）含量，升高超氧化物歧化酶活力，并能抑制一氧化氮合酶的活力。

2. **抗肿瘤作用**　He、Li 等[47-48]发现三萜皂苷 mandshunosides A~E 对结直肠癌细胞 HCT-116（$IC_{50}$ 分别为 2.1μmol/L、2.5μmol/L、3.0μmol/L、0.9μmol/L、4.2μmol/L）和 HT-29（$IC_{50}$ 分别为 3.7μmol/L、3.3μmol/L、2.8μmol/L、0.6μmol/L、2.7μmol/L）有抑制活性。Gong 等[14]发现三萜皂苷 clematomandshurica saponin J~K 和齐墩果酸 3-O-β-D- 葡糖糖 -(1→3)-α-L- 鼠李糖 -(1→2)[β-D- 葡糖糖 -(1→4)]-α-L- 阿拉伯糖苷对人前列腺癌细胞 PC-3 具有增殖抑制作用，$GI_{50}$（50% 最大抑制细胞增殖的浓度）分别为 1.29μmol/L、1.50μmol/L 和 0.71μmol/L。杨林等[49-50]以 MTT 法和移植性 H22 实体荷瘤小鼠建立模型研究棉团铁线莲的总皂苷抗肿瘤活性发现，当质量浓度为 0.1~1mg/ml 时，其对体外培养的 3 株人肿瘤细胞 HepG2、SMMC-7721 和 HeLa 的增殖表现出显著的抑制作用，其 $IC_{50}$ 分别为 0.529 8、0.204 7、0.287 7mg/ml，体内实验表明，棉团铁线莲总皂苷高（1.5g/kg）、中（0.75g/kg）、低（0.375g/kg）剂量组也可较好地抑制荷瘤小鼠瘤块的生长，抑瘤率分别为 41.55%、34.96%、32.37%。

3. **抗菌作用**　邹承淑等[51]研究发现，威灵仙具有广谱抗菌作用，与常用抗生素联合药敏试验结果表现出明显的协同作用。威灵仙抗菌抑菌活性成分主要是白头翁素和原白头翁素，原白头翁素不稳定，易聚合为白头翁素，而白头翁素具有显著的抗菌作用，对葡萄球菌、链球菌、白喉棒状杆菌的抑菌浓度为 1∶12 500，对结核分枝杆菌为 1∶50 000，对大肠埃希菌也有类似抑菌作用，对革兰氏阴性菌有效，与链霉素有协调作用，且有显著杀真菌作用。潘晓茹[52]通过建立细菌生长模型发现，威灵仙提取液及威灵仙总皂苷液对大肠埃希菌有抑制作用，大肠埃希菌在威灵仙提取液中临界生长浓度为 0.980 0g/ml，在三萜皂苷液中临界生长浓度为 0.020 7g/ml，说明威灵仙的三萜皂苷比威灵仙提取液的抑菌效果好。

4. **利胆作用**　耿宝琴等[53]通过研究威灵仙水煎剂和醇提物对动物胆道系统功能的影响发现，威灵仙的水煎剂及醇提取物能促进大鼠肝胆汁分泌，给麻醉犬静脉注射威灵仙的醇提取液可以促使犬体内胆红素和总胆管灌流量增加，并可以使胆总括约肌松弛，且醇提液利胆作用发生快，优于水煎液。陆焕清[54]通过用威灵仙注射液对家兔进行实验发现，威灵仙注射液能明显促进肝内胆汁分泌量增加，有效促进肝胆管的泥沙样结石及胆囊内的小结石排出，利胆作用良好。

5. **免疫抑制作用**　石强[55]通过小鼠碳粒廓清法和腹腔巨噬细胞吞噬鸡红细胞法考察威灵仙和棉团铁线莲水煎液对非特异性免疫的影响发现，其能抑制小鼠单核巨噬细胞和腹腔巨噬细胞的吞噬作用，从而降低机体非特异性免疫力。夏伦祝等[56]研究发现，威灵仙总皂苷 37.5mg/kg、75mg/kg、150mg/kg 3 种剂量可减轻二硝基氟苯致敏小鼠耳片肿胀程度，降低免疫器官指数，抑制鸡红细胞致小鼠溶血素的生成，从而说明威灵仙总皂苷具有显著的免疫抑制作用。

6. **解痉作用**　章蕴毅等[57]研究表明，威灵仙注射液能直接松弛豚鼠离体回肠平滑肌，并对抗组胺和乙酰胆碱引起的回肠收缩反应。杨掌利[58]通过对威灵仙临床用于治疗梅核气的病例进行总结发现,威灵仙中的白头翁素等成分具有抗组胺、松弛局部肌肉作用,可有效缓解舌咽、迷走神经末梢受到的刺激或激惹,从而阻止神经中枢传至大脑所引起的咽部不适感。

**7. 保护软骨作用**　Wu 等[59]研究发现,威灵仙的皂苷部分(SFC,50mg/kg、100mg/kg、200mg/kg)可剂量依赖性地减少由碘乙酸钠引起的软骨损伤和蛋白聚糖降解;同时 SFC 可以阻止硝普钠和碘乙酸钠诱导的兔软骨损伤。马勇等[60]在以往研究基础上,观察中药威灵仙对体外培养兔膝关节软骨细胞增殖及转化生长因子 $\beta$1 mRNA 基因表达的影响发现,不同浓度的威灵仙提取液(0.01g/L、0.05g/L、0.1g/L、0.5g/L、1.0g/L)均能促进软骨细胞转化生长因子 $\beta$1 mRNA 表达,4 组组间比较差异无显著性意义($P$>0.05),但作用的高峰为 0.5g/L 组,提示这可能是其治疗骨关节炎的作用机制之一。

**8. 对泌尿系统的作用**　杨永刚等[61]研究发现,0.2ml 的 50% 威灵仙煎剂相当于 0.1 单位脑垂体后叶素的抗利尿作用,且作用时间较长,其作用机制可能与血压下降、肾血管收缩作用有关。邹新蓉等[62]利用大鼠腹腔注射链脲菌素(STZ)制备成糖尿病大鼠模型发现,威灵仙 95% 乙醇提取物能明显降低糖尿病模型大鼠血清尿素氮、尿白蛋白、尿白蛋白排泄率、肾肥大指数和空腹血糖的水平($P$<0.05),降低肾脏 MDA 的含量($P$<0.05),同时显著减轻了糖尿病大鼠肾小球基膜和肾小管增厚和膨胀的程度,结果表明威灵仙 95% 乙醇提取物对糖尿病肾病引起的肾损伤有显著的抑制作用。

**9. 抑制黑色素作用**　仲少敏等[63]研究认为,威灵仙 95% 乙醇提取物可以通过抑制对 melan-a 小鼠黑色素细胞酪氨酸酶(Tyr)及酪氨酸酶相关蛋白 TRP-1、TRP-2 的基因表达及蛋白质合成和 Tyr 的多巴氧化活性这三方面实现其抑制黑色素产生的作用。

**10. 对微循环的作用**　周效思等[64]在显微镜下观察小鼠耳郭微循环,威灵仙能扩张小鼠耳郭小动脉与小静脉口径,耳郭局部毛细血管网交点计数增多,数据结果具有统计学意义($P$<0.05);激光多普勒仪检测小鼠耳郭局部血液灌注量,威灵仙给药组与阴性对照组比较明显增加($P$<0 05);该实验表明威灵仙水提取液具有改善局部微循环的作用,为临床上治疗风湿痹痛提供了药理学依据。

**11. 抗氧化作用**　孙玉军[65]、陈彦[66]等研究发现,植物威灵仙多糖能够清除超氧阴离子自由基和羟自由基,并能显著降低 $H_2O_2$ 诱导红细胞氧化溶血作用。

**12. 抗疟疾作用**　黄双路等[67]研究发现,福建民间曾用威灵仙治疟疾,其不同方法的提取液对感染徇氏小鼠的原虫均有抑制作用,灌胃时可使小鼠红细胞疟原虫感染率明显降低。

**【毒理研究】**威灵仙含白头翁素,有刺激性,接触过久可使皮肤发泡,黏膜充血。原白头翁素易聚合生成白头翁素,白头翁素是威灵仙的有毒成分,临床过量服用威灵仙或大剂量长时间外敷均可引起中毒[68]。在 2mg/ml 浓度下,可刺激喉。鼠腹腔注射其半数致死量 $LD_{50}$ 约为 150mg/kg。原白头翁素具有刺激性,接触过久可使皮肤发泡[69]。

**【配伍研究】**

**1. 威灵仙配豨莶草**　威灵仙和豨莶草两者味一苦一咸,苦咸归肝经、肾经,性一寒一温,皆为祛风湿、通经络常用药。两者相伍,效专力宏,补益下焦肝肾,温而不燥,更兼有活血祛瘀、舒筋通络、退黄及消肿利水之功,可用于多种疾病的治疗,如黄疸、强直性脊柱炎、急慢性腰扭伤等[70]。

2. **威灵仙配桃仁**　威灵仙和桃仁两者配伍,具有祛瘀、通络、消肿之功,可用于多种疾病的治疗,如咳嗽、慢性咽炎、老年便秘等[71]。

3. **芍药甘草汤配威灵仙**　陈曦[72]观察了芍药甘草汤加威灵仙治疗感染后亚急性刺激性干咳的临床效果,124 例感染后亚急性刺激性干咳患者,分为观察组 64 例,予芍药甘草汤加威灵仙治疗;阳性对照组 60 例,给予复方甲氧那明胶囊治疗,两组均观察 1 周;结果显示,观察组与阳性对照组总体疗效相当,说明芍药甘草汤加威灵仙治疗感染后亚急性刺激性干咳疗效可靠;在不良反应方面,与芍药甘草汤加威灵仙相比,阳性对照组的不良反应较大。

**【复方及制剂】**

1. **风湿骨痛酒**　威灵仙 500g,防己 500g,羌活 500g,槲寄生 500g,北独活 500g,穿山龙 500g,茜草 500g,麻黄 100g,马钱子(制)100g,白糖 1kg,50° 白酒 25kg。功能为散风,祛湿。用于腰腿疼痛,肢体麻木,手足拘挛,关节疼痛。口服,每次 10~15ml,一日 2 ~3 次,温服。孕妇忌服[73]。

2. **活络消痛片**　威灵仙 100g,刺五加浸膏 100g,当归 150g,制川乌 40g,竹节香附 20g,丹参 150g,乳香(制)15g,没药 15g,麻黄 30g,制成 1 000 片。功能为通经活络,舒经解痛。用于风寒湿痹,经络闭塞,筋骨疼痛,四肢麻木。口服,每次 4 片,一日 3 次。心脏病、胃溃疡及孕妇忌服[73]。

3. **威灵仙跌打片**　威灵仙 300g,川乌(制)240g,五灵脂(醋炒)240g,制成 1 000 片。功能为散风,祛湿,活血止痛。用于手足麻痹,时发疼痛,跌打损伤,痛不可忍或瘫痪等症。口服,每次 1~2 片,一日 2 次[73]。

**【临床研究】**

1. **应用研究**

(1)治疗关节炎:代铁柱[70]采用威灵仙水提液电离导入治疗膝关节骨性关节炎患者 100例,结果治愈 17 例,显效 43 例,有效 38 例,无效 2 例,总有效率达 98.0%。

徐芳[74]采用威灵仙痛风方(威灵仙 10g,白术 30g,茯苓 30g,薏苡仁 30g,益母草 30g,甘草 10g,牛膝 15g)治疗急性痛风性关节炎,每日 1 剂,分 3 次服用。7 日为 1 个疗程,共治疗 2 个疗程。结果显示总有效率为 92.31%。威灵仙痛风方治疗急性痛风性关节炎具有较好的疗效,能显著降低血尿酸、红细胞沉降率和 C 反应蛋白的水平。

(2)治疗食管失弛缓症(骨鲠):威灵仙治骨鲠喉并无化骨功效,而是使骨鲠局部水肿消除,解除局部痉挛,使骨鲠松动后掉进食管和胃。马群等[75]用威灵仙治疗食管失弛缓症 15例,疗效肯定,症状改善较快,复发较少。服药少者 15 剂,多者 60 剂,一般 30~40 剂。处方:党参 30g,代赭石 30g,旋覆花 15g,茯苓 15g,陈皮 10g,制半夏 10g,蒲公英 30g,白花蛇舌草15g,麻黄 8g,枳壳 12g,桔梗 10g,苏梗 15g,厚朴 12g,槟榔 15g,白芍 60g,威灵仙 50g,桃仁10g,红花 10g,甘草 6g,每日 1 剂,分 3 次服。

(3)治疗急慢性食管炎:马朝斌[76]采用复方威灵仙汤治疗急慢性食管炎。基本方:威灵仙 15g,鹅管石 15g,急性子 6~10g,苏梗 10g,半夏 6~10g,厚朴花 10g,黄芩 10g,刀豆壳 10g,陈皮 10~20g,甘草 3g。以上汤药配合三七、白及粉各 4g,一日 2 次,汤药冲服。49 例临床案例中,治愈 31 例,显效 11 例,有效 6 例,无效 1 例。

(4)治疗咽喉炎:金杨君等[77]采用中西结合治疗反流性咽喉炎。方法:给予多潘立酮

10mg,口服,一日 3 次,奥美拉唑 20mg,口服,一日 2 次,均为餐后服用。加服威灵仙方剂(由威灵仙 30g,金银花 15g,冬凌草 15g,浙贝母 15g,玄参 20g,桔梗 8g,茯苓 15g,木蝴蝶 5g,蝉蜕 5g,甘草 5g,加香附 12g,苏梗 10g,山豆根 6g,金果榄 10g,白僵蚕 10g 等组成),分 2 次温服,每日 1 剂,疗程 4 周。66 例患者中,显效为 77.3%,总有效率为 87.9%,可见威灵仙中药方剂结合西药对于反流性咽喉炎有着很好的临床治疗效果。

金银芝[78]以大剂量威灵仙为主辨证治疗慢性咽炎。方法:威灵仙 30~60g,咽部干痒痛剧烈者可用至 90g,辨证分型用药:肝气郁结型患者,辅以疏肝理气中药:柴胡 12g,当归 12g,赤芍 12g,夏枯草 10g,佛手 12g,连翘 12g,茯苓 12g,射干 12g,生甘草 6g;痰瘀互阻型患者,辅以活血化瘀中药:王不留行 20g,桃仁 12g,炒枳壳 8g,玄参 15g,生地黄 15g,赤芍 10g,旋覆花 12g,桔梗 12g,生甘草 6g;虚火上炎型患者辅以滋阴降火中药:生地黄 15g,玄参 20g,麦冬 12g,炒诃子 8g,僵蚕 8g,桔梗 12g,百合 15g,肉桂 2g,炙甘草 10g。每日 1 剂,加水共煎 2 次,分早晚餐后服。4 周为 1 个疗程,连服 1~2 个疗程。结果显示服 1 个疗程后统计治愈 14 例,显效 21 例,有效 16 例,无效 9 例;2 个疗程后治愈 23 例,显效 18 例,有效 16 例,无效 3 例,所有病例均未见明显不良反应。

(5)治疗干咳:陈曦[72]采用芍药甘草汤加威灵仙治疗感染后亚急性刺激性干咳。方法:予芍药甘草汤加威灵仙(白芍 18g,甘草 18g,威灵仙 15g)治疗,每日 1 剂,水煎口服。结果发现与予复方甲氧那明胶囊治疗总体疗效相当,说明芍药甘草汤加威灵仙治疗感染后亚急性刺激性干咳疗效可靠。

(6)治疗顽痛:龚小雪等[79]发现细辛 - 威灵仙联合配伍治疗顽痛疗效明显。方法:3 种疼痛病证共 229 例:胃热阴虚型牙痛 77 例,基本方为玉女煎;风寒凝聚型三叉神经痛 76 例,基本方为川芎茶调散;风寒湿痹型风湿痛 76 例,基本药为黄芪、当归、独活、羌活、苍术、薏苡仁、防己。每种疼痛病证都按就诊顺序分别分成 4 组,每组 19 例左右;对照组用基本方稍加减;细辛组即基本方加细辛;威灵仙组即基本方加威灵仙;细辛 - 威灵仙组即基本方加细辛、威灵仙。疗程为 2 周,分别观察其止痛情况。结果显示疗效从高到低分别为细辛威灵仙组、对照组、细辛组、威灵仙组。龚小雪等认为临床上疼痛明显的患者特别是寒湿性疼痛,两药相伍加入应证方药中则疗效倍增,减轻患者的痛苦,建议细辛 - 威灵仙联合配伍加入应证方药。

(7)治疗急性枕神经痛:徐惠芬等[80]采用针刺加威灵仙水煎液外涂治疗枕神经痛。方法:将 92 例枕神经痛的患者随机分为观察组 32 例,对照组 A、对照组 B 各 30 例,观察组针刺百会穴、局部夹脊穴、阿是穴和风池穴,配合威灵仙水煎液外涂;对照组 A 仅针刺百会穴、局部夹脊穴、阿是穴和风池穴,方法同观察组;对照组 B 仅用威灵仙水煎液外涂,方法同观察组。结果显示观察组总有效率高于对照组 A 及对照组 B,说明针刺加威灵仙水煎液外涂治疗枕神经痛疗效显著。

(8)治疗坐骨神经痛:罗福田等[81]采用复方灵仙药酒治疗坐骨神经痛。方法:在针灸治疗基础上口服复方灵仙药酒(威灵仙、麻黄、桂枝、荆芥等)。结果显示治疗组治愈 19 例,显效 39 例,有效 19 例,无效 3 例。说明中药酒剂治疗坐骨神经痛能减轻症状。

(9)治疗跟骨骨刺:张董喆等[82]采用外用威灵仙配合陈醋治疗跟骨骨刺。方法:将 51 例跟骨骨刺患者,取威灵仙煎汤加陈醋浸泡患足,药渣加醋外敷患处跟骨,一日 1 次,连用 20 日。结果显示 51 例患者中治愈 20 例,显效 10 例,有效 18 例,无效 3 例。说明外用威灵仙配合陈醋治疗跟骨骨刺疗效显著。

(10)治疗晚期原发性肝癌:蒋璐等[83]采用黄芪威灵仙汤治疗晚期原发性肝癌。方法:收集晚期原发性肝癌 32 例,均为放弃手术、介入、放疗、化疗治疗的患者。口服中药黄芪威灵仙汤(黄芪、威灵仙、白茅根各 30g,当归、党参各 20g,三七 10g,白术、茯苓各 15g。肝硬化、腹水、脾大、下肢水肿加冬瓜皮、冬瓜子各 30g,炙鳖甲、制川乌、制草乌、沉香各 6g,槟榔10g。疼痛剧烈加制川乌、制草乌各 6g,白花蛇舌草、徐长卿、肉桂各 10g)2 个月,观察患者治疗前后生活质量和临床症状的差异。结果显示,治疗后 Karnofsky 评分疗效总有效率为78.13%。治疗前后肝区疼痛、黄疸、疲乏无力、纳呆腹胀、腹水、下肢肿等症状均得到缓解,说明黄芪威灵仙汤能提高晚期原发性肝癌患者的生活质量,改善临床症状。

(11)治疗老年功能性便秘:李坤[84]采用威灵仙汤治疗老年功能性便秘。处方:熟地黄、黄芪、瓜蒌仁、生白术、百合各 30g,桑椹子 20g,生何首乌、威灵仙、黄精、莱菔子各 15g,当归、白芍、枳实、肉苁蓉各 10g。每日 1 剂,水煎分 2 次口服。1 个月为 1 个疗程。结果显示28 例患者中治愈 18 例,有效 9 例,无效 1 例。

(12)治疗慢性胆囊炎:洪文水[85]采用威灵仙治疗慢性胆囊炎。方法:于慢性胆囊炎患者以柴胡疏肝汤合温胆汤中加入威灵仙 15 g、鸡内金 15g 水煎服 3 剂,症状基本消失。

(13)治疗跖疣:赵宏宇[86]采用芒硝威灵仙合剂外洗治疗跖疣。药方:芒硝 60g,威灵仙30g。加水 2 000ml,煎成 1 000ml,趁热浸洗患处,温度以可以耐受不造成烫伤为度,适当辅以手搓揉足跖,每天浸洗 1 次,每次 30 分钟,连用 3 周为 1 个疗程。伴足跖多汗者加麻黄根30g,合并真菌感染者加夏枯草 15g,荆芥穗 10g,合并胼胝者芒硝用量稍加。其中 1 个疗程结束后痊愈 7 例,2 个疗程结束后痊愈 18 例,3 个疗程结束后结果全部痊愈。

(14)治疗胆结石:赵玉屏[87]重用威灵仙治疗胆结石。处方:威灵仙 45g,郁金 30g,柴胡 15g,海金沙 30g(包煎),金钱草 30g,延胡索 15g,黄芩 10g,枳壳 10g,厚朴 10g,每日 1 剂,水煎服。连服 6 日后腹痛明显减轻,便秘溲赤症状缓解。继用威灵仙 30g,郁金 30g,柴胡15g,海金沙 30g(包煎),金钱草 30g,黄芩 10g,每日 1 剂,水煎服。继服 10 日后,经 B 超复查结石已消失。仍以威灵仙 30g,每日水煎服,连服 1 周以善后,随访 2 年未复发。

2. **用法用量**　2020 年版《中国药典》规定用量为 6~10g[39]。水煎服 5~15g,治疗骨鲠30~50g,本品对气虚者忌用[68]。

**【中毒表现及救治】**

1. **中毒表现**　临床过量服用或大剂量长时间外敷威灵仙均可引起中毒症状。外用过量可引起皮肤发泡溃烂及过敏性皮炎,患处瘙痒、灼热、疼痛、水肿性红斑、血疹、水疱、表皮松解如烫伤性改变[88]。内服过量则可有口腔灼热、肿痛、腹痛或剧烈腹泻、呼吸困难、瞳孔变大,严重者可导致死亡[89]。

2. **救治**　为避免中毒,在使用威灵仙时应从小剂量开始。另外,可在处方中加甘草,起调和药性、预防中毒的目的。如发生中毒,一般采用甘草和绿豆同煎服用,有较好的解毒作用[68]。皮肤、黏膜中毒者,可用清水、硼酸或鞣酸溶液洗涤。内服中毒早期用 0.2% 高锰酸钾液洗胃,或服蛋清,或静脉滴注葡萄糖盐水,剧烈疼痛可用阿托品等对症治疗[90]。

(王钧篪　斯建勇　张春颖)

# 60　鸦　胆　子

【基源】本品为苦木科植物鸦胆子 *Brucea javanica* (L.) Merr. 的干燥成熟果实[1]。

【化学成分】鸦胆子中含有苦木内酯类及其苷类、生物碱、黄酮、酚类、脂肪油等成分[2-7]。

## 1. 苦木内酯类及其苷

(1) 苦木内酯类：鸦胆因 (bruceines) A、B、C、D、E、F、G、H、I, 去氢鸦胆因 A (dehydrobrucein A), 鸦胆子苦醇 (brusatol), 去氢鸦胆子苦醇 (dehyrobrusatol), dehydrobruceantinol, 鸦胆子素 (javanicin), 鸦胆子内酯 (yadanziolides) A、B、C。

(2) 苦木内酯苷类：鸦胆子苷 (bruceosides) A、B, bruceantinoside A, yadanziosides A、B、C、D、E、G、H、K、M、N、O、P, 其中 yadanzioside A 的结构为：2-*O*-(*β*-D-glucosyl)-brucein A；yadanzioide B 的结构为：3-*O*-(*β*-D-glucopyranosyl)-brucein A；yadanzioside C 的结构为 2-*O*-(*β*-D-glucopyranosyl)-brucein C；yadanzioside D 的结构为 2-*β*-D-glucoside of the allylic alcohol；yadanzioside G 的结构为 2-*O*-(*β*-D-glucopyranosyl) bruceantinol。

## 2. 生物碱类　含鸦胆子碱 (brucamarine)、鸦胆宁 (yadanine)、鸦胆灵 (brucealin)、4- 乙氧甲酰基 -2- 喹诺酮 (4-ethoxycarbonyl-2-quinolone)。

## 3. 黄酮类　含槲皮素 3-*O*-*β*-D- 半乳糖苷 (quercetin-3-*O*-*β*-D-galactoside)、木犀草素 -7-*O*-*β*-D- 葡萄糖苷 (luttelin-7-*O*-*β*-D-glucoside)。

## 4. 酚类和酸类　含鸦胆子酚 (brucenol)、鸦胆子酸 (bruceolic acid) 和香草酸 (vanillic acid)。

## 5. 脂肪油类　鸦胆子种仁含脂肪 56.23%, 油中不皂化物占 1.36%, 内含少许挥发油；油中皂化物占 92.47%, 内含油酸 (oleic acid) 占原脂肪油的 81.87%, 亚油酸 (linoleic acid) 3.37%, 硬脂酸 (stearic acid) 2.65%, 棕榈酸 (palmitic acid) 6.62%, 还有熔点为 152℃的绢丝状结晶体。

【含量测定】

## 1. 油酸的测定

(1) 药典法：按 2020 年版《中国药典》规定照气相色谱法 (通则 0521)。

色谱条件与系统适用性试验：聚乙二醇 20 000 (PEG-20M) 毛细管柱 (柱长为 30m, 内径为 0.25mm, 膜厚度 0.25μm), 检测器温度为 250℃ (FID)；进样口温度为 250℃；柱温为 205℃；分流比为 20∶1。理论板数按油酸峰计算, 应不低于 5 000。

校正因子测定：取油酸对照品适量, 精密称定, 加正己烷制成每 1ml 含 3mg 的溶液。精密量取 5ml, 置 10ml 具塞试管中, 用氮气吹干, 加入 0.5mol/L 氢氧化钾甲醇溶液 2ml, 置 60℃水浴中皂化 25 分钟, 至油珠全部消失, 放冷, 加 15% 三氟化硼乙醚溶液 2ml, 置 60℃水浴中甲酯化 2 分钟, 放冷, 精密加入正己烷 2ml, 振摇, 加饱和氯化钠溶液 1ml, 振摇, 静置, 取上层溶液作为对照品溶液, 精密称取苯甲酸苯酯适量, 加正己烷制成每 1ml 含 8mg 的溶液, 作为内标溶液, 精密量取对照品溶液和内标溶液各 1ml, 摇匀, 吸取 1ml, 注入气相色谱仪, 测定, 计算校正因子。

测定法：取本品粗粉约 3g,精密称定,加入石油醚(60~90℃)30ml,超声处理(功率 280W,频率 42kHz)30 分钟,滤过,滤液置 50ml 量瓶中,用石油醚(60~90℃)15ml,分次洗涤滤器和残渣,洗液滤入同一量瓶中,加石油醚(60~90℃)至刻度,摇匀,精密量取 3ml,自"置 10ml 具塞试管中,用氮气吹干"起,同对照品溶液制备方法制备供试品溶液,精密量取供试品溶液和内标溶液各 1ml,摇匀,吸取 1ml,注入气相色谱仪,测定,即得。本品以干燥品计算,含油酸($C_{18}H_{34}O_2$)不得少于 8.0%[1]。

(2)气相色谱法：精密称取Ⅱ号鸦胆子油乳颗粒剂 8mg(含油酸标示量 1.04mg),加石油醚 4ml 分 3 次萃取,每次 2 分钟,萃取液用氮气吹干,加丙酮 4ml 分 3 次萃取,每次 2 分钟,萃取液用氮气吹干,加 2ml 0.5mol/L KOH-甲酸液,在 60℃恒温水浴中皂化 15 分钟,待油珠完全溶解,放冷,加三氟化硼-乙醚液 0.5ml,甲醇 1.5ml,在 60℃水浴中甲酯化 2 分钟,冰冷,加入 1mg/ml 苯甲酸苯酯内标液 2ml,振摇,加入饱和氯化溶液至刻度(10ml),将上层液体转移到另一试管中,充氮气,进样 1.5ml 测定。

气相色谱条件：固定液 20%DEGS,担体 Chromsorb W NAW 60~80 目,玻璃柱 2m×3mm,理论塔板数 =2.06×1 000；载气,氮气流速 50ml/min,氢气流速 45ml/min,空气流速 5ml/min；FID 检测；柱温 180℃,气化室温度 250℃,检测器量程范围 1 000；记录器灵敏度 2 度,油酸和内标物分离度 $R$=4.760[2]。

**2. 鸦胆子苦醇的测定——薄层扫描法**　将石油醚脱脂后的鸦胆子 10g,用 6mol/L 硫酸-乙醇(1∶1)80ml,加热回流 2 小时,共 2 次,趁热过滤,合并,回收溶媒,然后用三氯甲烷萃取,浓缩至小体积,备用。取鸦胆子苦醇 10mg,溶于 4ml 三氯甲烷中,备用。色谱板为硅胶 H-5%CMC-Na 20cm×20cm 板,展开剂为三氯甲烷-甲醇(10∶1),点样量均为 40μl。上行法展开 17cm,碘蒸气显色,反射式锯齿双波长扫描,测定波长为 590nm,参比波长为 750nm,灵敏度 ×1,纸速 20mm/min,狭缝 1.25×1.25mm[2]。

【炮制研究】2020 年版《中国药典》规定饮片炮制为除去果壳及杂质。

【药理研究】

**1. 抗肿瘤作用**

(1)鸦胆子制剂的抗肿瘤作用

1)鸦胆子仁水煎剂：鸦胆子水煎剂及三氯甲烷提取物对体外培养的人鼻咽癌 KB 细胞有显著抑制作用。其细胞毒浓度($IC_{50}$)分别为 16.85μg/ml 和 0.55μg/ml,对消化道癌也有抑制作用[3,6,8]。

2)鸦胆子油制剂：20 世纪 50 年代曾有报道鸦胆子油对喉部乳头状瘤有较好的疗效,小鼠体内抗癌作用的研究表明,10% 鸦胆子油静脉乳有一定的抗肿瘤作用。小鼠体重(20±0.5)g,每组 10 只,接种艾氏腹水癌后次日给药。两个给药组分别腹腔注射鸦胆子静脉乳 2.5g/(kg·d)×7d、5.0g/(kg·d)×7d,并设对照组,停药后观察动物 45 天内生存天数。计算生命延长率。结果表明,两个剂量给药组平均生存天数均显著长于对照组($P<0.001$),提示 10% 鸦胆子油静脉乳体内实验有一定的抗艾氏腹水癌的作用[9]。鸦胆子油乳能够抑制人宫颈鳞状上皮永生化细胞(Ect 1/E6E 7)的增殖,并呈时间和浓度的依赖性[10]。鸦胆子油乳能够抑制宫颈癌 Hela 细胞增殖,并且呈浓度与时间的依赖性,其机制与通过阻滞细胞周期于 S 期有关[11]。鸦胆子油乳注射液能够抑制 C6 胶质瘤细胞增殖,且具有剂量依赖性,其机制与上调半胱氨酸天冬氨酸蛋白酶 3(caspase-3)的表达有关[12]；抑制喉癌 Hep-

2 细胞增殖,呈时间与剂量依赖性,其机制可能通过阻滞 Hep-2 细胞周期于 G2/M 期来抑制细胞增殖分裂[13];还可通过抑制 PI3K/AKT 信号传导抑制 C6 胶质瘤增殖[14]。杨利辉等[15]发现替莫唑胺联合鸦胆子油乳对胶质瘤 SKMG-4 细胞有抑制细胞增殖的作用,其机制与抑制细胞周期 G1 期,抑制 B 淋巴细胞瘤 -2 基因(Bcl-2)表达从而加速肿瘤细胞凋亡有关。

3)鸦胆子油乳剂:鸦胆子油乳剂对艾氏腹水癌细胞增殖周期有一定影响。对处于 S 期的细胞有明显的抑制作用,细胞大部分被药物破坏。以放射自显影的方法研究了鸦胆子油乳剂对小鼠艾氏腹水癌细胞的杀伤动力学。$^3$H-TdR(比放射性为 18Ci/mMol)标记后 0.5 小时腹腔注射鸦胆子油乳剂 0.2mg/ 只,损伤的标记细胞在给药后 8 小时为 22.4%,损伤的非标记细胞为 8.5%,零时的标记指数为 24%,到 24 小时下降至 5.2%,给药后 1~4 小时有丝分裂指数亦有下降。用秋水仙酰胺阻断法观察,发现该药可以抑制 S 期细胞进入 M 期。药物杀伤结合秋水仙酰胺抑制实验证明,给药时正处于 M 期的细胞仍可继续完成分裂,而 G2 期细胞进入 M 期明显受到抑制。连续 18 小时腹腔注射 $^3$H-TdR 后,未标记的 G0 期细胞的损伤达 17.0%。体内实验证明,该药对 $^3$H-TdR 参入艾氏腹水癌细胞 DNA 合成具有明显抑制。根据以上结果认为鸦胆子油乳剂对艾氏腹水癌 G0、S、G2 期细胞均有一定损伤或抑制作用,因而鸦胆子油乳剂可能属于细胞周期非特异性药物[16]。

(2)鸦胆子苦醇的抗肿瘤作用:M uriel C 等[17]发现,鸦胆子苦醇对各种白血病细胞系都有诱导分化作用,并以人早幼粒白血病细胞 HL-60 细胞为体外分化诱导模型,采用 cDNA 宏阵列技术和电泳迁移率试验,研究其诱导分化机制,结果表明,鸦胆子苦醇通过激活核转录因子 NF-κB,从而诱导分化。鸦胆子苦醇能够诱导人胰腺癌 PANC-1 和 PATU-8988 细胞凋亡,其机制与激活应激活化蛋白激酶(JNK)/p38 丝裂原活化蛋白激酶(p38MAPK)/ 转录因子 NF-κb/ 信号传导及转录激活因子 3(Stat3)信号通路有关[18]。谭亚芳等[19]发现鸦胆子苦醇能诱导人前列腺癌 DU145 细胞凋亡,并且呈时间与剂量依赖性,其机制可能与使磷酸化的 p38 和 JNK 表达增加,磷酸化的细胞外调节蛋白激酶(ERK)表达降低从而活化丝裂原活化蛋白激酶(MAPK)途径有关。陈果等[20]发现鸦胆子苦醇能够有效抑制人非小细胞肺癌 A549 细胞的转移,其机制与下调表皮生长因子反应蛋白 2(BRF2)、胰岛素样生长因子结合蛋白 -2(IG-FBP-2)和四跨膜蛋白 CD151 表达有关。

(3)鸦胆子有效成分的抗肿瘤作用

1)鸦胆子苷的抗肿瘤作用:鸦胆子苦苷 A、B 的配基 cleomiscosi A 体外实验对 P388 淋巴细胞白血病有作用,而对 KB 系瘤株无作用。鸦胆子苷 B 有同样的抗癌活性。鸦胆子苷 A、B(bruceoside A、B)具有明显抗艾氏腹水癌,W256 癌肉瘤以及 P388 淋巴细胞白血病作用[2,21]。鸦胆子苦醇、鸦胆子苦素 D 和另一新鸦胆子苦素类成分,体外实验均有一定抗肿瘤作用。鸦胆子苦素 B 只有边缘活性[22]。研究发现鸦胆子素 D 能够抑制高危型人乳头瘤病毒 HPV16 感染细胞的增殖,且呈时间与浓度依赖性,其机制可能是通过人乳头瘤病毒 HPV16 E6、E7 表达而促进细胞凋亡[10,23]。郑颖等[24]发现鸦胆子素 D 能够抑制骨肉瘤细胞(143B HOS)增殖,其机制为阻滞细胞周期于 G0/G1 期。鸦胆子苦素 D 能明显抑制胰腺癌细胞等生长,使癌细胞 DNA 碎片化,将其阻滞于 G1 期。实验表明上调 caspase 3、8、9 以及 bak 蛋白表达水平,下调 bcl-2 蛋白表达(bak 与 bcl-2 同属 bcl-2 家族但功能迥异,前者促进细胞凋亡后者抑制凋亡);p38-MAPK 信号通路被激活,而用该通路的特异性阻断剂可有效抑制其凋亡诱导作用。可见鸦胆子苦素 D 的凋亡诱导作用是通过激活 p38-MAPK 途径实现的[25]。

2) 鸦胆子苦醇的抗癌作用：水溶性活性成分鸦胆子苦醇对胰腺癌有细胞毒性作用[26]。鸦胆子苦醇、鸦胆子苦内酯 C、S 等活性成分能够诱导 HL-60 分化[27]。1996 年，杨正奇等[3]通过实验发现 Brusatol (18) 能抗 $P_{388}$ 白血病，能诱导白血病细胞的末端分化。Muriel 等[17]发现，鸦胆子苦醇对各种白血病细胞系都有诱导分化作用，并以人早幼粒白血病细胞 HL-60 细胞为体外分化诱导模型，采用 cDNA 宏阵列技术和电泳迁移率试验，研究其诱导分化机制，结果表明，鸦胆子苦醇通过激活核转录因子 NF-κB，从而诱导分化。孙晓辉[28]研究了鸦胆子苦醇对辐射抗性较强细胞系 A549 的增敏作用，试验表明鸦胆子苦醇可以有效降低 A549 细胞系中的 Nrf2 蛋白含量，抑制由照射引起的 Nrf2 蛋白含量升高；进而可以增加 A549 由照射引起的 DNA 损伤和活性氧，起到增强 A549 细胞系辐射敏感性的作用；说明鸦胆子苦醇可以增强非小细胞肺癌细胞系 A549 细胞系的辐射敏感性，且辐射增敏作用可能是通过抑制了细胞内过表达的 Nrf2 蛋白，增加细胞 DNA 损伤和细胞内活性氧（ROS）的累积。

3) 鸦胆子脂溶性成分的抗癌作用：鸦胆子中的脂肪含量在 20% 左右，其油脂中含有大量不饱和脂肪酸，主要由软脂酸、油酸、亚油酸和棕榈酸等组成。自制鸦胆子油乳样品对 Bel-7402 人肝癌和 KB 人鼻咽癌肿瘤菌株有抑制作用；用未经碱炼的鸦胆子油制备的鸦胆子油乳样品对 Bel-7402 人肝癌和 KB 人鼻咽癌肿瘤菌株有抑制作用，但碱炼的鸦胆子油制备的鸦胆子油乳样品却无效；添加脱脂鸦胆子粗提物的鸦胆子油乳样品对上述 2 种肿瘤菌株的抑制率都有大幅度提高，并且除添加水提物的鸦胆子油外，其他样品对 HL-60 人白血病菌株都有抑制效果；添加脱脂鸦胆子粗提物的鸦胆子油乳样品抑制肿瘤效果不同，添加甲醇提取物的鸦胆子油乳样品除对 Bel-7402 人肝癌和 KB 人鼻咽癌肿瘤菌株有效外，对 HL-60 人白血病菌株及 BGC-823 人胃癌肿瘤菌株也有效[29]。

(4) 鸦胆子中其他成分的抗癌作用[2]：从鸦胆子中提到的苦木素苷，鸦胆子苷 A~L、O (yadanziosides A~L、O)，脱氢鸦胆子醇及脱氢鸦胆子亭醇有抗 P388 淋巴细胞白血病活性。鸦胆子苦烯 (bruceene) 对 KB 细胞有抑制活性，抑制率为 56%。其他学者也报道，鸦胆子含的苦木素类糖苷 brucoside A、B 及 yadanziosides A~H、F、I、J、L、P 显示有抗白血病活性。鸦胆子苦醇对 P388 淋巴细胞白血病显示有效的抗白血病作用 [ 小鼠腹腔注射 0.125mg/ (kg·d)，T/C=158 ]，cleomiscosin A 在体外对 P388 淋巴细胞白血病有活性（$ED_{50}$=0.4μg/ml）。

(5) 构效关系对鸦胆子抗癌作用的影响[2]：鸦胆子中的主要成分为四环二萜内酯类 - 苦木素类化合物。研究表明，四环二萜内酯类 - 苦木素类化合物的 A 环的 3,4 不饱和双键有利于抗癌活性的发挥，一旦这些双键氢化，无论是对组织培养 KB 细胞的细胞毒性还是对小鼠 P388 淋巴细胞白血病抑制活性都将降低，四环二萜内酯类 - 苦木素类化合物 A 环还原衍生物只有大于非还原物 30 倍剂量方能有同样的抗 KB 细胞活性，C15 酯也是抗白血病必不可少的活性部位，而酯的改变并不影响其活性，抗癌物质的亲电生物活性也对抗肿瘤起着重要的作用。

**2. 抗寄生虫作用**[2]

(1) 鸦胆子的抗变形虫活性作用：体外测定了鸦胆子丁醇粗提物和鸦胆丁、鸦胆子苦素 C 对痢疾变形虫（*Entamoeba histolitica*）的活性，结果鸦胆子正丁醇提取物、鸦胆丁、鸦胆子苦素 C 均有不同程度的抗痢疾变形虫作用。

(2)抗阿米巴作用

1)鸦胆子不同制剂均有一定的抗阿米巴作用：研究表明,去油鸦胆子水浸液和乙醚浸膏加入感染粪便,都能杀灭阿米巴。但去油鸦胆子水浸液 1:1 000 时,须与阿米巴培养基接触48 小时才能杀灭 3 种阿米巴中的 2 种。

2)鸦胆子提取物的抗阿米巴作用：研究表明,对于自然或人工感染的阿米巴痢疾猫、犬和猴,鸦胆子仁及其提取物口服或注射给药均有一定的疗效。

3)鸦胆子有效成分抗阿米巴作用：鸦胆子水剂、乙醇浸膏、鸦胆子苷、苦味素等对阿米巴原虫均有杀灭作用,对患有阿米巴痢疾的动物有治疗作用。用鸦胆子仁口服或水浸液肌内注射对鸡疟有治疗作用,可使血中疟原虫数址减少或消失,不仅可抑制症原虫的生长繁殖,并可使症原虫变形和破坏,最后完全消失,鸦胆子对肠内寄生虫如鞭虫、蛔虫、绕虫等有驱除作用,对血吸虫、滴虫、草履虫、泌尿系统原虫也有驱杀作用,鸦胆子和补骨脂素合剂对地塞米松皮下注射所致的卡氏肺泡子虫肺炎大鼠模型有抑制及杀灭卡氏肺抱子虫的作用[30]。

(3)抗疟作用

1)鸦胆子素在体外的抗疟作用：Guru PY 等采用改良的 $^3$H 标记的次黄嘌呤摄入技术,测试鸦胆子的提取物 quassinofd、bruceantin（I）、brueeantinol 和 brueeineA 对恶性疟利物浦株的作用,结果发现它具有高度抗疟活性,研究表明鸦胆子素对疟原虫的作用方式可能是它抑制核糖体蛋臼的合成,而这一作用方式和传统的抗疟药不同[31]。鸦胆子果实的抗疟作用：O'Neill MJ 应用体外试验评价鸦胆子果实的 6 种含苦木素类提取物的抗症作用,鸦胆子苦素 A、鸦胆子苦素 B、鸦胆子苦素 C、鸦胆丁、bruceantinol 及去氯鸦胆子 A,结果表明鸦胆子果实的抗症作用系由于其含有苦木素,而这些化合物对体内的抗症作用和毒性还有待进一步研究[32]。

2)鸦胆子粗提物及有效成分对恶性疟原虫耐药株有明显的体外抗疟作用：采用形态学方法测定鸦胆子 4 种溶剂粗提物对恶性疟原虫的体外抗疟活性,结果表明三氯甲烷提取物的活性最强。从鸦胆子三氯甲烷提取物中分离纯化得到 3 个化合物：鸦胆子苦素 A、鸦胆子苦素 B 水合物和鸦胆子苦素 C。测定了这 3 个化学成分对自然分离的恶性疟原虫株的体外抗疟活性,结果鸦胆子苦素 A 和鸦胆子苦素 B 水合物的抗疟活性相似（$ID_{50}$ 为 8.66μg/ml 和8.15μg/ml）,而鸦胆子苦素 C 的抗疟活性较高（$ID_{50}$ 为 1.95μg/ml）,与新抗疟药甲氟喹（$ID_{50}$为 6.26μg/ml）相比有显著差异（$P<0.05$）[2]。

(4)抗其他寄生虫作用：鸦胆子苦木内酯类化合物有抑制寄生虫性原生虫病的作用,如恶性疟原虫、阿米巴痢疾、肠源性败血症和弓形虫。1987 年,Lee 等[33]研究发现鸦胆苦醇有较强的抗恶性疟原虫活性,鸦胆子苷（bruceolide）具有较弱的抗恶性疟原虫活性,鸦胆苦醇相关的苦木内酯类化合物中的 C15 酯基部分是抗疟疾活性的关键结构。鸦胆因 A 和 D 对中型指环虫具有明显的抗虫活性,$EC_{50}$ 分别为 0.49mg/L 和 0.57mg/L,效果优于阳性对照药甲苯咪唑（$EC_{50}$ 为 1.25mg/L）[34]。研究报道显示,鸦胆子粗提物显示了很强的体外抗伊氏锥体虫活性[35],其中,苦木内酯类化合物鸦胆因 A、鸦胆丁醇、鸦胆因 C、鸦胆苦醇以及鸦胆因B 均显示出了强烈的抗锥体虫活性（$IC_{50}$ 为 2.9~17.8nmol/L）,效果与标准的杀锥体虫的药物三氮脒（贝尼尔）（$IC_{50}=8.8nmol/L$）和苏拉明（$IC_{50}=43.2nmol/L$）相当或略优。构效关系和活性研究表明,苦木内酯类化合物的 A 环上的布枯酚（1- 甲 -2- 羟 -3- 氧 -4- 异丙环己烯）部分和 C15 上自带的侧链对其抗锥体虫活性而言是非常重要的[36]。

3. **对免疫系统的影响** 研究表明,鸦胆子制剂在体外实验条件下,不能增强 E 玫瑰花环的形成,也不能促进淋巴细胞转化,对免疫系统的作用不明显,而鸦胆子却对免疫系统有较好的作用,鸦胆子对免疫系统的作用主要为鸦胆子脂肪酸成分。

鸦胆子所含脂肪酸中花生四烯酸亦占较大的比例,花生四烯酸在巨噬细胞的磷脂中占脂肪酸的 20%,而巨噬细胞在不同的脂肪酸组成的培养基中能改变其细胞膜的脂肪酸组成,因而其吞噬功能也会受到影响。

由于脂肪酸对免疫功能有影响,故富含脂肪酸的鸦胆子类药物及其对肿瘤作用的研究亦越来越引起人们的关注[2]。

4. **对心血管系统的作用** 研究报道,去油鸦胆子浸剂及其他粗提物静脉注射,可使犬血压暂时下降。对在位和离体心脏有抑制作用,此作用不因切断迷走神经或注射阿托品而消失。其扩血管作用不恒定,对蛙反呈血管收缩作用。鸦胆子苷对心血管的作用不明显[2]。

5. **其他作用** 鸦胆子对志贺菌属、伤寒沙门菌和霍乱弧菌以及其他常见致病菌均无明显抑杀作用。鸦胆子对平滑肌也有明显的作用。据报道,鸦胆子仁的各种浸出物均能兴奋离体子宫、小肠及在位小肠。鸦胆子苷对离体肠管无作用,但麻醉犬静脉注射小量,20 分钟后肠管发生剧烈收缩[2]。Yan 等[37]研究表明,鸦胆苦醇、鸦胆因 A 和鸦胆因 B 等苦木内酯类化合物具有很强的抗抗烟草花叶病毒(TMV)活性,其 $IC_{50}$ 为 3.42~5.66μmol/L,疗效优于阳性药宁南霉素($IC_{50}$=117.3μmol/L)。

**【毒理研究】**[2]鸦胆子有明显的毒性。其毒性成分存在于可溶性苦味部分,其溶解的苦味部分及除去苦味质的油质部分并无显著毒性,而其挥发油则有局部刺激作用。

鸦胆子煎剂对雏鸡肌内注射的 $LD_{50}$ 为 0.25g/kg,口服为 0.4g/kg;鸦胆子粗提物对雏鸡肌内注射给药时,除恶心、呕吐、腹泻、便血等消化道症状外,还呈现呼吸急促、体温下降、肌肉无力、昏迷和死亡;鸦胆子壳 2g/kg 给雏鸡肌内注射未见死亡。

鸦胆子油静脉乳毒性:小鼠 50 只(体重 20~21g,雌雄兼用),尾静脉注射 10% 鸦胆子油静脉乳,采用概率单位法测得 $LD_{50}$ 为 6 250mg/kg。亚急性毒性实验表明家兔给予鸦胆子油静脉乳 10g/kg,其体重、肝功能、肾功能、血常规均无明显变化。去油鸦胆子猫口服的最小致死量(MLD)为 0.1g/kg。长期给药时,有累积性毒性。

**【配伍研究】**鸦胆子与金银花、白芍、三七配伍,可加强解毒活血作用;鸦胆子以龙眼肉包裹,用于冷痢久泻[2]。

**【复方及制剂】**

1. 将鸦胆子油制成干燥乳剂,进行药效学对比实验,开发药物新剂型。采用喷雾干燥方法制备鸦胆子油干燥乳剂,进行质量评价,同时用两种动物,以雷尼替丁为对照药进行抑制胃溃疡形成的药效学实验。结果表明,干燥乳剂具有良好的再分散性、稳定性。药效学结果显示,对小鼠阿司匹林所致胃溃疡、束水应激胃溃疡、大鼠醋酸所致慢性胃溃疡、幽门结扎胃溃疡均有明显的抑制作用[38]。

2. 评价鸦胆子油 - 碘油"夹馅"栓塞法、瘤内注射乙醇与免疫因子联合介入治疗中晚期肝癌的临床疗效。37 例失去手术机会的中晚期肝癌患者,分为两组:A 组交替作经肝动脉鸦胆子油 - 碘油 - 抗癌药"夹馅"法栓塞化疗(TAE)及经皮无水乙醇癌灶内注射(PEI),并联合局部应用免疫因子介入治疗,B 组单纯用 TAE 治疗。结果表明:A 组和 B 组的显效率、有效率、1 年生存率分别为 47% 和 10%、100% 和 90%、76% 和 30%,其差异有显著性,而两组的毒副作用无明显差异。A组17例患者中有7例获手术切除。认为 TAE+PEI+ 局部注射免疫因子的综合介入疗法,可能成为治疗中晚期肝癌患者的一种新方法[39]。

3. 将鸦胆子的有效组分——鸦胆子的脂肪油作为原料,制成油 / 水型的静脉乳剂。油滴大小为 1μm 左右,因而使有效成分在体内的动态得到了改善,达到了定向分布的要求。通过动物实验证实,鸦胆子油静脉乳由于能发挥对某些脏器的定向作用,因而可提高病变部位的有效浓度[2]。

**【临床研究】**

**1. 应用研究**

(1)治疗阿米巴痢疾:口服法与灌肠法并用,7~10 天为 1 个疗程。口服,一日 3 次,成人每次用鸦胆子仁 10~20 粒,也有少至 4 粒的;小儿每岁 1~2 粒,装胶囊吞服。灌肠用鸦胆子仁 5~20 粒,打碎后浸于 1% 碳酸氢钠溶液 200ml 中 2 小时,然后行保留灌肠一日 1 次或隔日 1 次。与口服法同时进行,或在口服 4 天后再单独使用,据 50 例和 60 例的观察,近期治愈率分别为 72% 和 94%[40]。

(2)治疗疟疾:将鸦胆子磨碎,装入胶囊,每次 12 粒,一日 3 次,餐前服,治疗 27 例,效果良好,对间日疟效果尤好[2]。

(3)治疗丝虫病:每天以鸦胆子 40 粒(去壳)于早餐后 2 小时用浓白糖水送服,连服 7天。另分证辅助用药:如乳糜尿,从服用鸦胆子之日起,每天以食用鲜山药 0.25~0.5kg,炖食,2 周后,症状未消失者,再如法服用鸦胆子;象皮肿,以服用鸦胆子之日起,每天服用 1 剂通络去湿汤(防己、威灵仙、黄连、桂枝、白芍、丹参、牡丹皮、桃仁、茯苓、白术、甘草)。3 周以上症状未减轻者,再次如法服用鸦胆子。结果治疗丝虫病 96 例,痊愈(临床症状消失,血液检查无微丝蚴)85 例;有效(血液检查无微丝蚴,临床症状好转或消失后有复发)9 例;无效(临床症状无明显好转)2 例。有效率 97.9%,疗程最短 7 天,最长 60 天,平均 16 天。其中:乳糜尿 64 例,痊愈 61 例,有效 3 例;象皮肿 32 例,痊愈 24 例,有效 6 例,无效 2 例[2]。

(4)治疗肿瘤

1)肺癌:邓湘生等[41]采用小剂量化疗药加鸦胆子油注射液支气管动脉灌注治疗晚期肺癌,对照单纯支气管动脉灌注化疗方式。发现治疗组客观疗效优于对照组,差异有统计学意义(P<0.05);治疗组在提高生活质量、保护免疫和骨髓功能方面优于对照组。王婉茹等[42]将 83 例中晚期非小细胞肺癌患者随机分为 2 组,试验组 45 例研究对象采用鸦胆子油乳联合 TP 方案(紫杉醇 + 顺铂)化疗治疗,对照组患者仅接受 TP 方案化疗。结果试验组和对照组的治疗有效率差异无统计学意义(P=0.344)。但试验组的贫血、白细胞减低、恶心呕吐的发生率显著低于对照组(P<0.05)。临床研究表明,在肺癌的化疗治疗过程中,鸦胆子油乳的联合应用既能辅助提高治疗效果,又可显著减轻患者化疗引起的不良反应,提高患者的耐受性,为鸦胆子油辅助化疗方案提供一定临床数据支持[43]。

2)肝癌:田华琴等[44]采用 Seldinger 技术行肝动脉介入。治疗组给予鸦胆子油,超液化碘油(Lip)混合液灌注栓塞,对照组给予化疗栓塞治疗(TACE)。结果表明鸦胆子油乳介入治疗近期疗效与对照组相当(P>0.05);但患者介入后并发症发生率少,肝功能损害较轻,患者部分生活质量得到提高(P<0.05);祝洪福等[45]采用鸦胆子油经肝动脉栓塞治疗 62例肝癌,治疗后 1 年、2 年、3 年生存率分别为 77.4%、41.9% 和 25.8%。肿瘤缩小 50% 以上占 64.5%,缩小 30%~50% 占 27.4%;肿瘤血管明显减少 38 例,部分减少 11 例。甲胎蛋白

（AFP）下降率为79%。无骨髓抑制,部分患者治疗后肝功能明显改善。临床研究证实,鸦胆子油栓塞治疗肝癌的确具有明显抑制肿瘤生长、降低并发症、提高患者生存率的良好治疗效果,为鸦胆子油在肝癌治疗方面的进一步应用提供可靠的临床数据支持[43]。

3) 大肠癌:卜金钟等[46]将80例中晚期大肠癌患者随机分为两组,联合组应用含鸦胆子油乳注射液在内的5-Fu、奥沙利铂化疗方案,对照组应用5-Fu、奥沙利铂化疗方案。治疗6个月发现,鸦胆子油乳联合化疗能提高大肠癌患者近期疗效,患者生活质量明显高于对照组,不良反应低于对照组,这表明鸦胆子油乳注射液辅助5-Fu、奥沙利铂联合化疗治疗晚期大肠癌,可增强化疗药物疗效,提高患者的生活质量,减轻化疗的不良反应。

4) 食管癌:岳玉仁等[47]将200例中晚期食管癌患者随机分成2组各100例,试验组同步放化疗 + 鸦胆子油乳注射液治疗,对照组单纯同步放化疗。结果表明,试验组1、2、3年局控率明显高于对照组;试验组1、2、3年生存率也明显高于对照组,差异均有统计学意义（$P<0.05$）;试验组治疗中晚期食管癌有效率达92.0%。陆景峰等[48]临床研究结果同样表明,鸦胆子油乳配合放射治疗的方式能使患者疗效、生活质量和免疫功能提高,症状改善,减轻放疗反应,无明显不良反应。

5) 前列腺癌:前列腺癌是最常见的男性泌尿系恶性肿瘤之一,鸦胆子油乳可直接破坏前列腺癌细胞膜、线粒体膜、内质网膜及核膜等膜性系统,使癌细胞变性并坏死。南勋义[49]等采用鸦胆子油乳注射法治疗中、晚期前列腺癌（PCa）33例,其中14例C期PCa采用鸦胆子油乳腺体内注射加睾丸切除术（含2例未作睾丸切除术者）治疗,19例D期PCa采用鸦胆子油乳腺体内注射和静脉内滴注加睾丸切除术（含4例未作睾丸切除术者）治疗。结果2年内近期疗效满意,14例C期PCa达到完全缓解,19例D期PCa中有3例达到完全缓解,16例达到部分缓解。3年生存率达78.8%。认为,与既往常用的单纯睾丸切除内分泌治疗和放疗相比,鸦胆子油乳注射治疗中、晚期PCa患者的3年生存率高,且无不良反应[49]。张育军等[50]将45例确诊前列腺癌患者手术去势后随机分为2组:试验组23例采用鸦胆子油乳联合氟他胺治疗,对照组22例单纯予氟他胺治疗。3个月后试验组较对照组血清前列腺特异性抗原（PSA）有显著降低（$P<0.05$）,在改善症状、提高生活质量方面也优于对照组。吴继宏等[51]采用鸦胆子油乳注射液联合曲普瑞林控释剂治疗中晚期前列腺癌,临床结果表明,该治疗方式较单纯药物治疗疗效好,安全性相当。

6) 其他:王军华等[52]采用鸦胆子油乳注射液结合放疗治疗骨转移癌,完全缓解率为63.3%,部分缓解率为33.3%,总有效率达96.7%。吴玉昌[53]将80例鼻咽癌患者随机分为治疗组与对照组各40例,治疗组采用鸦胆子油乳注射液联合$^{60}$Co放疗治疗,对照组采用单纯放疗治疗。连续治疗3个月后观察临床疗效,治疗组总缓解率为70%,优于对照组的40%（$P<0.05$）;治疗组不良反应发生率亦低于对照组。李永光等[54]采用术前鸦胆子油乳膀胱灌注并双侧髂内动脉化疗栓塞联合手术治疗膀胱癌,5年总生存率为69.1%。相对单纯髂内动脉化疗栓塞联合手术疗法,膀胱保留率、5年复发率及5年总生存率均较优。各项临床数据表明,鸦胆子油在各种癌症放疗治疗中具有较好的辅助治疗效果,采用鸦胆子油乳注射辅助放疗的方式,可明显降低不良反应、提高缓解率及生存率[43]。

（5）扁平疣:刘旭[55]使用改进的治疗方法治疗扁平疣患者。取鸦胆子30g,捣碎,再加75%~80%的酒精溶液100ml,将鸦胆子置入酒精溶液中浸泡7天,过滤,密封于玻璃瓶中备用。用时取棉签蘸酒精液涂在扁平疣体上（注意不要将液体涂于健康皮肤上）,一日1次,连续使用 7~8 天停药,扁平疣可自行消失,不会留下疤痕。采用该法治疗扁疣患者 85 例,除 5 例用药 2 次后出现皮肤过敏反应停用外,其余 80 例均获痊愈,随访 2 年,未见复发。例如,患者,男,16 岁,2008 年 5 月 10 日来诊。诉其面部、胸部出现成片米粒状小疹子月余,因怕影响颜面美观前来就诊。诊见前额及前胸部有较多呈片状分布的小疹子,肤色无改变,无其他明显症状。诊为扁平疣。遂嘱用上法治疗。1 个月后追访,患者诉用本法 1 周后,面部及胸部的疹子全部消失,观其肤色正常。1 年后随访,未见复发。

(6)尖锐湿疣:尖锐湿疣的临床治疗方法众多,但普遍复发率较高。倪浩等[56]将 60 例尖锐湿疣患者随机平均分为两组,A、B 组各 30 例。两组均将疣体常规消毒局麻后,用 $CO_2$ 激光机将疣体去除,激光治疗后局部使用抗生素药膏,并同时肌内注射斯奇康 2ml,隔日 1 次;A 组 1 周后加用鸦胆子油乳,一日 1 次外用。两组疗效相当,但 3 个月后 A 组复发率为 13.3%,B 组复发率为 26.7%。研究结果表明,该鸦胆子油辅助治疗法对于降低尖锐湿疣复发具有一定疗效,弥补了常规治疗方法易复发的不足,也拓展了鸦胆子油临床应用的新领域。

(7)滴虫性阴道炎:取鸦胆子 40g、白头翁 30g,置药锅中加水煎煮 2 次,每次煎 30 分钟,取水煎液 1 500ml,趁热熏洗外阴,待水温降至 60℃以下时,再坐浴至微温时弃去。一日 1 次,7 天为 1 个疗程。共治疗 40 例滴虫性阴道炎患者,效果良好,其中有 2 例半年后复发,再用上方治疗 14 天而愈,后未见复发。例如,患者,李某,女,32 岁。诉外阴瘙痒难忍数日,白带量多,呈泡沫样,曾服药 3 天,效不明显。妇科检查诊为滴虫性阴道炎。即用上法熏洗,4 剂后痒止而愈,又给药 3 剂巩固疗效。后未见复发[55]。

(8)恶性胸腔积液:恶性胸腔积液是晚期恶性肿瘤的常见并发症之一,治疗困难,严重影响肿瘤晚期患者的生存质量。钱祥夕[57]将确诊有胸腔积液的晚期癌症患者随机分成两组,治疗组 32 例每次以鸦胆子油乳 60~80ml 注入胸腔内;对照组 32 例于引流胸水后注入顺铂 40~60mg。两组均于注药后夹闭引流管 24 小时,让患者多变动体位,使药物充分弥散,与胸膜广泛接触。每 7 天注药 1 次,3 次为 1 个疗程。4 周后临床结果显示,治疗组有效率高于对照组($P<0.05$),白细胞减少、胃肠道反应低于对照组($P<0.05$),生活质量改善率优于对照组($P<0.05$)。苏忠等[58]结果同样表明,胸腔灌注鸦胆子油乳治疗恶性胸腔积液疗效显著,不良反应少,能有效控制恶性胸水,患者易于接受。

(9)溃疡性结肠炎:溃疡性结肠炎是一种病因未明的直肠和结肠非特异性炎性疾病,临床以持续或反复发作的腹泻、黏液脓血便、腹痛、里急后重和不同程度的全身症状为主要症状。盛英丽[59]将 150 例活动期溃疡性结肠炎患者随机分为治疗组和对照组各 75 例,对照组口服柳氮磺胺吡啶或美沙拉嗪,治疗组在口服美沙拉嗪的基础上每晚应用鸦胆子油口服乳液保留灌肠。结果表明,鸦胆子油对 UC 具有一定的辅助治疗效果,相比于常规治疗方法更加有效,显示了鸦胆子油在结肠炎治疗方面的效果。

(10)前列腺增生:郝淑芳等[60]对 47 例平均年龄为(70.67±8.53)岁的良性前列腺增生患者采用鸦胆子油经血管介入治疗,并于介入后 1 个月、1~2 年、3~4 年进行随访。结果显示,患者前列腺体积、最大尿流率、残余尿量各指标均优于介入前,国际前列腺症状评分(IPSS)较介入前明显下降,差异均有统计学意义($P<0.05$)。临床数据表明,鸦胆子油介入治疗方式对前列腺增生具有明显治疗效果,为该种疾病的临床治疗方式提供了一条新的思路。

(11)治疗脚鸡眼:脚鸡眼为上皮角质增厚,且中央有皮肤坏损的病变,临床多用修治、手术挖除或药物腐蚀等。但均不能根治。用鸦胆子治疗效果满意。具体方法:先用温水泡脚,使角质层软化,将鸦胆子种仁捣碎放在鸡眼中央用胶布盖上,两三天后用镊子取出腐肉,然后用消炎药包扎,几天就长出了新的肉芽,鸡眼消除[61]。

(12)治疗热毒血痢:以25粒鸦胆子装入胶囊服下,即可止痢。药理实验表明本品有杀死阿米巴原虫作用,故亦可用于阿米巴痢疾。符合本品清热解毒治痢的作用[61]。

(13)治疗间日疟或三日疟:经药理实验表明本品中苦味成分有治疟的作用。用法是15粒鸦胆子装入胶囊服下,使寒热往来的症状减轻。另外,本品还有驱虫的作用,对蛔虫、鞭虫等有效,符合"苦能驱虫"的理论[61]。

**2. 用法用量** 2020年版《中国药典》规定用量为0.5~2g,用龙眼肉包裹或装入胶囊吞服。外用适量。

**【中毒表现及救治】**

**1. 中毒表现** 鸦胆子局部应用时,对皮肤和黏膜有强烈的刺激性。口服时常引起腹部不适、恶心、呕吐、腹痛、腹泻、坠胀和头昏无力,其发生率可达78.3%。鸦胆子外敷偶有过敏反应,有外敷引起过敏性休克、全身过敏者[2]。鸦胆子中毒可表现为恶心、呕吐、腹痛、过敏反应、呼吸困难、昏睡、昏迷、心律失常、脑充血等症状。

**2. 救治** 一旦中毒,应采取救治措施。可先用甘草9g煎水服或嚼烂吞下原汁,后吃红糖和冷白粥;或芦根100g、绿豆50g、金银花15g、葛根9g、甘草9g水煎2次,早晚顿服;或大黄10g、白及12g水煎服,一日3次;西医治疗一般先催吐、洗胃、口服牛奶、蛋清等,酌用泻药。

(方文贤 王巍 杜贵友)

51~60参考文献

# 61 香 加 皮

**【基源】** 本品为萝藦科植物杠柳 *Periploca sepium* Bge. 的干燥根皮。

**【化学成分】** 香加皮的主要成分为固醇及其苷类物质[1];从本品分离得北五加皮苷(beiwujiapi glycosides)A、B、C、D、E、F、G、H、I、J、K等,其中苷G即杠柳苷(glycoside G),尚有杠柳苷K(glycoside K)、杠柳苷 $H_1$(glycoside $H_1$)。此外还有4-甲氧基水杨醛(4-methoxy salicylaldehyde)、$\alpha$-香树脂醇($\alpha$-amyrin)、$\beta$-香树脂醇($\beta$-amyrin)、$\alpha$-香树脂醇乙酸酯、$\beta$-香树脂醇乙酸酯、$\beta$-谷固醇($\beta$-sitosterol)及其葡萄糖苷等。2015年刘颖报道[2]从香加皮70%的乙醇提取物中分离鉴定了14个化合物,分别为21-*O*-甲基-$\Delta^5$-孕甾烯-$3\beta,14\beta,17\beta,21$-四醇-20-酮-3-$\beta$-D-夹竹桃糖(1→4)-加拿大麻糖-(1→4)-$\beta$-D-加拿大麻糖苷,2-hydroxy-5-

(2-hydroxy-4-methoxybenzyl)-4-methoxybenzaldehyde，北 五 加 皮 苷 M，$\Delta^5$-pregnene-3$\beta$,16$\beta$,20($R$)-triol-20-$O$-$\beta$-D-glucopyranosyl-(1→6)-$\beta$-D-glucopyranosyl-(1→2)-$\beta$-D-digitalopyranoside，$\Delta^5$-pregnene-3$\beta$,16$\alpha$,20($S$)-triol-20-$O$-$\beta$-D-$\beta$-D-glucopyranosyl-(1→6)-$\beta$-D-glucopyranosyl-(1→2)-$\beta$-D-digitalopyranoside，$\Delta^5$-pre gnene-3$\beta$,20($S$)-diol-20-O-$\beta$-D—$\beta$-D-glucopyranosyl-(1→6)-$\beta$-D-glucopyranosyl-(1→2)-$\beta$-D-digitalopyranoside，杠柳苷 H$_2$，21-$O$-methyl-$\Delta^5$-pregnene-3$\beta$,14$\beta$,17$\beta$,20-tetraol，21-$O$-methyl-$\Delta^5$-pregnene-3$\beta$,14$\beta$,17$\beta$,21-tetraol-20-one，S-I，$\Delta^5$-pregnene-3$\beta$,16$\beta$,20$\alpha$-triol，$\Delta^5$-pregnene-3$\beta$,17$\alpha$,20$\alpha$-triol，S-2A，S-5A。

本植物所含杠柳总苷来看，茎皮中含量最高（1.02%~2.08%），茎木部（0.36%~0.56%）和根皮（0.3%~0.51%）次之。且植物体不同部分的强心苷含量在不同生长期而有所不同：茎皮在开花期含量最高，茎木部在绿果期含量最高，而根皮在果熟期含量最高。

【含量测定】2020 年版《中国药典》采用高效液相色谱法测定 4- 甲氧基水杨醛（C$_8$H$_8$O$_3$）的含量作为检测标准。色谱条件：以十八烷基硅烷键合硅胶为填充剂；以甲醇 - 水 - 醋酸（70：30：2）为流动相；检测波长为 278nm。理论板数按 4- 甲氧基水杨醛峰计算应不低于 1 000。对羟基苯甲酸丁酯作为内标溶液，按内标法以峰面积计算，即得。本品于 60℃干燥 4 小时，含 4- 甲氧基水杨醛不得少于 0.20%[3]。

此外，研究者曾通过高效液相色谱法测定杠柳苷的含量，测定结果表明：杠柳苷 G 为 0.2%，杠柳苷 K 为 0.005%，杠柳苷 H 为 0.07%[4]。

【炮制研究】2020 年版药典对香加皮的炮制方法为：除去杂质，洗净，润透，切厚片，干燥[3]。现代主要是净制、切制，即拣净杂质，以水洗净，闷润后切段，晒干。也有的地区用酒炙法[1]。

【药理研究】

1. **强心作用** 早期的药理研究表明[5]，从香加皮提取得到的强心苷具有强心作用。香加皮制剂（用乙酰和乙醇提出的水溶性物质）能使在体蛙心停止于收缩期；在体猫心收缩力增强，衰竭猫心（心肺装置）每分钟输出量增加。香加皮三氯甲烷、乙醇提取物通过在体猫心电图试验亦证明具有强心作用。香加皮具有洋地黄类强心苷样作用，其强心作用的有效成分杠柳苷化学结构与毒毛旋花苷 K 和 G 相似，药理作用与其抑制心肌细胞膜 Na$^+$,K$^+$-ATP 酶有关。据报道[6]，杠柳毒苷脱去一分子葡萄糖生成的杠柳次苷具有比杠柳毒苷更强的强心作用，其作用特点为起效迅速、持续时间短和无蓄积作用。近年香加皮常用于治疗慢性心衰。马立等[7-8]利用超声心动图观察并证实杠柳毒苷对慢性心衰（CHF）大鼠左室结构和功能具有改善作用，认为杠柳毒苷能提高 CHF 模型大鼠 Ca$^{2+}$- 三磷酸腺苷（ATP）mRNA 表达，降低心肌受磷蛋白 mRNA 表达，改善心肌受磷蛋白 /Ca$^{2+}$-ATP 酶比值，揭示了杠柳毒苷抗心力衰竭的可能机制。

香加皮用鸽法测定杠柳总苷效价，每 1mg 杠柳总苷相当于 0.58mg 毒毛花苷 G 结晶[9-10]。

2. **抗炎作用** 香加皮中的萜类成分 $\alpha$- 香树脂醇 、$\alpha$- 香树脂醇醋酸酯 、$\beta$- 香树脂醇醋酸酯具有抗炎作用。予大鼠 40mg/kg 腹腔注射 $\alpha$- 香树脂醇可抑制角叉莱胶所致的实验性关节炎；$\beta$- 香树脂醇醋酸酯对醋酸所致的实验性关节炎有明显的对抗作用；连续 6 天给大鼠腹腔注射 $\alpha$- 或 $\beta$- 香树脂醇醋酸酯，每天 40mg/kg，可抑制棉球肉芽肿，其强度与氢化可的松相似，$\alpha$- 香树脂醇醋酸酯的作用较 $\beta$- 香树脂醇醋酸酯略弱，$\alpha$- 和 $\beta$- 香树脂醇醋酸酯都可明显降低关节炎大鼠的天门冬氨酸转氨酶和丙氨酸转氨酶水平，对正常动物只降低丙氨酸转氨酶,$\alpha$-香树脂醇醋酸酯对肝匀浆 ATP 磷酸水解酶无明显影响,而 $\beta$-香树脂醇醋酸酯则使其明显升高,其抗炎作用可能与肾上腺皮质有关[11]。

顾卫等[12]则研究了杠柳苷元对大鼠和小鼠肥大细胞脱颗粒及释放组胺的影响,表明杠柳苷元对体外培养肥大细胞的组胺释放有显著的抑制作用,可使组胺释放浓度降低 $(69.4 \pm 8.6)$%,对抗原致敏大鼠肥大细胞在 20μg/ml 浓度可使组胺释放浓度减少 73.55%;口服给予致敏小鼠后,在 50mg/kg 剂量时即可使小鼠组胺释放浓度减少 80% 以上,并呈显著的剂量依赖关系。因此,杠柳苷元应该是香加皮产生抗炎作用的物质基础,至少是其药理作用的物质基础之一。

3. **对中枢神经作用**　其酊剂和溶液对实验动物均表现中枢兴奋,此作用可能由其挥发性成分引起。醇提取物酸化后再经乙醚提取,皮下注射,则有镇静作用,可使猫的自主活动减少、呼吸徐缓、唾液分泌增加、并出现轻度痉挛[13]。香加皮中分离得到的甾体苷 glyocoside K、$H_1$、$H_2$ 在以神经生长因子为介质的鸡胚胎北侧根交感神经节的组织培养中,具有神经纤维生长促进剂作用,其中 glyocoside $H_2$ 效果最好[14]。

4. **抗胆碱酯酶作用**　杠柳增加大鼠、豚鼠和猫对乙酰胆碱的敏感性,此作用与其抗胆碱酯酶作用密切相关[13]。

5. **抗肿瘤作用**　国外文献报道,以对 S180 呈现活性的香加皮的三氯甲烷-甲醇(10:1)洗脱部分进行正相及反相色谱分离,得到 S-Ⅰ~Ⅶ化合物。结果表明 S-Ⅱ以每天 20mg/kg 按总细胞容积法,活性抑制率为 14.36%。香加皮中一种新的孕烷糖苷化合物对多种实验性肿瘤模型均有不同程度的抑制作用[15]。

6. **杀虫作用**　香加皮 1:50 浸液对 28 星瓢虫有毒杀作用,杀虫率为 88%;1:10 浸液对豆蚜和烟草蚜有强大触杀作用,杀虫率达 100%[16]。

【**毒理研究**】毒素存在于根、茎、叶。有毒成分为杠柳毒苷,属于强心苷类[15]。

香加皮的强心作用很强,用量过多易中毒,其主要表现为血压下降、心律失常,最终引起心室颤动以致死亡。中毒时血压先升后降。心肌收缩力增强,然后减弱。对心电图的影响,主要呈现传导抑制和室性异位节律,最终导致心室颤动。40% 酊剂 0.2~0.8ml 皮下注射,可使小鼠呼吸深度抑制而死亡。其杠柳制剂以 1g/kg 的剂量给猫灌胃,可以致死。其酊剂及溶液过量作用于人体,均表现为先震颤后麻痹,伴有心肌兴奋性增强,最后引起死亡。其毒性成分来自强心苷。而其兴奋现象,可能是挥发性成分作用的结果[1]。

据报道,香加皮粗苷家鸽最小致死量为 $(2.62 \pm 0.11)$ mg/kg[17]。

【**配伍研究**】

1. **香加皮配穿山龙、白鲜皮**　以上中药各五钱,用白酒泡 24 小时。每天服 10ml。主要治风湿性关节炎,关节拘挛疼痛[13]。

2. **香加皮、木瓜、牛膝**　以上药材捣碎成末,每服 1 钱,一日 3 次。主治筋骨软弱,脚痿行迟[13]。

【**复方及制剂**】

1. **五加皮酒**　香加皮、穿山龙、白鲜皮。白酒浸泡饮,口服,每次服 10~20ml,日服 2 次。治风湿关节炎,关节拘挛疼痛[2]。

2. **五皮饮**　香加皮 9g、地骨皮 8g、生姜皮 6g、茯苓皮 24g、大腹皮 9g,水煎服。祛风除湿,利水消肿,可用于全身水肿,胸腹胀满[2]。

3. **芪苈强心胶囊**　黄芪 450g、人参 225g、黑顺片 112.5g、丹参 225g、葶苈子 150g、泽泻 225g、玉竹 75g、桂枝 90g、红花 90g、香加皮 180g、陈皮 75g。本品为硬胶囊,内容物为棕褐色至黑褐色的颗粒;味苦。益气温阳,活血通络,利水消肿。用于冠心病、高血压所致轻、中度充血性心力衰竭证属阳气虚乏,络瘀水停证,症见心慌气短,动则加剧,夜间不能平卧,下肢浮肿,倦怠乏力,小便短少,口唇青紫,畏寒肢冷,咳吐稀白痰。口服。一次 4 粒,一日 3 次[3]。

4. **伸筋丹胶囊**　请参照马钱子。

5. **肾炎消肿片**　桂枝 129g、泽泻 129g、陈皮 129g、香加皮 129g、苍术 129g、茯苓 129g、姜皮 129g、大腹皮 129g、关黄柏 129g、椒目 86g、冬瓜皮 129g、益母草 129g。本品为糖衣片或薄膜衣片,除去包衣后显褐色或深褐色;味苦。健脾渗湿,通阳利水。用于脾虚气滞,水湿内停所致的水肿,症见肢体浮肿,晨起面肿甚,按之凹陷,身体重倦,尿少,脘腹胀满,舌苔白腻,脉沉缓;急、慢性肾炎见上述证候者亦有效果。口服。片重 0.34g 的薄膜衣片或片心重 0.32g 的糖衣片,一次 4~5 片;片重 0.56g 的薄膜衣片,一次 3 片;一日 3 次[3]。

6. **正骨水**　九龙、川木香、海风藤、土鳖虫、豆豉姜、大皂角、香加皮、莪术、买麻藤、过江龙、香樟、徐长卿、降香、两面针、碎骨木、羊耳菊、虎杖、五味藤、千斤拔、朱砂根、横经席、穿壁风、鹰不扑、草乌、薄荷脑、樟脑。本品为棕红色的澄清液体;气芳香。活血祛瘀,舒筋活络,消肿止痛。用于跌打扭伤,骨折脱位以及体育运动前后消除疲劳。用药棉蘸药液轻搽患处;重症者用药液湿透药棉敷患处 1 小时,一日 2~3 次[3]。

【临床研究】香加皮在临床上,主要用于治疗风湿筋骨疼痛、脚气、拘挛痿软、水肿、小便不利。此外,还有以下临床应用。

1. **应用研究**

(1)治疗充血性心力衰竭:①香加皮、太子参、党参、茯苓、猪苓、泽泻、车前子等。每日 1 剂水煎分 2 次服。香加皮用量每日 1~3 钱,维持用量每日 1 钱左右。纳呆、恶心加白术、莱菔子、陈皮、山楂;胸肋胀满加瓜蒌、薤白、郁金;头痛头晕、血压高者加夏枯草、牛膝、黄芩;有瘀血者加桃仁、红花、赤芍。原用毛地黄、地高辛者在治疗过程中均停用,有 3 例在服中药的同时加用氢氯噻嗪。治疗 21 例,其中风湿性心脏病 13 例,高血压动脉硬化性心脏病 8 例。心力衰竭Ⅰ度 3 例,Ⅱ度 10 例,Ⅲ度 6 例,急性左心衰竭 2 例。结果:显效(心力衰竭控制,恢复正常,或心力衰竭减轻Ⅰ度以上者)10 例,有效(心力衰竭基本控制,或有减轻者)11 例。心力衰竭多在治疗 3~9 天内控制或好转。治疗前平均心率为 109.71 次/min,治疗后为 81.33 次/min[18]。②提取香加皮粗苷,制成片剂或装胶囊,每片(粒)10mg。每次服 20mg,一日 3~4 次,服 2~3 天后改用维持量,每日 20~40mg。治疗 21 例,心力衰竭Ⅰ度 2 例,Ⅱ度 12 例,Ⅲ度 7 例。合并心房颤动 14 例,治疗前曾有 12 例用毛地黄叶、毒苷及地高辛,使用时间最短 1 周,最长 9 年。结果:显效 12 例,有效 9 例。心力衰竭控制天数为 2~3 天。治疗前平均心率为 104.23 次/min,治疗后为 75.48 次/min。不良反应有恶心、呕吐及腹泻,用量过大,可致心动过缓。本组患者未见有心律失常,有 2 例用药后由心房颤动转为窦性心律[19]。③香加皮(杠柳皮)合五加皮加桂枝、猪苓、茯苓、泽泻,治疗风湿性心脏病引发心力衰竭 1 例;以香加皮合苏子降气汤或济生肾气丸及清肺化痰药如鱼腥草、鸭跖草,治疗肺心病心力衰竭 1 例;以香加皮合枳实薤白桂枝汤加丹参、赤芍、川芎等加减,治疗冠心病合并心力衰竭 1 例。结果:水肿消退,心力衰竭控制。香加皮的有效剂量为每日 12~18g。心力衰竭控制后要及时减量,以防中毒,一般维持量为 6~9g[20]。④香加皮、五味子、干姜各

1 份,黄连、黄芩各 2 份,枳实、葶苈子、半夏各 3 份,附子 5 份。一日 1 剂,水煎至 300ml,分早晚 2 次服。每病例均观察 2 个月,在完全停用强心药后,开始服用本药,个别病例应用利尿剂。观察 21 例,原发病为冠心病 5 例,肺心病 1 例,高血压性心脏病 6 例,风湿性心脏病 8 例,先天性心脏病术后 1 例。心功能均在Ⅲ级以上。结果:显效 12 例,有效 7 例,无效 2 例,总有效率 90.4%。治疗前平均心率为(115.2 ± 11.13)次/min,治疗后为(79.52 ± 4.78)次/min,治疗后心率非常显著性下降($P<0.001$)。且治疗后每搏输出量、每分输出量、心功能指数较治疗前均显著增高($P<0.01$),提示心功能获较明显改善[21]。⑤香加皮(北五加皮)、人参等药物制成胶囊对 147 例性充血性心力衰竭患者进行临床治疗观察。结果表明,治疗组显效率明显高于地高辛组($P<0.01$)。说明香加皮的抗心衰作用较地高辛显著、迅速,其毒副反应两组相同。作为一种速效、短效强心苷类正性肌力口服制剂用于抗心力衰竭,特别是难治性心力衰竭有明显优势,值得进一步深入研究[22]。⑥香加皮(北五加皮)10~15g,葶苈子 10~20g,益母草、茯苓、泽泻各 30g,桔梗 10g。肢冷畏寒、舌苔水滑加附子 10~20g,桂枝 10g;神疲懒言,舌体胖大加人参(另煎)6~10g;咳吐黄痰,苔黄腻加鱼腥草;脘腹胀满加白蔻 6g,大腹皮 10g;恶心呕吐加法半夏 10g,生姜 10~15g;舌体紫暗胖大,苔光剥加人参 6g,生地黄 30g。每日 1 剂水煎服。治疗充血性心力衰竭 41 例,显效 28 例,有效 12 例,无效 1 例,总有效率为 97.6%[23]。

(2)治疗病毒性心肌炎:香加皮、麦冬、甘草各 12g,太子参(或党参 15g 或人参 8g)、黄精、丹参、桑寄生各 20g,白芍、五味子、苦参、甘松各 10g。随证加减,每日 1 剂水煎服。治疗 50 例,痊愈 41 例,有效 9 例。发病初期有感染者宜加金银花、板蓝根;恢复期宜加茯苓、陈皮、木香、大枣等[21]。

(3)治疗骨性关节炎:香加皮、熟地黄、骨碎补、杜仲、白芍、狗脊、木瓜、秦艽、牛膝、姜黄各 10g,甘草 6g。阴虚者以生地黄易熟地黄,酌加知母、黄柏、菊花;病位在上以桑枝易牛膝;关节肿胀且痛者甚者酌加制川乌、地鳖虫、地龙。治疗 34 例,经 5~35 日治疗,显效 20 例,有效 12 例,无效 2 例[24]。

**2. 用法用量**　本品有毒,香加皮用量过多易中毒,2020 年版《中国药典》规定剂量为 3~6g[3]。

**【中毒表现及救治】**

1. **中毒表现**　急性中毒后很快出现头痛、头昏、昏迷,血压先升而后降,心律失常,以及全身麻痹。最后呼吸循环衰竭,可于 2~3 分钟内死亡[15]。

2. **救治**　立即洗胃、结肠灌洗。应用中枢神经兴奋剂。解毒剂的使用:CaNa$_2$-EDTA、氯化钾、维生素 B$_6$、三磷酸腺苷(ATP),对症治疗[15]。

(陈丽华　斯建勇　杜贵友)

# 62　重　楼

**【基源】** 本品为百合科植物云南重楼 *Paris polyphylla* Smith var.*yunnanensis*(Franch.) Hand.-Mazz. 或七叶一枝花 *Paris polyphylla* Smith var.*chinensis*(Franch.)Hara 的干燥根茎。

## 【化学成分】

重楼的主要化学成分为甾体皂苷,并含有蜕皮激素、多糖、黄酮苷及氨基酸等。其中甾体皂苷、黄酮苷具有较强的药效活性。现已从该属中分离得到种皂苷,其苷元主要为异螺甾烷醇类的薯蓣皂苷元和偏诺皂苷元。此外,尚有 24-$\alpha$ 羟基偏诺皂苷元、27- 羟基偏诺皂苷元、25S- 异纽替皂苷元、纽替皂苷元及呋甾烷醇类皂苷元、C21 甾类皂苷元等共计 13 种. 它们多在 3 位与糖连接成苷,所连接的糖主要有 $\beta$-D- 葡萄吡喃糖、$\alpha$-L- 鼠李吡喃糖、$\alpha$-L- 阿拉伯呋喃糖 3 种。对于呋甾烷醇类皂苷,尚在 26 位连接有 $\beta$-D- 葡萄吡喃糖。目前已报道的薯蓣皂苷元的糖苷有延龄草素、华重楼 A~D,纤细薯蓣皂苷,polyphyllin B~F,diosgenin-3-$O$-$\alpha$-L-rhamnopyranosyl-$(1 \rightarrow 4)$-[$\alpha$-L-rhamnopyranosyl-$(1 \rightarrow 2)$]-$\beta$-D-glu copyranoside,diosgenin-3-$O$-$\alpha$-L-arabinofuranosyl-$(1 \rightarrow 4)$-$\beta$-D-glucopyranoside;偏诺皂苷元糖苷有:重楼皂苷 Ⅵ ~ Ⅶ,pennogenin-3-$O$-$\alpha$-L-rhamnopyranosyl-$(1 \rightarrow 2)$-[$\beta$-D-glucopyranosyl-$(1 \rightarrow 3)$]-$\beta$-D-glucopyranoside,pennogenin-3-$O$-$\alpha$-L-arabinofuranosyl-$(1 \rightarrow 4)$-$\beta$-D-glucopyranoside,pennogenin-3-$O$-$\alpha$-L-rhamnopyranosyl-$(1 \rightarrow 2)$-[$\beta$-D-glucopyranosyl-$(1 \rightarrow 3)$]-$\beta$-D-glucopyranoside,25$S$-isonuatigenin-3-$O$-$\alpha$-L-rhamnopyranosyl-$(1 \rightarrow 2)$-[rhamnopyranosyl-$(1 \rightarrow 4)$]-$\beta$-D-glucopyranoside,26-$O$-$\beta$-D-glucopyranosyl-nuatigenin-3-$O$-$\alpha$-L-rhamnopyranosyl-$(1 \rightarrow 2)$-[$\alpha$-L-rhamnopyranosyl-$(1 \rightarrow 4)$]-$\beta$-D-glucopyranoside,24$\alpha$- 羟基偏诺皂苷元 -3-$O$-$\alpha$- 鼠李吡喃糖基 -$(1 \rightarrow 2)$-[$\alpha$-L- 阿拉伯呋喃糖基(1-4)]-$\beta$-D- 葡萄糖吡喃苷,24$\alpha$- 羟基偏诺皂苷元 -3-$O$-$\alpha$-L- 鼠李吡喃糖基 -$(1 \rightarrow 2)$-[$\alpha$-L- 葡萄吡喃糖基(1 3)]-$\beta$-D- 葡萄吡喃糖苷,3$\beta$,5$\alpha$,6$\alpha$- 三羟基 -7(8)- 烯 - 异螺甾烷醇 -3-$O$-$\beta$-D- 葡萄吡喃糖基 -$(1 \rightarrow 3)$-[$\alpha$-L- 鼠李吡喃糖基 -$(1 \rightarrow 2)$]-$\beta$-D- 葡萄吡喃糖苷,polyphylloside Ⅲ,Ⅳ,E,polyphyllin H,G,(23$S$,25$S$)-3$\beta$,23,27-trihydroxyspirost-5-en-3-$O$-$\beta$-D-gluco pyranosyl-$(1 \rightarrow 6)$-$\beta$-Dglucopyranoside,(23$S$,25$S$)-3$\beta$,23,27-trihydroxyspirost-5-en-3-$O$-$\alpha$-L-arabinofuranosyl-$(1 \rightarrow 4)$-[$\alpha$-L-rhamnopyranosyl-$(1 \rightarrow 2)$]-$\beta$-glucopyranoside[1-2]。从重楼中获得的黄酮苷有:山柰酚 -3-$O$-$\beta$-D- 葡萄糖吡喃基 -$(1 \rightarrow 6)$-$\beta$-D- 葡萄糖吡喃苷,7-$O$-$\alpha$-L- 鼠李吡喃糖基 - 山柰酚 -3-$O$-$\beta$-D- 吡喃葡萄糖基 -$(1 \rightarrow 6)$-$\beta$-D- 吡喃葡萄糖苷[3]。

重楼属植物中甾体皂苷是最主要的活性成分,自 1962 年分离出皂苷元后,人们就继续深入研究重楼皂苷元,现已从云南重楼中分离出约 24 个甾体皂苷元[2]。按照皂苷元的不同可分为两类:一类是薯蓣皂苷元,另一类是偏诺皂苷元。现已从中药重楼中分离得到 β- 谷甾醇、胡萝卜苷、豆甾醇及其衍生的苷类等多种植物甾醇类物质[3]。

**【含量测定】** 2020 年版《中国药典》采用高效液相色谱法测定重楼皂苷 Ⅰ($C_{44}H_{70}O_{16}$)、重楼皂苷 Ⅱ($C_{51}H_{82}O_{20}$) 和重楼皂苷 Ⅶ($C_{51}H_{82}O_{21}$) 的含量作为质量控制标准。色谱条件:以十八烷基硅烷键合硅胶为填充剂;以乙腈为流动相 A,以水为流动相 B,按下表中的规定进行梯度洗脱;检测波长为 203nm。理论板数按重楼皂苷 Ⅰ峰计算应不低于 4 000。本品按干燥品计算,含重楼皂苷 Ⅰ、重楼皂苷 Ⅱ 和重楼皂苷Ⅶ的总量不得少于 0.60%[4]。

| 时间 /min | 流动相 A/% | 流动相 B/% |
| --- | --- | --- |
| 0~40 | 30 → 60 | 70 → 40 |
| 40~50 | 60 → 30 | 40 → 70 |

除此之外,还有以下测定方法:

1. **薄层色谱法** 总皂苷含量测定和薄层色谱对比,测得胶质重楼有效成分总皂苷含量为 9.5%,高于粉质重楼(4.5%)。薄层色谱对比,两者的斑点个数无明显差别[5-6]。注: 在重楼药材的商品经营中,常把断面色白,粉性质脆者称为粉质重楼,而把另一类断面呈棕黑褐色,质地绵软者称为胶质重楼。

2. **紫外分光光度** 有实验报道用石灰作辅料对胶质重楼加工炮制,结果石灰液炮制的胶质重楼,用紫外分光光度法测定总皂苷含量:胶质重楼水浸 3 天为 8.09%,5 天为 8.00%,7 天为 7.75%;石灰浸泡 3 天为 8.12%,5 天为 9.48%,7 天为 9.25%[7]。

**【炮制研究】**2020 年版《中国药典》中制重楼的方法为:除去杂质,洗净,润透,切薄片,晒干[4]。现代主要是净制和切制[8]。

**【药理研究】**

1. **抗肿瘤作用** 季申等[9]通过对中药重楼、云南白药进行了抗癌细胞毒生物活性物质测定,证明重楼和云南白药的水、甲醇和乙醇提取物在体外对 A-549(人肺癌)、MCF7(人乳腺癌)、HT29(人结肠腺癌)、A-496(人肾腺癌)、PACA-2(人胰腺癌)、P03(人前列腺癌)6 种人体肿瘤细胞均有抑制作用,并证明其中成分 Gracillin、Methylmotogracillin 对肿瘤细胞有抑制作用。Ravikumar 等[10]对从云南白药中分得的平重楼皂苷单体 I 和 VI,其对白血病 P388、L-1210 和鼻咽癌 KB 细胞的 EDSO 分别为 0.94μg/ml、0.14μg/ml、0.16μg/ml 和 0.22μg/ml、0.43μg/ml、0.029μg/ml,证明其具有较强细胞毒性。刘翊等[11]发现滇重楼乙酸乙酯和正丁醇的萃取物对小鼠肺腺癌 LA795 细胞生长均有较高的抑制率,再对滇重溶剂萃取部分进行分离纯化,得到 7 个甾体皂苷类化合物,发现 7 个单体化合物对小鼠肺腺癌细胞 LA795 的生长均表现出抑制作用,研究还提示末端鼠李糖连接在葡萄糖的 2 位时,细胞毒活性明显强于连在 4 位上,从组成皂苷的糖的类型上看,糖链数目相同的情况下,含有鼠李糖较多的皂苷细胞毒活性更强一些。颜潞潞等[12]采用滇重楼皂苷对小鼠肺腺癌细胞株 LA795、人肺癌细胞株 A549、人结肠癌细胞株 CaCo-2、人肝癌细胞株 BEL7402、HepG2、人宫颈癌细胞 Hela、人表皮癌 A431、人急性髓性白血病细胞株 HI260、人口腔上皮癌细胞株 KB、人肾腺癌细胞株 A498 共 10 种肿瘤细胞进行细胞毒研究,结果显示滇重楼皂甘体外对 10 种不同类型的肿瘤细胞均有较为明显的抑制增殖效应,其中对 LA795、A549、Hela、CaCo-2 细胞抑制效果最为显著。Zhao 等[13]从滇重楼中提取出两种新的呋喃甾醇皂苷、一种新的螺旋甾烷醇皂苷及 18 种已知皂苷,并对其对人早幼粒细胞性白血病细胞 HL-60 细胞毒性进行研究,发现苷元的螺旋甾烷醇结构及连接在 C3 位的糖链末端的 1~2 个 α-L- 吡喃鼠李糖对其高细胞毒活性有重要作用,而苷元的 C12 或 C17 位的羟基置换会降低苷元的细胞毒活性。Yan 等[14]发现重楼甾体皂苷在体外和体内均对小鼠肺腺癌细胞 LA795 的生长均有抑制作用,3-O 糖苷部分和螺旋甾烷醇结构在甾体皂苷抗肿瘤活性中扮演重要作用,且糖苷的数量对其活性有重要的影响。Lee 等[15]从重楼中提取出重楼皂苷 -D,对乳腺癌 MCF-7 和 MDA-MB-231 细胞进行处理,发现重楼皂苷 -D 能抑制癌细胞活性及诱导其凋亡,且呈剂量依赖性。发现其 DNA 断裂,在细胞周期形成一个亚二倍体峰。重楼皂苷 -D 能消耗线粒体的膜电位,下调抗细胞凋亡的 Bel-2 的表达,上调促凋亡的 Bax 的表达,激活 caspase-9。提示其诱导凋亡的机制是诱发线粒体功能异常。Cheung 等[16]发现重楼皂苷 -D 能诱导耐药 HepG$_2$ 细胞 DNA 断裂和磷脂酰 - 丝氨酸外化,触发线粒体跨膜电位的去极化,生产过氧化氢,同时释放细胞色素 C 及凋亡诱导因子,证明重楼皂苷 -D 能对抗耐药 $HepG_2$ 肝癌细胞,可能是通过引发线粒体异常的机制。

2. **止血作用** 小鼠灌胃实验证实,按七叶一枝花 6.0g/kg 给小鼠灌胃,用毛细玻管法测定血凝时间与生理盐水对照,结果七叶一枝花血凝时间为(2.95±0.72)分钟,与对照组比较有显著差异($P<0.01$),提示重楼有促凝血作用,其中低浓度偏诺皂苷元的三糖苷表现出强效止血作用,为其止血的主要活性成分[17]。此外,重楼皂苷 C 也被证实为一种活性止血成分,其在较低浓度时即可对小鼠出血症状产生明显的抑制作用,且呈时效关系和量效关系[18]。

3. **抑制细菌和真菌作用** 重楼皂苷具有显著的抗菌活性,对云南重楼的茎和叶进行化学研究,结果分离出了具有抗微生物活性的类固醇皂苷,用该化合物进行抗菌试验,能有效抑制痤疮丙酸杆菌[19]。王强等[17]用试管法测得滇重楼溶液最小抑菌浓度(MIC)对宋氏志贺菌为 25.00mg/ml,黏质沙雷菌为 50.00mg/ml,大肠杆菌为 25.00mg/ml,金黄色葡萄球菌(耐药)50.00mg/ml,金黄色葡萄球菌(敏感)25.00mg/ml。欧阳录明等[20]采用菌基混和加药汁双倍稀释法体外测定 8 种中草药抗白念珠菌作用的效果,结果表明重楼有较强的抗白念珠菌作用,其 MIC 为 1.5mg/ml,抗菌效价为 6.25mg/ml,作为新的抗深部真菌的新药源具有开发和应用价值。

4. **抗病毒作用** 用鸡胚接种法证明水或醇提取物对甲型及亚洲甲型流感病毒都有抑制作用,稀释至 1:10 000~1:100 000 仍有效;小鼠用七叶一枝花药液滴鼻,5 小时后接种病毒,其死亡率比对照组略低。重楼的抗病毒作用与所含鞣质有重要关系[21]。

5. **镇痛、镇静作用** 雌性小鼠电刺激测痛实验表明[5],云南重楼和七叶一枝花 9g/kg(醇提物水溶液)用药后痛阈提高百分率,在 60、90、120 分钟时,均显著高于生理盐水对照组。30 分钟和 150 分钟时七叶一枝花仍有效,而云南重楼则无效。热板法测痛实验,两药物在 30、60、90、120 分钟时均有镇痛作用。镇静实验表明,云南重楼和七叶一枝花给药后 15 分钟即呈现明显的镇静作用,小鼠安定,极少活动,60 分钟后自发活动稍有增加。徐海伟等[22]采用大鼠温水甩尾实验、痛行为评分法和 $\beta$- 内啡肽、促肾上腺皮质激素的放射免疫分析,观察重楼皂苷对完全福氏佐剂所致的关节炎大鼠急性吗啡镇痛耐受的作用,发现重楼皂苷与下丘脑内促肾上腺皮质激素(ACTH)的作用和急性吗啡耐受关节炎大鼠的痛行为学变化具有相关性,通过翻转佐剂性关节炎大鼠因急性吗啡镇痛耐受而引起的下丘脑内 ACTH 水平的下降,重楼皂苷可阻断急性吗啡镇痛耐受的形成。

6. **对呼吸系统的作用** 煎剂或乙醇提取物均按 15g/kg 灌胃,对组胺喷雾所致气管痉挛的豚鼠有保护作用,乙醇提取物作用尤强,其皂苷部分以 0.35g/kg 灌胃,对组胺喷雾所致豚鼠气管痉挛即有明显保护作用。煎剂 15g/kg 灌胃,对二氧化硫引起的小鼠有止咳作用。薯蓣皂苷(dioscin)有止咳祛痰作用[6]。所含皂苷能刺激胃黏膜,反射性地引起呼吸道黏膜分泌增加,而显示出祛痰作用。其提取物在 1/5~1/2 半数致死量也有平喘作用[5]。

7. **对神经系统的作用** 重楼皂苷能使小鼠的自发活动减少;与戊巴比妥钠有显著协同作用,并有镇痛作用[21]。

8. **溶血作用** 皂苷是有显著溶血作用的成分之一。因它对血液中胆固醇有特别亲和力,可形成分子结合物,作用于细胞表面的类脂质而破坏血细胞,故有很强的溶血作用,因此含皂苷的制剂不宜作静脉注射。高等动物口服皂苷吸收很少,故口服毒性小。但若服大剂量或黏膜有损伤时也可增加吸收,发生中毒。皂苷的最低溶血浓度称为溶血指数,故常以溶血指数作为测定中草药的皂苷含量[21]。

### 9. 对生殖系统的影响

(1)杀精子作用：重楼的乙醇提取物有明显的杀精子作用。对大鼠杀精子的有效剂量为 3mg/kg，小鼠为 1.5~3mg/kg[21]。

(2)加强子宫收缩：重楼排草苷对大鼠、小鼠、豚鼠及家兔离体子宫均有强制性收缩作用；其剂量与子宫的兴奋作用呈正相关。

另外，家兔阴道给药抑制受精实验表明，每只家兔给七叶一枝花 100mg，结果 60% 家兔受精被抑制。

### 10. 其他

本品煎剂对右旋糖酐所致大鼠"关节炎"有效。有促进白细胞吞噬功能的作用，吞噬指数为 2.9[21]。

【毒理研究】本品有毒，其主要毒性成分为皂苷及酚类。对小鼠口服给药的半数致死量为 2.65g/kg。亚急性毒性实验，大鼠给口服皂苷 0.53g/kg，一日 1 次，多数鼠体重持续减轻，食欲减退，排稀便，毛松，呼吸不畅，腹胀死亡。在连续灌服 2 周后解剖，见肝组织内有散在的坏死灶，周围肝细胞体积增大，而肾组织未见明显的病变。而煎剂给小鼠灌服 30~60g/kg，3 天内未见死亡[8]。小鼠静脉注射 0.2% 的药液 0.4ml/只，未见死亡[23]。

【配伍研究】

### 1. 以重楼为基本药，加入不同药物组方

重楼具有清热解毒、消肿止痛等功效，有较强的抗肿瘤作用。《滇南本草》记载"重楼主治一切无名肿毒"。而湿热邪毒贯穿于肿瘤始终，因此，在以重楼为基本用药基础上，根据气郁、痰阻、血瘀、湿热、气血两伤、脾肾俱亏、津耗血燥等不同情况，分别辨证加入不同功效的药物组方，标本兼治，攻补兼施。如某一患者初诊为(乙状结肠)中分化腺癌。化疗 3 周期后转入中医治疗，患者无明显不适，病情稳定。重楼配柴胡、黄柏、陈皮等中药，治疗结肠癌[24]。

### 2. 重楼配姜黄

重楼中的重楼皂苷与姜黄中的姜黄素对肺腺癌细胞有很好的治疗作用。楼黄配伍通过抑制增殖、炎症和细胞异形畸变，从而促进分化、凋亡等对肿瘤细胞进行抑制[25]。

【复方及制剂】

### 1. 季德胜蛇药片

重楼、干蟾皮、蜈蚣、地锦草等药味经适宜加工制成的片。本品为棕褐色或薄膜衣片，除去包衣后显棕褐色；味辛、苦。清热解毒，消肿止痛。治毒蛇咬伤。口服。第一次 20 片，以后每隔 6 小时续服 10 片，危急重症者将剂量增加 10~20 片并适当缩短服药间隔时间。不能口服药者，可行鼻饲法给药。外用。被毒虫咬伤后，以本品和水外搽，即可消肿止痛[4]。

### 2. 三七血伤宁胶囊

三七、重楼、制草乌、大叶紫珠、山药、黑紫藜芦、冰片。本品为硬胶囊，内容物为浅灰黄色至棕黄色的颗粒和粉末；气香，味辛、微苦。止血镇痛，祛瘀生新。用于瘀血阻滞，血不归经之各种血证及瘀血肿痛，如胃、十二指肠溃疡出血，支气管扩张出血，肺结核咯血，功能性子宫出血，外伤及痔疮出血，妇女月经不调，经痛，经闭及月经血量过多，产后瘀血，胃痛，肋间神经痛等。用温开水送服。一次 1 粒(重症者 2 粒)，一日 3 次，每隔 4 小时服一次，初服者若无副作用，可如法连服多次；小儿 2~5 岁，一次 1/10 粒，5 岁以上 1/5 粒[4]。

### 3. 宫血宁胶囊

重楼 2 000g。本品为硬胶囊，内容物为浅黄棕色至灰棕色的粉末；味

苦。凉血止血,清热除湿,化瘀止痛。用于崩漏下血,月经过多,产后或流产后宫缩不良出血及子宫功能性出血属血热妄行证者,以及慢性盆腔炎之湿热瘀结所致的少腹痛、腰骶痛、带下增多[4]。

4. **七味姜黄搽剂** 姜黄50g、重楼50g、杠板归50g、土荆芥25g、一枝黄花25g、绞股蓝25g、珊瑚姜50g。本品为黄色的澄清溶液;具特异香气。清热祛湿,散风止痒,活血消痤。用于湿热郁肤所致的粉刺(痤疮)、油面风(脂溢性皮炎)。外用。用棉签蘸取本品涂患处,一日2~3次[4]。

5. **鼻咽清毒颗粒** 野菊花390g、苍耳子390g、重楼390g、茅莓根390g、两面针195g、夏枯草195g、龙胆117g、党参117g。本品为浅棕黄色至棕褐色的颗粒;味先甜后苦。清热解毒,化痰散结。用于痰热毒瘀蕴结所致的鼻咽部慢性炎症,鼻咽癌放射治疗后分泌物增多。口服。一次20g,一日2次,30日为1个疗程[4]。

**【临床研究】**

1. **应用研究**

(1)治疗男性乳腺肿块:七叶一枝花研成粉末,蜂蜜调成膏块状,外敷患处,一日1次。治疗9例,痊愈8例,无效1例[5]。

(2)治疗毛囊炎:鲜七叶一枝花根、茎,用冷开水洗净(干生药先用温开水浸渍),放入广口瓶中,加95%乙醇,浸出药面2~3cm,加盖密闭(隔日振摇1次),1周后用。用药棉蘸之外搽患处,稍待片刻,药液即干,重复4次。分早、中、晚,一日3次使用。治疗颈部毛囊炎40例,均获痊愈(其中3例加用广谱抗生素)。疗程最长7日,最短4日[5]。

(3)治疗腮腺炎:七叶一枝花根茎10g加食醋磨制呈浓汁状涂布于肿胀的腮腺部,一日3次。如为鲜品,用量加倍,捣成糊状后,加食醋适量,一日敷1次。并发睾丸炎者,加吗啉胍及适量激素治疗。治疗35例。单纯腮腺炎26例,腮腺炎合并颌下腺炎8例,均治愈。腮腺炎并发睾丸炎1例,治疗后好转[26]。

(4)治疗红丝疔:红丝疔局部常规消毒,用三棱针在红丝尽头挑刺放血少许,消毒敷料覆盖包扎。七叶一枝花60g,水煎2次,每日1剂。治疗15例,全部治愈。疗程1~3日[27]。

(5)治疗湿热型皮肤病:七叶一枝花、白鲜皮、生地黄各30g,龙胆草、黄芩、炒山栀、当归各10g,苦参10~30g,赤芍15g,牡丹皮12g,六一散(包)25g,水煎服。随证加减,局部可根据情况选用炉甘石洗剂、黄连膏、止痒药膏,或用汤剂药渣煎成水剂冷湿敷。治疗181例,痊愈92例,显效36例,有效37例,无效16例,总有效率为91%[5]。

(6)治疗消化性溃疡:重楼20g,新鲜猪肚1只。将重楼切碎,用冷水先浸透,塞入洗净猪肚内,将两端扎紧放煲内,加清水2 500ml和适量食盐,文火慢煲。至1 500ml时,将猪肚捞起,倒出药渣。猪肚切成片,再放入煲内,待沸后便可分次服食汤肉。每隔4天1剂,一般服3剂,严重者服4~5剂。治疗25例,疗效满意[5]。

(7)治疗产后出血:在抗炎作用方面,重楼可治疗慢性盆腔炎、产后恶露延长、产褥感染、子宫复旧等疾病。江延姣等[28]利用重楼生化汤治疗剖宫产术后恶露,发现显著降低子宫内膜基质金属蛋白酶-9(MMP-9)的表达,升高基质金属蛋白酶抑制物-1(TIMP-1)的表达,从而减少恶露量及持续时间,促进子宫内膜的修复。

(8)治疗静脉炎:在平底瓦盆中放醋20ml,将七叶一枝花根茎在瓦盆中研磨成汁状(相当于七叶一枝花根茎粉末5g置于20ml白醋中)。用棉签蘸汁涂患处。一日3~4次。治疗

30例,2天治愈者20例,3天治愈者9例,7天治愈者1例[5]。

(9)治疗慢性乙型肝炎:七叶一枝花、五味子、贯众、女贞子、苦参各9g,柴胡、淫羊藿各6g,一枝黄花、黄芩、败酱草、白花蛇舌草、土茯苓、山楂、丹参、虎杖、山豆根各10g,黄芪15g,茵陈13g,甘草3g。每日1剂,水煎分3次服。2个月为1个疗程。治疗112例,近期痊愈87例,好转7例,无效8例。总有效率92.85%,对照组88例,常规内服联苯双酯、齐墩果酸、维生素C,肌内注射聚肌胞1mg,每3日1次。近期治愈37例,好转21例,无效30例,总有效率为65.9%。两组疗效有显著性差异($P<0.01$)[5]。

(10)治疗外伤:七叶一枝花、山羊血、胆南星、防风、红花、白芷、升麻各15g,制乳没各30g,金毛狗脊25g,土鳖虫、川芎各12g,龙骨10g,川羌活、当归、石菖蒲、螃蟹骨(粉)各9g,马钱子6g,三七、冰片、食盐各3g。上药烘干略呈黄色,共研极细末,贮藏瓶内备用。先以淡盐水清洗患部,待水干,将药末撒于局部,如伤筋者则以水酒调敷局部。治疗外伤后皮出血或伤筋疼痛67例,痊愈63例,显效4例。一般药到则血止,5分钟内疼痛大减或消失,伤势轻者3天可安,重者1周可愈[5]。

(11)治疗急性胆系感染:治疗组47例服用解毒化瘀汤[七叶一枝花、白花蛇舌草、半枝莲、丹参、金钱草各30g,枳实20g,黄连10g,生大黄6g(后下),有黄疸者加茵陈30g],将上方第1、2煎口服,第3煎分2次灌肠。抗生素组41例,用庆大霉素24万U,氨苄西林6g/d(过敏者改用氯霉素1.25g/d)静脉滴入;有胆绞痛者加用阿托品0.5~1mg皮下注射,或维生素K 34mg加入10%葡萄糖注射液20ml中静脉注射。测定两组治疗前后体温、皮温、温差、微循环积分、内毒素、白细胞总数、中性粒细胞等。结果:治疗组全部指标均获明显改善($P<0.001$),抗生素组皮温无明显变化,内毒素反有所升高,其余指标明显改善($P<0.05~0.001$)。治疗组全部指标均差值明显优于抗生素组($P<0.05~0.001$)。两组分别痊愈21例、17例,显效20例、18例,有效4例、5例,无效2例、1例[5]。

(12)治疗急性乳腺炎:槐米30g,七叶一枝花15g,生甘草15g。此为1日量。将上药烘干,研末,以水、酒送服,每次30g,早晚服。治疗32例,均获痊愈。治愈时间最短2日,最长7日[5]。

(13)治疗慢性上颌窦炎:药用七叶一枝花、赤芍、射干、白毛夏枯草等。按常规给患者行上颌窦穿刺,冲洗后注入药物。将硬膜外麻醉导管置上颌窦内约5cm,并将导管外端固定于鼻翼外侧。一日灌洗1次。直至无脓性分泌物冲出而止。1周后再冲洗上颌窦,若无脓则拔出导管,若有脓,进行第2个疗程。治疗42例,均获痊愈[5]。

(14)治疗慢性喘息性支气管炎伴感染:鱼腥草、七叶一枝花、黄芪、干地龙、石韦、艾叶、厚朴、葶苈子、五灵脂、仙灵脾。根据药物质地分别采取蒸馏、煎煮、浓缩醇沉制成澄清液。将药液15~20ml置于雾化器中,加生理盐水5ml,每次雾化15~20分钟,一日2次,1周为1个疗程。对照组单纯给予常规中药煎剂煎服,少数病例配成中成药。治疗35例,临床控制18例,减轻15例,无效2例。对照组15例,临床控制3例,减轻7例,无效15例,总有效率两组有显著差异($P<0.01$)[5]。

(15)治疗血瘀型恶露不绝:七叶一枝花、枳壳各20g,川芎、当归、刘寄奴、桃仁、益母草、焦山楂各30g,炮姜6g,甘草3g。每日1剂,连服10剂。治疗68例,痊愈63例,无效2例[5]。

(16)治疗慢性支气管炎:七叶一枝花、黄芪、全瓜蒌、马兜铃、石韦、广地龙、穿山龙、百部各15g,青黛、海蛤粉、法半夏、化橘红、麻黄各10g。每日1剂煎服,12剂为1个疗程。结果：临床控制加显效率为 67.74%，总有效率为 93.55%。与对照组比较有显著差异[5]。

(17)治疗子宫出血：重楼 15~20g，益母草 15~30g，炒枳壳 20~60g，炒蒲黄、炒五灵脂各 15g，红花 3g，随证加减，每日 1 剂水煎服，忌酒辣生冷，卧床休息。治疗 138 例中，包括功能性子宫出血、人工流产及产后出血、月经过多或取环出血。显效 101 例，有效 25 例，无效 1 例，总有效率 91.31%[5]。

(18)治疗老年性肺炎：七叶一枝花、麻黄、白术各 9g，黄芪、石膏、鱼腥草各 30g，贯众、桑白皮、瓜蒌皮、紫苏子、麦冬各 15g，每日 1 剂，水煎 500ml 分 3 次服。随证加减。另配外敷，方用白芥子、青皮、苏子等量，炒热包敷炎性病灶在背部体表的投影区，每日蒸敷 20 分钟（须体温降至正常时施行）。7 日为 1 个疗程。治疗 122 例，治愈 52 例，显效 60 例，有效 8 例，无效 2 例，总有效率 98.4%。胸片阴转率 42.6%，平均治愈时间为 26 日[5]。

(19)治疗乙型脑炎：七叶一枝花 12~15g，滁菊 8~12g，板蓝根 20~30g，石膏 30~60g，山栀 8~12g，黄芩 8~12g，连翘 10~15g，金银花 15~30g。每日 1~2 剂，煎汤鼻饲，随证加减。经 8~37 日治疗，105 例中治愈 96 例，死亡 9 例，治愈率为 91.43%[5]。

(20)治疗乙肝性肾炎：七叶一枝花 15g，僵蚕、生黄芪、赤芍、香附各 10g，丹参 20g，淫羊藿、蝉蜕、甘草各 5g，随证加减，每日 1 剂水煎服。30 日为 1 个疗程。配西药（泼尼松）。结果：治疗 13 例，近期治愈 4 例，缓解 5 例，基本缓解 4 例[5]。

(21)治疗重症有头疽：热毒型用七叶一枝花、野菊、连翘、牡丹皮、赤芍各 12g，蒲公英、紫花地丁、大青叶、六一散（包）各 30g，金银花 15g，皂角刺 10g。阳虚型用鹿角霜、七叶一枝花各 10g，生黄芪、蒲公英、紫花地丁各 30g，金匮肾气丸 30g（包煎），金银花、赤芍各 15g，连翘 12g，白茄蒂 7 枚。将有头疽分为热毒型、阳虚型、阴虚型，随证加减，其中热毒型和阳虚型中含七叶一枝花。配合外用药或切开排脓。共治 252 例，10~90 日后，治愈 250 例，好转 2 例[5]。

(22)治疗带状疱疹：重楼、生天南星各 10g，山慈菇 12g，将上等好酒 200ml 放入粗碗内，再用上药磨酒，磨完后用药汁涂患处，一日 3 次。治疗 28 例，3 日治愈者 11 例，5 日治愈者 10 例，7 日治愈者 7 例，平均为 4.7 日，愈后无疤痕[5]。

(23)止癌痛：七叶一枝花、三七、延胡索、黄药子各 10g，芦根 20g，川乌 6g，冰片 9g，紫皮大蒜 100g，麝香适量。大蒜取汁，余药为粉，过 100 目筛，用大蒜汁将药调糊成膏剂，制丸单剂量为 3g，每贴于痛点、经络压痛点，每日 1 丸内服。共治疗癌症晚期 58 例，（胃肠癌 28 例，肝癌 12 例，胰腺癌 8 例，肺癌 6 例，胃癌 4 例），30 分钟止痛 41 例，50 分钟止痛 17 例，止痛时间 2 小时 10 分钟~21 小时，止痛满意者 54 例。用药后延长生存 3~6 个月者 30 例，1 年者 15 例，2 年者 7 例，疗效不显著者 6 例。用药后未见毒性反应及明显不良反应[5]。

(24)治疗前阴溃疡：七叶一枝花、土茯苓、苦参各 90g，黄柏、大黄各 45g，龙胆草、草薢各 30g，枯矾 15g。水煎去渣，熏洗外阴。每日 1 剂，一日 3 次，每次 30 分钟。治疗 56 例，均于使用 3~14 剂后痊愈[5]。

(25)治疗急性扭挫伤：取新七叶一枝花三钱，放在口中嚼烂，然后用白酒调敷于患部，另取三钱黄酒冲服。3~5 分钟即可止痛，2~3 小时后肿胀完全消失，功能活动恢复正常[5]。

(26)治疗毛虫皮炎：用 10%（及 20%）七叶一枝花酊涂患处，观察 21 例，其中 15 例患者涂药 1 次后当即止痒止痛，有皮疹者皮疹亦随之消失而愈，占 71.43%。5 例涂药 1 次后仅能止痛止痒 1~4 小时不等，在涂药 2 天后始愈，占 23.81%；1 例涂药 3 天后愈，占 4.76%[5]。

(27)治疗蜂蜇皮炎：用 10% 七叶一枝花酊涂患处，观察 16 例，其中 13 例患者涂药

1次,12例患者立即止痛,水肿消退或不发生,1例无效,涂药后未能止痛;另3例患者分别在被蜇后5分钟、1小时及次日涂药,一日涂药2次,除涂药时疼痛减轻外,红肿痛均于第2日始全部消退[5]。

(28)治疗脓疱病:七叶一枝花、白及各20g,黄芪30g,黄芩、黄连、菊花、紫草各10g,甘草6g。红斑加生地黄、牡丹皮、赤芍;脓疱多,流脓不止加毛茛花、蒲公英、连翘;鳞屑多脱皮加黄精、当归、鸡血藤;瘙痒重加蝉蜕、刺蒺藜、白鲜皮。每日1剂水煎服。掌跖皮损角化,脱屑多用透骨草、王不留行各30g,五倍子、明矾各10g,水煎,外洗患处,每次15~30分钟,一日2次,洗后涂金银膏。治疗30例,皮损全部消失23例,好转7例[5]。

(29)治疗神经性皮炎:七叶一枝花研粉,以香油或熟菜油调敷,糜烂渗出病例可直接撒药粉,一般2~3天即可止痒,皮损逐渐消退[21]。

**2. 用法用量** 本品有小毒,2020年版《中国药典》规定剂量为3~9g,外用适量,研末调敷[4]。孕妇忌服。

**【中毒表现及救治】**

**1. 中毒表现** 七叶一枝花的皮部、地下茎有毒,服用剂量过大可致中毒。狭叶重楼与七叶一枝花的毒性基本相同。中毒主要症状为恶心、呕吐、头痛,严重者可痉挛[21]。

**2. 救治**

(1)洗胃、导泻:内服稀醋酸或甘草15g水煎取汁加适量白米醋、生姜汁60g混匀,一半含漱,一半内服。出现痉挛则用解痉剂。

(2)中毒案例:蓝运明[29]报告七叶一枝花致新生儿中毒1例:患儿,男,20天。因两眼分泌物多、鼻塞,家长自行购买七叶一枝花20g,水煎成1小杯,给患儿口服约15ml,2小时后患儿哭闹不安,继而烦躁、面色苍白、呕吐。查:心音低钝,心律失常,心电图各导联均见频发提前出现P-QRS-T波群,部分主波畸形,部分P波未下传。提示:窦性心律加异位,频发房性期前收缩,部分下传,部分未下传,短阵房性心动过速,结性逸搏。处理:静脉滴注10%葡萄糖加ATP 20mg,辅酶A 50U,维生素C 250mg,肌苷100mg,10%氯化钾及地塞米松,吸氧等。住院第3天心电图转为窦性心律,正常心电图。第4天出院。1周后、2周后复查心电图均正常。

(陈丽华　斯建勇　杜贵友)

# 63　急　性　子

**【基源】**本品为凤仙花科植物凤仙花 *Impatiens balsamina* L. 的干燥成熟种子。

**【化学成分】**急性子中的主要成分为脂肪油、挥发油、萘醌类、黄酮类和皂苷类。其中脂肪油在急性子中的含量较高,黄酮类化合物是急性子中的主要抗炎活性成分,母核以槲皮素和山奈酚为主。

1983—1994年,Shoji等[1-4]先后从急性子中分离得到皂苷类化合物凤仙萜四醇A(hosenkol A),凤仙萜四醇苷A、B、C、D和E(hosenkosides A~E),凤仙萜四醇苷F、G、H、I、J和K(hosenkosides F~K)以及凤仙萜四醇苷L、M、N和O(hosenkosides L~O)。

1998 年 Ishiguro 等[5]从急性子种皮中分离得到萘醌类化合物 balsaminones A、B,2012 年裴慧等[6]分离得到 balsaminone C。

2006 年,陈明霞等[7]首次采用 $CO_2$ 超临界流体萃取技术提取了急性子中的脂肪油及挥发油,并采用气相色谱 - 质谱(GC-MS)联用仪进行分析,从中鉴定出 26 个化合物,结果表明急性子油脂中以 α- 亚麻酸甲酯($Z,Z,Z$)-9,12,15-octadecatrienoic acid methyl ester 居多,相对含量约为 53.65%。

2011 年,裴慧等[8]从急性子中分离并定量测定了槲皮素 -3-$O$- [(6‴-$O$- 咖啡酸酯)-$α$-L- 鼠李糖 -(1 → 2)-$β$-D- 葡萄糖基 ]-5-$O$-$β$-D- 葡萄糖苷和槲皮素 -3-$O$- [$α$-L- 鼠李糖 -(1 → 2)-$β$-D- 葡萄糖基 ]-5-$O$-$β$-D- 葡萄糖苷。

2018 年吴谦报道[9]从急性子乙醇提取物中分离鉴定了 18 个化合物,分别为:凤仙萜四醇 A-3-$O$-$β$-D- 葡萄糖 -26-$O$-$β$-D- 葡萄糖基 -28-$O$-$β$-D- 葡萄糖苷、($3S,4R,17R,20S$)-17- 羟基 -3-$O$-$β$-D- 木糖基(1 → 2)-$β$-D- 葡萄糖基 -26-$O$-$β$-D- 葡萄糖基 -28-$O$-$β$-D- 葡萄糖基 -21,24- 环氧巴卡林烷、凤仙萜四醇 B-3-$O$-$β$-D- 葡萄糖(1 → 2)-$β$-D- 葡萄糖基 -26-$O$-$β$-D- 葡萄糖苷、($3S,4R,17R,20S$)-17- 羟基 -3-$O$-$β$-D- 吡喃葡萄糖基(1 → 2)-$β$-D- 吡喃葡萄糖基 -28-$O$-$β$-D- 吡喃葡萄糖基 -21,24- 环氧巴卡林烷、($3S,4R,17R,20S$)-17- 羟基 -3-$O$-$β$-D- 吡喃葡萄糖基(1 → 2)-$β$-D- 吡喃葡萄糖基 -28-$O$-$β$-D- 吡喃葡萄糖基 -21,26- 五羟基巴卡林烷、凤仙萜四醇 B-3-$O$-$β$-D- 葡萄糖(1 → 2)-$β$-D- 葡萄糖基 -26-$O$-$β$-D- 葡萄糖基 -28-$O$-$β$-D- 葡萄糖苷、凤仙萜四醇苷、凤仙萜四醇苷 B、凤仙萜四醇苷 C、$α$- 菠甾醇、凤仙萜四醇苷 D、凤仙萜四醇苷 F、凤仙萜四醇苷 G、凤仙萜四醇苷 M、凤仙萜四醇苷 K、$α$- 菠甾醇 -3-$O$-$β$-D- 吡喃葡萄糖苷、2- 甲氧基 -1,4- 萘醌和凤仙萜四醇 B-26-$O$-$β$-D- 葡萄糖苷。

此外,急性子中还含有多肽、蛋白质、多糖等成分[10]。

**【含量测定】**2020 年版《中国药典》采用高效液相色谱法测定凤仙萜四醇皂苷 K($C_{54}H_{92}O_{25}$)和凤仙萜四醇皂苷 A($C_{48}H_{82}O_{20}$)的含量作为质量控制标准。色谱条件:以十八烷基硅烷键合硅胶为填充剂;以乙腈为流动相 A,以水为流动相 B,梯度洗脱;蒸发光散射检测器检测。理论板数按凤仙萜四醇皂苷 K 峰计算应不低于 3 000。本品按干燥品计算,含凤仙萜四醇皂苷 K($C_{54}H_{92}O_{25}$)和凤仙萜四醇皂苷 A($C_{48}H_{82}O_{20}$)的总量不得少于 0.20%[11]。除此之外,还有以下测定方法:

**1. 萘醌类测定** 2- 甲氧基 -1,4- 萘醌和 balsaminone A 的测定:色谱条件:HYPERSIL ODS-2 色谱柱(250mm × 4.6mm,5μm),流动相为乙腈 - 水(35∶65),流速为 1.0ml/min,检测波长为 242nm,进样量 20μl。在上述色谱条件下,理论塔板数不低于 3 000[12]。

**2. 黄酮类测定** 槲皮素 -3-$O$- [(6‴-$O$- 咖啡酸酯)-$α$-L- 鼠李糖 -(1 → 2)-$β$-D- 葡萄糖基 ]-5-$O$-$β$-D- 葡萄糖苷和槲皮素 -3-$O$- [$α$-L- 鼠李糖 -(1 → 2)-$β$-D- 葡萄糖基 ]-5-$O$-$β$-D- 葡萄糖苷测定的色谱条件:Alltima $C_{18}$ 色谱柱(4.6mm × 250mm,5μm),流动相甲醇(A)-0.1% 冰醋酸(B)梯度洗脱,流速为 1.0ml/min,检测波长为 345nm,柱温为 35℃,进样量为 20μl[8]。

**3. 皂苷类测定**

(1)总皂苷测定:采用香草醛 - 冰醋酸 - 高氯酸显色法,以齐墩果酸为对照,分光光度法测定急性子中总皂苷的含量。经显色后,齐墩果酸在 541nm 处有最大吸收,并在 7.327~25.64μg/ml 范围内吸光度与齐墩果酸量呈良好线性关系($r$=0.999 6),方法平均回收率为 98.7%($n$=6),$RSD$ 为 0.51%。该方法简便、准确、灵敏,可以快速测定急性子中总皂苷的含量[13]。

(2)凤仙萜四醇苷 A、B、C、D 测定:反相高效液相色谱 - 蒸发光散射检测法(HPLC-ELSD)同时测定急性子中凤仙萜四醇苷 A、B、C、D 含量。色谱条件:Altima $C_{18}$ 色谱柱(250mm×4.6mm,5μm),流动相为甲醇 - 水,梯度洗脱,流速为 0.8ml/min,柱温为 35℃。ELSD 检测器条件:载气为空气,流速为 2.6L/min,漂移管温度为 95℃[14]。

(3)凤仙萜四醇苷 A 和 K 测定:HPLC-ELSD 法对急性子中 2 种主要凤仙萜四醇苷类成分凤仙萜四醇苷 K、凤仙萜四醇苷 A 进行含量测定。色谱条件:Eclipse XDB-$C_{18}$ 色谱柱(4.6mm×250mm,5μm),流动相为甲醇 - 水梯度洗脱,流速为 0.8ml/min,柱温为 25℃。ELSD 检测器条件:载气为空气,流速为 2.5L/min,漂移管温度为 89℃[15]。

【炮制研究】2020 年版《中国药典》中急性子的制法为:夏、秋季果实即将成熟时采收,晒干,除去果皮和杂质[11]。

【药理研究】

1. 兴奋子宫平滑肌、抗生育作用 急性子煎剂、酊剂、水浸剂对兔、豚鼠离体子宫及本品糖浆对小鼠离体子宫均有明显兴奋作用,使张力增强,收缩频率增快,最后出现强直收缩,对麻醉兔在位子宫亦呈兴奋作用。急性子水煎剂喂养雌鼠,能抑制发情期,降低卵巢及子宫重量,呈显著避孕作用,其作用可能与抑制排卵,使子宫和卵巢萎缩有关[16-17]。

2. 抗菌作用 急性子水煎剂对金黄色葡萄球菌、溶血性链球菌、铜绿假单胞菌等表现出不同程度的抑制作用[17]。

3. 抗肿瘤作用 从急性子中分离得到的 balsaminone A 和 balsaminone B 对人肺癌 A549 细胞的生长均具有较为显著的抑制作用,其生长抑制率随 2 个化合物浓度的提高而增强,具有明显的量效关系[18]。

4. 促透皮作用 急性子 75% 乙醇提取物对对乙酰氨基酚有促透皮作用[19]。

5. 抗氧化作用 急性子乙酸乙酯提取物对卵黄脂质过氧化抑制率能达到 90% 以上,对氧自由基抑制率能达到 70% 以上,明显高于维生素 C,说明急性子乙酸乙酯提取物具有很好的抗氧化作用[20]。

6. 改善血液流变学作用 通过急性子水煎液对血瘀型家兔的血液流变学影响可以看出急性子在活血化瘀方面的药效明显,能较好地改善血液的浓、黏、凝、聚方面的作用[21]。

【毒理研究】

1. 毒性成分研究 采用 $CO_2$ 超临界流体萃取技术从中药急性子中提取油类成分,其中包含脂肪油及少量的挥发油,经 GC-MS 分析,从中分析鉴定了 26 个成分,其中 α- 亚麻酸为其主要成分,另外鉴定出龙脑、硬脂酸、棕榈酸、棕榈油酸、花生四烯酸等成分[22]。急性子油类提取物(72g/kg,相当于生药 360g/kg)单次灌胃给予小鼠后,大量出汗,精神兴奋、狂躁,这可能是由于油中挥发性成分辛、散,容易发汗所致。24 小时内连续 2 次给予相同剂量(72g/kg)的急性子油,给药初期可见小鼠出汗、躁动不安,饮食减少,第 4 天起,小鼠状态即有所好转,且日渐恢复,未引起小鼠死亡,长期用药可能造成伤津及精神异常等不良反应[22]。

2. 毒性机制研究 暂未查到。

【配伍研究】暂未查到。

【复方及制剂】买提布合吐胡密黑乃汤 《中国医学百科全书·维吾尔医学》方剂部分:急性子 3g,西瓜子仁 1.5g,芹菜籽、洋茴香、小茴香各 6g,甜巴旦杏仁油 20ml。除了甜巴旦杏油以外的药物研成粗粉,浸泡 1 000ml 水中,过 1~2 小时,用温火煎至剩下 2/3 时,过滤去渣,加入甜巴旦杏仁油即可。有活血化瘀,散气止痛,催产功效。用于经水不畅,小腹疼痛,难产,胎衣不下等。内服,一日 2 次,每次 150ml[23]。

**【临床研究】**

1. 应用研究

(1)治疗肿瘤:以急性子为主药,配伍水蛭、石见穿、山慈菇、土鳖虫、昆布、瓦楞子等组成"消积克瘤散(或汤)",临床观察治疗甲状腺瘤、子宫肌瘤、体表组织囊肿、卵巢囊肿及各种良性结块 56 例,疗效显著[24]。

(2)治疗骨质增生:以急性子为主,伍以狗脊、川续断、穿山甲、土鳖虫、血竭、透骨草、木瓜、白芥子等 15 味药组成"骨痹无故散",治疗各类骨质增生 160 例,临床治愈率达 82.7%[24]。

(3)治疗前列腺增生:用急性子为主,配伍硝石、僵蚕、蜈蚣、穿山甲、薏苡仁、鸡内金、沉香等组成"消积克癥散",治疗前列腺增生[24]。

(4)治疗闭经:急性子(酒炒)30g,当归 15g,赤芍 30g,桃仁(碎如泥)15g,红花 12g,鬼箭羽 20g,延胡索 15g,五灵脂 12g,牡丹皮 18g,制香附 15g,苍术 15g,白术 15g,半夏 15g,茯苓 15g,川芎 10g。7 剂。治疗实证闭经,用通法以急性子为主而获愈[24]。

2. 用法用量 2020 年版《中国药典》规定急性子为小毒,用量为 3~5g。孕妇慎用。

**【中毒表现及救治】**

1. 中毒表现 有临床报道,长期应用急性子少数病例出现喉干、恶心、食欲不振等症,减量或停药后 2~3 日即可消失[16]。

2. 救治 尚无特殊救治方法的相关报道。

(刘光宇　付建华　杜贵友)

# 64 洋 金 花

**【基源】**本品为茄科白花曼陀罗 *Datura metel* L. 的干燥花[1]。其根、叶、果实、种子也入药。

**【化学成分】**洋金花的化学成分研究在 20 世纪 70 年代中期以前就发现了其具有明显活性的莨菪碱类生物碱类成分。近年,从洋金花中分离出的化学物类型主要有 9 种,其中,醉茄内酯类化合物、黄酮类化合物和生物碱类化合物为主要成分。醉茄内酯类化合物是一类麦角甾烷 $C_{26}$ 羧酸内酯类甾体化合物,共有 28 个碳原子组成,分子中含 A、B、C、D 4 个环及 1 个侧链 E 环。醉茄内酯类化合物主要由不同的环 A/B、环 C、环 D 和侧链 E 环而衍生出来的一系列化合物,目前从洋金花中分离的醉茄内酯类化合物有 82 种。从中分离出多种黄酮类化合物,主要有 18 种之多。洋金花中含生物碱为 0.3%~0.43%,其中东莨菪碱(scopolamine)约占 85%,莨菪碱(hyoscyamine)和阿托品(atropine)共占 15%;但东莨菪碱与莨菪碱的比例随植物的产地、收获季节等的不同而变化悬殊。洋金花中的生物碱类型包括莨菪烷类生物碱和酰胺类生物碱,其中莨菪烷类生物碱有曼陀罗碱、莨菪碱、阿托品、东莨菪碱、山莨菪碱、去水阿托品、norhaman;酰胺类生物碱有 baimantuoluoamide A 和

baimantuoluoamide B。刘艳等报道洋金花中所含倍半萜类成分分别为二氢红花菜豆酸等，有 7 种之多。还含有木质素类，有异落叶松脂素、(+)- 松脂酚 -O-β-D- 双葡萄吡喃糖苷、(+)- 松脂酚 -O-β-D- 葡萄吡喃糖苷。洋金花所含酚酸类已被分离确定的 5 个化合物分别为托品酸、托品酸甲酯、苯甲酸甲酯、4- 羟基苯乙酮、3,4- 羟基甲苯。另外还含有芳香族化合物、酰胺类化合物及多糖类成分[2-3]。

**【含量测定】** 2020 年版《中国药典》照高效液相色谱法（通则 0512）测定[1]。

色谱条件与系统运用性试验：以十八烷基硅烷键合硅胶为填充剂，以乙腈 -0.07ml/L 磷酸钠溶液（含 0.017 5mol/L 十二烷基硫酸钠，用磷酸调节 pH 至 6.0）（50∶100）为流动相；检测波长为 216nm。理论板数按氢溴酸东莨菪碱峰计算应不低于 3 000。

对照品溶液的制备：取氢溴酸东莨菪碱对照品适量，精密称定，加流动相制成每 1ml 含 0.5mg 的溶液，即得（东莨菪碱重量 = 氢溴酸东莨菪碱 /1.445）。

供试品溶液的制备：取本品粉末（过三号筛）约 1g，精密称定，置锥形瓶中，加入 2mol/L 盐酸溶液 10ml，超声处理（功率 250W，频率 40kHz）30 分钟，放冷，滤过，滤渣和滤器用 2mol/L 盐酸溶液 10ml 分数次洗涤，合并滤液和洗液，用浓氨试液调节 pH 至 9，用三氯甲烷振摇提取 4 次，每次 10ml，合并三氯甲烷液，回收溶剂至干，残渣用流动相溶解，转移至 5ml 量瓶中，加流动相至刻度，摇匀，滤过，取续滤液，即得。

测定法：分别精密吸取对照品溶液与供试品溶液各 10ml，注入液相色谱仪，测定，即得。

本品按干燥品计算，含东莨菪碱（$C_{17}H_{21}NO_4$）不得少于 0.15%。

**【炮制研究】** 2020 年版《中国药典》未规定炮制方法。通常取其原药材，开花期间采收，除去杂质及梗，筛去灰屑。

**【药理研究】**

**1. 对中枢神经的作用** 洋金花总碱的主要有效成分为东莨菪碱，有显著的镇静作用；而其中的阿托品则有兴奋大脑的作用。人肌内注射或静脉滴注洋金花总碱后，感到头昏、眼皮重、不想说话、肢体无力、站立不稳、嗜睡，继后出现一系列的兴奋现象。洋金花的化学成分中的生物碱含东莨菪碱 80%，余为阿托品和莨菪碱等。电生理方法证明，东莨菪碱对大脑皮层及中脑网状结构上行激活系统有抑制作用，有显著的镇静效果；阿托品兴奋大脑，一般剂量可使人感觉疲倦，进入无梦睡眠；能解除情绪激动，产生"健忘"，个别患者产生不安、激动、幻觉至谵妄等阿托品样兴奋症状，与冬眠药物合用，能产生强大的协同作用，广泛应用于"中药麻醉"。东莨菪碱对呼吸中枢的兴奋作用、抗晕作用与治疗帕金森病的效果，都比阿托品强[4]。陈金汉等[5]曾用洋金花制剂协同盐酸氯丙嗪对马的麻醉效果及生理功能的影响进行了研究，研究结果表明洋金花制剂与氯丙嗪皆对中枢神经系统有抑制作用，但是各自单用只是表现镇静、痛觉减少或消失，一般维持 1 小时左右。只有两者配合应用起协同作用才能使实验动物马进入麻醉状态，呼喊动物无反应，头不能抬举，一般可维持 2~4 小时，表明洋金花制剂有一定的麻醉作用。但蒋松鹤等[6]报道，小剂量东莨菪碱（0.1~0.2mg/kg）使小鼠自主活动增加。若小鼠腹腔注射东莨菪碱 4mg/kg，能增强中枢兴奋药（苯丙胺、去氧麻黄碱、咖啡因等）所引起的活动增加，并能对抗利血平及氯丙嗪引起的活动减少，表现中枢兴奋作用。东莨菪碱对大脑皮质及中脑网状结构上行激活系统有抑制作用，小剂量可使实验动物的自主活动减少。东莨菪碱对大脑皮质及皮质下某些部位主要是抑制作用，如意识丧失、产生麻醉等，但是对延髓和脊髓有不同程度的兴奋作用，特别对延髓的呼吸中枢兴奋作用较明显。因此,东莨菪碱对中枢神经系统的作用是双向性的。

给埋藏电极的清醒猫腹腔注射氢溴酸东莨菪碱 0.05~0.1mg/kg,5 分钟后,脑电图由低幅快波转变为不规则的高幅慢波。但此时惊醒反应仍存在,动物表现安静,若剂量增加至 0.25~0.5mg/kg 时,脑电活动出现高度同步化和不规则高幅慢波,而且脑电惊醒反应亦消失;动物表现兴奋狂躁。对猴、犬、兔和大鼠,东莨菪碱所引起的脑电反应非常近似,并能阻断多种生理刺激所引起的惊醒反应。洋金花总碱或东莨菪碱合并肌松剂卡巴胆碱在静脉麻醉下,发现人的脑电图在给药后 α 节律即刻抑制,出现低幅 β 波,1~2 分钟后可见 θ 波,15 分钟左右可逐步形成以慢波为主的复合图形,其中 θ 波占优势。这种不规则的由低幅至中幅的 θ 波,成为复合图形的主体贯穿于麻醉过程。这种麻醉脑电的特点不受手术操作刺激的影响,是特异性的。当用毒扁豆碱催醒后,一般在 4 分钟内出现调幅较好的 α 节律,慢波消失;催醒后 1~4 小时的脑电活动与麻醉前相比,α 节律的调幅仍较差,波幅较低,还有少量 θ 波[5]。临床患者处于安静或嗜睡状态,应答反应迅速而切题,麻醉脑电变化与临床药理作用基本相同,说明毒扁豆碱能取消东莨菪碱引起的脑电去同步化反应。毒扁豆碱所引起的脑电去同步化反应,亦能被东莨菪碱拮抗。与氯丙嗪或戊巴比妥、甲丙氨酯合用产生强大的协同作用,广泛应用于中药麻醉。其性质与阿托品相同,仅强度上有差异。其散瞳、麻痹眼调节及抑制腺体分泌的作用较阿托品约强 1 倍[5,7]。刘振明等[8]用小鼠热板法研究了洋金花对吗啡镇痛作用耐受性的影响,结果表明,洋金花能明显阻止连续应用吗啡出现的镇痛作用耐受性的发展,恢复小鼠对吗啡镇痛作用的敏感性。提示洋金花对阿片类物质成瘾性可能有较好的治疗作用。

洋金花总碱或东莨菪碱在中枢麻醉时,患者周围血管扩张,体表温度比麻醉前提高,而体温大多数下降 1~3℃,少数甚至可降 4~5℃,无 1 例升高,这是由于周围血管扩张散热量增加所致。但是在术后 2~6 小时,体温出现回升,回升体温大都在 37.8~38.5℃,甚至有个别高达 39℃和 39.1℃,因此在中枢麻醉后要警惕高热的发生[5,7,9];可是亦有报道认为中枢麻醉对体温影响不大,即使在海南岛盛夏高温季节,甚至在原有发热患者也可顺利开展中枢麻醉。

用 1/10 万的东莨菪碱作猫侧脑室灌流,能增加乙酰胆碱的释放量,灌流期间合并静脉注射东莨菪碱 1mg/kg,并不能使乙酰胆碱释放量进一步增加。但大鼠腹腔注射东莨菪碱 0.63mg/kg,脑中乙酰胆碱含量可减少 31%,作用在给药后 60 分钟为最强,于 120 分钟时恢复正常,说明非侧脑室给药仍能促进脑内乙酰胆碱的释放,而使脑组织中乙酰胆碱含量下降。关于东莨菪碱使脑内乙酰胆碱含量减少的原因尚不甚清楚,可能是它阻断了突触后膜 M 胆碱受体,从而中枢胆碱能神经末梢乙酰胆碱代偿性释放增多;也可能是由于它阻断突触前膜胆碱受体,解除了神经纤维末梢递质释放的“自限性”调节机制,加速了中枢胆碱能神经末梢乙酰胆碱的释放。兔静脉注射利血平 0.5~1.0mg/kg 或脑室注射对氯苯丙氨酸(PCPA)每只 5.0mg,均能延长侧脑室注射东莨菪碱 2~3mg/kg 引起的麻醉,但脑室注射 5-HT 每只 250mg,静脉注射帕吉林 50mg/kg 均显著缩短其麻醉时间;而脑室内注射去甲肾上腺素每只 200mg,对东莨菪碱的麻醉时间无明显影响。精神病患者应用洋金花麻醉治疗,次晨的血胆碱酯酶活力的变化与给药途径有关,以静脉注射给药血胆碱酯酶活力平均值有显著提高,而肌内注射给药时不明显。精神病患者肌内注射洋金花总碱 10mg 麻醉后 3 小时,发现毒扁豆碱 3mg 或 4mg 的催醒效果最佳,这时血胆碱酯酶活力下降也最明显,但是,麻醉过程中,患者的血电解质($Na^+$、$K^+$、$Cl^-$、$Ca^{2+}$)均无明显变化[9-10]。

**2. 对心血管系统的作用** 洋金花生物碱在小剂量时兴奋迷走中枢,使心率减慢,剂量较大时则阻滞心脏 M 胆碱受体,使心率加快。东莨菪碱能解除迷走神经对心脏的抑制,使交感神经作用占优势,故心率加快,其加速的程度随迷走神经对心脏控制的强弱而不同。在迷走神经控制最强的青壮年成人中作用明显,中药麻醉开始后心率可达 120~160 次/min,15分钟后逐渐下降而稳定在 100 次/min 左右。在中药麻醉过程中心率显著加快,可在麻醉前用普萘洛尔预防。因为普萘洛尔能使洋金花引起的心率加快明显减慢;但对老年人的心率无明显影响。阿托品有类似作用,而且更强。阿托品 2~4mg/kg 或东莨菪碱 4mg/kg 给予正常兔和麻醉犬静脉注射后可拮抗肾上腺素或去甲肾上腺素所诱发的心律失常(房性或室性期前收缩、室性心动过速等)。但不能拮抗引起的心率加快。目前抗心律失常产生的原理尚不清楚。有报道指出,阿托品类药物用量过大,本身亦可诱发心律失常。洋金花生物碱治疗的剂量对血管无明显影响,但对拟胆碱药引起的血管扩张有明显对抗作用,大剂量时亦能拮抗去甲肾上腺素的收缩血管作用。阿托品的血管解痉作用较东莨菪碱强。有报道指出,阿托品有阻断 α 受体的作用。洋金花对心排血量亦有影响,其影响与血容量有关。实验表明,给出血性休克犬静脉注射洋金花总碱,其心排血量未见增加,但通过输血补充血容量后洋金花总碱则能使心排血量增加。一般认为,东莨菪碱对血压的影响较小。给麻醉兔静脉注射东莨菪碱能拮抗肾上腺素或去甲肾上腺素的升压作用。但该作用较阿托品弱,因其用量比阿托品大 2.5~5.0 倍[9]。

出血性休克犬静脉注射洋金花总碱,心排血量未见增加。但输血以补充血容量后,洋金花总碱能使心排血量增加。说明洋金花对心排血量的影响与血容量有关。在临床上可观察到东莨菪碱能在冬眠合剂降低心搏出量 25% 的基础上继续下降 15% 左右。但是,由于心率增快显著,故心排血量变化不大[3,11]。麻醉兔静脉注射东莨菪碱 10~20mg/kg,能拮抗静脉注射 5mg/kg 肾上腺素或去甲肾上腺素的升压作用,此作用亦较阿托品弱,因其用量比阿托品大 2.5~5.0 倍。因此,进行俯卧位手术时要注意血压的变化,以防意外的发生,但是,一般认为东莨菪碱对血压的影响是比较小的,因兔静脉注射 20mg/kg 时,血压平均下降仅($1.33 \pm 0.33$)kPa,而且它还能对抗乙酰胆碱所致的血压下降。实验还表明,东莨菪碱能改善失血性犬的微循环。东莨菪碱有解除血管痉挛的作用,故能改善循环及组织器官血液灌注,以抗休克。在对阻断家兔双侧颈总动脉,同时经股动脉放血制成的急性完全性脑缺血模型上,观察到洋金花总碱对脑缺血再灌注损伤有明显的复苏效应[7,12]。

**3. 对呼吸系统的作用** 小剂量洋金花注射液可完全拮抗乙酰胆碱引起离体豚鼠气管平滑肌的收缩作用,组胺所致者则大剂量方可显现。洋金花对实验性气管炎大鼠的气管黏液腺有抑制作用,使杯状细胞显著减少,此作用与切断单侧迷走神经的作用相似。在临床观察中,东莨菪碱能扩张支气管并抑制呼吸道腺体分泌而引起口干等,故中枢麻醉时呼吸道干燥,通气良好。无论在诱导期或手术期均无明显的缺氧和二氧化碳蓄积,未见 $PCO_2$ 的增高,血氧饱和度较术前、后有所改善,酸碱平衡稳定。洋金花所含东莨菪碱能兴奋呼吸中枢,使呼吸加快,并对抗冬眠灵药物的呼吸抑制作用[9]。还有研究表明洋金花水煎液和生物碱组分具有止咳、平喘、镇痛、解痉的作用[13-14]。

**4. 其他作用**

(1)抗炎、抗瘙痒作用:以二甲苯致小鼠耳肿胀法和 10% 蛋清致大鼠足肿胀法进行抗炎作用研究及用 0.35% 磷酸组胺刺激豚鼠皮肤考察洋金花胶囊抗瘙痒作用。结果有明显抗炎及抗瘙痒作用,且有量效关系[15]。

(2)对上皮细胞有丝分裂及皮肤角化的影响:洋金花胶囊可明显抑制小鼠阴道上皮细胞有丝分裂,显著提高小鼠尾鳞片颗粒层形成数,具有明显抗增殖、促进皮肤角化的作用[16]。

(3)细胞保护作用:实验表明洋金花提取物(有效部位、醉茄内酯组分和黄酮组分)中的黄酮组分可以减轻二甲基亚砜对中国仓鼠卵巢细胞损伤的细胞毒性[17]。

(4)洋金花总酚和总黄酮有抗菌作用。Hossain 等[18]研究发现洋金花总酚和总黄酮具有抗氧化活性。同时,洋金花总黄酮对金黄色葡萄球菌、大肠埃希菌、铜绿假单胞菌具有一定的抑制作用。Vadlapudi 等[19]研究发现洋金花的甲醇和三氯甲烷粗提物对欧文氏杆菌、丁香假单胞菌也具有显著的抑制作用。

5. **体内过程** 大鼠灌服 $^3$H-东莨菪碱后 15 分钟,即能从血浆中测得药物;结扎总胆管的大鼠在体肠段内注入 $^3$H-东莨菪碱溶液,发现药物从肠道消失很快,而且完全以肾浓度最高,肝次之[10,12]。大鼠静脉注射 $^3$H-东莨菪碱后,肺内浓度最高,肾次之,其次是肝、胃、肠、心、脑、睾丸、血浆和脂肪,静脉注射后 30 分钟脑内药物浓度平均约为血浆浓度的 3 倍。在脑内以纹状体、大脑皮质、海马的药物浓度较高,膈区次之,而间脑、低位脑干及小脑浓度较低。$^3$H-东莨菪碱的药代动力学符合二室模型。大鼠静脉注射 $^3$H-东莨菪碱 48 小时内,从尿中排出的总放射性为给药剂量的 62%,其中原形药 12%,绝大部分在给药后 8 小时内排出,尤以第 1 小时排出最多,约占总排出的一半。48 小时内经胆汁排出的放射性为给药剂量的 25%,说明相当部分被肠道再吸收。从尿、粪排出的总放射性约为给量的 87%,表明药物排泄也较完全。静脉注射 1 小时内无论尿、粪或胆汁中排出的原形药仅占排出总放射量 1/5~1/4,说明 $^3$H-东莨菪碱在体内大部分迅速被代谢。离体组织温孵实验结果表明,肝脏是在鼠代谢东莨菪碱的主要脏器,代谢活性很高,东莨菪碱的代谢有种属差异和个体差异,兔代谢能力最强,猫较弱,犬最差[9]。

【毒理研究】给实验犬静脉注射洋金花总碱,可发生强烈惊厥或角弓反张,终因呼吸衰竭而死亡,其最小致死量为 80mg/kg。小鼠静脉注射的 $LD_{50}$ 为 8.2mg/kg。总碱吸收后,分布全身,并可通过胎盘进入胎儿循环;但动物实验表明,它对生殖功能和胎儿均无影响。2.5mg/kg 给犬静脉注射 1 次,3 日后处死,其 13 种主要脏器与对照组比较,未见明显的形态差异。用于麻醉的最小有效量为 2mg/kg,安全范围较大,既不抑制呼吸、循环等主要生命中枢,对肝肾亦无损害。据统计,东莨菪碱对成人的最小致死量(MLD)约为 100mg/kg,幼儿约为 10mg/kg,在中药麻醉过程中,东莨菪碱不抑制呼吸、循环等主要生命中枢,对肝、肾功能亦无损害[9,10,12]。

洋金花总碱口服较易吸收,分布于全身,可通过胎盘至胎儿循环。犬、小鼠实验表明,洋金花对生殖功能及胎儿均无影响,大部分在肝中被酶水解 1% 东莨菪碱以原形从肾排出,犬静脉注射的最小致死量 80mg/kg,麻醉的最小有效剂量为 2mg/kg,安全范围较大。研究表明,洋金花总碱能诱发染色体严重损伤。故大量应用该药应持慎重态度[20]。从遗传毒理学角度,通过观察洋金花总碱对离体中国仓鼠肺成纤维细胞株姐妹染色单体交换率(SCE)、染色体畸变率和活体内小白鼠骨髓多染红细胞微核的影响,并比较了银屑病患者接受治疗前后淋巴细胞 SCE 的变化,结果发现洋金花总碱对细胞核内物质有损伤作用,能诱发染色体严重损伤,故以洋金花总碱治疗某些疾病时应慎重[21]。《本草纲目》载"相传此花笑采酿酒饮,令人笑;舞采酿酒饮,令人舞。予尝试之,饮须半酣,更令一人或笑或舞引之,乃验也。"说明当时民间已发现本品可引起幻觉、谵妄等精神症状。

**【配伍研究】** 暂未查到。

**【复方及制剂】**

1. **止喘灵注射液** 处方为麻黄、洋金花、苦杏仁和连翘。制成无菌注射液。功能与主治:宣肺平喘,祛痰止咳。用于痰浊阻肺、肺失宣降所致的哮喘、咳嗽、胸闷、痰多;支气管哮喘、喘息性支气管炎见上述证候者。用法与用量:肌内注射。一次 2ml,一日 2~3 次,7 岁以下儿童酌减。1~2 周为 1 个疗程,或遵医嘱。青光眼患者禁用;严重高血压、冠心病、前列腺肥大、尿潴留患者在医生指导下使用[1]。

2. **治小儿慢惊**[22] 洋金花七朵,天麻两钱半,全蝎(炒)十枚,天南星(炮)、丹砂、乳香各二钱半。为末。每服半钱,薄荷汤调下。《御药院方》

3. **治阳厥气逆多怒而狂**[22] 朱砂(水飞)半两,曼陀罗花二钱半,上为细末。每服二钱,温酒调下,若醉便卧,勿令惊觉。《证治准绳》

4. **治诸风痛及寒湿脚气**[22] 曼陀罗花、茄梗、大蒜梗、花椒叶。水煎洗。《四川中药志》

5. **治面上生疮**[22] 曼陀罗花,晒干研末,少许贴之。《卫生易简方》

**【临床研究】**

1. **应用研究** 洋金花临床用于麻醉、止痛,治疗精神分裂症、慢性气管炎、哮喘、银屑病、强直性脊柱炎、变态反应性亚败血症、重症破伤风、帕金森病和其他病症方面均取得一定疗效。

(1)用于麻醉:以洋金花为主(占 60% 以上),配伍川芎、当归、生草乌、半夏、天南星(各占 4%~6%)。或口服,或灌肠,或肌内注射,或静脉滴注,或穴位注射,均可达到麻醉效果。以洋金花总碱注射液配合氯丙嗪、哌替啶等作静脉复合麻醉效果更好。可适用于各种年龄组和各科的大中型手术。据报道,一般认为以洋金花为主的中药麻醉其优点是:效果确实,主治广泛,安全、方便,具有抗休克作用。洋金花生药用量 1 次可高达 20g。术后一般恢复良好,手术效果满意者达 90% 左右。其缺点是:①麻醉深度不够,肌松不全,内脏牵拉反应明显,给手术操作带来一定困难。如在术前或术中配合使用八角枫、锡生藤及汉防己等,或封闭两侧足三里,可有助于腹肌松弛。②苏醒时间长,一般 6~12 小时。如于手术将结束时,肌内注射槟榔注射液 1~2ml,同时静脉注射贝美格 40ml,或肌内注射小檗碱 4ml、麻黄碱 30mg,也有主张用催醒宁静脉注射或缓慢静脉滴注毒扁豆碱 2~4mg,可使苏醒提前。有的则于术终前从胃管抽出胃内药液,并注入甘草绿豆汤,亦可促其提前清醒。③窦性心动过速,有用 1% 普鲁卡因静脉滴注代替冬眠药物,既可提早苏醒,又可控制心率。其禁忌证为:青光眼或有眼压增高者;心动过速或有心动过速史者;心肺功能不全;高热患者;严重肝肾损害[10,12]。张世筠报道用洋金花 65g,川乌 5g,当归 10g 制成注射液,60 例 17 种手术,无 1 例发生意外[23]。

(2)治疗精神分裂症:有人用洋金花注射液并配合氯丙嗪治疗 200 多例,证明对兴奋狂躁型患者疗效较好,可减少氯丙嗪用量,因而减少了药物的副作用和并发症。又有人以洋金花注射液肌内注射,每晚或隔日 1 次,每次 2mg,然后逐渐增加至 6~8mg,个别患者最高剂量可达 15mg,或以洋金花注射液静脉注射 2~4mg,每晚用药 1 次加入 10% 葡萄糖注射液 20mg 缓慢注入。同时可少量酌情给予抗精神病药物如口服氯丙嗪 200~300mg,个别严重的可用至 450mg/d。如注射洋金花后出现烦躁不安,可临时给予口服水合氯醛 15ml 或肌内注射苯巴比妥钠 0.2g。一般用药 30 分钟即进入朦胧状态,静脉注射见效快者 2 分钟即发生作用。有些患者用药后出现口渴、烦躁不安、呼吸和心率加快等,个别出现发热及尿潴留。用药 15~20 次为 1 个疗程,一般 1~2 个疗程即可见效。共治疗 85 人,痊愈 34 人,显效 15 人,进步 11 人。无论口服或注射,其不良反应多有恶心、呕吐,个别发现喉头痉挛、呼吸抑制。少数人心电图显示不同程度的心肌损害[3,24]。

(3)止痛:有人用东莨菪碱 2mg 肌内注射,或与氯丙嗪 12.5~25mg 合并注射,或与冬眠 4 号 1/4 量 1 次静脉注射,每天或 2~3 天 1 次。治疗晚期肿瘤剧痛取得满意的效果。对于用哌替啶、吗啡、芬太尼效果不佳者,可获良效。另外,也有人用洋金花制剂解除晚期脉管炎的剧痛,方法是以洋金花总碱 5mg 或东莨菪碱 1~3mg 静脉或肌内注射,合并应用氯丙嗪 12.5~50mg,也可同时加用汉防己 60mg。必要时用后可用催醒剂促其苏醒。共治 10 例,均获佳效。经临床观察,对轻、中度疼痛止痛效果尤好,对重度疼痛者,亦可通过中枢麻醉解除。一般经以上处理,疼痛可缓解 2 天,随着用药次数的增加,疼痛的程度也逐渐减轻以至消除。有人用洋金花、披麻草(为百合科植物蒙自藜芦 *Veratrum mengtzeanum* Loesn.F. 或大理藜芦 *Veratrum taliesis* Loesn.F.)、雪上一枝蒿各 20g,麝香 2g,制草乌、金铁锁(独定子)、广血竭、三七各 100g,重楼 150g,万年青(心不甘)、制川乌各 50g,延胡索 250g。共为细末,成人一日 2 次,每次服 0.5g。治疗外伤性疼痛、风湿性关节痛、腹痛共 138 例,止痛 36 例,好转 102 例。也有用治风湿而取效者[10,25]。

(4)治疗慢性气管炎:用洋金花注射液每天肌内注射 1 次,含东莨菪碱 0.5~1mg,根据体质、年龄、性别,用量略有不同。共用药 4~5 次。一般注射后 10~15 分钟出现反应迟钝,而后很快进入浅睡。40 分钟至 1 小时进入深睡,3~4 小时后苏醒,醒后呼吸畅通,略感疲倦。共治 1 200 例,临床控制率达 70%,显效率 17%,心、肝、肾功能未见损害。有的则认为副作用较多,特别是精神副作用高达 55%,可能与用法用量有关。使洋金花用量保持在 0.01mg/kg 左右,则精神副作用明显下降,其临床控制率亦在 50%~60%。另以曼陀罗叶 100g(鲜叶用 600g)、甘草 50g 制成 25% 曼陀立止哮喘烟;曼陀罗花、火硝、川贝母、法半夏合剂,每次 4~5ml,10 天为 1 个疗程,共治 44 例取得较好疗效。有的则以洋金花片剂,每晚睡前服 0.01mg/kg,10 天为 1 个疗程,共治 5 个疗程,前后比较其临床症状,有改善或接近正常,控制率达 63%。也有以洋金花酊剂治疗慢性气管炎,将洋金花 15g,研为极细末(若无花,可用 20g 曼陀罗籽,制法同花),倒入纯 60° 粮食白酒 500ml 内摇匀。密封存 7 天。每天服 3 次,每次 1~2ml,最多不超过 2ml,若 1 个疗程不愈者,可按上法继续服用。500ml 白酒为 1 个疗程。治疗 100 例,治愈(症状与体征均消失)33 例(占 33%),有效(症状好转体征消失)55 例(占 55%),无效 12 例(占 12%),总有效率 88%。以复方洋金花膏作穴位贴敷亦取得一定效果。用洋金花 30g、公丁香 40g、肉桂 80g、细辛 100g、百部 50g、白芥子 50g 烘干共研细末,密闭封存备用。用时以 1:1 的野菊花蒸馏液调成软块状,制成 0.5cm×0.5cm 圆形块放穴位上,加盖胶布固定,每次贴 48 小时,休息 24 小时,3 次为 1 个疗程。间隔 3~5 天再继续治疗。急性期贴 1 个疗程,慢性迁延期贴 4~6 个疗程。穴位:檀中、神阙、大椎、命门。共治 117 例,临床治愈 36 例(30.76%),显效 46 例(39.31%),好转 31 例(26.49%),无效 4 例(3.42%)。其中 10 例测定痰 sIgA、DNA 治疗前后对比表明本法能提高呼吸道局部免疫水平,并有消炎作用。有报道用洋金花 15g,研极细末入酒 500ml,7 天后服用,每次 1~2ml,一日 3 次。治疗 118 例,治愈 42 例,显效 34 例,有效 31 例,无效 11 例。临床还有用治哮喘和小儿肺炎的报道[9,26-27]。

(5)治疗银屑病:周建华等[28]用洋金花总碱注射液治疗银屑病 800 余例,并随机追访观察了 100 例患者。治疗方法为:将乙酸普马嗪注射液 10mg(成人量,下同)和氯丙嗪注射液 25mg,加入生理盐水 20ml 中,静脉缓注(3~5 分钟),然后在同一静脉通路缓注(约 3~5 分钟)洋金花总碱注射液(每公斤体重 0.2mg,加入生理盐水 20ml 中)。给药后患者很快进入麻醉状态,持续 6~8 小时,自然苏醒。一般经上法治疗 1~2 次,即可获愈,每次治疗间隔 1~3 个月。一般经治疗 3 次无效者,即认为无效。治疗结果:痊愈;皮损全部消退,自觉症状消失,可遗留皮损脱失斑。本组 40 例,占 40%;基本治愈:皮损 90% 以上消退,自觉症状消失,本组 16 例,占 16%;显效:皮损 70%~90% 消退,瘙痒明显减轻,本组 17 例,占 17%;好转:皮损 30%~70% 消退,瘙痒减轻,本组 12 例,占 12%;无效:皮损无改变,或消退不足 30%,或病情继续发展,本组 15 例,占 15%。100 例患者的总有效率 85%[28]。黑龙江中医学院附属医院运用洋金花注射液治疗银屑病 10 多年来,收治病人 10 000 余例,治愈率高达 87%[29]。

(6)治疗强直性脊柱炎:田常炎等[30]以洋金花注射液或酊剂治疗强直性脊柱炎 34 例取得较好疗效。方法是每晚肌内注射或口服酊剂 1 次,成人注射量从每次 1~2ml(相当于东莨菪碱 0.5~1mg)或口服酊剂 5~10ml(当于 0.25~0.5mg 东莨菪碱)开始,以后每 3~5 天增加药量,待递增至每天注射量为 6~7ml 或口服酊剂 55~60ml,即为每天常用量,一般 3 个月为 1 个疗程。在有效的 31 例中,平均 64 天红细胞沉降率降至正常,在 1~17 年,平均 2.5 年随访中无一例复发。而西药对照组(包括使用阿司匹林、吲哚美辛、泼尼松、氯喹等)平均治疗 129 天,其复发率高达 76%。一般用药后 15~20 分钟,患者表现口干、眼花、头晕、嗜睡,为"曼陀罗化"表现;较重的有暂时性恶心、呕吐、谵语和睡中无意识坐起、下床活动等"曼陀罗不良反应",除安置其继续入睡外,不需作处理,所有症状均可在次日消失。虽长期用药,最长者达 584 天,平均 85 天,无 1 例有肝、肾及消化道的器质性损害,亦无 1 例出现意外和停药后出现反跳现象。而西药对照组有效的病例中有 6 例出现了器质性病变(包括库欣综合征、十二指肠溃疡、尿血、肾功能减退、肝功能损害等)。

(7)治疗哮喘:取洋金花 250g、石膏 7.5kg、硼砂 1.25kg、甘草 2.5kg、黄芩 1kg、枣仁 0.5kg,共研细末,水泛为丸,早晚各服 1.5~3g(10~20 粒),治疗支气管哮喘 50 例,随访 20 例,除 5 例未坚持服药无效外,15 例症状明显减轻,服药时间最长 2 个月。以曼陀罗全草入药做曼陀罗丸治疗哮喘亦取得了较好效果。当其正开花时,采全株切碎榨汁 1 800ml,煎熬浓缩至稀糊状,入硼砂 6g 溶化,再入远志粉 180g、甘草粉 300g、生石膏粉 300g,制丸,每丸重 100mg;每服 3~5 丸,一日 2~3 次。以之治疗寒喘,表现呼吸急促,喉中痰鸣,畏寒怕冷,遇寒加重,痰少或痰涎清稀,舌淡苔白,脉弦或弦紧,用药 3~5 日可控制急发之证,再以"寒喘丸"以巩固善后,有效率达 91%。将洋金花全草和稀的浸膏,加助渗剂制成胶布橡皮膏,根据中医理论辨证选穴贴敷,总有效率 87.4%[31]。

(8)治疗帕金森病:孙申田等[32]报道用洋金花全粉胶囊治疗帕金森病 51 例,用药 6 个月后,震颤、肌强直症状明显改善。

(9)其他:洋金花及其制剂作为治疗肺炎的辅佐药,用于临床也获得满意效果。以曼陀罗为主,配伍草乌、辣椒皮、樟脑、冰片等制成酊剂可用来治疗感冒/痢疾、跌打损伤、毒虫咬伤。刘剑锐[33]报道了用曼陀罗泽泻汤控制发作期耳源性眩晕。用洋金花煎剂治疗骨质增生[34]。

也有用洋金花治疗休克、心律失常、纤维肌痛、中老年梅尼埃病眩晕、晕吐以及秃发等[3]。

2. **用法用量**　2020 年版《中国药典》规定其用量为 0.3~0.6g,宜入丸散;亦可作卷烟分次燃吸(一日量不超过 1.5g)。外用适量。

**【中毒表现及救治】**

1. **中毒表现**　误食曼陀罗的根、茎、叶、花、果实、种子均可引起中毒。以误食曼陀罗果实、种子最为常见,多为儿童,常在秋季。春季中毒者多为将曼陀罗叶当野菜食用。亦有单方服食过量引起中毒者。成人干花中毒量为 1~30g,洋金花注射液肌内注射,每天 6mg 可导致死亡[9,14]。曼陀罗口服经肠迅速吸收,分布于全身。中毒症状一般出现于服食后 30 分钟到 1 小时,快的可于 10 分钟后出现,也有的于数小时甚至 10 多小时后迟发。首先感到头晕,眼皮重,不说话,站立不稳,继而嗜睡。睡中可见一系列兴奋现象,如睁眼、抓空、挥动手臂、摸头等无意识动作,少数有谵语。中毒症状和体征可归纳为两大类:一为副交感神经功能阻断症状,包括口干、皮肤潮红、心率呼吸增快、瞳孔散大、视物模糊等;二为中枢神经系统症状为主,步态不稳、嗜睡、意识模糊、谵妄、大小便失禁、狂躁不安甚至抽搐、生理反射亢进等。个别患者可出现发热、白细胞计数升高、中性粒细胞增加。严重者 12~24 小时出现昏睡、痉挛、发绀直至昏迷、死亡[9]。对误食史及误食量不详的病例,根据典型的临床症状和体征,一般诊断不难。诊断困难时应注意洗胃或呕吐物中是否有曼陀罗碎渣。也可取患者尿 1 滴,滴入猫眼中,如系曼陀罗中毒则该侧瞳孔散大,亦可取尿液作阿托品定性分析。

2. **救治**　一经发现,必须及时抢救。有误食曼陀罗种子 4 粒,因延误时机,抢救无效而死亡的[31]。救治方法如下:

(1)误食 4~6 小时以内者,先以清水或 1:5 000~1:2 000 高锰酸钾溶液洗胃。超过 4 小时则应给硫酸镁 30g 导泻,小儿按每岁 1g 口服。

(2)5%~10% 的葡萄糖注射液静脉滴注(成人 2 000~3 000ml/d,小儿 50ml/kg)促进毒物排泄。如无尿可静脉注射 20% 甘露醇 250ml 或给呋塞米 40~80mg。

(3)拮抗剂可用拟胆碱药毛果芸香碱或毒扁豆碱,或抗胆碱酯酶药新斯的明。用法用量:毛果芸香碱 2~4mg 皮下注射或口服;毒扁豆碱 5~8mg 口服或 2~4mg 肌内注射;任选一种,每 15 分钟 1 次;或用新斯的明 1mg 肌内注射或 10~20mg 口服,15~20 分钟 1 次。直至症状缓解,瞳孔缩小,停药指征为流泪、汗出、口干消失。因为拮抗剂能降低心率及血压,故必须严格掌握剂量,老年患者更应审慎。

(4)对症处理:对躁动不安或抽搐用镇静剂地西泮 20mg 或氯丙嗪 25~50mg 肌内注射,或 10% 的水合氯醛 15~20ml 灌肠。但禁用吗啡和哌替啶,因其对中枢有较持久的抑制作用,尤其抑制呼吸。高热给予物理降温;呼吸抑制时给呼吸兴奋剂:小儿,洛贝林每次 1~3mg,尼可刹米每次 175mg,每隔 30 分钟 1 次,交替皮下注射;成人,洛贝林每次 10mg,尼可刹米每次 0.25~0.5g,每隔 30 分钟交替皮下注射 1 次。并吸氧。

(5)抗生素预防感染。

(6)中药解毒:可用甘草 30g、绿豆 60g 煎汤频服;或用绿豆 120g、金银花 60g、连翘 30g、甘草 15g 煎水服。亦可用防风、桂枝煎汤[35]。

(方文贤　王　巍　杜贵友)

# 65　臭灵丹草

【基源】本品为菊科植物翼齿六棱菊 *Laggera pterodonta*(DC.)Benth. 的干燥地上部分。

【化学成分】现已从臭灵丹草中分离、鉴定出 40 多种化合物,主要成分为桉烷型倍半萜及黄酮类物质,且臭灵丹草中的挥发油成分同样具有重要药理活性[1]。

1. **桉烷型倍半萜**　臭灵丹草中的桉烷型倍半萜化合物多为桉烷型倍半萜酸、桉烷型倍半萜醇及桉烷型倍半萜苷类化合物,目前以从臭灵丹中分离、鉴定 30 多种桉烷型倍半萜类化合物,其中桉烷型倍半萜酸主要包括臭灵丹酸、臭灵丹酮酸、$2\alpha$,$3\beta$- 二羟基臭灵丹酸等,以臭灵丹酸为主;桉烷型倍半萜醇主要包括臭灵丹二醇、臭灵丹三醇甲及臭灵丹三醇乙等,以臭灵丹二醇为主;桉烷型倍半萜苷类化合物是由桉烷型倍半萜取代羟基而形成的糖苷类化合物[2]。

2. **黄酮类物质**　目前以从臭灵丹草中分离、鉴定的黄酮类物质主要有 3′,4′,5-trihydroxy-3,5,6-trimethoxyflavone、喷杜素、槲皮素、5-hydroxy-3,4′,6,7-tetramethoxynavone、金腰素乙、橙皮苷(hesperidin)、3′,4′,5-trihydroxy-3,5,7trimethoxyflavone[3]。

3. **挥发油及氨基酸**　使用气相色谱 - 质谱联用仪从臭灵丹草中鉴定的挥发油成分主要为倍半萜类、单萜类、芳香族酚类物质,其中含量最多的为 2,6 双(1,1- 二甲基乙基)-4- 乙基苯酚,其次为 2(1,1- 二甲基乙基)-6(1- 甲基 - 甲烯乙基)-4- 乙基苯酚、1,4- 二甲氧基四甲基苯、1,8- 桉叶素、去双氢金合欢醇等。使用氨基酸分析仪从臭灵丹草中鉴定的氨基酸成分最多的为水解氨基酸,其次为游离氨基酸,再为 $\gamma$- 氨基丁酸[4]。

【含量测定】2020 年版《中国药典》采用高效液相色谱法(通则 0512)测定[5]。

色谱条件与系统适用性试验:以十八烷基硅烷键合硅胶为填充剂;以乙腈 -2% 甲酸溶液(35∶65)为流动相;检测波长为 350nm。理论板数按洋艾素峰计算应不低于 4 000。

对照品溶液的制备:取洋艾素对照品适量,精密称定,加甲醇制成每 1ml 含 35μg 的溶液,即得。

供试品溶液的制备:取本品粉末(过三号筛)约 1.5g,精密称定,置具塞锥形瓶中,精密加入甲醇 50ml,密塞,称定重量,加热回流 1 小时,放冷,再称定重量,用甲醇补足减失的重量,摇匀,滤过,取续滤液,即得。

测定法:分别精密吸取对照品溶液与供试品溶液各 10μl,注入液相色谱仪,测定,即得。本品按干燥品计算,含洋艾素($C_{20}H_{20}O_8$)不得少于 0.10%。

【炮制研究】暂未查到。

【药理研究】

1. **抗炎**　有动物实验[6]表明,口服臭灵丹草提取物对实验性急性支气管炎有治疗作用。Wu 等[7]研究发现,臭灵丹总黄酮对 3 种急性炎症模型(二甲苯诱导的小鼠耳肿胀、角叉菜胶诱导的大鼠足跖肿胀和醋酸致小鼠腹腔血管通透性增加)均有显著的抑制作用。

2. **抑菌**　魏均娴等[8]发现从臭灵丹草中分离的冬青酸对金黄色葡萄球菌、乙型链球菌、甲型链球菌有一定抑菌作用。豆涛[9]发现采用不同产地臭灵丹草制备的臭灵丹草液对金黄色葡萄球菌都具有抑菌作用,其中产于金沙江干热河谷的臭灵丹草效果更好。胡伟等[10]研究发现,臭灵丹草水煎剂在幽门螺杆菌甲硝唑耐药株及敏感株的体外抑菌实验中有良好的抑菌效果。杨光忠等[11]发现臭灵丹草中的两个化合物臭灵丹酸和臭灵丹二醇对金黄色葡萄球菌、铜绿假单胞菌、枯草芽孢杆菌、草分支杆菌和环状芽孢杆菌呈现明显的抑菌活性。

**3. 祛痰** 邓士贤等[12]以家兔为研究对象进行了实验,结果表明臭灵丹草具有显著的祛痰作用。此外,臭灵丹草提取物能显著减少上呼吸道黏液分泌。

**4. 镇痛** Zhao 等[13]采用上下移动法、醋酸扭体法、热板法、福尔马林致痛实验对臭灵丹草水提取物的急性毒性及镇痛作用进行了研究,结果表明臭灵丹草水提取物具有一定的外周镇痛作用。

**5. 保肝、抗氧化** Wu 等[14]发现臭灵丹草提取物能显著抑制四氯化碳、D-氨基半乳糖诱导的新生大鼠原生代肝细胞损伤模型中肝细胞损伤造成的 GPT 和 GOT 升高,提示臭灵丹草提取物可通过抑制上述两个酶的活性而提高新生大鼠原生代肝细胞活力。李书华等[15]以维生素 C 为对照,发现臭灵丹草中黄酮类化合物洋艾素和金腰乙素有明显的抗氧化作用,但其抗氧化活性弱于维生素 C。

**6. 抗肿瘤** 有学者发现[16-17]发现,臭灵丹三醇甲、臭灵丹酸、冬青酸对口腔上皮鳞癌细胞株、人恶性黑色素瘤细胞株、人肺腺癌细胞株有抑制作用。有记载臭灵丹草水煎浓缩乙醇提取液对急性淋巴细胞白血病、急性粒细胞白血病及急性单核细胞白血病患者的血细胞脱氢酶都有较强的抑制作用;对于急性淋巴细胞白血病患者白细胞的呼吸作用也有明显抑制作用[13]。曹长姝等[18]发现分离自臭灵丹草的 5,7,3',4'-四甲氧基-3-羟基黄酮和金腰带素 B 对 A549 和 HeLa 肿瘤细胞的生长有显著的抑制增殖作用,并通过调节细胞周期及诱导细胞凋亡发挥抗肿瘤作用。曹长姝等[19-20]发现分离自臭灵丹草的黄酮类化合物 3,5-二羟基-6,7,3',4'-四甲氧基(HTMF)可通过线粒体途径诱导人喉癌 Hep-2 和鼻咽癌 CNE 细胞凋亡。

**7. 抗病毒** 研究发现,臭灵丹草水提取物显示出一定的抗 RSV 以及 I 型单纯疱疹病毒(HSV-1)作用[21]。同时,臭灵丹草水提取物对单纯疱疹病毒 I、II 型及甲型流感病毒(influenza A virus,IVA)有一定的抗病毒作用[22]。臭灵丹草的大极性提取部位在体外具有抑制甲型流感病毒 FM1 株的作用,其抑制作用与利巴韦林相似;动物实验结果显示该部位对流感病毒感染小鼠有较强的保护作用[23]。Tiwatt 等[24]研究表明,从臭灵丹草中分离出的蒲公英固醇醋酸酯对 HSV-2 具有活性,蒲公英固酮对 HSV-1、HSV-2 有微弱的活性。Liu等[25]在臭灵丹草的倍半萜化学成分研究中发现,臭灵丹草次生代谢倍半萜类化合物对烟草花叶病毒(TMV)有抑制作用。王玉涛等[26]发现臭灵丹草乙醇提取物体外对甲型 $H_1N_1$ 流感病毒感染具有一定的抑制作用。同时研究发现,采用小鼠流感病毒性肺炎模型,臭灵丹草对甲型 $H_1N_1$ 流感病毒 FM1 株感染小鼠的病毒性肺炎具有一定的抑制作用[27]。夏晓玲等[28]发现臭灵丹草乙酸乙酯萃取物和石油醚萃取物在体外对甲型 $H_1N_1$ 流感病毒有明显的中和作用及直接的抑制增殖作用。刘云华等[29]发现,臭灵丹草微量元素含量与抗 HIV 活性呈一定的正相关。

**【毒理研究】** 赵永娜等[30]对小鼠腹腔注射臭灵丹草水提物,其 $LD_{50}$ 为 1.9g/kg,可见臭灵丹草的毒性较小。

【配伍研究】尚无相关报道。

【复方及制剂】灵丹草颗粒：臭灵丹草1 667g。本品为棕色至褐色的颗粒；气微香，味甜而苦涩。清热疏风，解毒利咽，止咳祛痰。用于风热邪毒，咽喉肿痛及肺热咳嗽；急性咽炎、扁桃体炎、上呼吸道感染见上述证候者。开水冲服。一次1~2袋，一日3~4次，或遵医嘱[5]。

【临床研究】

1. 应用研究

(1)急性呼吸道感染高热：何红等[31]运用臭灵丹草、藏青果、柴胡等提取液制成"臭灵丹口服液"治疗急性呼吸道感染高95例，总有效率达到98%,具有较好的退热治疗效果。张晓梅等[32]用灵丹草颗粒治疗上呼吸道感染(风热证),结果显示灵丹草颗粒对上呼吸道感染(风热证)有较好的疗效和显著的利咽、止咳作用。

(2)感冒：郑秀琴等[33]评价了臭灵丹合剂治疗感冒的临床效果,结果显示臭灵丹合剂对风热型和风寒型感冒均有疗效。何成云[34]应用自拟的灵丹蒲冬汤在长期用于流行性感冒(流感)防治的过程中显示出较好疗效。

(3)咳嗽：高于英[35]用新鲜采摘的臭灵丹草尖叶治疗外感咳嗽或咳嗽日久、干咳无痰者,效果较好。杨仁德[36]以臭灵丹草为主的止咳方用于治疗内外伤咳嗽,临床效果满意。陈春芳等[37]用麻杏石甘汤加入臭灵丹草、鱼腥草、黄芩、浙贝母组成麻吉灵丹汤,治疗小儿肺热咳嗽,疗效满意。

(4)急性扁桃体炎：李云委等[38]用臭灵丹合剂治疗急性扁桃体炎50例,总有效率为86%。王艳芬等[39]应用臭灵丹合剂雾化吸入治疗小儿急性扁桃体炎158例,总有效率达98.1%。周家璇[40]用灵丹草颗粒剂治疗50例急性乳蛾,总有效率为94%,主要症状和体征如咽痛、吞咽痛、喉核红肿等明显改善。

(5)顽固性带状疱疹：李洪兵[41]用臭灵丹草与桑菊饮加减治疗顽固性带状疱疹60例,47例痊愈,症状消失;13例好转结痂,疼痛减轻。

(6)流行性腮腺炎：李波等[42]用臭灵丹合剂配合西药利巴韦林治疗腮腺炎75例,其消肿止痛、清热除烦及缩短病程效果明显,且无明显毒副作用。

(7)舌下黏液囊肿：陈建芬[43]单用新鲜臭灵丹叶煎水,治疗1例舌下黏液囊肿,效果较好,且5年未复发。

(8)急性支气管炎：朱红涛等[44]采用臭灵丹合剂治疗30例风热犯肺型急性支气管炎患者,取得较好临床疗效。

(9)甲型$H_1N_1$流感：刘兴峰等[45]用以臭灵丹草为主要药材的感冒消炎片治疗儿童甲型$H_1N_1$流感,显示出很好的治疗效果和安全性,能够迅速缓解流感所致的发热、咽痛等症状,并能够有效降低呼吸道分泌物中甲型$H_1N_1$流感病毒载量,加快病毒转阴。

2. 用法用量　2020年版《中国药典》规定臭灵丹草用量为9~15g。

【中毒表现及救治】尚无相关报道。

(王景尚　阴赪宏　王　巍)

# 66 狼 毒

【基源】本品为大戟科植物月腺大戟 *Euphorbia ebracteolata* Hayata 或狼毒大戟 *Euphorbia fischeriana* Steud. 的干燥根[1]。

【化学成分】研究表明,狼毒的主要化学成分有萜类(倍半萜类、二萜类化合物、三萜类化合物)、鞣质和酚酸类、黄酮类、杂环化合物(如吡咯环、呋喃环)、狼毒甲素、固醇类、苯乙酮类、植物挥发油、糖类成分,另还含有香豆素、蒽醌苷类、二肽、有机酸等化合物。

1. **月腺大戟的化学成分** 采用各种色谱方法分离纯化化合物,并根据理化性质和波谱数据鉴定其结构。从月腺大戟植物根部分离得到 8 个化合物,分别被鉴定为:①二萜类化合物,狼毒乙素[2]、月腺大戟素 A[2]、月腺大戟乙素[3]、巨大戟二萜 -3- 肉豆蔻酸酯[2]、巨大戟二萜 -3- 棕榈酸酯[2]、9,19- 环阿尔廷 -23E- 稀 -3β,25- 二醇[2]和 24- 亚甲基环阿尔廷烷 -3,28- 二醇[2]等;②三萜类化合物,α- 香树酯醇[3]、β- 香树酯醇乙酸酯[2]等;③酚酸类化合物,阿魏酸二十八酯[4]、1,3,4,5- 四羟基 -2-O-β-D- [6'-O- 没食子酰基吡喃葡萄糖基]异戊苷[5]、6'-O- 没食子酰基葡萄糖异丙苷[5]和 3,4'- 二甲氧基 - 鞣花酸[5]等;④甾醇类化合物,β- 谷甾醇[4]等;⑤其他化合物,2,4- 二羟基 -6- 甲氧基 -3- 醛基苯乙酮[2]等。

2. **狼毒大戟的化学成分**

(1)二萜类化合物:狼毒大戟中富含二萜类化合物,结构类型主要为松香烷型、异海松烷型和巴豆烷型。首先从狼毒大戟的干燥根中分离鉴定了岩大戟内酯 A(jolkinolide A)、岩大戟内酯 B(jolkinolide B)、17- 轻基岩大戟内酯 B(17-hydroxyjolkinolide B)[6]、狼毒大戟甲素(fischerianaA)、狼毒大戟乙素(fischeriana B)[7]。此后秦国伟等对狼毒大戟的化学成分进行了深入研究,从该植物干燥根的 95% 乙醇提取物中先后获得了多个二萜类化合物,包括12-deoxyphorbol-13-hexadecanoate、prostratin(12-deoxyphorbol-13-acetate)[8]、langduin A[9]、16α,17- 二羟基阿替生 -3- 酮(ent-16u,17-dihydroxy-atisan-3-one)[10]等。

(2)三萜类化合物:同二萜类化合物相比,文献对狼毒大戟中的三萜类成分报道较少,到目前为止,仅有 boehmerone[10]、β- 香树脂醇乙酸酯[11]、羽扇豆醇、羽扇豆醇乙酯[12]、羽扇豆酮[13]、乙酰木油树酸、24- 亚甲基环木菠萝烷醇、乙酰羽扇豆醇[14]等 8 个化合物。

(3)甾醇类化合物:狼毒大戟中含有多种甾醇类化合物,包括 24- 亚甲基 -9,19- 环羊毛甾酮[11]、β- 谷甾醇[12]、菜油甾醇、豆甾醇和谷甾醇的 7- 氧代、7α- 羟基和 7β- 羟基衍生物[15]。

(4)酚酸性化合物:狼毒大戟中的酚酸性成分,主要是鞣质类和苯丙酸衍生物,此外还有简单的多酚类,如 1,3,6-tri-O-β-D-allopyranose、1,2,6-tri-O-β-D-allopyranose、1,2,3,6-tetra-O-galloyl-β-D-allopyranose、corilagin、sanguiin H-5、tercatain、3,4,6-tri-O-galloyl-D-glucose[16]、3,3'- 二乙酰基 -4,4'- 二甲氧基 -2,2',6,6' 四羟基二苯基甲烷[17]、没食子酸[18,25]、阿魏酸二十八酯、3- 甲基 -2,4- 二羟基 -6- 甲氧基苯乙酮(狼毒乙素)[11]、2,4- 二羟基 -3- 醛基 -6- 甲氧基苯乙酮[19]等。

(5)其他化合物:除了上述化学成分,狼毒大戟中还存在 3,7,11- 十三烯酸 -4,8,12- 三甲基甲酯[18]、邻苯二甲酸二丁酯等挥发油成分[20-21],以及邻 - 乙酰基 -N-(N 苯甲酰 -L- 苯丙氨酰)-L-苯基阿兰醇[22]、富马酸[23]等。此外,有文献报道狼毒大戟中存在黄酮类化合物[24]。

**【含量测定】**

2020年版《中国药典》尚未收载狼毒化学成分含量测定方法,但有学者采用以下方法对狼毒大戟中的总黄酮及萜类成分进了含量测定。

**1. 狼毒中总黄酮的测定(比色法)**

(1)校正曲线绘制:精密称取120℃干燥至恒重的芦丁20mg,用60%乙醇定容成100ml,量取25ml加水定容成50ml,精密量取0.1、1.0、2.0、3.0、4.0、5.0ml分置10ml容量瓶中,各加5%亚硝酸钠溶液0.3ml,摇匀,放6分钟,再加10%硝酸铝溶液0.3ml,摇匀,放6分钟,加1mol/L氢氧化钠溶液4ml,用30%乙醇稀释至刻度,摇匀,放置1.5分钟,用721型分光光比色计,在510nm波长处测定吸收度,作校正曲线[26]。

(2)样品测定:精密称取粉碎成60目的材料5g,用95%乙醇于脂肪提取器中提取,每次30分钟,至提取液无黄酮反应,提取液浓缩近干,加10ml蒸馏水溶解,每次以5ml正丁醇萃取,至水溶液无黄酮反应,减压回收正丁醇,加适量30%乙醇溶解定容成50ml,量取4ml,用30%乙醇定容成100ml,取样品液3、4、5ml照校正曲线项下方法测定,计算含量[26]。

**2. 岩大戟内酯B(jolkinolide B)的测定**

(1)薄层扫描法[27]

1)薄层测试条件:0.2% CMC-Na硅胶G板,厚度约2mm,105℃活化30分钟,展开剂为正己烷-丙酮(10:3),显色剂为5%硫酸乙醇液,100~105℃加热4分钟,斑点显蓝色荧光。扫描条件:荧光法,激发波长313nm,发射波长440nm,$Sx=3$,采用背景校正。

2)线性范围:精密称取标准品约10mg,用乙醇定容至25ml,吸取该溶液1.0ml,用乙醇定容成50ml,以1.0、2.0、3.0、4.0、5.0μl点样,展开、显色、扫描,测吸光度积分值,数据经岛津UV-265FW型自记式分光光度计处理,绘校正曲线,在$(2.0~5.0) \times 10^{-3}$μg内呈线。

3)样品测定:精密称取样品约2g,置100ml具塞锥形瓶中,加40ml乙醚浸泡过夜,上清液过滤,残渣加40ml乙醚,超声振荡0.5小时,过滤,残渣用30ml乙醚分5次洗涤,再用10ml洗涤滤纸,合并滤液,水浴回收乙醚,残渣用三氯甲烷溶解,定容成25ml,取1ml定容成25ml,在板上点样品液3.0μl和对照溶液2.0μl、4.0μl,按上法测定,用随行外标两点法计算含量。

(2)高效液相色谱法[28]

1)色谱条件:流动相:甲醇-水(85:15)用于狼毒大戟药材;甲醇-水(80:20)用于胶囊(狼毒大戟制剂),色谱柱ODS,检测波长240nm,流速1ml/min,纸速5mm/min。

2)校正曲线:取标准品jolkinolide B加乙醇制成0.200mg/ml对照液,取该液分别进样1~5μl,测定峰面积值,作校正曲线。

3)样品测定:取狼毒大戟粉1g,加50ml乙醚浸泡过夜,上清液过滤,残渣加50ml乙醚,超声振荡30分钟,过滤,残渣用30ml乙醚分5次洗涤,合并滤液,回收乙醚,残渣用乙醇溶解,定容成25ml,取该液置干燥具塞离心管中离心15分钟(2 000r/min),取上清液3.0μl进样,在上述条件下测定,计算含量。胶囊取9~10粒,研匀,取4g粉末,按药材制备法制成10.0ml溶液,离心,进样5.0μl,测含量。

**3. 狼毒乙素的高效液相测定法[29]**

(1)色谱条件:色谱柱为Aichrom C$_{18}$柱(250mm×4.6mm,5μm,);柱温为30℃;流动相为甲醇-水(70:30);流速为1.0ml/min;检测波长为254nm,进样量为20μl;理论板数按狼毒乙素计算,应不低于 2 000;与杂质峰的分离度应大于 1.5。

(2)溶液制备:对照品溶液的制备:精密称取狼毒乙素对照品约 12mg,置 50ml 量瓶中,加甲醇溶解并稀释至刻度,摇匀(240μg/ml),再精密量取 5ml,置 50ml 量瓶中,加甲醇溶解并稀释至刻度,摇匀,作为对照品溶液(24μg/ml)。供试品溶液的制备:取本粉末约 3.5g(过二号筛),精密称定,精密加入甲醇 50ml,称重,摇匀,超声 20 分钟,取出,放冷,称重,加甲醇补足减失的重量,用微孔滤膜滤过(0.45μm),作为供试品溶液。

(3)线性范围:分别精密吸取上述对照品溶液(240μg/ml)2.0ml、4.0ml、6.0ml、8.0ml、10.0ml,分别置 50ml 量瓶中,加甲醇溶解并稀释至刻度,摇匀,制得含狼毒乙素 9.6μg/ml、19.2μg/ml、28.8μg/ml、38.4μg/ml、48μg/ml 的各 5 个浓度的溶液。分别精密吸取 20μl 进样,按上述色谱条件测定,记录色谱图。狼毒乙素在 9.6~48μg/ml 浓度范围内线性关系良好。

(4)样品测定:分别取 3 批样品,按规定方法制备样品溶液及对照品溶液,分别测定狼毒乙素的含量。

【炮制研究】2020 年版《中国药典》规定炮制为:生狼毒,除去杂质,洗净,润透,切片,晒干。醋狼毒,取净狼毒片,照醋制法(通则 0213)炒干。每 100kg 狼毒片,用醋 30~50kg。本品形如狼毒,颜色略深,闻之微有醋香气[1]。

【药理研究】

**1. 抗肿瘤作用**　狼毒大戟对多种癌症具有抑制作用,如对实体肉瘤 180(S180)、实体艾氏腹水癌(EAC)、大鼠瓦克癌 256(W256)、Lewis 肺癌等[30]。杨宝印等[31]报道对实体性肝癌小鼠静脉注射狼毒大戟水提取液,抑瘤率达到 43.85%~52.43%;而对实体肉瘤 180 小鼠分别采用静脉和腹腔注射狼毒大戟水提取液,抑瘤率也可达到 41.2%~45.29% 和 37.37%~44.0%。杜鹃等[32]报道狼毒大戟水提取液对小鼠移植性肿瘤 $V_{14}$ 抑制性显著,抑瘤率为 40.86%~48.7%。狼毒大戟的活性成分对人肿瘤细胞系 U937(人恶性组织细胞淋巴瘤细胞株)、Hela(人子宫癌细胞株)、QRH-7701(肝癌细胞株)均有不同程度的抑制作用[33]。狼毒大戟中的 l7- 乙酰氧基岩大戟内酯 B 和 12-de-oxyphorbol-13-decanoate 对人类 Burkitt's 淋巴瘤 Ramos B 细胞具有强细胞毒作用,$IC_{50}$ 分别为 0.023μg/ml 和 0.005 1μg/ml[34]。

随着狼毒大戟中抗肿瘤活性成分不断被发现,人们开始对其活性成分的作用机制进行深入探讨。核因子 κB(NF-κB)在肿瘤细胞生存、增殖、血管形成及转移中起着至关重要的作用,针对各种各样细胞因子的刺激,NF-κB 抑制剂激酶(IKK)的激活成为核因子 κB 信号传导中的重要过程。俞强等[35]揭示 17- 乙酰氧基岩大戟内酯 B 作为 IKK 的小分子抑制剂,能够有效地抑制肿瘤坏死因子 α(TNF-α)诱导的 NF-κB 激活和诱导肿瘤细胞凋亡,但它对 TNF-α 与其受体结和及 NF-κB 与 DNA 结合无影响,同时,它抑制 NF-κB 的核易位,不可逆地维持 IKK 的磷酸化形式,说明 17- 乙酰氧基岩大戟内酯 B 的直接作用靶点就是 IKK。在癌细胞中,Janus 激酶(JAK)- 信号传导子及转录激活子(STAT)途径的建构性激活经常发生并促进了肿瘤发生。作为 STAT 家族一员,STAT3 在人类肿瘤发展过程中起了关键的作用,由其介导的信号传导途径被认为是一个有前途的抗癌靶点。17- 乙酰氧基岩大戟内酯 B 能够强烈抑制白介素 -6(IL-6)诱导的 STAT3 建构性激活,其作用靶点包括 JAK 家族的 JAK1、JAK2 和 TYK2。17- 乙酰氧基岩大戟内酯 B 可以通过交联反应诱导这些激酶发生二聚,与这些激酶的半胱氨酸残基形成共价键进而使其失活,最终达到抑制肿瘤细胞增殖诱导其凋亡[36]。

2. **抗细菌、抗病毒、抗结核作用**　狼毒大戟对结核杆菌具有较好的抗菌活性。对狼毒大戟根的水、甲醇、乙酸乙酯、三氯甲烷、石油醚等5种提取物进行结核杆菌的体外抑菌试验表明,5种提取物均有不同程度的抑菌作用,其中石油醚部分抑菌作用最强[37]。赵奎军等[38]对12种狼毒类中药的乙醇提取物进行抗结核杆菌的体外抑菌试验,结果显示狼毒大戟对结核杆菌的的抑菌作用最强。李秀青等[39]比较了狼毒大戟根不同提取物对结核杆菌的体外抑菌效果,发现不同组分对结核杆菌均有不同程度的抑制作用,其中乙酸乙酯热提、乙醚冷提组分抑菌作用最强。此外,狼毒大戟提取物对大肠杆菌、沙门氏杆菌、绿脓杆菌、变形杆菌、金黄色葡萄球菌的最小抑菌浓度MIC分别为25mg/ml、12.5mg/ml、12.5mg/ml、12.5mg/ml、3.125mg/ml,对鸡新城疫病毒(NDV)、抗犬细小病毒CPV的最大抑制率分别为53.68%、53.96%,表明其对细菌、病毒有抑制作用[40]。

3. **抗痛风作用**　徐娇等[41]对月腺大戟乙醇提取物的抗痛风活性进行研究,结果表明其有抗痛风作用。

4. **抗惊厥作用**　王明正等[42]对狼毒大戟碱性提取液的抗惊厥作用进行了研究,结果表明狼毒大戟碱性提取液能以63%的抗惊率对抗小鼠最大电休克惊厥,而灌胃小鼠的最大耐受量为145.38g/kg,表明狼毒大戟碱性提取液具有明显的抗惊厥作用而几乎无毒性。

5. **免疫调节作用**　贾正平等[43-44]发现瑞香素(狼毒的有效成分)可显著降低小鼠脾和胸腺重量,并与剂量明显相关。剂量为50~100mg/kg时,可显著降低小鼠血清凝集素滴度和溶血素HC。对小鼠脾细胞抗体形成的影响,给药组和对照组统计学处理有显著差异。瑞香素有显著促进小鼠腹腔巨噬细胞吞噬功能的作用。之后,用环磷酰胺将小鼠造成免疫抑制的实验中,发现其能明显改善环磷酰胺抑制的小鼠免疫功能。对瑞香狼毒根部提取物的初步药理学研究,证明瑞香狼毒有调节机体免疫能力的作用,对造成白细胞减少的免疫缺陷型小鼠注射狼毒提取物可使白细胞显著增高,表明其有治疗和预防免疫缺陷的作用。张宪香[48]通过ELISA法对实验动物血清中辅助性T细胞1(Th1)分泌的主要细胞因子(IL-2、INF-γ),辅助性T细胞2(Th2)分泌的主要细胞因子(IL-4、IL-6)含量进行检测,结果发现:与空白对照组相比,瑞香狼毒水提物和醇提物组小鼠血清中IL-2、INF-γ水平明显降低,由于Th1细胞分泌的细胞因子主要介导细胞免疫反应,该结果说明瑞香狼毒能够通过同时降低2种的细胞因子分泌来达到降低机体细胞免疫功能的目的,Th2细胞分泌的细胞因子主要介导体液免疫反应,瑞香狼毒醇提物和水提物高、低剂量组的IL-4和IL-6水平与空白对照组相比,差异不显著;综合瑞香狼毒对实验动物血清中Th1细胞因子和Th2细胞因子的影响,说明瑞香狼毒可以通过调节细胞因子分泌实现对细胞免疫的抑制作用。

6. **其他作用**　狼毒大戟还具有镇痛、抗炎、降低血红蛋白(Hb)含量和脾脏指数的作用,同时还有升高白细胞(WBC)的趋势[45]。

**【毒理研究】**狼毒大戟水提物和醇提物一次腹腔注射的$LD_{50}$为275.9g/kg和171.96g/kg腹腔注射水提物40g/kg与20g/kg,一日1次,连续10天,均未发现小鼠死亡;用镇江产的狼毒大戟水和醇提物灌胃小鼠$LD_{50}$为(803±224)g/kg和(172±7)g/kg,对小鼠每天分别灌胃125g与50g,连续14天,脏器镜检未发现重要病理变化;家兔灌胃醇提物8.4g/kg,连续90天,动物无明显变化[47]。

狼毒大戟水提物对小鼠致突变作用的研究表明:狼毒大戟水提物在较高剂量下(360g/kg)有致突变作用,但在低剂量下(30g/kg,10倍于治疗剂量)无明显毒性[48]。

狼毒大戟石油醚提取物和乙酸乙酯提取物灌胃对小鼠的半数致死量(LD$_{50}$)测定结果分别为31.03mg/kg、1 538.58mg/kg[49]。斑马鱼胚胎检测狼毒不同炮制方法毒性的结果,其毒性确认为大量细胞凋亡所致[50]。月腺大戟水提物在较高剂量下有致突变和生殖毒性,但在低剂量下未发现明显毒性[51]。

**【配伍研究】**2020年版《中国药典》规定:狼毒不宜与密陀僧同用。狼毒大戟具有镇痛、抗炎、降低血红蛋白含量和脾脏指数的作用,同时,还有升高白细胞的趋势。狼毒大戟与密陀僧合用后能显著降低白细胞,对血红蛋白含量有升高趋势,对抗炎镇痛作用、胸腺及脾脏指数呈现明显的降低趋势,而对红细胞数影响不明显[46]。

**【复方及制剂】**尚无相关报道。

**【临床研究】**

1. 应用研究

(1)治疗慢性支气管炎:狼毒大戟制成煎剂或丸剂,每次剂量相当于干品0.5g,一日3次,饭后服用,治疗慢性气管炎299例,观察10天,显效52例(17.39%),好转170例(56.86%),具有较好的平喘、化痰、镇咳及消炎作用,尤以平喘作用显著[52]。狼毒干品,切成小片,煎煮2次,制成0.5g生药/ml水剂,慢性支气管炎急性发作时,成人1次10ml,一日3次,饭后30分钟服用,治疗慢性支气管炎297例(水剂或丸剂均单独服用),每疗10天,中间休息2~3天,经3个疗程,总有效率为86.1%[53]。

(2)治疗癫痫:狼毒大戟水煎液经阴离子交换树脂柱吸附,0.3%氨水洗脱得减性提取液(1g生药/ml),成人20ml/d,儿童10ml/d,分为2次口服,单盲组1个月为1疗程,其余均以3个月为1疗程,治疗癫痫患者72例,34例连续用药3个月,28例用药4~6个月,10例用药在7~10个月间显效30例(42%),有效26例(36%),效差与无效共16例(22%),总有效率为78%,治疗前后患者的发作次数有明显减少(P<0.05);其中22例顽固性癫痫用单盲法与对照剂作了比较,治疗组有效率为59%,表现为发作次数明显减少,对照剂有效率为32%,二者比较亦有显著性差异(P<0.05);临床观察未见明显的毒副作用[54]。

(3)治疗滴虫性阴道炎:狼毒大戟、蛇床子、地肤子、金银花和黄柏各30g,加水1 500~3 000ml煎煮去渣,然后加冰片、枯矾各3g放入药液中,待冷却至35~40℃时坐浴熏洗,早晚各1次,每次30~40分钟,7天为1个疗程,平均用药16天,治疗滴虫性阴道炎320例,治愈306例,好转8例,无效6例,总有效率为98.1%[55]。另有复方狼毒合剂(狼毒、苦参、蛇床子、地肤子、金银花、艾叶、土槿皮、滑石各30g,黄柏、连翘各20g)治疗186例女性阴部瘙痒症,其中局部有滴虫感染的58例,霉菌感染的107例,非滴虫或霉菌所致21例。结果治愈127例,偶有复发者59例,治愈时间3~11天[56]。

(4)治疗乳腺增生:何毕力格等应用蒙药八味狼毒散对50例育龄妇女乳腺增生症外敷治疗临床观察,经4个疗程治疗痊愈40例,占80%;显效6例,占12%;有效2例,占4%;无效2例,占4%;总有效率96%。临床结果提示蒙药外敷可作为治疗乳腺增生症的方法之一,但对囊性增生型疗效不如其他类型[57]。

(5)治疗结核病:取狼毒与大枣按3:4配比煎煮,制成狼毒枣丸,第1周日服130g,第2周日服225g,第3周日服300g,分3次于饭后服用,连服3个月为1个疗程,间隔1~2周,视病情进行第2个疗程,治疗淋巴结核、骨结核、皮肤结核、附睾结核、结核性角膜炎及肺结核均有一定的疗效,30例肺结核服用后,症状改善者22例,病灶进步18例,痰菌转阴9例,血沉下降 14 例,恶化者仅 1 例[55]。李安生[58]用狼枣合剂(狼毒、夏枯草各 300g,赤芍 100g,红枣 5 000g)内服治疗颈淋巴结核 11 例,疗效尚称满意。杨永清[59]报告用狼毒枣、狼毒膏治疗结核病的效果良好,除肺结核尚未大力试用外,其他如腺、骨、皮肤、附睾等结核患者,如无严重合并症及体力尚未衰时,能坚持长期治疗,都可得到满意的痊愈或减轻的效果,治疗皮肤结核用狼毒膏疗法,更能加速收效。

(6) 抗肿瘤作用:大戟科狼毒干品制成 1:1 浓度的注射液,肌内注射,一日 1 次,每次 4ml,3 个月为 1 个疗程,停药 1 周,继续注射,共用药 4 个疗程,总量 1 440ml,对肺癌、乳腺癌、肠癌、脑部的胶质细胞瘤有一定的疗效,治疗 170 例恶性肿瘤其存活时间为 6 个月以下为 35%,6 个月~1 年 12%,1~2 年 26%,2~3 年 12%,3~4 年 7.6%,4~5 年 2.4%,5 年以上 5%,8 年观察未发现其对心、肝、肾、造血等系统有不良反应[60]。孙志刚等[61]研制的抗癌制剂"狼毒大戟蛋煎剂"动物抑癌实验显示了很高的抑瘤率(50.81%),临床用于治疗消化道腺癌,总存活率治疗组为 60%,对照组为 16%($P < 0.005$);10 年以上存活率治疗组 23.33%,对照组 3.33%($P < 0.005$);其研究表明"狼毒大戟蛋煎剂"属实际无毒中药制剂,此制剂可显著抑制肿瘤生长,明显延长腺癌术后的缓解期,可防止转移和复发,并使部分患者达到完全缓解。

(7) 治疗坐骨神经痛:狼毒大戟、鸡血藤、清风藤、海风藤、追地风、天麻、川乌头、草乌头等 11 味中药各 10g,研粗末,加 65 度白酒 750ml 浸泡 4 天,得到过滤液,一日 2 次,每次 5ml,于饭后服用,50 例中,痊愈 27 例,好转 18 例,无效 5 例,有效率为 90%[62]。

**2. 用法用量** 2020 年版《中国药典》规定狼毒的用法用量为熬膏外敷[1]。

**【中毒表现与救治】**

**1. 中毒表现** 狼毒外用或接触毒汁可发生中毒,表现为瘙痒、水疱,如果接触到眼有失明的可能;口服可引起口腔、咽喉肿痛、胃肠道症状,如恶心、呕吐、腹部绞痛、腹泻、头晕、烦躁、血压下降、血小板减少性出血等;严重时可出现神经症状,如失眠、举步不稳、痉挛,重者出现休克甚至死亡[63-64]。

**2. 救治** 根据有毒中药急性中毒的救治方法进行救治:如为皮肤接触,迅速清洗毒物,可用稀醋酸或醋洗涤。如为口服且未超过 8 小时,可用高锰酸钾溶液洗胃,口服蛋清及浓茶。补液及大量维生素 C。其他症状及时对症处理。或用醋加生姜汁少许煎煮内服或含漱。也可用苦杏仁 9g 煎服或用甘草、干姜各 9g,绿豆 15g,水煎服。总之,要争分夺秒,及时救治[65]。

(方文贤 王巍 杜贵友)

# 67 常 山

**【基源】**本品为虎耳草科植物常山 *Dichroa febrifuga* Lour. 的干燥根。其嫩枝叶称"蜀漆",也可供药用。

**【化学成分】**常山含有效成分黄常山碱(dichroine),简称常山碱。根含生物碱总量约 0.1%,主要为常山碱甲、乙和丙($\alpha$、$\beta$、$\gamma$-dichroines),三者为互变异构体,对疟疾有特效,其中以 $\gamma$-异构体的抗疟效力最强。常山碱甲又称异退热碱(isofrifugine),常山碱乙又称退热碱(febrifugine)。此外还含有常山次碱(dichroidine)、4-喹唑酮(4-quinazolone)和伞形花内酯(umbelliferone),3β- 羟基 -5- 豆甾烯 -7- 酮,香草酸,八仙花酚,7- 羟基 -8- 甲氧基香豆素,4- 羟基八仙花酚,新常山碱,小檗碱,胡萝卜苷,β- 谷甾醇,豆甾醇。叶中含生物碱总量约为0.5%,其中常山碱的含量比根中多 10~20 倍,另含少量三甲胺(trimethylamine)[1-2]。

**【含量测定】**2020 年版《中国药典》目前尚未收载常山化学成分的含量测定方法,但有学者采用以下方法对常山碱(β-dichroine)及异常山碱(α-dichroine)的含量进行了测定。

**1. 滴定法**

(1)取生药根粉末或叶(用乙醚在沙氏提取器中回流除去叶绿素)10g,用 5% 碳酸钠溶液 5ml 湿润,加 100ml 三氯甲烷,水浴上回流 1 小时,冷却后过滤,滤液用硫酸钠干燥。取此液 10ml 于三角瓶中,在水浴上蒸干,冷却,加 0.01mol/L 的盐酸 10ml,用 0.01mol/L 氢氧化钠溶液回滴过多的酸,以甲基红为指示剂。每 1ml 0.1mol/L 盐酸溶液相当于 3.01mg 常山碱[3]。

(2)取生药 25g,用 150ml 0.5% 盐酸溶液渗漉提取,再通过一装 3g H+ 型离子交换柱,流速为 20~30 滴 /min,然后用水洗至流出液呈中性,再用 2% 氨水液通过柱,用水洗至中性,最后用 75ml 无水乙醇洗脱,洗脱液中加一定量盐酸,过剩的酸用碱回滴,甲基红为指示剂[3]。

**2. 比色法**　生药根粉 1g 置离心管中,加 0.1mol/L 盐酸溶液 10ml,水浴加热 10 分钟后以 2 000r/min 离心,倾出上清液,残渣仍以同量盐酸加热提取,重复 3 次,合并提取液,中和冷却后加水稀释至 50ml。吸取此液 1ml 置 10ml 刻度试管中,加 1mol/L 氢氧化钠溶液 1ml,置沸水浴中水解 10 分钟,冷却后加 6mol/L 盐酸溶液 1ml,使呈酸性,再加入 0.1% 亚硝酸钠溶液 0.5ml,搅匀,静置 3 分钟,加 0.1% 氨基磺酸铵溶液 1ml,混匀,静置至不见小气泡上升时为止,最后加 0.5%N-1- 萘基 - 乙二胺盐酸盐溶液 1ml,混匀,静置 2 小时,使充分显色,以水稀释至 10ml,在 530nm 波长比色[4]。

**3. 高效液相色谱法**　李春等[5]采用高效液相色谱法测定了常山药材和饮片中常山碱和异常山碱的总含量。外标法定量:采用 Kromasil C18 色谱柱(4.6mm × 250mm,5μm),以乙腈 -水 - 冰醋酸 - 三乙胺(9∶91∶0.3∶0.745)为流动相,冰醋酸调 pH 至 5.2~6.2,流速为 1ml/min;检测波长为 225nm;柱温为 30℃。

**【炮制研究】**2020 年版《中国药典》中常山的炮制方法为:除去杂质,分开大小,浸泡,润透,切薄片,晒干[5]。

叶定江等[6]测定了江苏各地常山饮片的生物碱含量,比较了生、浸、酒浸炒、清炒后常山的生物碱含量、毒性和疗效。实验结果表明,炮制对常山碱含量影响较大,常山浸泡 7 天后,生物碱含量损失近 1/3。采用浸法切片,生物碱也有一定程度的损失。各种炮制品中生物碱的含量为:生常山>润常山>浸常山>酒常山>炒常山。另有报道,对全国部分省(市)常山饮片中的常山碱含量进行了测定,并比较各种炮制品的含量,结果表明,部分省(市)常山饮片中常山碱的含量最高与最低之间相差约 5.5 倍,说明各地所用常山饮片存在着很大的质量差异。按各地炮制规范加工炮制成的酒炒常山、醋炒常山、炒常山等不同炮制品,测定其常山碱含量为:生常山>黄酒炒常山>醋炒常山>炒常山>白酒炒常山。近年亦有人以常山碱含量为指标,对常山生品、各种传统炮制品、烘品进行了实验比较。实验结果表明,常山炮制后其常山碱含量为:生品>麸炒品>醋炙品>酒炙品>清炒品>酒炖品,生品>120℃,20 分钟烘品>140℃,20 分钟烘品>140℃,30 分钟烘品>160℃,30 分钟烘品。说明常山经炮制后,其常山碱的含量均较生品有显著降低。在烘法炮制中,烘烤时间越长,温度越高,常山碱含量下降越多。现代研究表明,常山碱是抗疟的有效成分,在取生、炙品各自 LD50 的

1/2 量测定效价时,炮制品所用剂量中生物碱含量较生品高 3.4~4.4 倍,但抗鼠疟效价却低于生品,两者具有显著性差异。表明常山炮制后,虽能降低毒性,但也降低了疗效和含量,临床用量也因此加大。生品毒性虽然较炮制品大 5~7 倍,但使用炮制品 1/7~1/5 剂量时,疗效却显著高于炮制品。有人认为,以减少生常山用量来降低毒性的方法似乎比炮制降低毒性的方法更可取,而且现行的各种炮制方法并不能解决常山致呕吐的问题。曾有人用 20% 醋制、20% 酒制及姜汁制等几种炮制品试用于临床,用常规服法以及先喝醋或糖水再服药等方法,均未能解决呕吐问题。因此认为常山用于治疗疟疾以原药材直接切片或打成粗末入药而不经其他炮制处理为宜[7]。

**【药理研究】**

1. **抗疟作用**　常山碱甲 (20mg/kg)、乙 (0.4mg/kg)、丙 (0.2mg/kg) 对感染鸡疟原虫的小鸡均有抗疟作用。其中以常山碱丙的抗疟作用最强,为盐酸奎宁的 98~152 倍;常山碱乙次之,为盐酸奎宁的 50~100 倍;常山碱甲最弱,与奎宁作用大致相同。常山水提液较醇提液作用显著。常山碱不但对鸡疟有显著疗效,而且对鸭疟、猴疟、金丝雀疟、鼠疟都有作用。常山叶(蜀漆)的抗疟效价为根的 5 倍,但不能防止复发。进一步研究发现,以常山总提取物治疗氯喹敏感株和耐氯喹株疟原虫所致动物疟疾时,谷氨酸脱氢酶(GLDH)活力分别于治疗中的第 5 天和第 7 天消失,提示常山总提取物对氯喹敏感株和耐氯喹株疟原虫均有良好效果。以常山不同炮制品水煎液给小鼠灌胃,其抗疟效价为:生常山>浸常山>酒常山>炒常山[8-9]。

采用小鼠观察了常山总生物碱和常山浸膏对抗氯喹株伯氏疟原虫的治疗效果。结果显示,常山总生物碱或浸膏剂量大于每天 20mg/kg×7,实验鼠便中毒死亡。低于致死剂量在 16mg/kg 左右,疗效达 100%,低于 8mg/kg 则完全无效。$ED_{50}$ 测定结果:常山总生物碱为每天 12.95mg/kg×7,浸膏为每天 12.64mg/kg×7[10]。

2. **催吐作用**　常山催吐是该药传统作用之一,现代研究证明常山碱甲、乙、丙给鸽静脉注射,均可引起呕吐。犬和猫出现呕吐反应的剂量分别为 0.04mg/kg 和 0.15mg/kg。氯丙嗪只能抑制常山碱乙阈剂量的呕吐,而不能对抗较大剂量的催吐作用。切除实验犬两侧迷走神经后,呕吐大为减弱;切除胃肠道迷走神经与交感神经则能完全阻断。因此认为,常山碱乙的催吐作用原理主要是通过刺激胃肠道迷走神经和交感神经末梢反射性地引起呕吐,而与延髓催吐化学感受区(CTZ)无关[11]。

3. **对心血管系统的作用**　常山碱甲、乙、丙给麻醉犬静脉注射,均能降低血压,且使心脏收缩振幅减小,脾、肾容积增加;对离体兔心呈明显抑制作用。另外,由常山碱乙结构改造创制的常咯啉(changrolin),6mg/kg 加入 0.9% 氯化钠注射液 10ml 中,给犬舌静脉注射,可使血压降低,降低最多的达 7.67~13.33kPa,且进入休克状态。常山碱甲对离体蛙心,低浓度时多呈现兴奋,高浓度则常呈现抑制作用。以上结果表明,其降压作用是由于内脏血管扩张及心脏抑制所致[11]。

实验证明常咯啉具有明显的抗心律失常作用。377mg/kg 给大鼠灌胃,能预防乌头碱引起的心律紊乱;5.2mg/kg 给哇巴因中毒犬静脉注射亦有治疗作用,而且在等同毒性剂量条件下,效果优于奎尼丁。常咯啉给兔或犬静脉注射或滴注,均可提高电刺激所致的室颤阈;并可使心率先稍快后变慢,心电图 PR 间期延长和 QRS 综合波增宽,血压缓慢下降,心功能略有减弱。常咯啉 6mg/kg 加入 0.9% 氯化钠注射液 10ml 中,给犬舌静脉注射,能见犬心内希氏束电图 A-H 间期延长,此在注完药后即刻出现,并一直持续到 30 分钟;H-V 间期平均在注药后 3 分钟出现明显延长。常咯啉连续或快速给药可引起麻醉犬心肌收缩力减弱和传导阻滞。若静脉滴注速度低于每分钟 1mg 时,对心脏的副作用较轻;控制血浓度在 8mg/ml 范围内,虽心电传导有改变,但较为安全。研究认为,常咯啉属 I 类、慢性抗心律失常药[11]。

**4. 解热作用** 口服常山煎剂(相当于 2g/kg 生药),对伤寒混合菌苗所致发热家兔有退热作用,醇提液 0.3g/kg 给兔皮下注射,退热作用与 100mg/kg 安替比林相当;0.7g/kg 时,降温程度和维持时间都超过安替比林。给大鼠口服常山碱丙,其退热作用强于阿司匹林[1]。

**5. 抗阿米巴原虫作用** 常山碱乙在体外对溶组织内阿米巴原虫有抑制作用,效力较盐酸依米丁强 1 倍。对大鼠肠阿米巴原虫,常山碱乙口服的最小有效剂量为每天 1.0mg/kg,连用 6 天,效力大于依米丁,治疗指数也比依米丁大 1 倍[12]。

**6. 抗钩端螺旋体、抗病毒作用** 常山全株煎剂用试管法,1:400 对钩端螺旋体有抑制作用。其水浸液对甲型流感病毒 PR8 有抑制作用,对感染的小鼠有治疗作用。

**7. 抗肿瘤作用** 常山总碱对小鼠艾氏腹水癌、肉瘤 S180 及腹水型肝癌有抑制作用。常山碱乙对小鼠艾氏腹水癌的抑瘤率为 50%~100%,对艾氏腹水癌实体型为 45%,对肉瘤 S180 为 45%,对小鼠黑色素瘤为 75%,对大鼠腹水肝癌为 55%,对大鼠肉瘤 45 为 30%,对大鼠瓦克癌为 45%。常山碱丙体外实验对艾氏腹水癌细胞也有一定杀伤作用[13]。

**8. 对子宫及肠管平滑肌的作用** 对离体兔小肠,3 种常山碱均引起运动抑制。常山碱甲对离体犬小肠也有抑制作用,常山碱甲、乙对离体豚鼠小肠低浓度时抑制,高浓度时兴奋,或在短暂抑制后继以兴奋。在体犬小肠对 3 种常山碱的反应不一致,有时兴奋,有时抑制。常山碱对离体子宫的作用比较复杂,常山碱甲、乙对离体未孕兔与豚鼠子宫的作用一般不明显;对大鼠离体子宫,未孕者多为抑制,已孕者则常呈兴奋作用。3 种常山碱对离体已孕兔子宫与在位未孕犬子宫均有兴奋作用[8]。

**【毒理研究】** 小鼠灌服各种常山碱的 $LD_{50}$ 分别为:甲,5.70mg/kg;乙,6.57mg/kg;丙,6.45mg/kg(有报道为 2.74mg/kg);总生物碱为 7.79mg/kg。常山碱丙静脉注射的 $LD_{50}$ 为 10mg/kg,说明灌服毒性比静脉注射毒性大。常山碱乙的毒性比奎宁约大 150 倍,总碱的毒性约为奎宁的 123 倍。常山碱乙和丙各每日 0.75mg/kg、0.25mg/kg、0.075mg/kg 给小鼠连续灌胃 14 天,可使其生长受抑制。小鼠灌服常山碱一般均可引起腹泻甚至便血,剖检发现胃肠黏膜充血或出血,肝、肾呈黄色。另有报道,重复给小鼠服用常山碱丙可引起肝水肿样变性,并死于肝坏死。但亦有报道,以常山总提取物加生理盐水配成 2mg/ml 注射液,每日给大鼠腹腔内注射 2 次,每次 0.5ml/10g,未发现 GPT 和 GOT 活力升高现象,提示常山总提取物对实验动物肝脏无明显影响。小鼠腹腔注射常咯啉的 $LD_{50}$ 为 377mg/kg[11]。

**【配伍研究】** 在传统抗疟方面多将常山与槟榔合用,但经鸡疟实验,槟榔碱本身并无抗疟效果,既不能增强常山碱乙的抗疟效力,也不能对抗常山碱乙所致的呕吐,反能增加常山毒性。但亦有报道,含常山、槟榔的截疟七宝散对鸽子的致吐作用比常山小 75%~80%,经拆方研究,槟榔是对抗常山呕吐反应的主要药物。因为槟榔中的鞣酸(含 15%)能使常山中多种生物碱沉淀,而达到制毒目的[11]。

有人采集具有杀虫、消炎作用的 11 种中草药进行体外抗阴道毛滴虫实验,对有效药物交叉配伍组成复方,分别进行体外实验、临床应用。结果表明,常山、花椒、仙鹤草、白头翁、青蒿在体外实验中有较好的杀虫效果;常山加花椒和白头翁加青蒿两复方临床应用效果最好。认为常山、花椒和白头翁、青蒿两复方可较好地用于治疗滴虫阴道炎[14]。

常山又是传统的催吐中药,临床上常用于治疗胸中痰饮积聚等证。其主要的不良反应是恶心、呕吐。为减轻这些反应,可将常山加姜汁或黄酒炒后再用,或与半夏、藿香、陈皮等合用。

**【复方及制剂】**

1. **常山饮**　取常山(锉)一两,厚朴(去粗皮,生姜汁炙熟)一两,草豆蔻(去皮)、肉豆蔻(去壳)各2枚,乌梅(和核)7枚,槟榔(锉)、甘草(炙)各半两。以上7味药粗捣筛,每服二钱匕,水一盏,煎至六分,去渣,候冷,未发前服,如热吃即吐。主治山岚瘴疟,寒热往来,或二日三日一发。(《圣济总录》)

2. **截疟七宝饮**　常山(酒炒)9g、槟榔9g、草果(煨)6g、厚朴6g、青皮6g、陈皮6g、甘草9g;水酒各半煎,露之,发日早晨温服。主治实疟,久发不止,具有温散治痰截疟作用。(《杨氏家藏方》)

3. **常山饮(方二)**　常山9g,贝母9g,草果5g,槟榔12g,乌梅6g,知母6g,生姜9g,大枣12g。主治疟久不已者,用此截之,具有祛痰截疟作用。(《太平惠民和剂局方》)

4. **心速宁胶囊**　请参照半夏。

**【临床研究】**

1. **应用研究**

(1)治疗疟疾:①常山藿香片(每片含常山0.08g),每天3次。第1天每次服0.24g,第2~5天每次服0.16g,均于餐前1小时用冷开水吞服。治疗1 926例,结果:第1天控制率为59.1%,第7天控制率为91.6%。血中疟原虫消失,常山较氯胍与米帕林为快。②用常山注射液对5 984例10岁以下疟原虫带虫者进行治疗,给药2次(间隔25天)后,疟原虫阳性率由41.4%降至6.3%。③用常山注射液,取大椎、间使,每穴注射0.5ml,隔天1次。治疗间日疟23例,临床疟状消失19例,缓解3例。④常山15g,青蒿30g,草果、甘草各6g,柴胡、陈皮、川芎各9g,当归、白芍、黄芩、白术各12g,熟地黄15g。加减应用,治疗妊娠合并疟疾20例,治愈(给药后3天内症状控制,体温降至正常,5天内血检疟原虫转阴)19例,有效(给药后3天内症状控制,5天内疟原虫显著减少,但未转阴)1例[11]。

王光泽等[12]的研究表明,常山总生物碱肠溶胶囊每粒含常山总生物碱30mg,成人一日2次,每次口服常山总生物碱肠溶胶囊1粒(首次加倍),连服五天9次,每次间隔8~12小时、总量含常山总碱300mg。为防止或克服呕吐反应,在服常山前半小时或同时口服维生素$B_1$、维生素$B_6$各20mg或胃舒平、普鲁苯辛2片或晕海宁1片。先后共治疗疟疾患者12例,其中恶性疟8例、间日疟4例,男9例、女3例,当地居民5例、外来久居者7例;原虫密度270~62 556/μl,平均为10 600/μl,病程1~5天,平均3.4天。除1例外,近一年内均无疟史。在12例中,有1例服3次药后,因病情恶化,另1例因剧烈呕吐而中途改用有效药治疗终止观察外,其余10例坚持服足疗程,获得一定的即时疗效,平均退热时间为42.2小时,平均原虫无性体转阴时间为57.8小时,服药后24小时、48小时平均原虫下降率分别为61.7%和83.3%。

(2)治疗小儿上呼吸道感染:常山、软柴胡、黄芩各10g,蒲公英、忍冬藤、半枝莲各30g,生甘草5g。水煎2次,将药汁混匀浓缩成100~150ml,加适量白糖。空腹或餐后1小时服用。每隔2小时服20~30ml,服完为止。治疗63例,服药后第1天退热者9例,第2天32例,第3天11例,4天以上11例[15]。

(3)治疗梅核气:常山、甘草各15g,橘核60g,乌梅、党参、礞石(先煎)各30g,黄芩20g,

沉香 5g,大黄(后下)3g。水煎,每 2 日 1 剂,分 6 次温服。治疗 60 例,痊愈 52 例,好转 3 例,无效 5 例[16]。

(4)治疗心律失常:经过大量实践,常山及常咯啉的抗心律失常作用得到了肯定并广泛使用于临床。本品与鹿衔草、苦参、党参、黄芪等配伍,水煎服,有较好疗效。常咯啉对频发室性期前收缩及阵发性室性心动过速,疗效显著;对房性期前收缩、阵发性室上性心动过速和阵发性心房颤动也有一定疗效。治疗心律失常 489 例,总有效率为 80.8%。另有报道,常咯啉注射液临床疗效显著,总有效率为 87%。副作用低于同类药物。临床应用达到有效血浓度时,对心肌细胞无毒性作用[17]。

(5)治疗蓝氏贾第鞭毛虫病:常山 6~9g,每日 1 剂水煎分 3 次服,5~7 日为 1 个疗程,可明显改善症状,大便镜检阴性。对于合并门静脉肝硬化腹水患者也有效[18]。

(6)治疗因外感所致的顽固性寒热:柴胡 24g,常山 9g,黄芩 9g,半夏 9g,党参 9g,炙甘草 6g,桂枝 9g,白芍 9g,生姜 9g,浮小麦 30g。水煎 2 次,早晚分服。治疗因外感风寒引起的顽固性寒热往来,辨证属邪犯少阳,营卫不和者效果很好[19]。

2. **用法用量**　本品有毒,2020 年版《中国药典》规定其用量为 5~9g[5]。该药有催吐的副作用,故在用于其他治疗时,应注意用量不宜过大。如用其涌吐作用治疗顽痰时,需注意仅用于体壮者。常山对子宫有明显的兴奋作用,故孕妇慎用。

本药在临床使用时以冷服为宜,且服药前后 1 小时应禁食热饮料,可防止过度呕吐,与半夏等药同用可减少呕吐反应。古人认为,常山与甘草同用必吐。临床中,若二药用量接近时易致吐,若常山用量明显超过甘草时则不易致吐。

**【中毒表现及救治】**

1. **中毒表现**　常山中毒多因服法不当或过量所致。中毒后潜伏期一般是 30 分钟~2 小时。早期表现为恶心、呕吐、腹痛、腹泻、便血,严重者可有胃出血、心悸、心律失常、发绀、血压下降等,甚至引起死亡。

2. **救治**

(1)呕吐剧烈时,肌内注射氯丙嗪 25~50mg,一日 2 次。也可用陈皮、半夏、云苓、枳实、大黄(后下)、竹茹、甘草各 9g,水煎服。

(2)用法半夏、生姜煎水服。也可用黄连、紫苏叶煎水服以解毒。

(3)静脉输入葡萄糖及葡萄糖盐水,以促进毒素排泄,维持体内电解质平衡。

(4)不宜用甘草解毒,以免加剧呕吐。

(5)对症治疗。

(陈丽华　斯建勇　王　巍)

# 68　蛇　床　子

**【基源】**　为伞形科植物蛇床 Cnidium monnieri (L.) Cuss. 的干燥成熟果实。

**【化学成分】**

1. **挥发油**　果实含挥发油 1.3%,主要成分为蒎烯(L-pinene)、莰烯(L-camphene)、异戊酸龙脑酯(bornyl isovalerianate)、异龙脑(isoborneol)。又含甲氧基欧芹酚(osthole),蛇床明素(edultin,cnidimine),异虎耳草素(isopimpinelline),佛手柑内酯(bergapten),二氢山芹醇(dihydrooroselol,columbianetin)及其当归酸酯(columbianadin)、乙酸酯和异戊酸酯,蛇床定(cnidiadin),异丁酰氧基二氢山芹醇乙酸酯。据报道朝鲜产蛇床子挥发油用 GC-MS 分析获得 66 个化合物,已鉴定了 43 个化合物:丁烯、戊酸异丙酯、α-蒎烯、β-蒎烯、莰烯、月桂烯、柠檬烯、间伞花烃、γ-萜品醇、里哪醇、龙脑、桃金娘烯醛、二氢香芹酮、马鞭烯酮、反式香芹烯醇、醋酸龙脑酯、醋酸牻牛儿醇酯、反式丁香烯、β-甜没药烯、异丁酸牻牛儿醇酯等。又有人将蛇床子挥发油成分进行分析,分得 27 个成分,鉴定出其中 20 个为:α-蒎烯、莰烯、柠檬烯、乙酸龙脑酯(这四种成分含量最高)、环封烯、β-蒎烯、月桂烯、β-松油烯、α-松油烯、3,5 二甲基苯乙烯、异龙脑、薁、$\Delta^{18}$-对位薄荷二烯 -9- 醇、氧代二戊烯、反丁香烯、反 β-麝子油烯、α-毕澄茄油烯、α-香柠檬萜烯、β-没药烯和 α-榄烯。又首次分得 β-桉叶醇[1]。

2. **香豆素类**　蛇床子果实的醇提取物中主要为香豆素类及其他成分。已分得化合物:蛇床子素(osthol)、佛手柑内酯、异虎耳草素、花椒毒酚(xanthotoxol)、花椒毒素(xanthotoxin)、欧芹属素乙(imperatorin)、别异欧前胡素(alloisoimperatorin)和 cnidimol B。别异欧前胡素是首次从该植物中分得。1996 年蔡金娜等从辽宁新民产蛇床 Cnidium monnieri 果实中分离鉴定 8 个化合物:欧山芹素(oroselone)、β-谷固醇、哥伦比亚内酯(columbianadin)、佛手柑内酯、O-乙酰哥伦比亚苷元(O-acetycolumbianetin)、O-乙酰异蛇床素(cniforin A)、受得尔庭(edultin,蛇床明素)和 2′-乙酰白芷素(2′-acetylangelicin)。其中 2′-乙酰白芷素为一新化合物,欧山芹素系首次从该植物中分得。蛇床子素(欧芹酚 -7- 甲醚、喔斯脑)是香豆素中的主成分,我国南京、广州产的蛇床子中蛇床子素含量分别为 1.49% 和 1.19%,欧芹属素乙含量分别为 1.00% 和 0.60%,都较朝鲜产的含量高,蛇床子含有的其他成分有棕榈酸(palmitic acid)和 β-谷固醇(β-sitosterol)[1]。

3. **蛇床子根**　蛇床子根含蛇床明素、异虎耳草素、别欧芹属素乙(alloimperatorine)、花椒素酚、欧芹属素乙[1]。

段绪红等[2]对从蛇床子分离得到的化合物进行类成骨细胞 UMR106 增殖活性的测试。结果从蛇床子 75% 乙醇提取物中分离得到了 9 个化合物,分别鉴定为 5,7-二羟基 -6,8-二甲氧基 -2- 甲基色原酮(**1**)、5-羟基 -2- 羟甲基色原酮(**2**)、(+)-marmesin(**3**)、佛手酚(**4**)、异佛手柑内酯(**5**)、7-羟基 -8- 异戊烯二醇基香豆素(**6**)、murraol(**7**)、松柏醛(**8**)、间 - 羟基苯甲酸(**9**)。其中化合物 **1~6** 为首次从蛇床属植物中分离得到。化合物 **1**、**3**、**7** 能促进 UMR106 细胞的增殖,在浓度为 $1 \times 10^{-10}$mol/L 时的增殖促进率分别是 31.55%、32.39% 和 30.87%。

【含量测定】按照 2020 年版《中国药典》的高效液相色谱法(通则 0512)测定。色谱条件与系统适用性试验:以十八烷基硅烷键合硅胶为填充剂;以乙腈 - 水(65∶35)为流动相;检测波长为 322nm。理论板数按蛇床子素峰计算应不低于 3 000。本品按干燥品计算,含蛇床子素($C_{15}H_{16}O_3$)不得少于 1.0%[3]。

其他测定方法[1]:

1. **香豆素类的测定**

(1)高效液相色谱法:样品粉碎后用乙醇回流提取,甲醇溶解,以花椒毒酚、花椒毒素、异虎耳草素、香柑内酯、欧前胡素和欧芹酚甲醚为对照品,在 HPLC- 紫外检测器上测定,用外标法定量。

(2)气相色谱法:样品粉碎、干燥,95% 乙醇回流提取,三氯甲烷溶解,以欧芹酚甲醚、香柑内酯、异虎耳草素、花椒毒素为对照品,用毛细管气相色谱法测定。

(3)薄层扫描:样品粉碎后乙醇提取物,经柱色谱纯化,薄层色谱双波长扫描,以喔斯脑、欧芹属素乙为标准品,测定喔斯脑、欧芹属素乙的含量。

**2. 角型呋喃香豆素的测定**　样品粉碎、干燥,95% 乙醇回流提取,三氯甲烷定容,加入内标(正二十烷或正二十二烷或正二十四烷)混合,丙酮定容。以哥伦比亚苷元当归酸酯、哥伦比亚苷元醋酸酯、蛇床明素、O- 乙酰异蛇床素为对照品,用气相色谱法测定。

**3. 欧芹酚甲醚和欧前胡素的测定**　样品粉碎,加入乙醇,用超声波振荡提取,加内标(和厚朴酚),乙醇稀释。以欧芹酚甲醚、欧前胡素为对照品,气相色谱法测定。

【炮制研究】2020 年版《中国药典》中无炮制方法记载。夏、秋二季果实成熟时采收,除去杂质,洗净,晒干。《日华子本草》载"微炒杀毒即不辣"[1]。

【药理研究】

**1. 对中枢神经系统抑制作用**　周青等[4]的研究表明,蛇床子素显著增强阈下催眠剂量戊巴比妥钠对小鼠的催眠作用,明显抑制醋酸所致的小鼠扭体反应,但不提高热板法致痛小鼠的痛阈;对安钠咖所致的小鼠自主活动增加有明显对抗作用,但不影响正常小鼠的自主活动。虽然蛇床子素不影响小鼠自主活动的次数,但对中枢兴奋药安钠咖所致小鼠自主活动次数的增加有明显剂量相关性的对抗作用,这表明蛇床子素对中枢神经系统有直接的抑制作用。

蛇床子素有促进小鼠记忆的作用,其机制可能与影响脑内胆碱酯酶活性及延缓细胞老化等因素有关[5];对 $AlCl_3$ 致急性衰老模型小鼠记忆障碍有保护作用,其作用机制可能是通过增强抗氧化酶谷胱甘肽过氧化物酶(GHX-PX)和超氧化物歧化酶(SOD)活性来清除氧自由基对中枢神经系统神经细胞的损伤[6];蛇床子素还可以改善东莨菪碱引起的雌性小鼠或切除卵巢小鼠的空间感知障碍,其作用机理与雌激素样作用和激活中枢类胆碱能神经系统有关[7]。蛇床子素和蛇床子总香豆素能促进实验性阳虚大鼠的学习记忆功能。也能纠正精氨酸升压素(AP)和生长抑素(SS)的代谢异常,表明蛇床子素和蛇床子总香豆素的补肾壮阳作用与改善学习记忆能力有关,并与某些神经肽的代谢有关[8]。

**2. 对心血管系统的作用**

(1)抗心律失常:蛇床子总香豆素、蛇床子素、花椒毒酚(从蛇床子乙醇提取物中分离出的一种香豆素)对三氯甲烷诱发的小鼠心室颤动、氯化钙诱发的大鼠心室颤动均有明显的预防作用;对乌头碱诱发的大鼠心律失常有明显的治疗效果。蛇床子总香豆素能对抗肾上腺素诱发的心律失常,也可能与其阻断 $\beta$ 肾上腺素受体有关;蛇床子素、花椒毒酚均能明显提高兔心室电致颤阈。提示它们抗心律失常机制可能与抑制 $Na^+$、$Ca^{2+}$ 内流有关。蛇床子素对离体豚鼠乳头肌收缩力和快反应动作电位的研究表明其有抑制心肌细胞 $Ca^{2+}$、$K^+$、$Na^+$ 跨膜转运作用,此与其抗心律失常作用有关[1]。

(2)抑制心脏的作用:麻醉开胸犬静脉注射 7.5~15mg/kg 蛇床子素后,收缩压、舒张压、平均动脉压、左室收缩压、室内压最大上升速率及心排血量、总外周阻力均降低,在 10 分钟时为作用高峰;7.5mg/kg 时心电图无影响,但 15mg/kg 时心电图的 PR 间期略延长,且室内压最大下降速率也降低,提示蛇床子素有抑制心脏的作用,且外周阻力降低,血压下降,故在临床应用时应引起注意。

李乐等[9]在研究蛇床子素对离体豚鼠心房的作用及与钙离子的关系中发现其对心房

抑制作用与钙拮抗剂维拉帕米相似,可能抑制胞外钙内流。100μmol/L 蛇床子素和 1μmol/L 维拉帕米均能对抗小剂量 $Ca^{2+}$ 所致结肠带收缩。但被加入较大量 $Ca^{2+}$ 所取消。提示两者均能抑制乙酰胆碱诱导的依赖内钙性收缩,不影响依赖外钙性收缩,蛇床子素有与维拉帕米作用方式类似的钙拮抗作用。李乐等[10]又用细胞内微电极技术观察蛇床子素对离体豚鼠乳头肌 $BaCl_2$ 诱发的自发电活动、高 KCl 除极化及家兔窦房结慢反应动作电位的影响,结果表明其抑制 $Ba^{2+}$ 诱发的自发电活动;降低高 $K^+$ 除极化慢反应动作电位的幅度及动作电位最大上升速率,并缩短 50% 动作电位时程,延长 90% 动作电位时程;对家兔离体窦房结优势起搏细胞窦性周期长度(SCL)等亦有抑制作用。提示蛇床子素具有钙拮抗作用。

(3)对心脏移植的保护作用:马同强等[11]报道犬原位心脏移植过程中,随机分为对照组和试验组,建立犬原位心脏移植模型,先于试验开始前 1 小时经供体犬股静脉内滴注蛇床子素注射液(25mg/kg),再用含有蛇床子素注射液(25mg/kg)的 4℃改良 ST.Thomas 液对供体心脏进行灌注和保存,结果表明,实验组中丙二醛(MDA)含量较对照组明显升高,而超氧化物歧化酶(SOD)含量及心肌肌钙蛋白(cTnI)、乳酸脱氢酶(LDH)、心肌肌酸激酶(CK)及其同工酶(CK-MB)漏出率较对照组明显降低,心肌超微结构损伤程度较对照组轻;表明在心脏移植过程中应用蛇床子素注射液,可减轻移植心脏的缺血 / 再灌注损伤,对移植心脏功能具有保护作用,能增加心脏移植的成功率。

(4)对心血管的保护作用:张宇等[12]报道蛇床子素能够抑制大鼠颈动脉球囊损伤后的内膜增生,主要通过影响 TLR4/NF-κB 通路,减轻炎症反应,抑制血管平滑肌细胞的增殖而发挥作用。

张晓丹等[13]报道多柔比星(doxorubicin,ADR)累积用量 20mg/kg 可致大鼠心肌纤维断裂,线粒体肿胀,游离 $Ca^{2+}$ 浓度升高,细胞膜 $Na^+$,$K^+$-ATP 酶活性降低。加用蛇床子素(osthol,Ost)后可减轻 ADR 对大鼠心肌超微结构的损伤,降低心肌细胞内游离 $Ca^{2+}$ 浓度,升高心肌细胞膜 $Na^+$,$K^+$-ATP 酶的活性。表明 Ost 对 ADR 引起的心脏毒性有保护作用,其机制可能与其激活心肌细胞膜 $Na^+$,$K^+$-ATP 酶的活性,加速细胞内外 $Na^+$/$Ca^{2+}$ 交换,降低细胞内 $Ca^{2+}$ 浓度,阻止 $Ca^{2+}$ 超载有关。

**3. 对骨质疏松的影响**　廖进民等[14]用骨密度测定来探讨蛇床子总香豆素(TCCM)对糖皮质激素(GC)所致雄大鼠骨代谢变化的影响,随机分为 3 组:对照组,喂生理盐水 0.2ml/100g,6 次 / 周;激素组,喂醋酸泼尼松 4.5mg/kg,2 次 / 周;预防组,除按激素组同法喂泼尼松外,还喂 TCCM 5.0g/kg,6 次 / 周。所有动物在同等条件下饲养 3 个月后,对三组动物的股骨三段进行骨密度测定。泼尼松组大鼠胫骨骨小梁骨吸收增加,骨形成减少,骨小梁面积减少 40%;给药加泼尼松组骨小梁面积增加 56%,而各项骨计量学指标接近对照组。提示其能防治泼尼松引起的骨质疏松。给药组大鼠股骨近段、中段和远段的骨密度分别较模型组增加了 25.9%、34.4% 和 30.6%,具统计学意义。提示 TCCM 能预防激素所致的骨质丢失。李朝阳等[15]研究了 TCCM 对去卵巢大鼠骨代谢的影响,用 3 月龄去卵巢 SD 雌性大鼠,灌胃给予 TCCM 67mg/kg 和 200mg/kg,均每周 6 次;灌胃给予尼尔雌醇(Nil)1mg/kg,每周 1 次,持续 12 周;取胫骨,不脱钙骨片测量,结果表明去卵巢大鼠骨小梁面积下降 59%,出现骨吸收大于骨形成的高转换型骨质疏松;低剂量的 TCCM 仅部分抑制骨高转换,不能阻止骨质疏松的发生(与同年龄组大鼠相比骨小梁面积减少 43%);高剂量的 TCCM 和 Nil(比去卵巢组骨小梁面积分别增加 100% 和 274%)一样,完全抑制骨高转换,能有效防止去卵巢后骨质疏松,但 Nil 抑制骨高转换的作用较强。结论:高剂量 TCCM 通过抑制骨转换对去卵巢大鼠有预防骨质疏松的作用,而 Nil 作用较 TCCM 强。罗小玲等[16]探讨蛇床子总香豆素对骨质疏松大鼠骨密度、骨形态计量学影响以及与血钙、磷、维生素 D 代谢和生长因子的关系。结果表明,蛇床子总香豆素能够预防腰椎、股骨上段骨密度丢失,使骨小梁面积明显增加,矿化沉积率增高,且血清 IGF-1 及血清 25-OH 维生素 D 浓度值升高,但对血淋巴细胞维生素 D 受体(VDR)含量无明显影响。

赵永见等[17]观察三个不同剂量蛇床子素对 OPG 基因敲除小鼠和去卵巢骨质疏松大鼠的影响。表明蛇床子素能促进骨形成,抑制骨吸收,从而起到抗骨质疏松的作用,其疗效与给药剂量密切相关。

**4. 对免疫功能和变态反应的影响**　蛇床子总香豆素抗支气管哮喘气道变应性炎症的作用机制与其调节下丘脑 - 垂体 - 肾上腺皮质系统丰关,并通过调节 cAMP/cGMP 及辅助性 T 细胞 1/ 辅助性 T 细胞 2(Th1/Th2)比值起作用[18];蛇床子素能够显著减少醋酸致痛小鼠的扭体次数和升高热致痛小鼠的痛阈,对物理和化学引起的疼痛和炎症均有明显的对抗作用。另外,蛇床子素还能够显著抑制二甲苯所致小鼠耳郭肿胀和降低小鼠腹腔对伊文思蓝的通透性[19]。

**5. 对肾阳虚的作用**　蛇床子素和蛇床子总香豆素可明显提高肾阳虚大鼠血清促甲状腺激素和三种甲状腺激素 $T_3$、反 $T_3$ 及 $T_4$ 的浓度,从而提高腺垂体 - 甲状腺轴功能。它们还可显著提高肾阳虚大鼠血浆皮质酮和促肾上腺皮质激素(ACTH)的浓度,提示具有保护和增强腺垂体 - 肾上腺皮质轴功能的作用。蛇床子素和蛇床子总香豆素可提高肾阳虚大鼠学习记忆成绩;升高下丘脑和血浆中精氨酸升压素含量,降低生长抑素含量。提示其对模型鼠有补肾壮阳作用。蛇床子总香豆素和水提物可明显升高肾阳虚大鼠血清前列腺素($PGE_2$、$PGF_{2\alpha}$)水平及环腺苷酸 / 环鸟苷酸(cAMP/cGMP)比值;挥发油则仅升高 $PGF_{2\alpha}$,对 $PGE_2$ 和 cAMP/cGMP 比值无明显影响。因此认为香豆素成分是蛇床子补肾壮阳作用的有效成分[1]。

**6. 延缓衰老及改善学习记忆功能**　蛇床子明显提高氢化可的松造模小鼠在游泳、爬绳等方面的体力,降低血胆固醇,提高免疫力,升高超氧化物歧化酶(SOD)活力,降低 E₂/T(雌二醇 / 睾酮)比值,提示有延缓衰老的作用。蛇床子延缓 D- 半乳糖致小鼠衰老的作用。由蛇床子、枸杞子、女贞子、人参等组成的补肾益智方对 D- 半乳糖致亚急性衰老加上 Meynert 核损毁所致阿尔茨海默病(AD)模型大鼠在 Morris 水迷宫实验中的潜伏期明显缩短,延长其在原平台象限游泳的距离;并对模型大鼠海马齿状回强直刺激诱发的突触传递长时程增强(LTP)现象具改善作用;应用体视学定量分析方法观察到其有阻止模型大鼠海马突触病理性重构的作用。提示该方对 AD 大鼠的学习记忆能力有一定的改善作用;其改善 AD 大鼠齿状回 LTP 和突触的可塑性为其可能的机制[1]。

李小慧等[20]报道蛇床子素(Ost)抗 β 淀粉样蛋白(β-amyloid,Aβ)25~35 片段诱导的大鼠神经毒性作用并探讨其可能机制。结果表明,模型组中大鼠海马磷酸二酯酶 PDE4 及 PDE5 的含量较假手术组显著增高($P<0.01$);但经 Ost 治疗后,其水平均有所降低($P<0.01$,$P<0.05$),而对 PDE2、PDE7 和 PDE9 的含量没有影响。表明 Ost 可对抗 $A\beta_{25-35}$ 所致的大鼠神经毒性,其机制可能与抑制 PDE4 和 PDE5 的蛋白表达有关。

**7. 抑菌、抑病毒、抗炎作用**　含有蛇床子的复方蛇床子水提物对金黄色葡萄球菌、铜绿假单胞菌和大肠埃希菌临床分离株有明显杀菌效果,不仅直接抑杀,而且明显减弱金黄色葡萄球菌残余株的致病力。蛇床子洗剂(蛇床子、大黄、黄柏)和妇宁生物液对白念珠菌有较强的抑菌作用[1]。

蛇床子对 8 种致病性浅部真菌(红色毛癣菌、石膏样毛癣菌、羊毛状小孢子菌、絮状表皮癣菌、许兰毛癣菌、石膏样小孢子菌、断发毛癣菌、紫色毛癣菌)均有抑制作用,平均最低抑菌浓度 MIC 为 22.5%。

蛇床子甲醇提取物具有抗人类免疫缺陷病毒(HIV)活性,其活性成分为欧芹属素乙。

TCCM、花椒毒酚对角叉菜胶或鸡蛋清引起的大鼠足跖肿胀有明显的抑制作用,对二甲苯引起的耳廓肿胀、滤纸片或棉球肉芽肿也有明显的抑制作用;花椒毒酚还对醋酸引起的毛细血管通透性增高有抑制作用,且明显降低大鼠角叉菜胶性足跖炎症组织内前列腺素 E(PGE)含量[1]。

**8. 对生殖系统的影响**　牛锐等[21]发现蛇床子可显着性增加小鼠附性器官(睾丸、附睾、精液囊)及提肛肌的湿重,并对己烯雌酚增敏的家兔在体子宫张力的增强效应,其振幅明显升高,子宫节律性运动频率也明显提高,运动周期延长而活动时间相对缩短。而体外应用大剂量蛇床子却使精子运动能力降低,并使线粒体形态改变。朱淑英等[22]应用改良的 Sander Cramer 试验方法发现蛇床子浸膏在 20 秒内抑制健康人的精子运动能力的最低有效浓度是 30%。每毫升精液与不同剂量的蛇床子浸膏粉混合,其抑制精子活动的最低有效剂量是 250~300mg。张英姿[23]等通过用 30mg/ml 蛇床子浸膏液作用于健康人精子,在扫描电镜下发现蛇床子处理后的精子表面失去光滑感,凹凸不平。质膜破裂,以头部、体部和尾部最明显,但未见有明显精子碎解;在透射电镜下显示精子的质膜、顶体、线粒体、细胞核、微管等均有破坏。赵澍等[24]在研究过程中,发现蛇床子等一些中草药本身既有雌激素样物质,也有雄激素样物质的存在。同时在睾丸酮和雌二醇的放射免疫测定中,进一步证实了蛇床子等有机溶剂提取物中,含有睾丸酮及雌二醇样激素类物质,将它们命名为激素样双相调节物质。袁娟丽等[25]观测幼年去势大鼠连续灌胃蛇床子素(Ost)20 天后,大鼠血清睾酮、黄体酮、卵泡刺激素含量,阴茎组织中一氧化氮合酶活性和一氧化氮含量,结果显示 Ost 可提高去势力大鼠雄激素、促性腺激素含量,同时对也提高阴茎组织中一氧化氮合酶的活性,提示 Ost 具有雄性激素样作用和促性腺激素样作用。在离体实验中,Chen 等[26]通过观测 Ost 松弛离体阴茎海绵体平滑肌条的作用,在剂量 0.1~30mol/L 呈剂量相关性松弛阴茎海绵体平滑肌条作用,这种松弛作用能部分被 NO 合成酶抑制剂——L-NAME 和可溶性鸟苷酸环化酶抑制剂所拮抗。但这种松弛作用不能被河豚毒素、消炎痛所拮抗。同时,实验中发现当预先给予 30mol/L Ost 时可以提高硝普钠松弛阴茎海绵体平滑肌强度 3 倍,并且在剂量 0.1~30mol/L 呈剂量相关性。而且这种作用能被抗过敏药扎普司特所拮抗;另外,高浓度 30mol/L Ost 能提高腺苷酸环化酶激活剂 forskolin 所诱导的松弛平滑肌作用。Ost 松弛平滑肌阴茎海绵体的作用机制是促进窦状隙内皮细胞释放 NO,而且这种作用是通过抑制磷酸二酯酶的活性而增强 cGMP 和(或)cAMP 信号转导通路有关。无论是在体实验或是离体实验表明 Ost 具有植物雌激素样对机体的调节作用。

**9. 平喘作用**　蛇床子总香豆素对豚鼠因吸入致痉剂所致实验性哮喘有明显的保护作用,在体外能松弛组胺致痉的气管平滑肌,能加强豚鼠肺灌流量,具有较强的支气管扩张作用;其解痉止喘作用可能是通过兴奋 $\beta_2$ 受体所致。花椒毒素和欧芹属素乙在动物实验中有平喘作用[1]。

**10. 抗诱变**　蛇床子水溶性提取物通过 Ames 实验、离体细胞姐妹染色单体交换及活体小鼠骨髓细胞染色体畸变和嗜多染红细胞微核实验表明它有较强的抗诱变作用[1]。

**11. 抗肿瘤作用**　胡晓波等[27]制备蛇床子素 -Eudragit S100-pH 敏感型纳米粒(Ost-S100-NP),并考察其体内和体外的抗肿瘤活性。结果:Ost 体外对 HeLa-3 细胞 24 小时、48 小时、72 小时的半数抑制浓度 $IC_{50}$ 分别为:61.25μg/ml、56.87μg/ml、48.46μg/ml;Ost-S100-NP 的 $IC_{50}$ 则分别为 46.57μg/ml、40.23μg/ml、37.46μg/ml;体内 Ost 及其 Ost-S100-NP 制剂对荷瘤小鼠的实体瘤抑制率最高可达 40%,各给药组与空白对照组比较有统计学意义。表明 Ost-S100-NP 体外和体内均有明显的抗肿瘤活性,且在治疗剂量下未出现毒性反应,有望开发成一种高效、低毒的 Ost-S100-NP 制剂。杨大朋等[28]研究蛇床子素对人乳腺癌细胞的增殖、细胞周期以及凋亡的影响。结果表明,蛇床子素对抑制乳腺癌细胞的增殖、促进 G1 期阻滞以及诱导细胞凋亡有明显作用。提示有必要进一步研究和评估蛇床子素在乳腺癌治疗中的作用。

**【毒理研究】**

**1. 毒性成分研究**　采用 Ames 实验、活体小鼠骨髓细胞染色体畸变和嗜多染红细胞微核实验对蛇床子水溶性提取物中 9 种化合物(蛇床子素、佛手柑内酯、异虎耳草素、欧芹属素乙、花椒毒酚、花椒毒素、甲基嘧啶、尿嘧啶和一种待定化合物)进行了诱变性研究,结果表明这 9 种化合物既无移码突变和碱基置换效应,亦无诱发小鼠骨髓细胞染色体损伤和骨髓细胞抑制作用[1]。

张智等[29]的研究表明,蛇床子灌胃给予小鼠的半数致死量($LD_{50}$)是 83.379g/kg,其 $LD_{50}$ 是任用剂量的 556 倍,蛇床子(小毒)、山豆根(小毒)的半数致死量低于关木通(有毒)和香加皮(有毒),说明药典标注有小毒的蛇床子、山豆根的急性毒性高于有毒的关木通、香加皮,提示临床使用蛇床子、山豆根时应加以注意。黎为能等[30]报道蛇床子素灌胃给予小鼠的半数致死量($LD_{50}$)及其 95% 置信区间分别为 3.45g/kg、(3.03~4.03)g/kg。表明蛇床子素具有一定的毒性,在进行药用开发时应考虑其安全性。华桦等[31]研究蛇床子醇提物急性毒性和长期毒性效应谱及剂量 - 反应关系表现特点。结果表明,蛇床子醇提物对小鼠毒性反应表现为自发活动减少、呼吸急促、闭目、步态不稳、震颤,半数致死量为 17.45g 生药 /kg,为临床剂量的 116 倍。连续给药 90 天对大鼠的一般状况、血液学指标、血液生化有一定影响,对各剂量组肝脏脏器系数有影响,提示蛇床子醇提物可能对肝脏产生毒作用,应加以关注。杨兴国等[32]测定小鼠对蛇床子素的最大耐受量为 1.50g/kg,蛇床子素的毒性靶器官为肺脏和肝脏。韩亮等[33]常规毒理学指标研究表明蛇床子超临界提取物具有一定的毒性,在临床使用时应予注意。

**2. 毒性机制研究**　陈婕等[34]探究蛇床子素(Ost)对 L02 细胞的毒性损伤和作用机制。结果表明,L02 细胞在 Ost 作用下活性下降,乳酸脱氢酶(LDH)释放率提高,且呈浓度依赖;Hoechst33342 染色荧光下可见细胞核皱缩碎裂;Annexin V/PI 双染法结果表明凋亡率随浓度提高而上升。与对照组比较,50μmol/L、100μmol/L、200μmol/L Ost 作用 24 小时后,Bcl-2、pro-caspase-3、p-Histon H3(Ser10)表达水平降低,Bax、cleaved-caspase-3 表达水平升高。表明 Ost 对 L02 细胞有毒性损伤作用,呈一定的时间和浓度依赖性,可促进细胞凋亡,抑制细胞增殖。

**【配伍研究】**

**1. 蛇床子与甘草、何首乌配伍**　胡祖光等[35-36]的研究表明,以何首乌、蛇床子、甘草三味中药组成的复方,其水提物 20g/kg、40g/kg 给大鼠灌胃,有对抗雷公藤乙酸乙酯提取物所致大鼠胸腺、睾丸萎缩的作用,20g/kg 还能对抗体重下降和肾上腺增大的作用,而对脾脏未见影响;上述中药复方水提物 1g/kg、2g/kg 有对抗雷公藤乙酸乙酯提取物所致大鼠肝血清丙氨酸氨基转移酶(GPT)、血清 γ-L- 谷氨酰转肽酶(GGT)、丙二醇(MDA)、睾丸 MDA 的升高及肝糖原、血糖的降低。提示含蛇床子的复方可以减轻雷公藤的毒性。

**2. 蛇床子素与甘草酸配伍**　恽菲等[37]报道甘草酸与蛇床子素合理的组分配伍能协同治疗酒精性脂肪肝,可能通过配伍改善肝脏功能,调节脂肪代谢,抗脂质氧化作用和增加 PPARα 蛋白的表达,促使损伤的肝组织得以修复。

**3. 蛇床子与补骨脂配伍**　程旭锋等[38]观察蛇床子 - 补骨脂配伍引经药对裸鼠乳腺癌骨转移趋化因子 12- 趋化因子受体 4(CXCL12-CXCR4)生物轴的影响,并探讨其机制。结果表明,"蛇床子 - 补骨脂"对裸鼠上肢、下肢骨转移程度、骨损伤程度、骨转移组织中 CXCL12 和 CXCR4 mRNA 的表达均有一定的抑制作用(P<0.05),上行引经药桔梗可增强 "蛇床子 - 补骨脂"对上肢骨转移程度、骨损伤程度、骨转移组织中 CXCL12 和 CXCR4 mRNA 和蛋白质表达的抑制作用(P<0.05)。下行引经药牛膝对上述指标无明显影响。

叶依依等[39]研究蛇床子素配伍补骨脂素对人乳腺癌高骨转移细胞株 MDA-MB-231BO 增殖与侵袭的影响,并探讨其分子机制。结果表明,蛇床子素和补骨脂素都能显著抑制细胞的增殖活性,且存在剂量依赖性。150μmol/L 的蛇床子素配伍 100μmol/L 的补骨脂素时细胞侵袭率最低。Western blotting 和 real-time PCR 结果显示最佳配伍组 Smad2、Smad3、Smand4 蛋白及 mRNA 表达量明显降低,Smad7 蛋白及 mRNA 表达量明显增加。表明蛇床子素和补骨脂素配伍使用对细胞的侵袭抑制作用优于两个单体单用效果。配伍组通过干预 TGF-β/Smads 信号转导通路的各个环节从而抑制 MDA-MB-231BO 的增殖与侵袭。

**4. 蛇床子与苦参配伍**　李丽贤等[40]报道,与蛇床子配伍后苦参中氧化苦参碱含量降低直到消失,而苦参碱含量与单味药材含量相比增加近 8 倍。

艾芸等[41]考察苦参与蛇床子对药在配伍过程中化学成分的变化。结果在苦参和蛇床子配伍对药共煎液中氧化苦参碱的量降低 30.58%,苦参碱的量增加 71.05%,伴随着 5 个其他成分的消失,也产生了 5 个新成分。表明苦参与蛇床子对药在配伍过程中发生了一系列复杂的变化,其化学成分不但有量的变化,也有质的变化。

**【复方及制剂】**[3]

**1. 乌蛇止痒丸**　乌梢蛇(白酒炙)、防风、蛇床子、关黄柏、苍术(泡)、红参须、牡丹皮、蛇胆汁、苦参、人工牛黄、当归。本品为黑色的包衣浓缩水丸,除去包衣后显棕褐色;气香,味苦、辛。养血祛风,燥湿止痒。用于风湿热邪蕴于肌肤所致的瘾疹、风瘙痒,症见皮肤风团色红,时隐时现,瘙痒难忍,或皮肤瘙痒不止,皮肤干燥,无原发皮疹;慢性荨麻疹、皮肤瘙痒症见上述证候者。口服。一次 2.5g,一日 3 次。孕妇慎用。

**2. 妇必舒阴道泡腾片**　苦参 120g、蛇床子 180g、大黄 120g、百部 120g、乌梅 120g、硼砂 90g、冰片 15g、白矾 15g、甘草 120g。本品为灰褐色至褐色的片;气芳香。清热燥湿,杀虫止痒。主要用于妇女湿热下注证所致的白带增多,阴部瘙痒。临睡前洗净外阴和手,戴上一次性指套,将本品塞入阴道深部。一次 2 片(每片重 0.8g),一日 1 次,8 日为 1 个疗程。

**3. 肾宝合剂**　蛇床子 28g、川芎 28.3g、菟丝子 66g、补骨脂 28.5g、茯苓 30g、红参 20g、小茴香 14.4g、五味子 36g、金樱子 94.6g、白术 14.2g、当归 46.8g、覆盆子 32.9g、制何首乌

74.4g、车前子 16.5g、熟地黄 94g、枸杞子 66g、山药 46.3g、淫羊藿 94.6g、胡芦巴 94g、黄芪 51.4g、肉苁蓉 47.3g、炙甘草 14.2g。本品为棕红色至棕褐色的液体;味甜、微苦。温补肾阳, 固精益气。用于肾阳亏虚,精气不足所致的阳痿遗精,腰腿酸痛,精神不振,夜尿频多,畏寒 怕冷,月经过多,白带清稀。口服。一次 10~20ml,一日 3 次。感冒发热期停服。

4. **康妇软膏**　白芷 145g、蛇床子 145g、花椒 145g、土木香 30g、冰片 30g。本品为淡黄 棕色的软膏;气清香。祛风燥湿,杀虫止痒。用于湿热下注所致的阴痒、带下病,症见外阴红 肿、瘙痒,带下量多、色黄;外阴炎、外阴溃疡、阴道炎见上述证候者。外用。涂于洗净的患 处,一日 2~4 次。

5. **癣湿药水**　请参照土荆皮。

**【临床研究】**

**1. 应用研究**

(1)治疗生殖系统疾病

1)男性不育:蛇床子、山萸肉、枸杞子、何首乌、覆盆子各 12g,肉苁蓉、巴戟天各 10g,淫 羊藿 15g,甘草 5g。随证加减,水煎服。每日 1 剂。治疗 71 例,治愈 68 例,好转 1 例,无效 2 例[42]。闸远超[43]用蛇羊养精活血汤:蛇床子 10~12g,淫羊藿 20~30g,肉苁蓉 10~12g,巴 戟天、红花、王不留行、穿山甲、丹参、酸枣仁各 10g,川芎 6g。一日 1 剂,90 剂为 1 个疗程, 两个疗程后观察疗效,共治疗男性不育症 39 例,痊愈 36 例,无效 3 例,治愈率 92.36%。

2)不射精症:蛇床子、五味子、石菖蒲、路路通、白芍各 15g,穿山甲、王不留行、薏苡仁各 30g,蓬莪术、柴胡各 12g,车前子、酸枣仁粉(冲服)各 10g。诸药配合,共奏通络排精之功。 每日 1 剂,水煎睡顿服,15 日为 1 个疗程。治疗 45 例,治愈 32 例,无效 13 例[44]。

3)男性生殖器炎症:鱼腥草、白头翁、蛇床子、当归、枸杞子各 12g,柴胡、车前子、生地 黄、香附各 10g,草梢 6g,随证加减。每日 1 剂,水煎服。配合外用方:蛇床子、萆薢、苏木各 15g,白芷 30g,甘草 10g,酌情化裁,水煎取药液置盆中坐浴,一日 2 次,每次 30 分钟。治疗 88 例,痊愈 53 例,好转 30 例,无效 5 例,总有效率 94.3%[45]。

4)阴囊湿疹:蛇床子 60g,苦参、明矾、威灵仙各 15g,地肤子 24g,黄柏 20g,白鲜皮、透骨 草各 30g,随证加减,水煎取药液加冰片 5g,趁热熏洗阴囊处 10~20 分钟,待药稍凉后徐徐洗 皮损处。每日 1 剂,早晚各 1 次。忌食海鲜发物及辛辣食物。治疗 240 例,治愈 189 例。好 转 32 例无效 19 例,总有效率 92%[46]。

5)女性不孕:当归 18g,肉苁蓉、蛇床子、益母草、枣皮、补骨脂、桑寄生、泽泻、覆盆子各 15g,当归 18g,菟丝子 25g,赤芍、泽兰各 12g,川芎、红花、丹参各 10g。诸药补肾活血。每日 1 剂,水煎服,一日 3 次。正值经期第 1 日开始服药,18 日为 1 个疗程。治疗 642 例,治愈 316 例,受孕率 49.2%[47]。燕恒毅等[48]观察蛇床子 - 五味子 - 远志治疗 68 例女性不孕症 中排卵障碍的患者卵泡发育情况、排卵、子宫内膜厚度,追踪妊娠及其结局。结果观察组子 宫内膜明显较对照组厚($P<0.01$),妊娠率明显高于对照组($P<0.05$),流产率明显低于对照组 ($P<0.05$),优势卵泡及排卵率两组对比($P<0.05$)均有显著性。表明蛇床子 - 五味子 - 远志 复方在治疗女性不孕症排卵障碍的患者中,具有促子宫内膜生长、促卵泡发育及排卵作用, 妊娠率高、妊娠结局好。

6)外阴白色病变:外洗方为蛇床子、鹤虱、地肤子、苦参根、百部、野菊花、枯矾、仙灵脾、 补骨脂。本方具清热解毒、燥湿止痒、调补肝肾之功效。配合外用维生素 E、维生素 A 和维生素 D,治疗外阴白色变 32 例,总有效率 94%[49]。

7)阴道炎:妇科外洗 1 号为蛇床子、苦参、黄柏、白鲜皮等组成,具清热利湿、消除虫蚀作用。与五倍可利胶囊治疗阴道炎 80 例,总有效率 98.75%[50]。

8)阴痒:止痒煎为蛇床子、百部、半枝莲、木槿皮、红花、山甲、蝉蜕等水煎外用,治疗妇女外阴瘙痒 58 例,总有效率 96.55%,本方清热解毒,具杀菌止痒、收敛疮疡的作用[51]。蛇床子散:蛇床子、苦参、百部各 30g,花椒 15g,明矾 20g。痒剧加土茯苓 30g;分泌物多加黄柏 30g,防风 20g。水煎 15 分钟后,取药液,先熏后坐浴 20 分钟,每日 1 剂,熏浴 2~3 次,10日为 1 个疗程。局部溃破涂麻油,经期用本药液搽洗。治疗滴虫、真菌性阴痒 204 例,治愈179 例,占 82.75%,有效 22 例,占 10.78%,无效 3 例,占 1.47%,总有效率 98.53%[52]。

9)阴虱:百部蛇床子酊擦涂阴部患处,一日 2~4 次,治疗阴虱 14 例,1 日内均痊愈;对照10 例,每周刮除阴毛皮 2 次,用 10% 硫黄软膏或洁尔阴等擦涂患处,7~10 日内治愈 9 例,无效 1 例改用本品获愈[53]。

10)带下病:健坤卫生栓为苦参、蛇床子、黄柏、苍术等六味药制成。治疗湿热下注的带下病 120 例,总有效率 95.8%,50 例健康妇女经期使用本品,吸取经血性能好,无毒副作用,有抗炎、抗菌作用[54]。

(2)皮肤病

1)手足癣:脚癣八珍散为蛇床子、苦参、金黄散、青黛等。具清热燥湿功效。外用治疗手足癣 106 例,总有效率 92.5%,西药对照组 104 例,总有效率 82.6%,药敏实验表明其对三种最常见的致病性真菌的生长有抑制作用[55]。中药足癣净为蛇床子、苦参等十一味中药按渗漉法制成酊剂,治疗 62 例手足癣患者,总有效率 91.94%,并用石膏样癣菌、玫瑰色癣菌、红色癣菌、絮状表皮癣菌、白念珠菌五种常见致病真菌对该药进行体外抑菌实验,结果表明,该药对以上五种真菌均有抑制作用,其中对玫瑰色癣菌、红色癣菌最敏感[56]。

2)疥疮:蛇床子百部酊为蛇床子、百部各 250g,研碎成粗粉,先以冷开水润湿 30 分钟后,加入 75% 乙醇 4 000ml,密封浸渍 15 天,取浸出液之上清液外涂患处,配合野菊花煎剂外洗,一日 1 次,5 日为 1 个疗程。1 周后复查,152 例中治愈 108 例,显效 29 例,进步 15 例,总有效率 90.1%[57]。

3)银屑病:牛皮癣搽剂为蛇床子、牡丹皮、山芋等提取后制成外用制剂。对 20 例患者进行疗效观察,证实该药对银屑病有一定的疗效[58]。

(3)哮喘:蛇床子总香豆素 80mg,一日 3 次口服,10 日为 1 个疗程,治疗组 118 例支气管哮喘和喘息型支气管炎发作期患者。总有效率为 87.3%,能明显增高哮喘患者的呼气高峰流速值,明显优于 78 例口服热参片的对照组[59]。自拟蛇床子汤:蛇床子 8g,陈皮、法半夏各5g,紫苏叶 4g,细辛 2g,五味子、炙甘草各 3g。每日 1 剂,水煎服。其中 2 例配合青霉素、链霉素治疗。治疗 26 例小儿支气管哮喘痊愈 9 例,控制 13 例,进步 2 例,无效 2 例[60]。

(4)末梢性神经炎:蛇地煎剂为蛇床子、地肤子、黄柏各 9g,没药、苦参各 6g。水煎沸5~10 分钟,待温泡洗患处。药液可反复温热使用 4~5 次,7 天为 1 个疗程。治疗 41 例,痊愈35 例,显效 3 例,进步 2 例,无效 1 例。该方具清热利湿、活血化瘀、消炎止痛之功。对糖尿病所致的末梢神经炎患者疗效较佳[61]。

(5)神经性皮炎:复方蛇床子贴膏为蛇床子 15g,白鲜皮 12g,当归 10g,丹参 10g,薄荷1g,达克罗宁 1g,苯海拉明 0.5g,基质(以橡胶为主)50g,制成贴膏。取与皮损面积相当的贴膏贴于患处,48 小时更换 1 次,用药 6 天停药 1 天,14 天为一疗程,观察 2 个疗程。结果治疗组 60 例中痊愈 34 例,显效 15 例,有效 9 例,无效 2 例。总有效率 96.67%,与贴含有激素的肤疾宁贴膏的 30 例作对照,疗效相似,但其复发率明显低于对照组[62]。

2. **用法用量** 2020 年版《中国药典》规定蛇床子口服的用量为 3~10g。外用适量,多煎汤熏洗,或研末调敷[3]。毒理研究和临床实践也证明其有一定的毒副作用,使用时要注意。肾经有火、性功能亢奋者忌用;阴虚火旺或下焦有湿热者不宜内服[1]。

**【中毒表现及救治】**

1. **中毒表现** 服用蛇床子香豆素后,少数患者有轻微口干,嗜睡及胃部不适,饭后服用可避免,停药后自然消失[63]。有报道蛇床子散熏洗致过敏性药疹 1 例[64]。蛇床子、百部浸液外搽,少数患者出现皮肤潮红、剧痒。

2. **救治** 皮肤过敏患者经口服赛庚啶片,外搽丙酸倍氯米松霜后好转[65]。目前尚无中毒报道,一旦误服中毒,按常规的救治原则处理[1]。

(王 巍 张金铃 杜贵友)

# 69 猪 牙 皂

大皂角和猪牙皂两者同出一源,两者分别为豆科植物皂荚的干燥成熟果实和干燥不育果实。猪牙皂是皂荚树在衰老或受损情况下结下的不育果实,大皂角与猪牙皂化学成分相似,临床疗效相似,但两者间也存在差异,为两种不同的药物,临床应区别使用。

**【基源】**本品为豆科植物皂荚 *Gleditsia sinensis* Lam. 的干燥不育果实。

**【化学成分】**猪牙皂主要化学成分为三萜皂苷。有研究表明猪牙皂和大皂角总皂苷含量及其主要成分无明显不同[1]。

1999 年,Zhang 等[2]从猪牙皂中分离出 4 个新的齐墩果烷型三萜苷,命名为皂苷 A~D。

2015 年,马林等[3]从猪牙皂醇提物中分离并鉴定了 12 个化合物,分别为:gleditsioside A、gleditsioside B、gleditsioside H、gleditsioside I、gleditsioside J、gleditsioside K、gleditsia saponins C'、柽柳素 -7-*O*-β-D- 葡萄糖苷、新橙皮苷、金圣草素 -7-*O*- 新橙皮糖苷、丁香脂素 -*O*-β-D- 吡喃葡萄糖苷、鹅掌楸苷。

猪牙皂中还含有鞣质、蜡醇(hexacosanol)、正二十九烷(nonacosane)、豆固醇(stigmasterol)、谷固醇(sitosterol)等多种成分[4]。

**【含量测定】**

1. **薄层扫描法测定猪牙皂皂苷** 测定方法:用微量注射器分别精密吸取样品液各 15μl,点于同一薄层板上,于展开剂正丁醇 -95% 乙醇氨水(3:6:5)中,展程 10cm 取出挥干溶剂,均匀喷洒 5% 磷钼酸乙醇,120℃加热 15 分钟显色[5]。

2. **高效液相色谱法测定猪牙皂皂苷** 色谱条件:Agilent $C_{18}$ 色谱柱(150mm × 4.6mm,5μm);流动相为乙腈 - 水(梯度洗脱);流速为 1.0ml/min;柱温为 30℃;检测波长为 215nm,进样量为 10μl[6]。

**【炮制研究】**2020 年版《中国药典》中对于猪牙皂的炮制方法记载为除去杂质,洗净,晒干。用时捣碎[7]。

**【药理研究】**

**1. 抗炎作用**　猪牙皂 70% 乙醇提取物有抗过敏和抗炎活性,对角叉菜胶所致大鼠足跖肿胀,巴豆油所致小鼠耳郭肿胀以及醋酸所致小鼠腹腔毛细血管通透性升高有抑制作用,这可能与猪牙皂能抑制由 compound 48/80 诱导肥大细胞释放组胺有关[8]。

**2. 抗过敏反应**　猪牙皂 70% 乙醇提取物灌胃给药能明显抑制小鼠过敏性休克及大鼠皮肤过敏反应,体外实验能够抑制大鼠腹腔肥大细胞脱落颗粒、释放组胺,提示猪牙皂通过稳定肥大细胞膜,减少过敏介质释放以及直接对抗过敏介质来抗速发型过敏反应[8]。

猪牙皂正丁醇部分灌胃给药,能够抑制小鼠变应性鼻炎,这可能与降低鼻黏膜对组胺的敏感性和血清一氧化氮水平,抑制大鼠鼻腔嗜酸性粒细胞渗出有关[9]。

**【毒理研究】**同大皂角。

**【配伍研究】**暂未查到。

**【临床研究】**

**1. 应用研究**　猪牙皂与大皂角临床应用存在混淆现象,两者常混用,但两者在疗效方面存在差异,需要我们临床应用时加以区别使用。

明确指出用猪牙皂的临床治疗研究并不多,但古籍中有不少关于猪牙皂临床应用的记载。《本草逢源》载"用治风痰,牙皂最速"。《丹溪心法》通关散治中风痰厥不省人事,用猪牙皂配伍细辛为末,吹鼻取嚏,促其苏醒。

王风兰[10]治疗脑卒中后遗症的恢复,无论是缺血性还是出血性脑卒中,在处方中以猪牙皂配伍冰片均能提高疗效。

**2. 用法用量**　2020 年版《中国药典》载猪牙皂用量为 1~1.5g,用法为多入丸散用。外用适量,研末吹鼻取嚏或研末调敷患处。孕妇及咯血、吐血患者禁用[7]。

**【中毒现象及救治】**同大皂角。

（辛高杰　付建华　杜贵友）

# 70　麻　　黄

**【基源】**本品为麻黄科植物草麻黄 *Ephedra sinica* Stapf、中麻黄 *Ephedra intermedia* Schrenk et C.A.Mey. 或木贼麻黄 *Ephedra.equisetina* Bge. 的干燥草质茎。

**【化学成分】**

**1. 草麻黄**

(1)生物碱:含量约 1.3%,其中 *l*- 麻黄碱占 60% 以上。其次为 *d*- 伪麻黄碱(*d*-pseudoephedrine)、微量的 *l*-*N*- 甲基麻黄碱(*l*-*N*-methyl-ephedrine)、*d*-*N*- 甲基伪麻黄碱(*d*-*N*-methyl-pseudophedrine)、麻黄次碱(ephedine)、麻黄噁烷(ephedoxane)、2,3,4- 三甲基苯唑烷(2,3,4-trimethyl-5-phenyloxazolidine)、3,4- 二甲基苯唑烷(3,4-dimethyl-phenyloxazolidine)、L- 去甲基麻黄碱(L-norephedrille)、*d*- 去甲基伪麻黄碱(*d*-norpseudoephephedrine)、苄甲胺(benzylmethylamine)[1]。

(2) 挥发性成分：草麻黄挥发油含量 0.25%，油中有 2,3,5,6- 四甲基吡嗪、1-$\alpha$- 萜品烯醇（l-$\alpha$terpineol）、$\beta$- 萜品烯醇（$\beta$-terpineol）、萜品烯醇 -4（terpineol-4）、月桂烯（myrcene）、二氢葛缕醇（dihydrocarveol）、1,3,4- 三甲基 - 环己烯 -3- 醛 -l（1,3,4-trimethyl-3 ycolhexene-1-carboxaldehyde）[2]等，其中 2,3,5,6- 四甲基吡嗪和 1-$\alpha$- 萜品烯醇的含量分别为 2.26% 和 1.92%[1-4]。

(3) 黄酮类：含芹菜素（apigenin）、小麦黄素（tricin）、芹菜素 -5- 鼠李糖苷（apigenin-5-rhamnoside）、草棉黄素（herbacetin）、无色飞燕草素（leucodelphinidin）、3- 甲氧基草棉黄素（3-methoxyherbacetim）、山奈酚鼠李糖苷（kaempferol rhamnoside）、芦丁（rutin）、白天竺葵苷（leucopel-argonin）、白花色苷（lenconthpcyanin）、无色矢车菊素（leucoyanidin）、槲皮素（quercetin）、4',5,7- 三羟基 -8- 甲氧基黄酮醇 -3-$O$-$\beta$-D- 葡萄糖苷（4',5,7-trihydroxy-8-methoxy-flavonol-3-$O$-$\beta$-D-glucopyranside）、3-$O$-$\beta$-D- 吡喃葡萄糖基 -5,9,4'- 三羟基 -8- 甲氧基黄酮（3-$O$-$\beta$-D-glucopyranoyl-5,9,4'-trihydroxy-8-methoxyflavone）、5,7,4'- 三羟基黄酮（5,7,4'-apigenin）、4',5,7- 三羟基黄酮醇（4',5,7-kaempferol）、5,7,4'- 三羟基黄酮 -5- 鼠李糖苷（5,7,4'-apigenin-5-rhamnoside）、herbacetin、3-methoxyherbacetin、4',6,7- 三羟基黄酮醇鼠李糖苷（4',6,7-kaempferolrhamnoside）[1]。

(4) 有机酸类：含对羟基苯甲酸（phydroxybenzolic acid）、香草酸（vanillic acid）、肉桂酸（cinnamylic acid）、对 - 香豆酸（p-coumaric acid）、原儿茶酸（proto catechuic acid）[1]。

(5) 其他：麻黄多糖 A、B、C、D、E（ephedrans A、B、C、D、E）、儿茶酚鞣质、无机元素 Se 及 Mo 等[1]。

**2. 中麻黄**　生物碱含量 1.1%，其中 l- 麻黄碱占 30%~40%。麻黄碱含量占原生药 0.31%[1]。

**3. 木贼麻黄**　生物碱含量约 1.7%，其中 l- 麻黄碱占 85%~90%，另含有机酸、鞣质、黄酮苷、糊精、菊糖、淀粉、果胶、纤维素、葡萄糖及少量挥发油（0.124%）等。

另据报道，木贼麻黄含麻黄碱 0.80%~1.5%，也含铜、锌、铁、锰、镁、钙等元素[1]。

**【含量测定】** 2020 年版《中国药典》采用高效液相色谱法测定盐酸麻黄碱（$C_{10}H_{15}NO \cdot HCl$）和盐酸伪麻黄碱（$C_{10}H_{15}NO \cdot HCl$）的含量作为质量控制标准。色谱条件：以极性乙醚连接苯基键合硅胶为填充剂；以甲醇 -0.092% 磷酸溶液（含 0.04% 三乙胺和 0.02% 二正丁胺）（1.5∶98.5）为流动相；检测波长为 210nm。理论板数按盐酸麻黄碱峰计算应不低于 3 000。本品按干燥品计算，含盐酸麻黄碱和盐酸伪麻黄碱的总量不得少于 0.80%[5]。除此之外，还有以下测定方法。

**1. 总碱的测定**

(1) 酸碱滴定法

1) 乙醚回流提取[1]：本品细粉置索氏提取器中，加浓氨试液、乙醇与乙醚，置水浴加热回流提取至生物碱提尽，然后转移至分液漏斗，加盐酸溶液振摇，滤过，滤液加氢氧化钠试液使呈碱性，通过中和法滴定即得结果。每 1ml 的硫酸滴定液（0.01mol/L）相当于 3.305mg 的麻黄碱。

2) 乙醚振荡提取[1]：样品粉末加乙醚振摇，加入 10% 氢氧化钠溶液，密塞振摇，静置，过滤。滤渣再用乙醚振摇洗涤 3 次，滤液收集于分液漏斗中，用饱和氯化钠溶液洗涤，弃去洗液，再进行中和法滴定。

3) 碱化加盐提取[6]：根据游离态麻黄碱具有挥发性的特点，采用氢氧化钠碱化，加盐

（NaCl）蒸馏提取，收集溜液，按中和滴定测定麻黄碱含量，得到满意结果。

（2）非水滴定法[7]：取麻黄生药粉末先加氢氧化钠溶液润湿，再加三氯甲烷及西黄蓍胶粉混合振荡，取出三氯甲烷溶液，直接用过氯酸标准液滴定，结晶紫作指示剂。1ml 0.1mol/L 高氯酸约相当于 16.52mg 麻黄碱。

### 2. 麻黄碱的测定

（1）两相酸碱滴定法[1]：精密量取复方麻黄碱滴鼻剂 3.0ml，加蒸馏水 8ml，中性三氯甲烷乙醇等量混合液 10ml，酚酞指示剂和麝香草酚蓝指示液各 3 滴，用 0.1mol/L 氢氧化钠滴定至水层淡紫红色。

（2）非水滴定法[8]：参考《美国药典》（第 18 版）硫酸麻黄碱及其制剂中硫酸麻黄碱的非水滴定法，取盐酸麻黄碱滴鼻液样品适量，通过三氯甲烷萃取，然后加甲基红指示液 2 滴，0.1mol/L 高氯酸标准液滴定至桃红色，并作空白试验校正。每 1ml 0.1mol/L 高氯酸液相当于 0.020 17mg。回收率可达 97% 以上。

（3）交流示波极谱滴定法[9]：通过强碱水蒸馏法从蒙成药散剂中提取麻黄碱，采用交流示波极谱滴定法，在 2mol/L 醋酸 - 醋酸钠缓冲液中，盐酸麻黄碱与过量的四苯硼钠（TPB-Na）溶液反应，剩余的 TPB-Na 用硫酸亚铊标准溶液回滴，由消耗滴定液的体积来计算麻黄碱的含量。

（4）比色法

1）酸性染料比色法：在磷酸盐缓冲溶液中，麝香草酚蓝与麻黄碱结合，生成有色络合物，然后用三氯甲烷提取后在 420nm 波长处测定。徐俊保[10]用该法测定了盐酸麻黄碱注射液、盐酸麻黄碱滴鼻剂、复方呋喃西林滴鼻剂 3 种制剂中盐酸麻黄碱的含量。李文静等[11]通过改进酸性染料比色法的反应条件，改进原有的测定含量方法，简化了实验步骤，对咳喘口服溶液进行了含量测定。

2）金属离子络合物比色法：利用麻黄碱在强碱条件下稳定的特点，用水蒸气蒸馏法提取麻黄碱，根据麻黄碱在甲醇溶液中易与二硫化碳、氨性硫酸铜溶液作用，生成不溶于水的棕黄色氨荒酸盐络合物（438nm 处有最大吸收），通过吸光度值测得麻黄碱的含量[12]。李小华[13]根据麻黄碱在碱性条件下与二价铜离子生成蓝紫色络合物，并在可见光区有最大吸收的性质，采用络合比色法测定了 1% 盐酸麻黄碱滴鼻剂的含量。

（5）氧化 - 紫外分光光度法：半夏露口含片为复方，药味多，其他组分干扰大。因此，采用强碱条件下水蒸气蒸馏方法将本品中麻黄碱分离，然后与碳酸钠、过碘酸钠反应生成苯甲醛，在 242nm 波长处利用紫外分光光度法进行麻黄碱的含量测定[14]。

（6）系数倍率导数光谱法：将导数光谱作为一独立的光谱体系，再运用数学方法获得定量信息的分光光度法。用该法测定百喘朋片中盐酸麻黄碱的含量，在测定波长 217nm、参比波长 288nm 处，经测定干扰组分盐酸苯海拉明的 $K$=0.206，麻黄碱的平均回收率为 99.29%，$CV$=0.80%[15]。

（7）导数光谱法[15-17]：根据干扰组分吸收曲线的特征选用合适的导数阶数，通常用几何校正法，即用导数光谱上合适的振幅作为定量信息。清肺口服液由麻黄、连翘等 11 味中药组成，其二阶导数光谱在峰（259nm）和谷（256nm）处的振幅值作为麻黄碱定量指标，可有效地消除共存组分的干扰。信宁咳糖浆中麻黄碱的测定是在酸性条件下用三氯甲烷除去一些脂溶性成分，三阶导数光谱法以 256~260nm 间的振幅为定量指标。用三阶导数和差示分光光度法不经分离直接测定喘咳宁片中盐酸麻黄碱和巴比妥。用一阶导数结合双波长法直接测定百喘朋片中盐酸麻黄碱。

(8)旋光定量法:取盐酸麻黄碱注射液样品溶液在(25±5)℃时,在589nm测其旋光度,并与换算因素 –0.028 99 相乘,即得样品中所含盐酸麻黄碱的克数[18]。

(9)薄层色谱法[19]:薄层色谱法简便易行,普遍采用双波长反射法锯齿形扫描。该法既可补偿因薄层厚度不均而引起的基线噪声,又可克服斑点不规则而引起的误差。由于麻黄碱属仲胺衍生物,碱性较强,在硅胶(显弱酸性)色谱板上能形成盐,使 $R_f$ 值很小或拖尾,所以常用碱性展开剂,亦可用碱性缓冲液代替水来制备硅胶板。麻黄碱类衍生物本身不发荧光,一般的显色方法是根据麻黄碱与茚三酮试剂生成紫红色络合物的原理而进行显色检识。

程怡[20]用硅胶 G 板,三氯甲烷 - 甲醇 - 浓氨水(100:8:1)展开,茚三酮显色,测定了麻黄汤颗粒剂中麻黄碱的含量。孙亦群等[21]用硅胶 $GF_{254}$ 板,采用正交设计法选出最佳展开剂为三氯甲烷 - 甲醇 - 氨水(4mol/L)(2:6:1),用此条件同时测定了九分散中士的宁、马钱子碱和麻黄碱的含量。罗国安等[22]用 0.2mol/L 氢氧化钠溶液调制硅胶 $GF_{254}$ 板,用薄层酸性染料比色法测定九分散中麻黄碱的含量。黄秉廉[23]用硅胶 G 薄层板,以正丁醇 - 乙醇 - 水(24:12:4)为展开剂,采用薄层扫描法,在 520nm 的测定波长以及 700nm 的参比波长下,测定了止嗽青果合剂中麻黄碱的含量。

(10)电位法

1)Gran 电位滴定法:通过 Gran 函数将滴定曲线线性化,在计量点前或后多次等量加入滴定剂,测定 pH,计算各点相应的 Gran 函数,然后对滴定剂体积作图,直线外推法确定滴定终点。用该法测定了原料药、片剂、注射剂中盐酸麻黄碱[24-25]。

2)膜电极的直接电位法:王美珠等[26]研制了以麻黄碱 - 苦味酸盐(Ep-PC)为活性物的麻黄碱 PVC 膜电极,在 1~4PC 具良好的 Nernst 响应,其斜率为(63.5±0.5)mV(15~20℃),电极适用范围的 pH 为 4.9~8.9。将电极用于原料药及麻黄中麻黄碱的含量测定。

(11)极谱法:麻黄碱通过硝化反应形成亚硝基衍生物,将其倾于极谱池中,通氮去氧10~15 分钟,从 –0.5~–1.3V 画极谱图,其半波位 $E_{1/2}=-0.82V$。量得波高由校正曲线算出含量。麻黄碱也可用溴处理,转变为具极强还原性质的苯甲醛进行测定[1]。

(12)高效液相色谱法:高效液相色谱法具有分离性能好,灵敏度高,适用范围广,不受样品挥发性限制,流动相选择范围宽等特点。麻黄碱等生物碱类药物通常采用反相高效液相色谱法。

1)(+)或 –)麻黄碱经二硫化碳 / 氨水作用衍生为二硫代氨甲酸酯,后者的镍螯合物可被高效液相色谱分离只显示一个峰,而外消旋体除此以外还有另一个峰。由峰面积可以测定有光学活性以及外消旋的异构体[1]。

2)用高效液相色谱法,以甲醇 –1% 硫酸铵溶液(65:35)为流动相,醋酸氟氢可的松为内标物,能有效地将百喘朋片中盐酸麻黄碱(Ⅰ)和盐酸苯海拉明(Ⅱ)分开,并准确测定含量。色谱柱为 YMG-$C_{18}$ 柱(4mm×250mm,100mm),检测波长为 254nm;在 0.4~1.2mg/ml 范围内线性关系良好,相关系数 $r=0.999\ 9$;回收率Ⅰ为 100.0%,Ⅱ为 100.7%;相对标准偏差Ⅰ为 ±0.52%,Ⅱ为 ±0.55%[1]。

3)尿中麻黄碱类成分的测定:色谱柱:Lichrosopher 100RP-18(5μm,125mm×4mm)。流动相:A 为 0.05mol/L 磷酸二氢钾溶液,用三乙胺调 pH 5.5,冰箱中存放,用前 G4 垂熔漏斗过滤;B 为甲醇;梯度洗脱;流速为 2.5ml/min。柱温为 40℃。检测器:检测波长为 210nm,带宽为 4nm;参比波长为 350nm,带宽为 40nm。麻黄碱、伪麻黄碱、去甲麻黄碱、去甲伪麻黄碱、甲基麻黄碱、乙基麻黄碱的线性范围均为 1.5~25μg/ml,内标为甲基苯丙胺[27]。

4)采用 Thermo C$_{18}$ 色谱柱,以 0.01mol/L 磷酸二氢钾(pH 调至 2.5)- 甲醇(96:4)为流动相,检测波长为 210nm,测定香麻寒喘贴所含盐酸麻黄碱的含量[28]。

5)平喘颗粒中盐酸麻黄碱含量的 RP-HPLC 法测定:采用反相高效液相色谱法,色谱柱为 Phenomenex C$_{18}$ 柱(250mm × 4.6mm,5μm),流动相比例为 0.1% 磷酸溶液(含 0.2% 三乙胺):乙腈 =95:5,流速为 1.0ml/min,检测波长为 210nm[29]。

6)HPLC 法同时测定呋麻滴鼻液中呋喃西林和盐酸麻黄碱的含量。色谱柱为 Dubhe C$_{18}$ 柱(4.6mm × 250mm,5μm);流动相为以磷酸盐缓冲液(pH 至 3.0 ± 0.)为流动相 A,以乙腈为流动相 B,梯度洗脱;检测波长为 260nm;流速为 1.0ml/min[30]。

(13)气相色谱法

1)乙醚提取麻黄生药粉末,标准品中加内标 1%3,4- 二甲基 2- 苯基吗啉酒石酸氢盐溶液和 20% 氢氧化钠溶液,取 1ml 样品溶液注入玻璃或不锈钢柱(1m × 4mm),担体为 Chromosorb G(80~100 目)经酸洗,二甲基二氯硅烷处理,涂以 2% 聚乙二醇 6 000 和 5% 氢氧化钾溶液,以甲醇作溶剂。火焰离子化检测器,温度为 200℃,柱温为 150℃,进样温度为 200℃,氮气为载气(35ml/min),测量峰面积(或峰高)由麻黄碱峰面积对内标峰面积比(或峰高比)计算样品中麻黄碱的含量[1]。

2)部分制剂中麻黄碱的测定。①止嗽定喘丸的测定,精密称取止嗽定喘丸,三氯甲烷超声提取,过滤,取续滤液备用。精密量取内标溶液(0.5% 正十七烷的无水乙醇液),用续滤液加至刻度,摇匀,取 1ml 进样,由同时测得的定量校正因子计算含量。②肺安片、咳喘宁片和九分散的测定,分别精密称定肺安片、咳喘宁、九分散,按上法提取,直接取续滤液进样,用外标法计算含量。岛津 CC-7AG 型气相色谱仪:C-RIA 型数据处理机;3mm × 1.6m 玻璃柱,10%ov-17/Sas,Chrom Q80~100 目;氢火焰离子化检测器,柱温为 180℃,进样口温度为 280℃;氮气流速为 50ml/min,氢气流速为 50ml/min,空气流速为 500ml/min;灵敏度低于 10$^{-4}$g/ml[1]。

3)利用碱性醚醇溶剂从样品中提取麻黄碱,使其在气相色谱柱中与其他碱性成分分离,从而使麻黄碱在复方制剂中得以分离而不受杂质的干扰。常珉等[31]测定了复方川贝片、止咳素片、小青龙颗粒等 5 种中成药中麻黄碱的含量,摸索出气相色谱的新条件。

**3. 伪麻黄碱的测定**

(1)两相酸碱滴定:片剂和糖浆中盐酸伪麻黄碱转化为游离碱后提取到三氯甲烷中。取 1 份提取液与同体积水混合后用 0.1mol/L 盐酸滴定,以氯酚红 - 刚果红作指示剂,每加入酸液后振摇一下,当水相出现淡黄色便为终点。Guaiphensin、羟基苯甲酸甲酯或丙酯、苯甲酸钠和一般的赋形剂等不干扰。本法的精密度和分析的速度与非水滴定和分光光度法相似[1]。

(2)高效液相色谱法

1)采用 Spherisorb ODS-2 色谱柱(100mm × 10.6mm,3μm),流动相为乙腈 - 水 -12mmol/L 磷酸缓冲液(pH=2.3),比例是 3:2,流速为 1.5ml/min,检测波长为 210nm,HPLC 测定特非那定和布洛芬。用 Partisil SCX 色谱柱(4.6mm × 250mm,5μm)测定伪麻黄碱。平均回收率为

100%,相对标准偏差一般<1.5%[1]。

2)精密量取含马来酸氯苯那敏和伪麻黄碱的抗感糖浆剂 0.5ml,加入内标对乙酰氨基酚标准贮备液(流动相,0.7mg/ml)1ml,以流动相稀释至 10ml、20ml 进样测定。伪麻黄碱在 2.41~8.42μg 范围内峰面积与进样量呈线性关系。色谱柱为 $C_{18}$ 柱(10μm,4.6mm×30mm),流动相为 10mol/L 磷酸盐缓冲液(pH2.2)-甲醇-乙腈(70:24:6),流速为 1.2ml/min,检测波长 210nm,记录纸速为 1cm/5min[32]。

3)血浆中伪麻黄碱含量的测定。采用反相高效液相色谱法,ZorbaxSB-$C_{18}$ 色谱柱(4.6mm×250mm,550mm),流动相为 0.2% 磷酸溶液-乙腈(95:5),流速为 1.0ml/min,检测波长为 194nm。结果显示伪麻黄碱在 50~1 000ng/ml($r$=0.999 3)内线性关系良好,平均回收率为 79.20%,日内、日间 $RSD$<5%,最低检测浓度为 25ng/ml[33]。

(3)气质联用法:在血浆中加入内标盐酸麻黄碱标准溶液,碱性条件下,环己烷-二氯甲烷(3:1,$V/V$)混合溶剂振荡,离心,取有机层加入 6mol/L HCl 振荡,然后再加乙酸乙酯、三氟醋酐,密闭,反应 30 分钟,氮气吹干(0.8L/min)。

色谱条件:HP-5 弹性石英毛细管柱(25m×0.2mm,内径 0.5μm)。温度:气化室为 220℃,接口为 280℃,柱初温为 100℃,1 分钟后以 20℃/min 程序升温至 220℃。载气为 He,流量为 0.9ml/min。无分流进样,分流阀切换时间为 0.8 分钟。离子源为 EI,电离电压为 70eV,倍增电压为 2 000V。选择离子检测(SIM,$m/z$ 154)。盐酸伪麻黄碱线性范围为 4~1 000μg/ml),最低检测限为 1μg/ml[34]。

**4. 甲基麻黄碱的测定(高效液相色谱法)**　将止咳糖浆样品倾注入 Amberlite CG50 树脂柱(8cm×1cm)中,用水洗涤柱子,并用 0.1mol/L 盐酸液洗脱盐酸甲基麻黄碱。使洗脱液呈碱性,用三氯甲烷提取,并蒸发提取液。将残渣溶解于甲醇中,以对乙酰氨基酚作为内标,在苯乙烯-二乙烯共聚物的柱(15cm×4mm)上,以 1% 氨的甲醇溶液作为流动相进行分析[1]。

**5. 体液中 N-去甲麻黄碱的测定**　进样量 6μl,室温下,以 0.25mol/L 磷酸二氢铵-甲醇(80:20)为流动相,流速为 2ml/min,在 Sprisorb 1 000s 柱上分离 N-去甲麻黄碱分碱(Ⅰ),紫外检测波长为 208nm,Ⅰ 及用作内标的伪麻黄碱分离完全,峰形对称。保留时间分别为 3.2 分钟和 5.2 分钟。峰高与浓度在 0~1 000μg 内呈良好线性关系($r$=0.999 9),操作 5 次测定的平均值为(10.41±0.15)μg,相对标准偏差为 1.51%[35]。

**6. 1-$\alpha$-萜品烯醇的测定(薄层扫描法)**　精密称取草麻黄和木贼麻黄挥发油样品各 30mg,于 10ml 量瓶中,加三氯甲烷稀释至刻度,摇匀,取该液适量,分别点于两块薄层板上,随行点一定量标准溶液,以石油醚(60~90℃)-乙酸乙酯(85:15)上行展开 10cm,挥干溶剂,喷以 20% 磷钼酸乙醇液,105℃加热 15 分钟显色,置薄层扫描仪上测定斑点的峰面积(测定条件:$\lambda_s$=530nm,扫描速度为 2.5mm/min,线性参数 $S_x$=1,狭缝 1.20mm×1.20mm,反射法锯齿扫描),用外标法计算样品中 1-$\alpha$-萜品烯醇的含量,方法平均回收率为 98.19%[36]。

**【炮制研究】**2020 年版《中国药典》对麻黄的炮制方法为:除去木质茎、残根及杂质,切段。本品呈圆柱形的段。表面淡黄绿色至黄绿色,粗糙,有细纵脊线,节上有细小鳞叶。切面中心显红黄色。气微香,味涩、微苦[5]。

**1. 炮制工艺的研究**　不同炮制条件,麻黄碱含量不同,文献根据综合直观分析和方差分析结果,炮制麻黄的烘药温度应选择 90℃,烘药时间应选择 2 小时,且尽可能地控制好条件。由于加蜜量、阀润时间的改变对结果的影响甚小,但考虑到传统的炮制理论,所以在炮制时应采用加蜜量最少(占原料的 10%)、闷润时间最短为宜。应用化学动力学原理,以麻黄碱为指标,考察蜜麻黄烘制过程中的稳定性,计算出 90℃、100℃、110℃和 130℃ 4 个温度的 $t_{0.9}$ 分别是 2.474 小时、1.869 小时、1.417 小时、0.295 小时,进而获得 Arrheniws 方程,推出任意温度下的 $R$,求得其 $t_{0.9}$,为选择麻黄蜜炙的正确温度和时间提供了科学依据[37]。

由于麻黄绒绝大部分为纤维部分,变得疏松轻泡,经蜂蜜拌匀后,在蜜的作用下变得黏结成团。在烧热的铁锅中翻炒过程中,由于温度的作用,使得黏结成团的蜜麻黄绒更黏结难分,而且受热不均匀,水分不易蒸发完全,再则由于所制得纤维性麻黄绒轻泡,质软,火候稍掌握不准,部分麻黄绒易火候太过,影响成品质量;有的火候不及,达不到蜜炙的目的。且制得的麻黄绒在贮藏中易潮解、黏结、生霉,不利于中药调配和提高中药临床疗效。为了解决上述缺点,采用恒温箱干燥法蜜炙麻黄绒,优点是受热均匀,色泽一致,不黏结,药与蜜作用完全,干燥完全;外观色泽美观;调配方便;不易潮解,利于贮藏,有利于中药饮片质量控制和中药饮片炮制的标准化。炮制时温度不能超过 60℃,防止挥发油等有效成分因温度过高而散失过多。

**2. 炮制对化学成分的影响**　由于节和节间有很大差异,节间生物碱总量是节的 3.2 倍,炮制时去节,除去生物碱量低的部分,可提高药材质量,另外动物实验说明,节和茎与根之间部分对小鼠有更大毒性,包括痉挛。姜、甘草所制的麻黄可以使麻黄碱量最大降低 56%。用热水和醋制麻黄损失量要小一些,大约 35%,伪麻黄碱除醋制品降低 30% 以外,其他两个样品都降低 50%。进一步研究麻黄部位的毒性证明根的毒性最小,节的毒性最大,制品毒性较生品低。从而说明,毒性的大小与生物碱的含量有直接关系。在不同的制品中,温水浸麻黄毒性最小,其次是甘草制品,生品毒性最大。麻黄毒性的大小由伪麻黄碱的含量和麻黄碱/伪麻黄碱的比值来决定。结合这两部分,就可以很好地解释为什么不同制品的毒性不同[1]。

麻黄经炮制后挥发油含量显著降低,按炮制品计算,蜜制后将减少 52%,在清炒法中,炒得老,减少 43%,炒得嫩,减少 33%。在蜜炙品中具有平喘作用的 1-$\alpha$-萜品烯醇、四甲基-$\beta$-吡嗪、石竹烯及具有镇咳祛痰、抗菌、抗病毒作用的柠檬烯、芳樟醇含量增高[38],从而进一步说明了麻黄蜜炙后发汗作用降低而平喘作用增强的传统经验。在炒麻黄中以上有效成分增加更加明显,同时发现具有祛痰作用的菲兰烯,从而认为炒麻黄也同样具有蜜炙麻黄的作用,重复实验认为蜜炙麻黄对挥发油影响较稳定,便于临床控制用量。麻黄炮制后挥发油中所含的成分、各成分含量关系都发生了变化,生品中橙花叔醇、蛇床烯、法呢醇、十四烷酸、十九烷、邻苯二甲酸二丁酯 6 种成分经炒后未检出;而另有一些成分可被检出。上述这些变化可能是药材炒后质地疏松,较低沸点物质易于挥发,也可能是在加热时脱水、氧化、双键转位等现象形成低沸点物质,但也可能有一部分化学成分在加热过程中被破坏。从实验看出,挥发油含量相差很大,为了保证中药质量,制订控制质量标准,势在必行[39]。

麻黄绒的制取不管采用哪种方法(手工捣绒制取 30%,研碎过筛制取 40%,原生药粉碎过筛制取 6%,抢水洗粉碎过筛制取 30%~35%)均不同程度地损失部分有效成分,主要损失其髓部的麻黄碱和伪麻黄碱,即止咳、平喘、祛痰、利尿作用降低,而皮部的挥发油成分并未受到多大损失,相对而言在同等剂量情况下有所提高,即发汗作用并没有降低,过筛去掉的粉末则为止咳、平喘、祛痰、利尿成分,另作入药。

以麻黄总生物碱为依据,有文献[40]探讨了麻黄和不同炮制品炙麻黄、麻黄绒、炙麻黄绒对临床疗效的影响。结果表明,麻黄与炙麻黄中麻黄总生物碱的含量基本上一致,仅炙麻黄中总生物碱的溶出速度较麻黄慢,临床作用亦缓和。并证实了麻黄绒较麻黄作用缓和是由于麻黄总生物碱含量较低之故,故炙麻黄绒中麻黄总生物碱含量的高低取决于芯部是否除尽。由此可见,麻黄绒和炙麻黄绒能缓和药性而用于体虚患者,但麻黄绒较生麻黄生物碱损失 60.2%,挥发油损失 20.6%,炙麻黄绒较麻黄绒,挥发油又损失了 51.9%,生物碱损失 7.3%,再者,制绒后原药材损失达 28%。因此,为了减少原药材及有效成分的损失,建议麻黄绒及炙麻黄绒不必保留,只是在遇到体虚患者时,将麻黄和炙麻黄用量酌减即可。

**【药理研究】**

**1. 对心血管系统的作用**

(1)对心脏的作用

1)麻黄水溶性提取物对心脏的作用:实验研究表明,麻黄的水溶性提取物静脉注射或十二指肠给药均能加快麻醉犬的心率。

2)麻黄有效成分对心脏的作用[1]

①麻黄碱对心脏的作用:麻黄碱对心脏有着明显的作用,能使心肌收缩力增强,心排血量增加,在整体情况下由于血压升高反射地兴奋迷走神经,抵消了它直接加快心率的作用,故心率变化不大;如果迷走神经反射被阻断则心率将加快。

麻黄碱引起心律失常较肾上腺素少,但有严重器质性心脏病或接受洋地黄治疗的患者,也可引起意外的心律失常。大剂量抑制心脏。

麻黄碱静脉注射对硬膜外阻滞所致心率减慢、每搏输出量、心排血量、心排血指数下降及外周血管阻力降低均有明显对抗作用。

奥昔非君(盐酸麻黄碱)具有增加冠状动脉流量、缓解心绞痛的作用。奥昔非君 10μg/kg 能显著增加离体豚鼠心脏冠脉流量、心肌收缩力和心率。麻醉犬静脉注射奥昔非君 1mg/kg,等容期心肌收缩成分缩短速度$[(dP/dt)/P]$加快,左心室内压(LVP)增加不显著,提示有增强心肌收缩性的作用。在麻醉开胸犬静脉注射 5mg/kg 能显著增加心排血量、加快心率和增加冠脉流量,降低冠脉阻力。临床观察 20 例冠心病患者,用无创性方法测定收缩时间间期,经治疗后,心绞痛缓解,心电图有一定的改善,ST 段也明显好转,并使窦性心率过缓者心率提高[41]。

研究表明,麻黄碱($3.3 \times 10^{-6} \sim 3.3 \times 10^{-5}$mol/L)能引起离体兔心房率的增加,可卡因和利血平可明显减弱这一作用,说明麻黄碱对心房兼具有直接作用于效应器细胞和通过释放末梢中去甲肾上腺素的间接作用,麻黄碱直接作用主动脉占优势,间接作用心房占优势[42]。

②麻黄挥发油对心脏的作用:麻黄挥发油对心脏有一定的作用。实验研究报道,麻黄挥发油乳剂对蟾蜍心脏表现为抑制,可使心率减慢[1]。

③几种麻黄生物碱对心脏的作用比较:麻黄碱和伪麻黄碱均能抑制神经元及非神经元组织摄取去甲肾上腺素。在离体兔心实验中,以左旋麻黄碱作用最强。

(2)对血压的影响

1)麻黄提取物对血压的影响:麻黄提取物对动物血压有一定的影响。麻黄水提物 550mg/kg 十二指肠给药或 27mg/kg 静脉注射可升高麻醉犬的血压。

2)麻黄有效成分对血压的影响

①麻黄碱对血压的影响:麻黄碱对血压有着明显的影响。麻黄碱常引起收缩压和舒张压上升,脉压增大。犬小剂量(0.01~0.2mg/kg)静脉注射,血压上升可维持 10~15 分钟;大剂

量(6~10mg/kg)静脉注射,由于抑制心脏而引起血压下降。麻黄碱静脉注射 0.1~3.0mg/kg,猫肺动脉平均压、收缩压、舒张压和血管阻力均显著增加,且有效量依赖关系,这对伴有肺动脉高压或有肺动脉高压倾向者是一种不利因素。

麻黄碱静脉注射可升高硬膜外阻滞所致的血压下降。麻黄碱三种异构体的升压作用,以左旋麻黄碱最强;右旋伪麻黄碱最弱,约为左旋体的一半;人工合成的消旋麻黄碱居其中。麻黄次碱能降低血压。麻黄碱衍生物 A10 静脉给药 68mg/kg 可引起家兔血压显著下降。麻黄碱使冠脉、脑、肌肉血管扩张,血流量增加;使肾、脾等内脏和皮肤、黏膜血管收缩,血流量降低。麻黄碱溶液用于黏膜,能满意地消除血管充血,且不伴有后扩张。麻黄碱对鼻黏膜血管的收缩作用比伪麻黄碱强,维持时间亦较长[43-44]。

另据实验报道,对 17 只犬用有创伤监测研究硬膜外阻滞血压和麻黄碱纠正其低血压的血流动力学改变。结果表明,硬膜外阻滞后肝血管阻力、肾血管阻力均降低,每搏肝动脉血流量、每搏门静脉血流量、每搏肾动脉血流量有不同程度增加,麻黄碱纠正硬膜外阻滞低时,肝肾血流量均能保持在较好的水平[45]。

②麻黄碱对血压的作用原理:麻黄碱对血压的作用原理研究表明,麻黄碱属于混合作用类型拟交感胺类药物。麻黄碱的化学结构与肾上腺素相似,麻黄碱能直接与肾上腺素能 α 和 β 受体结合,产生拟肾上腺素作用;麻黄碱亦可作用于肾上腺素能神经末梢,促使去甲肾上腺素释放[1,46]。

麻黄碱能引起家兔离体主动脉、肺动脉条浓度依赖性收缩。可卡因能明显减弱麻黄碱的作用。利血平处理后麻黄碱的作用有明显增强,在利血平处理及未处理的肌条上,麻黄碱的作用均可被酚妥拉明阻断。肺动脉条经 6-OH-DA 处理后,麻黄碱的作用明显减弱。另外麻黄碱对经利血平处理的犬动脉条具有兴奋作用[1,47]。

研究表明,麻黄碱能增加 $^{14}$C-NE 从大鼠主动脉壁流出,促进 $^3$H-NE 从兔主动脉、大鼠腹侧尾动脉流出,这些作用均证明麻黄碱具有促进交感神经介质 NE 释放的作用。

③麻黄其他成分对血压的作用:麻黄其他成分对血压也有一定的作用。麻黄中分得的 2,3,5,6- 四甲基吡嗪,有降压、改善微循环作用,也有平喘作用。

**2. 对中枢神经系统的作用**[1]

(1)兴奋作用:麻黄碱有明显的中枢兴奋作用,较大治疗量即能兴奋大脑皮质和皮质下中枢,引起失眠、神经过敏、不安、震颤等症状。对呼吸中枢和血管运动中枢也有兴奋作用。

麻黄碱能提高中枢性痛觉阈值,产生镇痛作用,对脊髓产生兴奋作用,能使中枢部位脑内的多巴胺游离。引起定型的活动。

麻黄碱衍生物 68mg/kg 腹腔注射能对抗戊巴比妥钠所致的小鼠睡眠作用。34.68mg/kg 腹腔注射对化学刺激(醋酸扭体法)和热刺激(热板法)所致小鼠疼痛反应有显著抑制作用,但对电刺激所致的疼痛反应无影响。

有报道,麻黄碱在外周兴奋 $\alpha_1$ 肾上腺素受体,也激动中枢 $\alpha_1$ 受体引起中枢兴奋,有肾上腺素样作用[48]。实验表明,麻黄碱具有抑制 $^3$H-DA 摄取和促进 $^3$H-DA 释放的作用,但这种作用很弱,麻黄碱数百倍于苯丙胺的剂量才能促进 $^3$H-DA 的释放,且不能像苯丙胺那样通过促进 $^3$H-DA 释放而兴奋中枢神经系统。

(2)对自主运动的影响:麻黄水溶性提取物 4~6g/kg 灌胃给予小鼠,能使小鼠出现用量依赖性自发运动亢进。在大鼠的皮质及海马回中植入脑波测定用电极,在数小时后无束缚状态下给予提取物（180mg/kg，口服），则低振幅快波的觉醒脑波图形持续[49]。

皮下注射麻黄碱 50~100mg/kg，可显著增加小鼠的自发活动。哌唑嗪能拮抗麻黄碱增加小鼠的自发活动的作用，而舒必利不减弱麻黄碱对小鼠自发活动的增强作用。皮下注射麻黄碱不引起小鼠和大鼠产生刻板行为，不对抗氟哌啶醇所致的小鼠僵直症，也不诱发犬的呕吐反应，说明麻黄碱对脑内 DA 受体无影响。脑室注射麻黄碱 100mg 和 300mg，可对抗 $\alpha_1$ 受体阻断剂哌唑嗪所致的小鼠眼睑下垂，使小鼠眼睑裂明显增大，间接证明麻黄碱可激动中枢 $\alpha_1$ 受体。

**3. 对血液系统的作用**[1]

（1）麻黄提取物对血液系统的作用：麻黄提取物（得率 10%）以每只 5mg 的剂量给予大鼠（腹腔注射），则血清尿素氮在 8 小时后减少 29%，以每只 2.5mg 的剂量给予，则血清胆固醇增加 41%。

（2）麻黄有效成分对血液系统的作用

1）麻黄碱对血小板聚集的抑制作用：奥昔非君对体外 ADP 和胶原诱导的家兔血小板聚集有抑制作用。$IC_{50}$ 分别为 0.47mm 和 0.054mm，静脉注射 0.73~3mg/kg 对因 ADP 和胶原诱导的血小板聚集也有明显的抑制作用。

据报道，在体外，奥昔非君不仅能抑制由花生四烯酸诱导的兔血小板聚集，也能抑制血小板血栓素 $A_2$（$TXA_2$）的生成，静脉注射奥昔非君后 $TXA_2$ 的生成量明显减少。静脉注射奥昔非君 3.0mg/kg 不影响大鼠动脉壁前列腺环素（$PGI_2$）样物质的活性和 $6\text{-keto-PGF}_2\alpha$ 的水平。但在体外高浓度时明显抑制 $PGI_2$ 样物质活性。提示抑制血小板 $TXA_2$ 的生成可能是奥昔非君抗血小板聚集作用的机制[50]。

2）麻黄碱对血液黏度的作用：奥昔非君给兔 0.12mg/kg 静脉注射可降低血液黏度（BV）、血细胞比容（HCT）和血浆黏度（PV），提高红细胞电泳率（EEM），这些作用持续 100 分钟，在静脉注射奥昔非君 0.12mg/kg、0.24mg/kg、0.49mg/kg、1.00mg/kg 4 个组之间，其降低 BV 的作用差异无显著意义。结果提示，奥昔非君降低 BV 的作用可能与降低 PV、HCT 和提高 EEM 有关[1]。

**4. 对呼吸系统的作用** 麻黄水提取物口服或腹腔注射有镇咳作用[1]。麻黄总生物碱为麻黄的主要有效成分，具有扩张支气管作用，其中麻黄碱含量最高，占总生物碱的 40%~90%[51]。

（1）麻黄挥发油的止咳祛痰平喘作用：麻黄挥发油 0.1mg/kg 给豚鼠腹腔注射，对组胺气雾致喘有明显抑制作用，0.4mg/kg 给小鼠灌胃有明显的促进气管排泌酚红的作用，即有明显的祛痰作用，但给药 1 小时无镇咳作用[1]。

（2）麻黄碱的平喘作用及其机制：姚琳等[52]以豚鼠枸橼酸引咳法和整体动物药物引喘法，研究麻黄总生物碱与麻黄碱镇咳平喘作用，结果表明，二者均在服药后 2 小时起效，麻黄碱药效维持时间为 30 分钟，总生物碱药效维持时间为 60 分钟，二者均具有显著的镇咳平喘作用。

$l$- 麻黄碱在离体大鼠肺细胞膜上，竞争 $^3\text{H-}$ 双氢烯丙洛尔特异结合和激活腺苷酸环化酶的作用强度均大于 $d$- 伪麻黄碱、$l$- 麻黄碱和 $l$- 甲基麻黄碱，但三者的内在活性相近。$d$- 去甲伪麻黄碱对 β 肾上腺素受体的亲和力仅次于 $l$- 麻黄碱，但对腺苷酸环化酶活性没有影响。还能对抗异丙肾上腺素激活腺苷酸环化酶的作用，表明它是 β 受体拮抗剂[1]。

5. **对平滑肌的作用** 麻黄碱 $2 \times 10^{-4} \sim 1.6 \times 10^{-3}$ mol/L 能引起并增强小鼠输精管的自发性收缩,酚妥拉明 $10^{-6}$ mol/L 可明显对抗麻黄碱的作用,而利血平对此作用无明显影响。在半钙营养液中,麻黄碱的作用明显减弱,在无钙溶液中作用完全消失。维拉帕米可明显减弱或取消麻黄碱兴奋小鼠输精管的作用[53]。

麻黄碱在较低浓度时,还能抑制输精管对电场刺激所致的收缩反应,利血平、育亨宾、可卡因对抗这种抑制作用,高钙和 4-氨基吡啶 $50\mu$mol/L 可明显减弱甚至完全取消麻黄碱对电场刺激的抑制效应。降低营养液中钙离子浓度可增强麻黄碱的抑制作用。高浓度麻黄碱可完全抑制电场刺激收缩,而出现明显增强的自发收缩。以上结果提示,麻黄碱抑制电场刺激所引起的输精管收缩,至少部分通过促进神经末梢释放去甲肾上腺素间接作用,后者刺激突触前膜 $\alpha_2$ 肾上腺素受体,从而抑制去甲肾上腺素的进一步释放。麻黄碱引起并增强输精管平滑肌收缩的作用、麻黄碱的去甲肾上腺素样作用,可能与阻遏钙离子内流有关[53-54]。

麻黄碱抑制电刺激致豚鼠回肠及肠肌神经丛-纵肌标本的收缩效应,但由于肠道神经丛分布复杂,其作用机制未完全明确[55-56];激动 $\beta$ 受体,舒张气管平滑肌,且麻黄碱与异丙肾上腺素有交叉脱敏现象[57];此外,麻黄碱尚能收缩大鼠肛尾肌,其作用机制与 $\alpha$ 受体有关,而且需细胞外 $Ca^{2+}$ 参与[58]。

6. **抗炎解热作用**

(1)抗炎作用:孟翔宇等[59]通过小鼠耳郭肿胀试验考察麻黄、甘草单煎液及药对共煎液的抗炎活性变化发现,麻黄和甘草的主要部位均有抗炎作用,共煎液的抗炎作用优于单煎液。麻黄-甘草药对能明显抑制角叉菜诱导的大鼠胸膜炎胸腔液渗出和炎症区域白细胞数量增多,抑制肺组织中前列腺素 $E_2$(PGE$_2$),肿瘤坏死因子 $-\alpha$(TNF-$\alpha$),白细胞介素 $-1\beta$(IL-1$\beta$)的异常升高,有良好抗炎作用[60]。

(2)解热作用:麻黄发汗作用明显,但不同炮制品,不同活性成分发汗作用强度不同。廖芳等[61]以大鼠为研究对象通过足跖汗液分泌着色法,对麻黄不同炮制品、生麻黄及各炮制品与不同提取组分的发汗作用交叉比较的实验,结果表明:生麻黄、清炒麻黄、蜜麻黄的发汗作用由强至弱;生麻黄挥发油组分、醇提组分、水提组分、生物碱组分的发汗作用由强至弱;生麻黄挥发油组分的发汗作用最强。赵云生等[62]以高剂量(132mg/kg)和低剂量(66mg/kg)麻黄多糖对小鼠进行实验,均有发汗功效但活性较低。王艳宏等[63-64]通过麻黄化学拆分组分实验证实,麻黄中生物碱具有发汗作用,发挥解热作用的物质基础为生物碱组分、挥发油组分及酚酸组分,但作用较缓慢且微弱。同时指出麻黄产生强烈的发汗作用,需超常剂量 46~93g,并与桂枝、葛根等发汗解表药配伍应用或温饮覆盖以助药力,表明麻黄具有发汗作用,但非发汗峻猛之药。

7. **对免疫功能的影响** 麻黄的水或乙醇提取物能抑制过敏介质的释放,有一定的免疫抑制作用。在免疫溶血实验中,水提取物 $1 \times 10^{-3}$ g/ml 及乙醇提取物 $1 \times 10^{-4}$ g/ml 能使溶血率减少到对照组的 70% 以下,呈现较明显的抗补体作用[1]。

8. **抗病原微生物作用**

(1)麻黄煎剂的抗病原微生物作用:麻黄煎剂有明显的抗病原微生的作用。体外实验证明麻黄煎剂对金黄色葡萄球菌、甲型链球菌、乙型链球菌、炭疽芽孢杆菌、白喉棒状杆菌、铜绿假单胞菌、志贺菌、伤寒沙门菌表现有不同程度的抗菌作用[51]。

麻黄煎剂体外实验对亚洲甲型流感病毒的最小抑制浓度为 2mg/ml。另有报道,50% 麻黄煎剂,每鸡胚 0.1ml 对甲型流感病毒 PR8 株无影响,这可能因受尿囊液蛋白质的影响或药用量需求较体外者大有关[1]。

(2)麻黄挥发油的抗病原微生物作用:麻黄挥发油 1%、5%、20%、40%、100% 浓度对流感嗜血杆菌、甲型链球菌、肺炎链球菌、奈瑟菌、枯草芽孢杆菌、大肠埃希菌、白念珠菌均有不同程度的抑菌作用,且作用随药物浓度增高而增强。麻黄挥发油鸡胚实验对亚洲甲型流感病毒有抑制作用,最低抑制浓度为 2mg/ml,对甲型流感病毒 PR8 株感染的小鼠有治疗作用[1]。

### 9. 对泌尿系统的影响

(1)麻黄干浸膏及其单宁成分对泌尿系统的影响:麻黄干浸膏及其单宁成分治疗慢性肾衰竭的实验研究,经口投入麻黄干浸膏及其单宁成分,探讨对腺嘌呤法诱发的慢性肾衰竭大鼠的治疗作用及其机制。结果发现,同期投药及诱发后投药,麻黄干浸膏能使肾衰竭大鼠血中尿素氮下降 37%,肌酐下降 35%,甲基胍下降 76%,胍基琥珀酸下降 83%,血磷下降 39%,血钙升高 28%,尿中甲基胍排泄量平均降低 49%~65%。表明麻黄干浸膏可明显改善慢性肾衰竭大鼠的肾功能,纠正高磷低钙血症,特别是明显抑制甲基胍的产生。其作用机制:①抑制了肌酐的产生;②抑制了羟自由基(—OH·)的产生,从而使甲基胍的产生量减少。提示麻黄有抑制氧自由基的作用。但是麻黄的单宁成分 fraction 2 和 fraction 3 则无改善慢性肾衰竭的作用[65]。

(2)麻黄碱对泌尿系统的影响:麻黄碱对泌尿系统的影响主要表现为利尿作用。研究表明,麻黄碱及伪麻黄碱有显著的利尿作用,用水、盐水及尿素后,更进一步增加尿液排出,但对麻醉犬反而尿量减少,对实验性肾小管肾炎犬仍有利尿作用,严重者则无利尿反应[51]。

【毒理研究】临床有报道生麻黄过量曾有致心律失常加重现象。麻黄水提取物小鼠腹腔注射的 $LD_{50}$ 为 650mg/kg,麻黄挥发油小鼠腹腔注射的 $LD_{50}$ 为 1.35mg/kg[66]。

不同剂量[2.0mg/(kg·d)、3.0mg/(kg·d)、2.5mg/(kg·d)]的麻黄碱对缺血再灌注损伤大鼠心脏及肾脏均有毒性作用,但均表现为一过性损伤,且与剂量有一定相关性[67]。麻黄对实验动物心脏功能和结构造成明显损伤,而且损伤在一定范围内呈现剂量累积效应[68]。另外,通过传统的致畸实验发现,在实验剂量范围内(50mg/kg、100mg/kg、200mg/kg),伪麻黄碱对大鼠有一定的母体毒性和胚胎毒性[69]。

【配伍研究】麻黄与桂枝合用,可以加强发汗解表作用;麻黄、附子、细辛合用,可以助阳解表。

### 【复方及制剂】

1. **麻杏止咳糖浆**　麻黄 120g,生石膏 120g,苦杏仁水 12.5ml,甘草浸膏 20g,薄荷脑 0.2g。用于肺热咳嗽。口服,一次 15ml,一日 3 次[70]。

2. **小青龙合剂**　麻黄 120g、桂枝 125g、白芍 125g、干姜 125g、细辛 62g、炙甘草 125g、法半夏 188g、五味子 125g。本品为棕褐色至棕黑色的液体;气微香,味甜、微辛。用于外感风寒,内停水饮,恶寒发热,无汗,喘咳痰稀。口服。一次 10~20ml,一日 3 次。用时摇匀[5]。

3. **气喘颗粒**　麻黄 8kg,鲜姜 8kg,五味子 4kg,甘草 0.3kg。用于宣肺平喘。口服。每次 1 袋,一日 2 次,开水冲服。

4. **三拗片**　麻黄 833g、苦杏仁 833g、甘草 833g、生姜 500g。本品为薄膜衣片,除去薄膜衣后,显褐色至棕褐色;气香,味微苦。宣肺解表。用于风寒袭肺证,症见咳嗽声重,咳嗽痰多,痰白清稀以及急性支气管炎见上述证候者。口服。一次 2 片,一日 3 次[5]。

5. **急支糖浆**　鱼腥草、金荞麦、四季青、麻黄、紫菀、前胡、枳壳、甘草。本品为棕黑色的黏稠液体；味甜、微苦。清热化痰，宣肺止咳。用于外感风热所致的咳嗽，症见发热，恶寒，胸膈满闷，咳嗽咽痛；急性支气管炎、慢性支气管炎急性发作见上述证候者。口服。一次20~30ml，一日 3~4 次；儿童 1 周岁以内一次 5ml，1~3 岁一次 7ml，3~7 岁一次 10ml，7 岁以上一次 15ml，一日 3~4 次[5]。

6. **通宣理肺胶囊**　紫苏叶 343g、前胡 229g、桔梗 229g、苦杏仁 171g、麻黄 229g、甘草 171g、陈皮 229g、姜半夏 171g、茯苓 229g、枳壳(炒)229g、黄芩 229g。本品为硬胶囊，内容物为混有白色粉末的棕色粉末；味苦。解表散寒，宣肺止嗽。用于风寒束表，肺气不宣所致的感冒咳嗽，症见发热，恶寒，咳嗽，鼻塞流涕，头痛，无汗，肢体酸痛。口服。一次 2 粒，一日 2~3 次[5]。

7. **疏风活络丸**　请参照马钱子。

【临床研究】

1. **应用研究**

(1)治疗小儿咳喘

1)麻油 1 850g，熬至滴水成珠后，将铅丹 500g 放入搅拌均匀，炼熬至一定的黏稠度，即为膏基，继用 70% 麻黄粉、30% 白胡椒粉，混合均匀，在每份膏基上放 0.1g，趁热合拢备用。治疗时将膏烘热，贴于患儿肺俞穴。咳喘甚或年龄稍大患儿可贴双侧，一日换药 1 次；病轻或幼儿贴 1 侧或两日换药 1 次。结果：治愈 235 例占 81.6%，好转 42 例占 14.6%，无效 11 例占 3.8%[71]。舒忠民[72]采用上述膏剂贴于背部肺俞穴，治疗小儿风寒咳喘 288 例，治愈 225 例(81.6%)，好转 42 例(14.6%)，无效 11 例(3.8%)，总有效率 96.2%。

2)"定喘宁胶囊"每粒含麻黄粉 0.1g，枳壳粉 0.2g，大黄粉 0.3g。<1 岁 0.5 粒，1~3 岁 1~1.5 粒，4~7 岁 2 粒，均一日 3 次；>7 岁 2~3 粒，一日 4 次。结果：显效 48 例，好转 19 例，无效 7 例，总有效率为 90.5%[1]。

3)麻黄 3g，苦杏仁、甘草、生姜各 6g，根据不同证型适当加味，剂量随年龄的大小增减。水煎服，每日 1 剂，治疗小儿咳喘。服药 6 剂后统计疗效，结果：98 例中，治愈 57 例，显效 21 例，有效 17 例，无效 3 例，总有效率为 96.93%[73]。

(2)治疗支气管炎：运用温凉汤(麻黄、桑叶)治疗急性支气管炎和慢性支气管炎发作期患者 54 例，结果痊愈 85.18%，好转 11.11%，总有效率为 96.29%[74]。

(3)治疗鼻出血：白及 80g，麻黄碱 0.5g，甘油 15g，调成黏胶状，取中号鼻镜为模，将胶剂充入模内固定成形，使成为 100 个鼻圆栓备用。使用方法：首先清洁鼻腔，暴露出血或糜烂部位，取一颗鼻栓直接与出血或糜烂面接触填塞，前鼻孔堵一干棉球，以防栓滑脱，可重复填塞。结果：172 例，痊愈 65 例，好转 4 例，无效 3 例，总有效率 95.8%[75]。

(4)治疗小儿腹泻

1)麻黄 2~4g，前胡 4~8g。水煎后加白糖顿服，每日 1 剂，观察小儿腹泻 138 例，治愈 126 例，其中 124 例服药 1~2 剂即愈[76]。

2)在一般治疗基础上加用 1% 木贼麻黄煎剂，每天 50~10ml 分次口服，共 1~3 天。有中度以上脱水者，按脱水性质及程度服用口服补液盐(ORS)或静脉输液。结果：治疗 50 例总有效率为 94%[77]。

2. **用法用量**　麻黄有毒，麻黄的中毒量为 30~45g。2020 年版《中国药典》规定麻黄用量为 2~10g[3]。

**【中毒表现及救治】**

1. **中毒表现**　急性中毒反应有头痛、不安、失眠、胸闷、心悸、流泪、流涕、周身不适、发热、大汗不止、上腹部不适、口干、恶心、呕吐、耳鸣、体温及血压升高,并可引起心动过速、期前收缩,即神经系统兴奋。大剂量可抑制心脏,引起心搏徐缓,中毒者可死于呼吸衰竭和心室颤动。有生麻黄过量致心律失常加重 1 例的报道。另外麻醉中麻黄碱引起心房颤动 2 例,临床应予以注意。

2. **救治**　中毒时可给予抗高血压药和镇静药。如系口服中毒应催吐、洗胃、用泻剂等以减少吸收。有严重的神经过敏或痉挛时,可用巴比妥类或水合氯醛,此外可输液给氧。

（陈丽华　斯建勇　王　巍）

61~70 参考文献

# 71　商　　陆

**【基源】** 本品为商陆科植物商陆 *Phytolacca acinosa* Roxb. 或垂序商陆 *Phytolacca americana* L. 的干燥根[1]。

**【化学成分】**

1. **商陆**

(1) 皂苷: 含商陆皂苷元 A (2- 羟基商陆酸 -30- 甲酯,phytolaccagenin), 去甲商陆皂苷元 (desmethylphytolaccagenin, 即加利果酸 jaligonic acid、2- 羟基商陆酸), 商陆皂苷甲[商陆皂苷 E, 其结构为 3-*O*-β-D- 吡喃葡萄糖 -β-D- 吡喃木糖 -2- 羧基商陆酸 -30- 甲酯 (phytolaccagenin-3-*O*-β-D-glucopyranosyl-β-D-xylopyranoside)], 商陆皂苷乙[其结构为 3-*O*-β-D- 吡喃木糖 -2- 羟基商陆酸 -30- 甲酯 (phytolaccagenin-3-*O*-β-D-xylopyranoside)], 商陆皂苷丙 (商陆皂苷 D, 其结构为 3-*O*-β-D- 吡喃葡萄糖 -β-D- 吡喃木糖 - 商陆酸 -30- 甲酯), 商陆皂苷丁[其结构为 3-*O*-β-D- 吡喃葡萄糖 -2-2- 羧基商陆酸 -30- 甲酯 (phytolaccagenin-3-*O*-β-D-glucopyranoside)] 及商陆酸 -30- 甲酯 (phytolaccagenic acid), 商陆酸 (esculentic acid), 商陆皂苷戊、己、辛 (esculentoside E、F、H)[2-4]。

(2) 脂溶性成分: 含 2- 乙基 -1- 己醇 (2-ethyl-1-hexanol)、2- 甲氧基 -4- 丙烯基苯酚 (2-methoxyl-4-propenyl-phenol)、邻苯二甲酸二甲酯 (phthalic acid,dibutylester)、棕榈酸乙酯 (palmitic acid ethylester)、zonarol、亚油酸 -2- 单甘油酯 (2-mono-lino1ein)、油酸乙酯 (oleic acid ethylester)、棕榈酸十四酯 (palmitic acid tetradecylester)。

(3)其他:还含有商陆多糖[5-7]、γ- 氨基丁酸(GABA)、硝酸钾、组胺及微量元素锰、商陆碱(phytolaccine)及固醇。

**2. 垂序商陆**

(1)皂苷:含商陆皂苷元 A,商陆皂苷甲、乙、丙,商陆皂苷元(商陆酸 -30- 甲酯),加利果酸,商陆皂苷 B、D,商陆皂苷 F 和商陆酸。

(2)其他:还含有固醇、固醇葡葡糖苷(sterol glucoside)和酰化固醇葡萄糖苷(acylated sterol glucoside)、商陆毒素(phytolaccatoxin)。

这两种植物果实和种子的化学成分研究也颇多,主要有皂苷、三萜类化合物、木质素、蛋白质等[8]。

在高蛋白浓度(100mg/ml)和高温(33℃)条件下得到了美洲商陆种子抗病毒蛋白的单晶,具有较高的衍射分辨率。用分子置换法在 0.25nm 分辨率确定了该蛋白晶体结构的初始模型,经分子动力学修正技术精化,晶体学 R 因子为 18.15%,键长、键角对理想值的均方差分别为 0.001 6nm 和 2.04°。通过与另外两种商陆抗病毒蛋白结构的比较,发现连接第 5 条 β 链段和第 2 个 α 螺旋的环套区位于活性中心附近,并且为序列和结构的多变区,其上分布着可能的活性残基,因而可能是与活性差异有关的区域[9]。

【含量测定】2020 年版《中国药典》采用高效液相色谱 - 质谱法测定商陆皂苷甲($C_{42}H_{66}O_{16}$)的含量作为质量控制标准。色谱条件:以十八烷基硅烷键合硅胶为填充剂;以甲醇 -0.4% 冰醋酸溶液(70∶30)为流动相;蒸发光散射检测器检测。理论板数按商陆皂苷甲峰计算应不低于 2 000。本品按干燥品计算,含商陆皂苷甲不得少于 0.15%[1]。除此之外,还有以下测定方法:

**1. 商陆毒素的薄层扫描法含量测定**　取 60℃干燥 2 小时的药材粉末(40 目)5g,加甲醇 10ml,迅速称重,室温放置,时时振摇,24 小时后补足甲醇至原重。过滤,弃初滤液,收集续滤液,点样于硅胶 G-CMC-Na 薄层板上,以苯 - 乙酸乙酯 - 甲醇(15∶15∶13)为展开剂,置冰醋酸饱和 20 分钟的展开系统中,上行展开 16~18cm。用 10% 的硅钨酸乙醇液喷雾显色,于 110℃烘烤 5 分钟,取出,四周密封,扫描。扫描条件:双波长反射法锯齿形扫描,$S_x=3$,灵敏度中,狭缝为 1.2mm × 1.2mm,$\lambda_S=514nm$,$\lambda_R=680nm$[2]。

**2. 商陆皂苷甲双波长薄层扫描法含量测定**　取生药材干粉 10g,于索氏提取器中乙醚回流脱脂 5 小时,挥去乙醚,加甲醇 25ml,密塞,超声波振荡 30 分钟,旋转 2 小时,取上清液点于薄层板上,以三氯甲烷 - 甲醇(7.5∶2.5)展开,用 10% 硫酸喷雾显色,140℃烘烤 15 分钟,取出后立即进行双波长扫描,$\lambda_S=525nm$,$\lambda_R=700nm$;反射吸收,锯齿状扫描,$S_x=2$,宽 $W=2$,高 $H=2$,$X=8$,$Y=0.50$。代入回归方程计算含量[10]。

【炮制研究】2020 年版《中国药典》对商陆的炮制方法为:生商陆,除去杂质,洗净,润透,切厚片或块,干燥。醋商陆,取净商陆片(块),置锅内加米醋煮之,至醋吸尽,再炒至微干。每 100kg 商陆,用醋 30kg。本品形如商陆片(块)。表面黄棕色,微有醋香气,味稍甜,久嚼麻舌[1]。

**1. 商陆炮制历史沿革的研究**　传统上认为商陆有毒,须经炮制,但炮制方法不一,对商陆炮制历史沿革研究认为,商陆炮制历史上,曾沿用过的方法有 8 种。自清代后期到现在,其他方法逐渐被淘汰,仅保留了醋制法。通过古代文献资料的全面分析,认为加热处理及辅料可能与降低商陆毒性,保证其疗效有直接关系,提出在进行炮制工艺研究时,应注意考察加热的方式和程度、醋的最佳用量等因素[2,11,12]。

### 2. 炮制对商陆饮片中主要毒性成分的影响

(1)商陆毒素:商陆毒素是商陆的主要毒性成分之一,为了控制商陆饮片的毒性,保证临床用药安全有效,采用薄层扫描法对不同规格商陆饮片中的商陆毒素进行了含量测定,可作为控制商陆饮片质量的参考,测定结果为:不同规格商陆饮片中商陆毒素的含量分别为:原药材 0.714 1%,生商陆 0.469 2%,醋商陆 0.353 4%。美商陆(为垂序商陆的种子)原药材在淋润软化、切片过程中商陆毒素减少约 34.3%,将生片进一步醋炙后,商陆毒性又减少16.22%,从醋煮、醋蒸、水煮及清蒸 4 种工艺炮制品的测定结果看,商陆毒素的含量均低于醋炙品,尤其水煮品和清蒸品的商陆毒素含量仅分别为原药材的 16.29% 和 19.24%。此不仅为炮制后商陆毒性降低、用药更加安全的传统经验提供了科学依据,亦预示了商陆炮制工艺改进的可能性[13]。

商陆毒素又称商陆皂苷 E 或皂苷甲,有文献就商陆不同炮制品(醋商陆、黑豆汁制商陆、烘商陆、生商陆)中商陆皂苷甲的定性、定量研究及薄层色谱结果表明,不同的炮制方法对商陆化学成分有一定影响。以商陆皂苷甲作标准对照品,其中醋制商陆斑点明显减少,由薄层扫描结果也显示出商陆皂苷甲含量较低,为 6.94%,黑豆汁制为 11.85%,烘品为 12.53%,生品商陆皂苷甲含量最高,为 13.85%,可以看出醋制商陆是有一定道理的。商陆毒素(又称商陆皂苷 E 或皂苷甲)可溶于水,易水解成苷元和糖。商陆药材在淋润软化过程中,商陆毒素部分溶解和水解是其含量减少的主要原因。在醋炙、醋煮、醋蒸、水煮及清蒸的过程中,由于醋酸及加热等原因,商陆毒素的水解更易进行,故这些工艺的炮制品中商陆毒素的减少更多[12-13]。

(2)组胺:为探讨商陆的炮制意义,用比色法测定商陆饮片中组胺的含量。结果显示软化制过程中,美商陆中的组胺下降约为 23.3%。经过醋炙,其饮片中组胺的含量似略有[12]回升。从醋煮、醋蒸、水煮及清蒸 4 种工艺炮制品的测定结果看,组胺的含量均不同程度地低于醋炙品。关于组胺的含量变化,在商陆原药材淋润软化切片过程中组胺含量的减少与水溶流失有直接关系。生片加热醋炙后组胺含量在生片基础上略有回升情况,是否与商陆中所含的组氨酸脱氨反应有关,值得进一步研究[13]。

从炮制工艺对商陆饮片中毒性成分含量的影响看,加热处理似比辅料醋的作用更显著。此为商陆炮制新工艺的选定提供了一个方面的依据。由于许多化学成分在药理作用方面常常具有双向性,如一种成分既是毒性成分,又可能同时具有某些有益的生理活性。一种炮制工艺在降低某种毒性成分含量的同时,亦可能使该药物中的有效成分同时减少。故应结合炮制对商陆药效的影响,综合分析,全面考虑,制订出科学的新工艺。

### 3. 炮制对商陆药效的影响

(1)祛痰实验:结果表明,各种炮制品与空白对照组比较均呈现程度不同的祛痰作用,与原药材比较祛痰指数均有所提高,按提高次序从高至低排列为:醋煮>软化>水煮>醋炒>醋蒸>清蒸>原药[14]。

(2)利尿实验:结果表明,商陆及其各种炮制样品与空白对照组比较均有不同程度的利尿作用。按利尿指数从高到低排列为:软化>原药>醋煮>醋炒>水煮>醋蒸>清蒸;但商陆炮制后除软化与原药比较利尿指数略高外,其他各组均有所降低[14]。

综上所述,按局部刺激分级、急性毒性、祛痰指数和利尿指数等 4 个指标实验的结果评价商陆炮制工艺优劣次序为：①醋煮；②软化；③清蒸及水煮；④醋炒及醋蒸；⑤原药[14]。

商陆经各种炮制法处理后药效方面的变化不尽一致。其中祛痰作用各炮制品均比药材有不同程度提高。此与炮制过程中，商陆所含皂苷大量水解成苷元，致祛痰作用提高的报道相吻合。至于炮制对商陆利尿作用的影响，文献中有增效和缓效两种认识。上述实验结果支持缓和逐水作用的观点。关于利尿作用降低的原因，尚需结合其化学成分变化的研究加以探讨。

在优选对商陆炮制工艺方面，清蒸的毒性最小，但药效却差，能否作为最佳的炮制工艺尚需结合化学成分及临床疗效研究结果作全面分析。从毒性降低与祛痰作用看，则以醋煮法为优。软化片虽利尿作用较强，但毒性亦大，应注意用药安全。此结果与文献所介绍的醋制商陆含商陆皂苷甲低于生商陆，且毒性较低并现较好的利尿作用有吻合之处[15]。经进一步比较醋煮、醋蒸与醋炒，则以醋煮法为优。炮制方法的优选应综合分析，全面比较来考虑其选择。

**4. 商陆饮片切制工艺研究** 目前各地规范中关于商陆的软化方法、工艺条件及切制规格等均不统一，这样不仅影响饮片的质量，而且直接关系到煎出效果和疗效发挥。故有文献在进行商陆炮制工艺研究的过程中筛选了商陆的最佳软化方法及切制规格。

(1)商陆原药材由于产地加工较粗，根条粗细不一，原片厚薄不均，致使切制煎的软化时间相差可达3倍之巨。因此，软化前根据原药材个体大小，先行分档，分别进行软化是十分必要的。此既便于掌握"水头"，又可保证饮片质量，减少有效成分的流失。

(2)通过3个档次商陆原片进行洗润、淋润和泡润各4次重复实验，泡润虽然软化时间较短，用水量较少，但在浸泡过程中，很难避免药物的有效成分部分流失。而且，在盖润过程中，大块的药材由于软化时间较长，容易滋生真菌。从实验结果看，商陆药材的软化方法似以将原药材大小分档后，分别采用淋润法为宜。此法在软化过程中定时淋水，既可补充在软化过程中药材组织需要的水分，又能及时净化药材表面，防止真菌滋生发展。

(3)关于商陆的饮片切制规格，各地炮制规范的要求很不一致。既有"大片"、"小片"、"薄片"和"厚片"之差，又有"小块"、"方块"、"条"和"条块"之别。评价饮片规格的合理性应从切制方便，省工省时；利于煎出有效成分，汤清易滤及能较好地反映药材组织构造方面的特征，易于辨认等方面考虑。商陆的饮片规格应提倡切丝，丝、块并存。

目前我国的饮片生产现状是机切与手工切并存，切制的效率与机器的性能和手工切制人员的技术状况等有很大关系。避免上述客观因素以及人为的主观因素影响，故以同样重量不同档次商陆原片，改刀切制成所需规格饮片的刀数平均值为指标，尚待今后检验[16]。

**5. 商陆炮制工艺的综合评价** 商陆是一味传统的泻下逐水药。近代研究证明其除了已知的药效之外，在镇咳祛痰、抗炎及提高机体免疫能力等方面亦有较好的苗头。此外，前人经验及现代研究均证明其具有明显毒副作用。这些情况决定研究商陆的炮制工艺需要从化学、药效及毒性等方面相结合，多指标观察比较，进行综合分析，才能作出较为正确的评价。因此，有文献在研究过程中，除了用软化时间(反映软化效率)结合药材性状(反映软化效果)筛选软化方法；用相同档次及重量的原药材切制一定规格饮片的刀数(反映功耗)结合水溶性煎出量，筛选最佳饮片规格外，还采用商陆毒素，组胺，GABA等18种氨基酸及钾、钠等8种无机元素的含量和刺激性降低指数，$LD_{50}$提高指数，祛痰指数及利尿指数等可比性指标的测定结果，筛选商陆的炮制工艺。由于观察指标较多，炮制工艺对观察指标的影响受多方面因素干扰,并都呈线性关系,给工艺筛选造成一定困难。为此,尝试性地采用工艺保密、样品编号,进行指标测定实验。然后将全部可比指标的结果进行评分,结合临床疗效,择优汰劣,决定取舍,再将筛选出的炮制工艺带到饮片厂,放大生产,取样鉴定测试,考察新工艺的可行性。

由实验结果可以看出,商陆各种炮制工艺的积分值由高到低,依次为清蒸法>醋蒸法>水煮法>醋煮法>醋炙法>生片>原药材。清蒸法的综合优势高于传统工艺(生片及醋炙品),亦为其他工艺所不及。单项指标的分数除利尿指数和祛痰指数较低外,其余各项指标的记分均较高。尤其在降低毒性(刺激性及 $LD_{50}$)、减少毒性成分含量(商陆毒素及组胺)方面更为明显。结合水煎液中总氨基酸含量较高及近代研究关于商陆有改善机体免疫能力、扶正固本的报告,应将清蒸法列为商陆炮制新工艺,用清蒸商陆于临床,发挥相应作用。醋煮法虽然积分值略低于水煮法和醋蒸法,但其平均分数相差并不明显,而药效实验祛痰指数却显著领先,此与近代药理研究商陆皂苷元祛痰作用优于商陆皂苷的结论相吻合。考虑到近代将商陆用于治疗老年慢性气管炎的大量临床实践,故应将醋煮商陆取代醋炙商陆,以适应临床需要。生品既是各种中药共有的一个饮片规格,商陆生片又有较好的利尿作用,代表了商陆的传统药效,故予保留。至于其毒性较大的问题,可通过严格控制用量和适当延长煎煮时间,达到安全有效的目的。

在实验室工作的基础上,将综合评价选定的新工艺应用于试生产,醋炙法作平行对照与醋煮法、清蒸法各进行 3 个批量生产。得到生商陆、醋炙商陆、醋煮商陆和清蒸商陆 4 种饮片。用中试样品的 50% 水渗滤液作小鼠腹腔注射给药测定 $LD_{50}$ 及与原药材作平行对照,用 CS-930 型双波长薄层扫描仪测定各样品的商陆毒素含量,结果为:炮制后的各种商陆饮片 $LD_{50}$ 均显著高于原药材,商陆毒素的含量则显著低于原药的,证明炮制可以降低商陆毒性。两种新工艺制品 $LD_{50}$ 均显著低于原工艺醋炙品,商陆毒素含显著低于原工艺醋炙品的事实,为新工艺在大生产上应用的可行性提供了科学依据。醋炙法将醋液与商陆生片拌润后,药材中的淀粉吸水膨胀,产生黏性。炙炒时贴在锅底成 3~10mm 厚的锅巴,既阻碍搅拌器的转动推进,形成焦糊报废,影响成品率,又造成上层药材受热不均,达不到炮制的火候要求。与醋炙法相比,醋煮商陆和清蒸商陆工艺简单,药材受热均匀,饮片质量容易掌握,成品率高,清蒸法还可节省辅料,降低成本,产生经济效益。两种新工艺所用器具均为饮片厂的常规通用生产设备,不需增加投资,易于推广应用。与醋炙法相比,醋煮法和清蒸法显示出一定的优越性。

**【药理研究】**

**1. 对免疫系统的影响** 商陆中三萜皂苷、多糖均具有显著的免疫活性。

(1)刺激淋巴细胞转化作用:商陆多糖Ⅰ(PAP-1)体外能显著促进小鼠脾淋巴细胞增殖,促进丝裂原诱导的淋巴细胞转化及双向混合反应。小鼠一次腹腔注射商陆多糖 15~50mg/kg,7 天后取脾脏,用 $^3$H-TdR 掺入法检测淋巴细胞转化,发现 PAP-1 能显著促进伴刀豆球蛋白 A(Con A)、脂多糖(LPS)诱导的淋巴细胞转化,同时刺激小鼠脾淋巴细胞产生 IL-2 及集落刺激因子(CSF);还可激活 T 淋巴细胞分泌 IL-2、IL-3,这可能与其促进腹腔巨噬细胞(MΦ)分泌 IL-1 有关[17]。

(2)诱生干扰素的作用:杨嗣坤等[18]用美洲商陆有丝分裂原(PWM)和中国商陆皂苷(ES)在体外对正常外伤脾和患者脾细胞诱生干扰素,10 例正常人外伤脾细胞分别加 PWM

及中国商陆皂苷,72 小时后检测诱生出的干扰素效价,结果对 10 例正常人外伤脾细胞,以 PWM 诱生干扰素效价平均为 3.48±0.59,以中国商陆皂苷诱生的干扰素效价平均为 2.95±0.42,两者相差有显著意义;对 8 例不同疾病切除的脾细胞,以 PWM 诱生干扰素效价平均为 3.69±0.35,以中国商陆皂苷诱生的干扰素效价平均为 3.01±0.35,两者相差有显著意义(P<0.01)。商陆多糖Ⅰ能诱导小鼠腹腔巨噬细胞产生 IL-1,商陆多糖Ⅰ每只 2~4mg 诱生 IL-1 的能力与卡介苗(BCG)每只 7.5mg 无显著差异。小鼠一次腹腔注射商陆多糖Ⅰ (PAP-1)5~50mg/kg,7 天后取脾脏,用 Con A 5μg/ml 进行脾细胞培养 24 小时及 40 小时,分别诱导白细胞介素 2(IL-2)及自然杀伤细胞毒因子(NKCF),PAP-1 显著促进 IL-2 及 NKCF 产生。以 γmGM-CSF 作标准品,$^3$H-TdR 骨髓细胞掺入法定量检测商陆多糖Ⅰ刺激小鼠脾细胞产生集落刺激因子(CSF),表明 PAP-1 10~500μg/ml 显著促进脾细胞和 Con A 诱导的脾细胞产生 CSF。PAP-1 100μg/ml 可刺激产生相当于 γmGM-CSF(11.8±1.8)μg/ml 的 CSF,经 CSF 的特异性抗体吸收实验证明 PAP-1 刺激产生的 CSF 为 IL-3[19]。商陆多糖Ⅱ也能刺激脾细胞产生集落刺激因子[19-20]。

(3)对肝脾组织 $^3$H- 胸腺嘧啶核苷体内掺入的影响:从商陆中提取的多种皂苷,用氚标记胸腺嘧啶核苷($^3$H-TdR)体内掺入 DNA 的方法,观察商陆总皂苷对肝脾组织 $^3$H-TdR 的掺入研究。其结果表明,商陆皂苷是一种激活核苷酸还原酶的生物活性物质,拮抗羟基脲在二磷酸化水平对核苷酸还原反应的抑制作用,能显著提高 $^3$H-TdR 掺入率,延长动物的耐冻时间。从美商陆提取的美洲商陆有丝分裂原亦能刺激 B 细胞对胸腺核苷的活力,因而促进 DNA 的代谢,增强细胞免疫功能[21]。

**2. 抗肿瘤作用** 商陆对肿瘤细胞表面免疫相关分子(如 HLADR 分子)的修饰作用也是其发挥细胞毒作用的途径之一。将商陆抗病毒蛋白结合到单克隆抗体上制备成免疫毒素,显示出极强的抗白血病活性,且可通过氯喹来增强商陆抗病毒蛋白免疫毒素杀伤急性淋巴细胞白血病细胞的能力,能特异而高效地杀伤 T 细胞及 T 淋巴细胞白血病细胞 CEM,对抗原阴性的 SP2/O 细胞杀灭作用较弱,说明商陆以及含商陆抗病毒蛋白的免疫毒素对靶癌细胞有高效特异的杀伤作用,而对非靶细胞 / 正常细胞的杀伤作用很弱[22]。采用中国商陆皂苷诱导 30 例正常人脾细胞,出现商陆皂苷不仅能诱生干扰素 -γ(IFN-γ),还能诱生白细胞介素 -2(IL-2)及淋巴毒素(LT)。含有这些数种淋巴因子的制品,对人的 SPC-3(人肺癌细胞株)、Jurkat 及 Molt-4 细胞(人 T 淋巴细胞白血病细胞株)、HeLa 细胞(人宫颈癌细胞株)、SMMC-7721(人肝癌细胞株)等均有不同程度的细胞毒作用,对人的正常细胞(WISH)无毒性作用[23]。商陆皂苷辛(EH,12.5~200μg/ml)可诱导硫代乙醇酸钠培养基诱出的小鼠腹腔巨噬细胞以及卡西霉素启动的 MΦ 分泌肿瘤坏死因子(TNF)[24]。

小鼠相隔 4 天腹腔注射商陆多糖Ⅰ 80~160mg/kg 两次可使腹腔巨噬细胞对 S180 和 L929 细胞的免疫毒作用增强;使脂多糖辅助诱生肿瘤坏死因子增加。小鼠腹腔注射商陆多糖Ⅰ 10mg/kg 和 20mg/kg 组的腹腔巨噬细胞对 MethA 细胞百分率分别为 67% 和 74%,显著高于生理盐水组(34%)。两组对 MethA 实体瘤的抑瘤率分别为 28.5% 和 55.7%,提示 PAP-1 激活 MΦ 和启动诱生 TNF 是其抗肿瘤作用机制之一。商陆多糖Ⅰ 10mg/kg、20mg/kg 腹腔注射能显著抑制 S180 生长,最大抑瘤率可达 51.7%。环磷酰胺 100mg/kg 腹腔注射抑瘤率为 55.1%。两者合用抑瘤率为 68.6%,商陆多糖Ⅰ能显著促进脾细胞增殖,但不影响体重。实验还说明商陆多糖可能通过增强 T 淋巴细胞功能来抑制移植性肿瘤生长[25,58]。

3. **对呼吸系统的影响**　商陆根的水浸剂、煎剂和酊剂均有显著的祛痰作用。小鼠及家兔酚红排泌实验显示商陆乙醇浸膏有明显的祛痰作用。腹腔注射及灌胃其祛痰作用不受切断迷走神经的影响。乙醇浸膏小量直接注入小鼠气管内,可使呼吸道酚红分泌量显著增加,且阿托品能明显对抗该浸膏促使酚红排泌的作用。故认为药物直接作用于气管黏膜,引起腺体分泌增加,使黏痰稀释,易于排出。商陆乙醇浸膏能使末梢血管收缩,使毛细血管通透性降低,炎症减轻,渗出减少,产生消炎祛痰作用;该醇浸膏能使家兔气管纤毛黏液运行速度加快,有利于清除气管内痰液。通过商陆醇浸膏对动物肾上腺皮质功能影响实验表明,商陆治疗慢性支气管炎是作用于脑干,即通过影响中枢神经系统而兴奋垂体 - 肾上腺系统[2,26]。

4. **抗炎、抗菌、抗病毒作用**

(1)抗炎作用:垂序商陆所含的抗病毒蛋白(PAP)能显著改善兔 IgG 加速型小鼠肾毒血清肾炎血清尿素、尿蛋白等生化指标,使血清蛋白增高,血清尿素氮、血清总胆固醇及腹腔巨噬细胞和外周白细胞总数减少,提示可作为潜在的抗肾炎药物[27-28]。商陆皂苷甲对多种急、慢性炎症模型有明显抑制作用[29]。5~20mg/kg 商陆皂苷甲腹腔注射明显抑制醋酸提高小鼠腹腔毛细血管通透性作用,也显著抑制二甲苯引起小鼠耳廓肿胀。5~30mg/kg 腹腔注射对大鼠足跖注射角叉菜胶引起肿胀有显著的抑制作用。商陆皂苷甲对摘除肾上腺的大鼠足跖注射角叉菜胶仍有明显抑制作用,提示其抗炎作用不通过垂体 - 肾上腺系统[2,30]。

(2)抗菌作用:商陆煎剂、酊剂对肺炎链球菌、福氏志贺菌、宋内志贺菌高度敏感;对痢疾志贺菌、流感嗜血杆菌中度敏感[31]。商陆的水浸剂(1:4),在试管内对许兰毛癣菌、奥杜益小孢子菌等皮肤癣菌有抑制作用[29]。

(3)抗病毒作用:商陆汁液中含有的糖蛋白具有抗烟花叶病毒作用[29]。采用改进的方法,从商陆和美洲商陆种子中分别制备抗病毒蛋白,将该蛋白与脊髓灰质炎Ⅲ型病毒混合接种于猴肾细胞培养液,显示出较强的抗病毒活性[32]。

5. **利尿作用**　商陆提取物具有利尿作用[33]。早期研究认为商陆无利尿作用。而日本学者却证明日本产的商陆有利尿作用,并认为此作用除与其所含硝酸钾与钠盐有关外,也可能与其尚含有使血管扩张的成分有关。后来从商陆中分离出硝酸钾,能使兔排尿量增加。进一步研究表明,商陆提取物灌注蟾蜍肾,可明显增加尿流量,直接滴于蛙肾,则见毛细血管扩张,血流量增加,而钾盐或商陆根灰作用与此不同。因此,商陆的利尿作用主要不是由于其中所含的钾盐,但钾盐也有一定的附加作用。麻醉犬静脉注射商陆浸膏,未见利尿作用,对血压也无明显影响。

6. **其他作用**

(1)降压作用:商陆的 52% 乙醇提取物给大鼠静脉注射,可产生明显的降压作用,提取物通过离子交换色谱分离后,这种作用仍不减少。因此排除了降压作用是硝酸钾所致,并证明 γ- 氨基丁酸和组胺为其降压活性成分[34]。

(2)降转氨酶作用:商陆对急、慢性肝炎 GPT 高者,有很好的降酶作用。对于慢性迁延性肝炎中的 GPT 较高情况亦有效[35]。

垂序商陆水煎剂对 $CCl_4$ 所致小鼠急性肝损伤有明显保护作用,其作用与给药剂量呈依赖关系;浓度为 $25\mu g/ml$ 的垂序商陆总皂苷延长雄性果蝇的平均寿命($P<0.05$)。

从商陆科植物商陆根中提取总皂苷,用其杀灭钉螺。研究表明,杀灭钉螺最佳条件为:温度控制在 28℃,投药浓度为 125mg/L,接触 24 小时后杀灭钉螺效率为 95.6%[36]。

此外,商陆皂苷 E 有微弱的溶血作用;酸性甾体皂苷在试管内有杀精作用;5% 商陆水浸液对淡色库蚊幼虫有杀灭作用;100% 煎剂能使受 $^{60}$Co-γ 照射后的大鼠血小板损失减少,回升亦较快,说明本品有抗辐射作用[37]。

**【毒理研究】** Z.F.Ahmed 等从垂序商陆中得到毒性成分酸性甾体皂苷($C_{55}H_{90}O_{22}\cdot2H_2O$),对小鼠腹腔注射给药,其最小致死剂量(MLD)为 0.13mg/g,$MLD_{50}$ 为 0.065mg/g[38]。

商陆中的主要成分商陆皂苷甲,有毒,溶于水。给小鼠灌服商陆根水浸剂、煎剂及酊剂,$LD_{50}$ 分别为 26.0g/kg、28.0g/kg、46.5g/kg;腹腔注射的 $LD_{50}$ 分别为 1.05g/kg、1.3g/kg 及 5.3g/kg[39]。从小鼠致死反应看,美洲商陆较中国商陆毒性大 1 倍。同时发现不同动物对商陆根敏感性有差异,猫、犬较敏感,比兔易于中毒。煎剂给小鼠灌胃,每日 5g/kg,连续给药 3 周,对动物一般状态及体重无明显影响。动物处死后,心、肝、肺、肾未见明显病变[27]。

商陆醇浸膏对正常动物(小鼠、大鼠、家兔)的一般活动、食量、肝肾功能及血常规皆无明显影响。灌胃给药(3g/kg)对麻醉猫血压、呼吸无明显影响;静脉给药(15mg/kg)可使麻醉猫血压明显下降。

商陆鲜品经煎煮或蒸煮半小时以上,毒性可大大降低。干品除久煎外,制成蜜丸、蜜浆及乙醇浸膏,其毒性亦均减弱。

**【配伍研究】** 商陆与泽泻、杜仲配伍,可加强利尿作用;商陆不宜与犬肉合用。

**【复方及制剂】**

1. **商陆片** 取鲜商陆经加工制片后应用,每片 0.14g,相当于每片含商陆生药 0.5g。一日 3 次,每次 6 片。用于治疗乳腺增生。

2. **糖浆剂** 取鲜野萝卜(商陆)根 1 250g 加水 1 500L 文火煮 2 小时,加蜜 75g,浓缩至 600ml。一日 3 次,每次 20ml。10 日为 1 个疗程,常规服用 3 个疗程,每疗程可间隔 3~5 日,亦可连服。用于治疗慢性气管炎,对单纯型或喘息型咳、痰效果更好,对喘的疗效较差[40]。

3. **商陆蜜丸** 将鲜商陆根煮沸后 7~8 分钟,捞出放蒸笼内蒸 40 分钟,晒干,研末,炼蜜为丸。每次 1 丸,一日 3 次。10 日为 1 个疗程,常规服用 3 个疗程,每疗程可间隔 3~5 日,亦可连服。有利水消肿,祛痰下气功效。主治咳嗽痰多气喘[40]。

4. **复方陆朴微乳剂** 将商陆、厚朴、苍耳子等三味中药的抗菌活性成分提取制备成提取物,对其进行组方研制成复方陆朴微乳剂。结果显示,复方陆朴微乳剂对烟草赤星病菌孢子的萌发及菌丝生长都具有显著的抑制作用,且随药剂浓度增高,产孢量明显减少,菌丝生长明显受到抑制[41]。

**【临床研究】**

1. **应用研究**

(1)治疗肾炎

1)用商陆合剂(商陆、泽泻、杜仲)口服,每次 10ml,一日 3 次。治疗慢性肾炎 9 例,其中 8 例获效,尿量增加、水肿减轻或消失。治疗伴有腹水的肝硬化患者 8 例,其中 5 例获效,症状减轻[2]。

2)用商陆合剂口服,每次 10m,一日 3 次。治疗慢性肾炎 20 余例,均获较好效果,一般在 1~2 周内即可消除大部分水肿。经随访,仅个别病例水肿复发,其余均疗效稳定[42]。

3)商陆根适量,水煎剂,内服,每次 10ml,一日 3 次。治疗小儿急性肾炎 37 例,治愈 36 例,好转 1 例[2]。

4)商陆 3~6g,麻黄 1.5~3g,茯苓皮、赤小豆各 10g,泽泻 6g,发热加荆芥、连翘,扁桃体肿大加牛蒡子、板蓝根,皮肤疮毒加紫花地丁、蒲公英,尿血加生地黄、小蓟。治疗小儿急性肾炎 68 例,治愈(症状消失尿检正常)62 例、占 91.3%,好转(症状基本消失尿蛋白 ±)5 例,占 7.3%,无效 1 例,占 1.4%,总有效率 98.6%;治愈时间最短为 8 天,最长 24 天,平均治愈天数为 9.6[43]。

5)商陆、泽泻各 25g,生杜仲 50g。随证加减。口服每次 10ml,一日 2 次。治疗肾炎水肿 210 例,结果治愈 176 例(83.8%),好转 20 例(9.5%),无效 14 例(6.7%)[44]。

(2)治疗心源性及肝硬化性腹水

1)在中药辨证施治的基础上加用制商陆 5~30g,干姜 10g,甘草 12g。口服,每日 1 剂,分 2 次服。治疗肝硬化腹水 49 例,结果:经 10 日治疗 13 例治愈,20 日 26 例治愈,30 日 40 例治愈,治愈率 81.6%。服用制商陆后引起水泻 4 例(8.2%),便溏 36 例(73.5%),口干 24 例(49%),上腹部不适 19 例(38.8%)。其血尿常规、肝肾功能,血清钾、钠、氯化物及心电图未见明显异常[45]。

2)用商陆、鲜姜捣烂如泥,水调至糊状,敷满脐部,以敷料及胶布固定。治疗肝硬化腹水 5 例,心源性水肿 2 例,肾性水肿 1 例,均获效。唯个别病例有眩晕、恶心、昏睡等不良反应[2]。

3)商陆 50g,瘦肉 250g。炖熟后弃药,吃肉饮汤,治疗各种顽固性水肿 89 例,无效者 4 例[46]。

(3)治疗肝炎:用含商陆的复方,口服,每日 1 剂,水煎服。治疗慢性肝炎、慢性迁延性肝炎谷丙转氨酶高者 10 余例,收到较好的降酶效果,一般在用药 2 周后即可见效[35]。

(4)治疗慢性气管炎

1)鲜商陆根洗净切片后,经日晒及阴晾至半干,再蒸熟、烘干(晒干),蜜制成丸。一次 1 丸,口服,一日 3 次。治疗慢性气管炎 682 例,结果总有效率达 89.73%,显效达 57.03%。对 98 例患者停药后 47 日、117 日随访,复发率分别为 7.14%、13.26%[2]。

2)分别口服商陆蜜丸 3 丸、商陆乙醇浸膏 1.8g 和商陆皂苷 30mg,10 日为 1 个疗程,连服 3 个疗程。治疗 2 281 例慢性气管炎患者,结果总有效率为 89.9%~97.3%。服药期间,除个别病例有口、鼻、咽部干燥,头晕,恶心,腹泻及多尿等轻度反应外,其余未见不良反应[2]。

(5)治疗血小板减少性紫癜

1)将鲜商陆根洗净,切碎,晒干,研细末过筛,拌红糖。每次 9g,开水冲服,一日 3 次。治疗妊娠后期血小板减少性紫癜 10 余例,服药 3 日,紫癜明显减少,未见新出血点发生。服药 1 周后全部紫癜消退殆尽。减药量再服 1 周,症状全部消失。继则一日 2 次,每次 6g,再服 1 周,查血小板恢复正常(180×10⁹/L)[47]。

2)商陆制成 100% 煎剂,口服,每次 10ml,一日 2 次。治疗 21 例血小板减少性紫癜,除 1 例疗效不显著外,其余均在 2~4 日内紫癜逐渐消失,鼻出血、齿龈出血好转,有半数病例在服药后第 2 周左右血小板计数可恢复到正常范围,9 例患者经骨髓象复查,6 例的巨核细胞已出现有血小板形成,表明对骨髓病变有缓解作用[48]。

(6)治疗消化道出血:商陆干品 15~24g,或鲜品 50~100g。水煎成 200ml。分 2 次服。治疗消化道出血 13 例,痔疮出血 1 例,均在服药 2~3 剂后止血[2]。

(7)治疗乳腺增生症:将商陆制成片剂,每片内含生药 0.5g,开始每服 6 片,一日 3 次。

如无不良反应,可逐渐增加剂量,至每次 20 片时不再增加。治疗乳腺增生病 253 例(女性 247 例,男性 6 例),治愈 94 例(37.15%),显效 72 例(28.46%),好转 74 例(29.25%),无效 13 例(5.14%)。94 例治愈者经随访 1 年以上无复发,5 年以上者复发 4 例。与性腺素(睾丸糖衣片)治疗相比,副作用小,疗效好[49]。

(8)治疗宫颈糜烂:以商陆 60g(鲜品 120g)及母鸡肉(或猪肉),文火炖熟,弃药,吃肉饮汤,主治宫颈糜烂、白带、功能性子宫出血。临床使用该方治疗白带 8 例,均获良效,仅服用时咽部有轻微刺激感,用量超过 9g 也未见中毒[50]。

(9)治疗银屑病

1)将生商陆切片,置高压锅中蒸 2 小时,烤干,粉碎,压片。口服,成人每日 9g,分 3 次服,儿童酌减。治疗寻常型银屑病、颊壳状银屑病、急性点滴状银屑病等 40 例,结果治愈 12 例(30%),明显进步 9 例(22.5%),进步 11 例(27.5%),无效 8 例(20%),总有效率 80%[51]。

2)应用生商陆口服,成人每日 9g,分 3 次服。治疗各型银屑病 43 例,结果治愈 14 例(占 33.55%),明显进步 10 例(占 23.26%),进步 11 例(占 25.58%),无效 8 例(占 18.6%),有效率 81.4%[2]。

(10)其他:国内尚用商陆治疗精神分裂症、尿路感染、咯血、过敏性紫癜、嗜酸性粒细胞筋膜炎等,均取得较好疗效[2]。

**2. 用法用量** 2020 年版《中国药典》规定其用量为 3~9g;外用适量,煎汤熏洗。

【中毒表现及救治】

**1. 中毒表现** 商陆中毒症状包括恶心呕吐、头痛眩晕、站立不稳、泄泻等,经抢救后症状消失。主要有以下几种原因:①以地方习用品作商陆代用品,此品种毒性较之正品大;②超过规定剂量;③炮制不当,商陆醋炙后毒性降低;④少数特异体质患者出现中毒。

因炮制不严格、用法用量及患者体质等原因,有部分患者发生程度不等的中毒反应。症状有恶心、呕吐、腹泻等消化道不适者,有精神障碍者,有出现发热、血压升高,甚至中毒较重,抢救不及时而死亡者。临床使用时需要注意[52-55]。

**2. 救治** 中毒较浅、轻微症状者用生甘草 15g,绿豆 60g,煎服以解毒。重度中毒者,先以 0.2%~0.5% 的药用炭或 1∶5 000 的高锰酸钾反复洗胃,再进行对症治疗。中枢神经系统抑制者,给予尼可刹米、洛贝林,吸氧;循环系统衰竭者可给予强心剂、升压药;抽搐者给予镇静剂,补液,纠正酸中毒和电解质紊乱,并用大剂量 B 族维生素[56-57]。

(陈丽华　斯建勇　王巍)

# 72　淫　羊　藿

【基源】本品为小檗科植物淫羊藿 *Epimedium brevicornu* Maxim.、箭叶淫羊藿 *Epimedium sagittatum*(Sieb.et Zucc.)Maxim.、柔毛淫羊藿 *Epimedium pubescens* Maxim. 或朝鲜淫羊藿 *Epimedium koreanum* Nakai 的干燥叶。

【化学成分】

**1. 黄酮类化合物(flavonoids)** 淫羊藿的主要成分为黄酮类化合物,包括黄酮醇、黄酮、查耳酮、黄烷酮和黄酮醇苷等。其中最主要的是 C8 异戊烯基取代的黄酮类化合物,一般主要的取代基是黄酮醇苷。淫羊藿苷是 8-异戊烯基取代的黄酮类(8-prenylflavonoids)的代表成分之一,含量大约占淫羊藿乙醇提取物干重的 6.5%。自 1987 年开始,研究者陆续从各种属淫羊藿中分离鉴定出淫羊藿苷(icariin)等化合物[1]。重要衍生物包括脱水淫羊藿素(anhydroicaritin)、去甲淫羊藿素(desmethylicaritin)、淫羊藿次苷 I(icariside I)、淫羊藿次苷 II(icariside II)等。其他 8-异戊烯基取代的黄酮类化合物还包括朝藿定 A(epimedin A)、朝藿定 B(epimedin B)、朝藿定 C(epimedin C)[2]、朝藿定 I(epimedin I)、朝藿定 K(epimedin K)[3]、淫羊藿苷 A(epimedoside A)、淫羊藿苷 B(epimedoside B)、淫羊藿苷 C(epimedoside C)[4]、朝藿苷 A(caohuoside A)、朝藿苷 B(caohuoside B)、朝藿苷 C(caohuoside C)、朝藿苷 E(caohuoside E)等[5]。双黄酮类化合物包括银杏黄酮(ginkgetin)、异银杏双黄酮(isoginkgetin)和银杏黄素(bilobetin)等[6]。其他黄酮类化合物还包括 yinyanghuo A、yinyanghuo B、yinyanghuo C、yinyanghuo D、yinyanghuo E[7]、金丝桃苷(hyperoside)、槲皮素(quercetin)[5]等共 140 余种。

2. **木脂素类化合物**(lignins)　淫羊藿中含有 30 余种木脂素类化合物。1987 年,Miyase 等[8]从大花淫羊藿中分离得到 icariside E$_1$、icariside E$_2$、(+)syringaresinol-*O*-*β*-D-glucoside、(−)-olivil-4″-*O*-*β*-D-glucopyranoside、1-(4-hydroxy-3-methoxyphenyl-2-[4-(3-hydroxypropyl)-2-methoxyph enoxyl]-1,3-propanediol、1-(4-hydroxy-3-methoxyphenyl-2-[4-(3-hydroxypropyl)-2-methoxyphenoxyl]-1,3-propanediol、1-(4-hydroxy-3-methoxyphenyl-2-[4-(3-rahmnopyranoxypropyl)-2-hydroxrphenoxyl]-1,3-propanediol)等木脂素类化合物。1989 年,miyase 等[9]从淫羊藿中分离得到 icariside E4、icariside E5。1991 年,matsushita 等[10]从箭叶淫羊藿中分离得到 4 种木脂素 icariside E6、icariside E7、icariol A1、icariol A2。

3. **紫罗兰酮类化合物**(ionones)　淫羊藿中含有十余种紫罗兰酮类化合物,1987—1991 年,Miyase 等[8,10]从淫羊藿中得到 icariside B1、icariside B2、icariside B3、icariside B4、icariside B5、icariside B6、icariside B7、icariside B8、icariside B 9、icariside B10 等化合物。

4. **其他**　1987-1991 年,Miyase 等[8,11-13]从淫羊藿中发现了 icariside A1、icariside A2、icariside A3、icariside A4、icariside A5、icariside A6 酚糖苷类化合物,另外,还发现了 icariside D1、icariside D2、icariside D3 等苯乙醇糖苷类化合物,以及 icariside C1、icariside C2、icariside C3、icariside C4 等倍半萜类化合物等。

【含量测定】2020 年版《中国药典》以总黄酮和淫羊藿苷($C_{33}H_{40}O_{15}$)的含量作为质量控制标准。

总黄酮:供试品溶液 0.5ml,用甲醇定容至 50ml。精密称取淫羊藿苷对照品适量,加甲醇制成每 1ml 含 10μg 的对照品溶液。以相应试剂为空白,采用紫外-可见分光光度法测定,在 270nm 波长处测定吸光度,含总黄酮以淫羊藿苷计,不得少于 5.0%[14]。

总黄酮醇苷:照高效液相色谱法(通则 0512)测定。色谱条件与系统适用性试验以十八烷基硅烷键合硅胶为填充剂(柱长为 250mm,内径为 4.6mm);以乙腈为流动相 A,水为流动相 B,按下表中的规定进行梯度洗脱;柱温为 30℃;检测波长为 270nm,理论板数按淫羊藿苷峰计算应不低于 8 000。

| 时间 /min | 流动相 A/% | 流动相 B/% |
|---|---|---|
| 0~30 | 24 → 26 | 76 → 74 |
| 30~31 | 26 → 45 | 74 → 55 |
| 31~45 | 45 → 47 | 55 → 53 |

对照品溶液的制备取淫羊藿苷对照品适量,精密称定,加甲醇制成每 1ml 含 40μg 的溶液,即得。供试品溶液的制备取本品叶片,粉碎过三号筛,取约 0.2g,精密称定,置具塞锥形瓶中,精密加入稀乙醇 20ml,称定重量,超声处理(功率 400W,频率 50kHz)1 小时,放冷,再称定重量,用稀乙醇补足减失的重量,摇匀,滤过,取续滤液,即得。测定法分别精密吸取对照品溶液与供试品溶液各 10μl,注入液相色谱仪,测定。以淫羊藿苷对照品为参照,以其相应的峰为 S 峰,计算朝藿定 A、朝藿定 B、朝藿定 C 峰的相对保留时间,其相对保留时间应在规定值的 ±5% 范围之内。相对保留时间及校正因子见下表。

| 待测成分(峰) | 相对保留时间 | 校正因子 |
|---|---|---|
| 朝藿定 A | 0.73 | 1.35 |
| 朝藿定 B | 0.81 | 1.28 |
| 朝藿定 C | 0.90 | 1.22 |
| 淫羊藿苷(S) | 1.00 | 1.00 |

以淫羊藿苷对照品为对照,分别乘以校正因子,计算朝藿定 A、朝藿定 B、朝藿定 C 和淫羊藿苷的含量。本品按干燥品计算,叶片含朝藿定 A($C_{39}H_{50}O_{20}$)、朝藿定 B($C_{38}H_{48}O_{19}$)、朝藿定 C($C_{39}H_{50}O_{19}$)和淫羊藿苷($C_{33}H_{40}O_{15}$)的总量,朝鲜淫羊藿不得少于 0.50%;淫羊藿、柔毛淫羊藿、箭叶淫羊藿均不得少于 1.5%[14]。

除此之外,还有以下测定方法。

胶束电动毛细管色谱法(micellar electrokinetic capillary chromatography,MEKC):20mmol/L 硼酸盐,48mmol/L SDS 缓冲体系(包含 1mmol/L 1,3- 二胺;pH8.5,),检测波长 254nm,采用黄嘌呤 -9- 羧酸以及间 2,3- 二苯基丁二酸作为双标记可检测淫羊藿中 14 种黄酮类化合物和 1 种苯乙醇苷化合物[15]。

毛细管区带电泳法(capillary zone electrophoresis,CZE):使用包含 22% 乙腈的 50mmol/L 硼酸缓冲液(pH10.0),温度为 25℃,分离电压为 15kV,可同时检测淫羊藿中淫羊藿苷、朝藿定 A、朝藿定 B 和朝藿定 C[16]。

液相色谱法:以十八烷基硅烷键合硅胶柱为色谱柱,采用甲醇 - 乙腈 -0.5% 乙酸为流动相梯度洗脱。流速为 1.0ml/min;柱温为 20℃,检测波长为 270nm,可同时测定淫羊藿中的朝藿定 A、朝藿定 B、朝藿定 C 和淫羊藿苷[17]。

超高效液相色谱法:以 UPLC BEH $C_{18}$ 为色谱柱,以水相(含 50mmol/L 乙酸)为 A 相,乙腈为 B 相,进行梯度洗脱,流速为 0.25ml/min,柱温为 25℃,检测波长为 270nm,可同时检测淫羊藿中 15 种黄酮类化合物[18]。

液相色谱 - 电喷雾串联质谱法:以 SB-$C_{18}$ 柱为色谱柱,以乙腈为 A 相,水相(含 0.1% 甲酸)为 B 相,进行梯度洗脱,流速为 1.0ml/min,柱温为 30℃。质谱条件:离子化电压为

4.5kV,毛细管温度为 320℃,毛细管电压为 16V,管透镜电压为 10V[19]。

**【炮制研究】**2020 年版《中国药典》中淫羊藿的炮制方法如下。

饮片:除去杂质,摘取叶片,喷淋清水,稍润,切丝,干燥。

炙淫羊藿:取羊脂油加热熔化,加入淫羊藿丝,用文火炒至均匀有光泽,取出,放凉。每 100kg 淫羊藿,用羊脂油(炼油)20kg。

淫羊藿历代炮制方法较多,宋代后期起炮制方法主要为羊脂油炒制,除此之外还有盐 炙淫羊藿、酒炙淫羊藿及炒淫羊藿等,不同炮制方式会对淫羊藿的有效成分造成不同程度的 影响。

**【药理研究】**

**1. 对生殖系统的作用** 淫羊藿是传统补肾壮阳之要药。淫羊藿可通过增强性唤醒,增 加活力和改善体内精子数量来增强性活动,可用于治疗治疗勃起功能障[20]。淫羊藿还可促 进性激素分泌,具有类性激素样作用。小鼠连续灌服淫羊藿煎剂 14 天,可使雌性小鼠子宫 增重,雌激素含量升高;雄性小鼠血清睾酮含量升高[21]。淫羊藿对性器官表现出一定的保 护作用,不同剂量的淫羊藿总黄酮可显著增加雄性大鼠前列腺和睾丸的指数[22]。增加去卵 巢雌性小鼠的子宫系数、子宫内膜厚度和子宫腺体直径[23]。

**2. 治疗骨质疏松作用** 淫羊藿及其代谢产物可增加骨形成细胞蛋白的表达,促进骨保 护素形成,抑制骨保护素配体的形成,促进各种干细胞分化为成骨细胞,促进成骨细胞的分 化[24]。同时,淫羊藿还可以抑制破骨细胞的活化,诱导破骨细胞凋亡,抑制骨吸收[25]。通过 预防钙流失,刺激成骨细胞增殖,抑制骨吸收,促进骨形成等作用发挥抗骨质疏松作用。

**3. 对免疫系统的作用** 淫羊藿具有体液免疫、细胞免疫和非特异性免疫作用。淫羊藿 可通过上调 IL-2Rα 增加胸腺中的 IL-2 表达发挥细胞免疫作用[26]。同时还可影响巨噬细胞 细胞因子的分泌,提高淋巴细胞转化率,促进白细胞介素 -1 和肿瘤坏死因子的产生[27]。淫 羊藿可降低 T 细胞的凋亡率,促进小鼠 T 细胞和 B 细胞在体外和体内的增殖和分化[28]。

**4. 对心血管系统的影响** 淫羊藿可扩张冠状动脉、股动脉和脑血管[29],改善冠状动脉 循环,对缺血心肌有保护作用[30],同时,通过扩张冠状动脉发挥降血压作用,动物实验证明 淫羊藿可预防三氯甲烷所致小鼠心室颤动及氯化钙所致大鼠心室颤动[31]。还有一定的促 进血管生成作用[32]。

**5. 抗肿瘤作用** 淫羊藿具有诱导肿瘤细胞分化,抑制肿瘤细胞增殖和扩散,促进肿瘤 细胞凋亡的作用。淫羊藿苷可以抑制肝癌细胞 HepG$_2$、人急性早幼粒白血病细胞 HL-60、小 鼠骨髓单个核细胞白血病细胞(WEH I-3)等肿瘤细胞的增殖,并促进其凋亡[33-34]。

**6. 其他药理作用** 淫羊藿具抗氧化和自由基清除活性,可延缓机体衰老[35]。还具有一 定的抗疲劳作用[36]。淫羊藿总黄酮具有抗炎、抗病毒和抗菌作用[37]。

**【毒理研究】**近年来,相关报道显示含淫羊藿的多种中药相关制剂会引起肝损害,而淫 羊藿被认为是可能具有肝脏毒性的潜在毒性中药[38]。张林等[39]以 SD 远交群大鼠为实验 对象,采用均匀实验设计安排实验分组,结合多远回归数学模型分析证实朝鲜淫羊藿及巫 山淫羊藿存在潜在肝毒性。王琴等[40]研究淫羊藿不同提取物小鼠灌胃给药的长期毒性, 发现给药组小鼠体重显著下降,总甘油三脂(TG)、葡萄糖(GLU)、尿素氮(BUN)、血清肌酐 (CREA)、总蛋白(TP)等部分组别血清生化学指标有不同程度的降低趋势,胸腺和脾脏系数 也有显著降低的变化,并没有出现明显的肝、肾毒性,表明淫羊藿提取物对小鼠具有一定的毒性。隋海霞等[41]运用急性毒性实验、细胞毒性实验、遗传毒性实验(包括小鼠骨髓微核实验、Ames实验和TK基因突变实验)对淫羊藿进行了较系统的安全性评价,发现在较高剂量下对中国仓鼠卵巢细胞CHO和中国仓鼠肺细胞CHL均表现出一定的细胞毒性,但无致基因突变和染色体畸变作用。陈颖等[42]利用斑马鱼模型评价26种常见骨伤科中药材的毒性,发现淫羊藿水煎液可使斑马幼鱼脏器形态明显改变,毒性主要表现为卵黄囊肿大、变形、变黑、心包水肿、出血等。而对淫羊藿中的主要成分进行毒性研究发现,以人临床用量的160倍给予大鼠灌服淫羊藿总黄酮12周,未见明显毒副作用[43]。以人临床用量的253.19倍给予小鼠灌服淫羊藿苷,观察小鼠急性毒性,未见明显毒副作用[44]。

**【配伍研究】**

1. **淫羊藿配仙茅**　淫羊藿和仙茅,是中医常用温补肾阳的药对。中医经典方"二仙汤"中就是以两者作为主药。仙茅乃温肾补阳之专药,淫羊藿亦能益精气补肾阳,二药配伍,相须为用,补肾健骨、祛风除湿作用增强。朱芳芳等[45]采用小鼠急性毒性实验对仙茅和淫羊藿配伍的毒性进行了探讨,发现两者配伍后的毒性成分主要来自于仙茅且易富集于醇提物中,毒性大小与仙茅苷含量正相关。

2. **淫羊藿配女贞子**　淫羊藿补肾壮阳,坚筋骨,女贞子滋补肝肾,两者配伍可明显改善骨代谢异常,改善骨组织的病理状态,从而发挥抗骨质疏松的作用[46]。同时,两者配伍可用于哮喘的防治,主要机制与调节ET/NO(NOS)和Th1和Th2平衡有关[47-48]。

3. **淫羊藿配其他**　其他可与淫羊藿配伍发挥补肾助阳功效相合的药物有肉桂、附子等;可与淫羊藿配伍发挥利水功效药物有牛膝、麻黄、五加皮等;可与淫羊藿配伍发挥祛风湿功效的药物有防风、独活、羌活等;可与淫羊藿配伍主治寒湿痹证的药物有五加皮、川乌、天麻、全蝎、海桐皮、防风、独活、羌活、萆薢等[49]。另外,还有文献报道,淫羊藿配伍附子、人参可治疗抑郁症,配伍巴戟天、红参治疗肾性贫血,配伍山萸肉治疗尿频,配伍西洋参、制何首乌、当归可用于延缓衰老等[50]。

**【复方及制剂】**[14]

1. **丹膝颗粒**　丹参500g、天麻100g、赤芍400g、生地黄400g、桑寄生400g、决明子200g、牛膝400g、牡丹皮334g、川芎167g、淫羊藿300g、栀子200g、火麻仁200g。本品为棕色至棕褐色的颗粒;味甜、微苦。养阴平肝,息风通络,清热除烦。用于中风病中经络恢复期瘀血阻络兼肾虚证,症见半身不遂,口舌㖞斜,舌强语謇,偏身麻木,头晕目眩,腰膝酸软;脑梗死恢复期见上述证候者。开水冲服。一次1袋,一日3次。

2. **壮骨伸筋胶囊**　淫羊藿、熟地黄、鹿衔草、骨碎补(炙)、肉苁蓉、鸡血藤、红参、狗骨、茯苓、威灵仙、豨莶草、葛根、醋延胡索、山楂、洋金花。本品为硬胶囊,内容物为棕色的颗粒;气微,味微苦。补益肝肾,强筋壮骨,活络止痛。用于肝肾两虚,寒湿阻络所致的神经根型颈椎病,症见肩臂疼痛、麻木、活动障碍。口服。一次6例,一日3次,4周为1个疗程,或遵医嘱。

3. **壮骨关节丸**　请参照补骨脂。

4. **羊藿三七胶囊**　淫羊藿1 500g、三七500g。本品为硬胶囊,内容物为棕褐色的颗粒或粉末;味苦。温阳通脉,化瘀止痛。用于阳虚血瘀所致的胸痹,症见胸痛、胸闷、心悸、乏力、气短等;冠心病、心绞痛属上述证候者。口服。一次3~4粒,一日2次。

5. **安神补脑液**　请参照何首乌。

6. **妇宁康片**　人参 40.5g、枸杞子 54.1g、当归 54.1g、熟地黄 54.1g、赤芍 54.1g、山茱萸 54.1g、知母 54.1g、黄柏 40.5g、牡丹皮 54.1g、石菖蒲 27g、远志 40.5g、茯苓 54.1g、菟丝子 81g、淫羊藿 81g、巴戟天 81g、蛇床子 54.1g、狗脊 40.5g、五味子 40.5g。本品为糖衣片或薄膜衣片,除去包衣后显棕褐色至深棕色;味苦。补肾助阳,调补冲任,益气养血,安神解郁。用于肝肾不足,冲任失调所致月经不调,阴道干燥,情志抑郁,心神不安;妇女更年期综合征见上述证候者。口服。一次 4 片,一日 3 次。

7. **抗骨增生丸**　熟地黄 210g、酒肉苁蓉 140g、狗脊(盐制)140g、女贞子(盐制)70g、淫羊藿 140g、鸡血藤 140g、炒莱菔子 70g、骨碎补 140g、牛膝 140g。本品为黑色的包衣浓缩水蜜丸,或为浓缩小丸或浓缩大蜜丸;味甜甘、微涩。补腰肾,强筋骨,活血止痛。用于骨性关节炎肝肾不足,瘀血阻络证,症见关节肿胀、麻木、疼痛、活动受限。口服。水蜜丸一次 2.2g,小蜜丸一次 3g,大蜜丸一次 1 丸,一日 3 次。

8. **抗骨增生胶囊**　熟地黄 175g、酒肉苁蓉 117g、狗脊(盐制)117g、女贞子(盐制)58g、淫羊藿 117g、鸡血藤 117g、炒莱菔子 58g、骨碎补 117g、牛膝 117g。本品为硬胶囊,内容物为棕黄色至棕褐色的颗粒和粉末;味甜、微涩,或味微苦涩。补腰肾,强筋骨,活血止痛。用于骨性关节炎肝肾不足,瘀血阻络证,症见关节肿胀、麻木、疼痛、活动受限。口服。一次 5 粒,一日 3 次。

9. **男康片**　白花蛇舌草、赤芍、熟地黄、肉苁蓉、炙甘草、蒲公英、鹿衔草、败酱草、黄柏、红花、鱼腥草、淫羊藿、覆盆子、白术、黄芪、菟丝子、紫花地丁、野菊花、当归。本品为糖衣片或薄膜衣片,除去包衣后显棕色至棕褐色;味微酸。益肾活血,清热解毒。用于肾虚血瘀,湿热蕴结所致的淋证,症见尿频,尿急,小腹胀满;慢性前列腺炎见上述证候者。口服。一次 4~5 片,一日 3 次;或遵医嘱。

10. **龟鹿补肾丸**　盐菟丝子 51g、淫羊藿(蒸)43g、续断(盐蒸)43g、锁阳(蒸)51g、狗脊(盐蒸)64g、酸枣仁(炒)43g、制何首乌 64g、炙甘草 21g、陈皮(蒸)21g、鹿角胶(炒)9g、熟地黄 64g、龟甲胶(炒)13g、金樱子(蒸)51g、炙黄芪 43g、山药(炒)43g、覆盆子(蒸)85g。本品为棕黑色至黑色的水蜜丸或大蜜丸;味微甘、微甜。补肾壮阳,益气血,壮筋骨。用于肾阳虚所致的身体虚弱,精神疲乏,腰腿酸软,头晕目眩,精冷,性欲减退,小便夜多,健忘,失眠。口服。水蜜丸一次 4.5~9g,大蜜丸一次 6~12g,一日 2 次。

11. **龟龄集**　本品为红参、鹿茸、海马、枸杞子、丁香、穿山甲、雀脑、牛膝、锁阳、熟地黄、补骨脂、菟丝子、杜仲、石燕、肉苁蓉、甘草、天冬、淫羊藿、大青盐、砂仁等药味经加工制成的胶囊。本品为硬胶囊,内容物为棕褐色的粉末;气特异,味咸。强身补脑,固肾补气,增进食欲。用于肾亏阳弱,记忆减退,夜梦精溢,腰酸腿软,气虚咳嗽,五更溏泻,食欲不振。口服。一次 0.6g,一日 1 次,早餐前 2 小时用淡盐水送服。

12. **补白颗粒**　请参照补骨脂。

13. **附桂骨痛片**　请参照附子。

14. **附桂骨痛颗粒**　请参照附子。

15. **乳康(增)宁胶囊**　艾叶、淫羊藿、柴胡、川楝子、天冬、土贝母。本品为硬胶囊,内容物为棕黄色至棕褐色的粉末;气微,味苦。疏肝散结,调理冲任。用于冲任失调,气郁痰凝所致乳癖,症见乳房结节,一个或多个,大小形状不一,质柔软,或经前胀痛,或腰酸乏力,经少色淡;乳腺增生病见上述证候者。口服。一次 4 粒,一日 3 次。

16. **骨疏康胶囊**　淫羊藿 1 251g、熟地黄 1 656g、骨碎补 828g、黄芪 1 251g、丹参 828g、木耳 663g、黄瓜子 663g。本品为硬胶囊,内容物为棕黄色或棕褐色的颗粒及粉末;味苦。补肾益气,活血壮骨。用于肾虚气血不足所致的中老年骨质疏松症,症见腰脊酸痛,胫膝酸软,神疲乏力。口服。一次 4 粒,一日 2 次,餐后服用。

17. **骨疏康颗粒**　淫羊藿 500.4g、熟地黄 662.4g、骨碎补 331.2g、黄芪 500.4g,丹参 331.2g、木耳 265.2g、黄瓜子 265.2g。本品为深棕色至棕褐色的颗粒;味甜、微苦。补肾益气,活血壮骨。用于肾虚气血不足所致的老年人骨质疏松症,症见腰脊酸痛,胫膝酸软,神疲乏力。口服,一次 1 袋,一日 2 次。

18. **活力苏口服液**　请参照何首乌。

19. **穿龙骨刺片**　穿山甲 270g、淫羊藿 324g、狗脊 432g、川牛膝 432g、熟地黄 270g、枸杞子 162g。本品为棕黄色至棕褐色的片或薄膜衣片,除去包衣后显棕黄色至棕褐色;味微苦。补肾健骨,活血止痛。用于肾虚血瘀所致的骨性关节炎,症见关节疼痛。口服。一次 6~8 片,一日 3 次。

20. **健脑安神片**　酒黄精 47g、淫羊藿 39g、枸杞子 16g、鹿茸 0.8g、鹿角胶 2g、鹿角霜 5g、红参 2g、大枣(去核)16g、茯苓 8g、麦冬 8g、龟甲 4g、炒酸枣仁 8g、南五味子 31g、制远志 16g、熟地黄 8g、苍耳子 31g。本品为糖衣片,除去糖衣后显黄棕色;气香,味甜、微苦。滋补强壮,镇静安神。用于神经衰弱,头痛,头晕,健忘失眠,耳鸣。口服。一次 5 片,一日 2 次。

21. **益肾灵颗粒**　请参照附子。

22. **调经促孕丸**　鹿茸(去毛)5g、炙淫羊藿 10g、仙茅 10g、续断 10g、桑寄生 10g、菟丝子 15g、枸杞子 10g、覆盆子 10g、山药 30g、莲子(去芯)10g、茯苓 15g、黄芪 10g、白芍 15g、炒酸枣仁 10g、钩藤 10g、丹参 15g、赤芍 15g、鸡血藤 30g。本品为棕褐色的水蜜丸;味甘、微苦。温肾健脾,活血调经。用于脾肾阳虚,瘀血阻滞所致的月经不调、闭经、痛经、不孕,症见月经后错,经水量少,有血块,行经小腹冷痛,经水日久不行,久不受孕,腰膝冷痛。口服。一次 5g(50 丸),一日 2 次。自月经周期第 5 日起连服 20 日;无周期者每月连服 20 日,连服 3 个月,或遵医嘱。

23. **添精补肾膏**　党参 45g、制远志 45g、淫羊藿 45g、炙黄芪 45g、茯苓 45g、狗脊 45g、酒肉苁蓉 45g、熟地黄 60g、当归 45g、巴戟天(酒制)45g、盐杜仲 45g、枸杞子 45g、锁阳(酒蒸)45g、川牛膝 45g、龟甲胶 45g、鹿角胶 30g。本品为棕褐色稠厚的半流体;味甜、微苦。温肾助阳,补益精血。用于肾阳亏虚,精血不足所致的腰膝酸软,精神萎靡,畏寒怕冷,阳痿遗精。冲服或炖服。一次 9g,或遵医嘱。

24. **蛤蚧补肾胶囊**　蛤蚧 13g、淫羊藿 80g、麻雀(干)50g、当归 80g、黄芪 60g、牛膝 80g、枸杞子 80g、锁阳 80g、党参 100g、肉苁蓉 70g、熟地黄 120g、续断 80g、杜仲 120g、山药 100g、茯苓 100g、菟丝子 80g、胡芦巴 60g、狗鞭 40g、鹿茸 3.6g。本品为硬胶囊,内容物为浅黄棕色至棕褐色的粉末;味微苦。壮阳益肾,填精补血。用于身体虚弱,真元不足,小便频数。口服。一次 3~4 粒,一日 2~3 次。

25. **强阳保肾丸**　炙淫羊藿 36g、阳起石(煅,酒淬)36g、酒肉苁蓉 36g、盐胡芦巴 48g、盐补骨脂 48g、醋五味子 42g、沙苑子 36g、蛇床子 36g、覆盆子 48g、韭菜子 42g、麸炒芡实 60g、肉桂 24g、盐小茴香 30g、茯苓 36g、制远志 36g。本品为粉红色光亮的包衣水丸,除去包衣后显灰黑色;味微苦。补肾助阳。用于肾阳不足所致的腰酸腿软,精神倦怠,阳痿遗精。口服。

一次 6g，一日 2 次。

**26. 醒脑再造胶囊**　请参照石菖蒲。

**【临床研究】**

**1. 应用研究**

（1）治疗骨质疏松症：单味淫羊藿治疗骨质疏松症效果临床疗效确切，临床 45 例患者服用淫羊藿煎剂 3 个月，可有效提高患者骨密度，缓解腰背疼痛程度[51]。含淫羊藿的复方制剂对原发性骨质疏松症效果显著，例如骨疏康，其主要成分为淫羊藿、熟地黄、丹参、黄芪、骨碎补等，101 例患者服用口服骨疏康，每次 1 袋（12g），一日 3 次，共服用 6 个月，可减缓骨量丢失，增加骨密度，有效地防治骨质疏松症[52]。

（2）治疗乳腺增生：杨俊[53]采用调肝补肾汤（淫羊藿、仙茅、菟丝子、柴胡、瓜蒌、郁金、香附、夏枯草、当归、枸杞子，随证加减）治疗乳腺增生症患者 43 例，治疗后总有效率达 92%。

（3）治疗生殖系统疾病：李金昆等[54]用生精助育汤（人参、黄芪、阿胶、仙茅、淫羊藿等 18 味中药）治疗心理性勃起功能障碍 180 例，总有效率达 82.78%。

李晓曼等[55]用二仙汤（仙茅、淫羊藿、巴戟天、知母、黄柏和当归）治疗围绝经期综合征 70 例，总有效率达到 94.29%。

史云等[56]采用补肾健脾、调肝活血中药汤剂（菟丝子、淫羊藿、党参、枸杞子、女贞子、柴胡、丹参、炙甘草等）加减归肾丸口服治疗卵巢功能早衰 30 例，总有效率达 86.67%。

（4）治疗久咳虚喘：李炼等[57]在临床中以淫羊藿为主（淫羊藿、胡桃肉、法半夏、苦杏仁、陈皮、川贝母、白前、甘草）治疗久咳虚喘 28 例，痊愈 23 例，好转 5 例。

**2. 用法用量**　2020 年版《中国药典》规定淫羊藿用量为 6~10g[14]。

**【中毒表现及救治】**

**1. 中毒表现**　部分患者长期、超剂量服用淫羊藿煎剂或含淫羊藿的中成药可能产生肝损害，主要表现为腹胀、食欲减退、乏力，或伴有皮肤或巩膜黄染、皮肤瘙痒等症状，可见肝脏功能相关的血液学指标谷丙转氨酶（GPT）、谷草转氨酶（GOT）、碱性磷酸酶（ALP）等增高。另外，有些含淫羊藿制剂服用后出现胃肠系统不良反应，包括恶心、呕吐、腹痛、腹泻等。

贺琴等[58]报道，中年男性乙肝病毒（HBV）携带者，出于增强体质目的而服用淫羊藿叶煎剂（每日约 5g 煎服）。服药 3 个月后出现明显的乏力、持续性腹胀、食欲减退、夜间皮肤瘙痒、睡眠差、小便黄等症状；体检发现肝区触叩痛，血液 GPT、GOT、总胆红素、碱性磷酸酶等均增高；诊断为淫羊藿引起的药物性肝脏损害。停用淫羊藿煎剂并加用保肝药物治疗后恢复正常。

2016 年 12 月，国家食品药品监督管理总局发布第 72 期《药品不良反应信息通报》，提示关注仙灵骨葆口服制剂引起的肝损伤不良反应。数据显示，2004 年 1 月 1 日至 2016 年 7 月 21 日，国家药品不良反应监测数据库中共收到仙灵骨葆口服制剂不良反应报告 2 665 例，其中严重报告 81 例，占了 3.1%。仙灵骨葆口服制剂的不良反应主要包括胃肠系统损害（55.6%）、皮肤及其附件损害（23.2%）、中枢及外周神经系统损害（5.5%）等，不良反应表现包括恶心、呕吐、皮疹、瘙痒、腹痛、腹泻、腹胀、心悸、胸闷、肝功能异常、肝细胞损害等。在严重不良反应报告中，肝胆系统损害所占比例明显高于总体报告中的相应比例，不良反应表现包括肝酶水平升高、胆红素水平升高、肝细胞损害等。其中，中老年患者肝胆系统损害最多见，65 岁以上患者占比超一半。

2. **救治**　淫羊藿导致的肝损伤主要与长期用药或超剂量用药有关。因此,避免不良反应的主要措施是严格掌握适应证,避免超剂量和过长时间用药。乙型肝炎(简称乙肝)或乙肝病毒携带者、肝功能不全者应慎用。老年人使用含淫羊藿制剂应注意监测不良反应。在使用淫羊藿或含淫羊藿的中药过程中,如果出现药物性肝损害,应停药。必要时,可根据病情酌情选用保肝药物治疗,如多烯磷脂酰胆碱、还原性谷胱甘肽、复方甘草酸苷等。

(梁爱华　王　巍　杜贵友)

# 73　绵马贯众

【基源】本品为鳞毛蕨科植物粗茎鳞毛蕨 *Dryopteris crassirhizoma* Nakai 的干燥根茎和叶柄残基。

【化学成分】绵马贯众化学成分主要含有间苯三酚类、黄酮类、萜类等成分,现有研究多是针对于间苯三酚类物质展开。

1. **间苯三酚类**　该类成分是绵马贯众的特征性化学成分,也是其抗流感病毒、抗真菌等药理作用的主要活性成分。目前从绵马贯众中分离得到 27 个间苯三酚类化合物,包括 11 个双环型间苯三酚,白绵马素 AA(albaspidin AA)、白绵马素 AP、白绵马素 PP、绵马素 AB(spidin AB)、绵马素 AA、绵马素 AP、黄绵马酸 AB(flavaspidic acid AB)、黄绵马酸 PB、黄绵马酸 AA、异黄绵马酸 AB(nornavaspidic acid AB)、aemulin BB[1-7];6 个三环型间苯三酚,绵马酸 ABA(filixie acid ABA)、绵马酸 BBB、绵马酸 ABB、绵马酸 ABP、绵马酸 PBP、黄绵马酸 ABB(trisnavaspidie acid ABB)[8-10];6 个四环型间苯三酚,绵马贯众素 ABBA(dryocrassin ABBA)、绵马贯众素 ABAA、绵马贯众素 ABBP、绵马贯众素 ABPA、绵马贯众素 ABPP、绵马贯众素 PBBP[1-2,5,11];1 个五环型间苯三酚,penta-albaspidin ABBBA[12];3 个六环型间苯三酚,hexa-flavaspidic acid BBBBBB、hexa-flavaspidic acid ABBBBB、hexa-albaspidin BBBBBB[13](A,acetyl;B,butyryl;P,propionyl)。

2. **黄酮类**　目前从绵马贯众中分离得到 19 个黄酮类化合物,包括:绵马贯众苷 A~C(crassirhizomoside A~C)、藿苷 A[14]、(+)-儿茶素[15]、(–)-儿茶素[16]、大豆素[12]、山奈素-7-O-α-L-鼠李糖苷、山奈素-3-O-α-L-鼠李糖苷、山奈素-3-O-α-L-鼠李糖基-7-O-α-L-鼠李糖苷、去甲氧基荚果蕨素、荚果蕨素、甲氧基荚果蕨素[17]、山奈素-3-O-α-L-(3-O-乙酰基)鼠李糖基-7-O-α-L-鼠李糖苷、荚果苷 A、(–)-catechin-6-C-β-D-glucopyranoside、4β-carboxymethyl-(–)-epicatechin[18]、[2R,3R]-2,3-顺-3,5,7,3′,5′-五羟基黄烷、[2R,3R]-2,3-顺-3,5,7,3′,5′-五羟基黄烷-8-C-α-吡喃葡萄糖苷[2]。

3. **萜类**　目前,已从绵马贯众中分离得到 20 个萜类化合物,主要为单萜以及三萜类化合物,包括:茶烯-b[19]、石竹烯、α-姜黄烯、橙花叔醇、(–)-3,7,7-三甲基-11-亚甲基-螺[5,5]十一-2-烯、[1S-(1α,3Aβ,4α,8Aβ)]-十氢-4,8,8-三甲基-9-亚甲基-1,4-亚甲基奥[2]、22(29)-何帕烯、9(11)-羊齿烯、9(11)-羊齿烯-12-酮、何帕醇、东北贯众醇乙酸酯、东北贯众醇、17α-H-三去甲何帕-21-酮、铁线蕨酮、异铁线蕨酮[20]、里白稀、雁齿烯、里白醇[7]、三去甲何帕[21]、熊果酸[17]。

4. **甾体类**　目前,已从绵马贯众中分离得到 6 个甾体类化合物,包括:牛膝甾酮 A、坡那甾酮 A[16]、dryopteric acid A、dryopteric acid B、$\beta$- 谷固醇、胡萝卜苷[17]。

5. **其他类**　此外,从绵马贯众中还分离出了苯丙素类、糖类、脂肪烃类、芳香烃类、苷类等化合物[22]。

【含量测定】2020 年版《中国药典》中目前尚无绵马贯众化学成分的含量测定方法,但有学者采用以下方法对其化学成分含量进行了测定。

1. **超高效液相色谱法**　刘畅等[23]采用超高效液相色谱(UPLC)法对绵马贯众抗病毒有效部位中绵马酸 ABB、绵马贯众素 ABBA 和绵马贯众素 ABBP 的含量进行了同时测定。方法:采用 Zorbax SB-C$_{18}$ 色谱柱(50mm × 2.1mm,1.8μm),以含 0.1% 甲酸的甲醇(A)-0.1% 甲酸溶液(B)为流动相,梯度洗脱;流速为 0.5ml/min;检测波长为 298nm;柱温为 40℃。

2. **可见分光光度法**　刘计权等[24]采用可见分光光度法测定了绵马贯众不同萃取部位总间苯三酚的含量。方法:以 0.5% 坚牢蓝 BB 盐溶液为显色剂,室温放置 10 分钟显色,在 476nm 波长下测定。

3. **薄层色谱定量法**　高增平等[25]采用薄层色谱定量(TLCS)法对 6 批绵马贯众抗疟有效部位中东北贯众素进行了含量测定。方法:固定相为自制 Merck 硅胶薄层板(10g 硅胶,加磷酸氢二钠 - 枸橼酸 pH=7 的缓冲液 10ml,维生素 C 60mg 及 0.3%CMC-Na 溶液 20ml 调匀铺板);展开剂为正己烷 - 三氯甲烷 - 甲醇(30 : 15 : 1);显色剂为 0.3% 坚牢蓝 B 盐的 50% 乙醇溶液;参比波长为 650nm;测定波长为 475nm;狭缝 1.25mm × 1.25mm;$S_x$=3 ;双波长反射锯齿扫描。

【炮制研究】2020 年版《中国药典》中绵马贯众的炮制方法为:除去杂质,喷淋清水,洗净,润透,切厚片,干燥,筛去灰屑,即得。绵马贯众碳制法:取绵马贯众片,照炒炭法(通则 0213)炒至表面焦黑色,喷淋清水少许,熄灭火星,取出,晾干[26]。

胡昌江等[27]用种不同的方法(横切、纵切、切碎)切制绵马贯众生品和炭品,再对各样品所含成分进行比较,研究结果显示,生品出膏率、炭品水浸出物和醇浸出物的含量均以切碎品最高,表明不同切制方法炮制所得绵马贯众药品的内在质量存在明显的差异,以切碎后的样品质量最高。

黄勤挽等[28]在探讨绵马贯众炒炭的火力和火候过程中,利用红外非接触测温仪对炒炭时的火力进行了量化控制,最终确定了绵马贯众炒炭的最佳工艺。

【药理研究】

1. **抗菌作用**　祁燕等[29]研究发现绵马酸 ABA 对真菌和细菌都有明显的抑菌活性,对金黄色葡萄球菌和表皮葡萄球菌表现出与阳性对照头孢西丁相当的抑制活性,最低抑菌浓度(MIC)均达到 2.5μg/ml。贾小舟等[30]采用 M38-A2 微量稀释法,发现白绵马素 AA、黄绵马酸 ABB、黄绵马酸 AB 对红色毛癣菌的 MIC 分别为 160μg/ml、60μg/ml、70μg/ml,对犬小孢子菌的 MIC 分别为 140μg/ml、90μg/ml、80μg/ml,对须癣毛癣菌的 MIC 均>160μg/ml。刘计权等[31]使用 K-B 纸片扩散法研究了绵马贯众石油醚、三氯甲烷、乙酸乙酯、正丁醇和水 5 个部位萃取物对大肠埃希菌、金黄色葡萄球菌、枯草芽孢杆菌、酵母菌、黄曲霉和黑根霉 6 种供试菌株的抑菌活性,结果显示三氯甲烷萃取部位和乙酸乙酯萃取部位的抑菌活性较大,水萃取部位的抑菌活性最小。

2. **抗病毒作用**　闫艳韬等[32-33]研究发现绵马贯众素 ABBA 具有较好的抗 H$_1$N$_1$ 和

$H_5N_1$ 流感病毒神经氨酸酶的作用,半数抑制浓度($IC_{50}$)分别为($26.73 \pm 0.57$)μmol/L 和($18.59 \pm 4.53$)μmol/L。孙科峰等[34]研究发现绵马贯众水、乙醇两种提取物对流感病毒(FM1 株)、呼吸道合胞病毒(Long)、副流感病毒(Ⅰ型、Ⅲ型)、腺病毒(AD3)均具有一定的抗病毒作用,绵马贯众水提取物对上述病毒的半数最大效应浓度($EC_{50}$)分别为 110.58ng/L、141.72ng/L、126.21ng/L、152.66ng/L、182.55ng/L;治疗指数(TI)分别为 34.94、14.21、30.62、25.31、21.17。绵马贯众乙醇提取物对上述病毒的 $EC_{50}$ 分别为 152.08ng/L、168.27ng/L、132.28ng/L、135.26ng/L、156.38ng/L;TI 分别为 14.24、11.12、16.37、16.01、13.84。

**3. 抗肿瘤作用** 金哲[35]研究发现绵马贯众素 ABBA 对 $HepG_2$ 细胞具有促凋亡作用,其抗肿瘤机制是通过内源性的线粒体途径诱导的。任强[36]发现绵马贯众具有较好的抑制 REH 人急性 B 淋巴细胞白血病 t(12;21)异位细胞株增殖的作用,其间苯三酚类成分均具有一定的 REH 细胞增殖抑制作用,可能为绵马贯众中抗急性淋巴细胞白血病的主要活性成分,其中化合物 3-methyl-butyrylphloroglucinol 活性最强,$IC_{50}$ 为 8.0μg/ml。Pham 等[37]研究发现异黄绵马酸 AB、异黄绵马酸 PB、黄绵马酸 PB 能够抑制 B16F10 鼠黑色素瘤细胞中黑色素的产生,$IC_{50}$ 分别 181.3μmol/L、35.7μmol/L、38.9μmol/L。

**4. 抗炎活性** Yang[38]等研究发现绵马贯众乙醇提取物能够以剂量依赖性方式减少脂多糖(LPS)刺激的 RAW264.7 细胞中一氧化氮(NO)和前列腺素(PG)$E_2$ 的产生,通过抑制激活蛋白(AP-1)和 IRF3 的激活来下调促炎基因[如诱导型 NO 合酶(iNOS),环加氧酶(COX)-2 和 TNF-α]的 mRNA 表达水平,阻断上游激酶 ERK1 和 TBK1 的活性,并强烈改善了小鼠中由 HCl/EtOH 刺激的胃炎症状。说明绵马贯众乙醇提取物是通过抑制 ERK/AP-1 和 TBK1/IRF3 通路显示出强烈的抗炎活性,并根据 HPLC 指纹图谱鉴定出白藜芦醇、槲皮素和山柰酚。

**5. 杀虫驱虫作用** 刘计权[39]研究发现绵马贯众总间苯三酚含量与其杀根结线虫活性存在一定的正相关,绵马贯众处理线虫后破坏了线虫体表的防御结构和体内的超微结构,干扰了线虫体内的新陈代谢,使线虫体内的保护酶系和神经传导酶系活性表达失衡,最终导致线虫死亡。同时,绵马贯众中所含的间苯三酚类化合物具有强力的驱虫作用[40]。绵马贯众能够使绦虫、钩虫麻痹后变硬,从而达到驱除绦虫的作用[41]。绵马贯众的乙醚、乙醇提取液对致倦库蚊幼虫、白纹伊蚊幼虫均有杀伤的作用[42]。

**6. 抗疟作用** 高增平等[43]以 Peters 4 天抑制实验法,对绵马贯众部位Ⅱ进行了抗疟药效实验,测得其对伯氏疟原虫 K173 株的 $ED_{50}$ 为 59.74mg/kg,对伯氏疟原虫抗氯喹株(RC/K173)的 $ED_{50}$ 为 111.22mg/kg,抗性指数为 2.10。

**7. 抗氧化作用** 郭艳等[44]对绵马贯众水、乙醇两种提取物中多酚及黄酮含量进行测定,并考察了其体外抗氧化活性,结果表明绵马贯众水及醇提取物均具有较高的多酚及黄酮含量,并且均表现出明显的抗氧化活性。Lee 等[45]对黄绵马酸 AB 以及黄绵马酸 PB 的体外抗氧化活性进行评估,结果表明两个化合物具有较强的脂质过氧化(LPO)抑制活性。

**8. 雌激素样作用** 田雪松等[46]研究发现绵马贯众水煎剂可明显抑制去卵巢肥胖大鼠的体重增加,降低血清 MDA 水平,降低血清胰岛素水平,升高血清雌激素水平。

**9. 收缩子宫平滑肌作用** 朴梅子等[47]用绵马贯众的提取液(含生药 250g/L)作用于雌性大鼠的离体子宫,观察其子宫平滑肌活动,结果发现用药前后大鼠子宫平滑肌的收缩曲线有明显差异,说明绵马贯众提取液对大鼠的离体子宫平滑肌有明显的收缩作用。

**10. 脂肪酸合酶抑制活性**　脂肪酸合酶(FAS)被认为是治疗癌症和肥胖症的潜在靶部位,Na 等[48]从绵马贯众中分离得到了 10 个酰基间苯三酚类衍生物,通过体外 FAS 抑制实验发现这一系列化合物的 $IC_{50}$ 为 $(23.1 \pm 1.4) \sim (71.7 \pm 3.9)\,\mu mol/L$。

【毒理研究】粗茎鳞毛蕨根茎所含多种间苯三酚衍生物有一定毒性。绵马酸主要作用于消化系统和中枢神经系统,大剂量时可损害视神经,引起失明,大脑白质也可受损。Hwang 等[49]通过急性口服毒性研究证明,对雄性和雌性 SD 大鼠单次灌胃给予绵马贯众水提物后,直至 2 000mg/kg 都是安全的;同时进一步的遗传毒性检测实验表明,绵马贯众水提物无遗传毒性作用。高增平等[43]通过昆明种小鼠急性毒性实验证实绵马贯众部位 II 的毒性很低,治疗指数近 150,安全性好;且根据实验中对动物体重的测量证明,该药对动物体重无影响。Chen 等[50]证明绵马贯众水提取物给小鼠灌胃,其 $LD_{50}$ 为 104.1g/kg,东北贯众素的 $LD_{50}$ 为 640mg/kg。张智等[51]研究结果与其相近,用绵马贯众水煎剂给小鼠灌胃,连续观察 7 天,证明其 $LD_{50}$ 为 170.65g/kg。以上提示绵马贯众的毒性不大。

【配伍研究】

**1. 贯众配远志**　贯众和远志配伍治疗青春期子宫出血有奇效。适用患者多表现为阴道出血色鲜红或紫暗,量较多,伴有口干,易心烦,大便干结或黏滞不爽等症状,舌红,苔薄腻或黄腻,脉弦滑或滑数,中医辨证为湿热瘀滞型和血热妄行型。一般贯众用量在 9~15g,远志在 6~9g[52]。

**2. 其他**　用由贯众、牡丹皮、土茯苓、野菊花制成的复方贯众注射液可降低转氨酶。贯众与阿昔洛韦、白细胞介素、丙种球蛋白、干扰素、利巴韦林、吗啉胍、聚肌胞、免疫核糖核酸等抗病毒西药联用,有协同作用使抗病毒效能增强。贯众与氨基糖苷类、大环内酯类、多黏菌素 B、多黏菌素 E、喹诺酮类、青霉素、头孢菌素类、四环素类、林可霉素、克林霉素、杆菌肽等抗生素及磺胺类药物联用,抗菌作用明显增强。贯众与硫酸亚铁、利血平同服,可形成鞣酸沉淀,妨碍吸收,降低血药浓度,减弱疗效。贯众注射剂与麦角碱联用,可相互替代或交替应用于产后出血。贯众注射液与垂体后叶素合用,可协同发挥止血作用。贯众注射剂与硝酸异山梨酯联用,其收缩周围血管的作用可被拮抗[52]。

【复方及制剂】

**1. 复方青黛丸**　青黛 40g、蒲公英 53.3g、白芷 66.7g、白鲜皮 66.7g、绵马贯众 40g、马齿苋 133.3g、焦山楂 40g、乌梅 133.3g、紫草 53.3g、丹参 66.7g、建曲 40g、土茯苓 133.3g、绵萆薢 66.7g、南五味子(酒蒸)66.7g。本品为深蓝色的包衣水丸,除去包衣后显灰褐色;气微,味微苦、酸。清热凉血,解毒消斑。用于血热所致的白疕、血风疮,症见皮疹色鲜红,筛状出血明显,鳞屑多,瘙痒明显,或皮疹为圆形、椭圆形红斑,上附糠粃状鳞屑,有母斑;银屑病进行期、玫瑰糠疹见上述证候者。口服。一次 6g,一日 3 次[26]。

**2. 连花清瘟片**　连翘 255g、金银花 255g、炙麻黄 85g、炒苦杏仁 85g、石膏 255g、板蓝根 255g、绵马贯众 255g、鱼腥草 255g、广藿香 85g、大黄 51g、红景天 85g、薄荷脑 765g、甘草 85g。本品为薄膜衣片,除去薄膜衣后显黄棕色至棕褐色;气微香,味微苦。清瘟解毒,宣肺泄热。用于治疗流行性感冒属热毒袭肺证,症见发热,恶寒,肌肉酸痛,鼻塞流涕,咳嗽,头痛,咽干咽痛,舌偏红,苔黄或黄腻。口服。一次 4 片,一日 3 次[26]。

**3. 抗感口服液**　金银花 262.5g、赤芍 262.5g、绵马贯众 87.5g。本品为红棕色的液体;味甜、微苦。清热解毒。用于外感风热引起的感冒,症见发热,头痛,鼻塞,喷嚏,咽痛,全身乏力、酸痛。口服。一次 10ml，一日 3 次，小儿酌减或遵医嘱，用时摇匀[26]。

**【临床研究】**

**1. 应用研究**

（1）治疗各种出血症：绵马贯众主入肝经，有凉血止血作用，可单味药研末调服，其炒炭后止血效果增强。临床应用粗茎鳞毛蕨注射液（500mg/ml）肌内注射或子宫局部注射治疗产后出血、人工流产、剖产葡萄胎术后出血 48 例，均获良好效果[53]。

（2）治疗虫疾：绵马贯众可用于治疗绦虫、钩虫、蛲虫、蛔虫等多种肠道寄生虫病，可与驱虫药配伍应用[13]。

（3）其他：绵马贯众在临床上还可用于预防流行性脑脊髓膜炎、气管炎等。绵马酚另外还有降低血压作用，因此可作为抗高血压药[13]。

**2. 用法用量**　绵马贯众为小毒中药品种，2020 年版《中国药典》规定用量为 4.5~9g[26]。

**【中毒表现及救治】**

**1. 中毒表现**　绵马贯众轻度中毒症状包括头痛、头晕、恶心、呕吐、腹泻，严重的情况下，由于超剂量可能会导致永久性的肝肾损伤、昏迷，甚至因为呼吸和心脏衰竭而死亡。本品中毒原因主要是用量过大，其次是临床用药前未经品种鉴定，误用毒性大的贯众，或没有掌握应用宜忌等。

**2. 救治**　本品中毒救治的主要方法是对症治疗。如服用盐类泻药，以促进肠道内的毒物排出，但禁用油类泻剂如蓖麻油等；发生惊厥时，可静脉注射巴比妥盐类；出现呼吸困难时，可给氧，用呼吸兴奋剂，或采用人工呼吸；输液以补偿因呕吐或腹泻而丢失的体液和电解质；服通用解毒剂也有一定效果。预防中毒应注意剂量，尤其小儿用于驱虫时，应按公斤体重计算；孕妇、体质虚弱、肝肾功能不全、消化性溃疡者禁用；因其品种复杂，毒性不一，故应进行品种鉴定以防中毒。脂肪能促进有毒成分（东北贯众素、绵马精）的吸收，因此，服药期间禁食富含脂肪的食物[54]。

（王钧篪　斯建勇　杜贵友）

# 74　紫萁贯众

**【基源】**本品为紫萁科植物紫萁 *Osmunda japonica* Thunb. 的干燥根茎和叶柄残基。

**【化学成分】**紫萁贯众主要含有甾体类、苷类、黄酮、酯类、鞣质等化学成分。

**1. 甾体类**　早年日本学者 Takemoto 等从紫萁和分株紫萁中分离出坡那甾酮 A、蜕皮激素、蜕皮甾酮[1]，此后又有中国学者报道从紫萁贯众中分离出 $\beta$- 谷固醇、$\beta$- 胡萝卜苷[2]。

**2. 苷类**　国外学者于 1990 年从紫萁中分离出了 4 种苷类化合物，分别是紫萁苷、花秋酸苷、麦芽醇吡喃葡萄糖苷[3]及紫云英苷[4]。

**3. 酯类、酮类、醛类及酸类**　目前，国内外学者从紫萁中共分离出棕榈酸甲酯、棕榈酸乙酯[4]、二氢异紫萁内酯、紫萁内酯、5- 羟基 -2- 己烯酸 -4- 内酯、3- 羟基己酸 -5- 内酯、parasorboside、5- 羟基己酸 -4- 内酯、二氢异葡萄糖基紫萁内酯、2- 去氧 -2- 吡喃核糖内酯[3,5]等酯类化合物；1,7,9,11- 四羟基 -3- 甲基 -5,6- 二氢 - 萘骈蒽醌、(*E*)-3,4- 二羟基苯亚甲基丙酮[2]、紫萁酮[6]、去氢催吐萝芙木醇、15- 二十九酮[7]、对羟基苄叉丙酮、3′,4′- 二羟基苄叉丙酮[8]等酮类化合物；原儿茶醛、对羟基苯甲醛等醛类化合物[7]以及原儿茶酸、二十六烷酸等酸类化合物[2]。

**4. 双黄酮类** 国外学者于紫萁孢子叶中发现了与其他蕨类植物中次生代谢产物有显著差异的双黄酮类化合物，如 3-*O*- 甲基穗花双黄酮、4′,4″,7′,7″- 四甲基穗花双黄酮、金松双黄酮、异银杏素[9]等。

**5. 鞣质** 有文献报道，紫萁的根状茎中含有的鞣质类成分[10]。

**6. 多糖** 紫萁中的粗多糖为水溶性和碱溶性[11]。根茎中提取的粗多糖经分离纯化得多糖 POJI，其红外光谱显示其呋喃糖苷的特征[12]。经酸水解、糖腈乙酸酯衍生化和气相色谱（GC）分析法证明其单糖组成为：葡萄糖（Glu）、甘露糖（Man）、木糖（Xyl）和半乳糖（Gal），摩尔比为 0.17∶0.33∶0.4∶1[13]。多糖的含量因产地和采收期的变化而不同，不同产地的紫萁贯众中多糖含量为 1.22%~1.85%，同产地不同采收期紫萁贯众中多糖含量为0.91%~1.37%[14]。

**【含量测定】**2020 年版《中国药典》中目前尚无紫萁贯众化学成分的含量测定方法，但有学者采用以下方法对其化学成分含量进行了测定。

**1. 高效液相色谱法** 张东等[6]采用高效液相色谱法对紫萁贯众中紫萁酮的含量进行了测定。色谱条件：色谱柱为以十八烷基硅烷键合硅胶为填充剂（Kromasil $C_{18}$，4.6mm×250mm，5μm）；流动相为乙腈 -0.1% 磷酸（17∶83）；检测波长为 332nm；流速为1.0ml/min；柱温为 35℃；进样量为 10μl。

**2. 分光光度法** 厉博文等[14-15]采用磷钼钨酸 - 干酪素法显色，使用分光光度法在760nm 处测定了紫萁贯众中鞣质的含量；同时采用硫酸 - 苯酚法显色，在 490nm 处测定了紫萁贯众中多糖的含量。

**3. 比色法** 檀星[16]采用芦丁 - 乙醇法，测定了紫萁中总黄酮的含量；同时采用蒽酮 -糖胲比色法，测定了紫萁中总苷类的含量。

**【炮制研究】**2020 年版《中国药典》中紫萁贯众的炮制方法为：除去杂质，略泡，洗净，润透，切片，干燥[17]。

**【药理研究】**

**1. 抗菌作用** 陶海南等[11]发现紫萁根状茎中的多糖成分具有一定的抑菌作用，且其作用是广谱的，不仅能抑制革兰氏阳性菌的金黄色葡萄球菌，而且对革兰氏阴性菌的藤黄八叠球菌也有抑制作用。张泽宏等[18]研究发现紫萁全株都有不同程度的抑菌效果，地下部位比地上部位的抑菌效果好，其水提液和醇提液不但对细菌有抑制作用，对属于真菌类的酵母菌也一定的抑制作用。胡昌江等[19]发现与绵马贯众和单芽狗脊贯众的抗菌活性进行对比，紫萁贯众炭品对金黄色葡萄球菌和表皮葡萄球菌的抑制活性较强，生品对福氏志贺菌、肺炎克雷伯菌的抑制活性较强，其生品和炭品对大肠埃希菌的抑制活性均较强。夏艳[20]通过牛津杯抑菌实验发现紫萁黄酮醇提物对枯草芽孢杆菌、金黄色葡萄球菌、黄曲霉和青霉这四种菌均有抑菌活性。

**2. 抗病毒作用** Woo 等[21]发现紫萁的地上部分和地下部分的甲醇提取液可抑制病毒诱发型的细胞病变效应（CPF），对疱疹病毒均有较强的抑制作用，可抗单纯疱疹病毒。马书太等[22]应用体外细胞培养及抗病毒实验发现，紫萁贯众水提物具有显著的抗肠道病毒 71

型效果,丙酮提取物具有良好的抗乙型肝炎病毒的作用。肖培根等[23]发现紫萁贯众中含有的甾体类化合物有明显的抗病毒活性,在 SARS 治疗早期可发挥一定的疗效,是十分有效的抗病毒中药。

3. **抗肿瘤作用**　Nakajima 等[24]发现紫萁中的成分紫萁酮有杀伤癌细胞的作用。林薇等[25]研究紫萁多糖对 HepG₂ 癌细胞的抑制作用,发现当紫萁多糖浓度为 0.001mg/ml 时,对 HepG₂ 癌细胞的抑制率为 18.13%,在 10mg/ml 时抑制率为 72.65%,$IC_{50}$ 为 0.474mg/ml。

4. **凝血作用**　陶文琴等[26]发现紫萁贯众的生品和炭品有一定的凝血作用,但其缩短凝血时间的作用与单芽狗脊贯众和绵马贯众相比较弱。Akiyama 等[27]发现紫萁幼株中的含有 3-O-甲基鼠李糖的蛋白多糖对血液凝聚素有一定的抑制作用,有血液凝聚活性。

5. **杀虫驱虫作用**　Shimizu 等[28]发现紫萁中分离的多糖成分对家蚕幼体有抑制作用,可预防家蚕等单食性昆虫。Huang 等[29]发现紫萁及华南紫萁的甲醇提取物对成年家蝇和蚊子有一定的杀虫活性,对研究植物学杀虫剂有一定的研究意义。

6. **改善记忆作用**　杨素芬等[30]发现紫萁贯众中的蜕皮甾酮可增加大鼠海马内的 c-fos 蛋白表达,改善大鼠海马内微注射 $\beta$-AP$_{25-35}$ 引起的学习记忆障碍,从而对空间辨别学习记忆功能障碍起到改善作用,对帕金森病的研究有一定的价值。

7. **抗氧化作用**　夏艳[20]发现紫萁黄酮类化合物具有较强的清除自由基的能力,能显著阻断亚油酸和猪油的自氧化作用,表现出较强的抗氧化性。同时有研究表明,紫萁中含有的蜕皮甾酮有抗氧化活性,可对 $H_2O_2$ 所致 PC12 细胞株毒性产生保护作用,抑制脂质过氧化水平升高,从而起到抗衰老作用[31];并可干预自由基对脂质过氧化损伤,发挥对心肌的保护作用[32-33]。Nakajima 等[34]则发现紫萁中的专有成分紫萁酮也具有抗氧化作用。

8. **提高机体免疫力作用**　王谋强等[35]发现紫萁及分株紫萁的地上部分薇菜富含蛋白质、人体必需氨基酸、纤维素、碳水化合物以及多种矿物质,具有强身健体、提高机体免疫力的作用。

9. **抗炎作用**　穆丽莎等[36]通过二甲苯致小鼠耳郭肿胀实验研究紫萁贯众各极性部位的抗炎活性,发现紫萁贯众各极性部位对二甲苯致小鼠耳肿胀均具抑制作用,乙酸乙酯低剂量及正丁醇高剂量与地塞米松的抗炎效果相近,具有极明显的抗炎作用。

10. **急性肺损伤保护作用**　张天柱等[37]发现紫萁水提物组(4g/kg、8g/kg)可有效减轻 LPS 所致肺组织病理学变化,能降低肺泡灌洗液中炎症细胞的数量,MDA、NO、IL-6、TNF-$\alpha$、PGE₂ 的含量,增加肺泡灌洗液中 SOD 的活性;显著降低肺湿/干重比重,减低 COX-2 与 NF-$\kappa$B P65 蛋白水平,说明紫萁水提物可减轻 LPS 所致急性肺组织损伤,对 LPS 诱导的急性肺损伤有保护作用。

【**毒理研究**】关于紫萁贯众的毒性报道很少。孙晓彤[38]采用霍恩(Horn)法急性毒性实验对富硒发酵薇菜(紫萁贯众)的毒性进行了研究。研究结果发现富硒发酵薇菜灌胃对雌、雄小鼠的半数致死剂量($LD_{50}$)>10.0g/kg。按急性毒性分级,富硒发酵薇菜属实际无毒物质。

【**配伍研究**】尚无相关报道。

【**复方及制剂**】尚无相关报道。

【**临床研究**】

1. **应用研究**

(1)治疗肠蠕虫病:赵勋皋等[39]使用紫萁治疗肠蠕虫病疗效显著,其中钩虫治愈率

71.43%,虫卵减少率 93.95%;蛔虫治愈率 44.9%;鞭虫治愈率 75%。

(2)治劳伤血滞:紫萁贯众 15g,泡酒 200ml,每次服 25~50ml[40]。

(3)治狂犬咬伤:紫萁贯众 30g,化橘红 15g,煎水服[40]。

(4)预防流行性感冒:紫萁贯众每天 9g,水煎,分 2 次服[40]。

(5)预防麻疹:紫萁贯众 15g,金银花 15g,鬼灯笼 9g,水煎服,连服 5 剂[40]。

(6)治疗刀伤出血:紫萁贯众叶适量,捣烂外敷[40]。

2. 用法用量　紫萁贯众为小毒中药品种,2020 年版《中国药典》规定用量为 5~9g。

【中毒表现及救治】尚无相关报道。

（王钧篪　斯建勇　张春颖）

# 75　蓖　麻　子

【基源】本品为大戟科植物蓖麻 Ricinus communis L. 的干燥成熟种子。

【化学成分】现代研究表明蓖麻子主要活性成分包括蓖麻毒蛋白、蓖麻油和蓖麻碱等[1]。种子含蛋白质 18%~26%,脂肪油 64%~71%,碳水化合物 2%,酚性物质 2.50%,蓖麻毒蛋白（ricin）及蓖麻碱（ricinine）0.087%~0.15%。脂肪油的组成绝大部分为甘油三酯（triglyceride）及甘油酯（glycerol ester），还有少量的固醇（sterol）、磷脂（phospholipid）、游离脂肪酸（free fattyacid）、碳氢化合物（hydrocarbon）及蜡（wax）。甘油酯的脂肪酸中蓖麻油酸（ricinoleic acid）占 84%~91%,油酸（oleic acid）占 3.1%~5.9%,亚油酸（linoleic acid）占 2.9%~6.5%,硬脂酸（stearic acid）占 1.4%~2.1%,棕榈酸（palmitic acid）占 0.9%~1.5%。磷脂含量 0~0.12%,其中磷脂酰乙醇胺（phosphatidyl ethanolamine）及其降解产物占 83%,磷脂酰胆碱（phosphatidyl choline）占 13%,其他磷脂占 4%;磷脂的脂肪酸组成为棕榈酸（27.7%）、硬脂酸（12.9%）、油酸（18.5%）、亚油酸（33.2%）,而不含蓖麻油酸。游离脂肪酸含量 0.3%,其中蓖麻油酸占 78.5%,十八碳二烯酸（octadecadienoic acid）占 8.4%,十八碳烯酸（octadecenoic acid）占 5.2%。蓖麻毒蛋白是糖蛋白异二聚体,是由全毒素、毒类素、凝集素三种物质组成的蛋白质,有蓖麻毒蛋白 D、酸性蓖麻毒蛋白（acidic ricin）、碱性蓖麻毒蛋白（basic ricin）、蓖麻毒蛋白 E 及蓖麻毒蛋白 T 等型。种子还含凝集素（agglutinin）和脂肪酶（lipase）。种皮含 30- 去甲羽扇豆 -3β- 醇 -20- 酮（30-norlupan-3β-ol-20-one）。

【含量测定】蓖麻碱 2020 年版《中国药典》照高效液相色谱法（通则 0512）测定[2]。

色谱条件与系统适用性试验:以十八烷基硅烷键合硅胶为填充剂;以乙腈 - 水 - 二乙胺（11∶89∶0.03）为流动相;检测波长为 307nm。理论板数按蓖麻碱峰计算应不低于 3 000。

对照品溶液的制备:取蓖麻碱对照品适量,精密称定,加甲醇制成每 1ml 含 0.125mg 的溶液,即得。

供试品溶液的制备:取本品粉末（过二号筛）约 2.5g,精密称定,置索氏提取器中,加石油醚（60~90℃）适量,加热回流提取 4 小时,弃去石油醚液,药渣挥去溶剂,转移至具塞锥形瓶中,精密加入 50% 甲醇 50ml,称定重量,加热回流 2 小时,放冷,再称定重量,用 50% 甲醇补足减失的重量,摇匀,滤过,取续滤液,即得。

测定法：分别精密吸取对照品溶液与供试品溶液各 10μl，注入液相色谱仪，测定，即得。本品按干燥品计算，含蓖麻碱（$C_8H_8N_2O_2$）不得过 0.32%。

**【炮制研究】** 2020 年版《中国药典》中蓖麻子的制法为：用时去壳，捣碎。

**【药理研究】**

1. **抗肿瘤作用** 蓖麻中的蓖麻毒素（ricin toxin，RT）具有广谱抗癌活性，但 RT 在杀伤肿瘤细胞的同时，对正常细胞也有破坏作用。陈百先等[3]考察了炮制前后蓖麻子的 $LD_{50}$ 和对人肺癌裸鼠移植瘤模型的抑瘤效果，证实炮制后蓖麻子毒性减低，保留抗癌作用，为临床口服蓖麻子抗癌治疗提供了实验依据。王才力等[4]以野生蓖麻子中提取的两种植物毒蛋白的 A 肽链与作为导向载体的抗大肠癌单克隆抗体 Hh3 交联，制备杂交分子 Hb3-RTA，进行细胞毒实验显示，交联物 Hb3-RTA 对大肠癌细胞 HRT-18 具有较强杀伤作用，而对正常人淋巴细胞杀伤作用较小。鲁小青等[5]研究显示，蓖麻毒蛋白对肝癌的治疗作用明显。董巨莹等[6]用异型双功能剂 SPDP（2- 吡啶 - 二硫基丙酸琥珀酰亚胺酯）对蓖麻毒素 B 链上半乳糖结合位点（GBS）进行封闭，修饰后的蓖麻毒素作用于肝癌细胞，结果肝癌细胞大量溶解、坏死，说明修饰后的蓖麻毒素毒性减小且对癌组织有一定的亲和作用。以免疫细胞组织化学方法，考察小鼠蓖麻毒素中毒后体内的肝、肾、心、肺等组织出现广泛性的细胞变性、细胞坏死、血管破裂和组织出血等病理现象，结果说明 RT 中毒引起的病理损伤与 RT 诱导肿瘤坏死因子（TNF）有关，但两者之间的作用机制还有待深入探讨[7]。邹立波等[8]引采用细胞培养，以 MTT 法分析不同浓度蓖麻毒蛋白对肿瘤细胞的杀伤作用。结果蓖麻毒蛋白在低浓度下对肿瘤细胞的杀伤有选择性，对白血病细胞 K562 和大肠癌细胞 SW480 的杀伤作用在各种浓度下无选择性。说明蓖麻毒蛋白不同浓度下作用效果和不良反应均有明显差异。

蓖麻子的抗癌活性是因为蓖麻毒蛋白有 N- 糖苷酶活性，干扰了核糖体、EF-2、GTP 复合体的形成，抑制了蛋白质的合成，最终导致细胞死亡。此外蓖麻毒蛋白还可以诱导产生细胞因子和脂质体过氧化作用[9]。另一方面，蓖麻毒蛋白有很强的抗原性，可与 IgG 发生沉淀反应，同时也抑制巨噬细胞参与免疫作用[10]。

虽然蓖麻毒蛋白具有特异性的抗肿瘤细胞能力，但蓖麻毒蛋白对正常细胞的杀伤力是非特异性的，因此，在杀伤肿瘤细胞的同时常伴随有体重增加、水肿、血中蛋白质减少等毛细血管渗漏综合征及神经毒性反应[11]，而且蓖麻毒蛋白对免疫功能有强抑制性，因而限制了它在肿瘤治疗中的应用。如何能够在保持蓖麻毒蛋白的抗肿瘤活性的同时减少甚至避免对正常细胞的杀伤作用，科研工作者采用物理、化学、基因工程等手段对蓖麻毒蛋白进行了改性研究，以求提高其抗癌活性及靶向性并将其毒副作用降至最低。

2. **引产作用** 蓖麻油中含有丰富的不饱和脂肪酸——蓖麻油酸，在高温下蓖麻油酸与蛋黄卵磷脂形成花生四烯酸，在体内转化成为前列腺素（PG），PG 使子宫平滑肌收缩和宫颈扩张，同时通过交感 - 脊髓 - 中枢神经 - 下丘脑使脑垂体释放催产素进而又加强子宫收缩，发挥诱导和促进宫缩的作用而达到引产目的[12]。刘丽芬等[13]研究了引产餐（蓖麻油炒鸡蛋）醇提取物对离体大鼠子宫收缩和羊膜组织 $PCE_2$ 含量的影响，结果引产餐醇提物可明显增强离体子宫收缩，并能够显著提高晚期妊娠大鼠羊膜组织 $PCE_2$ 含量，说明蓖麻油能促进子宫收缩，其物质基础为蓖麻油中所含脂肪酸成分。陈玉杰[14]观察了使用蓖麻油餐对 300 例晚期妊娠催产引产的作用效果，证明蓖麻油餐能促进宫颈成熟，发动并加强宫缩，催产、引产成功率高，缩短第一、二产程。丁月红[15]对蓖麻油煎鸡蛋、米索前列醇与低浓度缩宫素 3

种引产方法的效果进行了比较。结果蓖麻油煎鸡蛋组引产有效率与米索前列醇组相近,剖宫产率、用药至临产时间、产后出血量均低于低浓度缩宫素,说明蓖麻油引产效果较好,而且用药安全方便,有临床推广价值。但有文献报道蓖麻油餐服用后消化道症状较明显,有部分孕妇因此而拒绝接受第 2 次服药[12]。

3. **抗生育作用** 蓖麻子提取物具有明显的抗生育作用,许多国家如印度、韩国等使用蓖麻子进行避孕。秦晓娜等[16]研究了蓖麻提取物小鼠的短期与长期抗生育实验,发现蓖麻蛋白及其蓖麻油的混合物在抗早孕方面的效果均可达到100%,蓖麻油的抗着床效果也可达到100%,并能显著增强小鼠子宫内部收缩有效减少着床概率。张小雪[17]研究了蓖麻油灌胃后小鼠动情周期、雌二醇(E)、孕酮(P)等性激素水平以及蓖麻油引起的未怀孕体质健壮小鼠的卵巢、输卵管和子宫结构的变化情况,结果表明蓖麻油能引起小鼠性激素水平和子宫结构的改变。表明蓖麻油的抗生育作用是通过多个作用靶点进行,而且作用效果有一定的量效关系,认为蓖麻子是一种很有开发前景的避孕药。

4. **泻下通滞作用** 蓖麻油口服后在小肠脂肪酶的作用下分解为蓖麻油酸和甘油,蓖麻油酸皂化为蓖麻油酸钠能刺激肠道,引起肠蠕动增加[13]。同时蓖麻油还能润滑肠道,起到泻下通滞作用。黄月爱等[18]比较蓖麻油与清洁灌肠在结肠检查中的肠道清洁效果,结果提示口服蓖麻油简单方便,安全有效,不良反应小,操作耗时较短,并能减轻患者的痛苦及经济负担和护士工作量。

5. **抗病毒作用** 美国德克萨斯大学西南医学中心的实验研究显示,单克隆抗体(McAb)结合蓖麻毒蛋白亚单位能杀死 99% 以上潜伏人类免疫缺陷病毒(HIV)的细胞[19]。基因技术公司的科学家们与德克萨斯大学人员合作发现重组的 CD4(HIV 病毒受体蛋白)与蓖麻毒蛋白 A 链(ricin A)偶联可杀伤由人 HIV 病毒感染的人细胞[20]。

6. **中枢神经兴奋作用** 蓖麻子中的蓖麻碱具有中枢神经兴奋作用,低剂量具有一定的改善记忆效果,较大剂量时致惊厥。可用作制备动物癫痫模型工具药,也有可能成为改善记忆的药物[21]。

7. **抗炎镇痛作用** 胡延等[22]研究表明蓖麻子炮制品能减少醋酸致小鼠扭体次数,延长小鼠舔足时间,减轻二甲苯致小鼠耳廓肿胀程度,减小蛋清致足跖肿胀程度,给药组与正常对照组比较,有显著性差异。说明蓖麻子对急性炎症、免疫性炎症均有显著的抗炎作用和一定的镇痛作用,其抗炎作用强度弱于氢化可的松,镇痛作用强度低于氢化可的松。

8. **其他作用** 蓖麻子单方或其复方在疮疡外科中有许多独特的功效,尤其是对一些久攻不下的炎性肿块及疑难顽症有独到的疗效[23],临床上常用于提脓去腐、赤硬肿痛、慢性溃疡、痈疽发背、水火烫伤、年久顽癣、瘰疬以及面神经麻痹、乳腺炎初期、多发性毛囊炎、淋巴结核等病症。

【**毒理研究**】蓖麻毒蛋白是蓖麻毒素中毒性最强的一种,人吞下蓖麻种子后产生的毒性主要是由其引起。人通过消化、呼吸或注射等方式接触蓖麻毒素导致中毒,临床中毒的主要表现为普遍性细胞中毒性器官损伤,使之发生水肿、出血和坏死等,可引起中毒性肝病、肾病及出血性胃肠炎,严重者可因呼吸和血管运动中枢麻痹而死亡[24],蓖麻毒素至今没有有效的解毒剂。

【**配伍研究**】尚无相关报道。

【**复方及制剂**】尚无相关报道。

**【临床研究】**

**1. 应用研究**

(1) 用其配银朱、东丹、轻粉、松香、茶油制为千捶膏外贴,能消肿止痛,提脓去腐,治各种疡证,如疽、疖等,贴患处。

(2) 配血竭、儿茶、乳香、没药、京丹、银朱、松香制成千捶紫金膏,主要用于痈疽初起与丹毒等阳证疮疡。因本品具走散之性,常配于消散方中,亦用于治疗瘰疬、乳房结核等慢性肿疡之红肿而未成脓者。例如乳腺炎、乳癌、乳房结核、淋巴结核、石疽等病的初期,外贴患处,具良好的消肿止痛作用[23]。

(3) 蓖麻子肉与生山药各等分捣烂外敷,治瘰疬赤硬肿痛。

(4) 蓖麻子仁、巴豆仁各 60g,炒存性,捣如泥,加黄丹 12g,研匀敷患处,治疗慢性溃疡、瘘管等,有提取腐骨作用。

(5) 用蓖麻子仁 100g,陈醋约 200ml,食盐 5g,置锅中煮搅成膏,在用猪蹄汤清洗溃疡面之后,涂用本膏(名三神膏),治痈疽发背已溃烂者,其肉芽自生。

(6) 蓖麻子仁、蛤粉各等分,共研为膏,烫伤以油调,烧伤用水,涂于患处,治水火烫伤。

(7) 蓖麻子仁 10g,木鳖子仁 10g,大风子仁 10g,轻粉 3g,斑蝥 0.5g,共研为细末,名为透骨丹,用姜汁米醋调搽患处,治鹅掌风及年久顽癣。

(8) 蓖麻子仁、密陀僧、硫黄各等分为末,用羊髓和匀每晚敷患处,治疗面部雀斑。

(9) 蓖麻子仁捣烂如泥膏敷百会穴,治疗子宫脱垂、脱肛,敷足心(涌泉穴)治难产、胎衣不下,敷对侧面部,治疗面神经麻痹。

(10) 蓖麻子仁 1 500g,松香 3 500g,共制成蓖麻消肿膏 1 000 张。制法:将松香粉碎,过100 目筛,蓖麻仁去皮捣碎成细泥状,再少量多次加入松香粉,捣匀,加沸水 15 000ml,充分搅匀,煮沸 3~5 分钟,让自然澄清,除去澄清液,搅匀至膏状,然后加入冷水(使膏与水分离以便分装),将膏摊涂于牛皮纸或塑料薄膜上,每张 5g,能软坚散结消肿,用于乳腺炎初期、疖疮及多发性毛囊炎,加热后贴患处,每 3 日换药 1 次。

(11) 蓖倍膏:蓖麻子仁 980g,五倍子 20g。先将五倍子研末过筛。再与蓖麻仁混合均匀打成烂糊,然后分别制成每颗约 10g、直径 1.5cm 的药饼,剃去百会穴头发后贴药饼固定,每5 日换药 1 次,治胃下垂。

(12) 蓖麻子配巴豆、乳香、没药、木鳖子共制为咬头膏,外贴患处。治疗疮疡已化脓而未破溃者,它能腐蚀皮肤促使破溃排脓。

(13) 治狗咬伤:取蓖麻子仁 50 粒,以水研膏,先用盐水洗净被咬处,再涂此膏。

(14) 治疗四肢关节新旧扭伤:蓖麻子仁、木鳖子仁、生栀子各 24 个,共研细。用 1 个鸡蛋的蛋清,加白面粉 30g,与前三药细泥共调糊状敷患处,24 小时后除去,见皮肤呈青蓝色,能消肿止痛去瘀,如未愈可再敷。

(15) 用蓖麻子仁 49 粒,苦杏仁(去皮)30 粒,松香 30g(研细),先将前二药捣烂如泥,再下松香捣千次,水浴加热搅匀,摊贴患处。用于淋巴结核,已溃未溃并治。

**2. 用法用量**　2020 年版《中国药典》规定 2~5g。外用适量。

**【中毒表现及救治】**[24]

**1. 中毒表现**　蓖麻子中含蓖麻毒蛋白及蓖麻碱,特别是前者,可引起中毒。4~7 岁小儿服蓖麻子 2~7 粒可引起中毒、致死。成人 20 粒可致死。非洲产蓖麻子 2 粒可使成人致死,小儿仅需 1 粒,但也有报告服 24 粒后仍能恢复者。蓖麻毒蛋白可能是一种蛋白分解酶,7mg 即可使成人死亡。头痛、胃肠炎、体温上升、白细胞增多、无尿、黄疸、冷汗、须发痉挛、心血管虚脱;中毒症状的发生常有一较长的潜伏期。湖州农村将蓖麻子炒熟吃未见中毒,可能由于加热使蓖麻毒蛋白破坏。

2. **救治**　目前国内外还没有适用于人的解毒药和特异抗毒素等专用特效药。临床上主要根据不同中毒途径引起的主要中毒症状进行对症治疗。如对吸入型的中毒患者,针对其肺水肿症状进行治疗,并维持呼吸通畅,而食入型中毒的患者,表现出胃肠道症状,则可使用药用炭吸附毒素和枸橼酸镁盐等泻药排毒,同时大量补液以维持体液平衡。由于还没有适于人用的蓖麻毒素疫苗,现阶段对于蓖麻毒素气溶胶最有效的防护手段是配戴防护面具或防疫口罩。如果公共场所、周围环境以及物体表面或皮肤遭受了蓖麻毒素的污染,可用 0.1% 的次氯酸盐或 1∶10 的漂白粉溶液进行喷洒或洗涤处理。

总之,蓖麻毒素无特效解毒剂,临床上主要采用对症支持治疗。通常采用的措施为:①尽早洗胃、催吐、导泻及进行高位结肠灌洗,减少毒物继续吸收;②口服蛋清或冷牛奶、冷米汤,必要时口服胃黏膜保护剂,以保护胃黏膜;③应用对症及支持治疗,如维持水电酸碱平衡,应用保肝药物,积极抢救休克,必要时给予强心剂、镇静剂、氧气吸入等;④暂时禁食脂肪及油类食物;⑤对于体内残留蓖麻毒素浓度高且病情危重的患者,应及时予以血浆置换。

(王景尚　阴赪宏　王　巍)

# 76　蒺　藜

【基源】又名白蒺藜,为蒺藜科植物蒺藜 *Tribulus terrestris* L. 的干燥成熟果实。

【化学成分】果实含山奈酚、山奈酚 -3- 葡萄糖苷(kaempferol-3-glucoside)、山奈酚 -3- 芸香糖苷(kaempferol-3-rutinoside)、刺蒺藜苷(tribuloside)、过氧化物酶。干果含脂肪油 3.5%、皂苷 1.47% 及少量挥发油、鞣质、树脂、固醇、钾盐、微量生物碱等。蒺藜的化学成分主要包括皂苷类、黄酮类、生物碱类等,其中皂苷类为主要活性成分。甾体皂苷是蒺藜的主要有效成分,其皂苷元为薯蓣皂苷元(miosgenin)、鲁斯可皂苷元(ruscogenin)、吉托皂苷元(gitogenin)、25D- 螺甾烷 -3,5- 二烯(25D-spirosta-3,5-miene)、绿皂苷元(chlorogenin)、海柯皂苷元(hecogenin)、新提果皂苷元(neotigogenin)、新吉托、提果、新海可皂苷元。20 世纪 80 年代从蒺藜中分离出 12 种甾体皂苷元组成的皂苷,可分成呋固醇(furostanol)和螺固醇(spirstanol)两类皂苷。螺固醇在蒺藜中相对含量较低,但其组成复杂,已发现的有提果、新提果、吉托、新吉托、海柯、新海柯、绿莲、鲁斯考、薯茅及 3- 去氧薯茅等螺甾皂苷元及其皂苷[1-2]。

王文姣[3]报道从蒺藜的水提物中分离到 21 个单体化合物(JL-1~JL-21),3 种首次从蒺藜中分得的新化合物分别为 26-*O*-*β*-D- 吡喃葡萄糖基 -(25*R*)-5*α*- 呋甾 -2*α*,3*β*,22*α*,26- 四醇 -3-*O*-*β*-D- 吡喃葡萄糖 -(1 → 4)-*β*-D- 吡喃半乳糖苷(JL-18)、26-*O*-*β*-D- 吡喃葡萄糖基 -(25*S*)-5*α*- 呋甾 -2*α*,3*β*,22*α*,26- 四醇 -3-*O*-*β*-D- 吡喃葡萄糖基 -(1 → 4)-*β*-D- 吡喃半乳糖苷(JL-19)、26-*O*-*β*-D 吡喃葡萄糖基 -(25*S*)-5*α*- 呋甾 -2*α*,3*β*,22*α*,26- 四醇 -3-*O*-*α*-L- 吡喃鼠李

糖基 -(1 → 2)- [β-D- 吡喃葡萄糖基 -(1 → 4)]-β-D- 吡喃半乳糖苷(JL-21)。

**【含量测定】**蒺藜苷元 2020 年版《中国药典》照比色法测定。

1. **对照品溶液的制备**　取蒺藜苷元对照品适量,精密称定,加甲醇制成每 1ml 含 0.15mg 的溶液,即得。标准曲线的制备精密量取对照品溶液 0.1ml、0.2ml、0.3ml、0.4ml、0.5ml、0.6ml,分别置具塞试管中,置水浴中挥干溶剂,精密加入高氯酸 5ml,摇匀,置 60℃水浴保温 15 分钟,取出后立即冰水浴冷却至室温,以相应的试剂为空白,照紫外 - 可见分光光度法(通则 0401),在 285mn 波长处测定吸光度,以吸光度为纵坐标,浓度为横坐标,绘制标准曲线。

2. **测定法**　取本品细粉约 0.5g,精密称定,置具塞锥形瓶中,精密加入甲醇 50ml,称定重量,加热回流 2 小时,取出,放冷,再称定重量,用甲醇补足减失的重量,摇匀,滤过,精密吸取续滤液 10ml,回收溶剂至干,残渣加正丁醇饱和的水 10ml 溶解,用水饱和正丁醇振摇提取 5 次,每次 10ml,合并正丁醇液,用氨试液洗涤 2 次,每次 5ml,弃去氨试液,正丁醇液回收溶剂至干。残渣加 80% 甲醇溶解,转移至 50ml 量瓶中,加 80% 甲醇至刻度,摇匀。精密量取 1~2ml,置 10ml 具塞试管中,照标准曲线的制备项下的方法,自"置水浴中挥干溶剂"起,同法操作,依法测定吸光度,从标准曲线上读出供试品溶液中相当于蒺藜苷元的重量,计算,即得。本品按干燥品计算,含蒺藜总皂苷以蒺藜苷元($C_{27}H_{38}O_4$)计,不得少于 1.0%。

其他测定化学成分含量的方法有:蒺藜所含皂苷为其有效成分。其含量测定方法为薄层扫描法,样品经三氯甲烷回流提取,除尽游离的苷元后,经酸水解,使皂苷转化为皂苷元,以支脱皂苷(gitonin)元、海柯皂苷(heconin)元、替告皂苷(tigonin)元为对照品,进行薄层分析,并以水解后产生皂苷元的多少间接地表示样品中皂苷的含量[2]。

**【炮制研究】**炒蒺藜:取净蒺藜,照清炒法(通则 0213)炒至微黄色[4]。盐蒺藜:取净蒺藜于容器内,喷淋定量食盐水溶液拌匀,置炒药锅内,用微火炒至微黄色,取出,晒干。经盐水制后,能引药下行,可增强其补肾、疏肝明目的作用[2]。李瑞海等认为蒺藜烘制与清炒作用相同,其机制可能为其皂苷经炒制转化为结构、性质更为稳定的蒺藜皂苷元成分[5]。

**【药理研究】**

1. **对心血管系统的作用**　赵外荣等[6]通过梳理国内外文献发现,蒺藜皂苷类成分对心血管疾病疗效显著,具有抗心肌缺血、抗动脉粥样硬化、改善心功能、降压、降脂等多重效应,其机制可能与保护心肌细胞,减轻炎症损伤,改善内皮功能,抑制血管平滑肌增殖,抗血小板聚集等有关。张羽冠等[7]发现蒺藜皂苷预先给药对大鼠心肌缺血 / 再灌注损伤具有保护作用,能减少自由基生成,抑制细胞凋亡。章怡祎等[8]观察白蒺藜有效组分对自发性高血压大鼠(SHR)心肌纤维化的影响以探讨白蒺藜有效组分抑制高血压靶器官损伤的可能机制。结果与正常 Wistar 大鼠比较,14 周龄 SHR 大鼠收缩压明显升高($P<0.01$)。8 周后,模型组大鼠收缩压较 14 周龄时明显升高($P<0.05$);与模型组相比,白蒺藜组收缩压明显下降($P<0.01$),心肌羟脯氨酸含量均明显降低($P<0.05$),心肌胶原沉积减少。表明白蒺藜有效组分能降低 SHR 收缩压,改善左室肥厚程度,降低心肌胶原含量,从而保护高血压所致的靶器官损伤。张爽等[9]观察蒺藜苷(grosssaponins from *Tribulus terrestris*,GSTT)预适应对大鼠心肌缺血再灌注损伤心功能的影响。结果表明 GSTT 可抑制心功能低下,舒张冠状动脉,增加冠脉血流量而改善心肌的供血、供氧;GSTT 还可增加心肌组织 ATP 酶活性,通过抑制

$Na^+/Ca^{2+}$交换,使得细胞摄取的$Ca^{2+}$减少。张明远[10]观察蒺藜总皂苷对高脂血症家兔的血脂及主动脉内膜粥样硬化病变的影响,并探讨其对动脉粥样硬化的治疗作用。结果模型组主动脉内膜出现典型粥样硬化病变,给药组主动脉内膜受损程度明显减轻。电镜显示模型组中膜平滑肌细胞增殖,转化为合成表型,有新生内膜形成,而治疗组明显减轻。表明蒺藜总皂苷具有保护主动脉内膜,干预动脉粥样硬化病变发生的作用。

张慧等[11]观察蒺藜总皂苷对小鼠颈总动脉血栓形成的影响。结果显示蒺藜总皂苷可以显著延长血栓形成时间,降低血流变异性,减少血小板在胶原蛋白表面上的黏附面积,降低腺苷二磷酸诱导的血小板最大聚集率。表明蒺藜总皂苷具有抗动脉血栓形成的作用,机制可能与其抑制血小板黏附和聚集功能有关。

**2. 强壮和抗衰老作用**　蒺藜茎叶粗皂苷对小鼠遭受高温、低温、缺氧及游泳等刺激均有明显的保护作用;大鼠灌胃240mg/kg共8天或腹腔注射30mg/kg、50mg/kg均能引起大鼠肾上腺内维生素C含量明显下降[12]。研究表明蒺藜总皂苷既不能促进去势幼年雄性大鼠精液囊及前列腺发育,也不能使去卵巢小鼠子宫重量明显增加;从而表明蒺藜总皂苷不具有性激素样作用,但它能使正常幼年雌性小鼠子宫和卵巢的重量明显增加,促进性器官的发育,表明该药具有促性腺激素样作用[13]。蒺藜总皂苷对D-半乳糖所致亚急性衰老小鼠的体重减轻、脾脏及胸腺的萎缩有抑制作用,具有抗衰老作用[14]。席晓志等[15]用水醇法提取蒺藜果实,并测定其中含有的皂苷和多糖。蒺藜果实提取物以200mg/kg、400mg/kg、1 000mg/kg剂量给昆明小鼠连续灌胃25天,蒺藜提取物中剂量组和高剂量组显著延长了小鼠的负重游泳时间,各组间体重无显著性差异($P>0.05$),小鼠血清尿素氮、血清乳酸水平与空白组比较有明显的降低($P<0.05$),肝糖原水平与空白组比较有显著的提高($P<0.05$)。表明蒺藜提取物具有良好的抗疲劳效果。

**3. 抗肿瘤作用**　蒺藜有效成分哈尔明盐酸盐对体外培养的低分化鼻咽癌细胞株CNE2生长具有抑制作用,且无明显毒性[2]。陈志伟等[16]探讨蒺藜皂苷(STT)对体外培养的卵巢癌细胞株SKOV3增殖的影响及机制。结果与对照组相比,实验组对卵巢癌细胞的增殖具有明显的抑制作用($P<0.05$)。细胞周期分析显示,实验组使卵巢癌细胞的S期细胞比例减小,G1期细胞比例增大($P<0.05$)。STT能够降低Bcl-2蛋白表达($P<0.05$),增加Bax蛋白表达($P<0.01$)。表明STT能明显抑制卵巢癌细胞的增殖,其机制可能与细胞周期发生停滞有关,并通过影响细胞周期及下调Bcl-2蛋白和增加Bax蛋白的表达而诱导细胞凋亡。孙斌等[17]探讨蒺藜皂苷(STT)对体外培养的人肝癌细胞BEL7402的增殖抑制作用及诱导凋亡作用。结果:①蒺藜皂苷(STT)能够剂量依赖地抑制人肝癌细胞BEL7402的增殖;②采用流式细胞术(FCM)进行定量检测发现,以25mg/L、50mg/L、100mg/L蒺藜皂苷(STT)作用BEL-7402细胞,随着浓度的增加,细胞凋亡率也随之升高;③蒺藜皂苷能降低BEL7402细胞的Bcl-2蛋白表达。表明蒺藜皂苷在体外能抑制BEL7402细胞的增殖并能诱导细胞凋亡,其诱导凋亡作用的途径之一是下调Bcl-2蛋白表达。

**4. 对老年痴呆的作用**　张季等[18]研究蒺藜皂苷对凝聚态$\beta$-淀粉样肽($A\beta_{25-35}$)致衰老小鼠脑组织中过氧化氢($H_2O_2$)、过氧化氢酶(CAT)、谷胱甘肽过氧化物酶(GSH-Px)含量及海马超微结构的影响。蒺藜皂苷150mg/kg和450mg/kg治疗组可显著降低$H_2O_2$含量,提高CAT和GSH-Px活性;可不同程度地减轻模型小鼠大脑组织病理学改变,改善衰老小鼠大脑组织的超微结构并呈剂量效应关系。马玉奎等[19]研究蒺藜皂苷对阿尔茨海默病模型小鼠的作用。蒺藜皂苷(50mg/kg、100mg/kg)能明显对抗阿尔茨海默病模型小鼠学习记忆能力的下降,增加脑内单胺类递质的含量,抑制背海马和齿状回内 $\beta$-APP 阳性神经元的生成,对谷氨酸所致的阿尔茨海默病有明显的改善作用。

**5. 对糖尿病的作用**　赵保胜等[20]观察到蒺藜提取物(NO.JL201)对自发性 2 型糖尿病模型 KKAy 小鼠空腹血糖(FPG)、血胰岛素(Ins)、TNF-$\alpha$、IFN-$\beta$ 含量及其胰岛细胞 TLR3、TLR4 mRNA 含量有明显降低作用;JL201 不同剂量不同程度地减少了小鼠的进食、饮水量,明显升高 KKAy 小鼠胰岛素敏感性($P < 0.05$)。说明其有较好的降血糖、增强胰岛素敏感性等作用,并能明显改善多饮、多食的临床症状,其作用可能与降低胰岛细胞 TLR2、TLR4 mRNA 含量,抑制炎症有关。

**6. 抑菌作用**　白蒺藜提取物可抑制金黄色葡萄球菌、大肠埃希菌的生长[2]。

**【毒理研究】**曲福舟等[21]观察蒺藜长期大剂量给药对大鼠肝肾的损伤以及炒制对蒺藜肝肾毒性的影响。将 50 只 Wistar 雄性大鼠随机分为正常组、生蒺藜高剂量组[72g/(kg·d)]、生蒺藜低剂量组[18g/(kg·d)]、炒蒺藜高剂量组[72g/(kg·d)]、炒蒺藜低剂量组[(18g/kg·d)],连续饲养给药 12 周,检测血清和尿液中肝肾功能指标,观察肝肾脏组织病理学变化。结果显示生蒺藜高、低剂量组的血清谷丙转氨酶(GPT)、谷草转氨酶(GOT)、肌酐(Cr)、尿素氮(BUN)和尿液中 N- 乙酰 -$\beta$- 氨基葡萄糖苷酶(NAG)含量与正常组相比显著升高,肝肾组织呈现明显的病理学变化;炒蒺藜高、低剂量组的血清 GPT、GOT、Cr、BUN 和尿液 NAG 含量较生蒺藜组显著降低,肝肾组织损伤有所减轻。表明蒺藜大剂量长期给药具有一定肝肾毒性,蒺藜炒制后可降低肝肾毒性反应。

白蒺藜植物中含有毒性剂量的亚硝酸钾(实际上植物只含硝酸钾,吃入体内后被酶还原成亚硝酸钾)而使人中毒[2]。血虚气弱及孕妇慎服。

**【配伍研究】**

**1. 白蒺藜配何首乌**　两者是临床治疗白癜风经常配伍使用的中药。近期也出现数例白癜风患者服用含上述两种药材的中药汤剂后出现肝功能损害的不良反应。目前不少学者在临床病例和动物实验发现制何首乌能引起肝功能损害,但关于白蒺藜是否会引起肝脏毒性的报道尚未发现。夏蕾等[22]研究制何首乌和白蒺藜对小鼠的毒性作用。发现小鼠对制何首乌和白蒺藜的半数致死量无法测出,且最大耐受倍数均大于 100,表明两药毒性甚小。各给药组小鼠血清肝功能指标测定及肝脏指数与空白组无明显差异;小鼠肝脏外观及病理切片观察均基本正常。表明制何首乌和白蒺藜对小鼠无急性毒性作用,两药按临床常用剂量单用或伍用时亦无急性肝脏毒性。从毒理学角度为常用中药配伍的合理性提供理论依据。

**2. 白蒺藜配桑叶**　可治肝经风热诸症。桑叶甘寒,有散热除风,清肝明目之效。二药相伍,主入肝经,白蒺藜祛风,桑叶清热,共奏疏风散热之功。凡肝经风热所致的头晕头胀,目赤肿痛均可加入。如果头痛甚者,加入菊花、蔓荆子,清热疏风止痛力量更强。目赤肿痛甚者可加入夏枯草,清肝热更好[2]。

**3. 刺蒺藜配伍穿山甲、王不留行**　刺蒺藜疏肝行气解郁,穿山甲、王不留行活血通经下乳,三药合用有行气活血通乳之功效。用于治疗肝气郁滞,乳汁不通,乳房胀痛者[2]。

**4. 刺蒺藜配伍当归**　刺蒺藜疏肝解郁,当归活血调经,两者伍用有行气活血调经之功效。用于治疗肝气郁结,瘀血阻滞之经闭不通[2]。

5. **刺蒺藜配伍钩藤、菊花**　刺蒺藜平降肝阳,钩藤、菊花皆平肝清热,三者伍用平肝潜阳之功效显著。用于治疗肝阳上亢之头痛眩晕等症[2]。

6. **刺蒺藜配伍菊花、蔓荆子**　刺蒺藜疏散肝经风热,菊花疏风清热明目,蔓荆子散头面风热之邪而清利头目,三药共用有疏散风热,清肝明目之功效。用于治疗风热上攻之目赤肿痛,多泪,翳膜遮睛等症[2]。

【复方及制剂】

1. **三味蒺藜散**　本品系蒙古族验方。蒺藜 250g、冬葵果 150g、方海 150g。本品为灰黄色的粉末;气微腥,味苦、微咸。清湿热,利尿,用于湿热下注,小便热痛。水煎服。一次3~4.5g,一日 2~3 次[4]。

2. **拨云退翳丸**　密蒙花 80g、菊花 20g、蛇蜕 12g、荆芥穗 40g、薄荷 20g、川芎 60g、地骨皮 40g、楮实子 20g、甘草 12g、蒺藜(盐炙)60g、木贼 80g、蝉蜕 20g、蔓荆子 80g、当归 60g、黄连 20g、花椒 28g、天花粉 24g。本品为黑褐色至黑色的大蜜丸;气芳香,味苦。散风清热,退翳明目。用于风热上扰所致的目翳外障,视物不清,隐痛流泪。口服。一次 1 丸,一日 2 次。忌食辛辣食物[4]。

3. **九味肝泰胶囊**　三七 80g、郁金 240g、蒺藜 240g、姜黄 80g、酒大黄 128g、黄芩 160g、蜈蚣 224g、山药 720g、五味子 64g。本品为硬胶囊,内容物为棕黄色至棕褐色的颗粒;气微,味苦。化瘀通络,疏肝健脾。用于气滞血瘀兼肝郁脾虚所致的胁肋痛或刺痛,抑郁烦闷,食欲不振,食后腹胀脘痞,大便不调,或胁下痞块。口服。一次 4 粒,一日 3 次;或遵医嘱。孕妇忌用[4]。

4. **复明片**　羚羊角 1g、蒺藜 40g、木贼 25g、菊花 50g、车前子 25g、夏枯草 25g、决明子 40g、人参 15g、酒萸肉 25g、石斛 40g、枸杞子 40g、菟丝子 25g、女贞子 25g、石决明 50g、黄连 10g、谷精草 25g、木通 25g、熟地黄 25g、山药 25g、泽泻 10g、茯苓 25g、牡丹皮 25g、地黄 25g、槟榔 25g。本品为糖衣片或薄膜衣片,除去包衣后显黄棕色至棕褐色;气微香,味微苦。滋补肝肾,养阴生津,清肝明目。用于肝肾阴虚所致的羞明畏光,视物模糊;青光眼、初、中期白内障见上述证候者。口服。一次 5 片,一日 3 次。孕妇慎用;忌食辛辣刺激食物[4]。

5. **痔疮片**　大黄 323g、蒺藜 323g、功劳木 645g、白芷 323g、冰片 16g、猪胆粉 4g。本品为糖衣片或薄膜衣片,除去包衣后显棕色至棕褐色;气芳香,味苦、凉。清热解毒,凉血止痛,祛风消肿。用于各种痔疮、肛裂、大便秘结。口服。一次 4~5 片,一日 3 次[4]。

【临床研究】

1. **应用研究**

(1)抗动脉粥样硬化,治疗冠心病、心绞痛:蒺藜茎叶粗皂苷制剂 tribusponin 已作为预防和治疗动脉粥样硬化的药物应用于临床,可显著改善自觉症状。王博文等[23]用蒺藜皂苷治疗 406 例冠心病患者,改善心电图的总有效率明显高于对照组,缓解心绞痛症状总有效率也明显高于对照组,说明其有扩冠、改善冠脉循环的作用,对缓解心绞痛、改善心肌缺血确有疗效。顾仁樾等[24]用银蒺胶囊(为银杏叶和白蒺藜全草中提取的 4 个有效组分组成的复合制剂)治疗冠心病心绞痛(心血瘀阻证)患者 38 例,一日 3 次,每次 2 粒,每粒 22.5mg,疗程为 1 个月。观察结果表明该药显著改善临床症状和心电图,降低血液流变性和血小板聚集,三维超声心动图的观察还发现其可改善左心室收缩早期和舒张早期心功能。

(2)防治缺血性脑血管病:应用从蒺藜中提取的心脑舒通治疗缺血性脑血管疾病近 150

例,对脑血栓导致的肢体瘫痪和失语,以及椎基底动脉供血不全的眩晕等均有明显疗效,综合疗效达 90% 以上[25]。高辉远[26]自拟蒺藜定眩汤(蒺藜、半夏、白术、天麻、茯苓、枳实、竹茹、菊花、荷叶、生龙牡、陈皮、甘草)治疗内耳眩晕综合征、椎基底动脉供血不足,疗效显著。

(3) 治疗高血压:白蒺藜、生石决明、丹参、夏枯草各 30g,车前子(包煎)45g,每日 1 剂,连服 45 日为 1 个疗程,治疗 86 例高血压患者,显效 51 例,进步 20 例,无效 15 例。白蒺藜、玄参、丹参、车前子(布包)各 15g,苦杏仁 12g,琥珀粉 1g,槟榔 6g。水煎,每日 1 剂,治疗 150 例高血压患者,显效 80 例,进步 59 例,无效 11 例[27]。

(4) 增强性功能和延缓衰老:心脑舒通治疗男性性功能低下症 38 例,有效率达 85.7%[1]。蒺藜皂苷可应用于增加精子数及其活力,增强卵巢功能,抗性感缺乏不孕症,并可预防更年期综合征[14]。白蒺藜、菟丝子、槟榔各 15g,鹿衔草 60g,辛夷、高良姜、香附、当归各 10g,细辛 6g,每日 1 剂,煎服治疗 12 例不孕症患者,经服 20~60 剂,除 1 例未坚持服药外,余均获效[26]。白蒺藜、黄芪、何首乌、熟地黄各 15g,柴胡、白芍、当归、合欢皮、巴戟天、淫羊藿各 12g,远志 9g,川芎、炙甘草各 6g。水煎服,每日 1 剂,随证加减,以疏肝荣筋为治则,治疗 57 例阳痿患者,近期治愈 52 例,无效 5 例[27]。

蒺藜治肝郁之阳痿,阳痿的原因颇多,非仅肾阳虚、命门火衰一端。必须审因辨证。肝郁而致阳痿者,以肝主筋,前阴为宗筋所聚;肝气郁,则气滞血瘀,血不养筋而致痿。蒺藜既能疏肝,又能泄降,以之治阳痿,实为肝郁致痿治本之品[2]。

(5) 治疗视网膜疾病、青光眼:杨淑焕等[28]采用三白明目片(由白茅根、白蒺藜、茯苓各 15g,白术、车前子、赤芍各 12g,茺蔚子 9g,丹参 10g 组成。每片含生药 0.27g,每次口服 5 片,一日 3 次,10 日为 1 个疗程)治疗中心性浆液性脉络膜视网膜病 80 例,总有效率达 93.88%,疗效优于服用复方丹参片的对照组,可缩短疗程,减少复发。先将蒺藜、山茱萸各 8g,菊花、木贼、石决明各 6g,碾细粉,再将熟地黄 10g,山药、枸杞子、谷精草各 8g,茯苓、木通、女贞子、丹皮、生地黄、决明子各 6g,水煎 2 次,每次 2 小时,合并药液浓缩成稠膏,加入上述药粉,制成具滋补肝肾,益精明目,清肝退翳,清热利湿功效的复明片,每次 5 片,一日 3 次。30 日为 1 个疗程。治疗青光眼 150 例,232 只眼,总有效率为 82.29%。疗效优于服用石斛夜光丸的对照组[29]。

(6) 治疗牙齿敏感症:姜联等[30]把白蒺藜、葶苈子制成白蒺藜葶苈糊剂作为牙颈及根面脱敏剂,临床治疗 154 例患者取得满意疗效,总有效率达 95.4%。

(7) 小儿秋季腹泻:2 岁以内小儿取白蒺藜 30~40g,2 岁以上取 40~60g,加水煎至 500ml 左右,温洗小儿双下肢膝以下部位,并不断揉搓足底、足背及腓肠肌,每次 15~20 分钟,水温以能耐受为度,每日早晚各 1 次。共治疗小儿秋季腹泻 60 例,外洗组在止泻、腹胀消失的时间上均比抗生素组(用庆大霉素和氨苄西林)明显缩短。在退热方面有优于抗生素组趋势[25]。

(8) 治疗疖肿:鲜蒺藜果或干蒺藜去刺后磨粉,加红糖,用醋调成糊状,外敷治疗乳腺炎、疖肿、痈共 31 例,其中 30 例取得满意效果,一般在 3~7 天痊愈[25]。

(9) 治疗寻常疣:取白蒺藜(以不扎手为好)让 35 例门诊患者用其反复揉擦患处,以疣体轻微潮红为度,一日 1 次,3~5 日疣体开始萎缩,继续用药直到全部脱落为止,擦药后勿立即用水洗患处,7~20 日全部脱落,除个别人轻微疼痛外,无其他不适,疣体脱落后不留痕迹[31]。

**2. 用法用量**　2020 年版《中国药典》规定的用量为 6~10g[4]。内服:煎汤,或入丸散。

外用：捣敷或研末撒。

**【中毒表现及救治】**

1. **中毒表现**　中毒后出现乏力,思睡,头昏,恶心,呕吐,心悸,气急,脉数,口唇、指甲、皮肤黏膜呈青紫色。严重者出现肺水肿、呼吸衰竭。亦可引起高铁血红蛋白而产生窒息。

2. **救治**

(1)迅速洗胃,导泻。

(2)给氧。

(3)静脉注射细胞色素 C 15~30mg。

(4)抗休克。

(5)静脉注射 1% 亚甲蓝 1~2mg/kg,1~2 小时后可重复一次。

本品是否有毒,历代本草说法不一,但现代研究认为其含有毒性物质是硝酸钾,故本品有小毒,使用时需慎之。2020 年版《中国药典》的性味与归经中记载为辛、苦、微温;有小毒。

（王　巍　张金铃　杜贵友）

# 77　榼　藤　子

**【基源】**本品为豆科植物榼藤子 *Entada phaseoloides*（Linn.）Merr. 的干燥成熟种子。

**【化学成分】**榼藤子中的主要成分为三萜皂苷、榼藤酰胺和酚及酚苷类化合物。其中三萜皂苷为其主要活性成分。

1987—1988 年,Okada 等[1-2]从榼藤子的茎皮中分离到三萜皂苷 Entada saponin Ⅱ、Ⅲ 和Ⅳ。

2012 年,Iwamoto 等[3]分离得到 entadosides A、B、C、D 等。

2013 年,Mo 等[4]分离得到三萜皂苷 phaseoloideside E。

2015 年,Xiong 等[5-6]从榼藤子中分离得到 11 个三萜皂苷,分别为 entagenic acid-28-O-［3-O-(2*E*,6*R*)-2,6-dimethyl-6-hydroxy-2,7-octadienoyl］-β-D-glucopyranosyl-(1 → 4)-［β-D-xylopyranosyl-(1 → 2)］-β-D-glucopyranosyl ester、entagenic acid 28-O-［2-O-(2*E*,6*R*)-2,6-dimethyl-6-hydroxy-2,7-octadienoyl］-β-D-glucopyranosyl-(1 → 4)-［β-D-xylopyranosyl-(1 → 2)］-β-D-glucopyranosyl ester、entagenic acid 28-O-［2-O-(2*E*,6*R*)-2,6-dimethyl-6-hydroxy-2,7-octadienoyl］-β-D-glucopyranosyl-(1 → 4)-［β-D-xylopyranosyl-(1 → 2)］-(6-O-acetyl)-β-D-glucopyranosyl ester、entagenic acid 28-O-［3-O-(2*E*,6*R*)-2,6-dimethyl-6-hydroxy-2,7-octadienoyl］-β-D-glucopyranosyl-(1 → 4)-［β-D-xylopyranosyl-(1 → 2)］-(6-O-acetyl)-β-D-gluco-pyra-nosyl ester、3β-O-2-acetamido-2-deoxy-β-D-glucopyranosylentagenic acid 28-O-［2-O-(2*E*,6*R*)-2,6-dimethyl-6-hydroxy-2,7-octadienoyl］-β-D-glucopyranosyl-(1 → 4)-［β-D-xylopyranosyl-(1 → 2)］-(6-O-acetyl)-β-D-glucopyranosyl ester、3β-O-β-D-glucopyranosyl entagenic acid 28-O-β-D-apiofuranosyl-(1 → 3)-β-D-xylopyranosyl-(1 → 2)］-［(2-O-(2*E*,6*R*)-2,6-dimethyl-6-hydroxy-2,7-octadienoyl)-β-D-glucopyranosyl-(1 → 4)]-(6-O-acetyl)-β-D-glucopyranosyl ester、3β-O-2-acetamido-2-deoxy-β-D-glucopyranosylentagenic acid 28-O-β-D-apiofuranosyl-(1 → 3)-β-D-xylopyranosyl-(1 → 2)-[2-O-(2E,6R)-2,6-dimethyl-6-hydroxy-2,7-octadienoyl)-β-D-glucopyranosyl-(1 → 4)]-(6-O-acetyl)-β-D-glucopyranosylester、3β-O-β-D-Xylopyranosyl-(1 → 3)-α-L-arabinopyranosyl-(1 → 6)-[β-D-glucopyranosyl-(1 → 4)-2-acetamido-2-deoxy-β-D-glucopyranosyl entagenic acid 28-O-[2-O-(2E,6R)-2,6-dimethyl-6-hydroxy-2,7-octadienoyl]-β-D-glucopyranosyl-(1 → 4)]-[β-D-xylopyranosyl-(1 → 2)]-(6-O-acetyl)-β-D-glucopyranosyl ester、3β-O-β-D-xylopyranosyl-(1 → 3)-α-L-arabinopyranosyl-(1 → 6)-[β-D-glucopyranosyl-(1 → 4)]-2-acetamido-2-deoxy-β-D-glucopyranosylentagenic acid 28-O-β-D-apiofuranosyl-(1 → 3)-β-D-xylopyranosyl-(1 → 2)-[3-O-(2E,6R)-2,6-dimethyl-6-hydroxy-2,7-octadienoyl)-β-D-glucopyranosyl-(1 → 4)]-(6-O-acetyl)-β-D-glucopyranosyl ester、3β-O-β-D-xylopyranosyl-(1 → 3)-α-L-arabinopyranosyl-(1 → 6)-[β-D-glucopyranosyl-(1 → 4)]-2-acetamido-2-deoxy-β-D-glucopyranosylechinocystic acid 28-O-β-D-apiofuranosyl-(1 → 3)-β-D-xylopyranosyl-(1 → 2)-[3-O-(2E,6R)-2,6-dimethyl-6-hydroxy-2,7-octadienoyl)-β-D-glucopyranosyl-(1 → 4)]-(6-O-acetyl)-β-D-glucopyranosyl ester、3β-O-β-D-xylopyranosyl-(1 → 3)-α-L-arabinopyranosyl-(1 → 6)-[β-D-glucopyranosyl-(1 → 4)]-2-acetamido-2-deoxy-β-D-glucopyranosyloleanolic acid 28-O-[2-O-(2E,6R)-2,6-dimethyl-6-hydroxy-2,7-octadienoyl]-β-D-glucopyranosyl-(1 → 4)]-[β-D-xylopyranosyl-(1 → 2)]-(6-O-acetyl)-β-D-glucopyranosyl eater。

1985—1989 年,Ikegami 等[7-9]榼藤中分离得到 4 个酰胺类化合物,分别为 entadamide A、B、C 和 entadamide A-β-D-glucopyranoside。

Barua 及 Jinrui Dai 等从 *Entada phaseoloides* (Linn.)Merr. 中分离得到 5 个酚及酚苷类化合物,分别为 5-hydroxyphenylacetic acid methyl ester、2-hydroxy-5-butoxyphenylacetic acid、2-hydroxy-5-butoxypheny-lacetic acid methyl ester、2-β-D-glucopyranosyloxy-5-butoxyphenylacetic acid、2-β-D-glucopyranosyloxy-5-butoxypheny lacetic acid methyl ester[10-11]。

2008 年,张勇等[12]从榼藤子中分离得到 2,5-二羟基苯乙酸乙酯、2,5-二羟基苯乙酸甲酯、5-羟基-苯并呋喃-2-酮、榼藤酰胺 A、硬脂酸甲酯等成分。

2010 年,熊慧等[13]从榼藤子中分离得到 4 个含硫酰胺类化合物,分别为 entadamide A-β-D-glucopyranosyl-(1→3)-β-D-glucopyranoside、entadamide A、entadamide A-β-D-glucopyranoside 和 clinacoside C。

【含量测定】2020 年版《中国药典》采用高效液相色谱法测定榼藤子苷、榼藤酰胺 A-β-D-吡喃葡萄糖苷的含量作为质量控制标准。以十八烷基硅烷键合硅胶为填充剂;以甲醇为流动相 A,以 0.1% 甲酸溶液为流动相 B,按下表中的规定进行梯度洗脱;检测波长为 280nmo 理论板数按榼藤子苷峰计算应不低于 3 000。

| 时间 /min | 流动相 A/% | 流动相 B/% |
| --- | --- | --- |
| 0~20 | 5 → 18 | 95 → 82 |

对照品溶液的制备取榼藤子苷对照品、榼藤酰胺 A-β-D-吡喃葡萄糖苷对照品适量,精密称定,加 50% 甲醇制成每 lml 含榼藤子苷 0.5mg、榼藤酰胺 A-β-D-吡喃葡萄糖苷 25μg 的

溶液，即得。供试品溶液的制备取本品种仁粉末（过三号筛）约 0.2g，精密称定，置具塞锥形瓶中，精密加入 50% 甲醇 20ml，称定重量，超声处理（功率 750W，频率 55kHz）30 分钟，放冷，再称定重量，用 50% 甲醇补足减失的重量，摇匀，滤过，取续滤液，即得。测定法分别精密吸取对照品溶液与供试品溶液各 10μl，注入液相色谱仪，测定，即得。本品按干燥品计算，种仁含榼藤子苷（$C_{14}H_{18}O_9$）不得少于 4.0%，含榼藤酰胺 A-β-D- 吡喃葡萄糖苷（$C_{12}H_{21}NO_7S$）不得少于 0.60%。

有学者报道的其他成分测定方法有：

1. **榼藤子苷和榼藤子酰胺 A-*O-β*-D- 吡喃葡萄糖苷测定**　色谱条件：Agilent Eclipse XDB-C$_{18}$ 色谱柱（4.6mm×250mm，5μm），流动相为甲醇 -0.1% 甲酸溶液，20 分钟内甲醇由 5% 线性升至 18%，流速为 1.0ml/min，柱温为 40℃，检测波长为 280nm，进样量为 10μl[14]。

2. **总皂苷类测定**　采用酶标仪法，以榼藤子皂苷 rheediinosede B 为对照，检测波长为 546nm，测定榼藤子总皂苷提取物的吸光度，计算榼藤子总皂苷的含量[15]。

【炮制研究】2020 年版《中国药典》中榼藤子的制法为：炒熟后去壳，研粉[16]。

【药理研究】

1. **抗肿瘤作用**　许腾等[17]于 2005 年报道榼藤子水溶性提取物具有体外抗肿瘤作用，2006 年报道了榼藤子水溶性提取物的体内抗肿瘤作用[18]。

2. **对胃肠动力的作用**　榼藤子生品及炮制品对正常、抑制状态小鼠的小肠推进有促进作用，不能对抗新斯的明所致的小肠推进亢进状态，对正常小鼠的胃排空有显著的抑制作用[19]。

3. **镇痛作用**　榼藤子生品、炮制品以及榼藤子总皂苷均有不用程度的镇痛作用[20]。

4. **抗糖尿病作用**　榼藤子总皂苷对 2 型糖尿病大鼠的胰腺具有保护作用，从而维护胰岛素分泌的物质基础[21]。

【毒理研究】

1. **毒性成分研究**　毒性成分为榼藤子皂苷[22]。在对榼藤子生品及炮制品的指纹图谱对比研究中发现榼藤酰胺类和皂苷类的含量均有下降，由于加热炮制导致了榼藤子的内在成分分解，使毒性下降[19]。

2. **毒性机制研究**　对哺乳类动物主要为引起溶血；0.000 5~0.002g/kg 可使血压剧降，肠容积增加，肾容积也略有增加，显示内脏血管扩张，小肠、子宫平滑肌被抑制，死于呼吸衰竭[22]。

【配伍研究】暂未查到。

【复方及制剂】

1. **七味榼藤子丸**　榼藤子仁（炒）220g，毛叶巴豆茎及叶 220g，阿魏 3g，胡椒 13g，蔓荆子 66g，蔓荆子叶 154g，黑种草子 220g，墨旱莲 220g。本品为棕褐色至黑褐色的水丸；有蒜样臭气，味辛、微苦。祛暑，和中，解痉止痛。用于吐泻腹痛，胸闷，胁痛，头痛发热。口服。一次 3~6g，一日 3 次；外用，研末以麻油调敷患处[16]。

2. **榼藤子散**　榼藤子 2 枚（取仁），皂荚子 100 枚（与榼藤子仁同以酥炒黄），牛角（角思）灰 5 两，酸石榴皮灰 3 两，上为细散。用于痔疾，下血无时。口服。每服 1 钱，食前以粥饮调下；小儿痔疾，每服半钱，温酒调下。（《圣惠》卷六十）

**【临床研究】**

**1. 应用研究**

（1）治疗头痛：治疗"贺办贺接"（头昏头痛），取将楣藤子种仁剖成两半捣烂，再放回壳中，加少许芝麻油（嗬满阿），用火烤热后擦前额、两太阳穴和疼痛处[22]。

（2）治疗性病：治"令约缅"（性病），取楣藤子种仁粉 0.3g，木鳖子根（帕贺拉）10g，煎汤内服[22]。

**2. 用法用量**　2020 年版《中国药典》规定楣藤子为小毒，用量为 10~15g。

**【中毒表现及救治】**

**1. 中毒表现**　误食种子，引起头晕、呕吐、血压急剧下降、呼吸减缓而死亡[23]。

**2. 救治**　洗胃，导泻；服稀醋酸或鞣酸。如血压下降，可皮下注射去甲（基）肾上腺素或麻黄碱 25~50mg；如循环、呼吸障碍，可用强心剂或兴奋剂，必要时给氧等对症治疗[23]。

（刘光宇　付建华　杜贵友）

# 78　豨　莶　草

**【基源】**　本品为菊科植物豨莶 *Siegesbeckia orientalis* L.、腺梗豨莶 *Siegesbeckia pubescens* Makino 或毛梗豨莶 *Siegesbeckia glabrescens* Makino 的干燥地上部分[1]。

**【化学成分】**　目前，从 3 种供药用的豨莶属植物中分得的化合物有 100 余个，主要为二萜及其苷和倍半萜类化合物，此外，还分离到黄酮、固醇、生物碱等化合物。豨莶草的提取物具有抗血栓、抗炎镇痛、抗过敏、抗菌及抗肿瘤等作用，其化学成分药理作用主要集中在抗炎镇痛、抗血栓等方面的研究[2-3]。

**1. 二萜及其苷类**　豨莶（*Siegesbeckia orientalis*）中的二萜类成分可分为海松烷型二萜类、贝壳杉烷型二萜类和链状二萜类。海松烷型二萜分离鉴定的结构有 10 余个，包括豨莶甲素（orientalin A）[4]、豨莶乙素（orientalin B）[4]、奇壬醇（kirenol）[4]、豨莶糖苷（darutoside）[5]及豨莶精醇（darutigenol）[5]、7β-羟基豨莶精醇（7β-hydroxydarutigenol）[6]、9β-羟基豨莶精醇（9β-hydroxydarutigenol）[6]、16-*O*-乙酰基豨莶精醇（16-*O*-acetyldarutigenol）[6]、hythiemoside B[6]、15,16-二-*O*-乙酰基豨莶苷（15,16-di-*O*-acetyldarutoside）[6]、16-*O*-乙酰基豨莶苷（16-*O*-acetyldarutoside）[6]、对映-14β,16-环氧-8-海松烯-2α,15α,19-三醇（*ent*-14β,16-epoxy-8-pimarene-2α,15α,19-triol）[6]以及对映-14β,16-环氧-8-海松烯-3β,15α-二醇（*ent*-14β,16-epoxy-8-pimarene-3β,15α-diol）[6]。其中，豨莶甲素、豨莶乙素、奇壬醇、豨莶糖苷、豨莶精醇、7β-羟基豨莶精醇、9β-羟基豨莶精醇、16-*O*-乙酰基豨莶精醇、hythiemoside B、15,16-二-*O*-乙酰基豨莶苷及 16-*O*-乙酰基豨莶苷为首次得到的新化合物。分到的贝壳杉烷型二萜有 2 个，均为新化合物，分别是豨莶脂酸（siegesesteric acid）[7]和豨莶乙醚酸（siegesetheric acid）[7]。链状二萜主要有 3 个，分别是 19-乙酰基-12-酮基-10,11-二氢牻牛儿基橙花醇（19-acetoxy-12-oxo-10,11-dihydrogeranylnerol）[8]、19-乙酰基-15-过氧氢-12-酮基-13,14*E*-去氢-10,11,14,15-四氢牻牛儿基橙花醇（19-acetoxy-15-hydroperoxy-12-oxo-13,14*E*-dehydro-10,11,14,15-tetrahydrogeranylnerol）[8]和 19-乙酰基-15-羟基-12-酮

基 -13,14E- 去氢 -10,11,14,15- 四氢牻牛儿基橙花醇(19-acetoxy-15-hydroxy-12-oxo-13,14E-dehydro-10,11,14,15-tetrahydrogeranylnerol)[8]。

腺梗豨莶(Siegesbeckia pubescens)中的二萜类成分主要有海松烷型和贝壳烷型。海松烷型二萜目前分离得到的有 16 个,新化合物 11 个,包括豨莶糖苷(darutoside)[9]、豨莶精醇(darutigenol)[9-10]、奇壬醇(kirenol)[11]、12- 羟基奇壬醇(12-hydroxykirenol)[12]、2- 酮基 -16- 乙酰基奇壬醇(2-keto-16-acetyloxykirenol)[12]、对映 -2β,15,16- 三羟基海松烷 -8(14)- 烯 -19- 羧酸(ent-2β,15,16-trihydroxypimar-8(14)-en-19-oic acid)[13]、对映 -16-乙酰基 -3α,15- 二羟基 -14α- 过氧氢海松烷 -7- 烯 -3α-O-β- 吡喃葡萄糖苷(ent-16-acetoxy-3α,15-dihydroxy-14α-hydroperoxypimar-7-en-3α-O-β-glucopyranoside)[13]、对映 -3α,15,16- 三羟基海松烷 -8(14)- 烯 -15,16- 丙酮合物(ent-3α,15,16-trihydroxypimar-8(14)-en-15,16-acetonide)[13]、对映 -3α,15,16- 三羟基海松烷 -8(14)- 烯 -3α-O-β- 吡喃葡糖苷 -15,16- 丙酮化合物(ent-3α,15,16-trihydroxypimar-8(14)-en-3α-O-β-glucopyranoside-15,16-acetonide)[13]、奇壬醇丙酮合物(2α,15,16,19-tetrahydroxypimar-8(14)-ene-15-acetonide)[14]、腺梗豨莶甲苷(pubeside A)[15]、腺梗豨莶乙苷(pubeside B)[15]、腺梗豨莶丙苷(pubeside C)[15]、腺梗豨莶丁苷(pubeside D)[15]、腺梗豨莶戊苷(pubeside E)[15]、对映 -16- 去甲 -3- 酮基 - 海松烷 -8(14)- 烯 -15- 醛(ent-16-nor-3-oxo-pimar-8(14)-en-15-al)[16]。其中,奇壬醇、12- 羟基奇壬醇、2- 酮基 -16- 乙酰基奇壬醇、腺梗豨莶甲苷、腺梗豨莶乙苷、腺梗豨莶丙苷、腺梗豨莶丁苷、对映 -2β,15,16- 三羟基海松烷 -8(14)- 烯 -19- 羧酸、对映 -16- 乙酰基 -3α,15- 二羟基 -14α- 过氧氢海松烷 -7- 烯 -3α-O-β- 吡喃葡萄糖苷、腺梗豨莶戊苷、对映 -3α,15,16- 三羟基海松烷 -8(14)- 烯 -15,16- 丙酮合物、对映 -3α,15,16- 三羟基海松烷 -8(14)- 烯 -3α-O-β- 吡喃葡糖苷 -15,16- 丙酮化合物、对映 -16- 去甲 -3- 酮基 - 海松烷 -8(14)- 烯 -15- 醛为首次获得。贝壳杉烷型二萜主要有 12 个,包括大花酸(grandifloric acid)[17]、豨莶醇(siegesbeckiol)[17]、豨莶酸(siegesbeckic acid)[17]、腺梗豨莶苷(siegesbeckioside)[17]、16αH- 豨莶甲醚酸(16αH-siegesmethyletheric acid)[12,14]、对映 -16β-17- 二羟基贝壳杉烷 -19- 羧酸 -16β-17- 丙酮合物(ent-16β,17-dihydroxykauran-19-oic acid-16β,17-acetonide)[14]、对映 -16β,17,18- 三羟基贝壳杉烷 -19- 羧酸(ent-16β,17,18-trihydroxy-kauran-19-oic acid)[18]、对映 -16αH,17- 羟基贝壳杉烷 -19- 羧酸(ent-16αH,17-hydroxykauran-19-oic acid)[17]、对映 -18- 乙酰基 -17- 羟基 -16βH- 贝壳杉烷 -19-羧酸(ent-18-acetoxy-17-hydroxy-16βH-kauran-19-oic acid)[13]、对映 -18- 乙酰基 -17- 异丁酰基 -16βH- 贝壳杉烷 -19- 羧酸(ent-18-acetoxy-17-isobutyryloxy-16βH-kauran-19-oic acid)[13]、对映 -18- 乙酰基 -16α,17- 二羟基贝壳杉烷 -19- 羧酸(ent-18-acetoxy-16α,17-dihydroxykauran-19-oic acid)[13]、对映 -18- 乙酰基 -16α- 羟基 -17- 异丁酰基贝壳杉烷 -19- 羧酸(ent-18-acetoxy-16α-hydroxy-17-isobutyryloxykauran-19-oic acid)[13]。

毛梗豨莶(Siegesbeckia glabrescens)中二萜类主要以海松烷型和贝壳烷型为主,目前获得的海松烷型二萜约 4 个,分别是豨莶糖苷(darutoside)及其豨莶精醇(darutigenol)、奇壬醇(kirenol)和豨莶新苷(neodarutoside)[19]。贝壳杉烷型二萜类成分主要是 18- 羟基 -贝壳杉烷 -16- 烯 -19- 羧酸(18-hydroxy-kauran-16-en-19-oic acid)[20]、对映贝壳杉烷 -16β,17,18- 三醇(ent-kauran-16β,17,18-triol)[20]、对映 -16β,17- 二羟基贝壳杉烷 -19- 羧酸(ent-16β,17-dihydroxykauran-19-oic acid)[20]、对映贝壳杉烷 -19β,17- 二醇(ent-kauran-19β,17-diol)[14,20]、对映 -16βH,17- 异丁酰基 - 贝壳杉烷 -19- 羧酸(ent-16βH,17-isobutyryloxykauran-19-oic acid)[21]、对映 -16βH,17- 乙酰基 -18- 异丁酰基 - 贝壳杉烷 -19- 羧酸(ent-16βH,17-acetoxy-18-isobutyryloxy-kauran-19-oic acid)[21]、对映 -16βH,17- 羟 基 - 贝壳杉烷 -19- 羧酸(ent-16βH,17-hydroxy-kauran-19-oic acid)[21]等 7 个化学结构。

2. **倍半萜类** 目前,从豨莶中得到的倍半萜类化合物有 17 个,分别是 orientalide[22]、orientalide 1b[23]、orientalide 4a[23]、orientin[14]、9β- 羟基 -8β- 异丁酰基木香烯内酯(9β-hydroxy-8β-isobutyryloxycostunolide)[8]、9β- 羟基 -8β- 甲基丙烯酰基氧基木香烯内酯(9β-hydroxy-8β-methacrcryloyloxycostunolide)[8]、14- 羟 基 -8β- 异 丁 酰 基 木 香 烯 内 酯(14-hydroxy-8β-isobutyryloxycostunolide)[8]、8β- 异丁酰基 -14- 醛基 - 木香烯内酯(8β-isobutyryloxy-14-al-costunolide)[8]、9β,14- 二 羟 基 -8β- 异 丁 酰 基 木 香 烯 内 酯(9β,14-dihydroxy-8β-isobutyryloxycostunolide)[8]、大根香叶内酯(germacranolide)[8]、9α,15- 二羟基 -8β- 异丁酰基 -14- 酮基 - 买兰坡内酯(9α,15-dihydroxy-8β-isobutyryloxy-14-oxo-melampolide)[8]、15- 羟基 -8β- 异丁酰基 -14- 酮基 - 买兰坡内酯(15-hydroxy-8β-isobutyryloxy-14-oxo-melampolide)[8]、买兰坡内酯(melampolide)[8]、8β- 异丁酰基 -1β,10α- 环氧木香烯内酯(8β-isobutyryloxy-1β,10α-epoxycostunolide)[8]、9β- 羟基 -8β- 异丁酰基 -1β,10α- 环氧木香烯内酯(9β-hydroxy-8β-isobutyryloxy-1β,10α-epoxycostunolide)[8]、8β,9β- 二 羟 基 -1β,10α- 环氧 -11β,13- 二 羟 基 木香烯内酯(8β,9β-dihydroxy-1β,10α-epoxy-11β,13-dihydrocostunolide)[8]、14- 羟基 -8β- 异丁酰基 -1β,10α- 环氧木香烯内酯(14-hydroxy-8β-isobutyryloxy-1β,10α-epoxycostunolide)[8]。

另外,从毛梗豨莶中还得到了 1 个倍半萜类化合物 2- 丙烯酸,2- 甲基 -2,3,3α,4,5,8,9,10,11,11α- 十氢 -6,10- 二(羟甲基)-3- 亚甲基 -2- 酮基环癸[b]呋喃 -4- 基酯[2-propenoic acid,2-methyl-2,3,3α,4,5,8,9,10,11,11α-decahydro-6,10-bis(hydroxymethyl)-3-methylene-2-oxocyclodeca[b]furan-4-yl ester][24]。

3. **其他类** 此外,从 3 种供药用的豨莶属植物中还获得其他类化合物约 25 个,包括黄酮类成分 3,4′-O- 二甲基槲皮素(3,4′-O-dimethylquercetin)、3-O- 甲基槲皮素(3-O-methylquercetin)、3,7,4′-O- 三甲基槲皮素(3,7,4′-O-trimethylquercetin)、3,7- 二甲基槲皮素(3,7-dimethylquercetin)、槲皮素(quercetin)及其他类型化合物,如花生酸甲酯(methyl arachidate)、二十一烷醇(heneicosanol)、豆固醇(stigmasterol)、β- 谷固醇(β-sitosterol)、β- 谷固醇葡萄糖苷(β-sitosterol glucoside)、单棕榈酸甘油酯(glycerin monopalmitate)、琥珀酸(succinic acid)、阿魏酸(ferulic acid)、丁香醛(syringic aldehyde)、D- 甘露醇(D-mannitol)、2- 氨基 -3(3′- 羟基 -2′- 甲氧苯基)-1- 丙醇[2-amino-3-(3′-hydroxy-2′-methoxyphenyl)-1-propanol]、二香草基四氢呋喃(epoxylignan)、3′,5′,β- 三羟基 -3,4,4′,α- 四甲氧基查耳酮(3′,5′,β-trihydroxy-3,4,4′,α-tetramethoxy-chalcone)、(E)-3-(3- 酮基 -1- 丁烯基)苯基二甲基氨基甲酸酯[(E)-3-(3-oxobut-1-enyl)phenyl dimethyl-carbamate]、熊果酸(ursolic acid)、N-(N- 苯甲酰基 -L- 苯丙胺酰基)-O- 乙酰基 -L- 苯丙氨醇[N-(N-ben-zoyl-L-pheny-lalanyl)-O-actyl-L-phenylalanol]、二十四碳酸(tetracosa-carbonic acid)、二十七烷醇(heptacosanol)、3- 十二烷酰基 -2- 异丁酰基 -4- 甲基戊酸(3-dodecanoyloxy-2-isobutyryloxy-4-methylpentanoic acid)、胡萝卜苷(daucosterol)等成分[4,7,12,20,25-31]。

【含量测定】2020 年版《中国药典》采用高效液相色谱法测定奇壬醇($C_{20}H_{34}O_4$)的含量作为质量控制标准。色谱条件:以十八烷基硅烷键合硅胶为填充剂;以乙腈为流动相 A,以水为流动相 B,进行梯度洗脱;检测波长为 215nm。理论板数按奇壬醇峰计算应不低于

5 000。本品按干燥品计算,含奇壬醇(C_{20}H_{34}O_4)不得少于 0.050%[1]。

　　除此之外,还有用紫外分光光度法测定豨莶草中总萜类成分含量的测定方法,测定条件:UV-757CRT 紫外可见分光光度计;选定波长 385nm[32]。

　　【炮制研究】2020 年版《中国药典》中豨莶草的制法为:除去杂质,洗净,稍润,切段,干燥[1]。酒豨莶草的制法为:取净豨莶草段,加黄酒拌匀,润透,置适宜的蒸制容器内,用蒸汽加热蒸透,取出,干燥。每 100kg 豨莶草,用黄酒 20kg[1]。

　　古文献中记载的豨莶草炮制方法还有酒蜜制。《本草图经》:"采其叶,去根茎花实,净洗,暴干,入甑中层层洒酒与蜜蒸之,又暴。如此九过则已,气味极香美,熬,捣筛。"《本草蒙荃》:"枝叶花实俱用,惟去粗茎,蜜酒层层和洒,九蒸九曝完全,细末研,成蜜丸豆大,早起空腹吞服。"现行酒蜜制豨莶草的制法为:取豨莶草叶揉碎,加酒蒸 2 天,闷 1 夜,晒干,再加酒蒸,如此九蒸九晒,最后加蜜水炒干。每 500kg 豨莶草,用陈酒 120kg,蜜 250kg[33]。2020 年版《中国药典》在药材和饮片部分未收录酒蜜制豨莶草,仅保留了酒蒸的炮制方法。

　　饮片性状:豨莶草呈不规则段状,茎略呈方柱形,表面灰绿色、黄棕色或紫棕色,有纵沟和细纵纹,被灰色柔毛,切面髓部类白色,叶多破碎,灰绿色,边缘有钝锯齿,两面皆具白色柔毛,有时可见黄色头状花序,气微,味微苦。酒豨莶草形如豨莶草段,表面褐绿色或黑绿色,微具酒香气[1]。

　　【药理研究】

　　**1. 对免疫功能的影响**　豨莶草水煎液腹腔注射对小鼠免疫功能实验表明,用药组胸腺萎缩变薄,分叶不清,小鼠生长缓慢,结合淋巴细胞绝对值减少的 Ea、Et 玫瑰花结形成率下降,说明对小鼠细胞免疫有明显抑制作用。脾脏重量减轻,血清抗体滴度降低,细胞内 DNA 和 RNA 吖啶橙荧光减弱,表明对体液免疫有抑制作用。给药后小鼠腹腔巨噬细胞吞噬功能下降,血清溶菌酶活性降低,提示对非特异性免疫亦有一定的抑制作用[34]。

　　**2. 抗炎镇痛作用**　罗琼等[35]的研究表明,4%~5% 的豨莶草水煎液外用能明显减轻角叉菜胶所致的小鼠足跖肿胀,改善炎症病理组织,可明显抑制小鼠耳郭肿胀,延长小鼠热痛反应中舔后足的时间,能明显减少醋酸所致小鼠扭体的次数,其作用呈一定的量效关系,表明豨莶草有明显的抗炎、镇痛作用。

　　**3. 肝肾与心肌保护作用**　于静等[36-37]的研究表明豨莶草提取物可明显缓解由多柔比星引起的大鼠肝组织、肾小球细胞与心肌细胞的间质淤血和炎性细胞浸润,表明豨莶草提取物对多柔比星所致的肝肾组织结构改变和急性心肌损伤有选择性修复与保护作用,其作用机制可能是通过抗氧化应激作用而对多柔比星所致的肝肾与心肌损伤产生保护。

　　**4. 抗血栓作用**　张殿文等[38]的研究表明,豨莶草中单体化合物豨莶精醇可明显延长大鼠体内血栓形成时间,缩短血栓长度,减轻血栓干重并能显著抑制大鼠体内外血小板聚集和黏附,具有一定的抗血栓作用,其作用机制可能与其降低血小板聚集度与黏附力有关。

　　**5. 抗脑缺血损伤作用**　娄月芬等[39]的研究表明,豨莶草总黄酮可明显改善大鼠神经功能缺陷,减轻脑水肿,减少脑梗死面积,降低脑组织中丙二醛含量,提高脑组织超氧化物歧化酶及谷胱甘肽过氧化物酶的活性,具有抗脑缺血损伤作用,其作用机制可能与其抗氧化作用有关。

　　**6. 抗肿瘤作用**　汪建平等[40]研究了豨莶草提取物对人宫颈癌 HeLa 细胞的体外抑制效应,发现豨莶草乙醇提取物乙酸乙酯和正丁醇萃取部位对 HeLa 细胞有较强的体外增殖抑制作用。Jun 等[41]的研究表明,毛梗豨莶的水提取物具有诱导乳腺癌细胞凋亡的作用,其凋亡机制主要是通过裂解 MCF-7 和 MDA-MB-231 细胞中的酶原、ATP 酶以及聚合酶。

7. **创伤修复作用**　罗琼等[42]研究发现浓度为 50~200μg/ml 的豨莶草提取物对成纤维细胞的增殖作用显著,豨莶草甲醇提取物外涂对实验性大鼠皮肤损伤有加速修复作用,说明豨莶草具有促进伤口愈合的作用,其作用机制可能与促进成纤维细胞增殖有关。

8. **其他作用**　研究表明,豨莶草还具有一定抗早孕、抗菌、抗单纯疱疹病毒、降血糖、治疗急性肠炎、治疗帕金森病等作用[43-44]。

**【毒理研究】**

1. **毒性成分研究**　关建红等[45-46]研究发现豨莶草水煎粉剂对小鼠肺脏有一定毒性,且毒性成分主要存在于大极性部位中,其毒性成分为何种物质尚未明确,还有待于进一步研究。

2. **毒性机制研究**　研究证实豨莶草有一定的肺毒性作用,关建红等[45]对豨莶草水煎液粉剂进行研究,发现豨莶草水煎液粉剂在 3.0g/kg 剂量连续灌胃给药 2 周后,小鼠的肺指数和肺组织有明显的病理变化,肺组织病理学检查提示小鼠出现了间质性肺炎的症状,说明已经产生了肺毒性作用,给药 3 周后,小鼠肺病变加重。而在停药 2 周后,肺毒性作用逐渐减轻,说明豨莶草引起的肺毒作用具有可逆性。

**【配伍研究】**

1. **豨莶草配白鲜皮**　豨莶草苦寒,祛风湿,清热解毒,治风湿热痹,皮肤湿疹、湿疮;白鲜皮清热燥湿,祛风解毒,治风湿热痹,湿疹,疥癣。两药配伍,可增强祛风湿、止痒之功,用于风湿热痹,皮肤湿疹、湿疮[47]。

2. **豨莶草配海桐皮**　豨莶草祛风除湿,活血通络,解毒降压;海桐皮苦辛平,入血分,祛风除湿,通络止痛,偏于走上。两药配伍应用,功能祛风除湿,通利血脉,降低血压,用于风湿痹痛,筋骨不利,骨节疼痛,四肢麻木,半身不遂或小儿麻痹后遗症[33]。

3. **豨莶草配威灵仙**　两药皆能祛风湿止痛。豨莶草善利筋骨;威灵仙善于通络。两药配伍,功效更著,用于风湿筋骨疼痛,四肢麻木等[33]。

4. **豨莶草配臭梧桐**　豨莶草祛风除湿;臭梧桐舒筋活血。两药配伍,祛风湿、活血功效加强,用于风湿痹痛,麻木[33]。

5. **豨莶草配地龙**　豨莶草祛风湿,利关节;地龙清热定惊,通络,用于惊痫抽搐,关节痹痛,肢体麻木,半身不遂。两药配伍,祛风湿,通经络,用于内风所致的四肢不仁,半身不遂等症[48]。

6. **豨莶草配栀子**　豨莶草祛风湿,解毒;栀子泻火除烦,清热利尿,凉血解毒,用于热病心烦,黄疸尿赤,血淋涩痛,血热吐衄,目赤肿痛,火毒疮疡。两药配伍,清热解毒,清利湿热,用于湿热黄疸[48]。

**【复方及制剂】**

1. **豨莶通栓丸**　由豨莶草(蜜酒炙)400g、胆南星 169g、清半夏 160g、酒当归 160g、天麻 120g、秦艽 120g、川芎 120g、三七 120g、水蛭 120g、红花 120g、桃仁 80g、冰片 8g、人工麝香 8g。本品为棕黑色的大蜜丸;气芳香,味微苦。活血化瘀,祛风化痰,舒筋活络,醒脑开窍。用于缺血性中风风痰痹阻脉络引起的半身不遂,偏身麻木,口舌㖞斜,语言謇涩。口服。一次 1 丸,一日 3 次[1]。

2. **豨莶丸**　豨莶草 1 000g。本品为黑色的大蜜丸;气微,味甜、微苦。清热祛湿,散风止痛。用于风湿热阻络所致的痹病,症见肢体麻木,腰膝酸软,筋骨无力,关节疼痛。亦用于半身不遂,风疹湿疮。口服。一次 1 丸,一日 2~3 次[1]。

3. **豨桐胶囊**　豨莶草 790g、臭梧桐叶 1 580g。本品为硬胶囊,内容物为深棕色的细小颗粒;气微,微苦。清热祛湿,散风止痛。用于风湿热痹,症见关节红肿热痛;风湿性关节炎见上述证候者。口服。一次 2~3 粒,一日 3 次[1]。

4. **豨莶片**　由豨莶草单味药制成。本品为浅绿色的片,味辛、苦,每片重 0.6g。功能祛风除湿。用于风湿痹痛,腰膝酸软,四肢麻木。口服。一次 4 片,一日 2~3 片[49]。

5. **豨红通络口服液**　酒豨莶草 600g、红花 50g、川牛膝 50g。本品为棕黄色至棕褐色的液体;气特异,味微酸。祛风活血,通络止痛。用于瘀血阻络所致的中风病,症见偏瘫,肢体麻木,语言不利。口服。一次 10ml,一日 3 次。孕妇禁用[1]。

【临床研究】

1. **应用研究**

(1)冠心病、高胆固醇血症:广州部队总医院用健心丸(豨莶草、毛冬青根、川红花、丹参、三七、降香、冰片)每次 6g,一日 3 次,配合心宁注射液(每支 2ml,含生药豨莶草 5g,毛冬青根 8g,延胡 2g,川红花 1g)肌内注射,每次 2ml,一日 1~2 次,60 支为 1 个疗程。治疗过程中停用其他扩冠、降脂药物,临床观察 101 例,有心绞痛症状者 69 例,1~3 个疗程有效率分别为 82.6%、87% 和 95.9%,心电图大部分有所改善,治疗后血清胆固醇有不同程度的降低,本组病例以肾虚及心阴虚患者疗效好,可能与本品的补益肝肾和益阴作用有关[50]。

(2)高血压:谭锦文等[51]以降压方(豨莶草、罗布麻叶、生石决明各 30g,桑寄生、丹参各 15g,白芍、益母草、汉防己各 10g)随证加减,治疗高血压 103 例,大多数患者在持续治疗 1 个月后,血压即下降,舒张压降低 1.33~2.67kPa,或降至正常范围。其中有 5 例患者在用药 2 周后血压即降至正常范围。总有效率为 93.2%。

(3)脑血管意外后遗症:王达一等[52]选用古代验方"九制豨莶丸"治疗脑血管意外后遗症。药物制备与服法为:取豨莶草 50g,以蜜、米酒或陈酒各 30g 层层喷洒,蒸令气遍,晒干,如是 9 次,粉碎,再用蜜 60g 和入药末,熬至滴水成珠,丸如梧子大。每日服用 20g,分早晚 2 次,以米饮或稀饭送下。用此方治疗脑血管意外后遗症患者 28 例,经半年以上随访,显效 8 例,有效 16 例,有效率 85.7%。

(4)神经衰弱:用豨莶草制成颗粒剂(每包相当于豨莶草生药 10g)每日 1 包,或将豨莶草制成片剂(每片 0.5g)每次 2~4 片,一日 2~3 次,对失眠、惊悸等神经衰弱症状有一定疗效[53]。

(5)大动脉炎:李超[54]报道曾治愈 1 例病程迁延 18 年的大动脉炎患者,方用豨莶草、丹参、熟地黄、桑寄生、炒杜仲各 15g,当归、枳壳、郁金、党参各 10g,治疗过程中随证加减,治疗 33 天痊愈。

(6)疟疾:豨莶有截疟之功。《本草拾遗》著录其治久疟,用生品捣汁服,引吐痰涎;现代临床以其干品煎服。连服数日,可以控制症状。

(7)风湿性关节炎:陶文乾[55]报道,用《济世养生集》豨桐丸(豨莶草与臭梧桐按 1:2 的比例配伍)每次 6~9g,以后酌情增至 12~15g,一日 2 次,治疗风湿性关节炎 15 例,临床症状消失 9 例,显著好转 5 例。卢普清[56]报道,以豨莶汤(豨莶草 120g,生白术 90g,薏芯 60g)

随证加味,治疗本病获效颇佳,愈后很少复发。

2. **用法用量**　2020 年版《中国药典》规定豨莶草用量为 9~12g[1]。

【**中毒表现及救治**】《本草纲目》:"豨莶,生捣汁服则令人吐,故云有小毒;九蒸九暴则补人,去痹,故云无毒。"2020 年版《中国药典》未对豨莶草的毒性进行描述。现代医学研究发现,豨莶草水煎粉剂对小鼠有肺毒性[45],但无人中毒的相关报道。

豨莶草对小鼠的初步毒性作用的量效关系剂量为 3.0g/kg,相当于临床使用剂量的 108 倍,提示豨莶草水煎液在长期、大剂量服用时应注意临床安全。从另一个角度来看,豨莶草的体内富集的部位为肺部,在临床试剂应用时应注意有肺部疾病的患者应尽量避免大剂量长时间的服用豨莶草[45]。

(林文翰　王超一　张　旭)

# 79　罂　粟　壳

【**基源**】本品为罂粟科植物罂粟 *Papaver somniferum* L. 的干燥成熟果壳[1]。

【**化学成分**】现代研究表明,罂粟壳中主要药效成分为吗啡(morphine)、那可丁(narcotine)、可待因(codeine)、罂粟碱(papaverine)、罂粟壳碱(narcotoline)、原阿片碱(protopine)、蒂巴因(thebaine)等生物碱类成分[2],其中吗啡含量最高,那可丁次之[3]。另含多糖,水解可得乳糖、阿拉伯糖、鼠李糖、乳糖醛酸(galacturonic acid)、血根碱(sangunarine)、二氢血根碱 2-O- 甲基木糖(2-O-methylxylose) 及葡糖醛酸(glucuronic acid)、景天庚糖(sedoheptulose)、D- 甘露庚酮糖(D-mannoheptulose)、D- 甘油基 -D- 甘露辛酮糖(D-glycero-D-mannooc-tulose)、内消旋肌醇(myoinositol)、赤藓醇(erythritol)[4]。

【**含量测定**】2020 年版《中国药典》采用高效液相色谱法测定吗啡($C_{17}H_{19}O_3N$)的含量作为质量控制标准。色谱条件:以辛烷基硅烷键合硅胶为填充剂;以乙腈 -0.01mol/L 磷酸氢二钾溶液 -0.005mol/L 庚烷磺酸钠溶液(20:40:40)为流动相;检测波长为 220nm。理论板数按吗啡峰计算应不低于 1 000。本品按干燥品计算,含吗啡($C_{17}H_{19}O_3N$)应为 0.06%~0.40%[1]。除此之外,还有以下测定方法:

1. **薄层扫描法**　测定条件:双波长扫描仪 CS910 型;硅胶 $GF_{254}$ 薄层预制板;展开剂为环己烷 - 乙二胺(4:1),上行展开 9cm,UV 230nm 扫描,$\lambda_S$=230nm,$\lambda_R$=430nm,双波长反射锯齿扫描,狭缝宽度 1.2mm×1.2mm,扫描步距 0.2mm[5]。

2. **高效毛细管电泳法**　测定条件:以磷酸水溶液(pH 7.0,浓度 50mmol/L)为缓冲溶液,毛细管(50μm × 54.5cm,有效长度 56cm)为分离通道,分离电压为 25kV,检测波长为 212nm,毛细管温度为 25℃,压力进样为 15kPa·s[6]。

3. **气相色谱法**　色谱条件:岛津 GC-15A 气相色谱仪,氢火焰离子化检测器,C-R4A 数据处理机;色谱柱:OV-17 为固定液,涂布浓度 1.5%,玻璃柱(2m);进样口温度为 270℃,检测器温度为 280℃,柱温从 215℃程序升温至 265℃,保持一定时间;载气(氮气)60ml/min,纸速为 2mm/min[7]。

4. **超高效液相色谱法**　色谱条件:ACQUITY UPLC BEH $C_{18}$ 色谱柱;以乙腈为流动相

A,以 0.1% 磷酸溶液为流动相 B,进行梯度洗脱;检测波长为 210nm(吗啡、磷酸可待因)与 251nm(盐酸罂粟碱);流速为 0.4ml/min;柱温为 30℃;进样量为 2μl [8]。

**5. 快速液相色谱 - 串联质谱法**　色谱条件:Phenomenex Luna C$_{18}$ 色谱柱;以甲醇为流动相 A,以 10mmol/L 乙酸铵溶液为流动相 B,进行梯度洗脱;流速为 0.5ml/min;柱温为 40℃;进样量为 5μl。质谱条件:离子源 Turbo V;电喷雾电离源;正离子扫描模式;选择性反应监测;CUR 为 30psi;CAD 为 8psi;IS 为 5 500V;TEM 为 600℃;GS1 为 50psi;GS2 为 50psi [3]。

【炮制研究】2020 年版《中国药典》中罂粟壳的制法为:除去杂质,捣碎或洗净,润透,切丝,干燥[1]。蜜罂粟壳的制法为:取净罂粟壳丝,照蜜炙法(通则 0213)炒至放凉后不粘手[1]。

饮片性状:罂粟壳呈不规则的丝或块,外表面黄白色、浅棕色至淡紫色,平滑,偶见残留柱头;内表面淡黄色,有的具棕黄色的假隔膜;气微清香,味微苦。蜜罂粟壳形如罂粟壳丝,表面微黄色,略有黏性,味甜、微苦[1]。

【药理研究】

**1. 镇痛作用**　所含吗啡可提高痛阈,改变疼痛反应,镇痛作用显著并有高度选择性,而本品所含可待因的镇痛作用约为吗啡的 1/4。

**2. 催眠作用**　吗啡有催眠作用,大剂量时可引起睡眠,其主要作用为抑制大脑皮质感觉区。可待因无催眠作用。

**3. 呼吸抑制与镇咳作用**　吗啡对呼吸及咳嗽中枢均有抑制作用。可待因镇咳不及吗啡,但因无吗啡的诸多缺点,所以常用于镇咳。那可丁具有与可待因相等的镇咳作用,但无其他中枢抑制作用,对动物大量应用时仅有兴奋呼吸的作用[9]。

**4. 对消化道及其他平滑肌器官的作用**　吗啡能减少肠道平均滑肌蠕动,提高胃肠道及括约肌的张力,故可致便秘。对支气管、胆道、输尿管、膀胱亦具有兴奋作用[9]。

**5. 其他作用**　吗啡小剂量对心血管没有影响,大剂量可引起心动过缓。新生儿对吗啡有很大的敏感性,但对吗啡解毒能力不够,新生儿 6 个月以内禁用吗啡。甲状腺功能不足者,少量吗啡即可致中毒,故亦禁用。可待因的欣快症与成瘾性均很低,罂粟碱与那可丁无成瘾性[9]。

【毒理研究】吗啡对呼吸中枢有抑制作用,并可增加支气管平滑肌的张力,呼吸可慢至每分钟 2~4 次,并可见潮式呼吸。待产妇和哺乳期妇女可通过胎盘和乳汁引起新生儿窒息。吗啡能扩张脑膜小血管,使颅内压升高,可加重延髓生命中枢的抑制。慢性中毒主要为成瘾[10-11]。罂粟壳水提液对 Ames 试验和 Bridges 试验有明显致突变作用。

【配伍研究】

**1. 罂粟壳配乌梅**　罂粟壳和乌梅配伍用于久咳不止出自《宣明论方》之小百劳散。罂粟壳酸收,主入肺经,具有较强的敛肺气止咳逆的作用,用于肺虚之久咳、喘嗽;乌梅味酸而涩,其性收敛,入肺经能敛肺气,止咳嗽。两药配伍,可加强敛肺止咳之功[12]。

**2. 罂粟壳配麻黄**　麻黄宣肺平喘,以宣为主;罂粟壳敛肺止咳,以敛为要。两药配伍,宣敛开合,用于久咳不止,肺气不收,干燥少痰等[13]。

**3. 罂粟壳配厚朴**　罂粟壳味酸涩,能涩肠止泻;厚朴苦辛温燥,能行气散满,温中燥湿。两药配伍,调气行滞,涩肠止痢,用于多种下痢之里急后重症[13]。

4. **罂粟壳配木香、黄连、生姜** 罂粟壳涩肠止泻止痢;木香辛温芳香,行气导滞;黄连苦寒,清热燥湿而止痢;生姜和胃温中。四药寒温并用,散收并举,具有清热燥湿,行气止痛,涩肠止痢之功,用于湿热痢疾日久不愈,反复发作所致的休息痢[13]。

5. **罂粟壳配大枣** 罂粟壳涩肠止泻,用于久泻、脱肛;大枣补中益气,养血安神,用于脾虚食少,乏力便溏。两药配伍,涩肠止痢,用于水泻不止[14]。

6. **罂粟壳配诃子** 罂粟壳味酸涩性平,收敛肺气,涩肠止泻,止痛效著;诃子苦酸涩平,酸收而苦降,生用敛肺止咳,煨用涩肠止泻。两药配伍,固涩止泻加强,或治肺肾两虚,久泻不止,以及因久泻引起的脱肛,肺气虚散之咳喘、久嗽等症[15]。

7. **罂粟壳配党参** 罂粟壳酸涩收敛,涩肠止泻;党参甘温,健脾益气。两药配伍,用于脾胃虚弱引起的久泻不止及脱肛等症[15]。

8. **罂粟壳配白术** 罂粟壳上能收敛肺气以止咳,下能固涩肾气以止遗,中能固涩大肠以止泻痢;白术味苦甘而性温,最善补脾气。两药配伍,用于加强补益中气而涩肠固脱[15]。

【复方及制剂】

1. **小百劳散** 治劳喘嗽不已,自汗者:罂粟壳不拘多少,研为末,每服6g,入乌梅同煎,水200ml,温服;食后有汗,加小麦30粒,同煎服。(《宣明论方》)

2. **罂粟散** 治小儿久新吐泻,不思乳食,或成白痢:罂粟壳30g(炒),陈皮30g(炒),诃子30g(炮,去核),缩砂仁、甘草(炙)各6g。上为末,3岁1.5g,米饭下,食前。(《普济方》)

3. **六神丸** 治泻痢赤白,腹痛不可忍,痢久不止:罂粟壳(蜜炙)30g,青皮(去白)、陈皮(去白)、乌梅肉、炮姜各15g,炙甘草9g。为粗末,每服12g,加乳香1粒,水煎,食前服,日2次。(《奇效良方》)

4. **清化丸** 治咳嗽气实而无虚热者:罂粟壳(蜜炒)120g,乌梅、马兜铃、天南星(姜制)各30g,人参、款冬花、桔梗各15g,为细末,炼蜜为丸,弹子大,含化。(《丹溪心法》)

5. **宁神散** 敛肺止嗽,治久嗽不已,诸药无效者:罂粟壳500g(生,醋炒),乌梅4个,上药焙为末,每服6~9g,食后用沸汤调服,日三服。(《宣明论方》)

6. **粟壳饮** 治各种慢性胃肠炎、结肠炎、消化不良、特异性胃肠性慢性腹泻、脾肾阳虚型腹泻等。罂粟壳10g,金银花30g,山药30g。将金银花文火焙干至黄,山药文火炒黄,碾成细末,罂粟壳加水适量文火相煎冲服药末。一日2次,1剂服用2次[16]。

7. **泻痢固肠片** 罂粟壳560g,甘草70g,陈皮140g,肉豆蔻(制)70g,诃子(去核)70g,白芍210g,白术210g,党参35g,茯苓210g。本品为棕褐色片;气微香,味苦。调胃化湿,益气固肠。用于脾胃虚弱,久痢脱肛,腹胀腹痛,肢体疲乏。口服。每次4片,一日2次[17]。

8. **万金散** 罂米壳、甘草、陈皮、乌梅各100g,共碾极细面。功能收敛止泻。用于水泻下痢,久而不瘥,面黄肌瘦,四肢倦怠,脱肛便血等症。口服,每次6g[18]。

【临床研究】

1. 应用研究

(1)治疗小儿腹泻:炒苍术、焦山楂、车前子各16g,罂粟壳8g,共研细末,过筛备用。每服7g,温开水冲服。共治疗20例,均在服药后两天腹泻停止,大便成形,无不良反应[19]。

(2)治疗烫伤:罂粟壳、当归各200g,轻粉、银朱、冰片各20g,白蜡300g,香油300g。香油烧开后,放罂粟壳、当归炸至黑色过滤,油温60℃时下白蜡,油温降至40℃时下银朱、轻粉、冰片,均匀混合,凉后成膏,外用。共治烫伤 242 例,疗效满意,无 1 例感染[20]。

(3)治久嗽不止:粟壳去筋,蜜炙为末,每服五分,蜜汤下。(《世医得效方》)

(4)治久痢不止

1)罂粟壳醋炙为末,蜜丸弹子大,每服一丸,水一盏,姜三片,煎八分温服[21]。

2)粟壳十两,去膜,分作三份,一份醋炒,一份蜜炒,一份生用,并为末,蜜丸芡子大,每服三十丸,米汤下[21]。

(5)治小儿新吐泻:不思饮食,或成白痢。罂粟壳一两(炒)、陈皮一两(炒)、诃子一两(炝,去核)、缩砂仁、甘草(炙)各二钱。上为末,三岁半钱,米饮下,食前。(《普济方》)

(6)治慢性胃肠炎:用粟壳饮(金银花、山药各 30g 焙黄碾末,以罂粟壳 10g,煎水送服)取得较好疗效[16]。

(7)治脑血栓形成、肺栓塞、肢端动脉痉挛症及动脉栓塞:口服罂粟碱,每次 30~60mg,一日 3 次。皮下注射、肌内注射或静脉滴注:每次 30~60mg,一日量不超过 300mg。静脉注射应充分稀释后缓缓推入[22]。

(8)治喉炎、气管炎、溃疡性结肠炎:以罂粟壳为主组成复方制剂口服,用于治疗以上疾病,有显著疗效[23]。

(9)治冻伤、烧伤:用罂粟壳、紫草各 25g,黄蜡、冰片各 15g,香油 500g,制成“紫罂冻灼膏”,治疗烧伤、冻伤多例,均取得较好效果,多不留瘢痕且无中毒及成瘾现象[24]。

2. **用法用量**　2020 年版《中国药典》规定罂粟壳用量为 3~6g[1]。

【中毒表现及救治】

1. **中毒表现**　起初烦躁不安、谵妄、呕吐、全身乏力等,继而头晕、嗜睡,脉搏开始快,逐渐慢而弱,瞳孔极度缩小可如针尖大,呼吸浅表而不规则,一般每分钟 8~10 次,甚至每分钟 2~4 次,伴发绀,可能出现肺水肿、多汗、体温下降、血压下降、手脚发冷、肌肉松弛,最后呼吸中枢麻痹而死亡,死亡前瞳孔散大。其慢性中毒主要表现为成瘾[2],也可见厌食、便秘、早衰、阳痿、消瘦、贫血等症状。

2. **救治**　急性中毒时,先用黄酒 20~30 滴,加入温开水中,让患者饮服。然后用 1∶4 000 高锰酸钾溶液洗胃,并应反复进行。洗胃后,再用 20% 药用炭混悬液及 50% 硫酸镁溶液各 50ml,注入胃内。静脉注射葡萄糖,必要时输入血浆。呼吸抑制的用洛贝林、尼可刹米、安钠咖、麻黄碱等注射,直至呼吸好转、意识恢复为止。如呼吸衰竭,应吸入含 5% 二氧化碳的氧气,施行人工呼吸,也可用阿托品兴奋呼吸中枢,必要时皮下或肌内注射盐酸烯丙吗啡及丙烯左吗喃等。盐酸烯丙吗啡成人用量为 5~10mg,静脉注射,总量不超过 40mg。丙烯左吗喃成人 1~2mg,肌内注射,紧急时也可作静脉注射,剂量相同[4]。现临床上对于急性吗啡中毒急救方法为遵医嘱立即肌内注射纳洛酮注射液 0.4~0.8mg,必要时 1 小时后重复给药 0.4~0.8mg。同时使用呼吸兴奋剂尼可刹米对抗呼吸抑制,给予多巴胺升压,补充液体维持循环功能,防止休克的发生[25]。

对慢性中毒者,应逐步减量戒除,同时给予镇静剂。

（林文翰　王超一　张　旭）

# 80　鹤　虱

**【基源】**本品为菊科植物天名精 *Carpesium abrotanoides* L. 的干燥成熟果实。

**【化学成分】**鹤虱中主要成分为鹤虱内酯、大叶土木香内酯（granilin）、缬草酸、正己酸、油酸、右旋亚麻酸、三十一烷、豆固醇和天名精内酯（carpesialactone）、天名精酮（carabrone）等内酯化合物。

2005 年，张韶瑜等[1]从东北鹤虱中分离出一个新喹酮类生物碱，鉴定为 8- 甲氧基 -4- 喹酮 -2- 羧酸。

2007 年，陈青[2]采用同时蒸馏萃取法提取挥发油，并通过气相色谱 - 质谱联用技术对挥发油进行鉴定。

2010 年，刘翠周等[3]从鹤虱的甲醇提取物的二氯甲烷萃取部分中分离得到了 5 个倍半萜类化合物，通过 $^1$H-NMR、$^{13}$C-NMR 等波谱技术确定化合物的结构，分别鉴定为特勒内酯（telekin）、3-epiisotelekin、$11\beta$,13-dihydro-1-epi-inuviscolide、天名精内酯酮（carabrone）、天名精内酯醇（carabrol）。其中化合物 3-epiisotelekin 和 13-dihydro-1-epi-inuviscolide 为首次从天名精属分离得到。

**【含量测定】**2020 年版《中国药典》无鹤虱的含量测定。

**1. 新喹酮类生物碱的测定**　通过硅胶柱色谱、凝胶柱色谱等分离方法从东北鹤虱的正丁醇（BuOH）提取物中分离得到一个新喹酮类化合物，以有机波谱方法（$^1$H-NMR、$^{13}$C-NMR、2D-NMR、HR-MS、UV 和 IR 等）进行结构鉴定，并以纸片琼脂扩散法进行抗菌活性测定。

提取与分离纯化：将东北鹤虱药材 7.5kg 粉碎，以石油醚脱脂，再以 95% 乙醇 50℃温浸提取。减压回收溶剂，得浸膏 0.6kg。依次用乙酸乙酯和正丁醇进行萃取，将各部分萃取物减压浓缩后，得乙酸乙酯提取物 360.5g，正丁醇提取物 20.3g。将正丁醇提取物（20.3g）进行硅胶柱色谱分离，依次以三氯甲烷 - 甲醇 - 甲酸（1% 水）（18∶1∶0.3 → 18∶2∶0.3 → 18∶3∶0.5）进行梯度洗脱，得到 8 个组分。其中第 2 组分再以硅胶柱色谱和 Sephadex LH-20 分离纯化，得到 8- 甲氧基 -4- 喹酮 -2- 羧酸[1]。

**2. 挥发油的测定**　气相色谱条件：HP-5MS（0.25mm × 30m，0.25μm）；进样口温度 250℃；柱流速 1ml/min；载气为氦气；进样量 1μl；分流比 50∶1；柱初温为 60℃，恒温 2 分钟，以 10℃ /min 升温速率升至 150℃，恒温 2 分钟，然后以 8℃ /min 升至 210℃，保持 20 分钟。质谱条件：离子源为 EI 源；接口温度为 280℃；离子源温度为 230℃；电子能量 70eV；柱压 76kPa；质量范围 30~350Da；溶剂延迟 1.5 分钟[2]。

**3. 倍半萜类化合物的测定**　干燥的鹤虱药材 8.0kg，以 95% 甲醇回流提取 3 次，每次 2 小时，提取液合并减压浓缩至无醇味，得浸膏 388.0g。将浸膏分散于 400ml 水中，依次用石油醚、二氯甲烷萃取。其中二氯甲烷萃取物（173.0g）进行硅胶柱色谱，以 $CH_2Cl_2$-MeOH 梯度洗脱（100∶0，100∶100）得到 8 个部分（Fr.A~Fr.H），Fr.A 经 HPLC 以甲醇 - 水为流动相洗脱得到特勒内酯（73.2mg）、天名精内酯酮（88.4mg）；Fr.B 经 HPLC 以甲醇 - 水为流动相洗脱得到化合物 3-epiisotelekin(52.6mg)、313-dihydro-1-epi-inuviscolide(110.6mg);Fr.D 经 HPLC 以甲醇 - 水为流动相洗脱得到天名精内酯醇(73.6mg)。通过 $^1$H-NMR、$^{13}$C-NMR 等波谱技术确定化合物的结构,分别鉴定为特勒内酯、3-epiisotelekin、11$\beta$,13-dihydro-1-epi-inuviscolide、天名精内酯酮、天名精内酯醇[3]。

【炮制研究】人们对鹤虱的炮制方法研究甚少。2020 年版《中国药典》中鹤虱的制法为:秋季果实成熟时采收,晒干,除去杂质。

【药理研究】

1. **驱虫作用** 鹤虱为杀虫方剂中要药,制为煎剂,专供驱除绦虫及蛔虫之用,又对除水蛭尤有特效。

2. **抗腹泻作用** 东北鹤虱胶囊制剂有较强的抗腹泻作用。其机制是抑制回肠平滑肌的自律性收缩活动,并可对抗生理活性物质 ACh 和 5-HT 引起的回肠平滑肌张力增加,且呈现明显的剂量依赖性。对回肠平滑肌的收缩活动衰竭具有双向调节作用,使之调整为规律而恒定的收缩[4]。

3. **镇痛作用** 在东北鹤虱胶囊剂对醋酸致小鼠疼痛作用的影响的实验中表明,东北鹤虱胶囊对疼痛的抑制率可超过 60%,根据 H.Gernard Vogel 的镇痛药筛选方法,认为东北鹤虱胶囊剂具有镇痛作用[5]。

4. **抗菌作用** 张卉等[5]通过对小鼠的体外抑菌实验用 KB 法初筛了东北鹤虱胶囊剂的抗菌作用,结果表明该中药对金黄色葡萄球菌、表皮葡萄球菌、腐生葡萄球菌、A 群链球菌和草绿色链球菌的作用较明显,尤以金黄色葡萄球菌为显著,但对其他菌株(尤其是肠道菌群)作用不明显。

5. **抗炎作用** 张卉等[5]以小鼠耳郭二甲苯致炎法观察东北鹤虱胶囊抗炎作用,结果表明该药可以对抗二甲苯引起的小鼠耳肿胀,大剂量时作用与阿司匹林相似。

6. **抗氧化作用** 王萌等[6]采用 MTT 法与比色法,发现东北鹤虱提取物 LEGPS-Ⅱ 对自由基具有清除作用,能抑制 iNOS 表达而减少细胞内 NO 产生,能减少脂质过氧化产物 MDA 的生成量,还能提高抗氧化酶 SOD 活性,表现出多种途径的抗氧化作用。

7. **免疫调节作用** 东北鹤虱多糖(LEGPS-Ⅱ)具有免疫抑制作用,作用机制是 LEGPS-Ⅱ可以增加免疫抑制条件下静止的、活化的巨噬细胞的体外吞噬能力,以及 TNF-$\alpha$ 的生成能力;促进免疫抑制条件下活化的巨噬细胞体外分泌 IL-1$\beta$[7]。

【毒理研究】

1. **毒理成分研究** 历代本草中提到的鹤虱的毒性可能为该药在大剂量使用过程中的不良反应,而鹤虱中的主要成分天名精内酯可能是导致鹤虱不良反应的物质基础[8]。鹤虱的主要有效成分天名精内酯,给小鼠腹腔注射的 $LD_{50}$ 为 100mg/kg,对实验动物有中枢麻痹作用,大剂量能引起阵发性痉挛而死亡。能够引起皮肤过敏性皮炎、疱疹[9]。

2. **毒理机制研究** 目前关鹤虱的毒性作用没有系统研究报道,其毒性的分子机制也尚不清楚。可能和其主要成分天名精内酯酮等的细胞毒等作用相关。天名精内酯酮对多种肿瘤细胞具有细胞毒作用,其 $EC_{50}<20\mu mol/L$[10]。

【配伍研究】《小儿药证直诀》载:鹤虱可配伍楝实、胡粉、白矾、槟榔等,治疗虫痛发作有时,口吐清水等证。

**【复方及制剂】**

1. **化积口服液**　2020 年版《中国药典》中收录含鹤虱的复方为化积口服液。本品为棕黄色澄清液体,气清香,味甜、微苦。处方为茯苓(去皮)、海螵蛸、炒鸡内金、醋三棱、醋莪术、红花、槟榔、雷丸、鹤虱、使君子仁。功能健脾导滞,化积除疳。用于脾胃虚弱所致的疳积[11]。

2. **驱虫止痛汤**　川椒 6g、乌梅 10g、川连 3g、吴茱萸 3g、鹤虱 10g、雷丸 10g、使君子10g、槟榔 10g、川楝子 10g。分两次煎服。治疗胆道蛔虫病患者 32 例,除 2 例来门诊治疗一次未复诊之外,其余 30 例痊愈;一般病例服药 1~5 剂即愈,个别病例则服 8 剂方获痊愈,治疗[12]。

3. **鹤虱丸**　鹤虱、雷丸、白矾灰、皂荚刺、硫黄,雄黄为衣,为梧桐子大的蜜丸,每服 20丸,麝香温酒送下,食前服,治痔瘘,脓血不止,积年不差[13]。

4. **化虫丸**　鹤虱、苦楝根皮、槟榔、枯矾各 1 500g,铅粉 370g。共为细末,面糊为小丸。每次服 6g,1 岁小儿服 1.5g,日服 1 次,空腹时米汤送下。为驱虫剂,具有驱杀肠中诸虫之功效[14]。

5. **复方蛇床子洗剂**　蛇床子 40g,黄芩 20g,百部 60g,白矾 40g,苦参 20g,冰片适量,加蒸馏水制成 1 000ml,为棕褐色的液体,气香,久贮有微量轻摇易散的沉淀。可用于治疗各种阴道炎[15]。

**【临床研究】**

1. **应用研究**

(1)治疗细菌性痢疾:于燕良等[16]治疗细菌性痢疾,煎剂,成人东北鹤虱干品 1~2 两(1两 =50g),加水 1~2 斤(1 斤 =500g),煎 30 分钟后温服一日 1 次,连服 2 剂。如不愈可隔 1 日再服,小儿酌减。

(2)治疗病毒性角膜炎:崔艳文[17]等采用鹤虱入中药复方消肿明目口服液,治疗病毒性角膜炎。药物组成:金银花 20g,蒲公英 20g,大青叶 15g,谷精草 10g,鹤虱 6g,桃仁 10g,红花 10g,黑大豆 20g。水煎取汁早晚分服,其药渣再煎后熏洗患眼。鹤虱消积杀虫,诸药合用主要有活血杀虫、解毒消肿作用,痊愈率为 91%。

(3)治疗妇科炎症及性病:杨洪军[18]等用鹤虱入复方蛇床子洗剂,治疗阴道炎。处方蛇床子 240g,百部 120g,鹤虱 96g,雄黄 72g,苦参 96g,羟苯乙酯 0.3g。总有效率为 97.1%。付秀芹[19]采用中西结合治疗女性急性淋病,中药用苦参、地肤子、蛇床子、百部各 30g,白鲜皮、千里光、马齿苋、野菊花、鹤虱各 15g,熏洗外阴及坐浴;西药用氟哌酸 0.5g,红霉素 0.5g,甲硝唑 0.4g,压成粉剂混合,在中药坐浴后置于阴道后穹窿处,同时给予 5% 葡萄糖盐水250ml+ 青霉素 8×10⁶U 静脉输注。有效率为 97.5%,优于单纯西药组(有效率 80%)。

2. **用法用量**　2020 年版《中国药典》规定鹤虱为小毒,用量为 3~9g[11]。

**【中毒表现及救治】**

1. **中毒表现**　中医古籍都谈及鹤虱有"小毒",中医药应用中分析鹤虱中毒原因主要是用药过量或配伍不当。但因为其植物考证仍存疑,尚未见鹤虱的临床研究及毒性研究报道。目前,在现代医学研究里关于鹤虱的毒性报道较少。少数患者口服鹤虱煎剂有恶心呕吐、食欲不振、头晕、头痛、四肢软弱无力、行走语言不利,严重时能引起阵发性痉挛、抽搐[9]。

2. **救治**　服用鹤虱中毒后可采用对症治疗。在一些中医书籍中推荐用甘草、绿豆各

30g,煎汤当茶饮;天麻、天南星各 9g,甘草 6g,水煎服等。但具体疗效尚不明确[9]。

综上,目前有关鹤虱"毒性"研究尚不十分明确,但总体上认为是用药过量所致,所以临床上出现药物过量导致的毒性,一般均采用对症治疗。

(贾飞凡　付建华　杜贵友)

# 81　翼　首　草

【基源】本品为川续断科植物匙叶翼首草 *Pterocephalus hookeri*(C.B.Clarke)Höeck 的干燥全草[1]。

【化学成分】翼首草主要含环烯醚萜苷类和五环三萜皂苷类成分。其中皂苷主要为齐墩果烷和乌苏烷型五环三萜皂苷。

1993 年,Tian 等[2]从翼首草中分离得到 4 个三萜皂苷类成分,即匙叶翼首花苷 hookerosides A~D。2000 年,田军等[3]从匙叶翼首花中分离并鉴定了 7 个化合物分别为 songoroside A、loganin、软脂酸(palmiticacid)、乌索酸(ursolic acid)、齐墩果酸(oleanolic acid)、*β*- 谷固醇(*β*-sitosterol)、*β*- 龙胆二糖(*β*-gentiobiose)。2002 年,张艺等[4]从匙叶翼首花中分离并鉴定了三萜皂苷 rivularicin。2014 年,Wu 等[5]从翼首草中分离得到 5 个双环烯醚萜苷类化合物 Pterocenoids A~E。2015 年,张吉发等[6]从藏药翼首草中分离得 2 个环烯醚萜苷 5-［3-(1- 羟乙基)- 吡啶］-7- 马钱苷酯、林生续断苷 I 和 2 个木脂素类化合物:8- 羟基 - 松脂素 -4'-*O*-*β*-D- 葡萄糖苷和 8'- 羟基 - 松脂素 -4'-*O*-*β*-D- 葡萄糖苷。2018 年,李公权等[7]从翼首草中分离得到 9 个双环烯醚萜苷类成分,分别为大花双参苷 A、荼茱萸苷、林生续断苷 I、二甲氧基 - 林生续断苷 III、林生续断苷 III、laciniatoside I -7-dibutyl acetal、laciniatoside I、laciniatoside II、林生续断苷IV。

此外,还含有酚酸、生物碱、黄酮苷、木脂素、多糖等多种化学成分[6,8-9]。

【含量测定】2020 年版《中国药典》采用高效液相色谱法测定齐墩果酸和熊果酸的含量作为质量控制标准。色谱条件:以十八烷基硅烷键合硅胶为填充剂;以甲醇 -0.1mol/L 乙酸铵溶液(85:15)为流动相;检测波长为 210mn。理论板数按齐墩果酸峰计算应不低于 8 000。本品按干燥品计算,含齐墩果酸($C_{30}H_{48}O_3$)和熊果酸($C_{30}H_{48}O_3$)的总量不得少于 0.20%[1]。除此之外,还有以下测定方法:

1. **齐墩果酸和乌苏酸的测定**　色谱条件:未涂层的石英毛细管柱(75μm×62.5cm,有效长度 54cm),进样压力为 5 000Pa/3s,温度为(25.0±0.5)℃[10]。

2. **环烯醚萜和酚酸类的测定**

(1)绿原酸、马钱苷、獐牙菜苷、吴茱萸苷及大花双参苷 A 的测定:色谱条件:Agilent Poroshell 120 SB-C₁₈ 色谱柱(100mm×4.6mm,2.7μm),流动相为乙腈 -0.2% 磷酸水溶液,梯度洗脱,流速为 1.0ml/min,检测波长为 237nm、325nm,柱温为 30℃,进样量为 4μl[11]。

(2)马钱苷酸、绿原酸、獐牙菜苷、马钱苷、异绿原酸 A、林生续断苷 I、异绿原酸 C、吴茱萸苷、续断苷 B 和续断苷 A 的测定:色谱条件,Acquity UPLC^R BEH C₁₈ 色谱柱(2.1mm×100mm,1.7μm),流动相为 0.2% 磷酸水 - 乙腈,梯度洗脱,检测波长为 237 和 325nm,流速为

0.4ml/min,柱温为30℃,进样量为1μl[12]。

3. **总皂苷的测定**

(1)总皂苷的测定:采用紫外分光光度法,以齐墩果酸为对照品,香草醛-冰醋酸和硫酸为显色剂,在535nm处测定吸收度,计算总皂苷的含量[13]。

(2)总皂苷的测定:采用紫外分光光度法,以熊果酸为对照品,5%的香草醛-冰醋酸及高氯酸为显色剂,在540nm处测定吸收度,计算总皂苷的含量[14]。

【炮制研究】2020年版《中国药典》中翼首草的制法为:除去杂质,洗净,切段,干燥[1]。

【药理研究】

1. **免疫调节作用** 翼首草的成分之一马钱苷具有明显的免疫调节作用,这可能也是翼首草及然降多吉胶囊免疫调节作用的物质基础之一[15]。

2. **抗类风湿性关节炎作用** 翼首草的有效部位对于佐剂性关节炎大鼠模型原发性炎症及继发性关节炎均有较好的抑制作用,并能减轻关节滑膜的病理改变[16]。

3. **抗炎镇痛作用** 翼首草正丁醇部位总皂苷可显著抑制大鼠足肿胀与小鼠棉球肉芽肿的增生和小鼠耳肿胀程度,对急性炎症的渗出和水肿有明显的抑制作用,因此具有显著的抗炎活性,且其抗炎的作用与吲哚美辛效果相似[17]。

翼首草乙醇提取物和水提物均有明显的抗炎作用,同时也具有明显的镇痛作用[18]。

4. **抗肿瘤作用** 翼首草总皂苷具有抑制人肿瘤细胞增殖的作用,其涉及肝脏、胃、乳腺等多种器官的肿瘤细胞[19]。

【毒理研究】暂未查到。

【配伍研究】

**翼首草配伍矮紫堇、藏黄连、麻花秦艽** 含翼首草的处方主要治疗感冒发热、瘟毒及各种温热病与关节炎等,如瘟毒、肺炎以及流行性感冒、类风湿关节炎等,所用药物多具清热解毒、消炎、祛风除湿等功效,亦常与清热类药物配伍运用,用药较为集中,组方法度清晰。高频药物(频次≥15)包括矮紫堇、藏黄连、麻花秦艽等。高频药物组合包括"翼首草、矮紫堇""翼首草、藏黄连""翼首草、麻花秦艽"等[20]。

【复方及制剂】

1. **十二味翼首散** 翼首草100g、榜嘎75g、节裂角茴香75g、天竺黄75g、红花60g、檀香50g、安息香25g、莪大夏50g、铁棒锤叶40g、五灵脂膏50g、牛黄0.5g、麝香0.5g。本品为灰棕色的粉末;气香,味苦,有麻舌感。清热解毒,防疫。用于瘟疫、流行性感冒、乙型脑炎、痢疾、热病发热等病症。口服。一次1g,一日2次[1]。

2. **洁白丸** 诃子(煨)370g、南寒水石210g、翼首草85g、五灵脂膏178g、土木香26g、石榴子26g、木瓜26g、沉香19g、丁香20g、石灰华13g、红花6g、肉豆蔻13g、草豆蔻13g、草果仁13g。本品为暗褐色的水蜜丸,或为薄膜衣丸,除去包衣后显暗褐色;气香,味涩、苦、辛。健脾和胃,止痛止吐,分清泌浊。用于胸腹胀满,胃脘疼痛,消化不良,呕逆泄泻,小便不利。嚼碎吞服。一次1丸,一日2~3次;薄膜衣丸:一次0.8g,一日2~3次[1]。

3. **然降多吉胶囊** 由翼首草、诃子、牛尾独活、川木香、麝香、制草乌等组成。散寒除湿,消炎止痛,主要用于类风湿关节炎、全身发热、关节疼痛等症。口服。每粒装0.34g[21]。

**【临床研究】**

1. **应用研究**

(1)治疗流行性感冒:才让吉[22]选用十二味翼首散和四味藏木香汤,治疗流行性感冒,经 108 例临床观察效果满意。

(2)治疗胆汁反流性胃炎:孕藏久美[23]用藏药洁白丸(日格尔)治疗胆汁反流性胃炎,经 56 例临床观察,对治疗胆汁反流性胃炎、胃溃疡有显著的疗效,未出现毒副作用及过敏等不良反应,总有效率达 89.29%。

(3)治疗类风湿关节炎:马德保[24]用藏药二十五味驴血丸治类风湿关节炎,经 120 例临床观察,总有效率达 96.7%。

2. **用法用量**　2020 年版《中国药典》规定翼首草为小毒,用量为 1~3g[1]。

**【中毒表现及救治】**

1. **中毒表现**　该药虽然没有明显毒性,但服用后小鼠的体重在 2 天内急剧下降,饮食量也有所减少,特别是由根的水煎液引起的此种现象更为明显。因此我们认为翼首草还是有一定的毒副作用,与文献上翼首草有小毒的记载相符合[17]。

2. **救治**　对症治疗。

(刘光宇　付建华　杜贵友)

71~81 参考文献

# 82 土 鳖 虫

【基源】本品为鳖蠊科昆虫地鳖 *Eupolyphaga sinensis* Walker 或冀地鳖 *Steleophaga plancyi*(Boleny)的雌虫干燥体[1]。

【化学成分】土鳖虫的营养成分中蛋白质含量最高,按其干燥品来计算蛋白质含量可高达 60% 以上,属于典型的高蛋白质昆虫[2]。周彦钢等[3]通过对土鳖虫氨基酸含量测定,共测得 18 种氨基酸,其中包括组氨酸在的人体必需氨基酸占氨基酸总量的 34.5%,含量最高的氨基酸是甘氨酸。

许景娥等[4]从地鳖和冀地鳖中提取的脂肪酸,分别占样品总量的 17.63% 和 14.27%。不饱和脂肪酸含有棕榈油酸、油酸、亚油酸,饱和脂肪酸含有软脂酸、豆蔻酸、硬脂酸。

刘燕等[5]采用电感耦合等离子体发射光谱法(ICP-OES)和电感耦合等离子体质谱法(ICP-MS)分别测定了 5 种土鳖虫无机元素种类和含量,结果表明土鳖虫中 Al 和 K 的含量较高。

【含量测定】2020 年版《中国药典》无土鳖虫的含量测定。

另外,土鳖虫中氨基酸的含量测定[6]如下:

1. **游离氨基酸** 取土鳖虫粉 5g,用 10 倍量水回流 1 小时,滤过,用蒸馏水提取至提取液对茚三酮试液呈负反应为止。提取液减压浓缩至每 1ml 相当于 1g 生药,加 90% 乙醇沉淀杂质,滤过,浓缩至 10ml 左右,然后通过 732 阳离子交换树脂,以 1.5mol/L 氨水洗脱。

2. **蛋白质氨基酸** 取土鳖虫粉 100mg,加 6mol/L 盐酸 50ml,110℃水解 24 小时,滤过,减压浓缩去盐酸,加水调节该水解液的体积至每 1ml 相当于 20mg 生药。使用日立 KLA-5 型自动氨基酸分析仪检测,波长为 570nm、440nm。

【炮制研究】2020 年版《中国药典》炮制方法为:捕捉后,置沸水中烫死,晒干或烘干[1]。

其他常见炮制方法[7]:

1. **净制法** 取原药材,拣去杂质,用清水洗净或筛去灰屑,干燥即得。

2. **炒制法** 取净土鳖虫置锅内,用文火加热,炒至微焦,取出放凉,去头足。

3. **酒制法** 取土鳖虫,用适量酒洗净,文火焙干。如系活土鳖虫则置沸水中烫死,或用酒焖死,取出,文火焙干。

4. **酥油制法** 取原药材,除去杂质,洗净晾干。将酥油置锅内热化开,取净土鳖虫倒下,拌匀,炒至呈黄色时,出锅,摊开晾凉。每 100kg 土鳖虫用酥油 15kg。

**5. 盐水烫制法**　用 50% 盐开水烫,快速翻动数次,让盐水充分吸收,烫后不宜暴晒,最好放于阴凉通风处阴干。

**6. 土制法**　取原药材,用细土拌匀加文火慢炒至微黄为度,筛去土及杂质即可。

**7. 烘焙法**　取净土鳖虫在铁筛或新瓦上慢火焙至干脆,研粉即可。或捕捉后,置沸水中烫死,晒干或烘干。

**【药理研究】**

**1. 抗肿瘤活性及抑制血管生成**　土鳖虫在临床上被广泛应用于肿瘤的治疗,王凤霞等[8]通过分离纯化中华真地鳖(昆虫土鳖)中抗肿瘤活性成分,得到了一分子质量约为 72kDa 的抗肿瘤蛋白(EPS72),并采用 MTT 法考察其抗肿瘤活性,发现该蛋白对肝癌 Bel-7402 细胞、肺癌 A549 细胞等多种人癌细胞株具有较强的增殖抑制作用,而且呈浓度依赖性,证明了纯化的蛋白质具有潜在的抗肿瘤活性。

葛钢锋等[9]采用 MTT 比色法及流式细胞术,研究土鳖虫醇提物(ESE)对体外培养人肝癌细胞株(HepG₂)和人胃癌细胞株(SGC-7901)增殖的影响及其作用机制,结果表明土鳖虫醇提物(ESE)对 HepG₂ 和 SGC-7901 细胞的增殖具有明显的抑制作用,并可诱导 HepG2 肿瘤细胞的凋亡,表现出较强的体外抗肿瘤活性。

**2. 对血液流变学的影响**　土鳖虫水浸膏连续给大鼠灌胃 10 天,可使血细胞比容、全血高切黏度、全血低切黏度、RBC 聚集指数、RBC 刚性指数明显降低,使红细胞沉降率及其方程常数明显升高,而对血浆黏度、纤维蛋白原无影响,说明土鳖虫是通过影响 RBC 发挥降低血液黏度作用的[10]。土鳖虫水提液能明显降低老龄大鼠的全血比黏度、血浆比黏度和血细胞比容[11]。

**3. 土鳖虫对红细胞变形性和膜成分的影响**　给大鼠灌胃土鳖虫粉 15 天,一日 1 次,测定大鼠血细胞比容,红细胞变形性,红细胞膜的 MDA、胆固醇含量和膜胆固醇 / 磷脂比值。结果表明土鳖虫可降低高脂大鼠血细胞比容,增强红细胞变形能力并降低红细胞膜 MDA、胆固醇含量和膜胆固醇 / 磷脂比值[12]。

**4. 调节血脂**　赵志壮等[13]通过建立高脂血症家兔模型,研究土鳖虫冻干粉的降脂作用,结果表明土鳖虫冻干粉能够不同程度地降低高脂血症家兔血清中 CHO、TG、LDL-C 水平,并使 HDL-C 水平升高,证实了土鳖虫冻干粉能有效地调节血脂并推测其作用机制可能是由于土鳖虫冻干粉中的某些有效成分促进了载脂蛋白 Apo A Ⅰ和 Apo A Ⅱ的合成和表达,为土鳖虫防治动脉粥样硬化和冠心病提供了实验和理论依据。

**5. 保肝作用**　给 SD 雄性大鼠口服土鳖虫提取物,服药 30 分钟后每隔 4 小时给动物腹腔注射 D- 半乳糖胺 250mg/kg,连续 4 次,末次给药后 12 小时采血,同时摘取肝脏进行病理学检查。结果发现,土鳖虫雌成虫的己烷可溶性部分及 CCl₄ 可溶性部分可抑制 D- 半乳糖胺所致的肝损害[14]。

**6. 免疫调节作用**　刘丹等[15]利用木瓜蛋白酶水解土鳖虫制备土鳖虫多肽,研究其体内免疫调节作用,结果与对照组相比,土鳖虫多肽可提高小鼠胸腺和脾脏指数及血清白介素 -2 的水平,增强小鼠碳粒廓清能力,表明了土鳖虫多肽具有良好的免疫调节作用。

**7. 对自由基的影响**　给 60 例冠心病血瘀证患者服用水蛭土鳖虫原粉每次 1.0g,一日 3 次,连服 4 周。服药后患者血中过氧化脂质(LPO)明显下降,还原型谷胱甘肽(GSH)、谷胱甘肽过氧化物酶(GSH-Px)明显上升,与服药前比较均有显著性差异[16]。

8. **抗肿瘤作用**　土鳖虫提取物可抑制肝、胃癌细胞的呼吸,并能抑制白血病细胞的增殖。

在试管内用美蓝法曾测得土鳖虫浸膏(水煎后加醇沉淀)有抑制白血病患者的白细胞的作用,但用瓦伯呼吸器法,则为阴性结果[17]。

9. **促进骨折愈合作用**　在家兔旋前圆肌肌止点的远端用骨锯锯断桡骨,造成 3mm 骨缺损,术后每日给每只家兔含药精饲料 60g(含生药 1.1g),对照组给等量精饲料。用药组骨痂增长明显快于对照组($P<0.05$),促进成骨细胞的活性和数量增加,破骨细胞出现时间、数量、功能活动明显强于对照组,说明有促进骨折愈合的作用[18]。

【**毒理研究**】土鳖虫总生物碱(TAESII),经小鼠腹腔注射 $LD_{50}$ 为 $(136.45 \pm 7.98)$ mg/kg ($P=0.95$)。给药后动物先表现抖动,进而跳跃、震颤、竖耳,多在 10~20 分钟内死亡[19]。

【**配伍研究**】土鳖虫入肝经血分,能破血逐瘀而消积通经,常用于经产瘀滞之证及积聚痞块。治血瘀经闭,产后瘀滞腹痛,常与大黄、桃仁等同用,如下瘀血汤;治干血成劳,经闭腹满,肌肤甲错者,则配伍大黄、水蛭等,如大黄䗪虫丸;治积聚痞块,常配伍柴胡、桃仁、鳖甲等以化瘀消癥,如鳖甲煎丸[20]。

【**复方及制剂**】

1. **止痛化癥片**　党参 75g、炙黄芪 150g、炒白术 45g、丹参 150g、当归 75g、鸡血藤 150g、三棱 45g、莪术 45g、芡实 75g、山药 75g、延胡索 75g、川楝子 45g、鱼腥草 150g、北败酱 150g、蜈蚣 1.8g、全蝎 75g、土鳖虫 75g、炮姜 22.5g、肉桂 15g。本品为薄膜衣片,除去薄膜衣后,显棕褐色至黑褐色;气微香,味苦、微咸。益气活血,散结止痛。用于气虚血瘀所致的月经不调、痛经、癥瘕,症见行经后错,经量少,有血块,经行小腹疼痛,腹有癥块;慢性盆腔炎见上述证候者。口服。一次 4~6 片(每片 0.3g 或 0.4g)或一次 2~3 片(每片 0.6g),一日 2~3 次[1]。

2. **中风回春丸**　酒当归 30g、酒川芎 30g、红花 10g、桃仁 30g、丹参 100g、鸡血藤 100g、忍冬藤 100g、络石藤 60g、地龙(炒)90g、土鳖虫(炒)30g、伸筋草 60g、川牛膝 100g、蜈蚣 5g、炒茺蔚子 30g、全蝎 10g、威灵仙(酒制)30g、炒僵蚕 30g、木瓜 50g、金钱白花蛇 6g。本品为棕色至红棕色的包衣浓缩水丸,除去包衣后显黑褐色;味苦。活血化瘀,舒筋通络。用于痰瘀阻络所致的中风,症见半身不遂,肢体麻木,言语謇涩,口舌㖞斜。用温开水送服。一次 1.2~1.8g,一日 3 次,或遵医嘱[1]。

3. **伤科接骨片**　红花、土鳖虫、朱砂、马钱子粉、炙没药、三七、海星、炙鸡骨、冰片、煅自然铜、炙乳香、甜瓜子。本品为糖衣片或薄膜衣片,除去包衣后显灰褐色至棕褐色;味苦、腥。活血化瘀,消肿止痛,舒筋壮骨。用于跌打损伤,闪腰岔气,筋伤骨折,瘀血肿痛。口服。成人一次 4 片,10~14 岁儿童一次 3 片,一日 3 次。以温开水或温黄酒送服[1]。

4. **活血壮筋丸**　制川乌 400g、红花 40g、血竭 50g、乳香(去油)20g、没药(去油)20g、土鳖虫 40g、地龙 40g、全蝎 40g、川牛膝 80g、桂枝 40g。本品为包糖衣的水丸,除去糖衣后显棕褐色;气腥,味苦。祛风活血,强腰壮筋。用于筋骨疼痛,周身麻木,半身不遂,口眼㖞斜。口服。一次 2 丸,一日 2 次,酒或温开水送服;或遵医嘱[1]。

【**临床研究**】

1. **应用研究**

(1)治疗癌症

1)乳腺癌:漏芦 15g,天葵子、木馒头、芸苔子各 30g,八角莲、土鳖虫、白蔹、金雀花各

9g。疼痛加蜂房 9g,水煎服,每日 1 剂。应用此方配合化疗小剂量穴位注射,治疗乳腺癌 42 例,有效 25 例,无效 17 例,总有效率为 59.5%[21]。

2)肝癌:采用自拟化积丹、抗瘤煎(硇砂、马钱子、干漆;黄芪、莪术、猪苓、半夏、土鳖虫等)治疗肝癌 20 例,总有效率 95%[22]。

土鳖虫、柴胡、鳖甲、白芍、清半夏、半枝莲、桃仁、龙葵等,随证加减。每日 1 剂,水煎服,30 剂为 1 个疗程。治疗原发性肝癌 40 例,好转 15 例,进步 18 例,无效 7 例[23]。

土鳖虫、当归、红花各 9g,赤芍、白芍各 6g,紫丹参 30g,桃仁泥 12g,广木香 5g,随证加减。水煎服,每日 1 剂。治疗转移性肝癌 8 例,生存期 1 年以内者 2 例,1~2 年 2 例,2~3 年 2 例,3~4 年 1 例,4 年以上者 1 例。平均生存期为 2 年[24]。

3)肺癌:大黄䗪虫丸 12g(包),三棱、莪术、王不留行各 15~30g,桃仁 12g,丹参 15g,海藻 30g,随证加减。每日 1 剂,水煎服。治疗原发性肺癌 62 例,显效 4 例,进步 34 例,无效 24 例,1 年以上存活率 32.3%,其中对鳞癌疗效较好,腺癌次之[25]。

(2)治疗慢性粒细胞白血病:陈兆孝[26]对慢性粒细胞白血病患者在化疗的基础上加用大黄䗪虫丸治疗,经初步观察,发现大黄䗪虫丸对缩小脾脏具有良好的疗效。与化疗组相比,无论是脾脏缩小的程度或速度都远比单纯化疗组优越,其差别非常显著($P<0.01$)。该药对周围血常规和骨髓的幼稚细胞也有一定的抑制作用。用大黄䗪虫丸内服,每日 2~3 丸,配合化疗治疗 16 例,完全缓解 8 例,部分缓解 6 例,总缓解率为 87.5%,死亡 2 例,占 6.3%;脾大均有不同程度缩小,其中明显缩小(达 10cm 以上)者占 65.5%。单纯化疗的对照组总缓解率为 50%,脾缩小率 44.4%。两组比较差异非常显著($P<0.01$)。

(3)治疗颅内肿瘤:生天南星、生半夏、夏枯草、猪苓、茯苓、决明子各 15g,僵蚕、土鳖虫、菊花、青葙子各 9g,地龙 15g,石菖蒲 6g,蜈蚣 2 条,壁虎 2 条。每日 1 剂,水煎服,每个疗程为 3 个月。应用本方治疗 67 例原发性中枢神经系统肿瘤,总有效率为 77.61%。1 年生存率为 90%,2 年生存率为 85%,5 年生存率为 30%,生存中数为 7.27 年[21]。

(4)治疗子宫肌瘤:以芪胶莪蛭丸治疗子宫肌瘤 30 例,治愈 15 例,好转 13 例,无效 2 例,总有效率为 93.8%。方中黄芪、阿胶、丹参补气活血;莪术、桃仁、桂枝、牡丹皮、土鳖虫消散瘀结[27]。

用土鳖虫、田七、大黄(酒制)、丹参、炮山甲、生牡蛎、夏枯草、山慈菇、柴胡(醋制)、青皮、香附(酒制)等制成糖衣片(每片 0.3g),每次 20 片,一日 3 次。1 个月为 1 个疗程,连续服药 3 个疗程,经期停药。治疗 30 例,显效 15 例,进步 13 例,无效 2 例。不孕的 2 例中,1 例怀孕[28]。

(5)治疗带状疱疹:金火星[29]观察土鳖虫对带状疱疹的临床疗效。方法:将 79 例患者随机分为两组即治疗组和对照组,治疗组 48 例患者给予土鳖虫水煎服;对照组 31 例患者给予阿昔洛韦片。结果:总有效率治疗组为 95.8%,对照组为 80.7%。两组疗效比较,差异有显著性意义($P<0.05$)。治疗组止痛时间较对照组显著缩短,差异有显著性意义($P<0.01$)。治疗组止疱、结痂时间较对照组显著缩短,差异有显著性意义($P<0.01$)。结论:土鳖虫具有较好的治疗带状疱疹的临床疗效。

(6)治疗高血压:用土鳖虫和水蛭按 1:1 比例混合粉碎后装入胶囊,每粒含生药 0.25g,另用卡托普利作对照(每片 12.5mg),治疗方法,两组治疗前停用任何抗高血压药 1~2 周,治疗组每次予水蛭土元粉胶囊 4 粒(1.0g),一日 3 次,对照组予卡托普利 25~50mg,一日 3 次,4 周为 1 个疗程。结果:治疗组总有效率 90.63%,对照组总有效率为 72.73%[30]。

(7) 治疗高脂血症：用大黄䗪虫丸(每丸 3g)，每次 2 丸,一日 2 次,治疗高脂血症 14 例(其中合并高血压 9 例,稳定型心绞痛 1 例,隐匿性冠心病 2 例,室性期前收缩 2 例,单纯性高脂血症 6 例)。服药后甘油三酯、总胆固醇、全血比黏度、全血还原黏度和纤维水平下降。对防治动脉硬化、缺血性心脑血管疾病也有一定的作用[31]。

(8) 治疗心律失常：应用温阳通脉法,选用附子、土鳖虫等温阳通脉药,治疗了 76 例老年人缓慢性心律失常患者,使其临床症状、心电图、24 小时动态心电图、体外血栓长度、血生化指标等有明显改善[32]。

(9) 治疗脑卒中及脑梗死后遗症：自拟益气化瘀通脑汤(茺蔚子、川芎、丹参、水蛭、土鳖虫、蜈蚣等)治疗脑卒中 82 例疗效观察,总有效率为 97.5%。提示本方具有活血化瘀、息风化痰、通脑利窍之功效[33]。

用大黄䗪虫丸治疗脑梗死后遗症,每次 1 丸,一日 3 次,治疗 1 例,配服中药 1 个月余,基本恢复正常[34]。

(10) 治疗骨折：用土鳖虫、血竭各 6g,骨碎补、当归、自然铜各 15g,水煎每日 1 剂,研成末为水丸,每次 5g,一日 2 次,适用于开放性、闭合性及粉碎性骨折[35]。

(11) 治疗急性腰扭伤：用鲜土鳖虫大的 7~8 只,小的 14~15 只,用温水洗净,捣烂,绞汁去渣,以白酒冲服,一日 1~2 次,对急性腰扭伤有显效,或将土鳖虫焙黄,以酥为度,研末,开水送服,每晚 1 次,每次 3 只,对外伤性及肾虚性腰痛均有显效[36]。

采用复方马钱子散(由马钱子、炙川乌、炙草乌、蜈蚣、全蝎、土鳖虫、蕲蛇、炮穿山甲、乳香、没药、川牛膝组成)结合硬膜外穿刺后注入镇痛液(由利多卡因、维生素 $B_{12}$、维生素 $B_1$、山莨菪碱、地塞米松、复方丹参组成),每周 1 次,2 周为 1 个疗程。2 个疗程后,54 例中治愈 15 例,显效 23 例,良好 14 例,无效 2 例,总有效率为 96.3%[37]。

**2. 用法用量**　2020 年版《中国药典》规定土鳖虫为小毒,用量为 3~10g[1]。宜煎服或入丸、散,亦可研末吞服。外用：煎水含漱或捣烂外敷。孕妇忌服。

**【中毒表现及救治】**

**1. 中毒表现**　土鳖虫有小毒,有关土鳖虫中毒的报道较少。近年来有报道,土鳖虫治疗量也有使人的窦性心率减慢的反应[17]。4 例土鳖虫制剂内服或外用出现过敏反应[38-40],以及服含土鳖虫煎剂出现腹痛 2 例[40-41]。过敏反应的表现为全身出现密集的小丘疹,伴全身瘙痒,停药后 1~2 日皮疹消失。可能是土鳖虫所含的异性蛋白刺激所致[38-39]。亦有表现为内服土鳖虫制剂后全身乏力、恶心、眩晕、腹痛等症状[40-41]。

**2. 救治**　若出现过敏反应,可用氯苯那敏、维生素 C 及对症处理[42]。

（张　恬　李军德　杜贵友）

# 83　水　　蛭

**【基源】**本品为水蛭科动物蚂蟥 *Whitmania pigra* Whitman、水蛭 *Hirudo nipponica* Whitman 或柳叶蚂蟥 *Whitmania acranulata* Whitman 的干燥全体[1]。

**【化学成分】**水蛭主含蛋白质,其水解氨基酸含量达 49.4%,含有 17 种氨基酸,包括人体必需的 8 种氨基酸,其中谷氨酸含量高达 8.3%,还含有 Zn、Mn、Fe、Co、Cr、Se、Mo、Ni 等 14 种元素[2-3]。不同种水蛭分离出的活性成分是不同的,大致可分为两大类:一类是直接作用于凝血系统的成分,包括凝血酶抑制剂,以及其他抑制血液凝固的物质,如水蛭素(hirudin)、菲牛蛭素(bufrudin)、森林山蛭素(haemadin)等;二类是其他蛋白酶抑制剂及其他活性成分,如溶纤素(hementerin)、待可森(decorsin)等[4]。有学者利用 GC-MS 技术,分析鉴定了水蛭中的脂肪酸酯和笛体类化合物。结果表明,水蛭中含有已醛、4- 甲基十四烷酸甲酯、12- 甲基十四烷酸甲酯、11- 十六碳烯酸甲酯、14- 甲基十五烷酸甲酯、11- 甲基十六烷酸甲酯、14- 甲基十六烷酸甲酯、十七烷酸甲酯、13- 十八碳烯酸甲酯、十八烷酸甲酯、10- 十九烯酸甲酯、13- 二十二烯酸甲酯、2- 乙酰氧基 -7,9- 十九烯酸甲酯、胆固醇、胆甾 -5,7- 二烯 -3 酮等[5-6]。

Zheng 等[7]从蚂蟥干体中先后分离得到 2 个新杂环类化合物:hirudonucleodisulfide A 和 hirudonucleodisulfide B,Li 等[8]从日本医蛭中也到 3 个蝶啶类化合物 hirudinoidines A~C。这是首次从水蛭中得到噻吩并蝶啶结构的化合物。

**【含量测定】** 2020 年版《中国药典》采用凝血酶滴定法测定水蛭中水蛭素的含量。取本品粉末(过三号筛)约 1g,精密称定,精密加入 0.9% 氯化钠溶液 5ml,充分搅拌,浸提 30 分钟,并时时振摇,离心,精密量取上清液 100μl,置试管(8mm×38mm)中,加入含 0.5%(牛)纤维蛋白原(以凝固物计)的三羟甲基氨基甲烷盐酸缓冲液[(临用配制)200μl,摇匀,置水浴中(37℃±0.5℃)温浸 5 分钟,滴加每 1ml 中含 40 单位的凝血酶溶液至凝固(水蛭)或滴加每 1ml 中含 10 单位的凝血酶溶液至凝固.记录消耗凝血酶溶液的体积。按下式计算:

$$U = \frac{C_1 V_1}{C_2 V_2}$$

式中:$U$ 为每 1g 含凝血酶活性单位,U/g;$C_1$ 为凝血酶溶液的浓度,μ/ml;$C_2$ 为供试品溶液的浓度,g/ml;$V_1$ 为消耗凝血酶溶液的体积,μl;$V_2$ 为供试品溶液的加入量,μl。中和一个单位的凝血酶的量,为一个抗凝血酶活性单位[1]。

除此之外,还有以下测定方法[9]:

1. **生色底物法** 生色底物法是采用含有酰胺键的生色底物来检测水蛭素的活性,凝血酶能使酰胺键断裂释放对硝基苯胺,该类物质能在 405nm 处产生生色效应。显色深浅与凝血酶含量呈正相关。该方法是利用水蛭素对凝血酶的抑制作用,降低了凝血酶水解发色底物的能力,从而降低生色效应,通过检测剩余凝血酶活力,计算出水蛭素的活力。该实验的主要方法是在 25℃下,将凝血酶依照活力浓度由低到高的顺序与生色底物保温反应 5 分钟,加入 33% 醋酸 0.5ml 终止反应,在 405nm 波长处测定光吸收,查标准曲线,得到与水蛭素反应后剩余凝血酶活性,用凝血酶活力值减去剩余凝血酶活力值即可计算出水蛭素的活性。

2. **光散射法** 其原理是用纤维蛋白原作底物,加入一定量的凝血酶,检测在 480nm 处光散射强度的变化,在一定浓度的纤维蛋白原溶液中,光散射强度的变化速度与加入的凝血酶的量成正比,在一定的纤维蛋白原和凝血酶的浓度下,加入水蛭素或绷激酶,会减低光散射强度的增加速度,且加入量与光散射强度变化成反比。

3. **纤维蛋白原平板法** 以纤维蛋白原作为底物,在纤维蛋白原平板上进行免疫扩散反应,精确测量沉淀圈直径,绘制标准凝血酶活力标准曲线。在标准曲线上查出凝血酶与水蛭素反应后的剩余凝血酶活力,计算出水蛭素活性。结果:系列活力浓度10、5.0、2.5、1.25、0.625、0.312 5NIH/ml 的标准凝血酶其免疫扩散沉淀圈直径与酶活力呈良好的线性关系($r$=0.995 9)。结论:采用系列活力浓度的标准凝血酶与被水蛭素抑制后的剩余凝血酶同在一块纤维蛋白原平板上进行免疫扩散反应的方法,实验成本低,操作简便,结果客观,准确度较好。

**【炮制研究】** 2020 年版《中国药典》中制水蛭的制法为:洗净,切段,干燥。烫水蛭:取净水蛭段,照炒法(通则 0213)用滑石粉烫至微鼓起。本品呈不规则扁块状或扁圆柱形,略鼓起,表面棕黄色至黑褐色,附有少量白色滑石粉。断面松泡,灰白色至焦黄色,气微腥[1]。

仇怀国[10]采用酒炙法炮制:取水蛭洗净切段干燥,加入黄酒拌匀(每 10kg 水蛭用黄酒 1kg),稍闷,平摊在恒温干燥箱中加热,保持 100℃烘 1 小时,至水蛭干燥松脆色变深时取出即得。这样制成的水蛭少有不快气味,病员易于接受。

马莉等[11]从水蛭现有炮制工艺及其特点出发,对高温炮制前后水蛭的主要活性成分与药理活性的变化进行总结,分析结果表明高温炮制会使水蛭中的蛋白质变性;活性多肽水蛭素会被部分或完全破坏;炮制过程会使水蛭中铅(Pb)、汞(Hg)、镉(Cd)等有毒无机元素含量下降;加热也会促使水蛭中某些物质转化为具有降压、平喘、镇痛作用的次黄嘌呤,进而实现减毒和缓和药性的目的。高温对水蛭药理活性的影响主要表现在抗凝活性、抗血栓活性等方面。

**【药理研究】**

**1. 对血液系统的影响**

(1)抗凝血作用:水蛭的最重要的药理功效是抗凝作用[12]。水蛭素是水蛭体内起抗凝作用的主要活性成分,它可以使凝血酶失去裂解纤维蛋白的能力,阻止凝血酶催化凝血因子的活化。组成水蛭素的氨基酸序列中含有一个由 Pro-Lys-Pro 组成的特殊结构,它不能被一般的蛋白酶降解,可以引导水蛭素分子以正确方向与凝血酶分子结合,在维持水蛭素分子的稳定性中发挥重要作用。

(2)抑制血小板聚集:水蛭水提取物对 ADP 诱导的大鼠血小板聚集有显著的抑制作用,也能明显抑制正常人血小板的聚集,有抗血栓形成的作用[13]。

(3)溶解血栓作用:水蛭在体外对纤维蛋白发生较强的纤溶作用[14],其活性显著高于丹参和大黄。而且在体内也具有纤溶活性,能使家兔优球蛋白溶解时间显著缩短,故水蛭可活化纤溶系统,溶解血栓。水蛭素对实验性血栓形成有明显抑制作用,对凝血酶所致实验性静脉血栓,有溶解血栓作用[15]。水蛭粗提组分经过 DEAE Sephadex A-50、Sephadex G-50 凝胶柱分离纯化,获得抗凝活性显著增高活性组分 A1、G1,分离纯化方法简单、环保,其中抗凝活性组分 G1 的抗凝血作用强,有望在临床上用于血栓性疾病的治疗[16]。

(4)对血液流变性的影响:水蛭水提液能降低大鼠的全血比黏度和血浆比黏度,缩短红细胞电泳时间[5]。临床观察显示,水蛭对缺血性脑血管病患者,因血液流变性异常而出现的浓、黏、聚状态有改善作用。隋在云等[17]通过研究水蛭微粉对急性血淤大鼠全血黏度和血浆血管性假血友病因子(vWF)、纤溶酶原激活剂抑制物 -1(PAI-1)含量的影响,发现水蛭微粉能够改善急性血淤大鼠血液流变性,具有显著的活血化瘀作用,其作用机制可能与降低大鼠血浆 vWF、PAI-1 含量有关。

**2. 对心血管系统的影响**

(1) 对心血管的影响：水蛭素可以直接阻止凝血酶与纤维蛋白的结合而不需要辅因子的帮助，并且由于其对红细胞没有免疫反应，从而可以用于治疗血小板异常和肝素引起的血小板减少症。许多研究表明水蛭素对于治疗深部静脉血栓和患有不稳定型心绞痛的局部缺血疾病的患者比肝素更有效。不同于肝素，水蛭素可以预防高危险心血管疾病的发生，治疗血管内凝血综合征，缓解肺栓塞和静脉血栓[18]。

(2) 对微循环的影响：水蛭有改善微循环作用，与肝素效果相仿，唯作用时间短暂[19]。脑血康由中药水蛭制备而成，能加速微循环血流，减轻渗出出血，消除血管阻塞，使血细胞解聚，血栓消散，促进渗出血吸收，促进微血管复通，从而改善微循环状态[20]。

(3) 对外周血管的影响：水蛭能扩张外周血管，增加血流量和减少血管阻力，与盐酸罂粟碱作用相似[21]。实验性家兔脑血肿及皮下血肿吸收情况的结果表明，水蛭可增加家兔的脑动脉血流量，并促进血肿吸收，缓解颅内高压，改善局部血液循环，保护脑组织免遭破坏，以及有利于神经功能恢复等作用[22]。

**3. 降低血脂作用**　水蛭对实验性高脂血症家兔的实验结果表明，高脂血症家兔造型组中的胆固醇和甘油三酯显著升高，水蛭预防组的胆固醇及甘油三酯造型后比造型前显著下降，水蛭治疗组的胆固醇和甘油三酯在治疗后比治疗前显著下降[23]。水蛭微粉可显著下调血清 TC 及 LDL-C 水平，减轻其对血管内皮的损伤和内膜脂质沉积[24]。

**4. 对 6- 酮 -$PGF_{1\alpha}$ 及 $TXB_2$ 的影响**　对食饵性高脂血症家兔体内 6- 酮 -$PGF_{1\alpha}$ 及 $TXB_2$ 的影响，结果发现水蛭预防组及治疗组 6- 酮 - 前列环素 (6- 酮 -$PGF_{1\alpha}$) 较用药前明显升高，而 ($TXB_2$) 则明显下降，使两者间的比例失调得以纠正；主动脉粥样硬化则与其比例失调有关[23]。

**5. 终止妊娠**　水蛭对实验小鼠妊娠的各个时期，包括着床和妊娠的早、中、晚期都有终止妊娠作用。不同途径给药均对早期妊娠作用最好，若将外源性孕酮与水蛭同时注射，则可防止早产。水蛭对蜕膜病变有抑制作用[25]。

**6. 抗肿瘤作用**　体外伊红法表明，水蛭素对肿瘤细胞有抑制作用，对小鼠肝癌生长有一定抑制作用。水蛭有高抗凝作用，有利于抗癌药及免疫活性细胞浸入癌组织杀伤癌细胞[26]。方圆[27]通过探讨水蛭提取物对肝癌 $HepG_2$ 细胞 DNA 甲基转移酶 (DNMTs) 表达的抑制作用，发现水蛭提取物能抑制肝癌 $HepG_2$ 细胞 DNMTs 表达，参与 DNA 去甲基化作用可能是水蛭抗肿瘤的机制之一。

**7. 其他作用**　水蛭有免疫抑制作用；临床观察发现水蛭对玻璃体混浊有明显的吸收作用。

**【毒理研究】**水蛭的亚急性毒性实验表明，家兔及大鼠的脑、心、肝、肾等实质脏器未见损害，红细胞和体重也无异常变化[28]。脑血康口服液（水蛭制剂）半数致死量 $LD_{50}$ 为 $(131.65 \pm 17.12)$ g/kg[29]。水蛭中毒机制仍未阐明，其致死原因是呼吸系统和循环系统衰竭。

**【配伍研究】**

**1. 水蛭配黄芪、地龙**　水蛭配黄芪：补虚攻瘀疗水肿。清代唐容川《血论证》云"血积既久，亦能化为痰水。"顽固性水肿，既有本虚的一面，又有水湿、痰饮、血瘀标实的一面。血瘀日久又可变水，水痰胶结，闭塞经脉，导致水邪难以排出，故殊为难治，必攻瘀通经为之开河，方可奏效。黄芪补气，表达肌肤，里护肝脾肺，兼能利湿。二药合用，补而不滞，攻而不险,治疗气虚血瘀之顽固性水肿,相得益彰[30]。

**2. 水蛭配贝母**　祛痰化瘀治噎膈。清代叶桂《临证指南医案》指出"噎膈之证,必有瘀血、顽痰、逆气,阻隔胃气。"水蛭善入血分化瘀破积,贝母善入气分清化痰浊。二药相伍,其性甘平,破瘀化痰散结,对于痰、瘀互结之噎膈恰到好处[30]。

**3. 水蛭配鳖甲**　散瘀软坚愈乳病。乳病一证,多由气郁痰凝血瘀而成。水蛭逐恶血化浊血,鳖甲养阴清热,软坚散结,《本草新编》谓"鳖甲善能攻坚,又不损气,阴阳上下有瘀滞不除"[30]。

**【复方及制剂】**

**1. 血栓心脉宁胶囊**　川芎、槐花、丹参、水蛭、毛冬青、人工牛黄、人工麝香、人参茎叶总皂苷、冰片、蟾酥。本品为硬胶囊,内容物为黄棕色至棕褐色的粉末;味辛、微苦。益气活血,开窍止痛。用于气虚血瘀所致的中风、胸痹,症见头晕目眩,半身不遂,胸闷心痛,心悸气短;缺血性脑卒中恢复期、冠心病心绞痛见上述证候者。口服。一次4粒,一日3次[1]。

**2. 芪蛭降糖胶囊**　黄芪、地黄、黄精、水蛭。本品为胶囊剂,内容物为棕褐色粉末和颗粒;味腥、微涩。益气养阴,活血化瘀。用于气阴两虚兼血瘀所致的消渴病,症见口渴多饮,多尿易饥,倦怠乏力,自汗盗汗,面色晦暗,肢体麻木;2型糖尿病见上述证候者。口服。一次5粒,一日3次。3个月为1个疗程[1]。

**3. 宫瘤清胶囊**　熟大黄、土鳖虫、水蛭、桃仁、蒲黄、黄芩、枳实、牡蛎、地黄、白芍、甘草。本品为硬胶囊,内容物为棕褐色的颗粒和粉末;气微香,味微甜、微苦。活血逐瘀,消癥破积。用于瘀血内停所致的妇女癥瘕,症见小腹胀痛,经色紫暗有血块,经行不爽;子宫肌瘤见上述证候者。口服。一次3粒,一日3次;或遵医嘱[1]。

**4. 麝香抗栓胶囊**　人工麝香、羚羊角、全蝎、乌梢蛇、三七、僵蚕、水蛭(制)、川芎、天麻、大黄、红花、胆南星、鸡血藤、赤芍、粉葛、地黄、黄芪、忍冬藤、当归、络石藤、地龙、豨莶草。本品为硬胶囊,内容物为棕黄色的粉末;气辛,味甘。通络活血,醒脑散瘀。用于中风气虚血瘀证,症见半身不遂,言语不清,头昏目眩。口服。一次4粒,一日3次[1]。

**【临床研究】**

**1. 应用研究**

(1)治疗冠心病心绞痛:刘长明[31]回顾分析了120例水蛭三黄汤治疗冠心病的临床资料,水蛭活血祛瘀,有破血逐瘀、攻坚散结、化浊通络之功。治疗组:水蛭9g,生大黄6g,黄连9g,黄芩9g,甘草6g。每日1剂,水煎,分早晚2次服。15天为1个疗程,1个疗程后改用散剂,每次10g,一日2次,连续服用30天。疗效标准照《中医病证诊断疗效标准》:显效为冠心病患者典型心绞痛临床症状消失、静息状态下心电图正常心肌缺血得到纠正,有效为临床症状部分消失或减轻、心电图心肌缺血有明显改善;无效为病情无好转、心电图无改善。结果表明治疗组显效率明显高于对照组(P<0.05),无效率明显低于对照组(P<0.05)。

40例冠心病心绞痛患者作为观察对象,随机分为两组,每组20例。对照组患者口服阿托伐他汀片20mg,温开水送服,一日3次;治疗组口服复方水蛭散(水蛭、胆南星、熊胆、人工牛黄4种药物构成。其中水蛭与人工牛黄、胆南星、熊胆三种药物比例为4:1,上药按以上比例共同研磨后2g,放入4颗0.5g胶囊里)一日3次,餐后口服。2周为1个疗程,观察1个疗程。观察比较患者用药前后的临床表现,以及患者发作情况(疼痛程度、发作次数)的变化情况来对两组药物进行疗效评价。结果表明水蛭散组总的有效数为18例,总有效率为

90%;阿托伐他汀组总的有效率为 11 例,总有效率为 55%,复方水蛭散对于冠心病心绞痛的治疗的总体疗效与阿托伐他汀对比没有统计差别($P>0.05$)。[32]。

(2)治疗肺源性心脏病:对本病急性发作的 130 例患者,除常规治疗外,对其中 63 例加服水蛭粉,每次 1g,一日 3 次。另 67 例不加服水蛭粉为对照组。治疗 2 周后,有效率观察组为 90.5%,对照组为 22.4%。且观察组在症状改善及血气分析、血液黏度、甲皱与球结膜微循环检查等方面均优于对照组[33]。

(3)治疗脑血管疾病

1)缺血性脑血管病:在综合治疗基础上,加用自制水蛭制剂抗卒丸(每粒胶囊含生药0.25g),每次 0.5~1.0g,一日 3 次口服。治疗缺血性脑血管疾病 119 例,脑出血恢复期 7 例,结果临床好转率达 97.6%。经 69 例治疗前后 CT 动态观察,改善者 88.4%;而不加用水蛭的对照组改善者 65.2%。提示抗卒丸有加速 CT 改善的作用[34]。另据报道,治疗脑梗死 50例,用水蛭口服液,每次 10ml(含生药 3g),一日 3 次,30 日为 1 个疗程。3 个月后痊愈 10例,显效 28 例,有效 11 例,无效 1 例。总有效率达 98%。脑血流图复查血容量改善者 87%,CT 扫描好转率为 66.5%,其中恢复正常者 14.2%[35]。又据报道,治疗脑血栓形成 20 例,每次服水蛭粉 3g,一日 3 次。结果明显好转 17 例,生活能自理,好转 1 例,无效 2 例[36]。以水蛭、郁金、川芎按 1.5∶2~3 比例组成血栓解片,每片重 0.3g,每次 6 片,一日 3 次,7 日为 1 个疗程,8 个疗程为期。治疗脑血栓所致偏瘫患者 243 例,结果治愈 99 例,显效 73 例,进步 35例,无效 36 例,总有效率为 85%[37]。

2)脑出血:用水蛭口服液治疗急性脑出血 29 例,每次 10ml(含生水蛭 3g),一日 3 次,28 日为 1 个疗程。结果明显好转 21 例,显效 5 例,无效 3 例,总有效率为 90%[38]。另据报道,用脑血康口服液(由水蛭提取研制而成)治疗高血压性脑出血 180 例,每次 10ml(昏迷者用鼻饲),一日 3 次,4~6 周为 1 个疗程。结果痊愈 107 例,显效 38 例,好转 17 例,无效 18例。总有效率达 90%[29]。治疗高血压脑出血颅内血肿 10 例,用水蛭粉口服,每次 3g,一日3 次,4 周为 1 个疗程。结果基本痊愈 4 例,显效 6 例。尤对外囊出血疗效较好[39]。又治疗脑出血颅内血肿 48 例,均口服水蛭粉或水剂,每次服用量相当于生药 3g,一日 3 次,30 日为1 个疗程。部分病例依病情加用甘露醇、抗生素、抗高血压药。1 个疗程后,痊愈 16 例,显效20 例,好转 8 例,死亡 4 例。有效率 91.7%[40]。CT 检查证实水蛭可促进脑血肿吸收,并使偏瘫、意识和语言障碍得到恢复,降低病死率。

(4)治疗流行性出血热:本病病理过程主要与弥散性血管内凝血(DIC)有关,故试用生水蛭治疗 11 例,同时配合一般支持疗法及对症治疗。结果痊愈 10 例,死亡 1 例,取得满意效果[41]。

(5)治疗支气管哮喘:以炙水蛭 1.5g,炙皂荚 3g,研粉装胶囊,组成水蛭皂荚散分次吞服,结合辨证施治服用汤剂,治疗 2 例哮喘发作患者,效果显著[42]。

(6)治疗肝硬化:用消癥块方(水蛭、虻虫、丹参、鳖甲等为主)治疗腹水消退而肝脾肿大者,经治数例皆使肿大的肝脾质地变软且缩小,肝功能恢复正常,获满意效果。又以水蛭末每服 5g,一日 2 次,配合中药汤剂,治疗 1 例肝硬化合并胆石症手术后黄疸患者,共服水蛭末 1 500g,患者基本痊愈。以水蛭末与中药汤剂同下,治疗 1 例肝硬化腹水患者,亦收效良好[43]。

自拟水蛭通瘀丸治疗脂代谢紊乱症 153 例和冠心病心绞痛 23 例,自拟水蛭䗪虫散治疗肝硬化腹水 13 例。结果:有效率分别为 96%、82.6%、92%。结论:水蛭治疗动脉硬化相关性心血管病、肝硬化、前列腺炎症增生等病变作用卓越,合理的用药范围内无毒,不良反应极小[44]。

(7)治疗慢性肾小球肾炎:用水蛭粉为主,随机治疗本病 32 例,其中普通型 14 例,高血压型 7 例,肾病综合征 I 型 4 例,II 型 7 例,均为原辨证方治疗效果不明显者。加用水蛭粉,每次 1.5~2g,一日 2 次。结果经 45 日后,完全缓解 4 例,基本缓解 7 例,有效 15 例,无效 6 例,总有效率为 81.3%。治疗后尿蛋白平均降低 $(1.78 \pm 0.33)$g;18 例伴有水肿者,药后 8 例完全消退,7 例减轻,3 例无效。提示水蛭粉有利尿、降尿中蛋白的作用[45]。

(8)治疗高脂血症:取水蛭粉每晚服 3~5g,开水送服,30 天为 1 个疗程。治疗本症 25 例,1~3 个疗程后,发现水蛭有显著降低血脂的作用,对胆固醇、甘油三酯、$\beta$-脂蛋白均有效,尤对甘油三酯的效果更明显,有效率为 91%[46]。又据报道,用水蛭粉每次服 1g,一日 3 次,4 周为 1 个疗程。治疗高脂血症患者 24 例,疗效显著,胆固醇、甘油三酯服药前后相差非常显著($P<0.01$),明显优于胃酶胶囊对照组,水蛭粉治疗组服药后血中依前列环素明显增高,而血栓素 $B_2$ 明显下降[47]。

(9)治疗真性红细胞增多症:20 例本病患者均采用水蛭为主的活血药及双嘧达莫、萝芙木联合治疗,而未用其他药物。结果 19 例取得不同程度的疗效,13 例血红蛋白降至正常[48]。治疗本病用水蛭、土鳖虫焙干,研粉蒸蛋服或制成巧克力糖剂型,每日服 5~15g,疗效满意[49]。

(10)治疗外周血管疾病

1)血栓性静脉炎:用通脉散(壁虎、水蛭)治疗 20 例,口服,每次 6g,一日 2 次,疗程 60 日。结果痊愈 13 例,明显好转 4 例,进步 3 例。本方在改善血液流变性方面有较好的作用[50]。

2)血栓闭塞性脉管炎:内服脉炎散(水蛭、松香、全蝎),外敷松桐膏(松香、桐油)治疗 20 例,结果均痊愈。随访 1 例复发,仍用本法治愈[51]。另据报道,自制溶栓丸一、二、三、四号均用水蛭,治疗本病 459 例,结果治愈率达 55.5%[52]。

3)下肢静脉栓塞:用水龙粉治疗 11 例,皆为高位栓塞,均获痊愈。方法:将生水蛭、地龙按 4:1 比例烘干,研粉,每服 3~5g,一日 3 次,餐后温开水送服[53]。

(11)治疗妇科疾病

1)闭经:以水蛭合四物汤治疗 1 例闭经患者,3 剂后月经来潮,经量正常[54]。又取抵当汤之义,以水蛭、大黄、桃仁为主,治疗闭经 2 例,服药 4~21 剂,即收到经潮症消之效果。

2)输卵管、卵巢肿块:用生水蛭粉每次 3g,早晚用黄酒冲服 1 次,治疗本病 11 例,痊愈 6 例,包块缩小 2 例,无效 3 例[55]。

3)抗早孕:用通经抗早孕汤(水蛭合土牛膝、川芎、红花等活血药)治疗早孕 158 例,经 2~6 剂治疗,月经来潮 135 例,失败 55 例。有效率 85.4%[56]。

(12)治疗男科疾病

1)慢性前列腺炎:用水蛭、虻虫、大黄、桃仁为主,随证加入利湿、补肾之品,治疗本病 15 例,痊愈 12 例,好转 2 例,无效 1 例[57]。

2)男性结扎术后精索肉芽肿:用四虫活络丹(水蛭、地鳖虫、地龙、蜈蚣和活络效灵丹)治疗 40 例。结果痊愈 28 例,显效 8 例,好转 4 例[58]。

2. **用法用量** 2020 年版《中国药典》规定水蛭为小毒,用量为 1~3g。孕妇禁用[1]。

**【中毒表现及救治】**

1. **中毒表现** 活水蛭吸血可危害身体,水蛭药用过量可致中毒。但关于水蛭中毒的临床报道却很少。仅有 1 例服用水蛭 200g 致中毒死亡,患者服用 2 小时后,表现为肘膝关节僵硬,继之周身青紫、僵直,不能言语,最后神志昏迷,呼吸衰微,心跳微弱,抢救无效死亡[59]。

2. **救治** 救治以对症处理为主。若出现呼吸困难和循环衰竭,应采取综合抢救措施;若发生过敏性休克,则可以应用激素、异丙嗪、肾上腺素等抗过敏疗法治疗。

(张 恬 李军德 杜贵友)

# 84 全 蝎

**【基源】** 本品为钳蝎科动物东亚钳蝎 *Buthus martensii* Karsch 的干燥体[1]。

**【化学成分】** 本品含有蝎毒素,它是一种类似蛇毒的毒性蛋白。蝎毒是一类由 20~80 个氨基酸组成的多肽。按作用机制分为神经毒素和细胞毒素,已分离出东亚钳蝎神经毒素 BmK Ⅰ、BmK Ⅱ[2];按作用对象分为昆虫毒素(IsTx)和哺乳动物毒素(MaTx),已分离出昆虫毒素 BmKIT[3]、BmKIT2[4]和 BmKαIT1[5]。从蝎毒的有毒组分中已经分离纯化出两种蝎毒素即东亚钳蝎毒素(MaTx)与蝎毒多肽组分Ⅲ,分子量分别为 8 960Da 和 8 660Da,富含 Asp 和 Gly。此外蝎毒中还含有磷脂酶、蛋白酶抑制剂、组胺释放因子,尚含有蝎酸钠盐、三甲胺、甜菜碱、牛磺酸、软质酸、硬质酸、胆固醇、卵磷脂及胺盐等[6]。蝎子油中的脂肪酸主要是棕榈酸,其次是硬脂酸、油酸,是以饱和脂肪酸为主体的脂质成分。还从蝎毒中分离纯化出一种具有较强抗癫痫作用的活性多肽(AEP)[7]。张继平等[8]采用发射光谱法测定雌雄全蝎及不同药用部位中宏量元素 Ca、Mg 及微量元素 Fe、Cu、Zn、Mn、Pb 7 种元素的含量。结果:雌雄蝎尾宏量元素 Ca、Mg 和微量元素 Fe、Cu、Zn、Pb 均明显低于全蝎和全蝎头部及腹部,其微量元素谱为 Fe>Zn>Cu>Mn>Pb;雌性全蝎 Zn 含量明显低于雄性全蝎,而其含水量和有毒微量元素 Pb 却明显高于雄性全蝎,全蝎宏量元素 Ca 比文献高 6~8 倍,而 Mg 含量与文献一致。结论:雌性全蝎及各药用部位药材质量和微量元素含量均明显优于雄性全蝎;蝎尾的镇痛和毒性作用与宏量和微量元素含量无关。

**【含量测定】** 2020 年版《中国药典》中并未介绍全蝎有毒成分含量测定的方法,仅规定每 1 000g 含黄曲霉毒素 $B_1$ 不得过 5μg,黄曲霉毒素 $G_2$、黄曲霉毒素 $G_1$、黄曲霉毒素 $B_2$ 和黄曲霉毒素 $B_1$ 的总量不得过 10μg。

蒲秋易等[9]利用高效液相色谱对全蝎中游离牛磺酸的含量进行测定。方法:采用 50% 乙醇超声提取全蝎中的游离氨基酸,异硫氰酸苯酯柱前衍生化后进行反相高效液相色谱分析。色谱柱为 Agilent ZORBAX SB-$C_{18}$(150mm × 4.6mm,5μm),以 0.07mol/L 醋酸 - 醋酸钠缓冲液 -2.5% 乙腈(pH=6.5)为流动相 A,乙腈 - 甲醇 - 水(40:15:45)为流动相 B,流速为 1ml/min。检测波长为 254nm。该方法灵敏度高,重复性好,结果准确可靠,可用于全蝎的质量控制。

**【炮制研究】**

1. **水煮法**　近代全蝎炮制方法主要是水煮法和盐炙法，《中国药典》1977年版至2020年版皆收载了水煮法。要求全蝎煮至身挺腹硬，脊背抽沟，但均未提到水煮时间。《中国药典》1985年版规定：春末秋初捕捉，除去泥沙，置沸水或盐水中煮至全身僵硬，捞出，置通风处阴干。各地盐炙全蝎方法不一，近年来，药学工作者对全蝎的炮制工艺研究较多。

(1)无时间限制：1995年版《中国药典》一部载，全蝎春末至秋初捕捉，除去泥沙，置沸水或沸盐水中，煮至全身僵硬，捞出，置通风处阴干。《山东省中药炮制规范》1990年版：置盐水中浸泡8~10小时，捞出，再置沸水中，煮至身挺腹硬，脊背抽沟，捞出，置通风处阴干[10]。每500g活全蝎加100g食盐，加水适量，煮至蝎背抽沟，体硬直，捞出晾透，即密封于容器内，不再通风，可长久保存[11]。每公斤蝎子加食盐200~300g，加热煮至脊背抽沟，全身僵硬为度，捞出[12]。将活蝎浸入清水中，吐出泥土，捞出，每公斤全蝎加食盐120~150g，置沸水加热煮至蝎背抽沟，全身僵挺时捞出，置通风处阴干，不能日晒，否则会起盐霜[13]。以上炮制方法皆未提出水煮全蝎用多长时间，要求煮至身挺腹硬，脊背抽沟时为止。

(2)受时间限制：研究报道水煮30分钟、2小时、3~4小时、4小时、6~8小时等[14-18]，其加盐量均各不统一。

2. **沸水烫法**　全蝎应在春末秋初捕捉，放入水中吐出泥土后再于沸水中烫死，立即捞出，置烤箱中80~90℃烘干(至可碾碎为度)，每200g一盒，硬纸盒包装。外加塑料纸密封，置阴凉、通风、干燥处保存[19]。用此方法炮制全蝎，一是不加盐，二是不长时间水煮，可防止全蝎水溶性成分流失，保证临床用药安全有效。

3. **远红外辐射干燥法**　全蝎用远红外辐射干燥法炮制后，将干燥的全蝎盛于真空高压聚乙烯无毒塑料袋内，贮存于阴凉干燥处。此法不仅不影响全蝎的性味功能，还可防止沸水煮、盐水煮所产生的全蝎成分部分溶于水的弊端[20]。

4. **全蝎再加工**　可采用筛选结合水煮的方法控制含盐量，然后低温烘干，放入ST-170-B型高速粉碎机中粉碎，粒度为100目细粉(收粉率可达98%)，再将药粉装入洁净的容器中密闭贮存。外用及制备丸剂时可直接用，若入汤剂内服，可将其入胶囊口服，既可掩盖全蝎的不良气味，又便于服用。总之，目前的各种炮制工艺，均未有明确的成分含量测定方法、完整的质量控制标准和咸全蝎药材含盐量，孙守祥等[21]认为：其含盐量应为10%~15%即不会影响其质量。以眼看、手摸等传统的经验方法来判断，达到脊背抽沟，身挺腹硬为度，缺少规范化、标准化。因此，有必要进一步对全蝎的水煮时间长短、所含成分的多少和含盐量以及药品质量标准作深入的研究。

**【药理研究】**

1. **抗惊厥作用**　小鼠口服止痉散(全蝎、蜈蚣等量)每天1g，连服1、3、9天后，对戊四氮、士的宁及烟碱引起的惊厥均有对抗作用。全蝎单独应用，每天1g亦有效，但较蜈蚣差[22]。全蝎浸膏具有抗电惊厥和显著延长尼可刹米所致惊厥潜伏期的效应，家蝎与野蝎两者的抗惊厥作用无显著差异，1次用药无明显抗惊厥作用，连续用药3天始有效，说明药物要蓄积达到一定量才能产生抗惊厥作用。此外，灭囊灵(由全蝎、矾石、水蛭构成)也有一定的抗惊厥作用[23]。

2. **抗癫痫作用**　蝎毒中分离出的多肽(AEP)具有较强的抗癫痫活性，对由马桑内酯和头孢噻啶诱发的动物癫痫有较强的抑制作用，其作用机制不同于地西泮，活性至少是地西泮的 10 倍[24]。关于全蝎抗癫痫发作敏感性长期增强的阿片肽机制的研究,李冬冬选用 SD 大鼠,随机分为两组,分别给予生理盐水(NS)和全蝎粗提液灌胃 10 天,10 天后两组均分别颈部皮下注射 NS 和惊厥剂量(10mg/kg)的海人藻酸(KA),再分别继续给予 NS 和全蝎粗提液灌胃 10 天后,用阈下剂量(5mg/kg)的 KA 检测癫痫敏感性;用 Fos 免疫反应活性检测海马结构中神经元的兴奋性;用原位杂交技术检测海马脑啡肽原(PENK)mRNA 的动态变化过程。结果显示对照组大鼠癫痫行为敏感性明显增强,脑内癫痫敏感性相关脑区海马齿状回颗粒细胞(DGCs)c-Fos 免疫反应阳性细胞数量明显增加,同时海马内具有致癫痫作用的脑啡肽原(PENK)mRNA 表达也明显增加;而实验组动物未见上述改变。本工作证实中药全蝎有明显降低海马神经元兴奋性及抗癫痫发作敏感性形成的作用,并提示这很可能与其抑制 PENK mRNA 表达增加有关[25]。为探讨中药制剂益脑安胶囊(由天麻、当归、全蝎等组成)抗癫痫的作用机制,随机将实验大鼠分为益脑安组、苯妥英钠组和空白组,进行大脑皮质痫样放电实验和贝美格惊厥发作阈实验,观察致痫放电的潜伏时间、振幅及惊厥发作的潜伏时间、持续时间。结果显示益脑安与苯妥英钠相似,均能延长致痫的潜伏时间,降低致痫电位的幅度,缩短惊厥发作的持续时间,并且未发现明显毒副作用[26]。

　　**3. 对心血管系统的作用**　静脉注射全蝎浸剂、煎剂,均可使兔、犬血压一时性下降(少数可见暂时上升),但很快恢复,接着出现逐渐持久的血压下降,维持 1~3 小时以上。灌胃或肌内注射也有显著持久的降压作用,对清醒动物有明显镇静作用,但并不使动物入眠,也可能与降压有关。降压原理为抑制血管运动中枢,扩张血管,直接抑制心脏,以及对抗肾上腺素的升压作用。从全蝎分离出的蝎酸钠盐(katsu acid-Na)给麻醉兔静脉注射,产生暂时性血压下降,但对离体蛙心呈兴奋作用,对蛙后肢及离体兔耳血管则均呈收缩作用[27]。舒络胶囊(全蝎、水蛭、金钱白花蛇、川芎、珍珠粉等)动物实验表明,舒络胶囊高低剂量组均可明显减轻实验性大鼠脑缺血的脑水肿,降低毛细血管通透性[28]。

　　**4. 抗肿瘤作用**　全蝎提取液对小鼠网状细胞肉瘤(SRS)实体瘤和 MA-737 乳腺癌有抑制作用,对 SRS 腹水型带瘤小鼠生存率较对照组高 12.5%~20.7%,可使上述两种瘤组织的 DNA 明显减少,并使乳腺癌逐渐增高的 ALP 趋向减少。全蝎 530 号粗提物对体外培养的人体子宫颈癌细胞(HeLa)有抑杀作用,不仅可重复证实,而且呈量 - 效关系。对 LA-795 肺癌带瘤小鼠的肿瘤生长也有明显的抑制作用,使小鼠生存时间较对照组延长 29.2%。全蝎 530 号粗提物既可直接抑杀癌细胞,又可恢复或增强胸腺的免疫功能,因此在停药后对肿瘤生长仍有较高的抑制率[29],其抗癌成分为蛋白质,分子量为 1.8kDa、2.6kDa、2.8kDa[30]。应用细胞培养和流式细胞术分析全蝎水煎液对 HL-60 细胞增殖、细胞形态及细胞凋亡的影响。结果全蝎水提物对 HL-60 细胞增殖有一定的抑制作用,细胞凋亡比例由对照组的 7.36% 增加至 9.47%(4mg/ml)、12.56%(8mg/ml)和 21.44%(12mg/ml)。细胞形态表现为细胞增大,核膜皱缩,核固缩或核碎裂,但细胞膜完整。表明全蝎可诱导 HL-60 细胞凋亡,并对细胞增殖有一定的抑制作用[31]。

　　**5. 对破伤风梭菌的作用**　1%~10% 的蝎子汤(全蝎 15g,赤芍 12.5g,大黄 10g,甘草 7.5g)与破伤风梭菌混合 60~90 分钟无抑菌作用,但混于培养基进行培养,有一定抑菌作用。对破伤风毒素无中和或破坏作用。无论口服或皮下注射,蝎子汤对豚鼠或小鼠实验性破伤风均无治疗或预防效果[27]。

　　**6. 镇痛作用**　东亚钳蝎蝎毒用小鼠扭体法、小鼠热辐射甩尾法、大鼠三叉神经诱发皮层电位法实验表明,蝎毒对内脏痛、皮肤灼痛和三叉神经诱发皮层电位有较强的抑制作用[32]。

**7. 抑制猪囊尾蚴活性的作用** 雷公散(雷丸、全蝎、公鸡肉)经实验证实其中所含杀灭猪囊尾蚴的主要有效药物为全蝎[33]。全蝎醇提取物在体外具有显著的杀灭猪囊尾蚴的作用,淡全蝎较咸全蝎作用好。其常用剂量体外药效作用优于阿苯达唑[34]。

**8. 抗突变作用** 利用沙门菌/微粒体致突变性实验,对全蝎和几味中药的乙醇粗提取物(简称全蝎乙醇提取物,SEE)的抗突变作用作了研究。结果:剂量在每皿 25~100μl 时,SEE 对终致突变物敌克松(dexon)诱发的 TA98 回复突变无明显影响;对终致突变物叠氮化钠($NaN_3$)诱发的 TA100 回复突变也无明显影响。但在同样剂量下,SEE 能明显抑制间接致突变物 2-氨基芴(2-AF)诱发的 TA98 回复突变。SEE 剂量为每皿 25μl、50μl 和 100μl,2-AF 为每皿 15μl 时,TA98 的相对回复突变菌落数分别为 1 985±483、1 232±176 和 792±170,与阳性对照组值 3 182±784 相比,分别具有显著性差异($P<0.05$)和极显著差异($P<0.01$);相对回复突变菌落数的抑制率分别为 38.06%、61.90% 和 75.11%。显而易见,抑制率的增高取决于 SEE 的剂量。结论:这些结果表明 SEE 很可能是一种 2-AF 的抑制剂。SEE 对 2-AF 的抗突变作用,可能主要归咎于对 S9 混合物的影响[35]。

**9. 免疫作用** 全蝎和蝎身煎剂 2g/kg 连续灌胃给药 6 天,可使小鼠单核-吞噬细胞系统对碳粒的廓清作用明显降低,全蝎与蝎身的作用之间无显著性差异。全蝎煎剂 2g/kg 连续灌胃给药 7 天,可使小鼠血清半数溶血值明显降低[36]。

**【毒理研究】** 全蝎对小鼠灌胃给药的 $LD_{50}$ 大于 10g/kg[36]。全蝎的毒性成分主要为蝎毒,蝎毒最小致死量对兔为 0.07mg/kg,小鼠为 0.5mg/kg,蛙为 0.7mg/kg。蝎毒中含神经毒素、溶血毒素、出血毒素、心血管收缩毒素[37]。全蝎系动物类中药,个别人服后可过敏[38-39],导致全身剥脱性皮炎[40]。

**【配伍研究】**[41]全蝎与蜈蚣有协同作用,二药皆可祛风止痉,常同用于治疗脑卒中、癫痫、破伤风、小儿惊风等抽搐痉挛性病症及顽固性头痛、痹证。

全蝎配地龙则通络功效更著,常用于脑卒中口眼㖞斜,半身不遂,肢体麻木及风湿痹痛。

全蝎配白附子、僵蚕为牵正散,有祛风、化痰、通络功效,为治脑卒中口眼㖞斜名方。

全蝎配蝉衣,善治风疹;全蝎配防风可增强息风止痉、定搐作用。

全蝎配炮山甲为蝎甲散,治流火、乳痈效如桴鼓。

全蝎配人参,治偏头痛属气虚者;全蝎配补肾药,对肾虚腰痛日久不愈者有效。

全蝎配鸡蛋,寓攻于补,治瘰疬痰核。

总之,全蝎乃肝经风药,应用于风、痉、疼痛属实者。血虚者不宜,故虚风之类,当与大队补虚药配伍方可服用。

**【复方及制剂】**

**1. 小儿惊风散** 全蝎 130g、雄黄 40g、甘草 60g、炒僵蚕 224g、朱砂 60g。本品为橘黄色或棕黄色的粉末;气特异,味甜、咸。镇惊息风。用于小儿惊风,抽搐神昏。口服。周岁小儿一次 1.5g,一日 2 次;周岁以内小儿酌减[1]。

**2. 止痛化癥胶囊** 党参 75g、炙黄芪 150g、炒白术 45g、丹参 150g、当归 75g、鸡血藤 150g、三棱 45g、莪术 45g、芡实 75g、山药 75g、延胡索 75g、川楝子 45g、鱼腥草 150g、北败酱 150g、蜈蚣 1.8g、全蝎 75g、土鳖虫 75g、炮姜 22.5g、肉桂 15g。本品为硬胶囊,内容物为棕褐色或黑褐色颗粒;气微香,味苦、微咸。益气活血,散结止痛。用于气虚血瘀所致的月经不调、痛经、癥瘕,症见行经后错,经量少,有血块,经行小腹疼痛,腹有癥块;慢性盆腔炎见上述证候者。口服。一次 4~6 粒,一日 2~3 次[1]。

3. **中风回春丸**　请参照土鳖虫。

4. **腰痛宁胶囊**　请参照马钱子。

5. **醒脑再造胶囊**　请参照石菖蒲。

【**临床研究**】

1. 应用研究

(1)治疗癫痫:用全蝎、蜈蚣(去头足)等量,晒干研末,蜜丸如桐子大,成人每日 4.5~7.2g,早晚分服,小儿按年龄、体重酌减。如无毒性反应可连续使用。治疗 8 例癫痫,停止发作 1 例,发作次数减少,间隔时间延长,缓解幅度较服药前有所增大者 3 例,发作时症状明显减轻者 2 例,无效者 2 例[42]。用全蝎 9~15g(蜜炙),蜈蚣 6~9g(蜜炙)配合清肝泻火、化痰药煎汤内服,治疗 12 例癫痫,9 例停止发作 15~50 个月,1 例发作较以前少,2 例未坚持治疗[43]。用全蝎韭糖汁治疗癫痫 110 例获效。方用全蝎 1 个(不去头尾)瓦上焙干研成细粉,新鲜韭菜 250g 洗净晾干,将全蝎粉与韭菜混合一起揉汁,滤过取汁,加红糖 50g,反复拌匀后入锅内蒸熟,空腹一次服下。根据癫痫类型和发作频繁程度,每周服 1~3 次至一日 2~4 次,症状控制后减量维持半年至 1 年。治 110 例,显效 78 例,有效 17 例,显效率 71%,与苯妥英钠对照,疗效优于苯妥英钠[44]。

(2)治疗痹痛:将全蝎研粉,每晨吞服 1.2~1.5g,单用或配合其他内服、外敷药治疗痹痛 26 例,效果较好,不仅对疼痛有效,对患处发麻亦有效[45]。

(3)治疗偏头痛:炙全蝎 0.9g,别直参 0.9g,嫩钩藤 4.5g,共研细末,1 日内分 2 次服完。亦可配合其他对症的汤剂。治疗偏头痛多在 1~2 日痊愈,对头痛兼惊悸抽搐、肢麻舌强者较好[46]。将全蝎末少许置太阳穴,以胶布封固,一日 1 换,治疗 3 例偏头痛疗效满意[47]。

(4)治疗痛证:将全蝎 50g,蜈蚣(去头足)30g,丹参 100g,晒干研细末。成人每日 20g,用白糖调成糊状,分早晚 2 次用开水送下,儿童酌减,7 日为 1 个疗程,可连用 3 个疗程。治疗急性疼痛 60 例,7 日内疼痛消失 46 例,15 日内疼痛消失 11 例。无效 3 例[48]。

(5)治疗坐骨神经痛:将全蝎、蜈蚣、蕲蛇各 10g,焙干研粉,分 8 包。首日上、下午各服 1 包,以后每日上午服 1 包,7 日为 1 个疗程,两个疗程间隔 3~5 日。治疗 54 例疗效满意[49]。

(6)治疗烧烫伤:将 30~40 个活蝎浸泡于食油 500g 中 12 小时以上,浸泡时间越长越好。将烫伤处水疱剪破涂以此油。共治疗 8 例,均很快止疼,短期内结痂痊愈[50]。

(7)治疗瘰疬:将全蝎、七星蜘蛛(或黑蜘蛛)各 6 个(均用滚水烫死后阴干),蛇蜕 1g,共捣碎后调入 2 只去壳生鸡蛋内,用芝麻油煎成鸡蛋饼,每天早晨空腹食 1 次,7 天为 1 个疗程。治疗颈或颌下淋巴结结核 12 例,7 例在 1 周后获愈,5 例因病程较长,于扶摇 2 周后见效。治愈病例随访 3~5 年未见复发[51]。

(8)治疗脊椎结核并发截瘫:将全蝎 100g,蜈蚣 10 条,晒干碾细,再加核桃仁 120g 碾细,团捏成丸,每丸重 6g,成人每服 1 丸,一日 2 次,儿童酌减,餐后开水送服。症状明显减轻后可停用蜈蚣。治疗 6 例不适于手术的脊椎结核并发截瘫,治愈 4 例,明显进步 2 例,已能扶拐行走,生活自理[52]。

(9)治疗乳腺炎:用馒头 1 个将 2 只全蝎包入,餐前吞服,治疗乳腺炎 308 例,治愈 307

例。治愈率 99.9%[53]。

(10)抗炎镇痛:赵海梅[54]等采用 CⅡ诱导制成大鼠类风湿关节炎模型,给药后观察其关节损伤,得出全蝎组可有效缓解胶原免疫性关节炎大鼠的关节损伤,其机制与小肠黏膜IL-2、IL-4、IL-10 表达水平升高可能相关。

王新志教授擅于运用全蝎等虫类药治疗脑卒中后肢体疼痛并取得了很好的疗效[55]。

(11)止咳喘:王烈教授认为哮喘初期与风邪相关,擅于运用全蝎祛风通络治疗小儿咳喘,取得了较好的临床疗效[56]。

李海燕[57]等人制备大鼠支气管哮喘模型(以卵蛋白致敏并长期吸入激发),观察发现全蝎蜈蚣组支气管肺泡灌洗液中细胞数量、嗜酸性粒细胞、中性粒细胞比例明显减少,提示其可改善大鼠气道炎症。

(12)治疗荨麻疹:将全蝎 1 只洗净,放入鸡蛋内蒸熟,弃蝎食蛋,一日 2 次,5 日为 1 个疗程。治疗慢性荨麻疹 73 例,痊愈 58 例,显效 13 例,无效 2 例。疗程 5~34 日[58]。

(13)治疗干燥性鼻炎:马莉等[59]观察自拟中药汤剂联合全蝎软膏治疗干燥性鼻炎的临床疗效。方法:将 60 例干燥性鼻炎燥邪外犯型患者随机分为对照组和治疗组各 30 例,治疗组患者采用自拟中药汤剂联合全蝎软膏治疗,对照组患者采用自拟中药汤剂联合生理性海水鼻腔喷雾器治疗,观察比较两组患者的临床效果。结果:经过治疗,治疗组患者总有效率为 66.7%,高于对照组的 50.0%,两组比较差异有统计学意义(P<0.05)。结论:治疗干燥性鼻炎时,自拟中药汤剂联合全蝎软膏的疗效比使用自拟中药汤剂联合生理性海水鼻腔喷雾器的效果好。

(14)治疗冠心病心绞痛:选取冠心病心绞痛患者 110 例,按照随机数字表法分为全蝎组和常规组,每组 55 例。对照组给予单硝酸异山梨酯、阿司匹林、美托洛尔;全蝎组在对照组的基础上加用全蝎。两组均治疗 3 周后,观察患者疗效和心电图改善情况。结果全蝎组临床症状总缓解率为 96.4%,常规为 76.4%,两组比较差异有统计学意义(P<0.05)。全蝎组心电图改善率为 90.9%,常规为 70.9%,两组比较差异有统计学意义(P<0.05)。结论全蝎用于冠心病心绞痛患者的治疗取得了良好的疗效,可减轻患者的心肌缺血症状,降低心肌耗氧量,提升患者的心功能[60]。

(15)治疗疖肿:将全蝎洗去盐分烤黄(或焙黄,或用油炸黄),装胶囊中,每服 0.5g,早晚各 1 次,根据病情轻重连服 3 天。治疗 13 例疖病,均在服药后 5~7 天后治愈,随访无复发[61]。或用全蝎散(全蝎 1g,大黄 10g,冰片 0.5g,分别研细)以 75% 乙醇调成糊状涂于患处,已化脓者,脓头不涂药。治疗疖肿 20 余例,多数在 1~2 天痊愈,个别发热者加服中药[62]。

**2. 用法与用量**  2020 年版《中国药典》规定全蝎为有毒,用量 3~6g。孕妇禁用[1]。

**【中毒表现及救治】**全蝎药用常规剂量很少出现毒性反应。个别人可产生过敏反应。全蝎人的中毒量为 30~60g[63]。亦有报道 1 次吞服全蝎粉 21g 致中毒者。亦有报道 1 例服全蝎 6g 引起蛋白尿[64]。

**1. 中毒表现**  头痛、头昏、血压升高、心悸心慌、小便涩痛不利、烦躁不安。严重者血压突然下降、呼吸困难、发绀、昏迷,最后多因呼吸中枢麻痹而死亡[62,64]。

**2. 救治**

(1)中草药:金银花 30g,半边莲 9g,土茯苓 15g,绿豆 15g,甘草 9g,水煎服;或用五灵脂、生蒲黄各 9g,雄黄 3g,共研细末,分 3 次用醋冲服,每 4 小时服 1 次。

（2）西药：肌内注射阿托品，并补充钙剂。服用全蝎过敏者，可予激素、抗组胺药物。

（张 恬 李军德 杜贵友）

# 85 金钱白花蛇

**【基源】**本品为眼镜蛇科动物银环蛇 *Bungarus multicinctus* Blyth 的幼蛇干燥体[1]。

**【化学成分】**蛇体含蛋白质、脂肪、氨基酸，以及钙、磷、镁、铁、铝、锌、锶、钛、锰、钒、铜等21种元素。蛇体灰分19%，干燥失重11.63%~12.45%，水溶性浸出物1.36%~19.70%，95%乙醇浸出物0.54%~5.40%，胆汁中含胆酸。

银环蛇蛇毒中含有 $\alpha$- 环蛇毒素，相对分子质量约28 500Da，由180个氨基酸残基组成，含20个半胱氨酸。$\alpha$- 环蛇毒素的圆二色散（circular ndichroism）光谱与具有 $\beta$ 结构的眼镜蛇神经毒相似。而 $\beta$- 环蛇毒素则呈完全不同构型。银环蛇蛇毒中还含有 $\beta$1- 环蛇毒素，相对分子质量约为21 000Da，用2- 硫基乙醇（2-mercaptoethanol）处理，分成2个多肽链，A链由120个氨基酸组成，含13个半胱氨酸，相对分子质量约1 300Da，*N*- 末端为天冬酰胺，*C*- 末端为谷氨酰胺；B链由60个基酸残基组成，含7个半胱氨酸，相对分子质量为7 000Da，*N*- 末端为精氨酸，*C*- 末端为脯氨酸，A、B链间通过S-S交联，不含游离—SH基。蛇毒中还含 K2- 环蛇毒素、K3- 环蛇毒素。此外，尚含有鸟嘌呤核苷（guanosine）及磷脂酶（phospholipase）$A_2$[2]。

**【含量测定】**原扬[3]通过比较金钱白花蛇不同商品药材中总磷脂含量，为建立金钱白花蛇商品药材的质量评价体系提供依据。方法：采用 Folch（三氯甲烷 - 甲醇 2∶1）试剂，超声提取，钼蓝显色法、分光光度法测定8批次金钱白花蛇商品药材中总磷脂含量。结果：样品中总磷脂含量以磷计算，其回归方程为 $Y=0.021\,9\,X-0.014\,6$（$r=0.999\,8$），线性范围2.35~8.23μg，平均回收99.1%（$n=5$），$RSD=1.3\%$。结论：该方法测定的金钱白花蛇商品药材中总磷脂含量，对金钱白花蛇商品药材质量控制具有实际意义，可作为其评价体系的依据之一。

**【炮制研究】**古代认为金钱白花蛇头尾及骨具有大毒，须全部除去。如《本草图经》曰："白花蛇有大毒，头尾各一尺尤甚，不可用。只用中段干者，以酒浸去皮骨炙过收之，有变蛀坏。"古代多用酒浸、酒炙等炮制方法。现代多用去内脏之鲜干全体。一般大条的做成盘蛇，小条的做成饼蛇。各地常沿用酒制法。2020年版《中国药典》一部要求夏、秋二季捕捉，剖开腹部，除去内脏，擦净血迹，用乙醇浸泡处理后，盘成圆形，用竹签固定，干燥[1]。

**【药理研究】**

**1. 对神经系统的作用** 经过氧化氢氧化去毒的神经毒（neurotoxin）可阻止脊髓灰质炎（pliomgelitis）、肌肉萎缩（amytrophic）、侧索硬化（lateral sclerosis）等神经变性退化。

$\alpha$- 环蛇毒素作用于动物神经末梢结合处的突触后膜，与终板上的乙酰胆碱受体结合，从而阻止神经末梢释放出来的递质——乙酰胆碱与胆碱受体结合，产生对抗除极化型的神经肌肉阻断作用，是类箭毒样作用。也可利用 $\alpha$- 环蛇毒素与受体结合不易分离的性质，分离胆碱受体，并研究受体化学特点。抑制鼠肝的线粒体 I（mitochondria I）。

$\beta$-环蛇毒素不影响乙酰胆碱和胆碱受体的结合,作用于突触前神经终末,首先使递质释放增多,随后阻止递质的释放,最后导致神经肌肉阻断[4]。

2. **对心脏的作用**　蛇毒中有一种碱性多肽类物质,能直接作用于心肌,使其短暂兴奋后即转入抑制,并可引起心律失常(心室颤动)和心力衰竭。心脏毒尚有阻断神经肌肉接头的作用,因而可引起呼吸麻痹。

3. **对血液系统的作用**　蛇毒中含有的血液循环毒素可分别引起血管内血液凝固和抗凝血,并能使血管舒缩功能瘫痪。其中的蛋白水解酶能使凝血酶原转为凝血酶,使纤维蛋白原转为纤维蛋白而引起血液凝固。还能引起血管壁的损伤,造成出血、水肿及坏死。某种毒素可引起红细胞溶解,有两种类型,一为直接溶解红细胞引起溶血;另一种是磷脂酶A,能使卵磷脂或脑磷脂水解变成溶血卵磷脂或溶血脑磷脂,此两者均可引起红细胞溶解。另有报道,蛇毒制剂具有抗血栓形成作用,能降低纤维蛋白,血液黏度,血小板数量、黏附率和聚集功能[4-6]。舒络胶囊由全蝎、水蛭、金钱白花蛇、川芎、珍珠粉等药组成。经动物实验表明,舒络胶囊高低剂量均可明显减轻实验性大鼠脑缺血的脑水肿,降低毛细血管通透性[7]。

4. **镇痛作用**　小鼠热板法镇痛实验,腹腔注射蛇毒 0.1mg/kg,能延长痛反应潜伏期,与对照组比较具有显著差异($P<0.05$);腹腔注射蛇毒 25mg/kg(相当于人用量的 6 250 倍),与对照组相比具有极显著差异($P<0.01$)。蛇毒 0.188mg/kg 对大鼠的镇痛效果较吗啡 1mg/kg 强 3~4 倍,且不易产生耐受性和习惯性,可用于各种疼痛,如神经痛、癌痛等[8]。

5. **抗炎作用**　金钱白花蛇经药理实验发现对二甲苯所致小鼠耳郭炎症及大、小鼠蛋清性足肿胀有明显抑制作用,证明该药材有良好抗炎作用。进一步实验,发现对摘除肾上腺大鼠蛋清性足肿胀无抑制作用,提示其作用机制可能与垂体-肾上腺皮质系统有关[9]。

6. **抗肿瘤作用**　目前国内外学者意见不一致,有人认为对正常细胞也有严重毒害,作为抗癌剂应用要慎重。有人认为除毒性物质外,确有抗癌活性成分。其抗癌作用可能是对癌细胞的直接抑制与损伤。

【**毒理研究**】

1. **毒性成分研究**　主要毒性成分有 $\alpha$、$\beta$-环蛇毒素等。

2. **毒性机制研究**

(1)$\alpha$-环蛇毒素:主要是作用于运动神经末梢和骨骼肌结合处的突触后膜,与终板上的乙酰胆碱受体结合,竞争性阻止乙酰胆碱与胆碱受体结合,使神经末梢释放的递质减少,产生对抗除极化型的神经肌肉阻断作用,类似筒箭毒作用。此外,它还可抑制老鼠肝脏线粒体作用。

(2)$\beta$-环蛇毒素:对神经递质作用,开始可使递质释放明显增加,随后即阻止递质释放,以至最终阻断神经肌肉之间的联系。所含的有效成分 $\beta_1$、$\beta_2$、$\beta_3$、$\beta_4$-环蛇毒素等在 $Ca^{2+}$ 存在下,有磷脂酶A的活性。而磷脂酶A是强的琥珀酸氧化酶及琥珀酸细胞色素C还原酶。

从金钱白花蛇毒素中分离得到的一种毒素 BGT Ⅱ-SI 有抑制烟碱受体介导的功能和磷脂酶 $A_2$ 活性。进一步研究发现,它主要是通过磷脂酶活性来影响鼠躯体神经节烟碱的转移、传递。但是一定的 pH、一定浓度的 $Ca^{2+}$ 和 $Na^+$ 等亦可影响金钱白花蛇毒素的性质[10]。

【**配伍研究**】

1. **金钱白花蛇配天麻**　金钱白花蛇搜风通络止痉,天麻平肝熄风止痉。相配平肝熄风、通络止痉的作用较好,常用于肝风内动引起的口眼㖞斜、筋脉拘急及小儿惊风等。二药为《濒湖集简方》《白花蛇酒》的重要配伍,治诸风顽痹、瘫痪挛急等症[11]。

2. **金钱白花蛇配蜈蚣**　取二药祛风通络止痉作用。相配用于破伤风、中风口眼㖞斜、半身不遂等。加乌梢蛇搜风通络定痉,为《普济方》(定命散),治破伤风颈项强直、角弓反张,其效较佳[12]。

【复方及制剂】

1. **中风回春丸**　请参照土鳖虫。

2. **通痹片**　请参照马钱子。

【临床研究】

1. 应用研究

(1)治疗痹证:痹痛胶囊方由制马钱子、水蛭、川芎、延胡索、金钱白花蛇、蜈蚣等药组成,具有祛邪宣痹,疏通经络,活血化瘀的功效。自 1994 年 8 月以来,本药治疗 100 例各种痹证,包括风湿类风湿关节炎、强直性脊柱炎、肩关节周围炎、坐骨神经痛、腰椎肥大性骨关节炎、腰肌劳损等,总有效率达 96%,显著高于给予风湿寒痛片的对照组(P<0.05),表明本药对各种风湿痹证皆有显著的止痛、缓解症状、改善病情的作用[13]。另据报道:丹参 50g,金钱白花蛇 10~25g(1 条),将蛇剪碎,浸于 62 度白酒 1.25kg 内,浸泡 7 天后即可服用。每天睡前服 10~20ml,如服数天后关节疼痛反而加重者则不宜服[14]。

(2)治疗类风湿关节炎:金钱白花蛇、地龙各 150g,土鳖虫、炙蜈蚣、炙僵蚕各 30g,穿山甲 20g。关节痛剧,久治无效者加炙全蝎 30g,关节变形僵直者加蛴螬 30g。上药共研细末,分为 40 包。每日早晚各服 1 包。服后疼痛缓解有效者,可继服 2~3 包巩固疗效。治疗 5 例,显效 4 例,好转 1 例,服药后无不良反应[15]。另据报道:类风湿散(含金钱白花蛇、蜈蚣、全蝎、僵蚕、地龙等,研粉,装胶囊,每粒 0.3g)5 粒口服,一日 3 次,30 日为 1 个疗程。类风湿散为治疗组治疗 58 例,风湿寒痛片组为对照组 53 例。近期治愈 26 例,显效 16 例,有效 14 例,无效 2 例,总有效率 96.65%,对照组总有效率为 90.57%,治疗组明显优于对照组;治疗组对血沉恢复正常及类风湿因子转阴的效果明显优于对照组[16]。另有报道:采用自拟通痹汤(黄芪、穿山甲、地龙、制马钱子、金钱白花蛇、当归等)治疗类风湿关节炎 64 例,总有效率为 96.7%,提示本方具有益气活血养血,祛风胜湿,补益肝肾,通络止痛的作用[17]。

(3)治疗瘰疬:金钱白花蛇 1 条,蜈蚣 5 条,穿山甲 15g,密陀僧 60g,蜘蛛网 2g,柳槐条各 30 根(3 寸长),癞蛤蟆 1 个,广丹 120g,香油 250g,冰片、轻粉适量。上药除冰片、轻粉、广丹外,均用油炸。文火熬约 1 小时,以焦枯为度,去渣,继用武火,沸后加入广丹搅拌烊化,滴水成珠即可,然后放入凉水浸泡一夜备用。用时将膏药加热,均匀摊在布上(比患处面积大 1cm² 左右)。随即撒上冰片、轻粉等份(适量),少凉即贴,10 日换药 1 次。用药期间忌房事及食油腻食物[10,18]。

(4)治疗癌痛:全蝎、蜈蚣、金钱白花蛇、水蛭各 30g,硇砂 5g,蟾酥 1g,炒薏苡仁 50g,鲜泽泻 600g。研末,装胶囊。每服 2~4 粒,一日 3 次。治疗 40 例(其中包括肺癌 5 例,肝癌 6 例,食管癌 4 例,贲门癌 3 例,胃癌 4 例,直肠癌 1 例等),达到 Ⅰ 级 18 例(疼痛可以忍受,不影响睡眠),Ⅱ 级 14 例(中度疼痛,能短暂忍受,影响睡眠),Ⅲ 级 8 例(疼痛剧烈,不能忍受)。止痛有效率为 80%[19]。另据报道,金钱白花蛇、土鳖虫、当归、徐长卿各 10g,熟地黄、鸡血藤各 15g,党参、黄芪各 12g,乳香、没药各 9g,露蜂房、炙甘草各 6g,蜈蚣 3g。治疗肿瘤骨转移疼痛 3 例,均获缓解[20]。

(5)治疗骨质增生：金钱白花蛇 4 条，威灵仙 72g，防风、当归、血竭、透骨草、土鳖虫各36g。气虚加生地黄，颈椎肥大加葛根，上肢加嫩桑枝或桂枝，下肢加牛膝，四肢末端对外敷药。共研细末，每服 3g，日 3 次口服，1 剂（1 个月）为 1 个疗程。治疗 52 例，显效 42 例，有效 6 例，无效 4 例[21]。另据报道：制马钱子 36g，金钱白花蛇 4 条，当归、土鳖虫、血竭、防风各 36g，威灵仙、透骨草各 72g。共研细末过筛装瓶备用。每服 3g，一日 2 次，白开水送服。1 个月为 1 个疗程，轻者 1~2 个疗程，重者 3~5 个疗程。治疗 50 例。痊愈 26 例，显效 18 例，好转 6 例[22]。

(6)治疗脑卒中后遗症：金钱白花蛇 1 条，全蝎、蜈蚣、地龙、水蛭各 30g（为 1 个疗程的量）。上药阴干研细面混匀备用。另外每日用黄芪 30g 煎汤 300ml，每次用 100ml 送服五虫散 2g，一日 3 次，连服 20 日为 1 个疗程，间隔 10 日，进行下 1 个疗程，一般服药 3~4 个疗程。治疗 58 例，基本痊愈 10 例（脑血栓 6 例，脑栓塞 2 例，脑出血 2 例），显效 16 例（脑血栓 8 例，脑栓塞 1 例，脑出血 4 例，蛛网膜下腔出血 3 例），有效 28 例（脑血栓 16 例，脑栓塞 1 例，脑出血 6 例，蛛网膜下腔出血 5 例），无效 4 例（脑中血 2 例、蛛网膜下腔出血 2 例）[23]。

(7)治疗癫痫：采用自拟抑痫散（金钱白花蛇、珍珠粉、羚羊角粉、全蝎、胆南星、天竺黄、金线莲、藏红花、菖蒲等）治疗癫痫 889 例，总有效率 95.6%。提示本方有清热平肝，豁痰开窍，息风定惊，通经活络等作用[24]。

(8)治疗荨麻疹：金钱白花蛇、僵蚕、蝉蜕、防风、白鲜皮、荆芥、苦参各 15g。随证加减，每日 1 剂，分 2~3 次服。治疗 13 例，服 3~6 剂，均治愈。其中 2 例 1 个月后复发。余者随访 2~6 个月未见复发[25]。

另有报道，用金钱白花蛇 6g，白鲜皮 25~35g，苦参 30~50g，荆芥、连翘、当归各 15g，蝉蜕、红花、赤芍各 9g，黄芪 20g。水煎服，每日 1 剂。治疗慢性荨麻疹 10 例，痊愈 7 例，显效 1 例，无效 2 例[26]。

(9)抗炎作用：王正波等[27]采用小鼠二甲苯耳郭肿胀法、大鼠蛋清性足肿胀法、大鼠佐剂性关节炎法研究金钱白花蛇药酒的抗炎作用。结果表明金钱白花蛇药酒能对抗二甲苯、蛋清的致炎作用，抑制佐剂性关节炎足肿胀。提示金钱白花蛇药酒有明显的抗炎作用。

**2. 用法用量**　2020 年版《中国药典》规定金钱白花蛇为有毒，用量为 2~5g，研粉吞服 1~1.5g[1]。

**【中毒表现及救治】**

**1. 中毒表现**　其蛇毒成分为剧烈的神经毒，被咬伤后，局部仅出现麻木，感觉不大，早期患者易引起神经麻痹，一旦神经症状发作，严重病例即可出现呼吸麻痹，若抢救不当，常造成死亡。呼吸麻痹的原因，多认为是外周箭毒样作用，其作用发生慢，恢复亦慢或很难恢复。金钱白花蛇不但对呼吸肌、神经系统，特别是呼吸中枢有抑制作用，对胃肠功能的抑制也很明显。在引起呼吸麻痹前，一般不出现心力衰竭或休克，但严重病例，也可出现严重的心肌损害，故在抢救时，还需积极预防循环衰竭的发生[28-30]。

中毒早期可出现上腹不适、恶心、呕吐、口唇及四肢麻木，头昏嗜睡，流涎，口腔黏膜有白色斑块；部分患者有腹痛，水样便，心悸、心跳缓慢或呈窦性心动过速，并可伴窦性心律失常，严重者出现窦房传导阻滞、房室分离、心房颤动和室性心动过速等；传导阻滞可导致阿-斯综合征，表现烦躁不安，抽搐，昏迷，面色苍白，四肢厥冷，出汗，脉搏细弱，口唇发绀，血压下降，可因呼吸、循环衰竭而死亡。

**2. 救治**[31]

(1)早期及时进行催吐,用 1：5 000 高锰酸钾溶液洗胃,再复用药用炭末 15~20g 吸附毒素,服用硫酸钠导泻。

(2)静脉滴注 5% 葡萄糖盐水。

(3)呼吸抑制时,可给予呼吸中枢兴奋剂如尼克刹米等。应用硫酸阿托品,以抑制毒素引起的迷走神经兴奋带来的房室传导阻滞和心律失常。如效果不明显或出现急性心源性脑缺血综合征先兆时,可加用异丙肾上腺素;若有室性心动过速时可加用利多卡因,以防发生心室颤动。

(4)中药治疗

1)绿豆 15g,甘草 30g,水煎代茶饮。

2)雄黄 9g,吴茱萸 12g,贝母 12g,威灵仙 12g,五灵脂 12g,白芷 9g,细辛 2.5g,共研细末,每服 9g,一日 3 次,加黄酒 30~60ml 冲服。

3)土茯苓 15g,半边莲 9g,野菊花 15g,甘草 9g,水煎 2 次合在一起,早晚分服。

(张　怡　李军德　杜贵友)

# 86　斑　蝥

【基源】本品为芫青科昆虫南方大斑蝥 *Mylabris phalerata* Pallas 或黄黑小斑蝥 *Mylabris cichorii* Linnaeus 的干燥体[1]。

【化学成分】斑蝥虫体含斑蝥素 1%~1.2%,此外含脂肪约 12% 及蜡脂、蚁酸、色素及甲壳质等。斑蝥素即斑蝥酸酐,为具有强臭及发泡性的油状物,一部分以镁盐形式存在,均存在于软组织中,由足的关节处分泌[2]。斑蝥含 17 种微量元素,其中含磷 4.76mg/g,镁 3.23mg/g,钙 1.92mg/g[3]。斑蝥去头足翅者较全体镁、锌、铜等抗癌成分依次偏高,有害元素铅偏低[4]。斑蝥中的斑蝥素主要集中在虫体腹部[5]。近年,我国合成了一系列斑蝥素的衍生物,具有抗肿瘤活性的有斑蝥酸钠、羟基斑蝥胺、甲基斑蝥胺、丙烯斑蝥胺、去甲基斑蝥素等。

【含量测定】2020 年版《中国药典》采用高效液相色谱法测定斑蝥素（$C_{10}H_{12}O_4$）含量作为质量控制标准。色谱条件:以十八烷基硅烷键合硅胶为填充剂;以甲醇 - 水（23：77）为流动相;检测波长为 230nm。理论板数按斑蝥素峰计算应不低于 3 000。本品按干燥品计算,含斑蝥素的含量不得少于 0.35%[1]。

**斑蝥素的薄层扫描测定法**　测定条件:将对照溶液和样品试液同点样于一薄层板上,对照液点样量为 2μl,样品溶液点样量分别为 2μl、3μl、4μl,点距 1.5cm,待溶剂挥尽后,以三氯甲烷 - 丙酮（20：1）密闭上行展开（$R_f$=0.74）,然后取出自然挥尽展开剂,以溴甲酚绿显色剂进行喷雾显色,阴处放置 6 小时后,以反射法锯齿扫描,狭缝 12mm × 12mm,$X$=15mm,$Y$=15mm,$L$=15mm[6]。

【炮制研究】2020 年版《中国药典》中斑蝥的制法为夏、秋二季捕捉,闷死或烫死,晒干[1]。

炮制方法主要有净制、炒制、醋炙、烧制。净制主要是去翅、头、足等非药用部位。炒制有米炒、麸炒、面炒、清炒及酒炒，接用醋煮熟，或经麸炒过再用醋煮。①米炒：取净斑蝥与米拌炒，至米呈黄棕色，取出，放凉，除去头、翅、足，备用。每炮制 100kg 斑蝥，辅料米的用量为 20kg。②麸炒斑蝥：取净斑蝥与麦麸拌炒，炒制后筛去麦麸，取出，放凉，除去头、翅、足，备用。辅料麦麸的用量为 15kg。③烘制斑蝥：取净斑蝥在 110℃ 恒温干燥箱中烘 30 分钟后取出，放凉，除去头、翅、足，备用。④碱制斑蝥：取净斑蝥用 1% NaOH 溶液浸泡 12 小时，50℃ 烘干。取出，放凉，除去头、翅、足，备用[7]。

**【药理研究】**

**1. 抗肿瘤作用**　斑蝥素对小鼠腹水型肝癌和网织细胞瘤 ARS 均有一定抑制作用。能引起小鼠腹水型肝癌细胞明显萎缩、退化、胞浆多空泡等形态学改变。实验证明斑蝥素首先抑制癌细胞蛋白质合成，继而影响 RNA 和 DNA 的生物合成，最终实现抑制癌细胞的生长和分裂[8]。

斑蝥的衍生物亦有抗肿瘤作用。羟基斑蝥胺对小鼠肝癌、腹水癌有明显抑制作用，可直接作用于癌细胞[9]。斑蝥酸钠体外实验，对于 HeLa 细胞株、CaEs-17 人食管鳞癌细胞株及 BEL-7402 人肝癌细胞株的形态及增殖率方面有显著的破坏和抑制作用[10]。对小鼠 S180、U14 和肝癌（实体型）有中度抑制效力，对小鼠 L615 白血病无效[11]。斑蝥酸钠可抑制癌细胞的 DNA 和蛋白质合成，这种作用有相对的专一性，既具有较好的抗癌作用，又无明显抑制造血功能的副作用[12]。甲基斑蝥胺及去甲斑蝥素也具有抗肿瘤作用[13-14]。

**2. 对免疫功能的影响**　斑蝥素小剂量或中等剂量对小鼠网织细胞肉瘤的相伴免疫性均无明显影响。在中毒剂量时有明显的免疫抑制作用。斑蝥酸钠在治疗剂量下不影响小鼠吞噬细胞功能，加大剂量可抑制吞噬细胞活性。对体液免疫有轻度抑制作用[11]。甲基斑蝥胺有抑制吞噬细胞的吞噬作用和抑制抗体的生成，前者不利于机体抗癌，而后者则有利于机体对抗癌细胞入侵。临床研究提示，后者可能占主导地位[9]。

**3. 抗病毒作用**　斑蝥素对鸡新城疫有良好疗效，可使 90% 以上的"急性型"病鸡在 3 天左右治愈；斑蝥素治疗甲型及乙型肝炎均有效，故认为有抗病毒作用[15]。

**4. 刺激作用**　斑蝥及斑蝥素对皮肤、黏膜有强烈的刺激作用，能引起局部发赤和起疱。但其对组织穿透力却较小，其作用较缓慢，仅有中度疼痛，通常不涉及皮肤深层，皮肤上形成的水疱会很快痊愈而不留疤痕。对黏膜或皮肤创口则作用较剧烈，亦较难痊愈。口服时可引起口腔、咽喉烧灼感，呕吐，腹痛，腹泻。吸收后从肾脏排出时，可刺激整个泌尿道，引起血尿、蛋白尿、尿急、尿痛。对尿道刺激可引起阴茎异常勃起。我国民间用其刺激皮肤发疱以治疗多种疾病，称为"冷灸"[16]。

**5. 升白作用**　斑蝥能刺激骨髓引起白细胞数升高。误服斑蝥中毒的病例，几乎白细胞数全部升高，一般白细胞计数在 $(10\sim20) \times 10^9/L$，亦有高达 $50 \times 10^9/L$ 以上者。在斑蝥素的动物实验中，骨髓检查可见白细胞增生活跃。斑蝥酸钠亦有类似作用[11,17]。

**【毒理研究】**

**1. 毒性成分研究**　斑蝥中有毒物质为斑蝥素。斑蝥素及其衍生物中以斑蝥素毒性最大，斑蝥酸钠次之，去甲基斑蝥素又次之，而羟基斑蝥胺与甲基斑蝥胺的毒性很小。小鼠急性毒性实验 $LD_{50}$ 分别为：斑蝥素腹腔注射为 1.25~1.71mg/kg；斑蝥酸钠灌服为 $(3.8 \pm 0.25)$mg/kg，腹腔注射为 $(3.4 \pm 0.26)$mg/kg，静脉注射为 $(2.67 \pm 0.22)$mg/kg；羟基斑蝥胺静脉注射为 1 037mg/kg[8]；甲基斑蝥胺灌服为 813.7mg/kg，静脉注射为 375.7mg/kg；去甲斑蝥素灌服为 43.3mg/kg,腹腔注射为 12.4mg/kg,静脉注射为 11.8mg/kg[18]。对人斑蝥中毒量为 0.6~1.0g,致死量为 1.5~3.0g;斑蝥素致死量约为 30mg[19]。

**2. 毒性机制研究**　口服斑蝥、斑蝥素等可引起消化道炎症、黏膜坏死;吸收后可引起肾小球变性、肾小管出血、肾小管上皮浊肿;心肌也有出血、浊肿;肝细胞浊肿、脂肪变、坏死;对毛细血管也有毒害作用,并可引起神经系统损害、肺淤血等。外用可使局部充血、起水疱,大面积使用时毒素吸收后亦可引起全身中毒。实验证实斑蝥素有致癌作用[8,20]。斑蝥酸钠大剂量时可见肝及肾小管上皮细胞有轻度疏松样改变,且肺泡内有大量粉染蛋白积液,腹腔内也有大量粉染积液[11]。羟基斑蝥胺、甲基斑蝥胺、去甲基斑蝥素毒副作用较小。

**【配伍研究】**

**1. 斑蝥配伍白砒、白矾、青黛**　斑蝥攻毒蚀疮;白砒蚀疮祛腐;白矾解毒杀虫,燥湿止痒;青黛清热解毒,凉血消肿。四药伍用,有解毒蚀疮,散结消肿之功效,用于治疗瘰疬瘘疮等证。

**2. 斑蝥配伍桃仁、大黄**　斑蝥破血散结;桃仁破血祛瘀;大黄逐瘀通经。三药合用,有破血通经止痛之功效,用于治疗瘀血阻滞所致之经闭不通等证。

**【复方及制剂】**

**癣湿药水**　请参照土荆皮。

**【临床研究】**

**1. 应用研究**

(1)斑蝥的有效成分治疗癌肿:多用斑蝥的有效成分及其人工合成的衍生物治疗,用斑蝥治疗的报道较少。

1)斑蝥素:以斑蝥素制剂为主治疗原发性肝癌 800 余例。有效率为 40%~60%。可改善症状,延长生存时间,部分病例肿块回缩,病情趋于稳定。治疗中白细胞多不下降,治疗后 1 年生存率为 12.7%[10]。用斑蝥素口服或加生理盐水静脉滴注,治疗各种癌肿 70 例,总有效率 72.9%。对胃癌、肺癌效果较好,对乳腺癌、食管癌亦有一定疗效[21]。用斑蝥素口服或静脉推注治疗 Ⅱ、Ⅲ 期原发性肝癌 27 例,总有效率 51.8%,治疗后生存半年以上者 7 例,生存 1 年以上者 3 例,平均生存期为 165.5 天。用斑蝥素片治疗 Ⅱ、Ⅲ 期原发性肝癌 93 例,显效 14 例,有效 56 例,无效 23 例,总有效率 75%,有改善症状、延长生存期的效果[22]。

2)斑蝥酸钠:以斑蝥酸钠为主治疗各种肿瘤 250 余例,其中原发性肝癌 142 例,有效率 57%,治后生存超过半年者占 36%,超过 1 年者 15.5%。在手术切除的肝癌病理标本中见有癌组织退变。对 59 例中晚期食管癌、贲门癌患者,连续 2 周快速用本药治后行癌手术切除,有 42 例癌组织退变,随着剂量的提高,退变程度亦愈显著,对鳞癌的作用似高于腺癌[10]。

3)甲基斑蝥胺:甲基斑蝥胺治疗原发性肝癌半年以上生存率为 37.5%~66%,综合治疗可提高疗效,单次用药剂量增大 5~10 倍则疗效显著提高。疗效优于氟尿嘧啶,毒副作用小,可长期应用[13,23]。

4)羟基斑蝥胺:用羟基斑蝥胺片剂口服或静脉推注,治疗原发性肝癌 142 例,临床治愈 2 例,显效 16 例,有效 62 例,总有效率为 56.3%。治疗后生存期超过半年者 51 例,最长 1 例已存活 2 年半以上,30 例甲胎球蛋白阴转或下降[24]。

5)斑蝥:将去头、足的斑蝥 1~3 个,纳入 1 个鸡蛋内烧熟,去斑蝥食鸡蛋,每日 1~2 个。或用复方斑蝥丸(斑蝥 15g,用 50 度酒浸泡一昼夜,加温 10 分钟后过滤去渣,与大黄粉 25g,

人参粉 20g,猪苓粉 25g 混合搅匀,以鸡蛋清丸成绿豆大小药丸),每次 5 粒,一日 3 次。并给予地榆炭的醋煎剂口服,或配合中草药内服与"枯痔液"瘤体注射。治疗膀胱肿瘤 23 例,其中 87% 肿瘤直径在 5cm 以上,结果临床治愈 3 例,显效 1 例,有效 14 例,无效 5 例[25]。

(2)治疗肝炎、肝硬化:口服乙肝宁丸(由斑蝥、紫草组成,每丸含斑蝥生药 0.1mg),每次餐后服 3~5 粒,一日 3 次;或口服乙肝宁丸每次 3 粒,一日 3 次,每 5 日加斑蝥注射液 1 支肌内注射(每支含生药 20mg)。3 个月为 1 个疗程。治疗慢性乙型肝炎 304 例,基本治愈 128 例(42.0%),显效 75 例(24.7%),好转 69 例(22.7%),无效 32 例(10.5%),总有效率为 89.5%。HBsAg 阴转率为 47.0%。其中 286 例追踪观察 2~8 年,复发率在 6% 以下[26]。去甲基斑蝥素口服或静脉滴注,治疗慢性活动性肝炎 39 例,肝硬化 5 例。治疗 2 个月后 80% 患者临床症状改善,肝功能有不同程度好转,7 例黄疸者在 1~3 个月全部消退,淋巴细胞转化百分率亦有不同程度的升高[27]。用去甲基斑蝥素片治疗慢性活动性乙肝和肝炎后肝硬化患者 23 例,总有效率 61%,较服用维生素的对照组(疗效仅 20%)疗效明显为高[28]。用斑蝥素片内服,或用斑蝥素 10mg,乳香粉 2g,蜂蜡 30g,植物油 68g,调匀敷贴,每千克体重每次敷贴面积 5~6cm$^2$。内服、外敷两种方法单用或合用,治疗 31 例甲型肝炎,用药后 1 周内症状基本消失,肝回缩;治疗 2 例乙型慢性肝炎,2~4 个疗程后症状消失,肝功能恢复正常;3 名健康HBsAg 携带者,外敷药 1 个疗程后 HBsAg 均转阴[15]。用愈肝膏(斑蝥 20g,雄黄 20g,麝香 2g,以猪胆汁 60g,蜂蜜 100g 调匀)1g 摊在伤湿止痛膏正中贴在穴位上,每次 3 穴,治疗 56 例小儿病毒性肝炎,55 例在 2 个月内治愈[29]。用迁肝片(每片含斑蝥除去斑蝥素后的醇提取物 0.2g,青黛、白及、氢氧化铝各 0.05g,三硅酸镁 0.02g)每次 2 片,一日 3 次,2 周为 1 个疗程,治疗 232 例迁延型慢性肝炎,显效 80 例,有效 87 例,总有效率 71.9%[30]。

(3)治疗晚期胃肠道肿瘤:张红蕊等[31]观察复方斑蝥胶囊治疗晚期胃肠道肿瘤对 T 细胞亚群及生活质量的影响。方法:120 例患者随机分为观察组与对照组各 60 例,两组均用 FOLFOX 4 化疗方案治疗,观察组加用复方斑蝥胶囊治疗。结果:观察组治疗后 CD$^{3+}$、CD$^{4+}$、CD$^{4+}$/CD$^{8+}$ 水平高于对照组,CD$^{8+}$ 水平低于对照组($P<0.05$)。生活质量改善总有效率观察组 88.33%,对照组 68.33%,两组比较差异有统计学意义($P<0.05$)。不良反应发生率观察组 8.33%,对照组 23.33%,两组比较差异有统计学意义($P<0.05$)。结论:FOLFOX 4 方案基础上联合复方斑蝥胶囊治疗晚期胃肠道肿瘤能改善免疫功能,减少化疗所致不良反应。

(4)治疗晚期大肠癌:刘阿敏[32]通过观察复方斑蝥胶囊结合化疗方案对晚期大肠癌的治疗效果,探讨中西医结合对大肠癌治疗的应用价值。方法:选取 2010—2013 年收治的 72 例大肠癌晚期住院患者,随机分成研究组和对照组各 36 例,术后研究组采用复方斑蝥胶囊结合化疗方案,对照组常规化疗。复方斑蝥胶囊结合化疗方案总有效率为 69.4%,对照组总有效率为 41.7%,复方斑蝥胶囊联合化疗方案能够显著增加大肠癌的治疗效果,并减轻化疗的不良作用,值得临床推广研究。

(5)对食管癌患者放化疗效果的影响:吴炎卿[33]探讨去甲斑蝥素片辅助治疗食管癌患者放化疗效果的影响。选取食管癌患者 68 例,按随机数字表法将患者分为对照组和观察组,每组 34 例。两组患者均采用相同的放化疗方案,观察组患者在放化疗同时使用去甲斑蝥素片;观察组患者临床疗效(总有效率为 85.29%)明显高于对照组(总有效率为 73.53%),差异有统计学意义($P<0.05$);放射性食管炎发生率(47.06%)明显低于对照组(79.41%),差异有统计学意义($P<0.05$);用药期间出现的不良反应均有骨髓抑制、消化系统反应和肝肾功能

损伤,与对照组相比,观察组发生的白细胞减少、粒细胞减少和恶心呕吐方面较对照组明显减少,差异有统计学意义($P<0.05$),表明去甲斑蝥素片在放化疗的食管癌患者中起到增效减毒的作用。

(6)治疗老年晚期胃癌:李莹[34]观察复方斑蝥胶囊联合化疗治疗老年晚期胃癌的疗效。以 100 例老年晚期胃癌患者为研究对象,随机分为观察组和对照组各 50 例。两组均给予化疗治疗,观察组在此基础上给予复方斑蝥胶囊治疗。观察组患者的短期治疗有效率为 48.00%,高于对照组的 28.00%;观察组患者生活质量有效率为 62.00%,高于对照组的 42.00%;观察组白细胞减少例数 7 例少于对照组的 16 例;上述指标均具有统计意义,两组其他不良反应发生情况比较差异无统计学意义。结果表明,复方斑蝥胶囊联合化疗治疗老年晚期胃癌患者的疗效显著,具有较高的临床应用价值。

(7)治疗鼻炎:李文元[35]观察斑蝥天灸"鼻炎点"治疗变应性鼻炎的临床疗效。19 例确诊患者采用斑蝥天灸治疗变应性鼻炎,每 10 天 1 次,3 次为 1 个疗程。结果 19 例患者中,显效 13 例(占 68.42%),有效 4 例(占 21.05%),无效 2 例(占 10.53%),总有效率 89.47%。提示斑蝥天灸"鼻炎点"对变应性鼻炎有显效。

(8)治疗神经性皮炎:用斑蝥酒(斑蝥 2g,65 度白酒 100ml,密闭浸泡 7 昼夜)涂皮损处,一日 1~2 次,治疗 30 例限局性神经性皮炎,治愈 25 例,显著进步 2 例,进步 2 例,无效 1 例。用斑蝥酊(斑蝥 15g 加 70%~75% 乙醇溶液 100ml 浸泡 1 周)涂擦皮损处,使病变部位起水疱,如 1 次未愈,可重复 2~3 次。治疗 52 例,痊愈 49 例,显效 2 例,无效 1 例,约 2/3 病例涂 1 次即愈,疗程一般不超过 10 日[36]。用斑蝥碘酒(斑蝥 3g,加 3% 碘酒 100ml 浸泡 4~10 日)涂擦皮损处,一日 3~4 次,直至痊愈。治疗 10 例,经 17~48 日治疗,全部痊愈[37]。

(9)治疗扁平疣:将患处消毒后用小梅花针叩打疣顶,使微微出血,再涂半斑膏(斑蝥、生半夏各等份,研极细末,用 10% 稀盐酸调成糊状备用),1 周后可使扁平疣脱落。治疗 28 例,涂药 1 次后 25 例痊愈[38]。

(10)治疗寻常疣:消毒后将疣顶部外皮用刀削至见血,再将活斑蝥 1 只从颈部去其头,将斑蝥颈部流出的黄色分泌物涂于疣顶。12~24 小时后可见涂药的疣变成水疱,48~72 小时后水疱自行消失而愈。共治 100 例,全部治愈。其中 5 例手、足共有疣百余颗,治后完全消失,不留疤痕,亦未复发[39]。

(11)治疗传染性软疣:用斑蝥 12.5g,雄黄 2g 研粉,加蜂蜜适量调膏。同时将疣之角化层削去,以碘酒消毒,然后取相当疣大小之斑蝥膏,置于疣面,胶布固定。经 10~15 小时,患部即起水疱,将疣浮离皮肤,治疗 10 例传染性疣均痊愈[40]。

2. **用法用量**　2020 年版《中国药典》规定斑蝥为大毒,用量为 0.03~0.06g。炮制后多入丸散用。外用适量,研末或浸酒、醋,或制油膏涂敷患处,不宜大面积用[1]。

【中毒表现及救治】[41]误服斑蝥过量可致中毒。尤以采用民间偏方堕胎或防治狂犬病误服过量中毒者多见。也有因配制斑蝥制剂时防护不够,由皮肤接触或由呼吸道吸入其粉末而引起中毒者。小儿中毒则多由烧食该虫引起。

1. **中毒表现**　口服中毒者可出现消化系统症状,如咽喉、食管及胃有灼痛感,口腔及舌部起水疱,口干口麻,吞咽困难,恶心呕吐,流涎,呕吐物呈咖啡样,剧烈腹痛,腹泻,大便呈水样或带血液等;泌尿系统症状,如腰痛,双侧肾区有明显叩击痛,并有尿频、尿道烧灼感和排尿困难,尿内可有红细胞、蛋白质,或出现肉眼血尿、尿少、尿闭及急性肾衰竭等;神经系统症状,如头痛、头暴、口唇及四肢麻木、多汗、瞳孔散大、视物不清、抽搐等;循环系统症状,如血压增高、心律失常、周围循环衰竭等,恢复期可有心率减慢。并可出现阴道出血、阴茎勃起及疼痛等;有时还可出现颜面潮红、眼结膜充血、皮下瘀点、黏膜充血等症状,严重者产生高热、寒战、脉速、谵语、惊厥,常因昏迷、虚脱、心脏和呼吸抑制而死亡,如能恢复,偶可遗留慢性肾炎症状。

皮肤接触斑蝥后可产生红斑、水疱等。皮肤大面积接触斑蝥,经皮肤吸收后亦可引起肾炎、膀胱炎等。若误入眼内,可致眼睛红肿、流泪、剧烈灼痛,并有结膜炎、角膜溃疡、虹膜炎等。

**2. 救治**

(1)中草药

1)咽部灼痛时用鲜天名精和白毛、夏枯草绞汁滴咽部,可减轻灼痛感。

2)黄豆秆灰 15g,冷开水冲服;或用黑豆 500g 煮汁冷饮,以毒解为度。

3)生绿豆 30g,生甘草 9g,生黄连 3g,水煎服。

4)板蓝根 30g,甘草 9g,黄连 3g,水煎分 2 次服。

5)绿茶 30g,煎汤放冷,频饮。此外尚有应用大青叶、靛汁、葱白、百部等药治疗斑蝥中毒者。

(2)西药

1)口服者立即用药用炭混悬液洗胃,口服牛奶、蛋清或 10% 氢氧化铝凝胶等,有保护胃黏膜、减少毒物吸收的作用。因斑蝥素系脂溶性物质,故治疗时忌服脂肪类。

2)服硫酸镁导泻,清除残留毒物。

3)静脉补液,以加速毒素排泄及维持水、电解质平衡;及时纠正酸中毒。

4)休克、肾衰竭按常规处理。

5)对症治疗。

(张　怡　李军德　杜贵友)

# 87　蜈　蚣

【基源】本品为蜈蚣科动物少棘巨蜈蚣 *Scolopendra subspinipes mutilans* L.Koch 的干燥体[1]。

【化学成分】含两种类似蜂毒的有毒成分,即组胺(histamine)样物质及溶血性蛋白质;尚含脂肪油、胆固醇、蚁酸等。又曾分离出 $\delta$- 羟基赖氨酸($\delta$-hydroxylysine);氨基酸有组氨酸、精氨酸、鸟氨酸、赖氨酸、甘氨酸、丙氨酸、缬氨酸、苯丙氨酸、丝氨酸、牛磺酸(taurine)、谷氨酸。蜈蚣油中脂肪酸成分主要为油酸、亚油酸、亚麻酸、棕榈酸、硬脂酸等[2-3]。

【含量测定】2020 年版《中国药典》没有含量测定的具体规定,只规定本品每 1 000g 含黄曲霉毒素 $B_1$ 不得过 5μg,黄曲霉毒素 $G_2$、黄曲霉毒素 $G_1$、黄曲霉毒素 $B_2$ 和黄曲霉毒素 $B_1$ 总量不得过 10μg[1]。

李峰等[4]利用高效毛细管电泳法对少棘巨蜈蚣进行了指纹图谱的研究,筛选出了最佳电泳条件,并且通过中药色谱指纹图谱相似度评价系统鉴定了 7 个共有峰,构成蜈蚣药材指纹图谱的特征峰,为药用蜈蚣的鉴定及药材质量提供了理论依据。

李桃等[5]利用薄层色谱方法对药用蜈蚣进行研究,选用游离精氨酸与丝氨酸两种成分对药用蜈蚣进行的薄层色谱斑点清晰,分离度较好且杂质及拖尾影响较小,可以作为药用蜈蚣的鉴别和质量标准的理论依据。

**【炮制研究】** 2020 年版《中国药典》中制蜈蚣的制法为:去竹片,洗净,微火焙黄,剪段。目前,对于蜈蚣的炮制研究很少,大多数来自《本草纲目》等文献中。孙元光等[6]报道了蜈蚣的躯干、头、足中含有的化学有效成分相同,故炮制方法上不必去头、足,可以用全蜈蚣,但应先去除蜈蚣体内的虫卵及泥沙等杂质后,再进行高温杀菌、矫味处理。季存蕊等[7]认为蜈蚣炮制分为加辅料和不加辅料两种方法,生用、炒炙、焙、煨和烧存性等属于不加辅料;酒炙、姜炙、醋炙、葱汁炙、荷叶炙、薄荷叶煨等属于加辅料,辅料不但可以改善药效,还可以去除蜈蚣的腥臭,起到矫味作用。

**【药理研究】**

1. **止痉作用** 止痉散(全蝎、蜈蚣等量)灌服,对卡他阿佐、士的宁、纯烟碱的半数惊厥量引起的小鼠惊厥均有对抗作用,蜈蚣抗惊厥作用比全蝎高[8]。

2. **抗肿瘤作用** 王程[9]通过多种提取方法提取得到的蜈蚣提取物均具有体外抗肿瘤活性,蜈蚣水提取有一定的体内抗肿瘤活性,但超剂量使用有一定的毒性。

田莎等[10]别对正常裸鼠和皮下 H22 荷瘤裸鼠予以蜈蚣多肽灌胃给药 14 天,观察裸鼠的一般情况、肿瘤生长情况、肝毒性。结果低剂量蜈蚣多肽对荷瘤裸鼠的抑瘤率为 32.74%,低剂量蜈蚣多肽有一定抗肝细胞癌作用。

3. **降压作用** 临床观察发现 10% 蜈蚣酊对高血压患者有一定的降压作用[11]。

4. **抗结核杆菌作用** 中药结核散(蜈蚣、全蝎、土鳖虫)的 3% 醋酸和稀乙醇溶液抑制结核分枝杆菌作用较好;2% 碳酸氢钠溶液次之,原粉末及水煎液几无作用[2]。

5. **抗真菌作用** 蜈蚣 1:4 的水浸剂在试管内对毛癣菌、许兰毛癣菌、奥杜盎小孢子菌、腹股沟表皮癣菌、红色表皮癣菌、紧密着色芽生菌等皮肤真菌均有不同程度的抑制作用[2]。

**【毒理研究】**

1. **毒性成分研究** 人服用蜈蚣的中毒量为 15~30g。蜈蚣含有两种类似蜂毒的有毒成分,即组胺样物质及溶血性蛋白质。蜈蚣中毒后可引起溶血,并能引起过敏反应。大量能使心肌麻痹,并能抑制呼吸中枢[12]。

2. **毒性机制研究** 蜈蚣毒性,近年来研究者有不同看法,认为:从急性毒性实验和给药 1 个月观察所得到的数据,其 $LD_{50}$ 不能测出。且在小鼠给药相当于超过人体最大剂量 5 倍时(每次 25 条量),连服 30 天观察,其体重、血红蛋白及其各内脏器官均无异常变化,证明其毒性很低。商品蜈蚣由于在加工中经过开水烫和干燥过程,使鲜体中所含的毒蛋白酶(60℃失活)全部失活,故毒性大大降低。加之人体胃酸的水解,也使存在的毒性物质水解成无毒的成分,因此对人体的毒性很低[13]。

目前的临床应用状况显示,按药典规定的用量使用蜈蚣药材是安全的。蜈蚣的毒性主要存在于活体中。蜈蚣咬伤后除了局部的症状及过敏反应,还可能诱发心肌梗死。药材蜈蚣加工后活体所含的毒性成分含量会大大降低,但由于毒性物质仍然存在,蜈蚣服用不当仍可引起不良反应。服用药材蜈蚣引起的不良反应的临床报道包括过敏反应和肝肾功能损害,这些均应在临床引起高度重视[14]。

**【配伍研究】** 蜈蚣应用于临床,既可单味使用,也可配入复方,一般多配入复方;既可用于汤剂,也可作为散剂,散剂的效果优于汤剂;既可作外敷用,也可内服,一般多外用。《本草纲目·卷四十二·蜈蚣》[15]引《枕中方》配以茶叶共为细末,敷治瘰疬溃烂。《拔萃方》:不二散,以本品同雄黄配伍,外敷恶疮肿毒。《医宗金鉴·外科心法要诀·卷七十五》:蜈蚣星风散,是以本品为主药,配合天南星、防风等同用。治癫病抽搐,火盛者配黄连、龙胆草;痰多者与天竺黄、贝母同用。治风邪中经络之口眼㖞斜,以蜈蚣配白附子、防风、僵蚕,或配半夏、天南星、白芷内服,以祛风化痰定搐。《新方》结核散,配合全蝎、土鳖虫,共研细末服,治骨结核。《经验方》瘰疬散,即以本品配全蝎、鹿角粉、胡桃仁等共为末,黄酒送服,4 天后用羊蹄根,水煎去渣,打入鸡子 1 枚,1 次服食,治颈淋巴结[16]。

**【复方及制剂】**

**1. 天和追风膏** 生草乌、麻黄、细辛、羌活、乌药、白芷、高良姜、独活、威灵仙、生川乌、肉桂、红花、桃仁、苏木、赤芍、乳香、没药、当归、蜈蚣、蛇蜕、海风藤、牛膝、续断、香加皮、红大戟、麝香酮、龙血竭、肉桂油、冰片、薄荷脑、辣椒浸膏、丁香罗勒油、樟脑、水杨酸甲酯。本品为黄棕色至淡红棕色的片状或带孔片状橡胶膏;气芳香。温经散寒,祛风除湿,活血止痛。用于风寒湿闭阻,瘀血阻络所致的痹病,症见关节疼痛,局部畏风寒,腰背痛,屈伸不利,四肢麻木。外用。贴患处[1]。

**2. 止痛化癥片** 请参照土鳖虫。

**3. 庆余辟瘟丹** 请参照斑蝥。

**4. 季德胜蛇药片** 请参照重楼。

**【临床研究】**

**1. 应用研究**

(1)治疗结核病

1)空洞型肺结核:蜈蚣每次 3 条,去头足,焙干研末,一日 3 次,连服 1 个月为 1 个疗程,休息 1 周后继服,总疗程 3 个月以上,治疗 12 例多种抗结核药长期治疗无效的空洞型肺结核,结果空洞闭合 2 例,缩小 6 例,无效 4 例[17]。

2)淋巴结核:将蜈蚣 2 条焙干研末,分装入 2 枚鸡蛋内,用纸或面饼将鸡蛋开口处封固。每日早晨用夏枯草 30g 煮 1 枚,吃蛋喝汤,每晚将 1 枚用数层湿纸包裹置灰火中煨熟食之。10 日为 1 个疗程。治疗淋巴结核 13 例,12 例症状消失,随访 5 例未复发[18]。用猫爪草 10g,蜈蚣 1 条,研末混合为 1 次量,每日早晨空腹服 1 次,儿童减半,白水送下。治颈淋巴结核 210 例,全部治愈。平均疗程 30~40 日(最长 90 日,最短 20 日),治愈率为 100%[19]。

3)骨结核:蜈蚣、全蝎各 40g,土鳖虫 50g,碾成粉末,混匀后分装 4 包,每用 1 包,放入鸡蛋内搅拌均匀蒸蛋糕或炒熟内服,每日早 5 点、晚 9 点各服 1 次,20 日为 1 个疗程,服药 3~5个疗程。治疗各种骨结核 10 例(早期或中期),痊愈 8 例,显效 1 例,以上 9 例随访 1 年未复发[20]。

(2)治疗面瘫:将蜈蚣 2 条研末,以防风 30g 煎汤送服,每日晚餐后服 1 剂。治疗周围性面神经麻痹 26 例,痊愈 16 例,显效 6 例,好转 3 例,无效 1 例,总有效率为 96.16%[21]。

(3)治疗肝炎:蜈蚣注射液每次 2ml 肌内注射,一日 1~2 次,10 日为一疗程,治疗急慢性传染性肝炎 32 例,显效 11 例,有效 15 例,无效 6 例[22]。用蜈蚣蛋为主,铁落花丸为辅,有黄疸者佐以加味茵陈蒿汤,治疗迁延性肝炎 135 例,其中无黄疸型 98 例,黄疸型 37 例,结果痊愈 132 例,无效 3 例,治愈率为 97.97%。蜈蚣蛋方为:蜈蚣 1 条,研成细末,纳入鸡蛋内搅匀,封固,文火煮熟,每晚睡前吃 1 个[23]。

(4)治疗腮腺炎:用全蜈蚣 2 条,银朱 6g,研为细面,以鸡蛋清调敷患处,如局部发热者,可加黄连、黄柏、栀子各 3g。治疗腮腺炎 60 例,轻者 1 次,重者 2 次即愈。亦治急性淋巴结炎或其他无名肿毒[24]。

(5)治疗慢性前列腺炎:曾柏禧[25]选取 80 例慢性前列腺炎患者,随机将其分为对照组与观察组,对照组患者进行纳米银邦列安栓治疗,每天 1 支,15 天为 1 个疗程。观察组进行水蛭蜈蚣栓经微波直肠给药治疗,对比两组的治疗效果,并且对两组疗效进行评定。结果对照组患者治愈 8 例,显效 10 例,有效 15 例,无效 7 例,治疗总有效率为 82.5%;观察组患者治愈 15 例,显效 18 例,有效 5 例,无效 2 例,治愈总有效率为 95.0%。

(6)治疗颌下淋巴结炎:蜈蚣 2 条,水煎分 3 次服,每天 1 剂,治疗 6 例颌下淋巴结炎皆获效。一般 3~4 天即可治愈。对急性期、早期者效果好,对慢性或晚期已化脓者,能控制其扩散,使之局限,并有止痛消肿作用[2]。

(7)治疗三叉神经痛:王常安[26]应用羚僵蜈蚣汤加味治疗三叉神经痛患者 2 例。结果该 2 例三叉神经痛患者经用羚僵蜈蚣汤加味治疗后疾病痊愈,未复发。三叉神经痛是一个不易控制的证候,要掌握适当有效的方剂,做到恰到好处,滋阴不可太过,以免遗留后患。

(8)治疗甲沟炎:蜈蚣 1 条,雄黄、枯矾各 1.5g,共研细末,装入 1 只新鲜鸡蛋内搅匀,再将患指从蛋孔处插入鸡蛋内,用小火沿着蛋壳围烘 1 小时以上,以患指有温热感为度。每日烘烤 1~2 次,烘烤后用无菌纱布包扎。治疗甲沟炎 12 例,效果满意。一般烘后疼痛很快消失,炎肿亦随之消退,多数病例治疗 1~5 次即可痊愈[2]。

(9)治疗烧烫伤:取活蜈蚣若干条,用麻油浸泡半个月,油以浸过蜈蚣为度。Ⅰ度烧伤用蜈蚣油涂患处,Ⅱ、Ⅲ度烧伤用纱布浸蜈蚣油敷患处,绷带包扎。治疗烧伤 4 例,烫伤 13 例,多数用药 1~2 次即愈[2]。

(10)治疗各种肿毒:将活蜈蚣 2 条,红花 5g,浸入 75% 乙醇 500ml 内 7 天即可使用,每天涂搽患处 3~5 次,3~10 天为 1 个疗程。治疗各种肿毒 600 例(指头炎 236 例,毛囊炎 168 例,痈 26 例,急性乳腺炎 35 例,外伤感染 5 例,外痔 12 例,牙髓炎 23 例,蛇咬伤 3 例,虫咬伤 92 例)。结果痊愈 560 例,显效 23 例,好转 12 例,无效 5 例[27]。以蜈蚣 1 条研成细粉,纳入新鲜鸡蛋内用纸糊好,面裹煨熟后服下,每天 3 次,治疗无名肿毒 113 例,痊愈 77 例,好转 31 例,总有效率为 95.5%[28]。

(11)治疗银屑病:刘杰等[29]观察蜈蚣托毒丸治疗静止期银屑病患者 50 例的临床疗效。结果痊愈 30 例,显效 8 例,有效 6 例,总有效率为 88%。提示蜈蚣托毒丸治疗静止期银屑病疗效良好。

(12)治疗乳房纤维瘤:将带头足蜈蚣 2 条剪碎,加鸡蛋 2 个炒熟,1 次吃下,一日 1 次,配合中药内服。治疗 1 例乳房纤维瘤患者,共服蜈蚣 38 条,中药 4 剂,乳房肿块消失[30]。

(13)治疗舌上海绵状血管瘤术后复发:舌上海绵状血管瘤术后复发,瘤体大 1cm×1cm,先服汤剂 9 剂后用蜈蚣散内服。方用:蜈蚣 2 条,全蝎 12g,炮山甲 10g,研面分为 3 包,日服 1 包,服药 1 个月后肿瘤消失,半年后随访未复发[31]。

(14)治疗肾炎:用蜈蚣蛋(鲜鸡蛋 1 只,外壳打一小口,蜈蚣 1 条研末,纳入蛋内,稠面糊封裹,入草木暗火中烧熟),每天早晚空腹服 1 只,配合桂枝茯苓汤内服,10 天为 1 个疗程。治肾炎后蛋白尿 66 例,近期痊愈 54 例,有效 10 例,无效 2 例,总有效率为 96.97%[32]。用蜈蚣蛋配合中药煎剂(方略)治疗 40 例慢性肾炎,缓解 13 例,显效 17 例,好转 6 例,无效 4 例,总有效率为 90%[33]。

(15)治疗肩、腰、臀、腿顽痛症:用蜈蚣 2 条,全蝎 4g 研细,兑入对症的中药煎剂内,分 2 次服完,治疗肩、腰、臀、腿顽痛症 126 例,痊愈 78 例(61.9%),显效 26 例(20.63%),有效 20 例(15.8%),无效 2 例(1.58%),总有效率为 98.4%[34]。

(16)治疗癌症:用蜈蚣晒干研末,一日 2~3 条,分次服。或以蜈蚣注射液(每 1ml 含 1 条)2~4ml 于病灶基底部浸润注射。用上述方法治疗胃癌 7 例,食管癌 11 例,肺癌 3 例,乳腺癌 3 例,皮肤癌 3 例,唇腺癌 1 例,子宫颈癌 5 例,总有效率为 65.12%。对癌肿溃疡患者疗效明显,2 例皮肤癌经用蜈蚣注射液治疗后达到临床痊愈[2]。各地报道各种蜈蚣制剂治疗癌症,有效率为 50%~80%[35]。

(17)治疗顽固性湿疹:将蜈蚣置瓦上焙干研末,用猪胆汁、鸡蛋清混匀,调搽患处,并内服以蜈蚣为主的汤剂,治愈 1 例病程 2 年的顽固性湿疹[36]。

(18)治疗带状疱疹:将蜈蚣适量置瓦上焙干,研末,加适量香油调成糊状涂患处,一日 3~5 次,治疗带状疱疹 20 余例,3~5 日内均结痂痊愈。或用蜈蚣 3 条,置瓦上焙干研末,加鸡蛋清调匀涂皮损处,一日 5~6 次,治疗带状疱疹多例,一般 3 日内结痂痊愈[37]。

2. **用法用量** 2020 年版《中国药典》规定蜈蚣为有毒,用量 3~5g[1]。

【**中毒表现及救治**】应用蜈蚣制剂常量治疗时,有部分患者可出现灼热感、头胀、头昏、面孔潮红。应用剂量过大可引起中毒。中毒潜伏期为 30 分钟~4 小时。

1. **中毒表现** 恶心、呕吐、腹痛、腹泻、全身无力、不省人事、心跳及脉搏缓慢、呼吸困难、体温及血压下降等[12]。出现溶血反应者,尿呈酱油色,并伴溶血性贫血症状。长期服用有报道出现心悸、胸闷、气短、心电图呈 ST-T 改变,并有频发室性期前收缩及引发溃疡病的可能[38]。出现过敏反应者表现为:全身出现过敏性皮疹,奇痒难忍,甚者可出现过敏性休克[12,39-40]。

2. **救治**

(1)凤尾草 120g,金银花 90g,甘草 60g,水煎服。

(2)制马钱子末 0.6g,开水冲服,必要时 3 小时后重复 1 次。

(3)桑白皮、蚯蚓适量煎服。

(4)茶叶适量,泡水频服。

(5)过敏者可给西药抗过敏药物,必要时给激素。

(张 恬 李军德 杜贵友)

# 88 蕲 蛇

【**基源**】本品为蝰科动物五步蛇 *Agkistrodon acutus* (Güenther) 的干燥体[1]。

【**化学成分**】蛇体主要含蛋白质、脂肪、氨基酸等。肌肉中含精胺、蛇肉碱、δ- 羟基赖氨酸等多种氨基酸、硬脂酸、棕榈酸、胆固醇等。头部毒腺中具蛇毒,毒液中含磷脂酶 A、5′- 核苷酸酶、三磷酸腺苷酶、磷酸二酯酶、缓激肽释放酯酶、Ac1- 蛋白酶、精氨酸酯酶、抗凝血成分、鸟嘌呤核苷,微量金属锌、锰、钙、镁、铁等[2]。

【含量测定】2020 年版《中国药典》无蕲蛇的相关含量测定。

丁兴红[3]探讨高效液相色谱法测定蕲蛇药材中尿嘧啶、黄嘌呤、次黄嘌呤和尿苷的分析方法。用 HPLC 法,色谱条件为 Dionex $C_{18}$(3μm,150mm × 4.6mm),以 0.05mol/L 磷酸氢二钾水溶液为流动相;检测波长为 254nm;流速为 0.8ml/min。结论:HPLC 法可以测定蕲蛇药材中尿嘧啶、黄嘌呤、次黄嘌呤和尿苷含量,从而控制蕲蛇药材品质。

林秀玉等[4]探讨建立蕲蛇药材中总磷脂含量测定方法,以评价不同地区的蕲蛇药材质量。方法:采用 Folch 试剂超声提取,钼蓝试剂显色,分光光度法测定 10 个不同地区的蕲蛇药材中总磷脂的含量。结论:采用钼蓝比色法测定蕲蛇药材中总磷脂含量的方法简便,方法学结果理想,可作为该药材质量控制的方法。

【炮制研究】2020 年版《中国药典》中介绍蕲蛇多于夏、秋二季捕捉,剖开蛇腹,除去内脏,洗净,用竹片撑开腹部,盘成圆盘状,干燥后拆除竹片。蕲蛇按炮制方法的不同可以分为蕲蛇、蕲蛇肉和酒蕲蛇。蕲蛇的炮制方法为去头、鳞,切成寸段。蛇肉的炮制方法为去头,用黄酒闷透后,除去鳞、骨,干燥。酒蕲蛇的炮制方法为取净蕲蛇段,用酒炙法炒干,每 100kg 蕲蛇,用黄酒 20kg[1]。

【药理研究】

1. **血液凝固系统**　用蛇毒生理盐水溶液 20mg/kg 静脉注入家兔,可使全血凝固时间延长,以至于完全不凝固。血中纤维蛋白原含量明显减少,鱼精蛋白副凝实验多数呈阳性以及血小板数量明显减少[5]。

2. **心血管系统**　蛇毒可使实验中毒动物的心外膜、心肌及心内膜出现出血斑,心内膜血管充血,心肌间质被细胞所浸润;心电图 ST 段下降,T 波变平或倒置。严重中毒表现室性期前收缩、心律失常、ST 段明显上升、T 波倒置,室性心动过速以至于心室颤动,终使心脏停搏。静脉注射蛇毒可使血压下降[5]。用尖吻蝮(五步蛇)制成的注射液对麻醉犬可产生显著的降压作用,其降压作用主要由直接扩张血管而来[6]。

3. **泌尿系统**　蛇毒实验中毒动物病理解剖见到肾小球及间质的小血管呈中度充血,近曲小管上皮细胞有中毒混浊。肾盂黏膜有散在性出血,输尿管、膀胱黏膜及肌层等均呈弥漫性出血,因此常出现蛋白尿及血尿[5]。

4. **其他**　蛇毒实验中毒动物肠黏膜有中等度水肿及血管出血,淋巴细胞减少及贫血[5]。用五步蛇制成的注射液对小鼠有镇静、催眠作用及一定镇痛作用,对兔有抑制作用[6]。

【毒理研究】

1. **毒性成分研究**　尖吻蝮(五步蛇)含有心脏毒、凝血毒和出血毒,其毒对小鼠腹腔注射的 $LD_{50}$ 为 8.9mg/kg[5]。

2. **毒性机制研究**　经研究发现,它的毒性主要出现于人或动物的血液系统,致使人体组织肿胀出血或局部坏死等。

3. **局部作用**　蛇毒溶液皮下或皮内注射,30 分钟后均引起毛细血管通透性增加,呈现局部弥漫性出血,损伤附近的皮肤、肌肉等组织,导致局部剧痛、溃烂、坏死[5]。

**【配伍研究】**

1. **蕲蛇配伍防风**　治疗风湿顽痹,肢节疼痛,静脉拘挛及中风口眼㖞斜,半身不遂,麻木不仁等。

2. **蕲蛇配蜈蚣**　祛风除湿,止痉止痛的功效更显著,常用于治疗小儿惊风、破伤风所致的背部强急,筋脉拘挛等及顽痹日久不愈,关节疼痛明显或腰脊拘急疼痛者。

3. **蕲蛇配伍全蝎**　可增强祛风通络止痛的功效。常用于治疗顽痹关节肿痛,肢体麻木等。

4. **蕲蛇配伍蝉蜕**　祛风止痒的功效更强,常用于治疗瘾疹、疥癣、顽癣所致的皮肤瘙痒。

**【复方及制剂】**

**再造丸**　蛇肉 20g、全蝎 15g、地龙 5g、炒僵蚕 10g、醋山甲 10g、豹骨(油炙)10g、人工麝香 5g、水牛角浓缩粉 15g、人工牛黄 2.5g、醋龟甲 10g、朱砂 10g、天麻 20g、防风 20g、羌活 20g、白芷 20g、川芎 20g、葛根 15g、麻黄 20g、肉桂 20g、细辛 10g、附子(附片)10g、油松节 10g、桑寄生 20g、骨碎补(炒)10g、威灵仙(酒炒)15g、粉萆薢 20g、当归 10g、赤芍 10g、片姜黄 2.5g、血竭 7.5g、三七 5g、乳香(制)10g、没药(制)10g、人参 20g、黄芪 20g、炒白术 18g、茯苓 10g、甘草 20g、天竺黄 10g、制何首乌 20g、熟地黄 20g、玄参 20g、黄连 20g、大黄 20g、化橘红 40g、醋青皮 10g、沉香 10g、檀香 5g、广藿香 20g、母丁香 10g、冰片 2.5g、乌药 10g、豆蔻 10g、草豆蔻 20g、醋香附 10g、两头尖(醋制)20g、建曲 40g、红曲 5g。本品为棕褐色的大蜜丸;气香,味微甘、苦。祛风化痰,活血通络。用于风痰阻络所致的中风,症见半身不遂,口舌㖞斜,手足麻木,疼痛痉挛,言语謇涩。口服。一次 1 丸,一日 2 次[1]。

**【临床研究】**

**1. 应用研究**

(1)治疗腰腿疼痛:用金钱白花蛇 3 条,蕲蛇 100g,乌梢蛇 100g,干枫荷梨根 150g,置容器中加酒适量,略高于药面 10cm 左右,密封,浸 1 个月左右,每次饮用 30~50ml,一日 3 次。治疗 15 例腰腿疼痛患者,服用枫蛇酒(即本方)1~2 料后疼痛消失达 5 年以上者 12 例,疼痛改善者 3 例。亦可将以上 3 种蛇研粉装入胶囊,每服 4~5 粒,一日 3 次,用枫荷梨根 30g 煎水送服[7]。

(2)抗肿瘤作用:梁良等[8]研究发现,蕲蛇提取物对胃癌细胞具有一定的抑制作用。谢欣等[9]研究发现,蕲蛇提取物对胶质细胞具有细胞毒作用,表明蕲蛇提取物具有一定的抗癌活性。

(3)治疗急性脑梗死:翁碧海等[10]选取 2016 年 11 月至 2017 年 11 月期间收治的急性脑梗死者 166 例,随机分成对照组(仅用常规治疗)83 例和观察组(常规治疗加用蕲蛇酶注射液)83 例,将两组急性脑梗死患者的临床效果、神经功能缺损程度评分、血液流变学指标和血脂指标、不良反应发生情况进行对比。蕲蛇酶注射液能够有效改善急性脑梗死患者的血液流变学指标和神经功能,临床效果确切,适合在临床中推广应用。

黄发根等[11]选取医院收治的急性脑梗死患者 90 例为研究对象,随机分为 3 组,每组 30 例。对照 A 组单用蕲蛇酶治疗,对照 B 组单用依达拉奉治疗,观察组采用蕲蛇酶联合依达拉奉治疗。治疗完毕,评估 3 组患者的治疗效果及神经功能缺损评分变化情况。针对急性脑梗死患者采用蕲蛇酶与依达拉奉联合治疗效果显著,值得在临床推广应用。

(4)治疗周围血管病:秦前刚[12]随机选取收治的周围血管病患者 98 例,采用蕲蛇酶治疗,分析治疗效果。结果治愈 27 例,明显好转 26 例,好转 28 例,无效 17 例,治疗有效率为 82.65%;治疗后血流变参数各项指标较治疗前均有明显改善,差异具有统计学意义($P<0.05$)。采用蕲蛇酶对周围血管病治疗,疗效显著,建议临床推广应用。

2. 用法用量　2020 年版《中国药典》规定蕲蛇为有毒,用量 3~9g;研末吞服,一次 1~1.5g,一日 2~3 次[1]。

【中毒表现及救治】

1. 中毒表现　误服大量本品可致中毒,中毒潜伏期为 1~3 小时。中毒后可出现头痛、头昏、血压升高、心慌、心悸。严重时患者血压下降、呼吸困难、昏迷,最后多因呼吸中枢麻痹而死亡。

2. 救治

(1)土茯苓 15g,半边莲 9g,野菊花 15g,甘草 9g。水煎 2 次,合在一起,早、晚分服。

(2)雄黄、白芷各 9g,吴茱萸、贝母、威灵仙、五灵脂各 12g,细辛 2.4g。共研细末,每服 9g,一日 3 次,以黄酒 30~60g 冲服。

(3)绿豆 15g,甘草 30g,水煎当茶饮。

(张　恬　李军德　杜贵友)

# 89　蟾　酥

【基源】本品为蟾蜍科动物中华大蟾蜍 *Bufo bufo gargarizans* Cantor 或黑眶蟾蜍 *Bufo melanostictus* Schneider 的干燥分泌物[1]。

【化学成分】蟾酥的化学成分相当复杂,主要含有多种强心甾体化合物,可分为以下四大类。

1. 蟾蜍毒素类(bufotoxins)　根据配基不同将该类化合物分为 13 类:脂蟾毒配基类(resibufogenins)、日蟾毒它灵类(gamabufotalins)、蟾毒灵类(bufalins)、华蟾毒精类(cinobufagins)、沙蟾毒精类(arenobufagirns)、华蟾毒它灵类(cinobu-fotalins)、蟾毒它灵类(bufotalins)、羊角拗配基类(sarmentogenins)、南美蟾毒精类(marinobufa-gins)、19- 羟基蟾毒灵类(19-hydroxybufalins)、嚏根配基类(hellebrigenins)、远华蟾毒精类(telo-cinobufagins)、欧蟾毒它灵类(vulgarobufotalins)。每一类又分为多种化合物。

2. 蟾毒配基类(bufogeinins)　这类化合物可能是在加工过程中蟾蜍毒素被分解而生成的,共有 20 多种。

3. 蟾毒色胺类(bufotenins)　又称吲哚碱类,已分离出 5- 羟色胺、蟾蜍色胺、蟾蜍季胺、蟾蜍噻宁、脱氢蟾蜍色胺、去氢蟾蜍素等。

4. 其他化合物　从蟾蜍中还分离出吗啡、肾上腺素、胆固醇、7α- 羟基胆固醇、7β- 羟基胆固醇、麦角固醇、菜油固醇、β- 谷固醇、蝶啶类、多糖类、肽类、氨基酸、有机酸等化合物[2]。

【含量测定】2020 年版《中国药典》采用高效液相色谱法测定华蟾酥毒基($C_{26}H_{34}O_6$)与脂蟾毒配基($C_{24}H_{32}O_4$)的总量[1],方法如下:

色谱条件与系统适用性试验：以十八烷基硅烷键合硅胶为填充剂；以乙腈为流动相 A，0.3% 乙酸溶液为流动相 B，按下表中的规定进行梯度洗脱；柱温为 30℃；流速为每分钟 0.6ml；检测波长为 296nm。理论板数按华蟾酥毒基峰计算应不低于 10 000。

| 时间 /min | 流动相 A/% | 流动相 B/% |
| --- | --- | --- |
| 0~15 | 28 → 54 | 72 → 46 |
| 15~35 | 54 | 46 |

对照品溶液的制备：取华蟾酥毒基对照品适量，精密称定，加甲醇制成每 1ml 含 10μg 的溶液，即得。供试品溶液的制备取本品细粉约 25mg，精密称定，置具塞锥形瓶中，精密加入甲醇 20ml，称定重量，加热回流 1 小时，放冷，再称定重量，用甲醇补足减失的重量，摇匀，滤过，取续滤液，即得。测定法：分别精密吸取上述对照品溶液 10μl 与供试品溶液 10~20μl，注入液相色谱仪，测定，以华蟾酥毒基对照品为参照，以其相应的峰为 S 峰，计算蟾毒灵和脂蟾毒配基的相对保留时间，其相对保留时间应在规定值的 ±5% 范围之内。

本品按干燥品计算，含蟾毒灵（$C_{24}H_{34}O_4$）、华蟾酥毒基（$C_{26}H_{34}O_6$）和脂蟾毒配基（$C_{24}H_{32}O_4$）的总量不得少于 7.0%。

纪玲等[3]应用高效液相色谱法，对中成药牛黄消炎片中蟾酥的主要成分脂蟾毒配基进行了含量测定。所测脂蟾毒配基的回收率是 100.2%，$RSD$ 为 1.42%，线性范围是 0.12~0.72mg/ml，相关系数为 0.999 8。

**【炮制研究】** 2020 年版《中国药典》中蟾酥粉的制法为取蟾酥，捣碎，加白酒浸渍，时常搅动至呈稠膏状，干燥，粉碎。每 10kg 蟾酥，用白酒 20kg。许保军等[4]探讨了炮制对蟾酥药材中蟾毒内酯类成分的影响。分别采用分光光度法、薄层扫描法对蟾酥原药材与蟾酥酒制品和滑石粉制品中的蟾毒内酯类成分及脂蟾毒配基进行了测定。结果不同制品中的蟾毒内酯成分含量无明显变化，蟾酥酒制品和滑石粉制品中的蟾毒内酯类成分的含量分别下降 16.4% 和 32.6%，脂蟾毒配基含量分别下降 14.4% 和 46.0%。提示炮制可使蟾酥药材中蟾毒内酯类成分含量降低，有可能导致疗效降低。张正启[5]对橡胶膏剂中蟾酥的两种炮制方法进行了研究，用 TLC 定性分析和含量测定的方法，进行了实验比较。结果表明浸泡法与回流法效果基本一致，但前法劳动强度小，生产成本低，具有实用意义。同时，用 TLC 方法对不同炮制品制成的橡胶膏剂的蟾酥有效成分进行了检测，为含蟾酥橡胶膏剂的质量评定提供了参考依据。

**【药理研究】**

**1. 强心作用**　蟾酥可以延长纤维蛋白原液的凝固时间，其抗凝作用与尿激酶类似，从而增加冠状动脉灌流量。对于血栓导致的冠状动脉血管狭窄进而引起的心肌梗死等缺血性心肌障碍，蟾酥能增加心肌营养性血流量，改善微循环，增加心肌供氧。蟾酥能对家兔缺血再灌注损伤起到保护作用，有效改善其心肌能量代谢，减轻心肌损伤[6]。

**2. 抗菌作用**

（1）抑制金黄色葡萄球菌：郭满[7]将蟾酥溶液作用于金黄色葡萄球菌，在加入蟾酥溶液 3~9 小时菌体细胞发生明显细胞质渗透，随着蟾酥溶液浓度的增加电解质的渗透效果越明显，待到 9 小时之后，电解质渗透程度变化平稳，未有加重趋势，说明蟾酥可以改变金黄色葡萄球菌生物被膜通透性,使菌内物质外渗,其作用随着蟾酥溶液浓度增加而增强。

(2)抑制柠檬色葡萄球菌:孙沛颖等[8]将蟾酥配制成不同浓度梯度的蟾酥药液,运用琼脂扩散法研究蟾酥对柠檬色葡萄球菌的作用,测定其抑菌圈直径。实验结果表明,蟾酥对柠檬色葡萄球菌具有抑菌作用,随着蟾酥药液浓度的增高,抑菌作用变化不大。蟾酥发挥抑菌作用的机制为阻碍其核酸的合成,或直接作用于 DNA 结构阻碍其正常发挥功能,使细胞内各种生命活动受到影响,从而抑制其生长和繁殖。

3. **升压作用**　蟾酥的升压作用与肾上腺素相似,主要由于外周血管的收缩,部分由于其强心作用。实验表明,蟾毒配基类对失血性休克大鼠具有明显的升压作用,升压强度随剂量增大而增强[9]。

4. **抗肿瘤作用**　蟾酥具有确切的抗肿瘤活性,能够诱导肿瘤细胞的凋亡,抑制肿瘤细胞增殖,促进肿瘤细胞的分化,还有逆转耐药性、抑制肿瘤血管形成、抑制肿瘤细胞侵袭转移、阻滞细胞周期及增强免疫的作用。蟾酥中蟾毒灵、华蟾毒精和脂蟾毒配基等成分均为抗癌有效单体,用于多种癌症治疗[10]。

运用蟾酥粗提物对荷瘤小鼠肿瘤细胞形态超微结构电镜观察显示,使用蟾酥提取物后,肿瘤细胞核膜皱缩、断裂,线粒体出现肿胀和空泡样改变,表明蟾酥提取物对肿瘤细胞有直接杀伤作用[11]。

5. **其他作用**　蟾酥中强心性类固醇有抑制汗腺、唾液腺分泌的作用,对由肾上腺素引起的甲状腺腺苷酸环化酶(adenyl cyclase)的兴奋有抑制作用。还有促进糖原产生和类似胰岛素抑制乳酸产生的作用,以及拮抗去甲肾上腺素的脂类分解作用,增强压力感受器的感受性,增强交感神经功能,促进神经节传递的作用。还作用于肾上腺皮质,促进产生醛固酮,这种作用与促肾上腺皮质激素无关,也不受肾素量的影响。动物实验证实,蟾酥对血小板数和纤维蛋白原量的减少有显著性抑制作用,对肝脏出血性坏死灶的形成有显著性抑制作用。体外实验证明,蟾酥可使纤维蛋白原液的凝固时间延长,有抗凝血酶样作用及尿激酶样作用,可使纤维蛋白溶液活性化。蟾酥醇提取物对血小板聚集程度和速度均有抑制作用,这或许与蟾酥能减轻弥散性血管内凝血发生有关[12]。蟾蜍灵(bufalin,B)有促进离体豚鼠输精管收缩的作用,这可能是由于促进了肾上腺素能神经末梢去甲肾上腺素释放的间接作用[13]。

【**毒理研究**】

1. **毒性成分研究**　蟾酥的化学成分中脂溶性部分毒性较大,而水溶性部分毒性较低,有人给小鼠相当于人体用量 625 倍的蟾酥水溶液总成分注射液,未出现中毒死亡现象[14]。蟾酥对小鼠的 $LD_{50}$:静脉注射为 41.0mg/kg;皮下注射为 96.6mg/kg;腹腔注射为 26.81mg/kg 及 13.74mg/kg(丙二醇作溶剂)。蟾力苏(脂蟾毒配基)对小鼠的 $LD_{50}$:灌服为 64.0mg/kg;静脉注射为 6.01mg/kg;皮下注射为 124.5mg/kg;腹腔注射为 11.5mg/kg(或为 16.3mg/kg)[15]。蟾酥的醇提取物对小鼠的 $LD_{50}$:静脉注射为 208mg/kg。蟾酥的水提取物对小鼠的 $LD_{50}$:静脉注射为 900mg/kg[1]。

2. **毒性机制研究**　有研究显示[16],蟾酥和强心苷类物质类似,可以通过与心肌 $Na^+$,$K^+$-ATP 酶 $\alpha$ 亚基结合抑制其活性,从而导致 $Na^+$ 浓度升高,细胞内 $Na^+$ 超载可刺激反向 $Na^+/Ca^{2+}$ 交换电流的增强而致细胞内 $Ca^{2+}$ 超载,$Ca^{2+}$ 超载可诱发钙致钙释放进而导致心室动作电位异常、心律失常和心肌收缩功能紊乱、细胞损伤或死亡等。

有学者研究[17]发现蟾酥可通过激活 *Rnd1* 基因破坏肌动蛋白的结构,进而破坏心脏的收缩功能。高剂量蟾酥可抑制 *Cp* 基因表达,导致铁离子稳态失调,进而引起心脏细胞中 $Fe^{2+}$ 蓄积,产生心脏毒性,并进一步干扰心脏的收缩,能引发铁离子蓄积,最终可能导致细胞凋亡。低剂量蟾酥可以通过干扰离子稳态和肌动蛋白构建来影响心脏的收缩,同时还会导致心脏细胞的抗凋亡和脂类代谢等应激反应;其毒性对体内代谢的干扰主要集中于脂质代谢的相关途径[18]。

**【配伍研究】**中医理论认为蟾酥辛温,有毒,归心经;牛黄甘凉,清心火。两者配伍,药性不同以制其毒,符合中医方剂配伍减毒理论。近代很多医家临床运用蟾酥时,均配伍牛黄,获增效减毒之功,如六神丸、麝香保心丸、救心丸等。关于蟾酥的用药配伍,在"中医方剂大辞典数据库"中检索 549 首含蟾酥方剂,牛黄出现 237 次,仅低于矿物药朱砂/雄黄,牛黄是经常与蟾酥伍用的常见对药[19]。

**【复方及制剂】**

1. **牙痛一粒丸**　蟾酥 240g、朱砂 50g、雄黄 60g、甘草 240g。本品为黄褐色的水丸;气微,味辛,有麻舌感。解毒消肿,杀虫止痛。用于火毒内盛所致的牙龈肿痛、龋齿疼痛。每次取 1~2 丸,填入龋齿洞内或肿痛的齿缝处,外塞一块消毒棉花,防止药丸滑脱[2]。

2. **血栓心脉宁胶囊**　请参照水蛭。

3. **如意定喘片**　请参照苦杏仁。

4. **灵宝护心丹**　人工麝香、蟾酥、人工牛黄、冰片、红参、三七、琥珀、丹参、苏合香。本品为红棕色的浓缩水丸;气香,味苦、辛、微麻。强心益气,通阳复脉,芳香开窍,活血镇痛。用于气虚血瘀所致的胸痹,症见胸闷气短,心前区疼痛,脉结代;心动过缓型病态窦房结综合征及冠心病心绞痛、心律失常见上述证候者。口服。一次 3~4 丸,一日 3~4 次。餐后服用或遵医嘱[2]。

5. **金蒲胶囊**　人工牛黄、金银花、蜈蚣、炮山甲、蟾酥、蒲公英、半枝莲、山慈菇、莪术、白花蛇舌草、苦参、龙葵、珍珠、大黄、黄药子、乳香(制)、没药(制)、醋延胡索、红花、姜半夏、党参、黄芪、刺五加、砂仁。本品为硬胶囊,内容物为棕黄色至棕色的粉末;气微,味苦、辛、麻。清热解毒,消肿止痛,益气化痰。用于晚期胃癌、食管癌患者痰湿瘀阻及气滞血瘀证。饭后用温开水送服。一次 3 粒,一日 3 次,或遵医嘱。42 日为 1 个疗程[2]。

**【临床研究】**

**1. 应用研究**

(1)治疗心脏病

1)心力衰竭:用强心散(蟾酥 1 份,茯苓 9 份)治疗各种心力衰竭 30 例,显效 12 例,有效 14 例,无效 4 例,总有效率 86.7%。治疗前后有心电图记录的 19 例,其中 13 例有不同程度的改善,显效 5 例,心肌损害、心肌炎、冠状动脉供血不足、右心室肥厚图形消失。好转者可有心率减慢、房性阵发性心动过速消失等[20]。

2)病态窦房结综合征:用护心丹(主要含蟾酥、麝香、人参、三七等),每次 2~3 粒,一日 3 次口服,如 1 周后效果不显著,可加至 3~5 粒,一日 4 次。共治疗 21 例,可使平卧心率、固有心率平均增加 6~8 次/min,阿托品试验心率增加 12 次/min,临床症状明显改善。经静脉或经食管心房调搏测定,封闭自主神经后窦房结恢复时间及校正窦房结恢复时间等指标,亦有不同程度的改善。认为在目前本病尚无有效药物治疗、危重患者须安置人工心脏起搏器的情况下,护心丹是治疗本病有希望的药物[21]。

3)冠心病:用"心一号片"(蟾酥、生晒参、冰片、琉璃草)每次 3 片,一日 3 次,心绞痛发作时可临时将药片嚼碎含舌下。治疗心绞痛 30 例,总有效率为 76.7%[22]。用麝香保心丸(以蟾酥、麝香、苏合香脂为主药)治疗 22 例冠心病,观察到本药对心率无影响,但可明显缩短射血前期,有抗心肌缺血的作用,可能有强心作用[23]。

(2)治疗结核病:用蟾酥水溶液总成分注射液肌内注射,每日总量 16~20mg,3 个月为 1 个疗程,持续 1~3 个疗程。治疗 43 例各种结核病,总有效率为 83.7%,痊愈率为 46.5%[24]。用蟾酥水溶液总成分注射液每日总量 20~40mg,分 1~2 次肌内注射,治疗肺结核 59 例,单用本药组 54 例,治疗 1 个疗程(3 个月)后有效率为 68.5%,痊愈率为 24.1%,延长治疗时间,痊愈率有提高。对浸润型肺结核及支气管淋巴结结核效果较好,对干酪性肺炎及慢性纤维空洞型肺结核效果较差,与异烟肼合用对于长期使用各种抗结核药物无效的病例,效果相当满意[25]。

(3)治疗呼吸循环衰竭:用脂蟾毒配基(商品名蟾力苏)成人每次 2~4mg,小儿每次 1mg,体重 10kg 以下婴幼儿 0.1mg/kg。静脉或肌内注射。经过近 500 例临床运用,结果表明对硬膜外麻醉、全麻、中药麻醉引起的低血压,手术过程中的低血压,出血性休克,创伤性休克等均有较好的升压效果,升压有效率为 90% 左右,显效率为 40% 左右;对肺心病、肺炎等引起的呼吸、循环衰竭有显著疗效,呼吸兴奋作用维持 20 分钟,效果优于洛贝林或尼可刹米[26]。用蟾力苏治疗 10 例新生儿窒息亦取得良好效果[27]。

(4)治疗儿童病毒性肺炎:许湘红[28]探讨蟾酥注射液治疗儿童病毒性肺炎的临床疗效。方法:选取 2016 年 1 月至 2017 年 1 月衡阳市妇幼保健院治疗的病毒性肺炎患儿 100 例为研究对象。采用随机数表法将患者分为 A、B 两组,每组各 50 例。A 组采用更昔洛韦治疗,B 组采用蟾酥注射液进行治疗。7 天为 1 个疗程,治疗 1 个疗程后进行临床疗效评价。对两组患者治疗前后的症状体征评分的变化情况、退热时间、喘息消失时间、啰音消失时间及住院天数进行对比分析;观察并记录治疗期间发生的不良反应情况。结果:B 组的临床总有效率为 96.0%(48/50)显著高于 A 组的 78.0%(39/50),组间比较差异有统计学意义(P<0.05)。B 组患儿治疗后的症状体征评分为(1.26±0.39)分,显著低于 A 组的(3.78±1.13)分,组间比较差异有统计学意义(P<0.05)。B 组患儿治疗后的退热时间、喘息消失时间、啰音消失时间及住院天数均明显低于 A 组,组间比较差异均有统计学意义(P<0.05)。两组患儿治疗期间均未发生严重不良反应,患儿心、肝、肾功能和血液系统未见明显异常。结论:蟾酥注射液治疗儿童病毒性肺炎临床效果确切,能明显改善患儿的临床症状,无明显不良反应,安全性好,有利于促进患儿病情尽快恢复,值得临床推广和应用。

(5)治疗化脓性感染:用蟾酥水溶液总成分肌内注射,每次 2mg(相当于新鲜蟾酥 4mg),一日 2 次。化脓性骨髓炎合并瘘管者,可兼用本注射液加 1 倍蒸馏水稀释后作接管滴入,化脓性皮肤病可兼用本品局部外敷。共治急慢性化脓性感染 100 例,结果痊愈 73 例,好转 21 例,总有效率为 94%[14]。

(6)治疗痈疽疔疮:用蟾酥涂膜剂(将聚乙烯醇加蒸馏水溶胀后加热溶解,再加入蟾酥酊即成)涂于患处,一日 3 次,治疗初期痈疽疔疮 83 例,痊愈 58 例(69.88%),显效 9 例,好转 13

例,无效 3 例,总有效率为 96.4%[29]。

(7)治疗癌症

1)治疗晚期卵巢癌:张佳洁[30]观察蟾酥注射液治疗晚期卵巢癌的临床疗效。方法:将 78 例晚期卵巢癌患者随机分为观察组和对照组,每组各 39 例。所有患者给予 TP 方案(紫杉醇 + 顺铂)进行新辅助化疗,化疗结束后进行肿瘤细胞减灭术,观察组在对照组的基础上给予蟾酥注射液进行治疗。比较两组患者的临床疗效,观察两组患者治疗前后生存质量评分变化情况,检测两组患者治疗前后 CA125 含量。结果:观察组有效率为 82.1%,对照组有效率为 66.7%,两组患者临床疗效比较,差异具有统计学意义($P < 0.05$)。两组患者治疗后血清 CA125 含量明显低于治疗前,且观察组低于对照组,差异具有统计学意义($P < 0.05$);两组患者治疗后生活质量评分显著高于治疗前,且观察组高于对照组,差异具有统计学意义($P < 0.05$)。观察组各项毒副作用发生率均明显低于对照组,差异具有统计学意义($P < 0.05$)。结论:蟾酥注射液治疗晚期卵巢癌疗效确切,安全性较高。

2)食管癌、贲门癌:用蟾酥水溶液注射液口服,每次 2ml(10mg),一日 3 次。少数患者最初 1~2 个月肌内注射,每次 2ml,一日 2 次,后全部改用口服。治疗食管癌、贲门癌 110 例,观察到疗效虽不如手术组,但手术后应用蟾酥水溶液,其 1 年及 2 年生存率均高于单纯手术切除组。与替加氟有协同作用,不仅可使用药量减少,且可减少不良反应,用药期间白细胞不下降,反而升高[31]。

3)睑板腺癌:用蟾酥丸(以蟾酥、雄黄、制乳没为主)每服芥菜子大 5~10 粒,早晚各服 1 次,配合抗癌Ⅲ号方治疗 2 例已无法手术的睑板腺癌,皆获显效,随访 2~8 年未复发[32]。

4)治疗癌症的综合报道:用 2% 蟾酥香油注射液,每次 2mg,一日 1~2 次,治疗 27 例恶性肿瘤,17 例好转,10 例无效。用蟾酥麻油注射液配合化疗,治疗肺、鼻咽癌等肿瘤 48 例,16 例肿瘤消失,客观有效率为 85%。用蟾酥注射液治疗肝、肺等多种晚期癌肿 44 例,显效 8 例,有效 22 例,无效 14 例,总有效率为 68.18%[33]。

5)晚期癌症疼痛:蟾酥制剂外贴对晚期癌症引起的疼痛有较好的镇痛效果。以蟾酥消肿膏外贴治疗 187 例,镇痛效果达 91.4%,外贴 5~10 分钟即可见效,平均镇痛时间为 3~6 小时[34]。

(8)预防肺癌手术患者术后感染:高克锋[35]探讨蟾酥注射液预防肺癌手术患者术后感染的临床疗效。方法:选择医院收治的肺癌手术患者 120 例,按随机数字表法分为基础组和治疗组,各 60 例,基础组患者术后实施常规抗感染治疗,治疗组患者在基础组基础上加用蟾酥注射液治疗。结果:治疗组患者治疗后发热、肺部感染发生率为 26.67%,明显低于基础组的 71.67%($P < 0.05$);两组术后 1 天 C 反应蛋白、白细胞计数水平对比无明显差异($P > 0.05$);治疗组术后 3、7 天 C 反应蛋白、白细胞计数水平与基础组相比明显较低($P < 0.05$);治疗组住院时间与基础组相比明显较短($P < 0.05$)。结论:蟾酥注射液治疗可有效预防肺癌手术患者术后感染。

(9)用于手术麻醉:蟾酥有较好的局麻作用,但因其渗透作用稍差,故多用于黏膜麻醉,少用于皮肤的表面麻醉,据报道可用于:

1)口腔手术:用中药表面麻醉药(蟾酥 6g、细辛 10g、草乌 5g、胡椒 5g,研细,加 95% 乙醇 100ml,浸 3 昼夜后滤去药渣备用)涂于手术部位。观察 519 例口腔手术的麻醉效果,无痛者 390 例(75.14%),微痛者 108 例(20.81%),痛者 21 例(4.05%),总有效率为 95.95%[36]。

2)扁桃体摘除术:用 1% 蟾酥酊涂于咽、扁桃体部位,行扁桃体摘除术 100 例,其中 80 例无痛,20 例稍痛但能完成手术[37]。

**2. 用法用量**　2020 年版《中国药典》规定蟾酥为有毒,用量为 0.015~0.03g,多入丸散用。外用适量[1]。

**【中毒表现及救治】**[38]服用过量蟾酥制剂,尤以服用过量六神丸中毒者更为多见。此外食用蟾蜍或用鲜蟾皮外敷,或蟾蜍毒液直接接触伤口进入血液均可引起中毒。尤以煮食蟾蜍者多见。

**1. 中毒表现**　中毒症状多在服食后 30~60 分钟出现,严重中毒者或年幼者可在食中或食后数分钟内出现。

(1)循环系统症状:轻者心悸、心率慢,也可呈窦性心动过速,并可伴窦性心律失常。心电图示 ST 段斜形下垂,T 波低平或倒置,并可互相融合,与洋地黄型 ST、T 波改变相似;重者可出现窦房传导阻滞、房室分离、心房颤动和室性心动过速等。严重的传导阻滞可导致阿 - 斯综合征。

(2)消化系统症状:上腹部闷胀不适、流涎、恶心、呕吐。口腔黏膜可出现白色斑块。部分病例尚有腹痛、腹泻、水样便,严重者可致脱水。

(3)神经系统症状:头痛、头晕、嗜睡、出汗,口唇及四肢麻木,膝反射迟钝或消失,但患者神志多清楚;严重者因急性心源性脑缺血综合征而发生惊厥。

(4)呼吸系统症状:中毒晚期可有呼吸变浅、变慢、不规则,口唇青紫,终至呼吸衰竭。

(5)其他症状

1)本病发展迅速,一般中毒症状在治疗后 1~12 小时多渐消失,如未及时治疗,重度中毒患者可于食后迅速出现烦躁不安、抽搐、昏迷、面色苍白、四肢厥冷、体温不升、出汗、脉搏细弱、循环衰竭而危及生命。

2)鲜蟾皮外敷时,除可产生全身中毒症状外,尚可引起荨麻疹样皮疹。

3)蟾酥误入眼中,可引起眼睛红肿、剧痛、畏光、流泪,甚至失明。

**2. 救治**

(1)口服中毒者可用救治方法

1)催吐、洗胃、导泻,以减少毒物的吸收。

2)补液,促进毒物的排泄。

3)对心律失常者,可肌内或静脉注射阿托品,每次 1~2mg,每隔 0.5~2 小时 1 次,直至心率恢复正常。

4)出现心源性脑缺血综合征时,以异丙肾上腺素 1mg 加入等渗葡萄糖溶液 250ml 中缓慢静脉滴注,并根据心率调整滴速。

5)山莨菪碱对蟾酥毒性有显著对抗作用。

6)对症治疗。

7)鲜芦根 120g 捣汁内服可解蟾酥毒;生大黄 15g 开水泡药代茶饮,可减轻服蟾酥剂的不良反应。

(2)外用中毒者可用救治方法:蟾酥误入眼中可用紫草汁或用 1.3% 硼酸溶液,或用生理盐水冲洗,并酌情用抗菌眼液、可的松及阿托品液滴眼。

（张　怡　李军德　杜贵友）

82~89 参考文献

# 有毒矿物类中药

## 90 白 矾

**【基源】**硫酸盐类矿物明矾石经加工提炼而成,主含含水硫酸铝钾[$KAl(SO_4)_2 \cdot 12H_2O$][1]。

**【化学成分】**白矾(亦称明矾)为含水硫酸铝钾[$KAl(SO_4)_2 \cdot 12H_2O$]。炮制后的白矾称为枯矾,即脱水的硫酸铝钾。

**【含量测定】**2020 年版《中国药典》规定[1]:取本品 0.3g,精密称定,加水 20ml 溶解后,加醋酸 - 醋酸铵缓冲液(pH 6.0)20ml,精密加乙二胺四醋酸二钠滴定液(0.05mol/L)25ml,煮沸 3~5 分钟,放冷,加二甲酚橙指示液 1ml,用锌滴定液(0.05mol/L)滴定至溶液由黄色转为红色,并将滴定的结果用空白试验校正。每 1ml 乙二胺四醋酸二钠滴定液(0.05mol/L)相当于 23.72mg 的含水硫酸铝钾。本品含含水硫酸铝钾[$KAl(SO_4)_2 \cdot 12H_2O$]不得少于 99.0%。

**【炮制研究】**白矾的煅制通常采用"明煅法",参照 2020 年版《中国药典》四部中通则0213 "炮制通则"中的描述,是取净药材,砸成小块,置适宜的容器内,煅至酥脆,取出,放凉。从化学成分角度看,煅制主要是使白矾脱去结晶水,但保持硫酸铝钾成分不变。其中主要影响因素的研究如下:

1. **温度与时间** 有研究[2-3]表明,白矾在 120℃时失去大量结晶水,在 260℃左右脱水基本完成,300℃硫酸铝钾开始出现分解,300~600℃分解缓慢,至 750℃时大量分解。因此,煅制白矾的温度应控制在 180~260℃。有研究[4]选择 180~250℃作为研究区间,采用正交实验分"武火"和"中火"两段煅制,获得了较为合适的温度和时间比例:第一段高温250℃,时间为 90 分钟煅制,迅速将白矾熔化;第二段中温 180℃,时间 60 分钟持续煅制,防止温度过高造成煅品过火,表面出现焦斑。最终最佳煅制工艺得到的白矾煅制品富有光泽,乳白,纯净,无溏心。

2. **容器** 用铁锅煅制白矾时,紧贴锅底的白矾呈红褐色,是白矾与铁反应的结果,它不易从锅上取下来,并且使产品含铁量增高,不符规定。因此,宜用砂锅或一些惰性耐火材料进行煅制。

3. **火源** 明火煅制白矾,往往由于温度难以掌握,锅内受热不均匀,以及操作不得法等原因,造成"污底"即锅底面呈灰白色或浅黄色,"夹生"即局部蒸发不完全呈僵硬块,"结顶"即锅内枯矾表面结灰白色的结晶硬皮等现象,难以达到药典炮制的要求以及治疗的需要。目前研究多用烘箱等恒温装置。也有使用微波炉煅制法[5]、远红外干燥法等[6]，也可以达到较好的效果。

4. 粒度　有研究[4]对比了 5mm、10mm、15mm 粒度的白矾煅制结果，显示 10mm 粒度具有最佳的效果。

炮制后的药理功能变化：生白矾性味酸涩寒，有收敛、燥湿、解毒祛痰之功。煅后增强燥湿、收敛的作用，多用于疮疡收肌敛口、疥癣及局部创伤出血等。白矾煅制后失去结晶水，有凝固蛋白质、增强吸水、干燥、收敛、防腐及抑菌作用。采用扫描电子显微镜和能谱仪对白矾及枯矾进行的形态结构观察和元素组成分析，认为枯矾疏松的海绵状结构，失去结晶水以及硫、钾、铝元素增高，是使枯矾收敛燥湿功效增强的主要原因[7]。

**【药理研究】**

1. **抗菌作用**　实验研究表明，明矾有广谱的抗菌作用，如吴静浦等[8]用琼脂平板法和试管稀释法实验发现 0.5g/ml 的白矾液对铜绿假单胞菌有明显的抑菌作用。另有研究表明，明矾对厌氧菌及兼性厌氧菌如产黑素拟杆菌、核酸杆菌、变异链球菌、产气荚膜梭菌等抑制作用极为明显。并对破伤风梭菌、淋病奈瑟菌亦有明显的抑制作风。对表皮癣菌、毛霉及白念珠菌等真菌高度敏感[9]。此外明矾对金黄色葡萄球菌、变形杆菌、大肠埃希菌、炭疽芽孢杆菌、志贺菌、伤寒沙门菌、副伤寒沙门菌、百日咳鲍特菌、肺炎链球菌、白喉棒状杆菌、布鲁菌、溶血性链球菌、脑膜炎奈瑟菌等均有明显的抑制作用[10]。

对肠道菌群的影响：①白矾能引起小鼠肠道菌群失调，表现为肠道中与机体生理活动关系密切的生理性细菌双歧杆菌和乳酸杆菌菌量明显下降，致病菌大肠埃希菌数量显著上升，而且服用白矾时间越长，对肠道微生态平衡影响越大[11]。②白矾长期给药 8 周后停药恢复 5 周，小鼠紊乱的肠道菌群和两种试验菌对小鼠肠道黏膜的黏附率均基本恢复正常。结论：小鼠长期服用白矾引起的肠道菌群的失调只是一种暂时的菌量变化，消除作用因素后，经停药恢复 5 周，紊乱的菌群状态和细菌对小鼠肠道的黏附率均可自行恢复至正常[12]。

2. **抗阴道毛滴虫作用**　10% 明矾液在试管内（终浓度为 5%）有明显抗阴道毛滴虫的作用[10]。

3. **抗癌作用**　对以明矾为主、配伍五倍子等中药组方提取其有效成分为 FA867，将 FA867 在人体直肠癌的组织周围注射，半个月至 1 个月后手术切除肿块，病理切片发现，本药可促使纤维结缔组织大量增生，并分割包围癌组织，使其周围组织纤维化，血管壁增厚，内膜增生，血栓形成，并可产生明显的无菌性炎症，有大量的中性粒细胞、单核细胞、吞噬细胞及淋巴细胞聚集，癌组织呈灶状、片状坏死，从而达到抑制癌细胞的生长和转移的作用[13]。

4. **止血作用**　将明矾制剂直接施用于出血点有止血作用，可用于治疗上消化道出血[14]、泌尿系手术出血[15]及鼻出血等[10]。研究发现对微血管的渗血有明显的止血效果，但对小动脉及活动性出血效果不佳，其机制与明显促进小血管收缩及缩短凝血时间有关[16]。

5. **利胆作用**　对大鼠十二指肠的直接给药（0.6g/kg）表明，明矾有明显的利胆作用[17]。

6. **其他作用**　1kg 水中加入明矾 750mg 可改变水的澄清度，有净水作用。明矾液在体外有强烈凝固蛋白质的作用，可使血清立即沉淀。低浓度有收敛、消炎、防癌作用，高浓度又引起组织腐烂[18]。

**【毒理研究】**白矾内所含的硫酸铝钾有较强的收敛、刺激作用，可直接刺激胃黏膜引起出血和炎症反应。据报道白矾混入食物后，可导致食物的活性不良，加之铝离子能抑制酶的活性,使体内各种消化酶的活性降低甚至完全丧失。所以,白矾过量会导致消化不良、胃脘疼痛、恶心、呕吐、腹泻等。此外,硫酸铝钾在肠道中溶解,可造成肠内高渗,产生反渗作用,大量的水分将肠道扩张,致使肠蠕动增强,加之物理、化学刺激的作用,临床上出现水样泄泻、脱水[19]。

白矾中含有铝成分,伍迎红等[20]用铬天菁显色法测定了白矾、白矾炮制中药及其水煎剂中铝含量,用原子吸收分光光度法测血、脑铝含量。结果显示白矾中的铝含量与白矾炮制中药及其水煎剂相比都是最高的;各药按照铝含量相同的剂量给药后,小鼠血、脑内的铝分布情况相似。提示白矾、白矾炮制中药中的铝在小鼠血、脑中的分布与给铝量有关,白矾炮制中药不促进其中铝的吸收。另有报道用原子吸收分光光度法测小鼠血、脑铝含量,结果显示白矾中的铝盐在腹腔注射大剂量(1g/kg)时可进入小鼠脑中,由戊四氮引起小鼠血脑屏障通透性升高对铝进入脑中有促进作用[21]。

以白矾人用量的25~40倍给予小鼠60天进行长期毒性研究,白矾中/大剂量组小鼠均出现学习、记忆障碍,脑铝含量升高,肝肾功能受到影响,但停药2周后以上变化即恢复。白矾小剂量组(人用量的25倍)对小鼠的学习、记忆及其他指标影响不大,说明目前白矾的人用剂量范围还是较安全的[22]。

长期灌服白矾后,大鼠迷宫学习记忆能力受损,可能与其导致海马区细胞出现病理改变和CA1区锥体细胞损伤有关[23]。

白矾中铝在兔体内的代谢研究表明,肾脏排铝能力有限,长期大剂量摄入会导致机体铝蓄积,骨、脑、肝、肾等器官铝蓄积明显[24]。

小鼠急性毒性实验测定白矾灌胃的 $LD_{50}$ 为2.15g/kg,属于低毒范围($LD_{50}$ 在1~10g/kg)。人正常用量为0.6~1.5g,中毒量为3~25g。本品虽属低毒,但使用中仍应正确掌握用量,有报道服用油饼而一次摄入明矾量为3.8~15g,导致194人集体中毒的事例[25]。

**【配伍研究】** 半夏的炮制过程中常加入白矾,可以使得半夏减毒增效,详见本书"半夏"条目。

**【复方及制剂】**

1. **平消片(平消胶囊)** 请参照干漆。

2. **妇必舒阴道泡腾片** 请参照蛇床子。

3. **安胃片** 醋延胡索63g、枯矾250g、海螵蛸(去壳)187g。本品为类白色至浅黄棕色的片;或为薄膜衣片,除去包衣后显浅黄棕色;气微,味涩、微苦。行气活血,制酸止痛。用于气滞血瘀所致的胃脘刺痛,吞酸嗳气,脘闷不舒;胃及十二指肠溃疡、慢性胃炎见上述证候者。口服。一次5~7片,一日3~4次[1]。

4. **克痛痧胶囊** 白芷、苍术、石菖蒲、细辛、荜茇、鹅不食草、猪牙皂、雄黄、丁香、硝石、枯矾、冰片。本品为硬胶囊,内容物为淡黄色至棕色的粉末;气香,味辛、涩。解毒辟秽,理气止泻。用于泄泻、痢疾和痧气(中暑)。口服。一次2粒,一日3~4次,儿童酌减[1]。

5. **治糜康栓** 黄柏500g、苦参500g、儿茶500g、枯矾400g、冰片100g。本品为棕色至棕褐色的鸭嘴形栓剂。清热解毒,燥湿收敛。用于湿热下注所致带下病,症见带下量多,色黄质稠,有臭味,或有大便干燥;细菌性阴道病、滴虫性阴道炎、宫颈糜烂见上述证候者。每次1粒,隔日1次,睡前清洗外阴部,将栓剂推入阴道深部,10日为1个疗程[1]。

6. **骨质宁搽剂** 云母石1 000g、黄连10g、枯矾20g。本品为黄色液体,手捻有滑腻感。

活血化瘀,消肿止痛。用于瘀血阻络所致骨关节炎、软组织损伤,症见肿胀、麻木、疼痛及活动功能障碍。外用适量,涂于患处。一日 3~5 次。如有擦破伤或溃疡不宜使用[1]。

**7. 快胃片** 由海螵蛸、枯矾、醋延胡索、白及、甘草组成。本品为糖衣片或薄膜衣片,除去包衣后显淡黄色至灰棕色;气微,味涩、微苦。规格:①薄膜衣片(每片重 0.35g),②薄膜衣片(每片重 0.7g),③糖衣片(片心重 0.35g)。制酸和胃,收敛止痛。用于肝胃不和所致的胃脘疼痛,呕吐反酸,纳食减少;浅表性胃炎、胃及十二指肠溃疡、胃窦炎见上述证候者。口服。一次 6 片,11~15 岁一次 4 片〔规格①、③〕或一次 3 片,11~15 岁一次 2 片〔规格②〕,一日 3 次,餐前 1~2 小时服[1]。

**8. 消糜栓** 人参茎叶皂苷 25g、黄柏 500g、枯矾 400g、儿茶 500g、紫草 500g、苦参 500g、冰片 200g。本品为褐色至棕褐色的栓剂;气特异。清热解毒,燥湿杀虫,祛腐生肌。用于湿热下注所致的带下病,症见带下量多,色黄,质稠,腥臭,阴部瘙痒;滴虫性阴道炎、真菌性阴道炎、非特异性阴道炎、宫颈糜烂见上述证候者。阴道给药。一次 1 粒,一日 1 次[1]。

**【临床研究】**

**1. 应用研究**

(1)治疗高血压:白矾 60g,米泔水一大煲;煲热,白矾溶后,热浸双足。观察 30 例,一般均可降 1.33~2.67kPa[26]。

(2)治疗高脂血症:由白矾、郁金组成的白金丸,一日 3 次,每次 6g,餐后口服,20 日为 1 个疗程,连服 2~3 个疗程。治疗 344 例,可使胆固醇、甘油三酯、β - 脂蛋白等血脂指标明显下降[27]。

(3)治疗肝硬化腹水:对虚实兼夹以虚为主的各期肝硬化腹水,用白矾、大枣、黑豆、胡桃肉、白术、酵面馍各等量,碾细末,筛收细粉贮瓶内,白开水送服。忌食油腥生冷及醇酒厚味。用量宜由小到大,逐渐增加,坚持服用可取良效[28]。

(4)治疗消化道出血:以明矾为主制成“胃血安”颗粒,每服 3.6g(含明矾 0.6g)。第 1 日每 4 小时服 1 次,首次倍量。好转后改为一日 4 次,直至大便潜血转阴时停用。治疗 60 例,临床治愈 56 例,显效 3 例,有效 1 例[29]。另据报道:用 6% 明矾液,治疗胃出血:每服 20ml,30 分钟 1 次,或由胃管注入每次 500ml,至胃管抽出液清亮为止;治疗直肠及结肠出血:用 300~500ml 药液保留灌肠;治疗出血性膀胱炎、前列腺术后出血:用 100ml 药液经尿管注入,夹闭尿管 30 分钟后放出,反复进行,至尿液清亮为止。治疗 50 例,显效 47 例,一般可立即止血[30]。另有报道,用自制石矾液(石榴皮、白矾)口服治疗急性上消化道出血 42 例,总有效率 88%,明显优于去甲肾上腺素生理盐水溶液[31]。

(5)治疗慢性溃疡性结肠炎、直肠炎:明矾、苍术、苦参、槐花各 15g,大黄 10g。每剂水煎 250ml。溃疡性直肠炎每次 50~80ml 保留灌肠,膝胸卧位,用注入器经肛门注入;乙状结肠及高位结肠病变,每次 100~125ml,用导尿管置入直肠内 5~30cm(深度依病变受累范围而定)注入药液。多数病例灌肠前嘱其排空大便即可,少数高位结肠病变者可在灌肠前洗肠,注药后臀部抬高,俯卧半小时。早晚各 1 次,7~10 日为 1 个疗程。少数 1 个疗程即可收效,多数需重复 2~3 个疗程,疗程间隔 3 日。治疗 359 例,疗效显著 201 例,良好 98 例,尚可 49 例,无效 11 例,优良率为 83.3%[32]。

(6)治疗直肠脱垂:明矾 6g,加入 100ml 蒸馏水中,加温溶解,反复过滤至溶液澄清,煮沸消毒,冷却备用。注射治疗 89 例,注射 1 次痊愈者 85 例,注射 2 次痊愈者 2 例,加作肛门紧缩术者 2 例。临床治愈率达 100%。随访时间最长 11 年,最短 2 年,均无 1 例复发[33]。另据报道:明矾 5g,枸橼酸钠 1.5g,苯甲醇 2ml,甘油 25ml,蒸馏水加至 100ml,行直肠间隙注射法。治疗 130 例,1 次注射痊愈 114 例,2 次注射治愈 16 例;11 例伴肛门松弛者,注射后辅助肛门紧缩术,全部 I 期愈合[34]。

(7)治疗痔疮:由明矾、五倍子提取有效成分为主制成"消痔灵注射液"加等量 2% 利多卡因,三步注射,直肠上动脉区、黏膜下层和黏膜固有层,每步注射药量 2~6ml,总量 10~20ml,以扇形和多点注射,使痔核均匀浸润至膨胀发白为度。治疗 1 200 例,全部治愈。注射 2 次者 119 例。治愈所需时间平均为 5.5 日[35]。另据报道:白矾、五倍子各 30g,白及、花椒各 15g。共碾粗末,布包,加水 2 000ml,煎 20 分钟,趁热熏洗坐浴。一日 1 剂,一日 2 次,每次 20 分钟。治疗 16 例,其中外痔 9 例,混合痔 4 例,内痔 2 例,肛裂 1 例,均在 1~3 日内血止,肿痛消失,3~6 日症状消失[36]。

(8)治疗流行性腮腺炎:白矾、大黄、黄柏各 15g,栀子 10g。共为细末,鸡蛋清调敷。每 3~4 小时将药换下,加调鸡蛋清继续敷用。2~3 日可见效,5~6 日可痊愈。治疗 30 例,痊愈 28 例,好转 2 例[37]。另据报道:白矾 10g,藤黄、雄黄、硫黄各 7g,樟脑 5g,枯矾 4g。共为细末。先将患处洗净擦干,取药粉 0.4g,均匀撒在 9cm×9cm 的一边下中剪有 1cm 宽、4cm 长的楔形小口的胶布上,各边留 1cm 宽不撒药粉,楔形小口对准耳根患处,敷药后将四周按紧。不必换药。治疗百余例,均 1 次而愈[38]。

(9)治疗外伤出血:松香 150g,明矾、枯矾各 75g,共为细末,高压消毒后使用。药粉撒敷出血伤口,加压包扎。血流不止者,将药粉放纱布上用手按在伤口上,渗血者可随时撒药粉至血不外渗止。治疗千余例,无不效验[39]。

(10)治疗颌面部深层海绵状血管瘤:消痔灵注射液和 0.25% 利多卡因配成 1.25:1 的溶液,局部常规消毒后,用 10ml 注射器 5 号针头刺入瘤体约 0.3cm 深,缓慢注射药液 3~5ml,待瘤体呈白色并发硬,再将针头刺入瘤体深 0.5cm 处,向瘤体四周分别注入药液各 1ml 左右。纱布包扎,隔 7 日打开。若瘤体未完全萎缩可再用上法治疗。治疗 71 例,痊愈 66 例,好转 3 例,无效 2 例[40]。

(11)治疗湿疹:白矾、土茯苓、薏苡仁、白鲜皮、地肤子、黄柏、苦参、五倍子各 20g。急性湿疹疹色潮红热盛加生地榆 30g;亚急性、慢性湿疹皮损肥厚加皂刺、三棱各 30g。水煎约 1 500ml,待稍温泡洗患处 30 分钟,一日 1~2 次,每剂药用 3 日,治疗 67 例,痊愈 53 例,显效 14 例[41]。另据报道:枯矾、大黄、黄芩、苦参、土茯苓、白鲜皮、川椒各等量。水煎 30 分钟,用纱布蘸药液擦洗患处,待温后将患处浸渍药液中(四肢患处),洗 20~30 分钟,一日 3 次。每剂药用 2 日。忌食辛辣、鱼虾牛羊肉等。治疗 60 例,经治 7 日~6 个月,痊愈 52 例,显效 6 例,有效 2 例[42]。

(12)治疗脚汗:白矾或枯矾、干葛各 25g,均打碎,水煎 2 次,药液混合取汁约 1 500ml,洗脚 2 天。一日 3 次,每次温药液泡 30 分钟以上,6 天为 1 个疗程,治疗 74 例,痊愈 67 例。好转 4 例,无效 3 例[43]。

(13)治疗中耳炎:明矾 10g,蛇蜕 1 条,冰片 1g,朱砂 0.5g,将蛇蜕洗净、晒干,包裹白矾,放在砂锅内,以武火加热,待蛇蜕烧完、白矾熬枯,用竹签刮下锅内白色粉末,研细,加入冰片、朱砂,混合调匀,共研极细面,装瓶备用,先用过氧化氢或 0.9% 生理盐水洗净患耳。擦干,取上药适量,吹入患耳内。一日 1 次。治疗急性中耳炎 18 例,全部治愈。慢性中耳炎 15

例,痊愈 14 例,好转 1 例[44]。另据报道:使君子 4 份,明矾 3 份,冰片 1 份。共研细末吹入患耳内。治疗 132 例,均获痊愈。其中 1~2 次痊愈者 78 例,3~4 次痊愈者 35 例,5~6 次痊愈者 19 例[45]。

(14)治疗口疮:白矾研细过筛,于猪胆上部剪一开口,将白矾沿口塞入,以塞满为度。用线将猪胆开口扎紧,自然晾晒,待猪胆表面出现一层白霜时(至少 1 年)取下研成极细末。取药末少许,涂抹于口腔患处。一日 3 次。一般抹药 1 次,疼痛即明显减轻,轻者抹药 3 次即愈;重者连续抹药 3 天也可获效[46]。

(15)治疗阴道炎:明矾、大黄各 30g,地肤子 15g,茵陈 10g。每日 1 剂水煎 3 000ml,早晚各坐浴 15~30 分钟。月经期暂停治疗,再次月经后复查。治疗真菌性阴道炎 100 例,用药 3~15 日,治愈 97 例,显效 2 例,好转 1 例[47]。

(16)治疗宫颈炎:明矾、儿茶各 30g,冰片 1g 研末,麻油调成糊状,先擦净宫颈糜烂面上的白带,取 2g 药糊放在带线棉球上,紧贴患处。24 小时自行取出带线棉球。3~4 日 1 次,10 次为 1 疗程。治疗 68 例,痊愈 42 例,好转 16 例,无效 10 例[48]。另据报道:对 216 例不同程度宫颈糜烂患者进行中药治疗,中药组成为白矾、雄黄、苦杏仁、乳香、没药、冰片。结果 216 例中 210 例治愈,治愈率 97.6%。该方法简便、易行、疗效好,易于在基层医院推行使用[49]。

(17)治疗狐臭:枯矾 3 份,轻粉 1 份。研细混匀装瓶备用。出汗时将药粉涂于腋窝处揉擦片刻,一日数次。不出汗时每日早晚各 1 次,20 日为 1 个疗程,疗程间隔 3~5 日。治疗 34 例,5~160 日后,除 4 例复发外,其余均治愈[50]。另据报道:枯矾 20g,密陀僧、滑石各 15g,樟脑 10g,轻粉、冰片各 5g,研细,溶于 95% 乙醇 250ml 中,先洗净腋窝,再用棉签蘸药液涂于患处,一日 3~5 次。7 日为 1 个疗程,一般治疗 3~4 个疗程。治疗 17 例,均获痊愈[51]。

(18)治疗慢性肥厚性鼻炎:1% 地卡因行鼻黏膜表面麻醉,用 2ml 注射器 5 号细针头抽取消痔灵注射液 1~1.5ml,自下鼻甲游离缘前端刺入黏膜下,逐渐向后直达下鼻甲后端,抽无回血时,边退针边注入,使药液均匀分布。拔针后干棉球压迫止血。注意勿穿破黏膜外漏药液。每周 1 次,治疗 31 例,痊愈 22 例,有效 9 例。平均治疗 3 次。随访 6~36 个月,复发 3 例[52]。

(19)治疗带状疱疹:虎杖 100g,枯矾、板蓝根、贯众、紫草、藤黄、没药各 50g,加 75% 乙醇 3 000ml 中浸泡,隔日翻动 1 次,10 日后过滤取液加 2% 冰片,摇匀。用消毒纱布或棉签蘸药液涂于患处,2 小时 1 次。2 日为 1 个疗程。治疗 88 例,平均治疗 6 日后,全部治愈[53]。

(20)治疗巴氏腺囊肿:患者取截石位,外阴消毒后,术者将肿块按住,用 8 号针头穿刺抽净囊液,并用生理盐水冲洗囊腔。再固定针头,换注射器,缓慢注入消痔灵注射液(含明矾、五倍子等)与 1% 普鲁卡因 1:1 浓度的混合液 3~10ml,稍后抽出大部分药液,快速出针,用苯扎溴铵棉球揉压针孔片刻,无菌敷料覆盖。隔 2 周再治 1 次。治疗 42 例,经 2 次治疗均获愈[54]。

(21)治疗尖锐湿疣:明矾、硼砂、大黄、芒硝、文蛤、苦参、当归、薄荷各 30g,木鳖子 15g,红花 10g,梅片 6g(后下)。每日 1 剂,煎汤熏洗患处 15 分钟,一日 3 次。治疗 57 例,痊愈 51 例,显效 5 例,无效 1 例,总有效率 98.25%[55]。

(22)治疗慢性咽炎:患者坐势,颈部稍向后伸,用压舌板压住舌根部,取消痔灵、2% 普鲁卡因注射液各 1ml,注入咽后壁淋巴滤泡或悬雍垂或咽侧索内,分 1~4 个点注射,每个点注入 0.2~0.4ml;每次用药总量 1~1.5ml,3 日注射 1 次,5 次为 1 个疗程,疗程间隔 7 日。治疗 500 例,经 2 个疗程后,痊愈 377 例,显效 73 例,有效 41 例,无效 9 例,总有效率为 98.12%[56]。

(23)治疗腰椎骨质增生:采用白矾外敷液外敷方法治疗腰椎骨质增生 60 例,显效 45 例 (75%),有效 14 例(23%),无效 1 例(2%),总有效率为 98%;对照组外用骨友灵 30 例,显效 2 例(6.6%),有效 17 例(56.7%),无效 11 例(36.7%),总有效率为 63.3%,经统计学处理,两组疗效有显著性差异($P<0.01$)[57]。

**2. 用法用量** 2020 年版《中国药典》规定用量为:0.6~1.5g。外用适量,研末敷或化水洗患处[1]。

**【中毒表现及救治】**[58]

**1. 中毒表现** 不论是口服还是注射剂,白矾的毒性主要是较强的局部反应,而全身反应较轻。大量内服能刺激胃黏膜,引起出血性胃炎,严重者可危及生命。中毒后 1~2 小时后发病,若复用高浓度溶液(如 50% 溶液)达一定数量者,可引起牙龈腐蚀溃烂,口腔咽喉烧伤,呕吐、腹泻及出血性胃炎。严重者可虚脱甚至死亡。

**2. 救治**

(1)口服中毒者及时用乳汁或 1:5 000 高锰酸钾溶液洗胃。

(2)口服牛奶、蛋清、阿拉伯胶浆或西黄蓍胶浆,以保护消化道黏膜,减少毒物吸收。

(3)静脉滴注 5% 葡萄糖盐水,以补充体液,稀释毒素并促进其排泄。

(4)阿托品 0.5mg,肌内注射,一日 2 次;氢氧化铝凝胶 10~15ml,口服,一日 3 次。苯巴比妥 15mg,一日 2 次,口服。酵母片和镁盐等可酌情使用。

(5)及时进行对症治疗如纠正酸碱平衡、电解质紊乱等。

(6)中药治疗:①陈皮 9g,半夏 9g,云苓 9g,甘草 6g,白及 15g,水煎,早晚服;②地榆炭 15g,白及 30g,藕节 15g,黄连 9g,共研为细末,每 4 小时冲服 6g;③绿豆 30g,甘草 9g,法半夏 9g,牡蛎 21g,龙骨 21g,水煎,早晚分服。

(曹春雨 张春颖 杜贵友)

# 91 朱 砂

**【基源】**本品为硫化物类矿物辰砂族辰砂,主含硫化汞(HgS)[1]。

**【化学成分】**主要含硫化汞(mercuric sulfide,HgS),2020 年版《中国药典》规定含 HgS 不得少于 96%。此外还混有雄黄、磷灰石、沥青及铅、钡、铁、锌、镁、锰、硅、砷、锑、铋等[1-4]。

**【含量测定】**2020 年版《中国药典》规定的测定方法为:取朱砂粉末约 0.3g,精密称定,置锥形瓶中,加硫酸 10ml 与硝酸钾 1.5g,加热使溶解,放冷,加水 50ml,并加 1% 高锰酸钾溶液至显粉红色,再滴加 2% 硫酸亚铁溶液至红色消失后,加硫酸铁铵指示液 2ml,用硫氰酸铵滴定液(0.1mol/L)滴定。每 1ml 硫氰酸铵滴定液(0.1mol/L)相当于 11.63mg 的硫化汞(HgS),本品含硫化汞(HgS)不得少于 96.0%。

**【炮制研究】**2020 年版《中国药典》中朱砂粉的制法为取朱砂,用磁铁吸去铁屑,照水飞法(通则 0213)水飞,晾干或 40℃以下干燥。游离汞和可溶性汞为朱砂中产生毒性的主要成分。选用水飞法、湿法研磨、粉碎机粉碎、粉碎水漂、粉碎沸水漂等 5 种不同炮制朱砂的方法,分别用水和稀酸提取液测定汞含量。以水飞法炮制的朱砂游离汞和可溶性汞盐含量最低,其余各种炮制方法均偏高,尤以粉碎机粉碎法最高。朱砂水提取液汞含量为0.11~0.23μg/g;稀酸提取液汞含量 29~97μg/g。酸液提取值与水液提取值之比,水飞法为264,粉碎机粉碎法为 486。使用稀酸来炮制朱砂,可将朱砂中对人体有害的游离汞和可溶性汞盐的消除提高 200~500 倍[5]。

对朱砂不同炮制品(包括天然朱砂和球磨法、水飞法炮制的朱砂)中的游离汞的含量进行了测定。结果表明,球磨朱砂中的游离汞含量可高达 3 028μg/g,高于国家饮用水标准 300多万倍。不同厂家生产的水飞朱砂的游离汞含量均低于 1μg/g。结果表明,朱砂经过水飞后,可大大降低有害成分游离汞的含量,而球磨法炮制品由于加工过程中与铁等金属物接触或加热而引起 HgS 中的汞还原,使其游离汞比原矿石中的含量明显增高[6]。

朱砂中的可溶性汞盐在人工胃液中溶解,在人工肠液中溶解极少。朱砂炮制方法不同,可溶性汞盐的含量也不同,球磨法高,水飞法低[7]。

对天然朱砂和人工合成的硫化汞的水飞制品和非炮制品进行了汞吸收的蓄积性研究。不同实验组小鼠分别灌胃给予粉碎的水飞天然朱砂(Ⅰ)、只经粉碎天然朱砂(Ⅱ)、人工合成硫化汞(Ⅲ)和经水飞合成硫化汞(Ⅳ),剂量为 9.5g/kg。结果给药后 48 小时内各组均未见任何中毒症状及死亡;给药 10 天后处死小鼠,测定血、肝、肾组织汞含量,Ⅲ和Ⅳ组血、肝、肾汞量均高于Ⅰ和Ⅱ组,各组肾脏的汞含量均很高。水飞天然朱砂组动物未出现中毒和死亡,而水飞合成硫化汞组有不同程度中毒及死亡。表明人工合成朱砂毒性大于天然朱砂,不宜内服,以免引起蓄积中毒[8]。

## 【药理研究】

**1. 镇静、催眠、抗惊厥作用**　给小鼠灌胃朱砂 1g/kg 和 1.5g/kg,连续 5 天,对中枢神经系统显示出一定的抑制作用,对正常小鼠自发活动基本无影响;而对注射苯丙胺后处于兴奋状态的小鼠有一定对抗的趋势,且有明显促进水合氯醛催眠作用及对抗戊四氮所致惊厥的作用,但对戊巴比妥钠睡眠时间及士的宁所致惊厥未见有明显影响[9]。

含有朱砂的方剂朱砂安神丸对猫的觉醒周期有影响,能明显缩短清醒期,延长慢波睡眠Ⅰ期及总的睡眠时间,但对慢波睡眠Ⅱ期及异相睡眠无明显影响;且能缩短慢波睡眠Ⅰ期、慢波睡眠Ⅱ期及异相睡眠的潜伏期,能翻转对氯苯丙氨酸的睡眠剥夺效应,表明朱砂安神丸有明显的安神作用[10]。金阳等[11]探讨朱砂安神丸水煎液对失眠大鼠睡眠时相的影响,发现中、高剂量的朱砂安神丸水煎液可明显减少失眠大鼠的觉醒时间,延长失眠大鼠总睡眠时间,对失眠大鼠的睡眠有明显改善作用。

**2. 抗心律失常作用**　李钟文等[12]给家兔灌胃给予朱砂 0.6g/(kg·d),连续 5 天,对三氯甲烷 - 肾上腺素和 1% 草乌注射液诱导的心律失常均有明显的拮抗作用,可明显缩短心律失常持续时间,减少异常搏动次数。家兔口服朱砂、朱砂安神丸及去朱砂之安神丸,观察了不同方剂对三氯甲烷 - 肾上腺素和草乌注射液所致心律失常的对抗作用,发现朱砂安神丸药效远强于去朱砂之安神丸,肯定了朱砂在处方中君药的地位。

**3. 其他作用**　人工朱砂给家兔灌胃,能使尿排出的总氮量增加。外用能杀皮肤细菌及寄生虫[13]。

**4. 体内过程**　小鼠单次灌服朱砂的吸收半衰期为 0.2 小时,消除半衰期为 13.35 小时。灌服朱砂后动物的心、肾、肝、脾、大脑、小脑等组织中均有不同程度的分布,而且随着服药次数的增加,组织中含汞量渐增大,其中尤以肾、肝含量最高[14]。

【毒理研究】

**1. 毒性成分研究**　朱砂是一种极难溶于水的化合物,但仍有部分可溶性汞存在,同时还含有游离汞。可溶性汞和游离汞为朱砂的有毒成分。不同炮制方法对朱砂中游离汞和可溶性汞含量有较大影响。研磨朱砂的游离汞和可溶性汞含量均较水飞朱砂高。水飞次数越多,朱砂中可溶性汞含量越低。

对朱砂的毒性从 8 个方面进行了研究:①朱砂中可溶性汞盐;②朱砂中游离汞;③含朱砂中成药中可溶性汞盐;④朱砂体内吸收;⑤朱砂及含朱砂中成药"朱砂安神丸""磁朱丸"的毒性;⑥含与不含朱砂的牛黄清心丸的药效学比较;⑦朱砂与可溶性汞对小鼠神经系统影响的比较;⑧朱砂的本草学、产地和加工方法。研究结果证明,朱砂无论产地、加工方法均含有大量可溶性汞和游离汞,含量高者可高出我国饮用水标准的 300 多万倍,含朱砂中成药中均有可溶性汞存在;小鼠服朱砂后从第一天起各脏器及血液中汞就明显高于空白组;朱砂可造成生育能力下降,并可通过胎盘屏障影响仔鼠;朱砂中的汞会在体内各脏器蓄积,服用 3 个月时肾汞含量高出空白组 644 倍并使肾脏系数减小,血液生化指标异常,肾脏组织发生病理性改变。含与不含朱砂的牛黄清心丸药效学基本一致。汞溶液与朱砂在延长小鼠睡眠上的作用基本一致,在神经系统方面具有相似的药理作用。结果表明朱砂确有毒性,孕妇、儿童和肾功能不全者应禁用,其他应慎用,并不得长期使用[15]。

**2. 毒性机制研究**

(1)神经毒性:中枢神经系统内分布着大量的氨基酸,可作为神经递质发挥信息传导、运动指令完成的重要作用。谷氨酸(Glu)、天冬氨酸(Asp)、γ- 氨基丁酸(GABA)、甘氨酸(Gly)和牛磺酸(Tau)是脑部重要的神经递质,常作为研究病理、生理过程的生物学标志[16-19]。丁敬华等[20]研究朱砂对大鼠脑组织中氨基酸类神经递质含量的影响,结果显示大鼠服用朱砂后脑组织中 5 种氨基酸含量均呈降低趋势,表明朱砂对氨基酸类神经递质具有一定的抑制作用。其中牛磺酸有促进学习记忆能力,增强大脑智力发育,抗脂质过氧化等多种生理功能,Tau 含量的降低,可能是朱砂导致神经系统毒性的作用机制。

(2)肝肾毒性:反复使用朱砂易造成肝肾组织的病理损伤,组织形态学的敏感性高[21],以肾脏的损伤程度最为明显。Wei 等[22]研究证实朱砂可使肝肾功能受到较大干扰,并通过质谱联用技术对代谢物分析,发现朱砂造成肝肾损伤的毒性机制可能为氧化应激作用。另有研究者认为朱砂对肝脏的毒性作用可能与其影响细胞色素 P450 酶的基因表达有关,其中 CYP2B9 表达下降表明朱砂可在分子水平上影响肝细胞的发育成熟[23]。

Wang 等[24-25]研究发现朱砂不仅可诱导大鼠肾脏发生炎症和纤维化病变,还可引起肾脏细胞凋亡。朱砂诱导肾小管上皮细胞凋亡的机制可能与死亡受体介导的细胞凋亡信号转导通路有关。朱砂可诱导凋亡相关蛋白质表达增强,导致肾小管上皮细胞凋亡,造成肾脏损伤。

(3)生殖毒性:谷颖敏等[26]研究发现朱砂对大鼠的生殖器官有一定的不利影响,表现在雄性生殖器官睾丸、附睾、前列腺和精囊腺的质量出现减轻,同时雌性大鼠的子宫净重也减少。顾祖曦等[27]证实朱砂不仅可损伤雄性大鼠生殖器官,而且还可引起附睾中精子活率、精子活力、有效精子数和精子密度的明显下降,影响精子质量。

给小鼠灌胃朱砂 10g/kg 后对小鼠无明显急性毒性。小鼠静脉注射朱砂煎剂的 $LD_{50}$ 为 12g/kg[9]。大鼠灌胃给予朱砂 1g/kg 和 2g/kg，一日 1 次，连续 6 周，可见两个剂量组动物体重均下降，谷丙转氨酶和尿素氮升高。组织形态学检查可见肝细胞浊肿、变性，并有点状坏死，肾近曲小管浊肿及脂肪样变性，停药 2 周可恢复[9]。动物中毒表现为少动、反应迟钝、肾缺血、肝大。小鼠灌胃给予朱砂 9.5g/kg，连续给药 10~30 天，病理学检查发现，心、肝、肾等脏器均出现不同程度的病理学改变，心脏和肝脏出现明显浊肿，肝脏还可见局灶性坏死。随给药时间的延长，肾组织损害从轻度浊肿到肾小管的广泛浊肿，肾小管内可见颗粒管型，肾小管上皮细胞核消失呈局灶性坏死[8]。

**【配伍研究】** 朱砂与含溴、氯等卤离子的药物配伍使用时会造成中毒反应。陈田孜等[28]报道 2 例患者，其中 1 例患者因焦虑失眠服用含朱砂的中成药朱砂安神丸，同时服用含卤离子的药物三溴片，结果服药 3 日后出现口腔黏膜烧灼感，唾液增加，口内金属味，上腹疼痛，服药 5 日后，毒性症状加重。停药后 2 周后症状消除。另 1 例服用琥珀寿星丸，同时服用盐酸氯丙嗪，出现食欲下降、腹痛、恶心、呕吐等症状，停药后症状渐渐缓解。配伍用药后造成中毒反应的原因是朱砂中的硫化汞与溴化物或氯化物能发生反应，生成溴化汞和氯化汞，这两种化合物均可与体内酶蛋白的巯基结合，从而抑制酶的功能，主要造成肠、口腔和肾脏病变。

有人认为[29]朱砂不能用铝制品研磨，因朱砂可与铝发生化学反应，生成汞铝齐，从而引起中毒反应。如果朱砂与含铝的药物共同加热后使用，也可能会产生中毒反应。

**【复方及制剂】**

1. **七珍丸** 炒僵蚕 160g、全蝎 160g、人工麝香 16g、朱砂 80g、雄黄 80g、胆南星 80g、天竺黄 80g、巴豆霜 32g、寒食曲 160g。本品为朱红色的水丸；气芳香浓郁，味辣、微苦。定惊豁痰，消积通便。用于小儿急惊风，身热、昏睡、气粗、烦躁，痰涎壅盛，停乳停食，大便秘结等。小儿 3~4 个月龄者，口服一次 3 丸；5~6 月龄者，一次 4~5 丸，1 岁者，一次 6~7 丸，一日 1~2 次，1 岁以上及体实者，酌加用量，或遵医嘱服用[1]。

2. **万氏牛黄清心丸** 牛黄 10g、朱砂 60g、黄连 200g、黄芩 120g、栀子 120g、郁金 80g。本品为红棕色至棕褐色的大蜜丸；气特异，味甜、微涩、苦。清热解毒，镇静安神。用于热入心包，热盛动风证，症见高热烦躁，神昏谵语及小儿高热惊厥。一次口服小丸 2 丸，大丸 1 丸，一日 2~3 次[1]。

3. **小儿惊风散** 请参照全蝎。

4. **牙痛一粒丸** 请参照蟾酥。

5. **一捻金** 请参照大黄。

6. **二十五味松石丸** 松石 50g、珍珠 10g、珊瑚 40g、朱砂 20g、诃子肉 50g、铁屑（诃子制）100g、余甘子 50g、五灵脂膏 40g、檀香 40g、降香 40g、木香马兜铃 50g、鸭嘴花 50g、牛黄 5g、木香 60g、绿绒蒿 50g、船形乌头 40g、肉豆蔻 20g、丁香 25g、伞梗虎耳草 50g、毛诃子（去核）5g、天竺黄 35g、西红花 5g、木棉花 35g、麝香 0.25g、石灰华 35g。本品为黑色的水丸；气香，味苦、涩。清热解毒，疏肝利胆，化瘀。用于肝郁气滞，血瘀，肝中毒，肝痛，肝硬化，肝渗水及各种急、慢性肝炎和胆囊炎。开水泡服。一次 1g，一日 1 次[1]。

**【临床研究】**

**应用研究**

（1）治疗癫痫：用含朱砂组成的验方治疗癫痫患者共 150 例，处方组成为朱砂 9g，蜈蚣

1.5g,黄酒适量。将朱砂、蜥蜴分别研细末,以黄酒于夜间服用。10~14 岁儿童使用时,将朱砂减为 4g,5~10 岁儿童减为 2g,5 岁以下再酌减。用药期间禁食刺激物。结果控制发作 69 例,占病例总数的 46%,基本控制发作 67 例,占 44.6%,总有效率为 90.6%[30]。

(2)治疗外感高热:采用紫雪散[石膏 144g,寒水石 144g,滑石 144g,磁石 144g,玄参 48g,木香 15g,沉香 15g,升麻 48g,甘草 24g,丁香 3g,芒硝(制)480g,硝石(精制)96g,水牛角浓缩粉 9g,羚羊角 4.5g,麝香 3.6g,朱砂 9g]治疗外感高热 31 例,每次 1.5g(儿童用量:1 岁每次 0.3g,每增加 1 岁药量增加 0.1g),一日 2 次,疗程不超过 4 日,治疗中酌情给予输液,但不使用影响观察药物的疗效的药物。结果服药后平均 1.56 小时体温开始下降,体温恢复正常的平均时间为 38.45 小时。痊愈病例占 67.74%,显效 12.9%,有效 9.68%,总有效率为 90.32%[31]。

(3)治疗小儿夜啼:将朱砂研极细末,于晚上临睡前用棉签以开水浸湿,蘸药少许,涂于神阙、劳宫(双)、膻中和风池(双)等穴,不需包扎。婴儿药末浓度酌减。每晚 1 次。按此法治疗小儿夜啼症 71 例,一般一次即可见效,可连用 3 日,71 例患儿全部治愈,其中 1 次治愈者 54 例,有 3 例 3 个月后复发,再用同法后痊愈[32]。

(4)治疗肛周脓肿:肛周脓肿患者行切开引流术排净脓肿后,采用中药拔毒膏(轻粉 25g、朱砂 250g、大黄 120g、冰片 25g)做成的油棉纱条填入脓腔,引流脓液,再外敷止痛消肿膏(五倍子 200g、黄连 50g、雄黄 20g、红花 20g),一日 1 次,用药 8 日,共治疗肛周脓肿 50 例,治愈率 100%。用药过程中未见不良反应。提示该疗法具有清热利湿,祛腐生肌,活血止痛,提高机体抗病能力的作用[33]。

(5)治疗结核盗汗:用五倍子粉 2~3g 和飞辰砂(即朱砂之细末)1~1.5g 制成五倍子朱砂粉,加水适量调成糊状,涂于纱布上敷于脐部,24 小时 1 次。用于治疗肺结核盗汗患者 30 例。轻度盗汗者用药 1~2 次即可有效;重度者用药 1~6 次有效[34]。五倍子朱砂粉置神阙穴外敷,1~2 天换药 1 次,连用 7~10 天,用于治疗单纯性遗尿 11 例,取得良好效果[35]。

(6)治疗龟头溃疡:应用朱砂溃疡膜治疗包皮龟头溃疡 108 例,疗效观察结果治愈率为 97.21%,好转率为 2.79%,有效率为 100%。认为朱砂溃疡膜取得显著疗效,是由于中药组方具有清热解毒,润肤生肌,消肿散瘀,止痛防腐之功效,为包皮龟头溃疡患者中药局部治疗,提出一个安全、经济、有效的新方法[36]。

(7)治疗痔疮:采用自拟熏洗剂痔瘘消(雄黄、朱砂、冰片、朴硝、苦参、黄柏、花椒、血竭等组成)治疗肛门炎性疾患 396 例,总有效率为 99.24%。提示其有杀菌消毒、消肿止痛的作用[37]。

## 【中毒表现及救治】

1. **中毒表现** 朱砂超量服用或长久服用可造成急性或慢性中毒,以慢性中毒多见。朱砂中毒的原因是由于汞与蛋白质中的巯基有特别的亲和力。朱砂中的游离汞可被吸收入血,并被分布到各组织器官,与肾、肝、心脏等组织中的含巯基的蛋白酶结合,使酶蛋白功能降低,从而影响细胞的正常代谢,产生一系列中毒症状。急性中毒的症状为严重的急性胃肠炎,包括腹痛、恶心、呕吐、腹泻,严重者出现脓血便、少尿、无尿、尿毒症、昏迷等。慢性中毒症状有口腔金属味、口腔黏膜溃疡、牙龈炎、呕吐血样物、腹痛、腹泻、视物模糊、精神错乱、少尿、无尿、肾衰竭等。

2. **临床不良反应报道** 蔡幼清[38]报道了 2 例因长期、过量服用朱砂引起慢性汞中毒的病例。其中 1 例男性连续服用每剂含朱砂 6~7g 的中药复方 70~80 剂;另 1 例女性,服中药 40 剂左右,方中含有朱砂,累计共服 269g。两患者均出现胃肠道反应和神经症状,经用二巯丙磺钠等中西药处理后缓解。

陈学良等[39]报道 1 例心悸患者用朱砂加猪心煎服,连续服用了 13 天,累计朱砂量为 30g。于服药 4 天后开始即出现浓茶色尿,并且原有的心慌、乏力症状加重,皮肤及巩膜黄染。检查尿隐血试验为阳性,外周血血红蛋白降低,血清胆红素含量增高等。诊断为溶血性贫血中毒反应。

孙良达等[40]报道一精神病患者,将朱砂 10g 入猪心内煮熟顿服,1 小时后即出现头晕、行走不便,随后迅速出现牙关紧闭、全身僵直、大汗淋漓、呼吸急促、阵发性全身抽搐、昏迷等急性中毒反应。经紧急抢救,采用对症和肌内注射东莨菪碱等治疗,很快中毒症状消失,1 周后痊愈。

此外,有报道称,11 例患儿在连续服用含朱砂的中成药疳积散 3~7 天后,出现精神萎靡、频繁呕吐、食欲减退、不规则发热、抽搐等中毒症状,同时伴有肝大、谷草转氨酶、肌酸磷酸激酶、乳酸脱氢酶等肝功能检查指标的明显异常,部分患儿还出现蛋白尿,尿中可见管型及红、白细胞等[41]。

另外还有朱砂致死的病案报道,一老年患者因心悸服用朱砂每日 3~4.5g,连服 30 日,累计约 100g,出现腹痛、腹泻、呕吐黑色水样物、大便咖啡色、视物模糊,并出现少尿、无尿等肾衰竭症状,经抢救无效死亡[42]。

服用含朱砂的中成药尚有发生过敏反应的报道。1 例患者服用磁朱丸后出现全身皮肤瘙痒、躯干四肢有弥漫性红斑,对称分布,中间夹有红色小米大小丘疹,经停药及激素治疗后皮疹消退。以 1% 磁朱丸(磁石、朱砂、神曲组成)试剂作斑试,24 小时呈阳性反应[43]。

王长印等[44]报道 3 例患者连续服用安宫丸(按传统配方每丸含朱砂 0.27g)40~60 丸后,出现腰痛、少尿等症状,小便镜检发现尿蛋白(++)、镜下血尿等,属汞毒性肾病。

**3. 救治**[45]

(1)用 10% 的二巯丙醇油剂肌内注射,第一天剂量为 3~4mg/kg,每 4 小时 1 次,第 2 天为 2mg/kg,每 4 小时 1 次,第 3 天用 6mg/kg,每 6 小时 1 次。此后每 10 天 3mg/kg,12 小时 1 次,直至痊愈。

(2)急性中毒时,用二巯丙磺钠,每次 5mg/kg,肌内注射,第一天每 6 小时 1 次,第 2 天 2~3 次,以后一日 1~2 次,7 天为 1 个疗程。慢性中毒时,用 2.5~5mg/kg,一日 1 次,肌内注射连续用 3~4 天,间歇 3~4 天,为 1 个疗程。

(3)一次性服用大量朱砂引起急性中毒者还可用药用炭洗胃,以吸附游离汞。

(4)口服青霉胺 15~20mg/kg,一日 2 次。

(5)维持体液和电解质平衡,纠正酸中毒。

(6)对肾衰竭者进行血液透析治疗。

(7)用土茯苓 15g,贯众、通草各 9g,或用猪苓、甘草、泽泻、金银花各 15g,每日 1 剂,10 日为 1 个疗程,用以驱汞。

**4. 预防**

(1)注意朱砂的安全用量,不可多服、久服。

(2)不能与含溴、氯、碘离子的药物或食物如三溴合剂、昆布、海藻等一同使用。

(3)朱砂应入丸散生服,不宜采用煎煮方法入药,因加热会增加游离汞和可溶性汞含量,从而增加毒性。

(4)避免用铝器研磨朱砂。

(5)采用水飞炮制法减少可溶性汞和游离汞含量。

(6)中药丸剂不宜采用朱砂包衣。

(7)避免朱砂遇火。

(8)不采用朱砂拌其他药同煎。

(梁爱华　田婧卓　方文贤)

# 92　硫　黄

【基源】本品为自然元素类矿物硫族自然硫,采挖后,加热熔化,除去杂质;或用含硫矿物经加工制得。

【化学成分】纯品主要含硫,并含少量碲、硒及有毒成分砷等。商品药中常杂有泥土和有机质等。

【含量测定】2020年版《中国药典》采用滴定法测定硫(S)的含量作为质量控制标准。取硫黄细粉约0.2g,精密称定,置锥形瓶中,精密加入乙醇制氢氧化钾滴定液(0.5mol/L)50ml,加水10ml,置水浴中加热使溶解,并挥去乙醇(直至无泡,无醇臭)。加水40ml,于瓶颈插入一小漏斗,微沸10分钟,冷却,小心滴加过氧化氢试液5ml,摇匀,置沸水浴中加热10分钟,冷却至室温,用水冲洗漏斗及瓶内壁,加入甲基橙指示液2滴,用盐酸滴定液(0.5mol/L)滴定,并将滴定结果用空白试验校正,每1ml乙醇制氢氧化钾滴定液(0.5mol/L)相当于8.015mg的硫(S)。本品含硫(S)不得少于98.5%[1]。

【炮制研究】全年皆可采挖。采挖后经加热熔化,取其上层溶液,冷却即成。生硫黄:除去杂质,敲成小块。制硫黄:取净硫黄,与豆腐同煮,至豆腐显黑绿色时取出,漂净,阴干。每100kg硫黄,用豆腐200kg。硫黄经炮制后,砷含量与生品相比,降低8~15倍,而硫含量改变很小,表明硫黄经过豆腐炮制后,可除去或降低其毒性成分[2]。最近的研究表明,在炮制品中砷含量随硫黄粒径变小而降低,且具有明显规律性。因此,建议硫黄炮制时,应尽可能粉碎程度大一些[3]。

对复方硫黄灸片工艺的研究表明,助燃剂氯酸钾的加入克服了传统工艺的灸块燃烧不完全的缺陷,使残渣大大降低,表明改进工艺后的灸片燃烧更完全[4]。

【药理研究】

1. **灭真菌、杀疥虫**　硫黄与皮肤分泌液接触,可形成硫化氢及五硫磺酸,具有杀灭真菌及疥虫的作用[5]。

2. **溶解角质、脱毛**　以硫化钡为主的硫化物,有溶解角质及脱毛的作用,可以软化皮肤,并对皮肤有局部刺激作用[5]。

3. **致泻作用**　硫黄内服后,可在肠中形成硫化钾或硫化氢,刺激胃肠黏膜而促进蠕动,使粪便软化而缓泻[5]。

4. **其他**　一部分经吸收从肺及皮肤排出,而有祛痰、发汗之效[5]。

【毒理研究】

1. **毒性成分研究**　有人将升华硫给小鼠灌胃进行急性毒性实验,测定 $LD_{50}$ 为 0.266g/kg[6]。

2. **毒性机制研究**　硫黄内服中毒量为 10~20g,内服后在肠管中形成硫化氢,刺激肠壁,使蠕动增强,产生泻下。误服过量,则肠中的硫化氢及硫化物被吸收进入血液,使血红蛋白转变为硫化血红蛋白,失去载氧能力,造成组织细胞缺氧,中枢神经系统最先受损,且常因中枢神经系统麻痹,导致突然死亡[7]。硫黄烧烟外熏时,可因空气中所含硫化氢浓度过高,导致中枢神经细胞麻痹而致死亡。

【配伍研究】《药对》:"曾青为之使。畏细辛、飞廉、朴硝、铁、醋。"

【复方及制剂】

1. **冰黄肤乐软膏**　请参照大黄。

2. **如圣散**　石硫黄半钱,风化石灰半两,铅丹二钱,腻粉一钱。同研如粉,用生油调,先以布揩破癣涂之。(《圣济总录》)

3. **硫黄洗剂**　豆油 430g,氢氧化钾 86g,升华硫 250g,苯甲酸钠 2.5g,蒸馏水 500ml,共制成 1 250g。在临床上治疗头皮屑、头皮发痒、脂溢性皮炎、疥疮等都有一定效果[8]。

4. **硫黄乳膏**　硬脂酸 60g,单硬脂酸甘油酯 40g,白凡士林 50g,液体石蜡 150ml,甘油 100g,十二醇硫酸钠 1g,三乙醇胺 3g,升华硫 50g,蒸馏水加到 1 000g。硫黄乳膏常用来治疗疥疮、体癣以及脂溢性皮炎等。硫黄乳膏比硫黄软膏的油腻性低,所以患者接受度较高[9]。

【临床研究】

1. **应用研究**

(1)治疗慢性阻塞性肺疾病:采用以硫黄为主药的复方中药片剂治疗 1 462 例慢性阻塞性肺疾病,其中 1 131 例以肾阳虚为主,197 例以脾阳虚为主,134 例以肺气虚为主,取得良好效果,通过研究认为,在北方寒冷的气候条件下更适于发挥硫黄的温补作用[10]。

(2)治疗高血压:用制硫黄粉 100g,酒制大黄粉 20g,制成片剂,每片 0.3g,成人每日 8 片,分 2 次温开水送服。治疗 Ⅰ、Ⅱ 期高血压 107 例,有效率为 93.4%[11]。

(3)治疗腹泻:成人每次服硫黄 5g,儿童减量,一日 2 次,治疗由消化不良、肠道功能紊乱及急性胃肠炎所致腹泻 49 例,有效率为 88%[2]。

(4)治疗肾炎:每日服生硫黄末 1.5~2.0g,加服加味苓桂术甘汤每日 1 剂及泼尼松 40~60mg,治疗脾肾阳虚型肾炎 20 例,总有效率为 95%,且可以消除长期服用激素所致的副作用[2]。

(5)治疗慢性结肠炎:慢性结肠炎一般用健脾温肾、涩肠止泻方法治疗,但对痼冷顽疾、久泻不愈之证,一般温阳药物奏效甚微,有人在此基础上配伍硫黄冲服,可取得比较满意的效果[12]。

(6)治疗"水源性排尿症":内服硫黄治疗该病 5 例,全部治愈,疗程最短者 18 天,最长者 43 天。其中患者均为女性,年龄最大 47 岁,最小 25 岁,病程最长 8 年,最短年余。另硫黄终属金石之药,不能久服,宜中病即止[13]。

(7)治疗顽固性网球肘:用硫黄灸加温针治疗顽固性网球肘 58 例,经 2 个疗程后,53 例痊愈(肘关节疼痛消除,恢复正常功能,随访半年未复发),4 例有效(肘关节疼痛明显好转,活动时仍有疼痛),1 例无效(症状无改善)[14]。

(8)治疗顽固性皮肤瘙痒症:硫黄烟熏法治疗顽固性皮肤瘙痒症,有迅速祛风止痒的疗效,具有疗效好、见效快的特点[15]。

(9)治疗寒性病证:内服生硫黄对治疗各类寒性病证具有独特功效,说明硫黄内服具有补火助阳、祛寒的重要独特作用和应占的药用地位[16]。

(10)治疗神经性皮炎:神经性皮炎为临床上常见、多发病,治疗往往极为棘手,用硫黄软膏外敷治疗,不仅疗效佳,而且简便、经济。治疗方法:硫黄 12g,研极细末,医用凡士林 88g,将凡士林微微加温后兑入硫黄粉,搅拌均匀后装瓶备用。治疗时,先将皮损处用 0.9% 生理盐水棉球清洗后,涂敷包扎,每日换药 1 次,2 周为 1 个疗程[17]。

(11)治疗疥疮:用铁锅煎鸡蛋 1 个,上撒硫黄粉 3g,用鸡蛋包住,待温服下,一日 1 次,连服 3 天,治疗疥疮 12 例,全部治愈[2]。硫黄软膏治疗疥疮 50 例,硫黄一味擦洗治疗疥疮 38 例,两法均见效快,治愈率高[18-19]。中药浴疗加硫黄膏外用治疗疥疮 319 例,也获满意疗效,并在用药过程中未见有任何毒副作用[20]。

(12)治疗面部痤疮:芦丽等[21]用自制复方硫黄霜治疗面部寻常痤疮 60 例,疗效满意。一般在用药 4 天后逐渐消退,除 2 例面部出现轻微红肿并有脱屑外,未见其他不良反应。本药在疾病复发后仍可再用,无抗药性。对升华硫过敏者、表皮破溃者禁用。

(13)治疗癣;用治癣合剂[硫黄 30g,明矾、大蒜各 10g,炉甘石、氧化锌各 6g,食醋适量。将硫黄、明矾、大蒜(须隔年者)三味研细末,加后三味药于前药中],置一搪瓷碗内加食醋调匀,用火煮沸 10 分钟,待冷后即可涂搽患处,一日 2 次,共治癣 30 例,均用药 3~5 天痊愈。用复方硫黄软膏(硫黄 20g,雄黄 10g,水杨酸 5g,硼酸 5g,冰片 1g,松节油 10ml,凡士林加至 100g)均匀涂搽患处,一日 2 次,治疗奶癣 312 例,均获临床治愈。经随访,其中 52 例复发,复治仍然有效[2]。

(14)治疗头皮脂溢性皮炎:用颠倒散(大黄、硫黄各等份,研细末备用),先用温水洗湿头发,然后把颠倒散搓到头皮上,2~3 分钟后用温水洗去药粉,每隔 3~5 天用 1 次。共治疗头皮脂溢性皮炎 100 例,显效 60 例,有效 31 例,总有效率达 91%[22]。

(15)治疗溃疡不收口:用新鲜鸡蛋 1 个,硫黄(研细末)30g,用筷子把鸡蛋捣一口,搅匀蛋内清、黄,一边搅一边下硫黄末,二药搅匀后,用黄泥包裹封闭严密,投入黄豆杆火内,烧熟为止,取出蛋硫研极细末,装瓶备用。用时疮面清洗后撒上药粉,用敷料胶布包扎,每天 1 次或 2 天 1 次换药。本方治疗疮溃疡后久不收口,效果良好。对外伤或肛肠手术后创口外掺包扎亦有效[23]。

(16)治疗痱疖:痱疖对于少年儿童身心健康有着严重影响,采用硫黄软膏治疗本证可取得治愈率为 99.5% 的良好效果。治疗方法:将患处用温水洗净后,直接将药膏敷抹于患处,每天 3~4 次,2~3 天为 1 个疗程。本法使用简便,疗效确切,且无毒副作用,患儿易接受[24]。

(17)治疗带下:用鸡蛋 1 个,戳 1 个小孔,放入硫黄粉 0.03~0.3g,调匀后封好蛋孔,蒸熟去壳内服,每晚 1 次,连续服用 3~6 次,甚者 10 次。治疗寒湿带下 72 例,其中 69 例痊愈,3 例好转,未发现副作用[2]。

(18)治疗内痔出血:用枣炭散(硫黄 30g,大枣 90g,置锅内共炒,至大枣成炭后离火,凉后研末备用)治疗内痔出血 120 例,成人每天 3g,分 3 次餐前半小时用温开水送服,儿童酌情减量,6 天为 1 个疗程,如便血不止,可连续服用下 1 个疗程。有效率 81.6%[11]。

(19)治疗鼻前庭炎:用硫黄 8g,雄黄 20g,樟丹 10g,共研细末,加白凡士林 200g,调匀成膏,外涂疮面,治疗鼻前庭炎 45 例,有效率为 100%[25]。

(20)治疗婴儿湿疹:用硫黄霜(黄连 30g,黄柏 30g,硫黄 5g。将黄连、黄柏加水 200ml,文火煎 40 分钟,过滤去渣,入硫黄搅拌,再加入冷霜 100g,加温调糊即成)一日 2~3 次涂抹患处。共治疗婴儿湿疹 70 例,痊愈 54 例,有效 12 例[11]。

2. **用法用量**　2020 年版《中国药典》规定硫黄外用适量,研末油调涂敷患处;内服 1.5~3g,炮制后入丸散服[1]。

**【中毒表现及救治】**

1. **中毒表现**　硫黄用量过大可导致中毒。表现为首先出现全身乏力,头痛、头晕,耳鸣,心悸、气短、恶心、呕吐,腹胀、腹痛、腹泻,甚则便血,体温升高,意识模糊,瞳孔缩小,对光反应迟钝,继而昏迷,以至死亡[2]。

2. **救治**

(1)洗胃:用温开水反复洗胃,洗胃前,胃内可注入饱和硫酸铁溶液 100ml,加温开水 200ml。洗胃后给予硫酸镁导泻[11]。

(2)静脉给药:静脉注射 1% 亚甲蓝 10ml,加 50% 葡萄糖注射液 40ml 中。或注入 20% 硫代硫酸钠 40ml,以促进血液中血红蛋白的复原[11]。

(3)进行人工呼吸,输氧:在施行人工呼吸的同时,可用呼吸兴奋剂。

(4)控制感染:给予青霉素、链霉素等抗生素。

(5)补充维生素:补充大量维生素 B、C、K 等。

(6)口服药物:生绿豆粉 15g,一日 1~4 次,温开水送服。或用生甘草 15g,黑豆 30g,水煎服。亦可用瓜蒂散研末,每次 0.5~1.5g,冷开水调服。

(张春颖　王福清　杜贵友)

# 93　雄　黄

**【基源】**本品为硫化物类矿物雄黄族雄黄,主含二硫化二砷($As_2S_2$)[1]。

**【化学成分】**主含二硫化二砷($As_2S_2$)[1]或 $As_4S_4$[2],并含少量 $As_2O_3$(砒霜)、$As_2O_5$ 及其他金属盐,如硅、铝、铁、镁、钙、镁、钡和锑等。

**【含量测定】**2020 年版《中国药典》采用滴定法测定二硫化二砷($As_2S_2$)的含量作为质量控制标准。取本品粉末约 0.1g,精密称定,置 250ml 锥形瓶中,加硫酸钾 1g、硫酸铵 2g 与硫酸 8ml,用直火加热至溶解澄明,放冷,缓缓加水 50ml,加热微沸 3~5 分钟,放冷,加酚酞指示液 2 滴,用氢氧化钠溶液中和至显微红色,放冷,用 0.25mol/L 硫酸溶液中和至褪色,加碳酸氢钠 5g,摇匀后,用碘滴定液(0.1mol/L)滴定,至近终点时,加淀粉指示液 2ml,滴定至显微紫蓝色,即得。每 1ml 的碘滴定液(0.1mol/L)相当于 5.348mg 的二硫化二砷($As_2S_2$)。本品含碘量以二硫化二砷($As_2S_2$)计,不得少于 90.0%[1]。

**【炮制研究】**雄黄的炮制方法主要有水飞法、干研法,以及以后逐渐发展的酸法、碱法和其他一些特殊的方法。2020 年版《中国药典》中雄黄粉的制法为:采挖后,除去杂质,取雄黄照水飞法(通则 0213)水飞,晾干[1]。水飞及干研法皆为雄黄的传统炮制方法。干研法虽然效率较高,但不能减少雄黄中的 $As_2O_3$ 含量。因此,从降低雄黄毒性,保证其用药安全有效考虑,干研法不宜作为雄黄的法定炮制方法。水飞雄黄时的用水量和水温对降低成品中的 $As_2O_3$ 有直接影响。在其他条件一致的情况下,增加用水量或提高水温,可提高除去 $As_2O_3$ 的效率。

裴月梅等[3]用多种炮制提取方法测定雄黄中可溶性三氧化二砷($As_2O_3$)的含量:①炮制方法为水飞(40℃真空干燥),含量为 4.54mg/g<干研(乳钵研),含量为 8.26mg/g<打粉(锤式打粉机粉碎),含量为 11.61mg/g;②洗涤方法为酸洗(加稀盐酸,40℃真空干燥),含量为 1.97mg/g<碱洗(加 3%NaOH,40℃真空干燥),含量为 2.09mg/g<水洗(40℃真空干燥),含量为 8.13mg/g<干粉不洗,含量为 11.61mg/g;③干燥条件为晾干,含量为 1.59mg/g<40℃真空,含量为 1.97mg/g<80℃干燥,含量为 3.19mg/g。由于雄黄遇热容易产生 $As_2O_3$,使毒性急剧增加。由于 $As_2O_3$ 具有升华性,温度对雄黄的炮制有极大影响。$As_2O_3$ 具有升华性,其升华点为 137℃。$As_2S_2$ 在空气中加热至 220~250℃时生成 $As_2O_3$。由此可见,关于雄黄炮制"忌火煅"以及前人关于"雄黄见火毒如砒"的经验确有科学依据。

张景红等[4-5]研究微生物法炮制雄黄及其药效与毒性,结果发现雄黄微生物炮制后,溶解度增大,药效增强,只用 1/10 的药材量就可以达到药用的溶出砷含量,砷蓄积毒性明显降低,从而更好地利用药材,通过减少药的剂量达到减毒增效的目的。

张志杰等[6]采用拉曼光谱及 X 射线衍射法对我国药用雄黄的晶体结构进行鉴定,发现其晶体结构为 $\alpha$-$As_4S_4$,且发现常规的炮制以及制剂生产过程不会造成雄黄晶体结构的改变。

李化等[7]研究表明不同产地的雄黄中主成分 $As_2S_2$ 和毒性成分 $As_2O_3$ 含量数值差别较大,这可能是影响雄黄安全性和有效性的原因之一,但雄黄经炮制后除去了一些可溶性杂质,炮制品中主成分 $As_2S_2$ 含量提高,可溶性砷盐 $As_2O_3$ 含量明显降低,且炮制品中 $As_2O_3$ 含量均控制在 1.7mg/g 以下,达到了炮制去毒的目的。

**【药理研究】**

**1. 抗肿瘤作用**

(1)诱导细胞凋亡:雄黄体外能诱导白血病细胞株 $NB_4$、HL-60 细胞凋亡[8],抑制白血病细胞生长。钟璐等[9]将 $NB_4$ 细胞、HL-60 细胞、K562 细胞,经 12.5mg/L 雄黄处理,在 12 小时后细胞数量增加值明显降低,形态学观察出现凋亡的特征性变化:细胞体积缩小,胞膜完整,胞浆浓缩,核染色质固缩,细胞核碎裂,形成凋亡小体。荧光染色见到橙红色的凋亡细胞。从细胞生长受抑和凋亡细胞的出现,说明雄黄对白血病细胞有增殖抑制和促凋亡作用。张晨等[10]应用台盼蓝排染法、流式细胞仪、DNA 电泳、免疫印迹等多种方法,体外研究雄黄对 $NB_4$ 细胞的促凋亡作用。在研究中发现,低剂量雄黄作用于 $NB_4$ 细胞的早期以诱导细胞凋亡为主,未见明显分化现象,并且没有伴随 Bcl-2 和 Bax 的表达,对细胞周期分布的影响表现为 $G_2/M$ 细胞的阻滞,并认为不同剂量的雄黄可能通过不同的途径选择性地清除急性早幼粒细胞白血病(APL)细胞。刘延芳等[11]的研究表明,$NB_4$ 细胞在 $As_4S_4$ 存在下进行培养,其细胞活力受到显著抑制,应用 MTT 实验检测到的 $As_4S_4$ 对 $NB_4$ 细胞增殖抑制作用呈剂量依赖性,半数抑制浓度为 2.86μmol/L,同时 $As_4S_4$ 以剂量依赖的方式抑制 $NB_4$ 细胞的集落形成能力,$As_4S_4$ 在体外具有降低 $NB_4$ 细胞活力、抑制 $NB_4$ 细胞增殖及其克隆形成能力的作用。徐凌云等[12]的研究表明,纳米雄黄对小鼠艾氏腹水癌实体型和小鼠肝癌 H22 细胞均有抑制作用,且纳米雄黄 50mg/kg 剂量组的抑瘤作用与原料雄黄 100mg/kg 剂量组的抑瘤作用相当,纳米雄黄对 HL-60 细胞和 U937 细胞的抑制作用强于原料雄黄。纳米雄黄组肝、脾、肿瘤中砷浓度显著高于同剂量原料雄黄组。

(2)对基因表达的影响:陈思宇等[13]在蛋白质合成抑制剂放线菌酮预处理细胞前后,以 1024D 芯片研究雄黄作用前后 APL 细胞株 NB₄ 细胞基因的表达。通过基因芯片筛选,发现雄黄诱发了细胞传递信号蛋白、蛋白质翻译合成、代谢类等基因表达的变化,说明雄黄对 APL 的作用与这些基因有关,并认为细胞信号传递蛋白类基因 *U51903* 和 *Z22533*、DNA 结合转录和转录因子相关基因 *AF036613*、代谢类基因 *X66435* 等可能是雄黄作用于 APL 的靶基因。

(3)增加细胞膜 HSP70 蛋白表达:白月辉等[8]应用化学纯品 $As_2S_2$ 与雄黄进行对比实验证实,同一条件下 $As_2S_2$ 与雄黄具有相同的作用。张晨等[14]采用流式细胞仪(FCM)测定经硫化砷处理的 Ks 细胞和耐药细胞 K562/ADM 细胞膜 HSP70 蛋白表达及细胞凋亡,发现硫化砷能增加细胞膜 HSP70 蛋白表达,而其细胞凋亡率与膜 HSP70 的表达成一定的相关性,这种改变可能对细胞凋亡率产生一定影响。

**2. 抗病原微生物作用** 雄黄单用或配伍使用对皮肤真菌及多种细菌有抑制或杀灭作用。康永等[15]对雄黄体外抑菌效果进行了研究,将雄黄按不同浓度加入普通培养基制成平板,涂金黄色葡萄球菌稀释液 0.05ml,37℃培养 24 小时,计数。发现雄黄对金黄色葡萄球菌有非常明显的抑制作用。同时进行了雄黄对白细胞及单核 - 吞噬细胞系统(RES)的吞噬功能影响的研究,表明雄黄能增强 RES 的吞噬功能,不影响白细胞总数及分类,但能明显刺激非特异性免疫功能。这表明雄黄的抑制作用除直接作用外,还通过提高机体的防御能力来实现。

林璞粤等[16]认为雄黄中的硫化砷对机体作用表现为双相性,在杀伤癌细胞和细菌时,表现出其正向生物活性;但对正常细胞也有伤害,表现出其毒性。砷进入体内,可与各种蛋白质分子的羧基、磷酸基、酚羟基等结合,形成新的配合物,其生物作用也更为复杂。因此,应进一步深入研究雄黄的药理机制,以提高含雄黄中药复方制剂的用药安全。

**【毒理研究】**

**1. 毒性成分研究** 2020 年版《中国药典》规定采用水飞法炮制,入药用的雄黄需含 $As_2S_2$ 90% 以上,雄黄中除了主要成分 $As_2S_2$ 外,还含有一定量的 $As_2O_3$。雄黄中含有的 $As_2O_3$ 有剧毒,对中枢神经系统、心血管系统及胃肠系统均有毒性,易致人死亡。用雄黄做小鼠毒性实验,西黄耆胶混悬液的 $LD_{50}$ 为 3.207g/kg,灌胃后可立即死亡,肝、肺充血。用硫化砷进行家兔静脉注射,$LD_{50}$ 为 800mg/kg[17]。含有雄黄的牛黄解毒片,人服用后有时会发生毒副作用,严重者出现剥落性皮炎或伴随有全身症状和内脏损害[18]。

王晓波等[19]的研究表明 $As_2O_3$ 既是毒性成分,也是治疗白血病的有效成分,用于治疗白血病的剂量可达 10mg,接近其中毒剂量(5~50mg)[20]。

**2. 毒性机制研究**

(1)肾脏损害:李国明等[21]用雄黄给小鼠灌胃 5 周,发现低剂量组(125mg/kg)对肾脏损害不明显,肾小球稍有充血,肾小管上皮细胞出现水肿,间质血管中性粒细胞浸润,组织细胞形态基本属于正常。而高剂量组(250mg/kg)对肾脏损害较为严重,肾小球充血较明显,间质血管中性粒细胞数增多,肾小囊腔明显狭窄,囊壁增厚,并有少量新月体形成。肾小管特别是近曲小管上皮细胞水肿,间质血管充血,部分上皮细胞坏死脱落,肾小管重吸收和排泌功能下降,这将导致水、电解质和酸、碱的失衡,从而影响肾功能。程增江等[22]通过对大鼠长时间口服雄黄后体内主要组织中铜、锌和硒的测定发现,肾铜蓄积是大鼠服用高剂量雄黄后体内微量元素变化最为显著的特征,认为肾铜蓄积有可能是造成雄黄肾脏毒性的机制之一。梁爱华等[23]在雄黄 $As_2S_2$ 质量分数为90%,可溶性砷为 1.696mg/g 情况下,给小鼠单次灌胃给药的 $LD_{50}$ 为 20.5g/kg(等于摄入可溶性砷 34.8mg/kg),相当于人日用量约 12 812 倍。而给大鼠反复灌胃给药时,雄黄超过一定剂量用药达到 2 个月或以上时,可造成肾脏和肝脏病理损害,其中肾脏显示更为敏感。大鼠灌胃雄黄 1、2、3 个月的无明显毒性剂量(NOAEL)分别为 160mg/(kg·d)、20mg/(kg·d)、10mg/(kg·d)(累积摄入可溶性砷 8.14mg/kg、2.04mg/kg、1.53mg/kg)。估计临床使用雄黄的相对安全剂量范围为 10~160mg(依用药时间不同)。

(2)致突变作用:孙恩亭[24]用国际公认的筛选突变物的方法——骨髓嗜多染红细胞微核实验法进行实验,35 只昆明种小鼠(体重 18~22g)随机分成 5 组,设雄黄 0.4g/kg、1.0g/kg、2.0g/kg 3 个剂量组,一日灌胃 1 次,共 6 周。同时设阴性对照(灌服蒸馏水)和阳性对照(环磷酰胺 50mg/kg)。阳性对照组动物仅在处死前 1 天腹腔注射给药 1 次,24 小时后再给药 1 次,6 小时后处死动物。以剂量 1.0g/kg 诱发雄性小鼠的微核率高于阳性对照;随着雄黄剂量增加,微核率升高,提示雄黄具有潜在致突变性。

(3)其他脏器的损害:李春英等[25]的研究表明,单次给予雄黄 0.16g/kg 后,一定量的砷能吸收进入体内,分布于血液和心、肝、肺、肾、脑等主要脏器,达峰时砷含量从高至低依次为血液>肾>肺>肝>心>脑。雄黄反复给药 3 个月后,血液、肝、肾和脑组织均有一定程度的砷蓄积,在相同的雄黄剂量组,肾的砷蓄积倍数最高,其次是肝。然而在砷含量方面,血液中的砷含量远高于其他脏器的砷含量,砷含量由高至低的顺序为血液>肾>肝>脑。雄黄的可溶性砷可吸收入体内,广泛分布于主要脏器中,长期用药后,砷可在血液、肾、肝、脑组织蓄积,其中肾、肝砷蓄积与肝、肾毒性有关,血液是砷分布水平最高的部位,可能是雄黄治疗白血病的基础。

【配伍研究】暂未查到。

【复方及制剂】

1. 小儿化毒散　人工牛黄 8g、珍珠 16g、雄黄 40g、大黄 80g、黄连 40g、甘草 30g、天花粉 80g、川贝母 40g、赤芍 80g、乳香(制)40g、没药(制)40g、冰片 10g。清热解毒,活血消肿。用于热毒内蕴,毒邪未尽所致的口疮肿痛,疮疡溃烂,烦躁口渴,大便秘结。口服。一次 0.6g,一日 1~2 次;三岁以内小儿酌减。外用,敷于患处[1]。

2. 小儿惊风散　请参照全蝎。

3. 牛黄解毒丸　人工牛黄 5g、雄黄 50g、石膏 200g、大黄 200g、黄芩 150g、桔梗 100g、冰片 25g、甘草 50g。本品为棕黄色的大蜜丸或水蜜丸;有冰片香气,味微甜而后苦、辛。清热解毒。用于火热内盛,咽喉肿痛,牙龈肿痛,口舌生疮,目赤肿痛。口服。水蜜丸一次 2g,大蜜丸一次 1 丸,一日 2~3 次。孕妇禁用。另有牛黄解毒片、牛黄解毒软胶囊、牛黄解毒胶囊等剂型[1]。

4. 六应丸　丁香、雄黄、珍珠、蟾酥、牛黄和冰片六味,清热,解毒,消肿,止痛。用于火毒内盛所致的喉痹、乳蛾,症见咽喉肿痛,口苦咽干,喉核红肿;咽喉炎、扁桃体炎见上述证候者。亦用于疔痈疮疖及虫咬肿痛。餐后服。一次 10 丸，儿童一次 5 丸，婴儿一次 2 丸，一日 3 次；外用。以冷开水或醋调敷患处[1]。

**5. 红灵散** 人工麝香 71.4g、雄黄 142.8g、朱砂 238.1g、硼砂 142.8g、煅金礞石 95.2g、硝石（精制）238.1g、冰片 71.4g。祛暑，开窍，辟瘟，解毒。用于中暑昏厥，头晕胸闷，恶心呕吐，腹痛泄泻。孕妇禁用[1]。

**【临床研究】**

**1. 应用研究**

（1）治疗慢性粒细胞白血病

1）应用雄黄适量，口服。治疗慢性粒细胞白血病 7 例，结果 3 例完全缓解，2 例部分缓解，1 例显著进步[26]。

2）取青黛、雄黄按 9：1 的重量比，研细后混匀制成胶囊或片剂，每日以约 10g 的剂量分 3 次口服，同时配合服用辨证论治的汤药。共治疗慢性粒细胞白血病 25 例。其中完全缓解 18 例（72%），部分缓解 7 例（28%），总缓解率为 100%。治疗后白细胞数在约 39 天后降至 $10 \times 10^9$/L 以下，脾脏在约 80 天后缩小至最小水平。且在治疗过程中未发现发生骨髓抑制的病例[27]。

贾彦民等[28]观察诱导凋亡剂瑞尔康（雄黄，Realgar）治疗急性早幼粒细胞白血病 30 例，结果表明瑞尔康具有诱导缓解率及长期生存率高的优点，可防止弥散性血管内凝血（DIC）出血及中枢神经系统白血病，优于骨髓移植、化疗及维 A 酸的效果，且无明显毒副作用，为急性早幼粒细胞白血病开辟了诱导凋亡治疗新途径。

（2）治疗各种炎症：雄黄、明矾、枯矾各等份。研成细粉，加凡士林调和成膏，涂在无菌纱布上敷于患处，胶布固定，一日 1 次，用量根据患处的大小而定。治疗 48 例各种炎症，结果全部治愈。痊愈时间最长 10 天，最短 3 天，平均 6.5 天；换药次数最多为 10 次，最少 3 次，平均 6.5 次[29]。

（3）治疗尿路感染：雄黄、枯矾、黄柏、苦参各 10g，研成细粉，装入 10cm×15cm 的消毒过的纱布口袋，封口，将药袋固定于患者内裤内正中，2 天换 1 次。治疗小儿尿路感染 92 例，结果治愈 75 例，好转 15 例，无效 2 例。总有效率为 98%。疗程：平均 3.5 天，最长 6 天[30]。

（4）治疗带状疱疹

1）雄黄粉 50g，与 75% 乙醇溶液 100ml 混合后每天涂抹患处 2 次。对疱疹较多且疼痛剧烈者，可在上述处方中添加 2% 普鲁卡因 20ml 止痛。共治疗 400 余例，疗效满意，疗程平均 5~6 天[31]。

2）雄黄粉 50g，2% 普鲁卡因 20ml，75% 乙醇溶液 100ml。将雄黄粉置于普鲁卡因和乙醇溶液混合液中，用时摇匀。治疗带状疱疹共 284 例。1 周内治愈者 196 例（占 69%）；1~2 周内治愈者 71 例（占 25%）；仅有 17 例因病情较重且伴有合并感染，治疗在 2 周以上。治疗过程中无明显不良反应，皆获痊愈[32]。

（5）治疗痔、肛裂出血：雄黄、明矾、炉甘石各等量，冰片为上药的半量。将上述各药混匀后研细装瓶备用。患者用药前先用 0.1% 高锰酸钾坐浴，然后将药粉涂抹在肛门内，一日 1~2 次。少数患者用药后患处有刺痛感，不必处理，一般休息 3~5 分钟即可消退。共治疗 40 例，其中内痔 16 例，混合痔 21 例，肛裂 3 例。用药 3~8 次后，痊愈 36 例，好转（症状基本消失）4 例[33]。

（6）治疗淋巴结核、淋巴结炎：雄黄、明矾、枯矾各等量混合研细后用凡士林适量调成药膏。使用时将药膏置于纱布上贴于患处，每天换药 1 次。治疗颈淋巴结核 9 例，均于敷药后 5~10 天治愈；治疗淋巴结核 42 例，一般于敷药 3~4 天症状即可消失[34]。

（7）治疗溃疡性黑色素瘤：茯苓、雄黄、矾石各等份，研细过筛混匀后备用。使用时患处消毒后外敷此粉，一日换药 1~2 次。内治配合用连翘、金银花各 50g，浓煎后代茶饮，每日 1 剂。疗程长短不限。此药可控制黑色素瘤溃疡面的扩大，显著减少血液渗出。临床 5 例保守治疗 5 个月 ~1 年后，手术切除，均未发现转移，且随访 2 年未复发。另 5 例一直采用保守治疗，生存 5 年者 2 例，生存 3 年、2 年及 1 年者各 1 例[35]。

（8）治疗脓疱疮：取 75% 乙醇溶液或饮用白酒适量加入雄黄粉适量，调成糊状置阴凉处备用。使用时先用 75% 乙醇溶液消毒，已成脓疱者剪去疱壁并除去脓液。对已结痂者，去痂后用生理盐水清洗糜烂面。将雄黄糊涂抹于患处，一日 1 次，直至痊愈为止。共治疗 12 例，全部治愈[36]。

**2. 用法用量**　2020 年版《中国药典》规定雄黄用量为 0.05~0.1g，入丸散用。外用适量，熏涂患处。内服宜慎；不可久用；孕妇禁用[1]。

## 【中毒表现及救治】

**1. 中毒表现**　砷毒效应的大小与摄入人体的剂量、时间及途径有关，也与砷的价态有关。砷的毒性最大，三价无机砷大于五价无机砷，有机砷的毒性一般比无机砷小。三价有机砷化合物能与蛋白质中的巯基作用，毒性较大；五价有机砷化合物与巯基作用较弱，因此毒性较小。其毒性顺序为：$AsH_3 > As^{3+} > As^{5+} > RAsX > As^0$。砷化合物的毒性还与其溶解度有关。大鼠灌服难溶的 $As_2O_3$，其 $LD_{50}$ 为 293mg/kg，而易溶的亚砷酸钠，其 $LD_{50}$ 为 24mg/kg；单质砷不溶于水，因此它基本上是无毒的[36]。雄黄的毒性主要表现为其可溶性的 $As_2O_3$ 等的毒性。临床分为急性及慢性中毒。

（1）慢性中毒：长时间服用含有低剂量雄黄的中药制剂或在特殊场合下吸入砷化物粉尘者可导致慢性砷中毒。由于慢性砷中毒的大部分症状是非特异性的，因此慢性砷中毒经常被忽视。其临床表现是多方面的。最初患者表现为无力、食欲减退、疲倦，有时出现恶心、呕吐，有时并发腹泻或便秘等。以上这些症状发生时多伴有皮肤色素沉着（砷性黑皮症）。在发生皮肤色素沉着的部位多呈皮肤过度角化，即皮肤角质增生变厚干燥、龟裂。皮肤角化多见于手掌和脚趾部位。指甲失去光泽，变薄变脆，头发也变脆，易脱发。如果骨髓系统受到影响则会引起血液细胞成分的改变，即红细胞数减少，白细胞形态改变，引起小红细胞的出现等。长期砷中毒患者有时发生严重贫血。患者最后有向心性多发性神经炎的症状，此症状经常可作为慢性砷中毒的典型症状。慢性砷中毒所引起的皮肤、指甲、毛发的改变，与在这些组织中含有大量富含巯基的角蛋白有关。健康人体中的砷元素主要集中在毛发、指甲中。如果砷含量过高，由于砷与蛋白质中的巯基紧密结合，导致其生物半衰期延长，使毛发、指甲的形态发生改变。

（2）急性中毒：口服砷化合物后几分钟即可出现急性砷中毒症状。如果胃内有食物，症状可能推迟在数小时后出现。一般口服砷化合物后 0.5~4 小时胃部及腹部剧烈疼痛、呕吐及腹泻，患者口内有金属味感，严重时可出现脱水和休克。此外，临床检查可见中毒性肝损害、鼻出血、皮肤刺痒、皮肤出血点和紫斑等，以及烦躁不安、抽搐等。严重者一般在口服砷 24 小时内，由于休克而能使患者惊厥、昏迷甚至死亡。如果患者肠胃道症状好转病情减轻，经过几天到1个月后,可能发生多发性神经炎、中毒性肝病、皮疹、皮肤变黑(色素沉着)、指(趾)甲出现白色横纹等症状。此外,生化检查可见患者血清丙酮酸氧化酶活力下降,血清中巯基含量降低。

2. **救治**　砷中毒的临床治疗在很大程度上依赖于砷的化学形式。此外,还要考虑摄入的时间及剂量、个体年龄和生理条件等。在急性砷中毒的情况下,应立即进行检查及化验,特别要密切监视血管内体积状态,因为高频率的肠胃紊乱可能导致低血容量和休克的出现。此外,为维持患者的血压,应进行输液治疗及使用升压药。急性砷中毒可使用二巯丙醇(dimercaprol,BAL)进行治疗。由于BAL与砷的配位能力极强,可以与体内的酶及蛋白质上已络合的砷形成五环配位络合物,使酶及蛋白质上的砷得以释放。形成的BAL-As络合物可以通过肾排出体外,从而消除砷的毒性。近来,其他解毒药如sodium 2,3-dimercaptopropane-1-sulfonate(DMPS)及2,3-dimercapto-succinic acid(DMSA)也具有与二巯丙醇相同的作用。

(张春颖　王福清　杜贵友)

90~93 参考文献

# 附　录

## 附录一　2020年版《中国药典》收录的
## 含马兜铃酸植物的中成药

| 中成药名称 | 含有的马兜铃科植物 | 功能主治 | 备注 |
|---|---|---|---|
| 十一味参芪片 | 细辛 | 补脾益气。用于脾气虚所致的体弱、四肢无力 | |
| 十一味参芪胶囊 | 细辛 | 补脾益气。用于脾气虚所致的体弱、四肢无力 | |
| 人参再造丸 | 细辛 | 益气养血，祛风化痰，活血通络。用于气虚血瘀，风痰阻络所致的中风，症见口眼㖞斜，半身不遂，手足麻木、疼痛、拘挛，言语不清 | |
| 儿童清肺丸 | 细辛 | 清肺，解表，化痰，止嗽。用于小儿风寒外束，肺经痰热所致的面赤身热，咳嗽气促，痰多黏稠，咽痛声哑 | |
| 九味羌活口服液 | 细辛 | 疏风解表，散寒除湿。用于外感风寒挟湿所致的感冒，症见恶寒，发热，无汗，头重而痛，肢体酸痛 | |
| 九味羌活丸 | 细辛 | 疏风解表，散寒除湿。用于外感风寒挟湿所致的感冒，症见恶寒，发热，无汗，头重而痛，肢体酸痛 | |
| 九味羌活颗粒 | 细辛 | 疏风解表，散寒除湿。用于外感风寒挟湿所致的感冒，症见恶寒，发热，无汗，头重而痛，肢体酸痛 | |
| 川芎茶调丸 | 细辛 | 疏风止痛。用于外感风邪所致的头痛，或有恶寒、发热、鼻塞 | |
| 川芎茶调丸(浓缩丸) | 细辛 | 疏风止痛。用于外感风邪所致的头痛，或有恶寒、发热、鼻塞 | |
| 川芎茶调片 | 细辛 | 疏风止痛。用于外感风邪所致的头痛，或有恶寒、发热、鼻塞 | |
| 川芎茶调袋泡茶 | 细辛 | 疏风止痛。用于外感风邪所致的头痛，或有恶寒、发热、鼻塞 | |
| 川芎茶调散 | 细辛 | 疏风止痛。用于外感风邪所致的头痛，或有恶寒、发热、鼻塞 | |

续表

| 中成药名称 | 含有的马兜铃科植物 | 功能主治 | 备注 |
|---|---|---|---|
| 川芎茶调颗粒 | 细辛 | 疏风止痛。用于外感风邪所致的头痛,或有恶寒、发热、鼻塞 | |
| 小儿咳喘颗粒 | 细辛 | 清热宣肺,化痰止咳,降逆平喘。用于小儿痰热壅肺所致的咳嗽、发热、痰多、气喘 | |
| 小青龙合剂 | 细辛 | 解表化饮,止咳平喘。用于风寒水饮,恶寒发热,无汗,喘咳痰稀 | |
| 小青龙颗粒 | 细辛 | 解表化饮,止咳平喘。用于风寒水饮,恶寒发热,无汗,喘咳痰稀 | |
| 天和追风膏 | 细辛 | 温经散寒,祛风除湿,活血止痛。用于风寒湿闭阻,瘀血阻络所致的痹病,症见关节疼痛,局部畏风寒,腰背痛,屈伸不利,四肢麻木 | 外用 |
| 无烟灸条 | 细辛 | 行气血,逐寒湿。用于风寒湿痹,肌肉酸麻,关节四肢疼痛,脘腹冷痛 | 外用 |
| 云香祛风止痛酊 | 细辛 | 祛风除湿,活血止痛。用于风湿骨痛,伤风感冒,头痛,肚痛,心胃气痛,冻疮 | |
| 丹桂香颗粒 | 细辛 | 益气温胃,散寒行气,活血止痛。用于脾胃虚寒,滞血瘀所致的胃脘痞满疼痛,食少纳差,嘈杂嗳气,腹胀;慢性萎缩性胃炎见上述证候者 | |
| 乌梅丸 | 细辛 | 缓肝调中,清上温下。用于蛔厥,久痢,厥阴头痛,症见腹痛下痢,巅顶头痛,时发时止,躁烦呕吐,手足厥冷 | |
| 正天丸 | 细辛 | 疏风活血,养血平肝,通络止痛。用于外感风邪,瘀血阻络,血虚失养,肝阳上亢引起的偏头痛、紧张性头痛、神经性头痛、颈椎病型头痛、经前头痛 | |
| 正天胶囊 | 细辛 | 疏风活血,养血平肝,通络止痛。用于外感风寒,瘀血阻络,血虚失养,肝阳上亢引起的多种头痛、神经性头痛、颈椎病型头痛、经前头痛 | |
| 平肝舒络丸 | 细辛 | 平肝疏络,活血祛风。用于肝气郁结,经络不疏引起的胸胁胀痛,肩背串痛,手足麻木,筋脉拘挛 | |
| 再造丸 | 细辛 | 祛风化痰,活血通络。用于风痰阻络所致的中风,症见半身不遂,口舌㖞斜,手足麻木,疼痛痉挛,言语謇涩 | |
| 伤痛宁片 | 细辛 | 散瘀止痛。用于跌打损伤,闪腰挫气,症见皮肤青紫、瘀斑、肿胀、疼痛、活动受限 | |
| 庆余辟瘟丹 | 细辛 | 辟秽气,止吐泻。用于感受暑邪,时行痧气,头晕胸闷,腹痛吐泻 | |
| 克痢痧胶囊 | 细辛 | 解毒辟秽,理气止泻。用于泄泻,痢疾和痧气(中暑) | |

续表

| 中成药名称 | 含有的马兜铃科植物 | 功能主治 | 备注 |
|---|---|---|---|
| 抗栓再造丸 | 细辛 | 活血化瘀,舒筋通络,息风镇痉。用于瘀血阻窍,脉络失养所致的中风,症见手足麻木,步履艰难,瘫痪,口眼㖞斜,言语不清;脑卒中恢复期及后遗症见上述证候者 | |
| 利鼻片 | 细辛 | 清热解毒,祛风开窍。用于风热蕴肺所致的伤风鼻塞,鼻渊,鼻流清涕或浊涕 | |
| 辛芩片 | 细辛 | 益气固表,祛风通窍。用于肺气不足,风邪外袭所致的鼻痒、喷嚏、流清涕、易感冒;变应性鼻炎见上述证候者 | |
| 辛芩颗粒 | 细辛 | 益气固表,祛风通窍。用于肺气不足,风邪外袭所致的鼻痒、喷嚏、流清涕、易感冒;变应性鼻炎见上述证候者 | |
| 齿痛消炎灵颗粒 | 细辛 | 疏风清热,凉血止痛。用于脾胃积热,风热上攻所致的头痛身热,口干口臭,便秘燥结,牙龈肿痛;急性齿根尖周炎、智齿冠周炎、急性牙龈(周)炎、急性牙髓炎见上述证候者 | |
| 参芪十一味颗粒 | 细辛 | 补脾益气。用于脾气虚所致的体弱、四肢无力 | |
| 追风透骨丸 | 细辛 | 祛风除湿,通经活络,散寒止痛。用于风寒湿痹,肢节疼痛,肢体麻木 | |
| 独活寄生丸 | 细辛 | 养血舒筋,祛风除湿,补益肝肾。用于风寒湿闭阻,肝肾两亏,气血不足所致的痹病,症见腰膝冷痛,屈伸不利 | |
| 独活寄生合剂 | 细辛 | 养血舒筋,祛风除湿,补益肝肾。用于风寒湿闭阻,肝肾两亏,气血不足所致的痹病,症见腰膝冷痛,屈伸不利 | |
| 养血清脑丸 | 细辛 | 养血平肝,活血通络。用于血虚肝旺所致的头痛眩晕,心烦易怒,失眠多梦 | |
| 养血清脑颗粒 | 细辛 | 养血平肝,活血通络。用于血虚肝旺所致的头痛眩晕,心烦易怒,失眠多梦 | |
| 活血止痛膏 | 细辛 | 活血止痛,舒筋通络。用于筋骨疼痛,肌肉麻痹,痰核流注,关节酸痛 | 外用 |
| 宽胸气雾剂 | 细辛 | 辛温通阳,理气止痛。用于阴寒阻滞,气机郁痹所致的胸痹,症见胸闷,心痛,形寒肢冷;冠心病心绞痛见上述证候者 | 外用 |
| 消肿止痛酊 | 细辛 | 舒筋活络,消肿止痛。用于跌打扭伤,风湿骨痛,无名肿毒及腮腺炎肿痛。用于治疗手、足、耳部位的Ⅰ度冻疮(急性期),症见局部皮肤肿胀、瘙痒、疼痛 | 外用 |

续表

| 中成药名称 | 含有的马兜铃科植物 | 功能主治 | 备注 |
|---|---|---|---|
| 通天口服液 | 细辛 | 活血化瘀,祛风止痛。用于瘀血阻滞,风邪上扰所致的偏头痛,症见头部胀痛或刺痛,痛有定处,反复发作,头晕目眩,或恶心呕吐,恶风 | |
| 通关散 | 细辛 | 通关开窍。用于痰浊阻窍所致的气闭昏厥,牙关紧闭,不省人事 | 外用 |
| 寄生追风酒 | 细辛 | 补肝肾,祛风湿,止痹痛。用于肝肾两亏,风寒湿痹,腰膝冷痛,屈伸不利;风湿性关节炎、腰肌劳损、跌打损伤后期见上述证候者 | |
| 暑症片 | 细辛 | 祛寒辟瘟,化浊开窍。用于夏令中恶昏厥,牙关紧闭,腹痛吐泻,四肢发麻 | |
| 鼻炎片 | 细辛 | 祛风宣肺,清热解毒。用于急、慢性鼻炎风热蕴肺证,症见鼻塞,流涕,发热,头痛 | |
| 鼻炎灵片 | 细辛 | 通窍消肿,祛风退热。用于慢性鼻窦炎、鼻炎及鼻塞头痛,浊涕臭气,嗅觉失灵 | |
| 鼻渊舒口服液 | 细辛 | 疏风清热,祛湿通窍。用于鼻炎、鼻窦炎属肺经风热及胆腑郁热证者 | |
| 鼻渊舒胶囊 | 细辛 | 疏风清热,祛湿通窍。用于鼻炎、鼻窦炎属肺经风热及胆腑郁热证者 | |
| 镇脑宁胶囊 | 细辛 | 息风通络。用于风邪上扰所致的头痛头昏,恶心呕吐,视物不清,肢体麻木,耳鸣;血管神经性头痛、高血压、动脉硬化见上述证候者 | |
| 醒脑再造胶囊 | 细辛 | 化痰醒脑,祛风活络。用于风痰闭阻清窍所致的神志不清,言语謇涩,口角流涎,筋骨酸痛,手足拘挛,半身不遂;脑血栓恢复期及后遗症见上述证候者 | |
| 鹭鸶咯丸 | 细辛 | 宣肺,化痰,止咳。用于痰浊阻肺所致的顿咳、咳嗽,症见咳嗽阵作,痰鸣气促,咽干声哑;百日咳见上述证候者 | |
| 二十五味松石丸 | 木香马兜铃 | 清热解毒,疏肝利胆,化瘀。用于肝郁气滞,血瘀,肝中毒,肝痛,肝硬化,肝渗水及各种急、慢性肝炎和胆囊炎 | |
| 止嗽化痰丸 | 马兜铃(制) | 清肺化痰,止嗽定喘。用于痰热阻肺,久嗽,咯血,痰喘气逆,喘息不眠 | |

(梁爱华 刘素彦 杜贵友)

# 附录二　主要化学成分结构式

　　附录二目前有 139 个主要结构(先前版本为 170 多个,删去了再版没有的单味药的主要成分);还新增了 25 个单味药的主要成分。新增的 25 个单味药包括大皂角、大黄、小叶莲、飞扬草、木鳖子、艾叶、仙茅、白屈菜、地枫皮、两头尖、何首乌、补骨脂、苦木、金铁锁、南鹤虱、急性子、臭灵丹草、猪牙皂、淫羊藿、绵马贯众、紫萁贯众、蓖麻子、榼藤子、鹤虱、翼首草。

　　结构排序按英文名称字母顺序排列

aconifine(10-羟基乌头碱)/草乌

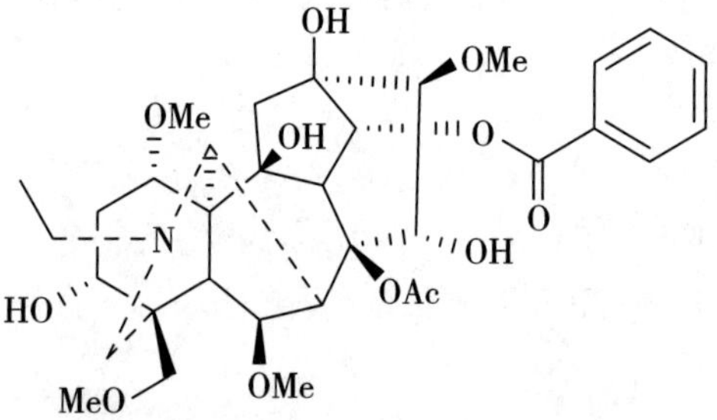

aconitine(乌头碱)/草乌

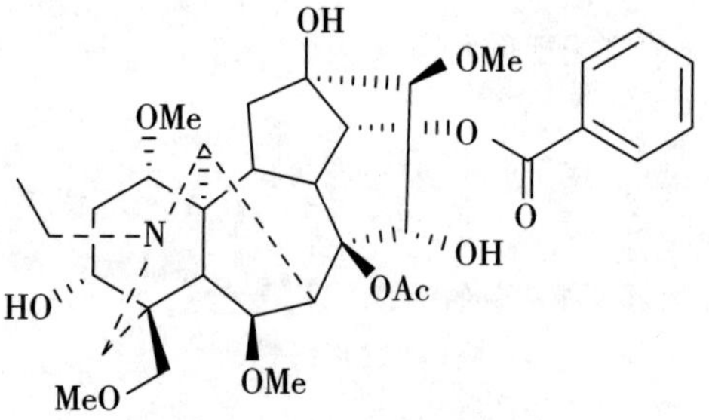

α-allocryptopine(α-别隐品碱)/两面针/延胡索

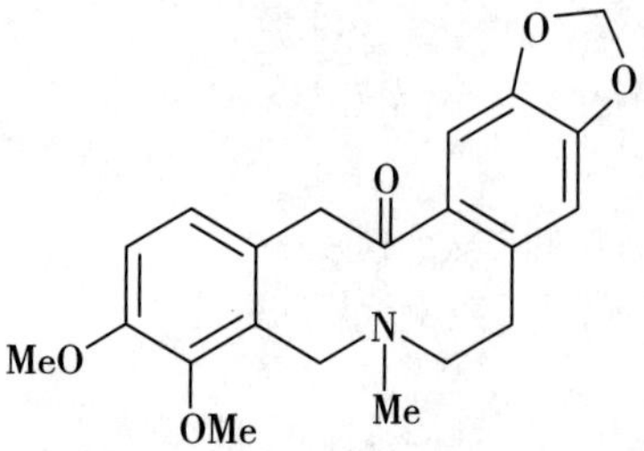

alloimperatorine(别欧芹属素乙)/蛇床子

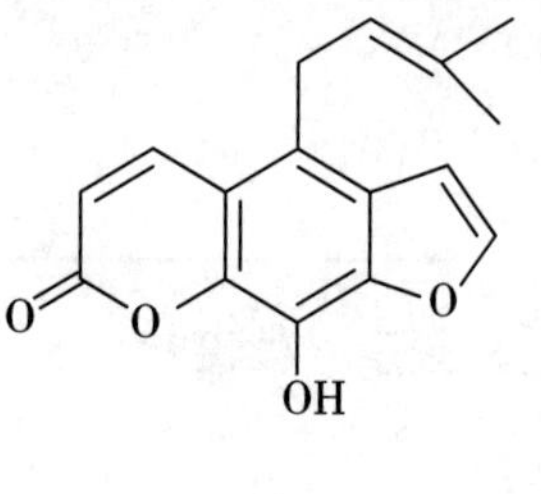

β-amyrin (β- 香树脂醇) / 两面针

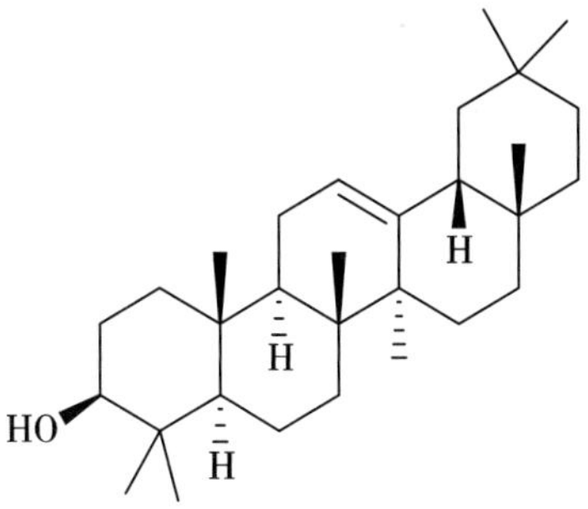

anemonin/ 威灵仙

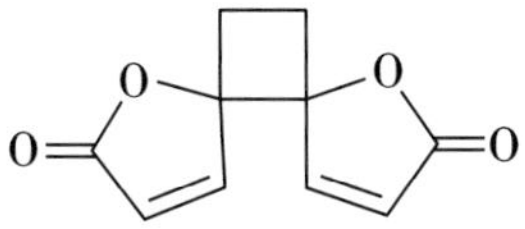

anemonol/ 威灵仙

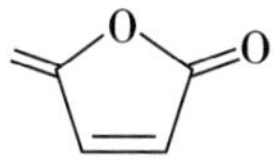

anisodamine (左旋山莨菪碱) / 华山参

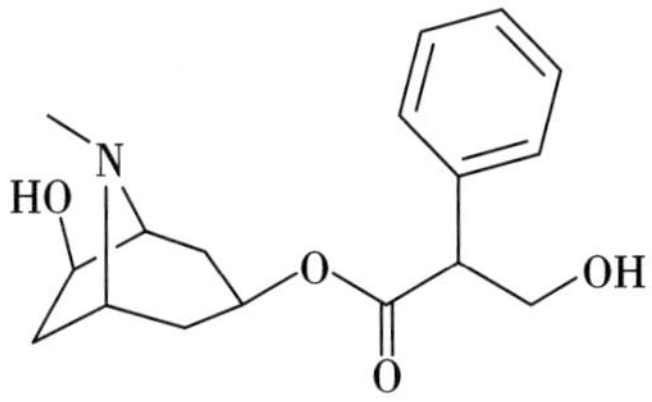

anthranollycoctoine/ 草乌

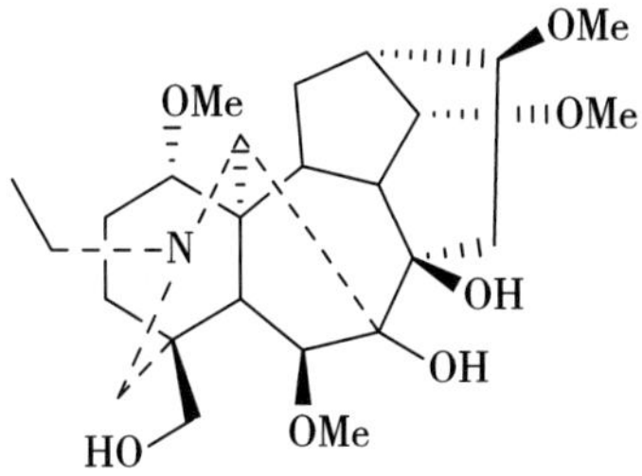

asaricin/ 细辛

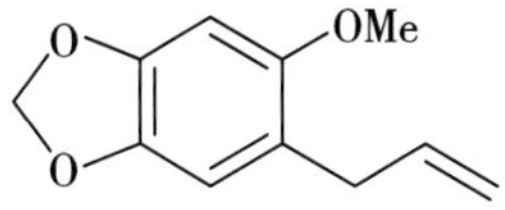

asarinin（细辛脂素）/ 细辛

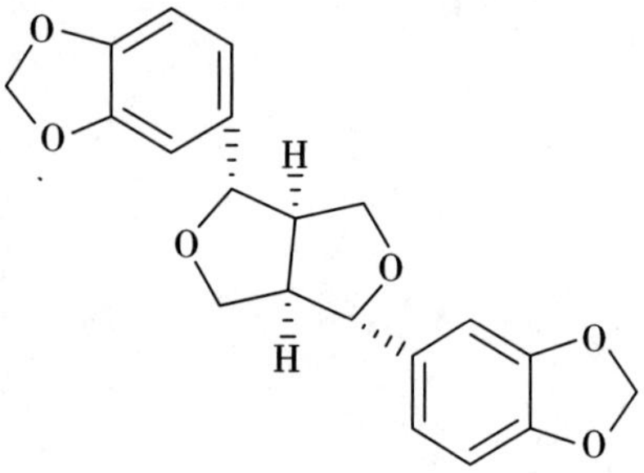

astragalin（黄芪苷）/ 蒺藜

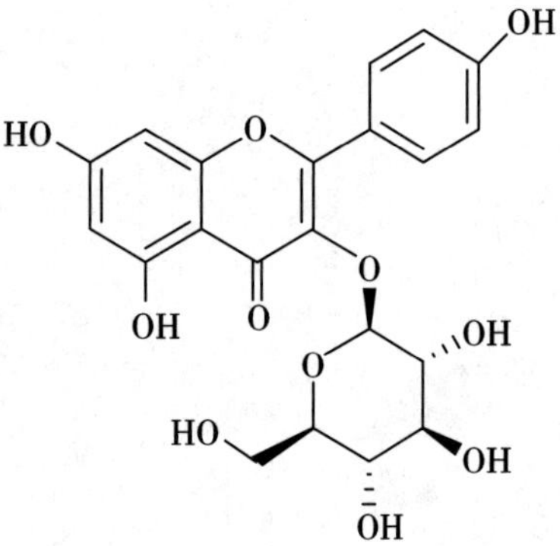

beiwudine/ 草乌

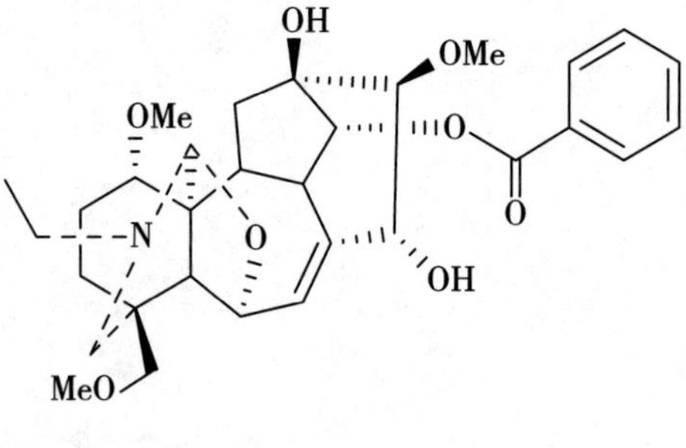

beiwutine/ 北乌碱 / 草乌

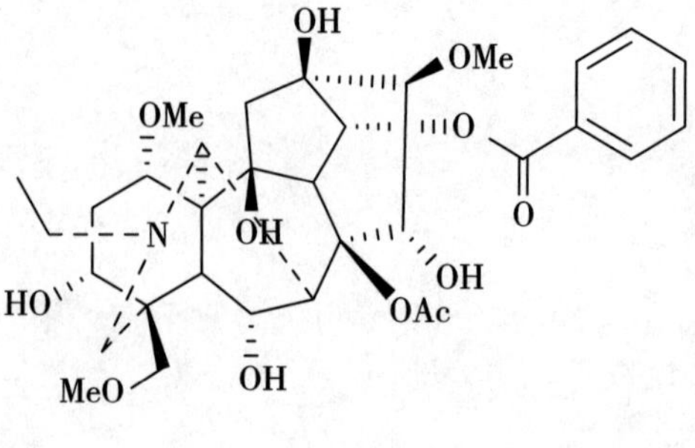

13-benzoylaconine/13- 苯甲酰乌头原碱 / 草乌

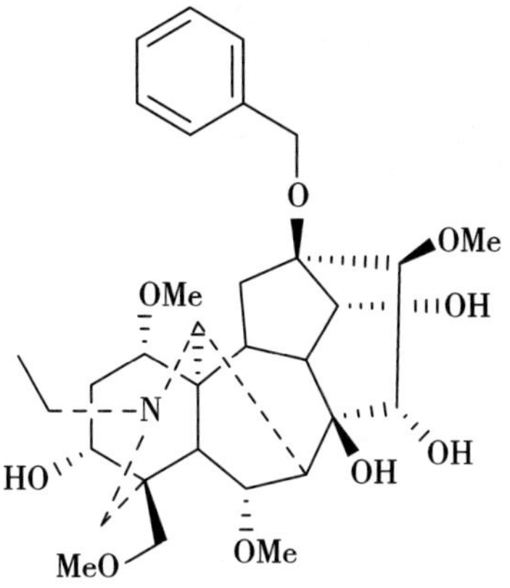

14-benzoylaconine/14- 苯甲酰乌头原碱 / 草乌

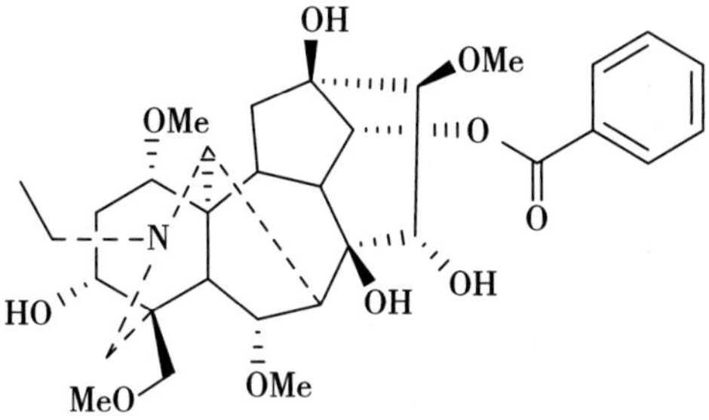

bergapten(香柑内酯) / 蛇床子

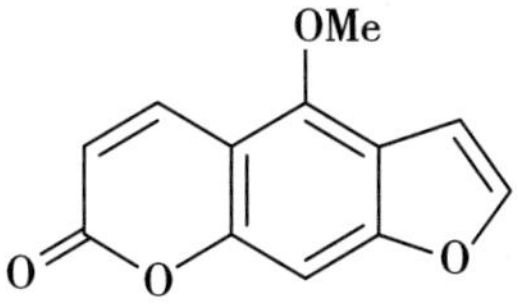

bilobetin/ 白果

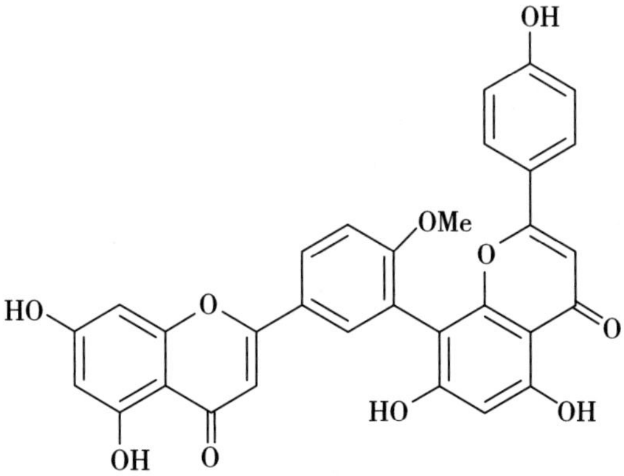

bilobol/ 白果

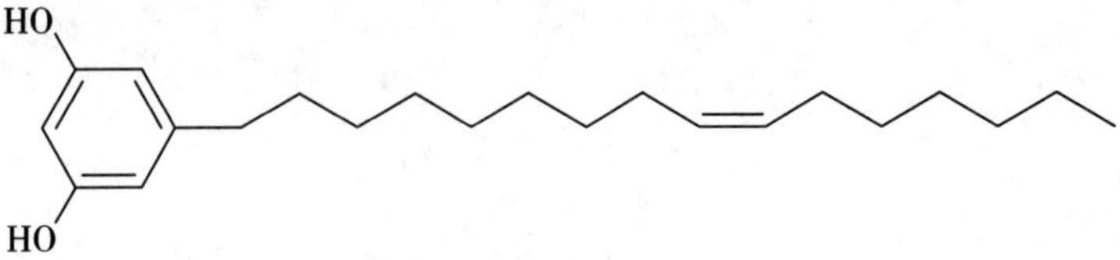

HO

HO

bornyl isovalerianate(异戊酸龙脑酯)/ 蛇床子
brucine(马钱子碱)/ 马钱子

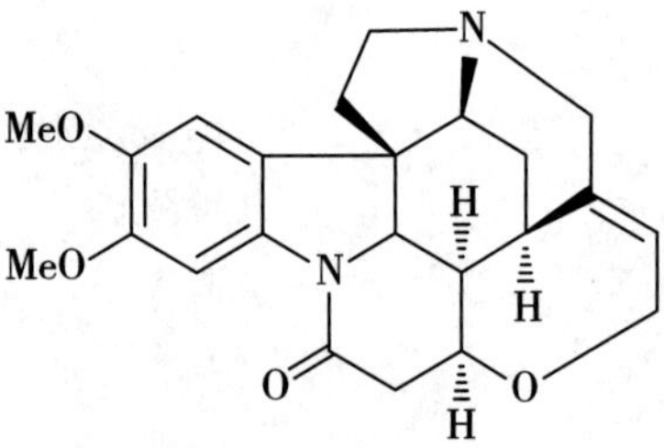

MeO

MeO

brucine *N*-oxide/ 马钱子

MeO

MeO

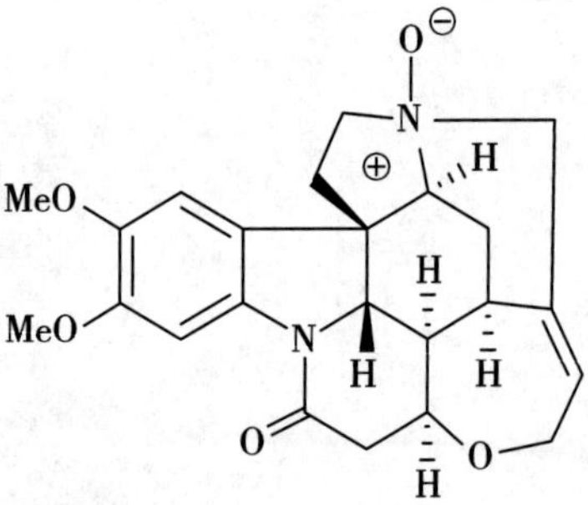

*l*-camphene/ 蛇床子

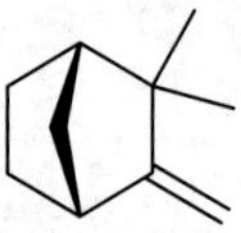

camphene(莰烯)/ 细辛

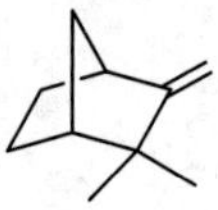

chasmanine(查斯曼宁)/ 草乌

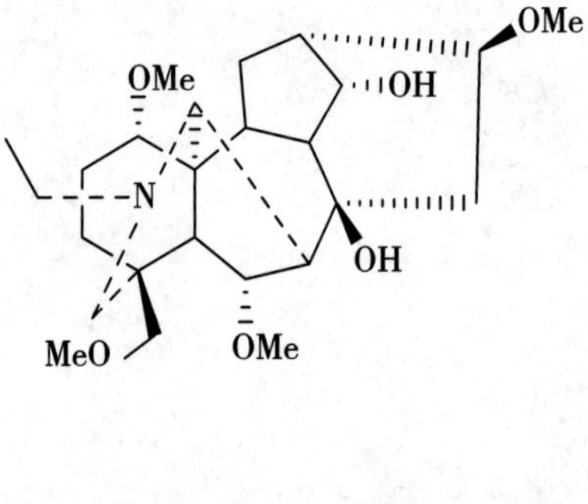

clemaphenol A/ 威灵仙

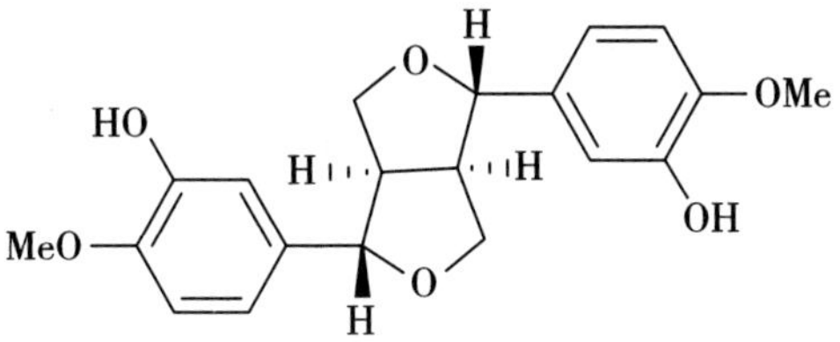

clemochinenoside A/ 威灵仙

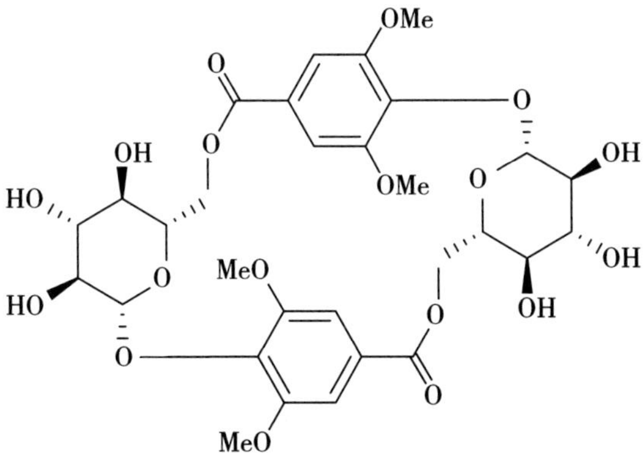

cnidimine/ 蛇床子

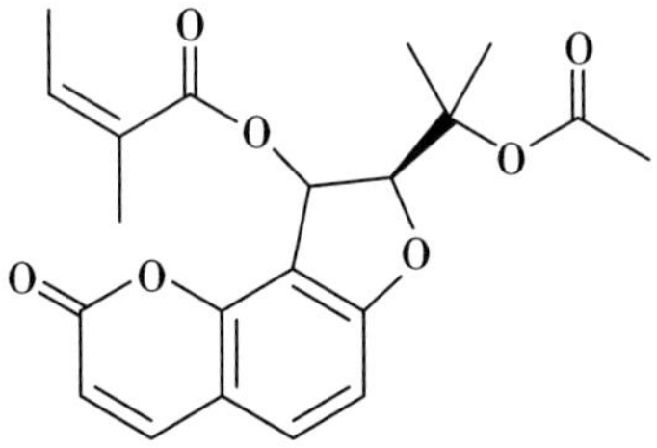

cnidiadin（蛇床定）/ 蛇床子

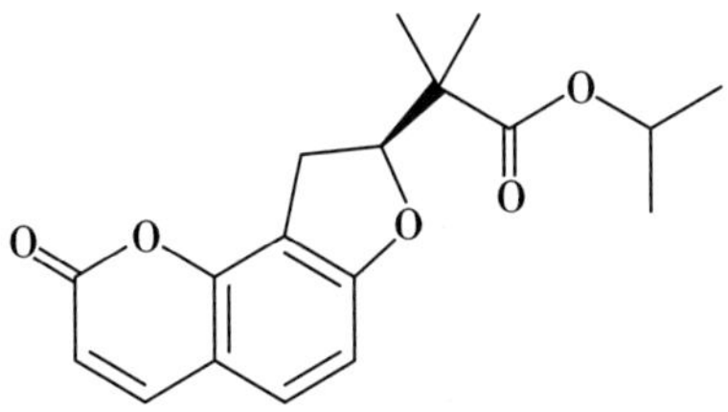

colubrine/ 马钱子

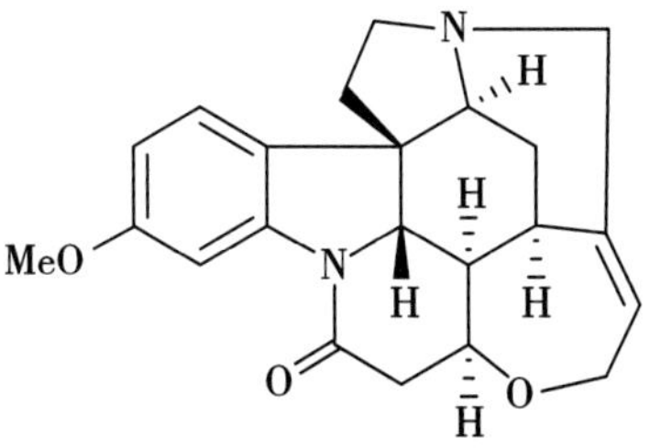

columbamine/ 延胡索

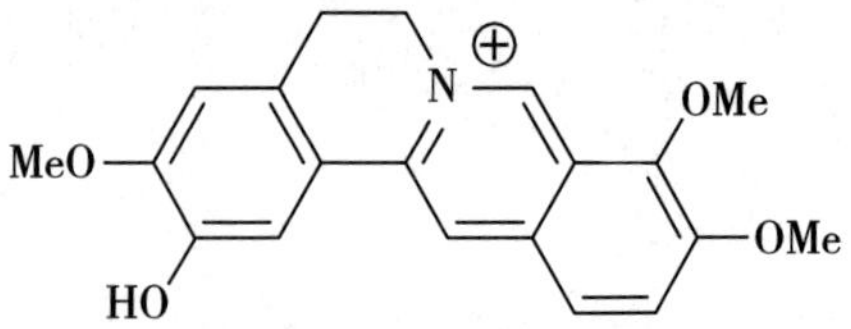

columbianadin（二氢欧山芹醇当归酸酯）/ 蛇床子

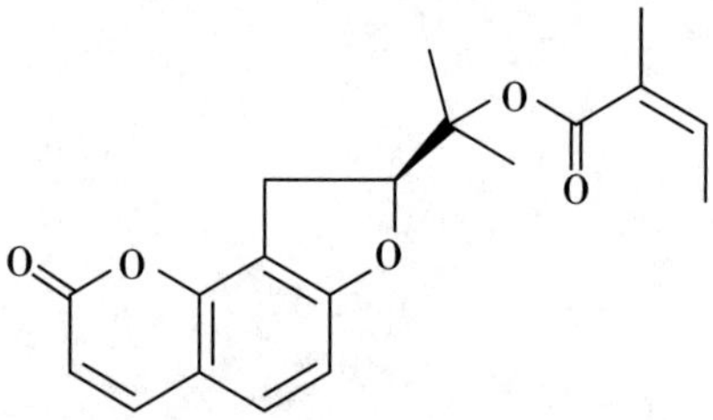

columbianetin（dihydro-oroselol）（二氢山芹醇）/ 蛇床子

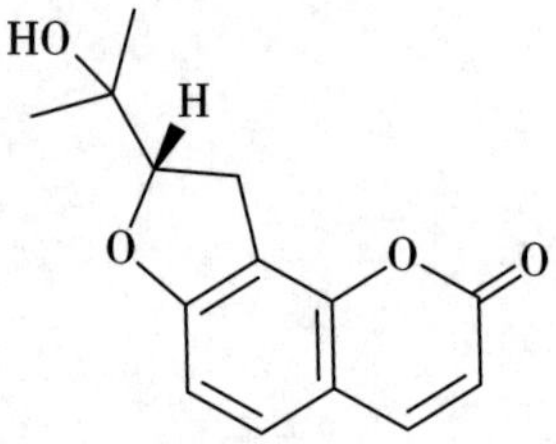

coptisine/ 延胡索

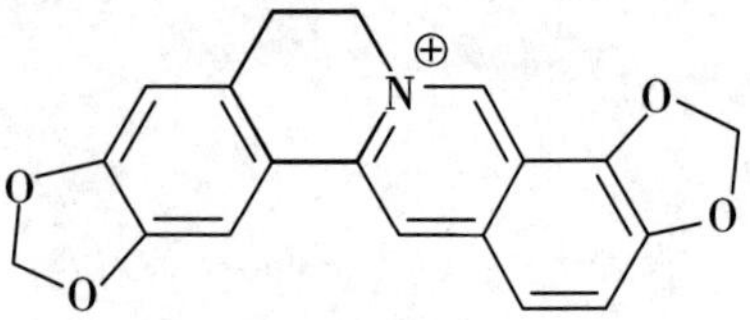

corybulbine/ 延胡索

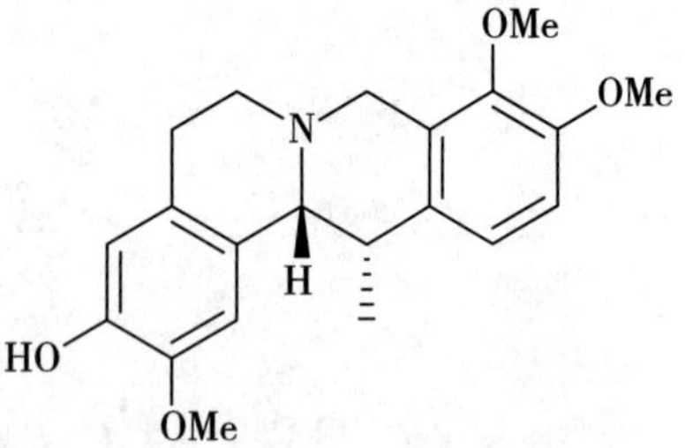

corydaline/ 延胡索

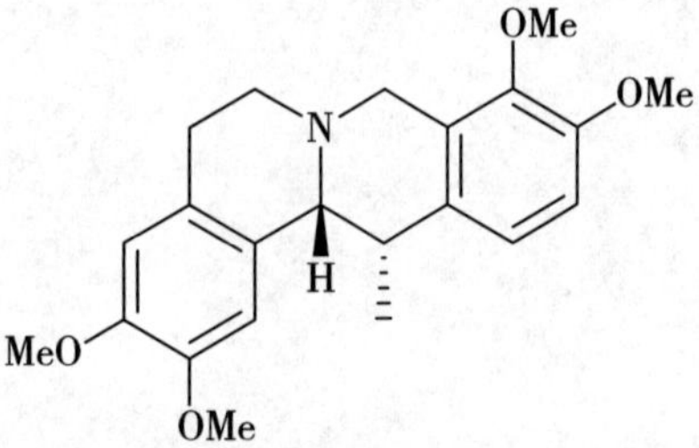

croweacin/ 细辛

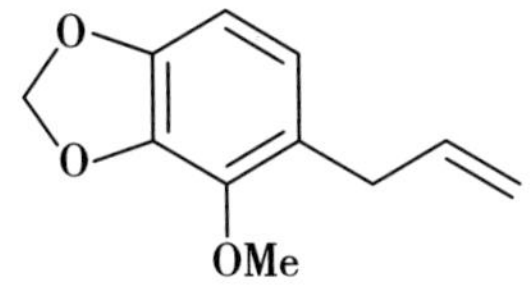

damnacanthal/ 红大戟

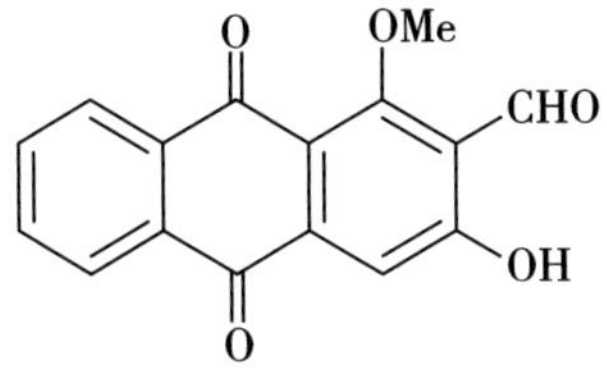

dehydrocorydaline/ 延胡索

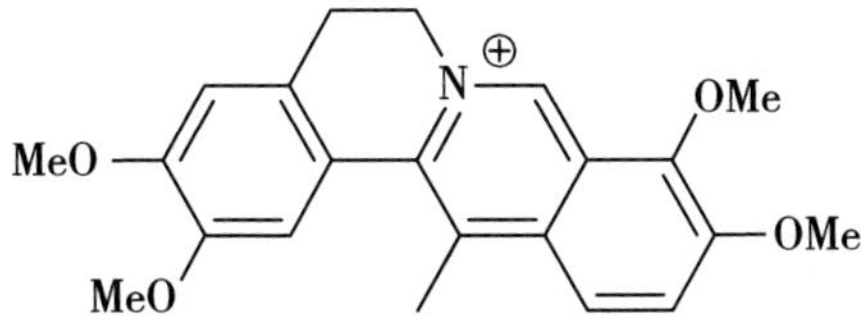

dehydrocorydalmine/ 延胡索

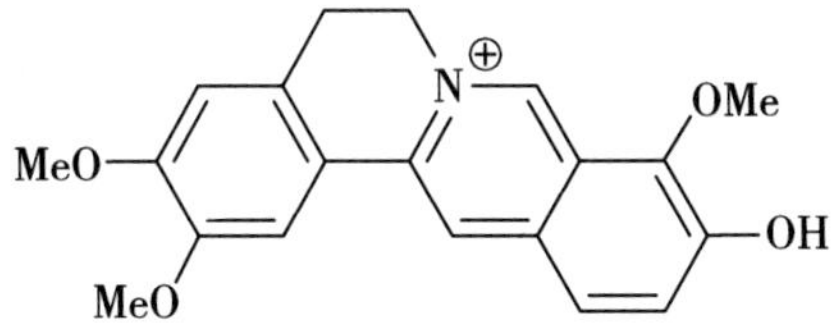

dehydronantenine/ 延胡索

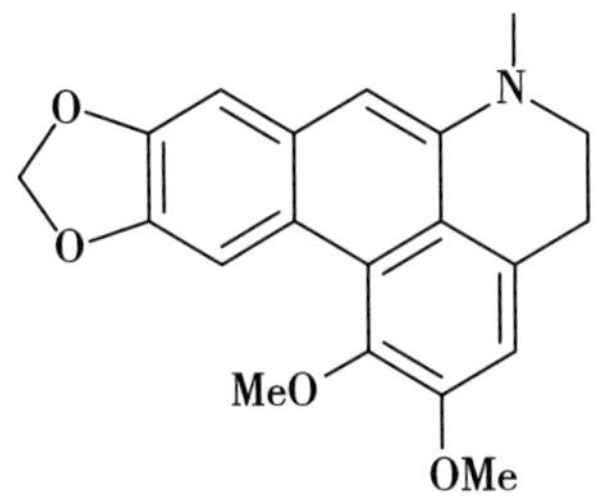

dehydrosanguinarine/ 延胡索

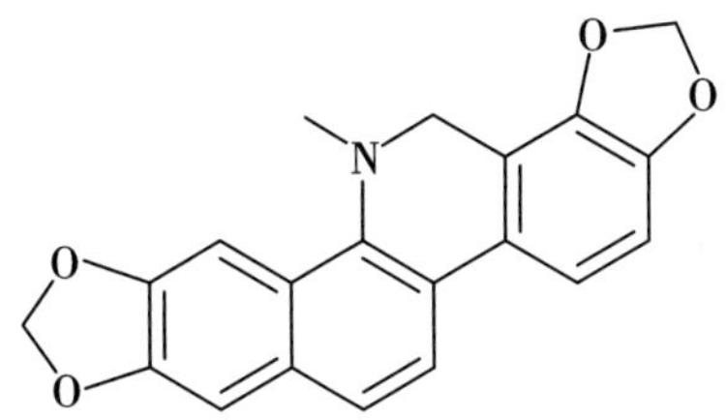

3-deoxyaconitine（3- 脱氧乌头碱）/ 草乌

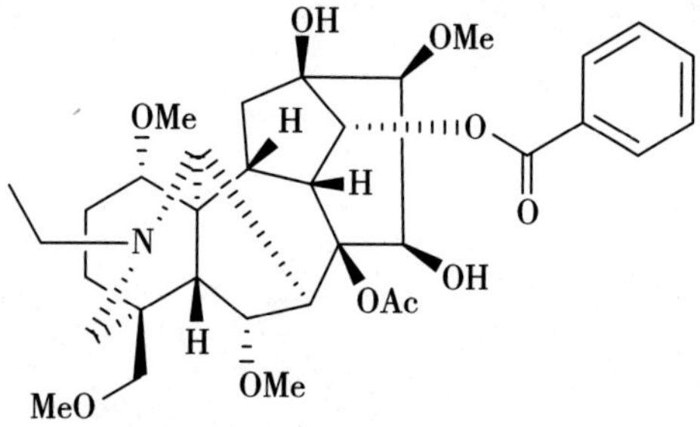

dictamnine（白鲜碱）/ 两面针

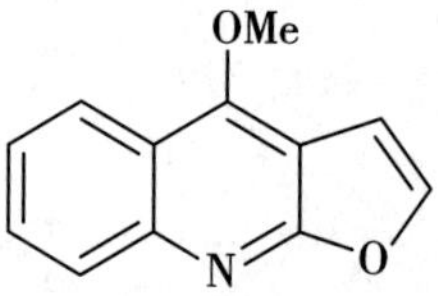

diosgenin（薯蓣皂苷元）/ 蒺藜

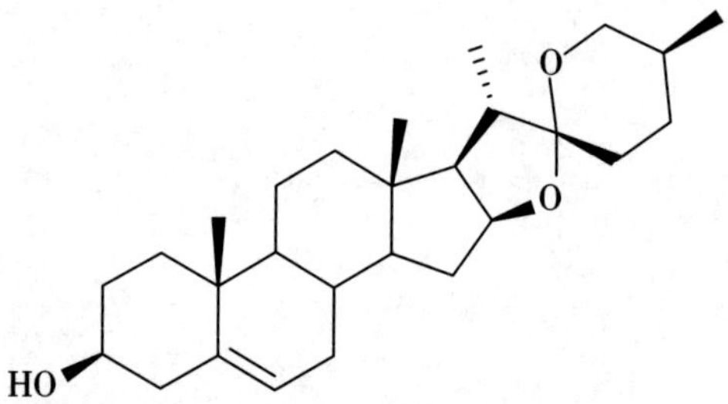

diosmin（地奥明即香叶木苷）/ 两面针

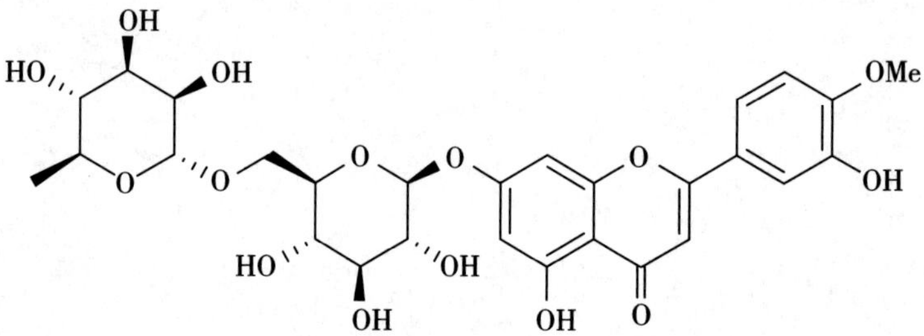

β-ecdysone/（β- 蜕皮激素）/ 重楼

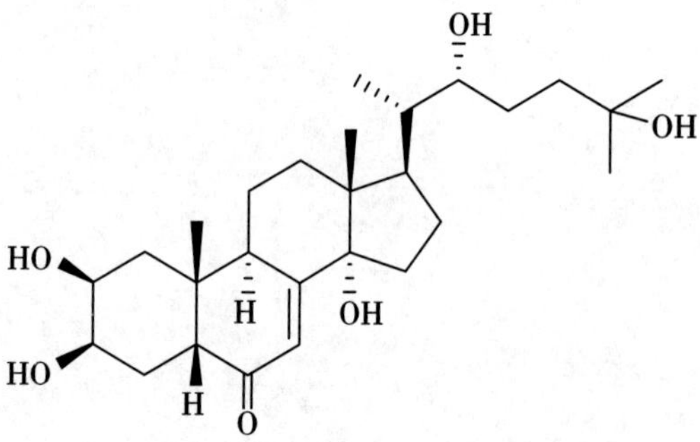

elemicin/ 细辛

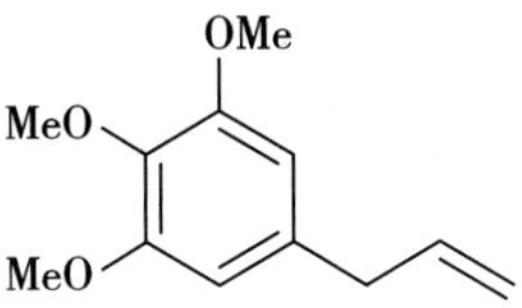

6-epichasmanine/ 草乌

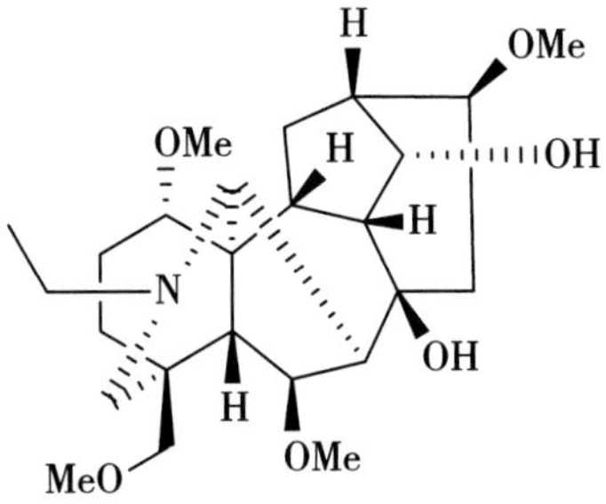

estragole/ 细辛

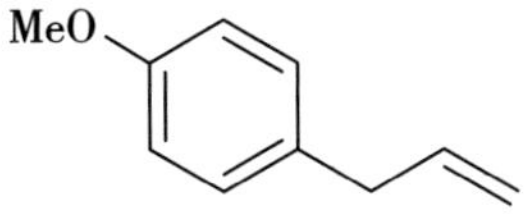

eucarvone/ 细辛

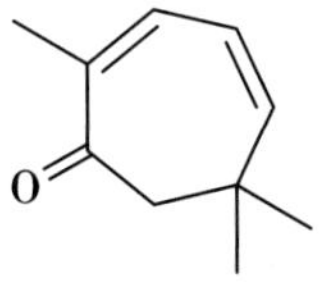

evodol（吴茱萸内酯醇）/ 两面针

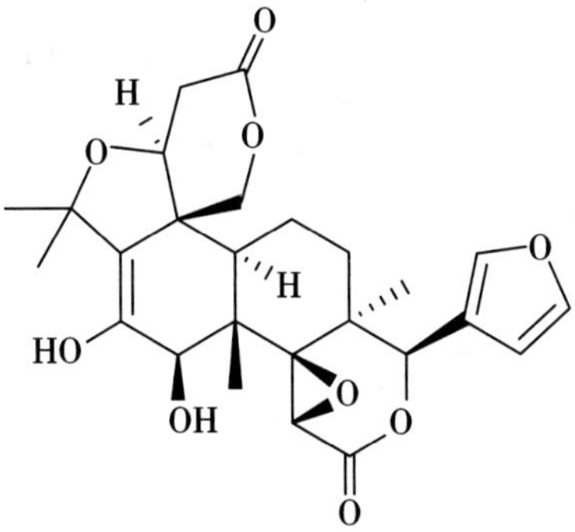

foresticine（弗斯生）/ 草乌

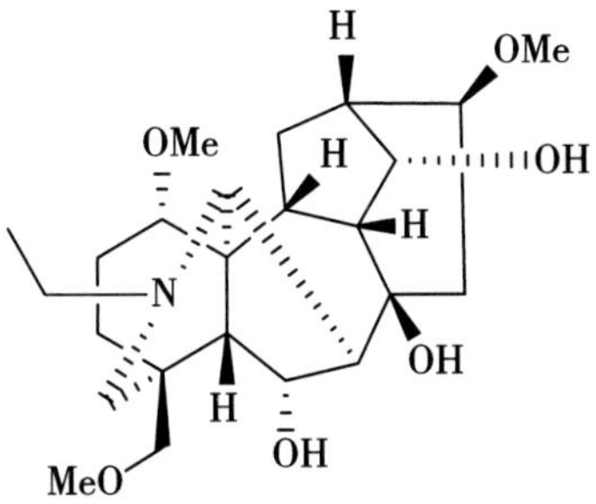

ginkgol/ 白果

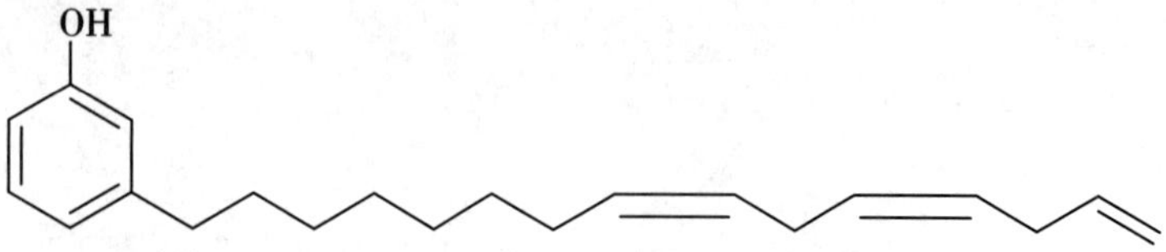

ginkgolic acid（白果酸）/ 白果

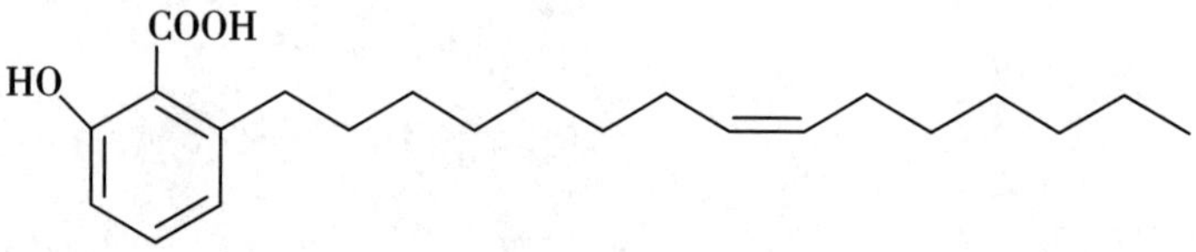

periplocin/ 香加皮

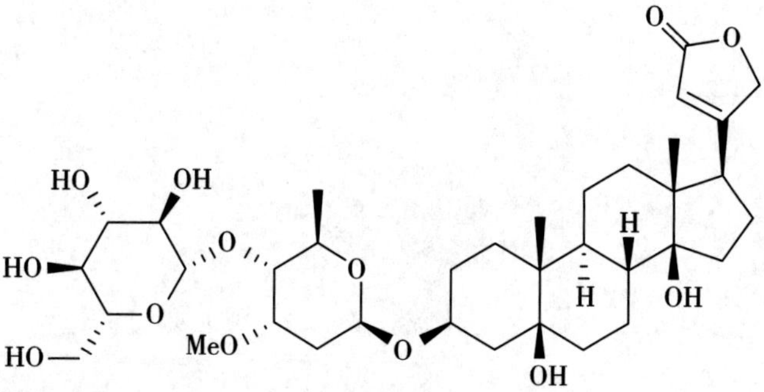

periplocoside H₁（杠柳苷 H₁）/ 香加皮

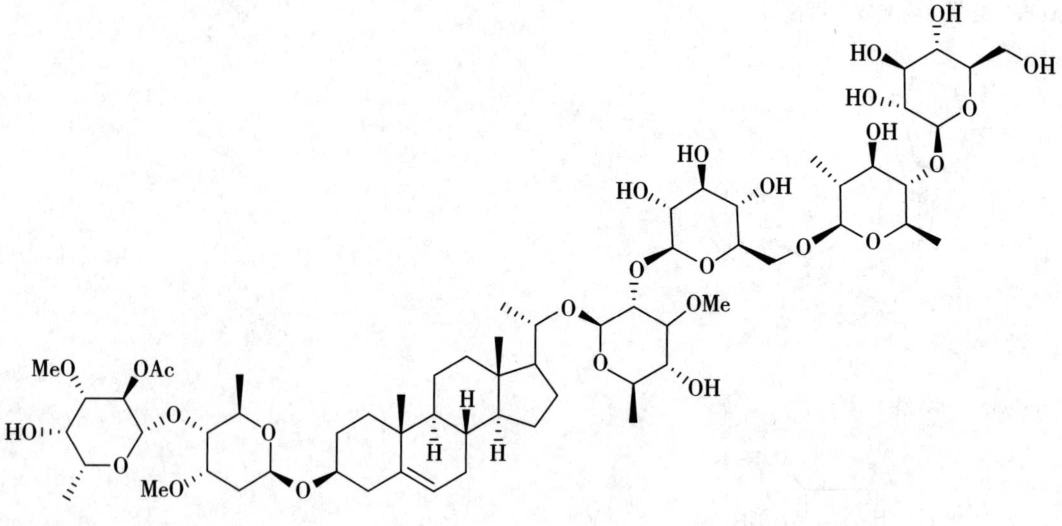

periplocoside K/(杠柳苷 K)/ 香加皮

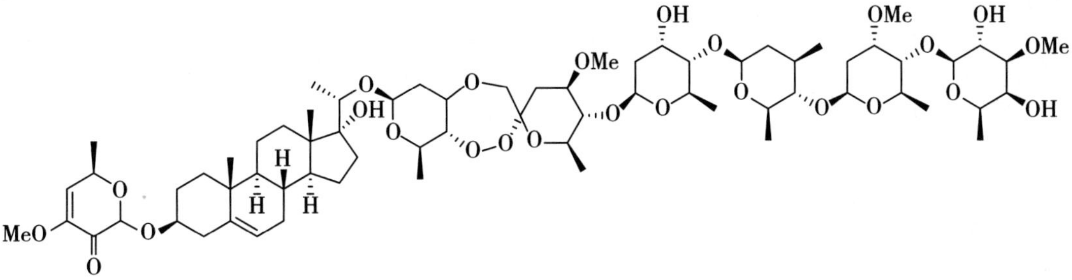

α-gurjunene(α- 古芸烯)/ 苍耳子

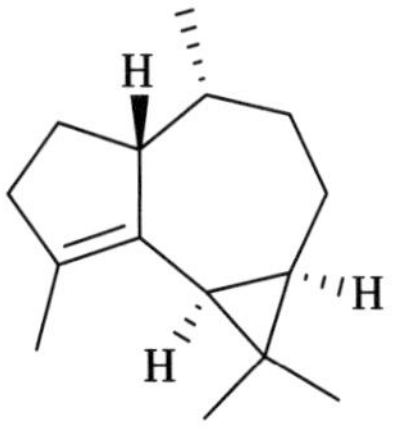

harman(哈尔满)/ 蒺藜

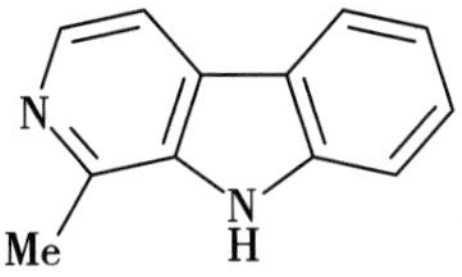

harmol(哈尔醇)/ 蒺藜

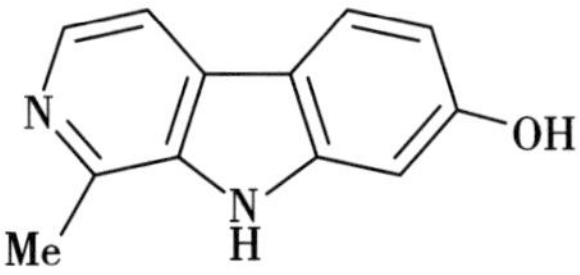

hecogenin(海柯皂苷元)/ 蒺藜

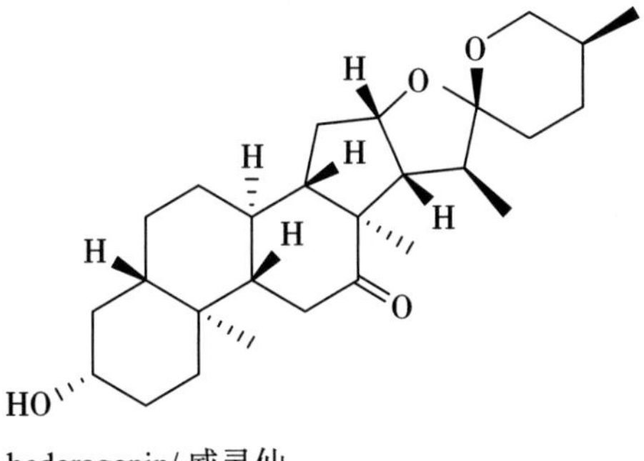

hederagenin/ 威灵仙

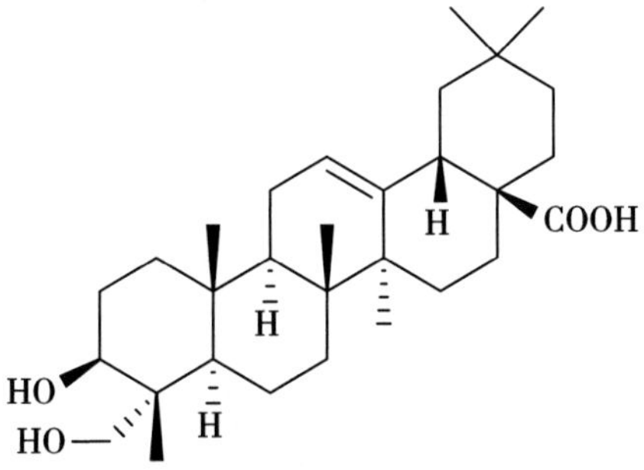

higenamine/ 细辛

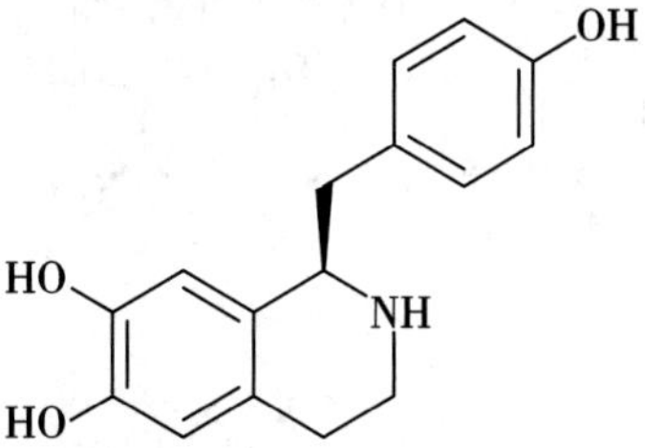

hydroginkgolic acid/ 白果

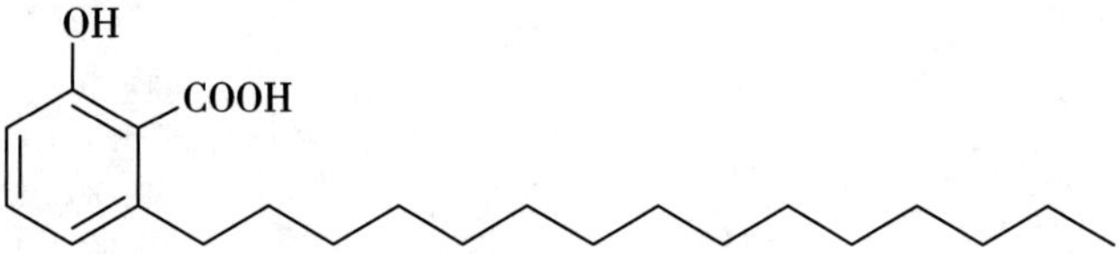

3-hydroxymorindone/ 红大戟

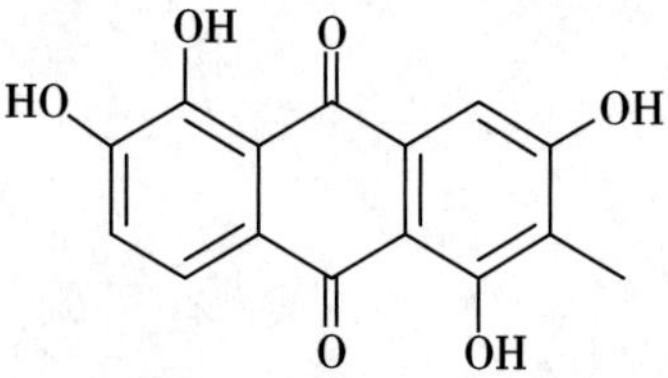

15-$\alpha$-hydroxyneoline（15-$\alpha$- 羟基尼奥宁）/ 草乌

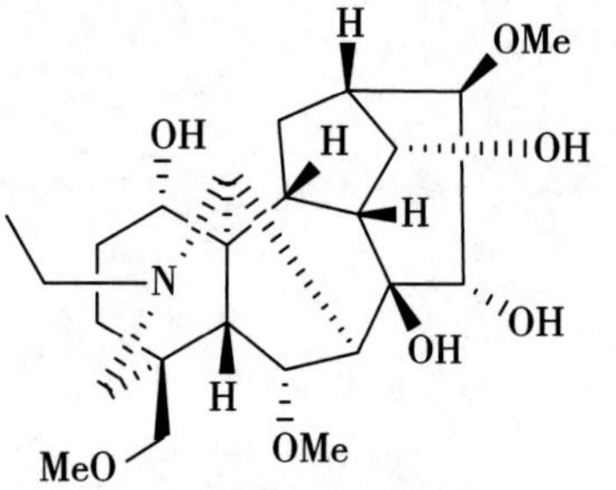

hyoscyamine（莨菪碱）/ 华山参

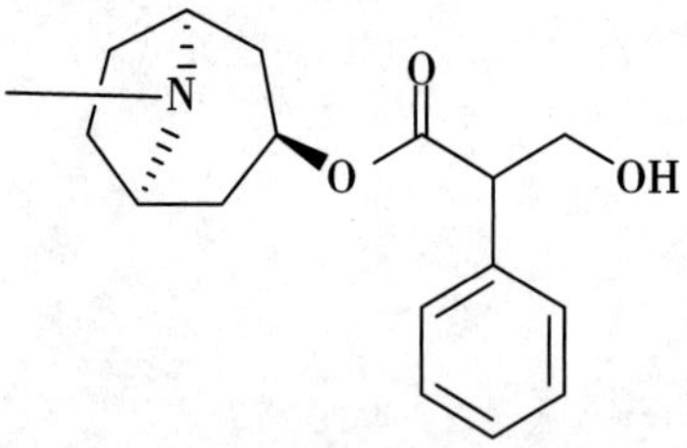

hypacontine（次乌头碱）/ 草乌

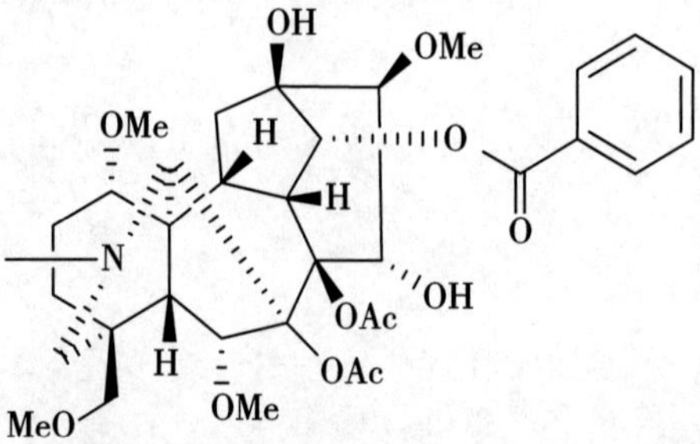

imperatorin（欧前胡素）/ 蛇床子

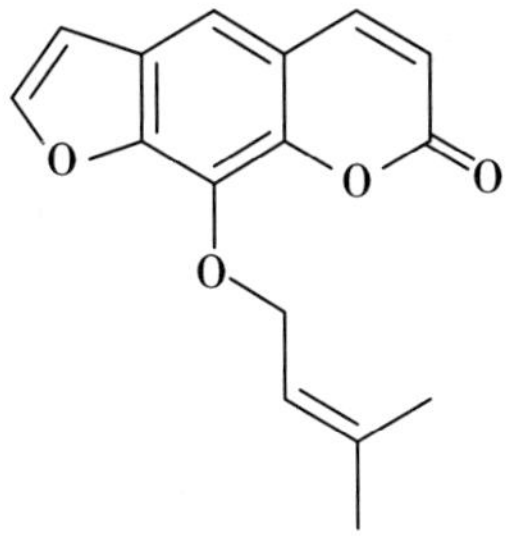

（±）-isoborneol（异龙脑）/ 蛇床子

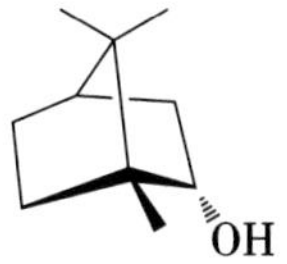

Isopimpinellin（异虎耳草素、茴芹香豆素）/ 蛇床子

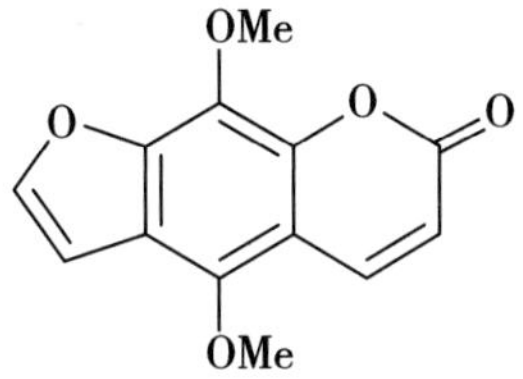

isostrychnine/ 马钱子

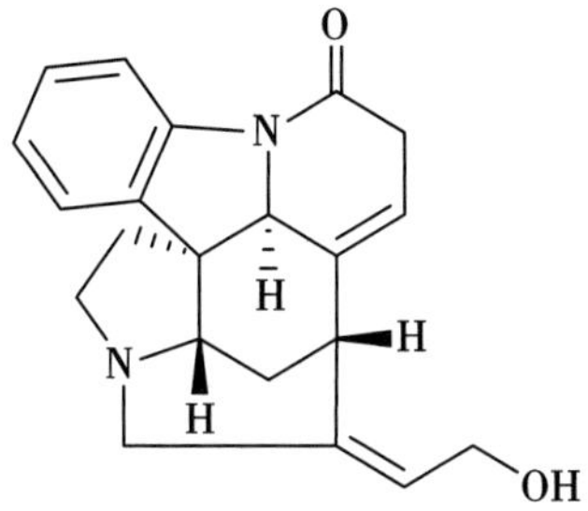

isostrychnine *N*-oxide/ 威灵仙

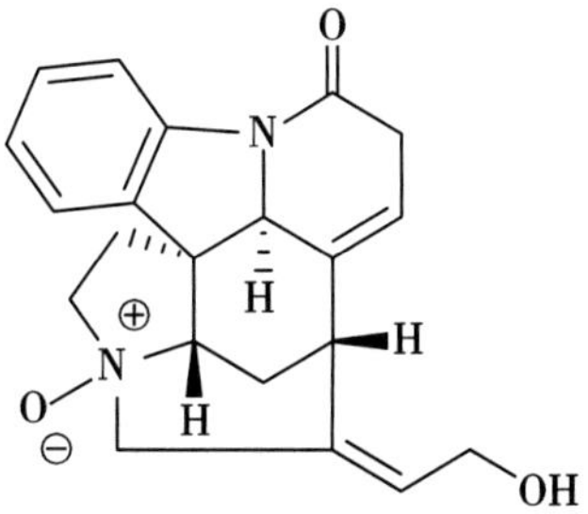

kaempferol（山柰素）/ 蒺藜

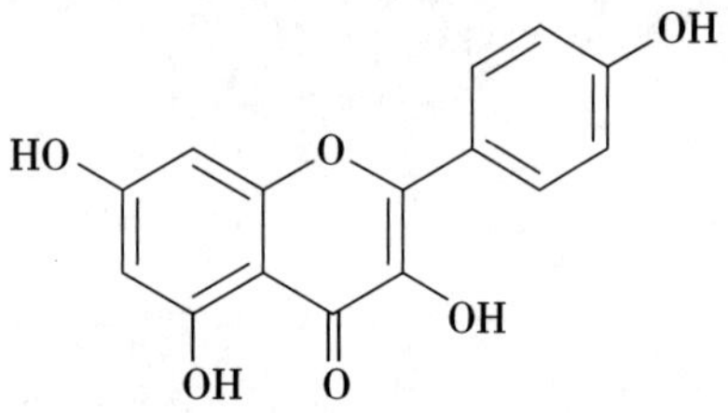

kakuol/ 细辛

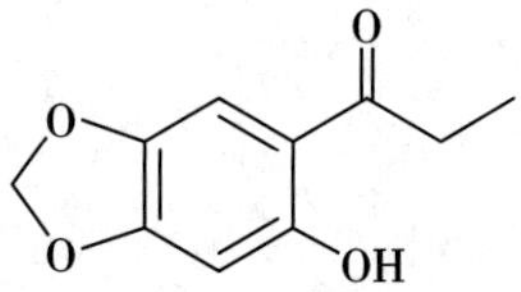

knoxiadin/ 红大戟

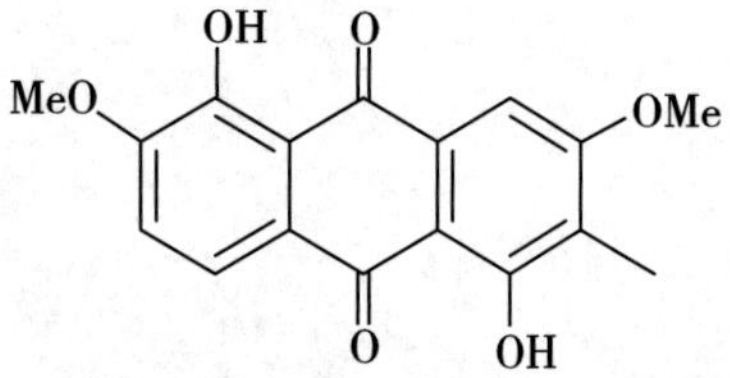

lanosterol/ 京大戟

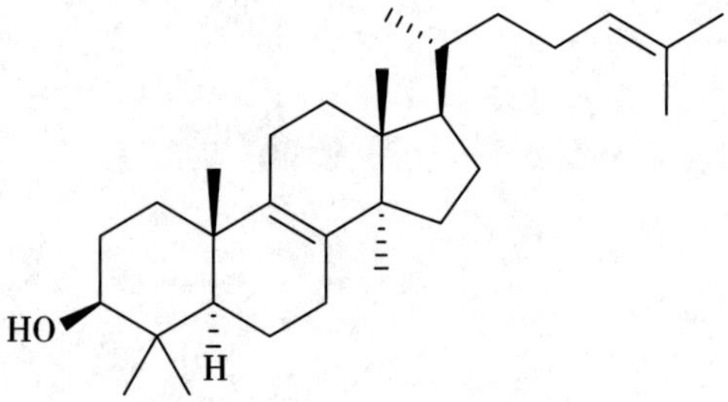

leonticine/ 延胡索

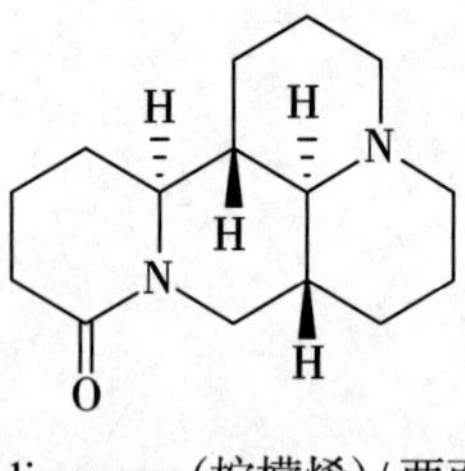

limonene（柠檬烯）/ 两面针

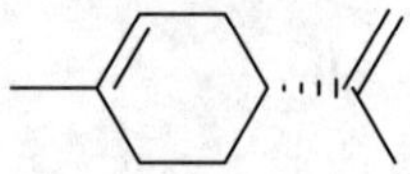

lobelanidine/ 半边莲

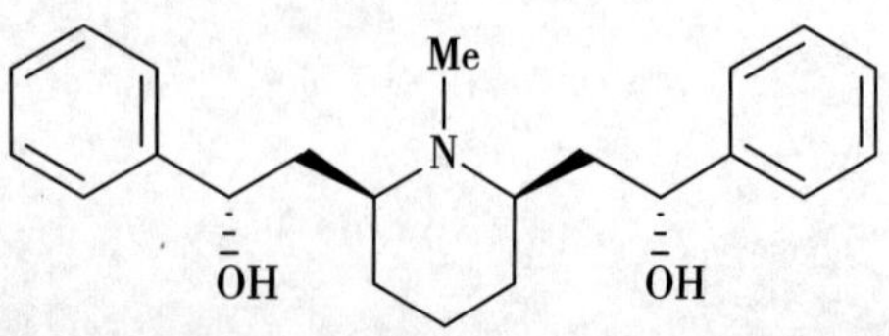

lobeline/ 半边莲

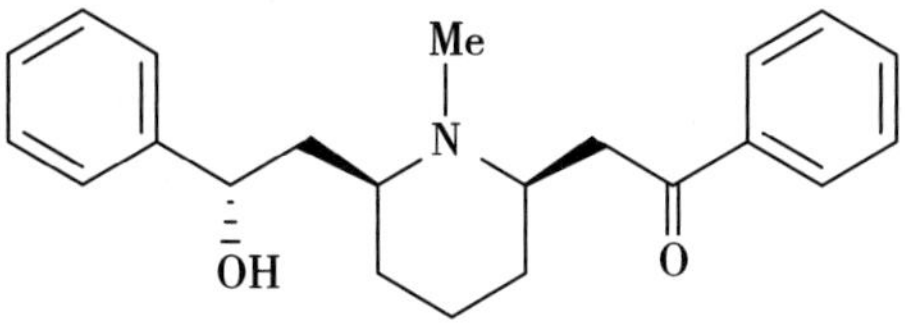

loganin（马钱苷）/ 威灵仙

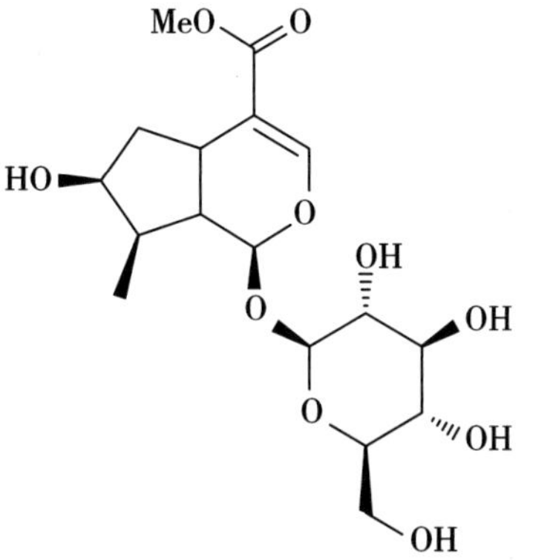

loganoside/ 威灵仙

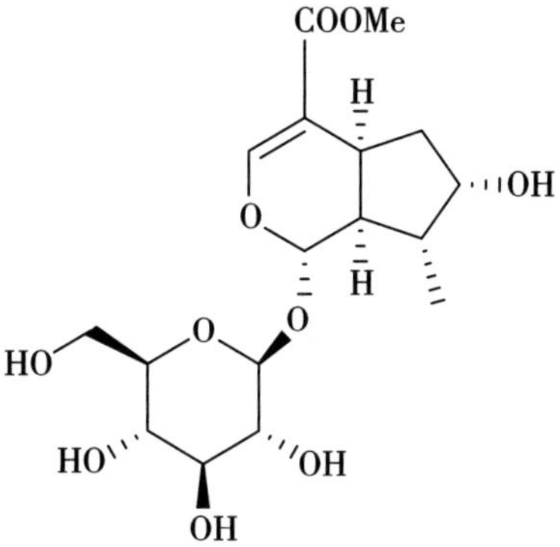

lycoctonine（牛扁碱）/ 草乌

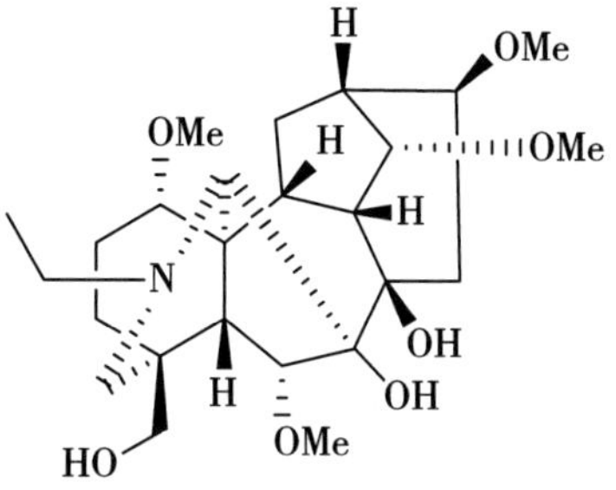

magnoflorine（木兰花碱）/ 两面针

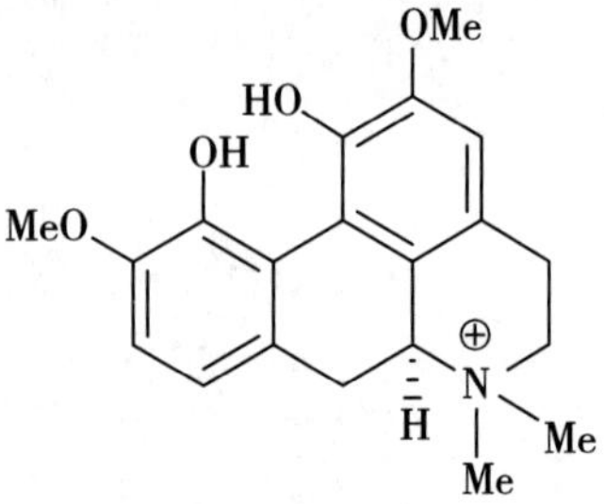

mesaconitine（新乌头碱）/ 草乌

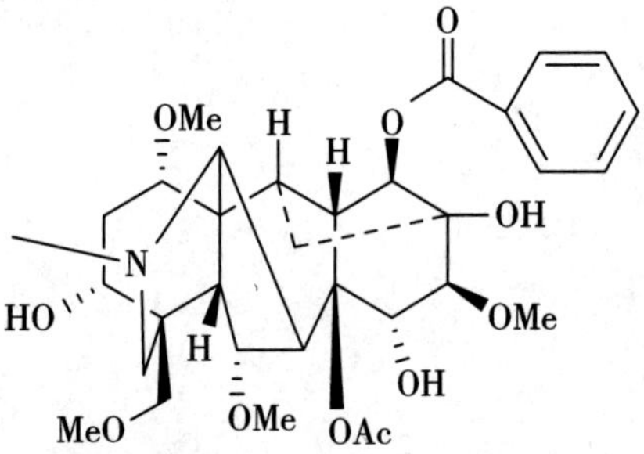

5′-methoxy bilobetin/ 白果

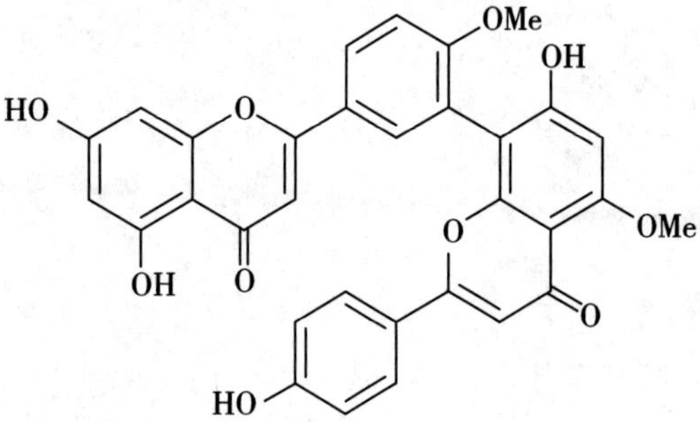

methyleugenol/ 细辛

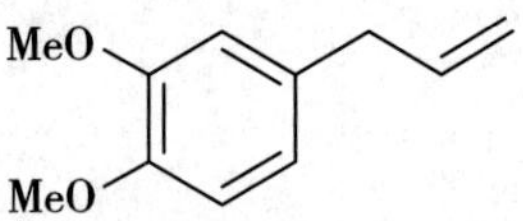

myrcene/ 细辛

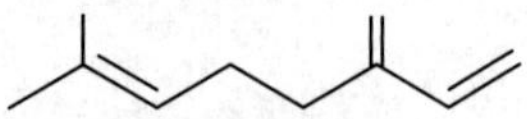

myristicin/ 细辛

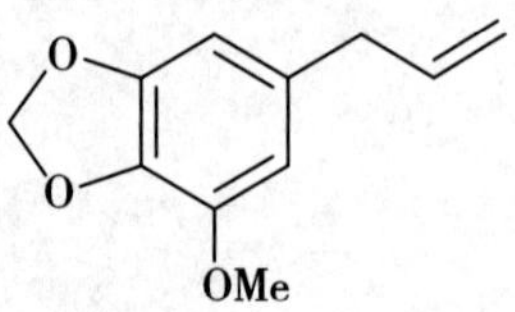

neogitogenin(新芰脱皂苷元,新吉托皂苷元)/ 蒺藜

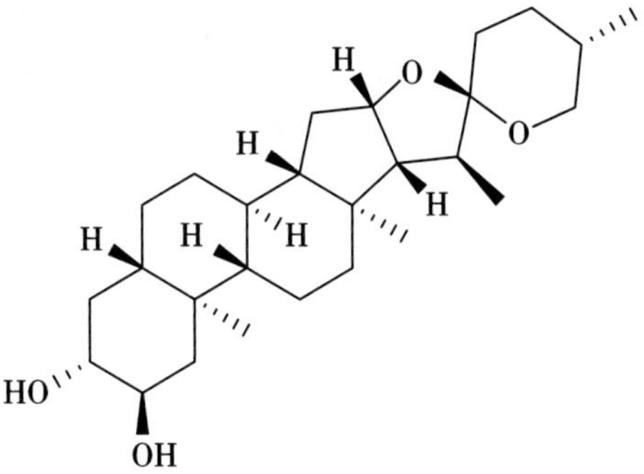

neoline(尼奥宁)/ 草乌

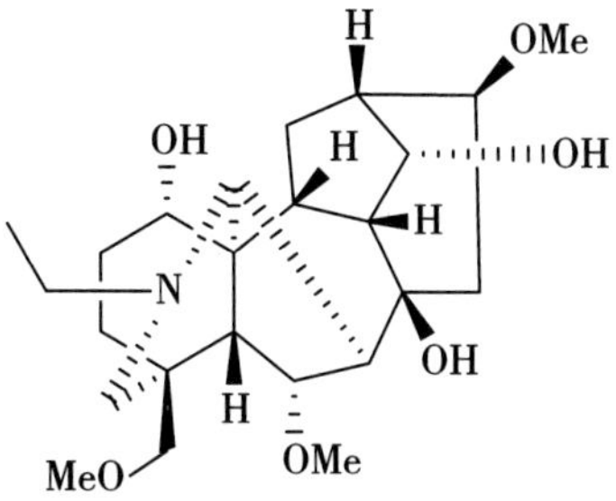

neotigogenin(新提果皂苷元,新替告皂苷元)/ 蒺藜

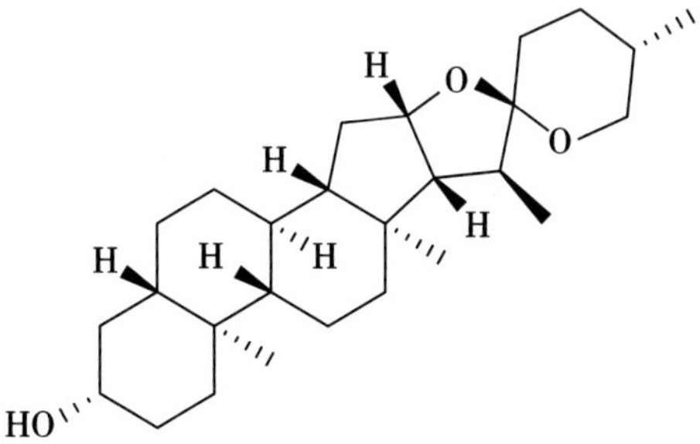

nitidine(两面针碱)/ 两面针

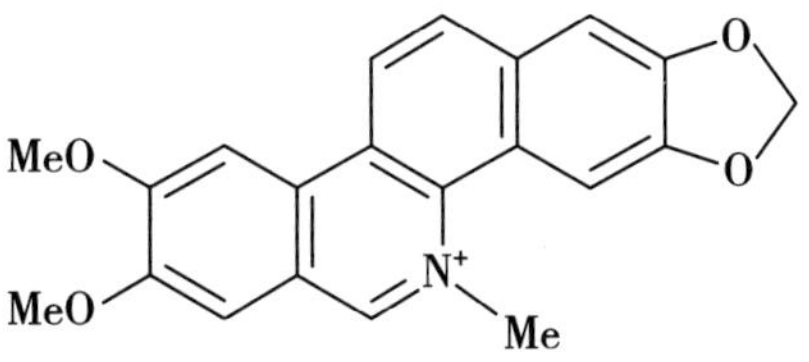

novacine/ 马钱子

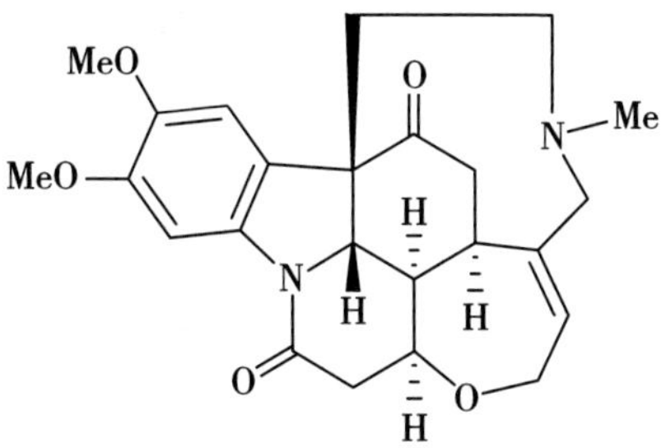

obacunone（黄柏酮）/ 两面针

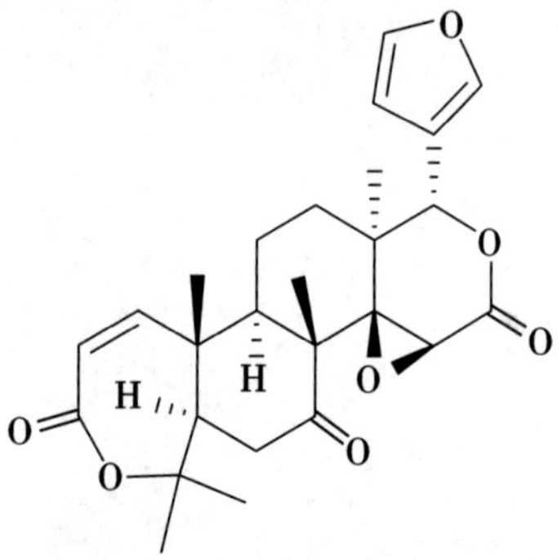

oleanolic acid（齐墩果酸）/ 威灵仙

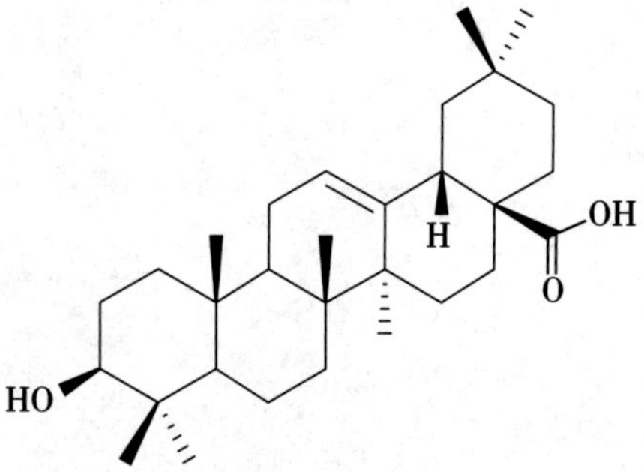

osthole（欧芹酚甲醚）/ 蛇床子

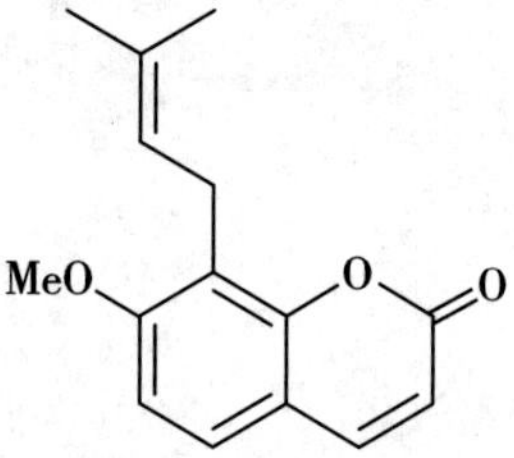

oxychelerythrine（氧化白屈菜红碱）/ 两面针

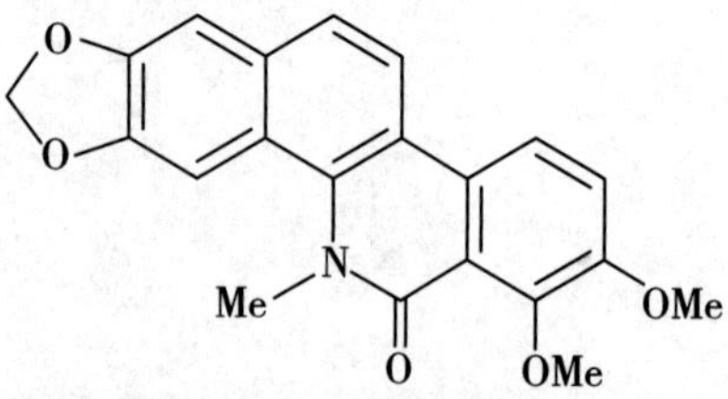

oxynitidine（氧化两面针碱）/ 两面针

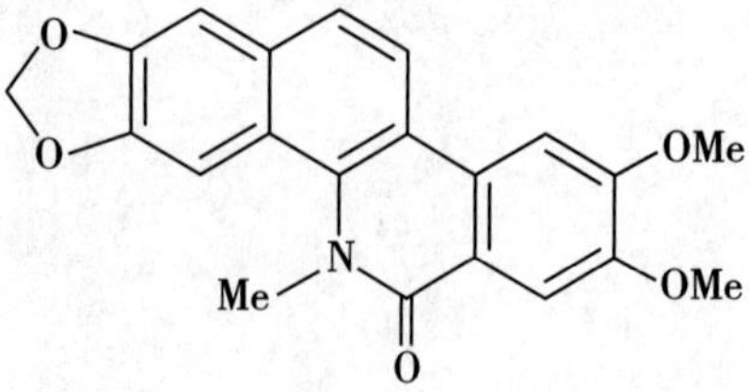

pennogenin 3-*O*-α-L-rhamnopyranosyl-(1 → 2)-β-D-glucopyranoside Ⅶ/ 重楼

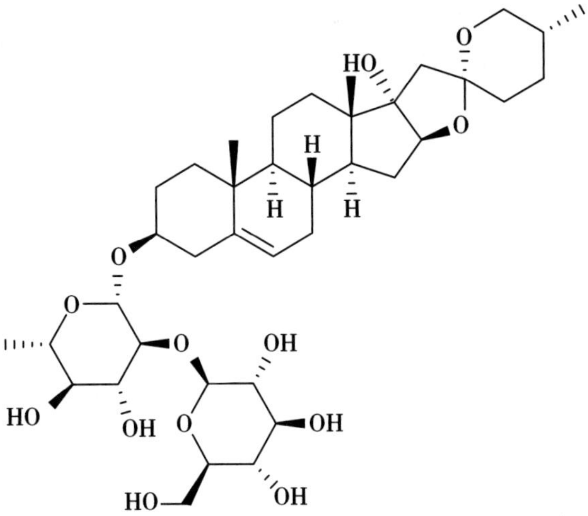

(−)-α-pinene（蒎烯）/ 蛇床子

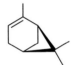

β-pinene（β- 蒎烯）/ 细辛

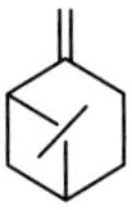

protopine（原阿片碱）/ 延胡索

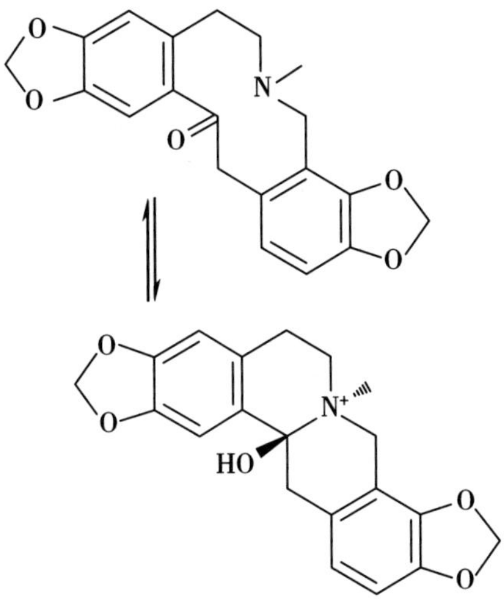

protoveratrine A/ 香加皮

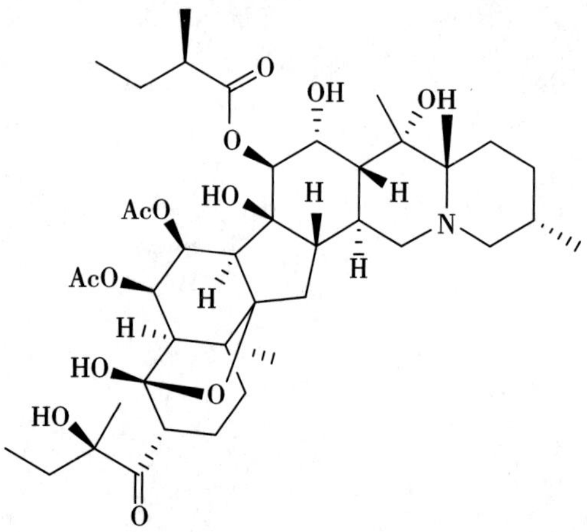

quercetin（槲皮素）/ 京大戟

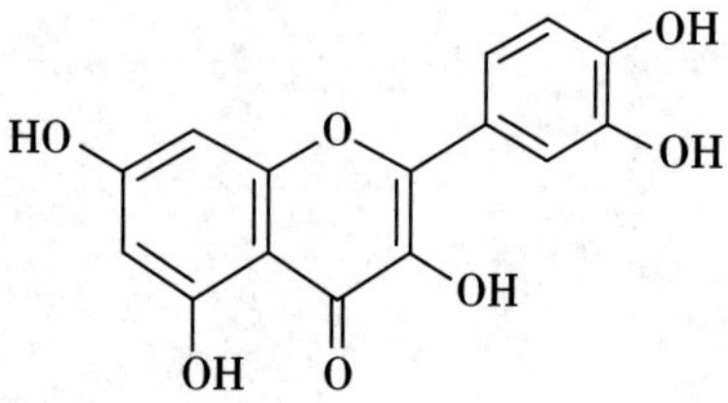

rubiadin/ 红大戟

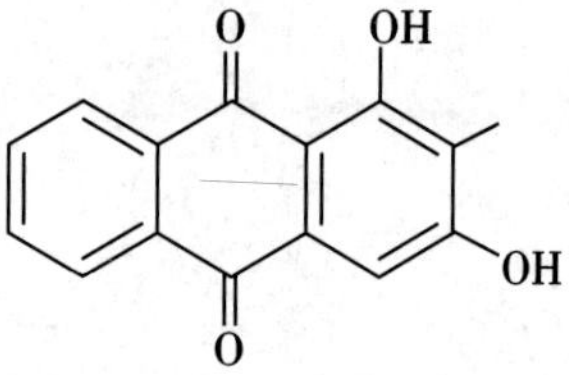

ruscogenin（鲁斯可皂苷元,罗斯考皂苷元）/ 蒺藜

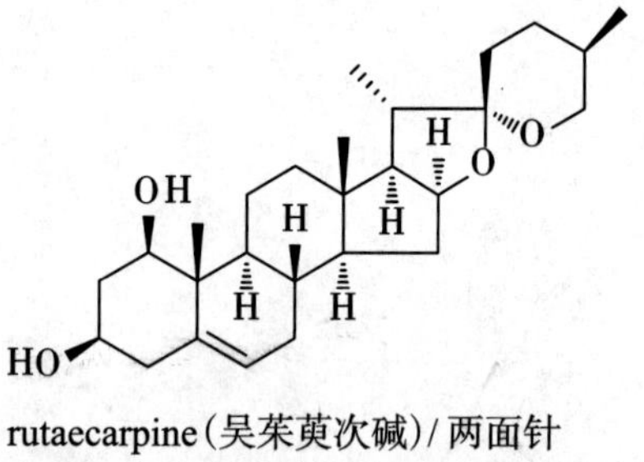

rutaecarpine（吴茱萸次碱）/ 两面针

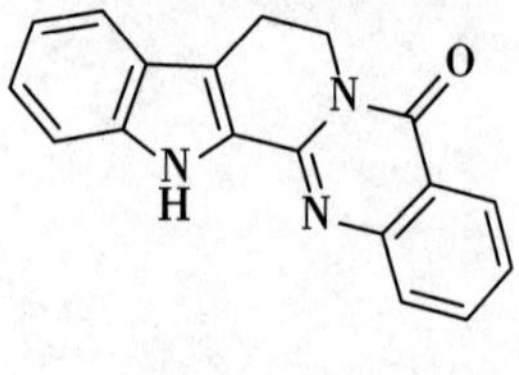

rutaevine（吴茱萸苦素）/ 两面针

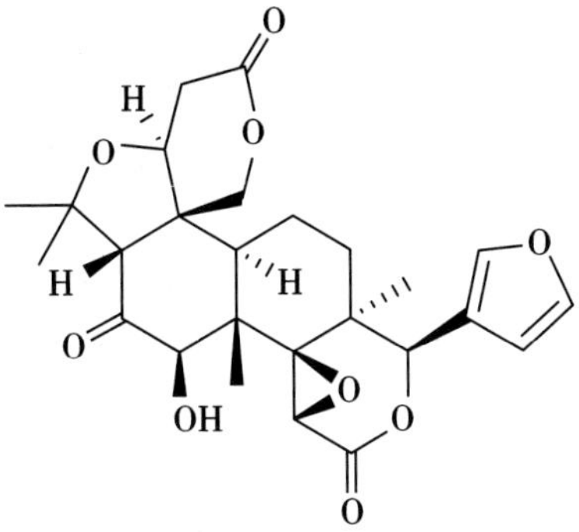

kaempferol-3-*O*-rutinoside（山奈酚 -3- 芸香糖苷）/ 藜藜

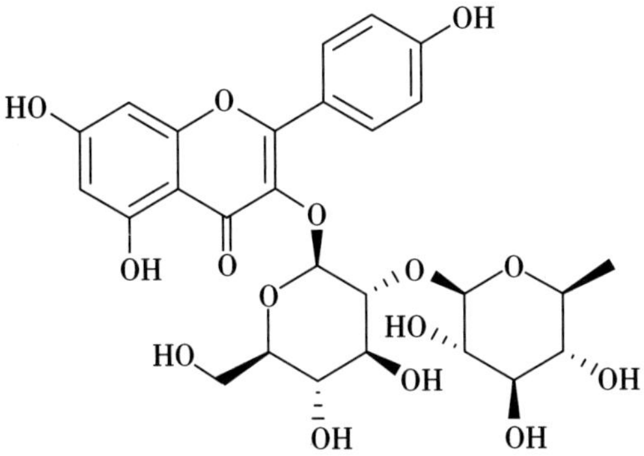

safrole/ 细辛

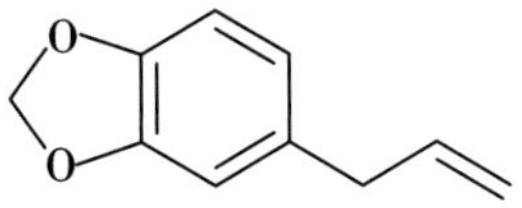

scopolamine（东莨菪碱）/ 华山参

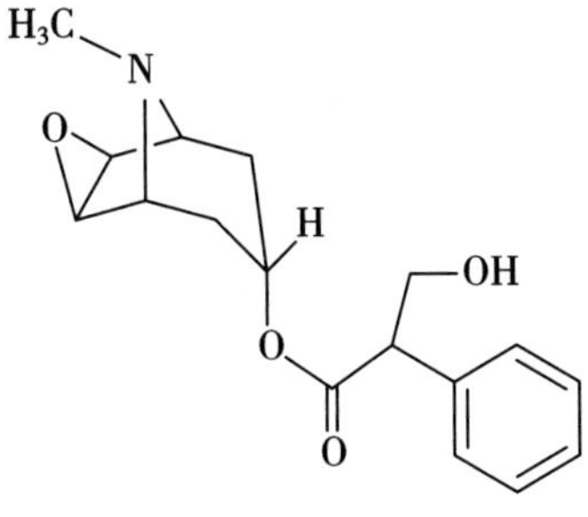

scopoletin（东莨菪内酯，东莨菪素）/ 华山参

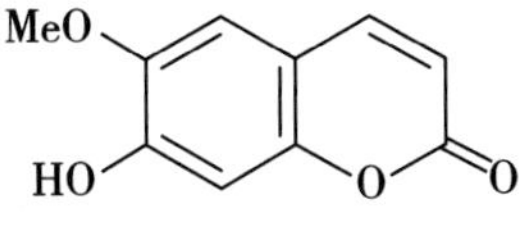

scopoline/ 华山参

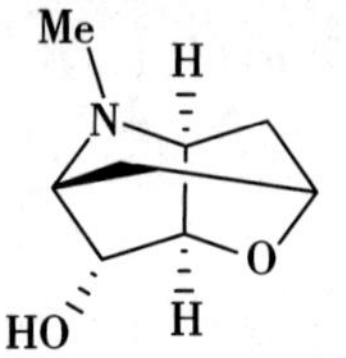

scopollin/ 华山参

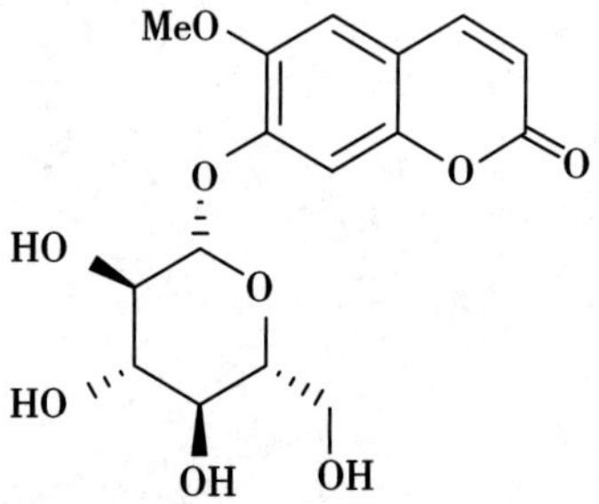

sesamin（芝麻素）/ 细辛

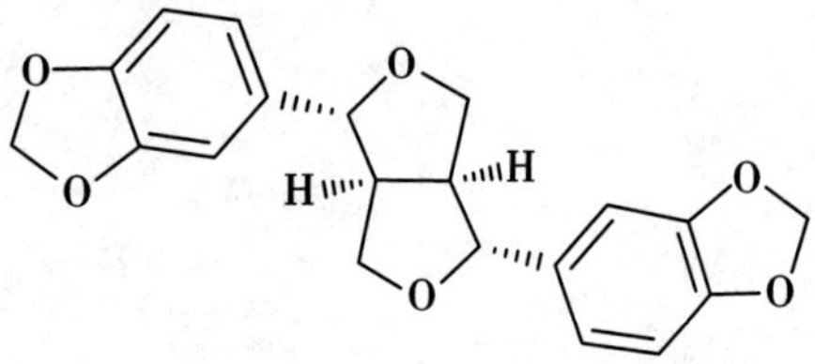

β-sitosterol（β- 谷固醇）/ 蛇床子 / 苍耳子

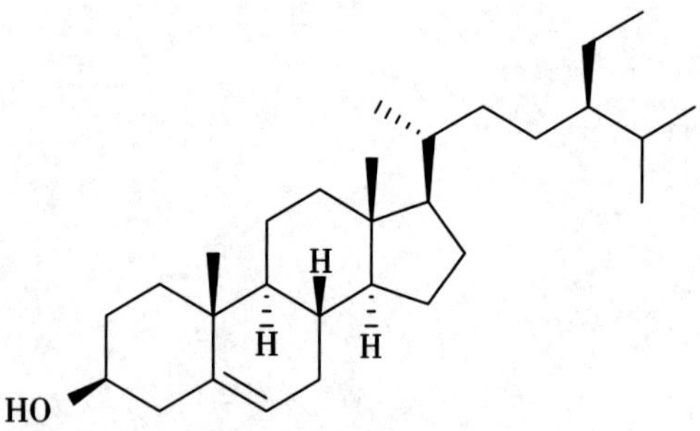

skimmianine（茵芋碱）/ 两面针

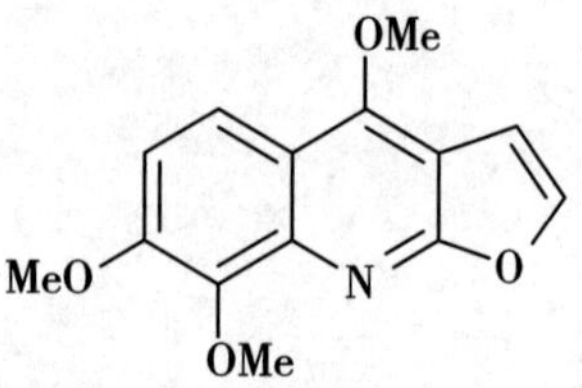

25*R*-spirosta-3,5-diene(25- 螺甾 -3-5- 二烯)/ 蒺藜

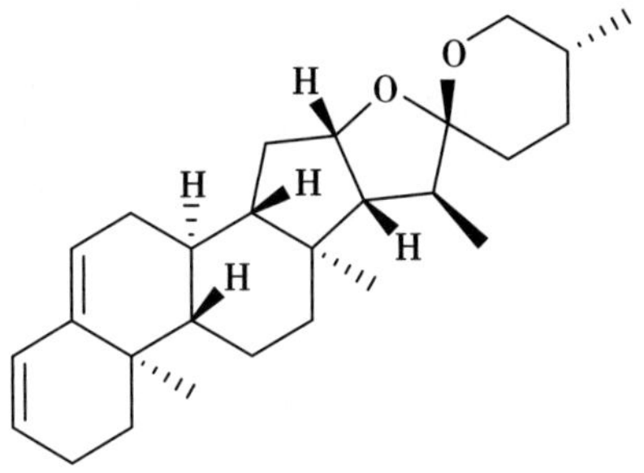

stigmasforol（豆固醇）/ 苍耳子

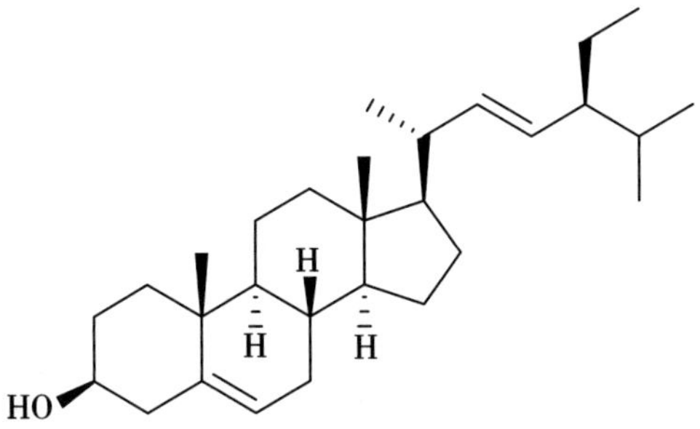

strychnine（士的宁）/ 马钱子

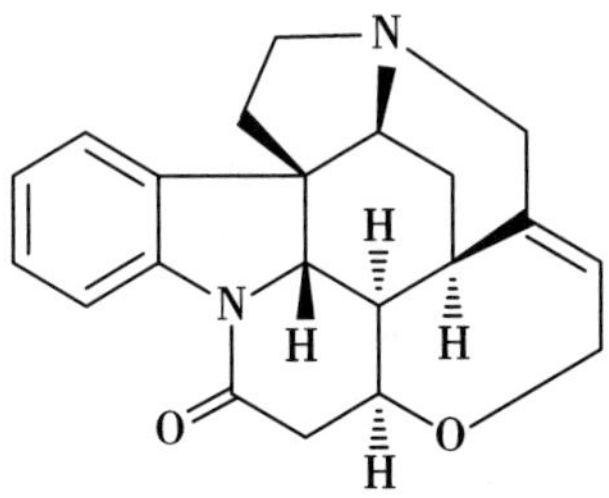

strychnine *N*-oxide/ 马钱子

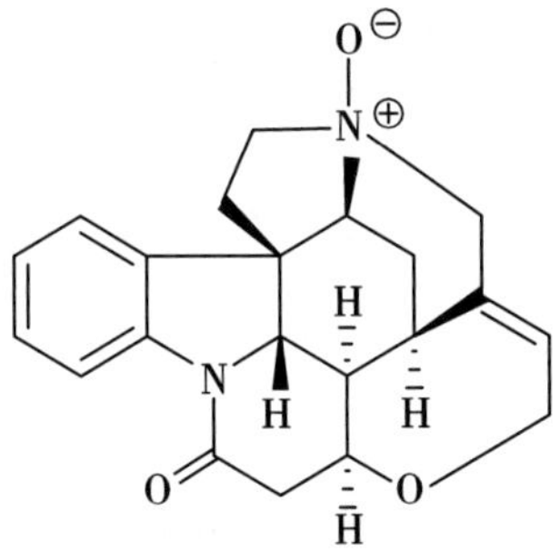

syringic acid/ 红大戟

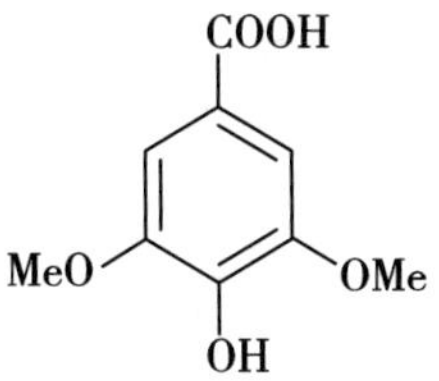

talatizamine(塔拉地萨敏)/草乌

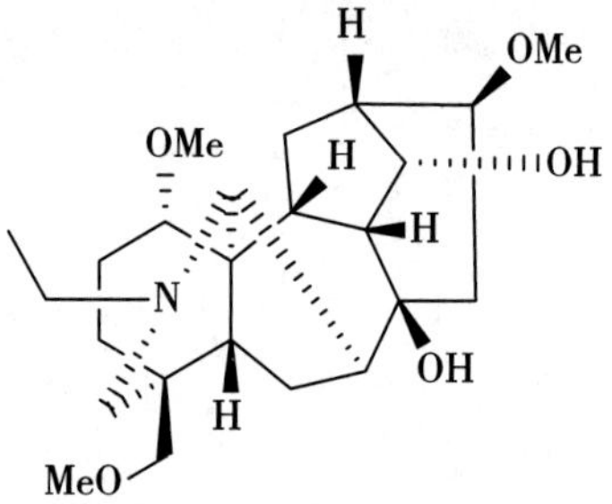

tetrahydrocolumbamine/ 延胡索

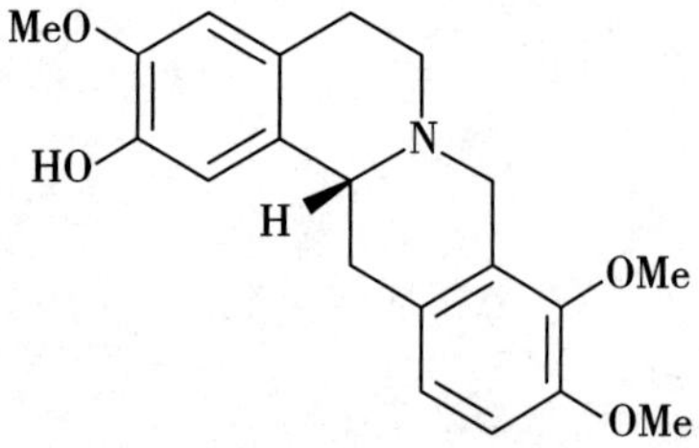

tetrahydrocoptisine/ 延胡索

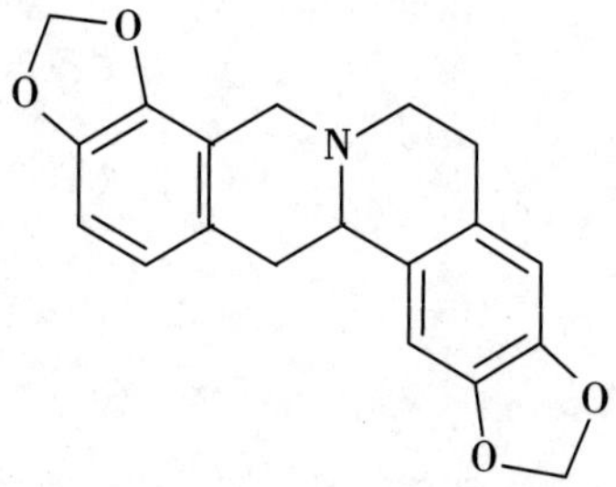

tetrahydropalmatine(延胡索乙素)/ 延胡索

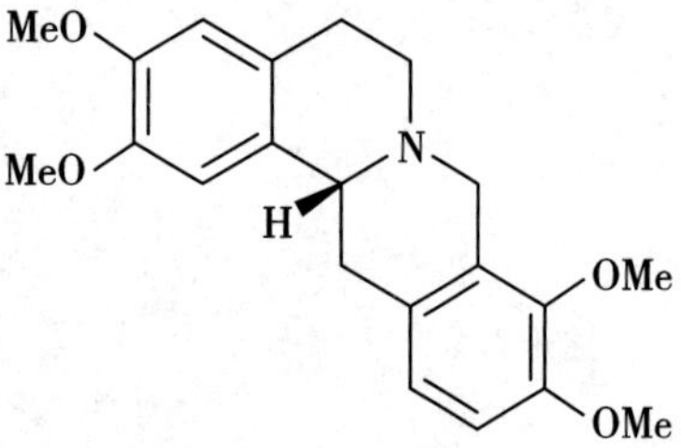

tigonin(替告皂苷)/ 蒺藜

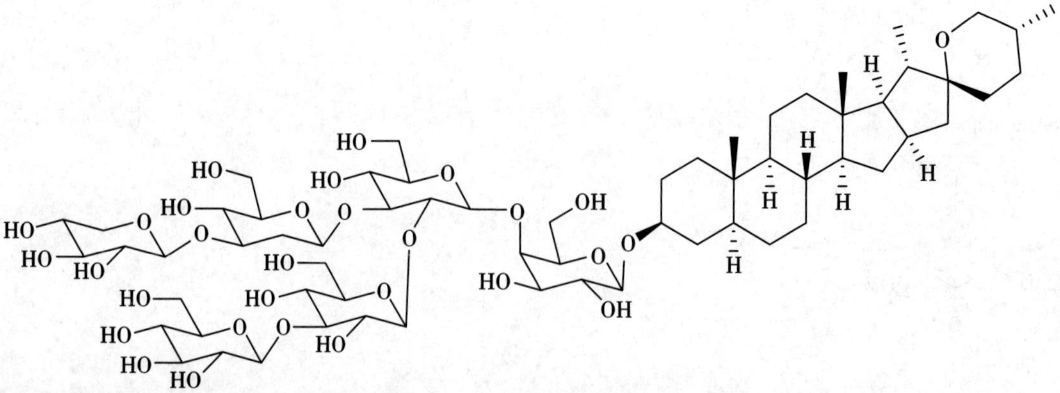

tribuloside（刺蒺藜苷）/ 蒺藜

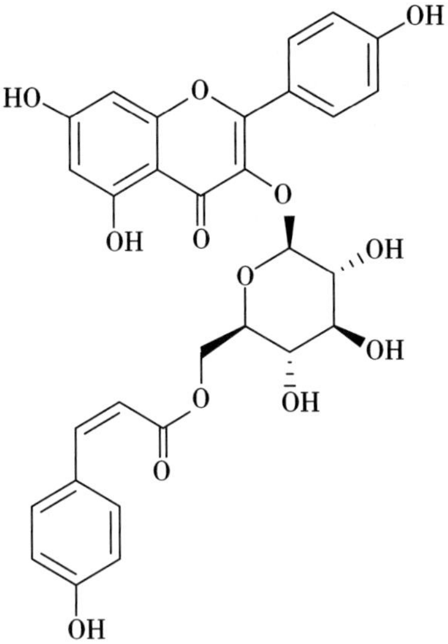

2,4,5-trimethoxypropenyl benzene/ 细辛

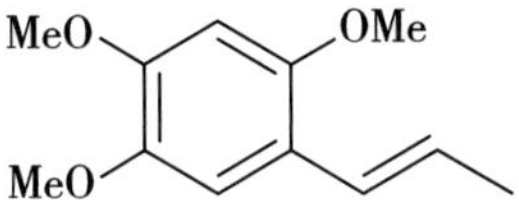

umbelliferone/ 京大戟

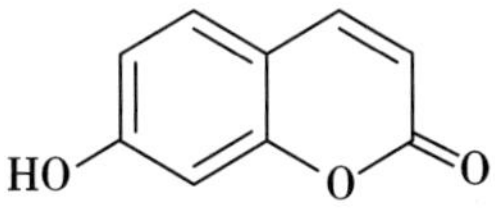

vitexin（牡荆苷）/ 两面针

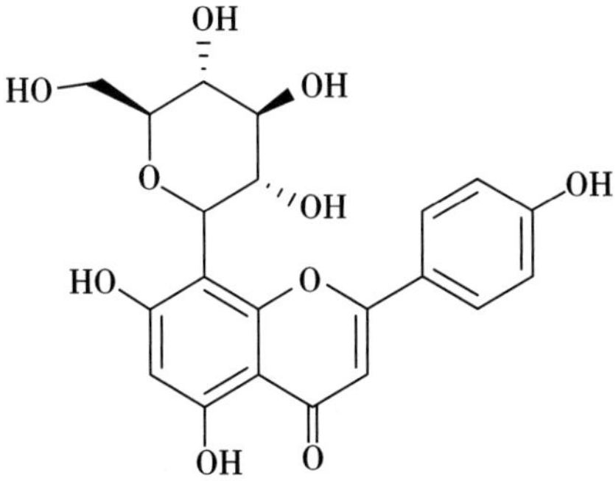

wuchuyine（吴茱萸素）/ 两面针

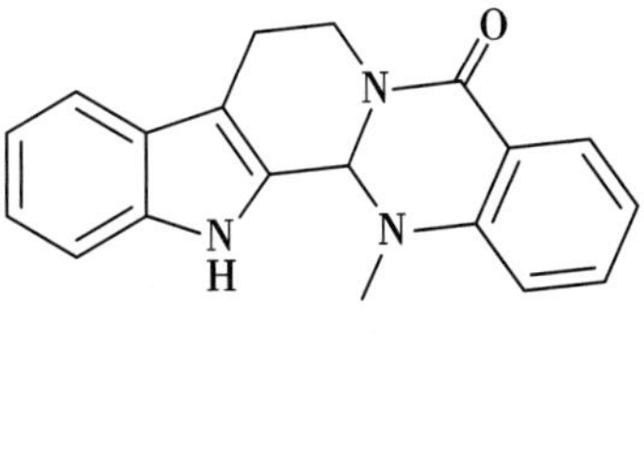

xanthotoxin（花椒毒素）/ 蛇床子

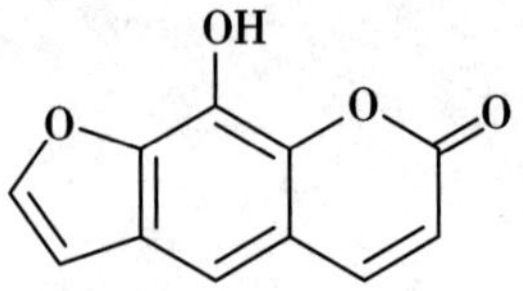

（王超一　林文翰　斯建勇）

# 有毒中药基源名称索引

## A

艾叶［*Artemisia argyi* Lévl.et Vant.］(349)

## B

巴豆［*Croton tiglium* L.］(334)
白矾［Alumen］(734)
白果(银杏)［*Ginkgo biloba* L.］(380)
白花曼陀罗(洋金花)［*Datura metel* L.］(594)
白屈菜［*Chelidonium majus* L.］(384)
白头翁［*Pulsatilla chinensis*(Bge.)Regel］(370)
半边莲［*Lobelia chinensis* Lour.］(387)
半夏［*Pinellia ternata*(Thunb.)Breit.］(390)
北细辛［*Asarum heterotropoides* Fr.Schmidt var.*mandshuricum*(Maxim.)Kitag］(542)
蓖麻子［*Ricinus communis* L.］(664)
蝙蝠葛(北豆根)［*Menispermum dauricum* DC.］(360)
补骨脂［*Psoralea corylifolia* L.］(463)

## C

苍耳(苍耳子)［*Xanthium sibiricum* Patr.］(432)
草麻黄(麻黄)［*Ephedra sinica* Stapf］(627)
草乌［*Aconitum kusnezoffii* Reichb.］(551)
长柄扁桃(郁李仁)［*Prunus pedunculata* Maxim.］(507)
常山［*Dichroa febrifuga* Lour.］(611)
朝鲜淫羊藿(淫羊藿)［*Epimedium koreanum* Nakai］(649)

川楝（川楝子）［*Melia toosendan* Sieb.et Zucc.］(286)

川楝（苦楝皮）［*Melia toosendan* sieb.et Zucc.］(498)

川乌［*Aconitum carmichaelii* Debx.］(279)

垂序商陆（商陆）［*phytolacca americana* L.］(640)

粗茎鳞毛蕨（绵马贯众）［*Dryopteris crassirhizoma* Nakai］(657)

## D

大戟（京大戟）［*Euphorbia pekinensis* Rupr.］(530)

地鳖（土鳖虫）［*Eupolyphaga sinensis* Walker］(693)

地枫皮［*Illicium difengpi* K.I.B.et K.I.M.］(404)

丁公藤［*Erycibe obtusifolia* Benth.］(232)

东北天南星（天南星）［*Arisaema amurense* Maxim.］(318)

东北铁线莲（威灵仙）［*Clematis manshurica* Rupr.］(562)

东北杏（苦杏仁）［*Prunus mandshurica*（Maxim.）Koehne］(482)

东亚钳蝎（全蝎）［*Buthus martensii* Karsch］(704)

独角莲（白附子）［*Typhonium giganteum* Engl.］(376)

独蒜兰（山慈菇）［*Pleione bulbocodioides*（Franch.）Rolfe］(268)

杜鹃兰（山慈菇）［*Cremastra appendiculata*（D.Don）Makino］(268)

多被银莲花（两头尖）［*Anemone raddeana* Regel］(437)

## F

飞扬草［*Euphorbia hirta* L.］(293)

粉防己（防己）［*Stephania tetrandra* S.Moore］(415)

凤仙花（急性子）［*Impatiens balsamina* L.］(591)

附子［*Aconitum carmichaelii* Debx.］(469)

## G

甘遂［*Euphorbia kansui* T.N.Liou ex T.P.Wang］(341)

杠柳（香加皮）［*Periploca sepium* Bge.］(579)

栝楼（天花粉）［*Trichosanthes kirilowii* Maxim.］(312)

光叶丁公藤（丁公藤）［*Erycibe schmidtii* Craib］(232)

## H

汉城细辛（细辛）［*Asarum sieboldii* Miq.var.*seoulense* Nakai］(543)

何首乌［*Polygonum multiflorum* Thunb.］(454)

黑眶蟾蜍（蟾酥）［*Bufo melanostictus* Schneider］(726)

红大戟［*Knoxia valerianoides* Thorel et Pitard］(424)

虎杖［*polygonum cuspidatum* Sieb.et Zucc.］(510)

华细辛（细辛）［*Asarum sieboldii* Miq.］(543)

黄黑小斑蝥（斑蝥）［*Mylabris cichorii* Linnaeus］(714)

火麻仁［*Cannabis sativa* L.］(329)

## J

冀地鳖（土鳖虫）［*Steleophaga plancyi*（Boleny）］（693）

蒺藜［*Tribulus terrestris* L.］（668）

箭叶淫羊藿（淫羊藿）［*Epimedium sagittatum*（Sieb.et Zucc.）Maxim.］（649）

金钱松（土荆皮）［*Pseudolarix amabilis*（Nelson）Rehd.］（242）

金铁锁［*Psammosilene tunicoides* W.C.Wu et C.Y.Wu］（522）

九里香［*Murraya exotica* L.］（235）

## K

榼藤子［*Entada phaseoloides*（Linn.）Merr.］（674）

苦木［*Picrasma quassioides*（D.Don）Benn.］（479）

苦参［*Sophora flavescens* Ait.］（487）

## L

狼毒大戟（狼毒）［*Euphorbia fischeriana* Steud.］（606）

莨菪（天仙子）［*Hyoscyamus niger* L.］（307）

楝（苦楝皮）［*Melia azedarach* L.］（498）

两面针［*Zanthoxylum nitidum*（Roxb.）DC.］（439）

硫黄［Sulphur］（746）

柳叶蚂蟥（水蛭）［*Whitmania acranulata* Whitman］（697）

漏斗泡囊草（华山参）［*Physochlaina infundibularis* Kuang］（412）

罗布麻［*Apocynum venetum* L.］（517）

## M

马钱（马钱子）［*Strychnos nux-vomica* L.］（298）

蚂蟥（水蛭）［*Whitmania pigra* Whitman］（697）

毛梗豨莶（豨莶草）［*Siegesbeckia glabrescens* Makino］（677）

棉团铁线莲（威灵仙）［*Clematis hexapetala* Pall.］（562）

木鳖（木鳖子）［*Momordica cochinchinensis*（Lour.）Spreng.］（324）

木贼麻黄（麻黄）［*Ephedra equisetina* Bge.］（627）

## N

南方大斑蝥（斑蝥）［*Mylabris phalerata* Pallas］（714）

## O

欧李（郁李仁）［*Prunus humilis* Bge.］（507）

## Q

七叶一枝花（重楼）［*Paris polyphylla* Smith var.*chinensis*（Franch.）Hara］（583）

漆树（干漆）［*Toxicodendron vernicifluum*（Stokes）F.A.Barkl.］（238）

千里香（九里香）［*Murraya paniculata*（L.）Jack］(235)

## R

柔毛淫羊藿（淫羊藿）［*Epimedium pubescens* Maxim.］(649)

## S

山杏（苦杏仁）［*Prunus armeniaca* L.var.*ansu* Maxim.］(482)
商陆［*phytolacca acinosa* Roxb.］(640)
蛇床子［*Cnidium monnieri*（L.）Cuss.］(616)
石菖蒲［*Acorus tatarinowii* Schott］(352)
匙叶翼首草（翼首草）［*Pterocephalus hookeri*（C.B.Clarke）Hoeck］(690)
疏毛吴茱萸［*Euodia rutaecarpa*（Juss.）Benth.var.*bodinieri*（Dode）Huang］(444)
双边栝楼（天花粉）［*Trichosanthes rosthornii* Harms］(312)
水蛭［*Hirudo nipponica* Whitman］(697)

## T

唐古特大黄（大黄）［*Rheum tanguticum* Maxim.ex Balf.］(247)
桃儿七（小叶莲）［*Sinopodophyllum hexandrum*（Royle）Ying］(257)
天名精（鹤虱）［*Carpesium abrotanoides* L.］(687)
天南星［*Arisaema erubescens*（Wall.）Schott］(318)

## W

威灵仙［*Clematis chinensis* Osbeck］(562)
吴茱萸［*Euodia rutaecarpa*（Juss.）Benth.］(444)
吴茱萸（石虎）［*Euodia rutaecarpa*（Juss.）Benth.var.*officinalis*（Dode）Huang］(444)
蜈蚣［*Scolopendra subspinipes mutilans* L.Koch］(719)
五步蛇（蕲蛇）［*Agkistrodon acutus*（Güenther）］(723)

## X

西伯利亚杏（苦杏仁）［*Prunus sibirica* L.］(482)
豨莶（豨莶草）［*Siegesbeckia orientalis* L.］(677)
仙茅［*Curculigo orchioides* Gaertn.］(367)
腺梗豨莶（豨莶草）［*Siegesbeckia pubescens* Makino］(677)
杏（苦杏仁）［*Prunus aγmeniaca* L.］(482)
雄黄［Realgar］(749)
续随子（千金子）［*Euphorbia lathyris* L.］(273)

## Y

鸦胆子［*Brucea javanica*（L.）Merr.］(570)
延胡索［*Corydalis yanhusuo* W.T.Wang］(406)
羊踯躅（闹羊花）［*Rhododendron molle* G.Don］(537)

药用大黄（大黄）[ *Rheum officinale* Baill. ]（247）

野胡萝卜（南鹤虱）[ *Daucus carota* L. ]（560）

异叶天南星（天南星）[ *Arisaema heterophyllum* Bl. ]（318）

翼齿六棱菊（臭灵丹草）[ *Laggera pterodonta*（DC.）Benth. ]（603）

银环蛇（金钱白花蛇）[ *Bungarus multicinctus* Blyth ]（710）

淫羊藿[ *Epimedium brevicornu* Maxim. ]（649）

罂粟（罂粟壳）[ *Papaver somniferum* L. ]（683）

郁李（郁李仁）[ *Prunus japonica* Thunb. ]（507）

芫花[ *Daphne genkwa* Sieb.et Zucc. ]（427）

月腺大戟（狼毒）[ *Euphorbia ebracteolata* Hayata ]（606）

越南槐（山豆根）[ *Sophora tonkinensis* Gapnep. ]（260）

云南重楼[ *Paris polyphylla* Smith var.*yunnanensis*（Franch.）Hand.-Mazz. ]（583）

云南独蒜兰（山慈菇）[ *Pleione yunnanensis* Rolfe ]（268）

## Z

皂荚（大皂角）[ *Gleditsia sinensis* Lam. ]（245）

皂荚（猪牙皂）[ *Gleditsia sinensis* Lam. ]（626）

掌叶大黄（大黄）[ *Rheum palmatum* L. ]（247）

中华大蟾蜍（蟾酥）[ *Bufo bufo gargarizans* Cantor ]（726）

中麻黄（麻黄）[ *Ephedra intermedia* Schrenk et C.A.Mey. ]（627）

肿节风[ *Sarcandra glabra*（Thunb.）Nakai ]（524）

朱砂[ *Cinnabaris* ]（740）

紫萁（紫萁贯众）[ *Osmunda japonica* Thunb. ]（661）

根据 2020 年版《中国药典》一部校对。

（校对：斯建勇）

# 主要化学成分中文名称索引

α- 别隐品碱(384, 406, 440)

α- 侧柏烯(349, 543)

α- 环蛇毒素(710)

α- 己烯醇(380)

α- 可鲁勃林(297)

α- 蒎烯(543)

α- 水芹烯(349)

α- 松油醇(405)

α- 松油烯(617)

α- 萜品醇(438)

α- 细辛醚(372)

β- 丁香烯(235)

β- 高白屈菜碱(426)

β- 环蛇毒素(710)

β- 可鲁勃林(297)

β- 榄香烯(405)

β- 罗勒烯(445)

β- 蒎烯(543)

β- 芹子烯(432)

β- 细辛醚(372)

β- 香树脂醇(293)

γ- 松油醇(453)

(+)- 倍儿茶酸六乙酸酯(380)

(+)- 儿茶素五乙酯(380)

(−)- 表倍儿茶酸六乙酸酯(380)

(−)- 表儿茶素五乙酯(380)

1,3- 蒈烯(235)

2- 羟基 -3- 甲氧基 - 番木鳖碱(296)

2′- 乙酰白芷素(617)

2,3,4- 三甲氧基 -1- 丙烯基苯(543)

2,3,5- 三甲氧基甲苯(543)

2,4- 癸二烯醛(482)

3- 甲酰吲哚(235)

3- 甲氧基 -4- 羟基反式苯丙烯酸正十八醇酯(530)

3- 羟基巴戟醌(424)

3- 脱氧乌头碱(551)

3′- 阿魏酰奎宁酸(482)

3′- 羟基芫花素(427)

3,4- 二甲氧基苯甲酸(530)

3,4- 二甲氧基甲苯(412)

3,4- 二羟基苯甲酸(445)

3,4,5- 三甲氧基甲苯(543)

4- 菜油甾烯 -3- 酮(518)

4- 豆甾烯 -3- 酮(498)

4- 羟基 -3- 甲氧基 - 番木鳖碱(296)

4- 羟基 - 番木鳖碱(296)

4′- 去甲鬼臼毒素(258)

4′,5- 二羟基 -7- 甲氧基黄酮(427)

5′- 阿魏酰奎宁酸(482)

5′- 甲氧基白果素(380)

7- 羟基香豆素(445)

10- 羟基乌头碱(552)

14- 苯甲酰乌头原碱(552)

14- 苯甲酰中乌头原碱(552)

15- 羟基 - 番木鳖碱(297)

15α- 羟基尼奥宁(552)

23- 羟基白桦酸(370)

24- 亚甲基环水龙骨醇(498)

24- 亚甲基环水龙骨酮(498)

d-N- 甲基伪麻黄碱(627)

d- 松脂素(530)

d- 伪麻黄碱(627)

l-N- 甲基麻黄碱(627)

L- 芝麻脂素(543)

N- 甲基 - 断 - 伪番木鳖碱(297)

N- 甲基 - 断 - 伪马钱子碱(297)

N- 去甲基白屈菜红碱(440)

N,N- 二甲基 -5- 甲氧基色胺(444)

O- 乙酰哥伦比亚苷元(617)

O- 乙酰异蛇床素(617)

## A

阿弗则林(507)

阿托品(307)

爱草脑(543)

桉叶油素(349)

氨茴酰牛扁碱(552)

奥斯索(235)

## B

八乙酰基 - 槲皮素 -3- 葡萄糖苷(380)

巴豆毒素(334)

巴豆苷(334)

巴豆酸(334)

巴豆油(334)

巴豆油酸(334)

白果醇(380)

白果二酚(380)

白果酚(380)

白果素(380)

白果酸(380)

白藜芦醇(510)

白藜芦醇苷(514)

白头翁灵(370)

白头翁素(370)

白头翁皂苷 B$_4$(370)

版纳九里香素(235)

北乌碱(552)

扁桃腈(482)

别欧芹属素乙(617)

## C

菜油固醇(329, 518)

苍耳醇(452)

苍耳苷(452)

苍耳酯(452)

查斯曼宁(552)

蟾毒灵类(726)

蟾毒它灵类(726)

常山碱丙(611)

常山碱甲(611)

常山碱乙(611)

沉香醇(543)

橙皮苷(603)

虫漆酶(238)

川楝素(286)

次苦参素(487)

次乌头碱(551)

刺蒺藜苷(668)

## D

大黄酚(247)

大黄素(247)

大黄酸(247)

大戟醇(531)

大戟醇羽扇醇(531)

大戟苷(530)

大戟固醇(273)

大戟脑(341)

大戟色素体 A(530)

大戟色素体 B(530)

大戟色素体 C(530)

地奥明(440)

丁香酚(235)

丁香酸(424)

东莨菪苷(432)

东莨菪碱(432)

东莨菪内酯(432)

东莨菪素(432)

豆固醇(329)

杜鹃素(537)

对羟基苯甲酸(628)

对香豆酰奎宁酸(482)

## E

二甲氧基黄樟醚(543)

二氢山芹醇(617)

二氢吴茱萸次碱(444)

二氢血根碱(384)

二萜羧酸苍术苷(432)

## F

番木鳖次碱(297)

番木鳖苷(297)

番木鳖碱(296)

番木鳖碱氮氧化物(296)

反式 - 石竹烯(432)

芳樟醇(405)

佛手柑内酯(617)

呋固醇(668)

弗斯生(552)

富马酸(606)

G

葛杜宁(498)
鬼臼毒素(258)
桂皮酸(286)

H

海柯皂苷元(668)
海南九里香内酯(255)
含水硫酸铝钾(734)
红大戟素(424)
红杉醇(380)
葫芦巴碱(329)
槲皮素 -3- 阿拉伯糖苷(510)
槲皮素 -3- 半乳糖苷(510)
槲皮素 -3- 鼠李糖苷(510)
槲皮素(530)
虎刺醛(424)
花椒毒酚(617)
花椒毒素(617)
华山参苷(412)
槐胺碱(487)
槐果碱(487)
槐果碱苦参次碱(487)
环磷酸鸟苷(445)
黄柏酮(445)
黄常山碱(611)
黄连碱(384)
黄樟醚(543)

J

吉托皂苷元(668)
甲基异茜草素(424)
降苦参醇(487)
金丝桃苷(510)
金松素(380)
金粟兰内酯(524)
九里香丙素(235)
九里香甲素(235)
九里香碱(235)
九里香内酯(235)
九里香醛(235)
九里香素(235)

九里香酮(235)
九里香香豆素(235)
九里香乙素(235)

K

卡枯醇(543)
开链马钱子苷(297)
莰烯(543)
苦醇 C(487)
苦醇 G(487)
苦里酮(498)
苦楝素(498)
苦楝萜酸甲酯(498)
苦楝子三醇(498)
苦洛内酯(498)
苦内酯(498)
苦参醇(487)
苦参啶醇(487)
苦参碱(487)
苦参素(487)
苦杏仁苷(482)

L

苳菪碱(412)
两面针碱(440)
鲁斯可皂苷元(668)
绿原酸(297)
氯化两面针碱(440)
罗汉松脂酚(563)
螺固醇(668)
落新妇苷(524)

M

麻黄次碱(627)
麻黄烷(627)
马钱子苷酸(297)
马钱子碱(297)
马钱子碱氮氧化物(297)
马钱子酮苷(297)
芒柄花黄素(487)
木槿素七甲醚(235)
木兰花碱(384)
木藜芦毒素(537)

## N

闹羊花毒素Ⅲ(537)
闹羊花毒素(537)
尼奥宁(552)
尿黑酸(390)
尿囊素(523)
柠檬苦素(445)
柠檬烯(445)
牛扁碱(552)

## O

欧芹属素乙(617)
欧山芹素(617)

## P

蒎立醇(380)

## Q

七叶内酯(274)
七乙酰基木犀草素葡萄糖苷(380)
漆酚(238)
漆树蓝蛋白(238)
羟基吴茱萸碱(444)
芹菜素(427)
梫木毒素(537)
氢化白果酸(380)
氢化白果亚酸(380)
氢化漆酚(238)
去甲商陆皂苷元(640)
去甲乌药碱(543)
去氢鬼臼毒素(258)
去氢南天竹啡碱(407)
去氢吴茱萸碱(447)
去氢鸦胆因A(570)
去氢鸦胆子苦醇(570)
去氢延胡索胺碱(407)
去氢延胡索甲素(407)
去氧鬼臼毒素(258)
去氧马钱子苷(297)

## R

肉豆蔻醚(543)
肉豆蔻酸(334)

## S

山梗菜醇碱(387)
山梗菜碱(387)
山梗菜酮碱(387)
山莨菪碱(412)
山柰酚(668)
山柰苷(507)
山柰黄素 -3-(6- 对香豆酰 - 葡萄糖基)-$\beta$-1 ,4- 鼠李糖苷(380)
山柰黄素 -3- 鼠李葡萄糖苷(380)
山柰黄素(380)
山月桂萜醇(537)
商陆碱(640)
商陆酸 -30- 甲酯(640)
商陆酸(640)
商陆皂苷丁(640)
商陆皂苷甲(640)
商陆皂苷辛(640)
商陆皂苷乙(640)
商陆皂苷元 A(640)
蛇床定(617)
蛇床明素(617)
蛇床子素(617)
狮足草碱(407)
石菖醚(352)
石竹烯(352)
薯蓣皂苷元(668)
双氢两面针碱(440)
水杨酸甲酯(235)
松油烯 -4- 醇(349)
穗花双黄酮(380)
羧基吴茱萸碱(444)

## T

塔拉地萨敏(552)
替告皂苷(669)
替告皂苷元(669)
天花粉蛋白(312)

甜没药烯(235)
退热碱(611)
脱水东莨菪碱(432)
脱水新九里香素(235)

## W

伪番木鳖碱(297)
伪马钱子钱(297)
喔斯脑(617)
乌头碱(551)
吴茱萸次碱(444)
吴茱萸碱(444)
吴茱萸苦素(444)
吴茱萸内酯(444)
吴茱萸烯(444)
吴茱萸酰胺(444)

## X

细辛醚(372, 543)
细辛脂素(543)
香草醇(235)
香夹兰醛(498)
香茅醇(349)
香叶醇(235)
小叶九里香碱(235)
新吉托皂苷元(668)
新九里香素(235)
新苦参醇(487)
新绿原酸(482)
新提果皂苷元(668)

## Y

鸦胆因(570)
鸦胆子苷(570)
鸦胆子苦醇(570)
鸦胆子苦味素(570)
鸦胆子内酯(570)
鸦胆子内酯 A、B、C(570)
鸦胆子素(570)
亚麻酸(274)
亚油酸(274)
延胡索胺碱(406)
延胡索丙素(406)

延胡索丑素(406)
延胡索丁素(406)
延胡索癸素(406)
延胡索己素(406)
延胡索壬素(406)
延胡索戊素(406)
延胡索辛素(406)
延胡索乙素(406)
延胡索寅素(406)
延胡索子素(406)
羊毛固醇(274)
氧化白屈菜红碱(440)
氧化槐果碱(487)
氧化苦参碱(487)
氧化两面针碱(440)
野樱皮苷(482)
异苍耳醇(452)
异橙皮内酯(235)
异川楝素(306)
异东莨菪醇(412)
异番木鳖碱(296)
异虎耳草素(617)
异槐果碱(487)
异苦参碱(487)
异苦参酮(487)
异龙脑(617)
异马钱子碱(297)
异秦皮定(524)
异山梗菜酮碱(387)
异鼠李亭(380)
异退热碱(611)
异戊酸龙脑酯(616)
茵芋碱(440)
银杏黄素(380)
印楝波灵 A(498)
印楝波灵 B(498)
营实苷(507)
营实糖苷(507)
优香芹酮(543)
羽扇豆醇(606)
郁李仁苷(507)
芫根苷(427)
芫花瑞香宁(427)
芫花素(427)
芫花酯(427)

芫花酯丙(427)
芫花酯甲(427)
芫花酯乙(427)
原白头翁素(370)
原儿茶酸(507)
原番木鳖碱(296)
月桂烯(405)
月橘香豆素(235)

Z

支脱皂苷(668)
中乌头碱(551)
左旋细辛脂素(543)
左旋盐酸麻黄碱(390)

# 主要化学结构和英文名称索引

A

acetylangelicin(617)

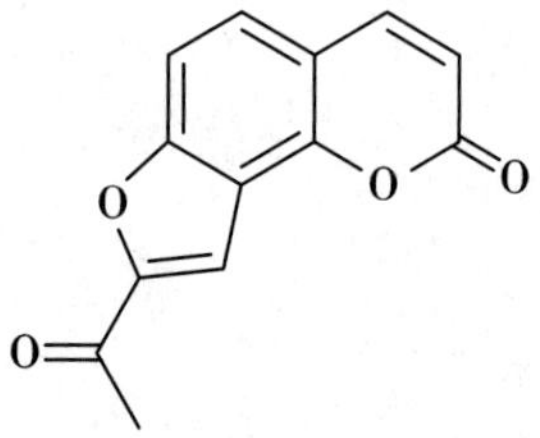

aconifine(552)

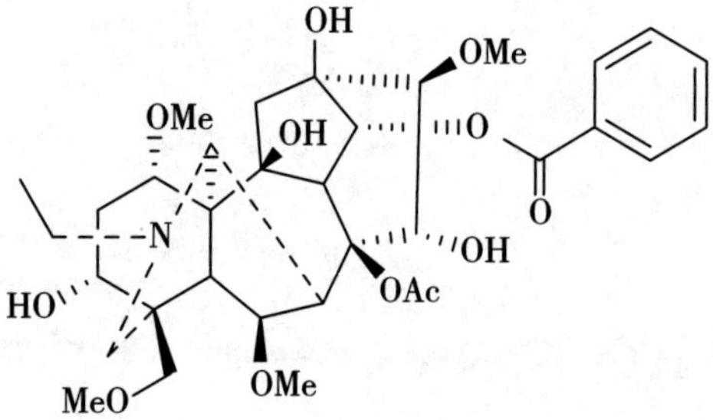

aconitine(551)

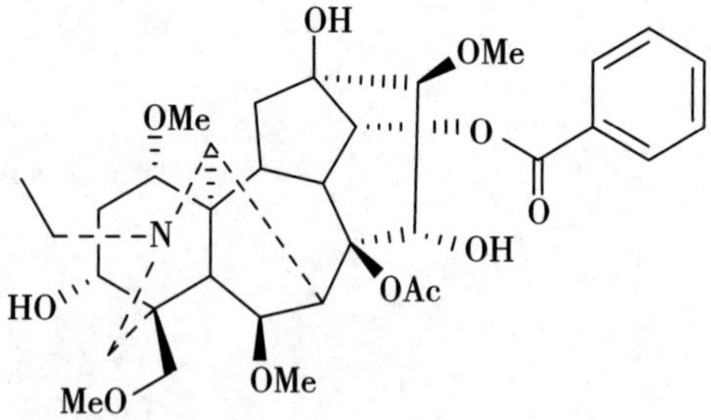

aesculetin(498)

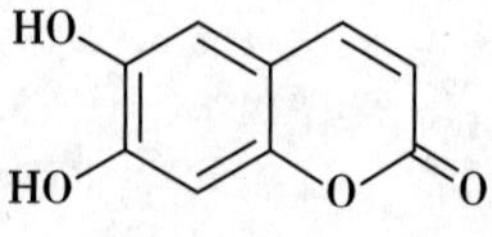

afzelin (507)

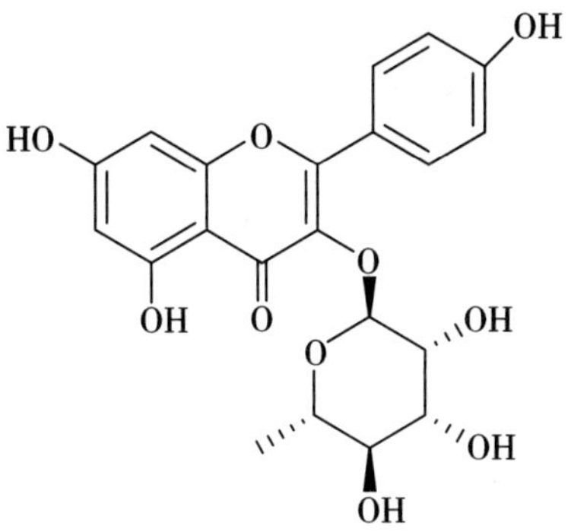

allantoin (523)

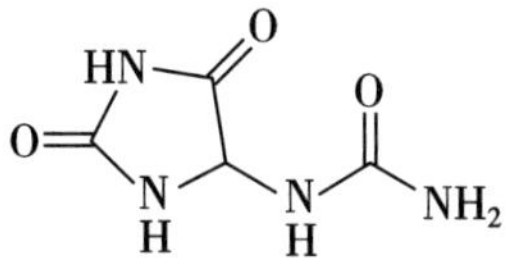

allocryptopine (384, 406, 440)

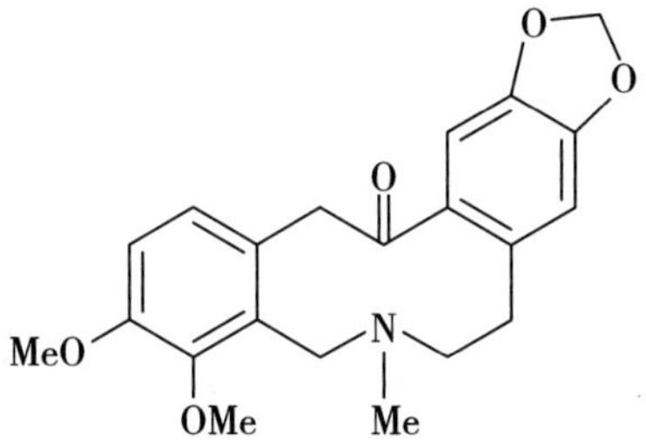

alloimperatorine (617)

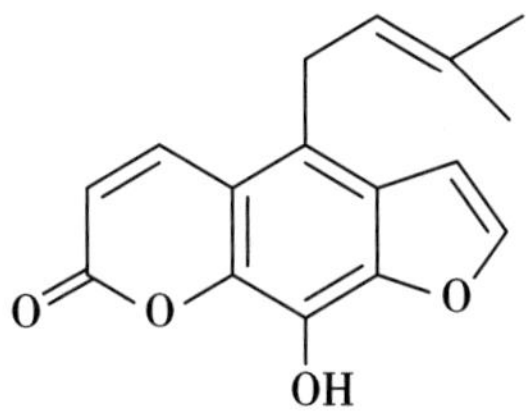

amentoflavone (380)

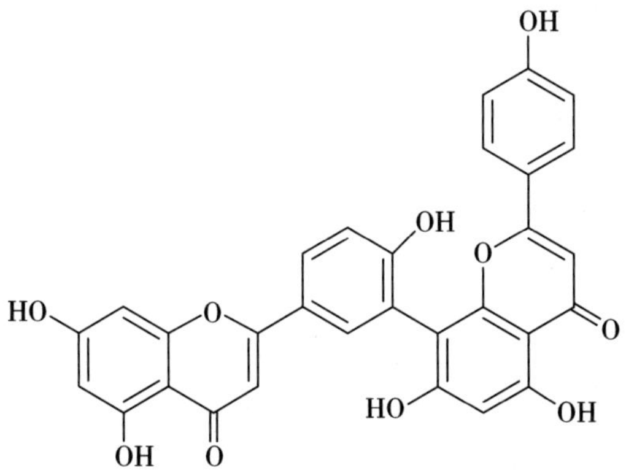

amygdalin (482)

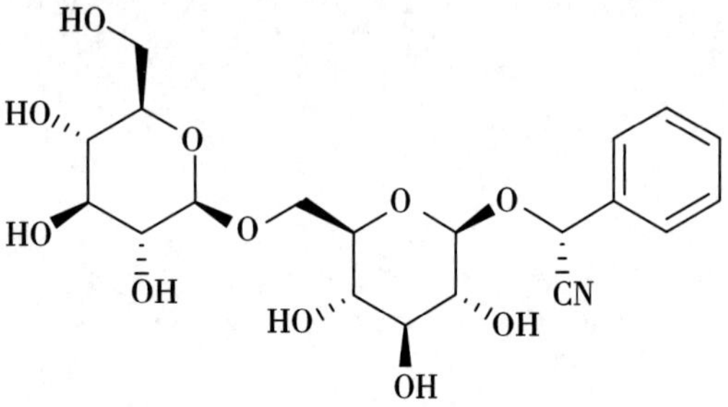

amyrin (293)

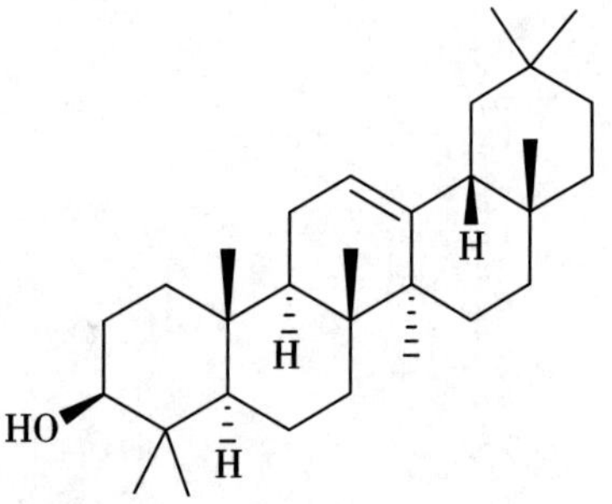

andromedotoxin (537)

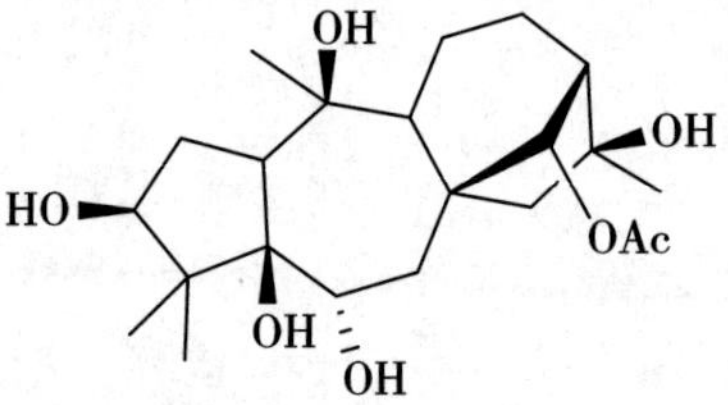

anemonin (370)

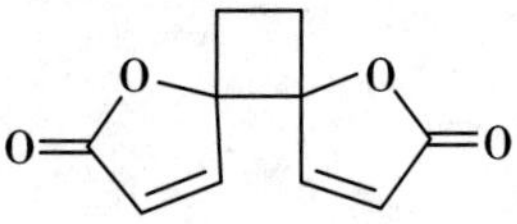

anemonol (370)

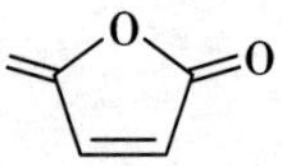

anemosapogenin (370)

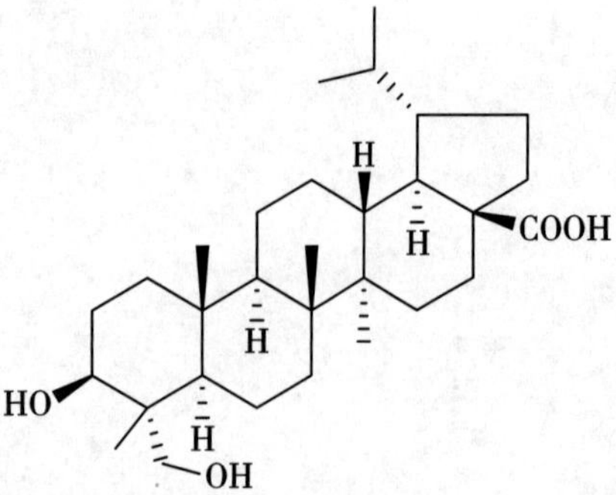

anisodamine（412）

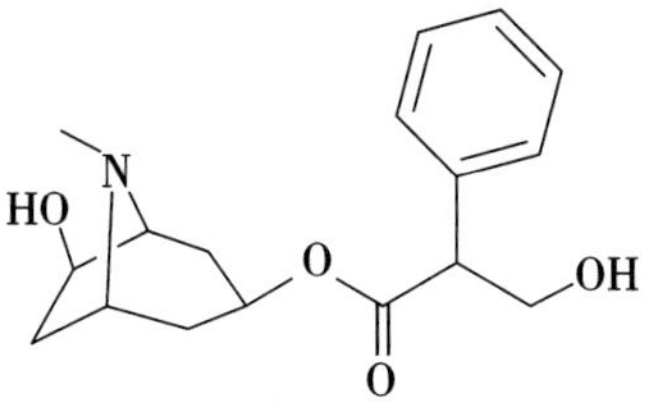

apigenin（427）

anthranoyllycoctonine（552）

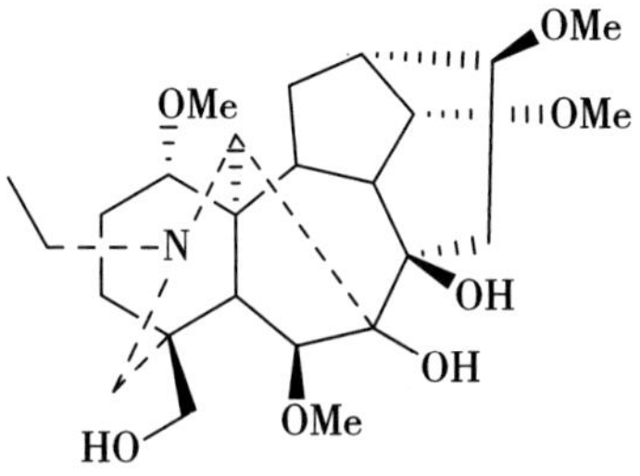

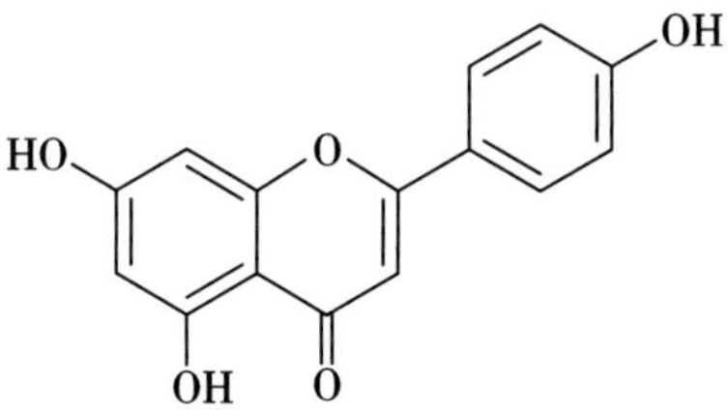

aposcopolamine（432）

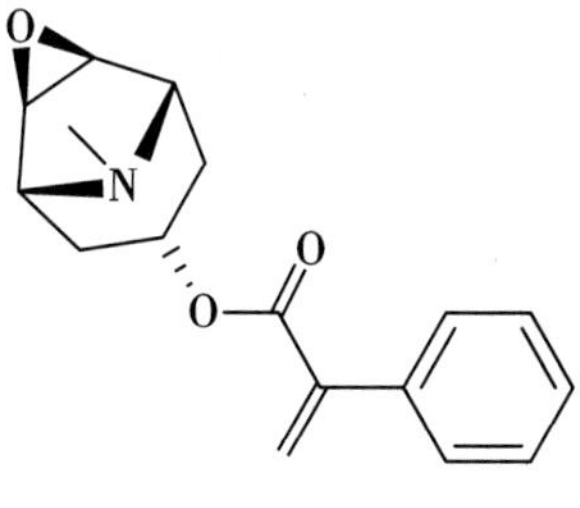

aristolochic acid（11）

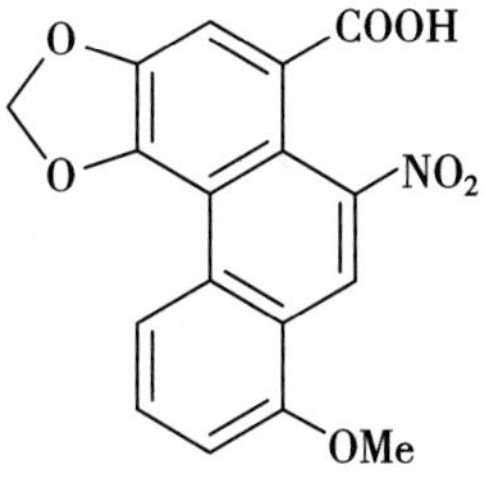

aristololactam (166)

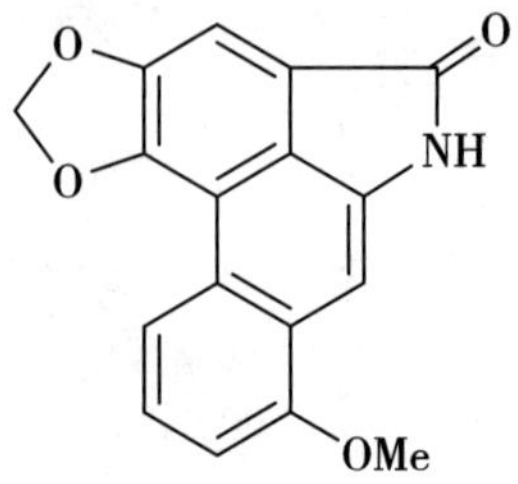

asaricin (543)

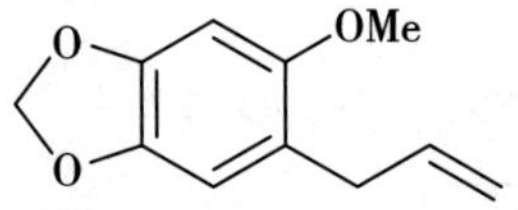

asarinin (543)

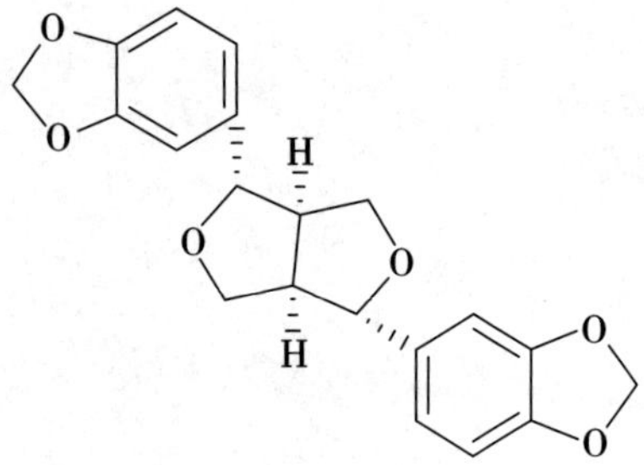

asarone (543)

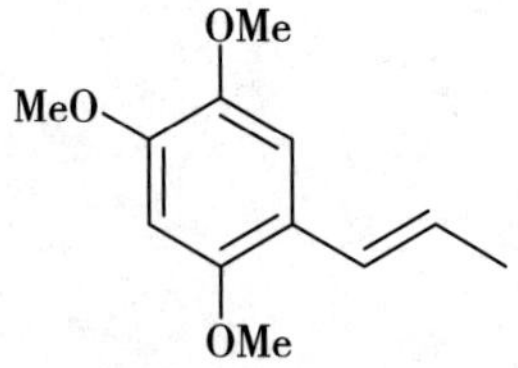

asebotoxin (537)

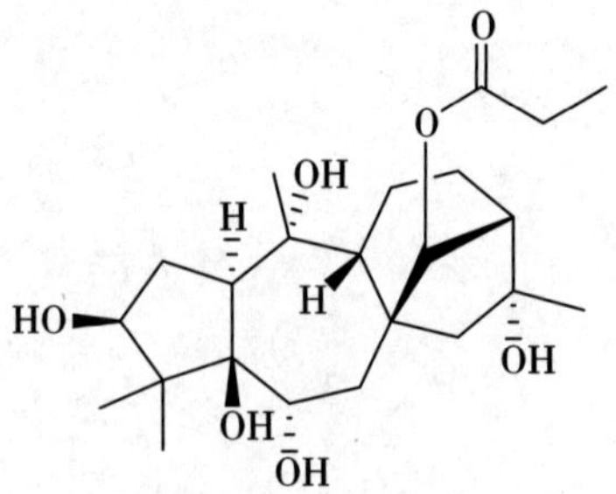

astibin (524)

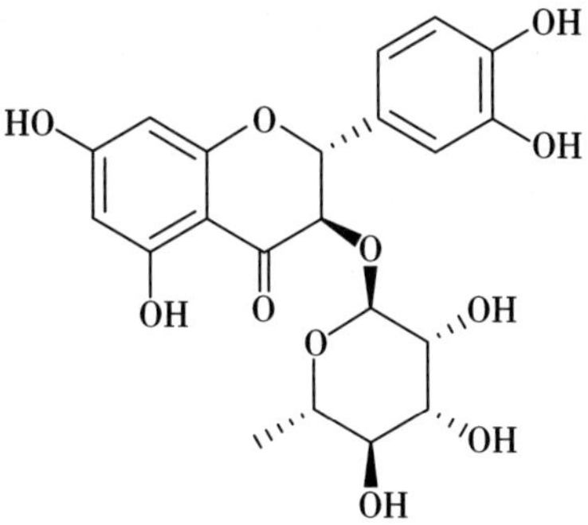

atropine (307)

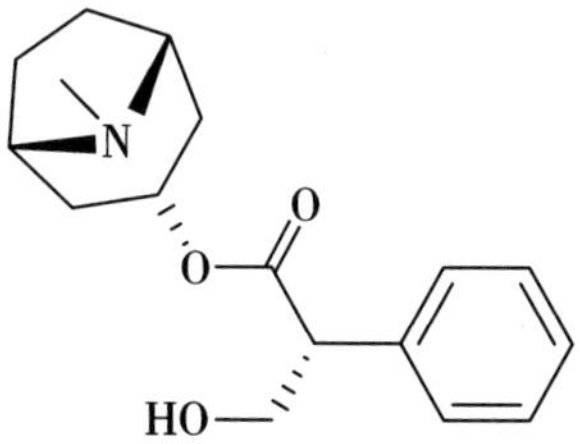

B

bannamurpanisin (235)

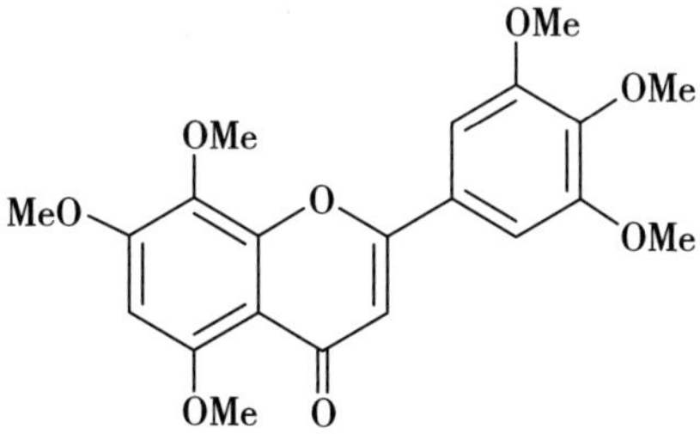

beiwutine (552)

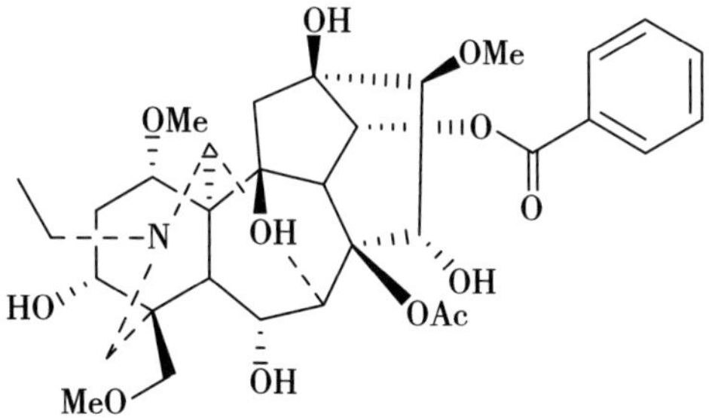

benzaldehyde (482)

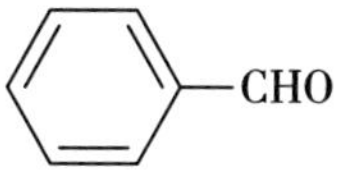

benzoylmesaconine (552)

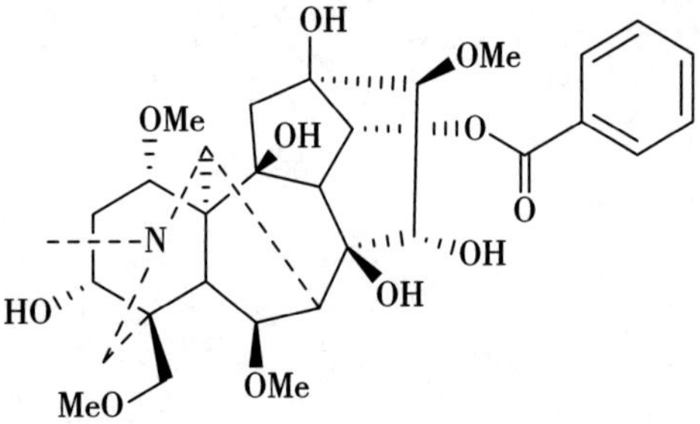

bergapten (617)

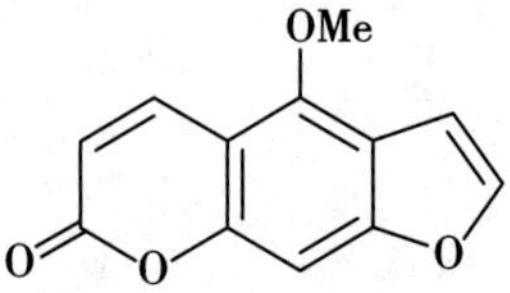

bilobetin (380)

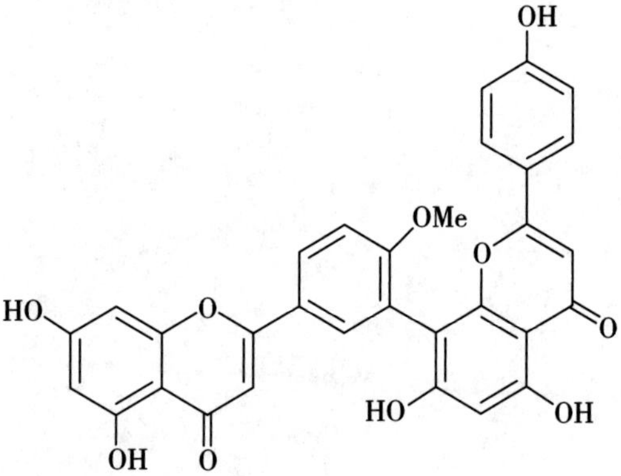

bilobol (380)

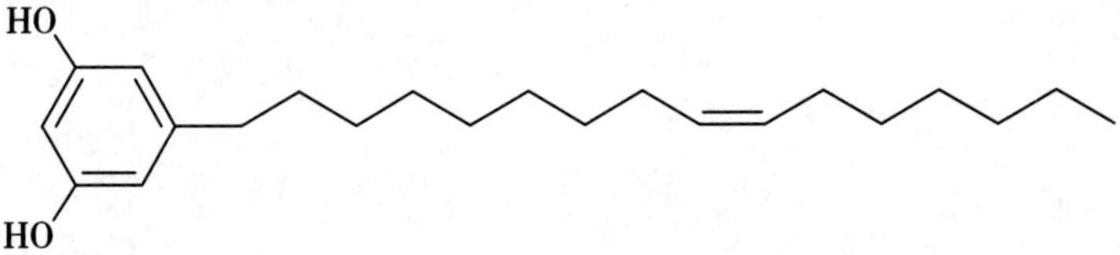

bisabolene (235)

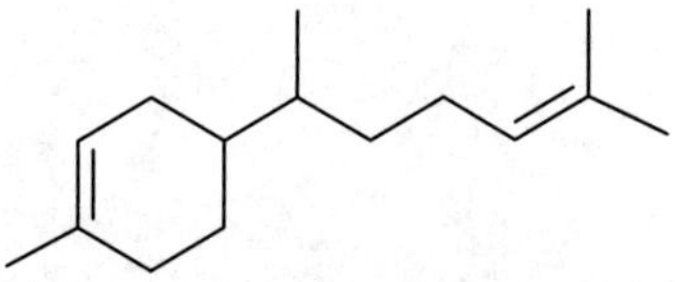

bornyl isovalerianate (616)

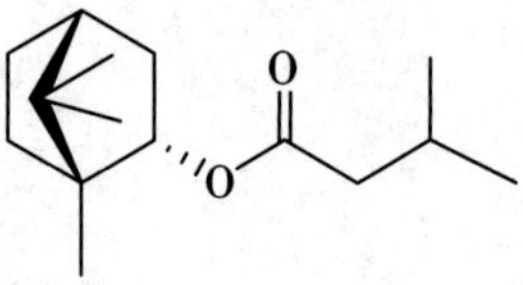

bruceine (570)

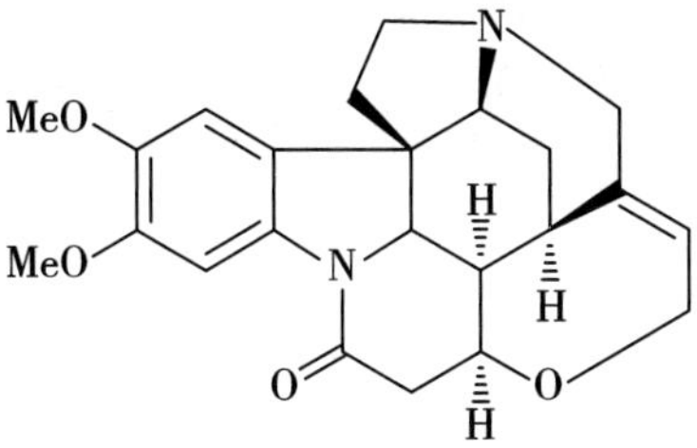

bruceoside (570)

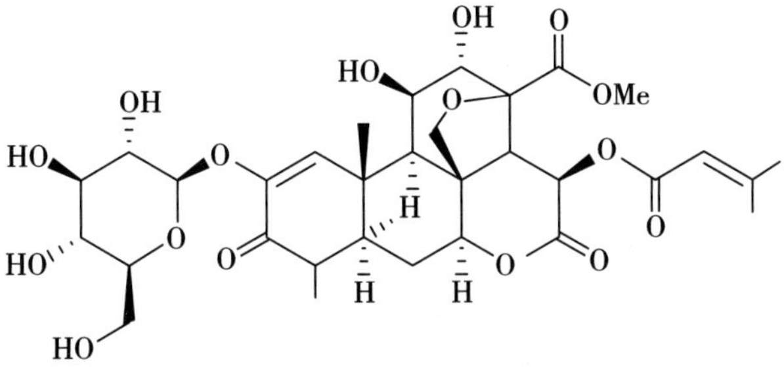

brucine (297)

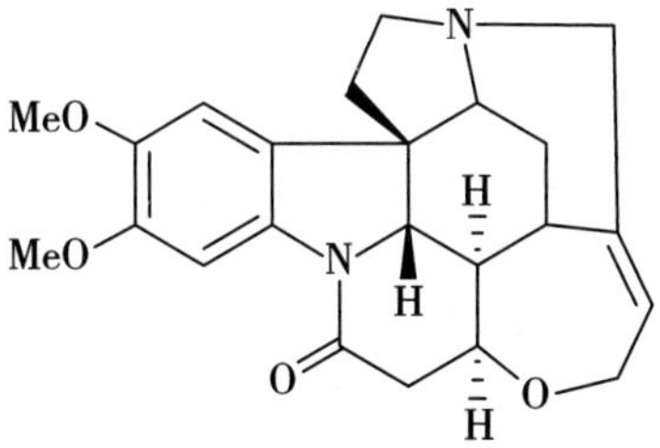

brusatol (570)

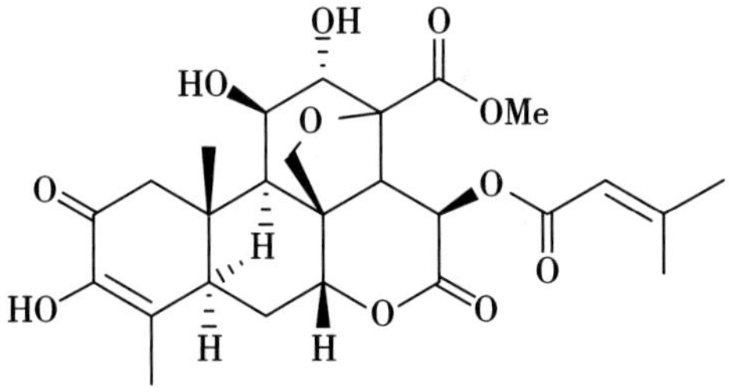

# C

1-cadinene (235)

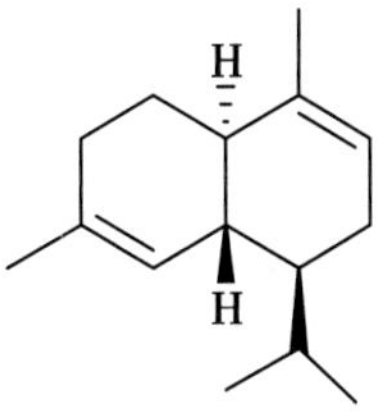

4-campestern-3-one (518)

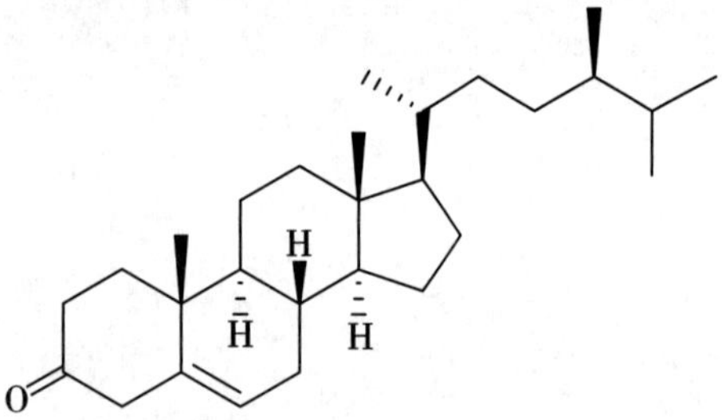

campesterol (518)

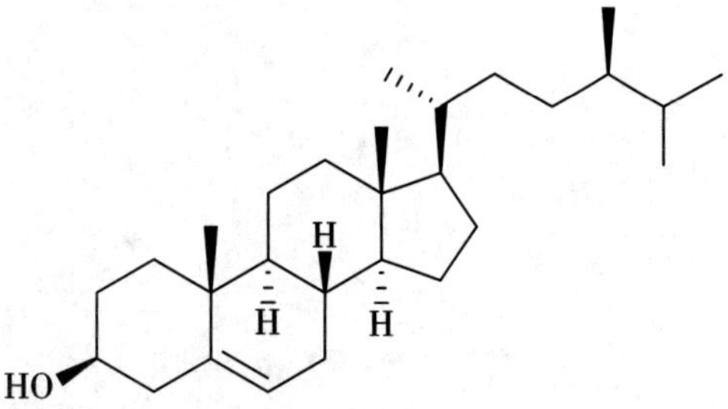

camphene (543)

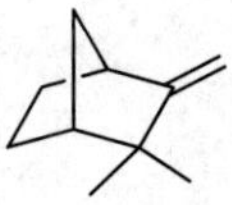

camptothecine (52)

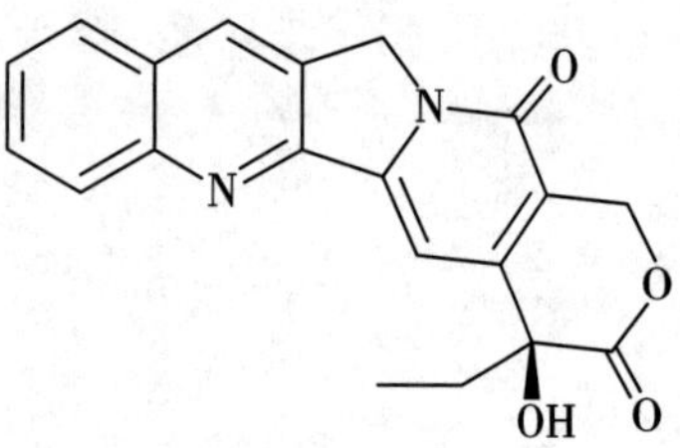

carboxyatractyloside (432)

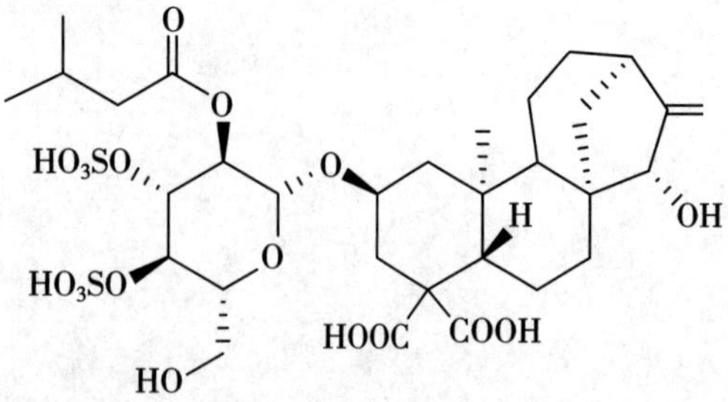

carene (235)

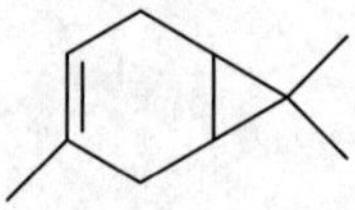

caryophyllene (235)

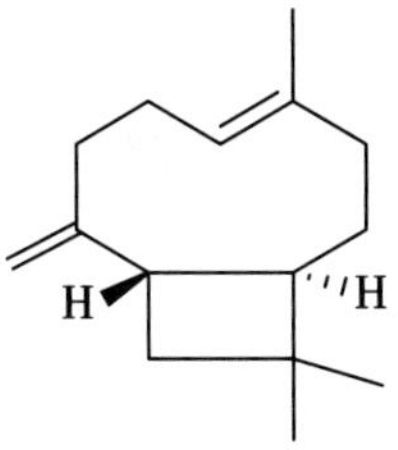

catechin (517)

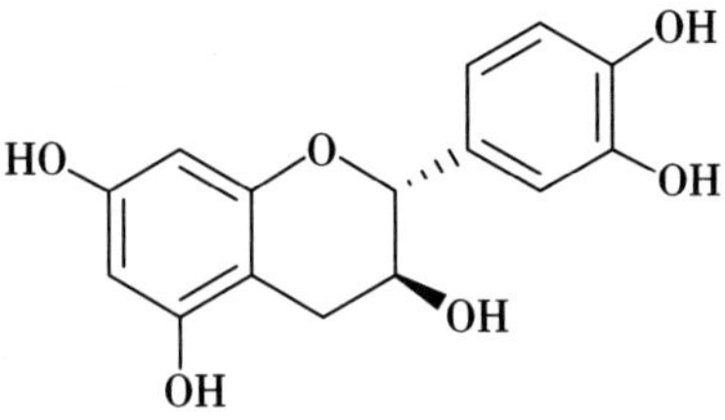

catechin-pentaacetate (400)

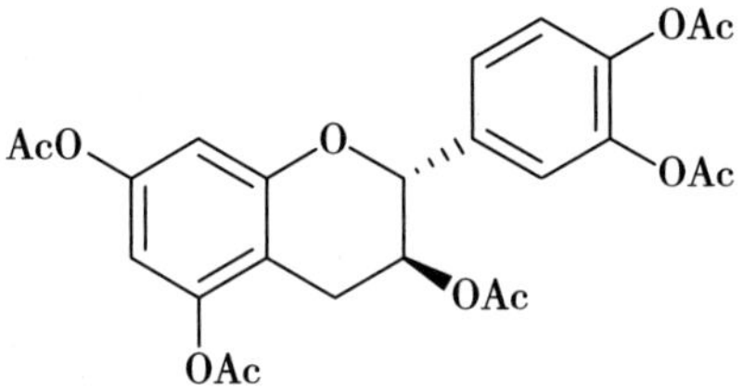

catechol (517)

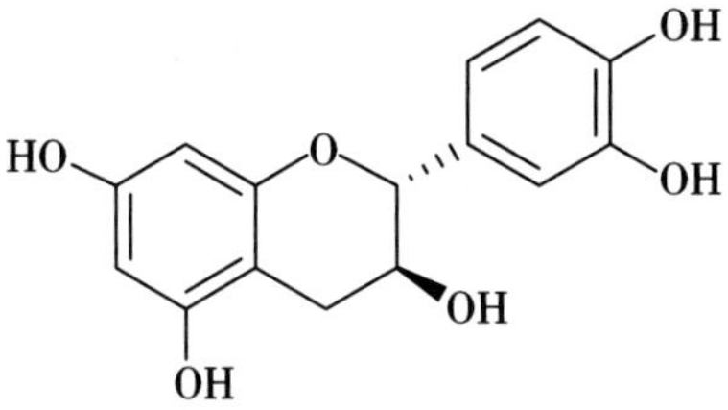

cerylalcohol (452)

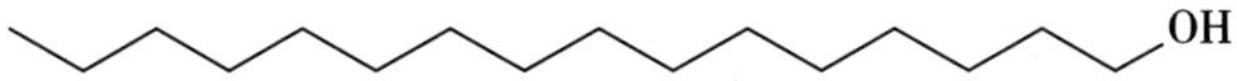

chasmanine (552)

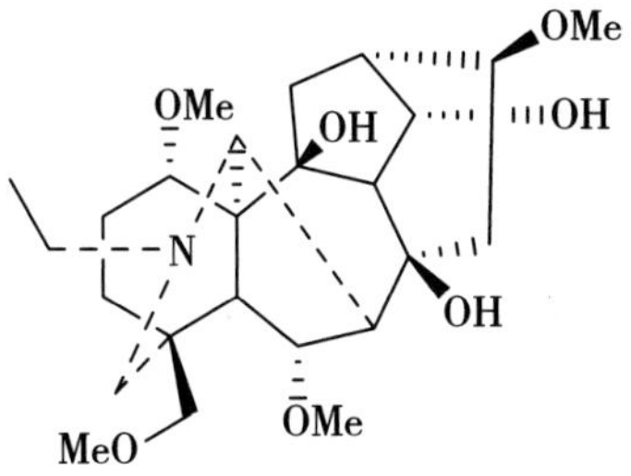

chloranthalactone A (524)

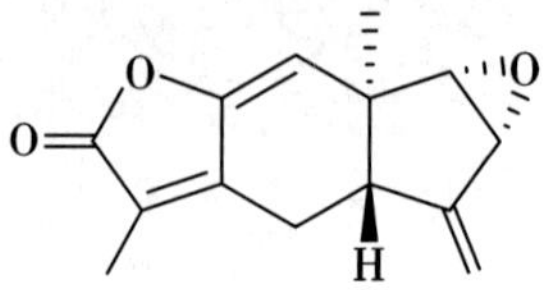

chlorogenic acid (483)

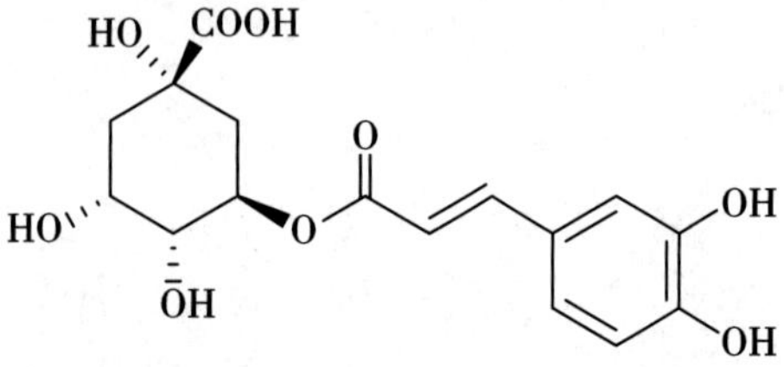

chlorogenin (668)

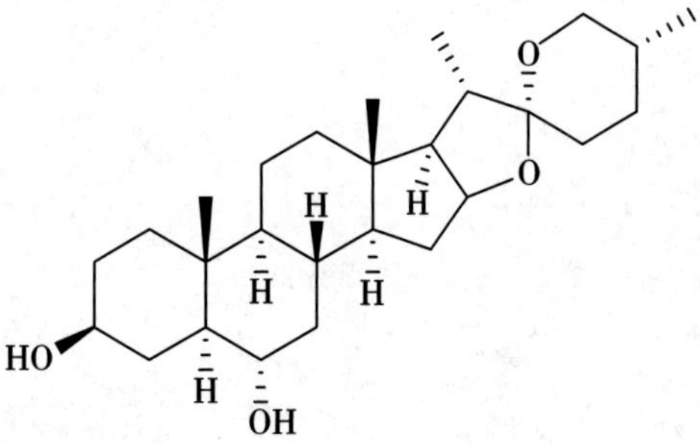

chrysophanol (247)

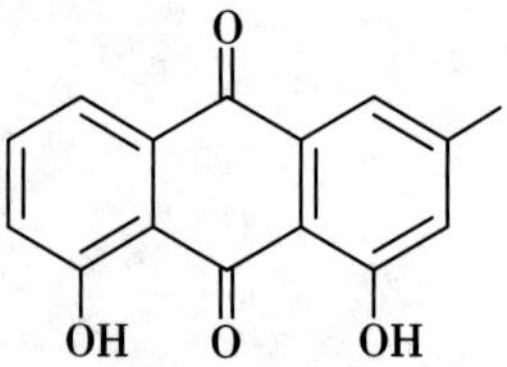

cineole (405)

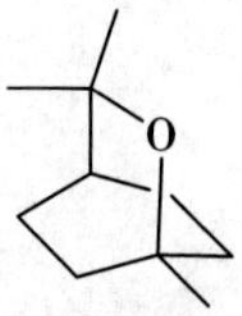

cinnamic acid (286)

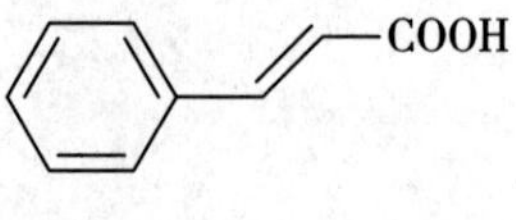

citronellol（235）

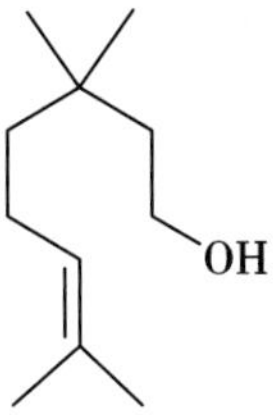

clematibetoside A（563）

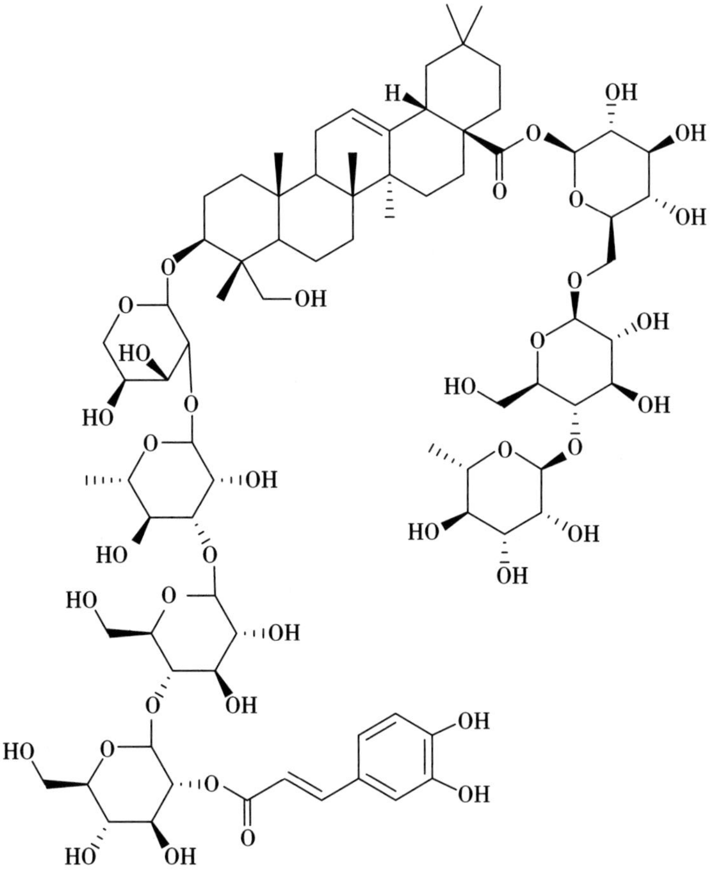

clemochinenoside A（563）

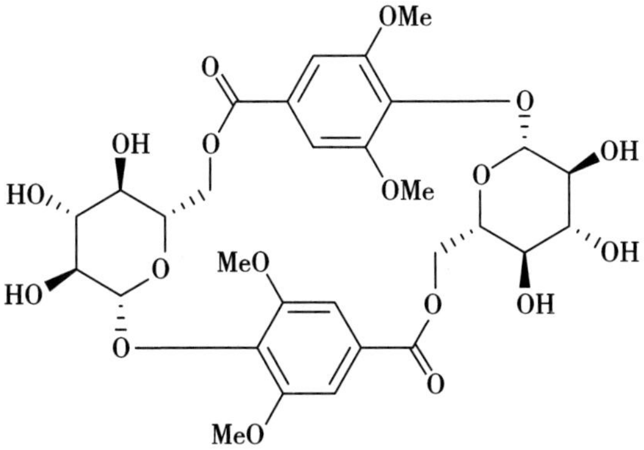

cnidiadin (617)

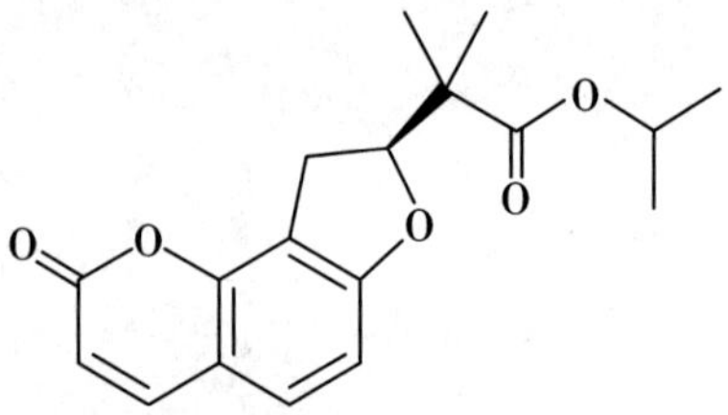

cnidimine (617)

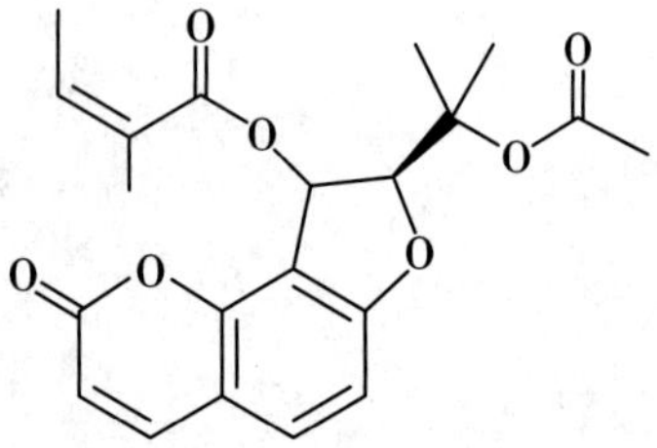

cniforin A (617)

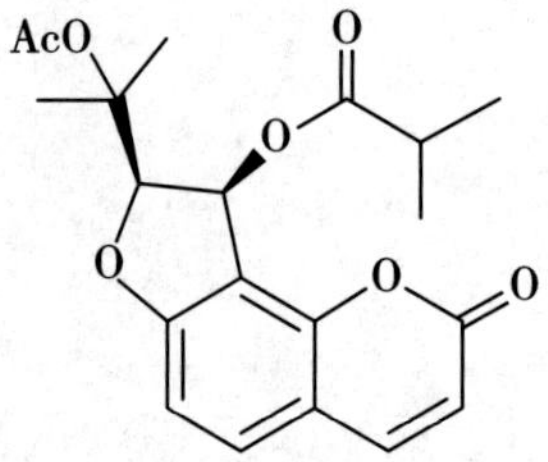

colubrine (297)

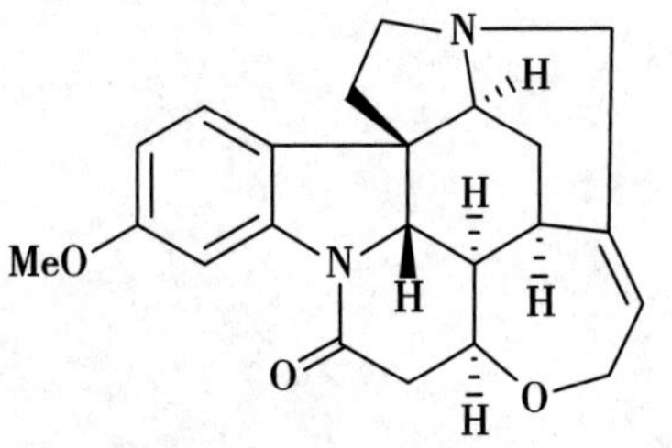

columbamine (384)

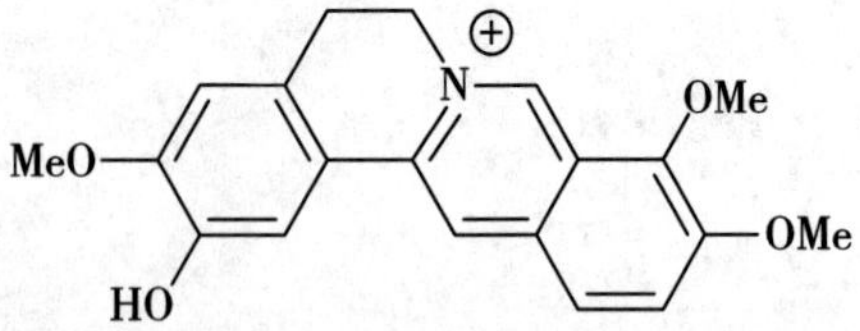

columbianadin (617)

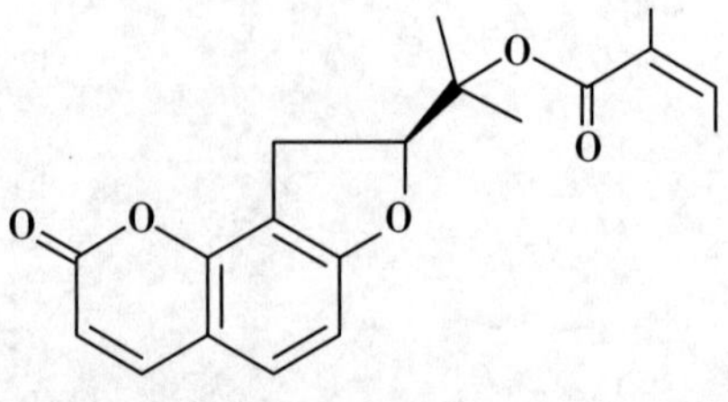

columbianetin (617)

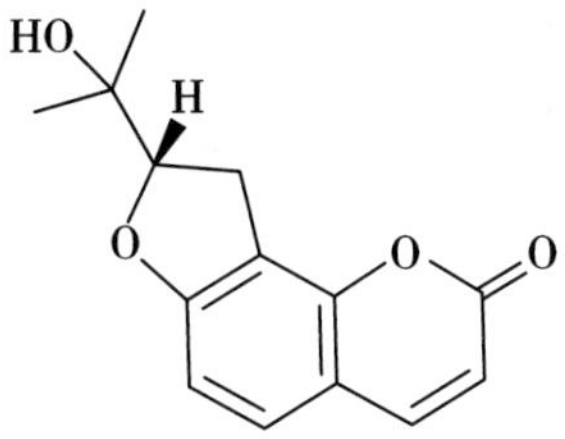

coptisine (384)

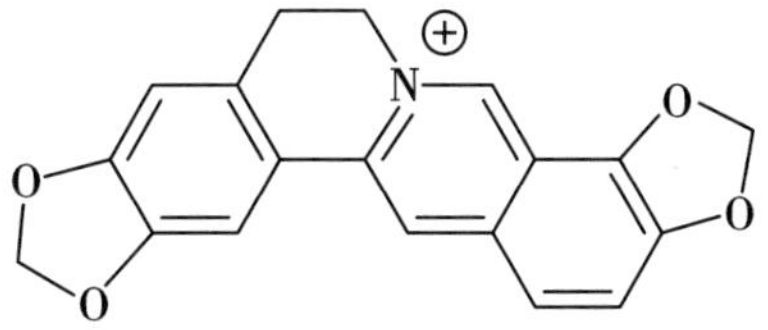

corybulbine (406)

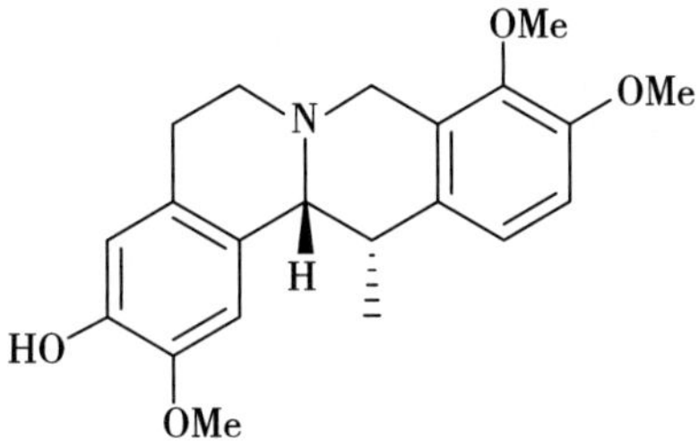

corydaline (406)

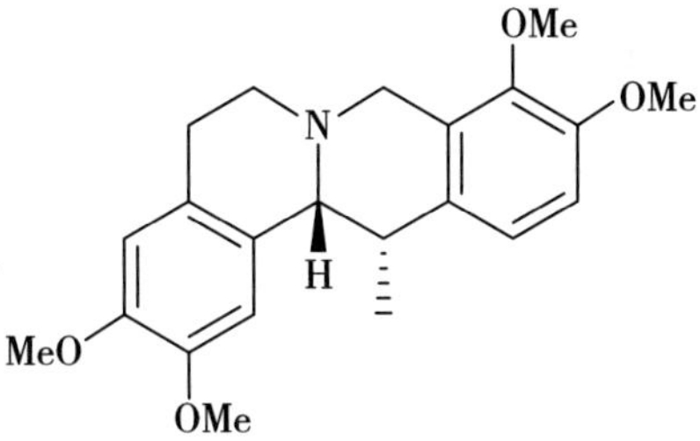

corydalmine (406)

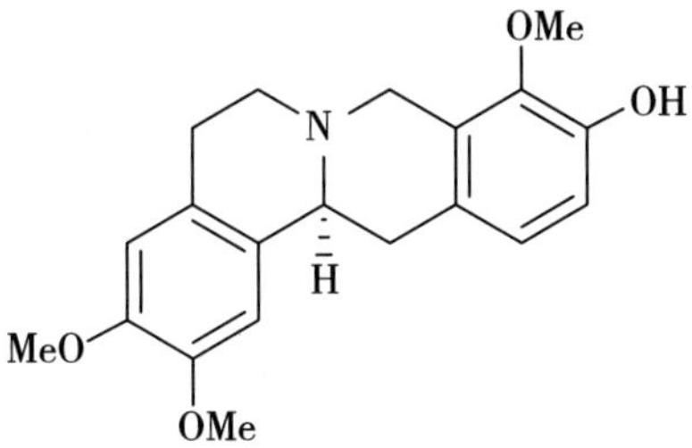

coryneine (469)

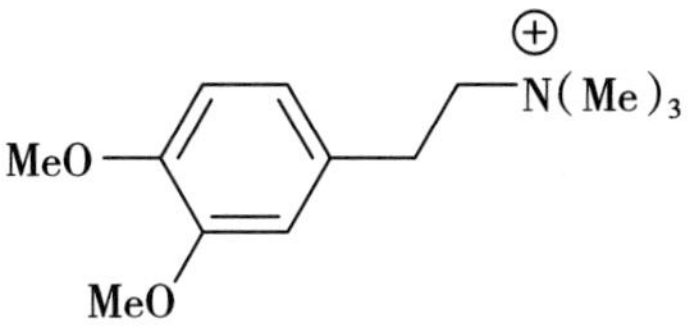

3-coumaroylquinic acid(482)

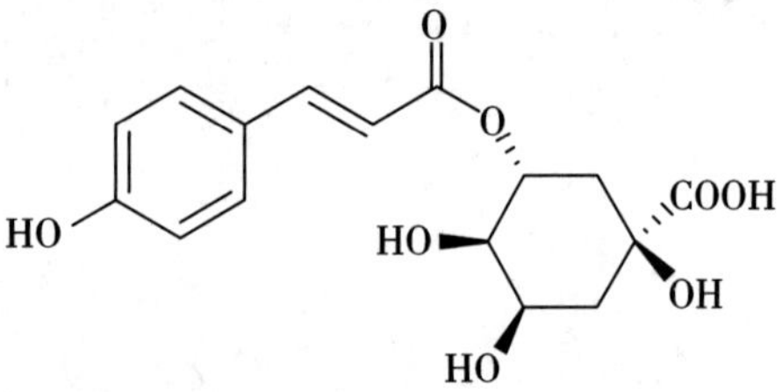

cremastrine(271)

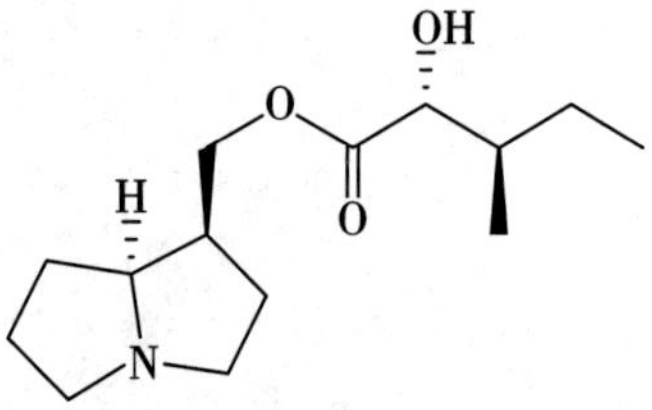

crotonic acid(334)

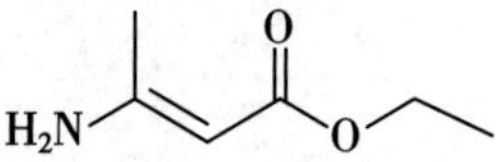

crotonoside(334)

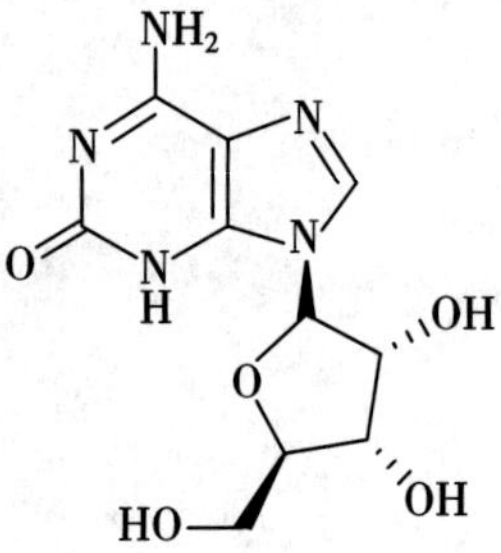

croweacin(543)

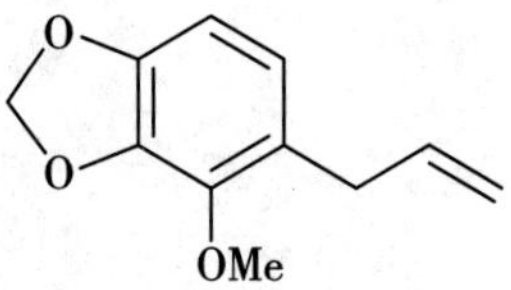

D

damnacanthal(424)

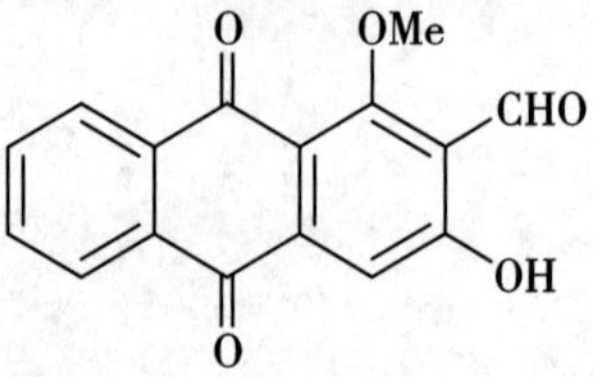

daucosterol (367)

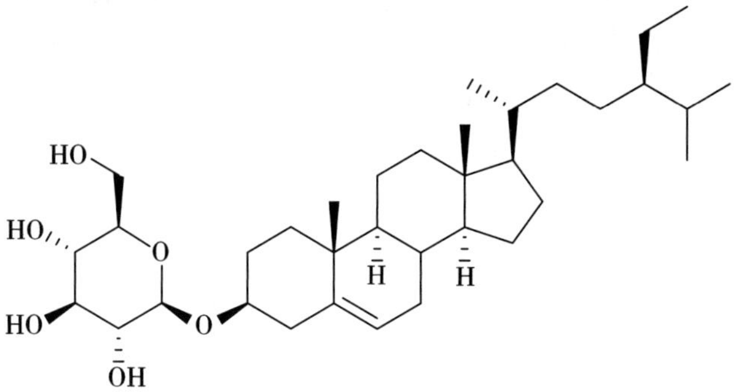

decadienal (482)

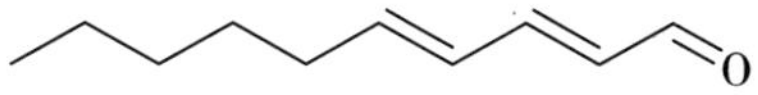

dehydrobrucein A (570)

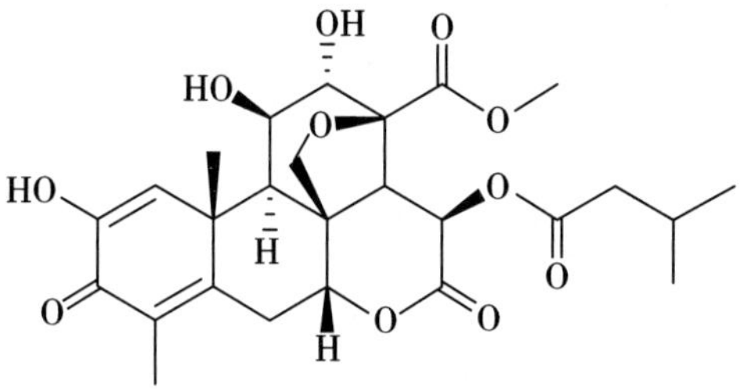

dehydrocorydalmine (406)

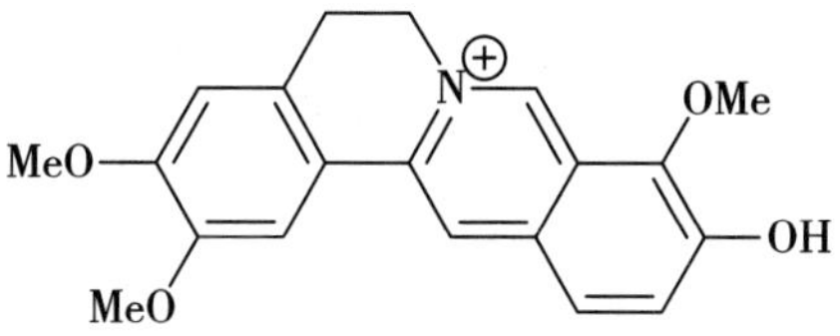

dehydroevodiamine (447)

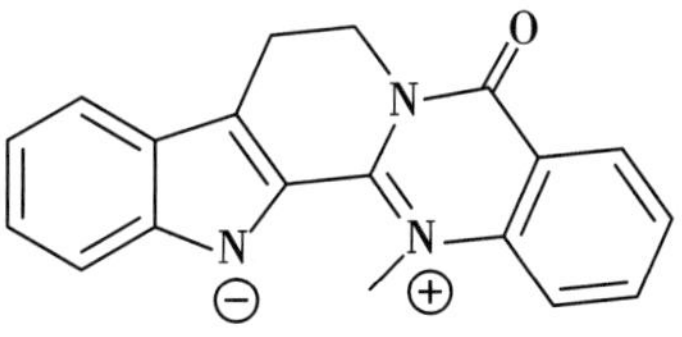

dehydronantenine (406)

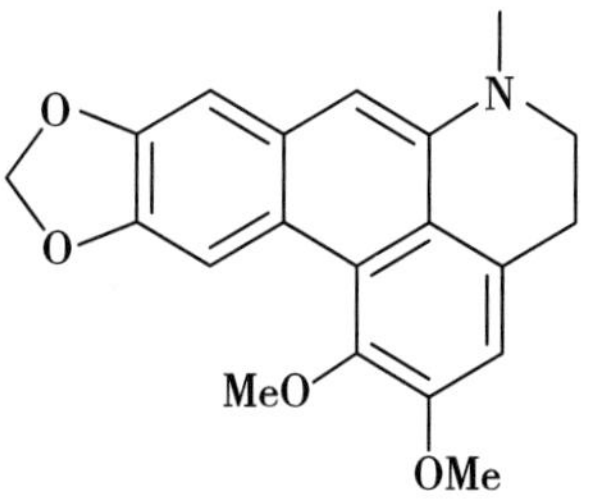

dehydropodophyllotoxin (406)

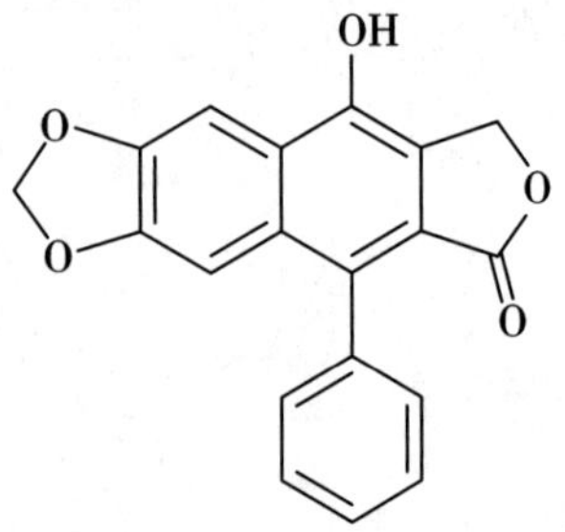

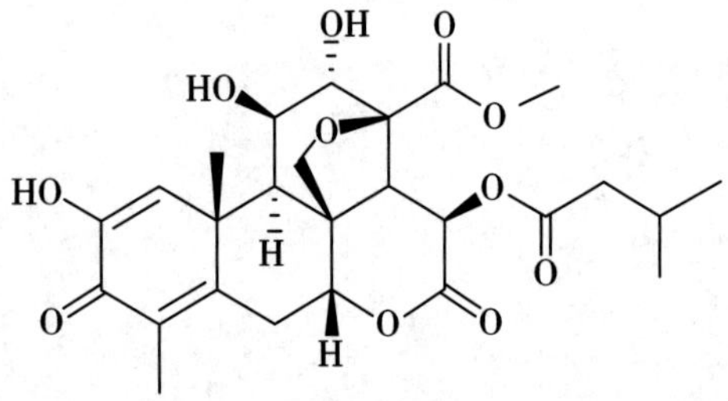

demethylpodophyllotoxin (258)

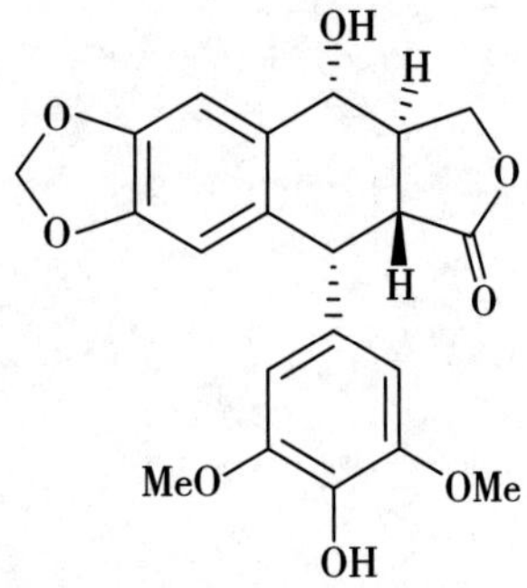

dehyrobrusatol (570)

deoxyaconitine (551)

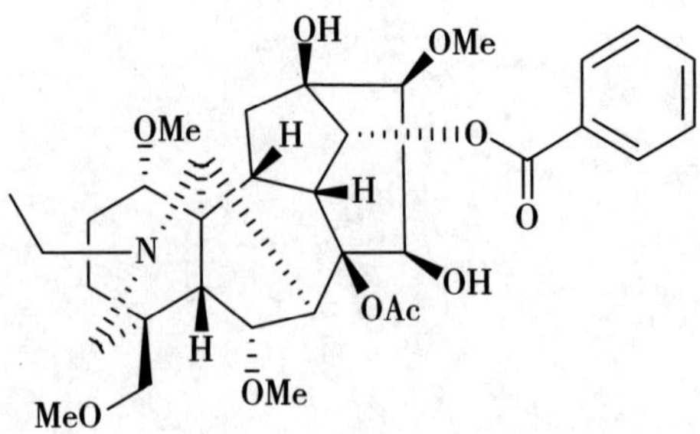

deoxyloganin (297)

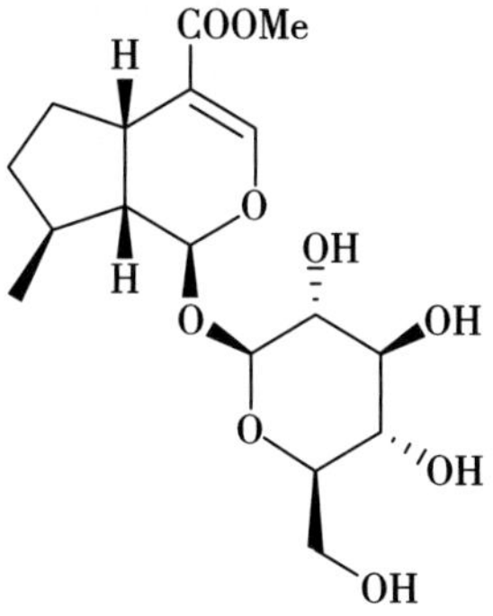

deoxypodophyllotoxin (258)

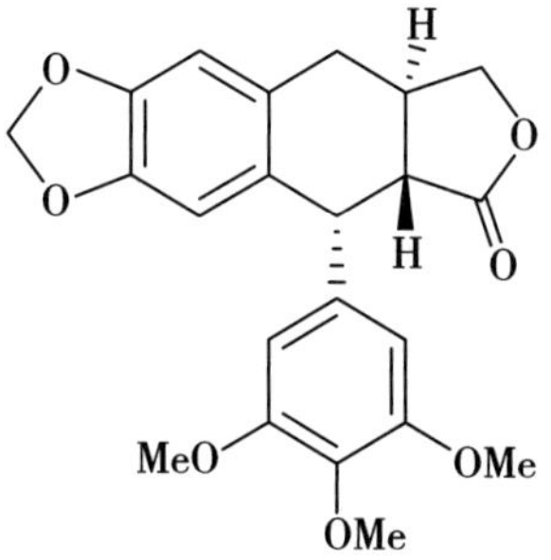

desmethylphytolaccagenin (640)

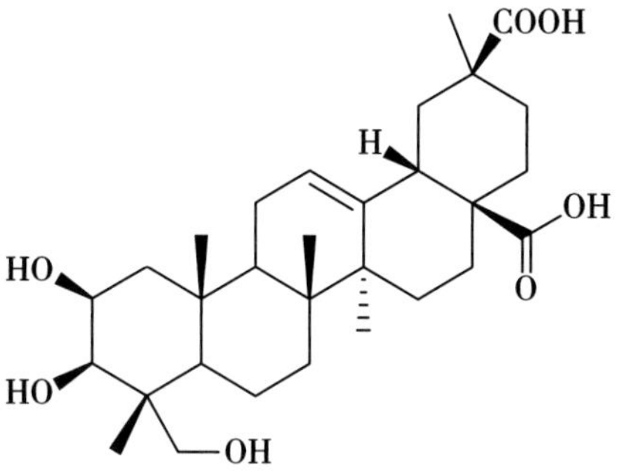

dichroine (611)

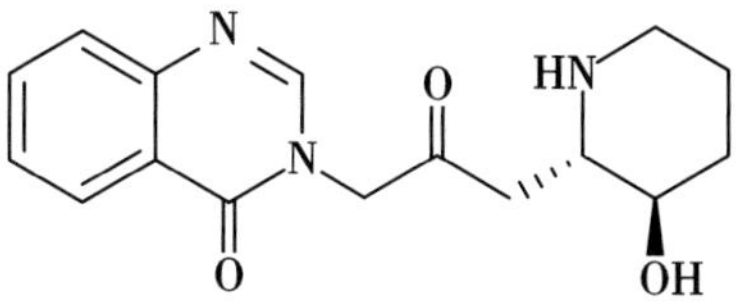

dihydroevocarpine (444)

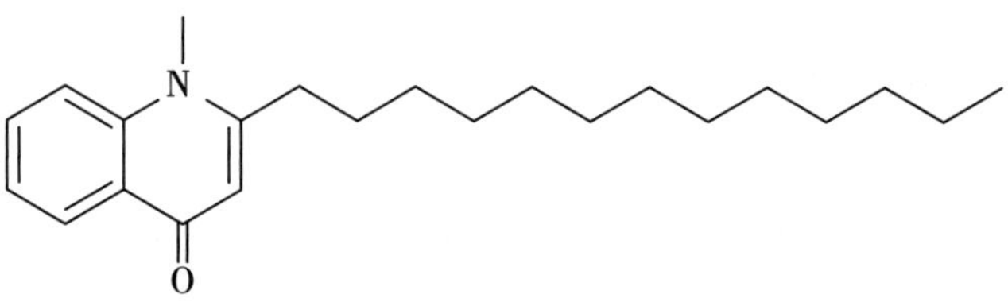

dihydronitidine (440)

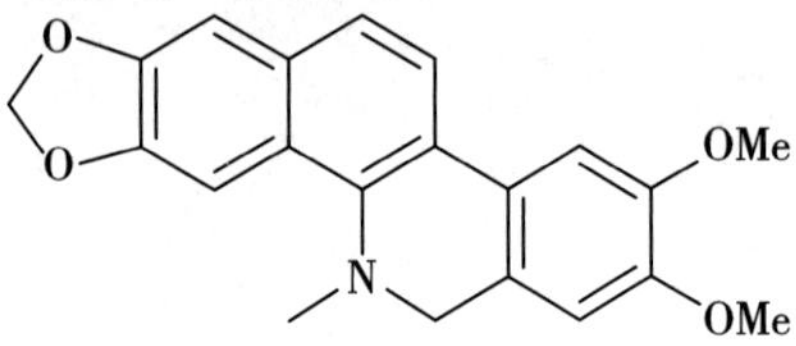

dihydrooroselol (617)

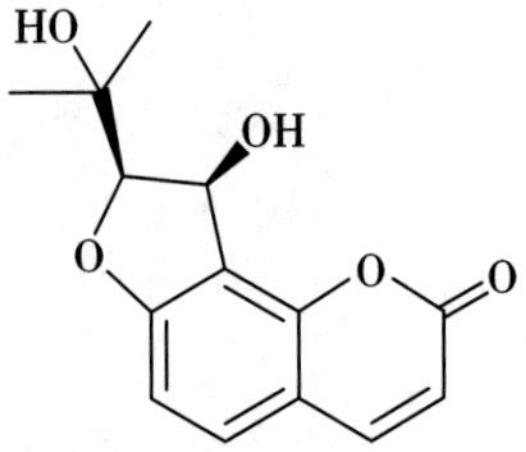

dihydrosanguinarine (384)

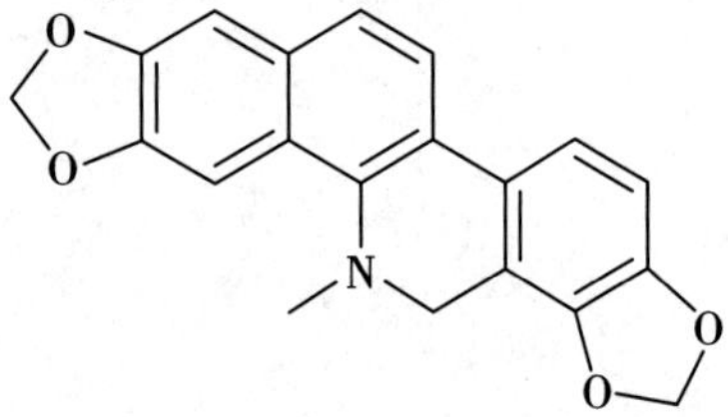

dihydroxy-7-methoxyflavon (427)

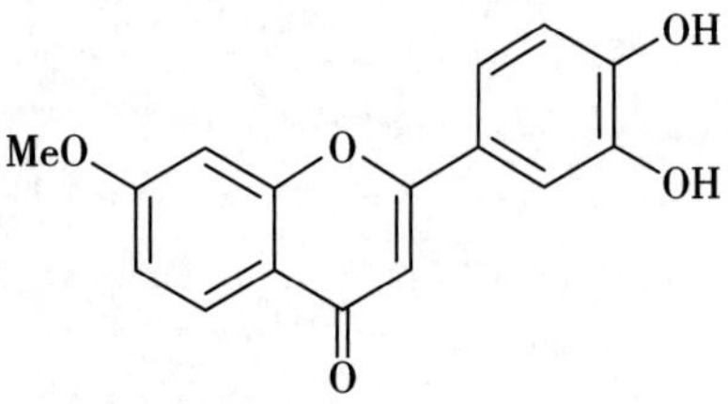

dihydroxybenzoic acid (445)

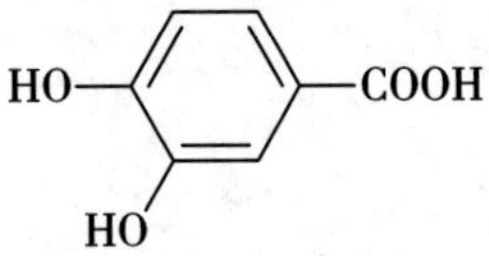

dimethoxy-3,3'-dihydroxy-5,5'-oxygen-6,6-biphenylformic anhydride (531)

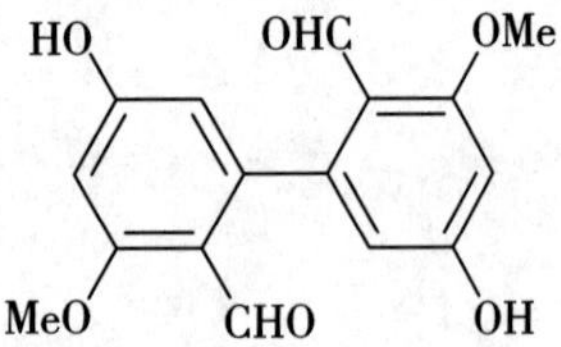

dimethoxybenzoic acid (530)

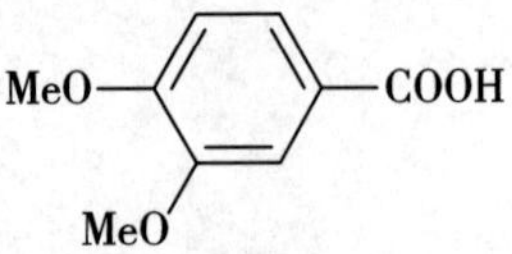

dimethoxytoluene（412）

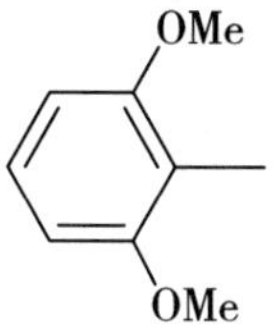

diosgenin（668）

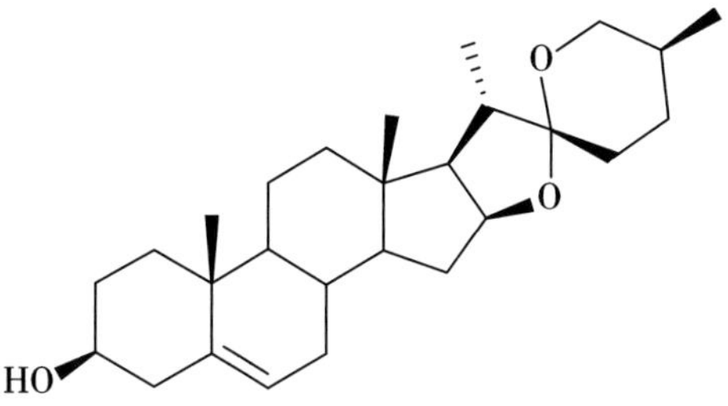

diosmin（440）

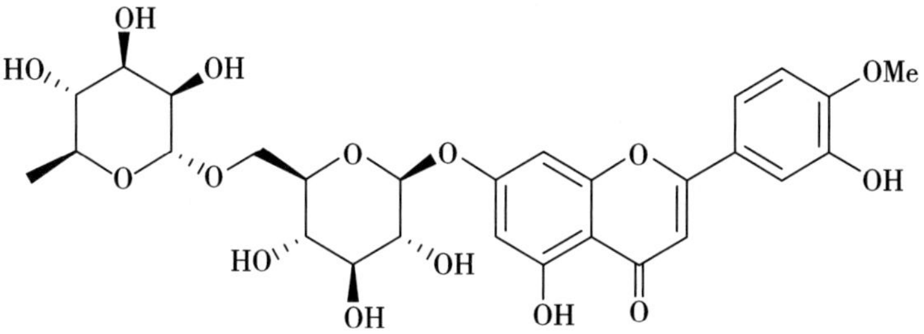

E

edultin（617）

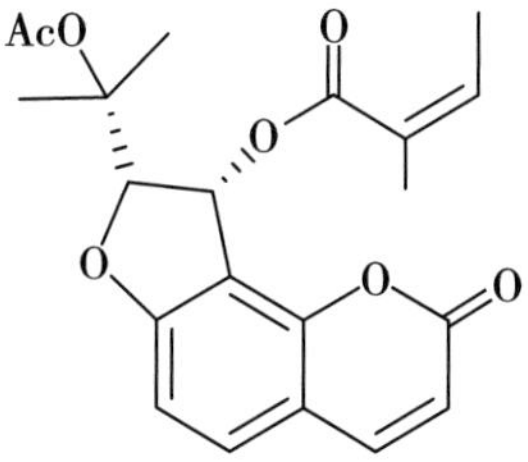

eicosenoic acid（482）

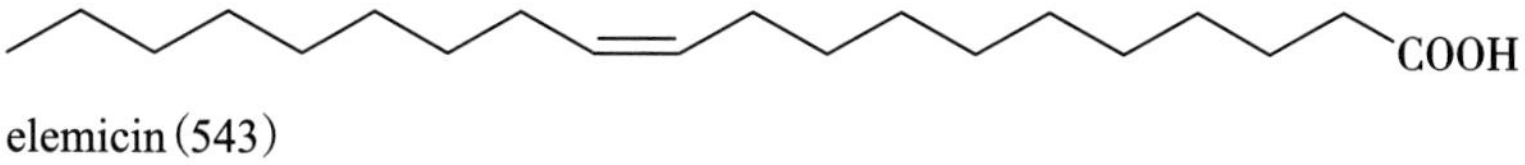

elemicin（543）

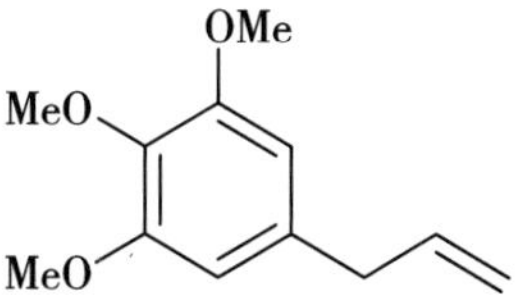

emodin (247)

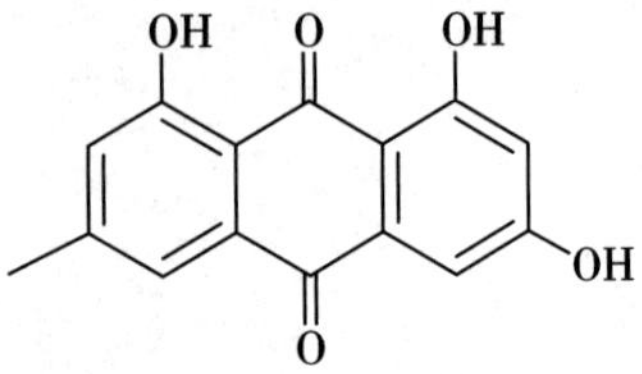

emodin (247) の構造式

ephedrine (627)

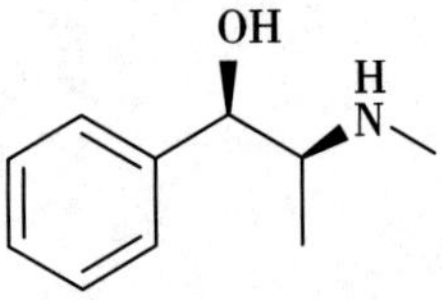

ephedrine の構造式

epicatechin-pentaacetate (380)

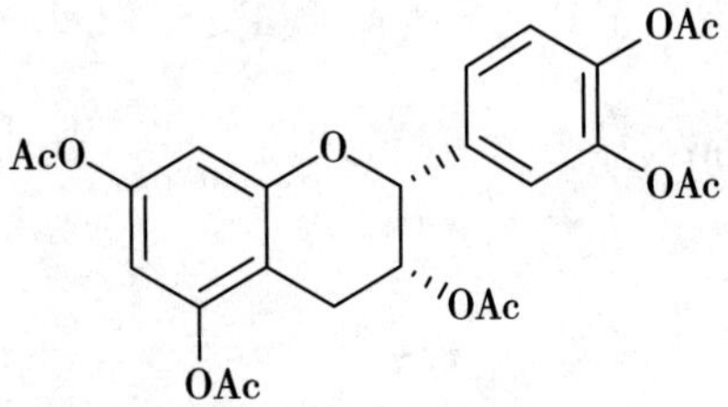

epicatechin-pentaacetate の構造式

epigallocatechin-hexacetate (380)

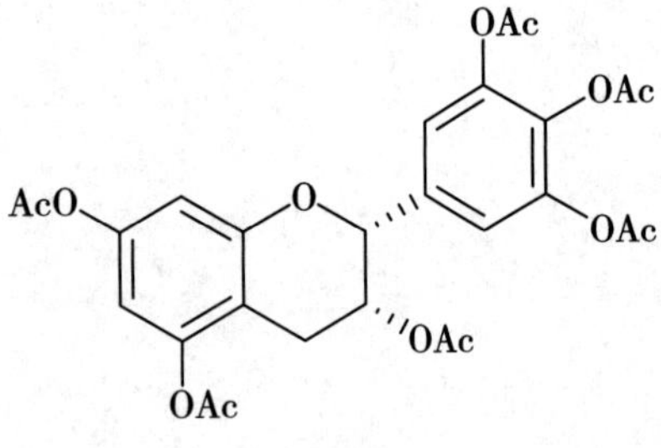

epigallocatechin-hexacetate の構造式

esculentic acid (640)

esculentic acid の構造式

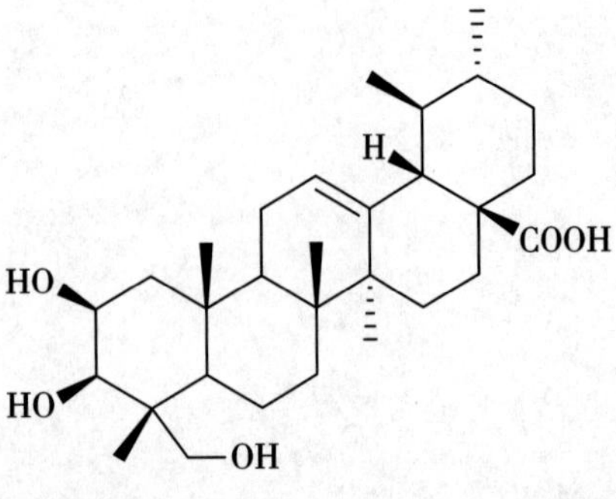

esculentoside A (640)

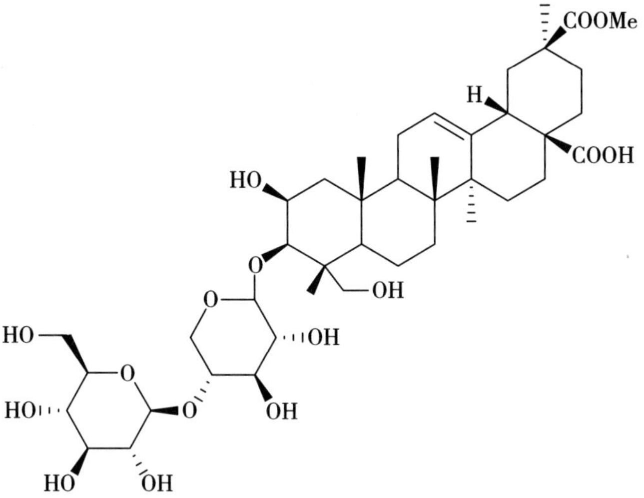

estragole (543)

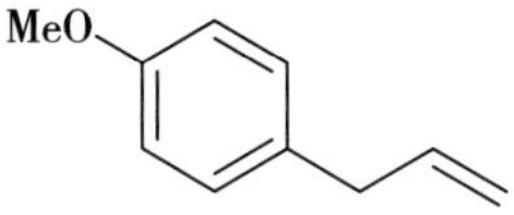

eucarvone (543)

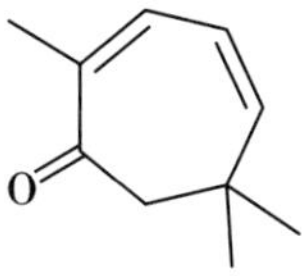

eugenol (235)

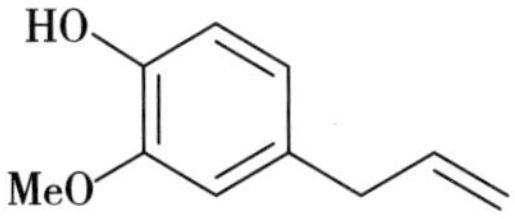

euphol (531)

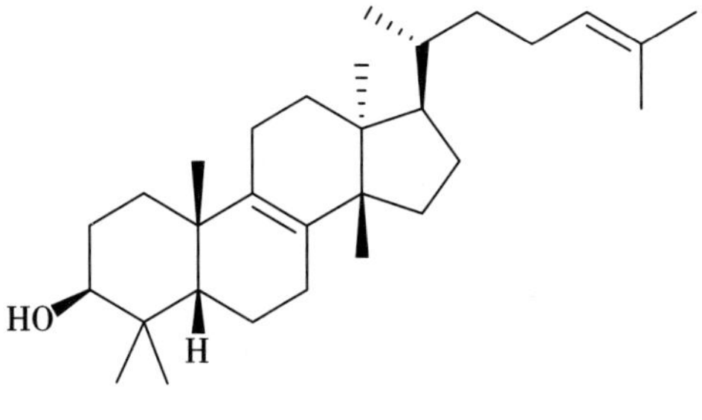

euphornin（530）

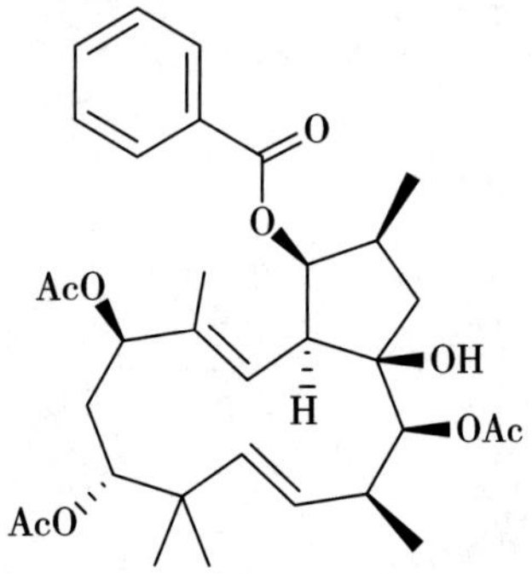

evocarpine（444）

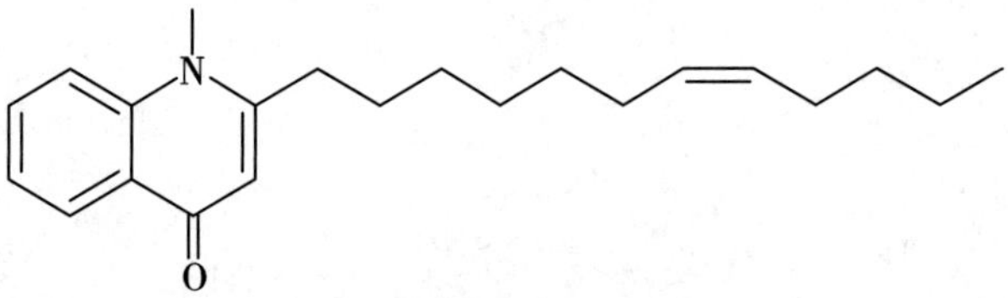

evodiamine（444）

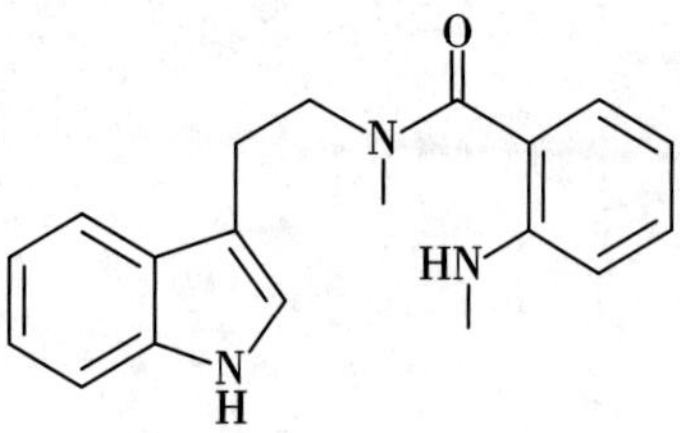

evodin（445）

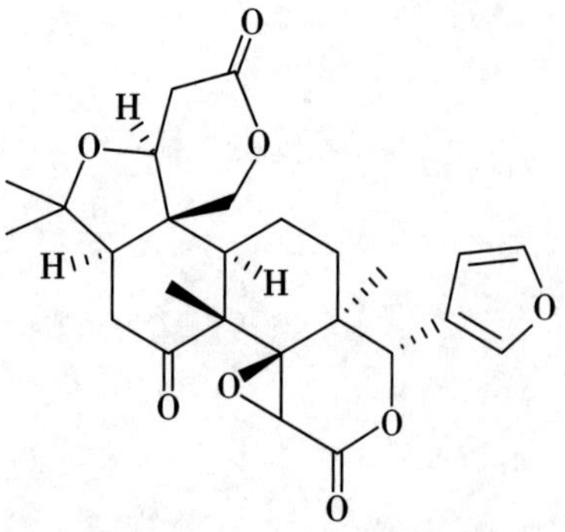

evodol (445)

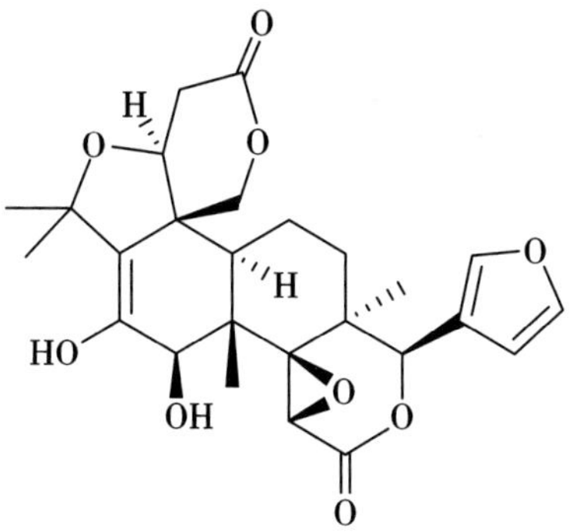

exozoline (235)

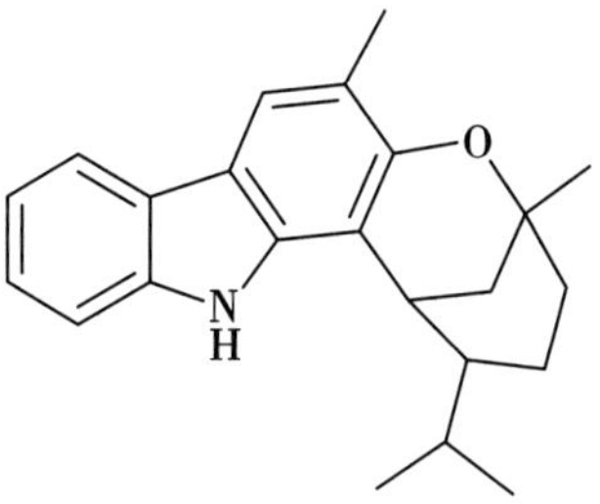

F

fabiatrin (412)

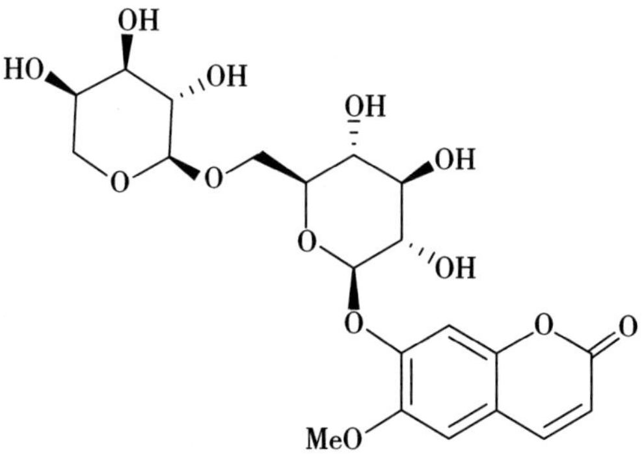

febrifugine (611)

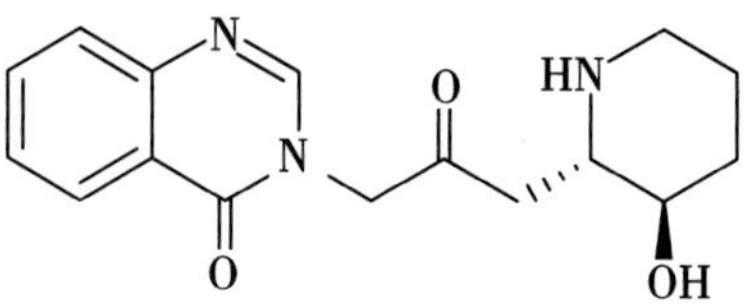

feruloylquinic acid (482)

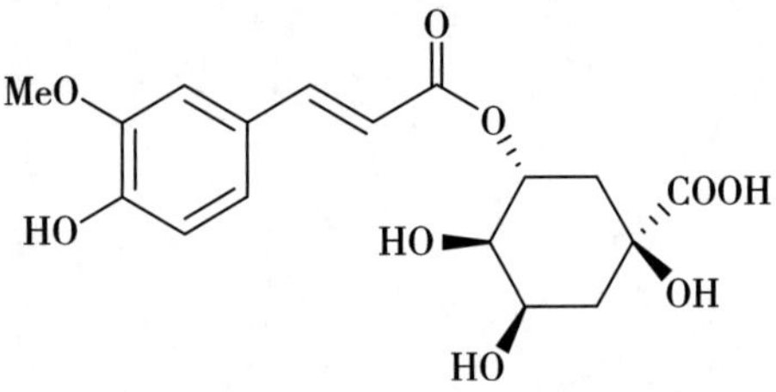

foresticine (552)

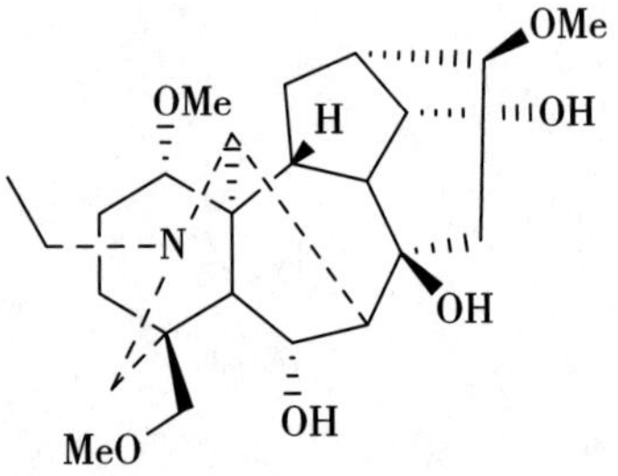

formononetin (487)

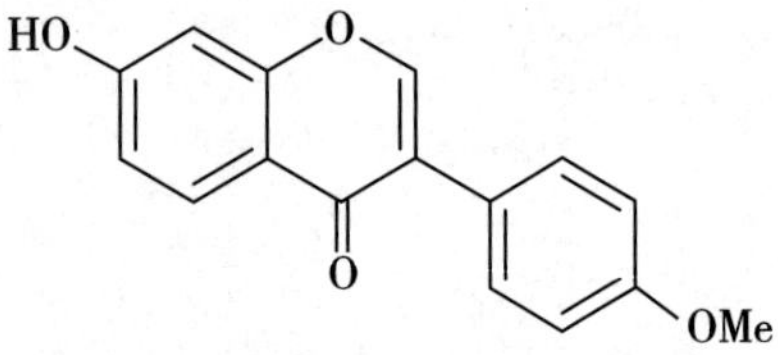

formylindole (235)

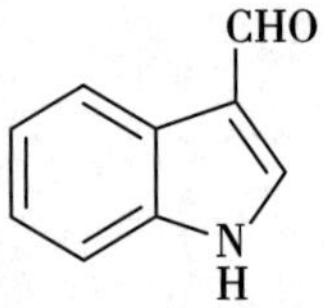

fumaric acid (387)

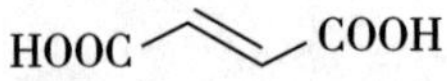

furostanol (668)

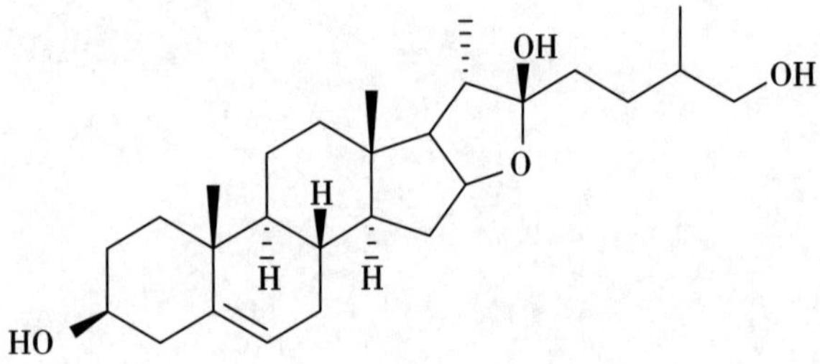

G

gallocatechin-hexacetate (380)

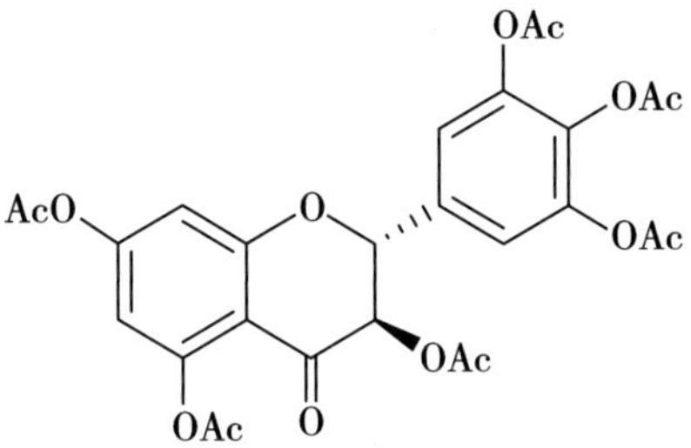

gedunin (498)

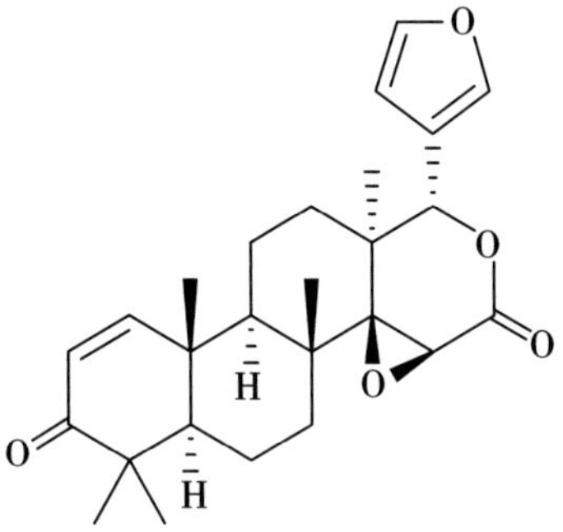

genkwanin (427)

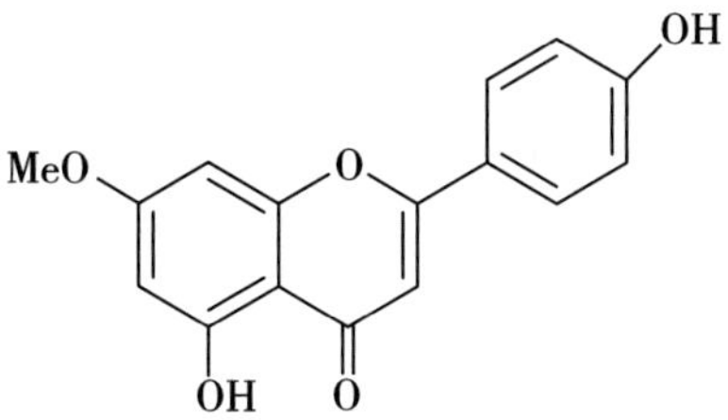

geraniol (235)

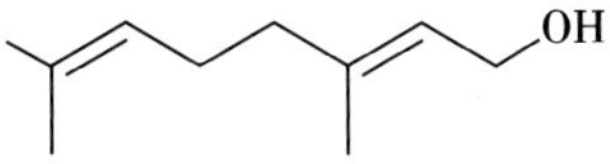

ginkgetin (380)

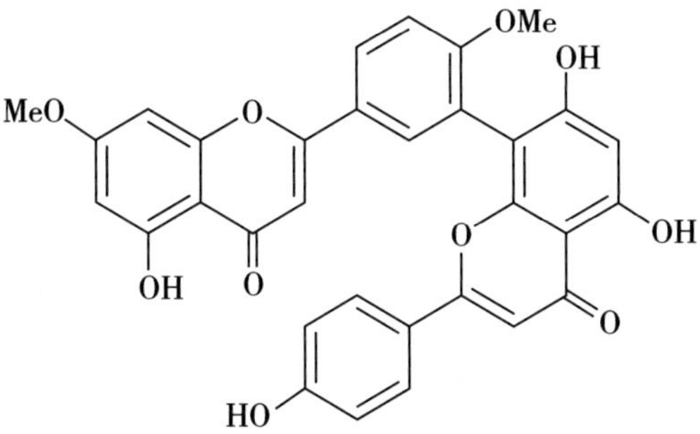

ginkgol (380)

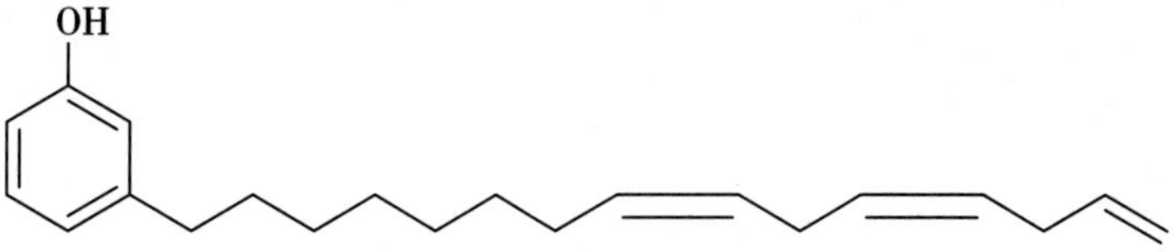

ginkgolic acid (380)

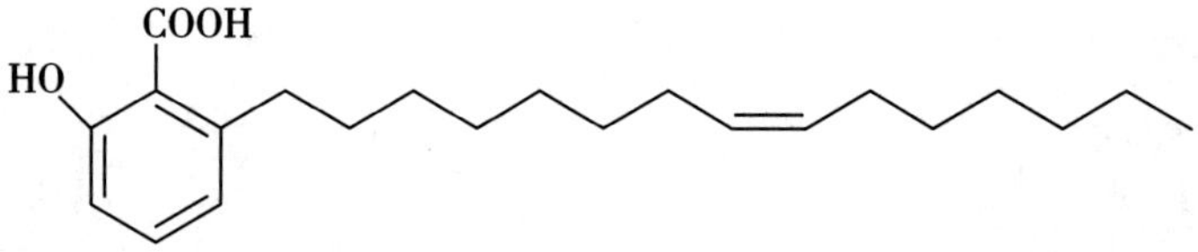

ginkgotoxin (380)

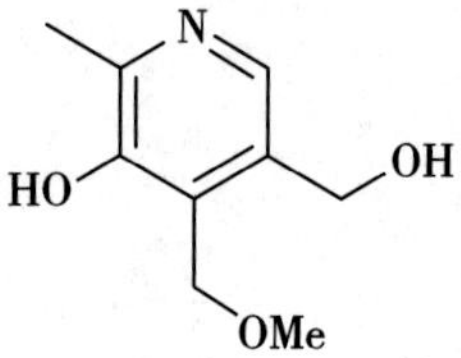

ginnol (380)

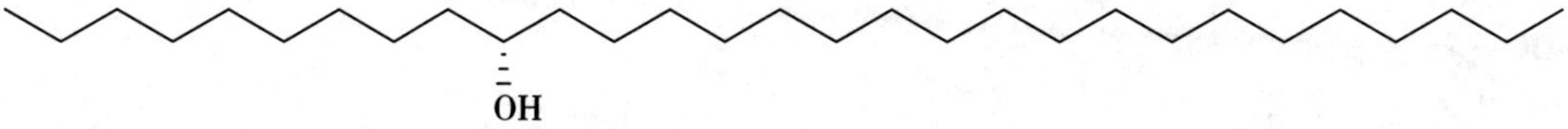

gitogenin (668)

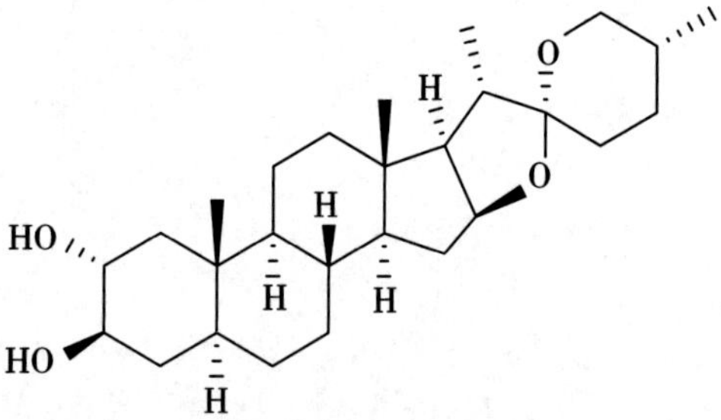

gitonin（668）

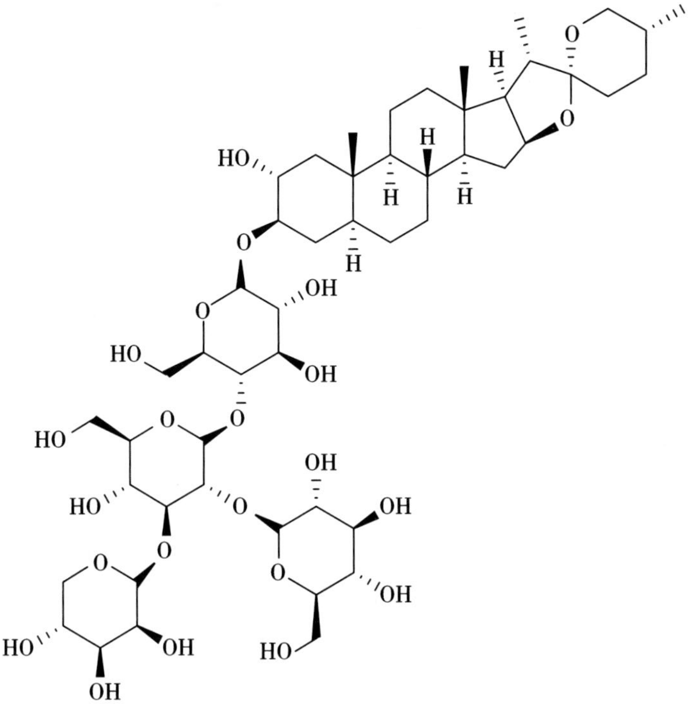

grayantoxin（537）

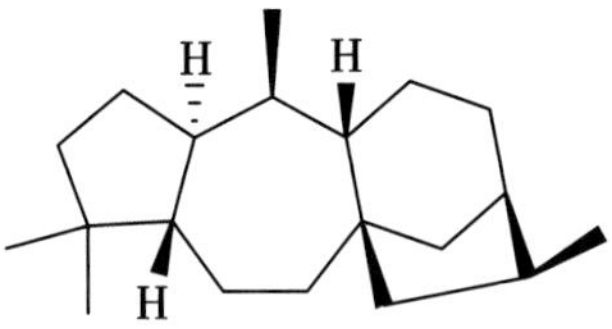

H

hainanmurpanin（235）

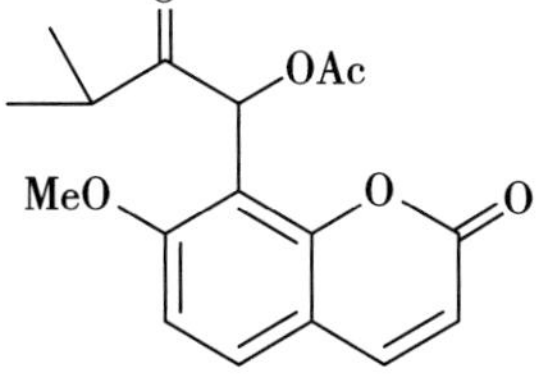

hecogenin (668)

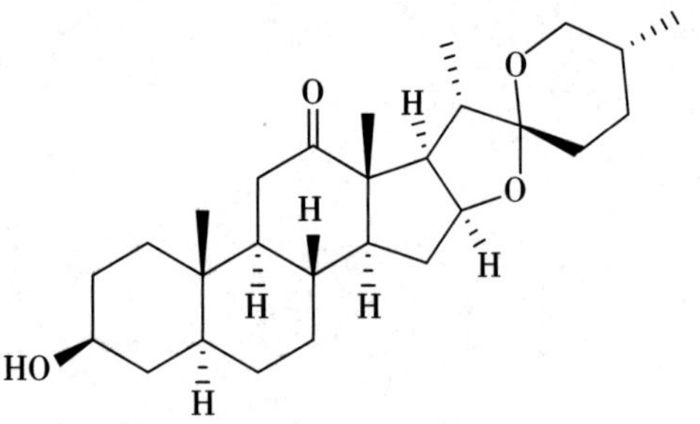

hesperidin (603)

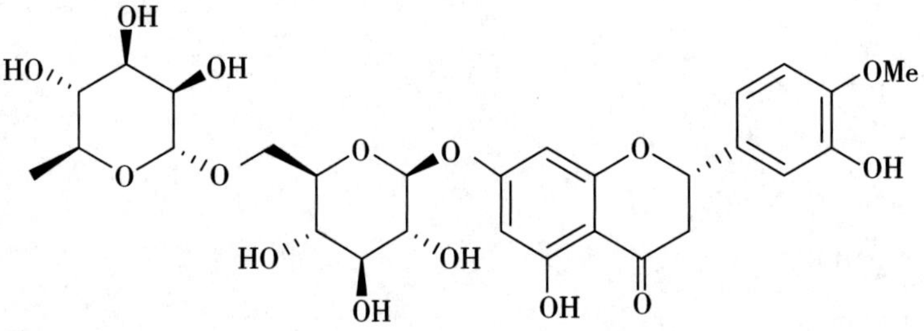

hexenol (380)

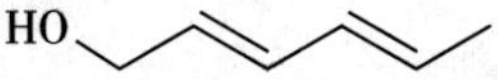

hibiscetin heptamethyl ether (235)

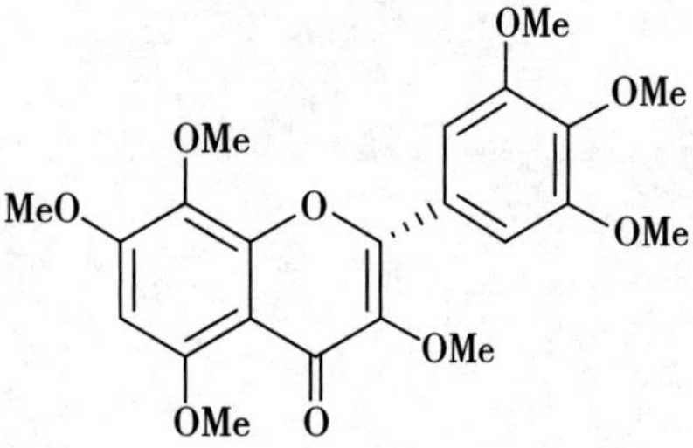

higenamine (543)

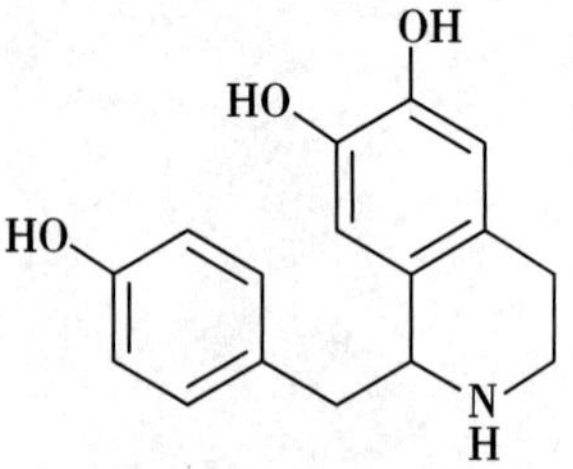

homochelidonine (426)

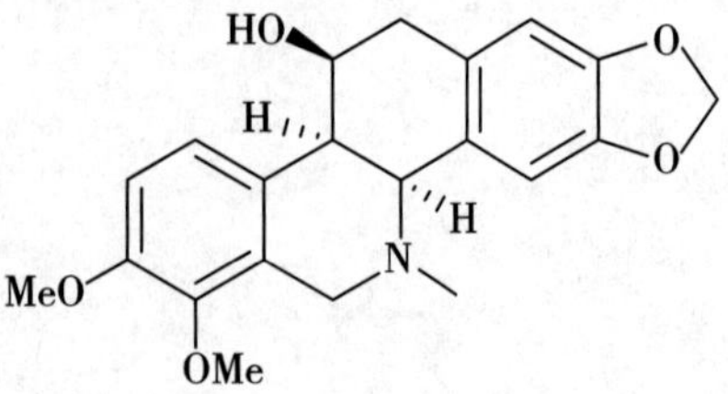

homogentisic acid(390)

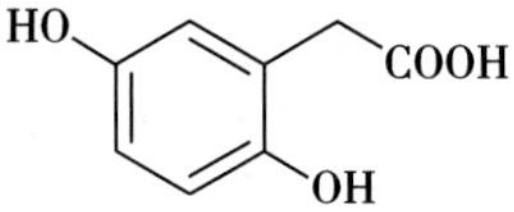

hydroginkgolic acid(380)

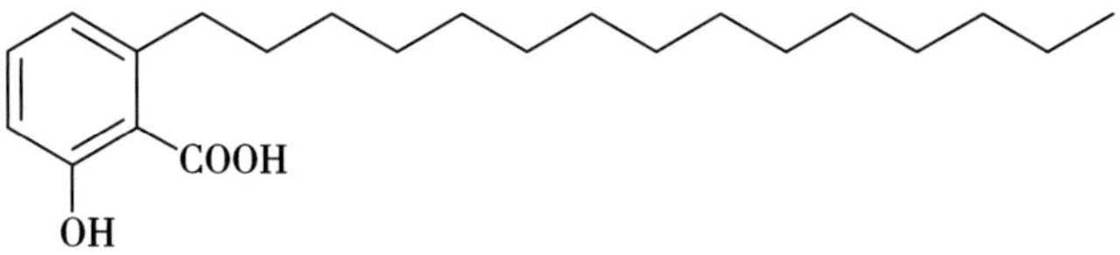

hydrourushiol(238)

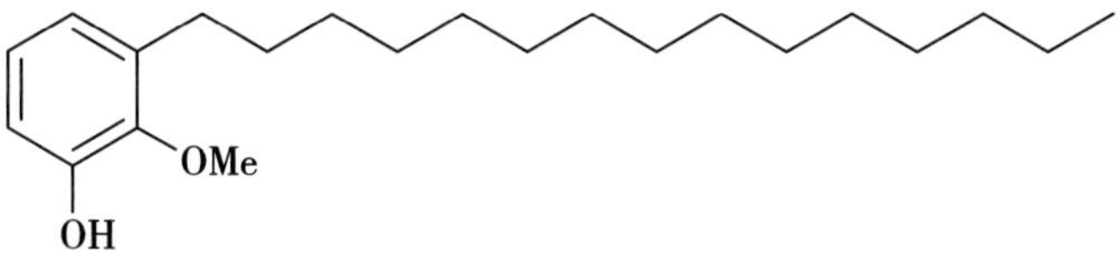

hydroxy-3-methoxy strychnine(297)

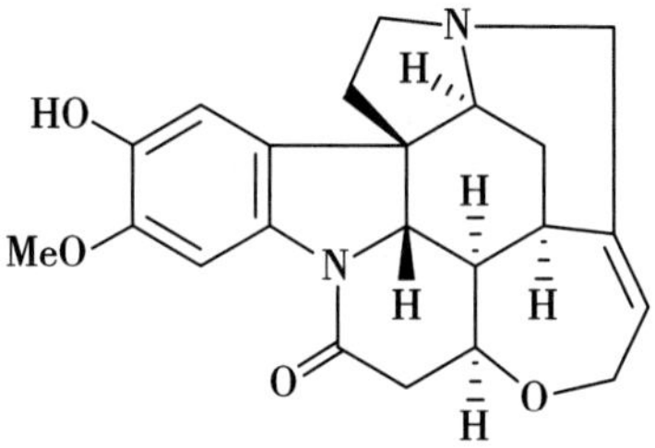

hydroxycoumarin(445)

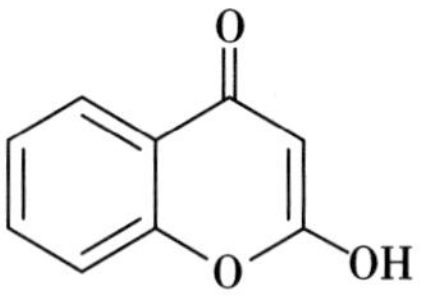

hydroxyevodiamine(444)

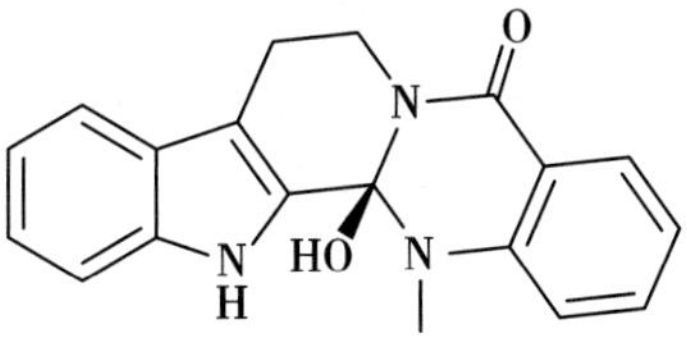

hydroxygenkwanin(427)

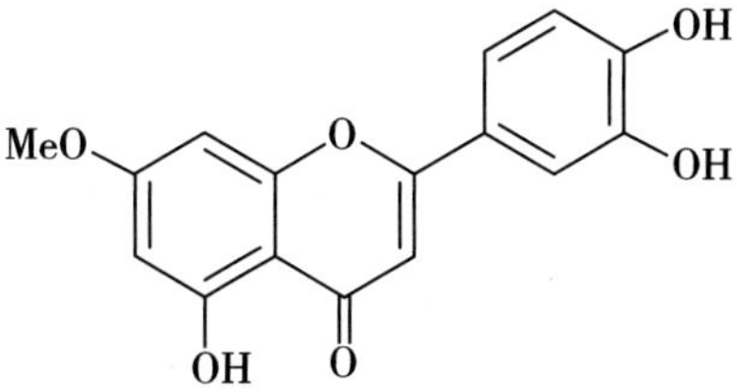

hydroxymorindone (424)

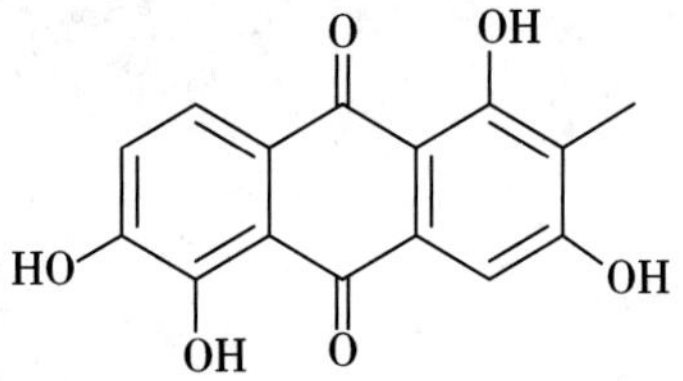

hydroxyneoline (552)

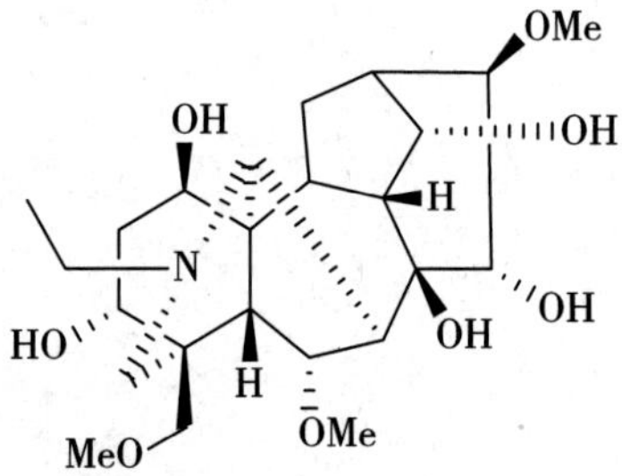

hydroxy-strychnine (296)

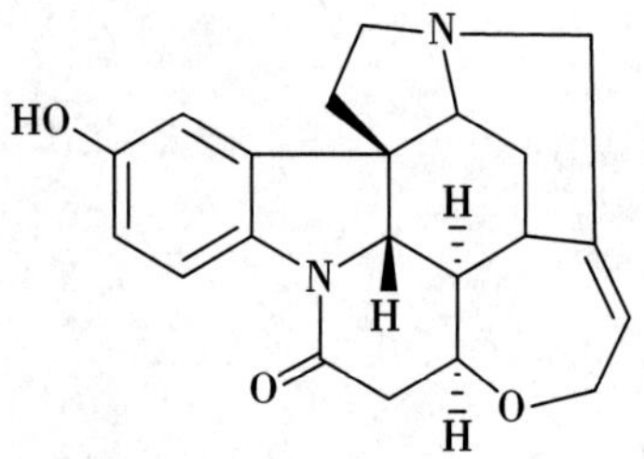

hyoscyamine (412)

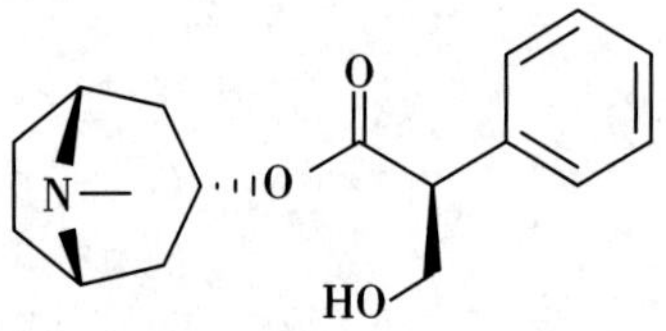

hypaconitine (551)

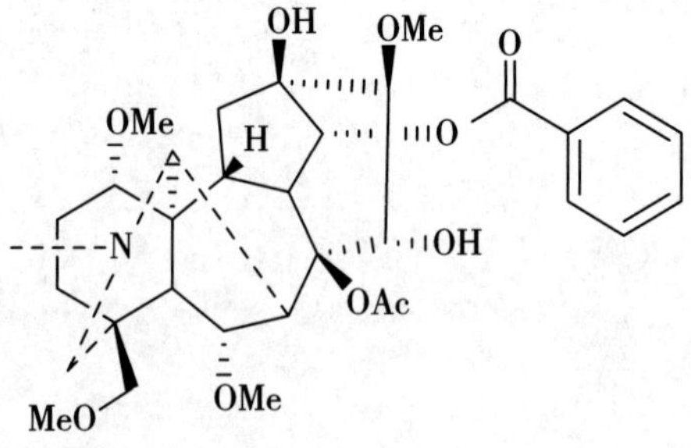

hyperin (510)

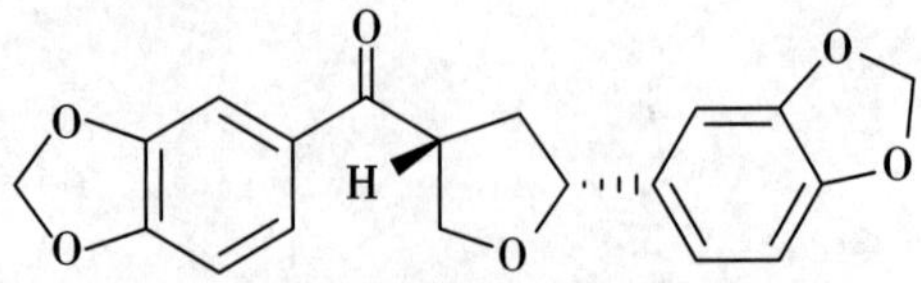

I

icajine (297)

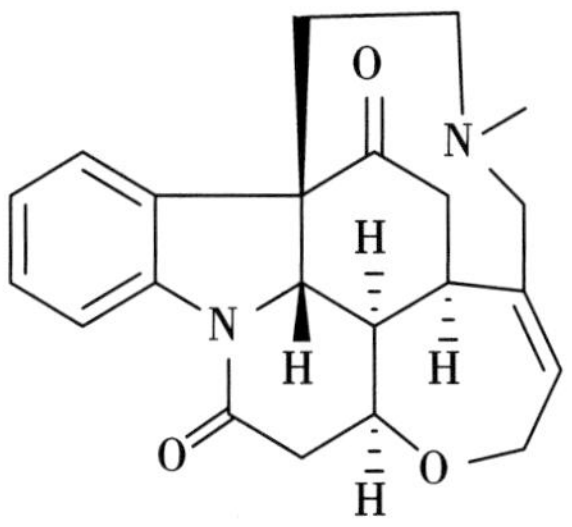

imperatorin (617)

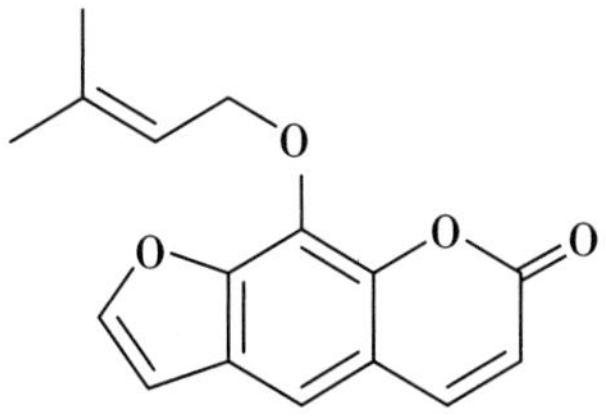

isoborneol (617)

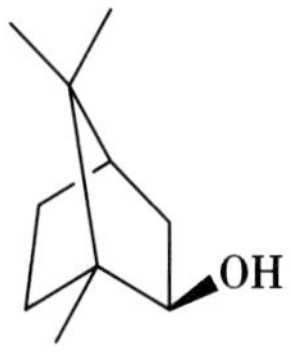

isobrucine (297)

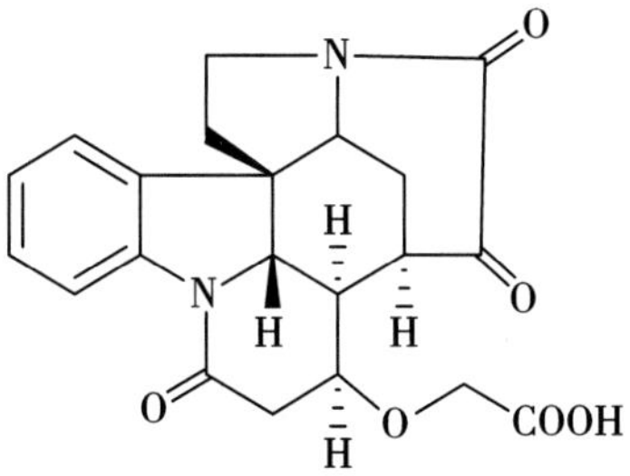

isobrucine-*N*-oxide (297)

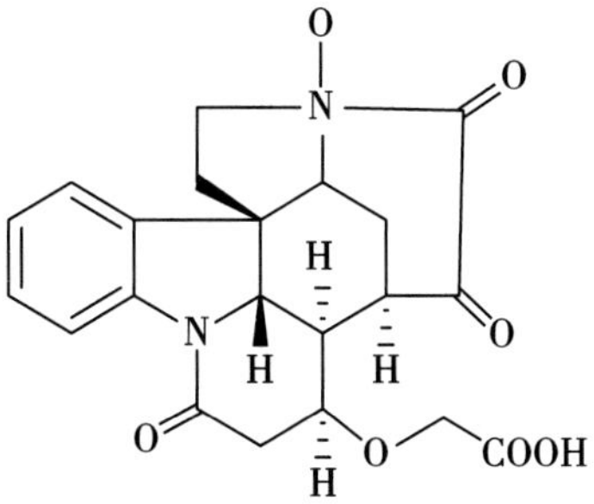

isofraxidin(524)

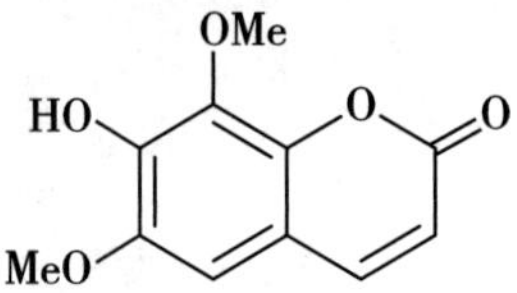

isokurarinone(487)

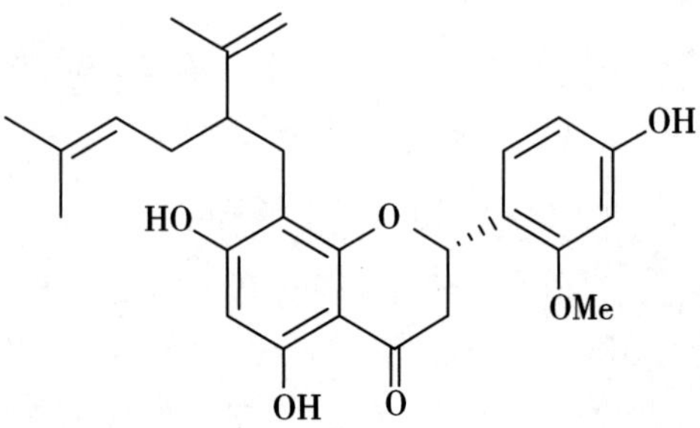

isolobelanine(387)

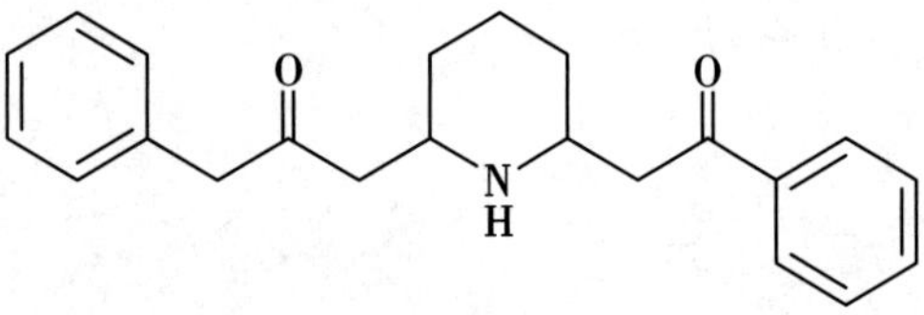

isomatrine(487)

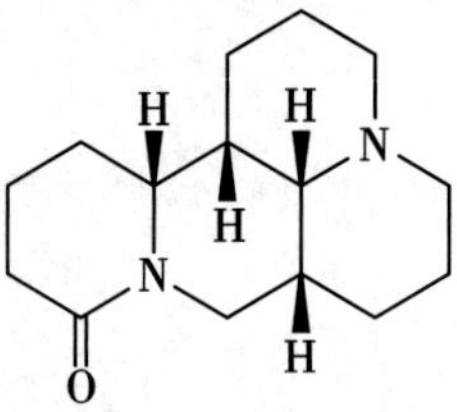

isomeramzin(235)

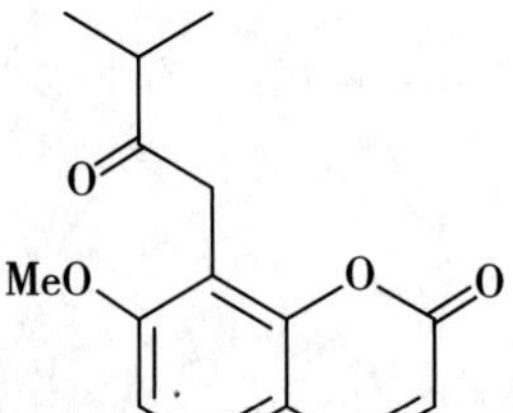

isomexoticin(235)

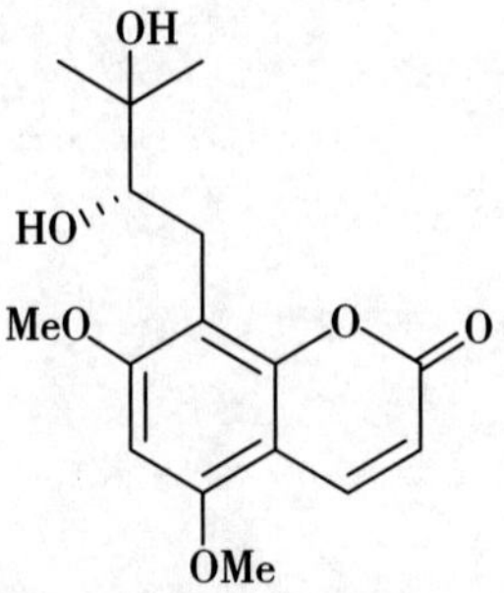

isopimpinellin (617)

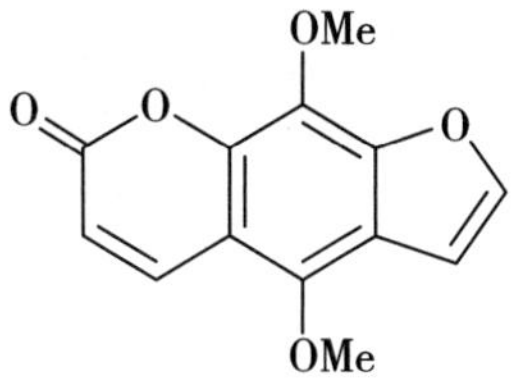

isoquercetin (517)

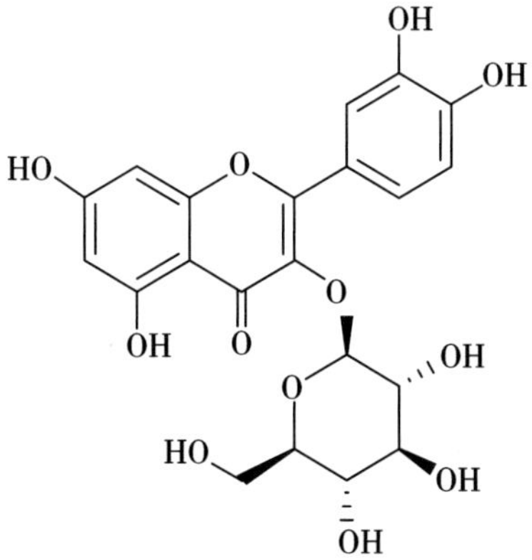

isorhamnetin (380)

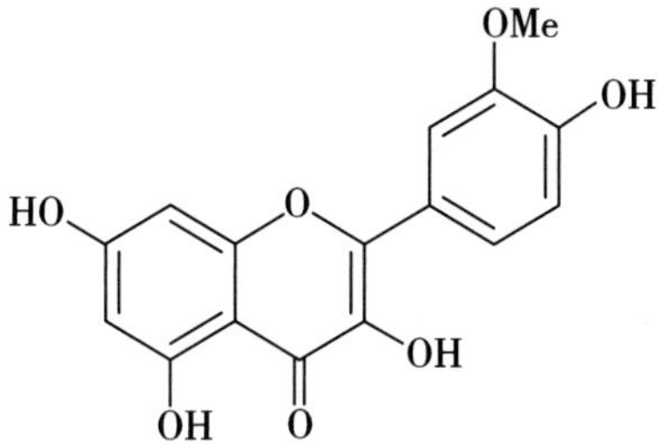

isosophocarpine (487)

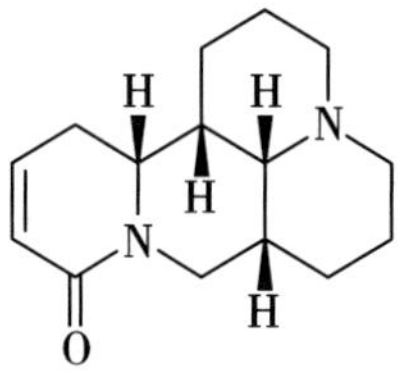

isostrychnine (296)

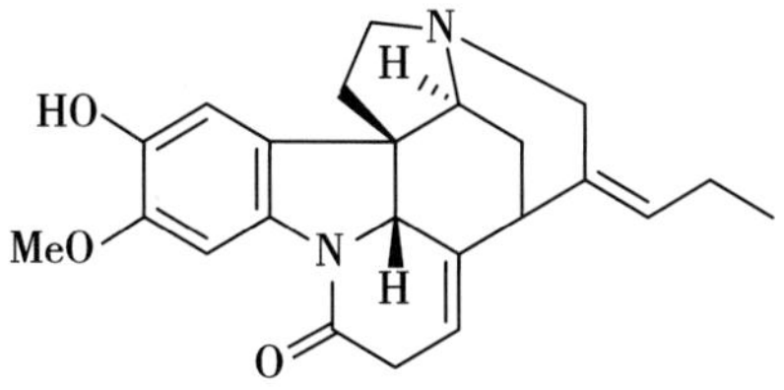

isotoosendanin (498)

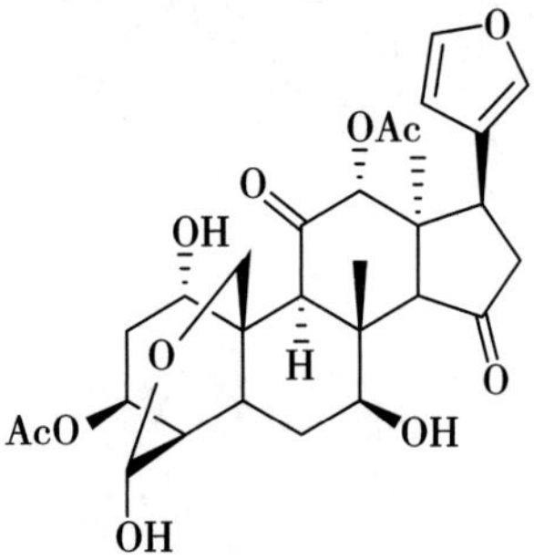

J

jaligonic acid (640)

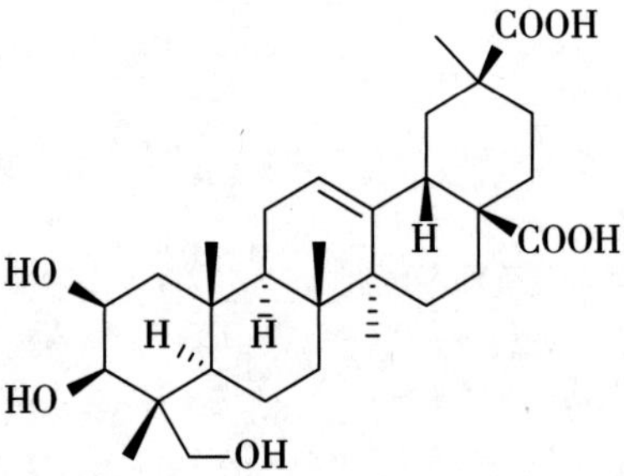

javanicin (570)

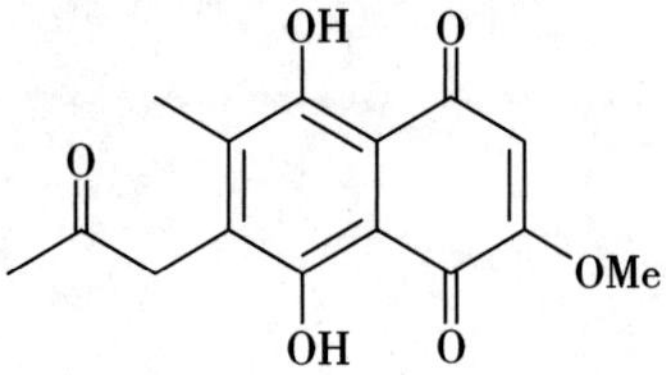

K

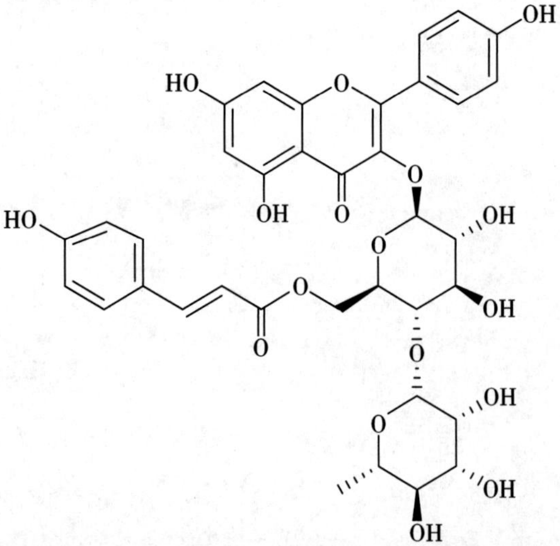

kaemmpferol-3-*O*- (6-*p*-coumaroyl-glucosyl) -*β*-1 , 4-rhamnoside) (380)

kaempferitrin (507)

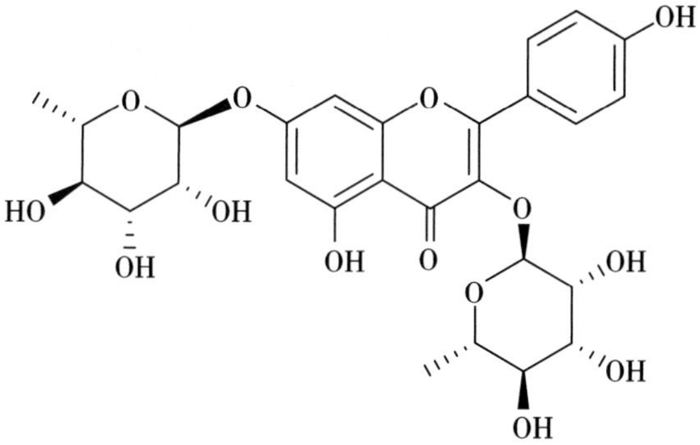

kaempferol (668)

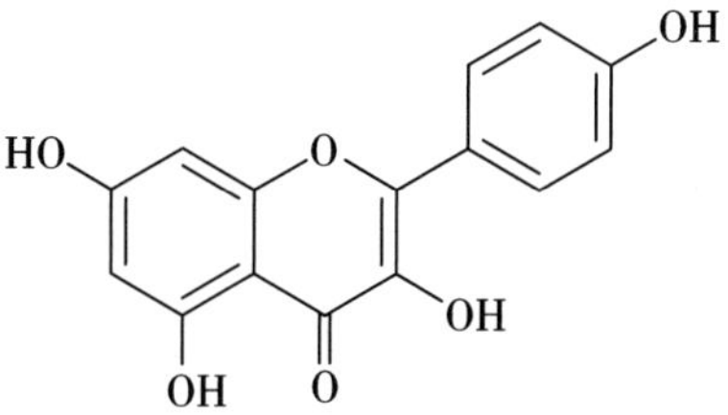

kaempferol-3-*O*-rhamnoglucoside (380)

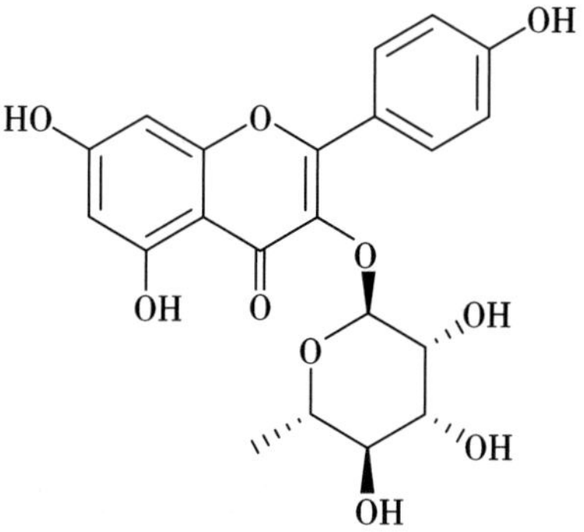

kakuol (543)

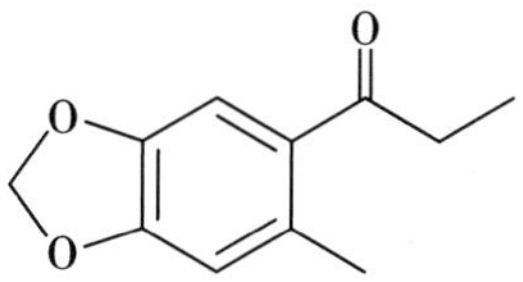

kalmanol (537)

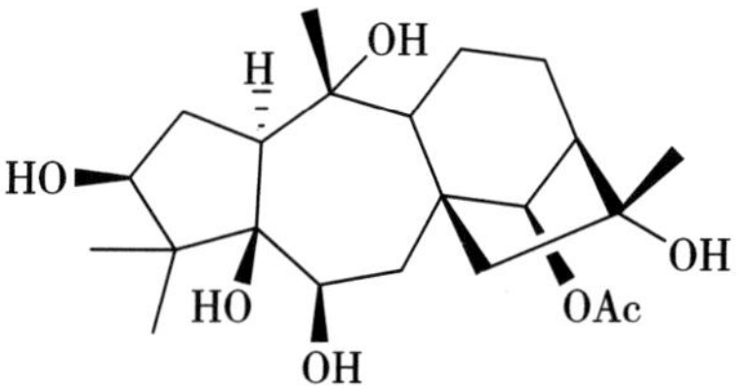

ketologanin (297)

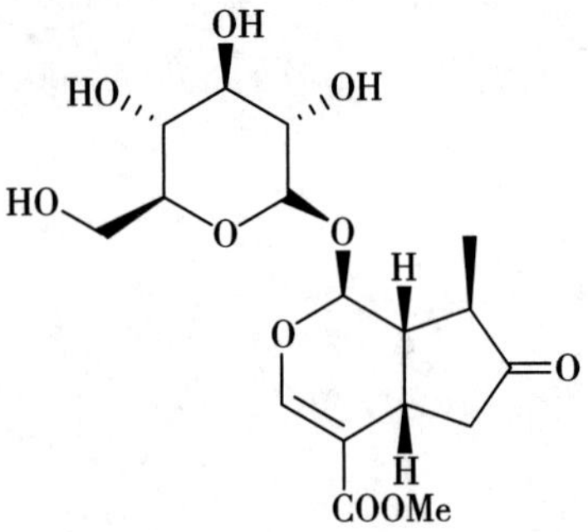

knoxiadin (424)

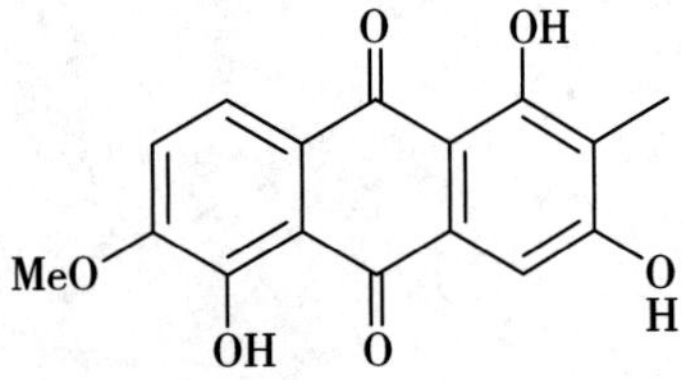

kulactone (498)

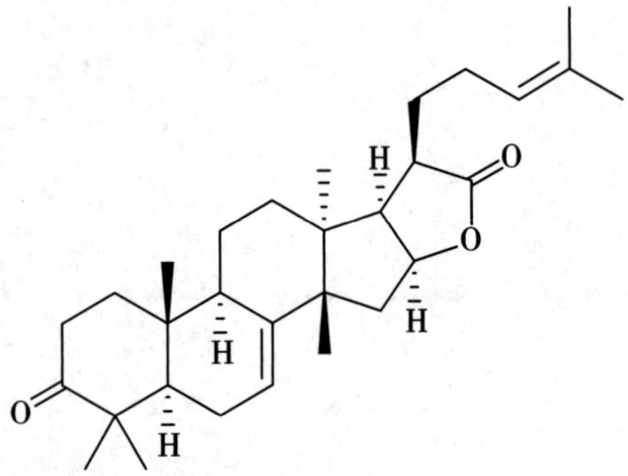

kulinone (498)

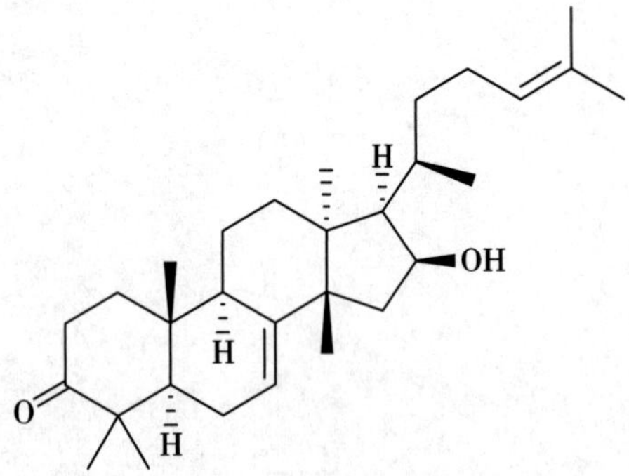

kuraridin (487)

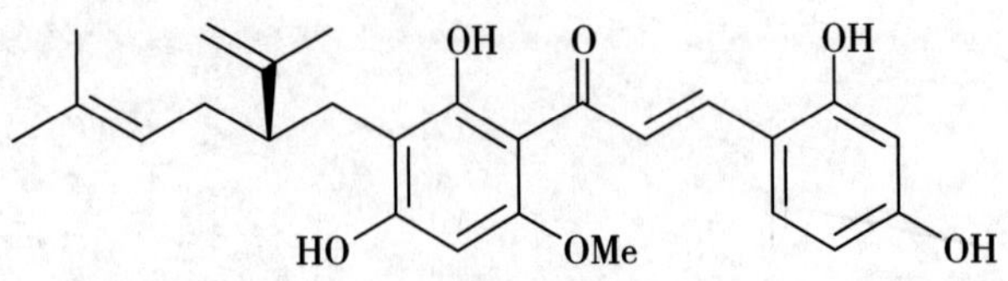

kuraridinol (487)

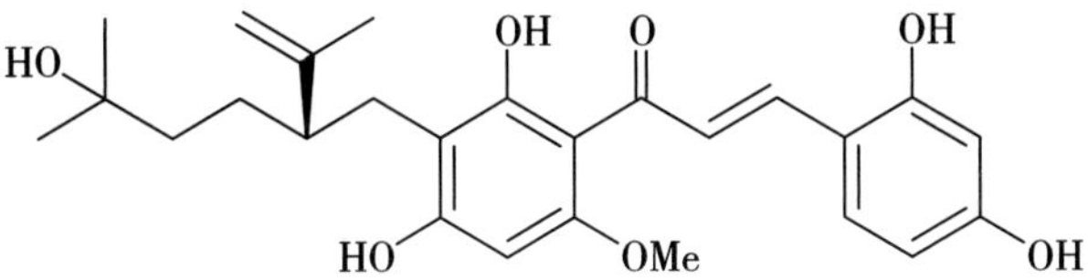

kurarinol (487)

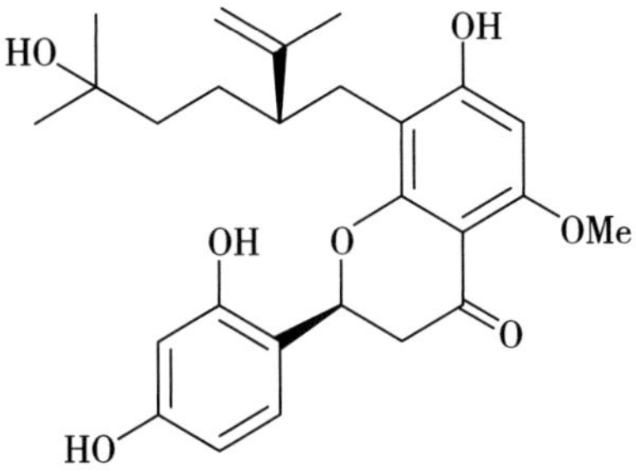

kurarinone (487)

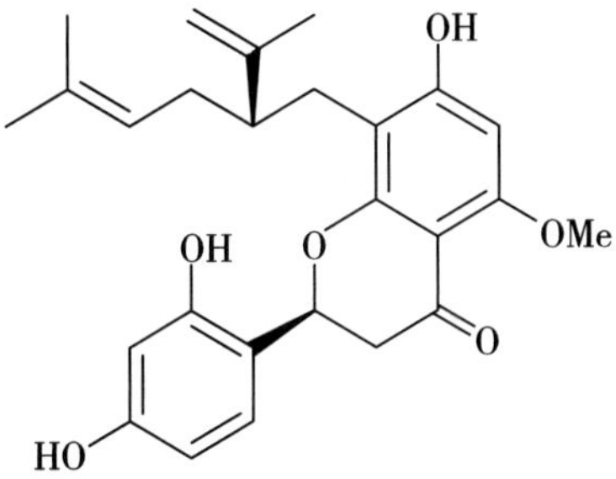

kushenol C (487)

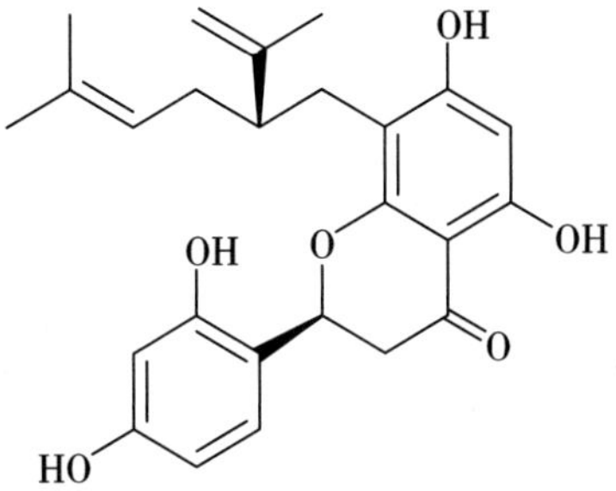

kushenol G (487)

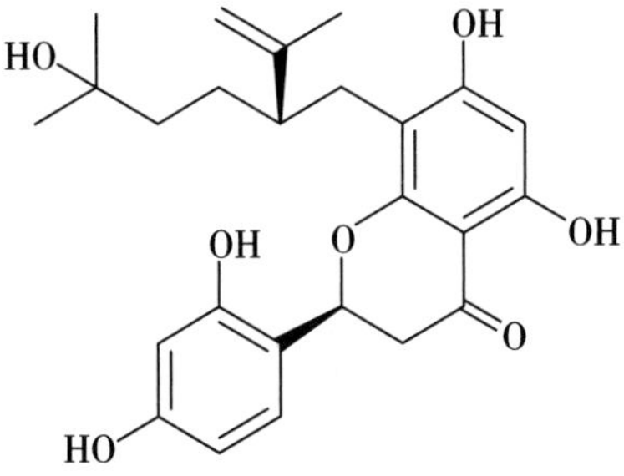

L

lanosterol (274)

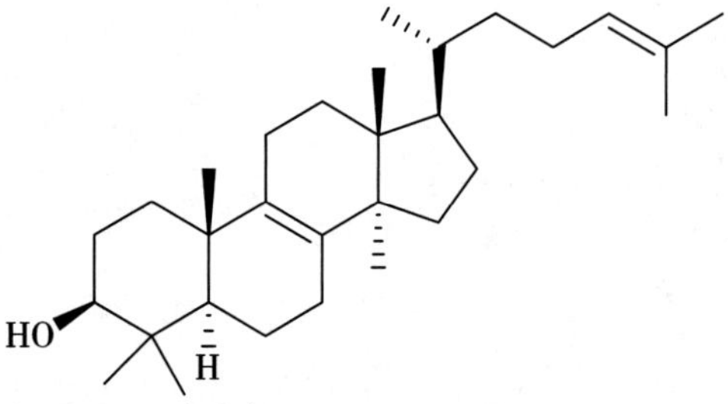

l-camphene (617)

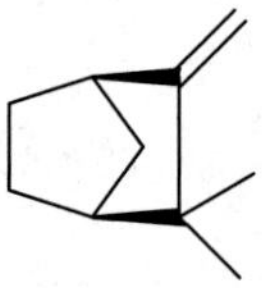

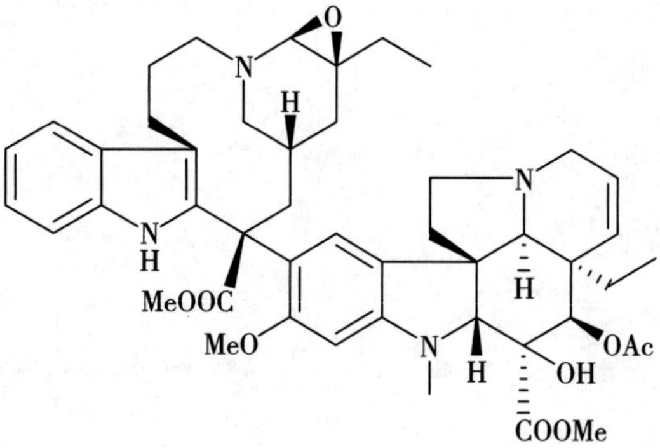

leonticine (407)

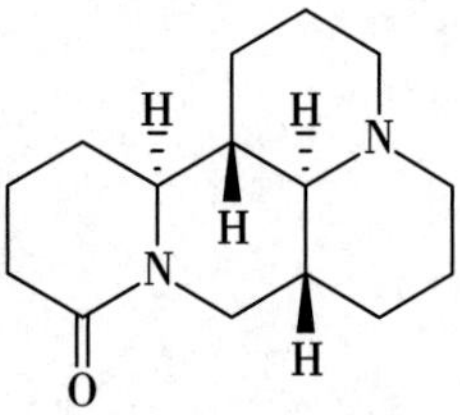

l-ephedrine hydrochloride (390)

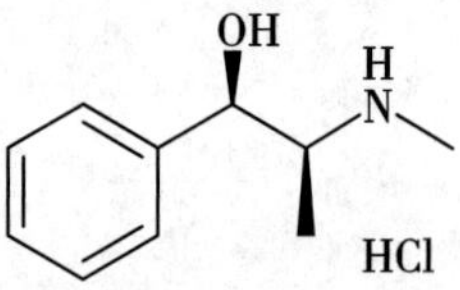

l-epicatechin (380)

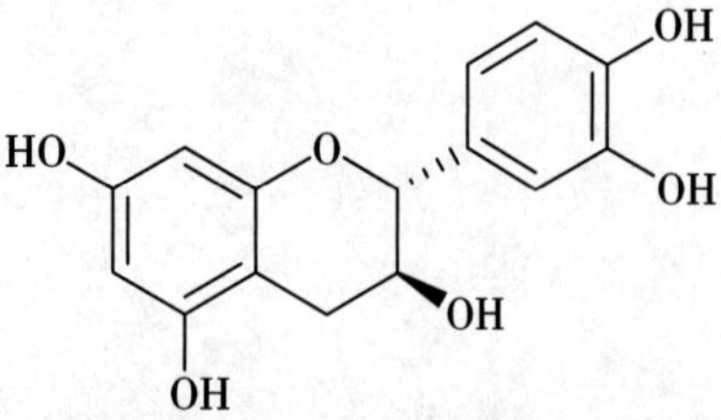

limonene (445)

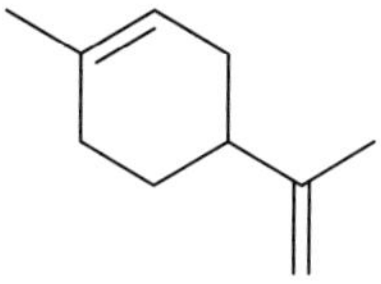

limonin (445)

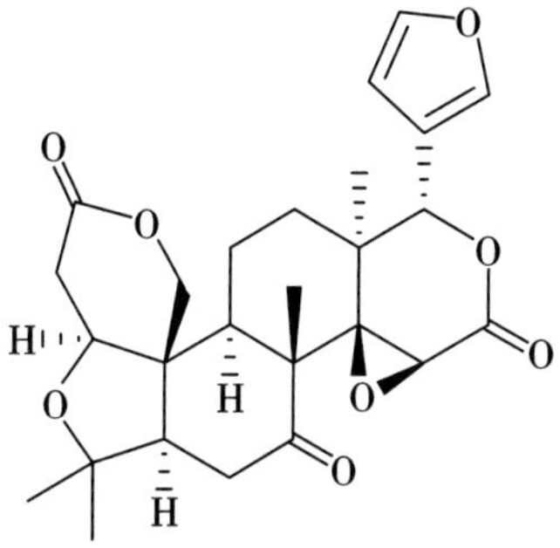

linalool (405)

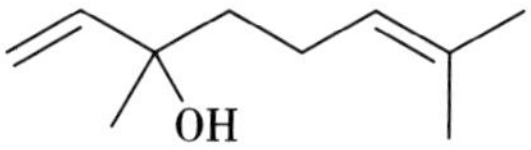

OH

linoleic acid (274)

O

HO

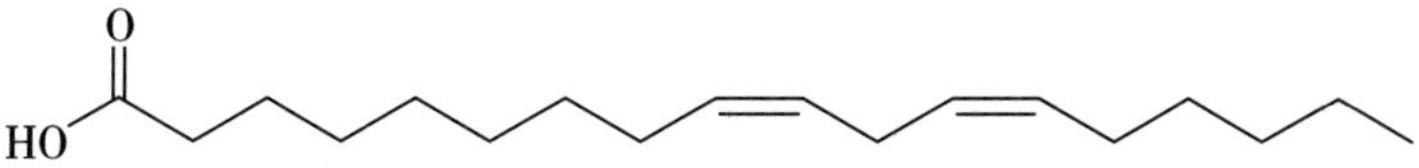

linolein (274)

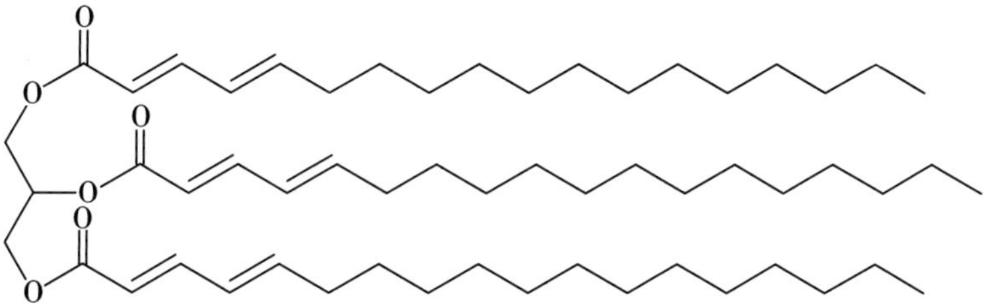

linolenic acid (274)

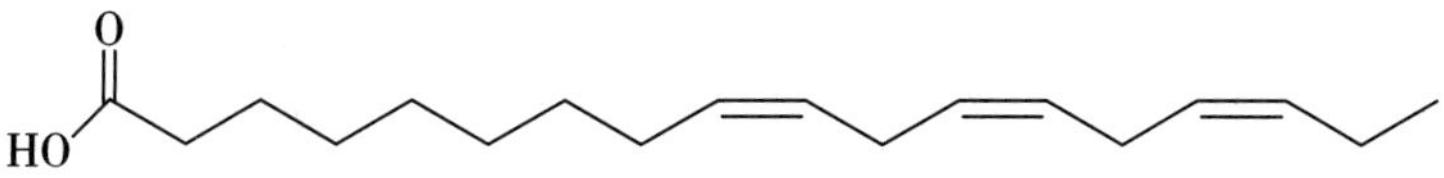

O

HO

lobelanidine (387)

Me

N

ŌH      ŌH

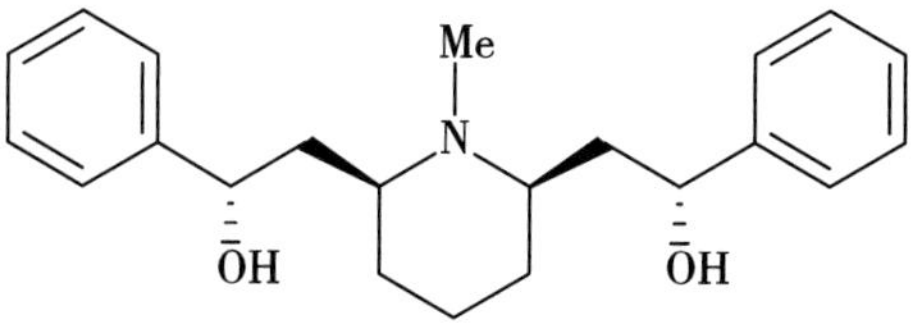

lobelanine (387)

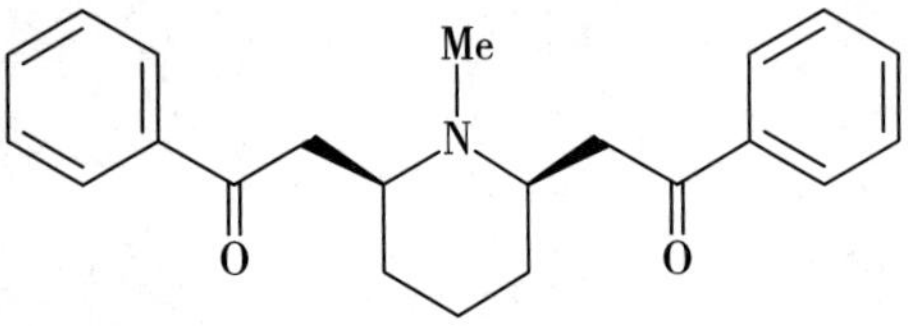

lobeline (387)

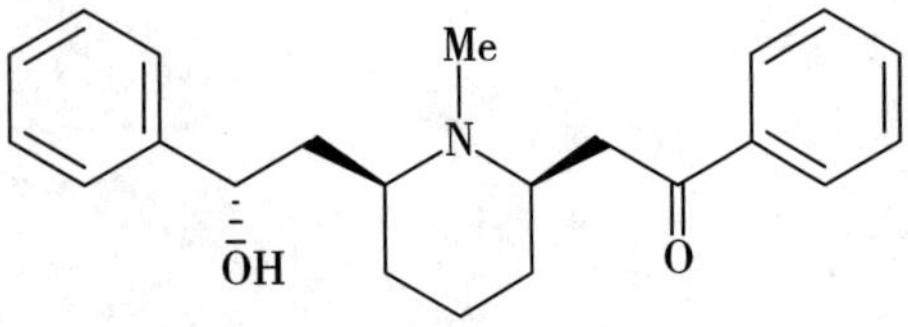

loganic acid (297)

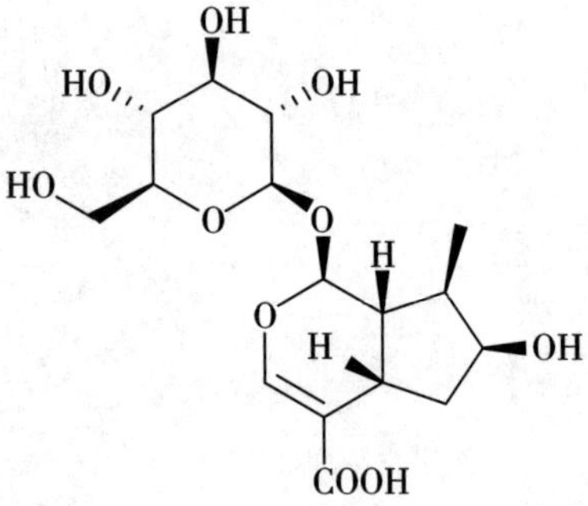

loganin (297)

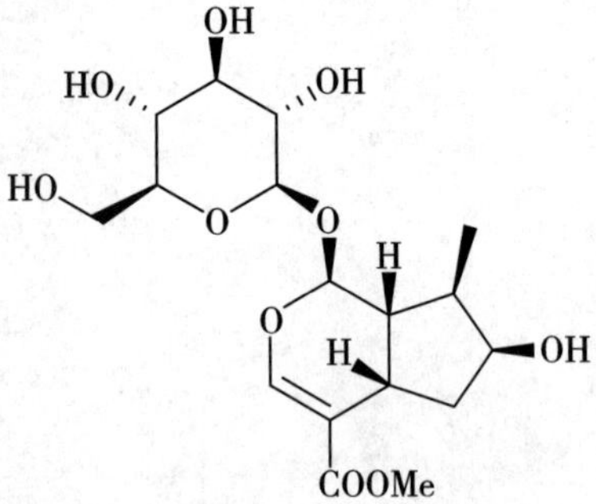

*l*-pinene (617)

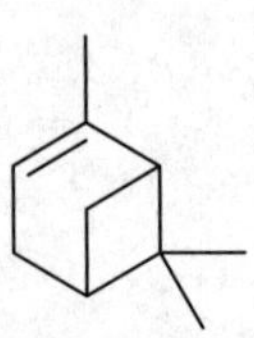

*l*-sesamin (380)

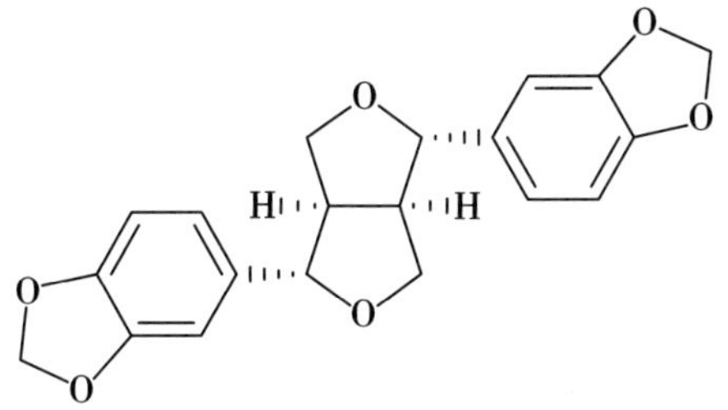

*l*-tetrahydrocolumbamine (406)

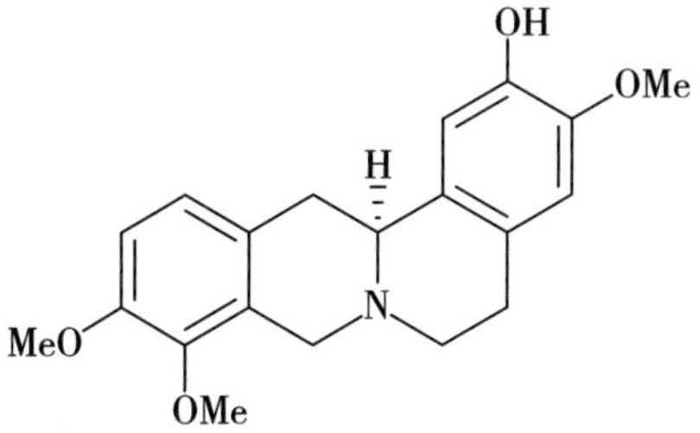

*l*-tetrahydrocoptisine (406)

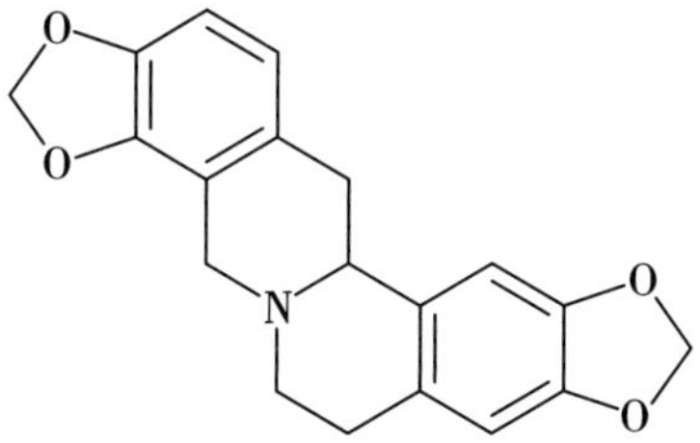

lupeol (606)

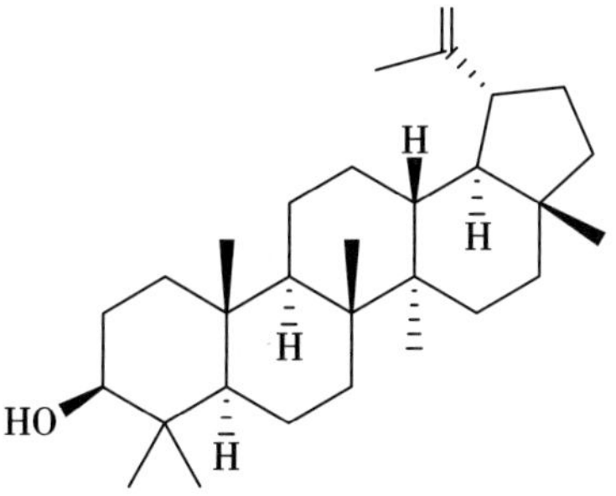

luteolin-7-methylether (427)

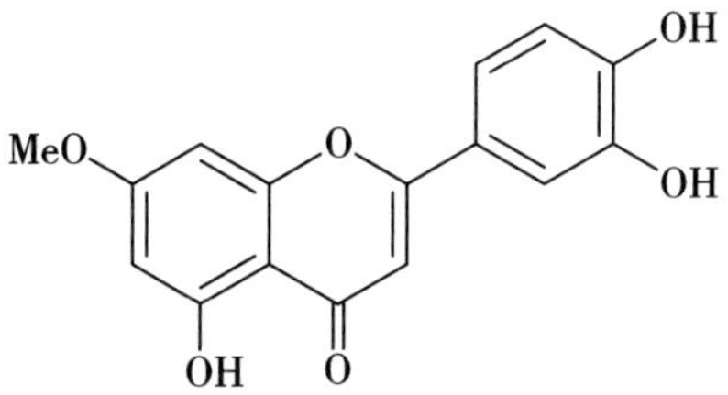

lycoctonine (552)

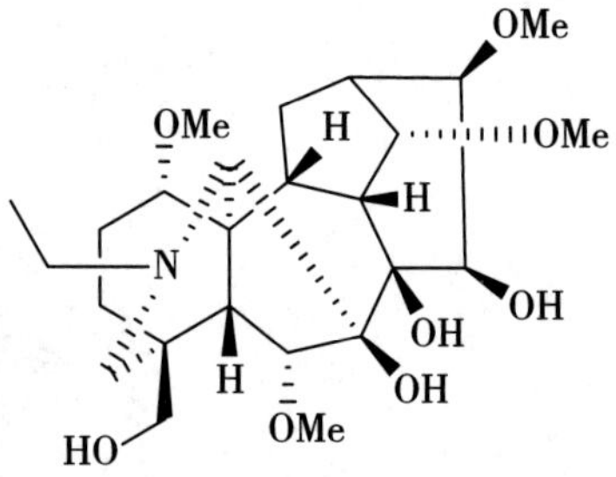

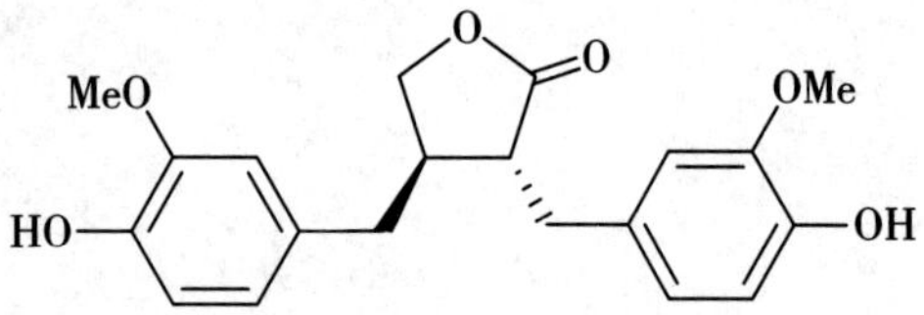

matrine (487)

magnoflorine (384)

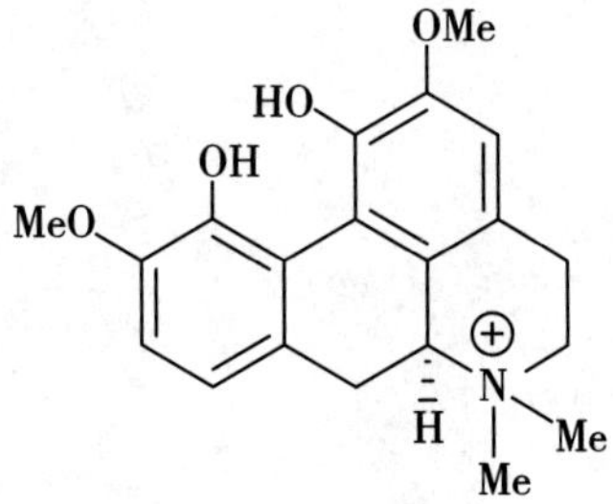

mandelonitrile (482)

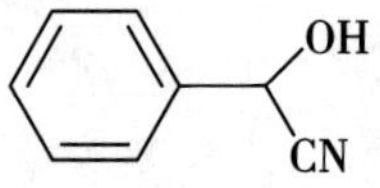

matairesinol (563)

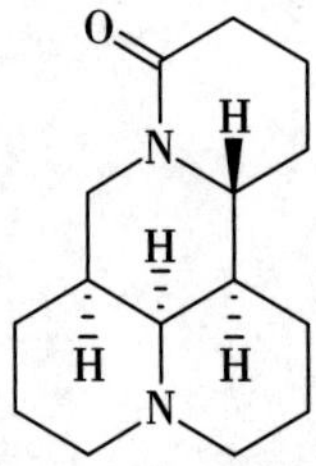

melianol（498）

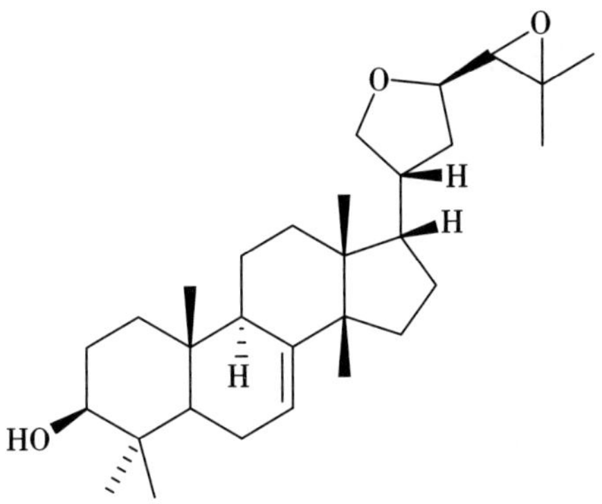

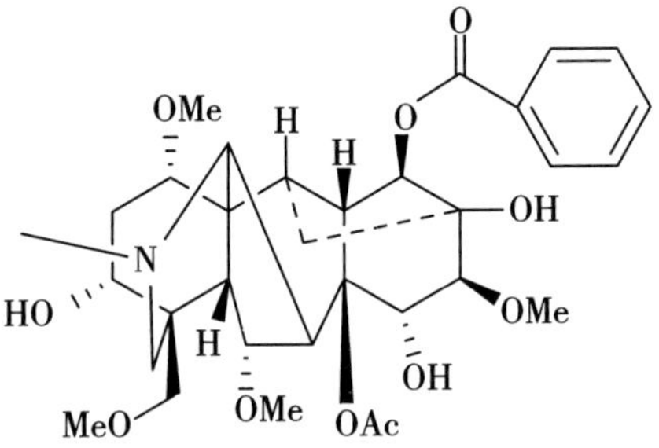

methoxy-5,6-dihydrochelerythrine（440）

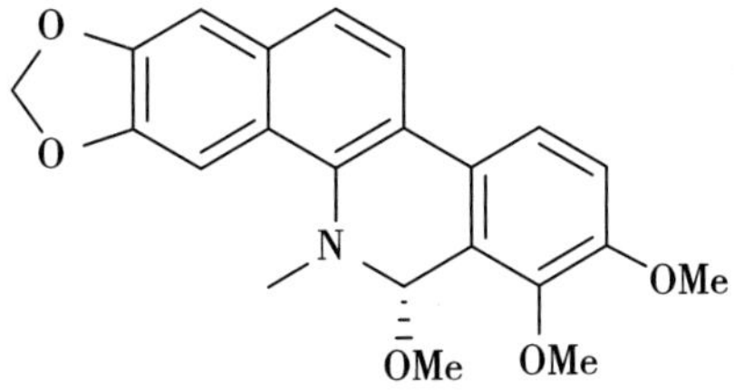

mesaconitine（551）

methoxy-bilobetin（380）

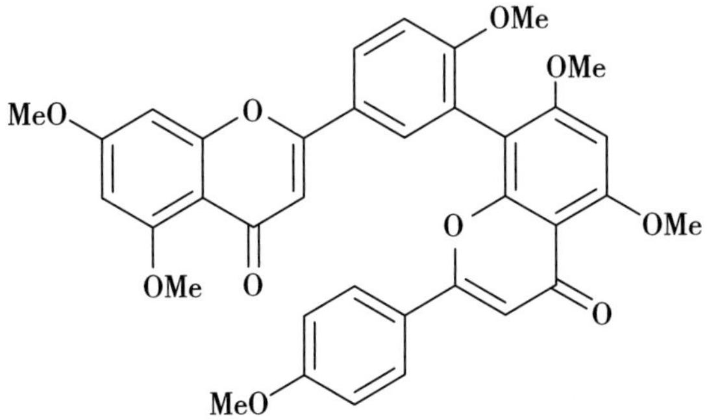

methylephedrine（627）

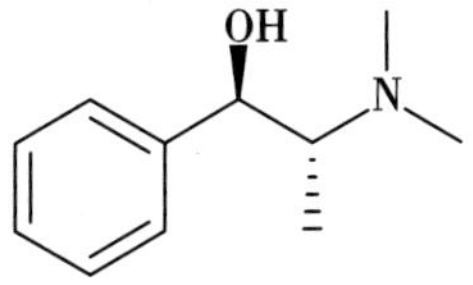

methyleugenol(543)

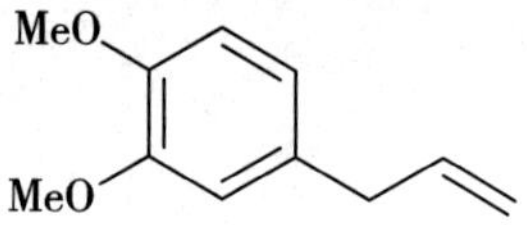

methylkulonate(498)

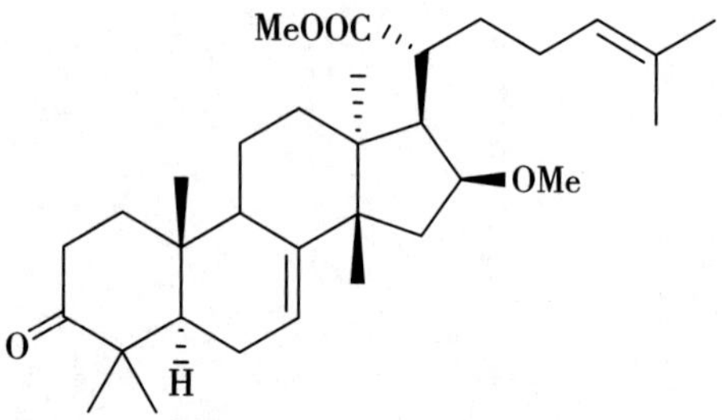

methylpseudophedrine(627)

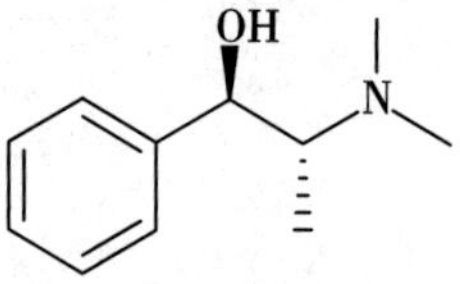

mexoticin(235)

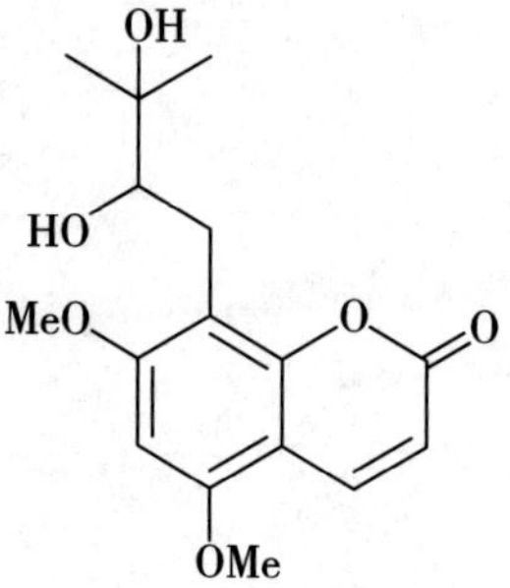

multiflorin(507)

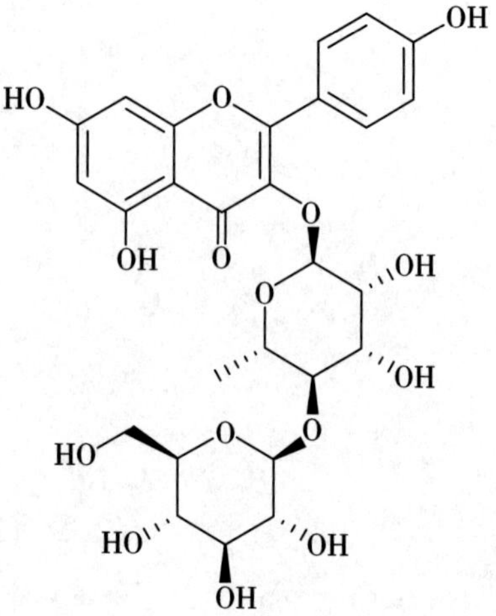

murpanicin(235)

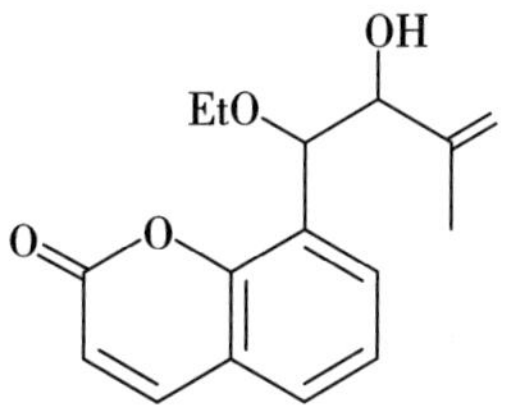

murpanidin(235)

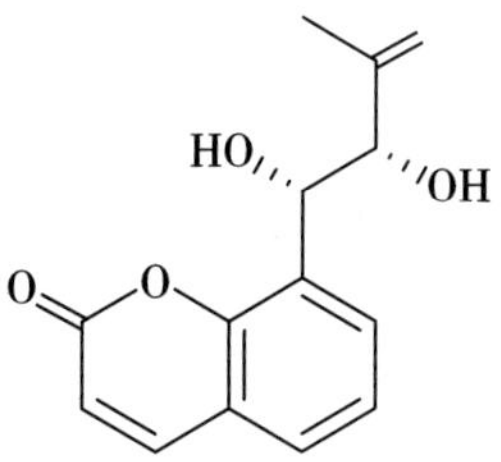

murralongin(235)

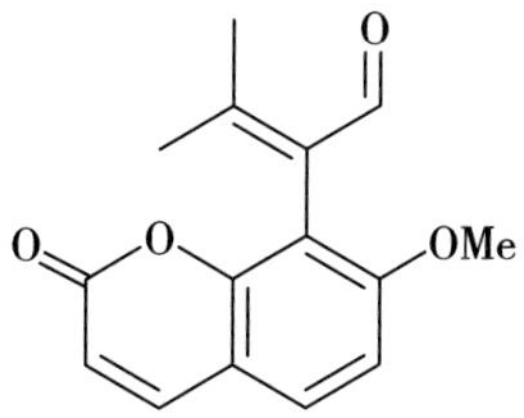

murrangatin(235)

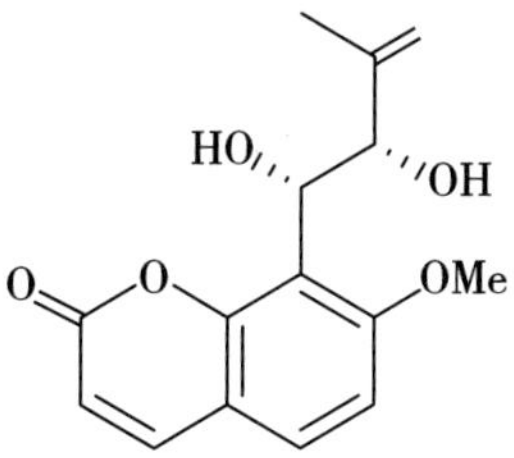

murrayazoline(235)

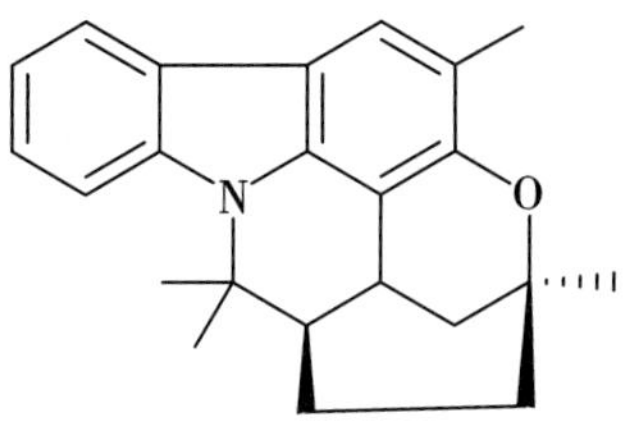

murrayone (235)

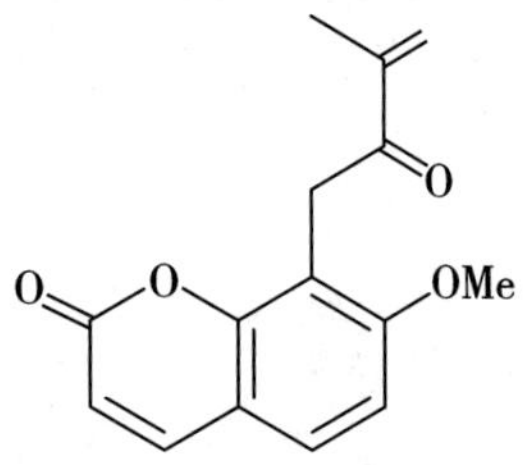

myrcene (405)

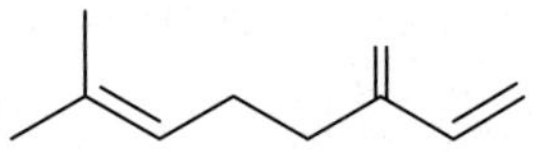

myristic acid (334)

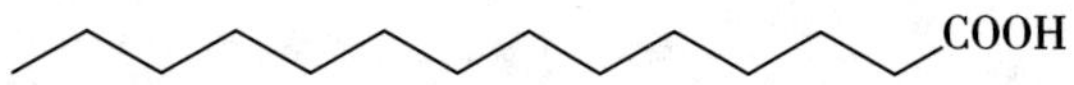

myristicine (543)

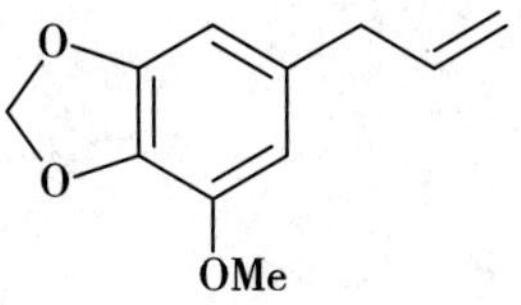

N

neochlorogenic acid (482)

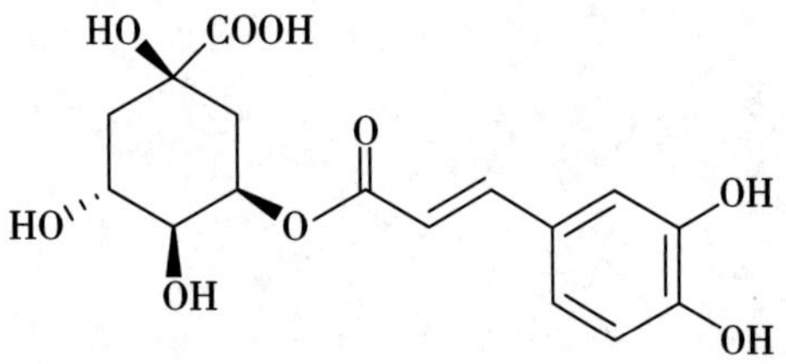

neogitogenin (668)

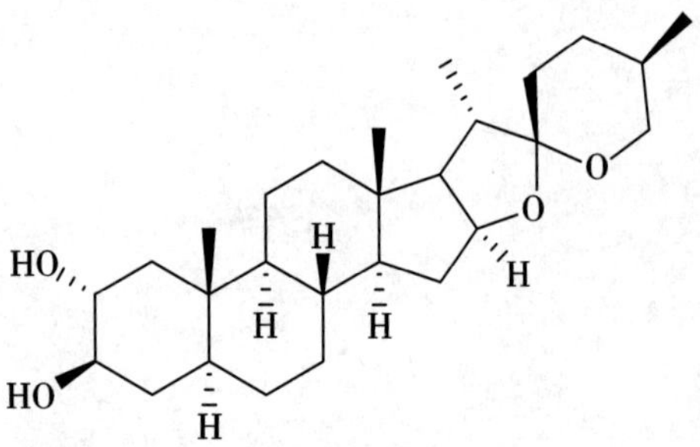

neokurarinol (487)

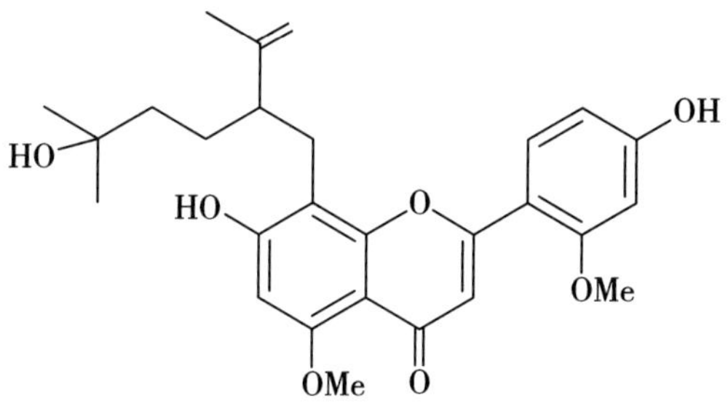

neoline (552)

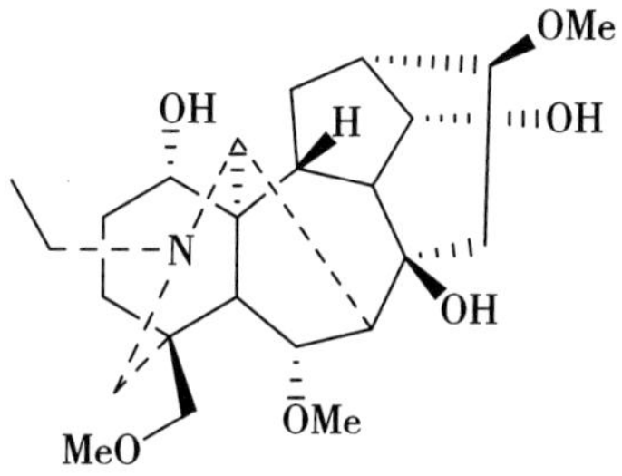

neotigogenin (668)

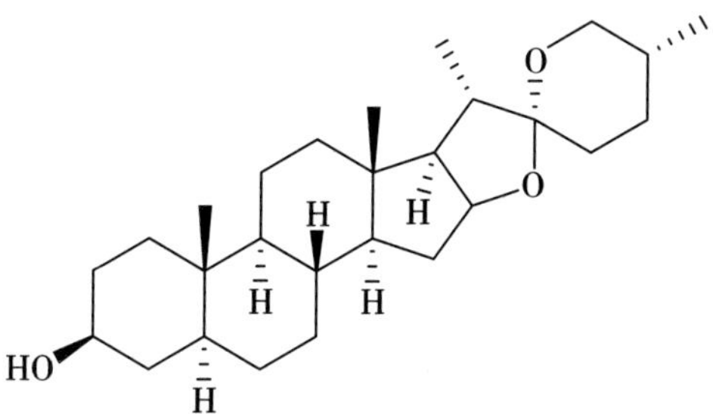

nimbolin (498)

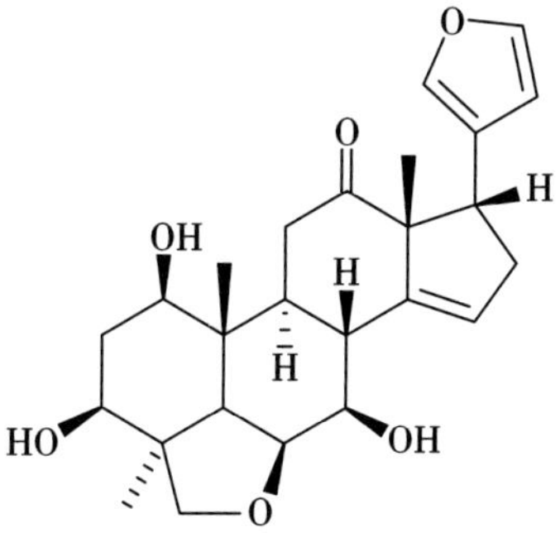

nitidine (440)

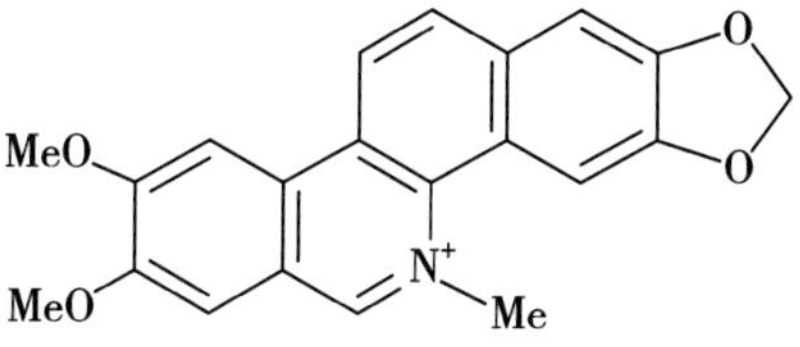

nitidine chloride (440)

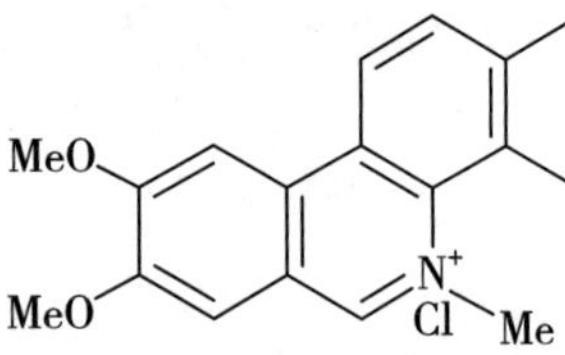

nonacosyl alcohol-10 (380)

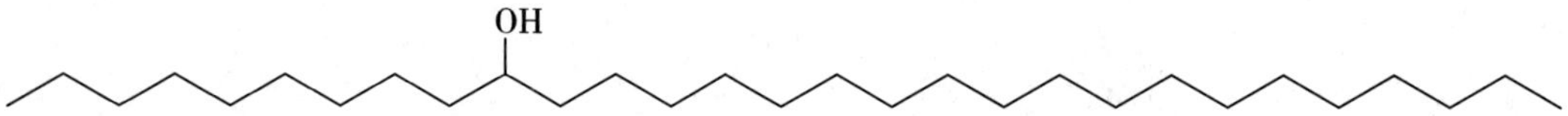

norkurarinol (487)

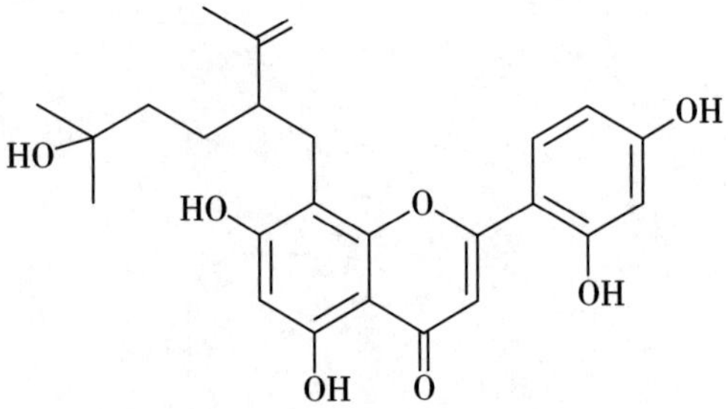

novacine (297)

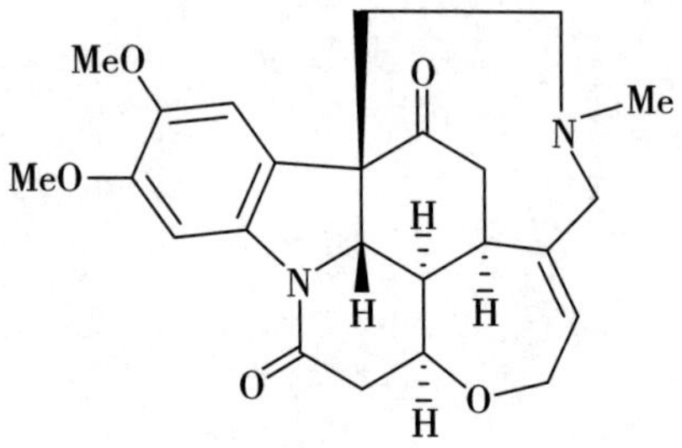

N-oxysophocarpine (487)

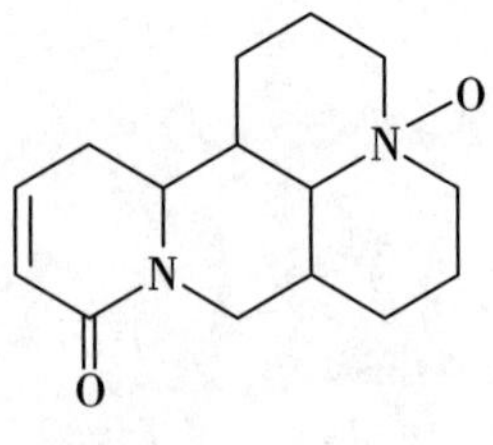

N-pentadecane (543)

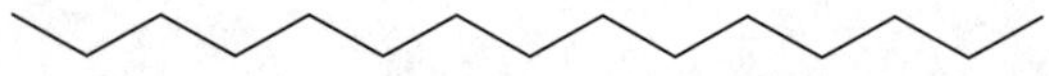

O

obacunone (445)

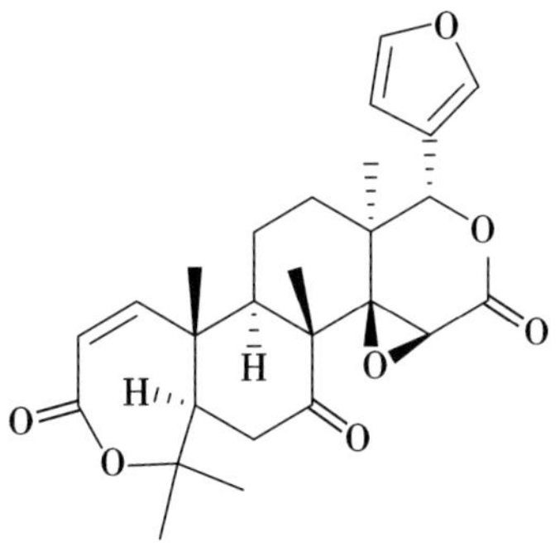

ocimene (445)

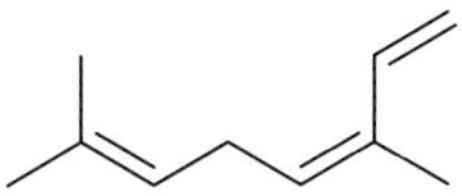

octaacetyl quercetin-3-*O*-glucoside (380)

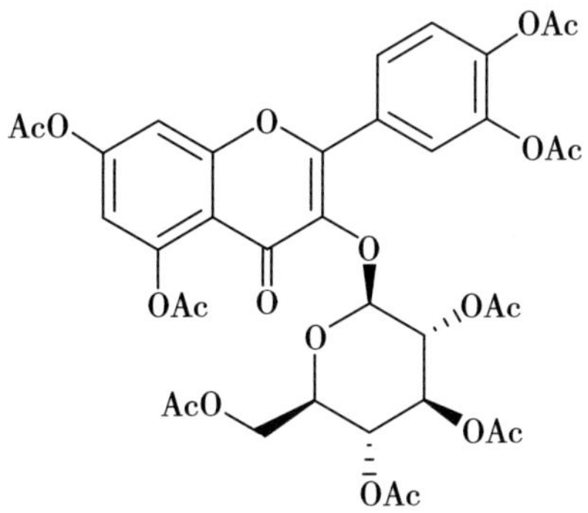

octacosanol (380)

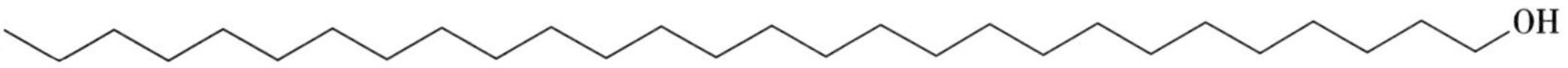

octadecanol-3-methoxy-4-hydroxy-benzene acrylate (531)

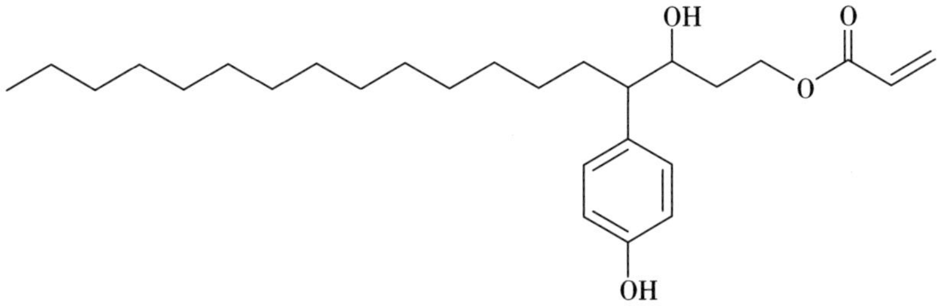

oleanolic acid(370)

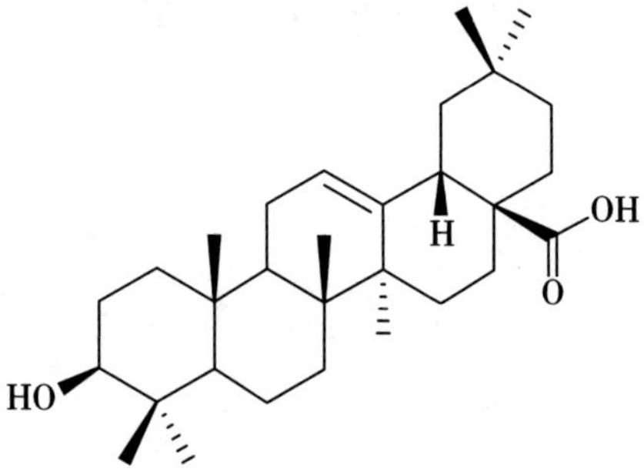

oleic acid(482)

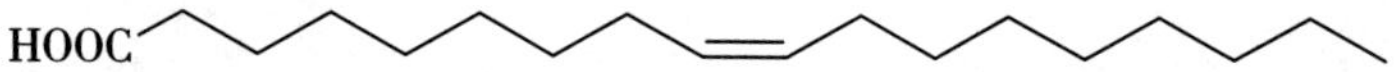

HOOC

oroselone(617)

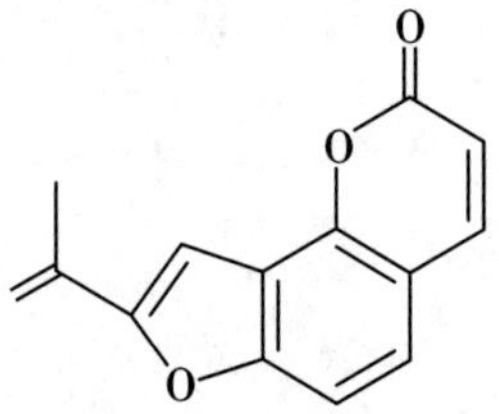

oxychelerythrine(440)

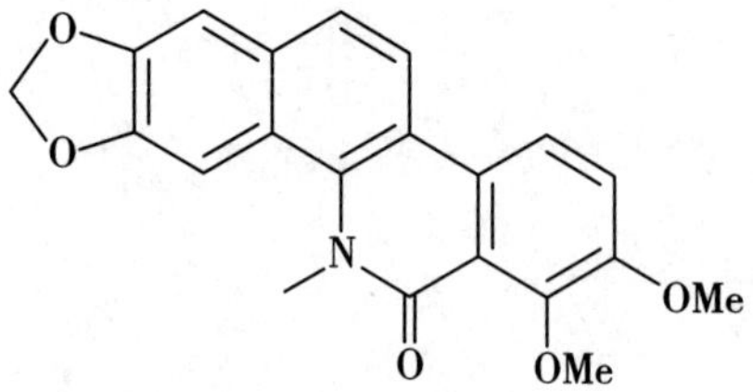

oxymatrine(487)

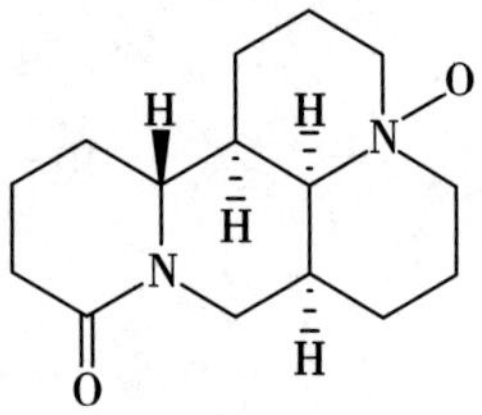

oxynitidine(440)

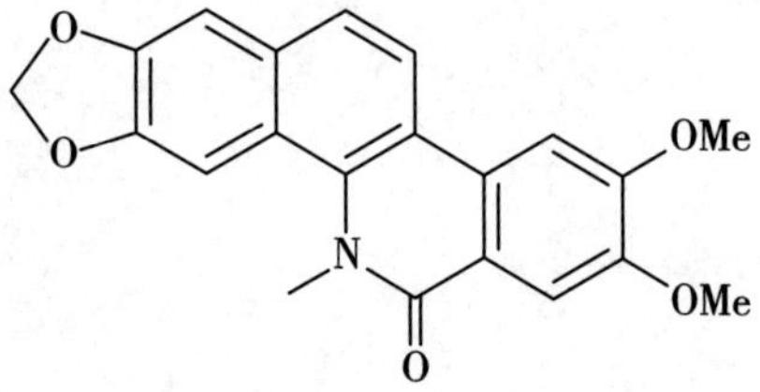

oxysophocarpine (487)

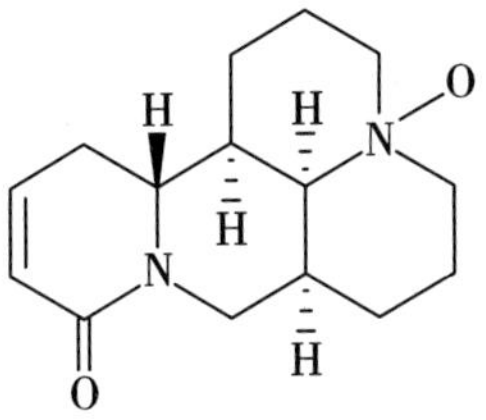

oxyterihanine (440)

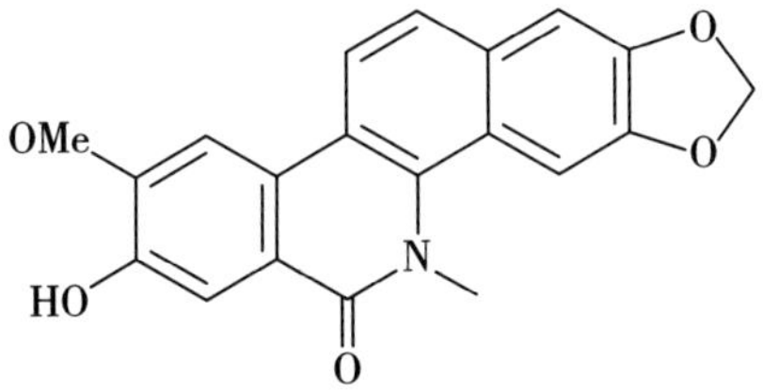

P

palmitic acid (482)

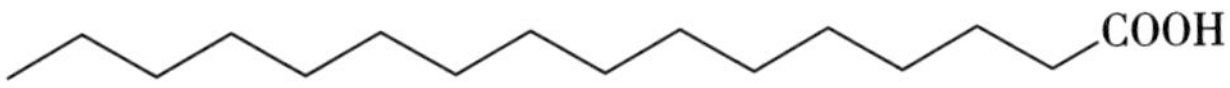

palmitoleic acid (482)

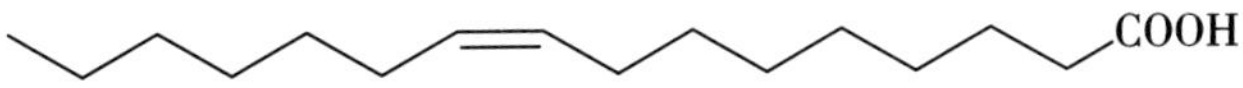

paniculatin (235)

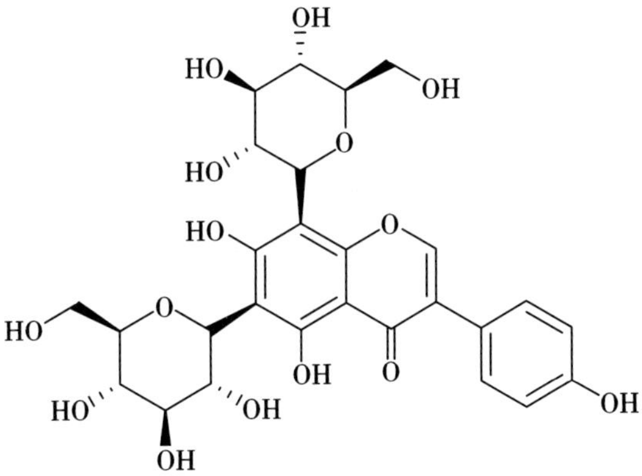

peltatin (370)

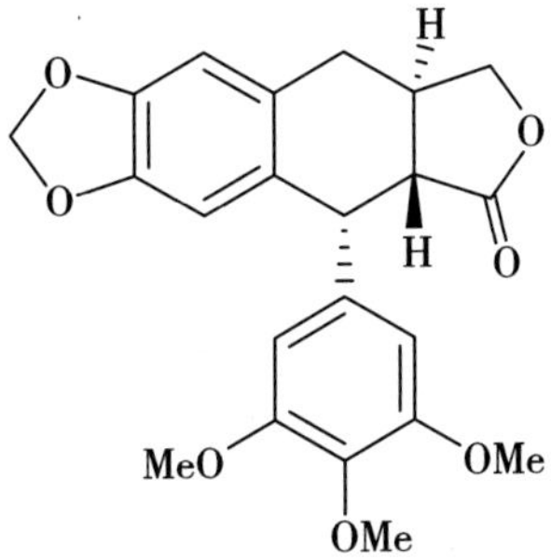

*p*-hydroxybenzoic acid (628)

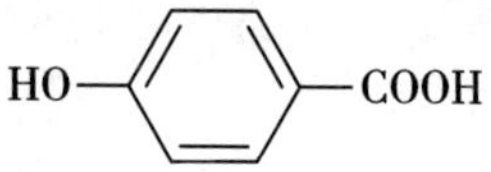

HO—⬡—COOH

phytolaccagenic acid (640)

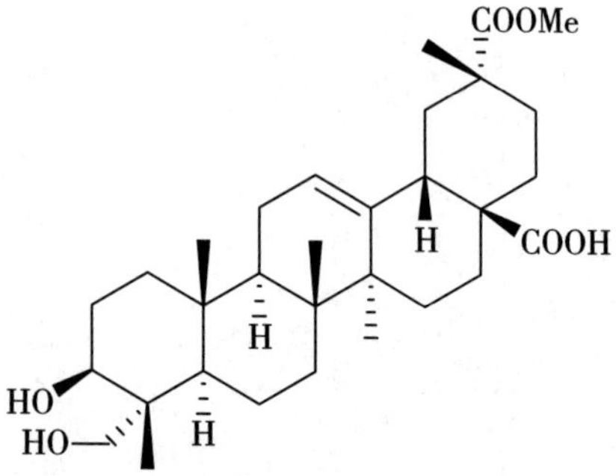

phytolaccagenin (640)

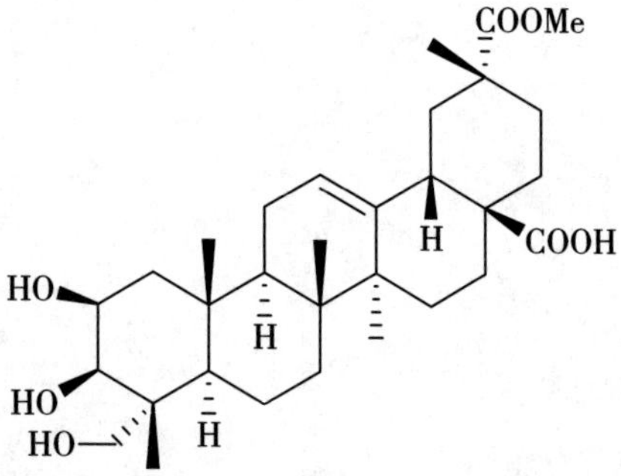

phytolaccagenin-3-*O*-β-D-glucopyranoside (640)

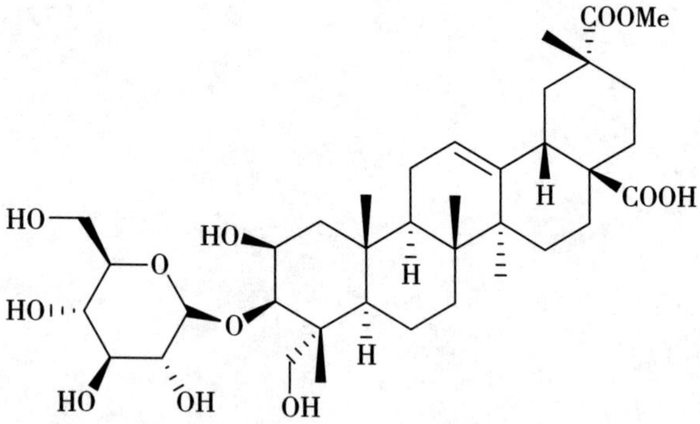

pinene (617)

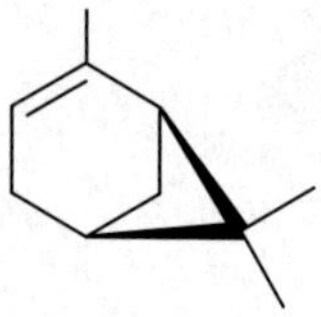

pinite/pinitol（380）

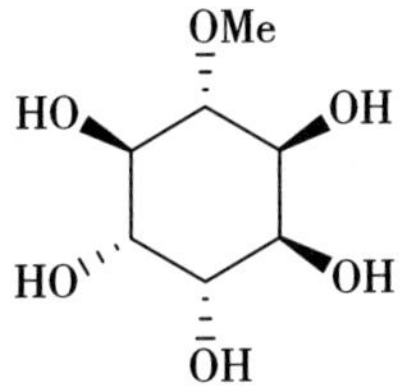

pinoresinol（530）

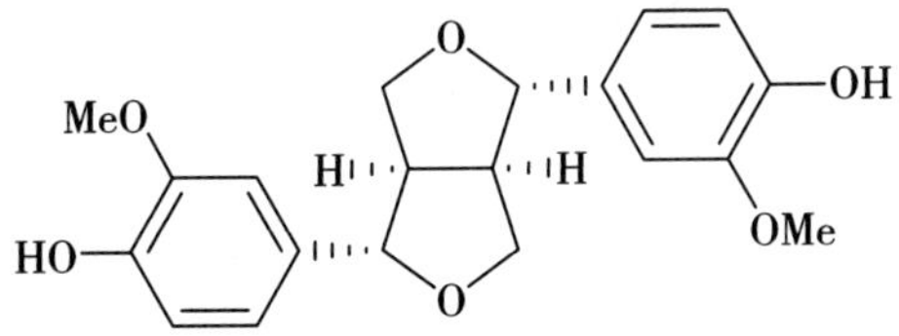

podophyllotoxin（258）

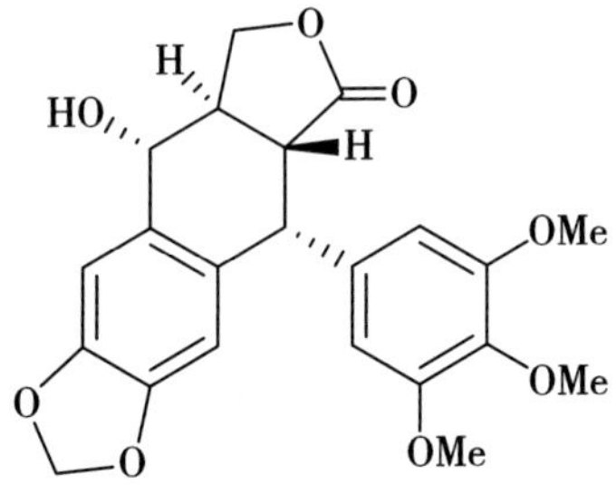

podophyllotoxone（258）

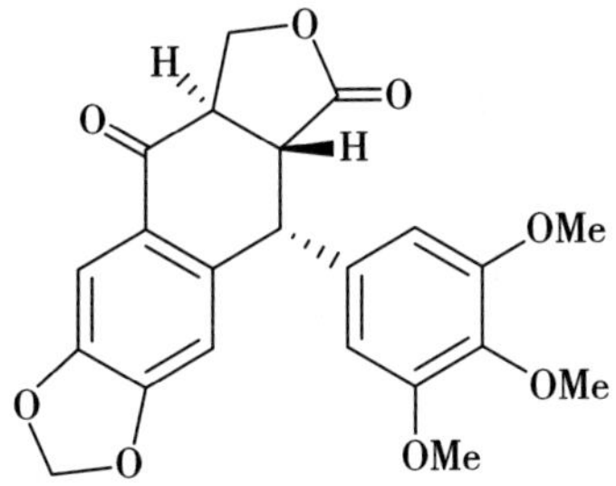

polydatin（511）

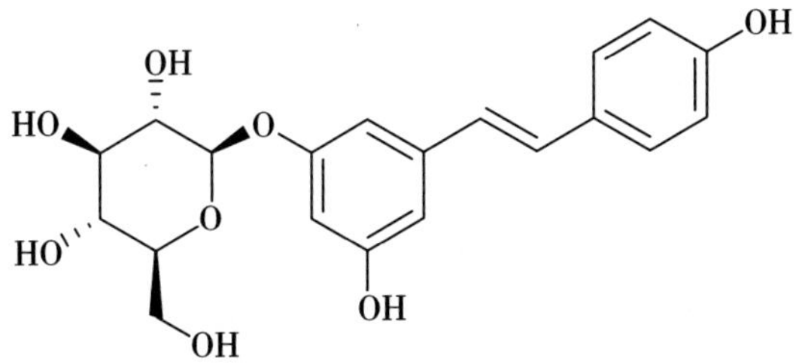

protocatechuic acid (507)

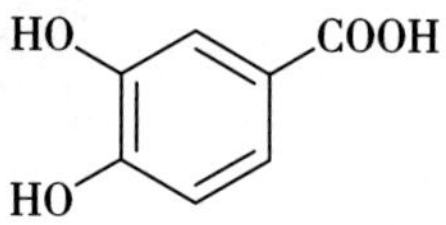

protodioscin (584)

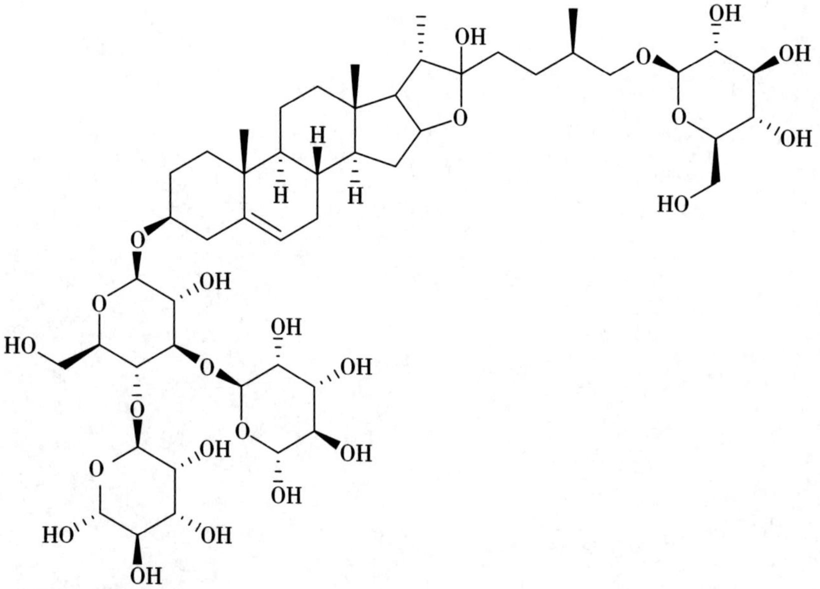

protogracillin (584)

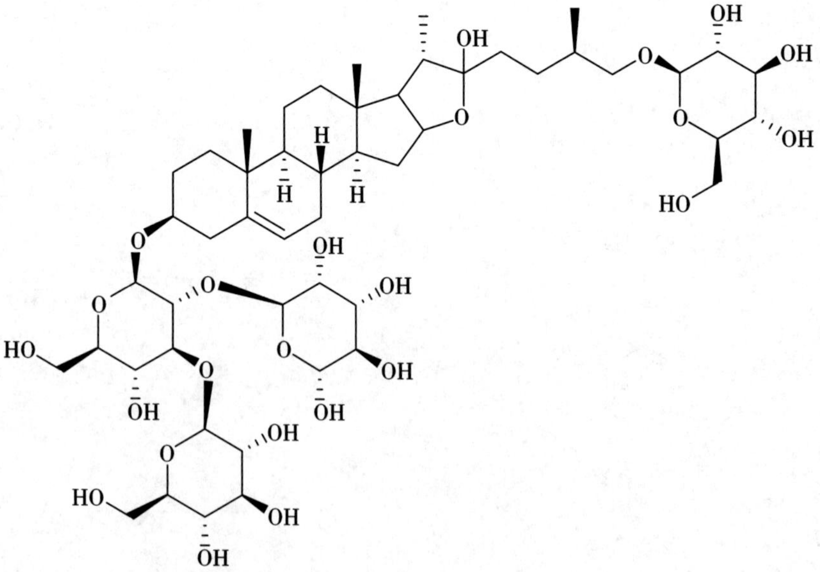

protopine (683)

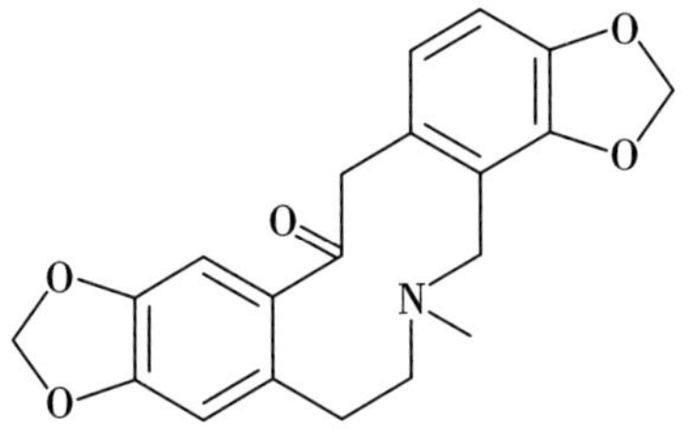

protoxtrychnine (297)

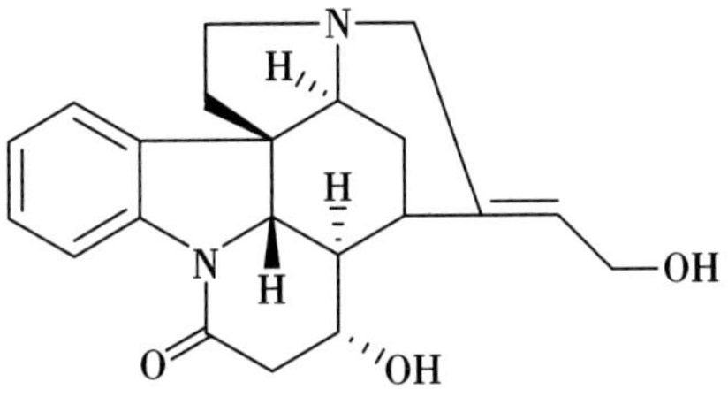

prunasin (482)

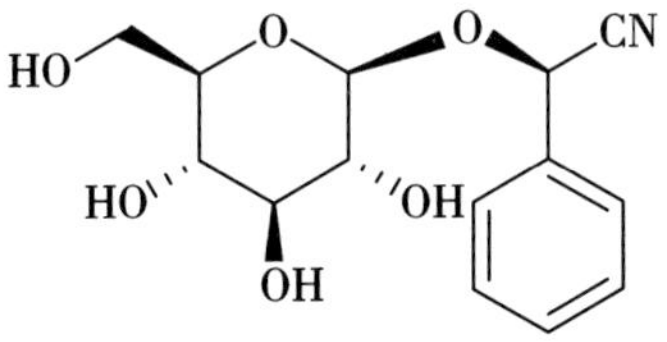

prunuside (507)

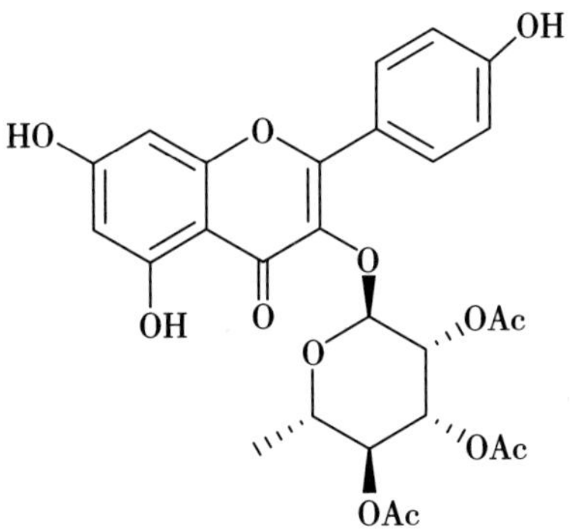

pseudobrucine (297)

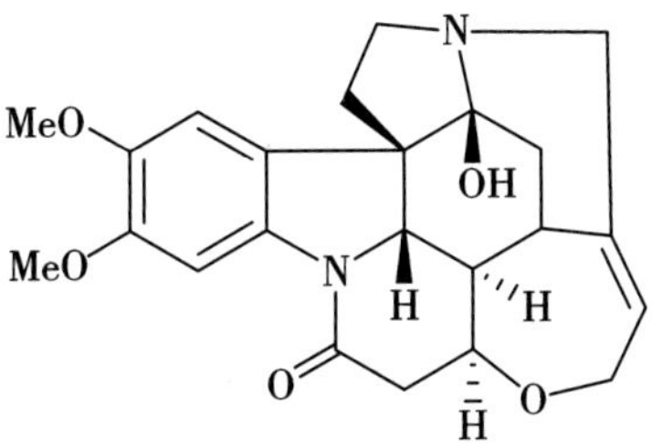

pseudoephedrine (627)

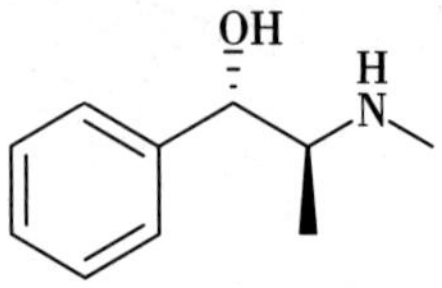

pseudostrychnine (297)

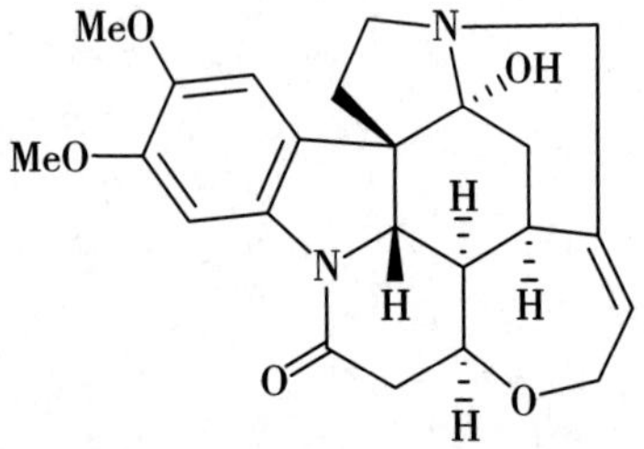

pulchinenoside (370)

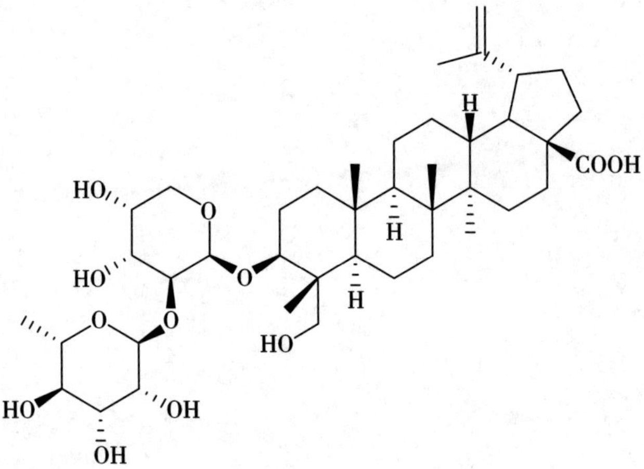

Q

quercetin (530)

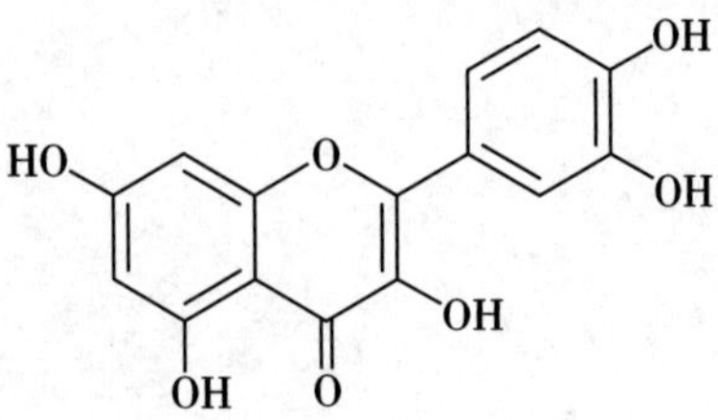

R

resveratrol（510）

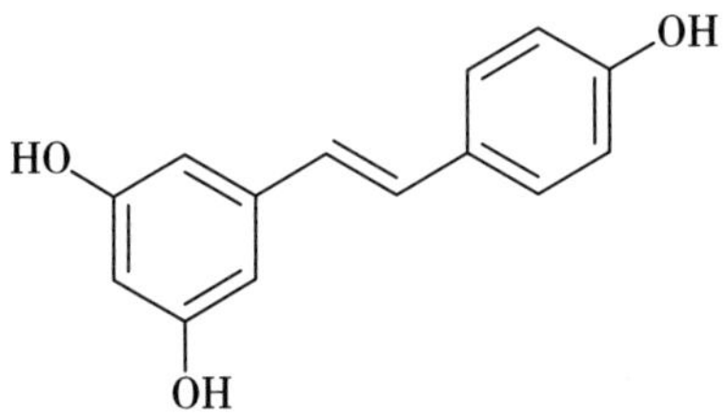

rhein（247）

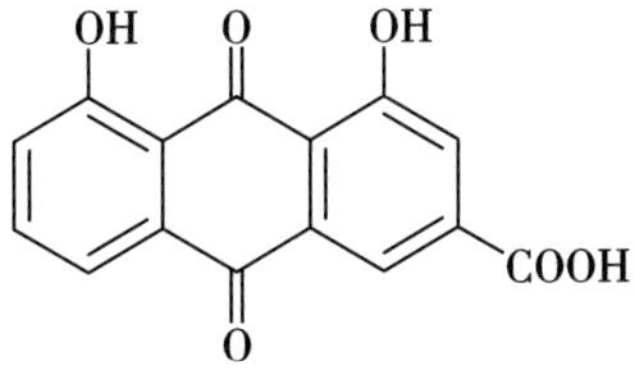

rhodojaponin Ⅰ（537）

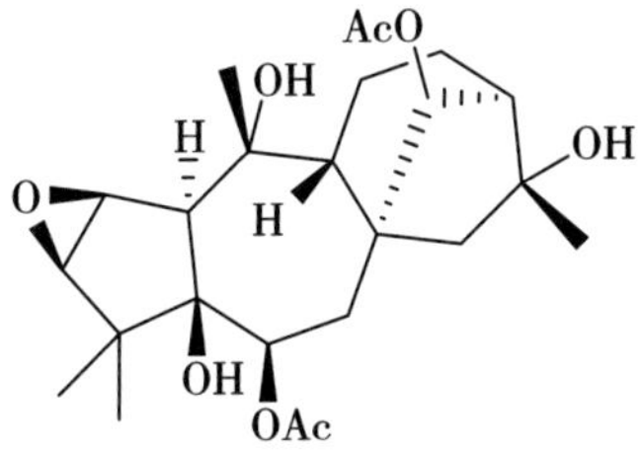

rubiadin（424）

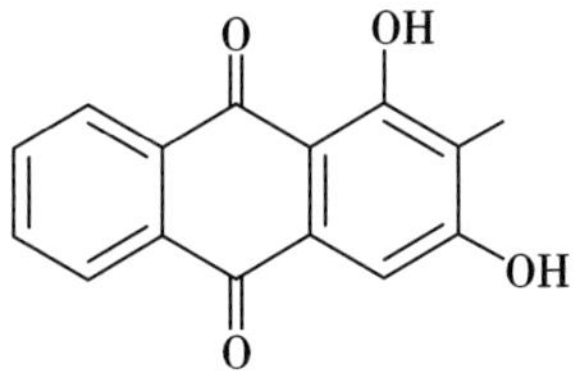

ruscogenin（668）

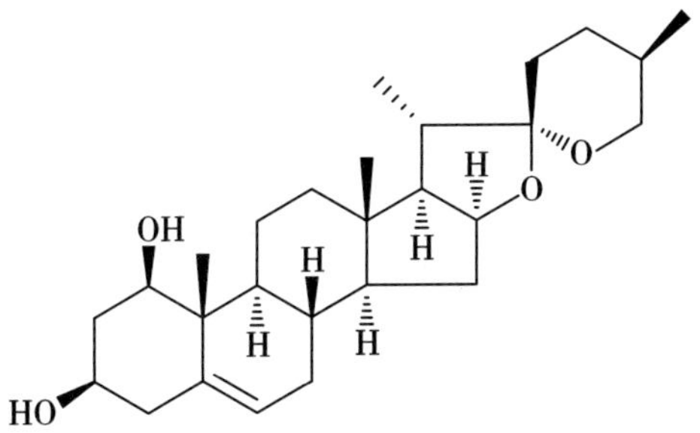

rutaecarpine (444)

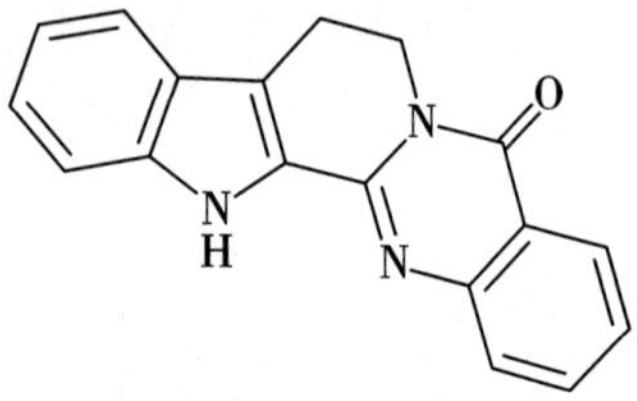

rutaevine (444)

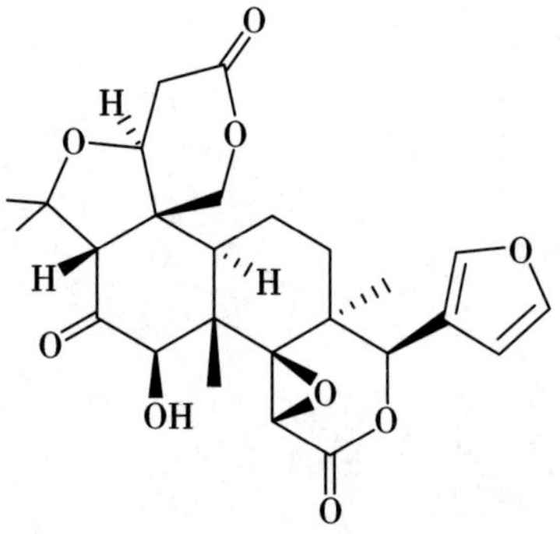

rutin (380)

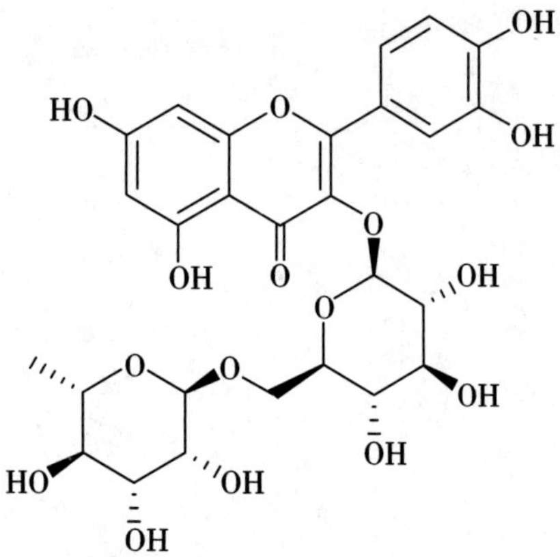

S

safrole (543)

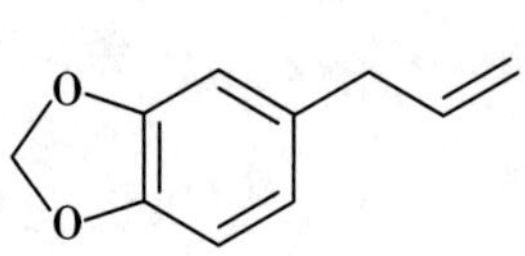

sciadopitysin（380）

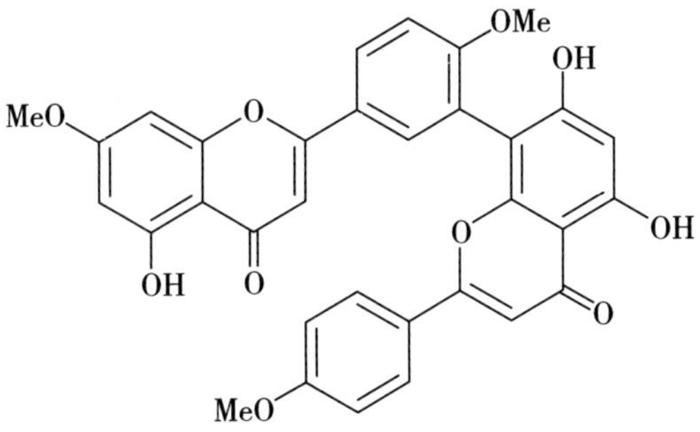

scopolamine（412）

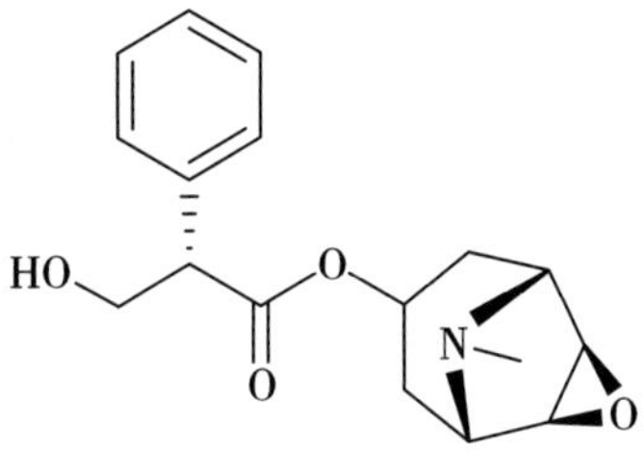

scopoletin（412）

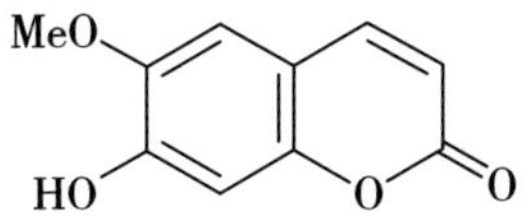

scopolin（412）

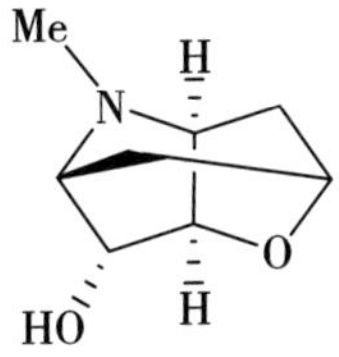

secologanin（297）

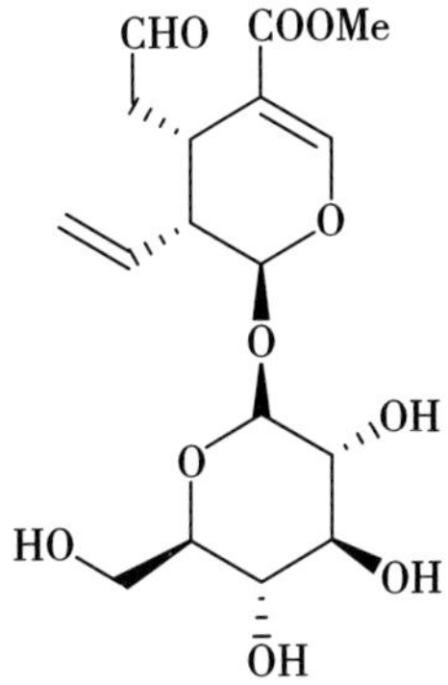

858 索 引

sequoyitol (380)

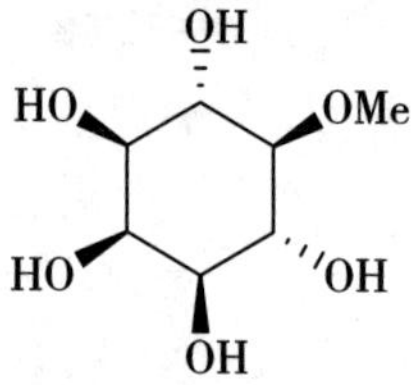

sinoside (480)

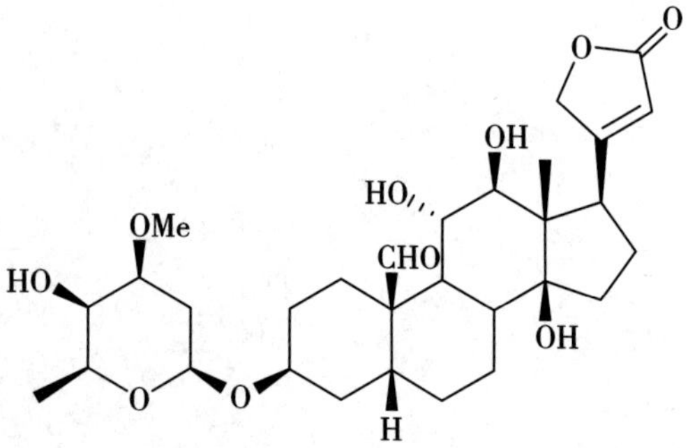

sitosterol (432)

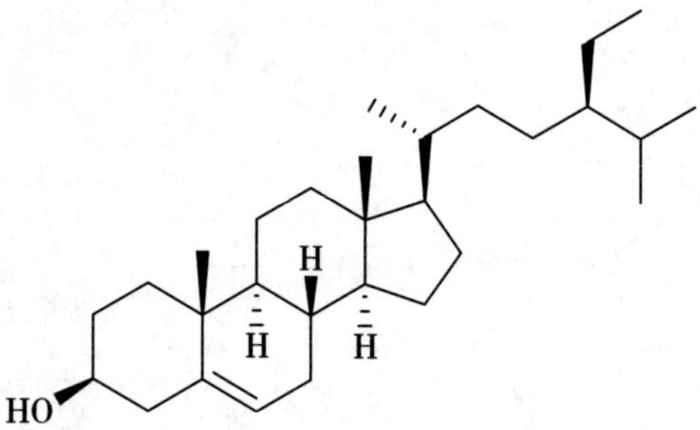

skimmianine (440)

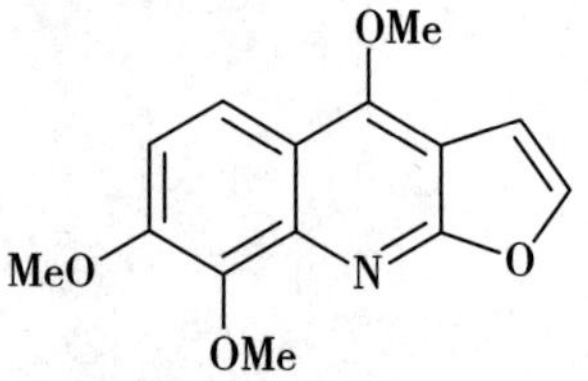

sophocarpine (487)

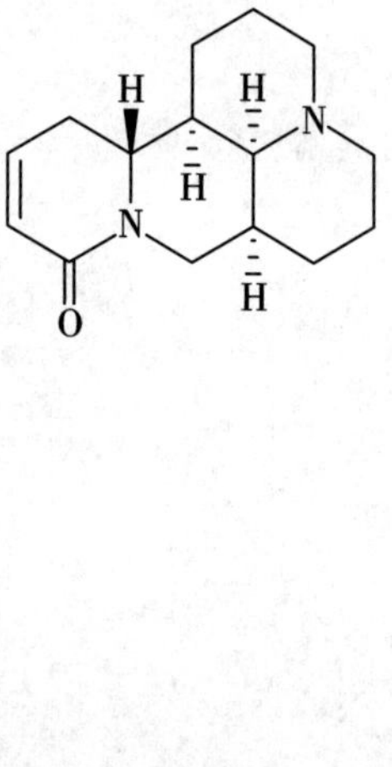

sophoramine（487）

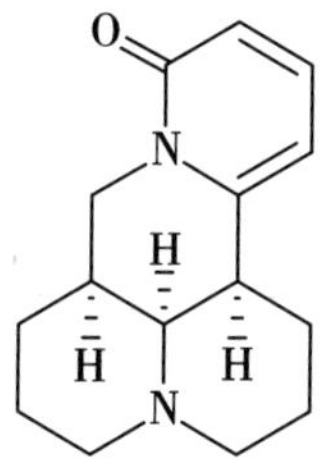

stigmasterol（329）

spirosta-3,5-diene（668）

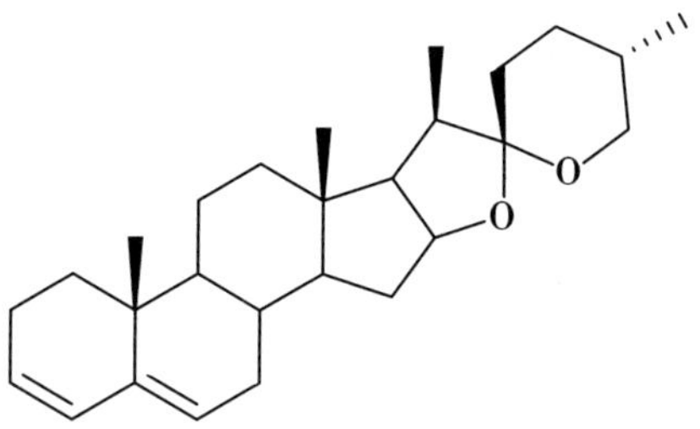

stearic acid（334）

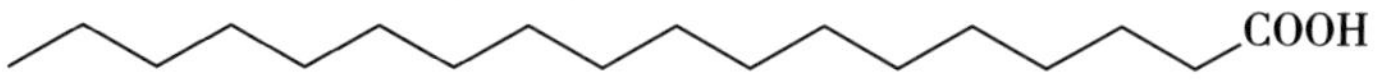

COOH

stigmastene-3-one（498）

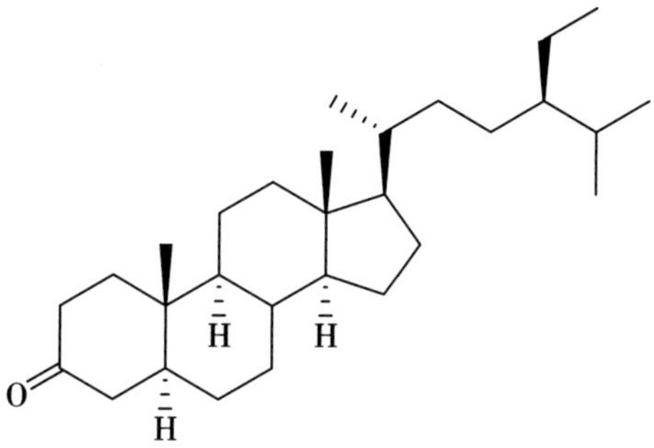

stigmasterol（329）

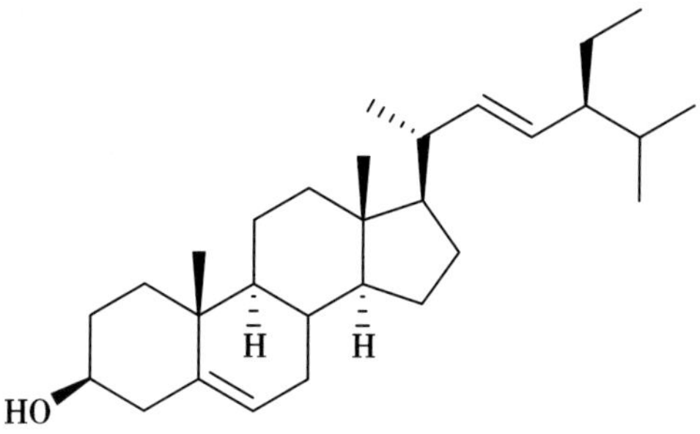

strophanthin (412)

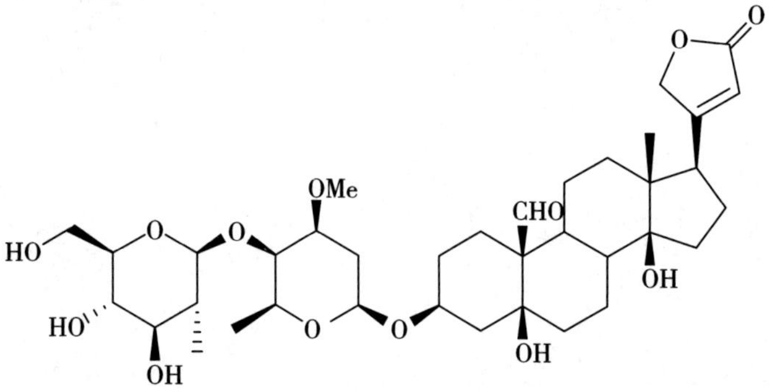

strychnine (297)

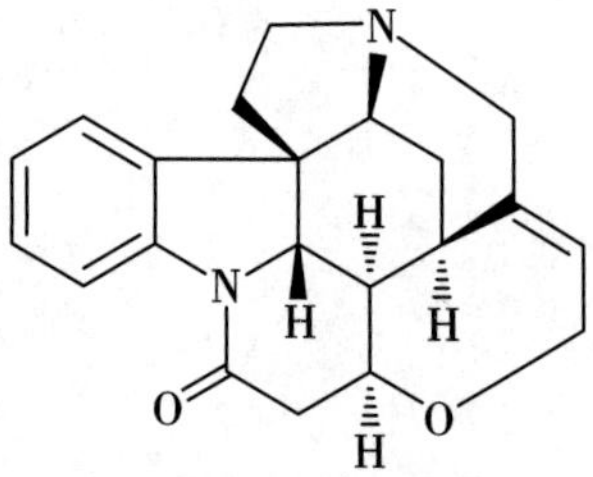

strychnine *N*-oxide (297)

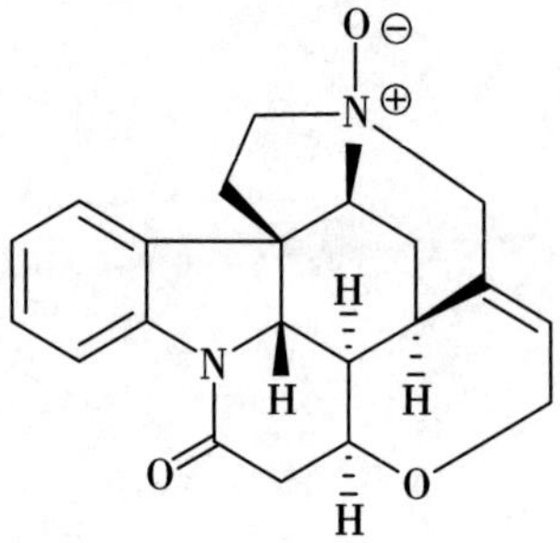

succinic acid (387)

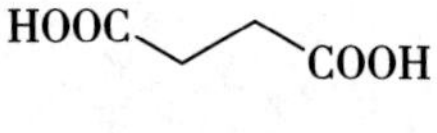

T

talatizamine (552)

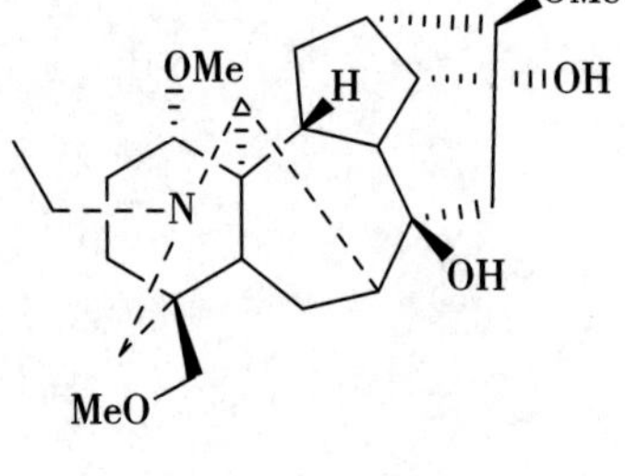

terpinene (617)

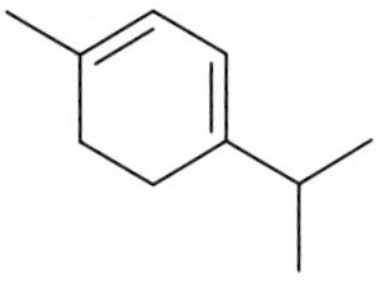

terpineol (453)

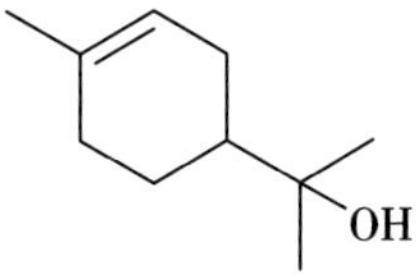

OH

tetradecanoic acid (482)

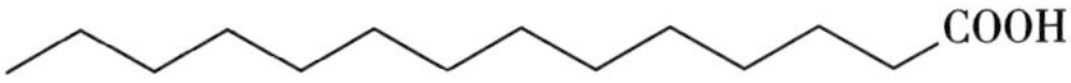

COOH

tetrahydrocoptisine (406)

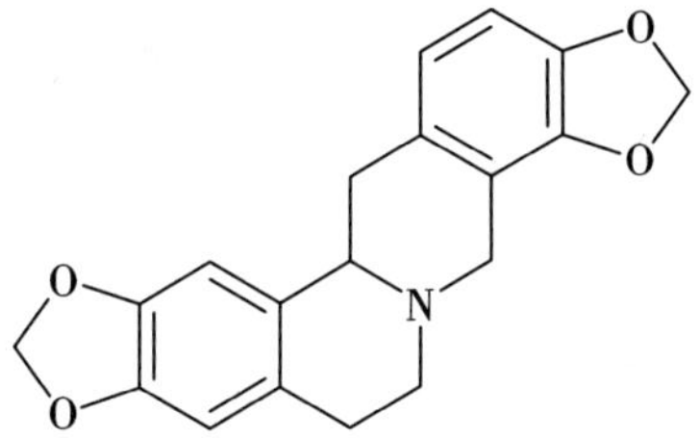

tetrahydropalmatine (406)

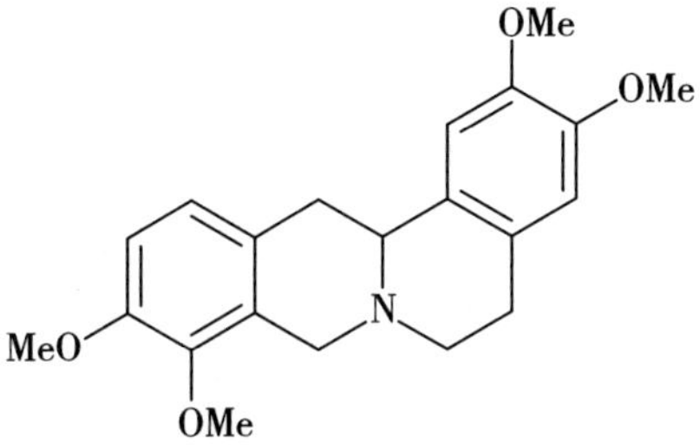

OMe
OMe
MeO
OMe

tetramethylhexadecane (432)

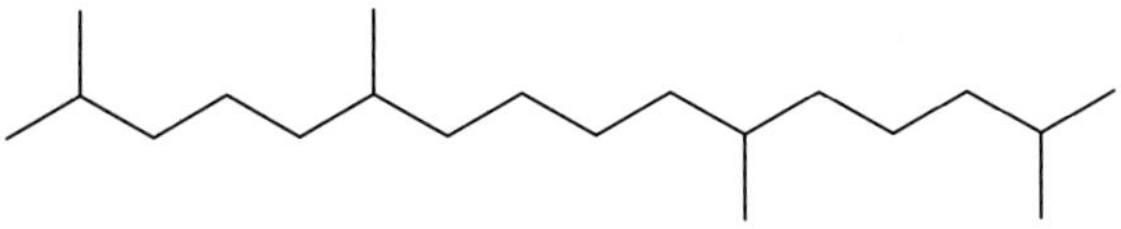

thujene (349, 543)

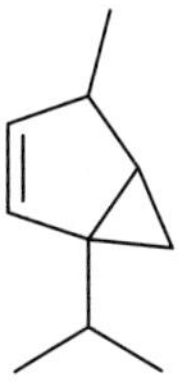

tiglic acid (334)

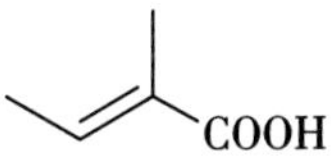

COOH

tigogenin（668）

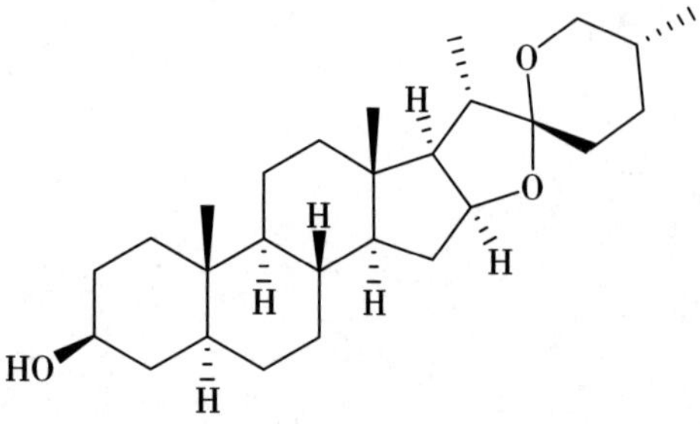

tigonin（669）

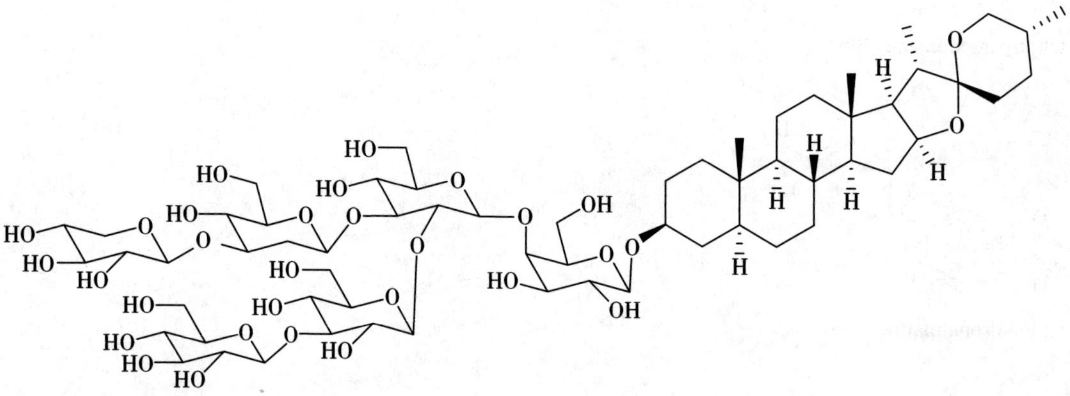

toosendanin（286）

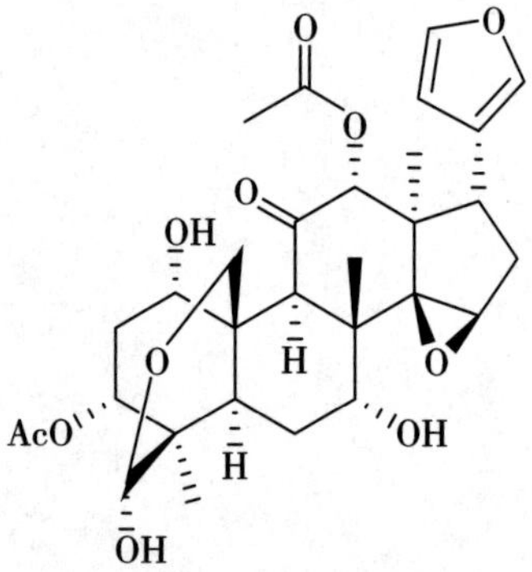

*trans*-caryophyllene（235）

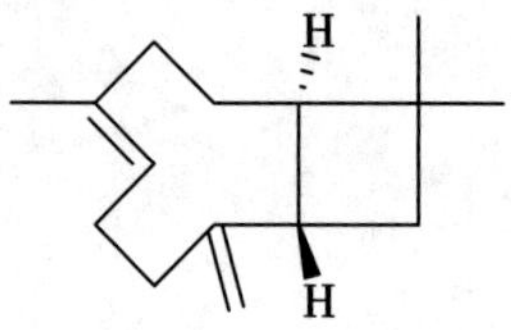

tribuloside (668)

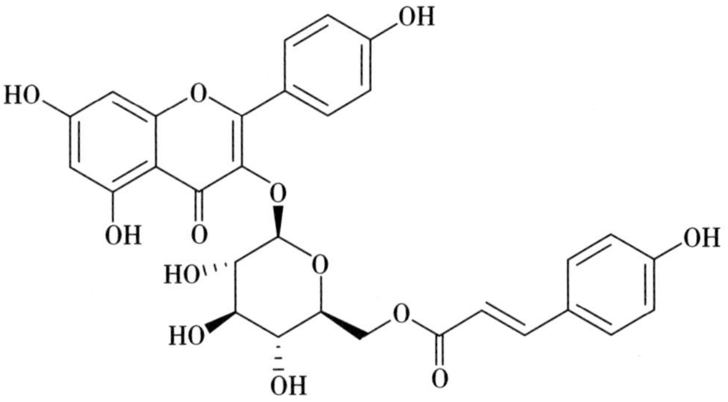

trigonelline (329)

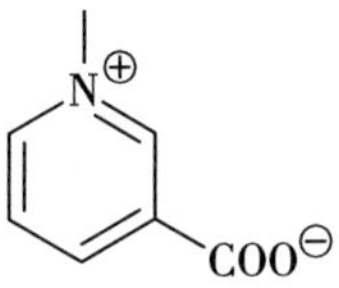

trimethoxy-1-propenyl-benzene (543)

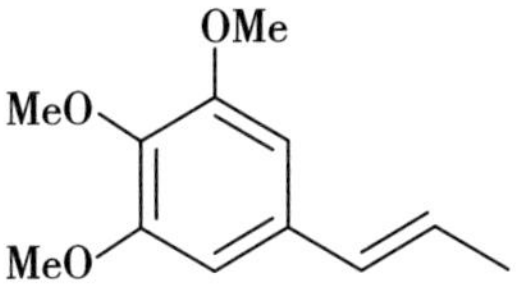

trimethoxytoluene (543)

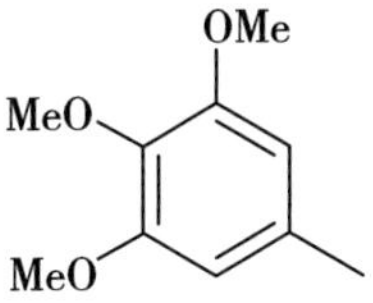

# U

uracil (724)

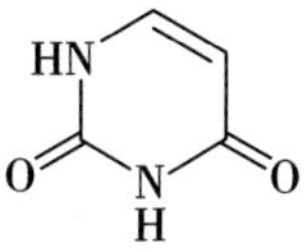

urushiol(238)

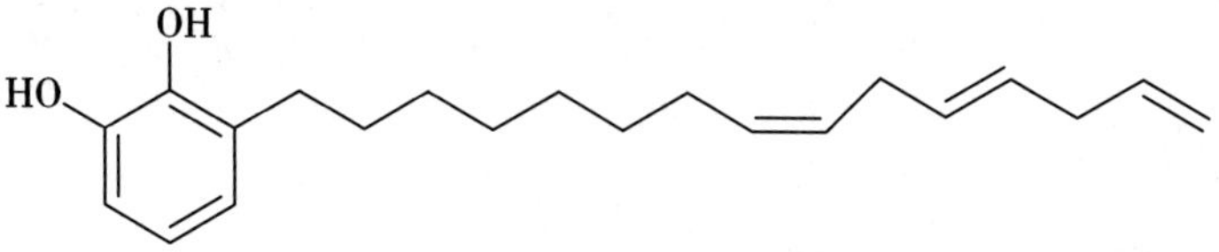

V

vanillic aldehyde(498)

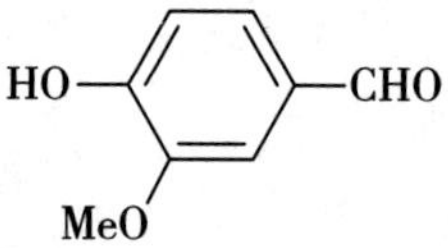

vitexin(440)

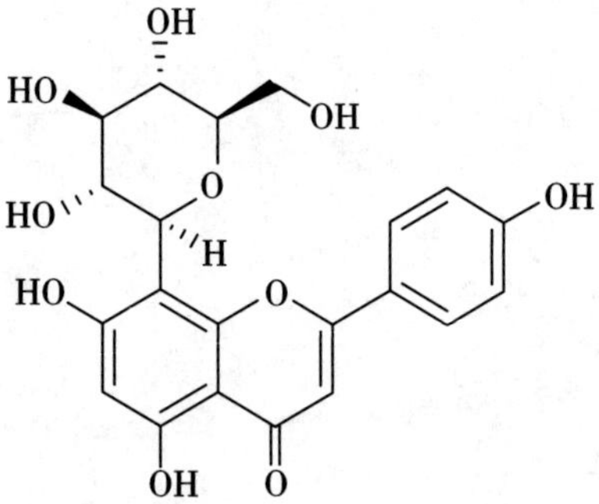

vomicine(297)

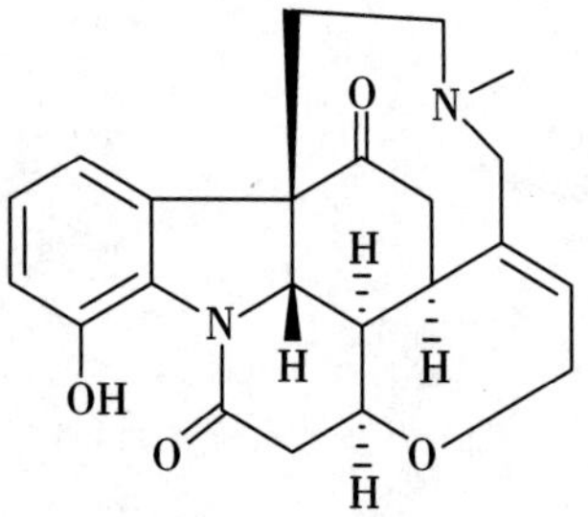

X

xanthanol(617)

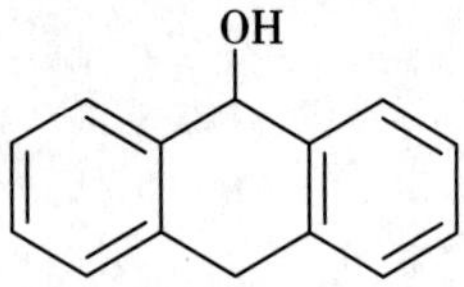

xanthotoxin (617)

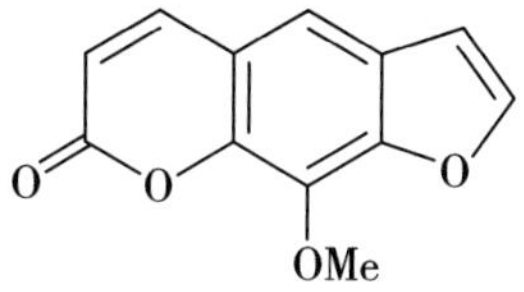

xanthotoxol (617)

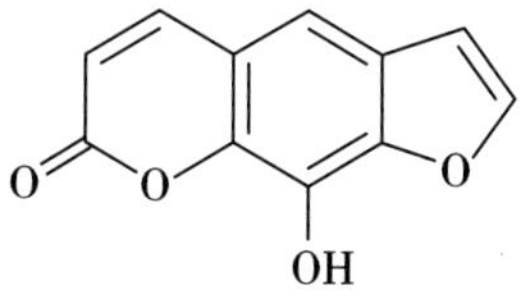

xanthumin (452)

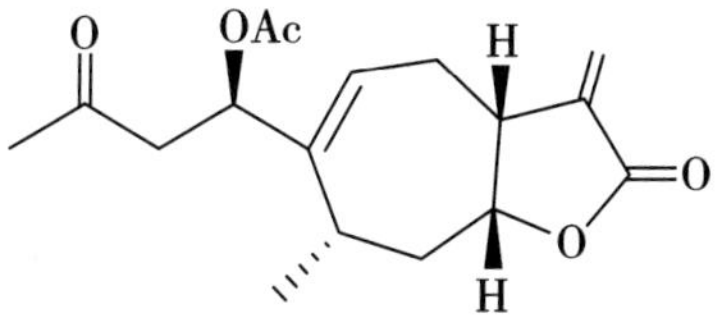

Y

yadanziolide A (570)

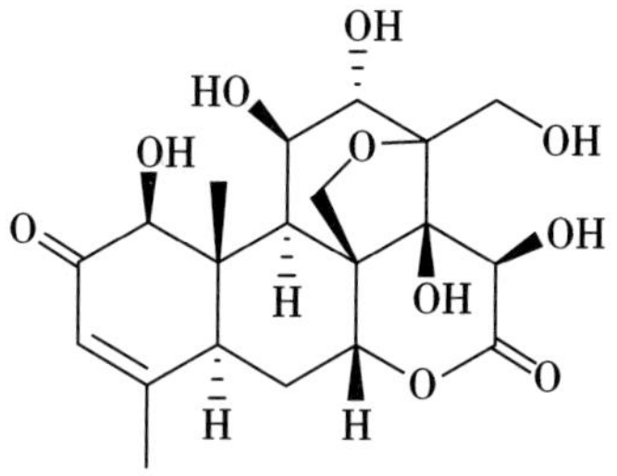

yuanhuaciumester/yuanhuacine (427)

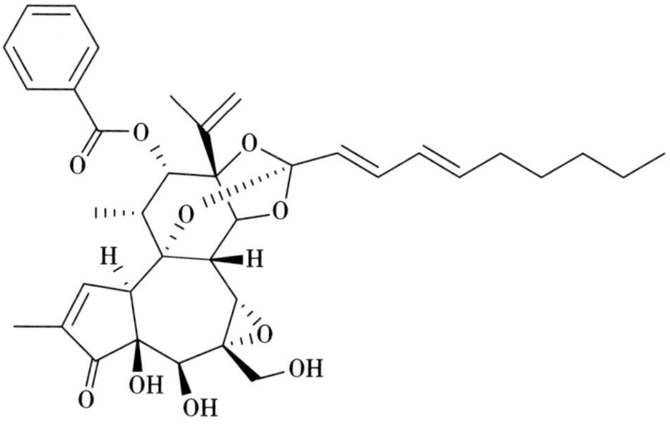

yuanhuadine (427)

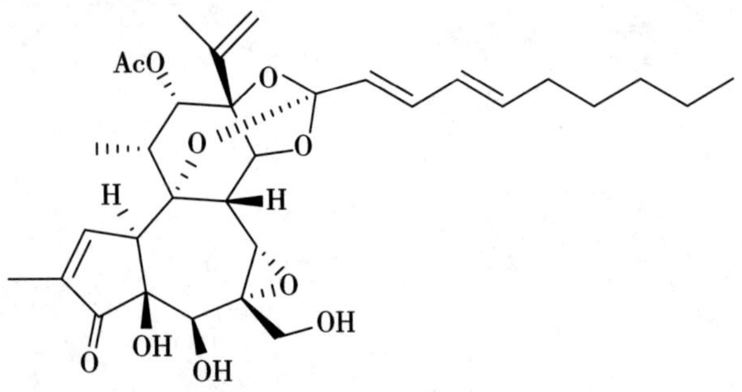

yuanhuafine (427)

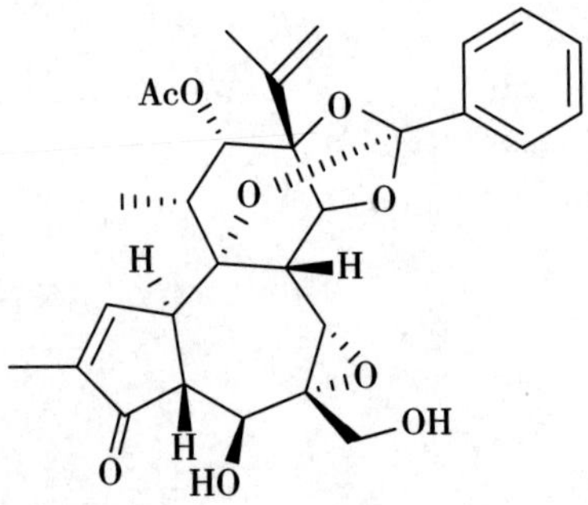

yuankanin (427)

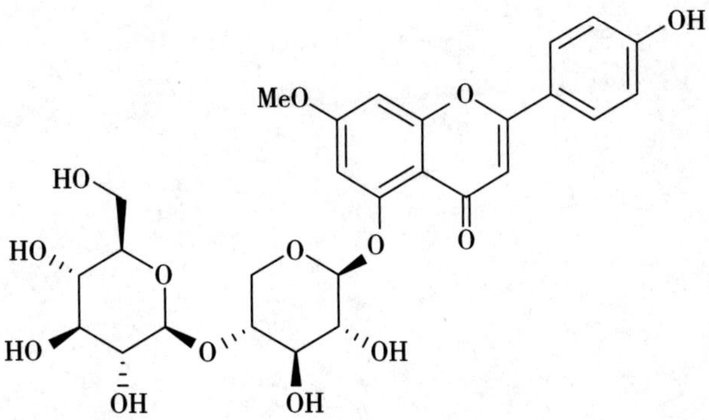